Kommentar

zum

Deutschen Arzneibuch 5. Ausgabe 1910

Erster Band

Kommentar

zum

Deutschen Arzneibuch

5. Ausgabe 1910

Auf Grundlage der Hager - Fischer - Hartwichschen
Kommentare der früheren Arzneibücher

unter Mitwirkung von

Prof. Dr. J. Biberfeld-Breslau, Dr. P. W. Danckwortt-Breslau, Dr. G. Fromme-
Halle a. S., F. M. Haupt-Greifswald, Dr. M. Pleissner-Dresden, Professor
Dr. H. Schulze-Halle a. S., Dr. W. Stüwe-Jena, Dr. O. Wiegand-Leipzig

herausgegeben von

Dr. O. Anselmino
Privatdozent
an der Universität
Greifswald

und

Dr. Ernst Gilg
a. o. Professor der Botanik und Pharmakognosie
an der Universität,
Kustos am Kgl. Botanischen Museum in Berlin

Mit zahlreichen in den Text gedruckten Figuren

In zwei Bänden

Erster Band

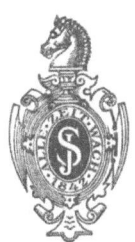

Springer-Verlag Berlin Heidelberg GmbH

1911

ISBN 978-3-662-38918-8   ISBN 978-3-662-39858-6 (eBook)
DOI 10.1007/978-3-662-39858-6
Softcover reprint of the hardcover 5th edition 1911

Kommentar

zum

Deutschen Arzneibuch

5. Ausgabe 1910

Auf Grundlage der Hager-Fischer-Hartwichschen
Kommentare der früheren Arzneibücher

unter Mitwirkung von

Prof. Dr. J. Biberfeld-Breslau, Dr. P. W. Danckwortt-Breslau, Dr. G. Fromme-
Halle a. S., F. M. Haupt-Greifswald, Dr. M. Pleissner-Dresden, Professor
Dr. H. Schulze-Halle a. S., Dr. W. Stüwe-Jena, Dr. O. Wiegand-Leipzig

herausgegeben von

Dr. O. Anselmino
Privatdozent
an der Universität
Greifswald

und

Dr. Ernst Gilg
a. o. Professor der Botanik und Pharmakognosie
an der Universität,
Kustos am Kgl. Botanischen Museum in Berlin

Mit zahlreichen in den Text gedruckten Figuren

In zwei Bänden

Erster Band

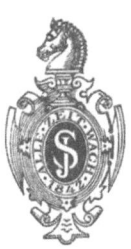

Springer-Verlag Berlin Heidelberg GmbH

1911

ISBN 978-3-662-38918-8   ISBN 978-3-662-39858-6 (eBook)
DOI 10.1007/978-3-662-39858-6
Softcover reprint of the hardcover 5th edition 1911

Vorwort zum Kommentar.

Die wirtschaftliche Lage des Apothekers im Deutschen Reich hat sich seit dem Erscheinen der letzten Auflage des Hagerschen Kommentars, also seit 15 Jahren, nicht in aufsteigender Richtung bewegt, obgleich Handel und Industrie blühen und gedeihen. So mußte sich denn die Verlagsbuchhandlung mit Recht fragen, ob sie überhaupt an die Veranstaltung einer Neuauflage im Anschluß an die 5. Ausgabe des Deutschen Arzneibuchs herantreten könne.

Bei diesen Überlegungen waren es außer den sonstigen Rücksichten, wie auf die frühere Verbreitung des Kommentars auch außerhalb der Apotheken und auf das Ansehen, das der Kommentar im In- und Auslande genoß, vornehmlich zwei Punkte, die den Ausschlag gaben, eine Neubearbeitung des Kommentars in die Wege zu leiten.

Die Chemie hat während der letzten 15 Jahre eine Reihe von Fortschritten aufzuweisen, an denen auch der Apotheker nicht achtlos vorübergehen kann und darf. Außer den Forschungen der organischen Chemie, die ein klares Bild von dem Wesen vieler arzneilicher Stoffe und Drogen gaben, seien nur die Forschungen auf dem Gebiete der Kolloidchemie und der Ausbau der Lehre von der elektrolytischen Dissoziation, der Ionentheorie, genannt. Da es aber nun eher schädlich als nützlich ist, aus einem veralteten Buche Belehrung schöpfen zu wollen, und der Kommentar von Apothekern in den verschiedensten Entwicklungsstufen zu Rate gezogen wird, so erschien es deshalb schon wünschenswert, eine Neuausgabe zu veranstalten. Es kommt noch hinzu, daß die Vermehrung des offizinellen Arzneischatzes fast nur aus den Tiefen der organischen Chemie erfolgt ist, in die die pharmazeutische Chemie früher noch nicht vorgedrungen war.

Der zweite Grund liegt tiefer. Nicht nur die wirtschaftliche Lage des Apothekers ist zurückgegangen, auch der Apothekenbetrieb hat nach gewisser Richtung hin eine Umwälzung erfahren. Beides sind keine guten Zeichen. Der Apotheker sollte wieder zurückkehren zur vermehrten praktischen Laboratoriumstätigkeit auf einer breiten wissenschaftlichen Grundlage und dabei eingedenk sein, daß unsere hochentwickelte chemische Industrie nur durch die innige Verbindung von Wissenschaft und Praxis die heutige Ausdehnung gewonnen und das Ansehen auf dem ganzen Erdkreis sich erobert hat.

In demselben Maße wie sich der Apotheker durch die Großindustrie die Laboratoriumsarbeit hat abnehmen lassen, ist auch im allgemeinen ein Rückschritt seiner wissenschaftlichen Bestrebungen zu erkennen. Es muß vermieden werden, noch weitere Teile der praktischen Tätigkeit zu opfern: in erster Linie muß die Anfertigung der pharmazeutischen Zubereitungen soweit wie möglich dem Apothekenlaboratorium erhalten bleiben. In der Garantie für die Güte der Arzneimittel ist auch die Herstellung vieler galenischer Präparate im eigenen Betriebe mit inbegriffen; die Lösung dieser Fragen wird über die wissenschaftliche Zukunft des Apothekers entscheiden.

Dabei kommt das neue Arzneibuch dem Apotheker zu Hilfe. Aus dem reinen Vorschriftenbuch, dessen einzelne Anweisungen und deren Zwecke mitunter etwas dunkel waren, ist ein Buch geworden, das zu vielseitigem Gebrauch anregen und das der Laboratoriumtätigkeit förderlich sein wird, ein Buch, in dem deutlich zum Ausdruck kommt, daß die praktische Tätigkeit des Apothekers auf einer zwar mannigfach gearteten, aber durchaus wissenschaftlichen Basis ruht.

In diesem Sinne war denn auch zweckmäßigerweise der Kommentar zum Arzneibuch zu halten. Er soll nicht lediglich eine Worterklärung des amtlichen Textes sein, sondern er soll zugleich ein möglichst klares Bild des behandelten Gegenstandes, wenn auch manchmal nur in Umrissen, bieten; er soll durch die Zusammenfassung alles für das betreffende Arzneimittel Wissenswerten anregend wirken und orientierende Auskunft geben. Der Kommentar soll aber nicht das alleinige Vademecum durch das weitverzweigte Gebiet der Pharmazie sein, und er darf auf keinen Fall Lehrbücher der einzelnen Disziplinen entbehrlich erscheinen lassen oder als eines der leider so sehr verbreiteten Repetitorien angesehen und ausschließlich benutzt werden. Auch an dieser Stelle kann ein Hinweis darauf nichts schaden, daß gerade bei der Vielseitigkeit des Pharmazeuten eine planmäßige Durchbildung, ein systematischer Lehrgang in den einzelnen Fächern, unerläßlich ist.

Der Charakter und der Aufbau des bewährten Hagerschen Kommentars ist auch diesesmal ungeändert beibehalten worden. Dabei wurde aber nach möglichster Kürze gestrebt, und es wird gelingen, den gesamten Stoff in einem geringeren Umfange als früher darzustellen, obwohl das Arzneibuch selbst um den dritten Teil zugenommen hat.

In dem vorliegenden Kommentar ist gegen die früheren Ausgaben neu hinzugekommen eine kurze Übersicht über die wesentlichen Veränderungen hinsichtlich der Anforderungen, die an das betreffende Arzneimittel in der 5. Ausgabe des Arzneibuchs gestellt werden. Unberücksichtigt sind dabei geringe Änderungen, die sich bei den Gehaltsangaben und der Gehaltsbestimmung infolge rechnerischer Gründe ergeben, ferner die zahlenmäßige Fassung des Rückstandes, sowie Änderungen des Textes und Erweiterungen, die keine erhöhten oder verminderten Ansprüche an die Reinheit des betr. Mittels zur Folge haben. Nicht wieder aufgenommen wurden die logarithmischen Indizes, die in dem Nachtrag zum Kommentar siebenstellig aufgeführt waren. Es sei aber darauf aufmerksam gemacht, daß eine aus nur je 2 Seiten Logarithmen und Antilogarithmen bestehende vierstellige Logarithmentafel für die erforderlichen Rechnungen durchaus genügt und der Gebrauch dieser Logarithmentafel dringend anzuraten ist. Bei den Rechnungen vermeide man vor allem eine größere Ausdehnung der Dezimalen, als sie die Genauigkeit der Methode zuläßt.

Was die pharmakognostischen Artikel des neuen Kommentars betrifft, so stehen diese im wesentlichen auf dem Boden der bewährten entsprechenden Ausarbeitungen durch C. Hartwich in den früheren Auflagen des Kommentars; sie wurden durch Benutzung der neueren Literatur weiter ausgebaut. Notwendig erschien es auch, den pharmakognostischen Teil durch Beigabe reichlicherer und besserer Abbildungen mehr verständlich und benutzbar zu machen, als dies früher der Fall war. Da die Beschreibung des exomorphen und endomorphen Baues der Drogen im neuen Arzneibuch viel ausführlicher und zutreffender ist, als in den früheren Ausgaben, so war es nach Einfügung zahlreicher Abbildungen in vielen Fällen möglich, in den pharmakognostischen Artikeln auf eine Beschreibung ganz zu verzichten; von den beigegebenen Abbildungen hoffen wir, daß sie den Text des Arzneibuches besser kommentieren, als dies durch eine noch so ausführliche Beschreibung möglich wäre.

Von besonderem Interesse für den Apotheker dürften die neu bearbeiteten, ausführlich dargestellten Pulveranalysen derjenigen Drogen sein, die in Pulverform in den Apotheken geführt werden. Da diese Pulver nur noch sehr selten in den Apotheken hergestellt, sondern meist im fertigen Zustande von den Großdrogenhäusern bezogen werden, so ist von dem Apotheker, der ja für die Reinheit der von ihm gelieferten Arzneimittel verantwortlich ist, zu verlangen, daß er die von ihm gekauften Pulver — wenigstens in Stichproben — auf ihre Identität und Reinheit mikroskopisch prüft. Das Arzneibuch enthält nur kurze, zur Ausführung einer Pulveruntersuchung nicht genügende Angaben. Und so war es notwendig, in den Kommentar ausführlich dargestellte und den ganzen Gang einer botanisch-mikroskopischen Analyse wiedergebende Abschnitte einzufügen.

In Wegfall gekommen sind in den Überschriften die entsprechenden Bezeichnungen ausländischer Arzneibücher; durch die Anführung der französischen und englischen Arzneimittelnamen könnte leicht der Anschein erweckt werden, daß die Arzneimittel in den betreffenden Ländern durchweg denselben Anforderungen unterworfen seien, die das deutsche Arzneibuch an sie stellt.

Die an sich wünschenswerten Hinweise auf die verschiedenen gesetzlichen Bestimmungen über den Verkehr mit den einzelnen Arzneimitteln haben leider keine Berücksichtigung finden können. Wir glaubten, von der Einbeziehung dieser Materie in der vorliegenden Ausgabe Abstand nehmen zu müssen, da die Revision der verschiedenen gesetzlichen Bestimmungen über kurz oder lang erfolgen dürfte und es angebracht erscheint, sich hinsichtlich dieser Materie nicht in einem für lange Jahre berechnetem Buche festzulegen, um nach einer etwaigen Revision dieser Verordnungen keine Irrtümer aufkommen zu lassen.

Im übrigen aber hoffen wir in dem vorliegenden Werke das zu bieten, was von ihm erwartet wird. Wenn es möglich war, den Kommentar mit größtmöglichster Beschleunigung herauszubringen, so konnte dies nur gelingen durch eine sorgsame Vorbereitung des theoretischen Teils und durch die dankenswerte tatkräftige Unterstützung, deren sich die Herausgeber durch die Mitarbeiter erfreuen durften. Zu besonderem Danke sind wir Herrn Dr. Danckwortt-Breslau verpflichtet, der sich der nicht geringen Mühe unterzogen hat, die anorganisch-chemischen Artikel im Lichte der neueren Anschauungen so zu bearbeiten, daß ihre Lektüre auch den Apothekern, die nicht in diesen Theorien groß geworden sind, keine Schwierigkeiten bietet.

Berlin, im Mai 1911.

O. Anselmino. E. Gilg.

Bekanntmachung,

betreffend

das Deutsche Arzneibuch, 5. Ausgabe, 1910.

Der Bundesrat hat in der Sitzung vom 3. November 1910 beschlossen, daß das Deutsche Arzneibuch, 5. Ausgabe, 1910 vom 1. Januar 1911 ab an Stelle der zurzeit in Geltung befindlichen 4. Ausgabe tritt.

Dies wird hierdurch mit dem Bemerken zur öffentlichen Kenntnis gebracht, daß das Arzneibuch in R. von Deckers Verlag (G. Schenck) zu Berlin erscheinen und im Wege des Buchhandels zum Ladenpreis von 3,90 ℳ für ein broschiertes und von 5,70 ℳ für ein in Leder gebundenes Exemplar zu beziehen sein wird.

Berlin, den 6. November 1910.

Der Reichskanzler.

In Vertretung: Delbrück.

Nach Artikel 4 der Reichsverfassung unterliegen der Beaufsichtigung von seiten des Reichs und der Gesetzgebung desselben „Maßregeln der Medizinal- und Veterinärpolizei". Es besteht jedoch keine reichsgesetzliche Vorschrift, die dem Bundesrate die Befugnis zum Erlaß eines Arzneibuches beilegt, dieser ist vielmehr der landesrechtlichen Gesetzgebung vorbehalten, nachdem allerdings zuvor eine Vereinbarung darüber im Bundesrate stattgefunden hat.

Die Bekanntmachung des Reichskanzlers ist nicht rechtsverbindlich, das Arzneibuch wird damit nicht für das gesamte Gebiet des Deutschen Reiches eingeführt, sondern es bleibt jedem Bundesstaate vorbehalten, Einführungs- und Übergangsbestimmungen zu treffen.

Von diesem Gesichtspunkte aus ist auch die Änderung des Titels zu betrachten; entsprechend der „Deutschen Arzneitaxe", die auf dieselbe Weise entsteht und Rechtskraft erlangt, wurde der Titel „Deutsches Arzneibuch" an Stelle von „Arzneibuch für das Deutsche Reich" gesetzt.

Der bisher gebräuchliche amtliche Untertitel „Pharmacopoea Germanica" ist bei der neuen Ausgabe in Wegfall gekommen, die fortlaufende und auf die Pharmacopoea Germanica zurückgreifende Numerierung ist aber auch in der 5. Ausgabe beibehalten worden.

Vorrede.[1]

Nachdem seit dem Erscheinen der vom Bundesrat unter dem 7. Juni 1900 beschlossenen vierten Ausgabe des Arzneibuchs für das Deutsche Reich (Pharmacopoea Germanica, editio IV) 10 Jahre verflossen sind, erschien es angebracht, eine neue Ausgabe zu veranstalten, um die zahlreichen im Verlaufe des bezeichneten Zeitraums über das Arzneibuch gesammelten wichtigen wissenschaftlichen und praktischen Erfahrungen nutzbringend zu verwerten.

An Stelle der durch den Bundesrat am 17. Februar 1887 eingesetzten ständigen Kommission, die mit der Aufgabe betraut war, in Verbindung mit dem Kaiserlichen Gesundheitsamte die Beschlüsse des Bundesrats über periodisch herbeizuführende Berichtigungen und Ergänzungen der Pharmakopöe vorzubereiten, — Pharmakopöe-Kommission — ist seit dem Inkrafttreten des Reichsgesetzes, betreffend die Bekämpfung gemeingefährlicher Krankheiten, vom 30. Juni 1900, der Reichs-Gesundheitsrat getreten. Gemäß § 43 dieses Gesetzes hat der Reichs-Gesundheitsrat das Gesundheitsamt bei der Erfüllung der diesem Amte zugewiesenen Aufgaben zu (VIII) unterstützen; seine Mitglieder werden vom Bundesrate gewählt. Nach der für den Reichs-Gesundheitsrat vom Reichskanzler mit Zustimmung des Bundesrats erlassenen Geschäftsordnung ist eine Reihe von Ausschüssen eingerichtet worden, unter denen die im Ausschuß für Heilmittel — einschließlich des Verkehrs mit Giften — gebildeten beiden Unterausschüsse, der medizinische und der pharmazeutische Unterausschuß für das Arzneibuch, nunmehr die Aufgaben der ehemaligen Pharmakopöe-Kommission zu erfüllen haben.

Als Mitglieder gehören den genannten beiden Unterausschüssen für das Arzneibuch 26 Sachverständige an, und zwar Vertreter der klinischen und praktischen Medizin, der Pharmakologie, der angewandten Chemie, der Pharmazie, der Pharmakognosie und der Bakteriologie sowie Medizinal-Referenten der größeren Bundesstaaten. Zu den Beratungen des Reichs-Gesundheitsrats können gemäß seiner Geschäftsordnung im Bedarfsfalle Mitglieder des Gesundheitsamts und andere auf Sondergebieten erfahrene Sachverständige zugezogen werden. Zum Vorsitzenden ist der Präsident des Kaiserlichen Gesundheitsamts ernannt; er leitet zugleich die Ausschußverhandlungen.

Schon von dem Zeitpunkt an, zu dem die vierte Ausgabe des Arzneibuchs in Kraft getreten ist, sind im Gesundheitsamte die in Fachzeitschriften und sonstigen Veröffentlichungen erschienenen Äußerungen und Vorschläge zum Arzneibuch als (IX) Material für die nächste Ausgabe fortlaufend gesammelt worden. Um weitere Unterlagen zu gewinnen, erließ der Vorsitzende des Reichs-Gesundheitsrats zu Beginn der Neubearbeitung des Arzneibuchs am 15. Juli 1906 eine Bekanntmachung, in der alle für die Angelegenheit sich interessierenden Apotheker, Ärzte und Tierärzte ersucht wurden, dem Gesundheitsamt ihre Wünsche und Vorschläge für die zu veranstaltende fünfte Ausgabe bekanntzugeben und sich insbesondere über die Neuaufnahme oder Streichung bestimmter Arzneimittel zu äußern. Infolge eines Schreibens des Reichskanzlers vom 24. Juni 1907 wurde ferner durch Vermittelung der

---

[1] *Der Text des Arzneibuchs — auf S. 2—46 am Rande rechts durch einen fetten Strich besonders gekennzeichnet — sowie anderer gesetzlicher Bestimmungen ist in* Fraktur *gesetzt, der kommentierende Teil in* Antiqua. *Die römischen Zahlen am Rande des Arzneibuchtextes beziehen sich auf die Seitenzahlen des Arzneibuches.*

Bundesregierungen und des Statthalters in Elsaß-Lothringen bei 125 Besitzern von Stadt- und Landapotheken mit größerem Geschäftsumfang eine Umfrage des Inhalts gehalten, welche älteren im Arzneibuch nicht enthaltenen Mittel noch häufig von den Ärzten verordnet werden, und welche offizinellen Arzneimittel, weil veraltet, nur noch selten oder nicht mehr für die Rezeptur in Betracht kommen. Die bei den Bundesregierungen eingegangenen Äußerungen wurden zunächst dort gesichtet und dann zur Kenntnis des Gesundheitsamts gebracht. Auch die seit dem Inkrafttreten der vierten Ausgabe des Arzneibuchs in einer Reihe von Auslandsstaaten — in Belgien, Dänemark, Frankreich, Italien, Japan, den Niederlanden, in Österreich-Ungarn, in Schweden, der Schweiz, in Serbien, Spanien, den Vereinigten Staaten von Amerika — veranstalteten Neuausgaben der dort geltenden Arzneibücher wurden einer Durchsicht unterzogen, ferner wurde geprüft, ob besondere, bisher (X) nicht beachtete Bedürfnisse bei dem Heere, der Marine und in den deutschen Schutzgebieten eine Berücksichtigung bei der Aufstellung des neuen Arzneibuchs erheischten.

Das gewonnene umfangreiche Material wurde im Gesundheitsamte bearbeitet und übersichtlich geordnet. Die einzelnen Zusammenstellungen dienten alsdann dem zuständigen Ausschusse des Reichs-Gesundheitsrats als Unterlagen für seine Beratungen.

Diese Beratungen haben am 23. und 24. April 1908 im Gesundheitsamte stattgefunden. Außer 23 Mitgliedern des Ausschusses nahmen daran Vertreter des Reichsamts des Innern, des Kaiserlichen Patentamts, der Königlich Preußischen Ministerien des Krieges, der geistlichen, Unterrichts- und Medizinalangelegenheiten sowie für Landwirtschaft, Domänen und Forsten, der Großherzoglich Badischen Regierung, des Hamburgischen Medizinalkollegiums und des Gesundheitsamts teil. Der Ausschuß hatte sich außerdem durch Zuziehung von 2 Sachverständigen auf dem Gebiete der Botanik und Pharmakognosie sowie durch 2 Vertreter der klinischen Medizin verstärkt.

Neben der Auswahl der neu aufzunehmenden und der zur Streichung zu empfehlenden Arzneimittel nahmen bei den Beratungen die Erörterungen über die künftige Gestaltung des Arzneibuchs einen breiten Raum ein. Es bestand Über-(XI) einstimmung darüber, daß das Arzneibuch vor allem als ein amtliches Vorschriftenbuch anzusehen sei und ihm diese Eigenart auch in Zukunft gewahrt bleiben müsse. Anderseits wurde anerkannt, daß die bisher übliche knappe Fassung der einzelnen Artikel das Verständnis des Buches erschwert. Da das Arzneibuch nicht nur in den Apotheken als Vorschriftenbuch dient, sondern auch von den Apothekerlehrlingen und den Studierenden der Pharmazie zu ihrer Ausbildung benutzt wird, wurde es als zweckmäßig anerkannt, der Neuausgabe eine etwas erweiterte Fassung zu geben und dem Buche damit, ohne es zum Lehrbuche zu machen, eine größere Verwertbarkeit, als sie ein bloßes Vorschriftenbuch besitzt, zu verschaffen. Zugleich wurde beschlossen, die einzelnen Artikel so zu gestalten, daß auch die Ärzte sich an der Hand des Arzneibuchs leichter als bisher über den Gehalt, die Zusammensetzung und den geforderten Reinheitsgrad der offizinellen Arzneimittel unterrichten können.

Auch die Bestimmungen in dem zu Brüssel am 29. November 1906 abgeschlossenen internationalen Übereinkommen, betreffend die einheitliche Gestaltung der Vorschriften über stark wirkende Arzneimittel, wurden bei der Ausarbeitung der Arzneibuchartikel nach Möglichkeit berücksichtigt.

Die Reichsverwaltung hat am 29. November 1906 mit einer Reihe anderer Staaten in Brüssel nachstehendes internationales Übereinkommen, betr. die einheitliche Gestaltung der Vorschriften über stark wirkende Arzneimittel, getroffen.

Nachdem die Regierungen von Deutschland, Österreich und Ungarn, Belgien, Bulgarien, Dänemark, Spanien, der Vereinigten Staaten von Amerika, von Frankreich, Großbritannien, Griechenland, Italien, des Großherzogtums Luxemburg, von Norwegen, der Niederlande, von Portugal, Rußland, Serbien, Schweden, der Schweiz die Zweckmäßigkeit eines Übereinkommens, betr. die einheitliche Gestaltung der Vorschriften über stark wirkende Arzneimittel, auf Grund des am 20. September 1902 unterzeichneten Schlußprotokolls der Brüsseler Konferenz anerkannt haben, sind von den entsprechend bevollmächtigten Unterzeichneten folgende Bestimmungen vereinbart worden:

Art. 1. Die in der nachfolgenden Liste aufgeführten Arzneimittel sollen in den Arzneibüchern der bei diesem Übereinkommen beteiligten Staaten nach den in dieser Liste gebrauchten lateinischen Bezeichnungen benannt werden und den hierfür gegebenen Vorschriften entsprechen.

Bezeichnung der Arzneimittel	Angenommene Vorschriften
Aconitum Napellus. L. Aconiti tuber seu Tuber Aconiti.	Es sind ausschließlich die getrockneten Knollen des betreffenden Jahres (le tubercule de l'année) zu benutzen; das Pulver ist ohne Rückstand zu bereiten.
Aconiti tinctura seu Tinctura Aconiti.	Durch Perkolation mit Alkohol von 70 Volumprozent zu bereiten; Gesamtalkaloidgehalt der Tinktur: 0,05 Prozent.
Atropa Belladonna. L. Belladonna folium seu Folium Belladonnae.	Es sind ausschließlich die getrockneten Blätter zu verwenden, das Pulver ist ohne Rückstand zu bereiten.
Belladonnae tinctura seu Tinctura Belladonnae.	10prozentig, durch Perkolation mit 70prozentigem Alkohol zu bereiten.
Belladonnae extractum seu Extractum Belladonnae.	Festes Extrakt mit 70prozentigem Alkohol zu bereiten; darf gegen 10 Prozent Wasser enthalten.
Colchicum autumnale. L. Colchici semen seu Semen Colchici.	Es sind ausschließlich die Samen zu verwenden.
Colchici tinctura seu Tinctura Colchici.	10prozentig, durch Perkolation mit 70prozentigem Alkohol zu bereiten.
Digitalis purpurea. L. Digitalis folium seu Folium Digitalis.	Es sind die zweijährigen Blätter zu verwenden; das Pulver ist ohne Rückstand zu bereiten.
Digitalis tinctura seu Tinctura Digitalis.	10prozentig, durch Perkolation mit 70prozentigem Alkohol zu bereiten.
Uragoga Ipecacuanha. Baill. Ipecacuanhae radix seu Radix Ipecacuanhae.	Das Pulver ist aus der Wurzelrinde unter Verwerfung der Holzteile zu bereiten. Das Pulver soll einen Alkaloidgehalt von 2 Prozent haben.
Ipecacuanhae tinctura seu Tinctura Ipecacuanhae.	10prozentig, durch Perkolation mit 70prozentigem Alkohol zu bereiten.
Ipecacuanhae sirupus seu Sirupus Ipecacuanhae.	Mit 10 Prozent der Tinktur zu bereiten.
Hyoscyamus niger. L. Hyoscyami folium seu Folium Hyoscyami.	Es sind ausschließlich die Blätter zu verwenden.
Hyoscyami tinctura seu Tinctura Hyoscyami.	10prozentig, durch Perkolation mit 70prozentigem Alkohol zu bereiten.
Hyoscyami extractum seu Extractum Hyoscyami.	Festes Extrakt, mit 70prozentigem Alkohol zu bereiten; darf gegen 10 Prozent Wasser enthalten.
Strychnos Nux vomica L. Strychni semen seu Semen Strychni seu Nux vomica.	Alkaloidgehalt: 2,5 Prozent.
Strychni tinctura seu Tinctura Strychni; Nucis vomicae tinctura seu Tinctura Nucis vomicae.	10prozentig, mit 70prozentigem Alkohol zu bereiten; Alkaloidgehalt: 0,25 Prozent.

Bezeichnung der Arzneimittel	Angenommene Vorschriften
Strychni extractum seu Extractum Strychni; Nucis vomicae extractum seu Extractum Nucis vomicae.	Mit 70prozentigem Alkohol zu bereiten; Alkaloidgehalt: 16 Prozent.
Opii pulvis seu Pulvis Opii.	Bei 60° getrocknetes Pulver. Morphingehalt: 10 Prozent.
Opii Extractum seu Extractum Opii.	Morphingehalt: 20 Prozent.
Opii tinctura seu Tinctura Opii.	10prozentig, durch Perkolation mit 70prozentigem Alkohol zu bereiten. Morphingehalt: 1 Prozent.
Opii tinctura crocata seu Tinctura Opii crocata seu Laudanum Sydenhami.	Morphingehalt: 1 Prozent.
Opii et Ipecacuanhae pulvis compositus seu Pulvis Doveri.	Mit 10 Prozent Opiumpulver zu bereiten.
Opii tinctura benzoica seu Tinctura Opii benzoica.	Morphingehalt: 0,05 Prozent.
Strophanthi tinctura seu Tinctura Strophanthi.	10prozentig, durch Perkolation der nicht entfetteten Samen mit 70prozentigem Alkohol zu bereiten.
Sclerotium clavicepitis purpureae Tul. seu Clavicepitis purpureae Tul. Sclerotium. Secale cornutum seu Ergotum secale.	Unzerkleinert aufzubewahrendes Mutterkorn des betreffenden Jahres (ergot d'année).
Secalis cornuti extractum seu Extractum Secalis cornuti; Ergoti extractum seu Extractum Ergoti.	Wässeriges Extrakt, das mit 60prozentigem Alkohol behandelt wird.
Secalis cornuti extractum fluidum seu Extractum fluidum Secalis cornuti; Ergoti extractum fluidum seu Extractum fluidum Ergoti.	100prozentig.
Acidum hydrocyanicum dilutum.	2prozentig.
Laurocerasi aqua seu Aqua Laurocerasi.	0,1prozentig.
Amygdalae amarae aqua seu Aqua Amygdalae amarae.	0,1prozentig zu bereiten.
Phenoli solutio seu Aqua phenolata.	2prozentig zu bereiten.
Arsenas sodii seu Sodii arsenas; Arsenicicum natrium seu Natrium arsenicicum.	Kristallisiertes Salz mit 36,85 Prozent Arsensäure.
Arsenicalis liquor Fowleri seu Liquor arsenicalis Fowleri seu Kalii arsenicosi liquor.	Mit einem Gehalt von 1 Prozent arseniger Säure zu bereiten.
Ferri iodidi sirupus seu Sirupus iodeti ferrosi seu Sirupus ferri iodati.	Mit einem Gehalt von 5 Prozent wasserfreiem Eisenjodür zu bereiten.
Cantharidis tinctura seu Tinctura Cantharidis.	10prozentig, durch Perkolation mit 70prozentigem Alkohol zu bereiten.
Jodi tinctura seu Tinctura Jodi.	10prozentig, mit 95prozentigem Alkohol zu bereiten.
Lobeliae tinctura seu Tinctura Lobeliae.	10prozentig, durch Perkolation mit 70prozentigem Alkohol zu bereiten.
Cocainum hydrochloricum.	Wasserfreies Salz.
Hydrargyri unguentum seu Unguentum Hydrargyri.	30prozentig zu bereiten.
Antimoniale vinum seu Vinum antimoniale; Stibiatum vinum seu Vinum stibiatum.	Mit einem Gehalt von 0,40 Prozent des Brechmittels zu bereiten.

Art. 2. Was die übrigen nicht in der dem Art. 1 beigegebenen Liste enthaltenen Arzneimittel anbelangt, die in die Arzneibücher aufgenommen werden, so verpflichten sich die diese Übereinkommen treffenden Regierungen, folgende Vorschriften in Anwendung zu bringen:

a) Einem ſtark wirkenden Arzneimittel ſoll nicht die Form eines Arzneiweines gegeben werden; (Art. 1 enthält aber eine Vorſchrift für Vinum ſtibiatum!)

b) die Tinkturen aus ſtark wirkenden Drogen ſollen 10 prozentig und durch Perkolation bereitet werden;

c) die Fluidextrakte aus ſtark wirkenden Drogen ſollen 100 prozentig bereitet werden.

Art. 3. Die dieſes Übereinkommen treffenden Regierungen werden einen Normal-Tropfen-zähler einführen, bei dem der äußere Durchmeſſer der Abflußröhre genau 3 Millimeter groß ſein ſoll, d. h. der bei einer Temperatur von 15° 20 Tropfen deſtilliertes Waſſer im Gewicht von 1 g liefert.

Art. 4. Die Regierungen, die ſich an dem vorliegenden Übereinkommen nicht beteiligt haben, können ihm auf ihren Antrag hin noch beitreten. Dieſer Beitritt wird auf diplomatiſchem Wege der Belgiſchen Regierung und durch dieſe den anderen beteiligten Regierungen zur Kennt-nis gebracht.

Art. 5. Das vorliegende Übereinkommen tritt einen Monat nach dem Tage ſeiner Unter-zeichnung in Kraft. Jedoch werden die Beſtimmungen der Artikel 1, 2 und 3 für jeden der an dieſem Übereinkommen beteiligten Staaten erſt bei Erſcheinen einer Neuausgabe ſeines Arznei-buchs oder eines Nachtrages dazu verbindlich.

Art. 6. Falls von einem oder dem anderen der an dieſem Übereinkommen Beteiligten das Übereinkommen gelöſt werden ſollte, ſo gilt dieſer Rücktritt nur für ihn allein, und zwar erſt 6 Mo-nate nach dem Tage, an dem der Rücktritt der Belgiſchen Regierung mitgeteilt worden iſt.

Zur Beglaubigung deſſen haben die Unterzeichneten dieſes Übereinkommen unterzeichnet.

Vollzogen in Brüſſel am 29. November 1906 in einem einzigen Exemplar, wovon eine gleichlautende Abſchrift jeder der unterzeichneten Regierungen zugeſtellt werden wird.

Es folgen die Unterſchriften der Bevollmächtigten für Deutſchland, Öſterreich und Ungarn, Belgien, Bulgarien, Dänemark, Spanien, die Vereinigten Staaten von Amerika, Frankreich, Großbritannien, Griechenland, Italien, das Großherzogtum Luxemburg, Norwegen, die Niederlande, Portugal, Rußland, Serbien, Schweden, die Schweiz.

Schlußprotokoll.

Die entſprechend bevollmächtigten Unterzeichneten haben ſich am 29. November 1906 im Belgiſchen Miniſterium der auswärtigen Angelegenheiten verſammelt, um das Schriftſtück zu unterzeichnen, das beſtimmt iſt, den Beſchlüſſen, die bei der im September 1902 zu Brüſſel abge-haltenen Konferenz über die einheitliche Geſtaltung der Vorſchriften über ſtark wirkende Arznei-mittel gefaßt worden ſind, die diplomatiſche Beſtätigung zu geben.

Bei der Unterzeichnung des vorliegenden Schriftſtücks machen die Vertreter von Deutſch-land, Öſterreich-Ungarn, der Vereinigten Staaten von Amerika, von Großbritannien, Portugal und Schweden im Namen ihrer Regierungen folgende Vorbehalte:

I. Vorbehalt der Deutſchen Regierung.

Die Reichsregierung übernimmt durch die Unterzeichnung dieſes Übereinkommens keine andere Verpflichtung, als zur geeigneten Zeit, d. h. bei der nächſten Neubearbeitung des Deut-ſchen Arzneibuches, ihren Einfluß aufzubieten, dieſes mit dem vorliegenden Übereinkommen in Übereinſtimmung zu bringen.

Zugleich behält die Reichsregierung ſich das Recht vor, zu den Beſtimmungen dieſes Über-einkommens die Abänderungen hinzuzufügen, die einerſeits notwendig erſcheinen ſollten, um dem Fortſchritte der mediziniſchen und pharmazeutiſchen Wiſſenſchaft Rechnung zu tragen, und die andrerſeits wünſchenswert ſein ſollten im Hinblick auf die Einheitlichkeit des Deutſchen Arznei-buches.

II. Vorbehalt der Öſterreichiſchen Regierung.

Was Opii pulvis anbetrifft, ſo behält ſich die Öſterreichiſche Regierung vor, den Verkauf der reinen Droge, die bis 12 Prozent Morphium enthält, zuzulaſſen.

III. Vorbehalt der Regierung der Vereinigten Staaten von Amerika.

Die Regierung der Vereinigten Staaten übernimmt durch die Unterzeichnung des vor-liegenden Übereinkommens keine andere Verpflichtung, als bei der nächſten Reviſion des ameri-kaniſchen Arzneibuchs ihren Einfluß auszuüben, daß dieſes mit dem Übereinkommen in Über-einſtimmung gebracht wird.

IV. Vorbehalt der Regierung Sr. Britischen Majestät.

Die Regierung Sr. Britischen Majestät erklärt, sich das Recht vorzubehalten, zu den Bestimmungen des vorliegenden Übereinkommens solche besonderen Abänderungen hinzuzufügen, die die Fortschritte der medizinischen und pharmazeutischen Wissenschaft von Zeit zu Zeit erforderlich machen sollten.

Die Regierung Sr. Britischen Majestät erklärt andererseits sich das Recht vorzubehalten, für jede der Britischen Kolonien oder Besitzungen das Übereinkommen gesondert anzunehmen oder zu kündigen.

V. Vorbehalt der Portugiesischen Regierung.

Die Beschlüsse der internationalen Konferenz in Brüssel zur einheitlichen Gestaltung der Vorschriften über stark wirkende Arzneimittel sollen in Portugal zur Einführung gelangen, jedoch wird der landesübliche portugiesische Name jedes Arzneimittels in dem Text des Arzneibuchs stehen und als Hauptbezeichnung aufgenommen werden; als erste Nebenbezeichnung soll einer der in der Liste des Art. 1 des vorliegenden Übereinkommens aufgenommenen lateinischen Namen gebraucht werden.

VI. Vorbehalt der Schwedischen Regierung.

1. Da die Bezeichnungen der in dem vorliegenden Übereinkommen aufgeführten stark wirkenden Arzneimittel gänzlich verschieden von denjenigen sind, die in dem schwedischen Arzneibuch gebraucht werden, so sollen sie nicht in den Wortlaut des Arzneibuches selbst, sondern in einen besonderen Anhang der in Vorbereitung befindlichen Neuausgabe des Arzneibuchs aufgenommen werden.

2. Die Bezeichnung des Arzneiweines Vinum glycyrrhizae opiatum soll in Schweden beibehalten werden.

3. Da die Bereitung der Tinkturen aus Drogen durch Perkolation zu einer Preiserhöhung dieser Präparate führen würde, erscheint die allgemeine Anwendung dieses Verfahrens wenig geeignet.

Bei der Unterzeichnung des vorliegenden Schlußprotokolls erklären die Unterzeichneten einstimmig, anzuerkennen, daß das Recht, das die Regierung Sr. Britischen Majestät in dem ersten ihrer Vorbehalte zum Ausdruck gebracht hat, allen unterzeichneten Regierungen zugebilligt wird.

Es besteht Einverständnis darüber, daß die an diesem Übereinkommen Beteiligten, die von diesem Recht Gebrauch machen werden, sich durch Vermittelung der Belgischen Regierung von den an den Bestimmungen des Übereinkommens vorgenommenen Änderungen gegenseitig Kenntnis geben werden. Zur Beglaubigung dessen haben die Unterzeichneten dieses Protokoll vollzogen.

Vollzogen in Brüssel am 29. November 1906 in einem einzigen Exemplar, wovon eine gleichlautende Abschrift jeder der unterzeichneten Regierungen zugestellt werden wird.

Es folgen die Unterschriften der Bevollmächtigten der bereits vorhergenannten Staaten, sowie die Unterschrift des Generalsekretärs des Ministeriums der Auswärtigen Angelegenheiten.

Das Großherzogtum Luxemburg ist den Vorbehalten, die seitens der Deutschen Regierung gestellt worden sind, nachträglich beigetreten.

Dem Übereinkommen sind nachträglich beigetreten Straits Settlements und Natal.

Seit längerer Zeit war man schon bestrebt, eine dem internationalen Verkehr dienende Gleichmäßigkeit der für die Bereitung, die Reinheit und den Gehalt der Arzneimittel zu erlassenden Vorschriften herbeizuführen. Diese Einigung ist durch das Brüsseler Übereinkommen zunächst für die hauptsächlichsten stark wirkenden Arzneimittel erzielt worden. Die meisten Vorschriften, die in dem internationalen Übereinkommen enthalten sind, waren in dem Arzneibuch für das Deutsche Reich IV. Ausgabe bereits enthalten, durch die Neuausgabe ist eine weitere Anpassung an die internationalen Vorschriften erreicht worden. Auf die Änderungen, die dadurch unsere offizinellen Arzneimittel erfahren haben, ist bei den einzelnen Artikeln hingewiesen worden.

Von den Bestimmungen des Artikels 1, der die lateinischen Namen der in Betracht kommenden Arzneimittel feststellt und Vorschriften über die Abstammung, Gewinnung, Bearbeitung, Herstellung und über den Gehalt an wirksamen Stoffen gibt, sind grundsätzlich nicht befolgt worden:

1. Die Singularform in der Benennung der Drogen; dieses hätte eine kostspielige Umänderung der Aufschriften in den Apotheken zur Folge gehabt.

2. Die Alkoholstärken; an Stelle des vereinbarten 70 prozentigen Weingeistes ist der bisherige Spiritus dilutus mit 68—69 Prozent Alkohol beibehalten worden, und der für die Bereitung der Jodtinktur geforderte 95 prozentige Alkohol wurde durch den 90—91,3 prozentigen Spiritus des Arzneibuchs ersetzt.

3. Von der Einführung der Perkolation für die stark wirkenden Tinkturen wurde Abstand genommen (siehe hierüber den Artikel *Tincturae*). Da die in Rede stehenden Tinkturen aber ihrem Gehalte nach dem Brüsseler Übereinkommen entsprechen, wurde bei ihnen in der Überschrift der Hinweis P. I. (= praescriptio internationalis) beigefügt.

4. Der Wassergehalt der dicken narkotischen Extrakte wurde nicht festgesetzt. Nach den Brüsseler Beschlüssen „dürfen sie gegen 10 Prozent Wasser enthalten". Diese Vorschrift ist jedoch nicht durchzuführen, da ein dickes Extrakt von der vorschriftsmäßigen Beschaffenheit kaum weniger als 15 Prozent Wasser enthalten kann.

Von den übrigen Punkten sind die zwei folgenden nicht von dem Arzneibuch befolgt worden:

5. Für Tinctura Aconiti ist vorgesehen ein Gesamtalkaloidgehalt von 0,05 Prozent. Das Arzneibuch hat keinen Alkaloidgehalt vorgeschrieben, da die Wirksamkeit der Tinktur zu dem Gesamtalkaloidgehalt in keinem Verhältnis steht; es finden sich Tinkturen, die in der Analyse zwar einen hohen Gehalt an Alkaloiden aufweisen, die aber wenig wirksam sind, und dann wieder stark wirkende Tinkturen mit verhältnismäßig geringem Alkaloidgehalt.

6. Bei der Bereitung des Pulvers der Ipecacuanhawurzel sollen die Holzteile entfernt werden. Die Holzteile sind nun fast wirkungslos, und die Alkaloide finden sich überwiegend in der Wurzelrinde vor. Würde das Pulver nur aus der Wurzelrinde hergestellt, so hätten Wurzeln in zerschnittener Form und in Pulverform einen gänzlich verschiedenen Wirkungswert; es ist deshalb zu begrüßen, daß das Arzneibuch, um die Einheitlichkeit der Arzneimittel in verschiedenen Formen zu wahren, diesen Punkt des internationalen Übereinkommens nicht angenommen hat, zumal der Wirkungswert der Ipecacuanha dem Abkommen, das einen Alkaloidgehalt von 2 Prozent vorschreibt, vollkommen Rechnung trägt.

Artikel 2 gibt einige allgemeine Bestimmungen, von denen nur die der Perkolation im Arzneibuche nicht durchgeführt worden ist.

Artikel 3 führt einen internationalen Tropfenzähler ein. Für die Vorschriften des Arzneibuchs ist dieser Tropfenzähler ohne Bedeutung, dagegen wird er in der Receptur eine große Rolle spielen, und es wird den einzelnen landesrechtlichen Verordnungen vorbehalten bleiben, die Verwendung eines solchen Tropfenzählers in der Receptur, bei der Anfertigung von Arzneien, vorzuschreiben.

Die Richtigkeit der Brüsseler Beschlüsse, daß ein Tropfenzähler, dessen Abflußröhre einen genauen äußeren Durchmesser von 3 mm besitzt, bei einer Temperatur von 15° 20 Tropfen Wasser im Gewicht von 1 g liefern soll, wird von sachkundiger Seite bestritten (Traube, Pharm. Ztg. 1909, 203). Das Arzneibuch schreibt deshalb auch nur das Wesentliche des Normal-Tropfenzählers vor, die Zahl der Tropfen und das Gewicht bei einer bestimmten Temperatur.

So beachtenswert derartige internationale Abkommen sind, das vorliegende hat für den deutschen Apotheker vorderhand nur einen theoretischen Wert. Der Zweck des Abkommens ist doch offenkundig der, daß im internationalen Verkehr die stark wirkenden Arzneimittel überall in dem gleichen Wirkungswert dispensiert werden. Dem gegenüber ist zu beachten, daß der deutsche Apotheker gar nicht berechtigt ist, von ausländischen Ärzten verschriebene Rezepte, die starkwirkende Arzneimittel enthalten, anzufertigen, da ihn die Vorschriften, betr. die Abgabe stark wirkender Arzneimittel usw. (Bundesratsbeschluß vom 13. Mai 1896) daran hindern. In § 1 wird bestimmt, daß die betr. Arzneimittel nur auf das Rezept eines Arztes usw. an das Publikum abgegeben werden dürfen. Nach § 29 Abs. 1 der Gewerbeordnung darf sich als Arzt nur bezeichnen, wer die Approbation erworben hat, und dies kann nur innerhalb des Reichsgebietes geschehen. Stark wirkende Arzneimittel dürfen also auf Rezept eines ausländischen Arztes überhaupt nicht abgegeben werden, mit Ausnahme der wenigen Fälle im Grenzverkehr.

Für den deutschen Arzt dagegen, der im Auslande praktiziert, ist das Brüsseler Übereinkommen von großer Bedeutung. Er hat überall die Gewähr dafür, daß die Arzneimittel die ihm bekannte Zusammensetzung haben.

Im Hinblick darauf, daß es sich bei der Überwachung des Verkehrs mit Arzneimitteln außerhalb der Apotheken vielfach als wünschenswert ergeben hat, möglichst genau umschriebene Begriffsbestimmungen für die verschiedenen Arten von Arznei-
(XII) zubereitungen zu besitzen, wurde es außerdem als zweckmäßig erachtet, die Zahl der allgemeinen Artikel, wie sie z. B. für Aquae destillatae, Extracta, Tincturae usw. schon bisher im Arzneibuch enthalten waren, zu vermehren.

Auch mit Rücksicht auf die deutsche Arzneitaxe, die Vergütungen für die Herstellung einzelner Zubereitungen festsetzt, für die es eine Begriffsbestimmung bisher nicht gab (z. B. Cerate, Gallerten), erschien diese Erweiterung erwünscht.

Die Zahl der allgemeinen Artikel ist jetzt auf 32 gestiegen. Es werden Begriffsbestimmungen und teilweise auch Bereitungsvorschriften gegeben für folgende Arzneiformen: Aquae destillatae, Bacilli, Cerata, Chartae, Collemplastra, Decocta, Elaeosacchara, Electuaria, Emplastra, Emulsiones, Extracta, Extracta fluida, Gelatinae, Granula, Infusa, Linimenta, Mucilagines, Olea medicata, Pastae, Pastilli (einschließlich Rotulae, Tablettae, Trochisci), Pilulae, Pulveres mixti, Sapones medicati, Saturationes, Sirupi, Species, Spirituosa medicata, Suppositoria (Stuhlzäpfchen und Vaginalkugeln), Tincturae (einschließlich Aceta), Triturationes, Unguenta, Vina medicata.

Hervorzuheben ist, daß der Artikel *Capsulae* kein allgemeiner Artikel ist, sondern die Beschreibung und Anforderungen an die Reinheit einer Ware, nämlich der als Umhüllung für Arzneimittel dienenden Kapseln, enthält.

Schon die IV. Ausgabe des Arzneibuchs hatte durch einige allgemeine Artikel Anweisungen für die Herstellung von Arzneiformen gegeben, von denen eine bestimmte Art nicht im Arzneibuch vertreten war (z. B. Emulsiones, Granula); daraus war schon zu entnehmen, daß die in den allgemeinen Artikeln des Arzneibuchs enthaltenen Vorschriften über den Rahmen des Arzneibuchs hinaus Geltung haben. In diesem Sinne ist auch die sonst selbstverständliche Ziffer 14 der allgemeinen Bestimmungen noch dahin auszulegen, daß bei der Anfertigung von pharmazeutischen Zubereitungen ganz allgemein, nicht nur der offizinellen, die Anweisungen der betreffenden allgemeinen Artikel zu befolgen sind.

Nachdem so die Grundlinien für einen Entwurf zur Neuausgabe des Arzneibuchs festgelegt waren, wurde das gesamte Material einem Arbeitsausschusse mit dem Auftrage überwiesen, die Entwürfe zu den einzelnen Artikeln und Anlagen des Arzneibuchs aufzustellen. Während der Zeit vom November 1908 bis zum November 1909 hat der Arbeitsausschuß in 7 mehrtägigen Sitzungen die Entwürfe beraten und fertiggestellt. Schließlich legte eine aus 6 Mitgliedern bestehende, vom Arbeitsausschusse gewählte Redaktionskommission im Januar 1910 die Grundzüge für eine gleichmäßige äußere Gestaltung der Arzneibuchartikel fest, nach denen die Entwürfe dann nochmals im Gesundheitsamte überarbeitet wurden.

Der Gesamtentwurf für die fünfte Ausgabe des Arzneibuchs ging im Februar und März 1910 den Teilnehmern an den grundlegenden Beratungen, die am 23. und 24. April 1908 stattgefunden hatten, sowie den inzwischen neu hinzugetretenen Sachverständigen zu. In der Zeit vom 4. bis 7. April 1910 fanden die abschließenden Beratungen im Reichs-Gesundheitsrate statt, bei denen dem Entwurf in der vom Arbeitsausschuß aufgestellten Form zugestimmt wurde. Der Bundesrat genehmigte den Entwurf am 3. November 1910.
(XIII) In die fünfte Ausgabe sind neu aufgenommen die Artikel:
Acetum Sabadillae, Acidum acetylosalicylicum, Acidum diaethylbarbituricum, Acidum gallicum, Aether chloratus, Aethylmorphinum hydrochloricum, Amylum Oryzae, Anaesthesin, Argentum colloïdale, Argentum proteïnicum, Bacilli, Benzaldehyd, Bismutum nitricum, Calcium hypophosphorosum, Cerata, Chartae, Collemplastra, Collemplastrum adhaesivum, Collemplastrum Zinci, Cortex Rhamni Purshianae, Cortex Simarubae, Decoctum Zittmanni, Diacetylmorphinum hydrochloricum, Em-

plastrum saponatum salicylatum, Emulsio Olei Jecoris Aselli, Eucaïn B, Extractum Cascarae sagradae fluidum, Extractum Chinae fluidum, Extractum Granati fluidum, Extractum Simarubae fluidum, Folia Coca, Gelatinae, Guajacolum carbonicum, Hexamethylentetraminum, Hydrargyrum sulfuratum rubrum, Hydrogenium peroxydatum solutum, Lactylphenetidinum, Lanolinum, Liquor Aluminii acetico-tartarici, Liquor Ferri oxychlorati dialysati, Mucilagines, Natrium acetylarsanilicum, Natrium arsanilicum, Natrium nitrosum, Novocaïn, Olea medicata, Oleum Arachidis, Oleum Sesami, Opium pulveratum, Pastae, Pasta Zinci, Pasta Zinci

(XIV) salicylata, Phenolphthaleïnum, Pulveres mixti, Pyramidon, Sapones medicati, Semen Sabadillae, Serum antitetanicum, Solutio Natrii chlorati physiologica, Spirituosa medicata, Spiritus Saponis kalini, Stovaïne, Styrax depuratus, Suprarenin hydrochloricum, Tannalbin, Tannigen, Tannoform, Theophyllinum, Tinctura Ipecacuanhae, Traumaticinum, Triturationes, Tropacocaïnum hydrochloricum, Unguentum Argenti colloïdalis, Unguentum molle, Vaselinum album, Vaselinum flavum, Vina medicata.

Gestrichen sind folgende Artikel:

Acidum hydrobromicum, Adeps Lanae cum Aqua, Albumen Ovi siccum, Ammonium chloratum ferratum, Aqua Picis, Cereoli, Elixir amarum, Ferrum citricum oxydatum, Ferrum sesquichloratum, Folia Jaborandi, Folia Nicotianae, Fructus Papaveris immaturi, Fructus Rhamni catharticae, Fructus Vanillae, Fungus Chirurgorum, Herba Cochleariae, Herba Conii, Liquor Ammonii acetici, Liquor Ferri oxychlorati, Lithium salicylicum, Oleum Olivarum commune, Oleum Papaveris, Plumbum aceticum crudum, Rotulae Menthae piperitae, Rotulae Sacchari, Semen Erucae, Sirupus Papa-

(XV) veris, Spiritus Cochleariae, Styli caustici, Tartarus boraxatus, Unguentum Adipis Lanae, Vinum Colchici, Vinum Ipecacuanhae.

Der Artikel Aether pro narcosi wurde mit dem Artikel Aether vereinigt, der Artikel Styrax in die beiden Artikel Styrax crudus und Styrax depuratus zerlegt.

Neu aufgenommen wurden 77 Artikel, gestrichen wurden 33; die Gesamtzahl der im Arzneibuch enthaltenen Artikel beträgt 671. Darunter befinden sich:

125 anorganisch-chemische Präparate,
125 organisch-chemische Präparate,
240 pharmazeutische Zubereitungen,
110 Drogen,
34 Fette, Öle, ätherische Öle,
3 Sera u. ä.,
32 allgemeine Artikel,
2 sonstige (Spiritus e Vino, Vinum).

Da eine scharfe Trennung zwischen chemischen Präparaten und pharmazeutischen Zubereitungen nicht möglich ist, so sind diese Zahlen nur als annähernde zu betrachten.

Der Gesamtumfang des Arzneibuchs hat sich um ein Drittel vermehrt.

Für die Bearbeitung der fünften Ausgabe des Arzneibuchs sind im einzelnen folgende Gesichtspunkte maßgebend gewesen.

Bei der Benennung der Arzneimittel in den Überschriften der einzelnen Artikel wurde, abgesehen von 9 Fällen (Ceratum Nucistae, Coffeinum-Natrium salicylicum, Folia Hyoscyami, Formaldehyd solutus, Paraldehyd, Potio Riverii, Rhizoma Rhei, Sirupus Menthae piperitae, Theobromino-natrium salicylicum), von einer Änderung der in der vierten Ausgabe des Arzneibuchs gebrauchten lateinischen Namen aus praktischen Gründen abgesehen. Dagegen sind an Stelle der bisherigen amtlichen deutschen Bezeichnungen in einer Reihe von Fällen Namen gesetzt worden, die das Arzneimittel treffender und richtiger als bisher kennzeichnen. Die bisherigen Bezeichnungen wurden in die Anlage VIII zum Arzneibuch aufgenommen.

Die bisherige Bezeichnung Balsamum Nucistae wurde in *Ceratum Nucistae* umgewandelt, weil man unter Balsam eine andere Arzneiform versteht; für Cerate ist eine Begriffsbestimmung neu aufgenommen worden. *Coffeinum-Natrium salicylicum* und *Theobromino-natrium salicylicum* sind Richtigstellungen, die auf Grund des chemischen Verhaltens dieser Stoffe erfolgt sind. *Folia Hyoscyami* ist eine Folge der Brüsseler Beschlüsse; unter der Bezeichnung Herba Hyoscyami waren schon bisher nur die Blätter offizinell. *Formaldehyd solutus* und *Paraldehyd* sind Richtigstellungen, denn Aldehyd, entstanden aus Alkohol dehydrogenatus, ist ein Maskulinum.[1]) *Potio Riverii* ist auf la Rivière, Riverius, zurückzuführen. Die Bezeichnung *Rhizoma Rhei* kennzeichnet allein die offizinelle Droge und scheidet die nicht offizinelle Rhapontikwurzel aus. Die Änderung *Sirupus Menthae piperitae* bedarf einer Erläuterung nicht.

(XVI) Bei den in die vorliegende Ausgabe des Arzneibuchs aufgenommenen Arzneimitteln, die auch unter mit Wortschutz versehenen Bezeichnungen im Verkehre sind, wurden in den Fällen, in denen die wissenschaftlichen Bezeichnungen kurz und einfach sind, diese, in den übrigen Fällen die zurzeit auf Grund des Warenzeichengesetzes geschützten Bezeichnungen an erster Stelle in die Überschrift eingesetzt.

Durch die Aufnahme der wortgeschützten Namen in die Überschrift soll nur zum Ausdruck gebracht werden, daß die Arzneimittel mit wortgeschütztem Namen hinsichtlich ihrer Reinheit, Aufbewahrung und Höchstgaben den in dem betreffenden Artikel gestellten Forderungen entsprechen müssen. Bei der Abgabe dieser Mittel sind die Bestimmungen des Gesetzes zum Schutze der Warenbezeichnungen vom 13. Mai 1894 zu beachten.

Die IV. Ausgabe des Arzneibuchs hatte als Grundsatz aufgestellt, an Stelle der einzelnen Personen geschützten Namen für Arzneimittel die wissenschaftlichen Bezeichnungen der betreffenden Mittel zu setzen und hat diesen Grundsatz auch streng durchgeführt. Es kamen damals 6 derartige Arzneimittel in Betracht (Dermatol, Trional, Salol, Antipyrin, Salipyrin, Diuretin), die noch verhältnismäßig einfache wissenschaftliche Namen hatten, obwohl die Bezeichnung Pyrazolonum phenyldimethylicum salicylicum für Salipyrin bereits das äußerste darstellen dürfte, was in bezug auf die Gebrauchsfähigkeit von Namen für Arzneimittel zulässig ist, ohne die Sicherheit des Arzneimittelverkehrs in Frage zu stellen. Dieses Vorgehen des IV. Arzneibuchs hat eine Erscheinung, die auch ohne dies eingetreten wäre, beschleunigt, nämlich das Aufkommen der Ersatzpräparate, die bei gleicher chemischer Zusammensetzung erheblich billiger angeboten wurden (siehe hierüber auch Pharm. Ztg. 1910, Nr. 16). Anfänglich kam durch die Nomenklatur des Arzneibuches IV. eine gewisse Verwirrung zustande, indem aus der Tatsache, daß das wortgeschützte Arzneimittel und das mit dem wissenschaftlichen Namen bezeichnete Ersatzprodukt chemisch völlig identisch sind, irrtümlich geschlossen wurde, die beiden Mittel seien auch handelsrechtlich einander gleich zu achten, und das eine könne für das andere abgegeben werden. Nach dem jetzigen Wortlaute des Arzneibuchs ist ein derartiger Irrtum nicht mehr möglich, es wird ausdrücklich auf die betreffenden Bestimmungen des Gesetzes zum Schutze der Warenbezeichnungen hingewiesen. Von diesem Gesetze kommen hier in Betracht:

§ 1. Wer in seinem Geschäftsbetriebe zur Unterscheidung seiner Waren von den Waren anderer eines Warenzeichens sich bedienen will, kann dieses Zeichen zur Eintragung in die Zeichenrolle anmelden.

§ 12. Die Eintragung eines Warenzeichens hat die Wirkung, daß dem Eingetragenen ausschließlich das Recht zusteht, Waren der angemeldeten Art oder deren Verpackung oder Umhüllung mit dem Warenzeichen zu versehen, die so bezeichneten Waren in Verkehr zu setzen, sowie auf Ankündigungen, Preislisten, Geschäftsbriefen, Empfehlungen, Rechnungen oder dergleichen das Zeichen anzubringen.

Bemerkenswert sind ferner zu § 12 folgende Entscheidungen des Reichsgerichts: 1. Der Apotheker, der seine Heilmittel durch Aufschriften für den inneren Betrieb seiner Apotheke kennzeichnet, versieht seine Waren nicht im Sinne des § 12 mit einem Zeichen. Wohl aber greift er in das Zeichenrecht ein, wenn er die Waren mit dem Zeichen veräußert.

2. In einem mit einem geschützten Warenzeichen versehenen Gefäß darf eine andere Ware als die, für die das Zeichen geschützt ist, weder aufbewahrt noch verkauft werden.

---

[1]) Alkohol, Äther und Aldehyd sind die einzigen maskulinen Bezeichnungen der organischen Chemie.

Der von dem Arzneibuch gegebene Hinweis auf das Warenzeichengesetz war um so notwendiger, als das Arzneibuch jetzt mitunter in der Überschrift der Arzneimittel als amtlichen Arzneimittelnamen die wortgeschützte Bezeichnung neben der wissenschaftlichen gebraucht.

Die Entwicklung der Arzneimittelfabrikation hat es mit sich gebracht, daß die Fabriken, wenn sie mitunter nach jahrelanger mühevoller Arbeit und mit Aufwand großer Kosten (es sei a. B. an die planmäßige Erforschung und Erprobung der Kokainersatzmittel erinnert), ein brauchbares Präparat entdeckt und dessen Herstelluung technisch vervollkommnet hatten, sowohl durch die Patentierung des Herstellungsverfahrens und in noch höherem Maße durch die Eintragung eines Wortzeichens für das neue Mittel, bestrebt sein mußten, als Äquivalent für ihre Ausgaben sich Sonderrechte für den Vertrieb des Mittels zu erwerben.[1]) Der zweite Grund, gewisse Arzneimittel nicht unter ihrer wissenschaftlichen Bezeichnung in den Handel zu bringen, liegt in der Länge und Kompliziertheit dieser Namen; sollten nur diese Namen gebraucht werden, so müßte die Sicherheit des Arzneiverkehrs mitunter sehr in Frage gestellt werden (siehe z. B. die wissenschaftlichen Namen für Novocain und Stovaïne), derartige Arzneimittelnamen würden sich in der Verschreibweise der Ärzte nicht einbürgern, und die Industrie würde auch deshalb sehr wahrscheinlich die betreffenden Arzneimittel nicht unter diesem wissenschaftlichen Namen in den Verkehr bringen.

Auf der anderen Seite gibt aber der geschützte Name an sich keine Gewähr für eine einheitliche und gleichbleibende Zusammensetzung des betreffenden Arzneimittels. Das Wortzeichen ist meistens nicht für eine bestimmte chemische Verbindung eingetragen, sondern etwa „für ein chemisches Produkt", „für ein chemisch-pharmazeutisches Produkt" u. ä. Der Fabrikant kann also unter dem geschützten Namen Präparate von völlig wechselnder Zusammensetzung und gänzlich verschiedener Wirkung in den Handel bringen. Bei den in das Arzneibuch aufgenommenen Mitteln bietet jedoch das Ansehen der Fabriken, die sie herstellen, schon eine gewisse Gewähr dafür, daß ein derartiger Wechsel nicht eintritt. Trotzdem würde es als ein großer Fortschritt zu begrüßen sein, wenn ein Wortzeichen nur für ein ganz bestimmtes Mittel eingetragen würde. Die mit diesem Verfahren einzuführende Deklarationspflicht würde überhaupt dazu angetan sein, manchen Mißstand, der sich in der Fabrikation sogenannter neuer Arzneimittel erwiesen hat, zu mildern oder zu beseitigen.

Die amtliche Bezeichnung der in Rede stehenden Arzneimittel mußte nach diesen Ausführungen bei der Neuausgabe des Arzneibuchs eine gewisse Schwierigkeit bieten. Von den verschiedenen Fragen, die dabei auftauchten, war die grundlegende Frage, ob derartige Arzneimittel überhaupt in das Arzneibuch aufgenommen werden sollen, bald gelöst. Wenn das Arzneibuch seinen Zweck erfüllen soll, darf es nicht an wertvollen und erprobten Mitteln vorbeigehen, bloß weil diese unter einem Namen im Verkehr sind, der keine freie Warenbezeichnung ist. Außerdem dürfte die Aufnahme eines Mittels in das Arzneibuch die Vorbedingung für die Aufnahme in eine Series medicaminum sein.

In der Literatur wurde eine Reihe von Wegen vorgeschlagen, wie man die in Rede stehenden Arzneimittel in das Arzneibuch aufnehmen könne, ohne ihren praktisch untauglichen, wissenschaftlichen Namen oder die wortgeschützte Bezeichnung dazu verwenden zu müssen. Am meisten fand sich der Vorschlag, neue kurze Namen zu erfinden. Dem stehen aber zwei Hindernisse im Wege. Steht der neu erfundene Name in keiner Beziehung zu den schon vorhandenen, ist er völlig frei gebildet, etwa nach der Art, wie Paracelsus seinerzeit die Namen Oppoteltoch oder Tartarus für Arzneimittel erfunden hat, dann würde, abgesehen von allen anderen Bedenken rechtlicher Natur, voraussichtlich eine ziemliche Verwirrung eintreten, niemand weiß zunächst, was unter dem neuen Namen zu verstehen ist. Wenn aber der neu gebildete aus dem geschützten Namen hervorgegangen ist, so könnte darin eine Verletzung des Zeichenrechtes erblickt werden.

---

[1]) An dieser Stelle sei noch darauf aufmerksam gemacht, daß bei den Arzneimitteln die geschützte Bezeichnung der Ware sich nicht nur auf den Stoff als solchen bezieht, sondern auch auf jede Form, in der die Fabrik als Inhaberin der geschützten Bezeichnung diesen Stoff in den Handel bringt, daß also der Schutz, der dem Stoff gewährt ist, sich ohne weiteres auf dessen Erscheinungsform, in diesem Falle auch Zubereitungsform, überträgt. Wenn also unter dem geschützten Namen ein gewisser Stoff (z. B. Aspirin, Somatose) und zugleich von der betr. Firma dieser Stoff auch in Tabletten (Aspirintabletten) oder in Lösung (z. B. Somatose flüssig) in den Handel gebracht wird, so ist es, wenn die betr. Firma nicht die (wenn auch unausgesprochene) Lizenz erteilt, rechtlich nicht zulässig, daß der Apotheker Tabletten (Aspirintabletten), die er aus dem Stoff (Aspirin) selbst hergestellt hat, an Stelle der Originaltabletten abgibt.

Das Arzneibuch hat nunmehr den in der Vorrede dargelegten Weg beschritten, es hat die wissenschaftlichen Namen, soweit diese kurz und einfach sind, an erster Stelle als amtliche Arzneimittelbezeichnung eingeführt (Natrium arsanilicum, Argentum colloïdale), und es hat die wortgeschützten Bezeichnungen an die erste Stelle gesetzt bei Mitteln, deren wissenschaftliche Namen sich wegen der Länge usw. nicht einbürgern werden. Die amtlichen Namen müssen nach dem oben Gesagten, um nicht mit den eingetragenen Bezeichnungen in Konflikt zu geraten, mit der geschützten Bezeichnung vollkommen übereinstimmen, daher erklärt sich auch z. B. die Bezeichnung Novocain hydrochloricum und n i c h t Novocainum, da nur Novocain in die Zeichenrolle eingetragen ist. Anders ist es bei Collargolum, für das der latinisierte Name eingetragen ist. Durch diesen Umstand ist auch die Bezeichnung Stovaïne zu erklären.

Wenn nun außer den geschützten Namen auch noch die wissenschaftlichen Namen aufgenommen sind, so dürfte dies den Zweck haben, durch das Arzneibuch die Möglichkeit, daß sich durch das Warenzeichen eine Art Monopol ausbildet, nicht zu unterstützen, sondern die Erzeugung von Arzneimitteln, die mit den mit Wortschutz versehen identisch sind, dem Wettbewerbe der chemischen Industrie zu überlassen.

Für Tannalbin, Tannigen und Tannoform wurden nur die geschützten Namen aufgenommen, da mangels der genauen Kenntnis der Konstitution der Gerbsäure einwandfreie wissenschaftliche Namen nicht wohl gebildet werden können.

Für Tannalbin im besonderen konnten Namen wie Albumen tannicum oder Tanninum albuminatum nicht in Frage kommen, weil diese Namen zurzeit schon für Tannin-Eiweiß-Verbindungen gebraucht werden, die aber dem Tannalbin in bezug auf seine bis zum November 1909 durch Patent geschützt gewesene Darstellung nicht gleichwertig sind.

Auch für Anästhesin ist nur der geschützte Name als amtlicher Name aufgenommen worden. Die nachträgliche Latinisierung des deutschen Namens p-Aminobenzoesäureäthylester hätte notgedrungen zu Bezeichnungen führen müssen, die den heutigen wissenschaftlichen Anschauungen über die Konstitution dieser Verbindung nicht entsprechen würden (*Aethylium p-aminobenzoicum* oder *Aether paramino-benzoicus*), und es ist deshalb diese Unterlassung eher als ein Fortschritt zu betrachten.

Die Aufnahme der wortgeschützten Namen in das Arzneibuch hatte schließlich noch den Zweck, auch für diese Mittel ausdrücklich die Maximaldosen festzulegen und Vorschriften für ihre Aufbewahrung zu geben. Wenn somit auf der einen Seite Vorkehrungen getroffen worden sind, um den Arzneimittelverkehr nach Möglichkeit zu sichern, so ist doch diesmal auch auf die Interessen der Inhaber der Wortzeichen Rücksicht genommen worden, indem ausdrücklich auf die Bestimmungen des Warenzeichengesetzes aufmerksam gemacht wurde. In den Tabellen und Verzeichnissen wurden ferner die wissenschaftlichen und die geschützten Namen nicht gleichgestellt, in Tabelle C z. B. wurden die geschützten Bezeichnungen selbständig aufgeführt (Lactophenin, p-Lactylphenidin; nur der zweite Name hat den Hinweis auf Lactylphenetidinum), in dem Verzeichnis der deutschen Arzneimittelnamen wurde durch einen Verweis Lactophenin . . . s(iehe) Lactylphenetidinum darauf aufmerksam gemacht, daß eine unbedingte Gleichheit nicht vorliegt und daß der betreffende deutsche Name nicht die dem amtlichen lateinischen Namen gleichwertige Bezeichnung ist.

Beachtenswert ist der Satz der Vorrede, daß durch die Aufnahme der wortgeschützten Mittel in die Überschrift nur zum Ausdruck gebracht werden soll, daß die Arzneimittel mit wortgeschützten Namen hinsichtlich ihrer Reinheit den in dem betreffenden Artikel gestellten Forderungen entsprechen müssen. Damit ist einerseits eine gewisse Reinheit dieser Mittel verbürgt, und anderseits sind den Fabriken nicht die Hände gebunden, wenn es ihnen gelingen sollte, die Qualität dieser Arzneimittel noch zu verbessern und einen höheren Grad der Reinheit zu erreichen.

Unter Reinheit im Sinne der Vorrede ist nicht nur die Abwesenheit von Verunreinigungen, sondern auch die Identität zu verstehen. Durch die Aufnahme der geschützten Bezeichnungen wird somit auch verhindert, daß die herstellende Fabrik plötzlich die Zusammensetzung des betreffenden Stoffes als Arzneimittel wechselt, oder daß die geschützte Bezeichnung für ein anderes als das vom Arzneibuch bezeichnete Arzneimittel verwendet werden kann. Die vorhin erwähnte wünschenswerte Deklaration und die Gewähr der konstanten Zusammensetzung wird also hinsichtlich der in das Arzneibuch aufgenommenen Arzneimittel mit warenzeichenrechtlich geschützter Bezeichnung nachträglich durch das Arzneibuch gegeben.

Im folgenden sind für die in Betracht kommenden Arzneimittel die geschützten Warenbezeichnungen und die sog. wissenschaftlichen Namen zusammengestellt, wobei die geschützte Bezeichnung durch fetten Druck hervorgehoben ist.

Erster amtlicher Name:	Zweiter amtlicher Name:
Acidum acetylosalicylicum	**Aspirin**
Acidum diaethylbarbituricum	**Veronal**
Aethylmorphinum hydrochloricum . .	**Dionin**
Anaesthesin	
Argentum colloïdale	**Collargolum**
Argentum proteïnicum	**Protargol**
Bismutum subgallicum	**Dermatol**
Diacetylmorphinum hydrochloricum .	**Heroin**hydrochlorid
Eucaïn B	Trimethylbenzoxypiperidinum hydrochloricum
Guajacolum carbonicum	**Duotal**
Hexamethylentetraminum	**Urotropin**
Lactylphenetidinum	**Lactophenin**
Methylsulfonalum	**Trional**
Natrium acetylarsanilicum	**Arsacetin**
Natrium arsanilicum	**Atoxyl**
Novocain	p-Aminobenzoyldiaethylaminoaethanolum hydrochloricum
Phenylum salicylicum	**Salol**
Pyramidon	Pyrazolonum dimethylaminophenyldimethylicum
Pyrazolonum phenyldimethylicum . . .	**Antipyrin**
Pyrazolonum phenyldimethylicum salicylicum	**Salipyrin**
Stovaïne	Benzoylaethyldimethylaminopropanolum hydrochloricum
Suprarenin hydrochloricum	
Adrenalin	
Paranephrin	
Epinephrin [1])	
Epirenan	
Tannalbin	
Tannigen	
Tannoform	
Theobromino-natrium salicylicum . . .	**Diuretin**
Theophyllinum	**Theocin**

Von weiteren geschützten Warenbezeichnungen für im Arzneibuch enthaltene Arzneimittel hat das Arzneibuch Abstand genommen. Es kämen noch in Betracht:

Phenazon und Analgesin, für Pyrazolonum phenyldimethylicum,
Formalin und Formol, für Formaldehyd solutus,
sowie Kélène, für Äther chloratus.

Antifebrin, Sulfonal, Lanolin und Vaselin sind dagegen freie Warenbezeichnungen.

Neben den amtlichen lateinischen und deutschen Benennungen, von denen die deutschen nicht immer lediglich eine Übersetzung sind, wurden andere Arzneimittelbezeichnungen in die Überschriften der einzelnen Artikel, abgesehen von den vorstehend beschriebenen Fällen und wenigen anderen Ausnahmen, nur dann aufgenommen, wenn es sich um Namen handelte, die in dem Brüsseler Übereinkommen über die stark wirkenden Arzneimittel aufgeführt sind und sich der Ausdrucksweise des Arzneibuchs anpassen. Diesen Arzneimittelbezeichnungen sind die Buchstaben »P. I.« d. h. Praescriptio Internationalis beigefügt.

Um Gleichmäßigkeit in der Art der Beschreibung der einzelnen Arzneimittel herbeizuführen, ist nach Möglichkeit so verfahren worden, daß zunächst eine Begriffsbestimmung des Mittels gegeben wird, an die sich die Beschreibung der äußerlich wahrnehmbaren Eigenschaften anschließt. Darauf werden die Eigenschaften be-

---

[1]) Dieser Name genießt keinen Wortschutz.

(XVII)schrieben, die erst bei eingehender Prüfung festgestellt werden können (Jdentitäts=
reaktionen). Schließlich werden die Merkmale aufgeführt, an denen erkannt werden
kann, ob die Arzneimittel von der geforderten Güte und Reinheit sind (Reinheits=
prüfungen). An das Ende des Artikels sind gegebenenfalls die Angaben über die
Art der Aufbewahrung und die sonstigen für den Apotheker bestimmten Hinweise
sowie die Höchstgaben gestellt worden.

Wenn auch im allgemeinen, der leichteren Übersicht wegen, die Befolgung einer Dis-
position in den einzelnen Artikeln erwünscht ist, so läßt sich dieses nicht immer durchführen.
Hauptsächlich lassen sich Identitätsreaktionen und Reinheitsprüfungen nicht durchgängig
streng voneinander scheiden, manche Reaktionen beziehen sich sowohl auf die Identität, wie
auch auf die Reinheit, und wieder andere Identitätsreaktionen werden zweckmäßigerweise
im Anschluß an eine Reinheitsprüfung oder die Gehaltsbestimmung ausgeführt.

Während bei der Aufzählung der Eigenschaften die beschreibende Ausdrucksweise Anwendung gefunden hat, sind bei den Forderungen, denen die Arzneimittel unterworfen sind,
nunmehr die bestimmten Ausdrücke „muß" und „darf nicht" gebraucht worden. Aber auch
eine scharfe Grenze zwischen den Eigenschaften und den Anforderungen läßt sich nicht immer
ziehen; jedenfalls sind aber Arzneimittel, denen die beschriebenen Eigenschaften (auch ohne
ein dabeistehendes „muß") fehlen, nicht als den Anforderungen des Arzneibuchs entsprechend
anzusehen.

Von den Eigenschaften werden bei den einzelnen Arzneimitteln fast immer nur
diejenigen aufgezählt, die von dem Apotheker mit den ihm zur Verfügung stehenden
Hilfsmitteln festgestellt werden können. In einigen Fällen ist jedoch von dieser Regel
abgewichen worden, indem auch Angaben über das Verhalten gegenüber dem pola=
risierten Lichtstrahl aufgenommen wurden. Dies geschah z. B. bei den Arznei=
mitteln Acidum camphoricum, Camphora, Saccharum, Saccharum Lactis [auch
bei Scopolaminum hydrobromicum] und bei den ätherischen Ölen. Es soll durch
diese Angaben der Apotheker im allgemeinen nicht gezwungen werden, diese Eigen=
schaft an den käuflich erworbenen Arzneimitteln nachzuprüfen. Die Angaben wur=
den hauptsächlich deswegen für notwendig erachtet, weil das Verhalten gegenüber
dem polarisierten Lichtstrahle für die genannten Stoffe besonders kennzeichnend
ist und dem Großhandel dadurch die Beschaffenheit vorgeschrieben werden soll, welche
die betreffenden Waren haben müssen. Außerdem kann es auch für den Apotheker
von Vorteil sein, wenn er die Bestimmung des Drehungsvermögens ausführt.

Das Arzneibuch gibt Vorschriften über die Herstellung oder Beschaffenheit von Arzneimitteln. Für wen diese Vorschriften bindend sind, wird durch landesrechtliche Verordnungen
bestimmt; so werden z. B. in allen Bundesstaaten die Apotheker durch die Einführungsver-
ordnungen des Arzneibuchs verpflichtet, sich nach den betreffenden Vorschriften zu richten.
Die Nichtbefolgung der Vorschriften des Arzneibuchs fällt unter § 367 Absatz 5 des Straf-
gesetzbuches. (Mit Geldstrafe bis zu einhundertfünfzig Mark oder mit Haft wird bestraft:
..... wer bei Ausübung der Befugnis zur Zubereitung ..... der Arzneien die deshalb er-
gangenen Verordnungen nicht befolgt.) Auf den Verkehr mit Arzneimitteln außerhalb der
Apotheken finden jedoch die Bestimmungen des Arzneibuchs keine Anwendung, somit unterliegt auch der Großhandel ihnen nicht. Wenn nun das Arzneibuch an dieser Stelle sagt, daß
dem Großhandel die Beschaffenheit einiger Arzneimittel vorgeschrieben werden soll, so ist das
dahin auszulegen, daß damit dem Großhandel angegeben werden soll, welche Beschaffenheit
der Apotheker von den Waren erwartet, die er als Arzneibuchware bestellt, in derselben Weise,
wie dies bisher schon für Arzneimittel galt, für die das Arzneibuch eine besondere, die gleichmäßige Beschaffenheit garantierende Bereitungsvorschrift (z. B. Bismutum subnitricum, Aether
bromatus) angegeben hatte.

Durch den Wortlaut der Vorrede ist der Apotheker von der Feststellung des Drehungsvermögens entbunden, und die Unterlassung dieser Prüfung dürfte auch keine strafrechtlichen
Folgen nach sich ziehen. Wenn man jedoch bedenkt, daß z. B. für die Feststellung der Echtheit des Japankampfers das Drehungsvermögen neben dem konstanten Schmelzpunkt das
einzige Kriterium ist, so dürfte es empfehlenswert sein, bei eingehender Nachprüfung hauptsächlich der ätherischen Öle, des Kampfers und der Kampfersäure sich des Polarisations-

apparates zu bedienen. In kleineren Geschäften, von denen die Anschaffungskosten für einen derartigen Apparat als große Belastung empfunden werden, könnte sich durch die polarimetrische Bestimmung des Zuckers im Harn eine Verzinsung des Apparates ermöglichen lassen.

(XVIII) Bei einer größeren Anzahl von Arzneimitteln sind in die betreffenden Artikel zwischen Überschrift und beschreibenden Wortlaut Angaben über den Gehalt der Mittel an den hauptsächlich wirksamen Stoffen aufgenommen worden. Diese Gehalts= angaben sind in erster Linie für den Arzt bestimmt und meistens nur in abgerundeten Zahlen gemacht worden. Die genauen Gehaltsangaben finden sich am Schlusse der betreffenden Artikel in dem Abschnitt »Gehaltsbestimmung«. Die Zahl der Fälle, in denen eine Gehaltsbestimmung auszuführen ist, hat sowohl bei den chemi= schen Stoffen, als auch bei den Drogen und pharmazeutischen Zubereitungen gegen= über der vierten Ausgabe des Arzneibuchs eine nicht unwesentliche Vermehrung erfahren. Zur Ausführung der Gehaltsbestimmung ist, wie früher, auch in der vor= liegenden neuen Ausgabe nach Möglichkeit die Maßanalyse herangezogen worden; die Genauigkeit der Bestimmung wurde durch Angabe des bei der Titration zu be= nutzenden Indikators erhöht. Die Angaben über die Alkaloid= usw. Mengen, die der Maßeinheit der jeweils angewendeten volumetrischen Lösung entsprechen, stellen eine wesentliche Erleichterung für die Gehaltsberechnungen dar.

Durch diese Neuerung ist die Ermittlung des Gehaltes erleichtert und in vielen Fällen überhaupt erst ermöglicht worden. Es möge an dieser Stelle die Formel, nach der die Ge= haltsberechnungen erfolgen, eingefügt werden. Der Prozentgehalt (p) ist

$$p = \frac{t \cdot i \cdot 100}{s}$$

wobei t den Titer, d. i. die verbrauchten Kubikzentimeter der volumetrischen Lösung bedeutet, i den Index, d. h. die jeweils 1 ccm der betreffenden volumetrischen Lösung entsprechenden Mengen des Stoffes, der prozentualiter berechnet werden soll, und s die angewandte Menge Substanz. Hierbei ist, da das Arzneibuch bei der Prüfung von Flüssigkeiten leider nicht von der Gewichtseinheit, sondern von der Volumeneinheit ausgeht, noch das spezifische Gewicht der betreffenden Flüssigkeit in der Weise in Rechnung zu setzen, daß die Zahl der zur Anwendung gekommenen Kubikzentimeter mit dem spezifischen Gewichte zu multiplizieren ist.

Bei den chemischen Stoffen sind ferner, wo es angängig war, zwischen Über= schrift und beschreibenden Wortlaut die chemische Formel und das Atom= oder Mole= kular=Gewicht aufgenommen worden. Je nach Erfordernis sind die zusammen= (XIX) gezogenen Bruttoformeln oder mehr oder minder ausführliche Strukturformeln gewählt worden; letztere dann, wenn es angezeigt erschien, auf den chemischen Auf= bau der betreffenden Verbindung besonders hinzuweisen.

Die Molekelgewichte sind in der Weise berechnet, daß stets die Anzahl Dezimalstellen angegeben ist, die der geringsten Anzahl von Stellen bei einem in der Verbindung enthaltenen Element entspricht. Beispiel: Phosphorsäure H_3PO_4, beim Addieren nach der Atomgewichts= tabelle würde sich 98,024 ergeben, das Arzneibuch gibt aber nur 98,0 an, da zwar für Wasser= stoff das Atomgewicht auf drei Dezimalstellen genau feststeht, für Phosphor dagegen nur auf eine, und es sich somit erübrigt, für das Molekelgewicht der Phosphorsäure mehr als eine Dezimalstelle anzugeben.

Bei den Reinheitsprüfungen ist in Klammern ein erläuternder Zusatz gemacht worden. Diese Zusätze besagen nicht, daß durch die betreffende Prüfung nur die genannten Stoffe nachgewiesen werden, sie sollen vielmehr lediglich auf den Zweck hinweisen, der mit der Prüfung in dem besonderen Falle verfolgt wird. Handelt es sich bei der Prüfung um den Nachweis eines Anions, so wurde der Name der be= treffenden Säure in Klammern hinzugesetzt; bei dem Nachweis eines Kations wurde der deutsche Name des Elements mit dem Zusatz »=salze« oder »=verbindungen« ge= wählt. Wenn die Prüfung auf eine bestimmte Verbindung abzielt, so ist deren Name in Klammern angeführt worden.

Die in Betracht kommenden Reaktionen sind Ionenreaktionen, d. h. es wird z. B. durch die weiße käsige Fällung, die auf Zusatz von Silbernitratlösung zu der zu prüfenden Flüssigkeit entsteht, nicht Salzsäure, nicht Chlornatrium, nicht Chlorcalcium nachgewiesen, sondern lediglich das Chlorion. In wässeriger Lösung sind Säuren, Basen und Salze mehr oder minder elektrolytisch gespalten und die Spaltungsstücke, die Ionen, sind die Pferdchen, auf denen die Elektrizität durch die Flüssigkeit reitet (Quincke). Die Träger der positiven Elektrizität sind die Kationen (z. B. Wasserstoff, Metalle), während die Anionen (die zur Anode, dem positiven Pol, wandern) negativ elektrisch geladen sind (z. B. die Halogene).

Die treffende Ausdrucksweise für die Angabe in den Klammern wäre gewesen, statt „Salzsäure" zu sagen Cl', statt „Salpetersäure" oder „Nitrate" zu sagen NO$_3$', statt „Calciumsalze" zu sagen Ca¨; die für die Zwecke des Arzneibuchs und dessen Benutzer praktischere Ausdrucksweise dürften indes die vom Arzneibuch gewählten erläuternden Zusätze sein.

(Wegen der Theorie und der Einzelheiten der elektrolytischen Dissoziation muß auf die Lehrbücher verwiesen werden.)

Vorſchriften für die Herſtellung ſind nur bei ſolchen chemiſchen Präparaten aufgenommen worden, die ohne Schwierigkeiten im Apothekenlaboratorium hergeſtellt werden können, oder bei denen die Innehaltung der gewählten Bereitungsvorſchrift die Vorbedingung für die geforderte Beſchaffenheit des Präparates iſt.

Das Arzneibuch enthält Darstellungsvorschriften für folgende chemische Präparate (die in der 5. Ausgabe neu hinzugekommenen sind durch einen Stern bezeichnet):

Aether bromatus, *Bismutum nitricum, *Bismutum subgallicum, Bismutum subnitricum, *Bismutum subsalicylicum, Calcium phosphoricum, *Chininum ferrocitricum, *Chininum tannicum, Coffeinum-Natrium salicylicum, Ferrum carbonicum saccharatum, Ferrum oxydatum saccharatum, Ferrum sulfuricum, *Hydrargyrum bijodatum, Hydrargyrum oxydatum via humida paratum, Hydrargyrum praecipitatum album, Kalium sulfuratum, Sulfur depuratum.

In der vorstehenden Zusammenstellung sind Mittel wie Chininum ferro-citricum, Coffeinum-Natrium salicylicum, Ferrum carbonicum saccharatum u. ä. mit aufgeführt, da sie noch auf der Grenze zwischen chemischen Präparaten und pharmazeutischen Zubereitungen stehen, aber es sind Mittel, wie Argentum nitricum cum Kalio nitrico, die Liquores, Magnesium citricum effervescens u. ä., nicht aufgeführt, da diese hinsichtlich ihrer Herstellungsweise nicht zu den chemischen, sondern zu den galenischen Präparaten zu rechnen sind.

Bei den Drogen iſt dem lateiniſchen wiſſenſchaftlichen Namen der Pflanze oder des Tieres, von denen die Droge abſtammt, in Kurſivſchrift der Autorname beigefügt worden. Die Anführung von zwei Autornamen — wovon der eine in Klammern geſetzt iſt — entſpricht den Beſchlüſſen des internationalen Botaniker-Kongreſſes in Wien 1905. Die Artnamen ſind, ſoweit ſie nicht von Perſonennamen hergeleitet ſind, mit kleinen Anfangsbuchſtaben gedruckt worden.

(XX)

Für das Arzneibuch kommen folgende Beschlüsse des Internationalen Botaniker-Kongresses in Wien 1905 in Betracht:

1. Alle Artnamen sind klein zu schreiben, mit Ausnahme derjenigen, die von Personennamen abgeleitet worden sind.

2. Jede Pflanzenart wird mit dem Autornamen versehen (z. B. Cucumis colocynthis Linné). Wird eine Art später in eine andere Gattung versetzt, so wird der Namen des Erstbeschreibers in Klammer gesetzt, hinter die Klammer der Namen desjenigen, der die Versetzung ausführte [z. B. Citrullus colocynthis (Linné) Schrader].

Zur Erkennung und zur Prüfung der pflanzlichen Rohſtoffe iſt neben den äußerlich wahrnehmbaren Eigenſchaften in noch weiterem Umfang, als in der vierten Ausgabe des Arzneibuchs, die mikroſkopiſche Unterſuchung herangezogen worden. Bei alkaloidhaltigen Drogen wurden Gehaltsbeſtimmungen in allen Fällen, in denen ſolche mit genügender Sicherheit ausgeführt werden können und Aufſchluß über die Wirkſamkeit der Droge geben, aufgenommen. Ebenſo wurde häufiger als bisher die Ermittelung des beim Verbrennen hinterbleibenden Rückſtandes als Reinheitsprüfung eingeführt.

Zusammenfassende Bemerkungen über die Gehaltsbestimmung in Drogen siehe am Schlusse der „Allgemeinen Bestimmungen" Seite 44.

Abgeſehen von der äußeren Umgeſtaltung der betreffenden Artikel ſind bei den pharmazeutiſchen Zubereitungen nur wenige Änderungen vorgenommen worden.

Änderungen in der Zusammensetzung erleiden einige Präparate durch den Ersatz des bisher offizinellen chinesischen Zimts und Zimtöles durch Ceylonzimt und Ceylonzimtöl, des Olivenöls und Baumöls durch Erdnußöl (außer bei den Kampferölen und Seifenpräparaten), des Anethols und Eugenols durch Anisöl und Nelkenöl, sowie durch den teilweisen Ersatz der bisher offizinellen Paraffinsalbe durch weißes Vaselin.

Außer diesen generellen Veränderungen in der Zusammensetzung seien hier nur die hauptsächlichsten speziellen Änderungen erwähnt:

Adeps benzoatus wird nicht mehr mit Benzoesäure, sondern mit Benzoeharz bereitet. An Stelle des Emplastrum adhaesivum der IV. Ausgabe, das einen Zusatz von Kautschuk hatte, sind zwei Heftpflaster getreten, ein Kautschukheftpflaster und ein Heftpflaster, das sich dem der III. Ausgabe wieder nähert. Extractum Condurango fluidum wird ohne Zusatz von Glycerin hergestellt. Tollkirschenextrakt und Bilsenkrautextrakt werden nunmehr aus den trockenen Blättern hergestellt. Bei Rhabarbersirup und der wässerigen Rhabarbertinktur ist der Borax, der als Konservierungsmittel zugesetzt war, in Wegfall gekommen. Die Kresolseifenlösung bietet in der neuen Gestalt eine Gewähr für eine gleichartige Zusammensetzung. Der Liquor ferri oxychlorati ist durch das dialysierte Präparat ersetzt. Ferner ist zu erwähnen, daß an Stelle des bisherigen Unguentum Paraffini außer dem gelben und dem weißen Vaselin zwei neue Salbengrundlagen getreten sind. Die eine führt den Namen Unguentum Paraffini weiter und wird im Untertitel als Unguentum durum bezeichnet; sie besteht aus Paraffin. solid., Paraffin. liquid. und Adeps lanae anhydr. Die zweite Salbe, Unguentum molle, ist ein Gemisch aus Vaselin und Lanolin. Lanolinum ersetzt den früheren Adeps lanae cum Aqua und das Unguentum Adipis Lanae und enthält in seiner neuen Fassung neben Wollfett und Wasser auch noch flüssiges Paraffin.

Des weiteren ist die veränderte Vorschrift zu Vinum Chinae zu erwähnen, das ohne weißen Leim bereitet wird, so daß die therapeutisch wertvollen Gerbstoffe der Chinarinde in ihm enthalten sind.

In dieser Übersicht mag schließlich noch die Neugestaltung des Artikels Opium Erwähnung finden. Als Opium wird nunmehr die rohe Droge bezeichnet, die einen Mindestgehalt an Morphin von 12 Prozent haben muß, und die lediglich zur Bereitung der Opiumpräparate dient. Wird Opium verordnet, so ist Opiumpulver abzugeben, das mittelst Reisstärke auf einen Gehalt von 10 Prozent Morphin eingestellt ist.

Wegen der übrigen Änderungen muß auf die einzelnen Artikel verwiesen werden.

Die Zahl der Gehaltsbestimmungen bei den Extrakten und Tinkturen sowie bei einigen anderen Zubereitungen wurde vermehrt.

Hier ist als Neuerung hervorzuheben, daß nunmehr die Opiumpräparate auf einen bestimmten Morphingehalt eingestellt werden: das Opiumpulver mit Reisstärke auf 10 Prozent, das Opiumextrakt mit Milchzucker auf 20 Prozent, die einfache und die safranhaltige Opiumtinktur mit dem Auszugsmittel auf je 1 Prozent. Belladonna- und Hyoscyamusextrakt werden mit gereinigtem Süßholzsaft auf 1,5 bzw. 0,5 Prozent Hyoscyamin eingestellt, und Brechnußextrakt wird mit Milchzucker auf einen Gehalt von 16 Prozent Alkaloiden eingestellt.

Dagegen ist Abstand davon genommen worden, in größerem Umfang bei pharmazeutischen Zubereitungen Prüfungen auf Echtheit, Reinheit und Güte einzuführen, einerseits weil sich solche Prüfungen erübrigen, wenn die betreffenden Zubereitungen in den Apotheken selbst aus den nach den Vorschriften des Arzneibuchs geprüften Bestandteilen hergestellt werden, andererseits weil solche Prüfungen, an fertigen Zubereitungen dieser Art angestellt, die ordnungsmäßige Beschaffenheit und Güte nicht oder nur in unzureichendem Maße zu gewährleisten vermögen.

(XXI) Den Abmachungen des in Brüssel getroffenen Übereinkommens, betreffend die einheitliche Gestaltung der Vorschriften über stark wirkende Arzneimittel, vom 29. November 1906 ist, soweit das bisherige Arzneibuch ihnen nicht schon entsprach, nach Möglichkeit, wie erwähnt, Rechnung getragen worden. Zur Kennzeichnung der Übereinstimmung mit diesen Beschlüssen ist in die Überschrift der in Betracht kommenden Artikel einer der international vereinbarten Namen mit dem Zusatze P. I. aufgenommen worden. In der gleichen Weise wurde auch bei den Tinkturen aus stark wirkenden Arzneimitteln verfahren, da diese, bis auf die Herstellung durch Maceration statt durch Perkolation und bis auf die Verwendung eines etwas schwächeren Weingeistes bei Tinctura Jodi, dem internationalen Übereinkommen entsprechen.

Der Zusatz P. I. fehlt bei Tinctura Aconiti, weil das Arzneibuch nicht den in dem Brüsseler Übereinkommen vereinbarten Gehalt von 0,05 Prozent Alkaloiden vorgeschrieben hat und bei Radix Ipecacuanhae, weil nach dem Brüsseler Übereinkommen das Pulver nur aus der Wurzelrinde unter Verwerfung der minder wirksamen Holzteile bereitet werden soll. Das Arzneibuch hat diese Bestimmung nicht aufgenommen aus den schon erörterten Gründen. Für die Wurzel und das Pulver gilt jedoch die Forderung von 2 Prozent Alkaloiden, und deshalb konnte auch Pulv. Ipecac. opiatus wieder als P. I. entsprechend bezeichnet werden.

Bei 4 Arzneimitteln, Adeps suillus, Sebum ovile, Spiritus e Vino und Vinum, sind keine eingehenden Angaben über Beschaffenheit, Reinheitsgrad oder Untersuchungsverfahren gemacht, sondern es ist auf die in Betracht kommenden reichsgesetzlichen Bestimmungen hingewiesen worden.

Soweit für die Beschaffenheit von Stoffen, die auch als Arzneimittel Verwendung finden, reichsgesetzliche Bestimmungen bestehen, hat das Arzneibuch auf diese verwiesen. Es kommen in Betracht: Adeps suillus, Sebum ovile, Spiritus e Vino, Vinum. Für andere Nahrungs- und Genußmittel, die auch als Arzneimittel Verwendung finden (Öle, Gewürze u. a.), bestehen zurzeit noch keine speziellen gesetzlichen Anforderungen an deren Beschaffenheit und Reinheit.

Schließlich ist noch auf folgende Änderungen, die Vorrede und Anlagen der vierten Ausgabe des Arzneibuchs erfahren haben, zu verweisen.

(XXII) Aus der Vorrede sind die bisherigen allgemeinen fachtechnischen Erläuterungen und Beschreibungen von Prüfungsverfahren herausgenommen und zu einem besonderen Abschnitt »Allgemeine Bestimmungen« auf den Seiten XXV bis XXXVIII vereinigt worden.

Gegenüber dem Umfange, den der in Rede stehende Teil in der bisherigen Vorrede aufwies, hat der Abschnitt »Allgemeine Bestimmungen« infolge Aufnahme der für die Benutzung des Arzneibuchs durch den Apotheker zweckmäßig erscheinenden wissenschaftlichen und technischen Angaben sowie der einschlägigen Prüfungsverfahren eine wesentliche Erweiterung erfahren.

Die Anlagen sind anders geordnet und durch Einfügung eines Verzeichnisses von »Reagentien und volumetrischen Lösungen für ärztliche Untersuchungen« erweitert worden.

Die bisherigen Anlagen I bis IV und VIII (jetzt Anlagen II, V, VI, VII und IX) wurden den Änderungen der einzelnen Artikel entsprechend umgestaltet. Die bisherige Anlage IV (jetzt Anlage VII) erfuhr im besonderen noch dadurch eine Erweiterung, daß eine Anzahl von Arzneimitteln aufgenommen wurde, bei denen bis jetzt nicht gefordert war, daß sie von den übrigen getrennt und vorsichtig aufzubewahren seien. Diese Erweiterung ist notwendig gewesen, um das Arzneibuch tunlichst in Einklang zu bringen mit den geltenden Vorschriften, betreffend die Abgabe stark wirkender Arzneimittel sowie die Beschaffenheit und Bezeichnung der Arzneigläser und Standgefäße in den Apotheken und mit den Vorschriften über den Handel mit Giften.

Durch die Erweiterung der Tab. B und C ist fast vollständige Übereinstimmung mit den genannten Vorschriften erreicht worden. Abweichend vom Arzneibuch sind jetzt noch außerhalb der Apotheken folgende Arzneimittel auf Grund der Giftvorschriften rot auf weiß zu bezeichnen: Acidum sulfuricum dilutum, Aqua cresolica, Kalium chloricum, die alle drei in Abt. III des Verzeichnisses zur Giftverordnung enthalten sind; für den Apotheker haben die Signierungsvorschriften der Giftverordnung keine Gültigkeit. Die Bezeichnung der Standgefäße in den Apotheken regelt § 10 der Vorschriften, betr. die Abgabe stark wirkender Arzneimittel, sowie die Beschaffenheit und Bezeichnung der Arzneigläser und Standgefäße in den Apotheken. Bundesratsbeschluß vom 13. Mai 1896.

Von den Mitteln des Arzneibuchs IV, die weder vorsichtig (Tab. C) noch sehr vorsichtig (Tab. B) aufzubewahren waren, sind von der V. Ausgabe in Tab. B aufgenommen worden: Arecolinum hydrobromicum; in Tab. C: Acetum Scillae, Aether bromatus, Bulbus Scillae, Cresolum crudum, Extractum Filicis, Extractum Hydrastis fluidum, Extractum Secalis cornuti, Extractum Secalis cornuti fluidum, Liquor Cresoli saponatus, Pyrazolonum phenyldimethylicum, Pyrazolonum phenyldimethylicum salicylicum, Rhizoma Filicis, Secale cornutum, Tinctura Scillae, Tuberculinum Koch.

2*

(XXIII) Jn die bisherige Anlage V (jetzt Anlage I) sind die von der internationalen Atomgewichtskommission für 1910 angenommenen Atomgewichte aufgenommen worden, die auch den stöchiometrischen Berechnungen in der Neuausgabe des Arznei= buchs zugrunde gelegt worden sind.

Es mag vielleicht mißlich erscheinen, daß die Atomgewichte auf 10 Jahre festgelegt sind, und daß deswegen das Arzneibuch schon bei seinem Erscheinen als veraltet angesehen werden könnte. Demgegenüber ist hervorzuheben, daß es schlechterdings unmöglich ist, anders zu verfahren, wenn man die jetzige Ausdrucksweise des Arzneibuches beibehalten will, die doch so viele Vorteile bietet, und zweitens, daß die Änderungen der Atomgewichte voraussichtlich so gering sein werden, daß die sich durch ihre Nichtbeachtung ergebenden Abweichungen inner- halb der Fehlergrenzen liegen werden.

Die bisherige Anlage VI (jetzt Anlage IV) wurde hinsichtlich der darin ent= haltenen Zahlenangaben einer Nachprüfung unterzogen und, wo es erforderlich war, abgeändert.

Bisher enthielt die Überschrift dieser Anlage die Bemerkung, daß die spezifischen Ge- wichte der betreffenden Flüssigkeiten bei den Revisionen der Apotheken festzustellen sind. Dieser Hinweis ist in der Neuausgabe weggefallen, da die Anweisungen zur Besichtigung der Apotheken durch besondere Verordnungen in den einzelnen Bundesstaaten festgelegt sind. Auch konnte aus dem bisherigen Wortlaute geschlossen werden, daß nur die in dieser Anlage ver- zeichneten spezifischen Gewichte von 25 Arzneimitteln zu prüfen seien, während das Arznei- buch die spezifischen Gewichte von annähernd 100 Arzneimitteln angibt. Wünschenswert wäre es, diese Tabelle auch auf die übrigen in Betracht kommenden Arzneimittel auszudehnen.

Jn der bisherigen Anlage VII (jetzt Anlage VIII) ist eine Anzahl der neben den amtlichen sonst noch gebräuchlichen Namen der Arzneimittel gestrichen worden, während anderseits zahlreiche neue, nicht amtliche Arzneimittelnamen aufgenom= men wurden. Zu den letzteren zählen insbesondere diejenigen Arzneimittelbezeich= nungen, die in dem erwähnten Brüsseler internationalen Übereinkommen aufge= führt sind, von den amtlichen lateinischen Arzneimittelnamen erheblich abweichen und nicht schon in die Überschriften aufgenommen worden sind. Diese Bezeich= nungen sind auch in dieser Anlage durch den Zusatz der Buchstaben P. I. kenntlich gemacht worden. Neu aufgenommen wurden in die Anlage ferner diejenigen bis= herigen amtlichen Arzneimittelnamen, die durch andere ersetzt worden sind.

Diese Anlage, die gewöhnlich kurz als Synonymenverzeichnis bezeichnet wird, dürfte abweichend von dem übrigen Inhalte des Arzneibuchs keine rechtsverbindliche Wirkung haben, sondern lediglich den Zweck verfolgen, daß der Apotheker sich in Zweifelsfällen orientieren kann. Da aber diese Hinweise sich naturgemäß nur auf die Arzneimittel des Arzneibuchs be- ziehen und wegen der großen Unterschiedlichkeit des Sprachgebrauchs nicht erschöpfend sein können, so würde das Fehlen dieser Anlage in dem Arzneibuche nicht vermißt werden, zumal es umfassendere Zusammenstellungen in Buchform gibt.

Maßgebend für die Einfügung des Verzeichnisses von »Reagentien und vo= (XXIV) lumetrischen Lösungen für ärztliche Untersuchungen« (jetzige Anlage III) war die Anschauung, daß es zweckmäßig sei, ebenso wie bei den zur Heilung von Krank= heiten bestimmten Mitteln auch bei den zur Erkennung von Krankheiten dienenden Hilfsmitteln bestimmte Vorschriften über deren Herstellung, Zusammensetzung und Reinheit zu geben.

Mit der Einführung dieser Anlage ist nicht beabsichtigt, die betreffenden Untersuchungs- flüssigkeiten als die maßgebenden hinzustellen und andere Erkennungsreaktionen auszuschalten, sondern dieses Reagenzienverzeichnis verfolgt nur den Zweck, für die Reagenzien, die am meisten Verwendung finden, eine bestimmte Zusammensetzung vorzuschreiben, damit der Arzt allerorts Lösungen erhält, auf die er sich bei der ihm geläufigen Anwendungsweise verlassen kann.

Zu erwähnen sind hier noch die Änderungen, die der einleitende Text der Anlage V, Tabelle A, **Maximaldosen**, erfahren hat. Außer einer klareren Fassung dieser Verordnung wurde der bisherige Ausdruck „zum i n n e r l i c h e n Gebrauche" ersetzt durch „zum i n n e r e n

Gebrauche" und erläutert durch den Zusatz „(zum Einnehmen)." Ferner wurden die Maximaldosen ausgedehnt auf folgende Arzneiformen: Augenwässer, Einatmungen, Einspritzungen unter die Haut, Klistiere und Suppositorien, die in der Verordnung, betr. die Abgabe stark wirkender Arzneimittel usw. hinsichtlich der Zulässigkeit der wiederholten Abgabe den Arzneien für den inneren Gebrauch, hinsichtlich der Beschaffenheit und Bezeichnung der Abgabegefäße aber den Arzneien für den äußeren Gebrauch gleichgestellt werden. Der Begriff „Tagesgabe" wurde dahin erläutert, daß darunter die sich auf 24 Stunden verteilende Menge verstanden wird.

(XXV)
Allgemeine Bestimmungen.

Nachstehend sind zunächst diejenigen allgemeinen fachtechnischen Erläuterungen zusammengestellt, die für das Verständnis und die richtige Beachtung der betreffenden Bestimmungen in den Einzelartikeln des Arzneibuchs notwendig sind. Der zweite Teil dieser allgemeinen Bestimmungen enthält die Beschreibung von Untersuchungsverfahren, die für eine größere Zahl von Artikeln des Arzneibuchs gelten und hier aufgeführt sind, um die jedesmalige Wiederholung bei den betreffenden Artikeln zu vermeiden.

Allgemeine fachtechnische Erläuterungen.

1. Wo in den Vorschriften zur Herstellung oder Prüfung von Arzneimitteln von T e i l e n die Rede ist, sind darunter Gewichtsteile zu verstehen, sofern nicht im Einzelfall etwas anderes ausdrücklich bestimmt ist.

2. Unter W a s s e r schlechthin ist destilliertes Wasser verstanden.

3. Unter L ö s u n g e n sind, soweit nicht etwas anderes ausdrücklich vorgeschrieben oder aus dem Zusammenhange zu entnehmen ist, wässerige Lösungen zu verstehen.

4. In den Vorschriften zur Herstellung von L ö s u n g e n i n e i n e m b e
(XXVI) s t i m m t e n V e r h ä l t n i s s e bedeuten die Ausdrücke 1 + 9, 1 + 19 usw., daß 1 Teil des Stoffes in 9, 19 usw. Teilen des Lösungsmittels zu lösen ist.

5. Die zahlenmäßigen Angaben über die L ö s l i c h k e i t der einzelnen Stoffe stellen keine wissenschaftlich genauen Werte dar, sind vielmehr den praktischen Bedürfnissen des Apothekers angepaßt worden. Trotzdem wurden die Angaben aus äußeren Gründen unter die Eigenschaften der Stoffe eingereiht. Auch die Angabe, daß ein Stoff in einem Lösungsmittel u n l ö s l i c h ist, ist nicht vom streng wissenschaftlichen, sondern vom praktischen Standpunkt aus zu verstehen.

Die L ö s l i c h k e i t eines festen oder flüssigen Stoffes in einem Lösungsmittel ist abhängig vom Druck, der nicht berücksichtigt zu werden braucht, und von der Temperatur; die Lösungsgeschwindigkeit von der Korngröße des festen Stoffes und vom Schütteln. Die Löslichkeit eines Stoffes bestimmt man daher, indem man den fein zerriebenen festen oder den flüssigen Stoff in großem Überschuß mit dem Lösungsmittel bei einer bestimmten, immer genau innegehaltenen Temperatur stunden-, tage-, ja wochenlang schüttelt und immer unter Einhaltung der Temperatur die Lösung von dem Ungelösten durch Abhebern oder Abfiltrieren trennt und mit Hilfe der Bestimmung des Trockenrückstandes oder der chemischen Analyse die Menge des gelösten Stoffes in der Lösung ermittelt. Die Angaben des Arzneibuches beziehen sich aber nicht auf diese wissenschaftlich genauen Werte, sondern auf solche, die den praktischen Bedürfnissen angepaßt, also abgerundet sind. Den Anforderungen des Arzneibuches wird es daher genügen, wenn die Löslichkeit in der Weise bestimmt wird, daß der fein zerriebene Stoff und das Lösungsmittel in dem vom Arzneibuche angegebenen Verhältnisse in einer mit Glasstopfen verschlossenen Glasflasche bei Zimmertemperatur (15°—20°) mehrere Minuten lang geschüttelt werden. Es soll dann eine klare Lösung entstehen. Es ist vorteilhafter, die festen Stoffe kurz vor der Probe in einem Achat- oder Porzellanmörser fein zu zerreiben, als vorrätige Pulver zu benutzen, da diese leicht durch Staub und feine Fasern verunreinigt sind oder durch die Luft eine oberflächliche geringe Veränderung erfahren haben und nun beim Auflösen keine ganz klare Lösung geben. Bei sehr schwer löslichen Stoffen läßt es sich zuweilen, um die Auflösung zu beschleunigen, nicht umgehen, die Lösung zu erwärmen. Nach Abkühlung der Lösung auf Zimmertemperatur (15°—20°) ist aber zu prüfen, ob die Lösung übersättigt (unterkaltet) ist. Durch Schütteln und Einbringen eines Stäubchens des Stoffes findet in einer übersättigten Lösung dann Ausscheidung des überschüssig gelösten Stoffes statt. Für die Bestimmung der Löslichkeit gewisser schwer löslicher Stoffe, z. B. Acidum arsenicosum, gibt das Arzneibuch einen besonderen Hinweis.

Da jedoch die Angabe der Löslichkeit im Arzneibuche zugleich eine auszuführende Identitäts- und Reinheitsprüfung darstellt, dürfte es zweckmäßig sein, zu dem zu prüfenden Stoff nicht gleich die gesamte Flüssigkeitsmenge, in der er sich lösen soll, hinzuzugeben, sondern zunächst weniger, und erst wenn Lösung nicht eintritt, die Menge des Lösungsmittels zu erhöhen.

Für den Ausdruck „unlöslich" gibt das Arzneibuch keine Definition, es beschränkt sich darauf zu bemerken, daß die Angaben nicht vom streng wissenschaftlichen, sondern vom praktischen Standpunkt aus zu verstehen sind. Auf Grund der eigenen Angaben des Arzneibuches kann man als Grenze, bei der vom praktischen Standpunkt aus ein Stoff als unlöslich in einem Lösungsmittel bezeichnet werden kann, eine Löslichkeit ansehen, die kleiner als 1 : 100 000 ist.

6. Über die Rückstände, die beim Verdunsten, Verdampfen oder Verbrennen der Stoffe hinterbleiben müssen oder dürfen, sind nach Möglichkeit zahlenmäßige Bestimmungen getroffen worden. Nur wenn, um einen wägbaren Rückstand zu erhalten, unverhältnismäßig große Mengen des zu untersuchenden Arzneimittels hätten in Arbeit genommen werden müssen, ist der Ausdruck kein wägbarer Rückstand gebraucht worden. Als nichtwägbar soll mit Rücksicht auf die dem Apotheker zur Verfügung stehende Wage eine Menge von weniger als 0,001 g angesehen werden.

In der früheren Ausgabe des Arzneibuches war z. B. gefordert, daß 0,1 g Antifebrin nach dem Verbrennen einen wägbaren Rückstand nicht hinterlassen soll, der Ausdruck wägbar war aber nicht definiert und konnte sehr verschieden ausgelegt werden. Es mußte aber unter nicht wägbar damals ein Rückstand von weniger als 0,1 mg verstanden werden, denn es war doch nicht anzunehmen, daß für Arzneimittel wie Antifebrin ein Aschengehalt von 1 Prozent, sondern ein solcher von nur 0,1 Prozent erlaubt war.

Die fünfte Ausgabe vermeidet die unbestimmte Angabe und setzt den erlaubten Aschengehalt in Prozenten (z. B. für Antifebrin 0,1 Prozent) fest. Nun könnte der Einwand erhoben werden, daß je nach der zum Verbrennen angewandten Menge ein auch viel größerer Rückstand nicht erkannt werden würde. Da aber das Arzneibuch in dem gleichen Abschnitt angibt, daß die Menge, die weniger als 1 mg beträgt, als unwägbar anzusehen ist, so geht daraus hervor, daß zur Bestimmung des Verbrennungsrückstandes wenigstens so viel Substanz zu verwenden ist, daß der höchste Aschengehalt, der erlaubt ist, wenigstens 1 mg beträgt. Von Stoffen, bei denen 0,1 Prozent Asche erlaubt ist, müßte demnach wenigstens 1 g verbrannt werden, bei denen 0,2 Prozent erlaubt ist, wenigstens 0,5 g usf.

Zur Ausführung der Bestimmung des Aschengehaltes ist eine Wage erforderlich, die bei 100 g Belastung noch 0,001 g mit Sicherheit erkennen läßt.

7. Die Angaben über das spezifische Gewicht gelten, sofern nichts anderes angegeben ist, für die Temperatur von 15° und sind, wenn nichts anderes erwähnt ist, bezogen auf destilliertes Wasser von 15°.

Die Dichte oder das spez. Gewicht (richtiger die spezifische Masse) eines Stoffes ist das Gewicht der Volumeinheit des Stoffes. Die Volumeinheit ist der Kubikzentimeter oder der Raum von 1 g Wasser bei 4°. Während nun das Arzneibuch für die Maßanalyse diese Einheit annimmt, bezieht es die spez. Gewichte auf eine andere Einheit, nämlich auf den Raum, den 1 g Wasser bei 15° einnimmt. Da sich nun die Dichten von Wasser bei 4° und bei 15° wie 1 : 0,999126 verhalten, so sind die nach dem Arzneibuch bestimmten spez. Gewichte rund $^1/_{1000}$ zu groß. Das Arzneibuch gibt nicht an, ob die Bestimmungen auf den luftleeren Raum zu beziehen sind. Die Vernachlässigung der Reduktion auf den luftleeren Raum bedeutet ebenfalls eine Vergrößerung der spez. Gewichte. Es ist wohl anzunehmen, daß das Arzneibuch diese Reduktion nicht verlangt. Die spez. Gewichte des Arzneibuches werden aus den angeführten Gründen größer als die Dichten im wissenschaftlichen Sinne sein.

Das Arzneibuch gibt die spez. Gewichte auf 3 Dezimalstellen an, für einige Stoffe nur eine Zahl, für andere 2 Grenzzahlen, zwischen denen das spez. Gewicht schwanken darf. Diese letzte 3. Stelle soll entgegen dem sonst üblichen Gebrauch bei Zahlenangaben noch sicher sein, es wird demnach bei der Bestimmung der spez. Gewichte eine Genauigkeit von 5 Einheiten in der nicht angegebenen 4. Stelle verlangt. Für die Bestimmung der spez. Gewichte von **Flüssigkeiten** kommen daher nur Methoden in Betracht, die eine derartige Genauigkeit gewährleisten; es sind die Bestimmungen mit dem Pyknometer und mit der (verbesserten Mohr-Westphalschen) hydrostatischen Wage; ausgeschlossen oder nur für ganz bestimmte Stoffe sind zulässig die Bestimmungen mit Aerometer, Senkwage, Spindel.

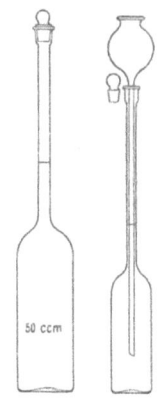

Fig. 1.
Pyknometer
nach Reischauer.

Die geeignetsten **Pyknometer** für die pharmazeutischen und nahrungsmittel-chemischen Arbeiten sind das Reischauersche Fläschchen und das Sprengel-Ostwaldsche Pyknometer.

Das **Reischauersche Pyknometer**, das auch bei der Weinanalyse vorgeschrieben ist, besteht aus einer Flasche von 50 ccm Inhalt aus dünnwandigem Glase mit langem, sehr engem Halse und eingeschliffenem Glasstopfen (Fig. 1). Das Fläschchen wird gefüllt und entleert mit Hilfe eines kugelförmigen Fülltrichters, der in ein sehr dünnes Ausflußrohr ausmündet. Zur Bestimmung des spez. Gewichtes einer Flüssigkeit wird das Fläschchen zunächst leer gewogen und dann mit Wasser gefüllt und in ein Wasserbad von genau 15° eingestellt. Nachdem das Wasser 30 Minuten die Temperatur des Bades angenommen, wird der Wasserspiegel genau auf die Marke am Halse des Fläschchens eingestellt. Das überschüssige Wasser wird hierbei mit einem Röllchen aus sauberem Filtrierpapier abgesaugt. In gleicher Weise wird nach der Einstellung auch der innere Flaschenhals sorgfältig abgetrocknet. Dann wird nach sorgfältigem Abtrocknen der Flasche von neuem gewogen. Nach der Entleerung des Fläschchens und Trocknung im Lufttrockenschrank (gegebenenfalls auch nach mehrmaligem Ausspülen mit der fremden Flüssigkeit) wird die Flüssigkeit in das Pyknometer eingefüllt, im Wasserbad von 15° die Temperatur ausgeglichen, der Flüssigkeitsspiegel eingestellt, abgetrocknet und gewogen. Bezeichnet man mit p_w den Inhalt des Pyknometers mit Wasser und mit p den Inhalt des Pyknometers mit der fremden Flüssigkeit, so ist das spez. Gewicht der Flüssigkeit $s = \dfrac{p}{p_w}$.

Das **Sprengel-Ostwaldsche Pyknometer** besteht aus einer Pipette von 20—30 ccm Inhalt aus dünnem Glas, deren Spitze und Ansatzrohr in der abgebildeten Weise umgebogen sind (Fig. 2).

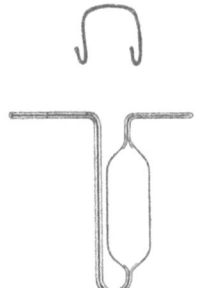

Fig. 2. Pyknometer
nach
Sprengel-Ostwald.

Man füllt das Pyknometer, indem man an das Ansatzrohr einen dünnen Gummischlauch befestigt und nun die Flüssigkeit hiermit ansaugt. Das Pyknometer hängt man zur Annahme der Normaltemperatur in ein Wasserbad von 15° so ein, daß nur noch Spitze und Ansatzrohr heraussehen. Man füllt die Flüssigkeit bis über die Marke ein. Nach dem Temperaturausgleich entfernt man die überschüssige Flüssigkeit dadurch, daß man sie durch Filtrierpapier an der Spitze absaugt. Zum Wägen des Pyknometers bedient man sich eines Doppelhakens aus Kupferdraht, der an dem Häkchen der chemischen Wage angehängt wird, oder man stellt das Pyknometer aufrecht in ein passendes Becherglas ein. Die Berechnung ist wie bei dem Reischauerschen Fläschchen.

Zum Wägen der Pyknometer genügt eine Wage mit einer Empfindlichkeit von 1 mg (s. unten). Abgesehen von den durch Unrichtigkeit der **Temperatur** hervorgerufenen Fehlern erreicht man hiermit eine Genauigkeit der Bestimmung von $^1/_{50000}$ — $^1/_{20000}$ des Wertes, was 2—5 Einheiten in der 6. Stelle entspricht, also Größen, die gegenüber dem genannten Fehler vollständig zurücktreten. Die Temperatur von Bad und Flüssigkeit kann mit den gewöhnlichen Mitteln bis auf $^1/_5°$ innegehalten werden. Der Temperaturkoeffizient für die in das Arzneibuch aufgenommenen Flüssigkeiten liegt zwischen 0,001 und 0,0005, d. h. die Veränderung des spez. Gewichtes zwischen zwei Temperaturgraden beträgt $^1/_{1000}$ — $^1/_{2000}$. Der durch die mangelhafte Einhaltung der Temperatur hervorgerufene Fehler wird mithin $^1/_{5000}$

bis $^1/_{10\,000}$ des Wertes ausmachen, was annähernd 2—1 Einheiten in der 5. Stelle entsprechen dürfte.

Die h y d r o s t a t i s c h e W a g e hat im Laufe der Jahre mannigfaltige Abänderungen erfahren. Allen Systemen gemeinsam ist, daß ein Senkkörper mit bekannter Wasserverdrängung in der Luft und in der Flüssigkeit gewogen wird. Bezeichnet man das Gewicht des Wassers, das durch den Senkkörper verdrängt wird, mit p_w und das Gewicht des Körpers in der Luft mit p_1 und in der Flüssigkeit mit p_2, so ist $p_1 - p_2$ das Gewicht der durch den Senkkörper verdrängten Flüssigkeit und das spez. Gewicht der Flüssigkeit $s = \dfrac{p_1 - p_2}{p_w}$.

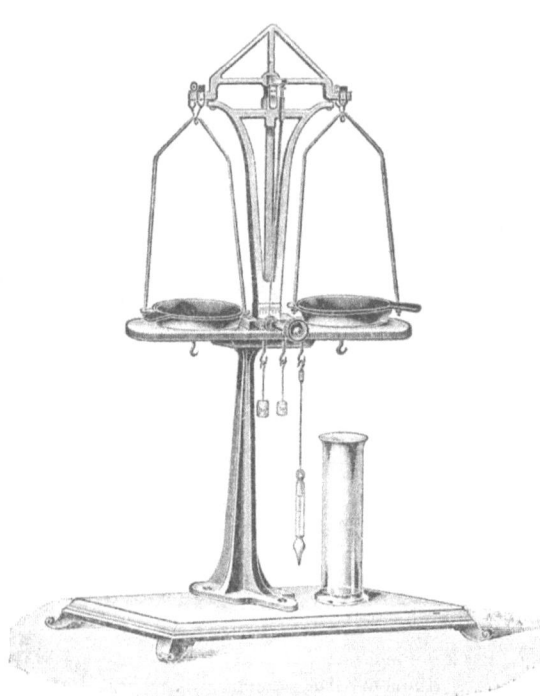

Gibt man dem Senkkörper (der als Thermometer eingerichtet ist) ein derartiges Volum, daß genau 5 g Wasser bei 15° verdrängt werden, und bestimmt man $p_1 - p_2$ dadurch, daß man den Senkkörper in der Luft tariert und nach dem Eintauchen in die Flüssigkeit so weit beschwert, daß Gleichgewicht wieder eingetreten ist, so hat man alle Größen obiger Gleichung bestimmt. Das Gleichgewicht kann hergestellt werden durch Auflegen von Gewichten der gebräuchlichen Gewichtssätze auf eine oberhalb des Senkkörpers angeordnete Schale, dann müssen die gefundenen Gewichte durch 5 dividiert werden, um zum spez. Gewicht zu gelangen, oder — für diese Art der Bestimmung muß der Wagebalken durch Feilstriche oder eingeschraubte Häkchen in 10 Teile geteilt sein — man hängt Reitergewichte, denen man das Gewicht von 5 g, 0,5 g, 0,05 g, 0,005 g gegeben hat, auf den Wagebalken bis zum Gleichgewicht auf, dann kann man aus der Größe und Stellung derselben direkt ohne Umrechnung das spez. Gewicht ablesen. Die erstgenannte Anordnung bietet den Vorteil, daß die Wage auch als Analysenwage benutzt werden kann. Diese Wagen zeigen bei einer Belastung von 50 g eine Empfindlichkeit von 1 mg, die

Fig. 3. Hydrostatische Wage zur Bestimmung des spezifischen Gewichts (Modell S a u t e r).

zur Ausführung von allen chemisch-pharmazeutischen Arbeiten genügend ist und bei der Bestimmung von spez. Gewichten eine Genauigkeit von $^1/_{5000}$ des Wertes oder von 2 Einheiten in der 5. Stelle zuläßt. Die Abbildung (Fig. 3) zeigt eine übliche Form dieser Wagen, wie sie z. B. von der Firma A. S a u t e r in Ebingen in den Handel gebracht wird.

Bei Bestimmung des spez. Gewichts von Flüssigkeiten mit obiger Wage wird unter der einen Schale 10 und 5 g eingehängt, unter der anderen Schale das Thermometer, das ganz in die Flüssigkeit eintauchen muß. Die Flüssigkeit, die das Thermometer verdrängt, wird auf der Schale über dem Thermometer durch Gewichte ersetzt, bis die Wage einspielt. Das gefundene Gewicht mit 5 dividiert ergibt das spez. Gewicht.

Bei Äther z. B. werden 3,621 g (3 g 621 mg) auf die Schalen zu legen nötig sein, dann ist $\dfrac{3,621}{5} = 0,7242$ das spez. Gewicht.

Bei Bestimmung des spez. Gewichts fester Körper mit der hydrostatischen Wage wird der Körper an einem feinen Draht unter der einen Schale aufgehängt, und in freier Luft hängend gewogen. Das Gewicht bleibt auf der Schale liegen, z. B. 35,322 g, dann wird ein mit destilliertem Wasser gefülltes Gefäß untergestellt, in das der Körper eintaucht, und auf der

Schale, woran der Körper hängt, für das verdrängte Wasser so viel Gewicht gelegt, bis die Wage wieder einspielt, z. B. 4,211 g. Es ist nun $\dfrac{35,322}{4,211} = 8,388$ das spez. Gewicht.

Soll das spez. Gewicht von Körpern bestimmt werden, die im Wasser löslich sind, dann muß eine Flüssigkeit genommen werden, in der sich der Körper nicht löst. Das spez. Gewicht von Salz z. B. wird in Terpentinöl bestimmt, worin es nicht löslich ist. Beispiel: Ein Stück Salz wiegt 0,352 g, in Terpentinöl gewogen müssen 0,13 g auf die Schale gelegt werden, das spez. Gewicht des Terpentinöls ist 0,872.

Ein gleiches Volumen Wasser wiegt demnach $\dfrac{0,13}{0,872} = 0,149$ g. Das spez. Gewicht des Salzes ist somit $\dfrac{0,352}{0,149} = 2,36$.

Spez. Gewicht von Holz und Körpern, die auf dem Wasser schwimmen, wird auf die gleiche Art in Äther bestimmt, in dem die Körper untertauchen. Die Bestimmung des spez. Gewichtes des Perubalsams (1,145—1,158) läßt sich wegen der Dickflüssigkeit des Balsams weder mit dem Pyknometer noch mit der hydrostatischen Wage ausführen. Die Bestimmung kann mit Kochsalzlösung geschehen. Durch Auflösen von 19,2 g Kochsalz zu 100 g Lösung stellt man sich eine Lösung vom spez. Gewicht 1,145 bei 15° her und durch Auflösen von 20,8 g Kochsalz zu 100 g Lösung eine solche vom spez. Gewicht 1,158. In der schwächeren Lösung darf dann der Perubalsam wohl schweben oder untersinken, aber nicht obenauf schwimmen, auf der stärkeren Lösung darf er obenauf schwimmen oder darin schweben, aber nicht auf den Boden sinken. Auch die Bestimmung des spez. Gewichtes der Wachsarten, von Fetten und Harzen wird in ähnlicher Weise vorgenommen. Für die Ermittelung des spez. Gewichtes der Wachsarten gibt das Arzneibuch selbst ein Verfahren an.

Zur Verdünnung des Spiritus und anderer Flüssigkeiten bedient man sich der in Handbüchern und Kalendern vielfach veröffentlichten Gehaltstabellen. Nach der Verdünnung empfiehlt es sich, das spez. Gewicht der fertigen Lösung nachzuprüfen, da Irrtümer in der Berechnung und Wägung, sowie Unzuverlässigkeiten der Tabellen niemals ausgeschlossen sind.

Für den Fall, daß keine Gehaltstabelle veröffentlicht ist oder nicht zur Verfügung steht, kann man sich einer Verdünnungsformel bedienen. Aus dem absoluten und spez. Gewichte der vorhandenen Flüssigkeit, dem spez. Gewichte der Verdünnungsflüssigkeit und dem gesuchten spez. Gewicht der verdünnten Flüssigkeit läßt sich mit Hilfe der Verdünnungsformel die Menge der Verdünnungsflüssigkeit, die zugesetzt werden muß, berechnen. Bezeichnet man mit x das absolute Gewicht der Verdünnungsflüssigkeit, die der Menge vorhandener Flüssigkeit p vom spez. Gewicht s zugesetzt werden muß, um das spez. Gewicht s_1 zu erhalten, und mit s_2 das spez. Gewicht der Verdünnungsflüssigkeit, so ist

$$x = \frac{p(s - s_1)}{s(s_1 - s_2)}$$

Die Formel bringt etwaige Vermehrungen und Verminderungen des Volums nicht zum Ausdruck, da diese spezifische Eigenschaften der Stoffe sind. Um in der Verdünnung nicht zu weit zu gehen, wird man immer gut tun, einen kleinen Teil der unverdünnten Lösung zurückzubehalten, um dann auf Grund einer neuen Berechnung mit diesem Rest das spez. Gewicht richtig einstellen zu können.

8. Die Temperaturangaben beziehen sich durchweg auf das hundertteilige Thermometer. Unter Zimmertemperatur ist eine Temperatur von 15° bis 20° verstanden.

Von den Apparaten zur Messung der Temperatur wird ausschließlich das Quecksilberthermometer in den Apotheken benutzt. Obwohl die international angenommene hundertteilige Temperaturskala sich nicht auf das Quecksilberthermometer, sondern auf das Wasserstoffthermometer bezieht, wird doch nicht von letzterem, sondern von ersterem ausgegangen, und man versteht unter dem hundertteiligen Thermometer ein Quecksilberthermometer, dessen 0-Punkt den Eispunkt und dessen 100°-Punkt die Siedetemperatur des Wassers bei Normaldruck (760 mm) anzeigt. Man unterscheidet Einschluß- und Stabthermometer. Die Einschlußthermometer bestehen aus einer Röhre von dünnem Glas, in die ein Hohlraum zur Aufnahme des Quecksilbers mit anschließender Kapillare und Milchglas- oder Papierskala eingeschmolzen sind. Beim Stabthermometer ist die Kapillare in die Masse eines Glasstabes eingeschmolzen und die Skala ist direkt auf dem Glasstabe eingeritzt oder eingeätzt. Die Einschlußthermometer sind den Stabthermometern vorzuziehen, da sie weniger empfindlich gegen schroffen Temperaturwechsel und weniger zerbrechlich sind. Temperaturstürze von 50° soll ein gutes Thermometer, ohne zu springen, aushalten.

Die Quecksilberthermometer des Handels sind nicht frei von Fehlern, jedes neue Thermometer muß daher auf seine Richtigkeit geprüft werden, und, da auch durch den Gebrauch eine Veränderung eintritt, muß die Prüfung von Zeit zu Zeit, besonders nach Benutzung bei hohen Wärmegraden wiederholt werden. Für jedes Thermometer bewahrt man eine Korrektionstabelle mit allen Nachträgen auf.

Auch die Handhabung des Thermometers birgt Fehlerquellen, deren Kenntnis notwendig ist, um bei Thermometerablesungen die erforderliche Genauigkeit zu erzielen. Für die pharmazeutischen Arbeiten genügt eine Genauigkeit von $^2/_{10}°$ in dem Temperaturintervall von 0° bis 100° und von $^5/_{10}°$ in den höheren Temperaturen.

Die wichtigsten Fehlerquellen bei der Handhabung des Thermometers sind: 1. die Nachwirkungserscheinungen des Glases, 2. der herausragende Faden und 3. der tote Gang (vgl. hierzu W. Ostwald und R. Luther, Hand- und Hilfsbuch zur Ausführung physikochemischer Messungen).

1. Von den Nachwirkungserscheinungen des Glases hat praktisch diejenige Bedeutung, die darin besteht, daß beim Erwärmen eines Thermometers auf hohe Temperaturen durch Ausdehnung des Glases eine Erweiterung des Quecksilbergefäßes stattfindet, die bei der folgenden Abkühlung nicht sogleich zurückgeht und zur Folge hat, daß das Thermometer nach starker Erwärmung zu niedrige Temperaturen anzeigt. Diese Fehlerquelle kann dadurch vermieden werden, daß man das Thermometer immer nur kurze Zeit in hohen Temperaturen erhält — also das Thermometer sofort nach der Bestimmung wieder abkühlt —, daß man das Thermometer nach einer stärkeren Erwärmung längere Zeit bei Zimmertemperatur liegen läßt, und daß man zur Anfertigung des Thermometers eine Glassorte mit kleiner Depression verwendet. Die Depression beträgt für 100° bei gewöhnlichem Thüringer Glas 0,2°—0,5°, bei Jenaer Normalglas 16‴ 0,10°, bei Jenaer Glas 59‴ 0,04°. Die Industrie trägt der letzten Forderung jetzt wohl allgemein dadurch Rechnung, daß sie zur Anfertigung von Thermometern Jenaer Glas 16‴ oder 59‴ verwendet.

2. Das Thermometer kann häufig nicht seiner ganzen Länge nach auf die zu messende Temperatur gebracht werden, dann ragt ein Teil aus dem Bad hervor, und es muß nun die Verlängerung berechnet werden, die der herausragende Faden erfahren würde, wenn er auf die Temperatur der Kugel gebracht wäre. Die Verlängerung erhält man in Graden nach der Formel $(\alpha - \beta)\, h\, (t - t_0)$, worin α der Ausdehnungskoeffizient des Quecksilbers, β der des Glases, h die Länge des heraushängenden Fadens in Graden, t_0 dessen mittlere Temperatur und t die abgelesene Temperatur ist.

$\alpha - \beta$ hat für Thüringer Glas und Jenaer Normalglas 16‴ den Wert 0,000156 und für Jenaer Borosilikatglas 59‴ den Wert 0,000164. Die Bestimmung der mittleren Temperatur des herausragenden Fadens ist unsicher, man hilft sich, daß man ein zweites Thermometer neben dem Hauptthermometer so befestigt, daß die Kugel des Hilfsthermometers in die mittlere Höhe des heraushängenden Fadens zu stehen kommt. Die gefundenen Grade werden den abgelesenen zugezählt.

Beispiel: Bei einer Schmelzpunktbestimmung wurde die Temperatur 183,3° an einem Thermometer aus Jenaer Glas 16‴ abgelesen. Das Hilfsthermometer zeigte 30° an. Der herausragende Faden war 90° lang. $(\alpha - \beta)\, h\, (t - t_0) = 0{,}000156 \times 90 \times (183{,}3 - 30) = 2{,}15°$. Der korrigierte Schmelzpunkt $= 183{,}3 + 2{,}15 = 185{,}5°$.

Einer von Rimbach angegebenen Tabelle (Ber. der Deutsch. Chem. Gesellschaft 22, 3072), die die Abhängigkeit der Korrektion von der zu messenden Temperatur und dem Unterschied der zu messenden Temperatur gegenüber der Zimmertemperatur für Thermometer aus Jenaer Glas angibt, kann die Korrektion ohne weiteres entnommen werden.

Bei der Unsicherheit der Korrektion sucht man sie dadurch zu umgehen, daß man das Thermometer möglichst vollständig in das Bad versenkt, so daß nur ein kleiner Teil des Fadens, dessen Länge vernachlässigt werden kann, aus dem Bad herausragt.

Tabelle I.

Temperaturkorrektionen für den herausragenden Quecksilberfaden bei Einschluß-thermometern aus Jenaer Glas, deren Gradlänge ungefähr 1 mm beträgt. Die aus der Tabelle abgelesene Korrektion ist zu der am Thermometer abgelesenen Temperatur zu addieren.

	Unterschied zwischen abgelesener Temperatur und Zimmertemperatur								
	60	80	100	120	140	160	180	200	220
10	0,00	0,01	0,04	0,07	0,10	0,13	0,17	0,19	0,21
20	0,05	0,12	0,19	0,25	0,28	0,32	0,40	0,49	0,54
40	0,22	0,35	0,48	0,60	0,67	0,77	0,92	1,08	1,20
60	—	0,60	0,79	0,99	1,11	1,23	1,46	1,70	1,87
80	—	0,87	1,15	1,38	1,53	1,70	1,98	2,29	2,54
100	—	1,12	1,47	1,82	2,03	2,20	2,55	2,92	3,24
150	—	—	—	—	3,17	3,55	4,07	4,58	5,06
200	—	—	—	—	—	—	5,68	6,34	6,98

Die Korrektion für das obige Beispiel der Tabelle entnommen = 2,35°.
Der korrigierte Schmelzpunkt = 183,3 + 2,35 = 185,7°.

3. Erwärmt man ein Thermometer durch Einstellen in ein Bad von bestimmter Temperatur, so zeigt es niedrigere Temperaturen an als dem Bade entspricht. Der umgekehrte Fall tritt ein, wenn man die Temperatur eines Thermometers fallend beobachtet. Diese Eigentümlichkeit der Thermometer wird mit t o t e r G a n g bezeichnet. Man kann den Fehler zum größten Teil dadurch beheben, daß man das Glas des Thermometers vor jeder Ablesung anklopft.

Die E i c h u n g d e s Q u e c k s i l b e r t h e r m o m e t e r s kann durch Vergleichung mit einem Normalthermometer, durch Bestimmung einer Anzahl von Fixpunkten und durch Bestimmung des Kaliber- und Skalafehlers an verschiedenen Stellen geschehen. Der erste Weg ist der bequemste und wird daher in der Praxis am häufigsten angewandt. Zur raschen Orientierung über die Genauigkeit eines Thermometers bei bestimmten Graden mehr als zur vollständigen Durcheichung eines Thermometers wird auch der zweite Weg beschritten, es sollen daher einige Fixpunkte und ihre Bestimmung beschrieben werden. Die Beschreibung des dritten Weges erübrigt sich wohl, da er selten begangen wird; die Beschreibung findet sich in dem schon erwähnten Handbuch von W. O s t w a l d und R. L u t h e r und in dem Lehrbuch der Praktischen Physik von F. K o h l r a u s c h. Beim V e r g l e i c h e i n e s T h e r m o m e t e r s mit einem (von der Physikalisch-Technischen Reichsanstalt in Charlottenburg geprüften[1]) Normalthermometer werden beide Thermometer vollständig oder wenigstens gleich tief in ein Flüssigkeitsbad eingehängt, dessen Temperatur sich langsam (1° in der Minute) erhöhen läßt und das während der Bestimmung fortdauernd gerührt wird. Als Badflüssigkeit benutzt man bis 100° Wasser, bis 300° flüssiges Paraffin. Vor jeder Ablesung müssen zur Vermeidung des toten Ganges die Rohre angeklopft werden. Sind beide Thermometer aus derselben Glassorte angefertigt, was für bessere Thermometer meistens zutrifft, da sie aus Jenaer Glas 59‴ bestehen, so kann die Korrektion für die thermische Nachwirkung des Glases dadurch vermieden werden, daß man beide Thermometer vor der Prüfung 24 Stunden lang bei derselben (Zimmer-)Temperatur aufbewahrt. Die Korrektion für den herausragenden Faden kann vernachlässigt werden, wenn der herausragende Teil bei beiden Thermometern gleich groß ist. Die Ablesungen verwerte man zur Anfertigung einer Korrektionstabelle, wobei die zwischenliegenden Werte durch Interpolation gefunden werden.

Die wichtigsten F i x p u n k t e sind der Eispunkt und der Siedepunkt des Wassers. Zur Bestimmung des Eispunktes bringt man das Thermometer in ein 25 mm weites, mit seitlichem Tubus und einem Rührer aus Draht versehenes ungefähr 200 mm langes Reagenzglas, das zur reichlichen Hälfte mit reinem Wasser gefüllt wird. Durch Einsetzen in eine Kältemischung aus Eis, Kochsalz und Wasser unterkühlt man das Wasser im Reagenzglas um etwa einen Grad unter Null. Zur Aufhebung der Unterkaltung wirft man durch den seitlichen Tubus ein Eissplitterchen in das Wasser und rührt nun dauernd, bis das Wasser zu lockeren Kristallen

---

[1] Der Eichstempel — Reichsadler mit laufender Nummer — ist am Anfang und Ende der Skala auf das umschließende Glas aufgeätzt.

erstarrt ist. Während des Gefrierens steigt die Temperatur, bis sie dann langsam wieder zu fallen beginnt. Nach dem Anklopfen des Thermometers liest man den höchsten Punkt (Eispunkt) genau ab.

Der Siedepunkt des Wassers wird mit einem von R u d b e r g angegebenen Apparat (Fig. 4) bestimmt, der gestattet, das Thermometer vollständig in Dampf aufzuhängen.

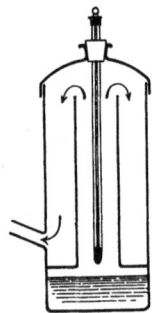

Er besteht aus einem hohen Blechgefäß, das durch Zwischenwände in einen inneren und einen äußeren Dampfraum eingeteilt ist, wodurch der Dampf gezwungen wird, nacheinander die beiden Räume zu durchstreichen. Beim Gebrauch des Apparates ist darauf zu achten, daß die Heizflamme nur den Boden des Siedegefäßes bespült, daß das Thermometer nicht in das siedende Wasser taucht und daß endlich ein kleiner Teil des Quecksilberfadens aus dem Dampfraum herausragt. Wird diese letzte Vorsichtsmaßregel übersehen, so destilliert Quecksilber in die Kapillare, wodurch Fehler entstehen können. Der Siedepunkt des Wassers hängt vom Luftdruck ab und ist auf den Normaldruck von 760 mm Quecksilber bei 0° zu reduzieren. Man wird daher nach dem Ablesen der Temperatur an dem zu prüfenden Thermometer auch den Barometerstand zurzeit der Prüfung und die Ablesungstemperatur des Barometers feststellen müssen, und man kann erst dann mit diesen Werten den Siedepunkt für Normaldruck errechnen. Die Rechnung wird bei Benutzung der beiden nachstehenden Tabellen sehr vereinfacht. Die eine Tabelle vermittelt die Reduktion des abgelesenen Barometerstandes auf 0°, die andere die Abhängigkeit der Siedetemperatur vom Barometerstand.

Fig. 4. Apparat von R u d b e r g zur Bestimmung des Siedepunktes des Wassers.

Tabelle II.
Reduktion der an der Glasskala abgelesenen Quecksilberhöhen auf 0°.

Temperatur	Abgelesene Quecksilberhöhe in mm						
	680	700	720	740	760	780	800
0°	0,00	0,00	0,00	0,00	0,00	0,00	0,00
5°	0,59	0,61	0,63	0,64	0,66	0,68	0,69
10°	1,18	1,21	1,25	1,28	1,31	1,35	1,38
15°	1,76	1,81	1,87	1,92	1,97	2,02	2,07
20°	2,35	2,42	2,49	2,56	2,62	2,69	2,76
25°	2,93	3,02	3,11	3,19	3,28	3,36	3,45

Die in der Tabelle enthaltenen Werte sind von der beobachteten Quecksilbersäule (Barometerstand) a b z u z i e h e n.

Tabelle III.
Siedepunkte des Wassers bei verschiedenen Barometerständen.
Die Barometerstände sind auf Quecksilberhöhen von 0° bezogen.

Barometer-stand	Millimeter									
	0	1	2	3	4	5	6	7	8	9
680	96,92	97	97,01	05	09	13	17	21	25	29
690	97,33	37	40	44	48	52	56	60	64	68
700	97,72	76	80	84	88	92	96	98,00	03	07
710	98,11	15	19	23	27	31	34	38	42	46
720	98,50	54	58	61	65	69	73	77	80	84
730	98,88	92	96	99	99,03	07	11	15	18	22
740	99,26	30	33	37	41	45	48	52	56	59
750	99,63	67	71	74	78	82	85	89	93	96
760	100,00	04	07	11	15	18	22	26	29	33
770	100,37	40	44	47	51	55	58	62	65	69
780	100,73	76	80	83	87	91	94	98	101,01	05
790	101,08	12	15	19	23	26	30	33	37	40
800	101,44									

Beispiel: Der Siedepunkt wurde am Thermometer im Dampfraum bei 99,4° bei 755 mm Barometerstand und 15° abgelesen. Der herausragende Faden war 10° lang. Unterschied zwischen abgelesener Temperatur und Zimmertemperatur $100 - 20 = 80°$.

Nach Tabelle II entspricht dem Barometerstand von 755 mm Quecksilbersäule bei 15° ein solcher von 753 mm bei 0° und nach Tabelle III diesem Barometerstand ein Siedepunkt des Wassers von 99,74°.

Nach Tabelle I korrigierter Siedepunkt . . . . **99,41°**

Nach dem Barometerstand berechneter Siedepunkt . . . . . . **99,74°**

Korrektur . . . . **+0,3°**

Außer Eispunkt und Siedepunkt des Wassers können noch folgende Schmelzpunkte zur Eichung von Thermometern als Fixpunkte dienen.

Menthol . . . . 44°

Naphthalin . . . . 80°

Acetanilid . . . . 114°

Phenacetin . . . . 135°

Santonin . . . . 170°

Koffein . . . . 235°

Man verfährt wie bei der Bestimmung des Eispunktes, nur mit dem Unterschiede, daß man das Reagenzglas statt mit Wasser mit einem der vorgenannten Stoffe bis auf $\frac{1}{4}$ anfüllt und es in ein geeignetes Flüssigkeitsbad (Schwefelsäure, flüssiges Paraffin) bringt, dessen Temperatur sich allmählich steigern läßt. Sobald der Stoff zu schmelzen beginnt, rührt man mit einem ringförmigen Rührer aus starkem Platin- oder Nickeldraht um und sorgt dafür, daß die Temperatur im äußeren Bad nicht weiter oder nur sehr wenig in die Höhe geht. Während der Dauer des Schmelzens und solange noch Teile des Stoffes ungeschmolzen vorhanden sind, stellt sich das Thermometer minutenlang auf eine bestimmte Temperatur (den Schmelzpunkt des Stoffes) ein. In gleicher Weise können auch die Umwandlungspunkte (scheinbare Schmelzpunkte) nachstehender Stoffe verwertet werden (R i c h a r d s , Zeitschr. physik. Chem. **26,** 690 und **28,** 313).

Na_2CrO_4	$+$ $\quad 10\,H_2O$	19,63°
Na_2SO_4	$+$ $\quad 10\,H_2O$	32,38°
Na_2CO_3	$+$ $\quad 10\,H_2O$	35,2°
$Na_2S_2O_3$	$+$ $\quad\;\; 5\,H_2O$	47,9°
$NaBr$	$+$ $\quad\;\; 2\,H_2O$	50,7°
$MnCl_2$	$+$ $\quad\;\; 4\,H_2O$	57,7°
Na_3PO_4	$+$ $\quad 12\,H_2O$	73,3°
$Ba(OH)_2$	$+$ $\quad\;\; 8\,H_2O$	77,9°

9. Unter einem W a s s e r b a d e ist, wenn nicht im Einzelfalle die Temperatur des Wassers vorgeschrieben ist, ein Wasserbad mit siedendem Wasser zu verstehen. An Stelle des Wasserbades kann ein Dampfbad benutzt werden, bei dem (XXVII) etwa 100° heißer Wasserdampf zur Verwendung gelangt.

10. Die Angaben über die D r e h u n g   d e s   p o l a r i s i e r t e n   L i c h t strahls beziehen sich auf Natriumlicht und, wenn nichts anderes angegeben ist, auf eine Temperatur von 20°. Bei den ätherischen Ölen handelt es sich um den unmittelbar abgelesenen Drehungswinkel im 100 mm-Rohr $a_{D\,20°}$, bei Kampfer, Kampfersäure, Skopolaminhydrobromid und Zucker um die spezifische Drehung $[a]_D$.

Für die Größe der Drehung der Ebene des polarisierten Lichtstrahls, bezüglich deren Theorie auf die Lehrbücher der Physik verwiesen werden muß, kommen zweierlei Angaben in Betracht, a und $[a]$. Der direkt abgelesene Winkel wird als a bezeichnet und bezieht sich auf eine Rohrlänge von 100 mm, Natriumlicht (D), d. h. auf die D-Linie des Spektrums, die jeweilig angegebene Temperatur und ist abhängig von dem spezifischen Gewicht der Flüssigkeit; a kommt in Betracht bei Flüssigkeiten, die keine einheitlichen chemischen Stoffe sind, so bei den ätherischen Ölen. $[a]$ dagegen bedeutet die spezifische Drehung, also eine berechnete Größe, die abhängt zunächst von der abgelesenen Drehung a, damit natürlich auch von der Wellenlänge des Lichtes, der Temperatur, der Rohrlänge und dem spezifischen Gewicht der Flüssigkeit,

dann aber auch von der Konzentration der Lösung. Somit ist $[a] = \dfrac{a}{l \cdot c}$, wobei l die Länge des

Rohres in Dezimetern bedeutet und c die Masse (Gramm) des Stoffes in der Volumeinheit (ccm). Das Produkt aus der spezifischen Drehung und dem Molekelgewicht ist die molekulare Drehung.

Die „Apparate und Methoden zur Bestimmung der spezifischen Drehung" sind im vierten Teile des Werkes von H. Landolt: „Das optische Drehungsvermögen organischer Substanzen und dessen praktische Anwendungen" (2. Auflage, Braunschweig, bei Friedrich Vieweg & Sohn, 1898) von O. Schönrock auf das eingehendste behandelt worden. Die nachstehenden Ausführungen sind einem Katalog der Firma Franz Schmidt & Haensch in Berlin entnommen.

Zurzeit werden von dieser Firma nur noch Apparate angefertigt, die auf dem Halbschattenprinzip beruhen, korrekten Strahlengang sowie tadellose Optik besitzen und auf das sorgfältigste konstruiert sind. Die Untergestelle bzw. Träger und Lager werden jetzt sowohl bei den Apparaten auf Säulenstativ, als auch bei denen auf Bockstativ größtenteils aus einem Stück (Gußeisen) hergestellt und mit verstärkten Lagerstücken zur Anpassung des Kreises mit Fernrohr und Analysator sowie auch des Polarisators versehen, so daß sowohl für die Unveränderlichkeit der Optik, als auch des ganzen Apparates aus der Richtung der optischen Achse die größte Vorsorge getroffen ist.

Die optische Einrichtung eines der gebräuchlichsten Halbschatten-Polarisationsapparate ist in Fig. 5 dargestellt. Der Apparat ist mit einem zweiteiligen Polarisator nach F. Lippich versehen; dieser Polarisator besteht aus den Nikols N_1 und N_2 sowie der Blende D. Der

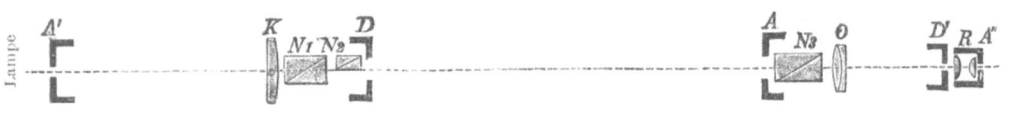

Fig. 5.
Optische Einrichtung eines Halbschattenapparates.

Apparat wird durch die Blende A' und die Linse K hindurch von einer Lampe beleuchtet, die in einer der Länge des Apparates entsprechenden Entfernung aufgestellt werden muß. Die Blende A, das Nikol N_3 sowie das kleine astronomische Fernrohr OR bilden die Analysator- oder Meßvorrichtung; letztere ist meßbar um die Längsachse des Apparates drehbar.

Die Beleuchtungslinse K entwirft von der Flamme ein Bild in der Ebene der Analysatorblende A. Das Fernrohr OR ist scharf auf die Polarisatorblende D, die das Gesichtsfeld begrenzt, eingestellt. Durch die Nikols N_1 und N_2 wird das Gesichtsfeld in zwei Hälften, 1 und 2, die photometrischen Vergleichsfelder, geteilt, die in den Figuren 6, 7 und 8 gezeichnet sind.

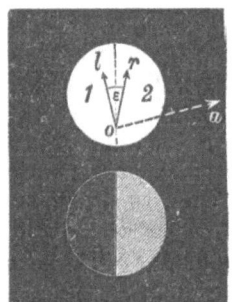
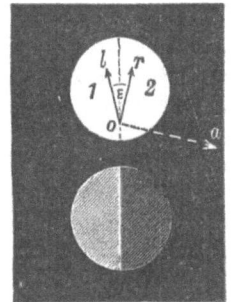

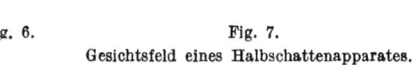

Fig. 6.   Fig. 7.   Fig. 8.
Gesichtsfeld eines Halbschattenapparates.

Die Schwingungsrichtungen ol des Feldes 1 und or des Feldes 2 bilden einen kleinen Winkel ε, den sogenannten Halbschatten, miteinander. Bei der Einstellung wird das Analysatornikol N_3 mit dem Fernrohr zunächst so gedreht, daß ein Vergleichsfeld, z. B. das nur durch N_1 hindurch beleuchtete Feld 1, ganz dunkel erscheint, ausgelöscht ist (s. Fig. 6); dann ist die Schwingungsrichtung oa des von N_3 hindurchgelassenen Lichtes senkrecht zu ol. Dann dreht man N_3, bis das andere Feld vollkommen ausgelöscht ist, wie Fig. 8 zeigt.

Dreht man nun N_3 etwas zurück, so findet man eine Stellung, bei der beide Hälften des Gesichtsfeldes in geringer, gleicher Helligkeit erscheinen (s. Fig. 7). Auf diese gleich schwache Beleuchtung benachbarter Vergleichsfelder wird bei allen Halbschattenapparaten eingestellt.

Bei dem bisher beschriebenen Polarisator ist das Gesichtsfeld nach F. L i p p i c h durch zwei Nikols N_1 und N_2 in zwei Hälften geteilt. Weniger vollkommen, aber billiger als der L i p p i c h sche zweiteilige Polarisator ist der ältere L a u r e n t sche; bei demselben befindet sich an der Stelle des Nikols N_2 eine dünne, parallel zur Achse geschliffene Quarzplatte.

Äußerlich stellt sich ein Polarisationsapparat als ein auf einen eisernen Dreifuß montiertes Fernrohr dar, dessen Okular an einem Hebel genau meßbar drehbar und dessen Rohr zur Aufnahme der Beobachtungsröhren aufgeschnitten ist. Zur Beleuchtung dient gewöhnlich eine Natriumlampe, am besten ein Bunsenbrenner mit Platinring zur Aufnahme von Chlornatrium. Sind Drehungen von mehr als etwa 5° zu messen, so muß das Natriumlicht gereinigt werden, indem ein Filter, mit Kaliumbichromatlösung gefüllt, zwischen Lichtquelle und Polarisator eingeschaltet wird.

Die Angaben des Arzneibuches beziehen sich nur auf Beobachtungsröhren von 100 und 200 mm Länge. Zur Harnanalyse verwendet man Beobachtungsröhren von 189,4 mm Länge; dann gibt der in Kreisgraden gemessene Drehungswinkel direkt an, wieviel Gramm Traubenzucker in 100 ccm des untersuchten Harns enthalten sind. Die Beobachtungsröhren sind starkwandige Glasröhren, die an den Enden durch planparallele Glasplatten und Verschraubungen geschlossen werden. Bei der Füllung der Röhren hat man darauf zu achten, daß keine Luftblasen in der Röhre verbleiben. Die mit „Patent-Beobachtungsröhren" bezeichneten Röhren besitzen eine Erweiterung im Glase,

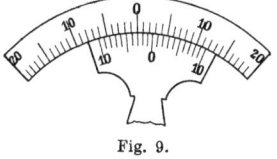

Fig. 9.

in die etwaige eingeschlossene Luftblasen bei der horizontalen Lage der Röhre sich absetzen und damit unschädlich für die Beobachtung werden.

Die Natriumlampe ist stets so aufzustellen, daß die Beleuchtungslinse K (s. Fig. 5) ein scharfes Flammenbild auf der Analysatorblende A entwirft; man erkennt dies, indem man A mit einem Stück weißen Papier bedeckt. Die Entfernung der Lampe vom Apparatende beträgt bei den kleineren Apparaten (M i t s c h e r l i c h) 2—3 cm.

Für diejenigen, die mit der Ablesung eines Winkels auf einer Gradteilung nicht vertraut sind, ist folgendes zu bemerken:

In Fig. 9 ist der außen liegende Kreis und der innen liegende Nonius eines kleinen Mitscherlich-Apparates gezeichnet. Der Nullstrich des drehbaren Nonius liegt zwischen dem zweiten und dritten Teilstrich des feststehenden Kreises; von den Strichen des rechts liegenden Nonius fällt der achte mit einem Teilstrich des Kreises zusammen, also ist die Ablesung

$$2 + 0,8 = 2,8°.$$

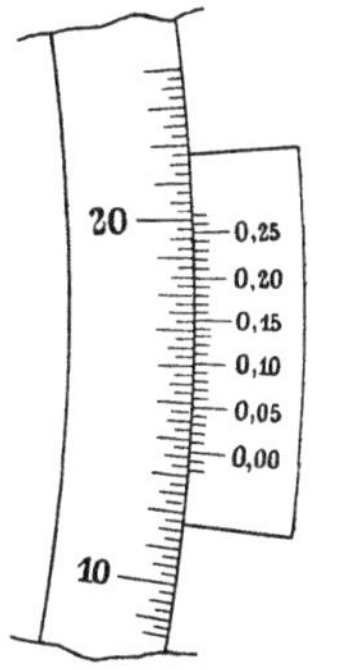

Fig. 10 zeigt den innen liegenden drehbaren Kreis und den einen äußeren Nonius der größeren Polarisationsapparate. Der Nullstrich des Nonius liegt zwischen den Teilstrichen 13,50 und 13,75 des Teilkreises; der Noniusstrich 0,16 fällt mit einem Striche des Kreises zusammen, also ist abzulesen

$$13,50 + 0,16 = 13,66°.$$

Fig. 10.

Nachdem das Zimmer ganz oder teilweise verdunkelt und die Lichtquelle richtig aufgestellt ist, beginnt die eigentliche Messung. Zuerst stellt man das Fernrohr scharf auf die Trennungslinie der Vergleichsfelder ein. Man geht zunächst von dem einen der beiden Nullpunkte des Apparates aus und macht bei leerem Apparate mehrere Einstellungen hintereinander, jedesmal beide Nonien ablesend. Sodann legt man die gefüllte Beobachtungsröhre ein, stellt das Fernrohr von neuem ein, macht wieder einige Einstellungen und stellt schließlich bei leerem Apparat nochmals einige Male ein. Vor und nach dem Einschalten der Substanz ist deren Temperatur genau zu messen. Nunmehr dreht man das Analysatornikol um etwa 180°, bis wieder erst das eine, dann das andere Vergleichsfeld vollkommen ausgelöscht ist und stellt wie vorhin mehrere Male bei leerem Apparate, bei eingeschalteter Substanz und wieder bei leerem Apparat auf gleiche Helligkeit ein.

11. Die mikroſkopiſchen Größenbeſtimmungen ſind in μ, $1 \mu = 1/1000$ mm, angegeben.

Die vom Arzneibuch geforderten m i k r o s k o p i s c h e n G r ö ß e n b e s t i m -
m u n g e n können mit einem Mikroskop ausgeführt werden, dessen Optik Vergrößerungen
von 4—500 gestattet. Für die erste Durchsuchung des Präparates wird man sich aber nicht
dieser Vergrößerungen bedienen, sondern des besseren Überblicks wegen schwächere von 60
bis 80 verwenden. Für die Zwecke des Arzneibuches sind daher optische Systeme zu verwenden, die Vergrößerungen von 60—500 zulassen; mit zwei Okularen und 2 Objektiven ist dies
ganz gut zu erreichen. Die bekannteren deutschen optischen Werkstätten geben in ihren Preislisten die Vergrößerungen genau an, die bei Verwendung bestimmter Okulare und Objektive
erreicht werden können. Auf diese Angaben kann man sich verlassen. Die Bezeichnungen
der Okulare und Objektive sind allerdings bei jeder Firma verschieden, und es lassen sich daher
die Systeme nicht ohne weiteres miteinander vergleichen, wie auch die nachstehende Übersicht über die für Untersuchung von Drogen geeigneten Mikroskope einiger Firmen deutlich zeigt.

	Stativ	Okulare	Objektive	Vergrößerung
Otto Himmler, Berlin N. 24	49	2 4	4 8	70—575
Ernst Leitz, Wetzlar	III	I, III	3 7	60—525
Ed. Meßter, Berlin W. 66 .	6 p (neues Modell)	I, III, IV	4 7	$\dfrac{1}{1+2}\dfrac{30}{60}$ — 600
W. u. H. Seibert, Wetzlar . .	7	1 3	II, V	71—600
R. Winkel, Göttingen . . .	56	2 5	3 7	90—672
Carl Zeiß, Jena	VII	3 4	B, D	85—420

Will man die V e r g r ö ß e r u n g e i n e s M i k r o s k o p e s nachprüfen, so ist hierzu ein Objektivmikrometer erforderlich. Das Objektivmikrometer besteht aus einem gläsernen
Objektträger, auf dem ein in $^1/_{100}$ mm geteilter Maßstab eingeritzt ist. Das dem Beobachter
im Mikroskop erscheinende Bild wirkt auf das Auge wie ein Gegenstand in deutlicher Sehweite. Bringt man das Mikrometer zur Abbildung und mißt die Ausdehnung des Bildes, so
erhält man ein Maß für die Vergrößerung des Mikroskopes. Legt man daher neben das Mikroskop einen in Millimeter geteilten Maßstab in mittlere Sehweite (25 cm) von der Augenlinse
des Okulars und beobachtet mit dem einen Auge das mikroskopische Bild des Mikrometers und
mit dem andern Auge den Maßstab und sucht beide zur Deckung zu bringen, so ergibt sich
die Vergrößerung, wenn man die Länge des Bildes, gemessen an dem großen Maßstab, dividiert durch die Größe des abgebildeten Objektivmikrometers. Fallen z. B. 92 mm des großen
Maßstabes zusammen mit $^7/_{10}$ mm des Mikrometers, so beträgt die Vergrößerung $\dfrac{92}{0,7} = 130$.
Die den Mikroskopen beigegebenen Vergrößerungstabellen sind auf diese Weise festgestellt
worden. Ist die Vergrößerungszahl eines optischen Apparates bekannt, so kann man auf demselben Wege mit Hilfe eines in Millimeter eingeteilten Maßstabes mikroskopische Größen-
messungen ausführen. Denn bringt z. B. ein mikroskopisches Bild bei einer Vergrößerung
von 130 92 mm des Maßstabes zur Deckung, so besitzt der Gegenstand eine Länge von
$\dfrac{92}{130} = 0,7$ mm.

Diese Art der Größenbestimmung erfordert viel Übung und ist auch nicht so genau als
die mit dem O k u l a r m i k r o m e t e r , die gewöhnlich in der Mikroskopie angewendet
wird. Das Okularmikrometer besteht aus einem Okular (Nr. 2), in dem ein auf eine Glasplatte
eingeritzter in $^1/_{10}$ oder $^1/_{20}$ mm eingeteilter Maßstab zwischen den beiden Linsen des Okulars eingeschaltet ist. Für ein jedes Objektiv ist mit Hilfe eines Objektivmikrometers bei einer
Tubuslänge von 170 mm die Strecke genau bestimmt, die das Okularmikrometer im Bilde
deckt. Der Mikrometerwert für die verschiedenen Objektive wird von den Werkstätten angegeben und kann aber auch, wie schon erwähnt, mit einem Objektivmikrometer nachgeprüft
werden. Beim Ankauf eines Mikroskopes ist darauf zu achten, daß außer der Vergrößerungs-
tabelle auch die Mikrometerwerte mitgeliefert werden.

Beispiel: Die Mikrometerwerte sind für Okularmikrometer 4 (H i m m l e r) und 170 mm
Tubuslänge (5 mm = 50 Teilstriche)

für Objektiv Nr. 4 . . . . 0,013 mm des Objekts,

„ „ Nr. 8 . . . . 0,0026 „ „ „

Ein Kartoffelstärkekorn deckte

bei Objektiv 4 . . . . 7 Teilstriche,

„ „ 8 . . . . 34 „

Es betrug die Länge des Stärkekorns

7 × 0,013 = 0,091 mm oder 91 μ

34 × 0,0026 = 0,088 „ „ 88 „

Mittel 90 „

Auf die mikroskopische Technik kann hier nicht näher eingegangen werden. Sie ist in Spezialwerken ausführlich behandelt. Zur Orientierung für den Anfänger diene nachstehendes. Die erste Arbeit bei einer mikroskopischen Untersuchung von Drogen ist die Darstellung von geeigneten Präparaten. Harte Gegenstände, Rinden, Wurzeln werden grob zerkleinert und die Stücke durch Einlegen in Wasser oder verdünnten Alkohol erweicht. Dann klemmt man die Stücke, um sie besser halten zu können, zwischen weichen Kork oder Holundermark ein und schneidet nun mit Hilfe eines scharfen Rasiermessers möglichst dünne Schnitte. Die Schnitte kann man entweder sofort betrachten oder man legt sie, wenn sie dunkel gefärbt sind, in verdünnte Kalilauge oder in eine Lösung von 60 T. Chloralhydrat in 40 T. Wasser. Nachdem die Schnitte aufgehellt sind, wäscht man sie mit Wasser aus. Die so vorgerichteten Schnitte bringt man auf einen Objektträger, gibt 1—2 Tropfen verdünntes Glycerin (1+1) darauf und legt das Deckgläschen so darüber, daß keine Luftblasen entstehen. Von pulverförmigen Substanzen bringt man, soviel man mit einer Nadelspitze fassen kann, auf den Objektträger, verreibt das Pulver mit der Nadel in 1—2 Tropfen der Einbettungsflüssigkeit und legt dann das Deckgläschen darüber. Zur Einbettung muß man immer solche Flüssigkeiten wählen, die die Teilchen gut benetzen. Außer Wasser und verdünntem Glycerin werden hierzu noch Weingeist, Benzol, Terpentinöl, Olivenöl u. a. angewendet. Reagenzien läßt man einwirken, indem man die Schnitte oder Pulver in mit dem Reagens gefüllte Uhrgläser einlegt oder indem man das Reagens an den Rand des Deckgläschens des fertigen Präparates bringt; das Reagens dringt dann durch Diffusion bis an die Gegenstände vor. Reagenzien und Einbettungsflüssigkeiten hält man in kleinen Pipettengläschen vorrätig, die, um dem Umfallen vorzubeugen, in einen mit Bohrlöchern versehenen Holzklotz eingestellt werden.

Die fertigen Präparate werden zunächst mit schwacher Vergrößerung auf charakteristische Formen eingehend durchsucht und dann diese mit den stärkeren Vergrößerungen genauer betrachtet.

12. Das Maß der Zerkleinerung ist in der Weise bestimmt, daß grob zerschnittene Drogen mittels eines Siebes von 4 mm Maschenweite (Nr. 1),

mittelfein zerschnittene Drogen mittels eines Siebes von 3 mm Maschenweite (Nr. 2),

fein zerschnittene Drogen mittels eines Siebes von 2 mm Maschenweite (Nr. 3),

grob gepulverte Arzneimittel mittels eines Siebes von annähernd 0,75 mm Maschenweite (Nr. 4),

mittelfein gepulverte Arzneimittel mittels eines Siebes von annähernd 0,30 mm Maschenweite (Nr. 5),

fein gepulverte Arzneimittel mittels eines Siebes von annähernd 0,15 mm Maschenweite (Nr. 6)

hergestellt sein müssen.

Die bei der Herstellung der zerschnittenen Drogen entstehenden feineren Teile sind zu entfernen, wenn die zerschnittenen Drogen als solche abgegeben werden (XXVIII) oder zur Bereitung von Teemischungen Verwendung finden. Werden die zerschnittenen Drogen zur Herstellung pharmazeutischer Zubereitungen mit einem Lösungsmittel ausgezogen, so dürfen die feineren Teile nicht entfernt werden, sofern nicht etwas anderes bestimmt ist. Bei der Herstellung der Pulver in den verschiedenen Feinheitsgraden sind die Arzneimittel unter möglichster Vermeidung zu weit gehender Zerkleinerung restlos in die vorgeschriebene Korngröße zu bringen;

die dabei entstehenden feineren Teile dürfen ebenso wie die beim Zerquetschen von Drogen entstehenden feinen Teile nicht entfernt werden.

13. Zur Abzählung von Tropfen ist der im Brüsseler Übereinkommen vereinbarte Normal-Tropfenzähler zu verwenden, der 20 Tropfen destilliertes Wasser im Gewicht von 1 g bei einer Temperatur von 15° liefern soll.

Über den Tropfenzähler vergl. die Ausführungen Seite 8.

14. Bei der Anfertigung der pharmazeutischen Zubereitungen, z. B. der Extrakte, Teegemische, Salben, Tinkturen usw., sind, sofern nicht besondere Vorschriften hierfür gegeben sind, die in dem betreffenden allgemeinen Artikel gegebenen Anweisungen zu befolgen.

Daß diese Bestimmung auch über den Rahmen des Arzneibuches hinaus Geltung hat, wurde bereits oben Seite 9 ausgeführt.

15. Die Sterilisation von Gefäßen, Arzneien und Verbandstoffen ist nach den Regeln der bakteriologischen Technik unter Berücksichtigung der Eigenschaften des zu sterilisierenden Gegenstandes auszuführen.

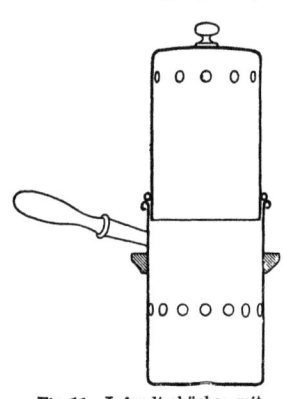

Fig. 11. Infundierbüchse mit durchlöchertem Unterteil und zylinderförmigem Aufsatz zum Sterilisieren von Flüssigkeiten. (B. Fischer, Apoth.-Ztg. 1906, **21**, 180.)

Die Sterilisation bezweckt die Abtötung von lebenden Keimen, die sich in oder auf Gefäßen, Arzneien und Verbandstoffen befinden. Je nach Art und Beschaffenheit der Gegenstände wird das einzuschlagende Verfahren verschieden sein. Für das Apothekenlaboratorium, das nicht über Autoklaven oder besondere Sterilisatoren, aber immer über einen Lufttrockenschrank, ein Dekoktorium und eine Destillierblase verfügt, kommen folgende Verfahren in Betracht.

1. Gläser und Metallgegenstände sterilisiert man, indem man sie 1 Std. lang im Lufttrockenschrank auf 150° erhitzt. Gummistopfen, Gummiverschlüsse kocht man 30 Minuten lang mit Wasser aus.

2. Arzneilösungen, Sirupe u. dgl., die durch längeres Erhitzen auf Siedetemperatur nicht leiden, werden im strömenden Wasserdampf (30 Minuten lang) sterilisiert. In den Dampfraum des Dekoktoriums wird eine Infundierbüchse aus Metall eingehängt, die unten etwas über dem Boden einen Kranz von Löchern besitzt (Fig. 11). Die Büchse wird durch einen zylinderförmigen Aufsatz geschlossen, der ebenfalls oben mit Löchern versehen ist. Der Dampf tritt aus dem Dampfraum des Dekoktoriums durch die Löcher der Infundierbüchse ein und oben aus den Löchern des Aufsatzes aus. Der Raum in der Infundierbüchse genügt zur Sterilisation einer größeren Flasche von etwa 200 ccm oder von mehreren kleineren Flaschen.

Die zur Sterilisation verwendeten Gläser werden entweder mit Glasstopfen (Tropfgläser), Soxhletschen Gummistöpseln oder Wattebäuschchen verschlossen. Zur Sterilisation eignen sich sehr gut die (Patent-)Tropfgläser mit Deckelstöpsel. Während der Sterilisation steht die Bohrung des Stopfens auf offen, nach der Sterilisation wird der Stopfen um 90° gedreht, und die Flasche ist steril verschlossen. Für den Verschluß mit Watte, umgibt man das Wattebäuschchen mit einer Lage von hydrophilem Verbandmull, um das Hineinfallen von Wattefasern in die Flüssigkeit zu vermeiden.

Hat man eine größere Anzahl von Flaschen mit Sirup zu sterilisieren, so benutzt man mit Vorteil die Destillierblase. Die Flaschen werden auf das Einsatzsieb gestellt, die Blase wird durch den Helm geschlossen und nun ein kräftiger Dampfstrom 30 Minuten lang durchgeleitet.

Das letztgenannte Verfahren wendet man auch zur Sterilisation von Verbandstoffen (Watte, Binden usw.) an. Um sicher alle Sporen abzutöten, ist es notwendig, die Sterilisation am folgenden Tage zu wiederholen. Die Verbandstoffe müssen sich innerhalb einer Verpackung befinden, die sowohl das Eindringen des Dampfes während der Sterilisation gestattet als auch nach Beendigung derselben einen solchen Abschluß besitzt, daß ein nachträgliches Eindringen von Keimen (Staub usw.) verhütet wird. Diese Anforderung erreicht man am leichtesten dadurch, daß man die Verbandstoffe lose in Pergamentpapier verpackt sterilisiert und dann nach Schluß der Sterilisation die Verpackung fester anzieht und verschnürt.

3. Arzneilösungen, die sich bei der Behandlung im strömen-

den Wasserdampf zersetzen würden, können wie die Lösungen der Alkaloide nur annähernd steril gemacht werden. Alle zur Wägung nötigen Gerätschaften (Wage, Spatel usw.) werden unmittelbar vor dem Gebrauch mit steriler Watte und Weingeist und dann mit Äther gereinigt. Hierauf löse man den Stoff in einem die nötige Menge sterilen Wassers enthaltenden, ebenfalls sterilen Glasstöpselglas auf. Ist Filtration nötig, so müssen Filter und Trichter ebenfalls vorher im Lufttrockenschrank sterilisiert und das zur Aufnahme des Filtrates dienende Gefäß muß in gleicher Weise behandelt worden sein.

Die Lösungen zum Füllen der Ampullen stelle man annähernd steril wie die obigen Arzneilösungen her. Nach dem Füllen und Zuschmelzen erwärme man die Ampullen noch an drei aufeinander folgenden Tagen je einmal auf 60°—70°.

Sterile Emulsionen (Aufschwemmungen) mit Glycerin und Öl stellt man in folgender Weise dar: Man erhitzt das Glycerin oder Öl für sich, ersteres 30 Minuten lang in der durchlochten Infundierbüchse, letzteres 2 Stunden lang im Lufttrockenschrank auf 120°; nach dem Erkalten wird der anzureibende Stoff in einer sterilen Reibschale mit dem sterilen Mittel (Glycerin, Öl) angerieben und in ein sterilisiertes Glasstöpselglas gegossen.

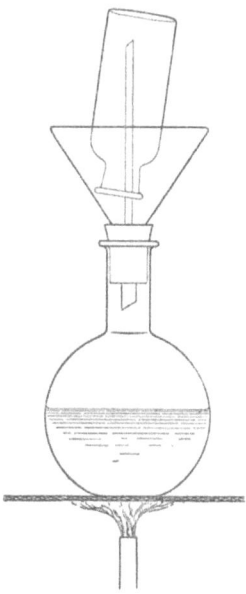

Das Glas zur Herstellung der Arzneigläser und der Ampullen enthält gewöhnlich freies Alkali, das auf manche Alkaloidsalze in der Hitze zersetzend wirkt. So wird aus Morphinsalzen leicht Morphin abgeschieden, das sich in festen Krusten an den Wänden absetzt, aus Physostigminsalzen wird ebenfalls die Base frei gemacht, die dann die Lösung rot färbt. Zu Verhinderung dieser unliebsamen Erscheinungen muß man, da nicht alle Gläser gleich wasserlöslich sind, zunächst eine Auswahl unter den vorrätigen Gläsern treffen und diese für den vorliegenden Zweck aufbewahren. Man füllt die Gläser nach dem üblichen Spülen mit destilliertem Wasser, dem man auf je 100 ccm 5 Tropfen Phenolphthaleinlösung zugesetzt hat, und stellt sie einen vollen Tag lang an einen heißen Ort. Die Gläser, deren Inhalt stark rot gefärbt ist, sind zur Aufnahme von Alkaloidlösungen ungeeignet. Die Gläser mit farblosem oder schwach gefärbtem Inhalt werden nochmals gespült und im Dampfstrom so sterilisiert, daß der heiße Dampf die Gläser ausspült und von dem Alkali befreit. Ein Kochkolben halb mit Wasser gefüllt wird mit einem durchbohrten Stopfen geschlossen, durch dessen Bohrung ein Glasrohr gesteckt ist. Durch den Trichterhals geht eine Glasröhre (Fig. 12).

Fig. 12. Vorrichtung zum Ausdämpfen der Arzneigläser.

Erhitzt man nun das Wasser in dem Kolben, so entweicht der Dampf durch die Glasröhre, stülpt man über die Röhre das Arzneiglas oder die Ampulle, so bestreicht der Dampf Boden und Wände des Gefäßes und entweicht endlich durch den Flaschenhals. Diese so „gedämpften" Gläser sind steril und nur noch wenig wasserlöslich.

Unterſuchungsverfahren.

16. Die Unterſuchungen der Arzneimittel ſind an Durchſchnittsproben vorzunehmen, die durch ſorgfältiges Miſchen der Geſamtmenge des zu unterſuchenden Arzneimittels hergeſtellt wurden.

Bei der Probeentnahme für die Untersuchung der Arzneimittel muß man je nach der Natur derselben verschieden verfahren. Zunächst wird man den erhaltenen Vorrat äußerlich durchforschen. Rinden, Wurzeln, Blätter u. dgl. wird man auf eigentümliche oder von der Gesamtmenge abweichende Teile durchmustern, ebenso wird man sich davon überzeugen, daß Pulver und Salze eine durchaus gleichmäßige Beschaffenheit haben. Flüssigkeiten wird man daraufhin ansehen, ob beim Stehen der Flüssigkeit eine Trennung in verschiedene Schichten eintritt. Stellt es sich bei der Untersuchung heraus, daß das Arzneimittel durch fremde oder minderwertige Stoffe verunreinigt ist, so muß die Sendung beanstandet werden.

Hat man bei der Durchmusterung der Ware keine verdächtigen Bestandteile herausgefunden, so kann man zur eigentlichen Untersuchung des Arzneimittels übergehen, die nach der Vorschrift des Arzneibuches an einer Durchschnittsprobe auszuführen ist. Ist die Menge des Arzneimittels nur klein, so mischt man die Gesamtmenge gut durch, Pulver und Salze werden in einer Porzellanschale gemengt, Fette werden geschmolzen und im geschmolzenen Zustande gut verrührt. Ist die Menge des Arzneimittels aber groß, handelt es sich z. B. um die Untersuchung eines Fasses Schweinefett, so muß in anderer Weise verfahren werden. Man wird dann kleine Proben aus dem Grunde, aus der Mitte und von der Oberfläche des Gefäßes nehmen, sie zusammenschmelzen oder in anderer Weise gut durchmischen und in der Mischung die Untersuchung ausführen. Für diese Art der Probeentnahme kann man sich bei weichen Substanzen oder Pulvern eines Stechers aus Stahlblech oder Glas bedienen.

(XXIX)   17. Die chemiſchen Unterſuchungen ſind, ſoweit anderes nicht beſtimmt iſt, in Probierrohren von ungefähr 20 mm Weite auszuführen. Für die einzelnen Unterſuchungen ſind, ſoweit im Einzelfall keine anderen Vorſchriften gegeben ſind, 10 ccm der zu prüfenden Flüſſigkeit oder Löſung zu verwenden.

18. Die volumetriſchen Löſungen ſind vor dem Gebrauche nach den Regeln der Maßanalyſe auf ihren jeweiligen Wirkungswert zu prüfen. Bei geringen Abweichungen von dem vorgeſchriebenen Gehalte dürfen dieſe Löſungen zu den Prüfungen benutzt werden, ſofern die ermittelten Abweichungen auf den Vorratsflaſchen unter Angabe des Datums der letzten Prüfung vermerkt und bei der Berechnung berückſichtigt werden. Die Verwendung geeichter Meßgefäße bei den maßanalytiſchen Beſtimmungen erübrigt ſich, wenn der Apotheker dieſe Gefäße nach den hierfür üblichen Regeln ſelbſt geprüft hat und die etwaigen Fehler bei den Berechnungen berückſichtigt.

Die Volumeinheit für die Eichung der Meßgefäße ist das ccm. 1 ccm ist das Volum von 1 g Wasser von 4° im luftleeren Raum gewogen. Die Normaltemperatur des Arzneibuches ist 15°. Bei dieser Temperatur sind daher auch die maßanalytischen Arbeiten auszuführen und die Meßgefäße sind für diese Temperatur zu eichen. 1 g Wasser von 15° nimmt mit Messinggewichten in Luft gewogen den Raum von 1,002 ccm ein oder 1 ccm Wasser von 15° wiegt unter gleichen Bedingungen 0,998 g. (Kohlrausch, Lehrb. d. prakt Physik Tab. 4).

Die Eichung der Meßgefäße kann auf Trockenfüllung oder auf Ausguß geschehen. Die Art der Eichung richtet sich nach der Verwendung des Meßgefäßes. Kolben, in denen Normallösungen hergestellt werden, eicht man auf Trockenfüllung, Büretten und Pipetten dagegen, die nur im Ausguß verwendet werden, auf Ausguß.

Bei der Eichung auf Trockenfüllung bestimmt man zunächst die Tara des lufttrockenen Gefäßes, füllt bis zur Marke mit Wasser von genau 15° auf und wägt von neuem. Die Differenz beider Gewichte ist das Gewicht des Volums. Das Grammgewicht des Volums mit 1,002 multipliziert ist dann das Volum des Gefäßes in ccm. Das ermittelte Volum wird mit Diamantstift oder Glastinte auf dem Gefäß notiert. Beim Arbeiten bequemer, da die Rechnung erspart wird, ist es, Kolben mit geradem Inhalt (1 Liter oder Bruchteile eines Liters) zu verwenden. Man wiegt dann in den trockenen Kolben genau 998 g oder den entsprechenden Bruchteil Wasser von 15° ein und markiert am Hals des Kolbens durch einen Feil- oder Diamantstrich, welches Volumen dieses Gewicht in dem Kolben einnimmt. Büretten und Pippeten eicht man auf Ausguß, indem man sie mit Wasser von 15° bis zur Marke füllt und dann den Inhalt in ein Wägegläschen bekannter Tara einlaufen läßt. Das gefundene Gewicht wieder mit 1,002 multipliziert ist das Volumen in ccm. Um genaue Resultate zu erhalten, ist es erforderlich, das Auslaufen und Abtropfen der Flüssigkeit immer in der gleichen Weise vorzunehmen. Zur Entfernung des in der Pipettenspitze zurückbleibenden Tropfens hält man die Pipette zunächst eine halbe Minute senkrecht und nach dieser Zeit schräg, indem man die innere Wand des Auslaufgefäßes mit der Pipettenspitze berührt. Der Tropfen fließt dann an der Wand herab. Der letzte Tropfen läßt sich auch so entfernen, daß man die Pipette am Halse mit dem Finger verschließt und an den Glaskörper die warme Hand legt (Bunsen). Die Luft wird in der Pipette erwärmt, dehnt sich aus und treibt den letzten Tropfen aus der Spitze. Bei der Eichung der Büretten wird man nicht die ganze Menge auf einmal auslaufen lassen, sondern man stellt von Teilstrich zu Teilstrich das Gewicht der ausgelaufenen Menge fest. Immer muß das Zusammenlaufen der Flüssigkeit abgewartet werden. In Laboratorien, wo die Eichung öfters vorzukommen pflegt, bedient man sich zur Eichung von Büretten eines kleinen, von W. Ostw a l d angegebenen Apparates (s. Ostwald und Luther, Physiko-chem. Messungen). Bei den Arbeiten mit Büretten und Pipetten ist darauf zu achten, daß die Glaswände vollkommen fettfrei sind. Geringe Spuren Fett erschweren das Zusammenlaufen der Flüssigkeit und geben damit Veranlassung zu unkontrollierbaren Fehlern. Mit starker Chromsäurelösung kann das Fett aus Pipetten und Büretten vollständig entfernt werden. Büretten mit weiter Öffnung können auch mit einem Wattebausch ausgeputzt werden, der mit einer Aufschwemmung von feiner Schlemmkreide benetzt ist. Nach beiden Reinigungsverfahren müssen die Meßgefäße sorgfältigst mit destilliertem Wasser nachgespült und getrocknet werden.

19. Sind bei maßanalytischen Bestimmungen die zu untersuchenden Stoffe in Weingeist oder Äther zu lösen, so ist das Lösungsmittel vor seiner Verwendung zunächst zu neutralisieren, wobei der Indikator zu benutzen ist, der für die Untersuchung selbst vorgeschrieben ist.

20. Für die Gehaltsbestimmungen sind die Drogen, sofern nicht etwas anderes vorgeschrieben ist, in lufttrockenem Zustande zu verwenden. Die für den Gehalt an wirksamen Stoffen aufgestellten Forderungen gelten sowohl für die unzerkleinerten als auch für die gepulverten Drogen.

(XXX)   21. Die Bestimmung des Schmelzpunkts.

a) Bei allen Stoffen, ausgenommen Fette und fettähnliche Stoffe, wird die Bestimmung des Schmelzpunktes in einem dünnwandigen, am unteren Ende zugeschmolzenen Glasröhrchen von höchstens 1 mm lichter Weite ausgeführt. In dieses bringt man so viel von der feingepulverten, vorher in einem Exsikkator über Schwefelsäure und, wenn nichts anderes vorgeschrieben ist, wenigstens 24 Stunden lang getrockneten Substanz, daß sich nach dem Zusammenrütteln eine auf dem Boden des Röhrchens 2 bis höchstens 3 mm hoch stehende Schicht bildet. Das Röhrchen wird hierauf an einem geeigneten Thermometer derart befestigt, daß die Substanz sich in gleicher Höhe mit dem Quecksilbergefäße des Thermometers befindet. Darauf wird das Ganze in ein etwa 15 mm weites und etwa 30 cm langes Probierrohr gebracht, in dem sich eine etwa 5 cm hohe Schwefelsäureschicht befindet. Das obere, offene Ende des Schmelzröhrchens muß aus der Schwefelsäureschicht herausragen. Das Probierrohr setzt man in einen Rundkolben ein, dessen Hals etwa 3 cm weit und etwa 20 cm lang ist und dessen Kugel einen Rauminhalt von etwa 80 bis 100 ccm hat. Die Kugel enthält so viel Schwefelsäure, daß nach dem Einbringen des Probierrohrs die Schwefelsäure etwa zwei Drittel des Halses anfüllt. Die Schwefelsäure wird ohne Verwendung eines Drahtnetzes erwärmt und die Temperatur von 10° unterhalb des zu erwartenden Schmelzpunktes ab so langsam gesteigert, daß zur Erhöhung um 1° mindestens ½ Minute erforderlich ist. Die Temperatur, bei der die undurchsichtige Substanz durchsichtig wird und zu durchsichtigen Tröpfchen zusammenfließt, ist als der Schmelzpunkt anzusehen.

(XXXI)   b) Zur Bestimmung des Schmelzpunktes der Fette und fettähnlichen Stoffe wird das geschmolzene Fett in ein an beiden Enden offenes, dünnwandiges Glasröhrchen von ½ bis 1 mm lichter Weite von U-Form aufgesaugt, so daß die Fettschicht in beiden Schenkeln gleich hoch steht. Das mit dem Fett beschickte Glasröhrchen wird 2 Stunden lang auf Eis oder 24 Stunden lang bei 10° liegen gelassen, um das Fett völlig zum Erstarren zu bringen. Darauf wird es an einem geeigneten Thermometer derart befestigt, daß das Fettsäulchen sich in gleicher Höhe mit dem Quecksilbergefäße des Thermometers befindet. Das Ganze wird in ein etwa 3 cm weites Probierrohr, in dem sich die zur Erwärmung dienende Flüssigkeit (ein Gemisch von Glycerin und Wasser zu gleichen Teilen) befindet, hineingebracht und die Flüssigkeit erwärmt. Die oberen, offenen Enden des Schmelzröhrchens müssen aus der Flüssigkeitsschicht herausragen. Das Erwärmen muß, um jedes Überhitzen zu vermeiden, sehr langsam vorgenommen werden. Die Temperatur, bei der das Fettsäulchen vollkommen klar und durchsichtig geworden ist, ist als der Schmelzpunkt anzusehen.

Die Bestimmung des S c h m e l z p u n k t e s dient einerseits zum Nachweis der Identität, anderseits zum Nachweis der Reinheit eines Stoffes. Stoffe mit gleichen oder ähnlichen chemischen Reaktionen lassen sich durch den Schmelzpunkt häufig sehr gut unterscheiden. Voraussetzung ist, daß die Stoffe rein sind, da Verunreinigungen, auch Wasser oder Alkohol, den Schmelzpunkt im allgemeinen erniedrigen. Gemische von Stoffen, wie Fette, haben keinen scharfen Schmelzpunkt, sondern ein Temperaturintervall, innerhalb dessen sie erweichen. Eine genaue Bestimmung des Schmelzpunktes ist bereits unter 8. anläßlich der Prüfung des Thermometers eingehend beschrieben worden. Die dort beschriebene Methode hat zwar den Vorteil einer größeren Genauigkeit, aber auch den Nachteil eines größeren Materialverbrauchs. Das Arzneibuch läßt die Schmelzpunktbestimmung mit Schmelzröhrchen ausführen und schildert die Ausführung der Bestimmung so ausführlich, daß hierzu wenig nachzutragen ist.

Als Schmelzpunkt der Fette und fettähnlichen Stoffe nimmt das Arzneibuch die Temperatur an, bei der das Fettsäulchen vollkommen klar und durchsichtig geworden ist. Diese Bestimmung weicht etwas von der in der vierten Ausgabe des Arzneibuches ab, worin als Schmelzpunkt der Wärmegrad angesehen wurde, bei dem das Fettsäulchen durchsichtig wird und in die Höhe schnellt. Um den von dem Arzneibuch geforderten Punkt sicher zu finden, empfiehlt es sich, neben dem Schmelzröhrchen ein Kontrollkapillarröhrchen mit einem farblosen Öl 1 cm hoch gefüllt an dem Thermometer zu befestigen und das Schmelzen im durchfallenden hellen Tageslicht gegen einen etwa 15 cm hinter dem Glycerinbad angebrachten dunklen Hintergrund zu beobachten.

Die Schmelzröhrchen, gerade und U-förmig gebogene, werden von den Handlungen für pharmazeutische Gerätschaften fertig in den Handel gebracht, man kann sie sich aber auch selbst darstellen. Dünnwandige Glasröhren aus leicht schmelzbarem Glase werden unter fortwährendem Drehen um ihre Achse über einem Bunsenbrenner oder einem Gebläse so lange erhitzt, bis die erhitzte Stelle rot und weich geworden ist, dann entfernt man sie aus der Flamme und zieht die Röhre langsam aber stetig zu einer ungefähr 1½ mm dicken Kapillare aus. Die Wandstärke der fertigen Kapillare soll etwa 0,3—0,5 mm sein, ihre lichte Weite 1 mm. Nach dem Erkalten zerbricht man die Kapillare, nachdem man die Bruchstelle mit einer drei

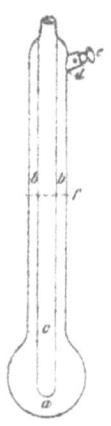

kantigen Feile angeritzt hat, in 6—8 cm lange Stücke und schmilzt die Röhrchen an einer Seite zu. Zur Herstellung von Schmelzröhrchen für die Bestimmung des Schmelzpunktes von Fetten teilt man 15 cm lange Kapillaren ab. Diese Röhrchen werden dann in der Mitte über einer ganz kleinen rußenden Flamme erhitzt und U-förmig umgebogen.

Die vom Arzneibuch gegebene Beschreibung der Schmelzpunktbestimmung soll durch nebenstehende Abbildung (Fig. 13) verdeutlicht werden.

Das in der Abbildung nicht gezeichnete Thermometer steckt zwar auch nicht tief in der Heizflüssigkeit, ist aber von einem Luftmantel umgeben, der fast die Temperatur der umgebenden Schwefelsäure hat; die Korrektion für den herausragenden Faden (vgl. die Erläuterungen zu Ziffer 8) wird daher nur sehr klein sein. Das Arzneibuch gibt nicht an, ob eine derartige Korrektion vorgenommen werden soll, man kann daher schließen, daß die Korrektion wegfallen kann, zumal bei dem neuen Verfahren der Fehler praktisch gar keine Rolle mehr spielt. Die nach der Arzneibuchmethode gefundenen Schmelzpunkte sind annähernd die korrigierten.

Fig. 13.
Apparat zur
Bestimmung des
Schmelzpunktes
nach R o t h.
a Rundkolben,
b dessen Hals, *c* das
Reagenzglas, *d* Tubus
mit Stöpsel *e*, *f* Stand
der Schwefelsäure.

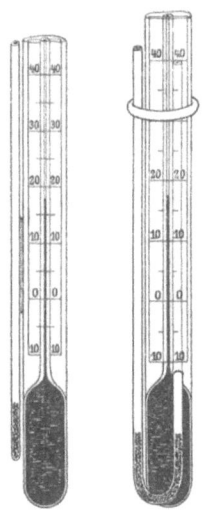

Fig. 14.   Fig. 15.
Zur Bestimmung des
Schmelzpunktes.
¹/₁ natürl. Größe.

Zur Befestigung der Schmelzröhrchen an dem Thermometer sind verschiedene Vorschläge gemacht worden. Eine wirklich befriedigende Lösung der Aufgabe scheint es aber zurzeit nicht zu geben. Bei Benutzung von geraden Schmelzröhrchen im Schwefelsäurebad (Fig. 14) klebt man am besten das Röhrchen mit einem Tropfen Schwefelsäure in der vorgeschriebenen Höhe an das Thermometer an. Für diese Art der Befestigung müssen die Schmelzröhrchen oben und unten gleich stark und das Thermometer muß ganz zylindrisch sein, damit die Schmelzröhrchen sich glatt an das Thermometer anlegen können. Zur Befestigung der Schmelzröhrchen werden ferner Gummiringe, Abschnitte eines entsprechend starken Gummischlauches, und dünne Platindrähte benutzt. Diese Befestigungsarten machen sich bei den U-förmigen Röhrchen notwendig, da hier ein Ankleben mit der Badflüssigkeit nicht möglich ist (Fig. 15). Die Gummiringe werden durch die Hitze und die Badflüssigkeit leicht zerstört, der Platindraht sitzt häufig nicht fest; W. L e n z (Ber. d. Pharm. Gesellschaft 1905, 358) hat daher einen besonderen Halter für Schmelzröhrchen aus Platin-Iridium konstruiert, der diese Nachteile beseitigen soll. Er besteht aus einer federnden Metallspirale, die zur Erzielung der erforderlichen senkrechten Führung über ein dünnes Blech von etwa 30 mm Länge und 10 mm Höhe gespannt ist. Das Blech besitzt 3 flache Rillen zur Aufnahme der Röhrchen senkrecht zur Länge und ist zu einem offenen federnden Ring gebogen.

Als Badflüssigkeit schreibt das Arzneibuch im allgemeinen konzentrierte Schwefelsäure und für die Bestimmung des Schmelzpunktes der Fette ein Gemisch von Wasser und Glycerin zu gleichen Teilen vor. Die Schwefelsäure wird durch kleine Mengen organischer Stoffe, wie sie im Staub enthalten sind und deren Fernhalten unmöglich ist, leicht braun gefärbt. Die Farbe stört bei der Beobachtung des Schmelzpunktes. Man kann sie aber leicht durch Zugabe von einigen kleinen Salpeterkristallen in die Badflüssigkeit entfernen. Wegen der Gefahren beim Bruche des Glases und wegen der unangenehmen Dämpfe beim Erhitzen auf höhere Temperaturen ersetzt man die Schwefelsäure häufig durch flüssiges Paraffin. Bei der Verwendung von flüssigem Paraffin (Paraffinöl) fallen zwar die genannten Übelstände weg, doch es stellt sich ein neuer ein, das Paraffin färbt sich sehr rasch dunkel und die Farbe kann nicht wie bei der Schwefelsäure leicht entfernt werden, das Paraffin wird daher sehr rasch unbrauchbar.

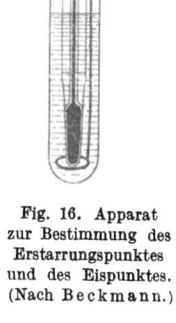

22. Zur Bestimmung des Erstarrungspunktes werden etwa 10 g des zu untersuchenden Stoffes in einem Probierrohr, in dem sich ein geeignetes Thermometer befindet, vorsichtig geschmolzen. Durch Eintauchen in Wasser, dessen Temperatur etwa 5° niedriger als der zu erwartende Erstarrungspunkt ist, wird die Schmelze auf etwa 2° unter dem Erstarrungspunkt abgekühlt und darauf durch Rühren mit dem Thermometer, nötigenfalls durch Einimpfen eines kleinen Kristalls des zu untersuchenden Stoffes, zum Erstarren gebracht. (XXXII) Der während des Erstarrens beobachtete höchste Stand der Quecksilbersäule ist als der Erstarrungspunkt anzusehen.

Da die Bestimmung des Schmelzpunktes bei niedrig schmelzenden Stoffen, wie Phenol, Thymol u. ä., nach der üblichen Methode des Arzneibuchs nicht mit Sicherheit auszuführen ist, hat das Arzneibuch für derartige Stoffe die Bestimmung des Erstarrungspunktes eingeführt. Zu dieser Bestimmung bedient man sich zweckmäßig des schon bei der Ermittlung des Eispunktes und der latenten Schmelzwärme beschriebenen Probierrohres mit seitlichem Tubus (Fig. 16).

In das Probierrohr bringt man 10 g des zu untersuchenden Stoffes, setzt das Thermometer ein und erhitzt nun vorsichtig, bis der Stoff vollständig zu einer klaren Flüssigkeit geschmolzen ist. Dann taucht man das Probierrohr in das Wasserbad von dem vorgeschriebenen Wärmegrad. Statt nun mit dem Thermometer die erstarrende Flüssigkeit durchzurühren, empfiehlt es sich, einen Rührer aus starkem Platin- oder Nickeldraht zu benutzen. Das Einimpfen eines kleinen Kristalls des zu untersuchenden Stoffes kann durch den seitlichen Tubus geschehen.

Fig. 16. Apparat zur Bestimmung des Erstarrungspunktes und des Eispunktes. (Nach B e c k m a n n.)

Die Bestimmung des Erstarrungspunktes von Phenol läßt sich mit großer Genauigkeit bei Verwendung eines Maximal-Fieberthermometers bestimmen, wenn die Unterkühlungstemperatur mit einem gewöhnlichen Thermometer kontrolliert wird.

23. Zur Bestimmung des Siedepunkts kommen zwei verschiedene Verfahren zur Anwendung:

a) Soll durch die Untersuchung lediglich die Identität eines Arzneimittels festgestellt werden, so bedient man sich des zur Bestimmung des Schmelzpunktes unter 21a beschriebenen Apparates, indem man an dem Thermometer in der gleichen Weise, wie oben beschrieben, ein dünnwandiges, an einem Ende zugeschmolzenes Glasröhrchen von 3 mm lichter Weite befestigt und in dieses 1 bis 2 Tropfen der zu untersuchenden Flüssigkeit sowie — zur Verhütung des Siedeverzugs — ein unten offenes Kapillarröhrchen gibt, das in einer Entfernung von 2 mm vom eintauchenden Ende eine zugeschmolzene Stelle besitzt. Man verfährt alsdann weiter wie bei der Bestimmung des Schmelzpunktes. Die Temperatur, bei der aus der Flüssigkeit eine ununterbrochene Reihe von Bläschen aufzusteigen beginnt, ist als der Siede= punkt anzusehen.

b) Soll durch die Bestimmung des Siedepunkts der Reinheitsgrad eines Stoffes festgestellt werden, so sind wenigstens 50 ccm des Stoffes aus einem Siede= kölbchen von 75 bis 80 ccm Rauminhalt zu destillieren. Das Quecksilbergefäß des Thermometers muß sich 1 cm unterhalb des Abflußrohrs befinden. In die Flüssig= keit ist zur Verhütung des Siedeverzugs vor dem Erhitzen ein kleines Stück eines Tonscherbens zu geben; das Erhitzen ist in einem Luftbade vorzunehmen. Fast die gesamte Flüssigkeit muß innerhalb der im Einzelfall aufgestellten Temperaturgrenze überdestillieren; Vorlauf und Rückstand dürfen nur ganz gering sein.

Ebenso wie der Schmelzpunkt kann auch der S i e d e p u n k t eines Stoffes zum Nachweis der Identität oder der Reinheit benutzt werden. Für jeden Zweck hat das Arzneibuch ein besonderes Verfahren angegeben. Der Siedepunkt eines Stoffes ist abhängig von dem jeweiligen Barometer- stand. Bei genauen Bestimmungen muß daher auf den Normal-Barometer- stand (vgl. 8) reduziert werden. Da außer beim Wasser die Abhängig- keit des Siedepunktes vom Barometerstand meistens nicht näher bekannt ist, so muß man für diese Korrektion die Erfahrung benutzen, daß die Siedetemperatur vieler Flüssigkeiten um 760 mm herum sich nahezu gleich ändert. Die Änderung beträgt für 1 mm Quecksilbersäule $0,038°$.

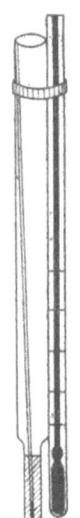

Da die Quecksilbersäule des Barometers zwischen 680 und 800 mm in Deutschland schwankt, so können sich auf Grund des Barometerstan- des Korrektionen des Siede- punktes um $80 - 40 \times 0,038$ $= 3 - 1,5°$ nötig machen. Zu dem beobachteten Siede- punkt hat man zuzufügen $0,038 (760 - b)°$. b ist der auf 0° reduzierte Baro- meterstand (vgl. 8).

Für die Feststellung der Identität eines Arznei- mittels durch die Bestim- mung des Siedepunktes hat das Arzneibuch ein von

Fig. 17.
Bestimmung des
Siedepunktes nach
S i w o l o b o f f.

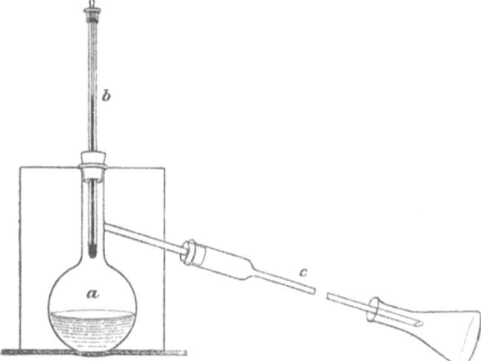

Fig. 18. Apparat zur Bestimmung des Siedepunktes.

S i w o l o b o f f angegebenes Verfahren vorgeschrieben und auch in allen Einzelheiten be- schrieben (Fig. 17).

Wird mit der Bestimmung des Siedepunktes beabsichtigt, den Reinheitsgrad eines Stoffes festzustellen, so bedient man sich nach der Anweisung des Arzneibuches eines Siedekölbchens. Das Siedekölbchen trägt in der vorgeschriebenen Weise das Thermometer, das Abflußrohr wird vorteilhaft durch eine als Kühlrohr dienende 50 cm lange, weite Glasröhre c verlängert (Fig. 18). Thermometer und Kühlrohr werden durch Korkstopfen mit dem Siedekölbchen verbunden. Es empfiehlt sich, Kork hierzu zu verwenden, da Kautschuk von den Dämpfen mancher Stoffe angegriffen wird. In den meisten Fällen wird es genügen, die als Luftkühler empfohlene Glasröhre zu verwenden. Sie bietet den Vorteil, daß Abscheidungen in der Röhre durch Erwärmen mit einer Flamme leicht zum Abfließen gebracht werden können. Bei sehr niedrig siedenden Stoffen muß statt des Luftkühlers ein sog. Liebigscher Kühler vorgeschaltet werden. Die Erwärmung des Siedekölbchens soll im Luftbade geschehen. Es dürfte nicht ganz leicht sein, ein Luftbad ausfindig zu machen, wo jede lokale Überhitzung ausgeschlossen ist. Für die vorliegenden Zwecke mag es genügen, Siedekölbchen und Heizquelle so anzuordnen, daß die Flamme das Kölbchen nicht berühren kann. Man stellt daher das Kölbchen auf einen Asbestteller und umhüllt das ganze Kölbchen mit einem zylinderförmigen Futteral aus Asbestpapier. Bei feuergefährlichen, niedrig siedenden Flüssigkeiten kann als Heizquelle, um die offene Flamme zu vermeiden, ein Bad mit warmem Wasser verwendet werden, das durch Nachgießen von heißem Wasser auf der entsprechenden Temperatur gehalten wird.

Die Beschickung des Siedekölbchens mit dem zu prüfenden Stoffe geschieht bei Flüssigkeiten mit Hilfe eines langhalsigen Trichters und bei festen Stoffen mit einem trichterförmigen Röllchen aus Pergamentpapier. Es ist bei der Einführung darauf zu achten, daß der Stoff nicht an den Wänden des Kölbchenhalses haftet. Mit der Erwärmung muß langsam begonnen werden, man steigere die Hitze langsam aber stetig, insbesondere ist nach Beginn der Destillation jede Unterbrechung der Wärmezufuhr zu vermeiden, da sonst die Quecksilbersäule sinkt und der Versuch wieder von vorn begonnen werden muß. Einheitliche reine Stoffe gehen bei einem bestimmten Thermometerstand über oder ihr Siedepunkt schwankt nur in sehr engen Grenzen, Gemische verschiedener Stoffe verändern sprungweise ihren Siedepunkt. Das Arzneibuch gibt die Grenzen an, innerhalb deren der Siedepunkt sich bewegen darf. Beträgt diese Abweichung wie beim Essigäther mehrere Grad, so ist dem Umstand Rechnung getragen worden, daß der Essigäther neben Essigsäureäthylester auch eine kleine Menge Äthylalkohol enthalten darf.

Bei Innehaltung der vom Arzneibuch gemachten Angaben wird sich die Korrektion für den herausragenden Quecksilberfaden in vielen Fällen, besonders bei niedrig siedenden Stoffen, erübrigen. Zur Bestimmung des Siedepunkts von höher siedenden Stoffen kann man ein abgekürztes Thermometer nach Z i n c k e benutzen, dessen Skala bei 100° beginnt, und man umgeht so diese Korrektion. Die Korrektion nach dem Barometerstand soll durch ein Beispiel erläutert werden. Ein Muster Chloroform ging zwischen 57,5°—59,0° über. Das Thermometer war beinahe vollkommen im Dampfraum untergebracht, so daß nur eine Quecksilbersäule von 20 mm herausragte. Das Barometer zeigte einen Stand von 700 mm bei 15°, auf 0° reduziert nach 8 = 700 — 1,81 = rund 698 mm. Dem gefundenen Siedepunkt ist zuzuzählen 0,038 (760 — 698) = 2,4°. Der Siedepunkt des Chloroforms lag demnach zwischen 59,9° und 61,4°. Bei allen Barometerständen über 760 mm wird der Ausdruck negativ, die Korrektion läßt dann die Siedepunkte kleiner werden.

(XXXIII) 24. Der beim Verbrennen hinterbleibende Rückstand wird in folgender Weise ermittelt:

Eine dem Einzelfall angemessene Menge Substanz (wegen der Menge sei auf die Erläuterungen zu Ziffer 6 verwiesen) wird in einem ausgeglühten und gewogenen Tiegel durch eine mäßig starke Flamme zunächst verkohlt und dann verascht. Um die Verbrennung der Hauptmenge der Kohle zu beschleunigen, wird die Flamme mehrmals für kurze Zeit unter dem Tiegel entfernt. Wird durch fortgesetztes mäßiges Erhitzen eine weitere oder völlige Veraschung nicht erreicht, so wird die Kohle mit heißem Wasser übergossen und der gesamte Tiegelinhalt durch ein Filter von bekanntem Aschengehalt filtriert. Das Filter wird mit möglichst wenig Wasser nachgewaschen, mit dem darauf verbliebenen Rückstand in den Tiegel gebracht, darin getrocknet und verascht. Sobald keine Kohle mehr sichtbar und der Tiegel erkaltet ist, wird das Filtrat und das zum Nachspülen des Filters benutzte Waschwasser in dem Tiegel auf dem Wasserbade nach Zusatz von etwas Ammoniumcarbonatlösung eingedampft. Der nunmehr verbliebene Rückstand wird nochmals kurze Zeit schwach geglüht und nach dem Erkalten des Tiegels gewogen. Von dem ermittelten Gewicht ist der Aschengehalt des Filters abzuziehen.

25. Bestimmung von Säuregrad, Säurezahl, Verseifungszahl, Esterzahl.

a) Unter Säuregrad eines Fettes versteht man die Anzahl Kubikzentimeter Normal=Kalilauge, die notwendig ist, um die in 100 g Fett vorhandene freie Säure zu neutralisieren.

Zur Bestimmung der freien Säure werden 5 bis 10 g Fett in 30 bis 40 ccm (XXXIV) einer säurefreien Mischung gleicher Raumteile Alkohol und Äther gelöst und mit $^1/_{10}$=Normal=Kalilauge unter Zusatz von 1 ccm Phenolphthaleinlösung als Indikator titriert. Sollte während der Titration ein Teil des Fettes sich ausscheiden, so muß von dem Lösungsgemisch von neuem zugesetzt werden.

B e i s p i e l. Angenommen, es seien 5,07 g Schweineschmalz angewendet und zur Titration 0,9 ccm $^1/_{10}$=Normal=Kalilauge (= 0,09 ccm Normal=Kalilauge) verbraucht worden, so berechnet sich der Säuregrad nach dem Ansatz

$$\frac{0,09 \cdot 100}{5,07} = 1,78.$$

b) Die S ä u r e z a h l gibt an, wieviel Milligramm Kaliumhydroxyd not= wendig sind, um die in 1 g Wachs, Harz oder Balsam vorhandene freie Säure zu neutralisieren.

Die Bestimmung wird nach den bei den einzelnen Artikeln gegebenen Vor= schriften ausgeführt.

B e i s p i e l. Angenommen, es wurde 1 g Kopaivabalsam angewendet und es wurden zur Neutralisation der freien Säure 2,8 ccm weingeistige $^1/_2$=Normal= Kalilauge (1 ccm weingeistige $^1/_2$=Normal=Kalilauge = 28,055 mg Kaliumhydroxyd) verbraucht, so berechnet sich die Säurezahl nach dem Ansatz

$$\frac{2,8 \cdot 28,055}{1} = 78,55.$$

c) Unter V e r s e i f u n g s z a h l versteht man die Anzahl Milligramm Kaliumhydroxyd, die zur Bindung der in 1 g Fett, Öl, Wachs oder Balsam ent= haltenen freien Säure und zur Zerlegung der Ester erforderlich ist.

(XXXV) Die Bestimmung der Verseifungszahl wird, sofern bei einzelnen Artikeln nicht besondere Vorschriften gegeben sind, in folgender Weise ausgeführt:

Man wägt 1 bis 2 g des zu untersuchenden Stoffes in einem Kölbchen aus Jenaer Glas von 150 ccm Inhalt ab, setzt 25 ccm weingeistige $^1/_2$=Normal=Kali= lauge hinzu und verschließt das Kölbchen mit einem durchbohrten Korke, durch dessen Öffnung ein 75 cm langes Kühlrohr aus Kaliglas führt. Man erhitzt die Mischung auf dem Wasserbade 15 Minuten lang zum schwachen Sieden. Um die Verseifung zu vervollständigen, mischt man den Kolbeninhalt durch öfteres Umschwenken, je= doch unter Vermeidung des Verspritzens an den Kork und an das Kühlrohr. Man titriert die vom Wasserbade genommene, noch heiße Seifenlösung nach Zusatz von 1 ccm Phenolphthaleinlösung sofort mit $^1/_2$=Normal=Salzsäure zurück (1 ccm $^1/_2$=Nor= mal=Salzsäure = 0,028055 g Kaliumhydroxyd, Phenolphthalein als Indikator).

Bei jeder Versuchsreihe sind mehrere blinde Versuche in gleicher Weise, aber ohne Anwendung des betreffenden Stoffes auszuführen, um den Wirkungswert der weingeistigen Kalilauge gegenüber der $^1/_2$=Normal=Salzsäure festzustellen.

B e i s p i e l. Angenommen, es seien angewendet 1,562 g Öl, die zur Versei= fung zugesetzten 25 ccm weingeistige Kalilauge entsprächen 23,5 ccm $^1/_2$=Normal= Salzsäure, und es seien 12,8 ccm $^1/_2$=Normal=Salzsäure zur Neutralisation des nach der Verseifung noch vorhandenen freien Kaliumhydroxyds erforderlich gewesen. Demnach ist eine 23,5 — 12,8 = 10,7 ccm $^1/_2$=Normal=Salzsäure entsprechende (XXXVI) Menge Kaliumhydroxyd zur Verseifung des angewendeten Öles erforderlich ge= wesen. Die Verseifungszahl berechnet sich daher nach dem Ansatz

$$\frac{10,7 \cdot 28,055}{1,562} = 192,5.$$

d) Die **Esterzahl** gibt an, wieviel Milligramm Kaliumhydroxyd zur Verseifung der in 1 g ätherischem Öl oder Wachs vorhandenen Ester erforderlich sind.

Die Esterzahl ergibt sich somit als Differenz zwischen Verseifungs- und Säurezahl.

Die Bestimmung der Esterzahl erfolgt nach der im Einzelfalle gegebenen Vorschrift.

26. Die **Jodzahl** gibt an, wieviel Teile Jod von 100 Teilen eines Fettes oder Öles unter den Bedingungen des nachstehenden Verfahrens gebunden werden.

Zur Bestimmung der Jodzahl bringt man das geschmolzene Fett oder das Öl, und zwar bei Hammeltalg und Kakaobutter 0,8 bis 1,0 g, bei Schweineschmalz 0,6 bis 0,7 g, bei Erdnußöl, Mandelöl, Olivenöl und Sesamöl 0,3 bis 0,4 g, bei Lebertran und Leinöl 0,15 bis 0,18 g, in eine mit eingeriebenem Glasstopfen verschlossene Glasflasche von 250 ccm Inhalt, löst das Fett oder Öl in 15 ccm Chloroform und läßt 30 ccm einer mindestens 48 Stunden vor dem Gebrauche hergestellten Mischung gleicher Raumteile weingeistiger Jodlösung und weingeistiger Quecksilberchloridlösung zufließen, wobei man die Pipette bei jedem Versuche in genau gleicher Weise entleert. Ist die Flüssigkeit nach dem Umschwenken nicht völlig klar, so wird noch

XXXVII) etwas Chloroform hinzugefügt. Tritt binnen kurzer Zeit fast vollständige Entfärbung der Flüssigkeit ein, so muß man noch Jodquecksilberchloridmischung zusetzen. Die Jodmenge muß so groß sein, daß noch nach 2 Stunden die Flüssigkeit stark braun gefärbt erscheint. Nach dieser Zeit ist die Reaktion beendet. Bei Leinöl und Lebertran muß die Reaktionsdauer auf 18 Stunden ausgedehnt werden. Die Bestimmungen sind bei Zimmertemperatur und unter Vermeidung direkten Sonnenlichts auszuführen.

Man versetzt dann die Mischung mit 15 ccm Kaliumjodidlösung, schwenkt um und fügt 100 ccm Wasser hinzu. Scheidet sich hierbei ein roter Niederschlag aus, so war die zugesetzte Menge Kaliumjodidlösung ungenügend und muß durch Zusatz einer weiteren Menge erhöht werden. Man läßt nun unter häufigem Schütteln so lange $^1/_{10}$-Normal-Natriumthiosulfatlösung zufließen, bis die wässerige Flüssigkeit und die Chloroformschicht nur noch schwach gefärbt sind. Alsdann wird unter Zusatz von Stärkelösung zu Ende titriert. Mit jeder Bestimmung ist zugleich ein blinder Versuch in gleicher Weise, aber ohne Anwendung eines Fettes oder Öles, zur Feststellung des Wirkungswerts der Jodquecksilberchloridmischung auszuführen. Bei Leinöl und Lebertran ist sowohl zu Beginn als auch am Ende der Bestimmung ein blinder Versuch auszuführen und der Berechnung des Wirkungswerts der Jodquecksilberchloridmischung das Mittel dieser beiden Versuche zugrunde zu legen.

Der Berechnung der Jodzahl ist der im blinden Versuche ermittelte Wirkungswert der Jodquecksilberchloridmischung zugrunde zu legen.

Beispiel. Angenommen, es seien 0,605 g Schweineschmalz und 30 ccm Jodquecksilberchloridmischung angewendet worden. Bei dem blinden Versuche

XXXVIII) seien zur Titration des Jodes 45,5 ccm, bei der Bestimmung selbst 18,7 ccm $^1/_{10}$-Normal-Natriumthiosulfatlösung verbraucht worden. Es ist somit die 26,8 ccm $^1/_{10}$-Normal-Natriumthiosulfatlösung entsprechende Menge Jod = 0,3402 g (1 ccm $^1/_{10}$-Normal-Natriumthiosulfatlösung = 0,012692 g Jod, Stärkelösung als Indikator) von der angewendeten Menge Schweineschmalz gebunden worden. Es berechnet sich also im vorliegenden Fall für das Schweineschmalz die Jodzahl

$$\frac{0,3402 \cdot 100}{0,605} = 56,23.$$

Jodzahl. Die Fette und fetten Öle sind Triglyceride von Fettsäuren, und ihre Einteilung in nicht trocknende und trocknende Öle beruht darauf, daß erstere Glycerinester der gesättigten Ölsäuren, die letzteren solche der ungesättigten Ölsäuren sind, bzw. derartige Triglyceride enthalten. Das Trocknen der Öle wird durch Aufnahme von Sauerstoff, durch Oxydation bedingt. Diese ungesättigten Öle und auch ihre freien Fettsäuren sind nun auch imstande, Halogene — Jod, Brom und Chlor — aufzunehmen, zu addieren; sie reagieren bei Gegenwart von Quecksilberchlorid und Jodkalium quantitativ mit Jod. Dadurch ist ein vorzügliches Mittel gegeben, sie auf ihre Güte zu prüfen, sie voneinander zu unterscheiden, fremde Zusätze zu erkennen. Die Aufnahmefähigkeit von Jod ist für die verschiedenen Fettsäurereihen verschieden; die gesättigten Fettsäuren nehmen kein Jod auf, die der Ölsäurereihe 2 Atome, die der Leinölsäurereihe 4 Atome.

Die absoluten Mengen Jod, die aufgenommen werden, sind bei den einzelnen Fetten und Ölen durch Versuche festgestellt, und sie stehen, wie das bei derartigen Naturprodukten, die keine einheitlichen Stoffe sind, selbstverständlich ist, nicht vollkommen fest, sondern zeigen gewisse Schwankungen.

Die Bestimmung der Jodzahl erfolgt nach dem Verfahren von v o n H ü b l. Die Ausführung, bei der p e i n l i c h s t g e n a u e s Arbeiten nötig ist, da jede kleine Fehlerquelle zu großen Ungenauigkeiten führt, bedarf bei der eingehenden Anweisung des Arzneibuchs keiner Erläuterung.

Die Alkaloidbestimmung in Drogen usw.

Alkaloidbestimmungen läßt das Arzneibuch in mehreren Drogen, Extrakten und Tinkturen vornehmen. Mit Ausnahme der Gehaltsbestimmung für Opium und seine Präparate stützen sie sich auf die zuerst von C. C. K e l l e r gegebene außerordentlich handliche Methode, die in kurzer Zeit in einfachster Weise und mit geringem Instrumentarium die Ausführung der Alkaloidbestimmungen gestattet.

Die Alkaloide sind zum größten Teil in freiem Zustande in Äther und in Chloroform bzw. in einem Gemisch beider löslich, dagegen unlöslich in Wasser. Ihre Salze verhalten sich umgekehrt: fast alle sind in Wasser löslich, aber unlöslich in Äther und Chloroform. In den Drogen und galenischen Präparaten finden sich die Alkaloide teilweise als Salze vor. Von diesen Tatsachen ausgehend bauen sich die Alkaloidbestimmungen in folgender Weise auf:

a) Die Drogenpulver oder die in Wasser gelösten oder damit aufgeschwemmten, nötigenfalls vom Spiritus befreiten galenischen Präparate werden nach dem Alkalisieren mit Äther oder Chloroform oder mit einem Gemisch beider geschüttelt und ein aliquoter Teil der — kurz gesagt — Ätherschicht wird abgenommen. Durch den Alkalizusatz werden die an Säuren gebundenen Alkaloide frei und ätherlöslich gemacht. Sie gehen in Lösung und mit ihnen Chlorophyll, Fette, Öle, Wachs, Harze, ev. auch Seifen, die sich aus letzteren mit dem zur Verwendung gelangenden Alkali bilden können, sowie Spuren von Ammoniak und Ammoniakderivaten.

b) Die ätherische Alkaloidlösung wird mit angesäuertem Wasser ausgeschüttelt. Die Alkaloide bilden mit der im Wasser befindlichen Säure Salze, sie werden dadurch wasserlöslich und gehen in Wasser über. In Äther verbleiben Chlorophyll, Fette, Öle, Wachs, Harze usw.; die Seifen werden zersetzt, ihre Base geht in die wässerige Lösung mit über, die Öl- usw. Säuren bleiben im Äther.

c) Die saure Lösung wird alkalisch gemacht und mit Äther ausgeschüttelt. Durch den Zusatz von Alkali bildet die an die Alkaloide gebundene Säure mit dem ersteren Salze, in den Äther gehen die Alkaloide ev. mit Spuren Ammoniak oder Ammoniakderivaten über. Diese und Ammoniak gehen bei dem völligen oder teilweisen Abdestillieren des Äthers mit über, die Alkaloide bleiben rein in dem nicht destillierten Äther oder als fester Rückstand zurück. Sie werden durch Titration oder Wägung ihrer Menge nach bestimmt. Die Verschiedenartigkeit, die die Alkaloide oder ihre Salze bezüglich des Grades ihrer Löslichkeit in Äther, Chloroform und Wasser, ihrer größeren oder geringeren alkalischen Eigenschaften und ihrer Flüchtigkeit (einige sind destillierbar) zeigen, bedingen natürlich ein Anpassen der Methode an diese.

Das Arzneibuch hat mit einigen Änderungen die K e l l e r sche Methode angenommen. Die Ausführung der Bestimmung gibt das Arzneibuch in so eingehender Weise, daß eine Wiederholung im einzelnen überflüssig ist. Dagegen seien einige Punkte im voraus kurz besprochen.

1. In der 4. Ausgabe des Arzneibuchs wurden die Alkaloidbestimmungeu in der bei 100° getrockneten Droge ausgeführt. Nunmehr hat die Gehaltsbestimmung in der lufttrocknen Droge zu erfolgen. Der Zweck dieser Maßregel dürfte der sein, daß die Gehaltsbestimmung in der Droge, wie sie auch zu den Zubereitungen Verwendung findet, ausgeführt werden soll, da sich sonst, wegen des wechselnden Feuchtigkeitsgehaltes, trotz der anscheinend gleich gehaltvollen Droge, ziemliche Unterschiede in den Präparaten finden würden.

2. **Alkalisieren der Droge oder des galenischen Präparates bei der Ausschüttelung mit Äther usw.** Hierzu finden Verwendung: Natronlauge, Sodalösung, Salmiakgeist. Bei manchen Objekten ist es gleichgültig, welche dieser drei alkalischen Flüssigkeiten man verwendet, bei anderen ist die Wahl mit größter Vorsicht zu treffen. Die Alkaloide der Granatrinde sind z. T. flüchtig, weshalb man bei ihrer Bestimmung Salmiakgeist nicht verwenden kann; die der Brechwurzel sind in Natronlauge und Sodalösung löslich und werden von diesen Laugen so fest zurückgehalten, daß sie sich nur zum Teil aus ihnen durch Äther oder Chloroform herausschütteln lassen. Wenn trotzdem das Arzneibuch bei dieser Droge Sodalösung verwenden läßt, so muß es die Absicht gehabt haben, nur einen Teil der in dieser Wurzel enthaltenen Alkaloide zu bestimmen.

Es sei noch bemerkt, daß beim Schütteln von Wasser mit Äther oder mit Chloroform ab und zu die beiden Flüssigkeiten sich nicht glatt trennen durch Bildung schwer sich scheidender **Emulsionen.** In solchen Fällen läßt man die Emulsionsschicht gesondert in ein Fläschchen ablaufen und schüttelt sie für sich oder nach Zumischen von etwas Äther oder Chloroform. Man nimmt Äther, wenn die Emulsion aus Äther und Wasser besteht, Chloroform, wenn sie aus Chloroform und Wasser besteht. Nach dem Durchschütteln trennen sich beide Flüssigkeiten glatt, und man spült sie alsdann verlustlos in den Schütteltrichter zurück.

3. **Chloroform und Äther als Lösungsmittel für Alkaloide.** Im allgemeinen verdient Äther vor allen anderen Lösungsmitteln den Vorzug, weil durch ihn die Alkaloide am leichtesten rein zu erhalten sind. In einzelnen Fällen verbietet sich aber seine Anwendung. So sind die Chinaalkaloide nur schwer löslich in Äther, dagegen leicht löslich in Chloroform oder einem Gemisch beider, wie denn überhaupt Chloroform die Alkaloide leichter in Lösung bringt als Äther. Deshalb hat das Arzneibuch in ausgiebiger Weise das Chloroform bei den Alkaloidbestimmungen verwendet. Das Chloroform hat aber die Eigenschaft, sich leicht zu zersetzen, sobald es mit Laugen in Berührung kommt, besonders auch, wenn es Alkaloide in Lösung hat. Unter Bildung von Phosgen spaltet sich aus ihm Chlorwasserstoff ab, der eine äquivalente Menge Alkaloid bindet, so daß diese dann bei der Titration nicht mehr gefunden werden kann.

4. **Bestimmung der Alkaloide durch Wägung und durch Titration.** Das Arzneibuch hat sich in den weitaus meisten Fällen für die **Titration** entschieden und bedient sich der Wägung nur bei den Alkaloiden, die sich nicht titrieren lassen. Die zur Bestimmung kommenden Mengen der Alkaloide sind oft nur sehr gering, und infolgedessen machen sich kleine Fehlerquellen oft unangenehm bemerkbar. So kann z. B. die oben erwähnte Zersetzung des Chloroforms in Phosgen und Chlorwasserstoff so weit gehen, daß nicht nur sämtliches in Chloroform gelöstes Alkaloid als Salz gebunden wird, sondern sogar Chlorwasserstoff noch im Überschuß vorhanden ist. Aus diesem Grunde ist ein **rasches Arbeiten bei allen Alkaloidbestimmungen, bei denen Chloroform verwendet wird, und Schützen der Chloroformlösung vor Sonnenlicht unbedingtes Erfordernis.** Auch bei der Verwendung von **Salmiakgeist** als Alkalisierungsmittel können bei der Titration unangenehme Fehler eintreten, wenn derselbe, was meistens der Fall ist, Pyridin enthält. Dasselbe wird als Alkaloid mitbestimmt. Andererseits bietet auch die **Wägungsanalyse** Fehlerquellen. Zunächst ist es schwierig, die Alkaloide von den letzten Resten fremder Substanzen befreit, also absolut rein zu erhalten. Minimale Mengen von Verunreinigungen werden fast immer mitgeschleppt. Manche Alkaloide unterliegen auch mehr oder weniger weitgehender Zersetzung. Andere enthalten Kristallwasser, das teilweise schon beim Trocknen bei gelinder Erwärmung oder im Exsikkator entweicht, während es vollständig oft erst nach langem Erhitzen auf 100^{0}—105^{0} zu entfernen ist.

So bieten beide Arten der Bestimmung Schwierigkeiten, die oft kaum zu umgehen sind, eine Tatsache, die bei vielen Bestimmungen auch noch immer zu Meinungsverschiedenheiten Anlaß gibt. Doch darf wohl behauptet werden, daß die heute bekannten Methoden in den meisten Fällen dem praktischen Bedürfnis Genüge leisten.

Bei der Entscheidung des Arzneibuches für die titrimetrische Bestimmung ist vielleicht dem Standpunkte des praktischen Apothekers nicht immer völlig Rechnung getragen worden. Der Mengenbestimmung durch Titration hätte man wohl die durch Wägung, zumal diese ja doch nicht in allen Fällen zu umgehen ist, als gleichwertig an die Seite stellen dürfen. In einer kleinen Apotheke liegen die einzelnen Wertbestimmungen der Drogen und ihrer Präparate zeitlich oft so weit auseinander, daß die vorhandenen volumetrischen Lösungen jedesmal einer Nachprüfung bedürfen, wodurch viel Zeit verloren wird. In solcher Lage würde man, um rascher zum Ziele zu kommen, lieber zur Wage greifen. Wo eine Bestimmung durch Wägung angängig ist, ist in diesem Kommentar an den betreffenden Stellen eine Vorschrift gegeben. Es sei jedoch hier ausdrücklich bemerkt, daß es sich bei der Anwendung einer anderen Methode als der, die vom Arzneibuch vorgeschrieben ist, besonders wenn die nicht amtliche Methode abweichende Resultate gibt, nur darum handeln kann, für orientierende oder wissenschaftliche Zwecke die andere Methode anzuwenden. Für die Zwecke der Arzneiversorgung und deren Kontrolle ist es unerläßlich, daß nur nach ein und derselben Methode gearbeitet wird. Mag diese auch nicht durchweg einwandfrei sein oder wissenschaftlich nicht immer völlig genaue Resultate geben, der Zweck des Arzneibuchs, die Versorgung mit gleichmäßig zubereiteten und gleichmäßig wirkenden Arzneimitteln für das Reichsgebiet sicherzustellen, kann nur erfüllt werden, wenn die amtliche Methode überall zur Anwendung gelangt.

5. **Volumetrische Lösungen.** Das Arzneibuch läßt $1/_{10}$ und $1/_{100}$ Normal-Salzsäure bzw. -Kalilauge verwenden. Erstere ist lange Zeit beständig, und zur leichten und raschen Herstellung derselben ist die Verwendung von Borax als Urtitersubstanz empfehlenswert. Bei volumetrischer Kalilauge ist die Feststellung des Titers vor jedesmaligem Gebrauch notwendig und ihre Aufbewahrung ohne besondere Vorsichtsmaßregeln nicht angängig. An Stelle der Kalilauge läßt sich bei allen Alkaloidbestimmungen auch $1/_{10}$ oder $1/_{100}$ Normalammoniak verwenden. Diese Lösung läßt sich ebenso bequem herstellen, als ihre längere Aufbewahrung ohne Titeränderung möglich ist. Vor Kalilauge hat sie den wesentlichen Vorzug, daß sie Kohlensäure aus der Luft nicht aufsaugt, und auch die Glaswandung nicht so stark angreift. Sie ist natürlich auch nicht absolut haltbar und muß deshalb von Zeit zu Zeit auf ihren Gehalt geprüft werden.

6. **Indikatoren.** Als Indikatoren bei den Alkaloidtitrationen wendet das Arzneibuch Jodeosin und Hämatoxylin in alkoholischer Lösung an. Bei Anwendung von Jodeosin hat man sog. Resttitrationen auszuführen. Die Alkaloide befinden sich in sauerwässeriger Lösung, in der die Menge der Säure genau bekannt ist, und durch Titration mit Lauge wird die nicht gebundene Säure, der überschüssige Rest derselben, bestimmt. Die Ausführung geschieht in der Weise, daß die absolut blanke saure Alkaloidlösung in einer Flasche aus weißem Glase, die zweckmäßig zuvor mit Salzsäure und destilliertem Wasser gründlich gereinigt ist, mit so viel Äther übergossen wird, daß derselbe in einer Schicht von etwa 1 cm auf ihr lagert. Dann setzt man dem Gemisch mehrere Tropfen Jodeosinlösung zu, läßt aus einer Bürette Lauge zufließen, verschließt die Flasche mit einem Kork und schüttelt kräftig um. Dieses Zufließenlassen der Säure und Umschütteln geschieht so lange, bis nach dem Absetzen die untere wässerige Schicht eine blaßrote Färbung angenommen hat.

Bei manchen Alkaloiden ist die Verwendung von Jodeosin nicht angängig, weil der Farbumschlag nicht scharf eintritt. In solchen Fällen schreibt das Arzneibuch Hämatoxylin vor, das übrigens auch überall da, wo Jodeosin anwendbar ist, gebraucht werden kann.[1] Das Arzneibuch schreibt auch hier die Restbestimmungsmethode vor. Die saure Alkaloidlösung versetzt man mit einer aus einem Körnchen Hämotoxylin und 1 ccm Weingeist frisch hergestellten Lösung und läßt aus einer Bürette unter stetem Umschwenken in Absätzen so lange Kalilauge zufließen, bis blauviolette Färbung eintritt. Die Berechnung erfolgt wie oben.

7. **Berechnung.** Sind in der Untersuchungsflüssigkeit 10 ccm $1/_{10}$ Normal-Salzsäure vorhanden, und gebraucht man zur Neutralisation der nicht gebundenen Säure 2 ccm $1/_{10}$ Normallauge, so sind $10 - 2 = 8$ ccm $1/_{10}$ Normalsäure zur Bindung des vorhandenen Alkaloids gebraucht. Multipliziert man 8 mit dem 10000. T. von dem Molekulargewicht (in Grammen ausgedrückt) des betreffenden Alkaloids, also z. B. bei den Chinaalkaloiden mit 0,0309 g, so erhält man die Menge des vorhandenen Alkaloids. Enthalten die 10 ccm $1/_{10}$ Normalsäure die Alkaloide aus 5 g Droge oder Präparat, so berechnet sich der Prozentgehalt bei diesem Beispiel nach der Formel $5 : (8 \times 0,0309) = 100 : x$ oder $5 : 0,2472 = 100 : x$ auf 4,944 Prozent. Wird die Menge des Alkaloides durch Wägung bestimmt, so ist das gefundene Gewicht, wenn wir die bei obigem Beispiel angenommenen Zahlen beibehalten, auf 100 nach derselben Gleichung $5 : 0,2472 = 100 : x$ umzurechnen.

---

[1] Genaueres über die Indikatoren siehe beim Reagentienverzeichnis.

Acetanilidum. — Antifebrin.

Syn.: Acetanilid. Phenylacetamid.

$C_6H_5 . NH . CO . CH_3$ Mol.-Gew. 135,08.

Weiße, glänzende Kristallblättchen. Antifebrin ist geruchlos, schmeckt schwach brennend und ist in 230 Teilen Wasser von 15°, in 22 Teilen siedendem Wasser, in 4 Teilen Weingeist von 15° sowie leicht in Äther, schwerer in Chloroform löslich.

Schmelzpunkt 113° bis 114°.

Beim Erhitzen von 0,1 g Antifebrin mit 5 ccm Kalilauge tritt der Geruch des Anilins auf; wird die Flüssigkeit nach Zusatz einiger Tropfen Chloroform von neuem erhitzt, so tritt der widerliche Isonitrilgeruch auf.

Werden 0,2 g Antifebrin mehrere Minuten lang mit 2 ccm Salzsäure gekocht, so entsteht eine klare Lösung. Mischt man diese Lösung mit 4 ccm Karbolsäurelösung und fügt Chlorkalklösung hinzu, so entsteht eine schmutzig-violettblaue Färbung, die auf Zusatz von Ammoniakflüssigkeit im Überschuß in ein beständiges Indigoblau übergeht.

Die gesättigte wässerige Lösung darf Lackmuspapier nicht röten (Essigsäure). Die gesättigte wässerige Lösung darf die Farbe verdünnter Eisenchloridlösung (1 + 9) nicht verändern (Anilinsalze, Phenole, Phenyldimethylpyrazolon). 0,1 g Antifebrin muß sich in 1 ccm Schwefelsäure ohne Färbung lösen (organische Verunreinigungen). Beim Schütteln von 0,1 g Antifebrin mit 1 ccm Salpetersäure darf keine Färbung auftreten (Phenacetin und verwandte Stoffe).

Antifebrin darf beim Verbrennen höchstens 0,1 Prozent Rückstand hinterlassen.

Vorsichtig aufzubewahren. Größte Einzelgabe 0,5 g. Größte Tagesgabe 1,5 g.

Als wesentliche Änderung ist die Angabe der Löslichkeit in Weingeist zu erwähnen, früher war sie als 1:3,5 angegeben, die jetzige Forderung lautet 1:4. Ferner erhielt die Isonitrilreaktion eine zahlenmäßige Fassung, und der Aschengehalt wurde zu 0,1 Prozent festgesetzt.

Geschichtliches. Acetanilid wurde zuerst 1843 von Gerhardt durch Einwirkung von Acetylchlorid auf Anilin dargestellt. Später zeigte Williams, daß man es auch durch anhaltendes Kochen von Anilin mit Eisessig erhalten kann, eine Darstellungsmethode, nach der noch heute dieses Präparat in großem Maßstabe erzeugt wird. Cahn und Hepp machten 1887 in der Kußmaulschen Klinik zu Straßburg zufällig[1]) die Beobachtung, daß Acetanilid temperaturerniedrigende Eigenschaften besitzt; seitdem ist es, zunächst unter dem Namen ,,Antifebrin‘‘, ein vielfach verordnetes Arzneimittel geworden.

Bildung. Die beiden Wasserstoffatome der Amidogruppe (NH_2) des Anilins $C_6H_5NH_2$ sind sowohl durch Alkoholradikale (Alkyle) als auch durch Säurereste (Acyle) vertretbar, im zweiten Falle entstehen die Anilide (Säureanilide):

$C_6H_5NH_2$ $C_6H_5NH . CH_3$ $C_6H_5HN(COCH_3).$
Anilin   Methylanilin   Acetanilid

Die Anilide werden gebildet:

1. Durch Einwirkung von Säurechloriden auf Anilin:

$2\,C_6H_5NH_2 + CH_3COCl = C_6H_5NH_2 . HCl + C_6H_5NH . COCH_3.$
Anilin   Acetylchlorid   salzsaures Anilin   Acetanilid

2. Durch Einwirkung von Säureanhydriden auf Anilin:

$2\,C_6H_5NH_2 + [CH_3CO]_2O = H_2O + 2\,C_6H_5NH . COCH_3.$
Anilin   Essigsäureanhydrid   Acetanilid

---

[1]) Es war Naphthalin verordnet worden. Das dem Bestande der Klinik entnommene Präparat zeigte indessen so merkwürdige temperaturherabsetzende Wirkung, daß man näher zusah und fand, das Präparat sei gar kein Naphthalin. Die chemische Untersuchung ergab, daß es Acetanilid war, worauf dieses dann klinisch versucht wurde.

3. Durch Einwirkung von Anilin auf Ester:

$$C_6H_5NH_2 + CH_3COOC_2H_5 = C_2H_5 . OH + C_6H_5NH . COCH_3.$$

Anilin · · · · · · · · · Essigester · · · · · · · Alkohol · · · · · · · · · Acetanilid

4. Durch Erhitzen von Anilin mit Säuren, z. B. von Anilin mit Essigsäure:

$$C_6H_5NH \cdot H + HO \cdot OCCH_3 = H_2O + C_6H_5NHCOCH_3.$$

Chemie. Die Säureanilide sind durchweg gut krystallisierte, schwerlösliche Körper und sind als solche geeignet, zur Identifizierung der ihnen zugrunde liegenden Amine zu dienen; sie werden durch anhaltendes Kochen mit Säuren oder mit ätzenden Alkalien wieder in die Säure und Anilin gespalten, z. B.

$$C_6H_5NH . \mid CH_3CO \qquad\qquad C_6H_5NH . \quad CH_3CO$$
$$+ H \mid OK \qquad\qquad\qquad H . \quad OH$$
$$\qquad\qquad\qquad\qquad\qquad\qquad H \quad Cl$$

Darstellung. Man mischt in einem Rundkolben a (Fig. 19) von 400—500 ccm Fassungsraum 100 g Anilin (Anilinum venale) mit 100 g Eisessig *(Acid. acetic. D.A.B.)*, setzt auf den Kolben einen weichen Kork und in diesen ein etwa 1 m langes und 1 cm im Lichten weites Glasrohr b ein. Der Kolben wird nun auf einem Sandbad oder auf einem Drahtnetz so erhitzt, daß die Flüssigkeit beständig in nicht stürmischem Sieden bleibt. Nach etwa 6 Stunden nimmt man eine Probe mit Hilfe einer als Stechheber dienenden Glasröhre heraus und sieht zu, ob die Probe beim Eintragen in verdünnte Natronlauge (1+9) in kurzer Zeit vollständig fest wird, oder ob sich ölige Tropfen abscheiden und der Geruch des Anilins noch bemerkbar ist. Ist unverändertes Anilin nicht mehr vorhanden, so entfernt man die Flamme, läßt etwas erkalten und gießt die Lösung in etwa 2 l kaltes Wasser. Nach einigem Umrühren läßt man das Gemisch etwa 1 Stunde lang stehen, sammelt dann das ausgeschiedene Acetanilid auf einem Seihtuch und wäscht es mit Wasser nach. Durch Umkrystallisieren aus etwa 3,5 l siedendem Wasser wird das Antifebrin rein erhalten, was zunächst durch die Kontrolle des Schmelzpunktes geprüft wird.

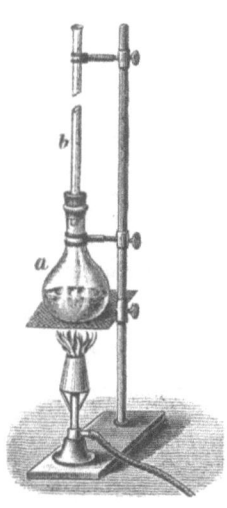

Fig. 19.

Eigenschaften. Die im Arzneibuch angeführten Eigenschaften sind durch folgende Angaben zu ergänzen: Acetanilid siedet ohne Zersetzung bei 295°. Von kaltem Wasser bedarf es zur Lösung 194 Teile, von siedendem 18 Teile. Es löst sich ferner in 3,5 Teilen Alkohol, in etwa 47 Teilen Äther und in etwa 6,5 Teilen Chloroform. Die Angabe des Arzneibuches, daß Acetanilid in Chloroform schwerer (statt leichter) löslich ist als in Äther, ist offenbar ein Druckfehler. Es ist weder leicht flüchtig, noch hygroskopisch, noch gegen Licht empfindlich.

Identitätsreaktionen. Mit Kalilauge erhitzt, entwickelt Antifebrin aromatisch riechende Dämpfe von Anilin; auf Zusatz einiger Tropfen Chloroform und erneutes Erhitzen tritt der widerliche Isonitrilgeruch auf. Das durch Kalilauge in Freiheit gesetzte Anilin gibt wie alle primären Amine mit Chloroform und ätzenden Alkalien widerlich riechendes Isonitril, hier Isocyanphenyl $CHCl_3 + 3 KOH + C_6H_5NH_2 = C_6H_5 . NC + 3 KCl + 3 H_2O$. 0,2 g Antifebrin mit 2 ccm Salzsäure mehrere Minuten lang gekocht, geben eine klare Lösung (in ihr befindet sich salzsaures Anilin), die nach Zusatz von 5 ccm Karbolsäurelösung durch eine filtrierte Chlorkalklösung schmutzig violett gefärbt wird; die Färbung geht durch darauffolgende Übersättigung mit Ammoniak in Indigoblau über. Diese Indophenolreaktion, die übrigens auch das Phenacetin gibt, kommt dadurch zustande, daß Phenol und Anilin zusammen oxydiert

worden zu Indophenol $C_6H_4 \begin{smallmatrix} N \\ | \\ O \end{smallmatrix} C_6H_4OH$, dessen Ammoniumsalz (auch die Alkalisalze) blau

gefärbt sind.

Reinheitsprüfungen. Die wässerige Lösung reagiert neutral (saure Reaktion würde Essigsäure anzeigen; freies Anilin bläut dagegen Lackmus nicht). Die kalte, gesättigte wässerige Lösung, mit Eisenchloridlösung versetzt, verändert die Farbe der letzteren nicht (Antipyrin = rot, freies Anilin = grünschwarz, Phenole = violett). Farblose Löslichkeit in Schwefelsäure; man schwenkt ein sauberes und trockenes Stöpselglas mit konz. reiner Schwefelsäure aus, füllt alsdann etwa 5 ccm Säure ein, gibt ungefähr 0,1 g Acetanilid hinzu und löst durch sanftes Umschwenken. Die Lösung muß farblos sein; Dunkelfärbung würde auf Zusatz von Zucker hinweisen, andere Färbungen auf färbende Verunreinigungen. Man beachte jedoch, daß auch mechanisch beigemengte Papierfasern Dunkelfärbung verursachen können. Bei guten Präparaten bleibt die Lösung 6—12 Stunden lang ungefärbt. Die Lösung enthält schwefelsaures Anilin, nach dem Verdünnen mit Wasser färbt sie Lignin (z. B. ein Stück Zeitungspapier) deutlich gelb.

Die Prüfung mit Salpetersäure schließt eine Verwechslung mit oder eine Untermischung von Phenacetin aus. Phenacetin wird durch Salpetersäure zu rot gefärbtem Nitrophenacetin nitriert.

Im übrigen ist für die **Reinheit** des Präparates in erster Linie wichtig das Zutreffen des Schmelzpunktes, da dieser durch das Vorhandensein der homologen Anilide (Acettoluidide und Acetxylidide), die ähnlich wie Acetanilid reagieren, ganz erheblich beeinflußt wird.

Wirkung und Anwendung. Antifebrin wirkt wie alle neueren, synthetisch dargestellten Antipyretika durch direkte Beeinflussung nervöser Zentralorgane. — Die fieberhaft erhöhte Körpertemperatur sinkt nach Anwendung des Acetanilids oder eines anderen Antipyretikums zur Norm, weil diese Mittel die Einwirkung der fiebererregenden Mikroorganismen und deren Stoffwechselprodukte auf die Wärmeregulation paralysieren. Außerdem üben alle diese Mittel einen allgemeinen narkotischen Einfluß aus, der sich in einer Herabminderung der Schmerzempfindlichkeit äußert. Hierauf beruht ihre Verwendung als A n t i n e u r a l g i k a gegen Schmerzen aller Art: Neuralgien, Migräne, Zahnschmerzen usw. — Beim Gelenkrheumatismus kommt sowohl die antipyretische als auch die antineuralgische Wirkung zur Geltung; außerdem wird den meisten der genannten Mittel eine „spezifische" Wirkung auf diese Krankheit zugesprochen.

Das Acetanilid ist chemisch ein nur relativ wenig modifiziertes Anilin; infolgedessen verursacht es recht häufig, auch in den kleinen therapeutisch gebräuchlichen Dosen, eine Schädigung der Zirkulation (Kollaps) und manchmal auch eine solche des Blutes (Methämoglobinbildung), während bei den chemisch weiter veränderten Anilinderivaten (Phenacetin usw.) derartige Vergiftungserscheinungen nur sehr selten vorkommen.

Im Organismus wird Acetanilid zu p-Aminophenol umgewandelt und so (als Ätherschwefelsäure) ausgeschieden; der Nachweis im Harn wird durch Überführung des Aminophenols in Indophenol geführt; der Harn (10 ccm) wird mit einigen Kubikzentimetern konzentrierter Salzsäure gekocht; nach dem Erkalten wird etwas konzentrierte Phenollösung und t r o p f e n w e i s e Chlorkalklösung zugesetzt. Es entsteht eine schmutzig-rote Färbung, die auf Zusatz von Ammoniakflüssigkeit in Blau übergeht; charakteristisch für Acetanilid ist nur die r o t e Färbung.

In der T i e r h e i l k u n d e wird Acetanilid bei fieberhaften Erkrankungen besonders der Pferde und Rinder in großen Dosen (Tagesdosis 50—100 g) angewendet; für Hunde werden Tagesdosen bis etwa 2,0, für Schweine bis 5,0 empfohlen.

Acetum. — Essig.

Syn.: Acetum crudum.

Gehalt 6 Prozent Essigsäure ($CH_3 \cdot COOH$, Mol.-Gew. 60,03).

Durch Essiggärung erhaltene, klare, fast farblose oder schwach gelbliche, sauer riechende und schmeckende Flüssigkeit. Essig wird nach dem Neutralisieren mit Natronlauge durch einige Tropfen Eisenchloridlösung tiefrot gefärbt.

Essig darf durch Schwefelwasserstoffwasser nicht verändert werden (Schwermetallsalze). 20 ccm Essig müssen nach dem Vermischen mit 0,5 ccm Baryumnitratlösung und 1 ccm $^1/_{10}$-Normal-Silbernitratlösung ein Filtrat geben, das weder durch Baryumnitrat-, noch durch Silbernitratlösung verändert wird (Schwefelsäure, Salzsäure).

Wird eine Mischung von 2 ccm Essig und 2 ccm Schwefelsäure nach dem Erkalten mit 1 ccm Ferrosulfatlösung überschichtet, so darf sich zwischen den beiden Flüssigkeiten keine gefärbte Zone bilden (Salpetersäure). Essig darf beim Verdampfen höchstens 0,5 Prozent Rückstand hinterlassen; dieser darf weder scharf noch bitter schmecken und muß eine alkalisch reagierende Asche hinterlassen (freie Mineralsäuren).

G e h a l t s b e s t i m m u n g. Zum Neutralisieren von 10 ccm Essig müssen 10 ccm Normal-Kalilauge erforderlich sein, was einem Gehalte von 6 Prozent Essigsäure entspricht (1 ccm Normal-Kalilauge = 0,06003 g Essigsäure, Phenolphthalein als Indikator).

Neu hinzugekommen ist die Begriffsbestimmung „durch Essiggärung erhalten".

Geschichtliches. Die Bereitung des Essigs aus zuckerhaltigen Fruchtsäften durch saure Gärung war schon zu Moses Zeiten bekannt (4. Buch Moses 6, V. 3). Der griechische Arzt H i p p o - k r a t e s (466—377 v. Chr.) wendete Essig als Arznei an. P o s k a , P o t u s , nannte man die Limonade der altrömischen Soldaten, die aus Wasser und Essig, auch mit geschlagenen Eiern durchmischt, bestand. Bei L i v i u s findet sich die Angabe, daß H a n n i b a l bei dem Zuge über die Alpen die Felsen mit Feuer und Essig mürbe gemacht habe. G e b e r im 8. Jahrhundert n. Chr. destillierte den Essig, um ihn zu reinigen. In den sog. Schriften des B a s i l i u s V a l e n t i n u s ist die Herstellung von starkem Essig durch Erhitzen des Grünspans in Glasretorten angegeben und erwähnt, daß bei der Destillation des Essigs zuerst ein schwächerer übergeht. Die Alchimisten stellten eine saure Flüssigkeit durch trockne Destillation organischer Substanzen dar und nannten den Essig aus der Holzdestillation brenzliche Holzsäure, den Essig aus der Destillation von Manna, Gummi, Zucker usw. brenzliche Schleimsäure. G l a u b e r gibt 1648 an, daß man zwei Fässer mit Holzstücken, Zweigen und Blättern füllen, mit Wein beschicken und dann abwechselnd aus dem einen Fasse die Flüssigkeit in das andere übergießen solle (Elementa chim. II, Proc. 50). B o e r h a v e (1700) erkannte, daß der Essiggärung die weingeistige vorausgehen müsse. S c h e e l e gab an, daß Essig durch Aufkochen haltbar würde (bemerkenswert als Anfänge der Sterilisation). Etwa um 1830 fand D ö b e r e i n e r , daß mit Luft gemengte Alkoholdämpfe beim Überleiten über Platinmohr zu Essigsäure oxydiert werden. Aus dem Jahre 1861 stammt die Erkenntnis der Essigsäuregärung durch P a s t e u r . Die Fabrikation des Essigs aus verdünntem Weingeist, die sog. Schnellessigfabrikation, wurde 1823 zuerst von S c h ü t z e n b a c h versucht.

Der Essig des Arzneibuches ist eine 6prozentige Lösung von Essigsäure, die durch die Essigsäuregärung entstanden ist. Es ist somit nicht zulässig, als „Acetum" eine entsprechende verdünnte Acidum aceticum abzugeben. Aus der Beschreibung „fast farblose oder schwach gelbliche Flüssigkeit" und der Forderung von höchstens 0,5 Prozent Trockenrückstand geht weiter hervor, daß weder Bieressig noch Weinessig, sondern lediglich das durch Oxydation von Alkohol nach dem biologischen Verfahren entstandene Produkt Verwendung finden darf.

Daß Bier- und Weinessige wegen der großen Unterschiedlichkeit in Aussehen und Geschmack zu arzneilichen Zwecken keine Verwendung finden sollen, ist ohne weiteres verständlich. Der Grund aber, warum auch eine genügend verdünnte Essigsäure, mit der doch die übrigen Aceta des Arzneibuches hergestellt werden, nicht als Acetum zugelassen ist, kann allein darin erblickt werden, daß, wenn auch in seltenen Fällen, Essig zu Saturationen verordnet wird, dem Geschmack des Gärungsessigs dann allerdings der Vorzug zu geben ist, und daß dieser Essig in ziemlich gleicher Qualität immer zu haben ist.

Darstellung. Für die Essiggärung kommen hauptsächlich zwei Verfahren in Betracht, das von P a s t e u r abgeänderte sogenannte O r l é a n s - V e r f a h r e n und die S c h n e l l e s s i g f a b r i k a t i o n.

Pasteurs Methode. Die M e t h o d e v o n O r l é a n s , die hauptsächlich zur Darstellung von Weinessig dient, ist von P a s t e u r weiter ausgebildet worden. P a s t e u r gibt in die etwa 125 Liter fassenden Mutterfässer ein Gemisch aus 2 T. Weingeist, 1 T. Essig und 97 T. Wasser, unter Zusatz einer Spur Calciumphosphat oder Natriumphosphat, und bringt auf die Oberfläche der Flüssigkeit eine Portion Essigsäureferment, das einem anderen Mutterfasse entnommen ist. Dieses durch Millionen Individuen repräsentierte Ferment vermehrt sich bei günstiger Temperatur sehr schnell und bedeckt vor Ablauf eines Tages die ganze Oberfläche des Essigutes. Nach 24—48 Stunden erfolgt nun ein frischer Zusatz von Essiggut (Wein), weingeisthaltiges Wasser. Ist ein Mutterfaß bis zu $^2/_3$ seines Rauminhaltes angefüllt, so zieht man den Essig ab und sammelt das Essigsäureferment, um dieses alsbald wiederum in das aufs neue mit dem weingeistigen Essigute beschickte Mutterfaß einzutragen. Wichtig ist für den Fortgang der Essiggärung, daß dem Essigsäureferment in dem Essigute stets Weingeist zu Gebote steht. Fehlt es an Weingeist, so wird von dem Ferment die schon gebildete Essigsäure zu Kohlensäure und Wasser oxydiert. Es darf ferner der gesammelte Essigpilz nicht lange seiner Tätigkeit auf Weingeist entzogen werden, wenn seine oxydierende Kraft erhalten bleiben soll. Endlich ist eine zu starke Entwicklung des Essigpilzes zu vermeiden, da im andern Falle die Tätigkeit desselben bedeutend vermehrt ist und eine teilweise Zerstörung der bereits gebildeten Essigsäure zur Folge hat.

Bei dieser Methode der Essigerzeugung sind zu einem ungestörten Fortgange derselben folgende Bedingungen zu erfüllen: 1. Das Essigut muß bis zu 3 Prozent Weingeist enthalten. Ein größerer oder zu geringer Weingeistgehalt verlangsamt die Essigbildung. 2. Eine Temperatur nicht unter 15⁰ und nicht über 35⁰. Bei einer Temperatur unter $+ 7^0$ hört die Essigbildung auf, unter $+ 15^0$ ist sie gering und langsam, über 35⁰ dagegen sehr schnell und heftig, so daß gleichzeitig teils eine Zersetzung der Essigsäure durch die gesteigerte Lebenstätigkeit des Essigsäurefermentes, teils eine Verdampfung des Weingeistes stattfindet. 3. Ungestörter

Luftzutritt. Die die Oberfläche des Essigguttes bedeckende Schicht des Essigsäurefermentes entzieht der Luft Sauerstoff und die stickstoffreichere, also leichtere Luft steigt in die Höhe, um der sauerstoffreicheren und daher schwereren Luft Platz zu machen. Die Essigsäurebakterien geben den Sauerstoff an den Weingeist ab und verwandeln diesen in die spezifisch schwerere Essigsäure, die nach dem Boden des Muttergefäßes zu niedersinkt, während weingeistreichere, deshalb spezifisch leichtere Flüssigkeit an die Oberfläche steigt.

Das Pasteursche Verfahren charakterisiert sich dadurch, daß es das Essigsäureferment förmlich züchtet und die „Reinkultur" desselben zielbewußt in das Essiggut einsäen läßt.

Acetogen, ein Nährsalz für das Pasteursche Essigverfahren, besteht nach B. F i s c h e r aus 15 Prozent Calciumphosphat, 45 Prozent Natriumphosphat und 40 Prozent Ammoniumphosphat.

Schnellessigfabrikation. 1. B o e r h a v e lehrte bereits (1730) ein Verfahren der schnelleren Essigdarstellung, das heute noch hier und da Anwendung findet. Der Apparat besteht aus zwei 3 m hohen und 1,3 m weiten Bottichen auf 0,5 m hohen Unterlagen. 0,3 m über dem Boden liegt in jedem Bottiche ein durchlöcherter Boden, über welchem Weintraubenkämme und Rappen bis zum Rande des Bottichs aufgeschüttet sind. Der eine Bottich wird ganz, der andere nur halb mit Wein gefüllt, und nach 24 Stunden zieht man aus dem vollen Bottiche so viel Flüssigkeit ab, als zum Anfüllen des halbvollen Bottichs nötig ist. Nach weiteren 24 Stunden zieht man aus letzterem Bottich wiederum die Hälfte ab und füllt sie in den ersteren zurück. Diese Operation wird so oft wiederholt, bis der Wein in Essig verwandelt ist, was in 2—3 Wochen geschehen sein kann. Bei einer Temperatur von ca. 25⁰ und 12 stündigem Umfüllen ist die Essigbildung in der halben Zeit vollendet. Die Traubenkämme haben hier dieselbe Wirkung wie die Buchenholzspäne der neueren Schnellessigfabrikation, die im Jahre 1823 von S c h ü t z e n - b a c h zu Endingen im Breisgau als ein Fabrikgeheimnis für 1500 Taler verkauft wurde.

2. S c h ü t z e n b a c h s c h e M e t h o d e. Das Prinzip der Schnellessigfabrikation ist,

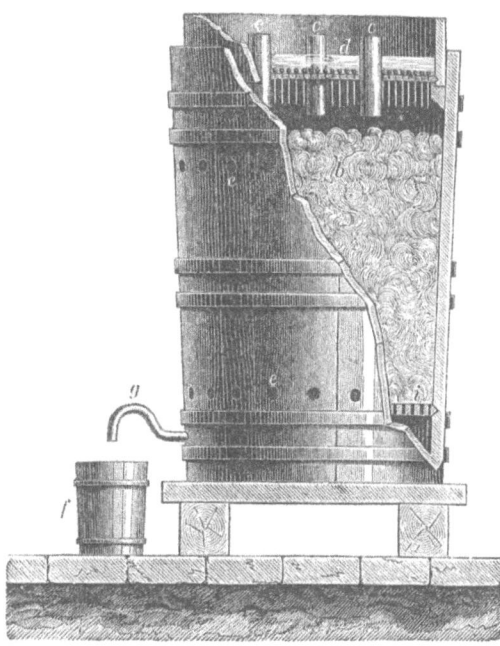

Fig. 20.   Gradierfaß oder Essigbildner.

das Essiggut bei einer die Essigbildung befördernden Temperatur inniger und öfter mit dem Sauerstoff der atmosphärischen Luft in Berührung zu bringen, es beruht also auf einer Oxydation des Weingeistes in kürzester Zeit. Der Apparat (Fig. 20) besteht aus mehreren eichenen, etwas konischen Bottichen von 2,5—3 m Höhe und ca. 1,2 m Weite, G r a d i e r f ä s s e r oder E s s i g b i l d n e r genannt. Ungefähr 30 cm über dem Boden ist in jedem Bottiche ein zweiter siebartig durchlöcherter Boden (i) angebracht, der mit ausgekochten und mit Essig getränkten buchenen Hobelspänen (b) überschichtet ist. Etwa 17,5 cm vom oberen Bottichrande liegt innerhalb ein hölzerner Ring, der als Stützpunkt einer S i e b b ü t t e (d), eines hölzernen Gefäßes mit siebartig durchlöchertem Boden dient. In den kleinen Sieb- und Tröpfellöchern hängen Stücke baumwoller Fäden, die oberhalb, damit sie nicht durch die Löcher fallen, zu einem Knoten verdickt sind. In die Siebbütten wird das bis auf 35⁰ erwärmte Essiggut, z. B. ein Gemisch aus 1 T. 60 prozentigem Weingeist, 5 T. Wasser und 2 T. Essig, oder ein Gemisch aus Weingeist, Wasser und Essig mit gegorener Malzwürze gegossen; es tröpfelt nun an den Fäden langsam auf die Hobelspäne nieder, auf denselben sich ausbreitend. Damit ungehindert atmosphärische Luft zu den Hobelspänen hinzutreten und die sauerstoffärmere Luft austreten kann, sind in der Nähe des unteren Siebbodens und unter dem oberen Holzringe schräg in der Richtung von oben nach unten zwei Reihen 1,5 cm weite Löcher (e) in die Bottichwandung gebohrt, und in den Boden der Siebbütte drei weite offene Glasrohre (c) eingesetzt, durch die die Luft hauptsächlich aus dem Bottich austritt. Als Zapfrohr dient ein gläsernes Heberrohr (g), das bis zur untersten Löcherreihe aufsteigt und die Flüssigkeit nur insoweit abfließen läßt, daß der Teil des Bottichs unter dem unteren Siebboden (i) stets mit Flüssigkeit gefüllt bleibt, um dadurch ein zu schnelles Abkühlen des Gradierfasses zu verhindern. Der Oxydationsprozeß findet auf der Oberfläche der Hobelspäne statt, wodurch die Temperatur im Inneren des Bottichs auf 30⁰—40⁰ erhalten bleibt, wenn die Temperatur in der Essigstube etwa 25⁰ ist. Anfangs verläuft der Oxydationsprozeß langsam, sobald sich aber die Hobelspäne mit Essigmutter überzogen haben, steigert er sich unter Entwicklung von Wärme. Das aus dem Gradierfaß Abfließende wird in die Siebbütte des zweiten Gradierfasses, das hier Abfließende in die Siebbütte des dritten Gradierfasses eingegossen, das dann gewöhnlich den fertigen Essig liefert. Ein in den Bottich eingesetztes Thermometer dient zur Kontrolle des Oxydationsprozesses. Steigt die Temperatur bis über 40⁰, so ist sie durch Aufgießen eines kalten Essiggutes zu mindern, denn infolge der höheren Wärme verdampfen nicht nur Weingeist und Essigsäure, sondern es erstreckt sich der Oxydationsprozeß auch auf die bereits gebildete Essigsäure, indem dieselbe in Kohlensäure und Wasser gespalten wird. Bei ungestörtem Betriebe erhält man gewöhnlich Essig mit 10—12 Prozent Essigsäure. Setzt man jedem Aufgusse etwas Weingeist zu, so kann der Gehalt an Essigsäure bei großer Sorgfalt bis auf 14 Prozent gebracht werden. Ein höherer Gehalt läßt sich nicht erzielen, weil in einem Essig von dieser Stärke die Entwicklung des Essigsäurefermentes, also auch die Bedingung der Essigbildung aufhört. Bei einer zu starken Anhäufung der Essigmutter auf den Hobelspänen wird eine Erneuerung dieser letzteren nötig. Statt der Hobelspäne lassen sich auch andere lockere oder poröse Substanzen, wie zerstückelte Weinreben, walnußgroße Stücke Holzkohle, durch Säuren von Eisen befreiter Koks anwenden. Auch diese Stoffe werden vor dem Einschichten in die Gradierfässer mit Essig durchfeuchtet. Als Essiggut dienen Mischungen aus ca. 20 Liter 50 prozentigem Weingeist, 40 Liter Essig, 120—150 Liter Wasser, versetzt mit einer äußerst geringen Menge Getreidemehl oder Kleie. Durch Verdunstung gehen während der Gradierung 5—6 Prozent des Weingeistes, teils als solcher, teils in Form von Aldehyd und Essigsäure verloren, und es geben 100 Liter Weingeist mit 50 Vol.-Prozent Weingeistgehalt 750—780 Liter Essig mit 5 Prozent Essigsäuregehalt oder ca. 650 Liter mit 6 Prozent, oder 550 Liter mit 7 Prozent, oder ca. 380 Liter mit 10 Prozent Säuregehalt. Arbeiten die Gradierfässer in einer Essigfabrik schlecht, so rührt das in der Regel daher, daß die Temperatur zu niedrig ist.

3. M i c h a e l i s s c h e M e t h o d e. Diese weicht von der vorhergehenden insofern ab, als die Späne in bestimmten Zeiträumen durch die weingeistige Flüssigkeit gezogen werden, und zwar mittelst D r e h e s s i g b i l d n e r n. Ein solcher ist ein großes Faß, dessen Innenraum durch einen Lattenrost in zwei ungleiche Teile geteilt ist. Der obere Teil ist der kleinere und mit Buchenholzspänen (Kohlenstücken usw.) vollgestopft. In den unteren Raum führt ein horizontal liegendes Rohr Luft hinzu; gegenüber und im oberen Teile ist ein Hahn angebracht, um die Luft austreten zu lassen. Mittelst eines Knietrichters wird Essiggut in das Spundloch eingegossen. Nach Schluß des Hahnes wird dem Fasse eine halbe Drehung gegeben, damit die Späne Essiggut einsaugen, nach 15 Minuten aber wird das Faß in die alte Lage zurückgeführt und der Luftaustrittshahn geöffnet. Die Späne erfahren eine Selbsterhitzung, und geht diese stark abwärts, was ein Thermometer angibt, so ist damit der Beweis gegeben, daß der von den Spänen aufgesogene Weingeist in Essigsäure übergeführt ist. Nun wird die halbe Drehung nach Schluß des Hahnes wiederholt.

Theorie der Essigsäurebildung. Der Vorgang der E s s i g s ä u r e b i l d u n g d u r c h O x y d a t i o n d e s A l k o h o l s auf chemischem Wege ist ungemein einfach: der Äthylalkohol $CH_3 . CH_2 . OH$ geht durch Aufnahme von Sauerstoff zunächst in Aldehyd (Acetaldehyd), dann in Essigsäure über

$$CH_3 . CH_2 . OH + O = H_2O + CH_3 . CHO$$
$$\text{Äthylalkohol} \qquad \qquad \text{Aldehyd}$$

$$CH_3 . CHO + O = CH_3 COO H$$
$$\text{Aldehyd} \qquad \text{Essigsäure}$$

Die Oxydation des Alkohols durch Aufnahme von Luftsauerstoff erfolgt jedoch nicht ohne weiteres. · Der Luftsauerstoff bleibt unter gewöhnlichen Umständen ohne Einwirkung auf den Alkohol. Kommt jedoch ein sauerstoffübertragendes Mittel z. B. Platinmohr hinzu, so erfolgt bei schwacher Erwärmung die Bildung von Essigsäure. — In ähnlicher Weise gelingt es, durch Benutzung kräftiger Oxydationsmittel Alkohol in Essigsäure überzuführen, z. B. durch Kaliumpermanganat und durch Chromsäure.

Die Entstehung von Essigsäure durch Essiggärung ist namentlich durch die Arbeiten von Pasteur hinreichend aufgeklärt. In Essigsäuregärung können direkt versetzt werden verdünnte alkoholische Flüssigkeiten. Zuckerhaltige Flüssigkeiten müssen, ehe sie in Essigsäuregärung geraten können, vorher der weingeistigen Gärung unterworfen werden. Der Träger der Essigsäuregärung ist ein Mikroorganismus, *Bacterium aceticum,* früher *Mykoderma aceti, Ulvina aceti* oder Essigpilz genannt. Er ist überall in der Luft vorhanden und gelangt entweder zufällig in die zu vergärende Flüssigkeit (in das Essiggut) oder er wird absichtlich eingesät. Das *Bacterium aceticum* stellt kurze etwa 1,5 μ lange Stäbchen dar, deren quere Begrenzungslinien ziemlich scharf und rechtwinklig gegen die Längsbegrenzungen abgesetzt sind. Will man die Bazillen sichtbar machen, so färbt man sie am besten mit etwas Fuchsinlösung. Charakteristisch ist für das Ferment das Aneinanderlagern der einzelnen Bakterien zu langen Ketten (Fig. 21 b), und der Umstand, daß sie bisweilen die sogenannte Sanduhrform annehmen (Fig. 21 c). Die Bakterien bilden weder Sporen noch ein Mycelium, pflanzen sich vielmehr durch Teilung fort und bedürfen zu ihrer Entwicklung Sauerstoff, verdünnten, essigsäurehaltigen Alkohol und Nährsalze (d. h. stickstoff- und phosphorhaltige Stoffe) ferner eine Temperatur von 20⁰—30⁰, am besten 33⁰.

Läßt man also verdünnte weingeisthaltige Flüssigkeiten, oder in weinige Gärung übergegangene zuckerhaltige Flüssigkeiten an der Luft bei 20⁰—30⁰ stehen, so werden sie trübe, und ihre Oberfläche bedeckt sich nach 12—24 Stunden mit einem weißlichen Häutchen, Kahmhaut, zugleich nehmen sie saure Reaktion an.

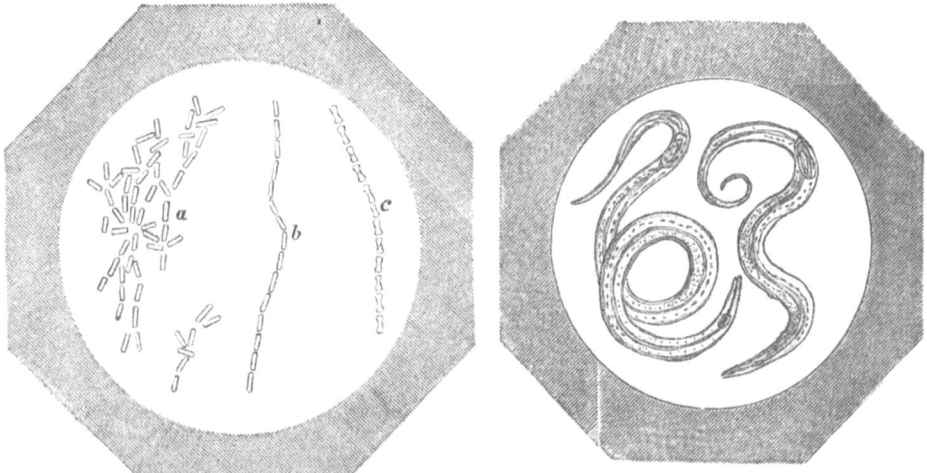

Fig. 21. Essigsäure-Bakterien
bei 500facher linearer Vergrößerung.
a zerstreut, *b* in Ketten, *c* Sanduhrform.

Fig. 22. *Anguillula aceti.*
50—60fache lineare Vergrößerung.

Die auf der Oberfläche des Essiggutes lebenden Bazillen nehmen wahrscheinlich Alkohol und Sauerstoff als Nahrung zu sich und scheiden Essigsäure als Stoffwechselprodukt aus. Die gebildete Essigsäure sinkt wegen ihres höheren spez. Gewichtes zu Boden, und neue alkoholische Schichten unterliegen der Umwandlung, die jedoch nur so lange fortschreitet, als die Fermentschicht (die weiße Decke des Essigkahms) an der Oberfläche der Flüssigkeit bleibt und Sauerstoff in genügendem Maße findet. Sinkt die Kahmschicht zu Boden, so daß sie keinen Sauerstoff mehr findet, so hört die Essiggärung so lange auf, bis sich an der Oberfläche eine neue Kahmhaut gebildet hat. Die zu Boden gesunkene Kahmschicht quillt gallertartig auf und wird in diesem Zustande „Essigmutter" genannt. Sie besteht aus zahllosen Essigsäure-Bakterien, die durch Gallertmassen zu Zoogloea-Massen vereinigt sind, und wirkt noch als Essigsäureferment.

Wenn das Essigsäureferment keinen Alkohol mehr vorfindet, so erstreckt es seine Tätigkeit auf die vorhandene Essigsäure und verwandelt diese in Kohlensäure und Wasser, der Essig wird schwächer. Es ist daher zweckmäßig, dem Essig stets noch einen kleinen Alkoholgehalt zu belassen oder ihm etwas Alkohol zuzusetzen.

Nicht zu verwechseln mit dem Essigkahm ist der K a h m d e s W e i n e s oder B i e r e s (*Mykoderma vini* oder *cerevisiae*), ein Mikroorganismus, der Alkohol in Kohlensäure und Wasser spaltet und Bier und Wein „schal" macht.

Außer den Spaltpilzen siedeln sich im Essig auch noch T i e r c h e n gern an, die zu den Nematoden gehörigen E s s i g ä l c h e n, *Leptodera oxophila* oder *Anguillula aceti*, *Vibrio aceti*, die auch im Buchbinderkleister vorkommen. Sie leben für gewöhnlich auch in der Erde und gelangen von da auf irgendwelche Weise in den Essig, in dem sie sich besonders wohlfühlen. Auch diese Tierchen haben ein großes Sauerstoffbedürfnis. Ist nun die Oberfläche des Essigs mit der Kahmschicht bedeckt, so fehlt ihnen Sauerstoff. Sie legen sich dann entweder an die Wandungen der Fässer an, um den durch die Poren des Holzes diffundierenden Sauerstoff abzufangen, oder sie versuchen, die Kahmdecke zu durchbrechen und die Bakterien abwärts zu ziehen. Gelingt ihnen dies, so bleibt die Essigsäuregärung stillstehen, die Essigälchen gewinnen die Oberhand und vermehren sich sehr schnell. Da die Essigälchen außerdem Essig verzehren, so ist ihre Anwesenheit in den Mutterfässern oder im Essig natürlich wenig erwünscht. Die Essigälchen sind 0,2—0,5 cm lange, schlanke Fadenwürmer von großer Beweglichkeit. Man erkennt sie sehr gut mit unbewaffnetem Auge, am besten bei halb auffallendem Lichte.

Ein regelmäßiger Gast in den Räumen der Gäressigfabrikation ist auch die heimische E s s i g f l i e g e oder E s s i g m ü c k e (*Oscinis cellaria* Latr., *Mosillus* vel *Musca cellaria*). Sie ist eine Zitterfliege mit rostroten Augen und gelblichem Leibe. Sie stellt sich bei der Gärung der Fruchtsäfte auch in den pharmazeutischen Laboratorien ein und gilt als ein Zeichen, daß die Gärung ihrem Ende entgegengeht.

Den **Eigenschaften** d e s o f f i z i n e l l e n E s s i g s ist noch folgendes hinzuzufügen. Das spez. Gewicht beträgt etwa 1,008 bei 15⁰. Sehr geringer Acetaldehydgehalt, sowie auch unbedeutender Essigestergehalt bilden das Bukett des Essigs.

Prüfung d e s E s s i g s n a c h V o r s c h r i f t d e s A r z n e i b u c h e s. 1. Der Essig sei klar; Trübung, die dem Essig immer ein unappetitliches Aussehen gibt, kann von organischer Substanz, aber auch von pflanzlichen und tierischen Lebewesen, Essigälchen, herrühren. Er werde ferner durch S c h w e f e l w a s s e r s t o f f w a s s e r nicht verändert. Man mischt gleiche Volumina Essig und kräftiges Schwefelwasserstoffwasser in einem weißen Glase, stellt dieses zunächst auf eine weiße Unterlage und beobachtet, ob Dunkelfärbung der Flüssigkeit eingetreten ist. Eine solche, oder ein dunkler Niederschlag, könnte durch K u p f e r oder B l e i bedingt sein. Dann stellt man das Gläschen auf eine schwarze Unterlage und beobachtet, ob sich ein weißer Niederschlag von S c h w e f e l z i n k gebildet hat. Hierbei ist zu bemerken, daß eine weißliche Trübung auch von Schwefel herrühren kann, der nach Zersetzung des Schwefelwasserstoffs durch Eisenoxydsalze in kürzerer, durch Einwirkung von Luft nach längerer Zeit abgeschieden werden kann. Schwefelzink würde auf Zusatz von Salzsäure gelöst werden, Schwefel ungelöst bleiben. Würde es sich darum handeln, in einem verdächtigen Essig die vorhandenen Schwermetalle mit Sicherheit ev. quantitativ zu bestimmen, so würde $^1/_2$—$^1/_1$ Liter auf ein kleines Volumen einzudampfen und diese Flüssigkeit mit Schwefelwasserstoff zu fällen sein. — K u p f e r läßt sich im Essig qualitativ auch sehr schön durch die Braunfärbung mit Ferrocyankalium nachweisen, vorausgesetzt, daß keine Eisenoxydsalze zugegen sind. — 2. 20 ccm Essig, mit 0,5 ccm Baryumnitratlösung versetzt, müssen ein Filtrat ergeben, das durch Baryumnitrat nicht getrübt wird. Damit sind also etwa 0,47 g Schwefelsäure (H_2SO_4) im Liter Essig zugelassen. — 3. 20 ccm des Essigs, mit 1 ccm $^1/_{10}$-Normal-Silberlösung versetzt, müssen ein Filtrat ergeben, das auf Zusatz eines Tropfens Silberlösung nicht getrübt wird. Es sind somit im Liter Essig 0,18 g Chlorwasserstoff zulässig, und zwar ist es nach dem Wortlaute des Arzneibuches gleichgültig, ob die beiden Säuren als freie Säure oder in Form von Salzen zugegen sind. Da jedoch durch die Alkalität der Asche noch besonders auf freie Mineralsäuren geprüft wird, richtet sich diese Prüfung auf einen zu hohen Gehalt an Sulfaten und Chloriden. — 4. Prüfung auf S a l p e t e r s ä u r e mittelst F e r r o s u l f a t und S c h w e f e l s ä u r e. Werden 2 ccm Essig vorsichtig mit 2 ccm Schwefelsäure vermischt und mit 1 ccm Ferrosulfatlösung überschichtet, so darf sich zwischen beiden Flüssigkeiten keine braune Zone bilden. Dem Wortlaut nach ist die Prüfung in der Weise anzustellen, daß man in einem Reagensglase zu 2 ccm Essig unter bisweiligem Abkühlen 2 ccm konzentrierte Schwefelsäure fließen läßt und auf die völlig erkaltete Mischung vorsichtig eine frisch bereitete Ferrosulfatlösung schichtet. Ein brauner Ring rührt von Salpetersäure her. Da es wohl kaum vorkommen wird, daß jemand absichtlich Salpetersäure in den offizinellen Essig gießen wird, so ergibt sich daraus, daß das Arzneibuch die Verwendung von salpetersäurehaltigem Brunnenwasser zur Essigfabrikation

für unstatthaft hält. — S o l t s i e n hat darauf aufmerksam gemacht, daß die meisten Essig-
sorten wegen ihres Gehaltes an Extraktivstoffen mit Schwefelsäure an sich eine Färbung geben.
Er empfiehlt daher, den Nachweis der Salpetersäure durch Diphenylamin oder Brucin zu führen.
5. Bestimmung des Verdampfungsrückstandes. 100 ccm des Essigs werden in einer gewogenen
Platinschale oder Porzellanschale auf dem Wasserbade eingedampft, bzw. eingetrocknet. Wenn
dem äußeren Anschein nach die Trocknung auf dem Wasserbade nicht mehr fortschreitet, so
wird gewogen, alsdann ist der Rückstand bei 100⁰ bis zu konstantem Gewichte zu trocknen.
Gärungsessig wird nie mehr als 0,5 Prozent Trockenrückstand hinterlassen. Der so erhaltene
Verdampfungsrückstand ist zunächst auf den Geschmack zu prüfen; er darf nicht scharf, von
P f e f f e r , C a p s i c u m und ähnlichen scharfen Substanzen herrührend, sein. Alsdann ist
der Rückstand zu veraschen, und zwar wendet man hierzu zunächst eine recht kleine Flamme
an und steigert die Hitze allmählich, bis die Asche ziemlich weiß gebrannt ist. Man befeuchtet
dieselbe mit Wasser und taucht in die Mischung rotes Lackmuspapier. Dasselbe muß deutlich
gebläut werden. Die Prüfung richtet sich gegen einen Gehalt an f r e i e r M i n e r a l s ä u r e ,
namentlich Schwefelsäure, im Essig. Bei normalem Essig nämlich werden erhebliche Mengen
von Calciumacetat und Magnesiumacetat im Rückstand sich befinden, die beim
Veraschen zunächst in Calciumcarbonat und Magnesiumcarbonat, später in Calciumoxyd und Magnesiumoxyd übergehen würden, die beide auf rotes Lackmuspapier alkalisch reagieren. Enthielt der Essig auch nur einigermaßen erhebliche
Mengen freier Salzsäure oder Schwefelsäure, so würde die Asche lediglich aus
Chloriden oder Sulfaten bestehen und neutral, bzw. sauer reagieren. —
  Die von dem Arzneibuch angegebenen Prüfungen reichen zur Charakterisierung des Präparates vollkommen aus; es sei jedoch noch auf einige allgemeine
Prüfungen aufmerksam gemacht.
  Arsen kann vorhanden sein, wenn der Essig aus Holzessig bereitet oder
damit verstärkt wurde. Man versetzt ca. 10 ccm des Essigs mit so viel Kaliumpermanganat, als es schnelle Zersetzung erfährt, gibt dann in einen 15 cm
langen Probierzylinder ca. 5 ccm des Essigs, 2 ccm verdünnte Schwefelsäure und
ein Stückchen chemisch reines Zink, verschließt den Zylinder locker mit einem
gespaltenen Kork, in dessen Spalt man einen mit Silbernitrat- oder Kupfer-
vitriollösung angefeuchteten Streifen Pergamentpapier eingeklemmt hat, und
stellt 1 Stunde lang beiseite. Eine Schwärzung des Papierstreifens deutet auf
Arsen.
  In diesem Falle wäre natürlich ein genauerer Nachweis im M a r s h schen
Apparat zu führen.
  Salicylsäure, die dem Essig als Konservierungsmittel bisweilen zugesetzt
wird, erkennt man daran, daß derselbe auf Zusatz von Eisenchlorid violette Fär-
bung annimmt.
  Gerbsäure kommt gelegentlich aus neuen eichenen Fässern in den Essig.
Eisenchlorid erzeugt in einem solchen Essig grauviolette Färbung.
  Oxalsäure, die angeblich im Essig angetroffen wurde, erkennt man daran,
daß der mit Ammoniak übersättigte Essig auf Zusatz von Calciumchlorid einen
weißen, in Essigsäure unlöslichen Niederschlag gibt.
  Aufbewahrung. Essig ist in Glasflaschen aufzubewahren. In diesen
Gefäßen hält er sich lange Zeit gut, wofern er noch kleine Mengen unzersetzten

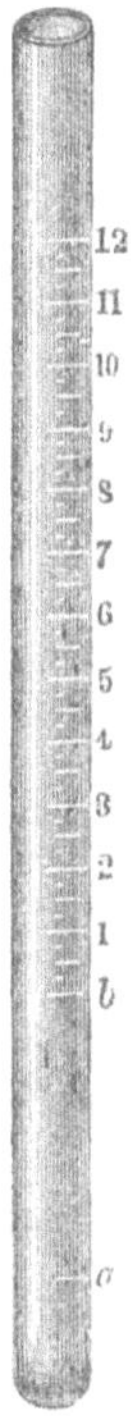

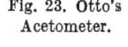

Fig. 23. Otto's
Acetometer.

Weingeistes enthält, auf welchen oxydierend einzuwirken der Sauerstoff der damit
in Berührung kommenden Luft bzw. das Essigsäureferment Gelegenheit findet. Ist diese unbedeutende Menge Weingeist nicht vorhanden, so erstreckt sich die Oxydation auf die Essigsäure, der Essig wird trübe und auch im Essigsäuregehalt schwächer. In Glasgefäßen ist er
vor Sonnenlicht zu bewahren, das die Entwicklung der Essigälchen begünstigt. In einem
6prozentigen Essig ist die Entwicklung dieser Tierchen sehr erschwert, sie werden daher in
dem offizinellen Essig selten angetroffen werden.
  Da Essig bisweilen zu S a t u r a t i o n e n verschrieben wird, so ist es zur Vermeidung
von Unzuträglichkeiten notwendig, sich zu vergewissern, welche Färbung der hierzu benutzte
Essig annimmt, und in dieser Beziehung sich selbst eine gewisse Färbung als normale festzusetzen.
Sonst kann es vorkommen, daß der Patient einmal eine gelbliche, ein anderes Mal eine rötliche
Mixtur erhält.
  Anwendung. Eine medizinale Verwendung für sich allein findet der Essig gegenwärtig
so gut wie gar nicht mehr, da für die einzige in Betracht kommende pharmakodynamische Wirkung,

die „Säurewirkung", Indikationen kaum mehr anerkannt werden. — Auch die mit Hilfe des Essigs dargestellten Saturationen sind fast ganz außer Gebrauch gekommen. — Ebenso wird jetzt äußerlich zu Umschlägen, Verbänden und ähnlichem meist lieber die essigsaure Tonerdelösung genommen. — Gegen Nasenbluten wird das Aufziehen von dünnen Essiglösungen empfohlen. — Bei Laugenvergiftungen werden sehr dünne Lösungen (eßlöffelweise) zum Neutralisieren des noch im Magen befindlichen Giftes gegeben.

Acetum aromaticum. — Aromatiſcher Eſſig.

Syn.: Vierräuberessig. Pestessig. Acetum bezoardicum. Acetum prophylacticum.

Zimtöl	1 Teil
Wacholderöl	1 Teil
Lavendelöl	1 Teil
Pfefferminzöl	1 Teil
Rosmarinöl	1 Teil
Citronenöl	2 Teile
Nelkenöl	2 Teile
Weingeiſt	441 Teile
Verdünnte Eſſigſäure	650 Teile
Waſſer	1900 Teile.

Die Beſtandteile werden in der Weiſe gemiſcht, daß zunächſt die Öle in dem Weingeiſt gelöſt und dann die Eſſigſäure und das Waſſer hinzugefügt werden.

Die Miſchung bleibt 8 Tage lang bei Zimmertemperatur in einem verſchloſſenen Gefäß unter öfterem Umſchütteln ſtehen und wird alsdann filtriert.

Aromatiſcher Eſſig iſt klar, farblos und riecht ſauer und würzig; mit Waſſer iſt er in jedem Verhältniſſe klar miſchbar.

Sachlich unverändert.

Der Gehalt des frisch bereiteten Präparates beträgt an Essigsäure 6,5 Prozent, an Alkohol 12,6—12,8 Gewichtsprozente; bei längerer Aufbewahrung tritt durch Esterbildung eine Verminderung des Gehaltes an diesen Stoffen ein.

Anwendung. Der aromatische Essig wird nur selten und nur äußerlich (zu kühlenden, desinfizierenden Waschungen, als Riechmittel) gebraucht; bei der Desinfektion von Wohnräumen, wozu er früher in Dampfform empfohlen worden war, ist er jetzt gänzlich durch die Formaldehyd-Verdampfung verdrängt worden; ev. brauchbar wäre er aber, wenn es hauptsächlich auf Desodorisierung (von Krankenzimmern usw.) ankommt.

Acetum pyrolignosum crudum. — Roher Holzeſſig.

Gehalt mindeſtens 6 Prozent Eſſigſäure ($CH_3 . COOH$, Mol.-Gew. 60,03).

Braune, nach Teer und Eſſigſäure riechende, ſauer und etwas bitter ſchmeckende Flüſſigkeit, aus der ſich beim Aufbewahren teerartige Stoffe abſcheiden.

Je 10 ccm roher Holzeſſig dürfen, mit gleichviel Waſſer verdünnt und filtriert, durch Baryumnitratlöſung nicht ſofort verändert (Schwefelſäure) und durch Silbernitratlöſung höchſtens opaliſierend getrübt werden (Salzſäure); durch Schwefelwaſſerſtoffwaſſer darf in rohem Holzeſſig bei dieſer Verdünnung keine Veränderung (Schwermetallſalze) und durch Kaliumferrocyaniblöſung höchſtens eine Änderung der Farbe aber keine Fällung hervorgerufen werden (mehr als Spuren Ferriſalze).

G e h a l t s b e ſ t i m m u n g. 10 ccm Holzeſſig dürfen nach Zuſatz von 10 ccm Normal-Kalilauge Lackmuspapier nicht bläuen, was einem Mindeſtgehalte von 6 Prozent Eſſigſäure entſpricht (1 ccm Normal-Kalilauge = 0,06003 g Eſſigſäure, Lackmuspapier als Indikator).

Sachlich unverändert.

Geschichtliches. Der Holzessig war schon den alten Ägyptern bekannt, die ihn zum Einbalsamieren der Toten verwendeten. Schriftsteller der alten Griechen und Römer erwähnen ihn, P l i n i u s der Ältere (50 n. Chr.) bei Beschreibung der Darstellung des flüssigen Holzteeres, das *Kέδριον* oder C e d r i u m. Die damalige Bereitung des Holzessigs scheint von der heutigen älteren und noch hier und da gebräuchlichen Methode wenig verschieden gewesen zu sein, denn P l i n i u s sagt in seiner Historia naturalis Lib. 11, de pice: *Pix liquida in Europa ex teda coquitur, navalibus muniendis multosque alios ad usus. Lignum ejus concisum furnis, undique igne extra circumdato, fervet. Primus sudor aquae modo fluit canali, hoc in Syria Cedrium vocatur, cui tanta vis est, ut in Aegypto corpora hominum defunctorum eo perfusa serventur.*

Bestandteile des Holzessigs. Wird Holz der trocknen Destillation unterworfen, so ent-weichen zunächst bei gewöhnlicher Temperatur nicht kondensierbare Gase (die gasförmigen Produkte); alsdann erhält man ein saures wässeriges Destillat, den sogenannten Holzessig, end-lich destilliert Teer über (Holzteer), während im Rückstand Kohle nebst Asche verbleibt. Die nachfolgende Tabelle gibt eine Übersicht über die wichtigsten Destillationsprodukte des Holzes.

I. Gasförmige Produkte (Leucht- und Heizgas).

Wasserstoff H_2	Kohlenoxyd CO
Methan CH_4	Kohlensäure CO_2
Äthylen C_2H_4	*Benzol C_6H_6
Acetylen C_2H_2	*Toluol C_7H_8
Propylen C_3H_6	*Xylol C_8H_{10}
Butylen C_4H_8	*Naphthalin $C_{10}H_8$.

II. Flüssige Produkte (Holzessig).

Wasser H_2O	Methylalkohol CH_4O
Ameisensäure CH_2O_2	Methylacetat $C_2H_3O_2CH_3$
Essigsäure $C_2H_4O_2$	Allylalkohol C_3H_6O
Propionsäure $C_3H_6O_2$	Aceton C_3H_6O
Buttersäure $C_4H_8O_2$	Furfurol $C_5H_4O_2$
Valeriansäure $C_5H_{10}O_2$	Ammoniaksalze
Kapronsäure $C_6H_{12}O_2$	Organische Basen
Krotonsäure $C_4H_6O_2$	Phenole
Angelikasäure $C_5H_8O_2$	Teerige Substanzen.

III. Teerartige Produkte (Holzteer).

Benzol C_6H_6	Karbolsäure C_6H_6O
Toluol C_7H_8	Kresole C_7H_8O
Xylol C_8H_{10}	Xylenole $C_8H_{10}O$
Styrol C_8H_8	Brenzkatechin $C_6H_6O_2$
Naphthalin $C_{10}H_8$	Guajakol $C_7H_8O_2$
Reten $C_{18}H_{18}$	Kreosol $C_8H_{10}O_2$
Paraffine $C_{20}H_{42} - C_{22}H_{46}$	Brandharze.

IV. Holzkohle.

Kohlenstoff (85 Prozent). Feuchtigkeit 12 Prozent. Asche 3 Prozent.

Die Gesamtheit der gasförmigen Produkte findet Verwendung als Leucht- oder Heizgas.

Der Holzessig enthält neben Wasser als wesentliche Bestandteile Essigsäure (6—9 Pro-zent), Methylalkohol (6—10 Prozent) und Aceton. Daneben wechselnde Mengen teerartiger Bestandteile, die sich zum Teil ausscheiden, zum Teil gelöst bleiben. Er wird im wesentlichen auf Essigsäure und Methylalkohol verarbeitet.

Der Holzteer hat je nach der Art des Holzes, aus dem er gewonnen wurde, und der Leitung des Destillationsprozesses abweichende Zusammensetzung. Vom Steinkohlenteer unter-scheidet er sich durch das Fehlen der in diesem vorkommenden Basen (Anilin und Chinolinbasen). Der Holzteer wird meist zu technischen Zwecken, der Buchenholzteer wesentlich zur Darstellung von Kreosot und Guajakol verwendet.

Die Kohle dient fast ausschließlich zu technischen Zwecken.

Darstellung. Die Verkohlung des Holzes geschieht nach zwei voneinander verschiedenen Methoden.

1. **Verkohlung in Meilern.** Bei dieser ist die Gewinnung der Holzkohle die Hauptsache; Gewinnung von Holzessig und Holzteer bleibt Nebensache: Holz wird in großen Haufen aufgeschichtet (Fig. 24), diese werden mit Erde und Rasen bedeckt und hierauf angezündet. Durch Ab- und Aufdecken der Rasenstücke wird die Verbrennung so geregelt, daß sie nur eine unvollständige ist. Die sich kondensierenden Verkohlungsprodukte (Holzessig und Teer) werden durch Rinnen, die am Grunde des Meilers vorgerichtet sind, abgeleitet. Die Meilerverkohlung liefert die beste Holzkohle, doch geht von den flüchtigen Nebenprodukten der unvoll-

---

*) Diese an sich flüssigen bzw. festen Kohlenwasserstoffe sind nur in geringen Mengen vor-handen.

ständigen Verkohlung die Hauptmenge verloren. Man hat versucht, diesem Übelstande durch Konstruktion sogenannter M e i l e r ö f e n abzuhelfen, doch ist die in diesen gewonnene Kohle nicht von der Güte der Meilerkohle.

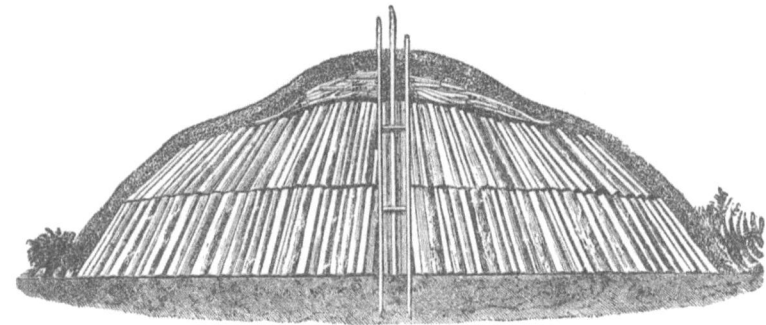

Fig. 24. Kohlenmeiler.

2. V e r k o h l u n g i n R e t o r t e n wird angewendet, wenn es sich in erster Linie darum handelt, die flüchtigen Destillationsprodukte zu gewinnen. Die gleichzeitig erzeugte Holzkohle ist dichter und der Meilerkohle gegenüber minderwertig. Die Retorten sind entweder

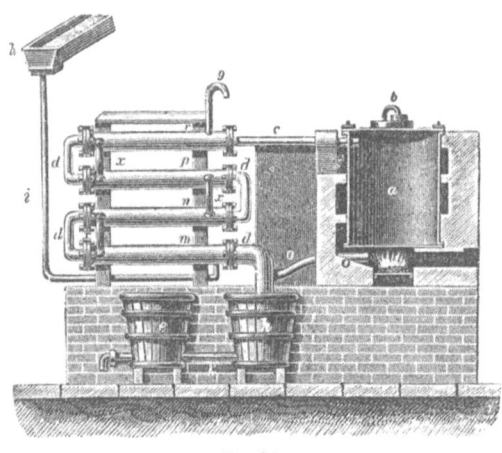

Fig. 25.

horizontal liegende, wie die in den Gasfabriken benutzten, oder es sind stehende Zylinder aus Schwarzblech. Den letzteren Fall veranschaulicht nebenstehende Figur Nr. 25. Die stehende Retorte a wird durch Aufheben des Deckels b mit Holz beschickt und erhitzt. Die flüchtigen Produkte entweichen durch das Rohr c in das Kühlsystem d, m, n, x, p, r, g, das aus dem Reservoir h durch i mit kaltem Wasser gespeist wird. Die nicht kondensierten Produkte (CO, CH_4 usw.) werden durch o in die Feuerung geleitet, während die flüssigen Anteile in die durch k miteinander kommunizierenden Vorlegegefäße h und e abbfließen und durch den in e befindlichen Hahn abgelassen werden können. Von Einfluß auf die Ausbeute ist die Art des Erhitzens. Bei recht langsam vorschreitender Erhitzung werden mehr gasige Produkte, bei rascher Erhitzung mehr flüssige Produkte gebildet. Ebenso ist die Ausbeute abhängig von der Art des zu verkohlenden Holzes. Es geben etwa:

	Kohle	Teer	Holzessig
Fichtenholz trocken	21 Proz.	12 Proz.	42 Proz.
Birken- und Buchenholz trocken	24 „	9 „	44 „

Gegenwärtig werden auch Sägespäne und ausgelaugte Farbhölzer der trocknen Destillation unterworfen.

Verarbeitung des Holzessigs. Der Holzessig wird in der Regel zur Gewinnung von Methylalkohol, Aceton, namentlich aber von Essigsäure oder essigsauren Salzen verarbeitet. Zunächst unterwirft man ihn einer Destillation: die zuerst übergehenden 10 Prozent werden als roher H o l z g e i s t, roher M e t h y l a l k o h o l, H o l z s p i r i t u s in den Handel gebracht. Die weiter übergehenden 80 Prozent werden auf Essigsäure verarbeitet. Entweder sättigt man das essigsaure Destillat zunächst mit Ätzkalk und setzt das entstehende Calciumacetat mit Natriumsulfat um, wobei sich unlöslicher Gips und lösliches Natriumacetat bilden:

1. $Ca(OH)_2 + 2\,CH_3COOH = 2\,H_2O + (CH_3COO)_2Ca$
2. $(CH_3COO)_2Ca + Na_2SO_4 = CaSO_4 + 2\,CH_3COONa$

oder man sättigt das essigsaure Destillat direkt mit Soda und erhält alsdann ebenfalls Natrium-acetat. Die Natriumacetatlaugen geben nach dem Einengen bis auf 1,35 spez. Gewicht kristalli-siertes Natriumacetat. Dasselbe ist durch beigemengte teerige Verunreinigungen stark braun bis braunrot gefärbt und wird deshalb „ R o t s a l z “ genannt. Dieses Rotsalz ist das wichtige Ausgangsmaterial zur Darstellung der Hauptmengen Essigsäure. Um es von den anhaftenden Teerbestandteilen zu reinigen, wird es in eisernen Pfannen sehr allmählich bis zum Schmelzen erhitzt und einige Zeit bei 260⁰ gehalten. Dabei verflüchtigen sich die verunreinigenden Teer-bestandteile zum Teil, zum Teil verbrennen sie dabei zu Kohlensäure. Die Operation gilt als beendigt, wenn sich eine Probe in Wasser ohne Färbung auflöst. Das Erhitzen hat mit Vorsicht zu geschehen; namentlich ist ein Überschreiten der Temperatur von 260⁰ zu vermeiden, weil sonst durch Bildung von Aceton Verluste eintreten und durch Entzündung der dabei sich ent-wickelnden Dämpfe Explosionen erfolgen können. Das so von Brandharzen befreite rohe Na-triumacetat wird später mit Schwefelsäure destilliert und liefert nunmehr eine Essigsäure von solcher Reinheit, daß deren Verwendung in verdünntem Zustande als Speiseessig möglich ist.

Verhältnismäßig geringe Mengen des rohen Holzessigs werden in unverarbeitetem (natu-rellem) Zustande in den Handel gebracht und dienen zu Konservierungszwecken. Ein solcher roher, unverarbeiteter Holzessig ist *Acetum pyrolignosum crudum* des Arzneibuches.

Den **Eigenschaften und Prüfungen** ist folgendes hinzuzufügen: Das spez. Gewicht, das bei der Gehaltsbestimmung zu beachten ist, schwankt zwischen 1,020 und 1,035.

Die Probe mit Silbernitrat muß alsbald beurteilt werden, da nach einiger Zeit Trübungen infolge der Reduktion des Silbernitrats durch die Teerbestandteile auftreten.

Zur Feststellung des vorgeschriebenen Mindestgehaltes an Essigsäure pipettiert man 10 ccm Holzessig in ein Kölbchen, gibt 10 ccm Normal-Kalilauge hinzu, schüttelt um und prüft mit blauem und rotem Lackmuspapier. Das Gemisch muß noch sauer reagieren, d. h. der rohe Holz-essig darf nicht weniger als 6 Prozent Essigsäure enthalten.

$$100 \cdot \frac{10 \cdot 0{,}06004}{10 \cdot 1{,}03} = 5{,}8 \text{ oder rund 6 Proz.}$$

Eine Titration unter Benutzung eines Indikators wie etwa Phenolphthalein, ist wegen der dunkeln Färbung des Holzessigs nicht durchführbar.

Roher Holzessig hinterläßt beim Verdampfen auf dem Wasserbade etwa 5—10 Prozent Teer.

Acetum pyrolignosum rectificatum.
Gereinigter Holzessig.

Gehalt 5,0 bis 5,4 Prozent Essigsäure ($CH_3 \cdot COOH$, Mol.-Gew. 60,03).

Zur Darstellung des gereinigten Holzessigs wird roher Holzessig der Destillation unterworfen, bis 80 Prozent übergegangen sind.

Gelbliche, nach Teer und Essigsäure riechende, sauer und etwas bitter schmeckende Flüssigkeit.

Eine Mischung von 1 ccm gereinigtem Holzessig, 9 ccm Wasser, 30 ccm verdünnter Schwefel-säure und 20 ccm Kaliumpermanganatlösung muß die rote Farbe innerhalb 5 Minuten vollständig verlieren. Gereinigter Holzessig darf durch Schwefelwasserstoffwasser nicht verändert werden (Schwermetallsalze). Mit der gleichen Menge Wasser verdünnt darf er durch Baryumnitratlösung nicht sofort verändert (Schwefelsäure) und durch Silbernitratlösung höchstens opalisierend getrübt werden (Salzsäure).

Gehaltsbestimmung. Zum Neutralisieren von 10 ccm gereinigtem Holzessig dürfen nicht weniger als 8,4 ccm und nicht mehr als 9 ccm Normal-Kalilauge erforderlich sein, was einem Gehalte von 5,0 bis 5,4 Prozent Essigsäure entspricht (1 ccm Normal-Kalilauge = 0,06003 g Essig-säure, Phenolphthalein als Indikator).

Sachlich unverändert.

Eigenschaften. Im Verlaufe der Aufbewahrung ist zwar eine sichtbare Abscheidung von Teer nicht wahrzunehmen, aber es kann ein Nachdunkeln der ursprünglich nur wenig gefärbten Flüssigkeit eintreten. Es empfiehlt sich nicht, einen so veränderten Holzessig nochmals durch Destillation zu reinigen, vielmehr ist es in solchem Falle geboten, eine neue Menge rohen Holz-essigs der Destillation zu unterwerfen. Den dunkel gewordenen gereinigten Holzessig pflegt man einem größeren Vorrat von rohem Holzessig beizumischen.

Das spez. Gewicht des gereinigten Holzessigs beträgt im Mittel 1,010.

Prüfung. Auch gereinigter Holzessig darf geringe Mengen von Schwefelsäure und Salzsäure enthalten. Schwefelsäure bildet sich aus schwefliger Säure, die bei der Destillation mit übergeht. Vermischt man 1 ccm gereinigten Holzessig mit 9 ccm Wasser und darauf mit 30 ccm verdünnter Schwefelsäure, so muß dieses Gemisch 20 ccm Kaliumpermanganatlösung in 5 Minuten vollständig entfärben. Die Entfärbung wird durch Reduktion des Kaliumpermanganats zu Manganosulfat

$$2 \, KMnO_4 + 3 \, H_2SO_4 \;=\; 3 \, H_2O + K_2SO_4 + 2 \, MnSO_4 + 5 \, O$$

bedingt, der freiwerdende Sauerstoff wird zur Oxydation der vorhandenen Teerbestandteile verbraucht. Würde die Entfärbung nicht eintreten, so läge der Verdacht nahe, daß das betreffende Präparat mit gewöhnlichem Essig „verschnitten" ist.

Die Bestimmung des Essigsäuregehaltes. Man bringt 10 ccm gereinigten Holzessig in ein Kölbchen, fügt 20—30 ccm Wasser sowie 4—5 Tropfen Phenolphthaleinlösung hinzu und titriert mit Normal-Kalilauge bis zur bleibenden Rotfärbung. Es müssen zur Neutralisation 8,4—9 ccm Normal-Kalilauge verbraucht werden.

$$100 \cdot \frac{\left.\begin{array}{c}8,4\\9,0\end{array}\right\} \cdot 0,06003}{10 \cdot 1,01} \;=\; 5,0 \text{ bis } 5,4 \text{ Prozent,}$$

Aufbewahrung. Den gereinigten Holzessig bewahrt man, da er leicht nachdunkelt, vor Luft und Licht möglichst geschützt auf.

Anwendung. Holzessig (roher und gereinigter) wird nur äußerlich verwendet, und zwar unverdünnt zu leichten Ätzungen (bei Schleimhautgeschwüren usw.), verdünnt (1:10 bis 1:100) zu Waschungen, Umschlägen und Spülungen; auch als Zusatz zu Mundwässern.

Acetum Sabadillae. — Sabadilleffig.

Syn.: Läuseessig.

Zu bereiten aus

Zerquetschtem Sabadillsamen	5 Teilen
Weingeist	5 Teilen
Verdünnter Essigsäure	9 Teilen
Wasser	36 Teilen.

Sabadilleffig ift klar, gelbbraun und riecht sauer.

Vorsichtig aufzubewahren.

Neu aufgenommen.

Bereitung. Die Vorschrift für dieses alte volkstümliche Mittel, das jetzt wieder einen Platz in dem Arzneibuch gefunden hat, hätte nicht kürzer ausfallen können, da sie außer den Bestandteilen nichts angibt. Ebensowenig ist eine Forderung bezüglich des Gehaltes an Essigsäure und Alkaloiden gestellt.

Die Art der Herstellung ergibt sich indes aus dem Wortlaute des allgemeinen Artikels Tincturae. Dort heißt es: „Tinkturen, die mit einer essigsäurehaltigen Flüssigkeit hergestellt sind, bezeichnet man als Essige." Die Herstellung des Sabadillessigs hat somit wie die der Tinkturen zu erfolgen.

Man hüte sich, von dem Präparate etwas in die Augen oder in offene Wunden kommen zu lassen!

Prüfung. Dieselbe kann sich erstrecken auf 1. das spez. Gewicht, 2. den Gehalt an Essigsäure, 3. den Gehalt an Alkaloiden.

1. Das spez. Gewicht beträgt 1,02—1,06.

2. Der Gehalt an freier Essigsäure, der mit dem Alter des Präparates etwas zurückgeht, beträgt mindestens 4,5 Prozent. Ein geringer Teil der Essigsäure ist an Alkaloide gebunden. Zur Bestimmung der Essigsäuremenge verdünnt man 10 ccm des Präparates in einem Becherglase mit etwa 50 ccm Wasser und titriert nach Zusatz einiger Tropfen Phenolphthaleinlösung mit Normalkalilauge auf Rot, wozu mindestens 7,6 ccm erforderlich sein müssen. 1 ccm Normallauge sättigt 0,06003 g Essigsäure, 7,6 ccm also $7,6 \times 0,06003 = 0,556228$ g. Diese Zahl mit 10 multipliziert, ergibt den Prozentgehalt.

3. Bestimmung des Gehaltes an Alkaloiden (Veratrin, Sabadillin und Sabadinin): Man dampft in einer Porzellanschale im Dampfbade 60 g Sabadillessig auf etwa 5 g ein, bringt nach dem Erkalten das Gewicht des Rückstandes mit Wasser auf 12 g, setzt 0,2 g Infusorienerde oder 0,5 g Talkpulver zu und filtriert. 10 g des Filtrates (= 50 g Sabadillessig) bringt man in einen Schütteltrichter, übersättigt mit Salmiakgeist und schüttelt nacheinander mit 15—10—10 ccm Äther aus, wobei man die einzelnen Ätherauszüge durch ein glattes Filter von 6 cm Durchmesser filtriert. Nun destilliert man den Äther vollständig ab, bläst den Kolben mit einem kleinen Handgebläse aus, löst den Rückstand in 5 ccm absolutem Alkohol unter Erwärmen auf, setzt 20 ccm Äther und einige Tropfen Hämatoxylinlösung und nach und nach so viel $1/_{10}$-Normalsäure, wobei man nach jedesmaligem Zusatze kräftig umschüttelt, hinzu, daß das untenstehende Wasser gelbrote Farbe annimmt. Darauf fügt man noch 30 g Wasser hinzu und titriert mit der Säure weiter auf Citronengelb. Hierzu müssen mindestens 2 ccm Säure gebraucht werden, was einem Mindestalkaloidgehalt von 0,25 Prozent entspricht.

Das Durchschnitts-Molekulargewicht der Sabadillalkaloide beträgt 625. 1 ccm $1/_{10}$-Normal-Säure sättigt 0,0625 g Alkaloide. Sind zur Sättigung der Alkaloide in 50 g Sabadillessig beispielsweise 2,3 ccm Säure gebraucht, so sind $2,3 \times 0,0625 = 0,14375$ g gefunden. Durch Multiplikation dieser Zahl mit 2 ergibt sich der Prozentgehalt mit rund 0,29.

Anwendung. Der Sabadillessig wird nur äußerlich zur Vertilgung von Läusen angewendet; wegen der darin enthaltenen stark giftigen Alkaloide ist er mit Vorsicht und in nicht zu großer Menge zu benutzen, wenn die Haut zerkratzt ist.

Acetum Scillae. — Meerzwiebelessig.
Syn.: Acetum scilliticum.

Gehalt 4,4 bis 5 Prozent Essigsäure ($CH_3 \cdot COOH$, Mol.-Gew. 60,03).

Mittelfein zerschnittene, getrocknete Meerzwiebel	5 Teile
Weingeist	5 Teile
Verdünnte Essigsäure	9 Teile
Wasser	36 Teile.

Die Meerzwiebel wird mit den Flüssigkeiten übergossen; bie Mischung wird 3 Tage lang bei Zimmertemperatur in einem verschlossenen Gefäß unter häufigem Umschütteln stehen gelassen. Alsdann seiht man die Flüssigkeit ohne starkes Auspressen durch und filtriert sie nach 24 Stunden.

Meerzwiebelessig ist klar, gelblich, riecht säuerlich und schmeckt sauer, nachher bitter. Spezifisches Gewicht 1,020 bis 1,025.

Gehaltsbestimmung. Zum Neutralisieren von 10 ccm Meerzwiebelessig müssen 7,5 bis 8,5 ccm Normal-Kalilauge erforderlich sein, was einem Gehalte von 4,4 bis 5 Prozent Essigsäure entspricht (1 ccm Normal-Kalilauge = 0,06003 g Essigsäure, Phenolphthalein als Indikator).

Vorsichtig aufzubewahren.

Dem Rückgang der Acidität wurde Rechnung getragen.

Geschichtliches. Zur Zeit Christi gebrauchte man bereits Meerzwiebelessig, denn P l i n i u s (der Ältere; 25 n. Chr.) erwähnt in seinen Schriften unter 28 verschiedenen Kräuteressigen auch *Acetum Scillae* (Lib. XXIV).

Darstellung. Die Meerzwiebel des Handels enthält trotz sorgsamer Aufbewahrung stets 6—10 Prozent Feuchtigkeit. Zur Darstellung eines Meerzwiebelessigs mit möglichst konstantem Gehalt ist daher eine vorherige Austrocknung und die Wägung der g e t r o c k n e t e n Meerzwiebel erforderlich. Durch Maceration findet genügende Extraktion statt. Durch Digestion würde vom Essig so viel Schleim gelöst werden, daß eine Filtration der Kolatur sehr erschwert wäre, außerdem würde dadurch das Präparat stärker gefärbt. Die durch Maceration gewonnene Flüssigkeit wird nur durch Kolieren gesammelt, nicht ausgepreßt, weil dadurch so viel Schleim in die Kolatur hineinkommen würde, daß eine Filtration nur nach langem Absetzen möglich wäre. Der geringe Weingeistzusatz befördert die Haltbarkeit des Präparats. Daß zur Bereitung dieses Essigs destilliertes Wasser zu nehmen ist, erscheint wesentlich, denn Brunnenwasser würde den Kalkgehalt des Meerzwiebelessigs vermehren und das Abscheiden von Bodensätzen (Calciumoxalat) begünstigen. Das spez. Gewicht des Meerzwiebelessigs beträgt etwa = 1,020 bis 1,025.

Prüfung. Der vorschriftsmäßig bereitete Meerzwiebelessig ist schließlich auf seinen Essigsäuregehalt zu prüfen, da dieses Arzneimittel zu Saturationen Verwendung findet. Da durch die Bildung von Essigester aus Weingeist und Essigsäure bei längerem Aufbewahren der Gehalt an freier Essigsäure zurückgeht, ist der Gehalt gegen früher um etwas herabgesetzt worden. Bei der Berechnung ist zu beachten, daß die angewandten 10 ccm im Mittel 10,22 g wiegen.

Wirkung und Anwendung. Der hauptsächlich wirksame Bestandteil der Meerzwiebel ist das amorphe Glykosid Scillaïn, das die Zirkulation ganz ähnlich wie die Digitalisglykoside beeinflußt. Es ist aber viel schärfer und stärker reizerregend als diese, so daß es leicht Erbrechen und manchmal auch Durchfälle hervorruft. Alle Scillapräparate wirken außerdem stark diuretisch. — Für sich allein werden sie kaum je verordnet, sondern meist als Zusätze zu Digitalisinfusen, zu Brechmitteln, zu Expektorantien (in kleinen Dosen), zu diuretischen Mixturen und ev. auch zu Gurgelwässern.

In der Tierheilkunde gelten für Bulbus Scillae und ihre Präparate dieselben Indikationen; sie werden nur selten angewendet.

Acidum aceticum. — Essigsäure.

Syn.: Acidum aceticum concentratum. Acetum glaciale. Eisessig.

Gehalt mindestens 96 Prozent Essigsäure (CH₃.COOH, Mol.-Gew. 60,03).

Klare, farblose, stechend sauer riechende, auch in starker Verdünnung sauer schmeckende, flüchtige, bei niedriger Temperatur kristallisierende Flüssigkeit, die in jedem Verhältnis in Wasser, Weingeist und Äther löslich ist.

Eine Mischung von Essigsäure und Wasser (1+19) wird nach dem Neutralisieren mit Natronlauge durch einige Tropfen Eisenchloridlösung tiefrot gefärbt.

Spezifisches Gewicht höchstens 1,064.

Erstarrungspunkt nicht unter 9,5°.

Eine Mischung von 1 ccm Essigsäure und 3 ccm Zinnchlorürlösung darf innerhalb 1 Stunde keine dunklere Färbung annehmen (Arsenverbindungen). Die wässerige Lösung (1 + 19) darf weder durch Baryumnitratlösung (Schwefelsäure), noch durch Silbernitratlösung (Salzsäure), noch durch Schwefelwasserstoffwasser (Schwermetallsalze) verändert werden. Eine Mischung von 6 ccm Essigsäure, 14 ccm Wasser und 1 ccm Kaliumpermanganatlösung darf die rote Farbe innerhalb 1 Stunde nicht verlieren (schweflige Säure, empyreumatische Stoffe, Ameisensäure).

Gehaltsbestimmung. 5 g Essigsäure werden mit Wasser auf 50 ccm verdünnt. Zum Neutralisieren von 10 ccm dieser Mischung müssen mindestens 16 ccm Normal-Kalilauge erforderlich sein, was einem Mindestgehalte von 96 Prozent Essigsäure entspricht (1 ccm Normal-Kalilauge =0,06003 g Essigsäure, Phenolphthalein als Indikator).

Die Angabe des Siedepunktes ist weggefallen. Die Prüfung auf Ameisensäure wurde verschärft.

Geschichtliches. Geber lehrte die Darstellung einer reinen, wenn auch verdünnten Säure durch Destillation des Weinessigs, die dann in noch konzentrierterem Zustande als Destillat des Grünspans bekannt wurde (in den Schriften, die den Namen des Basilius Valentinus führen). 1702 stellte Stahl eine noch stärkere und reinere Säure durch Destillation von essigsauren Alkalien mit Vitriolöl dar, ein Verfahren, nach dem die Pharmacopoea Rossica (1778) den Acetum radiatum herstellen ließ. De Lauragais spricht 1759, ohne allerdings eine Bereitungsweise anzugeben, von kristallisierter Essigsäure, während Tob. Lowitz 1789 (ein deutscher Chemiker in Petersburg) durch Gefrierenlassen der Stahlschen Säure und mehrmalige fraktionierte Destillation die wasserfreie, kristallisierte Essigsäure, den sog. „Eisessig" gewann. Lowitz u. a. haben später die Darstellungsweise aus Acetaten mit saurem Kaliumsulfat oder mit Schwefelsäure, ebenso aus Bleiacetat mit Schwefelsäure, kommentiert.

Vorkommen. Im freien Zustande kommt die Essigsäure weit verbreitet in der organischen Natur, wenn auch immer nur in kleinen Mengen vor, z. B. in zahlreichen tierischen Flüssigkeiten (Schweiß, Harn usw.); gebunden (an Calcium und Kalium), besonders häufig im Pflanzenreich, in Form von Salzen und Estern. Weit verbreiteter aber ist das Vorkommen der Säure als Zersetzungsprodukt organischer Verbindungen bei Fäulnis, Gärung, trockner Destillation, Oxydation usw.

Bildung. Erwähnenswert ist die Bildung von Essigsäure aus Acetylen (also indirekt aus den Elementen) bei dessen Behandlung mit Chromsäurelösung und Alkali.

$$C_2H_2 + O + H_2O = C_2H_4O_2$$

Wichtig ist die Behandlung aus dem zugehörigen Alkohol, dem Äthylalkohol, durch Oxydation (vgl. Acetum) über dem Aldehyd:

$$CH_3C{\overset{H}{\underset{OH}{\big\langle}}}H + O = CH_3C{\overset{H}{\underset{O\,H}{\big\langle}}}O\,H + O = CH_3.C{\overset{OH}{\big\langle}}O$$

Darstellung. *Acidum aceticum* und *Acidum aceticum dilutum* werden im großen aus Holzessig oder vielmehr aus dem daraus dargestellten Natriumacetat gewonnen.

Reines, chlorfreies Natriumacetat wird in einem eisernen Kessel zunächst im Wasserbade unter Umrühren von dem größten Teil seines Kristallwassers befreit. Das Salz schmilzt und verwandelt sich schließlich in ein weißes, schuppig-kristallinisches Pulver. Darauf wird der Kessel aus dem Wasserbade gehoben und über schwachem Kohlenfeuer erhitzt, wobei nochmaliges Schmelzen eintritt. Auch jetzt wird wieder so lange mit einem Spatel gerührt, bis alles zu einer pulverigen, asbestglänzenden Masse erstarrt ist, die nach dem Erkalten gepulvert wird.

10 T. kristallisiertes Salz geben 6 T. wasserfreies. Bei der fabrikmäßigen Darstellung der Essigsäure benutzt man ein noch etwas Wasser enthaltendes Salz und gewinnt durch fraktionierte Destillation neben der stärkeren Säure auch eine schwächere, weil schwächere Säure ebenfalls Handelsware ist. Das Erhitzen über freiem Feuer darf nicht zu weit getrieben werden, da sonst teilweise Zersetzung des Natriumacetats, unter Bildung von Aceton und Natriumcarbonat, eintreten würde.

Das entwässerte und gepulverte Natriumacetat wird in eine Retorte gegeben (deren Bauchraum zu $^2/_3$—$^3/_4$ gefüllt sein darf) und diese in ein Sandbad gelegt. Nachdem der Retortenhals mit einem Kühlapparat verbunden ist, gießt man mit Hilfe eines Trichters durch den Tubus auf 100 T. entwässertes Natriumacetat 80 T. Schwefelsäure, das sind 2 Mol. Säure auf 3 Mol. Natriumacetat. Das Aufgießen der konz. Schwefelsäure auf das gepulverte Salz muß mit Vorsicht geschehen, weil dabei eine lebhafte Erwärmung stattfindet, die, sobald keine gleichmäßige Durchwärmung abgewartet wird, ein Zerspringen der Retorte herbeiführen kann. Ein mechanisches Mischen der Säure mit dem Salz ist hier nicht ausführbar, man bahnt es aber einigermaßen dadurch an, daß man in das Salzpulver mittels eines Glasstabes eine trichterförmige Vertiefung macht, in die die Säure einfließt und von da aus die Masse gleichmäßig allmählich durchdringt. Infolge der Temperaturerhöhung entwickeln sich in der Retorte sofort Essigsäuredämpfe, und während noch der letzte Rest der Schwefelsäure zufließt, befindet sich die Destillation in vollem Gange, die man nach Verschluß des Tubus durch anfangs mäßiges, zuletzt bis zum Sieden gesteigertes Erhitzen unterhält, wobei etwa $^2/_3$ des Gewichts des wasserfreien Natriumacetates an Essigsäure erhalten wird.

Um die Essigsäure leicht und vollständig auszutreiben, muß mehr Schwefelsäure genommen werden, als zur Bildung von neutralem Natriumsulfat erforderlich ist, und zwar, wie oben angegeben, auf 3 Mol. $CH_3.COONa$ mindestens 2 Mol. H_2SO_4. Es treten bei Verwendung von $1 H_2SO_4$ auf $2 CH_3.COONa$, infolge der dann notwendig werdenden hohen Temperatur (bis 180°), namentlich sobald Staub u. a. zugegen sein sollten, Zersetzungsprodukte (schweflige Säure) auf, die das Präparat verunreinigen und unbrauchbar machen. Außerdem erzielt man auch durch ein Mehr an Schwefelsäure eine stärkere Essigsäure, weil die Schwefelsäure Wasser zurückhält. Die Temperatur steigt bei Anwendung hinreichender Mengen von Schwefelsäure nur auf 130° bis 135°, wobei sämtliche Essigsäure übergeht.

Wird das Mol.-Verhältnis von 2 Mol. Natriumacetat auf 1 Mol. Schwefelsäure genommen, so verläuft der Prozeß nach folgender Gleichung:

$$2 CH_3.COONa + H_2SO_4 = 2 CH_3.COOH + Na_2SO_4$$
$$2 \times 82 = 164 \;:\; 98 = 2 \times 60 = 120 \;:\; 142$$

Natriumacetat   Schwefelsäure   Essigsäure   Natriumsulfat

Bei Anwendung von 3 Mol. Natriumacetat und 2 Mol. Schwefelsäure bleibt in der Retorte ein Gemisch von neutralem und saurem Natriumsulfat zurück:

$$3 CH_3.COONa + 2 H_2SO_4 = 3 CH_3.COOH + NaHSO_4 + Na_2SO_4$$
$$3 \times 82 = 246 \;:\; 2 \times 98 = 196 \quad 3 \times 60 = 180 \;:\; 120 \;+\; 142$$

saures Natriumsulfat

Das Mol.-Gewichts-Verhältnis 3 : 2 bietet dem ersteren gegenüber noch den Vorteil, daß der in der Retorte zurückbleibende Salzkuchen sich weit leichter in Wasser löst, als neutrales Natriumsulfat, dessen Herausbringen die Retorte meist zum Bersten bringt.

Die reine (100prozentige) Essigsäure erstarrt schon bei $+ 16°$, wasserhaltige entsprechend tiefer; darauf ist bei der Regelung des Kühlwassers Rücksicht zu nehmen, damit das Kühlrohr nicht durch auskristallisierende Säure verstopft wird.

Endlich soll noch die Mahnung nicht unterbleiben, daß man sich vor der Einwirkung der Essigsäuredämpfe und vor einem Umherspritzen der konzentrierten Säure hüte. Die eingeatmeten Dämpfe reizen die Atmungsorgane; auf der Haut, namentlich auf der Schleimhaut verursacht Essigsäure heftige Entzündung.

Reinigung und Entwässerung. Waren die benutzten Materialien, Natriumacetat und Schwefelsäure, nicht chlorfrei, so ist die daraus dargestellte Essigsäure salzsäurehaltig. Um sie von Salzsäure zu befreien, rektifiziert man das Produkt über etwa $^1/_{50}$ seines Gewichts trocknem Natriumacetat. $HCl + C_2H_3NaO_2 = NaCl + C_2H_4O_2$. Eine Rektifikation müßte auch stattfinden, wenn Natriumacetat beim Einbringen des trocknen Pulvers durch Stäuben in den Retortenhals gelangt wäre. Enthielte die Essigsäure brenzliche Produkte oder schweflige Säure, so können durch die gleiche Operation die ersteren zerstört werden, während letztere zu Schwefelsäure oxydiert wird. Zu diesem Zweck löst man in je 1 Liter Destillat etwa 2 g Kaliumdichromat, läßt 48 Stunden stehen und rektifiziert die Säure aus einer Retorte bis fast zur Trockne auf dem Sandbade. Durch Sauerstoffaufnahme werden die empyreumatischen Stoffe teils vergast, teils in feste Produkte verwandelt, die nicht flüchtig sind. Hier, wie überhaupt schon bei der Darstellung der Säure tut man gut, das zuerst übergehende Zehntel für sich aufzufangen, weil dieser Teil die schwächste Essigsäure, die wasserhaltigste ist. Eine absolut reine Säure erhält man auch, wenn man die sonst fast reine Säure teilweise erstarren läßt und den flüssig gebliebenen Teil durch Absaugen oder Abtropfen bei niederer Temperatur entfernt.

Eigenschaften. Den Angaben des Arzneibuches wäre hinzuzufügen, daß Essigsäure aus der Luft Feuchtigkeit aufnimmt und mit Ammoniak Nebel bildet. Siedepunkt der wasserfreien Säure 118°—119°, der offizinellen 110°—119°. Reine, wasserfreie Essigsäure erstarrt schon bei $+16°$, die offizinelle 96 prozentige Säure bei $+9,5°$ bis 10° zu glänzenden Blättern. In der Ruhe erstarrt die Säure oft noch nicht bei 0°, es genügt alsdann eine geringe Erschütterung, um die Flüssigkeit in eine feste Kristallmasse überzuführen. Spez. Gewicht der wasserfreien Säure, 1,0553, dasjenige der offizinellen 1,064. Essigsäure löst sich in Wasser, Weingeist, Äther, Chloroform, Glycerin, in vielen ätherischen Ölen, nicht in Schwefelkohlenstoff. In Essigsäure sind ferner löslich: Kampfer, Harze, fette Öle, Farbstoffe, Proteinsubstanzen (Fibrin, gekochtes Eiweiß), sowie viele Verbindungen, die in andern Säuren und Flüssigkeiten nicht löslich sind. Auf die Haut gebracht, zerstört sie das Zellgewebe und erzeugt schmerzhafte Brandblasen. Ihr Dampf ist entzündlich, aber nicht in dem Sinne wie Äther feuergefährlich, sie verbrennt mit mattblauer Flamme. Die Essigsäure gehört zu den beständigsten Verbindungen; sie wird von Oxydationsmitteln, mit Ausnahme des Kaliumpermanganats, nicht angegriffen, dasselbe gilt von Reduktionsmitteln.

Essigsäure ist, da sie nur eine COOH-Gruppe enthält, e i n b a s i s c h , bildet aber mit Alkalien außer neutralen auch saure Salze (wie z. B. $CH_3 . COOK + CH_3 . COOH$ und $CH_3 . COOK + 2 CH_3 . COOH$), die kristallinisch sind und in höherer Temperatur Essigsäure abgeben.

Ihre Salze heißen A c e t a t e und sind sämtlich wasserlöslich. Sie geben, mit Phosphoroxychlorid $= POCl_3$ behandelt, eine noch heftiger stechend als Essigsäure riechende, farblose Flüssigkeit, E s s i g s ä u r e a n h y d r i d , $(C_2H_3O_2)O$, das nicht mit wasserfreier Essigsäure verwechselt werden darf.

Wird Essigsäure mit Wasser gemischt, so erniedrigt sich ihr spez. Gewicht nicht nach dem Maße der Verdünnung, sondern das spez. Gewicht steigt bis 20 Prozent Wassergehalt und fällt erst von da ab bei mehr Wasserzusatz. O u d e m a n n s gibt die nachfolgende Tabelle des spez. Gewichtes. (Siehe nächste Seite.)

Aus der Tabelle ist ersichtlich, daß eine Säure von 54—55 Prozent Essigsäuregehalt dasselbe spez. Gewicht besitzt, wie die offizinelle Säure, und diese Schwankungen der spezifischen Schwere je nach dem Grade ihrer Verdünnung machen die Bestimmung der Säure durch Titrieren notwendig.

Der q u a l i t a t i v e N a c h w e i s der Essigsäure beruht auf folgendem Verhalten: Die Alkalisalze der Essigsäure geben mit Eisenchlorid eine blutrote Färbung, die auf Zusatz von Mineralsäuren verschwindet. Freie wie gebundene Säure, mit Alkohol und Schwefelsäure versetzt, entwickelt beim Erwärmen den Geruch des Essigesters. Trockene Acetate mit arseniger Säure, selbst in kleiner Menge, gemischt und im Rohre geglüht, geben den durchdringenden, widerlichen Geruch des Kakodyloxyds.

$$As_2O_3 + 4 CH_3 . COOK = \frac{(CH_3)_2As}{(CH_3)_2As}{>}O + 2 K_2CO_3 + 2 CO_2$$

Prozente Essigsäure	Spez. Gewicht bei			Prozente Essigsäure	Spez. Gewicht bei			Prozente Essigsäure	Spez. Gewicht bei		
	12°	15°	20°		12°	15°	20°		12°	15°	20°
0	0,9995	0,9992	0,9983	34	1,0477	1,0459	1,0426	68	1,0753	1,0725	1,0679
1	1,0011	1,0007	0,9997	35	1,0489	1,0470	1,0437	69	1,0757	1,0729	1,0683
2	1,0026	1,0022	1,0012	36	1,0500	1,0481	1,0448	70	1,0761	1,0733	1,0686
3	1,0042	1,0037	1,0026	37	1,0511	1,0492	1,0458	71	1,0765	1,0737	1,0689
4	1,0057	1,0052	1,0041	38	1,0522	1,0502	1,0468	72	1,0768	1,0740	1,0691
5	1,0073	1,0067	1,0055	39	1,0533	1,0513	1,0478	73	1,0771	1,0742	1,0693
6	1,0089	1,0083	1,0069	40	1,0543	1,0523	1,0488	74	1,0773	1,0744	1,0695
7	1,0105	1,0098	1,0084	41	1,0553	1,0533	1,0498	75	1,0775	1,0746	1,0697
8	1,0120	1,0113	1,0098	42	1,0564	1,0543	1,0507	76	1,0777	1,0747	1,0699
9	1,0136	1,0127	1,0112	43	1,0574	1,0552	1,0516	77	1,0778	1,0748	1,0700
10	1,0151	1,0142	1,0126	44	1,0583	1,0562	1,0525	78	1,0778	1,0748	1,0700
11	1,0166	1,0157	1,0140	45	1,0593	1,0571	1,0534	79	1,0778	1,0748	1,0700
12	1,0181	1,0171	1,0154	46	1,0602	1,0580	1,0543	80	1,0778	1,0748	1,0699
13	1,0196	1,0185	1,0168	47	1,0612	1,0589	1,0551	81	1,0777	1,0747	1,0698
14	1,0210	1,0200	1,0181	48	1,0621	1,0598	1,0559	82	1,0776	1,0746	1,0696
15	1,0225	1,0214	1,0195	49	1,0629	1,0607	1,0567	83	1,0775	1,0744	1,0694
16	1,0240	1,0228	1,0208	50	1,0638	1,0615	1,0575	84	1,0773	1,0742	1,0691
17	1,0254	1,0242	1,0222	51	1,0647	1,0623	1,0583	85	1,0770	1,0739	1,0688
18	1,0268	1,0256	1,0235	52	1,0655	1,0631	1,0590	86	1,0767	1,0736	1,0684
19	1,0283	1,0270	1,0248	53	1,0663	1,0638	1,0597	87	1,0763	1,0731	1,0679
20	1,0297	1,0284	1,0261	54	1,0671	1,0646	1,0604	88	1,0758	1,0726	1,0674
21	1,0311	1,0298	1,0274	55	1,0678	1,0653	1,0611	89	1,0752	1,0720	1,0668
22	1,0325	1,0311	1,0287	56	1,0685	1,0660	1,0618	90	1,0745	1,0713	1,0660
23	1,0338	1,0324	1,0299	57	1,0692	1,0666	1,0624	91	1,0737	1,0705	1,0652
24	1,0352	1,0337	1,0312	58	1,0698	1,0673	1,0630	92	1,0728	1,0696	1,0643
25	1,0365	1,0350	1,0324	59	1,0705	1,0679	1,0636	93	1,0718	1,0686	1,0632
26	1,0378	1,0363	1,0336	60	1,0711	1,0685	1,0642	94	1,0706	1,0674	1,0620
27	1,0391	1,0375	1,0348	61	1,0717	1,0691	1,0648	95	1,0692	1,0660	1,0606
28	1,0404	1,0388	1,0360	62	1,0723	1,0697	1,0653	96		1,0644	1,0589
29	1,0417	1,0400	1,0372	63	1,0729	1,0702	1,0658	97		1,0625	1,0570
30	1,0429	1,0412	1,0383	64	1,0734	1,0707	1,0663	98		1,0604	1,0549
31	1,0441	1,0424	1,0394	65	1,0739	1,0712	1,0667	99		1,0580	1,0525
32	1,0454	1,0436	1,0405	66	1,0744	1,0717	1,0671	100		1,0553	1,0497
33	1,0466	1,0447	1,0416	67	1,0749	1,0721	1,0675				

Prüfung. Das spez. Gewicht sei nicht höher als 1,064. Die Bestimmung desselben gibt aus den angegebenen Gründen keinen sicheren Anhalt über den Gehalt an Essigsäure, ist aber unter Umständen geeignet, gewisse nicht vorgesehene Verunreinigungen zu finden. Auf solche wird man schließen müssen, wenn der Säuregehalt zutreffend ist, das spez. Gewicht aber nicht stimmt.

Zu der Prüfung mit Schwefelwasserstoff ist zu bemerken, daß dadurch eine Verunreinigung mit Eisen nicht erkannt werden kann; dessen Vorhandensein ist also nach dem Wortlaut des Arzneibuchs zulässig. Durch Schwefelwasserstoff in saurer Lösung soll wesentlich Blei und Kupfer nachgewiesen werden, auch Zink würde als weißes Schwefelzink erkannt werden.

Ganz besonders aber ist auf etwaiges Vorhandensein von Ameisensäure zu achten, die, da Ameisensäure jetzt billiger als Essigsäure geworden ist, als Verfälschung vorkommen kann. Selbst kleinste Mengen Ameisensäure werden erkannt durch das Reduktionsvermögen, das die Ameisensäure, die gleichzeitig Aldehyd und Säure ist, auszeichnet. Silbernitrat und Quecksilberchlorid, dieses bei Gegenwart von Natriumacetat zur Bindung der bei der Reaktion frei werdenden Säure, werden durch die geringsten Spuren Ameisensäure reduziert, Silbernitrat zu metallischem Silber, als Spiegel oder schwarzer Niederschlag, Quecksilberchlorid zu Kalomel.

Durch die von dem Arzneibuch angegebene Probe können noch 0,8 Prozent Ameisensäure mit Sicherheit erkannt werden, bei 0,5 Prozent ist die Reaktion schon undeutlich, so daß die Erweiterung der Beobachtungsdauer der Permanganatprobe keine unbillige Forderung darstellt.

Die Gehaltsbestimmung ist gegen früher verbessert worden, einer Erklärung bedarf sie nicht.

Obgleich die im Handel vorkommende Essigsäure durchschnittlich ziemlich rein und frei ist von fremden Stoffen, so darf doch nicht ihre Prüfung auf die vorher angegebenen Verunreinigungen unterbleiben; ferner aber muß sich die Untersuchung noch auf Schwefeldioxyd und empyreumatische Stoffe erstrecken, die mehrfach und auch gleichzeitig nebeneinander beobachtet worden sind.

Aufbewahrung. Da Essigsäure Feuchtigkeit aus der Luft aufnimmt, so muß sie in gut schließenden Flaschen mit Glasstöpseln (Kork wird zerstört) aufbewahrt werden.

Da mit konzentrierter Essigsäure (Essigessenz) häufig Unglücksfälle vorgekommen sind, wurde der Verkehr mit Essigsäure durch folgende Verordnung geregelt.

Verordnung, betreffend den Verkehr mit Essigsäure.

Vom 14. Juli 1908.

Wir W i l h e l m , von Gottes Gnaden Deutscher Kaiser, König von Preußen usw., verordnen im Namen des Reichs auf Grund des § 5 des Gesetzes vom 14. Mai 1879, betreffend den Verkehr mit Nahrungsmitteln, Genußmitteln und Gebrauchsgegenständen (Reichsgesetzbl. S. 145), nach erfolgter Zustimmung des Bundesrats, was folgt:

§ 1.

Rohe und gereinigte Essigsäure (auch Essigessenz), die in 100 Gewichtsteilen mehr als 15 Gewichtsteile reine Säure enthält, darf in Mengen unter 2 Liter nur in Flaschen nachstehender Art und Bezeichnung gewerbsmäßig feilgehalten oder verkauft werden:

1. Die Flaschen müssen aus weißem oder halbweißem Glase gefertigt, länglich rund geformt und an einer Breitseite in der Längsrichtung gerippt sein.

2. Die Flaschen müssen mit einem Sicherheitsstopfen versehen sein, der bei wagerechter Haltung der gefüllten Flasche innerhalb einer Minute nicht mehr als 50 ccm des Flascheninhalts ausfließen läßt. Der Sichersheitstopfen muß derart im Flaschenhalse befestigt sein, daß er ohne Zerbrechen der Flasche nicht entfernt werden kann.

3. An der nicht gerippten Seite der Flasche muß eine Aufschrift vorhanden sein, die in deutlich lesbarer Weise
   a) die Art des Inhalts einschließlich seiner Stärke an reiner Essigsäure angibt,
   b) die Firma des Fabrikanten des Inhalts bezeichnet,
   c) in besonderer, für die sonstige Aufschrift nicht verwendeter Farbe die Warnung

„Vorsicht! Unverdünnt lebensgefährlich"

getrennt von der sonstigen Aufschrift enthält,
   d) eine Anweisung für den Gebrauch des Inhalts der Flasche bei der Verwendung zu Speisezwecken erteilt.

Weitere Aufschriften dürfen auf der Flasche nicht vorhanden sein.

§ 2.

Die Vorschriften des § 1 finden keine Anwendung auf das Feilhalten und den Verkauf von Essigsäure in Apotheken, soweit es zu Heil- oder wissenschaftlichen Zwecken erfolgt.

§ 3.

Das Feilhalten und der Verkauf von Essigsäure der im § 1 bezeichneten Art unter der Bezeichnung „Essig" ist verboten.

§ 4.

Diese Verordnung tritt am 1. Januar 1909 in Kraft.

Urkundlich unter Unserer Höchsteigenhändigen Unterschrift und beigedruckten Kaiserlichen Insiegel.

Gegeben Odde, an Bord M. J. „Hohenzollern", den 14. Juli 1908.

(L. S.)   W i l h e l m.

von B e t h m a n n H o l l w e g.

Anwendung. Der Eisessig wird medizinisch ausschließlich als Ätzmittel, und zwar hauptsächlich für Horngebilde (Warzen, Hühneraugen usw.) verwendet; die Ätzung ist häufig schmerzhaft, meist wird man auch mit der 30%igen Lösung, dem Acid. acet. dilutum auskommen.

Acidum aceticum dilutum. — Verdünnte Essigsäure.

Syn.: Acetum concentratum.

Gehalt 30 Prozent Essigsäure ($CH_3 . COOH$, Mol.-Gew. 60,03).

Klare, farblose, flüchtige, sauer riechende und schmeckende Flüssigkeit. Eine Mischung von verdünnter Essigsäure und Wasser (1 + 5) wird nach dem Neutralisieren mit Natronlauge durch einige Tropfen Eisenchloridlösung tiefrot gefärbt.

Spezifisches Gewicht 1,041.

Eine Mischung von 1 ccm verdünnter Essigsäure und 3 ccm Zinnchlorürlösung darf innerhalb 1 Stunde keine dunklere Färbung annehmen (Arsenverbindungen). Die wässerige Lösung (1 + 5) darf weder durch Baryumnitratlösung (Schwefelsäure), noch durch Silbernitratlösung (Salzsäure), noch durch Schwefelwasserstoffwasser (Schwermetallsalze) verändert werden. Eine Mischung von 20 ccm verdünnter Essigsäure und 1 ccm Kaliumpermanganatlösung darf die rote Farbe innerhalb 1 Stunde nicht verlieren (schweflige Säure, empyreumatische Stoffe, Ameisensäure).

Gehaltsbestimmung. Zum Neutralisieren von 5 ccm verdünnter Essigsäure müssen 26 ccm Normal-Kalilauge erforderlich sein, was einem Gehalte von 30 Prozent Essigsäure entspricht (1 ccm Normal-Kalilauge = 0,06003 g Essigsäure, Phenolphthalein als Indikator).

Die Permanganatprobe wurde auf 1 Stunde ausgedehnt.

Verdünnte Essigsäure fällt teils bei der Darstellung der konz. Essigsäure im großen, bei der man den Vorlauf besonders auffängt, ab, oder sie wird ebenfalls fabrikmäßig aus Natriumacetat und Schwefelsäure bereitet. Hier ist jedoch nicht nötig, das Natriumacetat zu entwässern, man nimmt vielmehr kristallisiertes Salz, und zwar wie bei der Darstellung der konz. Essigsäure auf 3 Mol. Natriumacetat 2 Mol. Schwefelsäure.

$$3[CH_3 . COONa + 3H_2O] + 2H_2SO_4 = 3CH_3 . COOH + 9H_2O + NaHSO_4 + Na_2SO_4$$

kristallisiertes Natriumacetat $2 \times 98 = 196$ Essigsäure
$3 \times 136 = 408$

Zusammenstellung des Apparates, Handhabung desselben und Verlauf der Operation sind wie bei *Acidum aceticum* angegeben. Steht arsenfreie englische Schwefelsäure zur Verfügung, so wird diese benutzt und in gleicher Weise vorsichtig auf das kleinkristallisierte oder grob gepulverte Salz gegossen. Das Destillat beträgt 74—79 Prozent des angewandten Natriumacetats und enthält etwa 44 Prozent wasserfreie Essigsäure. Alsdann wird mit Wasser verdünnt.

Diese Verdünnung nimmt man vor nicht auf Grund der Bestimmung des spez. Gewichts, sondern auf Grund des alkalimetrisch bestimmten Säuregehaltes nach Rechnung. Gesetzt, es sei durch 2—3 übereinstimmende Titrierungen ermittelt worden, daß von 4210 g Destillat 3,214 g desselben durch 27,2 ccm Normal-Kalilauge gesättigt worden seien, so enthielte das Destillat 50,77 Prozent Essigsäure (0,060 × 27,2 = 1,6320 Essigsäure und 3,214 : 1,6320 = 100 : x = 50,77 Prozent), das, um es auf 30prozentige Säure zu stellen, zu 7124,7 g aufzufüllen wäre $\left(\dfrac{50,77 \times 4210}{30} = 7124,7\right)$. Die nachfolgende Bestimmung des spez. Gewichts dient lediglich zur Kontrolle der vorangegangenen alkalimetrischen Bestimmung.

Die **Prüfung** ist die nämliche, wie die der konzentrierten Säure.

Acidum acetylosalicylicum. — Acetylsalicylsäure. Aspirin.

Syn.: Acetsalicylsäure.

$$C_6H_4 \begin{cases} O . CO . CH_3 \\ COOH \end{cases} \quad [1, 2] \quad \text{Mol.-Gew. } 180,06.$$

Weiße, geruchlose Kristallnädelchen von schwach säuerlichem Geschmacke. Acetylsalicylsäure löst sich in 300 Teilen Wasser und in 20 Teilen Äther, leicht in Weingeist, Natronlauge und Natriumcarbonatlösung. Die wässerige Lösung rötet Lackmuspapier.

Schmelzpunkt etwa 135°.

Kocht man 0,5 g Acetylsalicylsäure mit 10 ccm Natronlauge 2 bis 3 Minuten lang und fügt nach dem Erkalten verdünnte Schwefelsäure hinzu, so scheidet sich unter vorübergehender, schwacher Violettfärbung ein weißer, kristallinischer, aus Salicylsäure bestehender Niederschlag aus. Dieser schmilzt, nachdem man ihn mit wenig Wasser gewaschen und dann getrocknet hat, bei etwa 157°;

feine wäfferige Löfung färbt fich mit Eifenchloriblöfung violett. Die von dem Niederfchlag abfil=
trierte Flüffigteit riecht nach Effigfäure und beim Kochen mit wenig Weingeift und Schwefelfäure
nach Effigäther.

Die mit 20 ccm Waffer verfeßte, talt bereitete Löfung von 0,1 g Acetylfalicylfäure in 5 ccm
Weingeift darf durch 1 Tropfen verdünnter Eifenchloriblöfung (1+24) nicht violett gefärbt werden
(Salicylfäure). Wird 1 g Acetylfalicylfäure mit 20 ccm Waffer 5 Minuten lang gefchüttelt, fo darf
das Filtrat weder durch Schwefelwafferftoffwaffer (Schwermetallfalze), noch durch Silbernitrat=
löfung (Salzfäure), noch durch Baryumnitratlöfung (Schwefelfäure) verändert werden.

Acetylfalicylfäure darf beim Verbrennen höchftens 0,1 Prozent Rückftand hinterlaffen.

Neu aufgenommen.

Geschichtliches. Acetylsalicylsäure wurde im Jahre 1853 zum ersten Male von Gerhardt
dargestellt. Mitte der achtziger Jahre des vorigen Jahrhunderts wurde sie als Arzneimittel von
E. Merck-Darmstadt in den Handel gebracht, ohne sich jedoch im Arzneischatze behaupten zu
können. Erst unter dem Namen Aspirin konnte sie sich die Anerkennung und einen ungeahnten
Erfolg erringen.

Darstellung. Man erhitzt Essigsäureanhydrid mit Salicylsäure im Autoklaven oder am
Rückflußkühler 2 Stunden lang auf 150°. Beim Abkühlen scheidet sich die Acetylsalicylsäure
kristallinisch ab und wird aus Chloroform umkristallisiert.

Statt Essigsäureanhydrid kann auch Acetylchlorid verwendet werden; es genügt in dem
Falle eine Temperatur von 80°. (Patent. Farbenfabr. vorm. Bayer.) Den Chemismus des Dar-
stellungsverfahrens mögen folgende Formeln veranschaulichen.

$$\text{I.} \quad \begin{matrix} C_6H_4 < \begin{matrix} COOH \\ OH \end{matrix} \\ C_6H_4 < \begin{matrix} OH \\ COOH \end{matrix} \end{matrix} + O < \begin{matrix} CO-CH_3 \\ CO-CH_3 \end{matrix} = 2\,C_6H_4 < \begin{matrix} OCOCH_3 \\ COOH \end{matrix} + H_2O$$

Essigsäureanhydrid

$$\text{II.} \quad C_6H_4 < \begin{matrix} COOH \\ OH + Cl \end{matrix} OCCH_3 = C_6H_4 < \begin{matrix} COOH \\ OCOCH_3 \end{matrix} + HCl.$$

Acetylchlorid

Chemie. Säurechloride und -anhydride reagieren allgemein auf Hydroxylgruppen unter
Bildung von Acetylverbindungen. Und zwar erstere leichter, zuweilen sogar stürmisch. Es
entstehen auf diese Weise Ester.

Durch Behandeln mit Laugen werden diese Ester wieder verseift. Die Spaltung in freie
Säure und Phenol geht bei den einzelnen Verbindungen verschieden schwer, bei der Acetylsalicylsäure sehr leicht, so daß oft eine unvorsichtige, feuchte Aufbewahrung im Verein mit
einem minderwertigen, alkalischen Glase genügt, freie Essigsäure zu bilden.

Die vom Arzneibuch angeführten **Eigenschaften** sind durch folgende zu ergänzen. Auch
in warmem Wasser ist die Löslichkeit noch gering, bei 37° annähernd 1 Prozent. In kaltem
Weingeist löst sich das Präparat im Verhältnis 1 zu 5, in heißem leichter. In Benzol ist es schwer
löslich. Auch Speichel spaltet innerhalb verhältnismäßig kurzer Zeit die freien Säuren ab. Dasselbe Schicksal erleidet es im Darm.

Gemische mit Natriumbicarbonat werden teigig und bald dickflüssig.

Zu den **Prüfungen** ist folgendes zu bemerken.

Identitätsreaktion. Diese wird erbracht durch Spaltung in Salicylsäure und Essigsäure und deren Charakterisierung. Durch Kochen mit Natronlauge wird der Ester verseift und
aus dem entstehenden Natriumacetat und Natriumsalicylat durch Schwefelsäure die betreffenden
Säuren abgeschieden. Der Schmelzpunkt der reinen Salicylsäure liegt bei etwa 157°. Bei dem
Nachweis von Essigsäure nehme man wenig Alkohol, da auch Essigsäure nur in geringer Menge
vorhanden ist. Der Alkoholgeruch verdeckt sonst leicht den des Essigesters.

Der Schmelzpunkt der meisten Handelspräparate ist meist unscharf, er muß aber um
135° herum liegen.

Aspirin der Elberfelder Farbenfabriken schmilzt bei 137°. Der Schmelzpunkt ist
anscheinend durch ein besonderes Kristallisationsverfahren auf diese Höhe gebracht worden
und er ist als der konstante Schmelzpunkt der Acetylsalicylsäure anzusehen.

Auch die Kristallform des Aspirins ist von der Form, die das Arzneibuch für Acetylsalicylsäure angibt, verschieden. Die Aspirinkristalle sind glänzende Blättchen; an der Kristall-

form und dem Schmelzpunkt können die Elberfelder Farbenfabriken eine Substituierung ihres Aspirins durch Acetylsalicylsäure jederzeit mit Leichtigkeit erkennen und so eine Grundlage zu Anklagen wegen Verletzung des Warenzeichenrechtes bekommen.

Obwohl das Arzneibuch in die Überschrift als anscheinend gleichwertige Bezeichnungen die Namen Acidum acetylo-salicylicum und Aspirin aufgenommen hat, so hat es damit doch auf keinen Fall, wie aus dem beschreibenden Text hervorgeht, zum Ausdruck gebracht, daß die beiden, chemisch zwar identischen Stoffe auch handelsrechtlich identisch seien, daß also der eine für den anderen abgegeben werden könne. Von dem Aspirin, das in den Apotheken abgegeben wird, wird lediglich verlangt, daß es wenigstens den für Acetylsalicylsäure vorgeschriebenen Reinheitsgrad besitzt.

Vor einer fahrlässigen Substituierung von Aspirin durch Acetylsalicylsäure, auch wenn nur der Taxpreis der Acetylsalicylsäure berechnet wird, seien die Apotheker aber gewarnt, denn da steht nun einmal der betreffenden Firma ihr wohlerworbenes Recht zur Seite. Auf den beträchtlichen Preisunterschied des wortgeschützten und freien Mittels sei jedoch auch hier ausdrücklich hingewiesen.

Anwendung und Wirkung. Die Acetylsalicylsäure, im Jahre 1899 von D r e s e r in die Therapie eingeführt, besitzt vor der Salicylsäure den Vorzug, daß sie in saurer Flüssigkeit sich nicht verändert, dagegen in alkalischer schnell verseift wird und Salicylsäure abspaltet. Sie belästigt daher den Magen fast nie. — Sie wird für alle die Indikationen, die für Salicylsäure bestehen, angewendet; beim Gelenkrheumatismus soll sie etwas schwächer wirken, dagegen ist die schmerzstillende Wirkung (bei Neuralgien, Migräne usw.) erheblich stärker, und dieser verdankt das Mittel auch seine große Verbreitung. — Die meist angewendete Dosis ist 0,5 (bis 1,0), meist in Form von Tabletten.

Acidum arsenicosum. — Arfenige Säure.

Syn.: Arsenicum album. Weißer Arsenik. Arsentrioxyd.

$$As_4O_6 \qquad \text{Mol.-Gew. } 395,84.$$

Gehalt mindeftens 99 Prozent arfenige Säure.

Farblose, glasartige (amorphe) oder weiße, porzellanartige (kriftallinifche) Stücke, oder ein daraus bereitetes weißes Pulver.

Die kriftallinifche arfenige Säure verflüchtigt fich beim langfamen Erhitzen in einem Probierrohr ohne vorher zu fchmelzen und gibt ein in glasglänzenden Oktaedern oder Tetraedern kriftallifierendes Sublimat. Die amorphe Säure verflüchtigt fich in unmittelbarer Nähe des Schmelzpunkts, so daß man ein beginnendes Schmelzen wahrnehmen kann. Beim Erhitzen auf Kohle verflüchtigt fich arfenige Säure unter Verbreitung eines knoblauchartigen Geruchs.

Löslichkeit und Auflöfungsgefchwindigkeit in Waffer find bei der amorphen arfenigen Säure größer als bei der kriftallinifchen. Die gefättigte Löfung der amorphen arfenigen Säure ift nicht beftändig, es fcheidet fich allmählich die weniger lösliche, kriftallinifche arfenige Säure ab. Die kriftallinifche Säure löft fich fehr langfam in ungefähr 65 Teilen Waffer von 15°, etwas fchneller in 15 Teilen fiedendem Waffer. Aus der heiß gefättigten Löfung fcheidet fich beim Abkühlen die überfchüffige Säure nur fehr langfam ab.

Arfenige Säure löft fich klar in 10 Teilen Ammoniakflüffigkeit; diefe Löfung darf nach Zufatz von 10 Teilen Waffer durch überfchüffige Salzfäure nicht gelb gefärbt oder gefällt werden (Arfenfulfid).

Arfenige Säure muß fich beim Erhitzen ohne Rückftand verflüchtigen.

G e h a l t s b e f t i m m u n g. 10 ccm einer aus 0,5 g arfeniger Säure und 3 g Natriumbicarbonat in 20 ccm fiedendem Waffer bereiteten und nach dem Erkalten auf 100 ccm verdünnten Löfung müffen 10 ccm $1/10$-Normal-Jodlöfung entfärben, was einem Mindeftgehalte von 99 Prozent arfeniger Säure entfpricht (1 ccm $1/10$-Normal-Jodlöfung = 0,004948 g arfeniger Säure, Stärkelöfung als Indikator).

Sehr vorfichtig aufzubewahren. Größte Einzelgabe 0,005 g. Größte Tagesgabe 0,015 g.

Die glasartigen und die porzellanartigen Modifikationen sind gleichzeitig als amorph und kristallinisch bezeichnet worden. Das Verhalten der beiden Modifikationen beim Erhitzen und beim Lösen ist eingehender beschrieben worden.

Geschichtliches. Der Name „Arsenik" bei den alten Schriftstellern bedeutete Schwefelarsen; später wurden zwei Arsensubstanzen „Arsenikon" und „Sandarache" (dies ist aber wahrscheinlich ein Gemisch von Schwefelarsen mit Helleborus und anderen Pflanzenpulvern gewesen) unterschieden, von denen die eine Arsenigsäureanhydrid gewesen sein soll. — Im 15. Jahrhundert wurde dieses Anhydrid unter dem Namen Arsenicum album oder sublimatum in den Apotheken gehalten. Die Anwendung des Arseniks als Ätzmittel, besonders gegen Krebs, wird schon von C e l s u s erwähnt. — Innerlich wird Arsenik im 16. Jahrhundert gegen Syphilis gegeben; im 17. Jahrhundert kam er zuerst als Geheimmittel unter dem Namen der ,,Salzburger Fiebertropfen`` (Arsenik und Opium) gegen Wechselfieber in Gebrauch, wurde später durch die Chinarinde verdrängt, aber es wurde immer wieder behauptet, daß Arsenik manchmal in Fällen heile, wo Chinarinde versagt hätte. — Im 19. Jahrhundert wurde Arsenik innerlich als Heilmittel gegen Krebs bezeichnet, was sich ja als Irrtum herausstellte, aber doch insoweit als richtig angesehen werden kann, als Arsenik unleugbar einen großen Einfluß auf Lymphdrüsengeschwülste, auch maligne, früher zum ,,Krebs`` gerechnete, besitzt, wenn er diese auch wohl kaum definitiv heilt.

Um die Entwicklung der chemischen Kenntnis der Arsenverbindungen haben besondere Verdienste: G e b e r (8. Jahrhundert), der elementares As aus Schwefelarsen darstellte, S c h r ö d e r (17. Jahrhundert) und B r a n d t (1733), der Arsenik richtig als Oxyd eines Metalloids erkannte.

Darstellung. Arsenige Säure, Arsenik oder Giftmehl erhält man entweder als Nebenprodukt bei der Verhüttung arsenhaltiger Erze in den Blaufarbenwerken, Zinn- und Silberhütten sowie aus dem arsenhaltigen Flugstaub verschiedener Röstbetriebe oder direkt durch Rösten von schwefelarmem Arsenkies (FeAsS). Als Röstöfen dienen Flammenöfen mit rußfreier Gasfeuerung, an die sich 1000 m lange, gemauerte Kanäle als Kondensationsraum (Giftfang) anschließen. Dieses Giftmehl wird zur Reinigung in eisernen Kesseln mit aufgesetzten Zylindern umsublimiert, wobei es in glasartiger Form erhalten wird.

Chemie. Erhitzt man Arsen oder arsenhaltige Erze unter Sauerstoffzutritt, so bildet sich eine Sauerstoffverbindung des Arsens, der nach ihrer Zusammensetzung und Dampfdichte die Formel As_4O_6 und das Mol.-Gewicht 396 zugeschrieben werden muß. Man sollte also eigentlich diese Verbindung Arsenhexoxyd nennen, doch hat man sich daran gewöhnt, gemäß der halbierten Formel As_2O_3, den Stoff Arsentrioxyd zu nennen. Es bildet das Anhydrid der nur in wässeriger Lösung bekannten arsenigen Säure und wird deshalb selbst kurz als a r s e n i g e S ä u r e bezeichnet.

Arsentrioxyd tritt in verschiedenen Formen auf. Aus der Darstellung im großen erhält man es als durchsichtiges Glas, das die amorphe Form darstellt. Diese bleibt bei Abschluß von Luft und Feuchtigkeit, ebenso bei Aufbewahrung unter Alkohol unverändert. Bei längerem Aufbewahren an der Luft wird das Glas milchweiß und porzellanartig, und zwar schreitet diese Veränderung, da sie durch die Feuchtigkeit der Luft beschleunigt wird, von außen nach innen fort. Wenn man daher ein Stück, das allseitig porzellanartig aussieht, zerschlägt, so kann man häufig innen einen Kern glasartigen Stoffes finden. Die porzellanartige Masse bildet die kristallinische Form. Da die Umwandlung freiwillig vor sich geht und die Regel in der Chemie besteht, daß die unbeständigen Formen vor den beständigen erscheinen, so ist die kristallinische Form die beständigere von beiden. Dies geht auch aus den Lösungsverhältnissen hervor. Für alle allotropen Formen gilt das Gesetz, daß ihre unbeständigeren Formen löslicher sein müssen als die beständigeren. Daher muß auch die Löslichkeit und Auflösungsgeschwindigkeit in Wasser für die amorphe arsenige Säure größer sein als für die kristallinische. Wenn Arsentrioxyd mit Wasser in Berührung ist, so wird die Lösung, die in bezug auf die amorphe Form gesättigt ist, in bezug auf die kristallinische übersättigt. Es scheidet sich deshalb aus der Lösung die kristallinische Säure ab. Die Lösung wird durch diese Abscheidung wieder ungesättigt an amorpher Säure, löst wieder neue Mengen davon, scheidet sie als Kristalle wieder ab, und so geht es fort, bis alles amorphe Arsentrioxyd in kristallinisches umgewandelt ist.

So erklärt sich der befördernde Einfluß der Feuchtigkeit bei der Umwandlung. — Umgekehrt geht die kristallinische Form in die amorphe über durch längeres Kochen mit Wasser oder mit Salzlösungen, deren Siedepunkt über 100⁰ liegt.

Eigenschaften. Die arsenige Säure kommt entweder in Pulverform (Giftmehl) oder in Stücken (Arsenicum album totum) in den Handel. Zur pharmazeutischen Verwendung ist die gepulverte Sorte nicht zu empfehlen, weil sie sehr häufig mit Gips, Schwerspat und ähnlichen weißen Pulvern gefälscht ist. Die zum pharmazeutischen Gebrauche zu verwendende Sorte ist der weiße ,,Arsenik in Stücken``. Dieser bildet dichte, spez. schwere, geruchlose, auf der Außenseite meist porzellanartig weiße Stücke, die auf dem muscheligen Bruche mehr oder weniger durchscheinend glasartig erscheinen, wobei die glasartige Masse häufig auch mit porzellanartigen Schichten durchsetzt ist, so daß die Bruchfläche ein achatähnliches Aussehen bietet.

Arsentrioxyd ist in Wasser nur langsam löslich, und die verschiedenen Formen verhalten sich hierbei verschieden. Bringt man das Pulver in Wasser, so wird es nicht benetzt und bleibt wegen der Oberflächenspannung auf dem Wasser schwimmen, obwohl es spezifisch schwerer ist. Bemerkenswert ist die sehr geringe Auflösungsgeschwindigkeit und die noch langsamere Ausscheidung der überschüssigen Säure aus heiß gesättigten Lösungen beim Abkühlen. Diese geringe Reaktionsgeschwindigkeit beruht in beiden Fällen wahrscheinlich auf der bei der Auflösung der arsenigen Säure eintretenden Hydratbildung, oder der bei der Abscheidung stattfindenden Anhydridbildung, die sich sehr langsam vollzieht und durch H- und OH-Ionen katalytisch beschleunigt werden kann. Deshalb stimmen auch die Zahlen, die man über die Löslichkeit des Arsentrioxyds in der Literatur findet, selten überein.

Schwer löslich ist arsenige Säure in Alkohol, so gut wie unlöslich in Äther und in Chloroform, ziemlich leicht löslich in Salzsäure, sehr leicht löslich in kohlensauren und ätzenden Alkalien unter Bildung von Salzen der arsenigen Säure (Arseniten). Die wässerige Lösung reagiert gegen Lackmuspapier schwach sauer und schmeckt süßlich-metallisch.

Die Unterschiede, die zwischen der amorphen und der kristallinischen Form existieren, sind lediglich physikalische, und zwar folgende:

1. A m o r p h e s A r s e n t r i o x y d. In geschmolzenem Zustande glasig, durchsichtig. Spez. Gewicht = 3,7385. Verflüchtigt sich in unmittelbarer Nähe des Schmelzpunktes, so daß man ein beginnendes Schmelzen wahrnehmen kann. Bereitet man eine wässerige Lösung in der Siedehitze und läßt diese dann bei einer Temperatur von 15⁰ 24 Stunden lang stehen, so ist 1 T. in nahezu 30 T. Wasser gelöst (B u c h n e r).

2. K r i s t a l l i n i s c h e s A r s e n t r i o x y d (dimorph):

a) R h o m b i s c h e P r i s m e n. Spez. Gewicht 4,15. Selten, in den Kanälen der Röstöfen oder in der Natur als Mineral Klaudetit.

b) R e g u l ä r e O k t a e d e r o d e r T e t r a e d e r, gewöhnliche Form, bildet sich bei der Kondensation des Dampfes und aus seinen Lösungen in Wasser und Salzsäure. Spez. Gewicht = 3,699. Verflüchtigt sich weit unterhalb seines Schmelzpunktes. Bereitet man eine wässerige Lösung wie oben, so ist 1 T. in ungefähr 46 T. Wasser gelöst. Das Arzneibuch gibt an, daß sich 1 T. in ungefähr 65 T. Wasser von 15⁰ lösen soll, wozu ein tagelanges Schütteln nötig sein wird. In der Siedehitze soll sich 1 T. in 15 T. Wasser lösen. Die Lösung bleibt dann tagelang übersättigt.

Prüfung. Als Identitätsprobe kann man ein stecknadelgroßes Körnchen Arsenik mittels der Lötrohrflamme auf einem Stück Holzkohle erhitzen. Es muß der bekannte knoblauchartige Geruch auftreten, wobei man nicht länger als nötig erhitzt und sich hütet, die giftigen Dämpfe einzuatmen.

Zur Prüfung auf Verunreinigungen dient erstens die P r o b e a u f F l ü c h t i g k e i t. Beim Glühen im Glühröhrchen sublimiert Arsentrioxyd an die kälteren Teile des Glases in Form von kleinen Kristallen; es soll dabei kein Rückstand hinterbleiben, der aus K r e i d e, G i p s, S c h w e r s p a t, T a l k usw. bestehen könnte. Dieselben Verunreinigungen würde man finden bei der L ö s l i c h k e i t s p r o b e. Man bringe 0,5 g des gepulverten Arsentrioxydes in ein Reagenzglas, füge 7,5 ccm Wasser hinzu, mache mittels des Schreibdiamanten eine das Niveau angebende Marke und setze die Vorrichtung in ein Wasserbad ein. Auch bei ganz reinem Arsenik kann der Auflösungsvorgang 2—3 Tage lang in Anspruch nehmen; das während des Erhitzens verdampfte Wasser ist zu ersetzen.

Bei der Lösung in Ammoniak würden dieselben unlöslichen Stoffe zurückbleiben. — Die ammoniakalische Lösung zeigt nach dem Verdünnen auf Zusatz von Salzsäure bei Gegenwart von S c h w e f e l a r s e n, der hauptsächlichsten Verunreinigung der arsenigen Säure, eine Gelbfärbung oder eine gelbe Fällung.

Die **Gehaltsbestimmung** soll auf jodometrischem Wege geschehen. Natriumbicarbonat dient als Neutralisationsmittel, da in saurer Lösung die Reaktion nicht durchzuführen ist resp. reversibel verläuft und überschüssiges Alkali, etwa Natriumcarbonat, mehr Jod verbrauchen würde. Die Umsetzung der arsenigen Säure mit Jod erfolgt nach der Gleichung:

$$As_2O_3 + 4J_2^1 + 4NaHCO_3 = As_2O_5 + 4NaJ + 4CO_2 + 2H_2O.$$

Da 1 ccm Jodlösung = 0,012692 g Jod enthält, so werden dieser Jodmenge (507,88 : 197,92 = 0,012692 : x; x = 0,004948) gerade 0,004948 g, daher den verbrauchten 10 ccm Jodlösung = 0,04948 g arsenige Säure entsprechen. Da 0,05 g des Präparates (der $^1/_{10}$ Teil von 0,5 g) in Arbeit genommen waren, so ergibt sich daraus, daß der Gehalt an As_2O_3 in der arsenigen Säure mindestens 99 Prozent betragen soll.

Dispensation d e s A r s e n i k s. Arsenigsäureanhydrid wird in Lösung, in Pulvern oder in Pillen dispensiert. Die Lösung wird am sichersten und leichtesten in einem Reagierzylinder unter Erwärmen bewerkstelligt. Die Auflösung in einem Porzellanmörser ist unpraktisch, weil der gepulverte Arsenik sich schwer mit Wasser benetzt.

Das **Pulvern** des w e i ß e n A r s e n i k s geschehe stets unter Beobachtung äußerster Vorsicht. Kleine Mengen, wie sie zum Rezepturgebrauch nötig sind, pulvert man einfach im Porzellanmörser. Doch soll dies niemals auf dem Rezeptiertische geschehen. Man breite auf einem Tische im Laboratorium einen großen Bogen dunkles Papier aus und stelle auf diesen den Mörser und alle übrigen Utensilien. Nach erfolgter Pulverung räume man sofort alles weg, verbrenne den Papierbogen, lasse den Tisch mit Sodalauge abwaschen und versäume nicht, sich sofort die Hände zu waschen und den Mund auszuspülen.

Größere Mengen von Arsenik zu pulvern, vermeide der Apotheker im allgemeinen. Es ist viel ratsamer, für technische Zwecke direkt Arsenpulver zu kaufen und dessen Reinheit analytisch zu kontrollieren.

Zu Pulvermischungen ist der Arsenik in dem Arsenikmörser zuvor m ö g l i c h s t f e i n z u z e r r e i b e n , dann mit einer geringen Menge des Vehikels (z. B. etwas hartem Zucker) nochmals innig zu verreiben, worauf endlich der Rest des Vehikels zuzumischen ist. Zu Pillenmassen ist die Zerreibung zu feinem Pulver in gleicher Weise auszuführen. Die Abgabe des reinen weißen Arseniks im Handverkauf ist nur dann gestattet, wenn der Giftschein eine t e c h - n i s c h e Ve r w e n d u n g angibt.

Aufbewahrung. Die arsenige Säure gehört zu den G i f t e n und ist deshalb nach der gesetzlichen Vorschrift in einem abgesonderten, verschlossenen Raume oder einem verschlossenen Schranke (Giftschrank) aufzubewahren.

Anwendung und Wirkung. Der Arsenik wird i n n e r l i c h (meist in Form der sog. Fowlerschen Lösung — Liquor Kalii arsenicosi — oder in Pillen) bei den verschiedensten Affektionen angewendet. Über die Art seiner physiologischen Wirkung bei innerlicher Darreichung besitzen wir noch keine genaueren Kenntnisse, doch ist es wahrscheinlich, daß er durch Beeinflussung der Blutströmung modifizierend auf den Stoffwechsel in verschiedenen Organen wirkt. Besonders viel gebraucht wird Arsenik bei Anämien (Bleichsucht) und anderen Erkrankungen der „blutbereitenden" Organe, bei chronischen Neuralgien; fast spezifisch wirkt er gegen einige Hautaffektionen (Lichen ruber, Psoriasis, einzelne Ekzemformen) und einige Formen der Lymphdrüsengeschwülste. — Ä u ß e r l i c h wird vom Arsenik viel als einem langsam wirkenden, milden Ätzmittel Gebrauch gemacht (bei Lupus; in der Zahnheilkunde zum Abtöten der Pulpa kranker Zähne).

Arsenik gibt häufig zu Vergiftungen Anlaß, nicht nur kriminell (wozu er sich seiner Geschmack- und Farblosigkeit wegen gut eignet), sondern auch medizinal (durch Einnahme zu großer Dosen oder zu lange fortgesetzten Gebrauch). Die Symptome der a k u t e n Vergiftung bestehen meist hauptsächlich in den Zeichen eines sehr schweren Magendarmkatarrhs (Erbrechen, Leibschmerzen, dann choleraähnliche Durchfälle) neben Trockenheit und Brennen im Rachen; an diese schließt sich später ein allgemeiner Verfall des Körpers an. Die Therapie hat vor allem noch im Magen befindliche Gift zu entfernen; hierzu dient die Magenspülung und, wenn diese nicht ausführbar ist, Anwendung von Brechmitteln (besonders Apomorphin subk.). Außerdem sucht man das Gift im Magen in eine unlösliche Form, die aber auch möglichst schnell entfernt werden muß, überzuführen; am gebräuchlichsten sind hierfür frisch gefälltes Eisenoxydhydrat oder eine Aufschwemmung von Magnesia usta mit warmem Wasser.

Die c h r o n i s c h e Vergiftung ist charakterisiert durch Affektionen des Verdauungsapparates, anderer Schleimhäute, der Haut (Horn- und Pigmentbildungen) und durch schwere Schädigungen des gesamten Nervensystems.

In den letzten Jahren ist Arsenik in Aufnahme einer alten Therapie gegen einige durch niederste Tiere hervorgerufene Krankheiten mit Erfolg verwendet worden, so gegen Schlafkrankheit, neuerdings gegen Syphilis; doch wirken hier die organischen Arsenpräparate unvergleichlich besser (s. d.).

In der T i e r h e i l k u n d e findet Arsenik innerlich als Mastmittel, gegen eine große Zahl sog. konstitutioneller Erkrankungen, gegen Malaria der Pferde, als Anthelminthikum (Spulwürmer, Echinokokken), gegen Hautkrankheiten und äußerlich als Antiparasitikum gegen Räudemilben usw. und als Ätzmittel eine ausgebreitete Verwendung. Die innerliche Dosis für Pferde und Rinder beträgt 0,1—0,3, Schweine und Schafe 0,01—0,05, Hunde mehrere Milligramm.

T e c h n i s c h findet der Arsenik Verwendung zur Fabrikation der Arsensäure, des Schweinfurtergrüns, in der Glasfabrikation zur Entfärbung der Glasflüsse, hier und da noch beim Ausstopfen von Tierbälgen, in der Hutmacherei beim Schwarzfärben der Hüte. Eine Lösung von Arsenik in Glycerin dient als Mordant (Beize) in der Kattundruckerei, eine Lösung in Salzsäure zum Graubeizen von Messing (bei Mikroskopen usw.).

Acidum benzoïcum. — Benzoesäure.

Syn.: Acidum benzoïcum sublimatum. Flores Benzoës.

$$C_6H_5 . COOH \qquad \text{Mol.-Gew. } 122,05.$$

Durch Sublimation aus Benzoe gewonnene, seidenartig glänzende Blättchen oder nadelförmige Kristalle. Benzoesäure färbt sich beim Aufbewahren gelblich bis bräunlichgelb, riecht benzoeartig und zugleich schwach brenzlich, jedoch weder brandig noch harnartig. Benzoesäure ist schwer löslich in Wasser, leicht löslich in Weingeist, Äther, Chloroform und in fetten Ölen. In siedendem Wasser, dessen Menge zur völligen Lösung nicht hinreicht, schmilzt Benzoesäure zu einer gelblichen bis bräunlichen Flüssigkeit, die sich am Boden des Gefäßes ansammelt. Benzoesäure ist mit Wasserdämpfen flüchtig.

Beim Erhitzen in einem Probierrohre schmilzt Benzoesäure zuerst zu einer gelblichen bis bräunlichen Flüssigkeit und sublimiert dann vollständig oder mit Hinterlassung eines geringen, braunen Rückstandes.

Übergießt man 0,2 g Benzoesäure mit 20 ccm Wasser und 1 ccm Normal-Kalilauge, schüttelt häufig um, filtriert nach 15 Minuten und fügt dem Filtrat 1 Tropfen Eisenchloridlösung hinzu, so entsteht ein rotbrauner Niederschlag.

Erwärmt man eine Mischung von 1 Teil Benzoesäure, 1 Teil Kaliumpermanganat und 10 Teilen Wasser in einem lose verschlossenen Probierrohr einige Zeit auf 50° bis 60° und kühlt dann ab, so darf beim Öffnen des Probierrohrs kein Geruch nach Bittermandelöl bemerkbar sein (Zimtsäure).

0,1 g Benzoesäure muß mit 1 ccm Ammoniakflüssigkeit eine gelbe bis bräunliche, trübe Lösung geben, die auf Zusatz von 2 ccm verdünnter Schwefelsäure die Benzoesäure wieder ausscheidet; durch diese Mischung müssen 5 ccm Kaliumpermanganatlösung innerhalb 4 Stunden fast vollständig entfärbt werden (synthetische Benzoesäure).

Werden 0,2 g Benzoesäure mit 0,3 g Calciumcarbonat und einigen Tropfen Wasser gemischt, und wird das Gemisch nach dem Trocknen geglüht und der Rückstand in Salpetersäure gelöst, so darf die mit Wasser auf 10 ccm verdünnte Lösung durch Silbernitratlösung höchstens schwach opalisierend getrübt werden (Chlorbenzoesäuren).

Vor Licht geschützt aufzubewahren.

Die Angabe der Löslichkeit in Wasser wurde allgemeiner gehalten und die Löslichkeit in fetten Ölen erwähnt.

Geschichtliches. Blaise de Vigenèer (1608) stellte zuerst die Benzoesäure durch Sublimation aus der Benzoe dar und nannte sie Benzoeblumen. Ehrenfried Hagedorn, Arzt zu Görlitz, stellte 1671 durch Mischen von Benzoetinktur und Wasser die Jungfernmilch (Magisterium Benzoës) her und fand in dem abkolierten Wasser infolge allmählicher Verdunstung des Wassers Benzoesäurekristalle abgeschieden vor, die er den Flores Benzoës ähnlich erkannte. Diese Kristalle hielt man damals für ein Salz. Erst 100 Jahre später erkannte Lichtenberg dieses Salz als eine eigentümliche Pflanzensäure. Scheele gab 1775 ein Verfahren zur Darstellung der Benzoesäure auf nassem Wege an, indem er Benzoe mit Kalkwasser auszog und das Calciumbenzoat mittelst Salzsäure zersetzte. Göttling wandte 1781 in Stelle des Kalkes Natriumcarbonat an. Synthetisch wird die nicht offizinelle reine Benzoesäure auf verschiedenen Wegen gewonnen.

Vorkommen. Das Benzoeharz enthält die Benzoesäure zu 10—19 Prozent. Sie kommt in geringerer Menge vor im Perubalsam, Tolubalsam, Drachenblut, Storax, im Harz der *Xanthorrhoea hastilis* und mehreren anderen Harzen, und im Castoreum. Sie findet sich in den Preiselbeeren bis zu 0,2 Prozent, häufig im Zimtöl, Bergamottöl, Majoranöl, im Sternanis, in der Vanille, in der Kalmuswurzel, in der Alant- und Bibernellwurzel, im Samen von *Evonymus Europaeus* L. (die Früchte des Pfaffenhütchens wurden früher gegen Krätze und Kopfgrind gebraucht), in *Anthoxanthum odoratum* L., in *Asperula odorata* L. Überhaupt ist die Benzoesäure im Pflanzenreiche viel weiter verbreitet, als angenommen zu werden pflegt; sie ist z. B. in den meisten Wiesengräsern enthalten. Des weiteren entsteht Benzoesäure durch Fäulnis des Harnes der Pflanzenfresser durch Spaltung der darin enthaltenen Hippursäure.

Handelssorten. Die im Handel vorkommenden Sorten von Benzoesäure kann man auf folgende Grundtypen zurückführen.

1. Benzoesäure aus Benzoeharz, und zwar a) durch Sublimation, b) durch Ausziehen mit Alkalien dargestellt.

2. Benzoesäure aus Harn. Je nachdem Rinder- oder Pferdeharn zur Darstellung benutzt wurde, unterschied man früher „Taurinharnbenzoesäure" und „Equinharnbenzoesäure".

3. Synthetische Benzoesäure. Mit diesem Namen umfaßt man alle aus einheitlichen Stoffen wie Toluol, Naphthalin usw. durch chemische Prozesse künstlich hergestellte Sorten.

Die reinste Benzoesäure ist die synthetische. Ihr sehr nahe steht die aus Harn gewonnene. Das Präparat des Arzneibuches, die Harzbenzoesäure, ist jedoch keine reine Benzoesäure, sondern sie ist mit erheblichen Mengen riechender Destillationsprodukte des Benzoeharzes beladen.

Künstliche Benzoesäure läßt sich durch mehrere Prozesse gewinnen; die hauptsächlichsten Verfahren sind folgende.

1. Benzoesäure aus Naphthalin. Das sehr wohlfeile Naphthalin wird durch Erhitzen mit Salpetersäure in Phthalsäure übergeführt. Man stellt das Calciumsalz der Phthalsäure dar und erhitzt dasselbe mit dem gleichen Molekurlargewicht von Calciumhydroxyd auf 330⁰—350⁰, wobei Calciumbenzoat und Calciumcarbonat entstehen.

Naphthalin   Phthalsäure   Benzoesäure

2. Die technisch wichtigste Methode ist die Darstellung der Benzoesäure aus Toluol, d. h. aus Benzotrichlorid, und zwar als Nebenprodukt bei der Darstellung von Benzaldehyd. Durch energische Chlorierung von Toluol erhält man ein Gemisch von Benzalchlorid $C_6H_5CHCl_2$ und Benzotrichlorid $C_6H_5CCl_3$. Bei Behandlung dieser Produkte mit Kalkmilch erhält man aus Benzalchlorid den Benzaldehyd und aus Benzotrichlorid das Calciumsalz der Benzoesäure, aus dem durch Behandeln mit Mineralsäuren die Benzoesäure in Freiheit gesetzt wird. Die Kalkmilch wirkt verseifend, im Formelbild kann sie daher lediglich als Wasser wiedergegeben werden:

$$C_6H_5 . CCl_3 + 2 H_2O = 3 HCl + C_6H_5 . CO_2H$$

Nach diesem Verfahren wird zurzeit die Hauptmenge der künstlichen Benzoesäure erzeugt. Zu beachten ist, daß nur durch die Chlorierung des Toluols bei Siedehitze und unter Belichtung das Chlor in die Seitenkette eintritt. Aber auch bei Beobachtung dieser Bedingungen werden neben viel Benzotrichlorid stets kleine Mengen gechlorter Benzotrichloride entstehen, z. B. $C_6H_4 . Cl . CCl_3$, die dann gechlorte Benzoesäuren liefern. Daher enthält die nach dieser Methode erhaltene Benzoesäure stets gechlorte Benzoesäure.

3. Benzoesäure aus Harn. Im Harn der Rinder und Pferde kommt ein Abkömmling der Benzoesäure vor, Hippursäure, (Benzoylamidoessigsäure oder Benzoylglykocoll, $CH_2NH(C_6H_5CO) . COOH$). Bei Behandlung mit Säuren oder mit Alkalien spaltet sich die Hippursäure unter Aufnahme von Wasser in Amidoessigsäure (d. i. Glykocoll) und in Benzoesäure

$$CH_2NH . (C_6H_5CO)COOH + H_2O = CH_2NH_2 . COOH . + C_6H_5COOH.$$

Zur Gewinnung der Benzoesäure aus Harn wird Harn von Pferden oder Rindern gesammelt, falls er sauer reagiert mit Natriumcarbonat neutralisiert und nun auf ¼ seines Volumens eingedampft. Man stellt einen Tag beiseite, filtriert, säuert, um die Hippursäure in Freiheit zu setzen, mit Salzsäure an, erwärmt nochmals und stellt dann die Mischung 1—2 Tage lang an einen kühlen Ort. Die ausgeschiedenen Kristalle bestehen aus Hippursäure. Man sammelt und wäscht sie; schließlich werden sie noch feucht mit konzentrierter Salzsäure erwärmt, und die Lösung nach 15 Minuten langem Kochen beiseite gestellt. Die sich jetzt ausscheidenden Kristalle von Benzoesäure sind noch gefärbt, können aber gereinigt werden a) durch Behandeln mit Tierkohle, b) durch Erhitzen mit sehr verdünnter Salpetersäure, c) durch Überführen in das Kalksalz und Abscheiden aus diesem durch Salzsäure, d) durch Destillation mit Wasserdämpfen.

Der so gewonnenen Benzoesäure haftet in der Regel ein urinöser Geruch an, sie enthält meist noch Stickstoffverbindungen und entwickelt beim Erhitzen mit Natronlauge Ammoniak. Zum medizinischen Gebrauche darf Benzoesäure aus Harn nicht benutzt werden.

Benzoesäure aus Harz. A. Auf nassem Wege bereitete. Da die Benzoesäure in dem Benzoeharz fertig gebildet, und zwar zum größten Teil als Ester der Harzalkohole in demselben enthalten sind, so kann man sie aus dem Harz leicht gewinnen, z. B. indem man durch Einwirkung von Alkalien diese Ester verseift und die Benzoesäure in ein leicht lösliches Salz verwandelt und sie aus dieser Lösung durch Salzsäure abscheidet.

Die nach diesem Verfahren gewonnene Benzoesäure ist n i c h t offizinell. Die Preislisten führen sie als „*Acidum benzoicum e resina praecipitatum*" auf. Will man Harzrückstände, die bei der Sublimation von Benzoeharz zurückblieben, zur Gewinnung von Benzoesäure auf nassem Wege verwerten, um diese Benzoesäure dann zu Natrium- oder Lithiumbenzoat weiter zu verarbeiten, so nimmt man auf 1 T. Ätzkalk 5—6 T. Harzrückstände.

B. D u r c h S u b l i m a t i o n b e r e i t e t e. Dieses Präparat ist allein das vom Arzneibuch aufgenommene.

Ehe man zur Sublimation schreitet, muß man sich nach dem bei Benzoe angegebenen Verfahren vergewissern, daß das zu verarbeitende Benzoeharz auch wirklich zimtsäurefrei ist.

P e n a n g - oder S u m a t r a - B e n z o e ist stets zimtsäurehaltig, S i a m - B e n z o e in der Regel zimtsäurefrei. Gewinnung einer offizinellen Benzoesäure aus zimtsäurehaltigem Benzoeharz ist unmöglich. Durch fraktionierte Sublimation gelingt es nicht, die leichter flüchtige Benzoesäure von der schwerer flüchtigen Zimtsäure abzuscheiden, und durch Reinigungsverfahren auf nassem Wege (Oxydation mit Kaliumpermanganat) kann man wohl die Zimtsäure entfernen oder in Benzoesäure umwandeln, aber das Präparat ist dann eben nicht dasjenige des Arzneibuches.

Man wähle ein wohlfeiles Siambenzoeharz (*in sortis, in massis*) nicht die teure Mandelbenzoe zur Darstellung von Benzoesäure. — Durch Sublimation erhält man bei mäßigen Temperaturen nur etwa $2/3$ der vorhandenen Benzoesäure. Wollte man, um größere Ausbeute zu erzielen, die Sublimationstemperatur steigern, so würde man unangenehm riechende Präparate erhalten. Zweckmäßig ist es unbedingt, die zu verarbeitende Benzoe zu pulvern, die Rinden- und Holzstücke auszulesen und das Pulver vor der Sublimation auszutrocknen. Um die Ausbeute zu steigern, kann man die Sublimation nach 3—4stündiger Dauer unterbrechen. Der Harzrückstand wird alsdann mit (kalkfreiem! weil sonst Benzol entsteht) Sand gemischt und nochmals der Sublimation unterworfen. Um gut ausgebildete Kristalle von Benzoesäure zu erzielen, ist es notwendig, die Abkühlung der Benzoesäuredämpfe nicht zu plötzlich, sondern langsam und gleichmäßig erfolgen zu lassen. Es ist daher die Sublimation nicht in einem kalten und zugigen Raume vorzunehmen und die Sublimiertemperatur recht sorgsam zu beobachten.

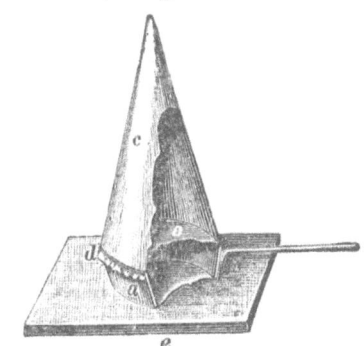

Fig. 26. Kleiner Apparat zur Benzoesäuresublimation.

Darstellung. Um kleinere Mengen der offizinellen Benzoesäure darzustellen, bringt man in einen 4—5 cm hohen und etwa 20 cm weiten Tiegel (Fig. 26 a) aus Gußeisen oder Schwarzblech grobgepulvertes und getrocknetes Benzoeharz in etwa 2—3 cm hoher Schicht, bedeckt den Tiegel mit einer Scheibe (o) von lockerem Filtrierpapier, die mit vielen Nadelstichen durchbohrt und an den Rand des Tiegels mit Stärkekleister festgeklebt ist. Über die Papierscheibe setzt man einen aus starkem Papier geklebten Hut (c) in Dütenform, der (bei d) durch Bindfaden befestigt ist. Diese Vorrichtung setzt man auf ein geheiztes Sandbad, z. B. auf eine mit nicht zu dicker Schicht Sand bedeckte heiße Herdplatte. Um den Tiegel herum schichtet man den Sand etwas in die Höhe, auch kann man zweckmäßig in die Sandschicht ein Thermometer einsetzen. Man leitet die Erwärmung der Sandschicht so, daß ihre Temperatur zwischen 160⁰—180⁰ bleibt. Steigt die Temperatur erheblich über 180⁰, so fällt die Benzoesäure sehr stark gefärbt und brenzlich riechend aus. Nach 5—6 Stunden ist die Sublimation beendet; man nimmt alsdann den Apparat vorsichtig auseinander und sammelt die in dem Papierhute befindlichen Benzoesäurekristalle. Die über dem Tiegel angebrachte Scheibe von durchlöchertem Papier hat den Zweck, das Zurückfallen von Benzoesäurekristallen in den Tiegel zu verhindern; andererseits aber zeigt sie den Nachteil, daß erhebliche Mengen Benzoesäure in Dampfform oder in geschmolzenem Zustande in diese Scheibe eindringen, wodurch die Ausbeute natürlich verringert wird. Diese Methode dürfte genügen, den heutzutage nicht mehr großen Bedarf an Benzoesäure nebenbei darzustellen.

Chemie. Die Benzoesäure leitet sich vom Benzol dadurch ab, daß ein H-Atom des Benzolkerns durch eine Carboxylgruppe — COOH ersetzt ist.

$$
\begin{array}{cc}
\text{Benzol} & \text{Benzoesäure}
\end{array}
$$

Sie entsteht theoretisch durch Oxydation aus allen Benzolabkömmlingen, die sich vom Benzol dadurch ableiten, daß e i n H-Atom desselben durch eine Seitenkette ersetzt ist. Bei der Oxydation nämlich wird j e d e Fettseitenkette des Benzolkernes, möge sie konstituiert sein wie sie wolle, immer in die Carboxylgruppe verwandelt. In dieser Weise entsteht die Benzoesäure durch Oxydation aus

Benzylalkohol	$C_6H_5CH_2 . OH$	$\longrightarrow$	C_6H_5COOH
Benzaldehyd	C_6H_5CHO	$\longrightarrow$	C_6H_5COOH
Toluol	$C_6H_5CH_3$	$\longrightarrow$	C_6H_5COOH
Styrol	$C_6H_5 - CH = CH_2$	$\longrightarrow$	C_6H_5COOH
Zimtsäure	$C_6H_5CH = CH - COOH$	$\longrightarrow$	C_6H_5COOH

Die Benzoesäure besitzt nur e i n e Carboxylgruppe — COOH, sie ist eine e i n b a s i s c h e Säure. Die S a l z e heißen B e n z o a t e und entstehen entweder durch Neutralisation der Benzoesäure mit Basen, z. B. das Natriumsalz aus Natriumcarbonat und Benzoesäure, das Ammoniumsalz aus Ammoniak und Benzoesäure, oder durch Umsetzung, wie z. B. das Bleisalz, Eisensalz und das Silbersalz. Die Salze kristallisieren fast durchweg sehr gut, und sind meist in Wasser leicht löslich. Schwer löslich in Wasser sind das S i l b e r s a l z (weiß), B l e i -s a l z (weiß) und das Eisensalz (rehfarben).

Gegen Oxydationsmittel ist die Benzoesäure sehr beständig.

Eigenschaften d e r r e i n e n B e n z o e s ä u r e. Reine Benzoesäure bildet farblose, glänzende, biegsame, undurchsichtige, geruchlose Nadeln, die bei 121°—122° schmelzen, bei 250° sieden, aber schon weit unter ihrem Siedepunkt sublimieren. Sie schmilzt nicht unter kochendem Wasser, kleine Verunreinigungen erteilen ihr jedoch diese Eigenschaft und machen sie auch in Wasser leichter löslich. Mit Wasserdämpfen ist Benzoesäure leicht flüchtig; sie kann daher durch Wasserdampfdestillation gereinigt werden. Sie löst sich in etwa 500 T. kaltem, und in 17 T. siedendem Wasser, in etwa 2 T. Alkohol, in 3 T. Äther, leicht in Chloroform, Benzol, Schwefelkohlenstoff, in fetten und ätherischen Ölen.

Eigenschaften d e r B e n z o e s ä u r e d e s A r z n e i b u c h s. Das Präparat des Arzneibuchs ist nicht reine, sondern eine mit den riechenden Destillationsprodukten des Benzoeharzes durchtränkte Benzoesäure. Wenn man bei ihrer Darstellung eine Temperatur von 160°—180° einhält, so entspricht die Benzoesäure durchaus den von dem Arzneibuch gemachten Angaben.

Die feinen Kriställchen reizen die Schleimhaut der Nase leicht zum Niesen.

Die Verunreinigungen der offizinellen Benzoesäure durch harzige Stoffe bewirken eine Erniedrigung des Schmelzpunktes und eine Erhöhung der Löslichkeit. So schmilzt die offizinelle Säure schon in siedendem Wasser, was reine Benzoesäure nicht tut, und sie löst sich in etwa 370 T. kaltem und in etwa 17 T. siedendem Wasser.

Prüfung. Durch die von dem Arzneibuch angegebenen Prüfungsvorschriften soll der Beweis erbracht werden, daß die Benzoesäure aus offizinellem Benzoeharz herstammt und daß sie keine unerwünschten Beimengungen und Verunreinigungen enthält. Zu den Prüfungen auf Identität und Reinheit ist folgendes zu bemerken:

Man übergießt in einem Kölbchen 0,2 g Benzoesäure mit 20 ccm Wasser sowie 1 ccm Normalkalilauge und läßt unter öfterem Umschütteln 15 Minuten lang stehen. Durch das in 1 ccm Normalkalilauge enthaltene Kalihydrat (0,056 g) werden nur etwa 0,12 g Benzoseäure in Lösung gebracht, der Rest bleibt ungelöst. Außer der Benzoesäure gehen aber noch andere Säuren oder phenolartige Stoffe, die nur in der aus Harz sublimierten Benzoseäure vorkommen und rotgefärbte Eisensalze bilden, in Lösung. — Filtriert man also die wie oben angegeben vorbereitete Flüssigkeit ab, so entsteht im Filtrat auf Zusatz e i n e s Tropfens Eisenchloridlösung ein schmutzigrotbrauner Niederschlag. In der Regel ist auch die überstehende Flüssigkeit rot gefärbt.

Diese Prüfung hat den Zweck, festzustellen, daß ein vorliegendes Präparat durch Sublimation aus Benzoeharz bereitet wurde. Sie beweist jedoch nicht die absolute Probehaltigkeit einer Benzoesäure, da sie auch bei Gemischen von Harzbenzoesäure mit künstlicher Benzoesäure eintreten würde, wenn letztere Sorte nicht in zu erheblicher Menge zugesetzt wurde oder die zur Mischung benutzte Harzbenzoesäure besonders reich ist an jenen mit Eisenchlorid sich rot färbenden Substanzen. Immerhin ist die Reaktion in Verbindung mit den übrigen geeignet, ein Urteil über eine vorliegende Benzoesäure zu gewinnen.

Man bringt 0,25 g Benzoesäure in ein Probierrohr, fügt 2,5 ccm Wasser hinzu, schüttelt etwas durch, setzt nun 0,25 g Kaliumpermanganat in Kristallen hinzu, verschließt das Probierrohr lose mit einem ev. einzukerbenden Stopfen und setze es in ein schwach angeheiztes Wasserbad ein. Es beginnt eine ziemlich energische Reaktion. Nach etwa 10—15 Minuten setzt man das Probierrohr in ein Gefäß mit kaltem Wasser. Nach völligem Erkalten lüftet man den Stopfen und überzeugt sich, ob ein Geruch nach Bittermandelöl (Benzaldehyd) wahrnehmbar ist. Bittermandelölgeruch würde darauf hinweisen, daß die Benzoesäure Z i m t s ä u r e, und zwar nach der nicht scharfen Prüfungsmethode des Arzneibuchs ziemliche Mengen, enthält, daß sie also höchstwahrscheinlich aus Sumatrabenzoeharz dargestellt wurde. Die Prüfung auf den Geruch nach Bittermandelöl ist nach dem Erkalten der Mischung vorzunehmen, weil dann der Benzoegeruch mehr zurücktritt und der Bittermandelölgeruch besser wahrnehmbar ist. Es lassen sich bei Einhaltung der angegebenen Verhältnisse mit Sicherheit noch 5 Prozent Zimtsäure nachweisen. Das Auftreten des Bittermandelölgeruches beruht darauf, daß die Zimtsäure durch das Kaliumpermanganat zunächst zu Benzaldehyd (weiterhin zu Benzoesäure) oxydiert wird.

Man löse in einem Probierrohr 0,1 g Benzoesäure in 1 ccm Ammoniakflüssigkeit; die Lösung muß gelblich bis bräunlich und trübe sein, weil die flüchtigen Riechstoffe der Benzoesäure sich zum Teil mit gelblicher Färbung in Alkalien auflösen, zum Teil in letzteren aber auch unlöslich sind. Harnbenzoesäure oder künstliche Benzoesäure lösen sich in Ammoniak ohne Färbung zu einer klaren Flüssigkeit auf. Fügt man zu der oben erwähnten Auflösung der Benzoesäure in Ammoniak 2 ccm verdünnter Schwefelsäure, so wird die Benzoesäure wieder in Kristallen abgeschieden. Versetzt man diese Mischung nunmehr mit 5 ccm Kaliumpermanganatlösung, so muß die Flüssigkeit nach Verlauf von 4 Stunden fast farblos erscheinen. Während reine Benzoesäure unter den angegebenen Verhältnissen auf eine Lösung von Kaliumpermanganat nicht reduzierend wirkt, tun dies die flüchtigen Riechstoffe der Benzoesäure aus Harz. Da die Reaktion in schwefelsaurer Lösung erfolgt, so kommt es nicht zur Ausscheidung von Mangansuperoxyd; das Kaliumpermanganat wird entfärbt, und die Flüssigkeit zeigt die den Oxydationsprodukten der Riechstoffe eigene Gelbfärbung. Wirklich aus Harz sublimierte Benzoesäure reduziert die vorgeschriebenen Mengen Kaliumpermanganat meist schon in 20—30 Minuten.

Man bringt 0,2 g Benzoesäure und 0,3 g chlorfreies Calciumcarbonat (das Reagens Calciumcarbonat ist chlorfrei!) in einen Tiegel aus Porzellan von 2—3 cm Höhe, mischt beides mit einem Glasstäbchen, befeuchtet sie mit etwas Wasser und dampft die Mischung über sehr kleiner Flamme ein. Das trockene Salzgemisch wird alsdann mit freier Flamme bis zur Rotglut erhitzt. Den halberkalteten Tiegelinhalt befeuchtet man mit einigen Tropfen Wasser, fügt dann 3—4 ccm Wasser, hierauf Salpetersäure in schwachem Überschuß hinzu und filtriert die Lösung in ein Probierrohr. Man füllt das Filtrat mit Wasser zu 10 ccm auf und versetzt mit einigen Tropfen Silbernitratlösung: Es darf nur schwach opalisierend getrübt werden. Diese Reaktion dient dazu, aus Benzotrichlorid $C_6H_5CCl_3$ dargestellte Benzoesäure nachzuweisen. Wie schon erwähnt wurde, bilden sich bei der Darstellung der Benzoesäure nach dieser Methode stets auch im Benzolkern gechlorte Benzoesäuren, die durch Kristallisation nicht zu beseitigen sind. Das Chlor ist in diesen Verbindungen erst nach der Zerstörung der Molekel durch Silbernitrat nachzuweisen. Dies geschieht durch Glühen mit Calciumcarbonat. Der Glührückstand enthält das vorher in der Benzoesäure enthalten gewesene Chlor als Chlorcalcium. Eine geringe opalisierende Trübung ist zugelassen, weil man die Erfahrung gemacht hat, daß auch manche Harzbenzoesäuren unter den nämlichen Bedingungen schwache Opalescenz zeigen, die aber gegenüber der bei den Toluol-Benzoesäuren eintretenden starken Trübung bzw. Fällung nicht in Betracht kommen kann. Immerhin war die Forderung des Deutschen Arzneibuchs IV, daß innerhalb von 5 Minuten höchstens eine schwache Opalescenz auftreten darf, zu scharf, durch sie wurden mitunter völlig einwandsfreie hergestellte Sorten ausgeschaltet.

Es darf nicht verschwiegen werden, daß eine Benzoesäure, die allen Ansprüchen genügt, noch lange keine Gewähr bietet, wirklich das verlangte Präparat zu sein; geschickten Fälschungen gegenüber wird die Prüfung stets machtlos sein. Die einzige Gewähr bietet lediglich die Selbstdarstellung, die bei einem Präparate, das doch nur in verhältnismäßig kleinen Mengen verbraucht wird, niemandem schwer fallen kann.

Aufbewahrung. Die Benzoesäure des Arzneibuchs ist wegen ihrer leichten Flüchtigkeit an einem nicht zu warmen Orte (also nicht in den obersten Reihen der Regale) aufzubewahren.

Da sie ferner unter dem Einflusse des Lichtes und namentlich in einer ammoniakalischen Atmosphäre leicht nachdunkelt, so ist sie in gut verschlossenen Gefäßen v o r L i c h t g e s c h ü t z t aufzubewahren.

Dispensation. Die Benzoesäure wird in der Receptur meist in Pulverform verordnet und muß alsdann durch Verreiben mit Zucker in möglichst feine Verteilung gebracht werden. Sollte sie in wässeriger Flüssigkeit verschrieben werden, so ist sie, falls es sich um geringere Konzentrationen als 1 : 400 handelt, durch lauwarmes Wasser oder durch Anreiben mit kaltem Wasser in Lösung zu bringen. D i e L ö s u n g i s t n i c h t z u f i l t r i e r e n, aber mit dem Vermerk: „Vor dem Gebrauche umzuschütteln", zu versehen. Ist die Menge der verordneten Benzoesäure so groß, daß sie in der vorgeschriebenen Menge Wasser nicht gelöst bleiben kann, so ist die Benzoesäure mit kaltem Wasser fein anzureiben und eine Schüttelmixtur abzugeben. Auflösen in heißem Wasser ist unstatthaft, weil nach dem Erkalten die Säure sich in großen Kristallen ausscheiden würde.

Daß in allen Fällen, wo „*Acidum benzoicum*" verordnet ist, nur die Harzbenzoesäure des Arzneibuchs abzugeben ist, versteht sich eigentlich von selbst; dagegen ist es zulässig, zur Anfertigung von Verbandstoffen, von **Natrium benzoicum, Coffeinum-Natrium benzoicum** u. a., die Toluol-Benzoesäuresorten zu verwenden.

Bestimmung der Benzoesäure in Verbandstoffen. Man extrahiert in einem Soxhletschen Extraktionsapparat oder auch in einem aus einem Glasrohr hergestellten einfachen Perkolator 5,0 g einer zerkleinerten Durchschnittsprobe des betr. Verbandsmaterials mit Alkohol von 90 Prozent, bis zur Erschöpfung. Alsdann fügt man zu dem Gesamt-Auszuge 3—4 Tropfen Phenolphthaleinlösung und titriert mit $1/_{10}$-Normal-Kalilauge bis zur Rotfärbung. 1 ccm $1/_{10}$-Normal-Kalilauge neutralisiert = 0,012205 g Benzoesäure.

Anwendung und Wirkung. Die Benzoesäure besitzt die pharmakodynamischen Eigenschaften der Salicylsäure, trotzdem sie stark bakterizid ist, nur in ganz geringem Maße oder gar nicht; auch sonstige eigenartige Wirkungen haben sich von ihr bisher nicht nachweisen lassen. Ihre therapeutische Verwendung ist deshalb gegenwärtig nur noch eine sehr beschränkte, da sie auch den Magen reizt. — Am meisten wird sie als Expektorans, vielleicht gerade wegen ihrer Reizwirkung auf Schleimhäute, verschrieben; ev. auch noch als innerliches Antiseptikum z. B. bei Blasenkatarrh; man nimmt dann stets das Natriumsalz, nicht die freie Säure. — Ausgeschieden wird die Benzoesäure nach Paarung mit Glykokoll als Hippursäure. — Äußerlich wird sie in spirituösen Lösungen zu Pinselungen, Waschwässern, Mundwässern ihrer starken antiseptischen Wirkung wegen mit Erfolg verwendet.

Acidum boricum. — Borſäure.

Syn.: Acidum boracicum. Sal sedativum Hombergii. Sal narcoticum Hombergii.

$$H_3BO_3 \qquad \text{Mol.-Gew. } 62,0.$$

Farbloſe, glänzende, ſchuppenförmige, fettig anzufühlende Kriſtalle. Beim Erhitzen von Borſäure auf ungefähr 70⁰ findet eine bedeutende Gewichtsabnahme unter Bildung von Metaborſäure (HBO_2) ſtatt; bei höherer Temperatur (160⁰) entſteht unter weiterem Waſſerverluſt eine glaſig geſchmolzene Maſſe, die ſich bei ſtarkem Erhitzen aufbläht, allmählich ihr geſamtes Waſſer verliert und Borſäureanhydrid (B_2O_3) zurückläßt.

Borſäure löſt ſich in 25 Teilen Waſſer von 15⁰ und in 3 Teilen ſiedendem Waſſer, in etwa 25 Teilen Weingeiſt von 15⁰ und in Glycerin.

Die wäſſerige Löſung (1+49) färbt nach Zuſatz von Salzſäure Kurkumapapier beim Eintrocknen braunrot. Dieſe Färbung geht beim Befeuchten mit Ammoniakflüſſigkeit in grünſchwarz über. Löſungen von Borſäure in Weingeiſt verbrennen mit grüngeſäumter Flamme.

Die wäſſerige Löſung (1+49) darf weder durch Schwefelwaſſerſtoffwaſſer (Schwermetallſalze), noch durch Baryumnitratlöſung (Schwefelſäure), Silbernitratlöſung (Salzſäure), Ammoniumoxalatlöſung (Calciumſalze) oder nach Zuſatz von Ammoniakflüſſigkeit durch Natriumphoſphatlöſung (Magneſiumſalze) verändert werden.

50 ccm einer unter Zuſatz von Salzſäure bereiteten wäſſerigen Löſung (1+49) dürfen durch 0,5 ccm Kaliumferrocyanidlöſung nicht ſofort gebläut werden (Eiſenſalze).

Die beim Erhitzen der Borſäure auftretenden Erſcheinungen wurden näher erläutert.

Geſchichtliches. Obgleich B e c h e r ſchon 1675 die Borſäure dargeſtellt zu haben ſcheint, ſo gilt doch W i l h e l m H o m b e r g, Leibarzt des Herzogs von Orleans und Erfinder des H o m - b e r g ſchen Phosphors, als der Entdecker (1702). Daher hat die Borſäure auch den Namen *Sal* *sedativum Hombergii* erhalten. Er fand sie, als er Borax und Eisenvitriol destillierte. Der jüngere G e o f f r o y wies (1732) die Borsäure als einen an Natron gebundenen Bestandteil im Borax nach und lehrte sie daraus durch Schwefelsäure abscheiden; B u c h o l z bestimmte 1804 die Menge Schwefelsäure, die zur Zersetzung des Borax erforderlich ist (1 T. Schwefelsäure auf 4 T. Borax); der Sauerstoffgehalt wurde durch B e r z e l i u s (1824) bestimmt.

Vorkommen in der Natur. Die Borsäure findet sich fest als S a s s o l i n (in der Nähe von Siena bei Sasso gegraben), in größerer Menge gelöst in den heißen Quellen und gasförmig dem Erdboden entsteigend in den F u m a r o l e n in den Toskanischen Maremmen, sowie in einigen Distrikten Kaliforniens, ferner als Natriumborat im B o r a x und T i n k a l, an Calcium gebunden im B o r o c a l c i t, D a t o l i t h, B o t r i o l i t, an Magnesium und Magnesiumchlorid gebunden im B o r a c i t und S t a ß f u r t i t, ferner als A s c h a r i t $3 Mg_2B_2O_5 + 2H_2O$, an Calcium und Natrium gebunden im B o r a x k a l k (B o r o n a t r o c a l c i t); der letztere findet sich bei Iquique in Chili, wo auch der Chilisalpeter gegraben wird, in einem großen Lager und wird von dort nach Europa gebracht und zur Boraxdarstellung verwendet. Kleine Mengen von Borsäure finden sich im Meerwasser und in jedem Ackerboden.

Darstellung. Die Borsäure für therapeutische Zwecke wird aus dem Borax, Natriumtetraborat, abgeschieden, und zwar mittels Salpetersäure oder Salzsäure, weil bei der Abscheidung durch Schwefelsäure die abgeschiedene Borsäure kleine Mengen dieser Säure zurückhält, die sich nicht durch Auswaschen mit Wasser, sondern nur durch Erhitzen der Borsäure bis zum Schmelzen entfernen lassen. Eine heiß gesättigte Lösung von Borax (1 + 1) wird mit starker Salzsäure in mäßigem Überschuß versetzt. Die ausgeschiedene Borsäure wird von der Mutterlauge abgesaugt und aus 5 T. heißem Wasser umkristalliert. Bei der Darstellung im größeren Maßstabe wird die abgeschiedene Borsäure bis auf 120^0—130^0 erhitzt, um bei dieser Temperatur die anhaftenden Salzsäurereste zu verflüchtigen. Um anhaftende Schwefelsäurereste zu beseitigen, ist Austrocknen der Borsäurekristalle und kurzes Erhitzen bis auf 200^0 erforderlich.

Die Darstellung aus der rohen Borsäure des Handels bietet wenig Vorteile, weil die Verunreinigungen, unter denen Eisenoxyd am schwersten zu beseitigen ist, häufig bis auf 25 Prozent hinaufgehen.

Chemie. Die Zusammensetzung der aus wässeriger Lösung kristallisierenden Borsäure ist H_3BO_3. Sie ist eine dreibasische, aber sehr schwache Säure, deren Salze bei der Auflösung in Wasser hydrolytisch gespalten sind. Die wässerige Lösung der Säure reagiert kaum sauer und leitet den elektrischen Strom nur wenig besser als Wasser. Auch kann man sie nicht mit Natron titrieren, da die basische Reaktion allmählich eintritt, ohne daß ein bestimmtes Verhältnis von Säure und Basis ersichtlich wird. — Wird die kristallisierte oder „Orthoborsäure" längere Zeit auf 70^0 erhitzt, so geht sie unter Wasserverlust $B(OH)_3 = H_2O + HBO_2$ in die pulverförmige M e t a b o r s ä u r e HBO_2 über. — Werden Orthoborsäure oder Metaborsäure längere Zeit auf 150^0—160^0 erhitzt, so geben sie unter weiterem Wasserverlust $4 H_3BO_3 = 5 H_2O + H_2B_4O_7$ in „P y r o b o r s ä u r e" oder „T e t r a b o r s ä u r e" $H_2B_4O_7$, eine spröde glasartige Masse, über. Beim Erhitzen bis zur Glühhitze endlich geben alle bisher genannten Borsäuren sämtliches Wasser ab und gehen in B o r s ä u r e a n h y d r i d B_2O_3 über, das nach dem Erkalten einen spröden Glasfluß darstellt. Die Orthoborsäure $B(OH)_3$ enthält 56,35 Prozent Borsäureanhydrid B_2O_3 und 43,65 Prozent Wasser H_2O. Die Salze, „Borate" genannt, leiten sich meist von der Meta- und Pyroborsäure ab. Die Alkaliverbindungen sind in Wasser mit alkalischer Reaktion löslich, die übrigen Salze sind nur schwer, aber nicht unlöslich. Mineralsäuren scheiden aus ihnen sehr leicht wieder freie Borsäure ab.

Eigenschaften. Die kristallisierte Borsäure stellt weiße, oder wenig durchsichtige, seidenglänzende, schuppenartige, fettig anzufühlende, 6 seitige trikline Blättchen dar. Sie ist geruchlos, fast geschmacklos oder doch von kaum merklich saurem Geschmack, und löst sich in 25 T. kaltem oder 3 T. siedendem Wasser, ferner in 25 T. Weingeist von gewöhnlicher Temperatur oder in 6 T. siedendem Weingeist von 90^0, ferner in 5 T. Glycerin, wenig in Äther und Benzol. Spez. Gewicht = 1,435.

Die wässerige Lösung der Borsäure rötet blaues Lackmuspapier nur schwach. Besonders bemerkenswert ist das Verhalten der Borsäure gegenüber dem K u r k u m a f a r b s t o f f: Versetzt man nämlich eine wässerige Borsäurelösung mit etwas Salzsäure, befeuchtet mit dieser Mischung Kurkumapapier und läßt dieses alsdann trocken werden, so verwandelt sich die gelbe Farbe des Kurkumafarbstoffes an den benetzten Stellen in Braunrot. Betupft man die braunroten Stellen mit etwas Ammoniakflüssigkeit, so geht die Färbung in ein schmutziges Grünschwarz bis Blauschwarz über. Dieses Verhalten ist für die Borsäure sehr charakteristisch und als Identitätsreaktion anzusehen. Charakteristisch ist ferner das Verhalten der Lösungen von Borsäure in Alkohol und in Glycerin. Beide Lösungen nämlich brennen mit grüngesäumter Flamme. Da Alkohol leicht brennbar ist, so genügt es, Borsäure in Alkohol zu lösen und die Lösung — etwa in einem Porzellanschälchen — zu entzünden. Vor einem dunklen Hintergrund läßt sich alsdann das Auftreten der grüngesäumten Flamme ohne Schwierigkeit beobachten. Das Auftreten der grüngesäumten Flamme beruht darauf, daß sich Borsäure-Äthylester bzw. Borsäureglycerinester bilden, die leicht flüchtig sind und mit grüngesäumter Flamme verbrennen. Übrigens erteilt die f r e i e Borsäure auch der nicht leuchtenden Flamme die nämliche grüne Färbung. (Kupfer- und Baryumverbindungen müssen vorher entfernt werden.)

Wichtig ist ferner das Verhalten der Borsäure beim Erhitzen für sich oder in wässeriger Lösung. Beim Sieden ihrer wässerigen Lösung entweicht nämlich Borsäure mit den Wasserdämpfen. Borsäure ist also mit Wasserdämpfen flüchtig, woraus sich auch die Anwesenheit von Borsäure in den „Soffionen" erklärt.

Prüfung. Borsäure soll frei sein von S c h w e r m e t a l l e n, S c h w e f e l s ä u r e, C h l o r i d e n und S a l z s ä u r e, C a l c i u m - und M a g n e s i u m v e r b i n d u n g e n, sowie von E i s e n. Bei der Prüfung auf Eisen muß die Färbung sofort auftreten, eine später auftretende Färbung könnte durch Oxydation der Kaliumferrocyanidlösung bedingt sein.

Erscheint es notwendig, auf S a l p e t e r s ä u r e zu prüfen, was durchaus nicht überflüssig ist, so darf die wässerige Lösung der Borsäure (1 + 24) mit einem gleichen Volumen Schwefelsäure gemischt und die heiße Mischung mit Ferrosulfatlösung überschichtet auch nach einstündigem Stehen keine braune Zone an der Berührungsfläche beider Flüssigkeiten bilden.

Maßanalytische Bestimmung der Borsäure. Borsäure läßt sich mit Natronlauge nicht direkt titrieren, weil das sich bildende Natriummetaborat sich hydrolytisch spaltet, die Rosafärbung mit Phenolphthalein also schon eher eintreten würde. Setzt man aber der Lösung eine genügende Menge Glycerin zu, so wird die Hydrolyse infolge der Bildung der stärker dissoziierten Glycerinborsäure zurückgedrängt, so daß ein scharfer Farbenumschlag eintritt. Man löst 0,2 bis 0,3 g Borsäure in etwa 15—20 ccm Wasser, fügt 3—4 Tropfen Phenolphthaleinlösung und 60 ccm konz. reines Glycerin hinzu und titriert nun mit einer $^1/_{10}$-Normal-Natronlauge (die frei von Kohlensäure ist) oder mit einer $^1/_{10}$-Normal-Barytlauge bis zu eben auftretender Rotfärbung. Fügt man nunmehr nochmals 40 ccm Glycerin hinzu, so darf die Rotfärbung nicht verschwinden, oder sie muß doch durch 1 Tropfen der Lauge wieder hergestellt werden. War die Rötung verschwunden und wurde zur Wiederherstellung derselben eine größere Menge Lauge gebraucht, so ist dies ein Zeichen, daß es an Glycerin gefehlt hat. In diesem Falle muß der Versuch mit einer größeren Menge Glycerin wiederholt werden, so lange, bis auf einen weiteren Zusatz von Glycerin Entfärbung nicht mehr eintritt. — Diejenige Menge Lauge, die zur Neutralisation der in der verwendeten Glycerinmenge enthaltenen freien Säure erforderlich ist, muß von der verbrauchten $^1/_{10}$-Normallauge abgezogen werden. — 1 ccm $^1/_{10}$-Normallauge neutralisiert unter den angegebenen Verhältnissen = 0,0062 g Borsäure H_3BO_3.

Bestimmung der Borsäure in Verbandstoffen. 5,0 g Borsäurewatte oder -gaze werden zerkleinert und in einem 500 ccm-Kolben mit einer Mischung von 1 T. Glycerin und 19 T. Wasser ausgezogen und später mit der gleichen Mischung bis zur Marke aufgefüllt. 100 ccm der klar abgehobenen Lösung werden mit 40 ccm konz. reinem Glycerin gemischt und unter Zusatz von 3—4 Tropfen Phenolphthaleinlösung mit $^1/_{10}$-Normal-Barytlauge oder möglichst kohlensäurefreier $^1/_{10}$-Normal-Natronlauge, wie oben angegeben, titriert. Die Anzahl der verbrauchten Kubikzentimeter $^1/_{10}$-Normallauge $\times$ 0,0062 gibt die in 1,0 g des Verbandstoffes enthaltene Borsäure (H_3BO_3) an.

Wirkung und Anwendung. Die Borsäure vermag selbst in konzentrierten Lösungen die pathogenen Mikroben nicht abzutöten; sie hindert nur so lange, als sie mit ihnen in Berührung ist, deren Entwicklung. — Lokal reizt Borsäure sehr wenig und wird deshalb als mildes Desinfiziens zu Spülungen in verschiedenen Organen (Magen, Blase usw.), Mundwässern, Augenwässern und ähnlichem gebraucht; doch sind bei allzu reichlicher Anwendung auch hierbei schon Vergiftungen vorgekommen. — Viel gebraucht wird Borglycerin (z. B. zu Einträufelungen in den Gehörgang) und Borsalbe (z. B. bei Verbrennungen). — Früher wurde Borsäure in großem Umfange zur Konservierung von Nahrungsmitteln (Fleisch, Wurst, Konserven usw.) gebraucht; in Deutschland ist dies für Fleisch usw. und Wein verboten, da Dosen von Borsäure, wie sie mit derartig konservierter Nahrung leicht aufgenommen werden, bereits schädliche Wirkung auf den Menschen äußern können.

In der T i e r h e i l k u n d e wird sie äußerlich ungefähr ebenso wie beim Menschen, innerlich in relativ großen Dosen bei infektiösem Magen-Darmkatarrh, gegen Gärungen und bei Cystitis gegeben; für Rinder und Pferde gibt man bis zu 20,0, Schafe bis etwa 5,0, ungefähr ebensoviel für Hunde.

In der Technik benutzt man sie zu Glasuren, Emailleflüssen, künstlichen Edelsteinen, bei Bereitung des Flintglases, beim Eisenguß, zur Färbung des Goldes, zum Tränken der Kerzendochte (sie nimmt beim Schmelzen die Asche des Dochtes auf), zur Darstellung von Manganoborat, das als Sikkativ gebraucht wird usw. Mit Borsäure getränktes Baumwollen- und Leinengewebe verbrennt nicht mit Flamme.

Acidum camphoricum. — Kampferſäure.

Syn.: Rechts-Kampfersäure.

$C_8H_{14}(COOH)_2$ Mol.-Gew. 200,13.

Weiße, geruchloſe Kriſtallblättchen. Kampferſäure löſt ſich in 150 Teilen Waſſer von 15⁰ und in 20 Teilen ſiedendem Waſſer; ſie iſt leicht löslich in Weingeiſt und Äther, ſchwer löslich in Chloroform. Die wäſſerige und weingeiſtige Löſung röten Lacmuspapier und drehen den Strahl des polariſierten Lichtes nach rechts. Für eine 15prozentige Löſung in abſolutem Alkohol iſt $[\alpha]_{D\,20^0} = -47,35^0$.

Schmelzpunkt 186⁰.

Die kaltgeſättigte wäſſerige Löſung darf weder durch Baryumnitratlöſung (Schwefelſäure), noch durch Silbernitratlöſung (Salzſäure) verändert werden. Wird eine Miſchung von 2 ccm der wäſſerigen Löſung und 2 ccm Schwefelſäure nach dem Erkalten mit 1 ccm Ferroſulfatlöſung überſchichtet, ſo darf ſich zwiſchen den beiden Flüſſigkeiten keine gefärbte Zone bilden (Salpeterſäure).

Kampferſäure muß ſich beim Erhitzen unter Entwickelung weißer, ſtechend riechender Dämpfe verflüchtigen und darf dabei höchſtens 0,1 Prozent Rückſtand hinterlaſſen.

Gehaltsbeſtimmung. Zum Neutraliſieren einer Löſung von 0,5 g bei 80⁰ getrockneter Kampferſäure in 20 ccm Weingeiſt müſſen 50 ccm ¹/₁₀-Normal-Kalilauge erforderlich ſein, was einer reinen Kampferſäure entſpricht (1 ccm ¹/₁₀-Normal-Kalilauge = 0,01 g Kampferſäure, Phenolphthalein als Indikator).

Die Angabe der Löslichkeit in heißem Wasser wurde geändert. Neu aufgenommen wurde der Hinweis auf das optische Drehungsvermögen. Für die zur Titration zu verwendende Lösung wurden weitere Angaben gemacht.

Geschichtliches. Dieses Oxydationsprodukt des Kampfers war schon Lemery 1675 bekannt. Kosegarten (*Dissertatio de camphora et partibus quae eam constituunt* 1785) erhielt bei der Dephlogistisierung des Kampfers mittels Salpetersäure eine der Oxalsäure ähnliche Säure. Dörfurt erklärte diese 1793 für Benzoesäure, was Bouillon-Lagrange 1799 und Buchholz 1809 widerlegten. Ihre Zusammensetzung wurde dann von Malaguti, Liebig und Laurent festgestellt. Kachler und Wreden studierten sie 1870—1872 näher und gaben Darstellungsvorschriften. Chautard zeigte 1863, daß man aus links drehendem Kampfer auch links drehende Kampfersäure erhält.

In die Therapie wurde die Kampfersäure 1888 durch Reichert eingeführt.

Die Kampfersäure kommt ähnlich wie die Weinsäure in 6 optischen Isomeren vor. Je 3 (rechts-, links- und inaktive) Kampfersäuren und Isokampfersäuren. Bei den ersteren stehen die beiden Carboxylgruppen in *cis*-Stellung, bei den Isokampfersäuren in *trans*-Stellung:

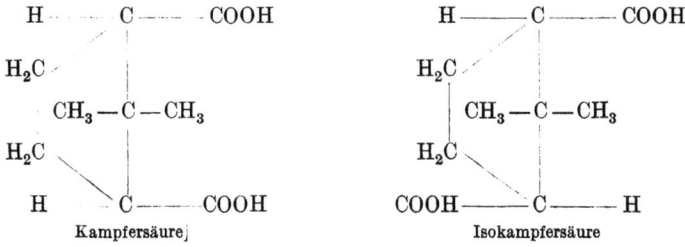

Kampfersäure   Isokampfersäure

Die Kampfersäure des Arzneibuches ist die Rechts-Kampfersäure, die durch Oxydation des gewöhnlichen Kampfers entsteht. Da die Dauer der Herstellung eine verhältnismäßig lange ist, so eignet sich die Kampfersäure nicht zur Darstellung im pharmazeutischen Laboratorium. Zur Herstellung von 100 g bedarf es eines 50 stündigen Erhitzens von Kampfer mit einer etwa 45 prozentigen Salpeterſäure, um den Kampfer zu Kampfersäure zu oxydieren.

$$\begin{array}{ccc} CH_2 \!\!-\!\!\!-\!\! CH \!\!-\!\!\!-\!\! CH_2 & & CH_2 \!\!-\!\!\!-\!\! CH \!\!-\!\!\!-\!\! COOH \\ | \quad CH_3\!\!-\!\!C\!\!-\!\!CH_3 \quad | & & | \quad CH_3\!\!-\!\!C\!\!-\!\!CH_3 \quad | \\ CH_2 \!\!-\!\!\!-\!\! C \!\!-\!\!\!-\!\! CO & & CH_2 \!\!-\!\!\!-\!\! C \!\!-\!\!\!-\!\! COOH \\ | & & | \\ CH_3 & & CH_3 \\ \text{Kampfer} & & \text{Kampfersäure} \end{array}$$

Die nach dem Erkalten ausgeschiedene Säure wird über das Natriumsalz gereinigt. Kampfersäure ist, da sie 2 Carboxylgruppen enthält, eine 2 basische Säure. Als solche bildet sie sowohl saure auch als neutrale, „Kampforate" genannte Salze, ferner Ester. Die neutralen Salze der Alkalien und alkalischen Erden kristallisieren und sind in Wasser leicht löslich, diejenigen der Schwermetalle sind zum Teil schwer löslich.

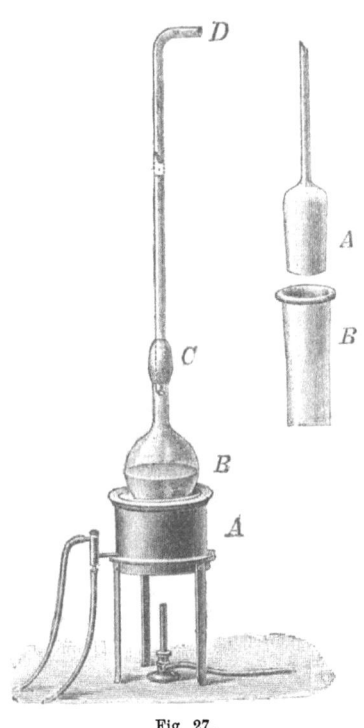

Fig. 27.

Eigenschaften. Kampfersäure bildet in reinem Zustande farblose, geruchlose Kristallblättchen oder ein kristallinisches Pulver. Die Kristalle stellen monokline Blättchen oder Prismen (Säulen) dar. Beim Kauen knirscht sie wegen ihrer Härte und Schwerlöslichkeit zwischen den Zähnen, zugleich ruft sie einen säuerlichen, hinterher etwas bitteren Geschmack hervor. Sie ist nicht wie der Kampfer flüchtig und nicht hygroskopisch. In völlig reinem Zustande schmilzt sie bei 186^0—187^0.

Erhitzt man die Kampfersäure über ihren Schmelzpunkt hinaus, so verflüchtigt sie sich vollständig unter Spaltung in Wasser und Kampfersäureanhydrid.

$$C_8H_{14}{<}^{COOH}_{COOH} \; = \; H_2O \; + \; C_8H_{14}{<}^{CO}_{CO}{>}O$$

Kampfersäure   Kampfersäureanhydrid

Das Kampfersäureanhydrid bildet zunächst dicke, weiße, stechend riechende Dämpfe, die sich zu einem Sublimat von farblosen Kristallnadeln verdichten. Es schmilzt bei 216^0—217^0, siedet oberhalb 270^0 und wird von siedendem Wasser langsam wieder in Kampfersäure verwandelt.

Kampfersäure löst sich in etwa 150 T. Wasser von 15^0 oder in 20 T. siedendem Wasser, ferner in 1,3 T. Weingeist, auch in 1,8 T. Äther oder in 1000 T. Chloroform.

Ammoniumkampforat $C_{10}H_{14}O_4(NH_4)_2$, leicht löslich.

Natriumkampforat $C_{10}H_{14}O_4Na_2$, sehr leicht löslich.

Kaliumkampforat $C_{10}H_{14}O_4K_2$, sehr leicht löslich.
Baryumkampforat $C_{10}H_{14}O_4Ba \cdot 4\frac{1}{2}H_2O$, weiße Nadeln, leicht löslich.
Calciumkampforat $C_{10}H_{14}O_4Ca \cdot 4\frac{1}{2}H_2O$, etwas schwerer löslich.

Die wässerige und alkoholische Lösung röten blaues Lackmuspapier. Von Ammoniakflüssigkeit, Natronlauge, Kalilauge, Kalkhydrat, Barythydrat wird Kampfersäure reichlich aufgenommen unter Bildung der Salze.

Aus Lösungen dieser Salze wird, wenn sie hinreichend konzentriert sind, die Kampfersäure auf Zusatz von Salzsäure (oder Essigsäure) wieder als Kristallpulver ausgefällt.

Erhitzt man Kampfersäure mit rauchender Salzsäure, so geht sie unter Abspaltung von Kohlensäure bzw. Kohlenoxyd, Kohlensäure und Wasser in Kohlenwasserstoffe der Zusammensetzung C_8H_{16} und C_8H_{14} über.

Die Lösungen der gewöhnlichen Kampfersäure sind rechtsdrehend. Die spezifische Drehung beträgt für eine 15prozentige Lösung in absolutem Alkohol $[\alpha]_{D\,20^0} = 47,35^0$.

Charakteristische Reaktionen für Kampfersäure fehlen vollständig. Bereitet man durch Einwirkung von Natriumcarbonat auf Kampfersäure im Überschuß eine schwach saure Lösung von Natriumkampforat, so zeigt diese gegen Reagenzien folgendes Verhalten: B a r y u m c h l o r i d, C a l c i u m c h l o r i d und Q u e c k s i l b e r c h l o r i d erzeugen keine Fällung. S i l b e r n i t r a t gibt mit hinreichend konzentrierten Lösungen einen weißen, körnigen Niederschlag, der in viel Wasser, auch in Ammoniak löslich ist. E i s e n - c h l o r i d gibt einen lehmfarbigen Niederschlag. K u p f e r s u l f a t gibt noch in starker Verdünnung einen gallertartigen, hellblauen Niederschlag.

Prüfung. Zu den Prüfungen ist folgendes zu bemerken. Kampfersäure sei geruchlos; von riechenden Verunreinigungen kommt besonders Kampfer in Betracht. Ein Geruch nach K a m - p f e r zeigt an, daß das Präparat mangelhaft gereinigt wurde.

Die Schmelzpunktbestimmung ist mit dem vorher bei 80° getrockneten Präparat auszuführen. Erniedrigung des Schmelzpunktes zeigt Verunreinigung, wahrscheinlich durch K a m - p h o r o n s ä u r e, an. 0,5 g Kampfersäure sollen 50 ccm $^1/_{10}$-Normal-Kalilauge sättigen. Diese Prüfungsvorschrift ist zugleich eine Vorschrift zur Feststellung der Identität und Reinheit, da sie die Kampfersäure u. a. von der ihr ähnlichen Bernsteinsäure[1]) unterscheidet, auf die — mit Ausnahme der maßanalytischen Bestimmung — die vorstehende Beschreibung völlig stimmen würde.

Die Umsetzung zwischen Kampfersäure und Kalihydrat geht nach folgender Gleichung vor sich:

$$\underset{200}{C_8H_{14}(CO_2H)_2} \; + \; \underset{2\times56}{2\,KOH} \; = \; 2\,H_2O \; + \; C_8H_{14}(CO_2K)_2$$

Hieraus ergibt sich, daß 2 g Kampfersäure = 1,12 g Kalihydrat sättigen. 0,5 g Kampfersäure sättigt 0,28 g Kalihydrat. Diese Menge aber ist in 50 ccm $^1/_{10}$-Normal-Kalilauge enthalten. Da das Arzneibuch bei dieser Prüfung die theoretisch überhaupt mögliche Menge Kalihydrat zur Sättigung fordert, so ist nur die bei 80° völlig ausgetrocknete Säure zu dieser Prüfung heranzuziehen.

Anwendung und Wirkung. Die Kampfersäure ist auch bei innerlicher Anwendung (0,2 bis 1,0 pro dosi) sehr wenig giftig; sie soll eine erregende Wirkung auf die Atmung besitzen und die Fähigkeit haben, die Schweißsekretion zu vermindern; auch gegen Cystitis ist sie empfohlen worden. — Äußerlich wird die Kampfersäure (in alkoholischer Lösung) als mildes Desinfizienz besonders da angewendet, wo eine gelinde Reizung nicht schädlich oder sogar erwünscht ist.

Acidum carbolicum. — Karbolsäure.

Phenol.

Syn.: Acidum carbolicum crystallisatum. Acidum phenylicum. Acidum phenicum. Phenolum.

$C_6H_5 . OH$ Mol.-Gew. 94,05.

Farblose, dünne, lange, zugespitzte Kristalle oder eine weiße, strahlig kristallinische Masse. Karbolsäure riecht eigenartig; an der Luft färbt sie sich allmählich rosa; sie löst sich in 15 Teilen Wasser und ist leicht löslich in Weingeist, Äther, Chloroform, Glycerin, Schwefelkohlenstoff, fetten Ölen und Natronlauge.

Erstarrungspunkt 39° bis 41°. Siedepunkt 178° bis 182°.

In einer Lösung von 20 Teilen Karbolsäure in 10 Teilen Weingeist ruft 1 Teil Eisenchloridlösung eine schmutziggrüne Färbung hervor, die beim Verdünnen mit Wasser bis zu 1000 Teilen in eine violette, ziemlich beständige Färbung übergeht. Bromwasser erzeugt noch in einer Lösung von 1 Teil Karbolsäure in 50 000 Teilen Wasser einen weißen, flockigen Niederschlag.

Die wäfferige Lösung (1 + 15) muß klar sein (Kresole) und darf Lackmuspapier nicht röten.

Karbolsäure darf beim Verdampfen auf dem Wasserbade höchstens 0,1 Prozent Rückstand hinterlassen.

In gut verschlossenen Gefäßen und vor Licht geschützt aufzubewahren.

Vorsichtig aufzubewahren. Größte Einzelgabe 0,1 g. Größte Tagesgabe 0,3 g.

An Stelle des Schmelzpunktes wurde der Erstarrungspunkt angegeben. Neu ist Lichtschutz.

Geschichtliches. Im Jahre 1832 hatte R e i c h e n b a c h aus Buchenholzteer das Kreosot dargestellt, das sich schnell in den Arzneischatz einführte; 1834 schied R u n g e die ähnliche Karbol-

---

[1]) Bernsteinsäure: Schmelzpunkt 180°, schwer löslich in kaltem, leichter löslich in siedendem Wasser usw.

säure aus Steinkohlenteer ab. Die Reindarstellung dieses Stoffes gelang erst im Jahre 1840 dem französischen Chemiker L a u r e n t, der ihn mit den Namen P h e n y l o x y d h y d r a t belegte. R u n g e nannte ihn Karbolsäure, weil er ein Destillat aus Kohle (*carbo*) war. Der Name P h e n o l wurde von G e r h a r d t eingeführt. Lange Zeit hielt man R e i c h e n b a c h s Kreosot und die Karbolsäure für identisch, und nannte die letztere zum Unterschiede von dem ersteren S t e i n k o h - l e n - K r e o s o t. Erst viel später ermittelte man Reaktionen, durch die Kreosot und Karbolsäure unterschieden werden können, H u s e m a n n in Göttingen hat das Verdienst, die Giftigkeit der Karbolsäure nachgewiesen und auch Zuckerkalk als Gegenmittel aufgefunden zu haben. Der Name Phenyl (Leuchtstoff) oder Phenol (Leuchtöl) ist dem griechischen φαίνειν, leuchten, ans Licht bringen, und ΰλη, Stoff, die Endsilbe — ol ist dem lateinischen *oleum* entnommen. Die Verwendung der Karbolsäure als Antiseptikum datiert etwa aus dem Jahre 1866.

Vorkommen. W ö h l e r wies die Karbolsäure im Castoreum, S t ä d l e r im Harne der Menschen, Pferde und Rinder, G r i f f i t h im Stamm und in den Nadeln von Pinus silvestris, R e i c h e n b a c h im stinkenden Tieröle nach.

Bildung. Sie entsteht bei der trocknen Destillation der Steinkohlen (nach L a u r e n t), der Knochen, des Holzes, der Benzoë (nach E. K o p p), des Botanybayharzes (Harzes von *Xantorrhoea hastilis*), der Verbindungen der Salicylgruppe, der Chinasäure (nach W ö h l e r), und bei anderen chemischen Prozessen; in kleinen Mengen entsteht Karbolsäure auch bei der Fäulnis der Eiweißkörper.

Darstellung. Sie erfolgt im großen aus dem schweren Teeröl, oder durch Schmelzen von benzolsulfonsaurem Kalium mit Alkali.

1. Um einzelne der zahlreichen Körper aus dem Steinkohlenteer zu gewinnen, wird er in großen eisernen Kesseln der Destillation unterworfen und das Destillat gewöhnlich in drei Hauptfraktionen zerlegt. Die Karbolsäure ist nun sowohl im Leichtöl wie im Schweröl in erheblichen Mengen enthalten. Bei der Destillation des Leichtöls enthält der sogenannte Nachlauf die Hauptmenge der Karbolsäure, bei der Destillation des Schweröls geht die Karbolsäure in den Vorlauf über. In den Teerdestillationen, die Karbolsäure darstellen, wird ein Destillat, das zwischen dem leichten und dem schweren Steinkohlenteeröl bei einer Temperatur zwischen 180⁰ und 210⁰ übergeht, das sogenannte M i t t e l ö l oder K r e o s o t ö l, gesammelt. Es enthält gewöhnlich 30—40 Prozent Phenole. Die Flüssigkeiten, die bei 140⁰—180⁰ und von 210⁰—220⁰ übergehen und zirka 10—25 Prozent Phenole enthalten, kommen gewöhnlich, so wie sie sind, als rohe Karbolsäure in den Handel. Dieses Kreosotöl dient zur Verarbeitung auf Karbolsäure. Außer Karbolsäure enthält das Kreosotöl auch Kresole, Xylenole, Naphthalin, basische Substanzen wie Anilin und dessen Homologe, endlich färbende bzw. teerartige Substanzen, die sogenannten Brandharze. Das Kreosotöl wird in großen Behältern mit Natronlauge von nicht zu hoher Konzentration durch eine Rührvorrichtung gemischt und dabei durch Wasserdampf erwärmt. Durch den einströmenden Wasserdampf findet zwar eine Verdünnung der Kreosotlauge statt, es wird aber dadurch die Abscheidung des Naphthalins befördert. Phenol löst sich in der Natronlauge zu Natriumphenolat C_6H_5ONa, während die beigemengten Kohlenwasserstoffe usw. ungelöst bleiben.

Nach einiger Zeit der Ruhe zieht man die Natriumphenolatlösung, die die untere Flüssigkeitsschicht bildet, in Bottiche ab, gibt zu der bis auf zirka 90⁰ erwärmten Flüssigkeit unter Umrühren so viel frische dicke Kalkmilch hinzu, bis die Mischung weißlich und undurchsichtig zu werden anfängt. Dann erwärmt man über 12 Stunden weiter, während welcher Zeit sich an der Oberfläche der Kreosotlauge eine dichte rote, mehr oder weniger schaumige Decke bildet, hauptsächlich aus Ausscheidungen von Kalk, Naphthalin, harzartigen Substanzen, Brandharzen bestehend. Nach dem völligen Erkalten wird diese Decke sorgfältig abgenommen. Von hier wird die Kreosotlauge möglichst klar in Bottiche abgezogen, um sie in diesen durch eine Schwefelsäure von 1,5—1,6 spez. Gewicht soweit zu zersetzen, daß neutrales Natriumsulfat entsteht. In der Ruhe bilden sich zwei Schichten, von denen die obere ölige aus unreiner Karbolsäure, die untere aus einer konzentrierten Natriumsulfatlösung besteht. Letztere wird, ehe sie erkaltet und kristallisiert, abgelassen und die rohe Karbolsäure einige Male mit geringen Mengen kaltem Wasser durchgerührt und gewaschen, dann aber aus einer schmiedeeisernen Blase rektifiziert und die bei 180⁰—200⁰ übergehende Flüssigkeit besonders gesammelt. Was vor 180⁰ destilliert, ist Wasser, das nur kleine Mengen Karbolsäure enthält.

Hat das Phenol nach dieser Behandlung noch den unangenehmen Geruch nach gewissen organischen Schwefelverbindungen, so ist eine weitere Behandlung mit Bleioxyd und Destillation mit Kaliumdichromat und Schwefelsäure notwendig.

Das Destillat wird fraktioniert. Es muß farblos sein, im andern Falle wird es zurückgegeben und der Schwefelsäure- und Kaliumdichromatzusatz gesteigert. Man läßt nun das Karbolsäuredestillat einige Wochen stehen, während welcher Zeit es sich nicht färben soll. Tritt trotzdem noch eine Färbung ein, so wird die Karbolsäure nochmals an Natron gebunden, durch Schwefelsäure abgeschieden, gewaschen, mit Kaliumdichromat und Schwefelsäure, aber nur mit geringen Mengen dieser Stoffe, behandelt, destilliert, endlich aus Glasretorten rektifiziert, in Gefäße gefüllt, darin in Räumen von 10^0—5^0 Wärme langsam erstarren gelassen, und der flüssige Teil sorgfältig von der Kristallmasse abgegossen. Auch durch Kristallisation bei $+ 1^0$ bis 8^0 läßt sich die Karbolsäure reinigen und konzentrieren.

2. Seit 1889 wird, zuerst von der Badischen Anilin- und Sodafabrik, Karbolsäure künstlich dargestellt und unter dem Namen s y n t h e t i s c h e K a r b o l s ä u r e in den Handel gebracht. Sie wird aus Benzol gewonnen. Zunächst stellt man durch Einwirkung von rauchender Schwefelsäure auf Benzol unter schwachem Erwärmen Benzolsulfosäure $C_6H_5 . SO_3H$ dar.

$$C_6H_6 + H_2SO_4 = H_2O + C_6H_5 . SO_3H$$

Die Benzolsulfosäure wird alsdann in ihr Kaliumsalz verwandelt und dieses mit einem ziemlich großen Überschuß von Kalihydrat verschmolzen. Es bilden sich nun schwefligsaures Kalium und Phenolkalium.

$$2[C_6H_5SO_3K] + 4KOH = 2H_2O + 2SO_3K_2 + 2C_6H_5OK$$

Aus der Lösung des Phenolkaliums wird durch Salzsäure das Phenol abgeschieden $(C_6H_5OK + HCl = KCl + C_6H_5 . OH)$ und dieses dann durch Destillation gereinigt.

Dieses Verfahren soll Gewähr bieten, ein von den Homologen des Phenols (Kresolen, Xylenolen usw.) freies Präparat zu erlangen, da Benzol vermöge seiner Kristallisationsfähigkeit leicht rein zu erhalten ist und auch die Benzolsulfosäure durch Überführen in ihr Baryum- oder Kalksalz gut gereinigt werden kann. Aus dem Steinkohlenteer ist aber ein gleich gutes Präparat herzustellen.

Chemie. Die Karbolsäure gehört zu den aromatischen Hydroxylderivaten, deren OH-gruppe am Benzolkern steht. Man bezeichnet diese Körperklasse als Phenole. Die einfachste dieser Verbindungen ist nun die Karbolsäure $C_6H_5 . OH$, das Phenol ϰατ' ἐξοχὴν, dessen Ableitung vom Benzol sich aus nachstehendem Formelbild ergibt.

Benzol   Phenol

Die Hydroxylgruppe haben die Phenole mit den Alkoholen gemeinsam, sie stehen tatsächlich auch den Alkoholen und zwar den tertiären nahe. Das Wasserstoffatom in den Hydroxylgruppen der Phenole kann auch durch Alkyl-Radikale ersetzt werden; es entstehen dann Äther d e r P h e n o l e, z. B.

$$C_6H_5OCH_3 = \text{Methylphenyläther oder Anisol}$$
$$C_6H_5OC_2H_5 = \text{Äthylphenyläther oder Phenetol}$$

Sie unterscheiden sich jedoch von den Alkoholen dadurch, daß sie sich mit starken Basen in wässeriger Lösung, z. B. Kalihydrat, Natronhydrat zu salzartigen Verbindungen, „ P h e n o l a t e " genannt, vereinigen,

$$\underset{\text{Phenol}}{C_6H_5OH} + \underset{\text{Natronhydrat}}{NaOH} = H_2O + \underset{\text{Phenolnatrium}}{C_6H_5 . ONa}$$

während die Verbindungen der Alkohole mit Basen, die Alkoholate z. B. C_2H_5ONa durch Wasser wieder zerlegt werden. Diese Salzbildung ist auch der Grund für die an sich nicht richtige Bezeichnung Karbolsäure.

Diese stärker saure Eigenschaft der Phenole ist nur durch die Phenylgruppe bedingt, die einen stärker negativen Charakter wie ein Alkyl (z. B. C_2H_5) hat. Immerhin sind die Phenole nur schwache Säuren, ihre wässerigen Lösungen leiten den elektrischen Strom nur wenig und die Phenolate werden bereits durch Kohlensäure zerlegt.

Andererseits übt die Hydroxylgruppe auf den Benzolkern einen nicht minder großen Einfluß aus; die Wasserstoffatome der Phenole können weit leichter als die der aromatischen Kohlenwasserstoffe substituiert werden.

Charakteristische Reaktionen des Phenols sind folgende:

1. Die wässerige Lösung der Karbolsäure gibt, mit wenig Eisenchlorid versetzt, eine blauviolette Färbung, die einige Zeit haltbar ist. Bei Zusatz von zuviel Eisenchlorid tritt eine Mißfärbung ein; durch Zusatz von Salzsäure wird die Blaufärbung aufgehoben, sie geht in Gelblich über. Alle Phenoleisenchloridfärbungen beruhen auf einer Eisensalzbildung mit Bindung des Eisens am Phenolhydroxyl.

2. Die ammoniakalische Lösung der Karbolsäure nimmt an der Luft allmählich eine blauschwarze Färbung an; läßt man zu der farblosen ammoniakalischen Lösung unter Umschütteln Bromdämpfe (nicht Tropfen von freiem Brom oder Bromwasser) zutreten, so entsteht eine schöne lasurblaue Färbung (Liebermanns Reaktion).

3. Die wässerige Lösung der Karbolsäure nimmt auf Zusatz von Millons Reagens schön kirschrote Färbung an. In verdünnten Lösungen entsteht die Färbung hauptsächlich beim schwachen Erwärmen. (Zur Darstellung von Millons Reagens löst man metallisches Quecksilber in gleichen Gewichtsteilen rauchender Salpetersäure auf und mischt diese Lösung mit einem gleichen Volumen destillierten Wassers.)

4. Bromwasser verursacht in wässerigen Lösungen von Karbolsäure einen weißen,

aus Tribromphenol [Struktur: Br an ringoberseite, H, H, Br, Br, OH] bestehenden Niederschlag, der sich unter dem Mikroskope als

aus spießigen Kristallen bestehend erweist.

Im übrigen sind für die Erkennung der Karbolsäure der Geruch und ihre sonstigen physikalischen Eigenschaften von Wichtigkeit, da die oben beschriebenen Reaktionen in größerer oder geringerer Übereinstimmung auch mit anderen Phenolen erhalten werden.

Die vom Arzneibuch angeführten **Eigenschaften** sind durch folgende zu ergänzen: Die Karbolsäure bildet farblose, bis mehrere Zentimeter lange, zugespitzte Kristalle. Entzündet, verbrennt sie mit weißer Flamme. Hierzu ist zu bemerken, daß Karbolsäure nicht gerade leicht entzündlich ist. Man hüte sich jedoch, gelegentlich einmal die Karbolsäure im Standgefäß über direkter Flamme schmelzen zu wollen. Die Dämpfe der Karbolsäure sind ziemlich leicht entzündlich, und wenn das Standgefäß berstet, so entzündet sich die Karbolsäure fast regelmäßig und brennt dann energisch weiter. Da hierbei reichliche Mengen Karbolsäure auch unverbrannt sich verflüchtigen, so ist ein solches Vorkommnis auch in gesundheitlicher Hinsicht gefährlich. Die geschmolzene Säure erstarrt bei etwa 39,5° wieder zu langen, farblosen Kristallen. Werden jedoch der geschmolzenen Karbolsäure etwa 8—10 Prozent Wasser zugefügt, so bleibt sie bei mittlerer Temperatur noch flüssig. Ein Zusatz von 10 Prozent Alkohol zu der geschmolzenen Karbolsäure hat zur Folge, daß sie selbst bei —10° noch flüssig bleibt. Der Geruch der Karbolsäure ist eigenartig, nicht gerade unangenehm. Derselbe läßt sich bei den festen Präparaten weniger gut feststellen, am besten geschieht dies mit der verdünnten wässerigen Lösung. Der Geschmack einer verdünnten wässerigen Lösung ist rauchartig, brennend, wobei die Zunge vorübergehend unempfindlich wird. Konzentrierte Karbolsäure, auf die Haut oder auf Schleimhäute gebracht, erzeugt Ätzungen, die Haut wird an den betreffenden Stellen weiß und wird nach einigen Tagen abgestoßen.

In Chloroform, Schwefelkohlenstoff, Äther, Weingeist, Eisessig, Glycerin, ätherischen und fetten Ölen ist sie in jedem Verhältnisse löslich, nicht dagegen in Petroläther und Petrolbenzin. Ein Gehalt von 2 Prozent Wasser bewirkt, daß die Mischung mit Chloroform oder Schwefelkohlenstoff trübe ist und in der Ruhe Wassertropfen absondert. Die reine Karbolsäure ist bei 15° in 15 T. Wasser klar löslich, andererseits bildet 1 T. Wasser mit 5 T. Karbolsäure eine klare Flüssigkeit. Sie ist ferner in Ätznatronlauge löslich, bildet überhaupt mit den Ätzalkalien alkalisch reagierende, sehr ätzende, kristallisierbare, in Wasser, Weingeist, teils auch in Äther lösliche Verbindungen, die jedoch schon durch die Kohlensäure der Luft zerlegt und durch den Luftsauerstoff unter Dunkelfärbung verändert werden. Ähnliche Verbindungen geht sie auch mit Calciumhydroxyd ein. Dagegen zersetzt sie die Carbonate der Alkalien und der alkalischen Erden nicht. Mit konzentrierter Schwefelsäure läßt sie sich ohne Färbung mischen; dabei bildet sich in der Kälte Orthophenolsulfosäure $C_6H_4{<}^{OH\ (1)}_{SO_3H\ (2)}$, in der Hitze dagegen Paraphenolsulfosäure $C_6H_4{<}^{OH\ (1)}_{SO_3H\ (4)}$.

Salpetersäure verwandelt Karbolsäure je nach den Verhältnissen in Mono-Di- und Tri-

Nitrophenol. Beim Schmelzen mit Kalihydrat entsteht ortho-Oxybenzoesäure, meta-Oxybenzoesäure und Diphenole, dagegen mit Natronhydrat Brenzkatechin, Resorcin und Phloroglucin. Karbolsäure koaguliert Eiweiß und bildet mit Leim eine klebrige, in Wasser unlösliche Verbindung. Mit gleichen Mengen Chloralhydrat, Chloralalkoholat, Thymol, Menthol, Kampfer verflüssigt sich Phenol. Erhitzt man eine 5 prozentige Phenollösung, die bei gewöhnlicher Temperatur mit Quecksilberchlorid gesättigt wurde, bis zum Sieden, so scheiden sich nach dem Erkalten glitzernde Kriställchen von Oxyphenylquecksilberchlorid ab. Mit Vorteil läßt sich Phenol als Reagens auf Formaldehyd, z. B. in Milch verwenden. Man versetzt das Milchdestillat mit einem Tropfen Phenollösung und schichtet diese Mischung auf konzentrierte Schwefelsäure. Bei Anwesenheit von Formaldehyd entsteht eine karmoisinrote Zone. (Empfindlichkeit 1: 200 000.) Eine wässerige oder alkoholische Lösung gibt in Gegenwart von konzentrierter Salzsäure mit Holzstoff eine blaugrüne Färbung.

Zur **Unterscheidung** von Phenol und Kresolen werden 10 ccm wässeriger Lösung mit je 10 ccm Lauge und Alkohol und 1 Tropfen Anilin versetzt, geschüttelt und dann mit 5—6 Tropfen Wasserstoffsuperoxyd und nach wiederholtem Schütteln mit 12 Tropfen Natriumhypochloridlösung versetzt. Phenol gibt schmutzigrote, in gelb übergehende Färbung. Das Gemisch der Kresole violette, sogleich in grün umschlagende Färbung. Phenol mit o-, m- und Trikresol in konzentrierter schwefelsaurer Lösung färbt sich mit einer Spur Kaliumnitrat smaragdgrün. Phenol mit m-Kresol und dem Kresolin gibt unter den gleichen Bedingungen eine violette Färbung.

Handelssorten. Die kristallisierte Karbolsäure wird gegenwärtig meist unter Angabe des Schmelzpunktes gehandelt. Die Preislisten führen auf: *Acidum carbolicum cristall.* 35⁰—37⁰, *Acidum carbolicum cristall.* 40⁰—42⁰ (= Phenol. absolut.) und zwar diese Sorte entweder in geschmolzenem Zustande oder in Form loser Kristalle. Endlich *Acidum carbolicum syntheticum* 40⁰—42⁰. Nach den Forderungen des Arzneibuches ist zum medizinischen Gebrauche jede farblose, kristallisierte Karbolsäure zugelassen, die bei 39⁰—41⁰ erstarrt und sich in 15 T. Wasser von 15⁰ löst. Ob dieses Präparat direkt aus Steinkohlenteer oder aus Benzolsulfosäure dargestellt wurde, bleibt sich völlig gleich.

Identitätsreaktionen. 20 T. Phenol in 10 T. Weingeist gelöst, geben mit 1 T. Eisenchloridlösung eine schmutzig-grüne Flüssigkeit, die beim Verdünnen mit Wasser bis zu 1000 T. noch eine schön violette, ziemlich beständige Färbung annimmt. Um diese Erscheinung, die die Karbolsäure von ähnlichen Phenolen z. B. Kreosot unterscheidet, zu beobachten, wird man sich an die vorgeschriebenen Verhältnisse halten und zwar 2 g Karbolsäure in 1 g Weingeist lösen, 2 Tropfen Eisenchloridlösung zufügen und nun auf 100 ccm verdünnen. Je reiner die Karbolsäure ist, desto schöner blau fällt der Farbenton aus. Kreosot, unter denselben Bedingungen behandelt, gibt eine schmutzig bräunliche, trübe Flüssigkeit.

B r o m w a s s e r erzeugt noch in einer Lösung von 1 T. Karbolsäure in 50 000 T. Wasser einen weißen, flockigen Niederschlag. Von dem vorgeschriebenen Bromwasser ist so viel zuzusetzen, daß die Flüssigkeit deutlich gelb gefärbt wird. Übrigens erfolgt die Bildung des Niederschlags in so starker Verdünnung erst nach einiger Zeit. Der sich abscheidende Niederschlag besteht aus T r i b r o m p h e n o l und sieht makroskopisch allerdings flockig aus; unter dem Mikroskop jedoch lassen sich schon bei schwacher Vergrößerung schöne spießige Kristalle erkennen. Ein großer Überschuß von Brom bewirkt die Bildung von Tribromphenolbrom $C_6H_2Br_3 . OBr$, das aus Chloroform und Schwefelkohlenstoff in gelben Nadeln kristallisiert.

Zu den **Reinheitsprüfungen** ist folgendes zu bemerken: Durch die Anwesenheit der Kresole wird der Schmelzpunkt der Karbolsäure herabgedrückt und die Löslichkeit in Wasser vermindert. Durch die Forderungen des Arzneibuchs: Farblosigkeit, Löslichkeit im Wasser 1: 15 und Erstarrungspunkt, 39⁰—41⁰, ist das Verlangen gestellt, daß nur chemisch reine Sorten von Karbolsäure zur Verwendung gelangen dürfen, wie sie entweder durch synthetische Darstellung aus Benzolsulfosäure oder aus der Steinkohlenteer-Karbolsäure nur durch sehr sorgfältige Reinigung zu erzielen sind.

Karbolsäure bildet farblose Kristalle oder Kristallmassen. Sie darf sich höchstens rosa färben. Nach Untersuchungen von H. D. G i b b s sind die Verbindungen, die die Rotfärbung verursachen, keine ursprünglichen Verunreinigungen, sondern Oxydationsprodukte des Phenols. Einmal geringe Mengen Chinon, die sich mit roter Farbe darin lösen. Des weiteren treten auf Brenzkatechin und wahrscheinlich auch Phenochinon. Phenolhaltiges Chloroform, das im geschlossenen Gefäß dem Sonnenlicht ausgesetzt war, färbt sich schon in einigen Tagen rot. Es läßt sich darin Chinon nachweisen. Andererseits zeigen sich Phenollösungen, die bei Luftabschluß mit Kohlendioxyd, Stickstoff oder Wasserstoff geschüttelt wurden, auch nach 6 wöchentlicher Einwirkung von Sonnenlicht farblos. Es wird empfohlen, der Karbolsäure Spuren von Phosphorsäure zuzusetzen, weil dadurch die Rotfärbung dauernd verhindert werden könne. Es muß jedoch vor einem derartigen Zusatz dringend gewarnt werden, erstens weil er nicht statthaft ist, und dann, weil Phosphorsäure auf Wunden sehr ungünstig einwirken kann.

Hat die Karbolsäure einmal rötliche Färbung angenommen, so wird es bei größeren Mengen das zweckmäßigste sein, sie gegen eine kleine Entschädigung bei der in Frage kommenden Fabrik oder Handlung umzutauschen, sonst nimmt man die Reinigung durch Destillation aus einem gläsernen Fraktionierkolben vor, wie sie auch in chemischen Fabriken im gegebenen Falle durchgeführt wird.

Sie löse sich in 15 T. Wasser zu einer klaren Flüssigkeit auf, die blaues Lackmuspapier nicht röten darf. Man wird zweckmäßig 1 g Karbolsäure mit 15 g Wasser übergießen; unter sanftem Schütteln muß nach einiger Zeit klare Auflösung erfolgen. Tröpfchen, die sich auch auf Zusatz von mehr Wasser nicht auflösen würden, könnten aus beigemengten Kohlenwasserstoffen bestehen, doch ist eine solche Verunreinigung bei einer den richtigen Erstarrungspunkt zeigenden Karbolsäure höchst unwahrscheinlich. Präparate, die mehr als 15 T. Wasser zur Lösung erfordern, sind höchst wahrscheinlich durch Kresole verunreinigt. Die ganze Prüfung ist bei 15⁰ auszuführen. Die frühere Forderung, daß die Lösung n e u t r a l reagieren solle, ist dahin umgeändert, daß Lackmuspapier nicht gerötet werde. Es wurde des öfteren behauptet, Karbolsäure könne nicht neutral reagieren. Dies trifft streng wissenschaftlich genommen auch zu, in der wässerigen Lösung der Karbolsäure sind tatsächlich Wasserstoffionen, die die saure Reaktion bedingen, enthalten. Die Konzentration der Wasserstoffionen ist jedoch so gering, annähernd 10 000 mal geringer als bei der Essigsäure, so daß mit gewöhnlichem Lackmuspapier diese saure Reaktion nicht mehr erkannt werden kann. Die Forderung des Arzneibuches der neutralen Reaktion der wässerigen Karbolsäurelösung gegen Lackmus erscheint somit als gerechtfertigt. Wir haben jedoch im Handel keine Karbolsäure angetroffen, die Lackmuspapier nicht wenigstens schwach gerötet hätte, und es frägt sich, ob die rigorose Forderung des Arzneibuchs, die zweifellos zu erfüllen ist, im wirtschaftlichen Interesse nicht besser zu mildern sei. R a s c h i g macht neuerdings (Pharm. Ztg. 1910, 1055) Vorschläge, die geeignet erscheinen, die Gewähr einer einwandsfreien Karbolsäure von der Forderung, gegen Lackmus neutral zu reagieren, unabhängig machen.

Phenol verflüchtigt sich schon bei gewöhnlicher Temperatur, schnell bei 100⁰.

N a c h w e i s v o n P h e n o l in g e r i c h t l i c h e n F ä l l e n. 1 ccm des nach bekanntem Verfahren erhaltenen Destillates wird mit 2 ccm konzentrierter Schwefelsäure und mit 1—2 Tropfen Benzaldehyd versetzt und einmal aufgekocht. Nach dem Erkalten fügt man 10 ccm Wasser und 20 prozentige Kalilauge bis zur alkalischen Reaktion hinzu. Phenol gibt sich durch schön violettblaue Färbung zu erkennen. Der Farbstoff kann der angesäuerten Lösung durch Schütteln mit Äther entzogen werden. Hierdurch lassen sich noch 0,0005 g Phenol nachweisen.

B e s t i m m u n g v o n P h e n o l in V e r b a n d s t o f f e n. Bei Bereitung der Verbandstoffe wird die Karbolsäure durch Harz fixiert. Zur Bestimmung des Phenolgehaltes werden ca. 20 g des Verbandstoffes mit 500 ccm durch Salzsäure angesäuertem Wasser versetzt und es wird etwas granuliertes Zink zugefügt. Man destilliert 300 ccm ab; im Destillat kann dann das Phenol nach der Brommethode (s. Acid. carbolicum liquef.) quantitativ bestimmt werden.

Als G e g e n m i t t e l gegen Vergiftungen eignet sich nach K e l l y sehr gut starker Alkohol. Die Wirkung desselben wird erhöht, wenn Apomorphin als Brechmittel gegeben wird. Auch Essig wird empfohlen; er wird zuerst eingegeben und dann der Magen ausgespült. Bei Ätzung der Haut oder Schleimhäute soll nach Behandlung mit Essig sofort der charakteristische weiße Fleck verschwinden und keine Narbe hinterbleiben.

Aufbewahrung und Dispensation. Die Karbolsäure soll vorsichtig und nach dem neuen Arzneibuch auch in gut verschlossenen Gefäßen, also nicht in Blechgefäßen, von denen der Deckel oder Hals abgeschnitten ist, sowie vor Licht geschützt aufbewahrt werden.

B a l l a n d gibt an, daß sich sowohl kristallisierte Karbolsäure, sowie auch alkoholische Lösungen in Aluminiumgefäßen gut aufbewahren ließen.

In der Receptur wird die Karbolsäure in Form von wässerigen oder öligen Lösungen benutzt. Für die ersteren verwendet man meist entsprechende Mengen ($^{11}/_{10}$) der verflüssigten Karbolsäure, für die letzteren hält man zweckmäßig ein Gemisch von gleichen Teilen Karbolsäure und Öl vorrätig. Man vergewissere sich stets, d a ß d i e K a r b o l l ö s u n g e n k e i n e u n g e l ö s t e K a r b o l s ä u r e enthalten, die unter Umständen heftig reizend wirken kann. Sollte Karbolsäure in Substanz verschrieben werden, so ist das Glas mit der Signatur Vorsicht! zu versehen und der Abholende auf die ätzenden und giftigen Eigenschaften des Präparates aufmerksam zu machen.

Pillen aus Karbolsäure werden am besten unter Zuhilfenahme von etwas Ungt. cereum mit indifferenten Pflanzenpulvern angestoßen.

Anwendung und Wirkung. I n n e r l i c h wird die Karbolsäure gegenwärtig nur in sehr geringem Umfange (etwa gegen infektiöse Prozesse im Magen oder Darm) gebraucht; da am meisten wohl in Pillenform.

Auch ä u ß e r l i c h ist ihre Anwendung im letzten Jahrzehnt sehr eingeschränkt worden; bei reinen Wunden wird sie auch in dünneren Lösungen nicht benutzt, da solche Wunden jetzt „aseptisch" behandelt werden; ebensowenig werden Karbollösungen zur Desinfektion des Operationsfeldes oder der Hände des Operateurs genommen, da man auch bei dieser Anwendungsart die Giftigkeit des Phenols, das durch die intakte Haut dringt, und seine Reizwirkung fürchten gelernt hat. — Auch das früher, besonders vom Laienpublikum, viel geübte Verbinden kleiner Wunden mit „Karbolwasser" ist durchaus zu widerraten; es sind hierbei gar nicht so selten Fälle vorgekommen, bei denen schon nach wenigen Stunden unter einem solchen Verbande liegende Finger- oder Zehenglieder abgestorben waren und brandig wurden („Karbolgangrän"). — Die Verwendung der Karbollösungen zur Wunddesinfektion ist demnach gegenwärtig nur bei schon stark eitrigen oder jauchigen Wunden üblich, bei denen eine mäßige Reizung und Ätzung in gewissem Sinne vorteilhaft ist; aber auch hier muß man sich hüten, zu große Flächen längere Zeit mit dem Gift in Berührung zu lassen, da es sonst leicht Vergiftungserscheinungen (Benommenheit, Kollaps) hervorrufen kann.

Das Karbol besitzt wie fast alle Phenole und deren Ester lokal-anästhesierende Wirkung, von der man gelegentlich gegen Hautjucken (Waschung mit dünnen Lösungen) Gebrauch macht, und wird deshalb als reine Karbolsäure, bzw. Acid. carbol. liquefactum in der Z a h n h e i l k u n d e gern zur Bereitung der Arsenpaste (behufs Abtötung der Zahnpulpa) verwendet. — Acid. carb. liquef. kann auch als Ätzmittel für Warzen benutzt werden.

Karbollösungen sind brauchbar zur Desinfizierung von leblosen Gegenständen (Instrumenten, Wänden, Kleidern usw.); doch werden sie für Instrumente relativ wenig gebraucht, teils ihres üblen Geruches wegen, teils weil sie die Hände des Operateurs angreifen; besser sind hierfür ähnliche Präparate wie Lysol usw.

Das „Karbolöl" besitzt keine nennenswerten desinfektorischen Eigenschaften.

In der T i e r h e i l k u n d e werden die Phenollösungen, gewöhnlich die 2 prozentige, noch für alle die chirurgischen Zwecke benutzt, für die sie in der Humanmedizin außer Gebrauch gekommen sind; die Tiere sind, mit Ausnahme junger Tiere und Katzen, relativ wenig empfindlich; ferner leistet Phenol gute Dienste als Antiparasitikum (sogar intratracheal bei Lungenwurmkrankheit) und als Ätzmittel. Auch innerlich wird Karbolsäure per os und per inhalationem bei den verschiedensten Infektionskrankheiten und intraparenchymatös bei Drüsen- und Gelenkentzündungen gebraucht; die Dosen für inneren Gebrauch sind 5—10—15 g für Rinder und Pferde, Schafe 1—2,0 g.

Acidum carbolicum liquefactum.
Verflüssigte Karbolsäure.
Verflüssigtes Phenol.

Syn.: Phenolum liquefactum. Phenolum liquidum.

Gehalt mindestens 87,8 Prozent Phenol ($C_6H_5 . OH$, Mol.-Gew. 94,05).

Karbolsäure . . . . 50 Teile
Wasser . . . . 5 Teile.

Die Karbolsäure wird bei gelinder Wärme geschmolzen und dann mit dem Wasser gemischt. Klare, farblose oder schwach rötliche Flüssigkeit.

Spezifisches Gewicht 1,068 bis 1,071.

G e h a l t s b e s t i m m u n g. Annähernd 1 g verflüssigte Karbolsäure wird genau abgewogen und in Wasser zu 1 Liter gelöst. 25 ccm dieser Lösung bringt man in eine 250 ccm fassende Glasstöpselflasche, fügt 50 ccm Kaliumbromidlösung und 50 ccm Kaliumbromatlösung hinzu, mischt und versetzt die Mischung unter gutem Umschütteln mit 5 ccm Schwefelsäure. Nach 15 Minuten gibt man 2 g Kaliumjodid hinzu, läßt nach kräftigem Umschütteln 5 Minuten stehen und titriert mit $1/10$-Normal-Natriumthiosulfatlösung. Die Anzahl der verbrauchten Kubikzentimeter $1/10$-Normal-Natriumthiosulfatlösung ist von 30 in Abzug zu bringen; der Rest gibt mit 0,001567 multipliziert die vorhandene Menge Phenol. Es dürfen für 1,0 g verflüssigte Karbolsäure höchstens 16 ccm $^1/_{10}$-Normal-Natriumthiosulfatlösung verbraucht werden, was einem Mindestgehalte von 87,8 Prozent wasserfreier Karbolsäure entspricht (1 ccm $^1/_{10}$-Normal-Natriumthiosulfatlösung = 0,001567 g Phenol, Stärkelösung als Indikator).

Vor Licht geschützt aufzubewahren.

Vorsichtig aufzubewahren.

Der Spielraum für das spezifische Gewicht wurde erweitert, und es wurde eine exakte Gehaltsbestimmung aufgenommen. Neu ist die Forderung des Lichtschutzes.

Darstellung. Dieselbe geschieht einfach in der Weise, daß man Karbolsäure durch Erwärmen im Wasserbade auf 50°—60° zum Schmelzen[1]) bringt, eine bestimmte Menge in einen ·tarierten Kolben gießt und nun den $^1/_{10}$ T. ihres Gewichtes an Wasser zusetzt. Um möglichst alle Ursachen, die Färbung des Präparates bedingen könnten, auszuschließen, setzt man ausgekochtes destilliertes Wasser hinzu und vermeidet während der Arbeit das Hineinfallen von Staub. Das Schmelzen der meist in Originalflaschen vorhandenen Karbolsäure geschieht zweckmäßig in der Weise, daß man nach dem Lüften des Stöpsels die mit einem Tuche umwickelte Flasche in ein Gefäß mit Wasser von 50°—60° einsetzt und dieses auf dieser Temperatur erhält. Bei größeren Flaschen von 2,5 und mehr kg Inhalt setzt man außerdem in das Wassergefäß einen Strohkranz ein, auf den das betreffende Gefäß gestellt wird. Ist das Glasgefäß mit dem meist metallenen Boden des benutzten Wasserbades in direkter Berührung, so kann leicht Bersten der Flasche erfolgen.

Chemie. Die Gewinnung einer bei gewöhnlicher Temperatur flüssig bleibenden Karbolsäure durch einen bemessenen Wasserzusatz beruht darauf, daß die Karbolsäure mit Wasser wahrscheinlich mehrere Hydrate bildet, die eben bei gewöhnlicher Temperatur noch flüssig sind. Das eine, der Formel $C_6H_5 . OH + \frac{1}{2}H_2O$ entsprechende, würde sich aus 94 T. Phenol mit 9 T. Wasser, oder auf 100 T. berechnet, aus 100 T. Phenol mit 9,575 T. Wasser bilden; dies ist in abgerundeten Zahlen die Vorschrift des Arzneibuches.

Mit der Bildung des Hydrates $C_6H_5 . OH + 2H_2O$, das auf 94 T. Phenol = 36 T. Wasser, oder auf 100 T. Phenol = 38,2 T. Wasser erfordert, scheint die Fähigkeit des Phenols, Wasser bei gewöhnlicher Temperatur chemisch zu binden, erschöpft zu sein; denn wird mehr Wasser zugesetzt, so klärt sich die Flüssigkeit nicht mehr.

Die vom Arzneibuch angegebenen **Eigenschaften** sind durch folgende zu ergänzen: Die verflüssigte Karbolsäure bildet eine farblose oder schwach rötlich gefärbte Flüssigkeit, vom Geruch und brennenden Geschmack des reinen Phenols. Sie gibt mit einem gleichen Raumteil Glycerin, sowie mit den doppelten Raumteil Äther eine farblose, klare Mischung. Die Farbenreaktionen mit Ferrichlorid in wässeriger (violett) und in weingeistiger Lösung (schmutziggrünlich) stimmen mit denen des reinen Phenols überein; ebenso erzeugt Bromwasser in der verdünnten wässerigen Lösung einen weißen Niederschlag. Bei Temperaturen unterhalb + 8° erstarrt das verflüssigte Phenol kristallinisch.

Bisweilen allerdings kann die verflüssigte Karbolsäure auch noch bei etwas niedrigerer Temperatur flüssig bleiben, alsdann genügt aber in der Regel die geringste Erschütterung, um sie augenblicklich zum Kristallisieren zu bringen.

Durch Berührung mit der atmosphärischen Luft nimmt die anfangs farblose Flüssigkeit trotz aller Vorsicht bisweilen eine rotbräunliche Farbe an. Die Fabrikanten lehnen daher eine Gewähr für Weißbleiben ab, das nach dem unter „Acid. carbolicum" Gesagten erklärlich ist. Die Frage, ob ein solches Präparat dann noch dispensiert oder zu pharmaceutischen Arbeiten Verwendung finden darf, ist zu verneinen; es dürfte sich vielmehr empfehlen, eine Reinigung durch Destillation vorzunehmen.

Läßt man übrigens eine mit rötlich gewordenem Phenol dargestellte, wässerige Lösung (*Aqua carbolisata*) einige Zeit stehen, so scheiden sich die rot färbenden Stoffe zum größten Teile ab, und man erhält durch Filtration eine annähernd farblose Lösung.

Zu den **Prüfungen** ist folgendes zu bemerken: Die Grenze für das spez. Gewicht wurde nach oben erweitert, da verflüssigte Karbolsäure, die aus fast wasserfreiem Phenol hergestellt ist, ein höheres spez. Gewicht als 1,069 zeigt.

---

[1]) Es ist zweckmäßig, die Karbolsäure rasch zum Schmelzen zu bringen. Erwärmt man das Gefäß langsam, so dehnt sich die Karbolsäure — ohne zu schmelzen — zunächst aus und kann das Glasgefäß zertrümmern.

An Stelle der Prüfungsvorschrift des früheren Arzneibuches ist eine maßanalytische Gehaltsbestimmung getreten.

Man führt Phenol durch Behandlung mit Brom in Tribromphenolbrom über, nach der Gleichung:

$$C_6H_5OH + 4Br_2 = C_6H_2Br_3OBr + 4HBr.$$

Das nicht verbrauchte Brom macht aus Jodkalium Jod frei; aber auch Tribromphenolbrom wirkt auf Jodkalium folgendermaßen ein:

$$C_6H_2Br_3OBr + 2KJ = C_6H_2Br_3OK + KBr + J_2.$$

Von den ursprünglich verbrauchten 8 Atomen Brom sind also 2 regeneriert worden, oder besser, die ihnen entsprechende Menge Jod ist nachträglich in Freiheit gesetzt, so daß in Wirklichkeit nur 6 Atome Brom in Reaktion treten. Zum Gelingen der Prüfung muß Brom erheblich im Überschuß vorhanden sein, da sonst teilweise nur Tribromphenol entsteht. Man bedarf hierzu folgender Flüssigkeiten:

a) K a l i u m b r o m i d l ö s u n g. 6,0 g reines g e t r o c k n e t e s Kaliumbromid (KBr) werden in Wasser zu 1 Liter gelöst (braucht nur angenähert zu sein).

b) K a l i u m b r o m a t l ö s u n g. 1,6702 g reines getrocknetes Kaliumbromat (KBrO$_3$) werden in Wasser zu 1 Liter gelöst (muß genau sein).

Mischt man von beiden Lösungen je 50 ccm und säuert mit 5 ccm konzentrierter Schwefelsäure an, so werden nach der Gleichung $5KBr + KBrO_3 + 3H_2SO_4 = 3H_2O + 3K_2SO_4 + 3Br_2$ 0,23988 g Brom in Freiheit gesetzt, die nach den obigen Gleichungen 0,04703 g Phenol zu binden vermögen.

Man prüft zunächst den Wirkungswert der Titrierlösungen, indem man 50 ccm Kaliumbromidlösung, 50 ccm Kaliumbromatlösung und 2 g r e i n e s Kaliumjodid vermischt, die Lösung mit 5 ccm konzentrierter Schwefelsäure ansäuert und das ausgeschiedene Jod unter Zusatz von Stärkelösung mit $^1/_{10}$-Natriumthiosulfatlösung titriert. 1 ccm $^1/_{10}$-Natriumthiosulfatlösung entspricht $= 0,012692$ g Jod oder 0,007992 g Brom. Man würde daher für obige Mengen (50 ccm KBr-Lösung und 50 ccm KBrO$_3$-Lösung) $= 30$ ccm $^1/_{10}$-Natriumthiosulfatlösung verbrauchen.

Zur Ausführung der Bestimmung stellt man sich eine Lösung dar, die im Liter eine beliebige aber genau bestimmte Menge, etwa 1 g, des zu untersuchenden Phenols enthält. Hiervon bringt man 25 ccm in eine etwa 250 ccm fassende Flasche mit Glasstopfen, läßt 50 ccm Kaliumbromidlösung, 50 ccm Kaliumbromatlösung zufließen, mischt, gibt 5 ccm konzentrierte Schwefelsäure zu und mischt wiederum nach Aufsetzen des Glasstopfens. Nach 15 Minuten fügt man 2 g Kaliumjodid hinzu, läßt 5 Minuten einwirken und titriert das ausgeschiedene Jod mit $^1/_{10}$-Normal-Natriumthiosulfatlösung (Stärkelösung als Indikator) zurück.

Es sollen höchstens 16 ccm $^1/_{10}$-Normal-Natriumthiosulfat bis zur eintretenden Farblosigkeit verbraucht werden. Eine diesen entsprechende Menge Brom ist also nicht an Phenol gebunden worden, oder umgekehrt eine 14 ccm $^1/_{10}$-Normal-Natriumthiosulfat entsprechende Menge Brom konnte mit Phenol in Reaktion treten. 1 ccm $^1/_{10}$-Normal-Natriumthiosulfat entspricht 0,007992 Brom oder — da 6 Molekel Brom eine Molekel Phenol beanspruchen — $=$ 0,001567 g Phenol; 14 ccm $^1/_{10}$-Normal-Natriumthiosulfat $= 0,021938$ Phenol.

25 ccm der angewandten Phenollösung (1 $= 1000$) enthalten also 0,021938 Phenol.

100 ccm der angewandten Phenollösung enthalten also 0,087752 Phenol.

Die verflüssigte Karbolsäure enthält also 87,752 oder abgerundet 87,8 Prozent reines Phenol.

Aufbewahrung. Die Temperatur des Aufbewahrungsortes soll nicht unter 10⁰ herabsinken, da sonst leicht Erstarren des Präparates erfolgen kann.

Acidum chromicum. — Chromſäure.

Syn.: Chromſäureanhydrid. Chromtrioxyd.

CrO$_3$ Mol.=Gew. 100,0.

Braunrote, ſtahlglänzende, an der Luft zerfließliche, in Waſſer leicht lösliche Kriſtalle.

Die wäſſerige Löſung (1 + 9) iſt gelbrot und entwickelt beim Erwärmen mit Salzſäure Chlor.

Die wäſſerige Löſung (1 + 99) darf nach dem Anſäuern mit Salzſäure durch Baryumnitratlöſung nicht verändert werden (Schwefelſäure).

Wird das beim Glühen von Chromsäure gebildete Chromoxyd mit Wasser ausgezogen, so darf der beim Verdampfen des Filtrates hinterbleibende Rückstand höchstens 0,5 Prozent der Chrom- säure betragen (Alkalisalze).

Vorsichtig aufzubewahren.

Sachlich unverändert.

Geschichtliches. Im Jahre 1797 wurde die Chromsäure von dem französischen Chemiker V a u q u e l i n entdeckt, jedoch erst B e r z e l i u s wies die chemische Zusammensetzung nach.

Darstellung. 300 g Kaliumdichromat werden in der Wärme in 500 g Wasser und 775 g konz. Schwefelsäure gelöst und die Lösung die Nacht über stehen gelassen. Darauf wird die Lösung von dem ausgeschiedenen Kaliumbisulfat abgegossen, auf etwa 80⁰ erwärmt und noch- mals 275 g konz. Schwefelsäure hinzugesetzt. Unter Umrühren wird noch so viel Wasser hinzu- gegeben, daß sich die ausgeschiedene Chromsäure gerade wieder löst. Nach einem Tage wird die Flüssigkeit von den Kristallen abgegossen und zur weiteren Kristallisation eingedampft. Die ge- sammelten Kristalle des Chromsäureanhydrids saugt man am besten auf einem mit Glaswolle oder Asbest verschlossenen Saugfilter mittels der Wasserstrahlpumpe ab und wäscht mit kleinen Mengen konzentrierter Salpetersäure nach und nach aus, bis das Ablaufende keine Reaktion mehr auf Schwefelsäure gibt. Durch Erhitzen in einer Porzellanschale oder auf einem Tonteller bis auf 60⁰—80⁰ entfernt man schließlich alle Salpetersäure.

Will man schwefelsäurehaltige Chromsäure umkristallisieren, so setzt man der Lösung etwas Baryumchromat zu.

Chemie. Die Bezeichnung des Präparates als ,, C h r o m s ä u r e " ist streng genommen ungenau. Der Zusammensetzung CrO_3 entsprechend ist die Verbindung vielmehr als C h r o m - t r i o x y d oder als C h r o m s ä u r e a n h y d r i d zu bezeichnen.

Diesem Anhydrid entsprechen zwei Chromsäuren, die nur in ihren Salzen bekannt sind, das C h r o m s ä u r e h y d r a t H_2CrO_4 (resp. in Lösung das Chromat-Ion CrO_4'') und die P y r o - oder D i c h r o m s ä u r e $H_2Cr_2O_7$ (resp. in Lösung das Dichromat-Ion Cr_2O_7''). Setzt man zu einer Lösung des Chromat-Ions, also z. B. zu Kaliumchromat K_2CrO_4 eine Säure, d. h. Wasser- stoff-Ionen, so wandelt sich das Chromat-Ion in das Dichromat-Ion um.

$$2\,CrO_4'' + 2\,H^{\cdot} = Cr_2O_7'' + H_2O.$$

Aus diesem Grunde kann eine Lösung der wahren Chromsäure H_2CrO_4 nicht bestehen, da hier ja das für die Umwandlung erforderliche Wasserstoffion vorhanden ist. Deshalb sieht auch die wässerige Lösung des Chromtrioxyds nicht gelb (die Farbe des CrO_4''-Ions), sondern gelbrot aus (die Farbe des Cr_2O_7''-Ions).

Das Chromsäureanhydrid (die Chromsäure des Arzneibuches) hat das Bestreben, die Hälfte seines Sauerstoffes abzugeben und in Chromoxyd überzugehen $2\,CrO_3 = Cr_2O_3 + 3\,O$. Aus diesem Grunde wirkt es als energisches Oxydationsmittel. Diese Abgabe von Sauerstoff findet statt:

1. Beim Erhitzen der wasserfreien Chromsäure auf 250⁰ und darüber hinaus.
2. Beim Erhitzen der Chromsäure mit Schwefelsäure

$$2\,CrO_3 + 3\,H_2SO_4 \;\; = \;\; Cr_2(SO_4)_3 + 3\,H_2O + 3\,O.$$

3. Beim Erhitzen der Chromsäure mit Salzsäure

$$2\,CrO_3 + 12\,HCl \;\; = \;\; 2\,CrCl_3 + 6\,H_2O + 3\,Cl_2,$$

wobei jedoch nicht Sauerstoff, sondern die 3 O-Atomen äquivalente Menge Chlor = $3\,Cl_2$ frei wird.

4. Wenn Chromsäure mit leicht oxydierbaren unorganischen (SO_2, SH_2) oder organischen Stoffen in Berührung kommt. Da die Reaktion oft sehr heftig wird, so lasse man beim Mischen mit Alkohol, Äther u. a. m. die g r ö ß t e V o r s i c h t walten.

An Stelle der Chromsäure selbst werden in der Technik, wenn Oxydationswirkungen beab- sichtigt sind, in der Regel die wohlfeileren Lösungen von Natriumdichromat + Schwefelsäure verwendet. In beiden Fällen zeigt sich die Abgabe von Sauerstoff daran, daß die gelbrote Farbe der Chromsäure in die grüne oder violette des Chromoxydes oder seiner Salze übergeht.

Eigenschaften. Die r e i n e Chromsäure des Arzneibuchs bildet braunrote, stahlglänzende, an der Luft zerfließliche Kristalle, die sich in Wasser und verdünntem Weingeist (Vorsicht!!) mit roter Farbe lösen, beim Erhitzen, wobei die rote Farbe fast in Schwarz übergeht, schmelzen und bei etwa 250⁰ in Chromoxyd und Sauerstoff zerfallen. Spez. Gewicht 2,8. Zur Erkennung von Chrom- säure dient folgende Reaktion: Schüttelt man die wässerige Lösung der Chromsäure oder die angesäuerte Lösung ihrer Salze mit etwas Wasserstoffsuperoxyd und Äther, so färbt sich die

Mischung tiefblau, und der Äther scheidet sich von der wässerigen Flüssigkeit tiefblau gefärbt ab. (Bildung der blauen Überchromsäure H_3CrO_8 bez. $HCrO_5$.)

Prüfung. Schon das Aussehen der Kristalle ist ein Kennzeichen für ihre Reinheit. Chromsäure, die viel Schwefelsäure enthält, sieht karmoisinrot aus und ist sehr hygroskopisch. — Zur Prüfung auf S c h w e f e l s ä u r e , der Hauptverunreinigung, muß die wässerige Lösung vor dem Zusatz von Baryumnitrat mit Salzsäure versetzt werden, damit das sich bildende gelbe Baryumchromat sich wieder löst resp. sich überhaupt nicht bilden kann. Durch einen zu großen Überschuß von Salzsäure könnte Baryumnitrat ausfallen, das sich aber in Wasser wieder löst. — Auf A l k a l i s a l z e prüfe man folgendermaßen: Man bringe 1,0 g Chromsäure in ein Porzellantiegelchen und erhitze zunächst schwach. Bei 190^0—200^0 beginnt die Säure zu einer schwarzroten Flüssigkeit zu schmelzen. Über 250^0 hinaus erhitzt, beginnt die Abgabe von Sauerstoff. Wenn diese beendet ist, erhitzt man den jetzt aus in Wasser völlig unlöslichem Chromoxyd bestehenden grünen Rückstand noch kurze Zeit bis zur Rotglut. Nach dem Erkalten zieht man den Rückstand mit Wasser aus und filtriert ab. Das Filtrat wird in einem tarierten Porzellanschälchen eingedunstet. Der Rückstand darf nicht mehr als 5 mg betragen, entsprechend 0,5 Prozent der geglühten Chromsäure. Bei einem hohen Gehalt an Kaliumdichromat wäre das Fitrat gelb gefärbt.

Aufbewahrung. Da die Chromsäure durch viele organische Substanzen, zu denen auch Kork gehört, reduziert wird, so muß sie in mit Glasstopfen verschlossenen Glasgefäßen aufbewahrt werden. Man versäume niemals, nach erfolgtem Gebrauche Hals und Stopfen des Gefäßes mit Filtrierpapier auszuwischen, da die Chromsäure zum Verkitten der Glasgefäße neigt. Wegen ihrer sonstigen Eigenschaften muß sie in der Reihe der starkwirkenden Arzneistoffe, d. h. v o r s i c h t i g , aufbewahrt werden.

Das A b w ä g e n von Chromsäure geschieht in einem tarierten Porzellanschälchen oder am besten direkt auf einem Trichter, durch den die Kristalle in die Flasche gespült werden. V o r - s i c h t   b e i m   L ö s e n   i n   A l k o h o l   u n d   Ä t h e r .

Anwendung und Wirkung. Früher wurde Chromsäure (bzw. das Kal. dichrom.) eine Zeitlang gegen Lues gebraucht; jetzt dient es nur äußerlich als Ätzmittel in Form der reinen Chromsäure oder ihrer konzentrierten Lösungen. Die Ätzung erfolgt langsam und geht bei unvorsichtiger Anwendung sehr in die Tiefe. Besonders bevorzugt wird dieses Mittel zur Ätzung von syphilitischen Affektionen in der Mundhöhle und an den weiblichen Genitalien. — Die 5 prozentige Lösung der Chromsäure ist auch zur Pinselung von Schweißfüßen empfohlen worden; wegen Gefahr der Resorption sind hierfür wohl meist andere Mittel, z. B. Formalin, vorzuziehen.

In der T i e r h e i l k u n d e wird Chromsäure, resp. ihre Salze, ebenfalls fast nur als Ätzmittel verwendet.

Da die Chromsäure Albumin koaguliert und verhärtet, so dient die 5—10 prozentige Lösung zum K o n s e r v i e r e n   a n a t o m i s c h e r   P r ä p a r a t e .

Roßhändler benutzen die Chromsäure zum Färben der Haare der Pferde. Auch wird sie zum Färben und Beizen des Holzes, der Gewebe und Gespinste benutzt. Letztere sind leicht entzündlich, so wie die mit Pikrinsäure tingierten. Ein auffallender Funken genügt, sie schnell unter Verglimmen zu vernichten.

Acidum citricum. — Citronenſäure.

$$CH_2 . COOH$$
$$|$$
$$C (OH) . COOH \quad . H_2O \qquad \text{Mol.-Gew. } 210,08.$$
$$|$$
$$CH_2 . COOH$$

Farbloſe, durchſcheinende, luftbeſtändige, ſauer ſchmeckende Kriſtalle, die bei etwa 30^0 zu verwittern beginnen und beim Erhitzen auf einem Platinblech erſt ſchmelzen, dann unter Bildung ſtechend riechender Dämpfe verkohlen.

Citronenſäure löſt ſich in 0,6 Teilen Waſſer, in 1,5 Teilen Weingeiſt und in 50 Teilen Äther.

Setzt man zu 1 ccm der wäſſerigen Löſung $(1 + 9)$ Kaltwaſſer bis zur deutlich alkaliſchen Reaktion hinzu, ſo bleibt die Miſchung klar; wird ſie 1 Minute lang gekocht, ſo fällt ein flockiger, weißer Niederſchlag aus, der ſich beim Abkühlen der Miſchung in dem verſchloſſenen Kolben unter zeitweiligem Umſchwenken innerhalb 3 Stunden wieder vollſtändig löſt.

Eine Miſchung von 1 g Citronenſäure und 10 ccm Schwefelſäure, die in einem mit Schwefelſäure geſpülten Mörſer bereitet worden iſt, darf ſich höchſtens gelb, nicht aber braun färben, wenn fie in einem mit Schwefelsäure gespülten Probierrohr 1 Stunde lang im Wasserbade nicht über 90° erwärmt wird (Weinsäure).

Die wässerige Lösung (1 + 9) darf weder durch Baryumnitratlösung innerhalb einer halben Stunde (Schwefelsäure), noch nach annäherndem Neutralisieren mit Ammoniakflüssigkeit durch Ammoniumoxalatlösung (Calciumsalze) verändert werden. Die mit Ammoniakflüssigkeit bis zur schwachsauren Reaktion versetzte Lösung von 5 g Citronensäure in 10 ccm Wasser darf durch Schwefelwasserstoffwasser nicht oder höchstens schwach gelb gefärbt werden (Blei=, Kupfersalze).

Citronensäure darf beim Verbrennen höchstens 0,1 Prozent Rückstand hinterlassen.

Die Angaben über die Löslichkeit haben geringe Änderungen erfahren. Die Prüfung auf Weinsäure wurde genauer gefaßt, die auf Schwefelsäure zeitlich begrenzt und die auf Blei etwas abgeschwächt.

Geschichtliches. Die Citronensäure wurde zuerst von S c h e e l e (1784) im Citronensaft aufgefunden und als eine besondere Säure erkannt, ihre Dreiwertigkeit erkannte L i e b i g im Jahre 1837; die Konstitutionsformel wurde durch die von G r i m a u x und A d a m durchgeführte Synthese (s. unten) sichergestellt.

Vorkommen. Die Citronensäure ist im Pflanzenreiche sehr verbreitet und kommt teils frei, teils gebunden an Kalium, Calcium, Magnesium, gewöhnlich begleitet von Weinsäure, Äpfelsäure und anderen Säuren vor. In größter Menge ist sie fast in allen sauren Früchten, z. B. in den Citronen und Pomeranzen, in den Früchten von *Prunus Padus, Vaccinium Vitis Idaea,* Tamarinden usw. enthalten. Man hat sie auch in den Kaffeebohnen, den Eicheln, in der Runkelrübe, dem Topinambur u. a., in Zwiebeln, den Fruchtschalen der Walnuß, in sehr vielen Kräutern (Tabak, *Asperula odorata, Convallaria, Ledum palustre* usw.), selbst in Pilzen und in der Kuhmilch angetroffen.

Darstellung. Das Rohmaterial ist gegenwärtig ausschließlich der Saft der nicht völlig reifen Citronen, der etwa 6—7 Prozent Citronensäure, 5—6 Prozent Alkohol (Alkohol ist erst nach der Gärung vorhanden), 0,5 Prozent anorganische Salze und 86—87 Prozent Wasser und Extraktivstoffe enthält. Der geschätzteste Saft ist der von Jamaika, ihm nahe kommt der von Neapel, als geringer gelten der von Messina und der von Palermo. Der Saft wird entweder an Ort und Stelle verarbeitet oder in konzentriertem Zustande, mit etwa 25 Prozent Säuregehalt, oder in Form von citronensaurem Calcium verschickt. Die Darstellung erfolgt noch genau nach dem von S c h e e l e angegebenen Prinzip dadurch, daß man durch Sättigen mit Calciumcarbonat in der Siedehitze unlösliches Calciumcitrat niederschlägt und dieses durch verdünnte Schwefelsäure zerlegt.

Der aus den (unreifen bzw. unverkäuflichen) Citronen durch Pressen erhaltene Saft ist trübe und enthält beträchtliche Mengen Zucker, Gummi, Schleim. Er geht freiwillig in Gärung über, wodurch der Zucker in Alkohol umgewandelt wird und die trübenden Stoffe zum größten Teil ausfallen. Der klare blanke Saft wird nun zur Ausscheidung von Eiweißstoffen aufgekocht und nach dem Absetzen klar abgezogen.

Der geklärte Citronensaft kommt jetzt in große, mit Blei ausgekleidete Bottiche mit einem ebenfalls mit Blei bekleideten Rührwerk, in denen er durch Einleiten von Wasserdampf bis zum Sieden erhitzt werden kann. In den kochend heißen Saft wird mit Wasser angerührte Schlämmkreide bis zur völligen Abstumpfung der Säure allmählich eingetragen. Die bis dahin gerührte Flüssigkeit überläßt man nun eine kurze Zeit hindurch der Ruhe, zieht dann die über dem als Bodensatz abgelagerten Kalkcitrat befindliche klare Flüssigkeit ab, wäscht das Kalkcitrat mit h e i ß e m Wasser aus und zersetzt es in demselben Bottich unter Bewegung des Rührwerkes mit so viel konzentrierter Schwefelsäure, als man Kreide zur Sättigung verwendet hatte. Die Schwefelsäure ist hierzu mit 5 T. Wasser zu verdünnen. Einen geringen Schwefelsäureüberschuß wendet man absichtlich an, weil eine Citronensäurelösung, die Calciumcitrat enthält, äußerst schwierig kristallisationsfähig ist. Bei zu großem Überschuß von Schwefelsäure kann beim Eindampfen Verkohlung eintreten.

Aus den Bottichen läßt man die aus Calciumsulfat und Citronensäurelösung bestehende dickliche Flüssigkeit auf ziemlich große leinene Kolatorien ausfließen. Auf diesen wird das Calciumsulfat durch Aufgießen von kaltem Wasser ausgelaugt. Die ablaufenden dünneren Citronensäurelösungen werden zum Auslaugen anderer Calciumsulfatmassen wieder verbraucht, die konzentriertere Citronensäurelösung aber in Abdampfzisternen, die mittels Wasserdampfes durch ein Bleiröhrensystem heizbar sind, bis zum Erscheinen des Kristallhäutchens eingedampft und dann in die Kristallisiergefäße gebracht. Durch Umkristallisieren werden die Citronensäurekristalle farblos gemacht, auch wohl die gefärbte Säurelösung mit gereinigter Tierkohle behandelt. Alle hierbei verwendeten Gefäße sind aus Blei, weshalb es nicht auffallen kann, wenn die käufliche Säure durch kleinere oder größere Spuren Blei verunreinigt ist.

Die zum medizinischen Gebrauch dienende b l e i f r e i e C i t r o n e n s ä u r e muß unbedingt in Porzellan- oder Tongefäßen umkristallisiert worden sein.

Die Darstellung der Säure aus J o h a n n i s b e e r e n oder P r e i ß e l b e e r e n , die ungefähr 1—1,3 Prozent Citronensäure enthalten, ist nur unter besonderen lokalen Verhältnissen von Vorteil. Sie gleicht im ganzen derjenigen aus Citronensaft, auch dabei müssen zunächst Zucker und Schleimstoffe des Johannisbeersaftes durch eine vorangehende weingeistige Gärung entfernt werden.

Nach W e h m e r gelingt es, Citronensäure auf physiologischem Wege darzustellen. Traubenzuckerlösungen gehen durch Einwirkung gewisser Pilze (*Citromyces pfefferianus* und *C. glaber*) in Citronensäure über, die mit der gewöhnlichen völlig identisch ist. Ausbeute 55 Prozent des Traubenzuckers.

Chemie. Die Konstitutionsformel der w a s s e r f r e i e n Citronensäure ist nach ihren Zersetzungen und der erfolgreich durchgeführten Synthese folgende:

$CH_2 . COOH$
|
$C(OH) . COOH$ Darnach ist die Citronensäure als „Oxytrikarballylsäure" aufzufassen und
| steht zum Aceton und zum Glycerin in nahen Beziehungen.
$CH_2 . COOH$
Citronensäure

Synthese.[1] Durch die Einwirkung von Salzsäure oder Chlorphosphor auf Glycerin entsteht D i c h l o r h y d r i n .

$$CH_2 . OH \quad H Cl \qquad\qquad CH_2 . Cl$$
$$CH . OH + \qquad = 2 H_2O + CH . OH$$
$$CH_2 . OH \quad H Cl \qquad\qquad CH_2 . Cl$$
Glycerin   Dichlorhydrin

Durch Oxydation wird das Dichlorhydrin in D i c h l o r a c e t o n umgewandelt und dieses durch Einwirkung von konzentrierter Blausäure in D i c h l o r a c e t o n c y a n h y d r i n übergeführt.

$$CH_2 . Cl \qquad\qquad CH_2Cl \qquad\qquad CH_2Cl$$
$$C H . \ddot{O} H . + O = H_2O + C = O + \begin{array}{c}H\\CN\end{array} = C(OH)CN$$
$$CH_2 . Cl \qquad\qquad CH_2Cl \qquad\qquad CH_2Cl$$
Dichlorhydrin   Dichloraceton   Dichloracetoncyanhydrin

Durch Einwirkung von Cyankalium werden die beiden Cl-Atome des Dichloracetoncyanhydrins durch C y a n - Gruppen ersetzt; man erhält so das Nitril der Citronensäure.

$$CH_2Cl \quad + \quad KCN \qquad\qquad CH_2 \ CN$$
$$C(OH)CN \qquad\qquad = 2 KCl + C(OH)CN$$
$$CH_2Cl \quad + \quad KCN \qquad\qquad CH_2 \ CN$$
Dichloracetoncyanhydrin   Cyankalium   Nitril der Citronensäure

Aus dem Nitril der Citronensäure entsteht durch Kochen mit Salzsäure freie Citronensäure, indem die 3 Cyangruppen in 3 Carboxylgruppen übergeführt werden.

$$CH_2 . CN \qquad\qquad\qquad CH_2 . COOH$$
$$C(OH) . CN + 6 H_2O = 3 NH_3 + C(OH) . COOH$$
$$CH_2 . CN \qquad\qquad\qquad CH_2 . COOH$$
Nitril der Citronensäure   Citronensäure

---

[1] Der Verlauf der Reaktion ist des besseren Verständnisses wegen etwas vereinfacht.

Citronensäure liefert 3 Reihen von Salzen, p r i m ä r e , s e k u n d ä r e und t e r t i ä r e , denen nachstehende typische Formeln zu Grunde gelegt werden können, wenn M ein e i n wertiges Metallatom ist.

$$
\begin{array}{lll}
CH_2 \quad COOM & CH_2 . \ COOM & CH_2 . \ COOM \\
| & | & | \\
C(OH) . COOH & C(OH) . COOM & C(OH) . COOM \\
| & | & | \\
CH_2 — COOH & CH_2 . \ COOH & CH_2 . \ COOM
\end{array}
$$

Primäres Citrat   Sekundäres Citrat   Tertiäres Citrat
(neutral)

saure Citrate

Die Citrate der Alkalien sind in Wasser leicht löslich, die Citrate der Schwermetalle mehr oder weniger unlöslich. Ferner besitzt die Citronensäure ein ausgesprochenes Vermögen, D o p - p e l s a l z e zu bilden. Da viele derselben sich auch in wässrigen Alkalien und in Ammoniak auflösen, so besitzt die Citronensäure, ähnlich der Weinsäure, das Vermögen, die Fällung mancher Schwermetalle durch ätzende und andere Alkalien zu verhindern. Hierauf beruht die Darstellung des *Ferrum citricum cum Ammonio citrico*, des *Chininum ferro-citricum*, der *Magnesia boro-citrica* u. a. m.

Der Äthylester der Citronensäure

$$
\begin{array}{l}
CH_2 . (CO_2C_2H_5) \\
| \\
C(OH) . (CO_2C_2H_5) \\
| \\
CH_2 . (CO_2C_2H_5)
\end{array}
$$

entsteht schon im Verlaufe der Aufbewahrung einer Lösung von Citronensäure in starkem Alkohol.

Beim vorsichtigen Erhitzen der Citronensäure entsteht unter Wasseraustritt zunächst A k o n i t s ä u r e , die bei weiterem Erhitzen unter Abspaltung von Kohlensäure in I t a k o n - s ä u r e a n h y d r i d und C i t r a k o n s ä u r e a n h y d r i d übergeht.

$$
\begin{array}{l}
CH \ H \ — COOH \\
| \\
C \ OH \ — COOH \ = \ C \quad — COOH \ = \ H_2O + CO_2 + \\
| \\
CH_2 \ — COOH
\end{array}
$$

Citronensäure   Aconitsäure   Itakonsäureanhydrid   Citrakonsäureanhydrid

Beim Erwärmen der Citronensäure mit konzentrierter Schwefelsäure wird Wasser und Kohlenoxyd abgespalten und A c e t o n d i c a r b o n s ä u r e gebildet.

$$
\begin{array}{l}
CH_2 . COOH \\
| \\
CO \ H \ CO \ OH \ = \ H_2O + CO + \\
| \\
CH_2 . COOH
\end{array}
\qquad
\begin{array}{l}
CH_2 . COOH \\
| \\
CO \\
| \\
CH_2 . COOH
\end{array}
$$

Citronensäure   Acetondikarbonsäure

Durch Reduktion entsteht aus der Citronensäure Trikarballylsäure; durch Oxydation mit Kaliumpermanganat entsteht Oxalsäure.

Eigenschaften. Dampft man die wässerige Lösung der Citronensäure ein, bis die Temperatur auf 130⁰ gestiegen ist, so kristallisiert aus der siedenden wässerigen Lösung die Citronensäure w a s s e r f r e i ; Schmelzpunkt 153⁰. Aus der kalten wässerigen Lösung scheidet sie sich in wasserhaltigen Kristallen $C_6H_8O_7 + H_2O$ ab. Diese w a s s e r h a l t i g e k r i s t a l l i - s i e r t e C i t r o n e n s ä u r e i s t d a s P r ä p a r a t d e s A r z n e i b u c h e s.

Citronensäure kristallisiert in farb- und geruchlosen rhomboidalen Prismen mit trapezoidischen Endflächen, wodurch sich diese Kristalle wesentlich von Weinsäurekristallen unterscheiden. Citronensäure ist luftbeständig; bei Temperaturen über 30⁰ jedoch beginnt sie (Unterschied von Weinsäure und der wasserfreien Citronensäure) zu verwittern. Werden die Kristalle erhitzt, so schrumpfen sie bei 70⁰—75⁰ unter Wasserverlust etwas zusammen. Bei weiterem Erhitzen verändern sie sich zunächst nur wenig und schmelzen alsdann je nach der Schnelligkeit des Erhitzens zwischen 135⁰ und 152⁰ vollständig, indem alsdann wasserfreie Citronensäure gebildet ist. Die wasserfreie Säure gibt, gelöst und wieder zur Kristallisation gebracht, wasserfreie Kristalle. Dieselben (wasserfreien) Kristalle werden immer aus einer durch längeres Kochen konzentrierten Mutterlauge gewonnen. In verdünnten wässerigen Lösungen der Citronensäure entwickeln sich leicht Pilzvegetationen, wobei ein Teil der Citronensäure in Essigsäure übergeht; konzentrierte Lösungen halten sich besser.

Die Citronensäure unterscheidet sich von der Weinsäure, Traubensäure, Oxalsäure und Äpfelsäure durch die Löslichkeit ihres Calcium- und Bleisalzes. Ihre wässerige kalte Lösung (sowie die der Äpfelsäure) wird durch Zusatz von Kalkwasser nicht getrübt, während Oxalsäure, Weinsäure und Traubensäure als schwer- oder unlösliche Calciumsalze abgeschieden werden. Wird die mit Kalkwasser versetzte Citronensäurelösung erhitzt, so scheidet sich Calciumcitrat ab, weil dieses in heißem Wasser fast unlöslich ist (Calciummmalat, äpfelsaurer Kalk, bleibt gelöst). In der erkalteten Flüssigkeit löst sich beim Umschwenken das Calciumcitrat langsam wieder auf. Bei diesem Versuch ist nicht außer acht zu lassen, daß das Gefäß gegen den Zutritt von Kohlensäure aus der Luft geschützt ist, da sonst ausfallender kohlensaurer Kalk zu Täuschungen Anlaß geben kann.

Die Verbindungen der Citronensäure mit Blei, Chrom, Eisen, Kobalt, Nickel, Wismut, Zinn, Zink erleiden in ihrer Lösung durch ätzende Alkalien sowie durch Ammoniak keine oder nur eine unvollständige Fällung. Blei und Baryt lassen sich bei Gegenwart von Citronensäuresalzen durch Schwefelsäure nicht vollständig abscheiden.

Beim Erhitzen und Verkohlen entwickelt die Citronensäure (zum Unterschiede von der Weinsäure) keinen Karamelgeruch.

Die wässerige Lösung der Citronensäure ist optisch inaktiv (Unterschied von der gewöhnlichen Rechts-Weinsäure).

An charakteristischen Reaktionen ist die Citronensäure verhältnismäßig arm. Aus ihren Lösungen fällt: Bleiacetat weißes Bleicitrat, löslich in Salpetersäure, in Ammoniak und in Alkalicitrat. Baryumacetat fällt einen weißen, in Wasser und in Alkohol schwerlöslichen Niederschlag, $(Ba_6(C_6H_5O_7)_4 \cdot 7\,H_2O)$.

Der qualitative Nachweis der Citronensäure in Fruchtsäften oder anderen nicht zu verdünnten Lösungen der Citronensäure geschieht (nach Kaemmerer) in folgender Weise: Versetzt

B.c

Fig. 28. Baryumcitrat, aus Pflanzensaft gefällt.

man die Flüssigkeit mit Baryumacetatlösung im Überschuß und erhitzt etwa 2 Stunden lang im Wasserbade, so ist der ursprünglich amorphe Baryumcitratniederschlag kristallinisch geworden und bildet klinorhombische Kristalle (Fig. 28). Aus stark verdünnten Lösungen

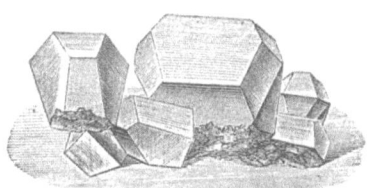

Fig. 29. Citronensäure-Kristalle.

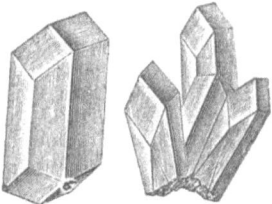

Fig. 30. Weinsäure-Kristalle.

kristallisiert ein nadelförmiges Baryumcitrat von der Formel $Ba_3[C_6H_5O_7]_2 \cdot 5H_2O$. Da Baryumcitrat in Alkohol unlöslich ist, so kann man es durch Auswaschen mit Alkohol isolieren und entweder direkt wägen oder durch eine Barytbestimmung des Glührückstandes den Citronensäuregehalt feststellen.

Prüfung. Die von dem Arzneibuch vorgeschriebenen Prüfungen bezwecken, die Citronensäure gegenüber anderen Säuren (namentlich der Weinsäure) zu erkennen und Vermischung mit Weinsäure festzustellen. Von Verunreinigungen ist außer auf Weinsäure Rücksicht genommen auf Schwefelsäure, Kalk, Metalle, namentlich Blei, und auf zu hohen Aschengehalt. Nach dem schon Gesagten ist den Prüfungen nur noch folgendes hinzuzufügen: Bei der Prüfung auf Weinsäure überzeugt man sich zunächst davon, daß die Lösung völlig farblos ist, setzt dann das Probierglas in ein mit Wasser von 30⁰—40⁰ zum Teil gefülltes Becherglas und bringt dieses auf ein Dampfbad. Nach einiger Zeit beginnt eine zunächst lebhafte, später etwas nachlassende Gasentwicklung von Kohlenoxyd. Die Flüssigkeit nimmt allmählich eine dunkelstrohgelbe Färbung an, die etwa der Färbung eines alten Rheinweins gleicht. Diese Färbung bleibt mindestens 1 Stunde lang bestehen, später geht sie in Grünlichgelb über. Würde vor Verlauf einer Stunde B r a u n - f ä r b u n g eintreten, so würde eine Verunreinigung der Citronensäure durch W e i n s ä u r e (oder auch Zucker) wahrscheinlich sein. Schon sehr geringe Mengen Weinsäure, Bruchteile eines Zentigrammes, erzeugen unter den angegebenen Bedingungen kaffeebraune Färbung. Bedingung bei der Ausführung dieser Reaktion ist Fernhaltung von Staub und anderen organischen Substanzen, wie Papierfasern usw. Ferner wird man gut tun, 20—30 Kristalle aus dem Vorrat herauszulesen, sie zu zerreiben und von diesem Durchschnitt 1 g zur Prüfung heranzuziehen, um etwa b e i g e m e n g t e Weinsäurekristalle zu entdecken.

Die Prüfung auf Kalk hat dadurch eine Verschärfung erfahren, als durch Ammonoxalat in saurer Lösung nur etwa 1 Prozent Kalk nachzuweisen ist, während in einer mit Ammoniak a n n ä h e r n d neutralisierten Lösung viel weniger erkannt werden kann. In völlig neutraler Lösung ist die Reaktion wieder weniger scharf.

Stumpft man eine Lösung von 5 g Citronensäure in 10 ccm Wasser mit Ammoniakflüssigkeit so weit ab, daß die Lösung eben noch sauer reagiert, wozu etwa 11,5 ccm Ammoniakflüssigkeit erforderlich sind, und fügt dann 20 ccm kräftiges Schwefelwasserstoffwasser hinzu, so darf höchstens eine schwache gelbe Färbung eintreten. Die Beobachtung geschieht am besten in der Weise, daß man das Kölbchen oder Becherglas über ein Stück weißes Papier hält und nun die Färbung in der Höhe und Tiefe der Flüssigkeitssäule beobachtet. Diese Prüfung richtet sich natürlich gegen das Vorkommen von Schwermetallen überhaupt, ganz besonders aber gegen dasjenige von B l e i. Es lassen sich so noch etwa $1/_{200}$ Prozent Blei durch das Auftreten einer B r ä u n u n g deutlich erkennen. Wichtig ist es auch hier, ein Durchschnittsmuster aus mehreren Kristallen zu untersuchen. Denn wenn die Citronensäure nicht in Porzellan- sondern in Bleigefäßen umkristallisiert wurde, so sind natürlich diejenigen Kristalle am bleireichsten, die der Bleibekleidung direkt ansaßen. Auch achte man darauf, daß den Kristallen nicht Partikelchen von m e t a l l i s c h e m Blei anhaften, die bisweilen mechanisch von den Bleiplatten der Kristallisiergefäße losgerissen werden. Um Täuschungen zu vermeiden, benutze man auch eine völlig eisenfreie Ammoniakflüssigkeit, sonst kann man Eisen für Blei ansehen.

Nicht überflüssig erscheint eine Prüfung auf O x a l s ä u r e , die aus Fahrlässigkeit einmal unter Citronensäure kommen könnte, obgleich sie allerdings auch schon bei der Kalkwasser-Reaktion gefunden werden müßte. Man sammelt zirka 15—20 Stück der kleineren Kristalle, löst sie in Wasser und versetzt einen Teil der Lösung mit Ammoniakflüssigkeit und Calciumchlorid. Eine Trübung erfolgt sofort, wenn eine Beimischung von Oxalsäure stattgefunden hatte.

Aufbewahrung. Wie jede andere Säure ist auch die Citronensäure in gut geschlossenen Glasgefäßen vor der Berührung mit ammoniakalischer atmosphärischer Luft möglichst zu bewahren.

Ungefähr 4,0 g kristallisierte Citronensäure entsprechen dem Safte einer großen Citrone.

Anwendung und Wirkung. Die Citronensäure wird innerlich nur als Geschmackskorrigens, zu den sog. Brausepulvern und ev. zur Bereitung von Saturationen benutzt. (Die von Laien viel gepriesene „Citronenkur" bei Stoffwechselkrankheiten, wie Gicht, und Leberaffektionen ist kaum wirksam und nicht ungefährlich; das einzige Moment, das tatsächlich in Betracht kommen kann, ist eine Anreicherung mit Alkali, da die citronensauren Salze im Körper ihre Säure, die verbrannt wird, verlieren und als Carbonate kreisen und ausgeschieden werden.) — Äußerlich werden starke Lösungen noch hin und wieder zum Touchieren von Mund- und Nasengeschwüren gebraucht.

Acidum diaethylbarbituricum. — Diäthylbarbitur=
säure. Veronal.
Diäthylmalonylharnstoff.

Syn.: Urea diaethylmalonylica.

$$(C_2H_5)_2C{<}^{CO—NH}_{CO—NH}{>}CO \quad \text{Mol.-Gew. 184,12.}$$

Farblose, durchscheinende Kristallblättchen. Diäthylbarbitursäure ist geruchlos und schmeckt schwach bitter; sie löst sich in 170 Teilen Wasser von 15⁰ und in 17 Teilen siedendem Wasser, leicht in Weingeist, Äther, Chloroform und Natronlauge. Die wässerige Lösung rötet Lackmuspapier.

Schmelzpunkt 190° bis 191°.

Wird 0,1 g Diäthylbarbitursäure 3 bis 4 Minuten lang mit 5 ccm Kalilauge gekocht, so entwickeln sich Dämpfe, die Lackmuspapier bläuen. Die kalt gesättigte wässerige Lösung der Diäthylbarbitursäure wird durch Bromwasser, Jodlösung oder Silbernitratlösung nicht verändert, dagegen erzeugt in ihr eine Lösung von 1 Teil Quecksilberoxyd in 2,5 Teilen Salpetersäure einen weißen Niederschlag.

Diäthylbarbitursäure muß sich in Schwefelsäure ohne Färbung lösen und darf sich auch beim Schütteln mit Salpetersäure nicht färben (organische Verunreinigungen).

Diäthylbarbitursäure darf bei vorsichtigem Erhitzen nicht verkohlen und höchstens 0,1 Prozent Rückstand hinterlassen.

Vorsichtig aufzubewahren. Größte Einzelgabe 0,75 g. Größte Tagesgabe 1,5 g.

Neu aufgenommen.

Geschichtliches. Diäthylbarbitursäure wurde bereits 1882 von Conrad und Guthzeit hergestellt. 1903 wurde das Präparat durch E. Fischer und J. von Mering unter dem Namen Veronal in den Arzneischatz eingeführt.

Darstellung. Zur Darstellung der Diäthylbarbitursäure (des Diäthylmalonylharnstoffes) ist eine so große Anzahl von Patenten genommen worden, daß es nicht möglich ist, auf alle diese Verfahren näher einzugehen.

Als Ausgangsmaterialien dienen einerseits die Diäthylmalonsäure $(C_2H_5)_2C{<}^{COOH}_{COOH}$, der Diäthylmalonester, das Diäthylmalonylchlorid $(C_2H_5)_2C{<}^{COCl}_{COCl}$, das Diäthylmalonsäurediamid $(C_2H_5)_2C{<}^{CONH_2}_{CONH_2}$, die Diäthylmalonaminsäure $(C_2H_5)_2C{<}^{CONH_2}_{COOH}$ bzw. ihr Ester, der Diäthylcyanessigester $(C_2H_5)_2C{<}^{CN}_{COOC_2H_5}$ und endlich das Diäthylmalonitril $(C_2H_5)_2C{<}^{CN}_{CN}$.

Kondensiert werden diese mit Harnstoff, Thioharnstoff, Biuret, Allophansäureester und Dicyandiamid.

Das älteste Verfahren der Umsetzung von barbitursaurem Silber mit Jodäthyl (Conrad und Guthzeit) ist wegen seiner schlechten Ausbeuten heute verlassen worden.

Ergiebiger sind die folgenden Herstellungsweisen der Diäthylbarbitursäure; zweifellos ist aber ein großer Teil dieser Patente nur zum Schutz des tatsächlichen Herstellungsverfahrens genommen worden.

Diäthylmalonsäure bzw. ihre Ester vereinigen sich bei Gegenwart alkalischer Kondensationsmittel, wie Metallalkoholaten, Alkalimetallen, Alkaliamiden und Dinatriumcyanamid, mit Harnstoff unter Bildung von Diäthylbarbitursäure.

$$(C_2H_5)_2C{<}^{COOC_2H_5}_{COOC_2H_5} + {}^{H_2N}_{H_2N}{>}CO \rightarrow (C_2H_5)_2C{<}^{CO-NH}_{CO-NH}{>}CO + 2C_2H_5OH$$

Diäthylmalonsäureester   Diäthylbarbitursäure

Statt des Harnstoffes kann man auch die Acylharnstoffe verwenden, da diese durch das vorhandene Alkali unter Bildung der betr. Harnstoffe zerfallen. (D. R. P. 146 496, 147 278, 147 279 Merck, 178 935 Höchst.) Mit sauren Kondensationsmitteln gelingt die Vereinigung im allgemeinen nicht, da dabei die Diäthylmalonsäure Kohlendioxyd abspaltet und in Diäthylessigsäure übergeht. Trotzdem kann man aber auch in saurer Lösung arbeiten, wenn man Diäthylmalonsäure mit einem Guanidinsalz mischt, dieses in Schwefelsäuremonohydrat suspendiert und dann mit wasserabspaltenden Mitteln, P_2O_5 usw., behandelt. Die dabei entstehende Diäthyliminobarbitursäure läßt sich leicht in Diäthylbarbitursäure verwandeln. (D. R. P. 189 076, 201 244 Schering, 204 795 Chem. Ind. Basel).

$$(C_2H_5)_2C{<}^{COOH}_{COOH} + {}^{H_2N}_{H_2N}{>}C=NH \rightarrow (C_2H_5)_2C{<}^{CO-NH}_{CO-NH}{>}C=NH + H_2O \rightarrow NH_3 + C_8H_{12}O_3N_2$$

Diäthylmalonsäure   Guanidin   Diäthyl-2-iminobarbitursäure   Diäthylbarbitursäure

Von den Diäthylmalonsäurederivaten ist zunächst das Diäthylmalonylchlorid zu erwähnen. So entsteht aus diesem Säurechlorid und Harnstoff Diäthylbarbitursäure (D. R. P. 146 949 Merck). Statt des Harnstoffes kann man auch Urethan verwenden. Man stellt dann zunächst das Diäthylmalonyldiurethan dar, das man durch Erhitzen auf 110°—160° mit oder ohne Zusatz von Harnstoff, Diphenylcarbonat oder durch Erhitzen mit Metallalkoholaten,

alkoholischem oder wässerigem Alkali, Ammoniak, organischen Basen oder konz. Schwefelsäure in Diäthylbarbitursäure überführt. (D. R. P. 171 922, 172 885, 172 886, 179 946, 183 628
W. T r a u b e.)

$$(C_2H_5)_2C\begin{matrix} \diagup COCl \\ \diagdown COCl \end{matrix} + \begin{matrix} H_2N.COOC_2H_5 \\ H_2N.COOC_2H_5 \end{matrix} = 2\,HCl + (C_2H_5)_2C\begin{matrix} \diagup CONH-COOC_2H_5 \\ \diagdown CONH-COOC_2H_5 \end{matrix} \longrightarrow C_2H_5OH$$

Diäthylmalonyldiurethan

$$+ (C_2H_5)_2C\substack{(5)(6) \\ (4)}\begin{matrix} \diagup CO-NH \\ \diagdown CO-N-COOC_2H_5 \end{matrix}\substack{(1)(2) \\ (3)}CO \xrightarrow{\;H_2O\;} (C_2H_5)_2C\begin{matrix} \diagup CO\,NH \\ \diagdown CO\,NH \end{matrix}CO + CO_2 + C_2H_5OH$$

5-Diäthyl-2.4.6-trioxypyrimidin-3-carbonsäureester

Durch Einwirkung von Diäthylmalonylchlorid auf asymmetrische disubstituierte Harnstoffe erhält man analog Tetraalkyldiureide der Diäthylmalonsäure, die durch Behandeln mit
konz. Schwefelsäure, Salzsäuregas oder Chlorzink in Diäthylbarbitursäure übergehen. (D. R. P.
193 446 E i n h o r n.)

$$(C_2H_5)_2C\begin{matrix} \diagup COCl \\ \diagdown COCl \end{matrix} + \begin{matrix} H_2N-CO.N\!<\!\substack{C_6H_5 \\ CH_3} \\ H_2N-CO.N\!<\!\substack{C_6H_5 \\ CH_3} \end{matrix} = 2\,HCl + (C_2H_5)_2C\begin{matrix} \diagup CONH.CO.N\!<\!\substack{C_6H_5 \\ CH_3} \\ \diagdown CONH.CO.N\!<\!\substack{C_6H_5 \\ CH_3} \end{matrix}$$

as-Methylphenylharnstoff

$$+ \; H_2O \; = \; C_8H_{12}O_3N_2 \; + \; CO_2 \; + \; 2\,C_6H_5NH.CH_3$$

Diäthylbarbitursäure   Monomethylanilin

Einen Übergang zur Darstellung der Diäthylbarbitursäure mit Hilfe von Diäthylcyanessigester und Diäthylmalonitril bilden dann die Verfahren, die von der Diäthylmalonaminsäure und von Diäthylmalonsäurediamid ausgehen.

Die Diäthylmalonaminsäure erhält man u. a. dadurch, daß man Cyandiäthylacetamid,
Cyandiäthylacetylharnstoff und Cyandiäthylessigester mit konzentrierten Mineralsäuren
erwärmt. (D. R. P. 162 280 M e r c k.)

Aus Diäthylmalonaminsäureester entsteht die Diäthylbarbitursäure durch Kondensation mit Harnstoff. (D. R. P. 163 200 M e r c k, 182 045 S c h e r i n g.) Natürlich kann man
auch Thioharnstoff und Guanidin benutzen und die entstandenen Barbitursäurederivate auf die
Barbitursäure selbst verarbeiten.

Aus Diäthylmalonsäurediamid erhält man die Diäthylbarbitursäure durch Einwirkung
neutraler Kohlensäureester bei höherer Temperatur oder bei Gegenwart alkalischer Kondensationsmittel. (D. R. P. 163 136, 168 406 E l b e r f e l d, 168 553 E i n h o r n.)

$$(C_2H_5)_2C\begin{matrix} \diagup CONH_2 \\ \diagdown CONH_2 \end{matrix} + CO\begin{matrix} \diagup OC_2H_5 \\ \diagdown OC_2H_5 \end{matrix} + H_2O = 2\,C_2H_5OH + C_8H_{12}O_3N_2$$

Diäthylmalonamid   Äthylcarbonat   Diäthylbarbitursäure

Statt der neutralen Kohlensäureester kann man auch die Einwirkungsprodukte von
Schwefelkohlenstoff und von Kohlenoxysulfid auf Natriumalkoholat verwenden. (D. R. P.
168 407 E l b e r f e l d.) Auch durch direkte Einwirkung von Phosgen $CO\!<\!\substack{Cl \\ Cl}$ auf Diäthylmalonsäurediamid entsteht, allerdings nur in mäßiger Ausbeute, Diäthylbarbitursäure.
(D. R. P. 167 332 A g f a.)

Scheinbar etwas komplizierter gestaltet sich die Darstellung aus dem Diäthylmalonitril.
Es entstehen dabei nämlich Pyrimidinderivate, die man dann in die Diäthylbarbitursäure
überzuführen hat. So gibt das Nitril mit Harnstoff das 5-Diäthyl-2-oxy-4,6-diiminopyrimidin,
aus dem man durch Verseifen mit Säuren die Diäthylbarbitursäure gewinnt. (D. R. P. 166 448
M e r c k.)

$$(C_2H_5)_2C\begin{matrix} \diagup CN \\ \diagdown CN \end{matrix} + \begin{matrix} H_4N \\ H_2N \end{matrix}CO \longrightarrow (C_2H_5)_2C\substack{(5)(6) \\ (4)}\begin{matrix} \diagup C-NH \\ \diagdown C-NH \end{matrix}\substack{(1) \\ (3)}(2)CO + 2\,H_2O \longrightarrow 2\,NH_3 + C_8H_{12}O_3N_2$$

NH (oben) / NH (unten)

Statt des Harnstoffs kann man auch Thioharnstoff, Guanidin, Biuret, Allophansäureester und das Dicyandiamid zur Kondensation benutzen.

Bei Anwendung des Thioharnstoffes entsteht zunächst die 2-Thiobarbitursäure (D. R. P. 158 621 E l b e r f e l d), die ihren Schwefel leicht gegen Sauerstoff austauscht, wenn man sie mit Mineralsäuren, organischen Säuren, sauren Salzen usw. erhitzt (D. R. P. 165 649, 172 404 E i n h o r n) oder sie durch Kochen mit Blei -oder Kupfersalzen entschwefelt (D. R. P. 170 907 H ö c h s t). Vereinigt man das Diäthylmalonitril mit Guanidin, so entsteht zunächst 5-Diäthyl-2,4,6-triiminopyrimidin, das beim Erhitzen mit Säuren wieder die Diäthylbarbitursäure liefert. (D. R. P. 165 692, 165 693 M e r c k.)

$$(C_2H_5)_2C\begin{matrix}CN\\CN\end{matrix} + \begin{matrix}H_2N\\H_2N\end{matrix}C=NH \longrightarrow (C_2H_5)_2C{(5)}\overset{(6)}{\underset{(4)}{}}\begin{matrix}\overset{NH}{C-NH}\\\overset{(1)}{\underset{(3)}{}}(2)C=NH\\C-NH\end{matrix} + 3H_2O \longrightarrow 3NH_3 + C_8H_{12}O_3N_2$$

Diäthyl-barbitursäure

Ganz ähnlich bildet sich aus Diäthylmalonylchlorid und Guanidin glatt Diäthyl-2-imino-barbitursäure, die beim Behandeln mit Säuren in Ammoniak und Diäthylbarbitursäure zerfällt. (D. R. P. 158 890 M e r c k, 156 385, 165 693 M e r c k, 172 979 H ö c h s t, 173 241 E l b e r - f e l d.)

Aus Diäthylmalonylchlorid und aus Diäthylmalonsäureester entstehen bei der Kondensation mit Biuret oder Allophansäureester in alkalischer Lösung Pyrimidincarbonsäurederivate, die beim Erhitzen unter Abspaltung des — COHN$_2$ bzw. — COOC$_2$H$_5$-Restes Diäthylbarbitursäure liefern. (D. R. P. 177 694, 183 857 M e r c k.) Dicyandiamid und Diäthylmalonitril geben bei Gegenwart kondensierender Stoffe 5-Diäthyl-2-cyanimino-4,6-diiminopyrimidin, das bei der Verseifung Diäthylbarbitursäure liefert. (D. R. P. 175 588 und 175 589 E l b e r f e l d).

$$(C_2H_5)_2C\begin{matrix}CN\\CN\end{matrix} + \begin{matrix}H_2N\\H_2N\end{matrix}C=N-CN \longrightarrow (C_2H_5)_2C{(5)}\overset{(6)}{\underset{(4)}{}}\begin{matrix}\overset{NH}{C-NH}\\\overset{(1)}{\underset{(3)}{}}(2)C=N-CN\\C-NH\end{matrix}$$

NH

Ganz analog verläuft die Bildung von 5-Diäthyl-2-cyanimino-4,6-dioxypyrimidins aus Dicyandiamid und Diäthylmalonsäureester. (D. R. P. 158 591, 175 975 M e r c k.)

Auch das Dicyandiamidin, der Guanylharnstoff $\begin{matrix}H_2N\\H_2N\end{matrix}>C = N.CONH_2$ ist zu derartigen Darstellungen der Diäthylbarbitursäure herangezogen worden. (D. R. P. 170 586, 180 119 M e r c k.)

Die Verfahren, die den Diäthylcyanessigester als Ausgangsmaterial benutzen, sind kurz die folgenden: Durch Kombination mit Harnstoff erhält man aus ihm das 5-Diäthyl-2,6-dioxy-6-iminopyrimidin, aus dem man die Barbitursäure durch Erhitzen mit wässerigen Säuren gewinnt. (D. R. P. 156 384, 156 385, 165 222 M e r c k.)

$$(C_2H_5)_2C\begin{matrix}CN\\COOC_2H_5\end{matrix} + \begin{matrix}H_2N\\H_2N\end{matrix}CO \longrightarrow (C_2H_5)_2C{(5)}\overset{(6)}{\underset{(4)}{}}\begin{matrix}\overset{NH}{C-NH}\\\overset{(1)}{\underset{(3)}{}}(2)CO\\CO-NH\end{matrix} + C_2H_5OH$$

Ganz ebenso, wie mit Harnstoff verläuft die Reaktion mit den Acetylharnstoffen. (D.R.P. 170 555, 172 980 M e r c k.)

Auch Thioharnstoff (D. R. P. 173 241 E l b e r f e l d) und Guanidin (D. R. P. 158 592, 162 657 E l b e r f e l d, 180 669 M e r c k) kann man zur Darstellung der Diäthylbarbitursäure verwenden.

Endlich hat man auch noch durch Alkylierung von Monoäthylbarbitursäure die Diäthylbarbitursäure dargestellt (D. R. P. 144 432 v. N i e s s e n) und ebenso kann man durch schritt-weise Alkylierung von Imidobarbitursäure, die man leicht aus Cyanessigester und Harnstoff gewinnen kann, Diäthyliminobarbitursäure erhalten, die beim Verseifen die Diäthylbarbitur-säure selbst liefert. (D. R. P. 174 940 S c h e r i n g.)

Eigenschaften des Diäthylmalonylharnstoffes. Den Angaben des Arzneibuches wäre noch hinzuzufügen, daß das Präparat sich auch in Tetrachlorkohlenstoff, Eisessig, Ligroin, Benzin und Amylalkohol löst. Ziemlich schwer löst es sich in Petroläther und Benzol. Die Angaben, die das Arzneibuch bezüglich der Löslichkeit in Wasser macht, beziehen sich auf ganz reines Wasser. Gewöhnliches destilliertes Wasser, das fast stets aus den zur Aufbewahrung benutzten Glasgefäßen Alkali aufgenommen hat, löst merklich leichter, im Verhältnis 1 : 142—145 (E. F i s c h e r). Die Diäthylbarbitursäure ist eine schwache Säure, die sich in Alkalien leicht zu einem Salz löst, das auf 1 Mol. der Säure ein Äquivalent der betreffenden Base enthält. Besonders schön kristallisiert das Natriumsalz $C_8H_{11}O_3N_2Na$, das auch als M e d i n a l (Medinal solubile) in den Handel kommt. Schon durch die Kohlensäure werden diese Salze zerlegt unter Abscheidung der freien Säure. Der Diäthylmalonylharnstoff sublimiert schon, allerdings sehr langsam, bei 100⁰; durch stärkeres Erhitzen kann man ihn in gut ausgebildeten Kristallnadeln sublimiert erhalten. Charakteristisch ist der Schmelzpunkt 191⁰; Proponal zeigt den Schmelzpunkt 146⁰, Sulfonal, das einmal als Verfälschung beobachtet ist, Schmelzpunkt 125⁰—126⁰, Trional Schmelzpunkt 76⁰.

Identitätsreaktionen. Durch Kochen mit Kalilauge wird die Diäthylbarbitursäure nach folgender Gleichung in Ammoniak, Diäthylessigsäure und Kohlensäure gespalten:

$$(C_2H_5)_2C \begin{array}{c} CO-NH \\ \diagdown \\ CO-NH \end{array} CO + 5\,KOH = (C_2H_5)_2CHCOOK + 2\,K_2CO_3 + 2\,NH_3$$

Diäthylbarbitursäure   Diäthylessigsäure

Die Spaltung findet übrigens nur langsam statt, man muß die Flüssigkeit deshalb längere Zeit im Kochen erhalten.

Will man auch die Diäthylessigsäure nachweisen, so trägt man zweckmäßig 0,3 des Präparates in schmelzendes Ätzkali ein. Dabei entweicht Ammoniak, das man in üblicher Weise mit Lackmuspapier nachweist. Beim Ansäuern des erkalteten Rückstandes mit verdünnter Schwefelsäure tritt neben Kohlensäureentwicklung ein eigenartiger an ranzige Butter erinnernder Geruch nach Diäthylessigsäure auf.

Die vom Arzneibuch aufgenommene Reaktion der Lösung des Präparates mit einer Auflösung von Quecksilberoxyd in Salpetersäure, ist eine von M o l l e angegebene Modifikation der L e m a i r e schen Veronalreaktion mit dem Quecksilbersulfatreagens von D e n i g è s. Die Reaktion ist sehr empfindlich, noch in einer Lösung des Diäthylmalonylharnstoffs 1 : 5000 entsteht durch einen Tropfen der Merkurinitratlösung eine weiße Fällung. Ein Überschuß der sauren Merkurinitratlösung ist zu vermeiden, da dieser den Niederschlag löst. Quecksilberacetatlösung verhält sich ebenso, auf Sublimatzusatz allein tritt keine Fällung ein, wohl aber auf Zusatz von Sodalösung.

Prüfung. Diäthylmalonylharnstoff wird durch kalte Schwefelsäure anscheinend nicht verändert, ebenso verhält sich Salpetersäure. Eine Färbung würde auf organische Verunreinigungen schließen lassen.

Beim vorsichtigen Erhitzen sublimiert der Diäthylmalonylharnstoff ohne zu verkohlen. Ein größerer Rückstand könnte außer bei Gegenwart anorganischer Verunreinigungen auch bei einer Verwechslung mit dem Veronalnatrium zurückbleiben.

Anwendung. Die Diäthylbarbitursäure ist im Jahre 1905 von v. M e h r i n g und E. F i s c h e r (unter dem Namen Veronal) als Schlafmittel empfohlen worden und hat sich seitdem eine sehr große Verbreitung errungen. Sie ist in der üblichen Dosis von 0,5 g ein fast stets sicher wirkendes Mittel; Neben- und Nachwirkungen, wie Übelkeit, Erbrechen, Kopfschmerz und Hautausschläge kommen nur selten vor. — Die Zirkulation wird, im Gegensatz zum Chloralhydrat, kaum beeinflußt. — Doch sind auch schon schwere Vergiftungen, ja sogar Todesfälle beobachtet worden. — Diäthylbarbitursäure wird langsam, und zwar zum größten Teil unzersetzt ausgeschieden. Sie hat infolgedessen eine gewisse kumulative Wirkung, so daß man es vermeiden soll, sie längere Zeit hintereinander zu geben; chronische Vergiftungen sind schon vorgekommen (Veronalismus).

Acidum formicicum. — Ameisensäure.

Syn.: Acidum formicarum.

Gehalt 24 bis 25 Prozent Ameisensäure ($H.COOH$, Mol.-Gew. 46,02).

Klare, farblose, flüchtige Flüssigkeit, die stechend, nicht brenzlich riecht und auch in Verdünnung stark sauer schmeckt. Ameisensäure ist in jedem Verhältnis in Wasser und Weingeist löslich.

Spezifisches Gewicht 1,061 bis 1,064.

Ameisensäure gibt mit Bleiessig einen weißen, kristallinischen Niederschlag. Wird die wässerige Lösung der Ameisensäure (1 + 5) mit gelbem Quecksilberoxyd gesättigt, so entsteht eine klare Lösung, die beim Erhitzen allmählich unter Gasentwicklung metallisches Quecksilber abscheidet.

Die wässerige Lösung (1 + 5) darf nach Zusatz einiger Tropfen Salpetersäure weder durch Baryumnitratlösung (Schwefelsäure), noch durch Silbernitratlösung (Salzsäure), noch nach dem annähernden Neutralisieren mit Ammoniakflüssigkeit durch Calciumchloridlösung (Oxalsäure) oder durch Schwefelwasserstoffwasser (Schwermetallsalze) verändert werden.

Wird eine Mischung von 1 ccm Ameisensäure, 5 ccm Wasser und 1,5 g gelbem Quecksilberoxyd unter wiederholtem Schütteln so lange, bis keine Gasentwicklung mehr stattfindet, im Wasserbade erwärmt, so darf das Filtrat Lackmuspapier nicht röten (Essigsäure).

Gehaltsbestimmung. Zum Neutralisieren von 5 ccm Ameisensäure müssen 27,6 bis 28,9 ccm Normal-Kalilauge erforderlich sein, was einem Gehalte von 24 bis 25 Prozent Ameisensäure entspricht (1 ccm Normal-Kalilauge = 0,04602 g Ameisensäure, Phenolphthalein als Indikator).

Die titrierte neutrale Lösung darf nicht brenzlich oder stechend riechen (Akrolein).

Außer der Änderung des spez. Gewichts wurde die Prüfung auf Salzsäure richtig gestellt und eine Prüfung auf Schwefelsäure neu aufgenommen.

Geschichtliches. Die Ameisensäure wurde zuerst (1670) von W a y als Säure erkannt. J o h n , Prof. der Chemie zu Frankfurt a. O., schied sie aus den Ameisen (gegen 1800) ab. F o u r c r o y und V a u q u e l i n hielten (vor 1790) die Ameisensäure für ein Gemisch aus Essigsäure und Apfelsäure oder Phosphorsäure. Erst G e h l e n erkannte (nach 1800) die Natur der Ameisensäure, und B e r z e l i u s und D ö b e r e i n e r erforschten ihre Zusammensetzung.

Vorkommen in der Natur. In größter Menge trifft man die Ameisensäure in den Waldameisen (*Formica rufa* L.) an, daher auch ihr Name. Man findet sie in den Haaren vieler (sogenannter giftiger) Raupen, z. B. der Prozessionsraupen (*Gastropacha processionea*), in den Drüsenhaaren der Brennesseln (*Urtica urens, U. dioica*), in Spuren im Harn und Schweiß der Menschen, ferner in allen Teilen, vorwiegend in den frischen Nadeln, der Tannen und Fichten, im Hauslauch (*Sempervivum tectorum* L.), in den Früchten von *Tamarindus Indica* L., in einigen Mineralwässern und Torfmooren, im Bienenhonig, im Rum, in ganz geringen Mengen in den Himbeeren usw. Sie ist im Pflanzenreiche ziemlich verbreitet, teils frei, teils an Basen gebunden. Sie entsteht bei vielen chemischen Reaktionen.

Bildung. Von Bildungsweisen und Darstellungsmethoden der Ameisensäure sind folgende anzuführen:

1. Durch Erhitzen von feuchtem Kaliumhydroxyd mit Kohlenoxyd auf 100° (D.R.P. 86419).

$$KOH \quad + \quad CO \quad = \quad H.COOK$$
Kaliumhydroxyd   Kohlenoxyd   ameisensaures Kalium

2. Durch Einwirkung von metallischem Kalium auf feuchtes Kohlensäureanhydrid

$$2 K \quad + \quad 2 CO_2 \quad + \quad H_2O \quad = \quad H.COOK \quad + \quad HKCO_3$$
Kalium   Kohlensäure-   ameisensaures Kalium   saures kohlensaures
anhydrid   Kalium

3. Aus C y a n w a s s e r s t o f f s ä u r e (Blausäure), die als Nitril der Ameisensäure aufzufassen ist, durch Erhitzen mit saurem oder alkalischem Wasser (Verseifen)

$$HCN \quad + \quad 2 H_2O \quad = \quad HCOONH_4$$
Cyanwasserstoffsäure   ameisensaures Ammon

(Wichtig wegen des Überganges der Blausäure des Bittermandelwassers (s. d.) in ameisensaures Ammon.)

4. Durch Zersetzung von C h l o r a l oder C h l o r o f o r m mit ätzenden Alkalien

a)
$$CCl_3.CHO \quad + \quad KOH \quad = \quad CHCl_3 \quad + \quad H.COOK$$
Chloral   Chloroform   ameisensaures Kalium

b)
$$H.C \begin{matrix} Cl & K & OH \\ Cl + K & O & H \\ Cl & K & OH \end{matrix} \quad = \quad 3 KCl \quad + \quad H_2O \quad + \quad H.COOH$$
Chloroform   Chlorkalium   Ameisensäure

Darstellung. Verdünnte Ameisensäure wurde früher in einfachster Weise durch Destillation der zerquetschten Waldameisen gewonnen; dann war einige Zeit das von L i e b i g angegebene

Verfahren: Erhitzen von 10 T. Stärkemehl, 40 T. Braunstein und 20 T. Wasser mit einer Mischung von 40 T. konzentrierter Schwefelsäure und 40 T. Wasser im Gebrauch, das noch in modifizierter Form zur Gewinnung von Ameisensäureestern (künstlicher Rumäther) dient. Das Verfahren von B e r t h e l o t, das in Einwirkung von Glycerin auf Oxalsäure besteht, gestattet sowohl verdünnte, als auch konzentrierte Ameisensäure in fast theoretischer Ausbeute darzustellen.

V e r f a h r e n v o n B e r t h e l o t zur Gewinnung der offizinellen Ameisensäure: In eine etwa ¾ Liter fassende tubulierte Retorte, die mit einem L i e b i g schen Kühler verbunden und in ein Sandbad eingesetzt ist, bringe man 150 g Glycerin und 150 g käufliche kristallisierte grob gepulverte Oxalsäure. Bei 75⁰ beginnt eine Kohlensäureentwicklung, die bei 90⁰ und darüber in vollem Gange ist. In die Vorlage destilliert wässerige Ameisensäure über, die in der Regel durch etwas Oxalsäure verunreinigt ist, die durch die entweichende Kohlensäure mechanisch mitgerissen wurde. Wenn die Kohlensäureentwicklung nachläßt, mäßigt man das Erhitzen etwas dadurch, daß man einen Teil des Sandes von der Retorte entfernt, um einer Bildung von Akrolein und Allylalkohol vorzubeugen. Zu dem Destillationsrückstand kann man aufs neue 150 g Oxalsäure zufügen und ebenso wie vorher verfahren. Diesen Zusatz von Oxalsäure kann man noch mehrmals wiederholen. Das Destillat enthält etwa 50—54 Prozent Ameisensäure. Man reinigt es durch nochmalige Destillation und bringt es alsdann auf das vorgeschriebene spez. Gewicht.

Der Vorgang bei dieser Darstellung ist folgender: Unter der Einwirkung des Glycerins spaltet sich die Oxalsäure in Kohlensäure und Ameisensäure.

$$
\begin{array}{c}
\text{COO}\,|\,\text{H} \\
| \\
\text{COOH}
\end{array}
\quad = \quad CO_2 \quad + \quad H.COOH
$$

$$\quad\;\text{Oxalsäure} \qquad\qquad\qquad\qquad \text{Ameisensäure}$$

Die Kohlensäure entweicht, wie man an der Gasentwicklung sieht, die entstandene Ameisensäure aber verbindet sich mit dem vorhandenen Glycerin zu A m e i s e n s ä u r e - G l y c e r i n e s t e r (Glycerinmonoformiat).

$$
\begin{array}{c}
CH_2-\text{OH}+\text{H}\,\text{OOCH} \\
| \qquad\qquad \text{Ameisensäure} \\
CH.OH \\
| \\
CH_2-OH
\end{array}
\quad = \quad H_2O \quad + \quad
\begin{array}{c}
CH_2.OOC.H \\
| \\
CH.OH \\
| \\
CH_2.OH
\end{array}
$$

$$\quad\;\text{Glycerin} \qquad\qquad\qquad\qquad\qquad\qquad \text{Ameisensäureglycerinester}$$

Der entstandene Ameisensäure-Glycerinester aber wird von dem gebildeten Wasser sofort wieder in Ameisensäure, die abdestilliert, und in Glycerin zerlegt, das auf eine neue Menge Oxalsäure einwirkt, aus dieser Ameisensäure bildet, sich mit letzterer wieder zu Glycerinmonoformiat verbindet, das durch das entstandene Wasser

$$
\begin{array}{c}
CH_2.\text{OOCH}+\text{H}\,\text{OH} \\
| \qquad\qquad \text{Wasser} \\
CH.OH \\
| \\
CH_2.OH
\end{array}
\quad = \quad H.COOH \quad + \quad
\begin{array}{c}
CH_2OH \\
| \\
CHOH \\
| \\
CH_2OH
\end{array}
$$

$$\text{Glycerinmonoformiat} \qquad\qquad\qquad \text{Ameisensäure} \qquad\qquad\qquad \text{Glycerin}$$

wiederum in Ameisensäure und in Glycerin zerlegt wird. In dieser Weise schreitet der Prozeß fort, bis das Glycerin durch das entstandene Wasser zu sehr verdünnt worden ist.

Als Nebenreaktion kann die B i l d u n g v o n A l l y l a l k o h o l stattfinden, wenn nämlich (bei zu hoher Temperatur oder bei Mangel an Oxalsäure) die Spaltung des Glycerinmonoformiates in anderer, und zwar in folgender Richtung vor sich geht:

$$
\begin{array}{c}
CH_2.\text{OOC}\,\text{H} \\
| \\
CH.\text{OH} \\
| \\
CH_2.OH
\end{array}
\quad = \quad CO_2 \quad + \quad H_2O \quad + \quad
\begin{array}{c}
CH_2 \\
\| \\
CH \\
| \\
CH_2.OH
\end{array}
$$

$$\text{Glycerinmonoformiat} \qquad\qquad\qquad\qquad\qquad\qquad\qquad \text{Allylalkohol}$$

Anderseits aber kann auch durch Überhitzung des Glycerins ein Zerfall des letzteren zu A k r o l e i n erfolgen:

$$\begin{array}{ccccc}
CH_2 \cdot & O\,H & & & CH_2 \\
| & & & & \| \\
CH \cdot & O\,H & = & 2\,H_2O + & CH \\
| & & & & | \\
CH\,H \cdot & O\,H & & & CHO
\end{array}$$

$$\text{Glycerin} \hspace{5cm} \text{Akrolein}$$

Der in der Retorte hinterbleibende Rückstand besteht aus Glycerinmonoformiat. Will man die in diesem gebundene Ameisensäure gewinnen, so setzt man Wasser hinzu, destilliert ab und wiederholt den Wasserzusatz so oft, bis das Destillat nicht mehr sauer reagiert.

Um aus einer wässerigen Lösung der Ameisensäure die w a s s e r f r e i e A m e i s e n - s ä u r e zu gewinnen, sättigt man die Lösung mit Bleicarbonat, scheidet das gut kristallisierende und in kaltem Wasser ziemlich schwer lösliche Bleiformiat ab, und zersetzt es, nachdem es getrocknet ist, durch Überleiten von trocknem Schwefelwasserstoffgas im Ölbade bei 130°. Schwefelblei bleibt zurück und wasserfreie Ameisensäure geht über. Um sie von absorbiertem Schwefelwasserstoff zu befreien, wird sie über trocknem Bleiformiat digeriert und dann nochmals rektifiziert

$$\begin{array}{ccccccc}
H.COO & & & H & & & \\
& \diagdown & Pb + S & & = & PbS + & 2\,H.COOH \\
H.COO & \diagup & & H & & &
\end{array}$$

$$\text{Bleiformiat}\quad \text{Schwefelwasserstoff}\quad \text{Schwefelblei}\qquad \text{Ameisensäure}$$

Eigenschaften der r e i n e n A m e i s e n s ä u r e. Sie bildet eine farblose, völlig flüchtige, schwach rauchende, bei 0° kristallinisch erstarrende, dann wieder bei $+ 8,5°$ schmelzende, stechend riechende, saure Flüssigkeit, mit Wasser und Weingeist in allen Verhältnissen mischbar, von 1,2256 spez. Gewicht. Ihr Siedepunkt liegt bei 99°, die Dämpfe der Ameisensäure sind ebenso wie die der Essigsäure brennbar. Bei 107° destilliert eine etwa 72 Prozent Ameisensäure und 28 Prozent Wasser enthaltende Säure, die vielleicht Orthoameisensäure $H.C(OH)_3$, jedenfalls ein Hydrat der Ameisensäure $H.COOH.H_2O$ ist. Auf die Haut gebracht, erzeugt wasserfreie Ameisensäure Blasen.

Die ameisensauren Salze, Formiate, sind in Wasser sämtlich löslich, schwer löslich ist das Bleisalz. Viele von ihnen lösen sich in Weingeist. Doch sind B l e i f o r m i a t und M a g n e - s i u m f o r m i a t in Weingeist unlöslich; sie unterscheiden sich hierdurch von dem Bleiacetat und dem Magnesiumacetat.

Wie aus der Konstitutionsformel der Ameisensäure hervorgeht $C\begin{smallmatrix}\diagup H \\ \diagdown O \\ \diagdown OH\end{smallmatrix}$ ist sie zugleich Säure und Aldehyd, sie enthält die Aldehydgruppe $-CHO$ und kann als Aldehyd der Ortho- kohlensäure $C=O\begin{smallmatrix} O\,H \\ OH \end{smallmatrix}$ aufgefaßt werden; so erklärt sich die reduzierende Eigenschaft der A m e i s e n s ä u r e unter gleichzeitigem Auftreten von Kohlendioxyd.

Die Reduktionswirkungen der Ameisensäure zeigen sich in folgenden Erscheinungen:

1. $\quad H.COOH \quad + \quad 2\,HgCl_2 \quad = \quad CO_2 + 2\,HCl \quad + \quad Hg_2Cl_2$
   Ameisensäure $\qquad$ Quecksilberchlorid $\hspace{4cm}$ Quecksilberchlorür

2. $\quad H.COOH \quad + \quad HgO \quad = \quad H_2O \quad + \quad CO_2 \quad + \quad Hg$
   Ameisensäure $\qquad$ Quecksilberoxyd

3. $\quad H.COOH \quad + \quad 2\,AgNO_3 \quad = \quad 2\,HNO_3 \quad + \quad CO_2 \quad + \quad 2\,Ag$
   Ameisensäure $\qquad$ Silbernitrat $\qquad$ Salpetersäure $\hspace{3cm}$ Silber

K o n z e n t r i e r t e S c h w e f e l s ä u r e spaltet die Ameisensäure in Kohlenoxyd und in Wasser.

Prüfung. Zu den Prüfungen ist folgendes zu bemerken: 1. Mit Bleiessig vermischt, gibt Ameisensäure einen weißen, kristallinischen Niederschlag. Wenn man nach dem Wortlaut des Arzneibuches die unverdünnte 25prozentige Ameisensäure mit Bleiessig versetzt, so erhält man nicht nur einen Niederschlag, sondern der Gefäßinhalt erstarrt zu einem Kristallbrei. Man kann das Probierglas umkehren, ohne daß etwas ausfließt. Der entstandene weiße Niederschlag von Bleiformiat besteht, wie man bei 100facher Vergrößerung erkennen kann, aus langen farblosen Nadeln. Er löst sich in siedendem Wasser leicht auf und kristallisiert daraus wieder in glänzenden, weißen Kristallen. In Alkohol dagegen ist er unlöslich. 2. Verdünnt man 1 g Ameisensäure mit 5 g Wasser und setzt b e i g e w ö h n l i c h e r T e m p e r a t u r so viel gelbes Quecksilberoxyd (zweckmäßig mit wenig Wasser angerieben) hinzu, bis ein Teil desselben auch nach wiederholtem Durchschütteln ungelöst bleibt, und filtriert nun ab, so enthält das Filtrat M e r k u r i f o r m i a t Hg(HCOO)$_2$. Erhitzt man jetzt g a n z　s c h w a c h über einer sehr kleinen Flamme und kühlt ab, sobald an irgendeinem Teile der Flüssigkeit eine feste Ausscheidung sich bemerkbar macht, so erstarrt die Flüssigkeit zu einem Kristallbrei weißer glänzender Blättchen von Merkuroformiat Hg$_2$(HCOO)$_2$. Setzt man das Erhitzen fort, so beginnt Kohlensäure zu entweichen und metallisches Quecksilber scheidet sich als graues Pulver ab, das sich schließlich zu glänzenden Quecksilberkügelchen vereinigt.

Zur Prüfung auf E s s i g s ä u r e verdünnt man in einem nicht zu engen Probierrohre 1 ccm Ameisensäure mit 5 ccm Wasser, fügt 1,5 g gelbes Quecksilberoxyd hinzu und stellt das Probierrohr in ein mit warmem Wasser teilweise gefülltes Becherglas ein, das man auf ein Wasserbad setzt. Nach der schon angegebenen Gleichung HgO + HCOOH = H$_2$O + CO$_2$ + Hg wird das Quecksilberoxyd unter Kohlensäureentwicklung reduziert. Wenn die Gasentwicklung beendigt ist, muß auch alle Ameisensäure zerstört sein, und die über dem Quecksilberniederschlag stehende Flüssigkeit muß neutral reagieren. Wäre jedoch in der Ameisensäure Essigsäure vorhanden gewesen, so würde sich aus dieser Merkuriacetat gebildet haben, das beim Erwärmen n i c h t zerlegt wird, und da Merkuriacetat s a u e r reagiert, so würde sich dasselbe durch die saure Reaktion der Flüssigkeit verraten.

Aufbewahrung. Die Ameisensäure wird in mit Glasstopfen dicht geschlossener Flasche mit Deckkapsel aufbewahrt. Zu bedauern ist, daß dieselbe ihren Ort nicht unter den vorsichtig aufzubewahrenden Arzneimitteln gefunden hat.

Anwendung. Der Ameisenspiritus, zu dessen Bereitung man die Ameisensäure hauptsächlich benutzt, ist ein sehr beliebtes Volksmittel zu Einreibungen, besonders bei rheumatischen und neuralgischen Beschwerden; wenn überhaupt, wirkt er hier als „Derivans" durch Erregung einer Hauthyperämie. — In neuester Zeit werden der Ameisensäure von manchen Autoren Wirkungen auf den Kreislauf, auf die Schwindsucht und noch vieles andere zugeschrieben; wahrscheinlich unberechtigterweise.

Acidum gallicum. — Gallusſäure.

C$_6$H$_2$(OH)$_3$. COOH [I, 2, 3, 5] . H$_2$O　　　Mol.-Gew. 188,06.

Farbloſe oder ſchwach gelblich gefärbte Nadeln. Gallusſäure löſt ſich in 85 Teilen Waſſer von 15°, leicht in ſiedendem Waſſer, in 6 Teilen Weingeiſt, in 12 Teilen Glycerin und ſchwer in Äther.

Die kalt geſättigte wäſſerige Löſung rötet Lackmuspapier, reduziert ammoniakaliſche Silberlöſung und nimmt auf Zuſatz von 1 Tropfen Eiſenchloridlöſung eine blauſchwarze Farbe an.

Die heiß bereitete wäſſerige Löſung (1 + 19) muß farblos oder darf nur ſchwach gelb gefärbt ſein und darf nach Zuſatz von Salzſäure durch Baryumnitratlöſung nicht getrübt werden (Schwefelſäure). Die kalt geſättigte Löſung darf durch eine Löſung von Eiweiß oder weißem Leim nicht gefällt werden (Gerbſäure).

Gallusſäure darf durch Trocknen bei 100° höchſtens 10 Prozent an Gewicht verlieren und beim Verbrennen höchſtens 0,1 Prozent Rückſtand hinterlaſſen.

Vor Licht geſchützt aufzubewahren.

Neu aufgenommen wegen der Bereitungsvorschrift für Bismutum subgallicum.

Vorkommen. Gallussäure findet sich vielfach fertig gebildet in der Natur in Wurzeln (*Granatwurzel, Vera rum album, Helleborus niger, Uragoga Ipecacuanha*) in Blättern (*Chinesischer Tee, Bärentraubenblätter*), in Zweigen (*Sumach*), in Früchten (*Algarobilla, Dividivi* von *Caesalpinia coriaria*), in Blüten (*Arnica*) und in den Galläpfeln.

Bildung. Beim Schimmeln von Tanninlösungen.

Darstellung. 1. Gewöhnlich aus Gerbsäure durch Kochen mit verdünnten Säuren. Will man von Galläpfeln ausgehen, so kocht man 2 T. grobes Galläpfelpulver mit 6 T. verdünnter Schwefelsäure $^1\!/_4$ Stunde lang. Dann wird die Flüssigkeit abkoliert und zur Kristallisation beiseite gestellt. Zweckmäßig kristallisiert man die Säure nochmals um, indem man in heißem Wasser löst und mit Tierkohle behandelt. Vielfach entstehen Schwierigkeiten, den in der Mutterlauge zurückbleibenden Teil rein zu gewinnen. Nach H e i n e m a n n bedient man sich daher zur bequemeren Abscheidung des Bleisalzes. Man verwendet auf 1 Mol. Säure 1—1,25 Mol.

essigsaures oder basisch essigsaures Blei. Die Konzentration ist so zu halten, daß nicht mehr als 2 Prozent freie Essigsäure entstehen können. Nach dem Waschen des Niederschlages mit Wasser oder schwacher Essigsäure wird mit verdünnter Schwefelsäure die Gallussäure abgeschieden.

2. Nach C a l m e t t o mit Hilfe des Pilzes *Aspergillus gallomyces.*

Tanninhaltige Rohstoffe in flüssiger Form werden mit der Reinkultur dieses Pilzes geimpft und unter Zuführung keimfreier Luft mit dem unteren Teil der Flüssigkeit verrührt, damit das Wachstum an der Oberfläche möglichst vermieden wird. Tannin soll hierdurch quantitativ in Gallussäure übergeführt werden.

3. Nach einem französischen Patent werden Galläpfelextrakte, die etwa 15—30 Prozent Tannin enthalten, unter Zusatz von 5 Prozent Schwefelsäure gelinde gekocht (ca. 5 Stunden), bis die Invertierung vollendet ist. Man unterbricht das Kochen, wenn eine Probe mit 1 prozentiger Gelatinelösung keine Fällung mehr gibt.

Chemie. Gallussäure ist Tri-oxybenzoesäure. Folgende Zusammenstellung möge die Konstitution erläutern:

C_6H_5COOH

Benzoesäure

$C_6H_4 \Big\langle {}^{OH}_{COOH}$

Mono-oxybenzoesäure
z. B. Salicylsäure

$C_6H_3 \Big\langle {}^{OH}_{{}^{OH}_{COOH}}$

Di-oxybenzoesäure
z. B. Protokatechusäure

$$\begin{array}{c} COOH \\ {}^{(1)} \\ {}_{(6)} \quad {}_{(2)} \\ OH_{(5)} \quad {}_{(3)} OH \\ {}_{(4)} \\ OH \end{array}$$

Gallussäure

Da die Konstitution des Tannins noch nicht aufgeklärt ist, so ist man auch noch im unklaren, in welchem Zusammenhange die Gallussäure mit der Muttersubstanz steht.

Die vom Arzneibuch angeführten **Eigenschaften** sind durch folgende Angaben zu ergänzen. Die Nadeln sind geruchlos und seidenartig glänzend. Bei 100^0 verliert die Gallussäure ihr Kristallwasser und zerfällt beim Schmelzen in Pyrogallol und Kohlendioxyd. Dieser Zerfall beginnt schon bei etwa 220^0; der Schmelzpunkt wird zu 222^0 bis 240^0 angegeben. Bei raschem Erhitzen schmilzt Gallussäure unter Zersetzung bei 241^0 bis 242^0. Durch konzentrierte Schwefelsäure wird sie in Rufigallussäure, durch Salpetersäure in der Wärme zu Oxalsäure umgewandelt. Durch nascierenden Wasserstoff geht sie in Salicylsäure und weiter in Benzoesäure über. Kohlensaure Alkalien treten nur in die Karboxylgruppe, Ätzalkalien auch noch in die Hydroxylgruppen ein. In alkalischer Lösung färbt sich Gallussäure infolge Sauerstoffaufnahme bald dunkel. Gallussäure löst sich leicht in alkoholhaltigem Äther, im offizinellen Äther dagegen etwa im Verhältnis 1:200.

Wird Gallussäure mit Kaliumplumbitlösung ($Pb(OK)_2$) zusammengeschüttelt und dann mit Wasser verdünnt, so tritt Rotfärbung auf.

Gleich dem Tannin bindet auch sie Jod, und zwar vermag sie davon $1/3$ ihres Gewichts aufzunehmen (Jodgallussäure).

Gallussäure findet Verwendung zur Tintenfabrikation. Sie wird mit Ferrosulfatlösung gemischt, die eine Spur freie Schwefelsäure enthält. Während sich Ferrosalz ohne Gegenwart von Schwefelsäure an der Luft ziemlich rasch oxydiert und mit der Gallussäure einen dicken schwarzen Niederschlag bildet, geht die Sauerstoffaufnahme bei Gegenwart freier Schwefelsäure äußerst langsam vor sich. Kommt die Lösung jedoch auf Papier, so wird die freie Säure durch die in diesem vorhandene Tonerde neutralisiert, die Oxydation kann vor sich gehen, die Schrift wird schwarz. Um die schwarze Farbe zu verstärken, wird Indigokarmin zugesetzt, wodurch sie zwar blau aus der Feder fließt, aber beim Eintrocknen tiefschwarz wird.

Zu den **Prüfungen** ist folgendes zu bemerken: Um die Forderung zu erfüllen, daß die wässerige Lösung farblos oder nur schwach gelblich sei, empfiehlt es sich, das Wasser vorher auszukochen, damit jeglicher Sauerstoff entfernt ist.

Ein Gehalt an Schwefelsäure würde eine unzulängliche Reinigung bei der Darstellung anzeigen. Daß das Präparat höchstens 10 Prozent an Gewicht beim Trocknen verlieren darf, ergibt sich aus der Formel. Gallussäure kristallisiert mit 1 Mol. Wasser; theoretisch dürfte sie nur 9,56 Prozent verlieren.

Aufbewahrung in gut schließenden, gelb gefärbten Glasstopfenflaschen.

Anwendung und Wirkung. Indikationen für die medizinische Anwendung der Gallussäure (in England viel gebraucht) gibt es kaum; sie wirkt ungefähr ebenso wie Tannin, nur schwächer und unsicherer.

Acidum hydrochloricum. — Salzsäure.

Chlorwasserstoffsäure.

Syn.: Acidum chlorhydricum. Acidum muriaticum.

Gehalt 24,8 bis 25,2 Prozent Chlorwasserstoff (HCl, Mol.-Gew. 36,47).

Klare, farblose, stechend riechende, in der Wärme flüchtige Flüssigkeit. Mit Silbernitratlösung gibt Salzsäure einen weißen, käsigen, in Ammoniakflüssigkeit löslichen Niederschlag. Beim Erwärmen von Salzsäure mit Braunstein entwickelt sich Chlor.

Spezifisches Gewicht 1,126 bis 1,127.

Eine Mischung von 1 ccm Salzsäure und 3 ccm Zinnchlorürlösung darf innerhalb 1 Stunde keine dunklere Färbung annehmen (Arsenverbindungen).

Die mit Ammoniakflüssigkeit annähernd neutralisierte wässerige Lösung (1+5) darf weder durch Schwefelwasserstoffwasser (Schwermetallsalze), noch innerhalb 5 Minuten durch Baryumnitratlösung (Schwefelsäure) verändert werden. Die wässerige Lösung (1+5) darf Jodzinkstärkelösung nicht sofort bläuen (Chlor) und nach Zusatz von Jodlösung bis zur schwach gelblichen Färbung innerhalb 5 Minuten durch Baryumnitratlösung nicht verändert werden (schweflige Säure). 10 ccm der wässerigen Lösung (3+7) dürfen durch 0,5 ccm Kaliumferrocyanidlösung nicht sofort gebläut werden (Eisensalze).

Gehaltsbestimmung. Zum Neutralisieren eines Gemisches von 5 ccm Salzsäure und 25 ccm Wasser müssen 38,3 bis 38,9 ccm Normal-Kalilauge erforderlich sein, was einem Gehalte von 24,8 bis 25,2 Prozent Chlorwasserstoff entspricht (1 ccm Normal-Kalilauge = 0,03647 g Chlorwasserstoff, Dimethylaminoazobenzol als Indikator).

Vorsichtig aufzubewahren.

Die Angaben über Gehalt, spezifisches Gewicht und Titer wurden unter sich in Übereinstimmung gebracht.

Geschichtliches. In den dem B a s i l i u s V a l e n t i n u s zugeschriebenen Schriften findet sich zuerst die Darstellung der Salzsäure durch Destillation von Kochsalz mit Eisenvitriol. Das Destillat hieß „Aqua caustica, fressendes Wasser". In der Mitte des 17. Jahrhunderts lehrte G l a u b e r Salzsäure durch Einwirkung von Schwefelsäure auf Kochsalz darstellen, weshalb die rauchende Salzsäure auch den Namen „Spiritus salis fumans Glauberi" erhielt. P r i e s t l e y stellte 1772 Salzsäure in reinem Zustande dar. H u m p h r y D a v y zeigte 1810, daß das Salzsäuregas aus Chlor und Wasserstoff besteht.

Vorkommen in der Natur. F r e i e Salzsäure findet sich in vulkanischen Gasen und in einigen südamerikanischen Flüssen, die ihren Ursprung in vulkanischen Gegenden haben, sowie im Magensafte (0,1—0,2 Prozent).

In g e b u n d e n e m Zustande ist die Salzsäure wohl die verbreitetste und in größten Mengen vorkommende Säure. So ist Kochsalz NaCl fast überall anzutreffen, das zusammen mit anderen salzsauren Salzen an vielen Orten der Erde mächtige Ablagerungen, wie diejenigen zu Staßfurt, bildet.

Nomenklatur. Die chemische Verbindung HCl, die lediglich aus Chlor und Wasserstoff besteht, wird C h l o r w a s s e r s t o f f oder S a l z s ä u r e g a s genannt. Als S a l z s ä u r e oder Chlorwasserstoffsäure bezeichnet man im gewöhnlichen Sprachgebrauch wässerige Auflösungen von Chlorwasserstoff (gasförmiger Salzsäure) in verschiedener Stärke. Der Name „Acidum hydrochloricum" bringt die Zusammensetzung der Salzsäure aus Chlor und aus Wasserstoff zum Ausdruck. Der Name Acidum m u r i a t i c u m stammt von Muria, der Bezeichnung für unreines Kochsalz bei Plinius.

Darstellung. Die Darstellung der Salzsäure erfolgt ausschließlich durch Zerlegung ihrer natürlich vorkommenden Salze, hauptsächlich des Kochsalzes.

a) D a r s t e l l u n g d e r r o h e n S a l z s ä u r e. Die meiste Salzsäure wird im großen als Nebenprodukt bei der Sodafabrikation nach L e b l a n c erhalten (s. Natrium carbonicum). Zur Erzeugung des Natriumsulfats, des Ausgangsmaterials für den Sodaprozeß, werden 2 Mol. Kochsalz mit 1 Mol. sog. Kammersäure, einer Schwefelsäure von 60—64 Prozent, erst bei gelinder, dann bei verstärkter Hitze zersetzt. Der gasförmig entweichende Chlorwasserstoff gelangt zuerst in ein Sandsteintürmchen, dann in große Reihe von B o m b o n n e s, das sind große tönerne Ballons von 180—200 Liter Inhalt nach Art der Woulfeschen Waschflaschen, und schließlich in einen großen Rieselturm (S c h a f f n e r turm), wo die letzten Reste von Salzsäure absorbiert werden. Durch die Bombonnes fließt ständig Wasser dem Gasstrome entgegen, durch Glasröhren ununterbrochen aus einem Gefäß ins andere tretend. Durch dieses „ P r i n z i p d e s G e g e n s t r o m e s ", indem immer das nahezu gesättigte Wasser mit dem an HCl reichstem Gase zusammentrifft und umgekehrt, werden die Abzugsgase bis auf Spuren von Chlorwasserstoff befreit.

In Staßfurt wird Salzsäure aus C h l o r m a g n e s i u m dargestellt. Früher ließ man Chlormagnesium unbenutzt mit den Endlaugen fortfließen. Jetzt formt man aus eingedickter Chlormagnesiumlauge mit Magnesiumoxyd feste Platten von Magnesiumoxychlorid, die beim Glühen den größten Teil ihres Chlors als chlorfreie, mit Feuergasen verdünnte Salzsäure abgeben, die dann wie oben aufgefangen wird.

Beträchtliche Mengen Salzsäure gewinnt man z. B. auch bei der Darstellung von Monochloressigsäure für künstlichen Indigo.

Die so erhaltene r o h e S a l z s ä u r e enthält gewöhnlich kleine Mengen von schwefliger Säure, Schwefelsäure, Chlor, Tonerde, Eisen, organischer Substanz — letztere beiden bedingen

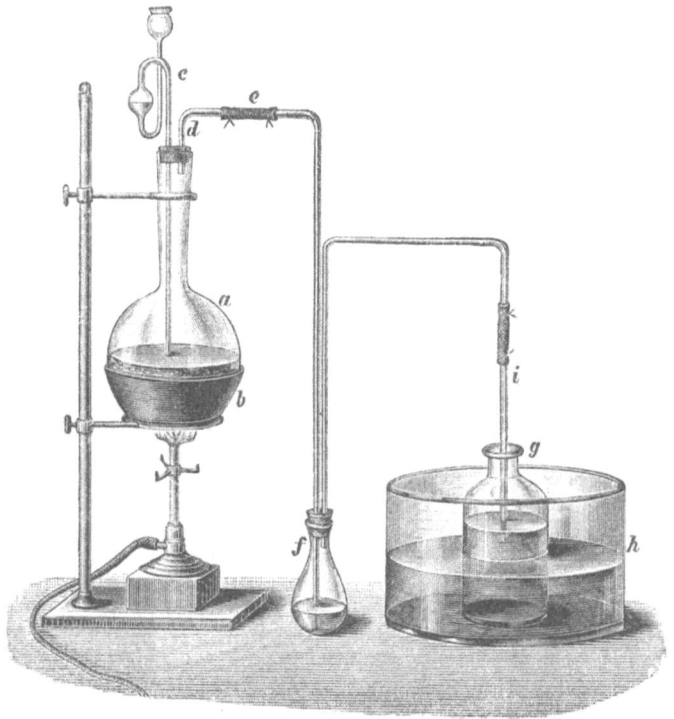

Fig. 31.

die gelbe Farbe — bisweilen auch Stickoxyde, sowie Arsen. Die Reinigung der rohen Salzsäure geschieht in besonderen Fabriken und ist im kleinen nicht lohnend. Nur die Entfernung der Spuren von Arsen, die jedes „reine" Handelspräparat enthält, soll unter c) beschrieben werden.

b) S e l b s t d a r s t e l l u n g v o n r e i n e r S a l z s ä u r e. Notwendig hierzu ist es, K o c h s a l z zu benutzen, das frei ist von Arsen, von Bromiden und Jodiden, sowie von Eisen. Die zu benutzende S c h w e f e l s ä u r e muß frei sein von Arsen und von Oxyden und Säuren des Stickstoffs (Salpetrige Säure und Salpetersäure).

10 T. getrocknetes Kochsalz werden in einen kaum zur Hälfte gefüllten Rundkolben a, der mit einem doppelt durchbohrten Stopfen verschlossen ist, durch eine W e l t e r sche Sicherheitsröhre c mit einem erkalteten Gemisch von 18 T. Schwefelsäure von 1,83 spez. Gewicht und 4 T. Wasser a l l m ä h l i c h übergossen. Es findet alsbald eine Entwicklung von Chlorwasserstoffgas statt, das in der Waschflasche f gewaschen und in dem Gefäß g aufgefangen wird. Die Absorptionsflasche g ist für die Darstellung reiner Salzsäure von 25 Prozent mit 15 T., für die Gewinnung von rauchender Salzsäure mit 7—8 T. destillierten Wassers gefüllt und wird durch die Wanne h durch kaltes Wasser gekühlt. Das Einleitungsrohr darf stets nur etwa ½ cm in

das absorbierende Wasser eintauchen; vermehrt sich die Flüssigkeit während des Prozesses, so muß das Gefäß *g* entsprechend niedriger gestellt werden. Nachdem die ganze Säure a l l m ä h - l i c h in kleinen Portionen eingetragen ist und die Gasentwicklung in der Kälte nachgelassen hat, heizt man das Sandbad *b* s e h r l a n g s a m an. Hat das Schäumen der Mischung aufgehört, so erhitzt man stärker und setzt die Erhitzung bis zum vollständigen Flüssigwerden des Kolbeninhaltes fort. Die Beendigung der Entwicklung zeigt sich daran, daß die Gasblasen unregelmäßig auftreten und das Waschgefäß infolge des überdestillierenden Wassers sehr warm wird (Fig. 31).

Die in der Vorlage gesammelte Säure wird das Volumen von fast 18½ T. Wasser einnehmen, ca. 20,8 T. wiegen und ein spez. Gewicht von ca. 1,138 haben, was einem Gehalt von 28 Prozent Chlorwasserstoff entspricht (vgl. weiter unten die Gehaltstabelle). Um sie auf den Gehalt von 25 Prozent Chlorwasserstoff zu bringen, wäre sie bei einem spez. Gewicht von 1,138 und einem Gewicht von 20,8 T. (25 : 28 = 20,8 : x = 23,28) bis auf 23,28 T. mit destilliertem Wasser zu vermehren, d. h. mit 2,48 T. Wasser zu verdünnen. Um diese Operation direkt mit dem Destillat vornehmen zu können, ist es angezeigt, von dem Vorlagegefäß vor der Verwendung genaue Tara zu nehmen. Die theoretische Ausbeute aus 10 T. Chlornatrium beträgt 6,23 T. Chlorwasserstoff oder (4 × 6,23 =) 24,9 T. 25 prozentiger Salzsäure, denn 58,5(NaCl) : 36,5(HCl) = 10 : x (= 6,23).

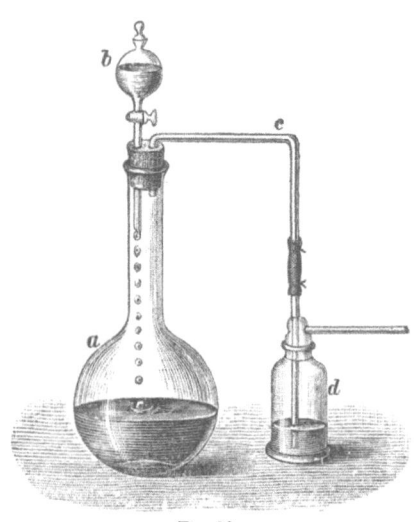

Fig. 32.

c) D a r s t e l l u n g a r s e n f r e i e r Salzsäure. Nach B e c k u r t s (Archiv **222**,684) verfährt man am bequemsten, wenn man eine möglichst konzentrierte, als „rein" im Handel bezeichnete Säure mit Eisenchlorür destilliert und das vierte bis neunte Zehntel auffängt. Der schwache Eisengehalt der so erhaltenen Säure schadet für den Arsennachweis nicht.

Nach B l o e m e n d a h l (Archiv **246**,600) soll man Natriumchlorid arsenfrei machen und dieses mit reiner Schwefelsäure destillieren. Gesättigte Kochsalzlösung wird mit Brom-Bromkaliumlösung bis zur schwachen Gelbfärbung versetzt und nach 24 Stunden mit soviel Ammoniak versetzt, daß die Lösung 2½ Prozent Ammoniak enthält. Zu je 4 Liter dieser Lösung werden 100 ccm Magnesiamixtur und nachher 3 mal je 20 ccm gesättigte Natriumphosphatlösung hinzugefügt (der erneute Zusatz erfolgt stets erst, nachdem völlige Klärung eingetreten ist). Nach 24 Stunden wird die Lösung abfiltriert und eingedampft. Aus dem Rückstande, der aus Natrium-, Magnesium- und Ammoniumchlorid besteht, wird durch Destillation mit Schwefelsäure arsenfreie Salzsäure entwickelt. Die Säure enthält Brom und Bromwasserstoff. Arsenfreie Salzsäure muß in Flaschen aus echtem Porzellan aufbewahrt werden.

d) D a r s t e l l u n g v o n S a l z s ä u r e g a s zum kontinuierlichen Gebrauche. Im chemischen Laboratorium wird häufig Salzsäure in Gasform gebraucht. Diese durch Erhitzen von Kochsalz mit Schwefelsäure darzustellen, ist unbequem. Von den vielfach vorgeschlagenen Entwicklungsmethoden ist die E i n w i r k u n g v o n k o n z e n t r i e r t e r S c h w e f e l - s ä u r e a u f r a u c h e n d e S a l z s ä u r e die bequemste: Man bringt in einen 2—4 Liter fassenden Kochkolben 0,5—1 Liter r a u c h e n d e S a l z s ä u r e und verschließt den Kolben mit einem Kautschukstopfen, der in einer Bohrung einen kurzen Glashahntrichter, in der anderen ein Gasabzugsrohr enthält. Der Glashahntrichter wird mit k o n z e n t r i e r t e r S c h w e f e l - s ä u r e gefüllt und für gewöhnlich geschlossen gehalten. — Zum Gebrauche läßt man durch den Glashahntrichter tropfenweise oder in dünnem Strahle konzentrierte Schwefelsäure zu der rauchenden Salzsäure hinzutreten, worauf eine ruhige Entwicklung von Salzsäuregas erfolgt. Hierbei wirkt die Schwefelsäure wasserentziehend und veranlaßt hierdurch, sowie durch die gleichzeitig eintretende Temperatursteigerung das Entweichen gasförmiger Salzsäure. Fig. 32.

e) C h e m i s c h e r V o r g a n g. Bei der Darstellung der Salzsäure aus Kochsalz und Schwefelsäure vertreibt die weniger dissoziierte, also schwächere Schwefelsäure die stärkere Salzsäure. Die Möglichkeit, die stärkere Säure durch eine schwächere aus ihrem Salz zu vertreiben, beruht auf der verschiedenen Flüchtigkeit der beiden Säuren. Wirkt Schwefelsäure auf Chlornatrium ein, so wird zunächst nur eine geringe Menge Chlorwasserstoff gebildet, und wenn dieser nicht flüchtig wäre, so würde ein chemisches Gleichgewicht eintreten und der Prozeß nicht weiter verlaufen. Nun entweicht aber schon bei geringem Erwärmen Chlorwasserstoff gasförmig. Dadurch wird das Gleichgewicht zerstört, es muß neuer Chlorwasserstoff gebildet, also neues Kochsalz zerlegt werden. Da der Chlorwasserstoff entweicht, geht der Vorgang immer weiter, bis schließlich alles Kochsalz zersetzt und alle Schwefelsäure verbraucht ist.

Bei der Zersetzung des Chlornatriums durch Schwefelsäure kann man zwei Stufen unterscheiden. In der e r s t e n S t u f e, die schon bei niedriger Temperatur (100^0—110^0) zu Ende geführt wird, wirkt Schwefelsäure auf Kochsalz ein unter Bildung von S a l z s ä u r e und s a u - r e m N a t r i u m s u l f a t, und zwar entsteht das letztere auch dann, wenn man einen Über- schuß von Kochsalz anwendet:

$$2\,NaCl \; + \; H_2SO_4 \; = \; HCl \; + \; NaHSO_4 \; + \; NaCl$$

Kochsalz   Schwefelsäure   Salzsäure   saures Natriumsulfat   Kochsalz

In der z w e i t e n S t u f e der Reaktion wirkt saures Natriumsulfat auf das noch vor- handene Kochsalz ein unter Freimachung von Salzsäure, aber diese Reaktion

$$NaCl \; + \; NaHSO_4 \; = \; HCl \; + \; Na_2SO_4$$

Kochsalz   saures Natriumsulfat   Salzsäure   neutrales Natriumsulfat

verläuft erst bei sehr viel höherer Temperatur und zwar bei 300^0 und darüber hinaus. In der Technik führt man den Prozeß auf diese Weise zu Ende. Bei der Darstellung im kleinen, wie sie unter c) beschrieben ist, steigert man, um ein Zerspringen der Glasgefäße zu vermeiden, die Tempe- ratur nicht so hoch und erhält als Rückstand saures Natriumsulfat.

Eigenschaften. Als *Acidum hydrochloricum*, S a l z s ä u r e, hat das Arzneibuch eine Lösung von Salzsäuregas in Wasser aufgenommen, die ungefähr 25 Prozent HCl enthält.

Sie ist eine klare, farblose, in der Wärme flüchtige Flüssigkeit von saurem Geruch und Geschmack.

Bemerkenswert ist das Verhalten wässeriger Lösungen von Salzsäure beim Sieden. Sehr konzentrierte Lösungen lassen schon bei gewöhnlicher Temperatur Salzsäuregas entweichen und rauchen daher an der Luft. Eine wässerige Lösung von 1,190 spez. Gewicht beginnt bei 60^0 zu sieden. Es entweicht zunächst fast nur gasförmige Salzsäure, während die Temperatur bei fortgesetztem Erhitzen allmählich bis auf 110^0 steigt und hier konstant bleibt. Bei 110^0 destilliert eine Säure von 1,104 spez. Gewicht mit einem Gehalte von 20,17 Prozent Chlorwasserstoff. Werden verdünnte wässerige Lösungen von Salzsäure erhitzt, so beginnen sie bei 100^0 zu sieden; es entweicht jedoch im wesentlichen nur Wasserdampf, und die Lösung wird reicher an Chlor- wasserstoff. Allmählich steigt der Siedepunkt auf 110^0 und bei dieser Temperatur destilliert dann die 20,17 prozentige Salzsäure von 1,104 spez. Gewicht über, deren Zusammensetzung keiner besonderen „ H y d r a t form" entspricht, da sie vom Drucke abhängig ist, bei dem die Destillation ausgeführt wird. Bei 2,3 Atm. ist sie 18 prozentig und bei 0,066 Atm. 23 prozentig.

Auf Zusatz von Silbernitratlösung gibt Salzsäure einen weißen, käsigen Niederschlag von Chlorsilber, der in Salpetersäure unlöslich, dagegen in Ammoniakflüssigkeit mit Leichtigkeit löslich ist. Bringt man in die Nähe der Salzsäure einen mit Ammoniakflüssigkeit befeuchteten Glasstab, so bilden sich Nebel von Ammoniumchlorid (NH_4Cl = Salmiak). Bringt man in ein Probierrohr eine Messerspitze voll Braunstein (Mangansuperoxyd MnO_2), übergießt diesen mit Salzsäure und erwärmt gelinde über einer kleinen Flamme, so erfolgt Entwicklung von Chlor- dämpfen. Diese sind charakterisiert durch ihre Schwere, ihre grüne Färbung, durch den er- stickenden Geruch und dadurch, daß sie befeuchtetes Lackmuspapier sofort bleichen.

In wässeriger Lösung ist Chlorwasserstoff als stärkste aller Säuren reichlich in seine Ionen, H˙ und Cl′, zerfallen. Salzsäure zeigt daher in chemischer Hinsicht die Eigenschaften einer Säure, sie rötet z. B. Lackmuspapier. (Trocknes Salzsäuregas tut dies mit trocknem Papier nicht, weil sich nur in Lösung H-Ionen abdissoziieren.) Mit Metallen, Metalloxyden und Metallhydroxyden bildet Salzsäure Salze, die C h l o r i d e heißen. Da Salzsäure eine einwertige Säure ist, bildet sie nur eine Reihe von Salzen, doch sind auch basische Salze = basische Chloride (d. h. Ver- bindungen von neutralem Chlorid mit Metalloxyd oder Hydroxyd) bekannt, z. B. Z i n k - o x y c h l o r i d = $ZnCl_2 . Zn(OH)_2$.

Mit den Alkoholen bildet die Salzsäure E s t e r, die auch als Substitutionsprodukte der betreffenden Kohlenwasserstoffe aufgefaßt werden können. Sie entstehen schon durch Sättigung der Alkohole mit Salzsäuregas, z. B.:

$$C_2H_5 . OH \; + \; HCl \; = \; H_2O \; + \; C_2H_5Cl$$

Äthylalkohol   Salzsäure   Wasser   Salzsäure-Äthylester = Äthylchlorid

= Monochloräthan

Prüfung. Eine reine Salzsäure unterscheidet sich schon äußerlich von der rohen Säure dadurch, daß sie klar und farblos ist. Grobe Verunreinigungen werden sich auch schon zu erkennen geben, wenn etwa 10 Tropfen auf einem reinen Uhrglase auf dem Wasserbade verdunstet werden, denn Salzsäure soll in der Wärme o h n e R ü c k s t a n d flüchtig sein.

Zu den vom Arzneibuch vorgeschriebenen Prüfungen ist folgendes zu bemerken: Entgegen der letzten Ausgabe soll die Prüfung auf C h l o r und s c h w e f l i g e r S ä u r e in der nicht neutralisierten Lösung vorgenommen werden. Bei Gegenwart von Chlor wird aus dem Jodzink Jod in Freiheit gesetzt, das die Stärke s o f o r t blau färbt. Nach einiger Zeit entsteht durch den Luftsauerstoff in jeder sauren Jodzinkstärkelösung blaue Jodstärke. Bei der Prüfung auf schweflige Säure soll durch die zugefügte Jodlösung die schweflige Säure zu Schwefelsäure oxydiert werden, wozu man ihr 5 Minuten Zeit geben soll.

$$H_2SO_3 \;+\; O H_2 + J_2 \;=\; 2\,HJ \;+\; H_2SO_4$$

Schweflige Säure   Wasser   Jod   Jodwasserstoff   Schwefelsäure

Die so gebildete Schwefelsäure gibt dann mit Baryumnitrat unlösliches Baryumsulfat.

Gehaltsbestimmung. Am schnellsten bestimmt man den Gehalt an gasförmigem Chlorwasserstoff durch das spez. Gewicht. Einer Säure von 25 Prozent würde ein spez. Gewicht von 1,126 entsprechen. Da aber die Salzsäure leicht aus dem Glase Stoffe aufnimmt, die das spez. Gewicht verändern, aber den Gehalt kaum beeinflussen, so ist, wie bei dem Gehalte selbst, ein Spielraum von 1,126—1,127 zugelassen. Hat man keine Tabelle zur Hand, aus der man den Gehalt ablesen kann, so kann man ihn auch a n n ä h e r n d finden, wenn man die Hundertstel des spez. Gewichts mit 2 multipliziert; eine Säure vom spez. Gewicht 1,125 würde also hiernach 25 Prozent HCl enthalten (nach der Tabelle 24,78 Prozent).

Gehalt der wässerigen Salzsäure an HCl bei 15⁰ nach Lunge und Marchewski.

Spez. Gewicht bei 15⁰	Grade Baumé	Prozent HCl	Spez. Gewicht bei 15⁰	Grade Baumé	Prozent HCl	Spez. Gewicht bei 15⁰	Grade Baumé	Prozent HCl
1,005	0,7	1,15	1,075	10,0	15,16	1,145	18,3	28,61
1,010	1,4	2,14	1,080	10,6	16,15	1,150	18,8	29,57
1,015	2,1	3,12	1,085	11,2	17,13	1,155	19,3	30,55
1,020	2,7	4,13	1,090	11,9	18,11	1,160	19,8	31,52
1,025	3,4	5,15	1,095	12,4	19,06	1,165	20,3	32,49
1,030	4,1	6,15	1,100	13,0	20,01	1,170	20,9	33,46
1,035	4,7	7,15	1,105	13,6	20,97	1,175	21,4	34,42
1,040	5,4	8,16	1,110	14,2	21,92	1,180	22,0	35,39
1,045	6,0	9,16	1,115	14,9	22,86	1,185	22,5	36,31
1,050	6,7	10,17	1,120	15,4	23,82	1,190	23,0	37,23
1,055	7,4	11,18	1,125	16,0	24,78	1,195	23,5	38,16
1,060	8,0	12,19	1,130	16,5	25,75	1,200	24,0	39,11
1,065	8,7	13,19	1,135	17,1	26,70			
1,070	9,4	14,17	1,140	17,7	27,66			

Genauer wird der Gehalt durch Titration mit Normal-Kalilauge bestimmt. Nach der Gleichung

$$HCl \;+\; KOH \;=\; KCl \;+\; H_2O$$

entspricht 1 Mol. KOH (= 1000 ccm Normal-Kalilauge) = 1 Mol. HCl (36,47 g)

1 ccm Normal-Kalilauge = 0.03647 g HCl
38,3 „   „   „   = 1,397   g HCl
38,9 „   „   „   = 1,419   g HCl

Da die Mengen in 5 ccm oder bei einem spez. Gewicht von 1,126 in 5,63 g enthalten sein sollen, so berechnet sich der Gehalt der Salzsäure an Chlorwasserstoff zu 24,8—25,2 Prozent.

Aufbewahrung. Wie alle Säuren, werde auch die Salzsäure in mit Glasstopfen versehenen Glasgefäßen und zwar vor ammoniakhaltiger Luft möglichst geschützt aufbewahrt. Da sie durch den Einfluß des direkten Sonnenlichtes unter Bildung von freiem Chlor zersetzt wird, auch eine hohe Dampfspannung besitzt, so bewahre man größere Vorräte im Keller an einem schattigen Orte, in der Offizin nicht zu große Mengen, am besten in einem besonderen S ä u r e -

s c h r ä n k c h e n auf. Das letztere empfiehlt sich schon deshalb, weil Salzsäuredämpfe die Emaille der Standgefäßaufschriften beschädigt. Zweckmäßig ist es auch, die Säureflaschen auf P o r z e l l a n u n t e r s ä t z e zu stellen.

Dispensation. Ist Salzsäure in Mixturen verschrieben, so beachte man, daß die Salzsäure stets der fertigen Mixtur als l e t z t e r Bestandteil zuzusetzen ist, da im umgekehrten Falle alle nach der Salzsäure zur Verwendung gelangenden Flüssigkeiten, z. B. das destillierte Wasser, die Sirupe usw. salzsäurehaltig werden. — Unverdünnte Salzsäure ist stets in G l a s - s t o p f e n g l ä s e r n , bzw. in Gläsern mit Gummistopfen abzugeben.

Wirkung und Anwendung. Im unverdünnten Zustande wirkt Salzsäure auf Haut und Schleimhäute ätzend und ruft, in den Magen gebracht, heftige Magenentzündung hervor. Gegenmittel sind Eiweiß, Milch, Seife; kohlensaure Alkalien sind wegen der heftigen Kohlensäureentwicklung unzweckmäßig.

Man verwendet sie ä u ß e r l i c h als Ätzmittel fast gar nicht mehr. I n n e r l i c h gibt man sie in starker Verdünnung (siehe Acidum hydrochloricum dilutum).

Rauchende Salzsäure, *A c i d u m h y d r o c h l o r i c u m f u m a n s*, heißt im Handel eine Salzsäure von spez. Gewicht 1,190 und 38,5 Prozent Gehalt an Chlorwasserstoff. Sie findet nahezu ausschließlich für organisch-synthetische Arbeiten und als Reagens Verwendung.

Rohe Salzsäure, *A c i d u m h y d r o c h l o r i c u m c r u d u m* ist von dem Arzneibuch nicht aufgenommen worden. Es ist wichtig für den Apotheker, daß er die von ihm bezogene rohe Salzsäure auf Arsengehalt in der von dem Arzneibuche für *Acidum hydrochloricum* vorgesehenen Weise prüft und Lieferung a r s e n f r e i e r , r o h e r S a l z s ä u r e v o r h e r z u r B e - d i n g u n g m a c h t .

Acidum hydrochloricum dilutum.
𝕭erbünnte 𝕾alzſäure.
Syn.: Acidum muriaticum dilutum.

𝕲ehalt 12,4 bis 12,6 𝕻rozent 𝕮hlorwaſſerſtoff (HCl, 𝔐ol.=𝕲ew. 36,47).

𝕾alzſäure . . . . 1 𝕿eil
𝔚aſſer   . . . . 1 𝕿eil

werden gemiſcht.

𝕾pezifiſches 𝕲ewicht 1,061 bis 1,063.

𝕲ehaltsbeſtimmung. 𝔷um 𝔑eutraliſieren eines 𝕲emiſches von 5 ccm verdünnter 𝕾alzſäure und 25 ccm 𝔚aſſer müſſen 18,0 bis 18,4 ccm 𝔑ormal=𝕶alilauge erforderlich ſein, was einem 𝕲ehalte von 12,4 bis 12,6 𝕻rozent 𝕮hlorwaſſerſtoff entſpricht (1 ccm 𝔑ormal=𝕶alilauge = 0,03647 g 𝕮hlorwaſſerſtoff, 𝔇imethylaminoazobenzol als 𝔍ndikator).

Die Angaben über Gehalt, spez. Gewicht und Titer wurden mit dem Verdünnungsverhältnis in Übereinstimmung gebracht.

Man achte beim Mischen der Säure darauf, daß man die reine Salzsäure in das abgewogene Wasser gießt. Würde man umgekehrt verfahren, so würde wegen der leichten Flüchtigkeit des Chlorwasserstoffs der Inhalt des Gefäßes von Aqua destillata HCl-haltig werden.

Prüfung. Da man das Präparat aus reiner Säure selbst mischt, so ist eine Prüfung der verdünnten Säure überflüssig. Um die Richtigkeit der gemachten Wägungen zu kontrollieren, kann man das spez. Gewicht bestimmen, für das, analog dem der konzentrierten Säure, ein gewisser Spielraum zugelassen ist.

Bei der Titration wird 1 ccm Normal-Kalilauge durch 0,03647 g Chlorwasserstoff neutralisiert, den zu verbrauchenden 18,0—18,4 ccm Normal-Kalilauge entsprechen also 0,6564— 0,6710 g HCl. Da diese Menge in 5 ccm oder 5,310 g (= 5 × 1,062) enthalten sein sollen, so berechnet sich der Gehalt der verdünnten Salzsäure an Chlorwasserstoff zu 12,36—12,64 Prozent (5,310 : 0,6564 = 100 : x; x = 12,36).

Anwendung. Die verdünnte Salzsäure wird (in 1—2 prozentiger Lösung) viel bei verschiedenen Magenstörungen gegeben; wie leicht verständlich, hilft sie in den Fällen am besten, in denen zu wenig oder gar keine natürliche Salzsäure vom Magen abgesondert wird, was sowohl bei alkalischer als auch bei saurer Reaktion des Magensaftes vorkommt; im letzteren Falle rührt die saure Reaktion von organischen Säuren her. — Außerdem wird sie häufig bei fieberhaften Zuständen als durstlöschendes und appetitanregendes Mittel (in schleimigem Vehikel) verordnet.

Auch in der T i e r h e i l k u n d e wird die stark verdünnte Salzsäure viel als Stomachikum benutzt.

Acidum lacticum. — Milchsäure.

Syn.: Gärungsmilchsäure.　α-Oxypropionsäure.

Gehalt annähernd 75 Prozent Milchsäure und 15 Prozent Milchsäureanhydrid, berechnet auf Milchsäure ($CH_3.CH(OH).COOH$, Mol.-Gew. 90,05).

Klare, farblose oder schwach gelbliche, geruchlose, sirupdicke, rein sauer schmeckende, hygroskopische Flüssigkeit, die in Wasser, Weingeist und Äther in jedem Verhältnis löslich ist.

Spezifisches Gewicht 1,210 bis 1,220.

Beim Erwärmen von Milchsäure mit Kaliumpermanganatlösung entwickelt sich der Geruch des Acetaldehyds. Milchsäure verbrennt mit schwach leuchtender Flamme.

Milchsäure darf bei gelindem Erwärmen nicht nach Fettsäuren riechen und darf, in einem mit Schwefelsäure gespülten Glase über Schwefelsäure geschichtet, diese innerhalb 15 Minuten nicht färben (Zucker). Die wässerige Lösung (1 + 9) darf weder durch Schwefelwasserstoffwasser (Schwermetallsalze), noch durch Baryumnitratlösung (Schwefelsäure), Silbernitratlösung (Salzsäure), Ammoniumoxalatlösung (Calciumsalze) oder überschüssiges Kalkwasser, auch nicht beim Erhitzen mit Kalkwasser (Weinsäure, Oxalsäure, Citronensäure) verändert werden.

Werden 2 ccm Äther tropfenweise mit 1 ccm Milchsäure versetzt, so darf die Mischung auch nicht vorübergehend getrübt werden (Mannit, Glyzerin).

Milchsäure darf beim Verbrennen höchstens 0,1 Prozent Rückstand hinterlassen.

Gehaltsbestimmung. 5 g Milchsäure werden in einem Meßkölbchen mit Wasser auf 50 ccm verdünnt. 20 ccm dieser Mischung werden in einem Kölbchen aus Jenaer Glas mit Normal-Kalilauge neutralisiert. Hierzu müssen mindestens 16,6 ccm Normal-Kalilauge erforderlich sein, was einem Mindestgehalte von 74,7 Prozent Milchsäure entspricht. Die neutralisierte Flüssigkeit wird mit weiteren 10 ccm Normal-Kalilauge versetzt und 1 Stunde lang auf dem Wasserbad erwärmt. Zum Neutralisieren sind etwa 6,7 ccm Normal-Salzsäure erforderlich, was einem Gehalte von annähernd 15 Prozent Milchsäureanhydrid, berechnet auf Milchsäure, entspricht. (1 ccm Normal-Kalilauge = 0,09005 g Milchsäure, Phenolphthalein als Indikator).

Bei der Gehaltsbestimmung wurde der Gehalt an Milchsäureanhydrid in Rechnung gezogen.

Geschichtliches. Im Jahre 1780 schied S c h e e l e die Milchsäure als besondere Säure aus der sauren Milch ab, aus deren Geschmack man vordem auf die Anwesenheit von Essigsäure geschlossen hatte. B e r z e l i u s wies (1807) die Milchsäure auch in tierischen Stoffen nach. L i e b i g unterschied zuerst die Fleischmilchsäure von der Gärungsmilchsäure. Die Darstellung der Milchsäure aus Alanin (Amidopropionsäure, $C_3H_7O_2N$) und damit ihre Totalsynthese wurde von S t r e c k e r, die aus α-Propylenglykol von W u r t z entdeckt. Um die Aufklärung der interessanten Isomerieverhältnisse hat sich besonders W i s l i c e n u s verdient gemacht.

Die verschiedenen Milchsäuren. Man unterscheidet vier verschiedene Milchsäuren, und zwar:

　a) Drei α-Oxypropionsäuren:

　　1. Die Ä t h y l i d e n - oder G ä r u n g s m i l c h s ä u r e, $CH_3.CH(OH).COOH$, schlechthin „Milchsäure" oder „gewöhnliche Milchsäure" genannt. Sie ist o p t i s c h i n a k t i v.

　　2. Die P a r a - oder F l e i s c h m i l c h s ä u r e. Dieselbe ist rechtsdrehend.

　　3. Die Links-Milchsäure.

　b) Die β-Oxypropionsäure:

　　4. Die Ä t h y l e n m i l c h s ä u r e, $CH_2(OH).CH_2.COOH$.

Vorkommen und Bildung. Von diesen verschiedenen Milchsäuren ist die am häufigsten und in den größten Mengen vorkommende die G ä r u n g s m i l c h s ä u r e. Sie findet sich sehr häufig im Magensaft und im Mageninhalt, ferner im Dünndarm, außerdem ist sie noch mit einiger Sicherheit in der grauen Substanz des Gehirns aufgefunden worden. Bei Magenkartarrhen, sowie nach dem Tode ist die Menge der Milchsäure im Mageninhalte erheblich vermehrt.

Milchsäure entsteht in besonders reichlicher Menge immer dann, wenn zucker- oder stärkehaltige Flüssigkeiten bei höherer Temperatur und bei Gegenwart von Eiweißstoffen der Gärung unterliegen. Daher ist Milchsäure ein wesentlicher Bestandteil der sauren Milch, des Sauerkrautes, der sauren Gurken, deren sauren Geschmack sie bedingt. Aus dem nämlichen Grunde erklärt sich die Anwesenheit der Milchsäure in der Lohbrühe, in Auszügen von Kleie (in Kleienbädern), in den bei der Stärkefabrikation abfallenden Abwässern, in dem bei der Spiritusfabrikation hinterbleibenden Phlegma usw.

Die F l e i s c h m i l c h s ä u r e oder P a r a m i l c h s ä u r e ist von L i e b i g im Muskelfleische (Fleischsaft) aufgefunden worden; sie ist im Fleischextrakt enthalten. Ferner hat man sie nachgewiesen in der Galle, im Blute und bei gewissen pathologischen Zuständen im Harne, z. B. bei Phosphorvergiftung, bei Leberatrophie, Osteomalacie, und bei Trichinosis.

Die Links-Milchsäure kann durch Spaltung der gewöhnlichen Gärungsmilchsäure durch den Bacillus acidi laevolactici erhalten werden. Dieser verbraucht zu seiner Ernährung den rechtsdrehenden Teil der gewöhnlichen (inaktiven) Milchsäure, während der linksdrehende Teil von dieser Bakterienart nicht assimiliert werden kann. Eine weitere Trennung der inaktiven Milchsäure kann mit Hilfe der Strychninsalze erfolgen, das Strychninsalz der Links-Milchsäure ist schwerer löslich als das Rechts-Laktat. Die Trennung erfolgt durch fraktionierte Kristallisation.

Die Äthylenmilchsäure ist bis jetzt natürlich vorkommend noch nicht beobachtet worden; sie muß auf dem Wege der Synthese dargestellt werden.

Chemie. Die Milchsäuren leiten sich von der Propionsäure dadurch ab, daß ein außerhalb der Carboxylgruppe stehendes H-Atom durch eine OH-Gruppe ersetzt ist. Sie sind deshalb auch als Oxypropionsäuren zu bezeichnen. — Bei Betrachtung der Formel der Propionsäure zeigt es sich, daß zwei chemisch verschiedene Oxypropionsäuren zu erwarten sind, je nachdem die Ersetzung eines Wasserstoffatomes durch die Hydroxylgruppe in der CH_3-Gruppe oder in der CH_2-Gruppe der Propionsäure erfolgt. Diese beiden isomeren Säuren unterscheidet man als α-Oxypropionsäure und β-Oxypropionsäure, und zwar bezeichnet man, von der Carboxylgruppe ausgehend, das erste Kohlenstoffatom als α-ständig, das zweite als β-ständig usf., nämlich:

$$CH_3-CH_2-COOH \qquad CH_3-CH(OH)-COOH \qquad CH_2.OH-CH_2-COOH$$

Propionsäure $\qquad$ α-Oxypropionsäure $\qquad$ β-Oxypropionsäure
(Äthyliden-Milchsäure) $\qquad$ (Äthylen-Milchsäure)

Die α-Oxypropionsäure enthält ein asymmetrisches Kohlenstoffatom (in der Formel fettgedruckt), d. h. die vier Valenzen dieses Kohlenstoffatoms sind durch vier verschiedene Gruppen gesättigt.

$$CH_3-\overset{\displaystyle H}{\underset{\displaystyle OH}{C}}-COOH$$

Alle Stoffe mit einem asymmetrischen Kohlenstoffatom sind optisch aktiv, d. h. sie drehen die Ebene des polarisierten Lichtes, und daher sind drei verschiedene Isomere möglich, eine rechtsdrehende Modifikation, eine linksdrehende, und die Vereinigung beider, eine optisch inaktive Form. Über die Theorie des asymmetrischen Kohlenstoffatoms und die Lehre von der durch räumliche Anordnung der Substituenten bedingten Isomerie, der Stereoisomerie, muß auf die Lehrbücher verwiesen werden.

Äthyliden-Milchsäure, α-Oxypropionsäure, gewöhnliche inaktive Milchsäure, Acidum lacticum.

Bildung: 1. Durch Oxydation des zugehörigen primären Alkohols, d. i. des α-Propylenglykols mit Salpetersäure

$$CH_3-CH(OH)-CH_2OH + 2O = H_2O + CH_3-CH(OH).COOH$$

α-Propylenglykol $\qquad\qquad\qquad$ α-Oxypropionsäure

2. Durch Einwirkung von Kalilauge auf α-Brompropionsäure

$$CH_3-CH \begin{array}{|c} Br \\ \hline K \end{array} \begin{array}{c} COOH \\ OH \end{array} = KBr + CH_3-CH(OH).COOH$$

α-Oxypropionsäure

3. Durch Einwirkung von salpetriger Säure auf α-Amidopropionsäure (α-Alanin $CH_3-CH(NH_2)COOH$)

$$CH_3-CH \begin{array}{|c|c} N & H_2 \\ \hline N & O \end{array} \begin{array}{c} -COOH \\ OH \end{array} = N_2 + H_2O + CH_3-CH(OH).COOH$$

α-Oxypropionsäure

4. Aus Acetaldehyd und naszierender Blausäure entsteht Milchsäurenitril, das durch Kochen mit Wasser in Milchsäure und Ammoniak übergeführt werden kann

$$CH_3 - C\diagdown_{O}^{H} + \underset{\underset{CN}{|}}{H} = CH_3 - C\diagdown_{CN}^{H \diagup OH}$$

Acetaldehyd   Blausäure   Milchsäurenitril

$$CH_3 - CH(OH)CN + 2H_2O = NH_3 + CH_3 - CH(OH).COOH$$

Milchsäurenitril   α-Oxypropionsäure

(Wenn in den nachfolgenden Ausführungen von Milchsäure die Rede ist, so ist darunter die Äthyliden- oder Gärungsmilchsäure, das Präparat des Arzneibuchs, zu verstehen.)

Von Wichtigkeit sind die Veränderungen, die die Milchsäure beim Erhitzen, bei Einwirkung wasserentziehender Mittel und bei der Oxydation erleidet:

Milchsäure ist nicht ohne Zersetzung flüchtig. Erhitzt man sie auf 130°—140° oder bewahrt man Milchsäure längere Zeit über wasserentziehenden Mitteln (in einem Exsikkator) auf, so bildet sich Milchsäureanhydrid, von einer dem normalen Bau der Säureanhydride nicht entsprechenden Konstitution

$$CH_3.CH(OH).CO.O.\underset{\underset{CH_3}{|}}{CH}.COOH$$

eine blaßgelbe, nicht kristallisierbare Masse, die in Wasser schwer löslich ist und bei längerem Kochen mit Wasser wieder in Milchsäure übergeht. In der offizinellen Milchsäure ist es zu etwa 15 Prozent enthalten.

Erhitzt man Milchsäure dagegen auf 150°, so entsteht das Laktid; rhombische Tafeln, die in Wasser unlöslich sind und bei 124,5° schmelzen, bei 255° sieden:

$$\underset{\underset{CO.O.CH.CH_3}{|\qquad\quad|}}{CH_3.CH.O.CO}$$

Mit k o n z e n t r i e r t e r S c h w e f e l s ä u r e läßt Milchsäure in der Kälte sich ohne Zersetzung mischen; beim Erwärmen erfolgt Zersetzung unter Schwärzung. Beim Erhitzen mit verdünnter Schwefelsäure wird die Milchsäure in Acetaldehyd und Ameisensäure zerlegt:

$$CH_3.CHO \vdots H - COOH = CH_3 - CHO + H.COOH$$

Milchsäure   Acetaldehyd   Ameisensäure

Die nämliche Zersetzung erfolgt durch Einwirkung oxydierender Agentien: Bei der Einwirkung von Kaliumpermanganatlösung auf Milchsäure entsteht ein deutlicher Geruch nach Acetaldehyd, während die abgespaltene Ameisensäure zu Kohlensäure und Wasser oxydiert wird. — Bei Einwirkung von Chromsäure tritt der Geruch nach Essigsäure auf, weil der entstehende Aldehyd sofort in Essigsäure übergeführt wird.

Darstellung. Die Darstellung der Milchsäure erfolgt in der Weise, daß man zuckerhaltige Flüssigkeiten der M i l c h s ä u r e g ä r u n g unterwirft. Der zu vergärende Zucker kann M i l c h z u c k e r sein, wie er z. B. in den Molken vorhanden ist; wohlfeiler ist es jedoch, Traubenzucker zu verwenden oder Rohrzucker; dieser muß vor Einleitung der milchsauren Gärung (durch Zusatz von Weinsäure) invertiert werden.

Bedingung für einen g ü n s t i g e n V e r l a u f der Milchsäuregärung ist die Anwesenheit genügender Mengen von Eiweißstoffen, die man in Gestalt von Milch zusetzt. Ferner muß die Gärtemperatur zwischen 25° und 35° gehalten werden, da bei Temperaturen unter 25° erhebliche Mengen Alkohol, Essigsäure und Propionsäure gebildet werden, und über 36° hinaus Buttersäuregärung eintritt. Beachtenswert ist, daß im Verlaufe der Milchsäuregärung bei Anwendung von Rohrzucker immer kleinere oder größere Mengen von M a n n i t als Nebenprodukt gebildet werden. Wesentlich für den guten Verlauf der Milchsäuregärung ist endlich, daß die durch den Gärungsprozeß entstehende Milchsäure in möglichst kurzen Zeiträumen neutralisiert wird, da schon bei einem Gehalte von 0,8 Prozent Milchsäure die Milchsäuregärung aufhört und nun die Gefahr vorhanden ist, daß an ihrer Stelle Buttersäuregärung auftritt. Aus diesem Grunde muß dafür Sorge getragen werden, daß der Gehalt an f r e i e r Milchsäure in der zu vergärenden Flüssigkeit den angegebenen Wert von 0,8 Prozent nicht erreicht. Man erzielt dies, indem man durch Zusatz von Basen die entstehende Milchsäure in milchsaure Salze überführt, und zwar setzt man entweder von vornherein und auf einmal eine für die ganze Dauer des Gärungsprozesses hinreichende Menge in Wasser unlöslicher basischer Substanzen, z. B. Zinkoxyd, Calciumcarbonat hinzu, oder man neutralisiert in bestimmten Zeiträumen (1—2mal täglich) die jedesmal entstandene Milchsäure durch wasserlösliche basische Substanzen, z. B. durch Natriumcarbonat oder Natriumbicarbonat. Ein nicht allzu hoher Alkaligehalt der Gärflüssigkeit beeinflußt die Gärung nicht in ungünstiger Weise.

Das erforderliche Milchsäureferment setzt man in Gestalt von saurer Milch oder von altem Käse zu. Die Gewinnung der Säure aus der Gärflüssigkeit geschieht in allen Fällen über das durch mehrfache Kristallisation völlig rein zu erhaltende Zinklaktat, das mit 3 Mol. Wasser kristallisiert und in etwa 18 T. Wasser löslich ist.

I. Man löst 3 kg Zucker (Saccharum album) und 15 g Weinsäure in 17 Litern warmem Wasser und läßt diese Lösung zwei Tage stehen, damit der Rohrzucker invertiert, d. h. in ein Gemenge von Dextrose und Lävulose (Invertzucker) umgewandelt werden kann. Alsdann fügt man 100 g alten Käse und 1200 g käufliches Zinkoxyd hinzu, die in 4 Litern saurer Milch verteilt sind, und läßt das Ganze unter öfterem Umrühren 8—10 Tage bei 25⁰—35⁰ stehen. Die Gärung gilt als beendet, wenn die ursprünglich dünnflüssige Masse sich in einen steifen Brei verwandelt. Dieser besteht aus Kristallen von milchsaurem Zink, denen etwas Mannit beigemengt ist. Man bringt die Masse durch Erhitzen bzw. Aufkochen wieder in Lösung, filtriert und dampft das Filtrat zur Kristallisation ein. Die erhaltenen Kristalle werden durch Umkristallisieren gereinigt, dann in Wasser gelöst und die wässerige Lösung nun mit gewaschenem Schwefelwasserstoffgase gesättigt:

$$\left. \begin{array}{l} CH_3 . CH(OH)COO \\ CH_3 . CH(OH)COO \end{array} \right\rangle Zn + S \left| \begin{array}{l} H \\ H \end{array} \right. \quad = \quad ZnS + 2 CH_3 . CH(OH) . COOH$$

Zinklaktat   Zinksulfid   Milchsäure

Es fällt weißes Zinksulfid (Schwefelzink) aus, die vorher an Zink gebundene Milchsäure wird in Freiheit gesetzt und ist jetzt in wässeriger Lösung vorhanden. Man läßt absetzen, filtriert vom Zinksulfid ab und dampft die wässerige Milchsäurelösung bis zur Konsistenz eines dünnen Sirups ab. Da dieser in der Regel noch etwas Mannit und Zinklaktat enthält, so löst man ihn nach dem Erkalten in Äther, wobei Zinklaktat und Mannit ungelöst zurückbleiben. Man entfernt darauf den Äther durch Destillation und bringt die ätherfreie Milchsäure durch Eindampfen auf ein spez. Gewicht von etwa 1,24, worauf man sie nach dem Erkalten auf das geforderte spez. Gewicht von 1,21—1,22 einstellt. (Lautemann.)

II. Nach Bensch werden 3 kg Zucker mit 15 g Weinsäure in 13 Litern heißem Wasser gelöst. Nach einigen Tagen werden 100 g alter Käse und 1500 g Schlämmkreide, in 1 Liter entrahmter saurer Milch verteilt, zugegeben und die Mischung unter öfterem Umrühren bei 25⁰—35⁰ stehen gelassen. Nach 8—10 Tagen hat sich die Flüssigkeit in einen Brei von Calciumlaktat verwandelt. Man bringt dieses durch Erhitzen mit 10 Liter Wasser in Lösung, koliert, dampft die Kolatur bis zur Sirupdicke ab und läßt kristallisieren. Das ausgeschiedene Calciumlaktat wird durch Umkristallisieren gereinigt, darauf durch Schwefelsäure in wässeriger Lösung zersetzt (auf 100 T. Calciumlaktat = 33 T. Schwefelsäure). Die vom ausgeschiedenen Gips getrennte Milchsäurelösung wird mit Zinkoxyd gesättigt, das gebildete Zinklaktat durch Einengen zur Kristallisation gebracht und wie bei I. weiter verarbeitet.

III. Nach Kiliani kann Milchsäure auch durch einfache Spaltung von Rohrzucker erhalten werden: 500 g Rohrzucker, 250 g Wasser und 10 ccm Schwefelsäure (aus 3 T. Acid. sulfuricum und 4 T. Wasser gemischt) werden 3 Stunden lang auf 50⁰ erhitzt, wodurch der Zucker invertiert wird. Nach dem Abkühlen fügt man 400 ccm Natronlauge (1 + 1) in Portionen von 50 ccm zu und erhitzt so lange auf 60⁰—70⁰, bis die Flüssigkeit Fehlingsche Lösung nicht mehr reduziert. Nach dem Abkühlen säuert man mit der oben benutzten Schwefelsäure an, läßt das Natriumsulfat in der Kälte möglichst auskristallisieren und fügt schließlich das mehrfache Volumen Alkohol hinzu. Nach dem Absetzen wird das Filtrat in 2 Hälften geteilt. Die eine wird in der Wärme mit Zinkcarbonat neutralisiert, darauf heiß filtriert und die zweite Hälfte zugegeben. Nach 36stündigem Stehen wird das ausgeschiedene Zinklaktat gesammelt und wie bei I. weiter verarbeitet.

Zu Milchsäure können vergoren werden: Milchzucker, Traubenzucker, Rohrzucker, Mannit, Sorbit, Inosit. Milchzucker und Rohrzucker erfahren vorher jedenfalls eine Umwandlung in Glukosen.

Bleibt die freie Milchsäure oder milchsaure Salze (z. B. Calciumlaktat) enthaltende Gärflüssigkeit längere Zeit sich selbst überlassen, so wird die Milchsäure in Buttersäure übergeführt, wobei Kohlensäure und Wasserstoff entwickelt werden:

$$2 C_3 H_6 O_3 \quad = \quad C_4 H_8 O_2 \quad + \quad 2 CO_2 \quad + \quad 2 H_2$$

Milchsäure   Buttersäure   Kohlensäure   Wasserstoff

Das Auftreten von Wasserstoff deutet daraufhin, daß der sich stets als Nebenprodukt bildende
M a n n i t $C_6H_8(OH)_6$ durch Reduktion einer Glukose entsteht

$$C_6H_6(OH)_6 + 2H \quad = \quad C_6H_8(OH)_6$$
$$\text{Glukose} \qquad\qquad\qquad \text{Mannit}$$

Als Ursache der Milchsäuregärung müssen Mikroorganismen angesehen werden. Indessen
ist die Fähigkeit, aus Kohlehydraten Milchsäure zu erzeugen, nicht etwa auf eine Bakterienart
beschränkt, vielmehr kommt sie einer ziemlich großen Zahl von Bakterienarten zu. Bekannt
ist die Fähigkeit, Milchsäure zu produzieren für die sämtlichen Eiterpilze, besonders die *Sta-
phylokokken*, ferner für das *Bacterium coli commune* und *Bacterium lactis aërogenes*, den *Bacillus
prodigiosus*. Trotzdem wird e i n b e s o n d e r e r Mikroorganismus als M i l c h s ä u r e -
b a c i l l u s bezeichnet, weil man ihn als die Ursache des spontanen Gerinnens der Kuhmilch, also der am häufigsten in die Erscheinung tretenden Milchsäuregärung, erkannt hat.

Der *Bacillus acidi lactici* H u e p p e stellt etwa 1 μ lange, 0,5—0,6 μ dicke Stäbchen
dar, die meist lanzettförmig zugespitzt sind. Sie hängen meist zu zweien aneinander und haben
keine Eigenbewegung. Das Temperaturoptimum für ihre Entwicklung liegt bei 28⁰.

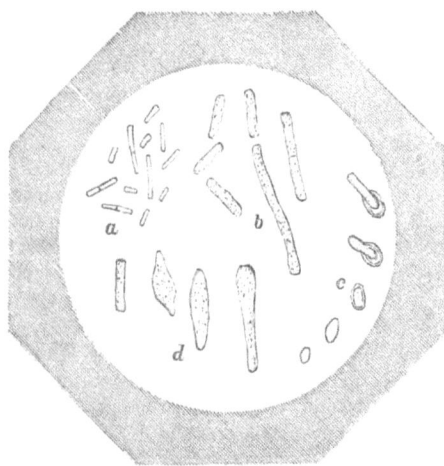

Fig. 33. Milchsäurebazillen. *a* Bacillus acidi lactici,
b Bacillus butyricus, *d* derselbe in Spindel- und
Kaulquappenform, *c* Sporen in Keimung begriffen.
1000fache lineare Vergrößerung.

Eigenschaften d e r M i l c h s ä u r e
d e s A r z n e i b u c h e s. Da sich die Milchsäure ohne Zersetzung (Übergang in Laktid)
in wasserfreiem Zustande nicht darstellen läßt,
so hat das Arzneibuch eine wasserhaltige
Milchsäure aufgenommen, die bei dem geforderten spez. Gewicht von 1,21—1,22 rund
75 Prozent Milchsäure und 15 Prozent Milchsäureanhydrid enthält.

Die Angaben des Arzneibuches sind durch
folgende zu ergänzen: Milchsäure ist in jedem
Verhältnisse in Wasser, Weingeist und Äther
löslich, ist dagegen unlöslich in Petroleumbenzin, Chloroform und in Schwefelkohlenstoff. Beim vorsichtigen Erhitzen auf dem
Platinblech entweicht zunächst Wasser, dann
treten saure Dämpfe auf. Bei stärkerem Erhitzen entzündet sich die Milchsäure, ohne
zu verkohlen, und verbrennt mit nichtleuch-
tender Flamme etwa wie Alkohol, ohne einen
Rückstand zu hinterlassen.

Identitätsreaktion. Man vermischt in
einem Probierglase 3—5 ccm Milchsäure mit
etwa der doppelten Raummenge Kaliumpermanganatlösung und erwärmt schwach über
direkter Flamme. Nach kurzer Zeit macht sich der eigentümliche Geruch des Aldehyds bemerkbar.

$$CH_3 . CHO | H . COOH \quad = \quad CH_3CHO \quad + \quad H . COOH$$
$$\text{Aldehyd} \qquad\qquad \text{Ameisensäure}$$

Die **Prüfung auf Reinheit** erstreckt sich auf den Nachweis von r i e c h e n d e n oder
f ä r b e n d e n Verunreinigungen, Z u c k e r , M e t a l l e n , S c h w e f e l s ä u r e , S a l z -
s ä u r e , C a l c i u m v e r b i n d u n g e n , W e i n s ä u r e , C i t r o n e n s ä u r e , O x a l -
s ä u r e , G l y c e r i n und M a n n i t . Zu den Prüfungen ist folgendes zu bemerken:

Die Milchsäure ist in starker Verdünnung von rein saurem Geschmack und geruchlos.
Würde die Milchsäure B u t t e r s ä u r e enthalten, so würde der Geschmack nicht r e i n sauer,
und bei einem Gehalte von Buttersäure oder Essigsäure würde die Milchsäure auch nicht geruchlos sein, sondern entweder nach Essigsäure oder Buttersäure riechen. Verschärft wird diese Prüfung noch durch die weitere Forderung, daß Milchsäure auch beim g e l i n d e n Erwärmen
keinen Geruch nach Fettsäuren entwickeln soll. Man wird zweckmäßig 10—20 ccm Milchsäure
in ein kleines Bechergläschen bringen, den Inhalt im Wasserbade auf 60⁰—80⁰ erwärmen und
während des Erwärmens die Geruchsprobe anstellen. Es darf auch hierbei kein Geruch nach
Essigsäure oder Buttersäure auftreten, denn diese dürfte das Arzneibuch unter der Bezeichnung
„F e t t s ä u r e n" verstehen. Milchsäure verbrennt ferner, ohne einen f e u e r b e s t ä n -

digen Rückstand zu hinterlassen (unorganische Verunreinigungen, z. B. Natrium-, Calcium-, Zinkverbindungen).

Man spüle ein sauberes Probierrohr mit Schwefelsäure aus, beschicke es mit 2 ccm farbloser reiner konz. Schwefelsäure und schichte auf diese mittels einer Pipette vorsichtig 2 ccm Milchsäure. Es darf sich nach 15 Minuten keine Braunfärbung zeigen, andernfalls könnte eine Verunreinigung durch Zucker vorliegen. Wichtig bei dieser Prüfung ist es, daß dieselbe bei Zimmertemperatur ausgeführt wird, da in der Wärme auch eine reine Milchsäure die Schwefelsäure dunkel färbt. Erwärmt man die Probe durch Einstellen in warmes Wasser, so beginnt bei etwa 35^0—40^0 eine Bräunung der Schichtzone auch bei völlig reiner Milchsäure.

Milchsäure werde nicht durch Ammoniumoxalatlösung verändert; eine Trübung würde Calciumverbindungen anzeigen. Die Beobachtung ist nach etwa 10 Minuten zu machen, da in der sauren Flüssigkeit Spuren von Calciumsalzen nicht sofortige Trübung verursachen. Sie werde endlich durch überschüssiges Kalkwasser weder bei gewöhnlicher Temperatur, noch beim Erhitzen verändert. Eine in der Kälte eintretende Trübung würde auf Oxalsäure oder Weinsäure, eine erst nach dem Erhitzen sich einstellende Trübung dagegen auf Citronensäure hinweisen. Es ist vielleicht nicht überflüssig, auf folgendes hinzuweisen: Nach der Vorrede des Arzneibuches sollen, wenn nichts anderes bestimmt ist, qualitative Prüfungen jedesmal mit 10 ccm der zu prüfenden Flüssigkeit angestellt werden. In diesem Falle wären für rund 1 g Milchsäure je nach der Stärke des Kalkwassers 150—200 ccm Kalkwasser erforderlich.

2 ccm Äther dürfen, wenn ihnen 1 ccm Milchsäure tropfenweise zugemischt wird, weder vorübergehend noch dauernd eine Trübung erleiden. Diese Prüfung richtet sich in erster Linie gegen das Vorhandensein von Mannit, der durch den Gärungsprozeß neben der Milchsäure entsteht und in Äther unlöslich ist, während Milchsäure in jedem Verhältnisse mit Äther mischbar ist. Zu gleicher Zeit aber würden sich auch (der gleichfalls im Äther unlösliche) Zucker und ebenso etwa beigemischtes Glycerin dadurch zu erkennen geben, daß die Mischung nicht klar und blank ausfällt, sondern trübe, emulsionsartig aussieht und nach einiger Zeit womöglich feste Ausscheidungen (von Mannit oder Zucker) erkennen läßt.

Auf Glycerin kann man auch in der Weise prüfen, daß man die Milchsäure mit einem Überschuß von Zinkoxyd zur Trockne bringt und nun den trocknen, aus Zinklaktat + Zinkoxyd bestehenden Rückstand mit absolutem Alkohol extrahiert. Nach dem Verdampfen des Alkohols hinterbleibt das Glycerin als süßer Sirup.

Der erweiterten Gehaltsbestimmung, die nunmehr auch das Anhydrid, das im Darm in Milchsäure übergeht und als solche zur Wirkung kommt, berücksichtigt, ist folgendes hinzuzufügen.

Zuerst wird durch Neutralisation bei Zimmertemperatur die freie Säure bestimmt. Alsdann wird durch Erwärmen mit einem Überschuß von Lauge das Anhydrid in milchsaures Salz verwandelt und die Menge der dem vorhanden gewesenen Anhydrid entsprechenden Milchsäure durch Zurücktitrieren der überschüssigen Lauge ermittelt. Jenaer Glas ist zu verwenden, weil es durch die warme Lauge nicht angegriffen wird und so deren Gehaltsverminderung verhindert.

Aufbewahrung. Wegen der Neigung, Wasser und Ammoniak aus der Luft aufzunehmen, ist Milchsäure in gut geschlossener Flasche aufzubewahren.

Anwendung und Wirkung. Die Milchsäure kommt normal im Magensaft ebenso wie die Salzsäure vor, hat aber wohl nicht die gleiche Bedeutung wie diese für den Ablauf der Verdauung im Magen. — Innerlich wird sie als Darmdesinfiziens, besonders bei Diarrhöen des frühen Kindesalters, in etwa 2prozentiger Lösung mit Zusatz von Mucilaginosis, von manchen Ärzten bevorzugt. — Hauptsächlich wird die Milchsäure als Ätzmittel benutzt; am besten soll sie hier bei den tuberkulösen Geschwüren in den hinteren Teilen der Mundhöhle und im Kehlkopf wirken.

Acidum nitricum. — Salpetersäure.
Syn.: Acidum nitricum purum.

Gehalt 24,8 bis 25,2 Prozent Salpetersäure (HNO_3, Mol.-Gew. 63,02).

Klare, farblose, in der Wärme flüchtige Flüssigkeit. Salpetersäure löst beim Erwärmen Kupfer unter Entwickelung gelbroter Dämpfe zu einer blauen Flüssigkeit.

Spezifisches Gewicht 1,149 bis 1,152.

Die mit Ammoniakflüssigkeit annähernd neutralisierte wässerige Lösung (1 + 5) darf durch

Schwefelwasserstoffwasser nicht verändert (Schwermetallsalze) und durch Baryumnitratlösung innerhalb 5 Minuten höchstens opalisierend getrübt werden (Schwefelsäure). Durch Silbernitrat= lösung darf mit 5 Teilen Wasser verdünnte Salpetersäure nicht verändert werden (Salzsäure). Bringt man in die wässerige Lösung (1 + 2) Zinkfeile, so darf etwas Chloroform, mit dem man nach etwa 1 Minute die Flüssigkeit schüttelt, nicht violett gefärbt werden (Jodsäure). 10 ccm der wässerigen Lösung (1 + 9) dürfen durch 0,5 ccm Kaliumferrocyanidlösung nicht sofort gebläut werden (Eisensalze).

Gehaltsbestimmung. Zum Neutralisieren eines Gemisches von 5 ccm Salpetersäure und 25 ccm Wasser müssen 22,6 bis 23,0 ccm Normal=Kalilauge erforderlich sein, was einem Gehalte von 24,8 bis 25,2 Prozent Salpetersäure entspricht. (1 ccm Normal=Kalilauge = 0,06302 g Salpetersäure.) Als Indikator ist Dimethylaminoazobenzol anzuwenden, das jedoch erst in der Nähe des Neutralisationspunktes zuzusetzen ist.

Vorsichtig aufzubewahren.

Die Angaben über Gehalt, spezifisches Gewicht und Titer wurden in Übereinstimmung gebracht.

Geschichtliches. Die Salpetersäure scheint bereits von G e b e r (im 8. Jahrhundert) durch Destillation von Salpeter mit Alaun dargestellt worden zu sein; nach anderen hätte R a y m u n d L u l l u s (1225) diese Bereitungsweise gelehrt. Nach Beobachtungen von H e r a p a t h dürften jedoch schon die alten Ägypter die Salpetersäure gekannt haben, denn auf den Bekleidungen von Mumien fanden sich dunkle Zeichnungen mit gelbem Rande, in denen sich reduziertes Silber nachweisen ließ, das ursprünglich ebenfalls als Silbernitratlösung angewendet worden war. — In den so genannten Schriften des B a s i l i u s V a l e n t i n u s findet sich die Darstellung von Salpetersäure durch Destillation von Salpeter mit Eisenvitriol, G l a u b e r (im 17. Jahrhundert) lehrte sie durch Destillation von Salpeter mit Vitriolöl darstellen, woher der Name „*Spiritus nitri fumans Glauberi*" stammt. B o e r h a v e (zu Anfang des 18. Jahrhunderts) nannte sie „*Acidum nitri*". Den Namen „S a l p e t e r s ä u r e" erhielt sie von ihrer Erzeugung aus dem Salpeter (*Sal petrae*), den Namen S c h e i d e w a s s e r von ihrer Verwendung zur Scheidung von Gold und Silber. Den Namen *Acidum nitricum*, von N i t r u m (νίτρον = natürliche Soda, später Salpeter) abgeleitet, wurde zu Anfang des 19. Jahrhunderts gebräuchlich. In Frankreich heißt die Salpetersäure *Acide azotique* (Stickstoffsäure); ihre Formel wird dort HAzO₃ geschrieben.

Die Zusammensetzung der Salpetersäure wurde durch L a v o i s i e r (1776) und C a v e n d i s h (1784) aufgeklärt.

Vorkommen in der Natur. I n f r e i e m Z u s t a n d e kommt die Salpetersäure in der Natur nicht vor; dagegen ist sie an Basen gebunden, in Form von s a l p e t e r s a u r e n S a l z e n, „Nitraten" ziemlich weit verbreitet. In Spuren kommt Salpetersäure und zwar als Ammoniumnitrat in Regenwasser vor; an Natrium, Kalium, Calcium und Magnesium gebunden, kommt sie in der Ackerkrume vor, wo sie sich aus stickstoffhaltigen organischen Substanzen durch Oxydation und unter Mitwirkung von Mikroorganismen aus dem Stickstoff der Luft bildet. Als Calciumnitrat bildet sie den sog. M a u e r s a l p e t e r.

Bedeutend ist ihr Vorkommen in den mächtigen Lagern als C h i l e s a l p e t e r NaNO₃ in Peru und Chile.

Darstellung. Salpetersäure wurde bis jetzt ausschließlich durch Umsetzung von Salpeter mit Schwefelsäure gewonnen. Zur Selbstdarstellung der reinen Säure geht man besser vom reineren Kalisalpeter aus, in der Technik bildet der billige Chilesalpeter das Ausgangsmaterial. Abgesehen von der Darstellung der rauchenden Salpetersäure wählt man das Verhältnis zwischen Salpeter und Schwefelsäure so, daß sich als Endprodukt saures Natrium- (oder Kalium-)sulfat bildet:

$$NaNO_3 \; + \; H_2SO_4 \; = \; NaHSO_4 \; + \; HNO_3$$

Natriumnitrat   Schwefelsäure   saures Natriumsulfat   Salpetersäure

Die Reaktion kann in diesem Falle bei relativ niedriger Temperatur und ohne erhebliche Zersetzung der Salpetersäure zu Ende geführt werden. Bei der Berechnung muß berücksichtigt werden, daß konzentrierte Schwefelsäure etwas Wasser und auch der Chilesalpeter nicht 100 Prozent NaNO₃ enthält.

a) D a r s t e l l u n g i m g r o ß e n. 1. a u s C h i l e s a l p e t e r. Chilesalpeter und rohe Schwefelsäure (Pfannensäure) werden aus gußeisernen liegenden Zylindern A — heiße konzentrierte Säuren greifen Eisen wenig an — destilliert. Die entweichenden Säuredämpfe werden in einer Reihe von Steinzeug-Bombonnes B verdichtet. Fig. 34. Die nicht verdichteten roten Dämpfe von salpetriger Säure und Stickstoffdioxyd treten in einen mit Tonringen ausgesetzten Turm D, in dem Wasser herabfließt. Dieses löst die roten Dämpfe zu verdünnter Salpetersäure auf, die sich in den Bombonnes C sammelt. Gewöhnlich sind 2 Retorten und 2 parallele Reihen Bombonnes mit einem Turme verbunden. Die ersten Bombonnes enthalten die aus den Rohmaterialien stammende Schwefelsäure, die letzten das flüchtige Chlor, die mittleren können fast reine Säuren liefern.

Das Rohdestillat ist von aufgelöster salpetriger Säure und Stickstoffdioxyd rot gefärbt. Um diese zu entfernen, wird durch die in den Bombonnes befindliche Säure Luft geblasen, die die roten Dämpfe und einen Teil des Chlors mit fortführt („Bleichen" der Salpetersäure). Die entweichenden Gase werden in den Kondensationsturm D geleitet.

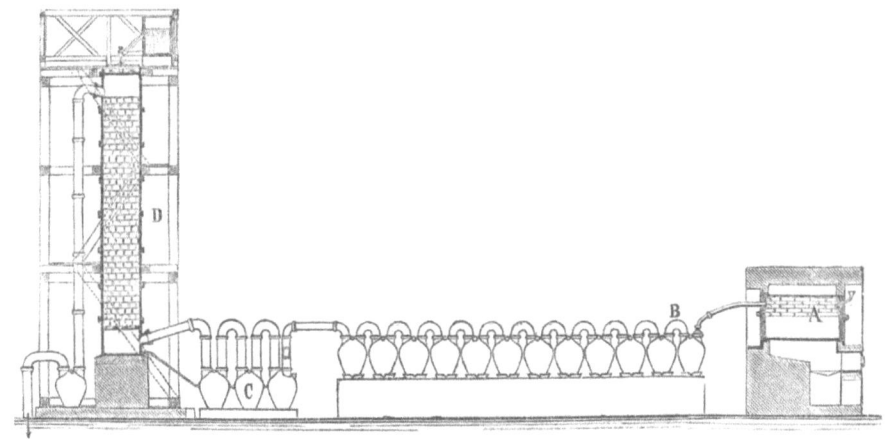

Fig. 34.

b) Salpetersäure aus Luft. Seit Cavendish weiß man, daß der die Luft durchschlagende elektrische Funken kleine Mengen salpetriger Gase bildet. Es entsteht bei hoher Temperatur nur Stickoxyd NO nach der Gleichung

$$N_2 + O_2 \;=\; 2\,NO - 43{,}2 \text{ Kal.}$$

Der Prozeß ist endotherm und wird deshalb durch hohe Temperatur begünstigt. Bei 2000⁰ entstehen aus atmosphärischer Luft bei Gleichgewicht 1,2 Volumprozent NO. Es war also die Aufgabe zu lösen, die Luft möglichst hoch zu erhitzen und möglichst rasch wieder abzukühlen, „abzuschrecken", da der Prozeß umkehrbar ist.

Den norwegischen Chemiker-Ingenieuren Birkeland und Eyde gelang es zuerst die Reaktion erfolgreich im großen auszuführen, indem sie als Energiequelle billige Wasserkräfte in Notodden (Südnorwegen) benutzten. In einem runden Chamottegehäuse erzeugen sie mit Hilfe eines Wechselstromes von 5000 Volt zwischen zwei wassergekühlten Kupferelektroden einen Lichtbogen, den sie durch die Pole eines kräftigen Elektromagneten senkrecht zu den Kraftlinien ablenken und zu einer flachen kreisrunden Scheibe von 2 m Durchmesser ausziehen. Über diese „elektrische Sonne" wird Luft geblasen, die dann rasch abgekühlt und mit 1—2 Vol. NO beladen den Ofen verläßt. Die Gase kommen in Oxydationsräume, wo der überschüssige Sauerstoff Stickstoffdioxyd NO₂ bildet, darauf in wasserberieselte Türme, in denen der größte Teil der nitrosen Gase zu Salpetersäure gelöst wird:

$$3\,NO_2 + H_2O \;=\; 2\,HNO_3 + NO \quad \text{bzw.} \quad 2\,NO_2 + H_2O \;=\; HNO_3 + HNO_2$$

Die Säure wird vorläufig weiter auf Calciumnitrat verarbeitet, das seit 1903 in den Handel kommt.

Seitdem ist es auch der deutschen Industrie gelungen, erfolgreich in den Wettbewerb zu treten. Die Badische Anilin- und Sodafabrik hat durch ihren Ingenieur Schönherr ein Verfahren ausgearbeitet und eine Fabrik in der Nähe von Bergen (Norwegen) in Gang gesetzt. Der elektrische Lichtbogen wird hier zwischen den Elektroden zu einer ruhigen Flamme von 5 m Länge gestreckt.

c) Selbstdarstellung reiner Salpetersäure. Reine Salpetersäure erhält man entweder durch Destillation der rohen Säure oder aus reinen Ausgangsmaterialien.

1. Destillation aus roher Säure. Eine in ein tiefes Sandbad gesetzte Retorte[1])

---

[1]) Hier liegt einer jener Fälle vor, in denen unbedingt eine Retorte zur Destillation benutzt werden muß, während die üblichen Retorten in den meisten andern Fällen viel besser durch Kolben ersetzt werden.

füllt man etwas über $^2/_3$ ihres Rauminhaltes mit einer rohen Salpetersäure von mindestens 1,40 spez. Gewicht, legt einen Kolben vor, in den der Hals der Retorte ziemlich weit hineinragt und der durch überlaufendes Wasser gut gekühlt wird. Nachdem das Sandbad langsam angeheizt ist, destilliert zuerst ein rotbrauner Dampf über, der aus Chlor, Stickstoffdioxyd und ev. freiem Jod besteht. Allmählich wird die Flüssigkeit farblos. Ist dieser Zeitpunkt herangerückt, so wechselt man die Vorlage und prüft das Destillat mit Silbernitratlösung, ob es chlorfrei ist. Ist dies der Fall, destilliert man die nunmehr rein übergehende Säure weiter, bis der Rückstand in der Retorte noch ca. $^1/_6$ der eingegossenen Säure beträgt. So erhält man mehr als $^2/_3$ einer reinen Säure von ungefähr 1,38 spez. Gewicht und das zuerst überdestillierende und das zurückbleibende $^1/_6$ lassen sich wieder als rohe Säure verwenden. Auf diese Weise bleibt etwa vorhandene Jodsäure und Schwefelsäure in der Retorte zurück. Letztere kann man zur Vorsicht noch dadurch binden, daß man der rohen Säure vor der Destillation etwas Kaliumnitrat zusetzt.

2. Darstellung aus reinem Kaliumnitrat. Gleiche Mengen von reinem Kaliumnitrat und konzentrierter Schwefelsäure werden in oben beschriebener Weise überdestilliert, ohne die Vorlage zu wechseln. Das Destillat gießt man in eine andere Retorte und erhitzt es darin so lange, bis einige Tropfen der übergehenden Flüssigkeit, mit Wasser verdünnt und mit Silbernitratlösung versetzt, nicht mehr getrübt werden. Was nun in der Retorte zurückbleibt, wird mit destilliertem Wasser bis zu dem geforderten spez. Gewicht verdünnt.

Reinigung des Destillates von Stickstoffdioxyd. Das nach der einen oder anderen Darstellungsmethode gewonnene Destillat enthält stets etwas Stickstoffdioxyd und ist infolgedessen gelblich bis gelb gefärbt. Um dieses zu entfernen, verdünnt man das Destillat ungefähr mit dem dritten Teile seines Volumens destilliertem Wasser oder bis zu dem geforderten spez. Gewicht, setzt den Kolben in ein Sandbad, so daß er mit seinem Halse eine schräge Lage hat (das Abfließen der Gase zu erleichtern), und erhitzt so lange auf 110⁰, bis der Inhalt farblos geworden ist und 5 ccm desselben nach dem Verdünnen mit 5 ccm Wasser 2 Tropfen Kaliumpermanganatlösung nicht mehr entfärben.

Einstellung der Säure auf ein bestimmtes spez. Gewicht. Die Einstellung des gewonnenen, mit etwas Wasser verdünnten und durch Erhitzen von dem anhaftenden Stickstoffdioxyd befreiten Destillats auf das von dem Arzneibuch vorgeschriebene s p e z. G e w i c h t geschieht in der bekannten Weise. Man bestimmt das spez. Gewicht der auf 15⁰ erkalteten Säure und berechnet die nötige Verdünnung nach der weiter unten angegebenen Gehaltstabelle. Gesetzt, man hätte das spez. Gewicht der Säure bei 15⁰ zu 1,284 gefunden. Eine Säure von diesem spez. Gewicht erhält 45 Prozent HNO₃. Das absolute Gewicht der Säure betrage 2200 g. Das Verdünnungsmaß bis auf einen Gehalt von 25 Prozent Säure berechnet sich also nach den Regeln der umgekehrten Regeldetri:

$$25 : 45 = 2200 : x, \quad x = 3960$$

Jene 2200 g Säure sind demnach bis auf ein Gewicht von 3960 g oder mit 1760 g destilliertem Wasser zu verdünnen.

Chemie. Salpetersäure ist nächst der Salzsäure die stärkste der Säuren, sie ist also in wässeriger Lösung weitgehend in die farblosen Ionen H˙ und NO₃′ zerfallen. Salpetersäure zeigt deshalb in chemischer Beziehung die Eigenschaften der H-Ionen, sie rötet z. B. Lackmuspapier. Sie ist eine einbasische Säure und bildet nur eine Reihe von Salzen, die N i t r a t e genannt werden.

Die reine, wasserfreie Säure erleidet bei der Destillation, ja sogar bei gewöhnlicher Temperatur am Sonnenlicht eine teilweise Zersetzung unter Freiwerden von Sauerstoff.

$$2\,HNO_3 \;=\; H_2O \,+\, 2\,NO_2 \,+\, O$$

Im übrigen zeigt Salpetersäure dieselben Eigentümlichkeiten bei der Destillation wie Salzsäure. Wird eine mit wenig Wasser gemischte Säure destilliert, so geht zunächst eine stärkere Säure über, bis der Kolbeninhalt eine Konzentration von 68 Prozent HNO₃ erreicht hat. Beim Destillieren einer verdünnteren Säure geht anfangs fast reines Wasser über, bis wieder eine Säure von 68 Prozent zurückbleibt, die dann bei 122⁰ unzersetzt siedet. Auch hier darf man das Gemisch von 0,68 Salpetersäure und 0,32 Wasser, das annähernd der Formel $2\,HNO_3 + 3\,H_2O$ entspricht, nicht für eine chemische Verbindung, für ein „Hydrat" ansehen, denn diese Zusammensetzung ändert sich mit dem Druck.

Auf der oben beschriebenen leichten Zersetzlichkeit oder vielmehr auf der leichten Abgabe von Sauerstoff beruht die kräftige Oxydationswirkung, die die Salpetersäure ausübt. Sie selbst

geht durch den Sauerstoffverlust in die sog. n i e d r i g e n O x y d a t i o n s s t u f e n d e s
S t i c k s t o f f s und zwar je nach den vorhandenen Bedingungen in N_2O_4, N_2O_3, $[N_2O_2]$ und
N_2O, ja selbst in Stickstoff N über. In der Regel aber wird sie zu S t i c k o x y d NO$[N_2O_2]$
reduziert. Dasselbe ist ein farbloses Gas, das sich jedoch mit dem Sauerstoff der Luft sofort zu
S t i c k s t o f f d i o x y d NO_2, einem schweren braungelben Gase vereinigt.

Die Metalle verwandelt Salpetersäure entweder in salpetersaure Salze oder, wie Antimon
und Zinn, in unlösliche Oxyde. Nur Platin und Gold werden von ihr nicht angegriffen. Da man
deshalb mit ihrer Hilfe Gold und Silber trennen kann, wird sie S c h e i d e w a s s e r genannt.

Eigenschaften d e r S a l p e t e r s ä u r e d e s A r z n e i b u c h s. A c i d u m n i -
t r i c u m des Arzneibuches ist eine wässerige Lösung von Salpetersäure, die 25 Prozent der
Verbindung HNO_3 enthält.

Die im Arzneibuch angeführten Eigenschaften sind durch folgende Angaben zu ergänzen:
Salpetersäure ist mit Wasser in jedem Verhältnis und ohne Veränderung mischbar. Sie fällt
Eiweiß schon in der Kälte. Beim Erhitzen (oder in großer Konzentration schon in der Kälte)
verwandelt sie die Eiweißverbindungen und die diesen verwandten Stoffe, zu denen auch die
tierische Haut und die Nägel gehören, in g e l b e Xanthoproteinsäure. Daher stammt die Gelbfärbung von Haut und Nägeln beim Hantieren mit Salpetersäure.

Von den Reaktionen der Salpetersäure[1]) sind folgende wichtig:

1. Löst man 10 Tropfen A n i l i n in 50 ccm verdünnter Schwefelsäure von 15 Prozent,
mischt 0,5 ccm dieser Lösung in einem Porzellanschälchen mit 1 ccm konzentrierter Schwefelsäure und bringt dann eine S p u r Salpetersäure hinzu, so entsteht rosenrote Färbung.

2. Setzt man zu einer Lösung von etwas B r u c i n in konzentrierter Schwefelsäure einige
Tropfen einer Salpetersäure enthaltenden Lösung, so entsteht eine deutlich rosenrote Färbung
(R e i c h a r d t). Empfindlichkeit 1 : 100 000. Eine ähnliche, aber weniger empfindliche Re-
aktion gibt M o r p h i n.

3. Löst man ein Körnchen D i p h e n y l a m i n in konzentrierter Schwefelsäure und
läßt hierzu eine sehr verdünnte wässerige Lösung von Salpetersäure fließen, so entsteht prachtvoll
kornblumenblaue Färbung. (Wird auch von anderen oxydierenden Agenzien hervorgebracht.)

4. Vermischt man Indigolösung mit konzentrierter Schwefelsäure und fügt etwas von einer
Salpetersäure enthaltenden Lösung hinzu, so wird beim Erhitzen die Indigolösung entfärbt,
bzw. geht sie in Gelb (infolge Bildung von Isatin) über. Wird auch von anderen Oxydationsmitteln z. B. Chlor, unterchlorige Säure und zwar schon in der Kälte bewirkt.

5. Ist die Salpetersäure nicht zu verdünnt, so kann man sie daran erkennen, daß sie beim
Erhitzen mit blankem Kupfer a n d e r L u f t das Kupfer zu einer blauen Flüssigkeit löst,
während gelbbraune Dämpfe von Stickstoffdioxyd NO_2 entweichen.

Bei Abschluß von Luft entsteht zunächst farbloses S t i c k o x y d NO, das durch Aufnahme von Sauerstoff aus der Luft in braunes Stickstoffdioxyd NO_2 übergeht: $NO + O = NO_2$.

Diese Reaktion ist die w i c h t i g s t e und allein beweisende für Salpetersäure. Wir kennen
keine andere Säure (mit Ausnahme der salpetrigen Säure), die beim Erhitzen mit blankem Kupfer
ein farbloses Gas liefert, das bei Berührung mit Luft oder Sauerstoff gelbbraune Dämpfe bildet.
Kleine Mengen von Salpetersäure lassen sich in dieser Weise noch sehr gut erkennen, wenn man die
Salpetersäure bei L u f t a b s c h l u ß durch Kochen mit Salzsäure und Eisenchlorür in Stickoxyd überführt, dieses über Natronlauge auffängt und nun Luft oder Sauerstoff zutreten läßt,
wobei dann das farblose Gas braune Dämpfe geben muß.

6. Versetzt man die zu prüfende Lösung mit einem gleichen Volumen konzentrierter
Schwefelsäure und schichtet auf die erkaltete Lösung vorsichtig F e r r o s u l f a t l ö s u n g,
so entsteht an der Berührungsstelle der beiden Schichten ein brauner Ring. Die Färbung rührt
her von der Entstehung eines komplexen Kations, das die Elemente des Stickoxyds neben dem
Eisen enthält. Das Stickoxyd entstammt der Salpetersäure dadurch, daß Ferrosulfat zu Ferrisulfat oxydiert wurde.

7. Neben Brom und Jod wird Salpetersäure nachgewiesen, indem man die mit Natronlauge alkalisch gemachte Flüssigkeit mit etwas Zinkstaub und Eisenpulver erwärmt. Durch den
naszierenden Wasserstoff wird Salpetersäure zu Ammoniak reduziert, das aus der alkalischen
Flüssigkeit entweicht und leicht am Geruch oder durch Bläuung von Lackmuspapier erkannt wird.

Die letzten drei Reaktionen verwendet das Arzneibuch bei seinen Prüfungen.

---

[1]) Alle hier erwähnten Reaktionen auf Salpetersäure werden auch durch salpetrige Säure hervorgerufen. Man muß sich daher von der Abwesenheit dieser vorher überzeugen.

Volumgewicht und Gehalt der Salpetersäure bei 15⁰ C.
Nach Lunge und Rey.

Spez. Gewicht bei 15⁰	Proz. HNO₃	Spez. Gewicht bei 15⁰	Proz. HNO₃	Spez. Gewicht bei 15⁰	Proz. HNO₃	Spez. Gewicht bei 15⁰	Proz. HNO₃
1,010	1,90	1,160	26,36	1,310	49,07	1,460	79,98
1,020	3,70	1,170	27,88	1,320	50,71	1,470	82,90
1,030	5,50	1,180	29,38	1,330	52,37	1,480	86,05
1,040	7,26	1,190	30,88	1,340	54,07	1,490	89,60
1,050	8,99	1,200	32,36	1,350	55,79	1,500	94,09
1,060	10,68	1,210	33,82	1,360	57,57	1,502	95,08
1,070	12,33	1,220	35,28	1,370	59,39	1,504	96,00
1,080	13,95	1,230	36,78	1,380	61,27	1,506	96,76
1,090	15,53	1,240	38,29	1,390	63,23	1,508	97,50
1,100	17,11	1,250	39,82	1,400	65,30	1,510	98,10
1,110	18,67	1,260	41,34	1,410	67,50	1,512	98,53
1,120	20,23	1,270	42,87	1,420	69,80	1,514	98,90
1,130	21,77	1,280	44,41	1,430	72,17	1,516	99,21
1,140	23,31	1,290	45,95	1,440	74,68	1,518	99,46
1,150	24,84	1,300	47,49	1,450	77,28	1,520	99,67

Prüfung. Die Prüfung auf Reinheit erstreckt sich auf Schwermetalle, Schwefelsäure, Salzsäure, Jodsäure, Eisen sowie auf Feststellung des richtigen Gehaltes an Salpetersäure. Grobe Verunreinigungen werden außer durch das Aussehen der Säure sich auch schon zu erkennen geben, wenn etwa 10 Tropfen auf einem reinen Uhrglase auf dem Wasserbade verdunstet werden, denn Salpetersäure soll o h n e R ü c k s t a n d flüchtig sein.

Zu den vom Arzneibuch vorgeschriebenen Prüfungen ist folgendes zu bemerken: Die Prüfung auf Jodsäure ist geändert worden. Durch Einwirkung von Zink auf Salpetersäure wird Wasserstoff entwickelt, der etwa vorhandene Jodsäure zu Jodwasserstoff reduziert. Jodwasserstoff und noch nicht umgesetzte Jodsäure bilden zusammen freies Jod, das sich in Chloroform mit violetter Farbe löst.

1. $\underset{\text{Jodsäure}}{HJO_3} + 6H = 3H_2O + \underset{\text{Jodwasserstoff}}{HJ}$

2. $\underset{\text{Jodsäure}}{HJO_3} + \underset{\text{Jodwasserstoff}}{5HJ} = 3H_2O + \underset{\text{Jod}}{3J_2}$

Gehaltsbestimmung. Am schnellsten bestimmt man den Gehalt an reiner Salpetersäure durch das spez. Gewicht. Einer Säure von 25 Prozent HNO₃ entspricht ein spez. Gewicht von 1,151. Um den Anforderungen der Praxis zu entsprechen, hat man einen Spielraum von 1,149 bis 1,152 gewährt.

Genauer wird der Gehalt durch Titration bestimmt. Da die Umsetzung zwischen Salpetersäure und Kalilauge nach folgender Gleichung erfolgt

$$\underset{63,02}{HNO_3} + \underset{56,11}{KOH} = H_2O + KNO_3$$

so wird 1 ccm Normal-Kalilauge (0,056 11 g KOH enthaltend) gerade 0,063 02 g HNO₃ sättigen. Mithin werden 22,6—23,0 ccm Normal-Kalilauge genau 1,424—1,449 g Salpetersäure sättigen. Diese Menge ist in 5 ccm oder 5,755 g Salpetersäure vom spez. Gewicht 1,151 enthalten. Daher sind in 100 g = 24,8—25,2 g HNO₃ enthalten (5,755 : 1,424 = 100 : x, x = 24,75), mithin ist die Salpetersäure rund 25 prozentig. Der Indikator Dimethylaminoazobenzol darf erst in der Nähe des Neutralisationspunktes zugesetzt werden, da er sonst von der starken Salpetersäure zersetzt würde.

Aufbewahrung. Die Salpetersäure gehört zu den v o r s i c h t i g aufzubewahrenden Stoffen. Außerdem ist sie in Gefäßen mit Glasstopfen unterzubringen, da Korke von Salpetersäure sehr schnell zerstört werden. Die Aufbewahrung hat ferner an einem kühlen Orte, vor Sonnenlicht geschützt, zu erfolgen, weil, wie schon erwähnt, die Salpetersäure im direkten Sonnenlicht unter Gelbfärbung zersetzt wird.

Anwendung. Salpetersäure wird innerlich nicht mehr verwendet; äußerlich gegenwärtig auch nur noch zur Ätzung von Hautgebilden (Warzen und ähnlichem), die nicht sehr schmerzempfindlich sind, dagegen kaum mehr zur Ätzung von z. B. Krebsgeschwüren.

In der T i e r h e i l k u n d e wird sie sehr viel zu Ätzungen und (in Salbenform) gegen einzelne Hautleiden verordnet.

Technisch findet Salpetersäure in den verschiedensten Stärken eine sehr ausgedehnte Anwendung: als Reagens in der Analyse, als Beizmittel in der Metallindustrie (sogenannte Brenne), zur Herstellung der Nitroverbindungen, Nitrobenzol, Pikrinsäure u. a. m., zur Darstellung von Schießbaumwolle und Kollodiumwolle, Nitroglycerin, von Silbernitrat u. dgl. mehr.

Acidum nitricum crudum. — Rohe Salpetersäure.
Syn.: Aqua fortis. Scheidewasser.

Gehalt 61 bis 65 Prozent Salpetersäure.

Klare, farblose oder schwach gelblich gefärbte, an der Luft rauchende, in der Wärme flüchtige Flüssigkeit. Rohe Salpetersäure löst Kupfer unter Entwickelung gelbroter Dämpfe zu einer grünen Flüssigkeit, die beim Verdünnen mit Wasser blau wird.

Spezifisches Gewicht 1,380 bis 1,400.

Vorsichtig aufzubewahren.

Der Gehalt wurde auf 61—65 Prozent HNO₃ festgelegt.

Darstellung. Die Darstellung der r o h e n S a l p e t e r s ä u r e erfolgt fabrikmäßig und ist bei *Acidum nitricum* beschrieben worden.

Eigenschaften. Rohe Salpetersäure darf durch gelöste Stickoxyde schwach gelblich gefärbt sein und soll an der Luft mäßig rauchen. Ihr Gehalt von 61—65 Prozent HNO_3 entspricht einem spez. Gewicht von 1,380—1,400. Wenn die Säure in der Wärme des Wasserbades völlig flüchtig ist, so bietet die Bestimmung des spez. Gewichtes hinreichende Gewähr für den richtigen Gehalt an Salpetersäure. Beim Lösen des Kupfers entsteht zuerst eine grüne Flüssigkeit, weil das gebildete Kupfernitrat in der starken Säure sich kaum dissoziiert und erst beim Verdünnen mit Wasser die blaue Farbe des Cu-Ions auftreten kann.

Alle Verunreinigungen, auf die die reine Salpetersäure geprüft wird, dürfen in der rohen Säure vorhanden sein, soweit es die Flüchtigkeitprüfung zuläßt.

Aufbewahrung. Die rohe Salpetersäure ist ebenso wie die reine Salpetersäure in Flaschen mit Glasstopfen (Korke werden sehr schnell zerstört) v o r s i c h t i g aufzubewahren. Da die Dampfspannung dieser Säure erheblich größer ist als die der reinen Säure, so ist die Aufstellung an einem kühlen, vor direktem Sonnenlicht geschützten Orte für sie noch viel wichtiger als für *Acidum nitricum purum.* Auch empfiehlt es sich, die Standgefäße auf Porzellanteller zu stellen und mit eingeschliffenen Überfangglocken zu versehen, um das Entwickeln von Salpetersäuredämpfen, die neben Brom die schlimmsten Feinde der roten Emailleschrift sind, nach Möglichkeit zu verhüten.

Anwendung. Die medizinische Anwendung der rohen Salpetersäure ist äußerst selten. Jedenfalls wird sie nur zur ä u ß e r e n Anwendung verordnet werden. Im Handverkauf wird sie bisweilen zum Ätzen von Warzen, auch für die Tierheilkunde gefordert und ist dann nur mit der entsprechenden V o r s i c h t abzugeben.

Dagegen ist ihr Verbrauch zu technischen Zwecken recht groß. Die Metallindustrie benutzt sie zu Beizen (eine sog. B r e n n e ist eine Mischung von Schwefelsäure und Salpetersäure ev. mit Zusatz von Ruß und Kochsalz); sie dient ferner zum Tiefätzen der Metalle, zur Darstellung von Kollodiumwolle, Schießbaumwolle, zum Dunkelbeizen von Mahagoniholz, kurz, es ist eine der in der Technik am meisten gebrauchten Säuren.

Acidum nitricum fumans. — Rauchende Salpetersäure.
Syn.: Acidum nitroso-nitricum.

Gehalt mindestens 86 Prozent Salpetersäure.

Rauchende Salpetersäure ist konzentrierte Salpetersäure, in der Stickstoffperoxyd enthalten ist.

Klare, rotbraune, in der Wärme flüchtige Flüssigkeit, die erstickende, gelbrote Dämpfe entwickelt.

Spezifisches Gewicht mindestens 1,486.

Vorsichtig aufzubewahren.

Sachlich unverändert.

Darstellung. Die Darstellung der roten rauchenden Salpetersäure erfolgte früher ausschließlich in der Weise, daß man 2 Mol. Salpeter (Kalium- oder Natriumnitrat) mit 1 Mol. Schwefelsäure der Destillation unterwarf. Dabei verläuft in ähnlicher Weise, wie bei der Darstellung der Salzsäure angegeben, der Prozeß in z w e i Stufen. In der ersten Stufe wirkt die Schwefelsäure auf 1 Mol. Kaliumnitrat unter Bildung von Salpetersäure und s a u r e m K a l i u m - s u l f a t ein:

$$H_2SO_4 \; + \; KNO_3 \; = \; HNO_3 \; + \; HKSO_4$$

Schwefelsäure   Kaliumnitrat   Salpetersäure   saures Kaliumsulfat

Dieser Teil der Reaktion spielt sich bei etwa 150° ab; die Folge davon ist, daß die in Freiheit gesetzte Salpetersäure unzersetzt übergeht.

Wird nun die Temperatur erhöht, so wirkt über 200° das gebildete saure Kaliumsulfat auf das noch vorhandene (zweite) Molekül Kaliumnitrat ein:

$$HKSO_4 \; + \; KNO_3 \; = \; HNO_3 \; + \; K_2SO_4$$

saures Kaliumsulfat   Kaliumnitrat   Salpetersäure   Kaliumsulfat

Es wird nun auch die zweite Hälfte der Salpetersäure in Freiheit gesetzt. Da aber diese Reaktion bei einer Temperatur (200°—300°) sich abspielt, bei der Salpetersäure nicht mehr unzersetzt bestehen kann, so wird die Salpetersäure zersetzt, und zwar zerfällt sie dabei in Wasser, Stickstoffperoxyd und Sauerstoff

$$\left. \begin{array}{l} NOO \; O \; H \\ NOO \; O \; H \end{array} \right. \; = \; H_2O \; + \; 2NO_2 \; + \; O$$

2 Mol. Salpetersäure   Stickstoffperoxyd   Sauerstoff

Während der Sauerstoff entweicht, verflüchtigen sich das gebildete Wasser und Stickstoffperoxyd; beide werden in der Vorlage verdichtet, so daß die aus der ersten Stufe der Reaktion herstammende, in der Vorlage befindliche, annähernd wasserfreie Salpetersäure nun durch das gebildete Wasser (zirka 8 Prozent) etwas verdünnt, andererseits aber mit Stickstoffperoxyd gesättigt wird.

Um bei der Destillation die Temperatur nicht so hoch steigern zu müssen, wendet man auch weniger Schwefelsäure an, als bei der Darstellung der gewöhnlichen Salpetersäure, und entwickelt Stickstoffperoxyd dadurch, daß man während der Destillation leicht oxydierbare Körper wie Kohle, Schwefel, vor allem aber Stärke zusetzt. Durch diese Zusätze wird schon bei niedriger Temperatur ein Teil der Salpetersäure reduziert.

Schließlich kann man auch Stickstoffperoxyd für sich darstellen, indem man z. B. Gemische aus gleichen Mol. saurem Natriumsulfat und Natriumnitrat destilliert und das daraus reichlich entstehende Stickstoffperoxyd in konzentrierte Salpetersäure leitet:

$$2NaHSO_4 \; + \; 2NaNO_3 \; = \; 2Na_2SO_4 \; + \; 2NO_2 \; + \; H_2O \; + \; O$$

saures Natriumsulfat   Natriumnitrat   Natriumsulfat   Stickstoffperoxyd

Eigenschaften. Wenn farbloses Stickoxyd NO, das sich gewöhnlich bei der Reduktion der Salpetersäure bildet, mit Sauerstoff zusammentrifft, entsteht ein braungefärbtes Gas, das aus zwei polymeren Stoffen besteht, und zwar Stickstoffdioxyd NO_2 und sein Polymeres, Stickstofftetroxyd N_2O_4, die man zusammen als Stickstoffperoxyd bezeichnet. Bei niedriger Temperatur ist Stickstofftetroxyd N_2O_4 beständig, seine Farbe ist mäßig gelbbräunlich, bei erhöhter Temperatur dissoziiert es zu Stickstoffdioxyd NO_2, das dunkel rotbraun aussieht.

Die offizinelle rauchende Salpetersäure soll S t i c k s t o f f p e r o x y d enthalten und muß demgemäß auch r o t b r a u n aussehen. Heller gefärbte Säuren, die im Handel unter dem Namen „rauchende Salpetersäure" verkauft werden und nichts weiter darstellen, als gelbe, am Lichte zersetzte, konzentrierte Salpetersäuren, sind also nicht zugelassen.

Einer reinen 86 prozentigen Salpetersäure entspricht ein spezifisches Gewicht von 1,480, und da ein Gehalt von 1,5 Prozent N_2O_4 nach L u n g e mit einer Erhöhung des spezifischen Gewichtes von 0,006 verbunden ist, so kommt einer reinen rauchenden Salpetersäure von 86 Prozent HNO_3 das geforderte spezifische Gewicht von 1,486 zu.

Beim Verdünnen mit Wasser färbt sich rauchende Salpetersäure erst grünlich, dann bläulich, schließlich geht sie in eine farblose Flüssigkeit über. Diese Farbenwandlung beruht in dem Zerlegen des Stickstoffperoxydes mit Wasser in Salpetersäure und Salpetrigsäureanhydrid, dessen Blau mit dem Gelb des ersteren Anhydrids Grün erzeugt. ($2NO_2 + H_2O = HNO_3 + HNO_2$.) Beim Erwärmen wird sie unter Abgabe des in ihr gelösten Stickstoffperoxydes fast oder ganz farblos, beim stärkeren Erhitzen verflüchtigt sie sich, ohne einen Rückstand zu hinterlassen.

Aufbewahrung. Für die rauchende Salpetersäure gilt bezüglich der Aufbewahrung das bei A c i d u m   n i t r i c u m Gesagte in noch verstärktem Maße. Man bringe die rauchende Salpetersäure in starkwandigen Glasstopfengefäßen unter, die zweckmäßig mit aufgeschliffenen Überfangkappen aus Glas versehen sind, und stelle die Gefäße auf Untersätze von Porzellan. Als Aufbewahrungsort wähle man einen möglichst kühlen, vor direktem Sonnenlicht völlig geschützten Platz im Keller. Diese Vorsichtsmaßregel ist durchaus notwendig, denn eine Temperaturerhöhung von einigen Graden oder das Auffallen von Sonnenstrahlen während kurzer Zeit reicht hin, eine solche Dampfspannung in dem Gefäße zu erzeugen, daß der Stopfen herausgeschleudert wird.

In der O f f i z i n wird der praktische Apotheker rauchende Salpetersäure ü b e r h a u p t   n i c h t   v o r r ä t i g   h a l t e n, da durch die nun einmal unvermeidliche Dampfentwicklung der Säure die r o t e   E m a i l l e s c h r i f t der Separandagefäße binnen kurzem bis zur Unkenntlichkeit zerstört wird.

Auf die Haut gebracht, erzeugt rauchende Salpetersäure gelbe, sehr schmerzhafte und schwierig verheilende Brand- bzw. Ätzwunden; die entweichenden Dämpfe färben Haut und Nägel durch Bildung von X a n t h o p r o t e i n s ä u r e gelb. Die Färbung wird durch Ammoniak noch intensiver und verschwindet überhaupt erst nach Abstoßung der veränderten Schichten und nach Ersatz derselben durch neues Gewebe.

Anwendung. S o l l t e   r a u c h e n d e   S a l p e t e r s ä u r e   i m   H a n d v e r k a u f   z u   H e i l z w e c k e n verlangt werden, so verweigere man sie mit dem Hinweis auf ihre Gefährlichkeit.

In der Technik wird rauchende Salpetersäure vielfach gebraucht, namentlich zum Ätzen von Gravüren in Metall, ferner zur Bereitung von Schießbaumwolle, von Nitrokörpern. In der organischen Analyse dient sie am häufigsten zur Bestimmung der Halogene nach C a r i u s im zugeschmolzenen Glasrohr. Hierzu ist es natürlich notwendig, daß das benutzte Reagens selbst chlorfrei ist.

Acidum phosphoricum. — Phosphorsäure.

Syn.: Orthophosphorsäure.

Gehalt annähernd 25 Prozent Phosphorsäure ($H_3 PO_4$, Mol.-Gew. 98,0).

Klare, farb- und geruchlose Flüssigkeit. Phosphorsäure gibt nach dem Neutralisieren durch Natriumcarbonatlösung mit Silbernitratlösung einen gelben, in Ammoniakflüssigkeit und in Salpetersäure löslichen Niederschlag.

Spezifisches Gewicht 1,153 bis 1,155.

Eine Mischung von 1 ccm Phosphorsäure und 3 ccm Zinnchlorürlösung darf innerhalb 1 Stunde keine dunklere Färbung annehmen (Arsenverbindungen). Phosphorsäure darf durch Silbernitratlösung weder bei Zimmertemperatur (Salzsäure), noch beim Erwärmen (phosphorige Säure) verändert werden und auch durch Schwefelwasserstoffwasser keine Veränderung erleiden (Schwermetallsalze). Eine Mischung von 10 ccm Phosphorsäure, 10 ccm Wasser und 0,5 ccm Kaliumferrocyanidlösung darf innerhalb 3 Minuten höchstens schwach gebläut werden (Eisensalze).

Eine Mischung von 2 ccm Phosphorsäure und 6 ccm Wasser darf weder durch Baryumnitratlösung (Schwefelsäure), noch nach Zusatz von überschüssiger Ammoniakflüssigkeit durch Ammoniumoxalatlösung (Calciumsalze) verändert werden. Eine Mischung von 2 ccm Phosphorsäure und 8 ccm Weingeist muß klar bleiben (Calcium- und Magnesiumsalze).

Wird eine Mischung von 2 ccm Phosphorsäure und 2 ccm Schwefelsäure nach dem Erkalten mit 1 ccm Ferrosulfatlösung überschichtet, so darf sich zwischen den beiden Flüssigkeiten keine gefärbte Zone bilden (Salpetersäure, salpetrige Säure).

Gehalt und spezifisches Gewicht erhielten einen größeren Spielraum.

Geschichtliches. Die Entdeckung der Phosphorsäure, Ende des 17. Jahrhunderts, war eine natürliche Folge der Entdeckung des Phosphors (1669), und B o y l e scheint damals auch schon einige Eigenschaften der von ihm entdeckten Phosphorsäure gekannt zu haben. H o m b e r g stellte diese dann 1712 durch Verbrennen des Phosphors dar. M a r g g r a f f (Direktor der Hofapotheke in Berlin) lehrte die Abscheidung der Phosphorsäure (1740) zuerst aus dem Urinsalze (S a l   u r i n a e   n a t i v u m,   S a l   m i c r o c o s m i c u m Natriumammoniumphosphat), S c h e e l e erkannte sie (1781) als einen Bestandteil der Knochen und schied sie aus diesen, wenn auch noch auf einem umständlichen Wege, ab. W i e g l e b (Apotheker in Langensalza) sättigte (1781) die aus Knochen abgeschiedene Phosphorsäure mit Ammoniumcarbonat, glühte das erhaltene Ammoniumphosphat und erhielt auf diese Weise zuerst glasige Phosphorsäure.

Vorkommen. In der Natur kommt die Phosphorsäure nicht frei, sondern nur in Form ihrer Salze vor. Diese Verbindungen sind sehr verbreitet, wenn auch nirgends in großer Menge.

Sie haben eine große Bedeutung für das organische Leben, indem das Protoplasma der Zellen regelmäßig kleine Mengen Phosphor enthält. Insbesondere sind auch die Stoffe der Nerven und des Gehirnes verhältnismäßig reich an Phosphor, der dort in Gestalt von Abkömmlingen der Phosphorsäure vorhanden ist.

Auch für das Wachstum der Pflanzen ist Phosphorsäure ein unentbehrlicher Stoff. Da der Boden nicht reich daran zu sein pflegt, fügt man ihn zum Zwecke intensiver Kultur dem Boden zu. Die phosphorsäurehaltigen künstlichen Düngemittel spielen wirtschaftlich eine sehr bedeutende Rolle.

Ablagerungen von Phosphaten finden sich als: A p a t i t $(3Ca_3[PO_4]_2 + CaFl_2$ oder $CaCl_2)$, P h o s p h o r i t $(Ca_3[PO_4]_2)$, W a w e l l i t $(2Al_2[PO_4]_2 + Al_2[OH]_6 + 9H_2O)$, V i v i a n i t $(Fe_3[PO_4]_2 + 8H_2O)$, G r ü n b l e i e r z $(3Pb_3[PO_4]_2 + PbCl_2)$, S o m b r e r i t (Antillenguano, aus Calcium- und Aluminiumphosphat bestehend), K o p r o l i t h e n (angeblich fossile Exkremente vorweltlicher Tiere), S t r u v i t (Ammonium-Magnesiumphosphat), T r i p h y l l i n (Eisen-Lithiumphosphat), T a l k a p a t i t (Calcium-Magnesiumphosphat in Sibirien), häufiger als Raseneisenstein, Wiesenerz (Ferrophosphat mit Eisenoxyd und Silikaten) usw.

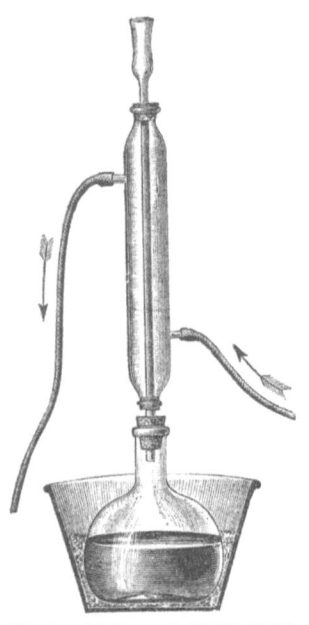

Fig. 35. Kolben mit Rückflußkühler
im Sandbade.

Die **Darstellung** kann in der Weise erfolgen, daß man die Phosphorsäure aus den natürlich vorkommenden, phosphorsauren Salzen, z. B. aus dem Calciumphosphat der Knochen durch stärkere Säuren (Schwefelsäure) abscheidet. (*Acid. phosphoricum ex ossibus.*) Indessen ist die auf diesem Wege zu gewinnende Phosphorsäure stets durch Calciumverbindungen und durch Schwefelsäure verunreinigt und dient nur zu technischen Zwecken. Die Gewinnung der o f f i z i n e l l e n P h o s p h o r s ä u r e erfolgt in allen Fällen durch Oxydation des gelben Phosphors. Nur bezüglich der für die Oxydation benutzten Verfahren existieren Verschiedenheiten.

a) D a r s t e l l u n g   i m   g r o ß e n : V e r b r e n n e n v o n P h o s p h o r   a n   d e r   L u f t   o d e r   i m   S a u e r - s t o f f s t r o m e. In chemischen Fabriken wird Phosphorsäure dadurch hergestellt, daß man zunächst Phosphor (in Glasballons) an der Luft oder im Sauerstoffstrome verbrennt und das Verbrennungsprodukt, das neben Phosphorsäureanhydrid noch Phosphorigsäureanhydrid, sowie unverändertem Phosphor enthält, einer Nachoxydation mittels Salpetersäure unterwirft.

Erhebliche Mengen von Phosphorsäure werden auch in chemischen Fabriken bei der Darstellung von Bromwasserstoff und Jodwasserstoff aus Bromphosphor bzw. Jodphosphor, sowie bei Bromierungen und Jodierungen mittels Bromphosphor bzw. Jodphosphor erhalten.

b) S e l b s t d a r s t e l l u n g. Im kleinen läßt sich Phosphorsäure gefahrlos, aber etwas sehr langwierig dadurch darstellen, daß man Phosphorstangen unter einer oben offenen Glasglocke an feuchter Luft langsam sich oxydieren läßt. Die sich nebenbei bildende phosphorige und Unterphosphorsäure unterwirft man einer Nachoxydation mit Salpetersäure.

Die einfachste und in verhältnismäßig kurzer Zeit ausführbare Methode ist die d i r e k t e O x y d a t i o n v o n P h o s p h o r m i t t e l s S a l p e t e r s ä u r e. Zur Bereitung der offizinellen Phosphorsäure verwendet man, um den Prozeß nicht stürmisch werden zu lassen, am besten eine Salpetersäure vom spezifischen Gewicht 1,180—1,200 (etwa 30 Prozent HNO_3), und zwar 12 T. Säure auf 1 T. Phosphor. Man erhitzt entweder in einem in ein Sandbad eingesetzten Kolben am Rückflußkühler (s. Fig. 35), oder einfacher noch auf dem Wasserbade in einem langhalsigen Kolben, auf den ein kleiner Trichter lose aufgesetzt wird, der zum Kondensieren der Dämpfe vollständig genügt. Am besten ist der Kolben unten breit, damit der geschmolzene Phosphor sich weiter ausdehnen kann und der Säure eine größere Angriffsfläche bietet. Sobald die Temperatur auf 80^0—90^0 gestiegen ist, füllt sich der Kolben mit rötlich gelben Dämpfen und die Reaktion beginnt. Salpetersäure wird zu Stickstoffdioxyd NO_2 und Stickoxyd NO reduziert, das sich mit dem Luftsauerstoff zu rötlich gefärbtem Stickstoffdioxyd oxydiert. Der Phosphor ist dabei zu phosphoriger Säure H_3PO_3 und Phosphorsäure H_3PO_4 oxydiert worden.

$$3\,P + 5\,HNO_3 + 2\,H_2O = 2\,H_3PO_4 + H_3PO_3 + 4\,NO + NO_2$$

Sollte die Reaktion zu stürmisch einsetzen, so entfernt man den Kolben einige Zeit vom Wasserbad. Die roten Dämpfe verschwinden bald und die Oxydation verläuft in ruhiger, gefahrloser Weise weiter.

Da die Oxydation des Phosphors doch immerhin 1—2 Arbeitstage in Anspruch nehmen wird, so kann man die Einwirkung auch wesentlich beschleunigen, wenn man, sobald die Reaktion eingetreten ist, der Mischung e i n e s e h r g e r i n g e Menge Jod (etwa 0,4 Prozent berechnet auf den angewandten Phosphor) zufügt. Dadurch wird der Phosphor zum Teil in fein verteilten und daher leicht oxydierbaren roten Phosphor, zum Teil in Phosphortrijodid PJ_3 verwandelt, das sich mit Wasser zu phosphoriger Säure H_3PO_3 und Jodwasserstoff umsetzt. Salpetersäure scheidet aus Jodwasserstoff wieder Jod aus, das nun von neuem auf Phosphor einwirken kann. Phosphorige Säure wird von der Salpetersäure zu Phosphorsäure oxydiert.

$$P + 3\,J = PJ_3$$
$$PJ_3 + 3\,H_2O = H_3PO_3 + 3\,HJ$$
$$HJ + HNO_3 = J + NO_2 + H_2O$$

Vor dem Zusatz des Jods nimmt man den Kolben vom Wasserbade und wartet das Ende der Reaktion ab, bis man wieder erwärmt.

Da die Lösung der Phosphorsäure stets neben Salpetersäure noch phosphorige Säure enthält, so handelt es sich darum, letztere höher zu oxydieren und überschüssige Salpetersäure durch Verdampfen zu entfernen. Man gießt zu diesem Zweck die Lösung der Phosphorsäure aus dem Kolben von dem ungelöst gebliebenen Phosphorrest ab in eine Porzellanschale mit guter Glasur, setzt diese in ein Wasserbad unter einem Abzuge oder bei geöffnetem Fenster und läßt so lange abdunsten, bis die zurückbleibende Phosphorsäure fast sirupartig ist, und beim Mischen einer herausgenommenen Probe mit 2 Raumteilen Schwefelsäure und Überschichten der heißen Mischung mit Ferrosulfatlösung keine braune Zone mehr entsteht. Nur gegen das Ende des Verdampfens, wenn keine roten Dämpfe mehr auftreten, befördert man die Entfernung der letzten Reste vom Salpetersäure durch Rühren mit einem Glasstabe. Ist eine zur Oxydation der phosphorigen Säure ungenügende Menge Salpetersäure vorhanden, dann kommt es vor, daß durch die phosphorige Säure aus der vorhandenen Arsensäure Arsen metallisch in braunschwarzen Partikelchen abgeschieden wird.

$$\underset{\text{Arsensäure}}{2\,H_3AsO_4} + \underset{\substack{\text{phosphorige}\\\text{Säure}}}{5\,H_3PO_3} = \underset{\text{Phosphorsäure}}{5\,H_3PO_4} + \underset{\text{Wasser}}{3\,H_2O} + \underset{\text{Arsen}}{2\,As}$$

Auch hierbei findet Aufschäumen statt, namentlich sobald über freiem Feuer abgedampft wird, weshalb denn auch die Schale größer sein muß, als beim Eindampfen im Wasserbade. Würde übrigens nach der Reduktion von metallischem Arsen noch eine erhebliche Menge phosphoriger Säure zurückbleiben, so tritt bei stärkerem Erhitzen Bildung von Phosphorwasserstoff ein, der, an die Luft tretend, in Flämmchen ausbricht:

$$\underset{\substack{\text{phosphorige}\\\text{Säure}}}{4\,H_3PO_3} = \underset{\substack{\text{Phosphor-}\\\text{wasserstoff}}}{H_3P} + \underset{\text{Phosphorsäure}}{3\,H_3PO_4}$$

Um zu ermitteln, ob in der Lösung noch phosphorige Säure vorhanden ist, gibt man zu einer kleinen Probe, die mit Wasser verdünnt war, entweder einige Tropfen Silbernitrat- oder Quecksilberchloridlösung und erwärmt. Im ersten Falle erfolgt Braunfärbung und eine Abscheidung von fein verteiltem metallischen Silber, im zweiten Abscheidung von weißem Quecksilberchlorür. Hat man beim vorgeschrittenen Abdampfen der Lösung das Vorhandensein von phosphoriger Säure beobachtet, ohne daß sich weiter dabei rote Dämpfe zeigen, so ist dies ein Beweis, daß Salpetersäure fehlt, die dann nach und nach in kleinen Mengen so lange zuzusetzen ist, bis alle phosphorige Säure oxydiert ist und die erwähnten Reaktionen nicht mehr eintreten.

Da fast jeder im Handel vorkommende Phosphor arsenhaltig ist, so handelt es sich nunmehr darum, die Phosphorsäure vom Arsen, das als Arsensäure in ihr enthalten ist, zu befreien. Man gibt den sirupartigen Abdampfrückstand in eine Flasche, spült die Schale mit warmem Wasser nach und verdünnt die Flüssigkeit bis auf etwa das 4fache Gewicht der ursprünglichen Säure mit warmem destilliertem Wasser.

In die noch warme Säure wird jetzt Schwefelwasserstoff in langsamem Strome bis zur vollständigen Sättigung eingeleitet und die Flasche verschlossen 2 Tage stehen gelassen. Darauf wird die Flüssigkeit vom ausgeschiedenen Arsentrisulfid abfiltriert, in eine Porzellanschale gegossen und im Wasserbade erwärmt, bis weder durch den Geruch, noch durch feuchtes Bleipapier Schwefelwasserstoff wahrgenommen wird. Nach dem Erkalten wird der abgeschiedene Schwefel abfiltriert und die Säure auf das spezifische Gewicht 1,154 gebracht. Zu diesem Zweck wird das spezifische und das absolute Gewicht der Säure festgestellt. Gesetzt, es betrüge das erstere 1,182 (= 29 Prozent H_3PO_4) und das letztere 950 g, so wäre das Gesamtgewicht auf 1102 g zu bringen (25:29 = 950:1102), also der Säure noch 152 g Wasser zuzusetzen, damit sie 25 prozentig werde.

Volumgewicht der Phosphorsäure

bei 15° und Gehalt derselben an H_3PO_4, sowie an P_2O_5 (Schiff).

Vol.-Gewicht	Proz. H_3PO_4	Proz. P_2O_5	Vol.-Gewicht	Proz. H_3PO_4	Proz. P_2O_5	Vol.-Gewicht	Proz. H_3PO_4	Proz. P_2O_5
1,0054	1	0,726	1,1262	21	15,246	1,2731	41	29,766
1,0109	2	1,452	1,1329	22	15,972	1,2812	42	30,492
1,0164	3	2,178	1,1397	23	16,698	1,2894	43	31,218
1,0220	4	2,904	1,1465	24	17,424	1,2976	44	31,944
1,0276	5	3,630	1,1534	25	18,150	1,3059	45	32,670
1,0333	6	4,356	1,1604	26	18,876	1,3143	46	33,496
1,0390	7	5,082	1,1674	27	19,602	1,3227	47	34,222
1,0449	8	5,808	1,1745	28	20,328	1,3313	48	34,948
1,0508	9	6,534	1,1817	29	21,054	1,3399	49	35,674
1,0567	10	7,260	1,1889	30	21,780	1,3486	50	36,400
1,0627	11	7,986	1,1962	31	22,506	1,3573	51	37,126
1,0688	12	8,712	1,2036	32	23,232	1,3661	52	37,852
1,0749	13	9,438	1,2111	33	23,958	1,3750	53	38,578
1,0811	14	10,164	1,2186	34	24,684	1,3840	54	39,304
1,0874	15	10,890	1,2262	35	25,410	1,3931	55	40,030
1,0937	16	11,616	1,2338	36	26,136	1,4022	56	40,756
1,1001	17	12,342	1,2415	37	26,862	1,4114	57	41,482
1,1065	18	13,068	1,2493	38	27,588	1,4207	58	42,208
1,1130	19	13,794	1,2572	39	28,314	1,4301	59	42,934
1,1196	20	14,520	1,2651	40	29,040	1,4395	60	43,660

Chemie. Es sind 3 verschiedene Phosphorsäuren bekannt, die man sich durch Einwirkung von Phosphorpentoxyd auf Wasser nach folgenden Gleichungen entstanden denken kann:

$$P_2O_5 + H_2O = 2\,HPO_3$$
$$P_2O_5 + 2\,H_2O = H_4P_2O_7$$
$$P_2O_5 + 3\,H_2O = 2\,H_3PO_4$$

Die erste Säure ist einbasisch und heißt M e t a p h o s p h o r s ä u r e. Die zweite ist vierbasisch und heißt P y r o p h o s p h o r s ä u r e, die dritte endlich ist dreibasisch und heißt O r t h o p h o s p h o r s ä u r e oder gewöhnlich kurz Phosphorsäure.

Wenn man Phosphorpentoxyd in Wasser löst und die Lösung stehen läßt, so bildet sich zuerst die unbeständige Metaphosphorsäure, die allmählich in die beständige Orthophosphorsäure übergeht nach der allgemeinen Regel, daß von zwei möglichen Formen sich zuerst immer die unbeständige bildet.

Auch Pyrophosphorsäure wandelt sich, wenn auch nur langsam, in wässeriger Lösung zu Orthophosphorsäure um. Letztere stellt also den beständigen Zustand dar.

O r t h o p h o s p h o r s ä u r e bildet in reinem wasserfreien Zustande rhombische Kristalle, die bei 38,6° schmelzen. Kleinste Spuren von Wasser oder die Gegenwart einer der beiden anderen Phosphorsäuren erniedrigen den Schmelzpunkt so sehr, daß man Phosphorsäure meist nur als sirupartige Flüssigkeit zu sehen bekommt. Dies rührt daher, daß allgemein der Schmelzpunkt jedes Stoffes durch die Gegenwart eines fremden Stoffes erniedrigt wird. In chemischer Hinsicht ist die Phosphorsäure nur eine schwache Säure, da sie wenig H-Ionen abdissoziiert. Sie ist eine dreibasische Säure und kann daher drei Reihen von Salzen bilden, in denen ein, zwei oder drei Verbindungsgewichte Wasserstoff durch Metalle ersetzt sind. Da es so zwei verschiedene saure und ein normales Salz gibt, und die Reaktionen diesen Namen nicht entsprechen, so unterscheidet man die Salze am besten durch griechische Zahlwörter. Mononatriumphosphat ist das Salz NaH_2PO_4, Dinatriumphosphat das Salz Na_2HPO_4 und Trinatriumphosphat das Salz Na_3PO_4. In der Natur kommen nur normale Salze vor.

Wenn man Orthophosphorsäure vorsichtig auf 250° erhitzt, so verliert sie Wasser und geht in Pyrophosphorsäure über, bei stärkerem Erhitzen erhält man Metaphosphorsäure. Die drei Säuren oder ihre entsprechenden Anionen unterscheiden sich durch folgende Reaktionen: Orthophosphorsäure oder allgemein das Ion PO_4''' gibt mit Silbernitrat ein g e l b e s Silbersalz von der Zusammensetzung Ag_3PO_4; Pyrophosphate oder das Ion P_2O_7'''' geben dagegen einen w e i ß e n Niederschlag von der Zusammensetzung $Ag_4P_2O_7$. Metaphosphorsäure gibt zwar auch ein w e i ß e s Silbersalz, hat aber daneben die Eigenschaft, Eiweiß zu fällen, was die anderen Phosphorsäuren nicht tun.

Eigenschaften d e r P h o s p h o r s ä u r e d e s A r z n e i b u c h e s. Die offizinelle Phosphorsäure soll 25 Prozent Orthophosphorsäure enthalten; in der neuen Ausgabe ist dem spezifischen Gewichte ein kleiner Spielraum gewährt, ohne daß dies bei der Gehaltsangabe berücksichtigt worden ist. Wenn man bei *Acidum nitricum* nicht den mittleren Gehalt von 25 Prozent einführte, so hätte man auch hier sich nicht mit einem Mittelwert begnügen dürfen, zumal der Gehalt der Phosphorsäure n u r aus dem spezifischen Gewicht zu ermitteln ist. — Die Angaben des Arzneibuches mögen durch weitere Identitätsreaktionen ergänzt werden: Aus ammoniakalischen Lösungen der Phosphate oder mit Ammoniak übersättigter Phosphorsäure fällt Magnesiamixtur[1]) einen weißen, kristallinischen Niederschlag von A m m o n i u m m a g n e - s i u m p h o s p h a t $= NH_4MgPO_4 + 6H_2O$, der beim Glühen Wasser und Ammoniak abgibt und nichtflüchtiges Magnesiumpyrophosphat $= Mg_2P_2O_7$ hinterläßt (quantitative Bestimmungsmethode). U r a n y l a c e t a t erzeugt in neutralen und essigsauren Lösungen der Phosphate einen grünlichen Niederschlag von Uranylphosphat $= (UrO_2)HPO_4 + 3H_2O$. Spuren von Phosphorsäure oder von Phosphaten geben in stark salpetersauren Lösungen mit überschüssiger Ammoniummolybdatlösung erwärmt einen eigelben, kristallinischen Niederschlag von Ammoniumphosphormolybdat $= 3(NH_4)_2O + P_2O_5 + 22MoO_3 + 12H_2O$, das unlöslich ist in verdünnten Säuren, leicht löslich in Ammoniak.

Eine maßanalytische Gehaltsbestimmung — die nur mit Hilfe von Uranylacetat möglich ist — hat das Arzneibuch nicht aufgenommen. Mit Normalalkalilauge läßt sich Phosphorsäure nicht titrieren, da die Endreaktion auftritt, ehe auf 1 Mol. H_3PO_4 2 Mol. KOH verbraucht sind.

Die Ursache dieser Erscheinung liegt an der Verschiedenheit in der Dissoziation der drei Wasserstoffe der Phosphorsäure. Die Spaltung $H_3PO_4 = H^· + H_2PO_4'$ tritt verhältnismäßig leicht und zu meßbarem Betrage ein. Die weitere Spaltung $H_2PO_4' = H^· + HPO_4''$ erfolgt schon spärlich, und die dritte Spaltung $HPO_4'' = H^· + PO_4'''$ findet fast gar nicht mehr statt.

Prüfung. Verunreinigungen, auf die das Arzneibuch prüfen läßt, stammen in der Hauptsache von den bei der Darstellung der Säure verwendeten Materialien oder den Gefäßen. A r s e n rührt vom Phosphor selbst her, bei der Oxydation mit Salpetersäure können als Verunreinigungen in die Säure gelangen: p h o s p h o r i g e S ä u r e, S a l p e t e r s ä u r e und s a l p e t r i g e S ä u r e. Von der Darstellung aus Knochen können S c h w e f e l s ä u r e, C a l c i u m und überhaupt P h o s p h a t e stammen. Letztere, wie auch S c h w e r m e t a l l e und E i s e n können von den verwendeten Gefäßen herrühren.

Zu den Prüfungen ist im einzelnen folgendes zu bemerken: Durch die Fällung mit Silbernitrat in der Kälte läßt das Arzneibuch auf Chloride fahnden. Bei Gegenwart von B r o m oder J o d, die zur Erleichterung der Oxydation bei der Darstellung mit Salpetersäure zugesetzt werden, entsteht natürlich auch eine Fällung; die drei Halogensilberniederschläge können am Aussehen und an der Löslichkeit in Ammoniak unterschieden werden. Bei Anwesenheit von p h o s p h o r i g e r S ä u r e tritt beim Erwärmen durch Reduktion des Silbersalzes zunächst eine tiefere Bräunung der Flüssigkeit und später ein braunschwarzer Niederschlag von fein verteiltem Silber ein.

Eine Prüfung auf E i s e n ist neu aufgenommen, doch ist ein geringer Gehalt erlaubt, denn fast jede Phosphorsäure enthält Eisen, der aus dem Phosphor stammt.

Die vom Arzneibuche vorgeschriebene Prüfung auf S a l p e t e r s ä u r e und s a l p e t r i g e S ä u r e beruht darauf, daß beide Säuren in freiem Zustande einen Teil des Ferrosulfats oxydieren, und zwar bei Gegenwart von Schwefelsäure in Ferrisulfat überführen und hierbei zu Stickoxyd reduziert werden, das mit noch unzersetztem Ferrosulfat eine braungefärbte Verbindung bildet:

$$6\,FeSO_4 \; + \; 3\,H_2SO_4 \; + \; 2\,HNO_3 \; = \; 3\,Fe_2(SO_4)_3 \; + \; 4\,H_2O \; + \; 2\,NO,$$

Ferrosulfat   Schwefelsäure   Salpetersäure   Ferrisulfat   Wasser

---

[1]) Magnesiamixtur ist eine Lösung von 11 T. krist. Magnesiumchlorid und 14 T. Ammoniumchlorid in 130 T. Wasser und 70 T. Ammoniakflüssigkeit.

$$2\,FeSO_4 \;+\; H_2SO_4 \;+\; 2\,HNO_2 \;=\; Fe_2(SO_4)_3 \;+\; 2\,H_2O \;+\; 2\,NO.$$
salpetrige Säure

Anwendung. Auch für diese Säure werden gegenwärtig kaum mehr wirkliche Indikationen anerkannt; sie wird in dünnen Lösungen hauptsächlich, wie die anderen einfachen Säuren, als kühlendes Getränk in fieberhaften Zuständen verordnet. — Ebenso in der T i e r h e i l k u n d e.

Acidum salicylicum. — Salicylsäure.

Syn.: Acidum spiricum. o-Oxybenzoesäure.

$$C_6H_4{<}^{OH}_{COOH}\;[1, 2]\quad \mathrm{Mol.\text{-}Gew.}\ 138{,}05.$$

Leichte, weiße, nadelförmige, geruchlose Kristalle von süßlichsaurem, kratzendem Geschmacke. Salicylsäure löst sich in etwa 500 Teilen Wasser von 15° und in 15 Teilen siedendem Wasser, leicht in Weingeist, Äther, in Fetten und in fetten Ölen und in heißem Chloroform.

Salicylsäure schmilzt bei etwa 157° und verflüchtigt sich bei weiterem, vorsichtigem Erhitzen unzersetzt, bei schnellem Erhitzen aber unter Entwickelung des Karbolsäuregeruchs.

Die wässerige Lösung wird durch Eisenchloridlösung dauernd blauviolett, in starker Verdünnung rotviolett gefärbt.

Die Lösung von 1 g Salicylsäure in 6 ccm Schwefelsäure darf höchstens eine schwach gelbe Farbe zeigen (fremde organische Stoffe). 0,5 g Salicylsäure müssen sich bei Zimmertemperatur in 10 ccm einer Natriumcarbonatlösung (1 + 9) klar lösen. Schüttelt man diese Lösung mit Äther, so darf beim Verdunsten des abgehobenen Äthers höchstens ein unbedeutender, geruchloser Rückstand hinterbleiben (Phenole).

Die weingeistige Lösung (1 + 9) darf nach Zusatz von wenig Salpetersäure durch Silbernitratlösung nicht verändert werden (Salzsäure). Läßt man die weingeistige Lösung (1 + 9) bei Zimmertemperatur verdunsten, so muß ein vollkommen weißer Rückstand hinterbleiben (Eisensalze, Phenol).

Salicylsäure darf beim Verbrennen höchstens 0,1 Prozent Rückstand hinterlassen.

Sachlich unverändert.

Geschichtliches. Die Salicylsäure wurde 1839 von P i r i a und E t t l i n g durch Oxydation der salicyligen Säure, des Salicylaldehyds, erhalten; 1840 wiesen sie L ö w i g und W e i d m a n n in den Blüten von *Spiraea Ulmaria* nach, 1843 zeigte C a h o u r s, daß das W i n t e r g r e e n ö l zum größten Teile aus Salicylsäuremethylester besteht. Von diesem natürlichen Vorkommen abgesehen, erhält man die Salicylsäure bei manchen Prozessen, bei denen „Ortho-Derivate des Benzols" einschneidenden Operationen unterworfen werden, z. B. durch Schmelzen von Indigoblau, Kumarinsäure, Melilotsäure u. a. mit ätzenden Alkalien, durch Behandeln von Anthranilsäure $C_6H_4NH_2COOH$ (1), (2) mit salpetriger Säure usw.

K o l b e und L a u t e m a n n (1860) gaben ein synthetisches Darstellungsverfahren an. Bis in die 70er Jahre war man indessen für die praktische Gewinnung der Salicylsäure auf deren Darstellung aus Salicin oder aus dem Wintergreenöl beschränkt. Erst als K o l b e die erste Synthese verbesserte (1874), war es möglich geworden, Salicylsäure in beliebigen Mengen darzustellen und dadurch dieser Verbindung die Wege zu ebnen. R. S c h m i d t vervollkommnete die technische Darstellung. In den Arzneischatz wurde die S a l i c y l s ä u r e durch R i e s s (Berlin) eingeführt.

Vorkommen in der Natur. Salicylsäure kommt in glykosidartiger Verbindung vor in *Viola-Arten, Calendula officinalis*, als Methylester in den Blüten von *Spiraea ulmaria* L., im ätherischen Öl von *Gaultheria procumbens, G. punctata, G. leucocarpa, Monotropa hypopitis* (chlorophyllfreier Wurzelparasit auf verschiedenen Wirtspflanzen „Würger"), *Andromeda Leschenaulti* und der in Nordamerika einheimischen *Betula lenta*. Ferner in ganz geringer Menge in Früchten; sie ist somit ein natürlicher Bestandteil der Fruchtsäfte, allerdings in nur eben noch nachweisbarer Menge.

Darstellung. Diese erfolgte bis in die 70er Jahre hinein ausschließlich durch Abscheidung aus den natürlich vorkommenden Salicylsäurederivaten. So ist das in den Weidenrinden vorkommende Glykosid Salicin ein Abkömmling der Salicylsäure.

$$\text{Salicin} = C_6H_7(OH)_4O_2 . C_6H_4 . CH_2 . OH.$$

Schmilzt man Salicin mit Ätzkali, so enthält die Schmelze salicylsaures Kalium, aus dem man durch Ansäuern die Salicylsäure abscheidet.

Ein anderes Ausgangsmaterial war das Wintergreenöl, das ätherische Öl von *Gaultheria procumbens*, seiner chemischen Zusammensetzung nach Salicylsäuremethylester. Man gewann aus diesem Salicylsäure, indem man das Öl zur Verseifung des Esters mit Säure oder Lauge erhitzte, und in letzterem Falle die Salicylsäure durch Ansäuern in Freiheit setzte.

$$1. \quad C_6H_4{<}^{OH}_{COO.CH_3} + HOH = CH_3OH + C_6H_4{<}^{OH}_{COOH}$$

$$2. \quad C_6H_4{<}^{OH}_{COO.CH_3} + KOH = CH_3OH + C_6H_4{<}^{OH}_{COOK}$$

$$C_6H_4{<}^{OH}_{COO.K} + HCl = C_6H_4{<}^{OH}_{COOH} + KCl$$

Synthetische Methoden zur Darstellung der Salicylsäure. Sie beruhen fast alle darauf, daß Phenol bei Gegenwart von Natriumhydroxyd mit Kohlensäure oder Kohlensäurederivaten unter geeigneten Bedingungen zusammengebracht wird. (Auch zur Gewinnung der Homologen der Salicylsäure anwendbar.) Aus dem Reaktionsprodukt wird die Salicylsäure durch eine stärkere Säure abgeschieden und weiter gereinigt.

1. Nach Kolbe. Chemisch reines Ätznatron wird in einer Porzellan- oder zweckmäßiger Nickelschale in Wasser gelöst, unter Umrühren mit kristallisiertem Phenol versetzt und die Lösung dann zur staubigen Trockne verdampft. Das hygroskopische Pulver wird in eine tubulierte Retorte gefüllt und im Ölbade zunächst bis auf ca. 100⁰ erhitzt, worauf man unter sehr allmählicher Steigerung der Temperatur trockene Kohlensäure über das Gemisch leitet. Wenn der Retorteninhalt auf 170⁰ bis 180⁰ erwärmt ist, so beginnt Phenol überzudestillieren. Man steigert unter fortgesetztem Überleiten von Kohlensäure die Temperatur bis auf etwa 220⁰ und unterbricht die Operation, wenn kein Phenol mehr überdestilliert.

Der aus salicylsaurem Natrium bestehende Retorteninhalt wird in Wasser gelöst und mit Salzsäure zersetzt, wodurch die Salicylsäure abgeschieden wird. Nachdem das Reaktionsgemisch unter Reiben mit einem Glasstabe durch Eiswasser abgekühlt ist, filtriert man die rohe Salicylsäure ab, wäscht mit wenig Wasser nach und preßt sie dann auf einem Tonteller ab. Die so gewonnene Salicylsäure zeigt gewöhnlich einen Stich ins Gelbliche, man reinigt sie darum weiterhin durch Destillation mit überhitztem Wasserdampf. (Kühler mit weitem Kühlrohr).

Wesentlich ist bei dieser Darstellung, das richtige Verhältnis des Natriumhydroxyds zum Phenol zu wählen, so daß auf 1 Mol. Phenol nur 1 Mol. Natriumhydroxyd in Anwendung kommt.

Das Natronhydrat läßt sich durch Kalihydrat n i c h t ersetzen, da Phenolkalium C_6H_5OK bei der nämlichen Behandlung nicht Salicylsäure, d. i. o-Oxybenzoesäure, sondern die dieser isomere p - O x y b e n z o e s ä u r e liefert.

Der Vorgang bei diesem Verfahren ist noch nicht sicher aufgeklärt. K o l b e erklärte ihn in der Weise, daß sich beim Erhitzen des Natriumphenolates zunächst Dinatriumphenolat und freies Phenol und aus dem ersteren durch Einwirkung von Kohlensäure alsdann Dinatriumsalicylat bildet:

$$I. \quad 2[C_6H_5ONa] = C_6H_5.OH + C_6H_4{<}^{ONa}_{Na}$$

$$\text{Phenolnatrium} \qquad \text{Phenol} \quad \text{Dinatriumphenolat}$$

$$II. \quad C_6H_4{<}^{ONa}_{Na} + CO_2 = C_6H_4{<}^{ONa}_{CO_2Na}$$

$$\text{Dinatriumphenolat} \quad \text{Kohlensäure} \quad \text{Dinatriumsalicylat}$$

Nach S c h m i t t verläuft die Synthese in 3 Stufen: Zuerst lagert sich Kohlendioxyd an Phenolnatrium an, indem sich phenylkohlensaures Natrium bildet:

$$C_6H_5.ONa + CO_2 = C_6H_5O.COONa.$$

Sodann lagert sich dieses in neutrales salicylsaures Natrium um,

$$C_6H_5O.COONa = C_6H_4{<}^{OH}_{COONa}$$

das zum Schluß mit 1 Mol. unverändertem Phenolnatrium in folgender Wesie reagiert:

$$C_6H_4{<}^{OH}_{COONa} + C_6H_5ONa = C_6H_4{<}^{ONa}_{COONa} + C_6H_5OH.$$

Nach de B r u y n bildet sich sofort o-Carboxylnatriumphenolat $C_6H_4{<}^{ONa}_{COOH}$, da nach der Dissoziationsspannung bei 110⁰—130⁰ Natriumphenylcarbonat sich überhaupt nicht bilden kann.

2. **Nach W. Hentschel.** Durch Einwirkung von **Kohlenstoffoxychlorid** ($COCl_2$) auf **Phenol** wird Diphenylcarbonat erzeugt und dieses mit Alkali unter verschiedenen Bedingungen behandelt.

$$CO\genfrac{}{}{0pt}{}{Cl}{Cl} + \genfrac{}{}{0pt}{}{Na}{Na}\genfrac{}{}{0pt}{}{OC_6H_5}{OC_6H_5} \;=\; 2\,NaCl + CO{<}\genfrac{}{}{0pt}{}{OC_6H_5}{OC_6H_5}$$

Chlorkohlenoxyd   Phenolnatrium   Chlornatrium   Diphenylcarbonat

$$CO{<}\genfrac{}{}{0pt}{}{OC_6H_5}{OC_6H_5} + NaOH \;=\; C_6H_5 . OH + C_6H_4{<}\genfrac{}{}{0pt}{}{OH}{COONa}$$

Diphenylcarbonat   Natriumhydrat   Phenol   Natriumsalicylat

3. **Chemische Fabrik a. A., vorm. E. Schering.** Benzolsulfosaures Natrium und Ätznatron werden geschmolzen, die Schmelze wird heiß auf Eisenbleche gebracht und nach dem Erkalten gepulvert. Das Pulver wird durch Überleiten von CO_2 in Natriumsalicylat übergeführt.

4. **Schmittsche Synthese.** Sie ist eine Modifikation des Kolbeschen Verfahrens. Trocknes Natriumphenolat wird mit trockner Kohlensäure bei gewöhnlicher Temperatur gesättigt und das entstandene phenylkohlensaure Natrium längere Zeit im Autoklaven auf 140⁰ erhitzt, wobei sogleich Natriumsalicylat entsteht. Die Kohlensäure kann auch sofort unter Druck eingepumpt werden. Ferner kann **feste Kohlensäure** angewendet werden. Zur Reinigung kann nach P. W. Hoffmann so verfahren werden, daß eine Lösung des salicylsauren Natriums so weit mit Zinnchlorürlösung versetzt wird, bis völlige Entfärbung eingetreten ist. Dann trennt man die wasserhelle Flüssigkeit vom öligen Bodensatz und scheidet durch Salzsäure die Salicylsäure ab.

5. **Nach Chr. Rudolph.** Man erhitzt o-Kresol mit überschüssigem Ätzalkali unter Zusatz von Oxydationsmitteln und einem Sauerstoffüberträger, wie Kupfer. Als Oxydationsmittel sind brauchbar Kaliumchlorat, Natriumchromat. Das feingepulverte Kaliumchlorat wird in berechneten Mengen portionsweise und unter Umrühren in die auf 220⁰ erhitzte Lösung von o-Kresol in konzentrierter Kalilauge eingetragen. Unter Anwendung von Natriumchromat wird ein Gemisch von 1 T. o-Kresol mit 4—5 T. Ätzalkali und 2,4—2,5 T. Na_2CrO_4 unter Zusatz von etwas Wasser so lange auf 210⁰—240⁰ erhitzt, bis das Chromat reduziert ist. Die Schmelze wird in Wasser gelöst und die Salicylsäure durch Ansäuern abgeschieden.

Handelssorten. 1. **Amorphe oder präzipitierte Salicylsäure.** Nur makroskopisch amorph aussehend, in Wirklichkeit aus mikrokristallinischen Nadeln bestehend. Es ist dasjenige Präparat, wie es durch Abscheiden der Salicylsäure aus der Lösung des Natriumsalicylates durch Salzsäure erhalten wird.

Diese Säure ist in der Regel gelblich bis rötlich gefärbt, auch in Äther nicht blank löslich. Sie enthält meist Karbolsäure. Die Färbung suchen manche Fabrikanten durch Zusatz von blauen Farbstoffen zu verdecken, die man durch Auflösen größerer Mengen Säure in Äther nachweisen kann. Diese Sorte darf für pharmazeutische Zwecke nicht benutzt werden.

2. *Acidum salicylicum recrystallisatum* ist eine deutliche Kristallnadeln bildende, farblose Salicylsäure, die durch Umkristallisieren der amorphen oder präzipitierten Salicylsäure dargestellt wird.

Chemie. Von den 3 möglichen Oxybenzoesäuren ist Salicylsäure das Ortho-Derivat. Der Zusammenhang zwischen Benzol, Benzoesäure und Salicylsäure ergibt sich aus nachstehenden Formelbildern:

Benzol   Benzoesäure   Salicylsäure

Betrachtet man die Formel der Salicylsäure, so zeigt es sich, daß die Verbindung eine OH- und eine COOH-Gruppe (Carboxylgruppe) enthält. Sie ist eine einbasische Säure, vermag aber 2 Sorten Salze zu bilden. Die erste Reihe hat die allgemeine Formel:

$$C_6H_4 \begin{cases} OH \\ COOM \end{cases} \quad (M = \text{einwertiges Metall})$$

indem nur das Säurewasserstoffatom ersetzt wird. Sie entstehen bei der Neutralisation mit kohlensauren Alkalien. Die andere Reihe gibt die Formel

$$C_6H_4 \begin{cases} OM \\ COOM \end{cases} \quad (M = \text{einwertiges Metall})$$

wieder, in der infolge des negativen Charakters der Phenylgruppe auch noch das H-Atom der Hydroxylgruppe ersetzt werden kann. Man erhält diese Art Salze durch Einwirkung ätzender Alkalien auf Salicylsäure.

Die vom Arzneibuch angeführten **Eigenschaften** sind durch folgende Angaben zu ergänzen: Die verstäubten Kriställchen reizen heftig zum Niesen. Salicylsäure schmilzt bei 156,8° und sublimiert bei vorsichtigem Erhitzen auf 200° unzersetzt. Mit Wasserdämpfen ist sie flüchtig. 1 T. Salicylsäure löst sich in etwa 1500 T. Wasser von 0°, in 700 T. Wasser von 10°, in etwa 500 T. Wasser von 15°, in 15 T. siedendem Wasser, ferner in 2 T. absolutem Weingeist, in 2,5 T. Weingeist von 90 Prozent, in 2 T. Äther, in 80 T. kaltem Chloroform, in 3,5 T. Amylalkohol, in 60 T. Glycerin, in 60—70 T. fettem Öl und in 80 T. Benzol.

Bei Gegenwart von Natriumphosphat oder Borax wird die Löslichkeit der Salicylsäure in Wasser bedeutend erhöht. Die Lösungen mit Borax schmecken intensiv bitter, ihre antiseptische Wirkung ist aber sehr herabgedrückt. Sehr verdünnte wässerige Lösungen sind gegen einige Schimmelpilze unwirksam, werden sogar von diesen verzehrt. Beim raschen Erhitzen der Salicylsäure allein, oder beim Erhitzen mit Wasser im geschlossenen Rohr, ferner beim Erhitzen mit Salzsäure, Jodwasserstoffsäure und verdünnter Schwefelsäure zerfällt sie in Phenol und Kohlendioxyd. Durch Einwirkung von Schwefelsäureanhydrid auf trockene Salicylsäure entsteht Sulfosalicylsäure $C_6H_3(SO_3H) \begin{cases} OH \\ COOH \end{cases}$, durch konzentrierte Salpetersäure o- (3) und p- (5) Dinitrosalicylsäure $C_6H_2(NO_2)_2 \begin{cases} OH \\ COOH \end{cases}$, durch Chlor, Monochlor- und Dichlorsalicylsäure ($C_6H_3Cl \begin{cases} OH \\ COOH \end{cases}$ und $C_6H_2Cl_2 \begin{cases} OH \\ COOH \end{cases}$). Kaliumchlorat und Salzsäure führen Salicylsäure in Chloranil $C_6Cl_4O_2$ (Tetrachlorchinon) über. Mit Brom entsteht Monobrom- und Dibromsalicylsäure. Mit Bromwasser entsteht ein Niederschlag von der Zusammensetzung $C_6H_2Br_3 \cdot OBr$, Phosphoroxychlorid $POCl_3$ gibt mit in Toluol gelöster Salicylsäure neben Polysalicylid, Salicylid (Tetrasalicylid)

$$\begin{vmatrix} O \cdot C_6H_4COO \cdot C_6H_4 \cdot CO \\ CO \cdot C_6H_4O \cdot CO \cdot C_6H_4O \end{vmatrix}$$, das Anschütz zur Herstellung eines sehr reinen Chloroform

(Salicylid-Chloroform) verwendete. Läßt man Salicylsäure mit oder ohne Zusatz von Kondensationsmitteln auf Fettsäuren mit mehr als 12 Kohlenstoffatomen einwirken, so erhält man esterartige Verbindungen, die von der Haut leicht und reizlos resorbiert werden.

Zu den **Prüfungen** ist folgendes zu bemerken: I d e n t i t ä t s r e a k t i o n. Die wässerige Lösung soll durch Eisenchlorid dauernd blauviolett gefärbt werden. Die Reaktion tritt noch in einer Verdünnung von 1 : 50 000 auf. Der Farbenton geht dann in Rotviolett über. Ganz geringe Spuren werden am besten derart nachgewiesen, daß man mit sehr verdünnter Eisenchloridlösung getränkte Filtrierpapierstreifen in die mit Äther oder Petroläther hergestellte Ausschüttelung hängt. In kurzer Zeit entstehen an den herausragenden Enden violette Farbenzonen. m- und p-Oxybenzoesäure geben mit Eisenchlorid keine Färbung. Ein Überschuß von Mineralsäuren, sowie ätzende Alkalien und Alkalicarbonate, Borax, Natriumphosphat u. a. hindern die Reaktion.

Salicylsäure sei weiß, geruchlos und in Weingeist, sowie in Äther und in heißem Chloroform sehr leicht löslich. Auf diese, etwas unscheinbar lautende Prüfung ist wesentliches Gewicht zu legen. Ein geübtes Auge wird schon an der äußeren Färbung (gelblich, bläulich) bisweilen eine Verunreinigung herausfinden. Deutlich gefärbte Präparate sind ohne weiteres zu beanstanden. Die Geruchlosigkeit stellt man an der einige Zeit der Ruhe überlassenen Salicylsäure v o r - s i c h t i g fest, um nicht durch die Reizung der Nasenschleimhaut in seinem Urteile beeinflußt zu werden.

Durch die Vorschrift „nadelförmige Kristalle" ist präzipitierte Salicylsäure vom arzneilichen Gebrauch ausgeschlossen. Man spüle ein trocknes Probierrohr mit konzentrierter Schwefel-

säure aus, bringe etwa 1 g Salicylsäure hinein und gieße 6 ccm konzentrierte Schwefelsäure hinzu.
Unter sanftem Umschwenken muß eine fast u n g e f ä r b t e Lösung erfolgen. Die Lösung
zeigt in der Regel einen Farbenton wie heller Weißwein. Durch Zusatz von Wasser fällt die
Salicylsäure unverändert wieder aus. Manche organische Verunreinigungen, deren Natur nicht
näher angegeben werden kann, verursachen mehr oder weniger intensive Färbung der Schwefelsäure, doch lasse man sich nicht durch zufällig anwesende Papierreste, Staub usw. täuschen,
die Schwefelsäure gleichfalls dunkel färben würden.

Man übergieße in einem Kölbchen 0,5 g Salicylsäure mit 10 ccm Natriumcarbonatlösung,
so daß die durch Erwärmen von der Kohlensäure befreite Lösung deutlich alkalisch reagiert.
Nach dem Erkalten schüttelt man diese Lösung in einem Scheidetrichter mit Äther aus, filtriert
die ätherische Schicht durch ein trocknes Filterchen und verdampft das Filtrat auf einem Uhrglase: Es darf nur ein unbedeutender, nicht nach Phenol riechender Rückstand hinterbleiben.
Dieser Nachweis beruht darauf, daß Salicylsäure sich mit Natriumcarbonat zu Natriumsalicylat
verbindet, das in Äther so gut wie unlöslich ist. Karbolsäure geht mit Natrium c a r b o n a t
keine salzartige Verbindung ein, wird also durch den Äther ausgeschüttelt und hinterbleibt
beim Verdunsten desselben. Indessen gehen durch das von dem Äther aufgelöste Wasser doch
kleine Mengen Natriumsalicylat in den Äther über und hinterbleiben beim Verdunsten desselben.
Daher ist es wesentlich, daß ein etwa hinterbleibender geringer Rückstand n i c h t n a c h
K a r b o l s ä u r e r i e c h t.

Man löse Salicylsäure in der 9fachen Menge Weingeist und überlasse einen Teil der Lösung
auf einem Uhrglase, das durch ein umgekehrtes, auf 3 Korkstücke gestelltes Becherglas vor Staub
geschützt ist, der freiwilligen Verdunstung. Wenn der Alkohol sich verflüchtigt hat, betrachtet
man den kristallisierten Rückstand über einem weißen Untergrunde. Reine Salicylsäure hinterläßt einen rein weißen Rückstand, unreine Salicylsäure einen mehr oder weniger gefärbten, und
zwar zeigt es sich, daß alsdann namentlich die ä u ß e r e n Ränder des Rückstandes am inten-
sivsten gefärbt sind. Es würde hier auf Eisen, Phenol oder Farbstoffe (Bläuung) zu prüfen sein.

Nachweis und Bestimmung der Salicylsäure im Harn, Nahrungsmittel usw. Als Iso-
lierungsflüssigkeit muß eine Substanz gewählt werden, die kein Wasser und infolgedessen keine
die Eisenchloridreaktion störenden Stoffe aufnimmt. Empfehlenswert ist eine Mischung aus 3 T.
Petroläther und 2 T. Chloroform. Auch Abdestillieren unter Zufügen von Phosphorsäure oder
einer anderen nicht flüchtigen Säure ist angängig.

Q u a l i t a t i v e   P r ü f u n g. Die nach dem Ansäuern mit Phosphorsäure mehrmals
wiederholte Petroläther-Chloroformausschüttelung wird durch ein kleines Filter filtriert, wodurch
geringe anhaftende Feuchtigkeitsmengen entfernt werden. Das Filter wird mit der gleichen
Mischung nachgewaschen und das Filtrat auf ein bestimmtes Volumen gebracht. 20 ccm mißt
man in ein Reagensglas, gibt 1—2 Tropfen Eisenchloridlösung sowie 2—3 ccm Wasser hinzu
und schüttelt um. Bei Gegenwart von Salicylsäure nimmt die wässerige Schicht violette Farbe an.

Q u a n t i t a t i v e   B e s t i m m u n g. Den Rest der Flüssigkeit schüttelt man alsdann
mit alkalischem Wasser aus und führt dann die Salicylsäure mit einem Überschuß von Brom
in Tribromphenolbrom über

$$C_6H_4{<}^{OH}_{COOH} + 8\,Br = CO_2 + 4\,HBr + C_6H_2Br_3 . OBr.$$

Statt Bromwasser verwendet man besser Bromsalzlösung, die 1,7 g Kaliumbromat und 6 g
Kaliumbromid im Liter enthält. Aus dieser wird durch Säurezusatz Brom freigemacht:

$$KBrO_3 + 5\,KBr + 6\,HCl = 6\,Br + 6\,KCl + 3\,H_2O.$$

Fügt man Jodkaliumlösung hinzu, so setzt nicht nur das überschüssige Brom eine äquivalente
Menge Jod in Freiheit, sondern auch Tribromphenolbrom wirkt in folgender Weise auf Jodkalium ein:

$$C_6H_2Br_3 . OBr + 2\,KJ = C_6H_2Br_3OK + KBr + 2\,J,$$

so daß hiernach nicht 8, sondern nur 6 Atome Brom für Salicylsäure in Rechnung zu stellen sind.

Man verfährt folgendermaßen: Zuerst bestimmt man den Wert der Bromsalzlösung,
indem man eine bestimmte Menge mit Salzsäure und Jodkalium versetzt, und das ausgeschiedene
Jod mit Natriumthiosulfat titriert.

In die Bromsalzlösung, die in bedeutendem Überschuß vorhanden sein muß, läßt man die
Salicylsäurelösung einfließen. Es entsteht sogleich ein weißer Niederschlag. Nach zeitweiligem
Umrühren fügt man 10prozentige Jodkaliumlösung hinzu. Vor dem Titrieren schüttelt man die

Flüssigkeit gut um, da sonst Jod an den nicht verteilten Flocken des Niederschlages haftet. 1 ccm $^1/_{10}$-Normal-Natriumthiosulfatlösung $= 0{,}00199111$ Salicylsäure. Stärkelösung vermeidet man am besten.

Bestimmung der Salicylsäure in Verbandstoffen. Man zieht 5,0 g der betreffenden Verbandstoffe mit Alkohol aus und bestimmt in dem alkoholischen Auszuge die Salicylsäure durch Titrieren mit Lauge, d. h. man fügt zu dem alkoholischen Auszuge einige Tropfen Phenolphthaleinlösung und titriert mit $^1/_{10}$-Normal-Natronlauge bis zur bleibenden Rotfärbung. 1 ccm $^1/_{10}$-Normal-Natronlauge neutralisiert 0,013806 g Salicylsäure ($C_7H_6O_3$).

Mit Salicylsäureestern imprägnierte Verbandstoffe kocht man unter Druck mit einer bestimmten Menge $^1/_{10}$-Normal-Natronlauge. Nach dem Erkalten gibt man zu einem Teil der abfiltrierten Flüssigkeit das gleiche Volumen $^1/_{10}$-Normal-Schwefelsäure und titriert dann unter Zusatz von Phenolphthalein. Beim Kochen mit Lauge spalten sich die Ester unter Wasseraufnahme (Verseifen) (U t z).

Wirkung und Anwendung. Die Wirkungen der Salicylsäure sind die gleichen wie die des Natrium salicylicum; die freie Säure wird jetzt nur relativ selten (z. B. in gehärteten Gelatinekapseln) verordnet, da sie im Magen zu stark reizt. — Die Wirkungen der Salicylsäure sind im großen ganzen dieselben wie die der anderen neueren synthetischen Antipyretika (z. B. Acetanilidum); sie ist ein nicht sehr energisches, aber brauchbares Mittel, um symptomatisch Fieber temporär zu beseitigen; auch die meisten neuralgischen Beschwerden werden günstig beeinflußt; doch ist der Gebrauch der Salicylsäure für diese Indikationen durch die stärker wirkenden Pyrazolon- und Anilinderivate geringer geworden. Als S p e z i f i k u m wird die Salicylsäure bei allen „rheumatischen" Erkrankungen angesehen, und zwar sowohl bei dem fieberhaften akuten und dem chronischen Gelenkrheumatismus, als auch bei den sog. Muskelrheumatismus. Innerlich wird Salicylsäure ferner bei seröser Pleuritis als resorptionbeförderndes Mittel und wegen ihrer die Gallenabsonderung befördernden Wirkung bei Gallensteinkoliken und katarrhalischem Icterus empfohlen; auch ist sie eines der besten Mittel gegen die Schmerzen des akuten Gichtanfalles. — Die Salicylsäure besitzt starke antiseptische Eigenschaften, von der medizinal gegenwärtig aber nicht mehr viel Gebrauch gemacht wird. Man nimmt die freie Säure (nicht das Na-Salz) manchmal als Spülwasser bei Zersetzungsvorgängen im Magen und der Blase (bei Cystitis soll auch die innerliche Anwendung von Nutzen sein) in der Konzentration 1 : 600 bis 1 : 1000. In Salbenform findet sie gegen verschiedene Hautleiden (besonders die mit „Jucken" einhergehenden) ausgebreitete Verwendung; als Streupulver (mit Talcum) dient sie gegen Fußschweiß. Salicylsäure vermag Horngebilde zu lösen und wird deshalb als Pflaster auf Hühneraugen geklebt.

Die innerliche Anwendung der Salicylsäure und auch des Natriumsalzes ist häufig mit unangenehmen Nebenerscheinungen verknüpft, besonders häufig wird der Magen affiziert; für die meisten oben genannten Indikationen werden daher jetzt die Salicylderivate vorgezogen, die in sauren Lösungen, also auch im Magen, unverändert bleiben und erst in alkalischen Säften, wie im Darm, Salicylsäure abspalten; die wichtigsten von diesen sind der Salicylsäurephenylester und die Acetylsalicylsäure.

In der T i e r h e i l k u n d e wird die Salicylsäure im wesentlichen für dieselben Indikationen wie in der Humanmedizin, also als Fiebermittel, gegen Rheumatismus und gegen infektiöse Prozesse (auch innerlich), gegeben; auch hier wird innerlich stets, mit Ausnahme der Kälberruhr, das Natriumsalz gebraucht. Die Dosen sind für Pferde und Rinder 25—75 g auf einmal und bis zu 100 bis 150 g täglich (Pflanzenfresser vertragen Salicylsäure sehr gut), für Kälber bis zu 10 g täglich (ebenso Schweine und Schafe).

Acidum sulfuricum. — Schwefelsäure.

Syn.: Acidum sulfuricum purum s. concentratum.

Gehalt 94 bis 98 Prozent Schwefelsäure (H_2SO_4, Mol.-Gew. 98,09).

Farb- und geruchlose, beim Erhitzen flüchtige, ölige Flüssigkeit. In der mit Wasser verdünnten Schwefelsäure wird durch Baryumnitratlösung ein weißer, in verdünnten Säuren unlöslicher Niederschlag erzeugt.

Spezifisches Gewicht 1,836 bis 1,841.

Wird 1 ccm eines erkalteten Gemisches von 1 ccm Schwefelsäure und 2 ccm Wasser mit 3 ccm Zinnchlorürlösung versetzt, so darf die Mischung innerhalb 1 Stunde keine dunklere Färbung annehmen (Arsenverbindungen). Schwefelsäure darf nach dem vorsichtigen Verdünnen mit 3 Teilen Weingeist auch innerhalb längerer Zeit nicht getrübt werden (Bleisalze).

Wird eine abgekühlte Mischung von 2 ccm Schwefelsäure und 10 ccm Wasser mit 3 Tropfen Kaliumpermanganatlösung versetzt, so darf die Rotfärbung nicht sofort verschwinden (schweflige Säure, salpetrige Säure). Die mit Ammoniakflüssigkeit annähernd neutralisierte wässerige Lösung

(1 + 9) darf durch Schwefelwasserstoffwasser nicht verändert werden (Schwermetallsalze). Die wässerige Lösung (1 + 19) darf durch Silbernitratlösung nicht getrübt werden (Salzsäure).

Werden 2 ccm Schwefelsäure mit 1 ccm Ferrosulfatlösung überschichtet, so darf sich zwischen den beiden Flüssigkeiten keine gefärbte Zone bilden (Salpetersäure, salpetrige Säure).

Werden 2 ccm Schwefelsäure mit 2 ccm Salzsäure, die ein Körnchen Natriumsulfit gelöst enthält, überschichtet, so darf weder eine rötliche Zone, noch beim Erwärmen eine rotgefärbte Ausscheidung entstehen (Selensäure, selenige Säure).

Vorsichtig aufzubewahren.

Das spezifische Gewicht erfuhr eine geringe Änderung. Bei der Prüfung auf Blei ist nur noch mit 3 Teilen Weingeist zu verdünnen.

Geschichtliches. Geber, in der zweiten Hälfte des 8. Jahrhunderts, und Vincent von Beauvais im 13. Jahrhundert erwähnen einen durch Destillation aus Alaun gewonnenen Spiritus. Die Darstellung der Nordhäuser Schwefelsäure, durch Destillation aus dem Eisenvitriol (Ferrosulfat), wird in den sog. Schriften des Basilius Valentinus beschrieben; in dem *Currus triumphalis Antimonii* wird die Verbrennung des Schwefels mit Kaliumnitrat (Salpeter) erwähnt. Im Anfange des 17. Jahrhunderts brannte der Apotheker Angelus Sala Schwefel in einem feuchten Gefäße ab unter Hinzublasen von Luft mittels Blasebalges; in dem Wasser dieses Gefäßes traf er eine Säure an, die er als Schwefelsäure erkannte. Nach diesem Verfahren stellte er nun Schwefelsäure in seinem Laboratorium her. Mehrere Jahre später (1620) empfahlen Lefèvre und Lemery (Paris), dem Schwefel Salpeter zuzusetzen, um die Verbrennung zu befördern. Dieses Verfahren wurde nun durch Drebbel in England bekannt, und hier ging man an die Fabrikation der Schwefelsäure im großen nach diesem Prinzipe, indem Dr. Ward die erste Schwefelsäurefabrik zu Richmond bei London gründete. Unter großen Glasglocken über Wasser wurden hier in eisernen Löffeln Gemenge aus Schwefel und Salpeter abgebrannt. Dieses Unternehmen verursachte zu damaliger Zeit ein Fallen des Preises der Schwefelsäure von ca. 25,50 Mark pro Kilogramm auf 4,50 Mark. Eine ungeahnte Ausdehnung erhielt die Schwefelsäurefabrikation jedoch erst durch Roebuck (spr. röhböck), der (1746) an Stelle der Glasglocken und Glasballons mit Bleiplatten ausgekleidete Räume, Bleikammern, in Anwendung brachte und nach diesem Bleikammersystem zu Preston-Pans (spr. presst'npänss) in Schottland eine Schwefelsäurefabrik einrichtete. Man schob von Zeit zu Zeit in die mit etwas Wasser beschickten Kammern Gemenge von 12 Schwefel und 1 Kalisalpeter, brannte das Gemisch an, verschloß die Kammern und öffnete sie nach vollendeter Verbrennung, um die Gase entweichen zu lassen und sie durch frische Luft wieder zu ersetzen. Diese Verbrennung und die Ventilation wiederholte man so oft, bis das Wasser in der Kammer mit Schwefelsäure genügend gesättigt war, um es dann durch Abdampfen zu konzentrieren. Der Franzose Lafollie (1775) verbesserte diese Fabrikation dadurch, daß er das Wasser in Dampfform in die Bleikammern treten ließ, jedoch erst 1800 erdachte ein gewisser Holker, ein Enkelsohn des Zeugdruckers Holker, der (1774) in Frankreich die erste Schwefelsäurefabrik mit Bleikammern bei Rouen etabliert hatte, das System der kontinuierlichen Verbrennung des Schwefels. Die erste Schwefelsäurefabrik mit dem Bleikammersystem in Deutschland erstand zu Ringkuhl bei Kassel (1818), die zweite zu Döhlen bei Dresden, die Reichard einrichtete (1820). Der Preis pro Kilogramm der Säure war damals noch 2 Mark. Die Absorption der nitrosen Gase durch Schwefelsäure in den Kokstürmen wurde durch Gay-Lussac angeregt, auch führte dieser Chemiker die Anwendung von Salpetersäure statt des Salpeters ein. Auf Gay-Lussacs Angaben bauend, schob nun John Glover den Gloverschen Turm in die Vorrichtung der Schwefelsäurefabrikation ein, wodurch die mit nitrosen Gasen geschwängerte Schwefelsäure denitrifiziert und diese Nitriergase mit dem aus dem Röstofen hervortretenden Schwefligsäureanhydrid vermischt werden und sie in Schwefelsäure verwandeln. Seit zwei Jahrhunderten wird die rauchende Schwefelsäure, das Nordhäuser Vitriolöl, in Nordhausen (Reg.-Bez. Erfurt) fabrikmäßig dargestellt. Die Fabrikation des Schwefelsäureanhydrids in fester Form, sowie der Pyroschwefelsäure in fester Form wurde in den 70er Jahren durch Cl. Winkler in Freiberg und durch Messel und Squire bei London eingeleitet. Seit dem Jahre 1840 verwendete man im Harze und am Rheine die Schwefligsäure aus der Röstung der verschiedenen Metallkiese zur Schwefelsäuredarstellung (metallurgische Schwefelsäure). Gegenwärtig wird auch der Schwefelabfall aus den Sodarückständen und der Leuchtgasreinigung zur Schwefelsäurefabrikation benutzt. In den letzten Jahrzehnten hat das von Cl. Winkler eingeführte und besonders von Knietsch ausgebaute Kontaktverfahren dem Bleikammerprozeß empfindliche Konkurrenz gemacht, doch hat dieser Kampf dazu geführt, daß das Bleikammerverfahren nach physiko-chemischen Studien wesentlich durch Hasenclever, Lunge und anderen Chemikern verbessert wurde, so daß beide Methoden nebeneinander bestehen werden.

Vorkommen in der Natur. Die Schwefelsäure kommt nur selten frei und alsdann als Produkt vulkanischer Tätigkeit, an Basen gebunden aber in großen Mengen in der Natur vor, z. B. im Gips, Alaunstein, Vitriol. In der Grafschaft Tenesee in Nordamerika gibt es saure Quellen, die freie Schwefelsäure enthalten. Der am Puracevulkan in den Anden Südamerikas entspringende E s s i g f l u ß , Rio-Vinagre, enthält in seinem Wasser nach B o u s s i n g a u l t 0,111 Prozent freie Schwefelsäure und 0,091 Prozent freie Salzsäure. Täglich soll diese Quelle 38 000 kg Schwefelsäure zutage fördern. Eine am Vulkan Paramo de Ruiz in Neu-Granada entspringende Quelle soll sogar 5 Prozent Schwefelsäure enthalten. Im Tierreich hat man sie frei (zu 2,7 Prozent neben 0,4 Prozent freier Salzsäure) im Sekret der Speicheldrüsen und des Magens des *Doleum galea,* einer sizilianischen Schneckenart, und in den Speicheldrüsen einiger anderer Gasteropoden aufgefunden.

Die **Darstellung** der Schwefelsäure gründet sich auf die Tatsache, daß Schwefeldioxyd durch Sauerstoff in Schwefeltrioxyd oder bei Gegenwart von Wasser in Schwefelsäure übergeführt wird. Da die Reaktion allein zu langsam verläuft, benutzt man Reaktionsbeschleuniger oder, wie man sagt, „Katalysatoren" und unterscheidet im Hinblick darauf zwei Verfahren: das B l e i k a m m e r v e r f a h r e n und das K o n t a k t v e r f a h r e n.

1. D a s B l e i k a m m e r v e r f a h r e n. Eine schematische Darstellung dieses Verfahrens soll die nachstehende Figur veranschaulichen:

In den Öfen *A, A'* und *A''* (dem B r e n n e r) wird schweflige Säure durch Verbrennen von Schwefel oder Kiesen erzeugt und die dabei erzeugte Hitze zugleich benutzt, um aus einem Gemisch von Natronsalpeter und Schwefelsäure, das in Tiegeln in die Feuerung eingesetzt wird, Salpeter-

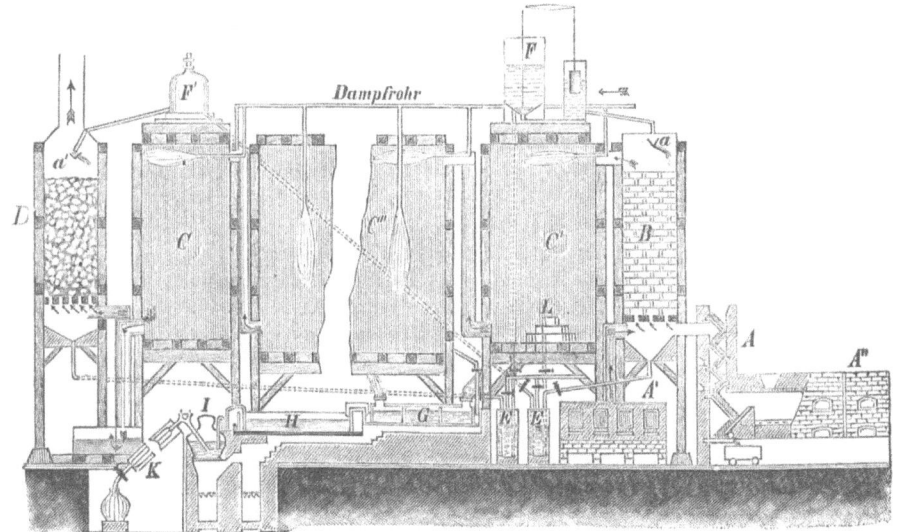

Fig. 36. Bleikammersystem mit Gay-Lussac- und Glover-Turm.

säure und Stickstoffdioxyd zu erzeugen. Das Dampfgemenge, aus schwefliger Säure, Salpetersäure, Stickstoffdioxyd und Luft bestehend, wird nun in Flugstaubkammern etwas abgekühlt und tritt dann von unten in den mit Blei ausgekleideten, mit Koks gefüllten G l o v e r-Turm *B* ein, in dem von oben durch den Verteilapparat *a* Schwefelsäure niederrieselt, die Stickstoffdioxyd (NO_2) und Salpetersäure enthält und „Nitrose Säure" genannt wird. Bei der Berührung mit dem noch heißen Dampfgemisch gibt diese Schwefelsäure die in ihr enthaltenen Oxyde bzw. Säuren des Stickstoffs ab, die nun mit dem Gasgemisch in die Bleikammern *C', C''* und *C* eintreten, die durch Rohre miteinander in Verbindung stehen und von denen die mittlere Kammer *C''* verkürzt wiedergegeben ist. Durch das Röhrensystem (Dampfrohr) wird der zur Bildung von Schwefelsäure notwendige Wasserdampf in die Kammern eingeblasen, zugleich eine Mischung der Gase erreicht. I n d e n K a m m e r n g e h t n u n d i e B i l d u n g d e r S c h w e f e l s ä u r e v o r s i c h. Die in der letzten Kammer *C* befindlichen Gase bestehen hauptsächlich aus Luftstickstoff, Stickstoffdioxyd, Stickoxyd und wenig Schwefligsäureanhydrid. Man führt sie durch ein weites Rohr, das ein Fenster zum Beobachten der Farbe der Dämpfe hat, nach einem Reservoir über, wo die letzten Anteile der Schwefelsäure niedergeschlagen werden, von da nach dem G a y - L u s s a c-Turm *D.* In diesem fließt konzentrierte Schwefelsäure durch den Verteilapparat *a'* von oben nach unten über Koksschichten und nimmt von den entweichenden Gasen alle salpetrige

Säure und Stickstoffdioxyd (nicht das Stickoxyd) auf, sich mit diesen zu Nitrosylschwefelsäure $SO_2 < {OH \atop NO_2}$ vereinigend.

Die mit den Säuren bzw. den Oxyden des Stickstoffs gesättigte Schwefelsäure (Nitrose Säure) fließt durch die Leitung in ein Gefäß E und wird von dort durch den M o n t e j u s in ein Gefäß F und von da wieder in den G l o v e r - Turm B gedrückt, wo sie ihre Stickstoffverbindungen bei der hohen Temperatur, der sie durch das gegenströmende Gasgemisch ausgesetzt ist, wieder abgibt. Zugleich aber wird die im G a y - L u s s a c - Turm verdünnte Säure hier so weit konzentriert, daß sie wieder Stickstoffverbindungen aufzunehmen imstande ist; die aus dem G l o v e r - Turm nach E abfließende, von Stickoxyden befreite Säure wird daher durch einen Druckapparat nach dem Gefäß F' und von da wieder in den G a y - L u s s a c - Turm D eingeführt, ein Wechselspiel, das sich stets von neuem wiederholt. Die in den Bleikammern gebildete Säure wird K a m m e r s ä u r e genannt und wird, gleichgültig, ob mit oder ohne G l o v e r - und G a y - L u s s a c - Turm gearbeitet wurde, wie folgt weiter verarbeitet, wenn sie nicht etwa direkt als Kammersäure verbraucht oder verschickt wird.

Die K a m m e r s ä u r e , hat ungefähr ein spez. Gewicht von 1,55 und enthält 60 bis 64 Prozent H_2SO_4. Man dampft sie zuerst in Bleipfannen G, H bis auf ein spez. Gewicht von höchstens 1,75 ab (P f a n n e n s ä u r e), führt sie dann in eine Platinblase J über und erhitzt sie hier bis über 300^0, wobei eine dünne Schwefelsäure übergeht, die man in die Bleikammern zurückbringt. Hat die Siedetemperatur die Höhe von 300^0—320^0 erreicht, so beginnt auch Schwefelsäure von 1,840 spez. Gewicht überzudestillieren, und die Säure in der Platinblase hat die gehörige Konzentration erreicht. Mittels eines Heberrohrs aus Platin, das durch ein Kühlrohr K geht, hebt man die Säure aus der Blase in gläserne Ballons, in denen sie als englische Schwefelsäure von ungefähr 1,830 spez. Gewicht in den Handel kommt.

Die Schwefelsäure greift das Blei erst dann an, wenn ihre Konzentration ein spez. Gewicht von 1,750 oder 62^0 Bé erreicht hat. Daher wird die Säure in Bleigefäßen nur soweit erhitzt oder konzentriert, bis sie ein spez. Gewicht von höchstens 1,700—1,720 erlangt hat.

Reinigung. Die käufliche rohe Schwefelsäure ist durch organische Verunreinigungen bräunlich gefärbt und enthält stets etwas Bleisulfat gelöst. Verdünnt man die Säure mit Wasser, so scheidet sich Bleisulfat als weiße Trübung aus. Als Hauptverunreinigungen enthält die Säure ferner Stickoxyde und meist auch Arsen, falls arsenhaltige Kiese angewandt wurden, zuweilen auch Selen. Eine Reinigung aus der rohen Säure ist für ein pharmazeutisches Laboratorium nicht mehr lohnend, zumal nach dem Kontaktverfahren jetzt billig ganz arsenfreie Schwefelsäure gewonnen wird.

Im großen wird die ,, K a m m e r s ä u r e" gereinigt durch langes Einleiten von Schwefelwasserstoff oder durch Zusatz von Schwefelbaryum in die auf mindestens 20^0 Bé (= ca. 23 Prozent H_2SO_4) verdünnte Säure. Baryumsulfid setzt sich mit der verdünnten Säure zu Schwefelwasserstoff und Baryumsulfat um, welch letzteres als Nebenprodukt (Permanentweiß, Blanc fixe) gewonnen wird. Das Arsen scheidet sich als Arsentrisulfid As_2S_3 ab,

$$BaS + H_2SO_4 = BaSO_4 + H_2S$$
$$As_2O_3 + 3H_2S = 3H_2O + As_2S_3$$

zugleich wird die Säure von Blei, Kupfer, Antimon, nicht aber von Eisen durch Schwefelwasserstoff gereinigt. Die Oxyde des Stickstoffs werden durch Eindampfen mit etwas Ammonsulfat entfernt, Ammoniak zersetzt sich mit den Oxyden des Stickstoffs unter Stickgasentwicklung. Eine Destillation der Schwefelsäure ist in den meisten Fällen zu teuer.

Theorie der Schwefelsäurebildung. Die in den Bleikammern sich abspielenden Vorgänge sind keineswegs hinreichend genau erforscht.

Man weiß, daß die Salpetersäure und andern Oxyde des Stickstoffs b e i G e g e n w a r t v o n W a s s e r die schweflige Säure zu Schwefelsäure oxydieren und daß die reduzierten Stickoxyde durch Zufuhr von Luftsauerstoff wieder höher oxydiert werden. Diese Tatsachen lassen sich durch folgende Gleichungen ausdrücken:

$$1. \quad SO_2 \; + \; 2HNO_3 \; = \; H_2SO_4 \; + \; 2NO_2$$

      Schweflige   Salpeter-   Schwefel-   Stickstoff-
      Säure   säure   säure   dioxyd

$$2. \quad 3NO_2 \; + \; H_2O \; = \; 2HNO_3 \; + \; NO$$

      Stickstoff-   Salpeter-   Stickoxyd
      dioxyd   säure

3. $\qquad$ $NO + O = NO_2$
   Stickoxyd $\qquad$ Stickstoffdioxyd

4. $\qquad$ $4\,NO_2 + H_2O = N_2O_3 + 2\,HNO_3$
   Stickstoff- $\qquad$ Salpetrigsäure- $\quad$ Salpeter-
   dioxyd $\qquad$ anhydrid $\qquad$ säure

5. $\qquad$ $N_2O_3 + SO_2 + H_2O = H_2SO_4 + 2\,NO$
   Salpetrigsäure- $\qquad$ Schwefel- $\quad$ Stickoxyd
   anhydrid $\qquad$ säure

6. $\qquad$ $2\,NO + O = N_2O_3$
   Stickoxyd $\qquad$ Salpetrigsäureanhydrid

Diese Gleichungen zeigen das Entstehen der niedrigen Oxydationsstufen des Stickstoffes bei dem Zusammenwirken von schwefliger Säure, Salpetersäure und Wasserdampf, sie zeigen ferner, wie diese niedrigen Oxyde des Stickstoffes durch Zufuhr von Sauerstoff wieder in sauerstoffreichere Verbindungen übergehen.

Wichtig ist nun, im Gedächtnis zu behalten, daß lediglich S t i c k o x y d und S a l - p e t r i g s ä u r e a n h y d r i d sich mit Sauerstoff direkt höher zu oxydieren vermögen, daß dagegen S t i c k o x y d u l und S t i c k s t o f f gegen Sauerstoff i n d i f f e r e n t sind. Der Fabrikant hat daher den Prozeß so zu leiten, daß die Reduktion der Salpetersäure nicht bis zu Stickoxydul und Stickstoff erfolgt, denn die soweit reduzierten Mengen Salpetersäure wären für den Betrieb verloren. Er erzielt dies u. a. dadurch, daß er es vermeidet, einen allzu großen Überschuß von schwefliger Säure in den Kammern zu haben und daß er dafür sorgt, daß immer genügend Wasserdampf und Luft vorhanden sind.

Theoretisch würde eine gegebene Menge Salpetersäure hinreichen, um eine unbegrenzte Menge Schwefligsäuregas in Schwefelsäure umzuwandeln. In der Praxis sind kleine Verluste nicht zu vermeiden, daher müssen kleine Mengen Salpetersäure dem Betrieb regelmäßig als Ersatz zugeführt werden.

Geben die angestellten Betrachtungen darüber Aufschluß, was in den Betrieb eingeführt wird und was aus demselben herauskommt, so sind die n ä h e r e n , i n d e n S c h w e f e l - s ä u r e k a m m e r n s i c h a b s p i e l e n d e n V o r g ä n g e noch nicht mit hinreichender Sicherheit aufgeklärt. Zwei Anschauungen sind es neuerdings, die über diese Punkte Aufklärung zu schaffen versucht haben. Nach L u n g e ist das Hauptagens in den Bleikammern das Salpetrigsäureanhydrid N_2O_3. Dasselbe verbindet sich nach ihm mit schwefliger Säure zu N i t r o - s y l s c h w e f e l s ä u r e $SO_2 . OH . NO_2$, eine Verbindung, die auch Stickoxyd und Salpetersäure mit schwefliger Säure bilden.

1. $\quad 2\,SO_2 + N_2O_3 + O_2 + H_2O = 2\,SO_2 . OH . NO_2$
2. $\quad 2\,SO_2 + 2\,NO + 3\,O + H_2O = 2\,SO_2 . OH . NO_2$
3. $\quad SO_2 + NO_2 . OH = SO_2 . OH . NO_2$

Die gebildete Nitrosylschwefelsäure aber soll später durch Einwirkung von Wasser in Schwefelsäure und salpetrige Säure zerfallen:

$$2\,SO_2 . OH . NO_2 + H_2O = 2\,SO_2(OH)_2 + N_2O_3$$
Nitrosylschwefel- $\qquad\qquad$ Salpetrige
säure $\qquad\qquad\qquad$ Säure

Anderseits wird als Zwischenprodukt noch die sehr unbeständige N i t r o s i s u l f o n - s ä u r e $SO_2 . OH . NO . OH$ angenommen, die durch Zerfall bei höherer Temperatur direkt H_2SO_4 und NO liefert, aber auch zunächst mit dem Luftsauerstoff Nitrosylschwefelsäure oder die mit ihr isomere N i t r o s u l f o n s ä u r e $SO_2 . NO_2 . OH$ bilden kann:

$$2\,[SO_2 . OH . NO . OH] + O = 2\,[SO_2 . NO_2 . OH] + H_2O$$
Nitrosisulfonsäure $\qquad\qquad\qquad$ Nitrosulfonsäure

Vermutlich spielen sich beide Prozesse nacheinander ab.

2. D a s K o n t a k t v e r f a h r e n . Dieses 1875 von Cl. W i n k l e r eingeführte Verfahren, das von K n i e t s c h durch genaues Studium des physikalisch-chemischen Vorganges verbessert und für die Großtechnik erst brauchbar gemacht wurde, beruht darauf, daß es unter bestimmten Bedingungen gelingt, die Röstgase von Kiesen, die neben SO_2 einen Überschuß von Sauerstoff und viel Stickstoff enthalten, mittels Platinasbest direkt und vollständig in SO_3 zu verwandeln. Es handelt sich hier um den umkehrbaren Vorgang

$$-45,2 \text{ Kal. } 2\,SO_2 + O_2 \rightleftarrows 2\,SO_3 + 45,2 \text{ Kal.,}$$

dessen Verlauf von der Temperatur, vom Druck und von der Masse der wirkenden Stoffe abhängig ist. Man wählt deshalb einen Überschuß von Sauerstoff resp. Luft und hat als günstigste Temperatur etwa 450⁰ gefunden. Wichtig ist die Reinigung der Röstgase, da nicht nur der Flugstaub, sondern auch viele dampfförmigen Stoffe entfernt werden müssen. Besonders Arsen wirkt als „Kontaktgift". Die Röstgase werden zu diesem Zweck zuerst durch fein gekörnte Schichten von Koks, Hochofenschlacke usw. „filtriert" und dann bei 450⁰ über platinierten Asbest oder platinierte Eisenoxydbrocken geleitet und so zu SO_3 verbunden. Die aus dem Kontaktapparat austretenden Gase können entweder zur Darstellung von rauchender Schwefelsäure, Pyroschwefelsäure, in konzentrierte Schwefelsäure eingeleitet werden, oder es kann reines Schwefelsäureanhydrid SO_3 in festem Zustande und daraus durch Auflösen in Wasser oder verdünnter Schwefelsäure konzentrierte, a r s e n f r e i e Säure gewonnen werden.

Chemie. Schwefelsäure gehört zu den starken Säuren, ist aber schwächer als Salzsäure und Salpetersäure, weil sie — bei gleicher Verdünnung — nicht so weitgehend wie die beiden erwähnten Säuren in ihre farblosen Ionen H· und SO_4'' dissoziiert ist. Sie zeigt die Reaktionen des H-Ions, so färbt sie z. B. Lackmuspapier rot. Sie ist eine z w e i b a s i s c h e S ä u r e und bildet deshalb zwei Reihen von Salzen, S u l f a t e genannt, und zwar sind zu unterscheiden die p r i m ä r e n oder sauren Sulfate und die s e k u n d ä r e n oder neutralen Sulfate, die auch Sulfate schlechthin heißen. Ihre Formel ist:

$$SO_2 < {OH \atop OM} \qquad SO_2 < {OM \atop OM}$$

primäres oder saures Sulfat   sekundäres oder neutrales Sulfat

wenn **M** ein einwertiges Metallatom bedeutet.

D i e s e k u n d ä r e n S u l f a t e sind mit Ausnahme von Calcium-, Strontium-, Baryum- und Bleisulfat in Wasser ziemlich leicht löslich und beim schwachen Glühen beständig. Sie reagieren gegen Lackmusfarbstoff im allgemeinen neutral; doch gibt es auch sekundäre (neutrale) Sulfate, die Lackmus röten, wie z. B. Kupfersulfat und Zinksulfat.

Die p r i m ä r e n S u l f a t e, von denen übrigens nur die der Alkalien gut gekannt sind, reagieren, da das Anion dieser Salze, HSO_4', teilweise in H· und SO_4'' zerfällt, wodurch Wasserstoffion in der Flüssigkeit auftritt, das seine Reaktion zeigt. Diejenigen der Alkalien gehen beim Glühen unter Wasserverlust in pyroschwefelsaure Salze über, z. B.:

$$2 KHSO_4 \quad = \quad H_2O + K_2S_2O_7$$

primäres Kaliumsulfat   pyroschwefelsaures Kalium

M e t a l l e n gegenüber verhält sich Schwefelsäure verschieden. Bei Eisen und Zink erfolgt die Auflösung in verdünnter wässeriger Lösung und in der Kälte unter Wasserstoffentwicklung. Diese Reaktion wird bedeutend beschleunigt durch „Katalysatoren", das sind Stoffe, die selbst durch den chemischen Prozeß nicht verändert werden, sondern nur durch ihre Anwesenheit die Geschwindigkeit der Reaktion verändern. In diesem Falle nimmt man Platin oder Kupfer, am besten einen Tropfen Platinchlorid- oder Cuprisulfatlösung.

$$Zn \quad + \quad H_2SO_4 \quad = \quad ZnSO_4 \quad + \quad H_2$$

Zink   Zinksulfat   Wasserstoff

Andere Metalle, wie Silber, Kupfer, Quecksilber, sind in kalter verdünnter Schwefelsäure unlöslich, in konzentrierter heißer Schwefelsäure erfolgt jedoch die gewöhnliche Verdrängung des Wasserstoffs durch das Metall, z. B.:

$$Cu \quad + \quad H_2SO_4 \quad = \quad CuSO_4 \quad + \quad H_2$$

Kupfer   Kupfersulfat

Der frei werdende Wasserstoff reduziert aber hier sofort ein zweites Mol. Schwefelsäure zu schwefliger Säure, die alsbald in Schwefeldioxyd und Wasser zerfällt:

$$H_2SO_4 \quad + \quad H_2 \quad = \quad 2 H_2O \quad + \quad SO_2$$

Schwefeldioxyd

Von R e a k t i o n e n auf das SO_4-Ion sind die wichtigsten folgende:

1. Lösungen von Schwefelsäure oder schwefelsauren Salzen geben mit B a r y u m n i t r a t einen weißen Niederschlag von Baryumsulfat, der in Säuren und Alkalien unlöslich ist.

2. Lösungen von Schwefelsäure oder schwefelsauren Salzen geben mit B l e i a c e t a t einen weißen Niederschlag von B l e i s u l f a t , der in Natronlauge oder auch in basisch-weinsaurem Ammon löslich ist.

3. F r e i e Schwefelsäure erkennt man durch Eindampfen der betreffenden Flüssigkeit mit einem K ö r n c h e n Z u c k e r auf dem Wasserbade. Bei Gegenwart von Schwefelsäure erfolgt Verkohlung des Zuckers.

U n l ö s l i c h e   S u l f a t e müssen durch Schmelzen mit kohlensaurem Kalium-Natrium aufgeschlossen werden.

Eigenschaften. Die Schwefelsäure des Arzneibuches soll ein spez. Gewicht von 1,836—1,841 haben und enthält daher 94—98 Prozent Schwefelsäurehydrat und 6—2 Prozent Wasser. Sie bildet eine farb- und geruchlose, nicht rauchende, wie ein fettes Öl fließende, s e h r h y g r o s k o p i s c h e und stark ätzende Flüssigkeit. Wird sie auf etwa 0^0 abgekühlt, so scheiden sich farblose, prismatische Kristalle von reinem Schwefelsäurehydrat H_2SO_4 ab, die bei $+ 10,5^0$ schmelzen, aber, einmal geschmolzen, selbst unter 0^0 abgekühlt werden können, ohne zu erstarren. Das 100prozentige Hydrat wird gewöhnlich aus Anhydrid hergestellt.

Wird die w a s s e r f r e i e Schwefelsäure H_2SO_4 erhitzt, so beginnt sie oberhalb 300^0 zu rauchen, indem sie eine Zersetzung in Wasser und Schwefelsäureanhydrid erleidet. Diese Zersetzung nimmt mit der Temperatur zu; bei 338^0 aber siedet die Säure, und dabei geht so viel Schwefelsäureanhydrid weg (das Wasser bleibt bei der Schwefelsäure), daß der Rückstand 98,4—98,8 Prozent wasserfreie Schwefelsäure enthält, die nun unverändert übergeht.

Dieser Punkt wird immer erreicht, gleichgültig, ob man eine verdünnte Schwefelsäure destilliert oder eine solche, die viel Schwefelsäureanhydrid in Lösung hält. Der Dampf der Schwefelsäure zerfällt beim Erhitzen auf 440^0 vollständig in Schwefeltrioxyd (Schwefelsäureanhydrid) und Wasser: $H_2SO_4 = SO_3 + H_2O$. Bei noch weiterem Erhitzen zerfällt das gebildete Schwefeltrioxyd in Sauerstoff und in Schwefeldioxyd (Schwefligsäureanhydrid) $SO_3 = SO_2 + O$. Dies ist die Umkehrung der Reaktion des Kontaktverfahrens. Konzentrierte Schwefelsäure hat einen sehr kleinen Dampfdruck und zieht deshalb begierig Wasser an; aus diesem Grunde benutzt man konzentrierte Schwefelsäure zum Trocknen von Gasen und Dämpfen, z. B. H_2, CO_2, Cl_2, O_2, N_2, HCl, die mit der Säure nicht besonders leicht in Reaktion treten. Aus demselben Grunde benutzt man konzentrierte Schwefelsäure auch zum Füllen von E x s i k k a t o r e n , d. h. Vorrichtungen zum Austrocknen wasserhaltiger Substanzen bei gewöhnlicher Temperatur. Aber die Begierde, Wasser aufzunehmen, ist bei der Schwefelsäure so groß, daß sie die Elemente des Wassers sogar aus festgefügten Verbindungen abspaltet. Am augenscheinlichsten zeigt sich dies bei der Einwirkung der konzentrierten Schwefelsäure auf Kohlehydrate. Die letzteren können bekanntlich als aus Kohlenstoff und den Elementen des Wassers, Wasserstoff und Sauerstoff (daher der Name „Kohlehydrate") bestehend aufgefaßt werden. Wirkt nun konzentrierte Schwefelsäure auf Kohlehydrate ein, so trennt sie die beiden Elemente des Wassers vom Kohlenstoff. Man sagt daher, die Kohlehydrate Holz, Zucker, Stärke, Gummi usw. werden von konzentrierter Schwefelsäure v e r k o h l t .

Wird konzentrierte Schwefelsäure m i t   W a s s e r   g e m i s c h t , so tritt beträchtliche Temperaturerhöhung ein. Die Ursache ist, daß der Übergang der Schwefelsäure in ihre Ionen mit einer sehr bedeutenden Wärmeentwicklung verbunden ist. Denn die reine Säure H_2SO_4 leitet den Strom fast gar nicht, und erst beim Verdünnen mit Wasser wird aus der Säure ein sehr guter Leiter. Die Temperatur eines solchen Gemisches steigt bis auf 125^0, also über den Siedepunkt des Wassers hinaus.

Würde man nun beim Vermischen von Schwefelsäure mit Wasser in der Weise verfahren, daß man das Wasser in die Schwefelsäure gösse, so würde ein Teil des zugesetzten Wassers in Dampfform verwandelt werden, und der Wasserdampf würde die Schwefelsäure zum Teil aus dem Gefäß hinausschleudern. Es ist daher beim Mischen von Schwefelsäure mit Wasser stets so zu verfahren, daß man d i e   S c h w e f e l s ä u r e   i n   d ü n n e m   S t r a h l e   u n d   u n t e r U m r ü h r e n   i n   d a s   W a s s e r   e i n g i e ß t .

Das hier für das Mischen von Schwefelsäure mit Wasser Gesagte gilt auch — wegen des niedrigeren Siedepunktes des Weingeistes sogar in noch stärkerem Grade — für das Mischen von W e i n g e i s t   m i t   S c h w e f e l s ä u r e .

Bei der Auflösung in Wasser nimmt auch das gemeinsame Volumen bedeutend ab. Deshalb steht auch das Volumen und damit auch das spez. Gewicht in keinem einfachen Verhältnis zum H_2SO_4-Gehalt; man ist daher auf die Benutzung einer Tabelle angewiesen, wenn man den Gehalt aus dem spez. Gewicht bestimmen will.

Spezifische Gewichte der wässerigen Schwefelsäure bei $\frac{15^0}{4^0}$ (luftl. Raum) nach Lunge, Isler und Naef.

Spez. Gewicht	Grade Baumé	Proz. H_2SO_4	Spez. Gewicht	Grade Baumé	Proz. H_2SO_4	Spez. Gewicht	Grade Baumé	Proz. H_2SO_4
1,035	4,7	5,23	1,375	39,4	47,47	1,820	65,0	90,05
1,050	6,7	7,37	1,400	41,2	50,11	1,822	65,1	90,40
1,070	9,4	10,19	1,425	43,1	52,63	1,824	65,2	90,80
1,085	11,2	12,30	1,450	44,8	55,03	1,826	65,3	91,25
1,105	13,6	15,03	1,475	46,4	57,37	1,828	65,4	91,70
1,125	16,0	17,66	1,505	48,4	60,18	1,831	65,5	92,43
1,145	18,3	20,26	1,530	50,0	62,53	1,833	65,6	92,97
1,165	20,3	22,83	1,560	51,8	65,20	1,835	65,7	93,56
1,185	22,5	25,40	1,590	53,6	67,83	1,836	—	93,90
1,200	24,0	27,32	1,615	55,0	70,00	1,838	65,8	94,60
1,225	26,4	30,48	1,645	56,6	72,55	1,840	65,9	95,60
1,240	27,9	32,28	1,675	58,2	75,08	1,8405	—	95,95
1,265	30,2	35,14	1,705	59,7	77,60	1,8410	—	96,38
1,285	32,0	37,45	1,735	61,1	80,24	1,8415	—	97,35
1,310	34,2	40,35	1,760	62,3	82,44	1,8410	—	98,20
1,330	35,8	42,66	1,785	63,5	85,10	1,840	—	98,72
1,355	37,8	45,35	1,805	64,4	87,60	1,8385	—	99,31

Prüfung. Dieselbe erstreckt sich auf die Ermittelung der Farb- und Geruchlosigkeit, der völligen Flüchtigkeit und des spez. Gewichtes. Von Verunreinigungen wird geprüft auf Arsen, Bleisulfat, schweflige bzw. salpetrige Säure, Schwermetalle, Chlor, Salpetersäure und Selen.

Den Angaben des Arzneibuches ist folgendes hinzuzufügen:

Die Flüchtigkeitsprobe nehme man in einer blanken Platinschale über einer kleinen, nicht rußenden Flamme vor. Als glühbeständiger Rückstand könnte u. a. Bleisulfat und Arsensäure zurückbleiben. — Zur Prüfung auf Blei gieße man 1 ccm Schwefelsäure langsam in dünnem Strahl in 5 ccm Weingeist (nicht umgekehrt) und schüttle vorsichtig um. Zuerst bildet sich eine Trübung durch Entwicklung von Luftbläschen, bei Gegenwart von Bleisulfat bildet sich nach längerer Zeit ein weißer Bodensatz. Bleisulfat ist in konzentrierter Schwefelsäure nicht unbeträchtlich löslich, unlöslich dagegen in Alkohol, in schwefelsäurehaltigem Alkohol und in verdünnter wässeriger Schwefelsäure. Daß ein entstandener Niederschlag wirklich Bleisulfat ist, erkennt man an seiner Löslichkeit in basisch-weinsaurem Ammon und seiner Braunfärbung durch Schwefelwasserstoffwasser.

Bei der Prüfung auf Selen mittels Natriumsulfit (Na_2SO_3 = *Natrium sulfurosum*) wird die etwa vorhandene selenige Säure oder Selensäure durch schweflige Säure zu rotem elementarem Selen

$$H_2SeO_3 + 2SO_2 + H_2O = 2H_2SO_4 + Se$$

reduziert. Unter den angegebenen Bedingungen sollen sich noch $1/4$ mg seleniger Säure nachweisen lassen. Die Reduktion der selenigen Säure erfolgt schon in der Kälte, diejenige der Selensäure H_2SeO_4 erst nach dem Erhitzen mit Salzsäure.

Eine maßanalytische Gehaltsbestimmung ist für die Schwefelsäure nicht vorgesehen, übrigens auch überflüssig, da die Bestimmung des spez. Gewichtes bei einer Säure, die den gestellten Forderungen entspricht, vollständig genügend ist.

Sollte einmal Schwefelsäure durch Wasseranziehung ein niedrigeres spez. Gewicht angenommen haben, als das Arzneibuch zuläßt, so versuche man nicht erst, durch Eindampfen in einer Porzellanschale das spez. Gewicht zu erhöhen. Die Schwefelsäure nimmt dabei mehr Wasser auf, als sie abgibt, außerdem aber färbt sie sich in kurzer Zeit durch Hineinfallen von Staub dunkel. Man kann sich aber dadurch helfen, daß man entweder etwas Schwefelsäureanhydrid in der konzentrierten Schwefelsäure auflöst, oder dadurch, daß man das Abdampfen in einer vorher mit Schwefelsäure wohl gereinigten Retorte vornimmt. Zweckmäßiger dürfte es jedoch sein, sie anderweitig zu verarbeiten.

Aufbewahrung. Die reine Schwefelsäure ist vorsichtig aufzubewahren. Die Aufbewahrungsgefäße sind Glasflaschen mit gutschließenden Glasstopfen, und es ist zweckmäßig, den Hals der Flasche durch Überdecken mit einer Glasglocke von der Atmosphäre abzuschließen, denn die Säure ist nicht nur äußerst hygroskopisch, sie zieht auch begierig das in der Luft befindliche Ammoniak an. Der weißliche Salzbesatz, den man oft an dem Flaschenrande antrifft, ist nichts weiter als Ammoniumsulfat. Beim Ausgießen der Säure aus dem Standgefäß beachte man die Vorsicht, zuvor die Flasche so zu neigen, daß die Tropfen dünner Säure, die sich durch Wasseranziehung aus dem beim früheren Ausgießen der Säure auf dem Flaschenrande hängen gebliebenen Tropfen gebildet haben, abfließen. Damit verhütet man ein Betropfen der Kleider oder des Rezeptiertisches und auch das Zurückfließen der dünnen Säure in die konzentrierte.

Daß die Säure vor hineinfallendem Staube oder vor Berührung mit organischen Stoffen zu bewahren ist, beachte man, denn sie verkohlt die meisten organischen Stoffe und färbt sich dadurch dunkel.

Hatte man reine Schwefelsäure im Ballon bezogen, so empfiehlt es sich, den Inhalt desselben alsbald in Flaschen von etwa 5 Liter Fassungsvermögen umzufüllen.

Erhält man konzentrierte Schwefelsäure auf die Haut, so soll man zuerst mit einem trocknen Lappen abwischen, ehe mit Wasser abgespült wird, um die Hitzewirkung abzuschwächen. Nach dem Spülen mit Wasser sollen die Brandwunden durch Aufstreichen eines Linimentes von Kalkwasser und Leinöl besonders gut heilen.

Anwendung. Die reine Schwefelsäure ist für den medizinischen innerlichen und äußerlichen Gebrauch bestimmt, wird aber dazu, außer als Ätzmittel, niemals in konzentrierter Form, immer nur in Verdünnung als *Acidum sulfuricum dilutum* oder als *Mixtura sulfurica acida*, verordnet. In der Pharmazie gebraucht man sie zur Darstellung anderer Arzneimittel und besonders als Reagens. Man vergleiche auch das unter *Acidum sulfuricum dilutum* gesagte. Wenn der Arzt in einer Mischung für den innerlichen Gebrauch nur *Acidum sulfuricum* verschreiben sollte, so ist stets *dilutum* zu nehmen oder besser Anfrage zu halten.

Eine äußerliche Anwendung findet diese Säure als Ätzmittel, für sich oder mit einem Pulver zu einer Pasta angerührt, z. B. mit *Carbo pulv.* Unverdünnt darf sie nur in einem Glase mit Glasstopfen abgegeben werden.

Acidum sulfuricum crudum. — Rohe Schwefelsäure.
Syn.: Oleum Vitrioli. Englische Schwefelsäure.

Gehalt mindestens 91 Prozent Schwefelsäure.

Klare, farblose bis bräunliche, ölige Flüssigkeit.

Spezifisches Gewicht nicht unter 1,825.

Wird 1 ccm eines erkalteten Gemisches von 1 ccm Schwefelsäure und 2 ccm Wasser mit 3 ccm Zinnchlorürlösung versetzt, so darf die Mischung innerhalb einer Viertelstunde keine dunklere Färbung annehmen (Arsenverbindungen).

Vorsichtig aufzubewahren.

Das spezifische Gewicht erfuhr eine Veränderung. Die Prüfung auf Arsen wurde der entsprechenden Vorschrift der Giftverordnung gleichgestaltet.

Die **Darstellung** der rohen Schwefelsäure ist bei Acidum sulfuricum beschrieben worden.

Eigenschaften. Die rohe oder Englische Schwefelsäure ist eine farblose, bisweilen durch Verkohlen organischer Stoffe etwas bräunlich gefärbte Flüssigkeit, die, abgesehen von der geringeren Reinheit, die Eigenschaften der konzentrierten Schwefelsäure zeigt.

Die **Verunreinigung** der Englischen Schwefelsäure können sein: Arsenige Säure, Arsensäure (zirka 0,1 Prozent), Schwefligsäure, Antimon, Selen, Thallium, Quecksilber (sämtlich aus dem Schwefel oder den Schwefelkiesen, woraus die Schwefelsäure dargestellt ist, herstammend); Eisen, Silicium, Calcium, Alkalien, Ammonium (letzteres aus dem Wasser herrührend, das bei der Fabrikation der Säure benutzt wurde); Salpetersäure, Stickstoffdioxyd, Salpetrigsäure, Salzsäure (aus der unreinen Salpetersäure herrührend); endlich Bleisulfat (von den Bleikammern und den Bleipfannen, in denen die Konzentration der Säure stattfindet, herrührend). Mit Manganosulfat, aus der Chlorgasbereitung herstammend, ferner mit G l a u b e r s a l z und B i t t e r s a l z soll man bisweilen das spez. Gewicht einer zu leichten Schwefelsäure vermehren. Die glühbeständigen Verunreinigungen einer guten Englischen Schwefelsäure sollen nicht über 0,15 Prozent hinausgehen.

Das Arzneibuch verlangt, daß das spez. Gewicht der rohen Säure nicht unter 1,825 hinabgeht, was einem Mindestgehalt von 91 Prozent Schwefelsäure H_2SO_4 entspricht.

Als einzige Prüfung läßt das Arzneibuch die auf Arsen ausführen, es verlangt eine einigermaßen arsenfreie rohe Schwefelsäure. Die Beobachtungszeit ist hier entgegen der Prüfung bei der reinen Schwefelsäure, bei der man eine Stunde beobachten soll, auf eine Viertelstunde abgekürzt, in Übereinstimmung mit dem Bundesratsbeschluß vom 1. Februar 1906.

Aufbewahrung. Die rohe, Englische Schwefelsäure, vom Publikum auch V i t r i o l ö l genannt, gehört zu den starkwirkenden Stoffen und ist daher v o r s i c h t i g aufzubewahren. Was über die Aufbewahrung von *Acidum sulfuricum* gesagt ist, gilt auch von der rohen Schwefelsäure.

Anwendung und Abgabe. Die englische oder rohe Schwefelsäure erfordert bezüglich ihrer A n w e n d u n g und besonders auch der A b g a b e a n d a s P u b l i k u m die größte Vorsicht. An die Flasche, in der die konzentrierte Schwefelsäure abgegeben wird, klebe man die Signatur: **Vorsichtig! oder Giftig!** an.

Das Publikum gebraucht Schwefelsäure zu verschiedenen Zwecken. Es ist jedenfalls die Pflicht des Apothekers, vor der Abgabe über den beabsichtigten Gebrauch Erkundigungen einzuziehen und zur Vorsicht zu mahnen, niemals aber diese Säure in Tassenköpfen, Schnapsoder Trinkgläsern oder an Kinder abzugeben. Die Viehkurierer haben mitunter Vorschriften, nach denen die konzentrierte Säure mit T e r p e n t i n ö l oder anderen ätherischen Ölen gemischt werden soll. Eine Mischung dieser Art kann, ohne genügende Vorsicht bewerkstelligt, nicht nur eine Explosion, sondern selbst auch eine Entzündung zur Folge haben. In der Kälte gelingt sie oft für den Augenblick, doch kann bei erhöhter Temperatur immer noch nachträglich eine gefahrdrohende Reaktion eintreten. Solche Mischungen besorgt man im Freien in einem offenen Porzellangefäß (Schale), und zwar mit der Vorsicht, daß man erst die Schwefelsäure mit einem doppelten Volumen Rüböl mischt und nach dem Abkühlen die Mischung mit dem Terpentinöl, das unter Umrühren nur in kleinen Portionen zuzusetzen ist, vornimmt. Die Schwefligsäure enthaltenden Dämpfe aus diesen Mischungen vermeide man einzuatmen.

Die technische und chemische Verwendung der Schwefelsäure ist eine sehr umfangreiche und vielseitige. Die jährliche Produktion wird auf 4½ Millionen Tonnen geschätzt, an der Deutschland etwa mit 950 000 Tonnen beteiligt ist. Deutschland gewinnt bereits 20 Prozent seiner Schwefelsäure nach dem Kontaktverfahren.

Zunächst verbraucht man sie zur Darstellung einer Menge Säuren, wie der Salpetersäure, Kohlensäure, Schwefligsäure, Weinsäure, Citronensäure, Stearinsäure usw., zur Darstellung des Phosphorsäuredüngers, zur Zersetzung des Calciumphosphats behufs Darstellung des Phosphors, zur Darstellung verschiedener Sulfate, wie des Glaubersalzes, Bittersalzes, der Vitriole, zum Raffinieren der fetten Öle, des Petroleums, zur Darstellung der Schießbaumwolle und des Kolloxylins, vieler Nitroverbindungen, zur Darstellung des Stärkezuckers, der Teerfarbstoffe, der Schuhwichse, des Pergamentpapieres, zum Entfeuchten der Luft, der Trockenräume, zur Chlorentwicklung (aus Natriumchlorid, Mangansuperoxyd und Schwefelsäure) usw.

Acidum sulfuricum crudum dilutum. Eine v e r d ü n n t e r o h e S c h w e f e l s ä u r e (1 + 4) wird als P u t z w a s s e r im Handverkaufe abgegeben. Bezüglich ihrer Bereitung ist zu bemerken, daß sich nach dem Eingießen in Wasser das in der konzentrierten Säure gelöst gewesene B l e i s u l f a t unlöslich abscheidet und die Säure trübt. Man lasse sie daher einige Tage absetzen.

Bei der A b g a b e auch dieser verdünnten Säure versehe man die Gefäße unbedingt mit der Signatur ,, V o r s i c h t '' oder ,, Ä u ß e r l i c h ''.

Acidum sulfuricum fumans, rauchende Schwefelsäure, Nordhäuser Vitriolöl, Acidum sulfuricum Nordhusianum s. Nordhusiense, *Acide fumant de Nordhouse ou de Saxe ou d'Allemagne, Fuming sulphuric acid,* ist eine fast farblose bis bräunliche, wie Öl fließende, weißliche, erstickende Dämpfe ausstoßende Flüssigkeit von 1,855—1,860 spez. Gewicht.

Die D a r s t e l l u n g der rauchenden Schwefelsäure geschah früher ausschließlich durch Glühen von leicht zersetzlichen Sulfaten, von Eisen- und Tonerdesulfat, die bei Weißglut Schwefelsäureanhydrid bzw. nebenbei schweflige Säure abgeben:

$$Fe_2(SO_4)_3 = Fe_2O_3 + 3SO_3$$
$$2FeSO_4 = Fe_2O_3 + SO_3 + SO_2$$

Ist etwas Wasser zugegen oder wird gewöhnliche Schwefelsäure vorgelegt, so entsteht die r a u c h e n d e oder N o r d h ä u s e r S c h w e f e l s ä u r e, auch „Oleum" genannt, eine Lösung von Anhydrid in Monohydrat (konzentrierter Schwefelsäure) oder richtiger von Pyro-schwefelsäure $\begin{array}{l} HO{-}SO_2 \\ HO{-}SO_2 \end{array}{>}O$ in Monohydrat. Als Rückstand blieb „Caput mortuum", das als rote Anstrichfarbe diente. Die Industrie ist eingegangen.

Heute werden die großen Mengen rauchender Schwefelsäure, die die Industrie braucht, ausschließlich durch den Kontaktprozeß hergestellt, der unter *Acidum sulfuricum* beschrieben worden ist.

Eigenschaften d e r r a u c h e n d e n S c h w e f e l s ä u r e. Sie bildet eine farblose oder durch organische Substanzen mehr oder weniger bräunlich gefärbte, ölartig fließende, an der Luft rauchende, unterhalb 0^0 erstarrende, sehr ätzende Flüssigkeit von 1,855—1,860 spez. Gewicht. Sie enthält 84—88 Prozent Schwefelsäurehydrat H_2SO_4 und 12—16 Prozent Schwefel-säureanhydrid SO_3.

Das R a u c h e n läßt sich zurückführen auf das Entweichen von Dämpfen des Schwefel-säureanhydrides, das zum Teil mit der Feuchtigkeit der Luft, zum Teil mit dem in dieser ent-haltenen Ammoniak sichtbare Nebel bildet. Gewöhnliche Schwefelsäure r a u c h t n i c h t an der Luft. Wird die rauchende Schwefelsäure auf 40^0—50^0 und höher erhitzt, so entweicht Schwefelsäureanhydrid SO_3, das in dieser Weise leicht gewonnen werden kann.

Im übrigen besitzt die rauchende Schwefelsäure die nämlichen Eigenschaften wie die ge-wöhnliche Schwefelsäure, nur wirkt sie noch energischer wasserentziehend und stärker ätzend als diese.

Eine P r ü f u n g würde sich auf die Ermittelung des spezifischen Gewichtes und auf die nahezu völlige Flüchtigkeit beschränken können.

Anwendung. Rauchende Schwefelsäure findet hauptsächlich Anwendung zum Auflösen des Indigo sowie zur Fabrikation von Schießbaumwolle und Nitroverbindungen.

Im H a n d v e r k a u f e gebe man sie nur zu technischen Zwecken, gehörig signiert und an zuverlässige Personen, keinesfalls an Kinder ab.

Acidum sulfuricum dilutum. — Verdünnte Schwefelsäure.

Gehalt 15,6 bis 16,3 Prozent Schwefelsäure (H_2SO_4, Mol.-Gew. 98,09).

Wasser . . . . 5 Teile
Schwefelsäure . . . . 1 Teil

werden gemischt, indem man unter Umrühren die Säure allmählich in das Wasser gießt.
Klare, farblose Flüssigkeit.
Spezifisches Gewicht 1,109 bis 1,114.
Gehaltsbestimmung. Zum Neutralisieren eines Gemisches von 5 ccm verdünnter Schwefelsäure und 25 ccm Wasser müssen 17,7 bis 18,5 ccm Normal-Kalilauge erforderlich sein, was einem Gehalte von 15,6 bis 16,3 Prozent Schwefelsäure entspricht (1 ccm Normal-Kalilauge = 0,04904 g Schwefelsäure, Dimethylaminoazobenzol als Indikator).

Das spezifische Gewicht erfuhr eine geringe Änderung.

Geschichtliches. Die Einführung der verdünnten Schwefelsäure beginnt mit dem Erscheinen der Schwefelsäure im Handel, gegen Ende des achtzehnten Jahrhunderts. In der ersten Hälfte des achtzehnten Jahrhunderts stellten die Apotheker ein *Oleum sulphuris per Campanam* (unter einer Glas-glocke bereitetes Schwefelöl) dar:

„*E sulphure flavo, arsenicalis malignitatis non participe, in pulvere redacto, in scutella terrea non nimis ampla, nec alta nimis* (flaches Schüsselchen), *patinae vitreae latae, interveniente sustentaculo vitreo* (Glastenakel), *imposita, et suspenso desuper receptaculo amplo vitreo, cam-panae forma praedito, deflagrante paratur. Coagulato nimirum in campana sulphuris fumo, indeque in substratam ipsi patinam destillante. Ubi observandum aëre udo et pluvioso felicius hoc succedere negotium, plusque Olei, (haud adaequate sic dicti) quam sicco aut sereno coelo colligi.*"
So sagt F a g i n u s in seinem Dispensatorium regium et electorale Borussico-Brandenburgicum 1747.

Diese Flüssigkeit, die viel Schwefeldioxyd enthielt, wurde mit Wasser mehr oder weniger ver-dünnt, zu Arzneizwecken angewendet.

Darstellung. Beim Vermischen von konzentrierter Schwefelsäure mit Wasser erfolgt Temperaturerhöhung. Das Maß der Temperaturerhöhung ist von verschiedenen Faktoren ab-hängig, nämlich von dem relativen Verhältnis, in dem konzentrierte Schwefelsäure mit Wasser gemischt wird, von den absoluten Mengen, die zu der Mischung herangezogen werden (denn es ist klar, daß beim Zusammenmischen k l e i n e r Quantitäten die Abkühlung durch Wärmeabgabe an die Umgebung sich sehr viel deutlicher geltend machen muß als bei der Verarbeitung großer Mengen), endlich auch von der Art und Weise, wie das Mischen vorgenommen wird, bzw. von der Schnelligkeit, mit der die Mischung zu Ende geführt wird.

Es sei daher Grundsatz, Mischungen von Schwefelsäure und Wasser stets so vorzunehmen, d a ß m a n d i e S c h w e f e l s ä u r e i n d ü n n e m S t r a h l e u n d u n t e r f o r t - g e s e t z t e m R ü h r e n i n d a s W a s s e r e i n g i e ß t. Das Rühren geschieht mit einem Stabe aus Glas oder Porzellan. Unter Beachtung dieser Vorsichtsmaßregel wird wohl ein Zischen, niemals aber ein gefährliches Spritzen auftreten.

In allen Fällen wägt man die Mengen destillierten Wassers und Schwefelsäure, die man mischen will, vorher in besondere Gefäße ein und nimmt alsdann das Mischen vor, und zwar größere Mengen in einer Porzellanschale, kleinere Mengen in einem Becherglas, niemals aber direkt im Standgefäß. Das Schwefelsäuregefäß zu tarieren und aus demselben die nötige Menge Schwefelsäure durch Zurückwägen zu entnehmen, ist ein Mißbrauch.

Nach dem Erkalten ist die Säuremischung nochmals zu wägen und etwa verdampftes Wasser zuzugießen.

Prüfung. Wenn die benutze Schwefelsäure rein war und das vorgeschriebene spezifische Gewicht hatte, die Verdünnung mit der notwendigen Sorgfalt geschehen war, so muß das Präparat ein probehaltiges sein. Es wird dann auch das spez. Gewicht 1,109—1,114 zeigen. Dem Gehalte der konzentrierten Schwefelsäure von 94—98 Prozent entspricht nach der Verdünnung ein Gehalt von 15,6—16,3 Prozent reine Säure, der maßanalytisch bestimmt werden kann. Da die Umsetzung zwischen Schwefelsäure und Kalilauge nach folgender Gleichung erfolgt:

$$H_2SO_4 + 2KOH = 2H_2O + K_2SO_4$$
$$98,09 \quad 2 \times 56,11$$

so wird 1 ccm Normal-Kalilauge (0,056 11 KOH enthaltend) gerade $\dfrac{0,098\,09}{2} = 0,049\,04$ H$_2$SO$_4$ sättigen. Mithin werden 17,7 ccm Normal-Kalilauge genau $17,7 \times 0,049\,04$, d. h. 0,8680 g H$_2$SO$_4$ sättigen. Diese Menge ist in 5 ccm oder 5,545 g verdünnter Schwefelsäure vom spez. Gewicht 1,109 enthalten. Daher sind in 100 g = 15,65 g enthalten.

$$5,545 : 0,8680 = 100 : x \qquad x = 15,65$$

Den mindest zu verbrauchenden 17,7 ccm entspricht also ein Mindestgehalt von 15,6 Prozent.

Dispensation. Die verdünnte Schwefelsäure ist die Form, in der die Schwefelsäure innerlich zur Anwendung kommt. Sollte ein Arzt auf dem Rezepte irgend einmal das *dilutum* vergessen haben, so ist stets nur die verdünnte Säure zu dispensieren, wenn eben die Arznei für den innerlichen Gebrauch bestimmt ist, ev. ist mit dem Arzte Rücksprache zu nehmen. Pillenmassen mit verdünnter Schwefelsäure müssen in Porzellanmörsern angestoßen werden. Die frische Mischung muß eine weiche Muskonsistenz haben, denn nach einer halben Stunde, wenn das organische Pulver sich mit Feuchtigkeit gesättigt hat, erfolgt die Bildung der gewünschten Pillenkonsistenz.

Anwendung. Die verdünnte Schwefelsäure wurde früher, ebenso wie die anderen Säuren, als durstlöschendes Mittel bei fieberhaften Erkrankungen (in 1—2 prozentiger Lösung) gegeben; diese Anwendung ist ebenso obsolet wie die zur Stillung von Blutungen innerer Organe (siehe auch Mixtura sulfurica acida). — Äußerlich wird verdünnte Schwefelsäure manchmal zur Desinfektion und Desodorierung von Fäkalien verwendet, wenn diese infektiöse Keime enthalten, z. B. bei Typhus, Cholera, Ruhr; ebenso gut und billiger ist hierfür natürlich die rohe Schwefelsäure. — Zu erwähnen ist, daß sehr verdünnte Schwefelsäure als Gegenmittel bei akuter Blei- und Phenolvergiftung genommen wird; bei der letzteren soll durch die resorbierte Säure die Bildung der ungiftigen Phenolsulfosäure befördert werden.

Acidum tannicum. — Gerbſäure.

Tannin.

Syn.: Acidum gallotannicum. Gallusgerbsäure. Gerbstoff.

Die aus Galläpfeln gewonnene Gerbſäure.

Weißes oder ſchwach gelbliches, leichtes Pulver oder glänzende, kaum gefärbte, lockere Maſſe. Gerbſäure löſt ſich in 1 Teil Waſſer und in 2 Teilen Weingeiſt, leicht in Glycerin und iſt faſt unlöslich in Äther. Die wäſſerige Löſung rötet Lackmuspapier, riecht ſchwach eigenartig, jedoch nicht ätherartig und ſchmeckt zuſammenziehend.

Aus der wäſſerigen Löſung (1 + 4) wird die Gerbſäure durch Zuſatz von Schwefelſäure oder von geſättigter Natriumchloridlöſung abgeſchieden. Eiſenchloridlöſung erzeugt in einer wäſſerigen Gerbſäurelöſung einen blauſchwarzen, auf Zuſatz von Schwefelſäure wieder ver- ſchwindenden Niederſchlag.

2 ccm der wäſſerigen Löſung (1 + 4) müſſen beim Vermiſchen mit 2 ccm Weingeiſt klar bleiben; dieſe Miſchung darf auch durch Zuſatz von 1 ccm Äther nicht getrübt werden (Gummi, Dextrin, Zucker, Salze).

Gerbſäure darf durch Trocknen bei 100° höchſtens 12 Prozent an Gewicht verlieren. Beim Verbrennen darf ſie höchſtens 0,2 Prozent Rückſtand hinterlaſſen.

Geändert wurde die Angabe der Löslichkeit in Wasser.

Geschichtliches. Als eigentümlicher Bestandteil der Galläpfel wurde die Gerbsäure 1793 von D e y e u x , 1795 von S e q u i n erkannt; sie nannten den von ihnen erhaltenen Körper T a n n i n e , von dem französischen *tanner* = gerben. B e r z e l i u s stellte alsdann denselben Körper zuerst in reinem Zustande dar. Die später der gleichen Substanz beigelegten Namen „*Acidum scytodephicum* oder *scytodepsicum*" wurden gebildet aus dem griechischen σκύτος = Haut und δέφω oder δεψέω = ich gerbe. P e l o u z e (1834) erkannte den Gerbstoff als eine Säure (Gerbsäure) und gab eine zweck- mäßige Vorschrift zur Darstellung aus den Galläpfeln. H l a s i w e t z und S t r e c k e r beschäftigten sich mit der Konstitution der Gerbsäure; der letztere hielt sie für ein Glykosid, weil er bei ihrer Spal- tung mit verdünnter Schwefelsäure das Auftreten von Gallussäure und Zucker beobachtet hatte. H. S c h i f f glaubte die Gallusgerbsäure als eine Digallussäure ansehen zu können, jedoch hat sich die Anschauung nicht halten können. Die Konstitution der Gerbsäure ist vielmehr heute eine noch ungelöste, vielumstrittene Frage.

Allgemeines über Gerbsäuren. Unter dem Namen „G e r b s t o f f e" oder „G e r b - s ä u r e n" versteht man eine große Anzahl im allgemeinen noch wenig erforschter, stickstoff- freier Substanzen, die sich in Wasser und Alkohol lösen, zusammenziehend schmecken, meist die tierische Haut zu „*Leder*" umwandeln und Leimlösung fällen. Soweit sie untersucht sind, sind sie nicht von einfacher Zusammensetzung. Sie geben eine Reihe charakteristischer Re- aktionen, vermittels derer man sie auch mikrochemisch nachweisen kann. Indessen ist zu be- merken, daß diese Reaktionen auch manchen anderen Körpern, die Abkömmlinge der Gerbstoffe sind, oder sonst nahe Beziehungen zu ihnen haben, zukommen.

Als Reagens benutzt man gewöhnlich Eisensalze (Ferrichlorid und Ferrosulfat), mit denen die Gerbstoffe intensiv schwarzgrüne oder schwarzblaue Färbungen (Tinte) geben.

In ihrer chemischen Zusammensetzung stimmen sie nicht miteinander überein. Das ergibt sich schon daraus, daß einige bei der trockenen Destillation Pyrogallol, andere Brenzkatechin geben. Die Mehrzahl hält man für glykosidartige Substanzen.

In der Pflanze finden sich die Gerbstoffe meist im Zellsaft in stark lichtbrechenden Va- kuolen gelöst, selten in Form von Blasen, die von einer Plasmahaut oder Niederschlagsmembran umhüllt sind, noch seltener als Körner. Schon die Gerbstoffblasen enthalten zuweilen noch andere Bestandteile (Zucker), und für die Gerbstoffkörner ist es recht wahrscheinlich, daß die- selben ganz andere, mit Gerbstoff imprägnierte Körper sind.

Beim Trocknen der gerbstoffhaltigen Pflanzenteile kann, wie bei den Gallen, der Gerbstoff zu einem Klumpen von unregelmäßiger Form zusammentrocknen, gewöhnlich imprägniert er dann auch die Membran, so daß dieselbe ebenfalls auf Eisensalze reagiert. Ist die Gerbstoff- menge gering, so kann sie sich so gut wie vollständig in die Membranen ziehen. Oft erleiden die Gerbstoffe dabei auch eine charakteristische Umwandlung durch Oxydation, indem sie eine braune oder braunrote Farbe annehmen. Man nennt diese Körper P h l o b a p h e n e; sie be- dingen die braune Farbe sehr vieler Drogen, besonders mancher Rinden. Welche Rolle sie im Organismus der Pflanze spielen, läßt sich zurzeit nicht mit Bestimmtheit sagen. Nach G. K r a u s ist die Bildung derselben an die Assimilation geknüpft, steht also mit dem Chlorophyll in Be- ziehung. In panaschierten Blättern findet keine Gerbstoffbildung statt. Doch kann gesagt werden, daß sie in den meisten Fällen E x k r e t e, d. h. aus dem Stoffwechsel der Pflanze ausgeschiedene Endprodukte desselben sind. Jedenfalls darf das für alle diejenigen Fälle an- genommen werden, in denen die Gerbstoffe in so großen Mengen vorkommen, daß sie technisch gewonnen werden oder der betreffende Pflanzenteil ihnen seine Verwendung verdankt. Daneben wird mit Wahrscheinlichkeit angenommen werden können, daß sie in manchen Fällen ein Zwischenprodukt des Stoffwechsels, besonders bei der Fortleitung der Kohlehydrate seien.

Als Funktion der exkretiven Gerbsäure nimmt man an, daß sie die Pflanze vor Insekten- fraß oder den Angriffen anderer Tiere schützen soll.

Vorkommen. In größerer Menge findet sich die Gallusgerbsäure in den Gallen oder Galläpfeln, Adventivbildungen, die durch den Stich der Gallwespe Cynips tinctoria auf den Blattknospen und jungen Zweigen von *Quercus lusitanica var. tinctoria,* von Aphis chinensis auf den Blattstielen und Zweigen von *Rhus semialata,* von Cynips Quercus an den Fruchtbechern von *Quercus pedunculata* und *Quercus sessiflora* hervorgerufen werden. Des weiteren findet sie sich in der Eichenrinde, in der Rinde von *Eucalyptus occidentalis* (Malettotannin), in den Blättern des Gerbesumachs *Rhus coriaria.* Außerdem in den *Bablah*-Hülsen (von *Acacia nilotica* Del., *A. arabica* Willd.), in den als Dividivi bezeichneten Hülsen von *Caesalpinia coriaria* Willd. und in den sog. Myrobalanen, Früchten von *Terminalia Chebula* Roxb. u. a. An diese reihen sich die gerbstoffhaltigen Extrakte, von denen Katechu und Kino die wichtigsten sind.

Nomenklatur. Da die Gerbsäuren verschiedene Zusammensetzung haben, führen sie den Namen der Pflanzen, in denen sie vorkommen. Man spricht z. B. von: Gallusgerbsäure, Eichenrindengerbsäure (*Acidum quercitannicum*), Chinagerbsäure, Kaffeegerbsäure, Katechugerbsäure (*Acid. mimotannicum*), Kinogerbsäure (*Acid. coccoctannic.*), Fichtenrindengerbsäure (*Acid. pinitannic.*), Gelbholzgerbsäure (*Acid. morintannic.*), Filixgerbsäure (*Acid. filicitannic.*) usw.

Die **Darstellung** der offizinellen Gerbsäure (Gallusgerbsäure) erfolgt ausschließlich aus den G a l l ä p f e l n , von denen hierfür nahezu ausnahmslos in Frage kommen: die C h i n e s i s c h e n G a l l ä p f e l mit etwa 65—70 Prozent, die J a p a n i s c h e n mit 60—70 Prozent, und die A l e p p i s c h e n mit 55—65 Prozent Gerbsäuregehalt. Welche dieser Sorten zweckmäßig zu verarbeiten ist, richtet sich nach dem Gehalte an Gerbsäure und dem jedesmaligen Preise der Gallen.

Vorschriften zur Bereitung existieren eine große Anzahl. Es ist davon Abstand genommen worden, dieselben hier aufzuführen, zumal sie wohl auch nur im Großbetriebe lohnend ist. Es seien nur allgemein die Methoden erwähnt. (Nach F r a n k e.)

I. Fällen der gerbstoffhaltigen Flüssigkeit mit neutralem oder basischem Bleiacetat und Zersetzung des entstehenden Niederschlages mit Schwefelwasserstoff.

II. Extraktion des Ausgangsmaterials mit alkoholhaltigem Äther.

III. Extraktion mit Alkohol.

IV. Extraktion mit Wasser.

V. Reindarstellung der Acetylverbindungen und Verseifen derselben.

Vermieden werden muß höhere Temperatur und alkalisch reagierende Flüssigkeiten. Zweckmäßig ist die Verwendung von Essigäther zum Ausschütteln und nachherige Ausfällung mit Äther und Petroläther.

Handelsmarken außer dem gewöhnlich dargestellten Tannin sind: *Acidum tannicum levissimum,* l e i c h t e s T a n n i n oder k r i s t a l l i n i s c h e s T a n n i n. Man gewinnt es dadurch, daß man die sirupförmige Gerbsäurelösung auf Glastafeln aufstreicht, den Anstrich möglichst rasch trocknet, die trockene Schicht mit harten Instrumenten abstößt und dann zerkleinert. Man erhält so die Gerbsäure in zarten, schaumartigen Schuppen, die sich besonders leicht in Wasser lösen, aber sehr voluminös sind, und selbstverständlich keine Kristalle darstellen.

Acidum tannicum granulatum, G e r b s ä u r e i n N a d e l n , T a n n i n i n N a d e l n. Dieses Präparat wird von der C h e m i s c h e n F a b r i k a u f A k t i e n vorm. E. S c h e r i n g in folgender Weise dargestellt. Die Tanninlösung wird im Vakuum so weit eingedampft, daß die erkaltete Masse brüchig ist und nicht klebt. Diese Masse wird in einen kupfernen oder zinnernen Kessel gebracht, dessen Boden siebartig durchlöchert ist, so daß die erwärmte weiche Masse, unter Luftdruck durch die Löcher gedrängt, in Fäden hervortritt und zu feinen Fäden sich ausziehen läßt (der Boden des Kessels ist 5 m über dem Erdboden). Diese Fäden fallen auf einen schnell rotierenden Holz- oder Metallzylinder, von dem man das Präparat abnimmt und zerkleinert. Die spröden Tanninfäden brechen zu glänzenden, nadelförmigen Fragmenten, die zwar wie Kristallnadeln aussehen, aber keineswegs Kristalle sind.

Chemie. Völlige Klarheit herrscht zurzeit über den Aufbau des Tanninmolekels noch nicht, zumal man es mit einem Körper zu tun hat, dessen Reindarstellung große Schwierigkeit verursacht und dessen anhaftende Beimengungen eine Kristallisation verhindern. Es kann daher nur versucht werden, den neuesten Stand der Forschung darzulegen. So viel steht jedenfalls fest, daß Tannin nicht mit Digallussäure identisch ist, wohl aber ist es verwandt mit Gallussäure, da es durch Kochen mit verdünnten Säuren in diese umgewandelt wird.

Da bei der Extraktion mit Wasser eine Spaltung des Tannins eintritt, arbeitete F e i s t dermaßen, daß Galläpfel zuerst mit Chloroform und Benzol extrahiert wurden, um Harz, Chlorophyll und Fett zu entfernen. Den Rückstand zog er dann mit Äther aus und erhielt einen Körper, der nach dem Verdunsten in Nadeln zurückblieb. Dieser gibt ungefähr dieselben Reaktionen wie Tannin, fällt aber nicht Eiweiß und Alkaloide. Bei der Hydrolyse gibt der Körper Glykose und eine Substanz, die Säurecharakter hat. Anscheinend sind diese beiden Substanzen ätherartig gebunden (Glykogallussäure). Wird eine glykosidartige Bindung angenommen und der Ort der Laktonbindung willkürlich gewählt, so können 2 Formeln aufgestellt werden.

I ($C_{13}H_{16}O_{10}$)   II ($C_{13}H_{14}O_9$)

Auf Grund der Analysenresultate dürfte nicht der ersten (Säureform), sondern der zweiten (Laktonform) der Vorzug zu geben sein. Nach F e i s t soll auch die optische Aktivität allein auf dem Vorhandensein von Glykose beruhen, während andere Forscher dies bestreiten. Bei der Kapillaranalyse zeigte der Körper eine einheitliche Zone, während die Handelstannine mehrere Zonen aufweisen.

Eine andere Anschauung vertritt L l o y d. Er schließt aus verschiedenen Molekulargewichtsbestimmungen, daß Tannin aus drei zu einem Sechs-Ring vereinigten Digallussäuregruppen bestehe.

Nach N i e r e n s t e i n soll Tannin aus Digallussäure und Leukotannin bestehen.

Digallussäure   Leukotannin

Das Drehungsvermögen sei an das asymmetrische Kohlenstoffatom des Leukotannins (C) gebunden. Als Grundlage aller Gerbstoffe nimmt er den Benzoesäurephenylester (Tannon) an $C_6H_5CO.O.C_6H_5$. Durch Eintritt von Hydroxyl- und Carboxylgruppen entständen dann die verschiedenen Gerbstoffe.

Während alle diese Forscher in der Hauptsache durch Abbau die Zusammensetzung der Gerbstoffe zu ergründen suchen, hat E. F i s c h e r die S y n t h e s e dieser bisher nur von der Natur gebotenen Stoffe in Angriff genommen. Er geht von der Annahme aus, daß die Gerbstoffe Ester von Oxysäuren (Oxybenzoesäuren) sind, und hat durch einen Kunstgriff über die Carbomethoxyderivate bereits eine Anzahl derartiger Verbindungen dargestellt. F i s c h e r nennt diese Körper Depside (von δεψειν, gerben). Je nach der Anzahl der in der Molekel vorhandenen Phenolcarbonsäuren unterscheidet er Di-, Tri-, Tetradepside usw. Unter anderen hat F i s c h e r ein Didepsid der Gallussäure hergestellt, das mit der Digallussäure des Tannins nach N i e r e n s t e i n identisch oder isomer ist. Viele Eigenschaften (Geschmack, Eiweißfällung) sind dieselben wie beim Gerbstoff.

Die vom Arzneibuch angeführten **Eigenschaften** sind durch die folgenden zu ergänzen. Der Geschmack der Gerbsäure ist adstringierend, aber nicht bitter. Sie löst sich in Wasser zu einer bräunlich gelben, klaren, eigenartigen, aber nicht ätherartig riechenden Flüssigkeit, ferner auch in 2 T. Glycerin. Nahezu unlöslich ist Gerbsäure in reinem Äther, während sie in alkoholhaltigem löslich ist und wasserhaltigem Äther das Wasser entzieht. Unlöslich ist Gerbsäure in Chloroform, Schwefelkohlenstoff, Benzol, Petroleumäther, in fetten und ätherischen Ölen (mit Ausnahme des Bittermandelöles).

Bei dem Auflösen in Wasser bei gewöhnlicher Temperatur verhalten sich nicht alle Gerbsäuresorten gleich. Sehr leicht löslich ist das sog. l e i c h t e K r i s t a l l t a n n i n, während manche gepulverte Sorten bei gewöhnlicher Temperatur sehr viel schwieriger löslich sind, sie gehen beim Erwärmen zwar in Lösung, aber die Lösung ist nicht ganz so klar als diejenige des ersteren Präparates. Es scheint, als ob diese Abweichung darauf beruht, daß sich während des Mahlens oder Trocknens wasserärmere Produkte bilden, die erst allmählich unter Wasseraufnahme wieder in die gewöhnliche Gerbsäure übergehen und sich dann in Wasser lösen. Die wässerige Lösung schmeckt herb, zusammenziehend, jedoch nicht bitter, reagiert gegen Lackmus sauer und riecht schwach loheartig.

Bei Luftabschluß lassen sich wässerige Lösungen von Gerbsäure einige Zeit ohne Zersetzung aufbewahren. Bei Zutritt von Luft aber nehmen sie unter Aufnahme von Sauerstoff dunklere Färbung an. Die am häufigsten zu beobachtende Veränderung, die Gerbsäurelösungen beim Aufbewahren erleiden, ist die, daß sich an der Oberfläche ein Rasen von Schimmelpilzen bildet und daß sich kristallinische Ausscheidungen bemerkbar machen, die aus Gallussäure bestehen. Eine so veränderte Lösung darf natürlich nicht mehr zur medizinischen Verwendung gelangen.

Mit oxydfreien Eisenoxydulsalzlösungen gibt Gerbsäure keine Färbung. In konzentrierten Gerbsäurelösungen ruft reines Ferrosulfat einen weißen, gallertartigen Niederschlag hervor, der sich an der Luft bläut. Durch Eisenchlorid dagegen entsteht in konzentrierten Gerbsäurelösungen ein blauschwarzer Niederschlag, bei verdünnten Lösungen nur eine blauschwarze klare Flüssigkeit, die sich nach einiger Zeit unter Ausscheidung dunkler Flocken und Bildung von Eisenoxydulsalz grün färbt; durch Zusatz von Schwefelsäure verschwindet die Färbung. Blauschwarze Niederschläge geben Gerbsäurelösungen ferner mit den löslichen Salzen der V a n a d i n s ä u r e, worauf die Darstellung der sog. Vanadintinten beruht.

Unlösliche Verbindungen geht die Gerbsäure ferner ein mit den meisten Alkaloiden (Antidot gegen Alkaloidvergiftungen), mit zahlreichen Bitterstoffen bzw. Glykosiden, mit Stärke, Leimsubstanzen und Eiweiß (daher verschwindet der bittere Geschmack vieler Getränke durch Zusatz von Milch). Durch tierische Haut (Hautpulver) kann die Gerbsäure ihrer wässerigen Lösung völlig entzogen werden. Da sie aber nicht imstande ist, die tierische Haut vor Fäulnis zu schützen (wie die in der Praxis benutzten Gerbstoffe), so kann sie zur Lederbereitung nicht benutzt werden.

Beim Erwärmen auf 150°—160° färbt sich die Gerbsäure zunächst dunkler, bei weiterem Erhitzen (auf 210°—215°) zerfällt sie in Kohlensäureanhydrid, Wasser und Pyrogallol, die sich verflüchtigen, während im Rückstande M e l a n g a l l u s s ä u r e $C_6H_4O_2$ hinterbleibt. Diese bildet sich ausschließlich, wenn Gerbsäure rasch erhitzt wird. Die Entstehung von Pyrogallol wird leicht verständlich, wenn man annimmt, daß sich beim Erhitzen zunächst zum Teil Gallussäure bildet, die in Pyrogallol übergeht.

$$C_6H_2{<}{\overset{\displaystyle OH}{\underset{\displaystyle CO_2H}{\overset{\displaystyle OH}{\underset{\displaystyle OH}{}}}}} \;=\; CO_2 \;+\; C_6H_3{<}{\overset{\displaystyle OH}{\underset{\displaystyle OH}{OH}}}$$

Gallussäure   Pyrogallol

Mit Ätzalkalien und Ammoniak färbt sich Tanninlösung rot bis rotbraun, nach längerer Zeit in Schmutzig-Grün übergehend (Empfindl. $1 = 1\,000\,000$); durch verdünnte Schwefelsäure entsteht Gallussäure (neben Traubenzucker, dessen Menge sich nach dem vorhandenen Gerbsäure-Glykosid richtet); durch Salpetersäure wird Oxalsäure gebildet. Durch Einwirkung von Chlor, Brom, Bromsäure, Jodsäure, Chromsäure, Kaliumpermanganat, Mangansuperoxyd usw. entstehen unter Kohlensäurebildung weitgehende Zersetzungsprodukte. — J o d wird von wässerigen Gerbsäurelösungen in erheblicher Menge unter Bildung einer rotbraunen Flüssigkeit aufgenommen, in der sich durch Stärkelösung Jod nicht mehr nachweisen läßt. Mit 1 Tropfen Guajakol, 0,5 ccm konzentrierter Schwefelsäure und etwas Chelidonin oder Narcein färbt sich Gerbsäurelösung dunkel karminrot. Nach F a u r e soll echter Weinfarbstoff mit 2 Prozent Tannin- und 2 Prozent Gelatinelösung versetzt ausgefällt werden, nicht aber künstlicher. Gibt man zu Magensaft etwas 10prozentige Tanninlösung und Methylviolettlösung, so geht bei Anwesenheit von freier Salzsäure die violette Farbe in Blau oder Grün über (Kost). Auch zur Prüfung von Harn auf Blutfarbstoff kann Tannin dienen. Der Harn wird alkalisch gemacht, Tannin zugegeben und dann mit Essigsäure angesäuert. Bei Anwesenheit von Blut entsteht ein roter Niederschlag, mit dem man T e i c h m a n n sche Kristalle hervorrufen kann.

Zu den **Prüfungen** ist zu bemerken, daß eine Gerbsäure um so weißer ausfällt, je stärker sie getrocknet und je feiner der Grad der Pulverisierung ist, daß aber diese weißen Sorten bei gewöhnlicher Temperatur nicht die am leichtesten löslichen sind.

Die wässerige Lösung rieche schwach, eigentümlich, a b e r n i c h t ä t h e r a r t i g. Es bezieht sich dies darauf, daß Gerbsäure und konzentrierte Gerbsäurelösungen sehr hartnäckig Äther (von der Darstellung herrührend) zurückhalten, der durch den „ätherartigen" Geruch erkannt würde. Aus der 20 prozentigen Lösung kann außer durch Schwefelsäure und Natriumchloridlösung auch durch Kaliumchlorid und Kaliumacetat, nicht aber durch Kaliumnitrat und Natriumsulfat, die Gerbsäure abgeschieden werden.

Mischt man 2 ccm einer wässerigen Lösung (1 + 4) mit 2 ccm Weingeist, so muß diese Mischung klar bleiben; eine entstehende Trübung oder ein Niederschlag würde Anwesenheit von D e x t r i n anzeigen. Bleibt die Flüssigkeit nach Verlauf von 1 Stunde klar, so fügt man 1 ccm Äther hinzu; die Flüssigkeit muß auch jetzt klar bleiben, eine entstehende Trübung würde auf Anwesenheit von Zucker und Salzen hinweisen. Die Lösung von reiner Gerbsäure zeigt nur schwache Opalescenz.

Man trockne 2—3 g Gerbsäure 3—4 Stunden im Wassertrockenschranke. Der Gewichtsverlust darf nicht mehr als 12 Prozent betragen. Diese Bestimmung des Wassergehaltes ist vorgeschrieben, weil Gerbsäure erhebliche Mengen Wasser zurückhalten kann, ohne ihr pulverförmiges Aussehen zu verlieren. Man hat im Handel Gerbsäuren mit 16 Prozent Wasser und darüber angetroffen.

Gerbsäure darf beim Einäschern nicht mehr als 0,2 Prozent Rückstand hinterlassen. Durch Extraktion mit Äther dargestellte Gerbsäure ist fast aschefrei; die durch bloßes Extrahieren mit Wasser erhaltene Gerbsäure weist in der Regel etwa 0,5 Prozent Asche auf, die aus Calciumsalzen besteht.

Aufbewahrung. Da Gerbsäure gegen Licht nicht ganz unempfindlich ist, so ist sie zweckmäßig v o r L i c h t g e s c h ü t z t aufzubewahren. Es ist notwendig, nur gänzlich trockene Gerbsäure in die Gefäße einzufüllen und die Gefäße vorher gut zu trocknen, andernfalls nehmen die Aufbewahrungsgefäße ein unansehnliches Äußere an. — In den Offizinen pflegt man eine 33⅓ prozentige Gerbsäurelösung vorrätig zu halten; doch mache man davon nicht zu viel vorrätig, beseitige sie, wenn sie zu schimmeln beginnt, und bewahre sie nicht in Gläsern mit Glasstopfen auf, weil diese sehr leicht eingekittet werden.

Zur **Bestimmung** d e r G e r b s ä u r e bzw. von Gerbstoffen sind sehr zahlreiche Vorschläge gemacht worden. Völlig einwandfreie Methoden gibt es zurzeit nicht. Konventionell wird die L o e w e n t h a l - v. S c h r o e d e r sche Methode als relativ zuverlässig in der Technik fast ausschließlich benutzt.

Diese beruht darauf, daß man das Reduktionsvermögen einer gerbsäurehaltigen Flüssigkeit gegenüber Kaliumpermanganat feststellt, und zwar v o r und n a c h der Behandlung mit Hautpulver. Die Differenz zwischen beiden Bestimmungen ist gleich dem Reduktionswert der Gerbsäure. Als Endprodukt der Oxydation gilt der Moment, in dem eine verhältnismäßig große Menge Indigolösung durch das Kaliumpermanganat oxydiert ist. Man nimmt an, daß in dem Augenblicke, in dem die Indigolösung oxydiert ist, auch alle Gerbsäure mit Sicherheit in die beabsichtigte Oxydationsstufe übergeführt ist.

Zur Ausführung der L o e w e n t h a l - v. S c h r o e d e r schen Methode bedarf man:

1. K a l i u m p e r m a n g a n a t l ö s u n g. 10 g reinstes Kaliumpermanganat werden in destilliertem Wasser zu 6 Litern gelöst.
2. I n d i g o l ö s u n g. 30 g festes indigoschwefelsaures Natrium werden lufttrocken in 3 Liter verdünnter Schwefelsäure (1: 5 Vol.) gebracht, dazu 3 Liter destilliertes Wasser gegeben und nach dem Auflösen filtriert. Bei jeder Titration werden 20 ccm dieser Indigolösung zu ¾ Liter Wasser zugefügt; diese Lösung reduziert dann etwa 10,7 ccm der Kaliumpermanganatlösung.
3. H a u t p u l v e r. Es muß weiß, fein wollig sein und darf an kaltes Wasser keine Bestandteile abgeben, die Kaliumpermanganat reduzieren. Man führe einen blinden Versuch damit aus.
4. R e i n s t e s T a n n i n.

T i t e r s t e l l u n g. Man löse 2 g des lufttrockenen Tannins zu 1 Liter und bestimme von 10 ccm dieser Lösung den gesamten Kaliumpermanganatverbrauch unter Zusatz von ¾ Liter Wasser und 20 ccm Indigolösung, deren Reduktionswert abgezogen wird.

Ferner bestimme man den Kaliumpermanganatverbrauch der Tanninlösung nach dem Behandeln mit Hautpulver. 50 ccm Tanninlösung werden in einer Glasstopfenflasche mit 3 g vorher eingeweichtem und wieder stark abgepreßtem Hautpulver unter öfterem Umschütteln 18—20 Stunden behandelt; dann filtriere man und titriere wieder 10 ccm.

Beträgt der Kaliumpermanganatverbrauch des Hautpulverfiltrates nicht mehr als 10 Prozent des Gesamtverbrauches an Kaliumpermanganat, so ist das Tannin zur Titerstellung hinreichend rein. Man bestimmt alsdann durch Trocknen bei 100° den Wassergehalt und berechnet den Titer nach der Trockensubstanz des Tannins; die so gefundene Zahl gibt mit 1,05 m u l t i p l i z i e r t d e n w a h r e n T i t e r. Die Erhöhung wird vorgenommen, weil das als Maß benutzte Tannin nie ganz rein ist.

Die zu bestimmende Gerbstofflösung muß so viel Gerbsäure enthalten, daß 10 ccm n i c h t m e h r und n i c h t w e n i g e r als 4,0—10,0 ccm Kaliumpermanganatlösung verbrauchen. Man bringt nun 10 ccm Gerbstofflösung in eine Porzellanschale, fügt 730 ccm destilliertes Wasser und 20 ccm Indigolösung hinzu und läßt alsdann aus einer Glashahnbürette so viel Kaliumpermanganatlösung unter starkem Umrühren zufließen, bis die gegen das Ende des Versuches grünliche Flüssigkeit grade g o l d g e l b wird. (Gesamtverbrauch an Kaliumpermanganat.) Das Einfließen hat entweder durch Eintröpfeln oder Kubikzentimeter für Kubikzentimeter zu geschehen und muß bei der Analyse genau so wie bei der Titerstellung vorgenommen werden. Dann digeriert man 50 ccm der zu untersuchenden Gerbstofflösung 18—20 Stunden mit 3 g Hautpulver, wie vorher angegeben, und titriert nun 10 ccm der filtrierten Lösung nach dem Verdünnen mit 730 ccm Wasser und dem Versetzen mit 20 ccm Indigolösung wiederum bis goldgelb.

Beispiel. Bei der Titerstellung wurden gefunden:

$$1 \text{ ccm Kaliumpermanganat} = 0{,}001\,69 \text{ g Gerbsäure}$$
$$20 \text{ ccm Indigolösung} = 21{,}40 \text{ ccm } KMnO_4$$
$$3 \text{ g Hautpulver verfärben} \quad 0{,}3 \text{ „ „}$$

Versuch:

G e s a m t v e r b r a u c h an $KMnO_4$ v o r dem Behandeln mit Hautpulver 33,3 ccm

Verbrauch   an $KMnO_4$ n a c h dem Behandeln mit Hautpulver 24,5 ccm

bleibt	8,8
davon ab für 3 g Hautpulver	0,3
bleibt für 10 ccm Gerbsäurelösung	8,5 ccm

$8{,}5 \times 0{,}001\,69$ g Gerbsäure $= 0{,}014\,365$ g Gerbsäure.

Mithin enthalten 100 ccm Gerbsäurelösung $= 0{,}143\,65$ g Gerbsäure.

Wirkung und Anwendung. Die „adstringierende" Wirkung des Tannins auf Schleimhäute und seine Anwendung bei Katarrhen aller Art beruht darauf, daß es Eiweiß, mit dem es direkt in Berührung kommt, fällt, zur Koagulation bringt; die oberflächliche Schicht der Schleimhäute wird infolgedessen gewissermaßen verdichtet, sie schwillt ab; die Sekretion der schleimbildenden Zellen wird eingeschränkt und damit auch der „Katarrh". Die Gerbsäure (und auch die anderen Adstringenzien) verursachen eine Zusammenziehung der kleinsten Gefäße und vermindern hierdurch die mit katarrhalischen Zuständen verknüpfte Hyperämie. — Blut, mit dem Tannin in Berührung kommt, gerinnt sofort. — Tannin ist ein starkes Antiseptikum.

I n n e r l i c h wird Acidum tannicum seiner gerbenden Wirkung wegen kaum mehr gegeben; man ersetzt es zweckmäßig durch Natrium tannicum, durch eine stark gerbsäurehaltige Droge oder noch besser durch eins der neueren Ersatzmittel (siehe Tannalbinum, Tanninum acetylicum). Als Indikationen für diese Anwendungsweise gelten: Lungen- und Nierenblutungen, bei denen aber kaum ein Nutzen zu erwarten ist, da eine Fernwirkung unmöglich ist, und Darmkatarrh (Diarrhöen); da Tannin resp. das Natriumtannat sehr schnell resorbiert wird, erstreckt sich die Wirkung meist nur auf die oberen Abschnitte des Darmes. — Äußerlich wird Tannin als Gurgelwasser bei Stomatitis, zu Pinselungen bei Kehlkopfkatarrh und auch zu Spülklistieren bei Dickdarmkatarrh verwendet; als Mittel gegen den akuten Tripper ist es jetzt durch die Silberverbindungen verdrängt. Bei verschiedenen Hautaffektionen (besonders chronischem Ekzem) ist es mit Erfolg aufgepinselt worden. In Form von Suppositorien und Vaginalkugeln wird es gegen eitrige und geschwürige Prozesse im Mastdarm bzw. den weiblichen Geschlechtsteilen gebraucht. In konzentrierten Lösungen oder auch in Pulverform kann Tannin als blutstillendes Mittel (z. B. bei sehr starkem Nasenbluten) dienen. — Tannin bildet mit Alkaloiden und Schwermetallen schwer lösliche Verbindungen und kann daher als Gegenmittel bei Vergiftungen mit derartigen Substanzen angewendet werden; doch müssen die Tanninfällungen dann womöglich durch Ausspülung entfernt werden, da sie nicht ganz unlöslich sind.

In der T i e r h e i l k u n d e gelten ungefähr die gleichen wie die oben genannten Indikationen; für Rinder und Pferde werden bis zu 25,0 g, für Schafe, Ziegen, Schweine 2—5 g täglich innerlich gegeben.

Acidum tartaricum. — 𝔚𝔢𝔦𝔫𝔰ä𝔲𝔯𝔢.

Syn.: Weinsteinsäure. Sal essentiale Tartari. Dioxybernsteinsäure.

$$\begin{array}{l} CH(OH).COOH \\ | \\ CH(OH).COOH \end{array} \qquad \text{Mol.-Gew. } 150,05.$$

Farblose, durchscheinende, säulenförmige, luftbeständige Kristalle, die oft in Krusten zusammenhängen. Weinsäure verkohlt beim Erhitzen unter Verbreitung des Karamelgeruchs; sie löst sich in 1 Teil Wasser und in 4 Teilen Weingeist.

Die wässerige Lösung (1 + 2) gibt mit Kaliumacetatlösung einen kristallinischen, mit überschüssigem Kalkwasser einen anfangs flockigen, bald kristallinisch werdenden Niederschlag, der in Ammoniumchloridlösung und in Natronlauge löslich ist, aus der Lösung in Natronlauge sich beim Kochen gallertig abscheidet, beim Erkalten der Flüssigkeit sich jedoch wieder löst.

Die wässerige Lösung (1 + 9) darf weder durch Baryumnitratlösung innerhalb einer halben Stunde (Schwefelsäure), noch nach annäherndem Neutralisieren mit Ammoniakflüssigkeit durch Ammoniumoxalatlösung (Calciumsalze), oder durch Calciumsulfatlösung (Oxalsäure, Traubensäure) verändert werden. Die mit Ammoniakflüssigkeit bis zur schwach sauren Reaktion versetzte Lösung von 5 g Weinsäure in 10 ccm Wasser darf durch Schwefelwasserstoffwasser nicht oder höchstens schwach gelb gefärbt werden (Bleisalze, Kupfersalze).

Weinsäure darf beim Verbrennen höchstens 0,1 Prozent Rückstand hinterlassen.

Geändert wurden die Angaben der Löslichkeit in Wasser, die Prüfung auf Schwefelsäure wurde auf eine halbe Stunde begrenzt und die Prüfung auf Blei wurde etwas abgeschwächt, die auf Calcium verschärft.

Geschichtliches. Schon um die Mitte des 18. Jahrhunderts hatten D u h a m e l , M a r g - g r a f f und R o u l l e d. J. im Weinsteine das Vorhandensein einer eigentümlichen, an Alkali gebundenen Säure vermutet, indessen gelang die Abscheidung der Weinsäure aus dem Weinstein erst 1769 S c h e e l e , worauf R e t z i u s sie 1770 in reinem Zustande darstellte. Das von S c h e e l e angewendete und von K l a p r o t h ausführlich beschriebene Verfahren dient in seinen Grundgedanken noch heute zur fabrikmäßigen Gewinnung der Weinsäure. 1822 entdeckte K e s t n e r die Traubensäure. 1838 stellte B i o t fest, daß Weinsäure rechtsdrehend und die Traubensäure optisch inaktiv ist, während P a s t e u r (1848—1853) in einer Reihe klassischer Untersuchungen die Spaltung der inaktiven Traubensäure in die Rechts- und die Linksweinsäure, sowie die Vereinigung der aktiven Säuren zu Traubensäure zeigte. P a s t e u r entdeckte außerdem die inaktive Mesoweinsäure. 1874 zeigten v a n t' H o f f und L e B e l , daß die Isomerie der 4 Weinsäuren auf das Vorhandensein von asymetrischen Kohlenstoffatomen zurückzuführen sei.

Vorkommen in der Natur. Weinsäure kommt im Pflanzenreich sehr verbreitet vor, teils frei, teils an Basen (Calcium, Kalium) gebunden, namentlich in den Weintrauben (Beeren von *Vitis vinifera* L.), in den Beeren von *Vitis silvestris* L., in den Tamarindenfrüchten (*Tamarindus indica* L.), und in den unreifen Vogelbeeren (*Sorbus aucuparia* L.), während die reifen Vogelbeeren Äpfelsäure enthalten. In geringerer und wechselnder Menge findet sich Weinsäure in den Maulbeeren, in den Kartoffeln, in den Knollen von *Helianthus tuberosus* L., den Wurzeln von *Rubia tinctorum* L., den Blättern von *Chelidonium majus* L., der Gurke, der Meerzwiebel, in *Cetraria islandica* L.; reichlich auch in *Lycopodium complanatum* L., *Rumex acetosa* L., *Taraxacum officinale* Wigg., *Triticum repens* L. und in vielen sauren Früchten.

Künstlich entstanden wurde sie von L i e b i g aufgefunden in der bei der Kaliumdarstellung sublimierenden Masse neben krotonsaurem und oxalsaurem Kalium, ebenso in den Oxydationsprodukten beim Behandeln von Milchzucker mit heißer Salpetersäure. H e i n t z und C a r l e t erhielten sie durch Oxydation von Zuckersäure mit Salpetersäure. S c h i n d l e r fand in einem über Jahr und Tag aufbewahrten Citronensaft, daß der größte Teil Citronensäure sich in Weinsäure umgewandelt hatte. L i e b i g , D e s s a i g n e s , H o r n e m a n n u. a. beobachteten die Bildung der gewöhnlichen (rechtsdrehenden) Weinsäure neben Traubensäure als Folge der Oxydation des Stärkemehls, Rohrzuckers, Milchzuckers, Dextrins, Sorbins, der Glukose usw.

Darstellung. Als Ausgangsmaterial dient der sogenannte halbraffinierte W e i n s t e i n (saures Kaliumtartrat) und das bei der Fabrikation der Säure entstehende C a l c i u m t a r t r a t.

Die Darstellung zerfällt in mehrere Abschnitte: 1. in die Darstellung von Calciumtartrat, 2. in die Zersetzung desselben, 3. in die Reinigung und Kristallisation der abgeschiedenen Säure.

Man bringt den Weinstein in große, mit Bleiplatten ausgekleidete Bottiche, die mit einem hölzernen, mit Blei belegtem Rührwerk versehen sind, gibt die 10fache Menge Wasser zu und leitet Dampf ein, um den Weinstein zu lösen und die Lösung heiß zu erhalten. Unter Bewegen des Rührwerks wird in die kochende Flüssigkeit allmählich Schlämmkreide eingetragen, und zwar so lange, als noch ein Aufbrausen stattfindet und die Flüssigkeit noch schwach Lackmuspapier rötet. 19 T. Weinstein erfordern etwa 5 T. Kreide. Die dabei stattfindende Reaktion besteht in der Bildung von Kaliumtartrat, Calciumtartrat und Wasser unter gleichzeitiger Entwicklung von Kohlensäure.

$$2\left(<^{CH.OH.COOH}_{CH.OH.COOK}\right) + CaCO_3 = <^{CH.OH.COOK}_{CH.OH.COOK} + <^{CH.OH.COO}_{CH.OH.COO}>Ca + H_2O + CO_2$$

saures Kaliumtartrat,   Calciumcarbonat   neutrales Kaliumtartrat   Calciumtartrat
Weinstein

Die Sättigung des Weinsteins mit Kreide wird nicht bis zur vollständigen Neutralisation getrieben, um die Zersetzung der im Weinstein enthaltenen Magnesium-, Eisen- und Tonerdeverbindungen zu vermeiden, die sonst teils als Hydroxyde (Eisen und Aluminium), teils als Tartrat (Magnesium) mit in den Calciumtartratniederschlag übergehen würden, beim Vorhandensein freier Weinsäure jedoch in Lösung bleiben.

Während also durch die Fällung mit Kreide die Hälfte der im Weinstein enthaltenen Weinsäure als unlösliches Calciumtartrat niedergefallen ist, befindet sich die zweite Hälfte noch als Kaliumtartrat in Lösung und wird, da die letztere Verbindung nicht durch Calciumcarbonat zersetzbar ist, durch Chlorcalcium oder meistens durch Calciumsulfat, das bei der Fabrikation als Nebenprodukt abfällt, ebenfalls auf Calciumtartrat verarbeitet. Zu diesem Zweck setzt man der kochendheißen Flüssigkeit, in der sich noch der frühere Niederschlag befindet, so lange breiiges Calciumsulfat oder gelöstes Calciumchlorid zu, bis eine erkaltete und filtrierte Probe der Flüssigkeit beim Ansäuern mit Essigsäure keinen Weinstein (Kaliumbitartrat) mehr fallen läßt. Die Zersetzung des Kaliumtartrats mittelst Calciumsulfat geht langsam und vollständig nur bei Siedehitze vor sich, während bei Anwendung von Chlorcalcium die Umsetzung erheblich leichter ist.

$$\begin{matrix} CH.OH.COOK \\ | \\ CH.OH.COOK \end{matrix} + CaSO_4 = \begin{matrix} CH.OH.COO \\ | \\ CH.OH.COO \end{matrix}>Ca + K_2SO_4$$

neutrales Kaliumtartrat   Calciumsulfat   Calciumtartrat   neutrales Kaliumsulfat

Das Calciumtartrat wird gewaschen und mit Hilfe von Filterpressen von dem Waschwasser befreit, das dann bei folgenden Zersetzungen des Weinsteins statt des Wassers Verwendung findet.

Zur Zersetzung des Calciumtartrats bedient man sich derselben oder ähnlicher Bottiche, wie angegeben, gibt zu dem noch feuchten Salz verdünnte Schwefelsäure, und zwar so viel, daß dieselbe in geringer Menge vorwaltet, weil bei Mangel an Schwefelsäure Calciumbitartrat in Lösung gehen und die Kristallisation erschweren würde. Allerdings ist ein großer Überschuß an Schwefelsäure zu vermeiden, indem dadurch beim späteren Eindampfen eine Zersetzung der Weinsäure einträte. Bei der Behandlung des Calciumtartrats mit Schwefelsäure bilden sich freie Weinsäure und Calciumsulfat:

$$<^{CH.OH.COO}_{CH.OH.COO}>Ca + H_2SO_4 = CaSO_4 + <^{CH.OH.COOH}_{CH.OH.COOH}$$

Calciumtartrat   Schwefelsäure   Calciumsulfat   Weinsäure

Den aus Calciumsulfat und Weinsäurelösung bestehenden Schlamm gibt man auf Kolatorien oder man wendet nach dem Auswaschen ebenfalls Filterpressen an. Die Waschwässer werden, da sie Weinsäure enthalten, zum Aussüßen anderer Calciumsulfatniederschläge benutzt, wobei sie sich an Weinsäure anreichern. Schließlich wird die Weinsäurelösung in bleiernen Abdampfgefäßen konzentriert, zum Absetzen des Calciumsulfats in Sedimentierfässer und dann in die Kristallisiergefäße gebracht. Das als Nebenprodukt abfallende Calciumsulfat benutzt man wie angegeben, zur Zersetzung des neutralen Kaliumtartrats. Eine gefärbte Weinsäure macht man durch Digestion ihrer wässerigen Lösung mit Tierkohle, die mit Salzsäure behandelt ist, und die gleichzeitig auch die Eigenschaft besitzt, etwa vorhandenes Calciumsulfat aufzunehmen, farblos. — Die gesammelten Kristalle sind teils milchweiß, teils durchscheinend oder durchsichtig. Die milchweißen Kristalle sind Traubensäure, die durchscheinenden aber Rechtsweinsäure. Die Trennung der beiden Säuren geschieht durch Auslesen der Kristalle.

Die zum medizinischen Gebrauche bestimmte Weinsäure muß in Porzellangefäßen umkristallisiert werden.

Chemie. Die Weinsäure ist eine symmetrische D i o x y b e r n s t e i n s ä u r e :

$$CH_2-COOH \qquad\qquad CH(OH)COOH$$
$$|\qquad\qquad\qquad\qquad\quad |$$
$$CH_2-COOH \qquad\qquad CH(OH)COOH$$

Bernsteinsäure   Dioxybernsteinsäure (Weinsäure)

Die Richtigkeit dieser Konstitutionsformel beweisen nachstehende Synthesen:

1. Erhitzt man D i b r o m b e r n s t e i n s ä u r e mit feuchtem Silberoxyd[1]), so entsteht ein Gemenge von Traubensäure und inaktiver Weinsäure

$$
\begin{array}{l}
\overset{+\; Ag\; OH}{CH\; \overset{\,}{\underset{\,}{Br}} \; -COOH} \\
| \quad\;\; Br \; -COOH \\
CH \; \overset{\,}{\underset{\,}{Br}} \; -COOH \\
\;+\; Ag\; OH
\end{array}
= 2\,AgBr \;+\;
\begin{array}{l}
CH(OH).COOH \\
| \\
CH(OH).COOH
\end{array}
$$

Weinsäure

2. Läßt man auf den Aldehyd der Oxalsäure, auf G l y o x a l , Blausäure einwirken,

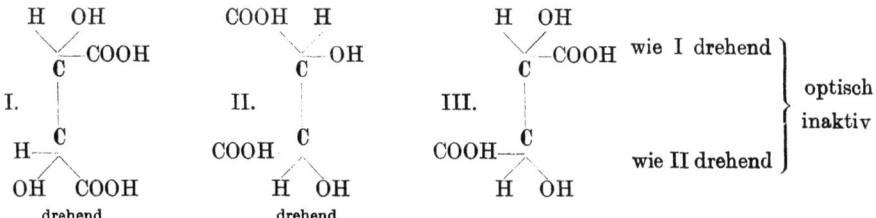

Glyoxal   Blausäure   Nitril der Weinsäure   Weinsäure

so entsteht ein Nitril, das durch Erhitzen mit Salzsäure in Weinsäure, und zwar in ein Gemisch von inaktiver Weinsäure und Traubensäure verwandelt werden kann.

Ein weiterer Beweis für die Richtigkeit der angeführten Konstitutionsformel besteht darin, daß die g e w ö h n l i c h e Weinsäure durch Einwirkung von Jodwasserstoffsäure zu Bernsteinsäure reduziert werden kann.

Der Theorie entsprechend sind 4 v e r s c h i e d e n e W e i n s ä u r e n bekannt. In der Molekel der Weinsäure sind 2 asymmetrische Kohlenstoffatome vorhanden, die mit den nämlichen Gruppen verbunden sind. Da nun dem asymmetrischen Kohlenstoffatom die Eigenschaft innewohnt, die Ebene des polarisierten Lichtes zu drehen, so sind zunächst drei Arten von Weinsäuren zu erwarten, zwei, bei denen die Drehung jeden Kohlenstoffatoms nach der gleichen Richtung erfolgt (I und II) und eine, bei der das eine nach rechts, das andere nach links dreht (III), die Molekel somit optisch inaktiv ist.

Die räumliche Anordnung der Gruppierung in der Weinsäuremolekel geben folgende Formelbilder wieder, wobei die asymmetrischen Kohlenstoffatome (C) in der Mitte eines Tetraeders gedacht sind:

$$
\begin{array}{ccc}
\text{H\;\;OH} & \text{COOH\;\;H} & \text{H\;\;OH} \\
\diagdown\diagup\!-COOH & \diagdown\diagup\!-OH & \diagdown\diagup\!-COOH \\
\text{C} & \text{C} & \text{C}
\end{array}
$$

I.   II.   III.   wie I drehend   optisch inaktiv

wie II drehend

drehend   drehend

Die vierte Modifikation endlich ist eine Vereinigung zweier Molekel, je eines der Art I und der Art II, und infolgedessen gleichfalls optisch inaktiv.

Die 4 Arten unterscheiden sich wie folgt:

1. Die g e w ö h n l i c h e oder R e c h t s w e i n s ä u r e ist die offizinelle Weinsäure, deren Vorkommen und Darstellung bereits beschrieben worden ist.

2. L i n k s w e i n s ä u r e (A n t i w e i n s ä u r e). Stellt man aus der Traubensäure das Natrium-Ammoniumdoppelsalz (traubensaures Natrium-Ammonium) dar, so erhält man ein Gemisch zweier verschiedener Kristallsorten, die sich wie Bild und Spiegelbild verhalten: Die hemiedrischen Flächen der einen Sorte sind nach r e c h t s , diejenigen der anderen nach l i n k s gewendet. Diese Kristalle lassen sich leicht durch Auslesen mechanisch trennen.

---

[1]) Feuchtes Silberoxyd $Ag_2O + H_2O$ wirkt wie Silberhydroxyd ($= 2\,Ag.OH$).

Scheidet man nun aus den Kristallen, deren hemiedrische Flächen nach l i n k s gewendet
sind, die freie Säure ab, so erhält man die Linksweinsäure, durch Zersetzung der nach r e c h t s
gewendeten Kristalle erhält man die Rechtsweinsäure. Die Linksweinsäure stimmt in allen
chemischen Eigenschaften mit der Rechtsweinsäure überein. Sie gibt die nämlichen Reaktionen,
sie selbst und ihre Salze zeigen die nämlichen Löslichkeitsverhältnisse, wie die Rechtsweinsäure.
Ihre wässerige Lösung aber dreht genau so stark nach l i n k s , wie eine gleichkonzentrierte
Lösung von Rechtsweinsäure nach r e c h t s .

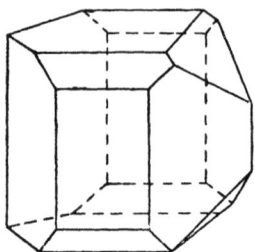 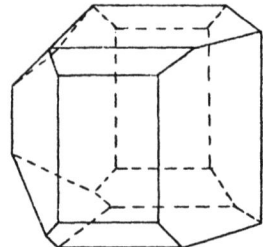 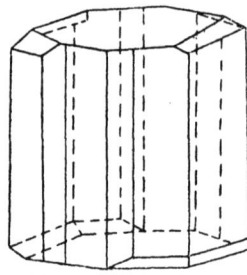

Fig. 37. Rechtsweinsäure.   Fig. 38. Linksweinsäure.   Fig. 39. Traubensäure.

Abweichungen von der Rechtsweinsäure lassen sich nur nachweisen bei Salzen, die beide
Säuren mit o p t i s c h a k t i v e n Basen bilden. So ist z. B. das Cinchoninsalz der Rechtsweinsäure $C_{19}H_{22}ON_2 + C_4H_6O_6 + 4H_2O$ in absolutem Alkohol leicht löslich, während sich
das linksweinsaure Cinchonin $C_{19}H_{22}ON_2 . C_4H_6O_6 + H_2O$ erst in 340 T. absolutem Alkohol
bei 19⁰ löst (P a s t e u r).

3. I n a k t i v e W e i n s ä u r e , M e s o w e i n s ä u r e , $C_4H_6O_6 + H_2O$, bildet sich
neben Traubensäure beim Erhitzen von weinsaurem Cinchonin auf 170⁰. Leichter erhält man
sie durch 2 tägiges Erhitzen von Weinsäure (auch Traubensäure) mit $1/_{10}$ T. Wasser auf 165⁰.
Das saure Kaliumsalz dieser Säure ist sehr leicht löslich. Inaktive Weinsäure kristallisiert in
rektangulären Tafeln, löst sich in 0,8 T. Wasser, schmilzt bei 140⁰, unterscheidet sich sonst von
Traubensäure dadurch, daß ihr Natrium-Ammoniumsalz sich nicht in rechts- und linksweinsaures Salz spalten läßt.

4. T r a u b e n s ä u r e , $C_4H_6O_6 + H_2O$, kommt zuweilen im Saft der Weintrauben vor
und wird in Weinsäurefabriken häufig als Nebenprodukt erhalten. Rechtsweinsäure geht schon
durch Erhitzen mit Wasser, ebenso mit Salzsäure, namentlich bei Gegenwart von Tonerde in
Traubensäure über. Bei der Oxydation von Schleimsäure, Lävulose und Inulin entsteht nur
Traubensäure, nicht Weinsäure, ebenso beim Erhitzen von rechts- und linksweinsaurem Cinchonin auf 170⁰ bildet sich Traubensäure; dieselbe tritt überhaupt vielfach als Umwandlungs-
produkt der Weinsäure auf.

Von den beiden aktiven Weinsäuren unterscheidet sich die Traubensäure durch ihren
Gehalt an Kristallwasser, ihre trikline Kristallform, optische Inaktivität, geringere Löslichkeit
in Wasser (1 : 5,8). — Traubensäure wird selbst durch Gipswasser gefällt, das traubensaure Calcium löst sich nicht in Essigsäure, wohl aber in Salzsäure und wird daraus durch Ammoniak
s o f o r t niedergeschlagen (Unterschied von Weinsäure). Beim Kristallisieren des trauben-
sauren Natrium-Ammonium tritt Spaltung in rechts- und linksweinsaures Salz ein. Bringt man
in die übersättigte Lösung des Salzes einen Weinsäurekristall, so kristallisiert, je nachdem man
Rechts- oder Linksweinsteinsäure genommen hatte, das Salz der betreffenden Säure aus. Andererseits ist auch möglich, die Traubensäure s y n t h e t i s c h darzustellen. Vermischt man
nämlich konzentrierte Lösungen von Rechtsweinsäure und Linksweinsäure, so vereinigen sich
diese beiden unter Erwärmung sehr schnell zu Traubensäure, die sich in Kristallen ausscheidet.
Es ist daher die Traubensäure als eine Verbindung gleicher Molekel von Rechts- und Linksweinsäure aufzufassen und ihre Formel ist richtiger durch den Ausdruck $C_8H_{12}O_{12}$ oder r. $C_4H_6O_6$
$+ l. C_4H_6O_6$ wiederzugeben. Die Salze der Traubensäure heißen R a c e m a t e .

Eigenschaften. Die o f f i z i n e l l e , g e w ö h n l i c h e o d e r R e c h t s w e i n s ä u r e
bildet farblose, durchscheinende monokline Säulen oder zusammenhängende Kristallkrusten,
die, da die Säure wasserfrei ist, luftbeständig sind. Beim Erhitzen verkohlen die Kristalle unter
Verbreitung des Geruchs nach angebranntem Zucker (Karamel). Sie lösen sich in 0,8 T. Wasser,
in etwa 4 T. Weingeist, schwer (etwa 1 : 250) in Äther. Eine 50 prozentige wässerige Lösung
von Weinsäure in Wasser dreht die Polarisationsebene des Lichts nach rechts: $[\alpha]_{D\,20^0} = +7{,}38^0$.

Beim Erhitzen auf 170° schmilzt Weinsäure und geht dabei ohne Änderung ihrer Zusammensetzung in die isomere Metaweinsäure über, eine amorphe, gummiartige, hygroskopische Masse, die schon bei 120° schmilzt und beim Erhitzen ihrer wässerigen Lösung wieder in gewöhnliche Rechtsweinsäure übergeht. Wird Weinsäure etwas über 180° hinaus erhitzt, so geht sie unter Wasserabgabe in anhydridartige Verbindungen über, die durch Kochen mit Wasser auch noch in gewöhnliche Weinsäure zurückverwandelt werden können.

Bei weiterem Erhitzen, über 180° hinaus, erfolgt unter Braunfärbung und Verbreitung von Karamelgeruch tief greifende Zersetzung. Unter den hierbei resultierenden flüchtigen Produkten sind die wichtigsten die Brenzweinsäure $C_5H_8O_4$ und die Brenztraubensäure $C_3H_4O_3$.

Konzentrierte Schwefelsäure löst die Weinsäure in der Kälte langsam auf, ohne sie wesentlich zu verändern, beim Erwärmen auf etwa 50° jedoch erfolgt Dunkelfärbung, bzw. Verkohlung, wobei Kohlenoxyd, Kohlensäure und Schwefeldioxyd entweichen. (Unterschied von Citronensäure.)

Durch starke Oxydationsmittel wird Weinsäure zu Ameisensäure, Kohlensäure, bzw. Oxalsäure oxydiert.

Durch Reduktion mit Jodwasserstoffsäure geht die Weinsäure zunächst in Äpfelsäure, sodann in Bernsteinsäure über.

$$
\begin{array}{ccc}
\text{CH(OH)COOH} & \text{CH}_2-\text{COOH} & \text{CH}_2-\text{COOH} \\
| & | & | \\
\text{CH(OH)COOH} & \text{CH(OH)COOH} & \text{CH}_2-\text{COOH} \\
\text{Weinsäure} & \text{Äpfelsäure} & \text{Bernsteinsäure}
\end{array}
$$

Die Weinsäure ist eine zweibasische Säure und liefert als solche 2 Reihen von Salzen, saure und neutrale. Die Salze heißen Tartrate. Außerdem ist sie charakterisiert durch das bemerkenswerte Verhalten, eine Reihe wichtiger Doppelsalze zu bilden, indem die H-Atome der beiden Karboxylgruppen durch verschiedenartige Metallatome (oder Atomgruppen) ersetzt werden.

Von den Salzen seien hier kurz folgende aufgeführt:

$$
\begin{array}{ccc}
\text{CH(OH)COOM} & \text{CH(OH)COOM} & \text{CH(OH)COOM} \\
| & | & | \\
\text{CH(OH)COOH} & \text{CH(OH)COOM} & \text{CH(OH)COOM}^1 \\
\text{saures Tartrat} & \text{neutrales Tartrat} & \text{Doppelsalz der Weinsäure}
\end{array}
$$

Kaliumtartrat, saures, $C_4H_5O_6K$, Kalium bitartaricum, Weinstein, schwer löslich, s. *Tartarus depuratus.*

Kaliumtartrat, neutrales, $C_4H_4O_6K_2 + \frac{1}{2}H_2O$, leicht löslich, s. *Kalium tartaricum.*

Natriumtartrat, saures, $C_4H_5O_6Na + H_2O$. *Natrium bitartaricum,* in 10 T. Wasser löslich. Natriumtartrat, neutrales, $C_4H_4O_6Na_2 + 2H_2O$. *Natrium tartaricum,* in 3 T. Wasser löslich.

Ammoniumtartrat, saures, $C_4H_5O_6(NH_4)$, Ammoniumbitartrat, in 50 T. kaltem Wasser löslich.

Ammoniumtartrat, neutrales, $C_4H_4O_6(NH_4)_2$, in Wasser leicht löslich.

Calciumtartrat, saures, $(C_4H_5O_6)_2Ca$, entsteht durch Auflösen von frisch gefälltem, neutralem Calciumtartrat in heißer Weinsäurelösung. Rhombische Kristalle, in 40 T. Wasser löslich.

Calciumtartrat, neutrales, $C_4H_4O_6Ca + 4H_2O$, entsteht durch Umsetzung von Calciumchlorid mit neutralen Alkalitartraten, als ein amorpher Niederschlag, der bald kristallinisch wird. Leicht löslich in Säuren, desgleichen in Chlorammonium. Durch Natron- oder Kalilauge wird es in der Kälte gelöst und fällt beim Kochen der Lösung als Gallerte wieder aus. (Charakteristisch.)

Strontiumtartrat, neutrales, $C_4H_4O_6Sr + 4H_2O$ und

Baryumtartrat, neutrales, $C_4H_4O_6Ba + H_2O$, bilden schwer lösliche, kristallinische Niederschläge.

Magnesiumtartrat, neutrales, $C_4H_4O_6Mg + 4H_2O$, weiße Krusten, in 120 T. Wasser löslich.

Zinktartrat, neutrales, $C_4H_4O_6Zn + H_2O$, weißes, schwer lösliches Kristallpulver.

F e r r o t a r t r a t, $C_4H_4O_6Fe$ + aq., blaßgrünliches Pulver, und F e r r i t a r t r a t, $(C_4H_4O_6)_3$.Fe_2, schmutziggelbes Pulver, sind nicht besonders gut charakterisiert.

K u p f e r t a r t r a t, n e u t r a l e s, $C_4H_4O_6$.Cu + $3H_2O$, bläulichgrünes, in Wasser schwer lösliches Pulver.

B l e i t a r t r a t, n e u t r a l e s, $C_4H_4O_6Pb$, weißes, in Wasser schwer lösliches, kristallinisches Pulver.

M e r k u r o t a r t r a t $(C_4H_4O_6)$.Hg_2, M e r k u r i t a r t r a t, $C_4H_4O_6$.Hg, S i l b e r - t a r t r a t $C_4H_4O_6$.Ag_2, sind weiße, in Wasser schwer lösliche, kristallinische Niederschläge bzw. Pulver.

Von D o p p e l s a l z e n sind die wichtigsten:

K a l i u m - N a t r i u m t a r t r a t, $C_4H_4O_6KNa$ + $4H_2O$, s. *Tartarus natronatus.*

K a l i u m - A m m o n i u m t a r t r a t, $C_4H_4O_6K(NH_4)$ + $\frac{1}{2}H_2O$ = *Tartarus ammo-niatus.*

A n t i m o n y l - K a l i u m t a r t r a t, $C_4H_4O_6K(SbO)$ + $\frac{1}{2}H_2O$.   W e i n s a u r e s A n t i m o n y l - K a l i u m, B r e c h w e i n s t e i n s. *Tartarus stibiatus.*

Wichtig ist das Verhalten der W e i n s ä u r e g e g e n ü b e r d e n M e t a l l e n. Sie reduziert Gold-, Silber- und Platinsalze in der Wärme und verhindert die Fällung gewisser Metalloxyde durch Alkalien und durch Schwefelalkalien, wahrscheinlich spielen dabei die alkoholischen (—OH)-Gruppen eine Rolle, da auch Alkohole wie Glycerin, Mannit u. a. die Fällungen hindern.

So verhindert die Weinsäure die Ausfällung von Antimonoxyd aus Antimonsalzlösungen durch Alkalien, bzw. sie bringt bereits entstandene Niederschläge von Antimonoxyd wieder in Lösung. — Sie verhindert die Ausfällung von Kupferoxydhydrat und Kupferoxyd aus Kupfersalzen durch ätzende Alkalien in der Kälte und beim Erhitzen, worauf die Darstellung der F e h l i n g schen Lösung sich gründet. Ebenso verhindert sie das Fällen von Eisenoxyd- und Eisenoxydulsalzen durch Natronhydrat, Kalihydrat, Ammoniak, selbst durch Schwefelammonium; unter bestimmten Bedingungen verhindert sie auch das Ausfallen basischer Aluminiumverbindungen.

Volumgewicht der **Weinsäurelösungen** bei $+ 15^0$ (G e r l a c h).

Volum-Gewicht	Proz. $C_4H_6O_6$	Volum-Gewicht	Proz. $C_4H_6O_6$	Volum-Gewicht	Proz. $C_4H_6O_6$
1,0045	1	1,0969	20	1,2078	40
1,0090	2	1,1072	22	1,2198	42
1,0179	4	1,1175	24	1,2317	44
1,0273	6	1,1282	26	1,2441	46
1,0371	8	1,1393	28	1,2568	48
1,0469	10	1,1505	30	1,2696	50
1,0565	12	1,1615	32	1,2828	52
1,0661	14	1,1726	34	1,2961	54
1,0751	16	1,1840	36	1,3093	(ge- 56
1,0865	18	1,1959	38	1,3220	sättigt)57,9

Identitätsreaktionen der Weinsäure. Die wässerige Lösung (1+2) gibt mit Kaliumacetatlösung allmählich einen weißen, kristallinischen Niederschlag von Weinstein (Kaliumbitartrat), der in Lösungen der Alkalien, Alkalicarbonate, Ammoniak, freien Mineralsäuren, nicht aber in Essigsäure, auch nicht in Weingeist löslich ist. In verdünnten Lösungen scheidet sich daher ein Niederschlag von Weinstein auf Zusatz von Weingeist ab:

$$\begin{array}{c}<\!\!{CH.OH.COOH \atop CH.OH.COOH} + CH_3.COOK \quad = \quad <\!\!{CH.OH.COOH \atop CH.OH.COOK} + CH_3.COOH \end{array}$$

Weinsäure   Kaliumacetat   Kaliumbitartrat   Essigsäure
                                                (Weinstein)

Gibt man zu der Weinsäurelösung Kalkwasser im Überschuß, oder zu einer Lösung eines neutralen Tartrats Calciumchlorid, so entsteht schon in der Kälte ein weißer, flockiger Niederschlag, der bald kristallinisch wird und aus weinsaurem Calcium (Calciumtartrat), $<\!\!{CH.OH.COO \atop CH.OH.COO}\!\!>Ca$, besteht. Dieser Niederschlag löst sich in Weinsäure, in Ammoniumchlorid (Unterschied von

Traubensäure) und in Natronlauge. Kocht man die Lösung in Natronlauge, so scheidet sich Calciumtartrat wieder gelatinös ab, löst sich aber beim Erkalten wieder auf. Die Fällung des Calciumtartrats wird durch Ammoniaksalze verzögert, durch Milchsäure wesentlich verhindert. Durch Gipslösung entsteht in der wässerigen Weinsäurelösung kein Niederschlag (Unterschied von Traubensäure).

Prüfung. Zu den Prüfungen ist folgendes zu bemerken:

S c h w e f e l s ä u r e , von der Fabrikation herrührend, verursacht das Feuchtwerden der Weinsäurekristalle und ebenso des aus diesen dargestellten Pulvers.

C a l c i u m kann entweder als Sulfat oder als Tartrat vorhanden sein. Im ersteren Falle würde Baryumnitrat bereits eine Reaktion hervorgerufen haben. Die Reaktion auf Calcium ist verschärft gegen früher, da vor Zugabe des Ammoniumoxalats die Weinsäurelösung durch Ammoniak abgestumpft wird, denn Calciumoxalat ist in freier Weinsäure nicht absolut unlöslich. — Eine mehr als Spuren Calciumsulfat enthaltende Weinsäure löst sich auch nicht ganz klar in Weingeist.

T r a u b e n s ä u r e oder mehr als Spuren O x a l s ä u r e werden durch Gipswasser in der mit Ammoniak bis zur schwach sauren Reaktion versetzten Lösung nachgewiesen. Oxalsäure kann nur zufällig als Verunreinigung vorkommen. 10 g einer 10 prozentigen Weinsäurelösung erfordern zur Sättigung 2,27 g offizinelle Ammoniakflüssigkeit. Wägt man statt der letzteren Menge zu 10 g Weinsäurelösung 2,1 g Ammoniak, mischt dann etwa das gleiche Volumen der Flüssigkeit an Gipswasser zu, so entsteht, sobald Traubensäure oder Oxalsäure vorhanden ist, ein weißer Niederschlag der betreffenden Calciumsalze. Zu beachten ist, daß die Lösung noch schwach sauer reagieren muß, weil sonst auch durch etwa vorhandenes oder gebildetes Calciumtartrat eine Trübung oder ein Niederschlag entstehen würde, wenn auch erst nach längerer Zeit, da Ammoniaksalze die Fällung verzögern, aber nicht ganz verhindern.

Bei Weinsäure in Kristallen erkennt man die Traubensäure schon an der milchweißen Beschaffenheit ihrer Kristalle, während die Weinsäurekristalle durchscheinend sind.

Von M e t a l l e n können Blei und Kupfer, vielleicht auch einmal Eisen vorhanden sein. Die gegen die III. Ausgabe wesentlich verschärfte Probe der IV. Ausgabe des Arzneibuches ist nunmehr der entsprechenden Prüfung bei der Citronensäure gleichgestaltet worden. Bei der Ausführung dieser Reaktion stört mitunter das Auskristallisieren des weinsauren Ammoniums aus der sehr konzentrierten Lösung.

F e u e r b e s t ä n d i g e , a n o r g a n i s c h e S u b s t a n z e n können Calcium, Aluminium, Kalium (von unzersetztem Weinstein herrührend) sein. Das Verbrennen von 5 g Weinsäure, von der man, sobald Kristalle vorliegen, eine Durchschnittsprobe nimmt, geschieht über freier Flamme im offenen Platintiegel. Hierbei schmilzt zunächst die Säure, bräunt sich mehr und mehr, die Masse bläht sich auf und verkohlt. Beim weiteren Erhitzen wird die Kohle völlig verbrannt, ohne einen Rückstand zu hinterlassen, während bei Gegenwart der angegebenen Substanzen eine weiße oder graue Asche hinterbleibt, die sich in Säuren unter Aufbrausen löst, von Weinstein oder Calciumtartrat herrührend, die beim Verbrennen in Kaliumcarbonat, bzw. Calciumcarbonat übergehen (Kal. carbon. e tartaro). Calciumsulfat bleibt als solches zurück, Aluminium als Tonerde, Al_2O_3. Spuren eines Rückstandes werden sich stets bemerkbar machen, er darf jedoch nicht mehr wie 5 mg betragen.

Aufbewahrung. Lösungen der Weinsäure sind nicht längere Zeit haltbar, da sich in ihnen, wie in denen der Tartrate, bald Schimmelpilze ansetzen.

Das Pulvern der Weinsäurekristalle. Von dem P u l v e r d e r W e i n s ä u r e verlangt man, daß es fein und sehr weiß sein soll. Beim Zerstoßen in einem metallenen Mörser wird das Pulver durch Metall verunreinigt, daher schmutzig und unansehnlich. Die Pulverung muß deshalb in einem steinernen oder porzellanenen Mörser vorgenommen werden, eine Arbeit, die etwas schwer fällt, weil die Kristalle sehr hart sind. Um vieles leichter ist die Pulverung, wenn man die Weinsäurekristalle in einer porzellanenen Schale mit ½ T. kochendem Wasser übergießt, die Lösung unter beständigem Umrühren mit einem Porzellanstabe bis zur Trockne abdampft und diese krümliche, aus sehr kleinen Kristallen bestehende Masse in einem Mörser zu feinem Pulver zerreibt.

Anwendung. Für die medizinische Anwendung der Weinsäure gilt das oben bei Acid. citricum Gesagte; die Weinsäure ist billiger, schmeckt aber schlechter als Citronensäure; Weinsäure wird im Organismus nicht vollständig verbrannt.

Acidum trichloraceticum. — Trichloreſſigſäure.

CCl$_3$.COOH   Mol.-Gew. 163,39.

Farbloſe, leicht zerfließliche, rhomboedriſche Kriſtalle. Trichloreſſigſäure riecht ſchwach ſtechend und iſt in Waſſer, Weingeiſt und Äther löslich. Die wäſſerige Löſung rötet Lackmuspapier. Schmelzpunkt ungefähr 55°. Siedepunkt ungefähr 195°.

Wird die Löſung von 1 g Trichloreſſigſäure in 3 ccm Kalilauge zum Sieden erhitzt, ſo tritt der Geruch des Chloroforms auf.

10 ccm der friſch bereiteten wäſſerigen Löſung (1 + 9) dürfen durch 2 Tropfen $^1/_{10}$-Normal-Silbernitratlöſung höchſtens ſchwach opaliſierend getrübt werden (Salzſäure).

Trichloreſſigſäure muß ſich beim Erhitzen ohne Rückſtand verflüchtigen.

Gehaltsbeſtimmung. Zum Neutraliſieren einer Löſung von 0,5 g im Exſikkator über Schwefelſäure getrockneter Trichloreſſigſäure in 20 ccm Waſſer dürfen höchſtens 30,5 ccm $^1/_{10}$-Normal-Kalilauge erforderlich ſein, was einem Gehalte von 99,7 Prozent reiner Säure entſpricht (1 ccm $^1/_{10}$-Normal-Kalilauge = 0,01634 g Trichloreſſigſäure, Phenolphthalein als Jndikator).

Vorſichtig aufzubewahren.

Die Identitätsreaktion (Chloroformabspaltung) erhielt eine zahlenmäßige Fassung.

Geschichtliches. Die Trichloressigsäure wurde 1839 von D u m a s durch Chlorieren der Essigsäure gewonnen (diese Synthese ist grundlegend für die Entwicklung der Substitutionstheorie geworden); K o l b e studierte die Trichloressigsäure näher und zeigte ihre Entstehung aus wasserfreiem Chloral durch Oxydation mit rauchender Salpetersäure. C l e r m o n t gab 1871 und 1885 zwei Vorschriften, sie aus Chloralhydrat darzustellen.

Bildung. Trichloressigsäure entsteht

1. durch Einwirkung von Chlorgas auf konz. Essigsäure im Sonnenlichte (D u m a s) ,

$$CH_3COOH \quad + \quad 3Cl_2 \quad = \quad 3HCl \quad + \quad CCl_3COOH$$
Essigsäure   Chlor   Salzsäure   Trichloressigsäure

2. durch Einwirkung von Chlor auf Perchloräthylen bei Gegenwart von Wasser (K o l b e),

$$C_2Cl_4 \quad + \quad 2H_2O \quad + \quad Cl_2 \quad = \quad 3HCl \quad + \quad CCl_3COOH$$
Perchloräthylen

3. durch Oxydation von wasserfreiem Chloral mittels rauchender Salpetersäure (K o l b e),

$$CCl_3CHO \quad + \quad O \quad = \quad CCl_3COOH$$
Trichloracetaldehyd
Chloral

4. durch Einwirkung verschiedener Oxydationsmittel (z. B. rauchender Salpetersäure, Kaliumpermanganat, Kaliumchlorat) auf Chloralhydrat (C l e r m o n t , S e u b e r t).

Darstellung. Für die praktische Darstellung kommt heute nur die Oxydation des Chloralhydrates mittels rauchender Salpetersäure in Betracht. In einem Rundkolben von etwa 600 cm Fassungsvermögen erhitzt man 200 g C h l o r a l h y d r a t mit kleiner Flamme über einem Drahtnetze zum Schmelzen. Zu der geschmolzenen Masse gießt man in 4—5 Portionen, unter jedesmaligem Umschwenken, 80 g r o t e r a u c h e n d e S a l p e t e r s ä u r e. Man erhitzt jetzt, unter gelegentlichem Umschwenken über einer kleinen Flamme. Bei 68° etwa beginnt in der Flüssigkeit eine schwache Gasentwicklung; sobald diese deutlich geworden ist, entfernt man die Flamme und überläßt den Kolben sich selbst, da die Reaktion nun von selbst weiter fortschreitet. Die Entwicklung von Gasblasen wird lebhafter, und die Temperatur des Kolbeninhaltes steigt auf etwa 90°. Ströme von Stickoxyd entweichen, weshalb man diese Operation unter einem gut wirkenden Abzuge oder im Freien vornehmen muß. Wenn die Gasentwicklung nachgelassen hat, erwärmt man mit einer kleinen Flamme so lange, bis keine Dämpfe von Stickoxyd mehr entweichen.

Die hellgelb aussehende Reaktionsflüssigkeit bringt man nun in ein Fraktionierkölbchen mit langem Halse und langem Abzugsrohr, setzt ein Thermometer ein, legt als Kühler ein Glasrohr vor und beginnt zu erhitzen. Zwischen 123° und 193° geht eine verhältnismäßig geringe Menge eines Gemisches von Salpetersäure und Trichloressigsäure über. Sobald das Thermometer 193° zeigt, destilliert man den Kolbeninhalt in ein reines trocknes Kölbchen. Man achte darauf, daß sich das Abzugsrohr nicht durch Kristalle verstopft, und bringe in diesem Falle die Kristalle durch Erwärmen des Rohres mit der Flamme zum Schmelzen. Bei 193° bis 196° destilliert Trichloressigsäure über.

Die zwischen 123⁰ und 193⁰ übergegangenen Anteile bringt man jetzt in den Rundkolben zurück, oxydiert sie nochmals mit 50 g rauchender Salpetersäure und unterwirft das Oxydationsprodukt wiederum der fraktionierten Destillation. Die bei 193⁰—196⁰ übergehenden Anteile werden mit dem bei der ersten Operation erhaltenen Präparate vereinigt. — Sollte das Präparat noch Chloral enthalten, worauf es zu prüfen ist (s. w. unten), so muß es nochmals mit rauchender Salpetersäure oxydiert und wie angegeben destilliert werden. Ausbeute 50—60 Prozent an reiner Trichloressigsäure.

Chemie. Die Trichloressigsäure steht in engster Beziehung zur Essigsäure und zum Chloral. Man kann sie, wie aus Bildungsweise 1 hervorgeht, auffassen als Essigsäure, in der die drei außerhalb der Carboxylgruppe stehenden H-Atome durch Chlor ersetzt sind,

$$CH_3 — COOH \qquad CCl_3 — COOH$$
Essigsäure   Trichloressigsäure,

andrerseits aber ist sie als die von dem Aldehyd C h l o r a l sich ableitende Säure anzusehen (Bildungsweise 3).

Trichloressigsäure ist eine e i n b a s i s c h e Säure; ihre Salze sind mit Ausnahme des S i l b e r s a l z e s und des Q u e c k s i l b e r o x y d u l s a l z e s leicht löslich, viele zerfließlich.

Von U m s e t z u n g e n der Trichloressigsäure sind nachstehende wichtig:

Durch R e d u k t i o n s m i t t e l, z. B. Natriumamalgam, wird sie wieder in Essigsäure zurückgeführt:

$$CCl_3.COOH \quad + \quad 3H_2 \quad = \quad 3HCl \quad + \quad CH_3COOH$$
Trichloressigsäure   Essigsäure

Beim Erhitzen mit Wasser oder kohlensauren Alkalien oder mit 1 Mol. Ätzalkali wird sie in Chloroform und Kohlensäure gespalten (C h l o r a l h y d r a t zerfällt dabei in Chloroform und Ameisensäure):

$$\begin{array}{c} CCl_3 \mathrel{|} COOH \\ + \ H \mathrel{|} OH \end{array} \quad = \quad CCl_3H \quad + \quad H_2O \quad + \quad CO_2.$$
Chloroform

Bei Anwendung von 6 Mol. Ätzalkali wird Ameisensäure und Carbonat gebildet,

$$CCl_3COOH \ + \ 6NaOH \ = \ 3NaCl \ + \ HCOONa \ + \ Na_2CO_3 \ + \ 3H_2O,$$

beim Erhitzen mit Phenol entsteht Salzsäure, Phosgen und Kohlenoxyd

$$CCl_3COOH \quad = \quad HCl \quad + \quad COCl_2 \quad + \quad CO.$$

Eigenschaften. Der Beschreibung ist hinzuzufügen, daß bei Trichloressigsäure der Schmelzpunkt äußerst schwierig zu bestimmen ist, weil die Säure beim Einfüllen in die Schmelzpunktröhrchen und während des Erhitzens in denselben Feuchtigkeit anzieht, wodurch der Schmelzpunkt trotz aller Sorgfalt gewöhnlich bis auf 52⁰ und darunter erniedrigt wird.

In der alkoholischen Lösung findet sehr bald Bildung von T r i c h l o r e s s i g s ä u r e - ä t h y l e s t e r, T r i c h l o r e s s i g e s t e r, statt, die wässerige Lösung zersetzt sich allmählich unter Bildung von Salzsäure.

Sinnfällige Identitätsreaktionen sind für diese Säure, abgesehen von der Bildung von Chloroform beim Erhitzen mit Kalilauge, die sie allerdings mit dem Chloralhydrat teilt, nicht bekannt. Da nach obigen Gleichungen mehr wie 1 Mol. Lauge die Deutlichkeit der Reaktion beeinflußt, und 6 Mol. Lauge ihren Eintritt verhindern, hat das Arzneibuch Mengenverhältnisse vorgeschrieben.

Neuerdings macht R. S t o l l é darauf aufmerksam, daß Trichloressigsäure auch beim Erhitzen mit einer Antipyrinlösung Chloroform abspaltet und sich dadurch von Chloralhydrat unterscheidet.

M o n o c h l o r e s s i g s ä u r e, *Acidum monochloroaceticum* $CH_2ClCOOH$. Farblose Kristalle, schmilzt bei 62⁰ und siedet bei 185⁰—187⁰. Geht durch Einwirkung von Kalilauge in G l y k o l s ä u r e (= Oxyessigsäure $CH_2OH.COOH$) über. D i c h l o r e s s i g s ä u r e $CHCl_2.COOH$, farblose, bei 189⁰—191⁰ siedende und unter 0⁰ erstarrende Flüssigkeit.

Reinheitsprüfung. Nach dem Arzneibuche erstreckt sie sich auf die Feststellung der Abwesenheit von S a l z s ä u r e. Eine erhebliche Trübung der f r i s c h b e r e i t e t e n Lösung durch Silbernitrat würde darauf zurückzuführen sein, daß das Präparat mangelhaft dargestellt wurde oder in Zersetzung begriffen ist. Die Reinigung eines solchen Präparates müßte durch Destillation vorgenommen werden.

Die Gehaltsbestimmung ist mit einem völlig ausgetrockneten Präparate auszuführen. Enthielte die Trichloressigsäure fremde Säuren mit niedrigerem Äquivalentgewicht (Monochloressigsäure, Weinsäure), so würde sich ein höherer Verbrauch, bei Verunreinigung durch Chloralhydrat ein geringerer Verbrauch an Lauge ergeben. Chloralhydrat würde nur durch die Titration ermittelt werden können, da es beim Erwärmen mit Lauge gleichfalls Chloroform liefert.

Aufbewahrung. Da Trichloressigsäure sehr hygroskopisch ist, so muß sie vor Feuchtigkeit geschützt aufbewahrt werden, und zwar, da Korke stark angegriffen werden, nur in Glasstopfengefäßen. Sie ist nicht lichtempfindlich. Wegen ihrer ätzenden Eigenschaften ist die Trichloressigsäure den v o r s i c h t i g a u f z u b e w a h r e n d e n Arzneistoffen einzureihen.

Anwendung. Die Trichloressigsäure wird ausschließlich als Ätzmittel angewendet, und zwar sowohl für pathologische Hautgebilde (Condylome, Warzen usw.) als auch für Schleimhäute; hier besonders für Affektionen im Mund, Rachen und der Nase; der Schorf ist gelblichgrau.

Adeps benzoatus. — Benzoeschmalz.

> Schweineschmalz . . . . 50 Teile
> Gepulverte Benzoe . . . . 1 Teil

werden unter öfterem Umrühren im Wasserbade 1 Stunde lang erwärmt; alsdann wird die Mischung filtriert.

Die Bereitungsvorschrift wurde gänzlich abgeändert.

Bei der Bereitung dieses Präparates ist man wieder zu dem früher geübten Verfahren zurückgekehrt, wodurch ein Benzoeschmalz erzielt wird, das zwar etwas mehr gefärbt ist, aber den Benzoegeruch in höherem Maße aufweist. Durch das einstündige Erhitzen im Wasserbade wird, obwohl Schweineschmalz selbst schon nahezu wasserfrei sein soll, ein völlig wasserfreies Präparat erzielt und die Haltbarkeit dadurch erhöht; da aber Benzoeschmalz nur dann abgegeben werden darf, wenn es ausdrücklich verordnet wird, so ist nicht zu viel davon vorrätig zu halten.

Durch den Zusatz der Benzoesäure wird das Schweineschmalz haltbarer gemacht und erhält einen angenehmeren Geruch; dient nur als Salbenkonstituens.

Adeps Lanae anhydricus. — Wollfett.
Syn.: Lanolinum anhydricum.

Das gereinigte, wasserfreie Fett der Schafwolle. Die hellgelbe, salbenartige Masse riecht nur sehr schwach, schmilzt bei ungefähr 40⁰ und ist in Äther, Petroleumbenzin, Chloroform und siedendem absolutem Alkohol löslich, in Weingeist wenig löslich und in Wasser unlöslich.

Wollfett läßt sich, ohne seine salbenartige Beschaffenheit zu verlieren, mit dem doppelten Gewicht Wasser mischen. Wird eine Lösung von Wollfett in Chloroform (1 + 49) über Schwefelsäure geschichtet, so entsteht zwischen den beiden Flüssigkeiten eine Zone von feurig braunroter Farbe, die nach etwa 24 Stunden am stärksten ist.

Wollfett verbrennt mit leuchtender, stark rußender Flamme.

Eine Lösung von 2 g Wollfett in 10 ccm Äther muß nach dem Zusatz von 2 Tropfen Phenolphthaleinlösung farblos bleiben (freies Alkali), dagegen sich rot färben, wenn sie mit 0,1 ccm $^1/_{10}$-Normal-Kalilauge versetzt wird (freie Säure).

Werden 10 g Wollfett mit 50 g Wasser unter beständigem Umrühren im Wasserbade geschmolzen, so muß sich beim Erkalten eine matt hellgelbe, wasserfreie Fettschicht abscheiden. Die darunter stehende wässerige Flüssigkeit muß klar sein; sie darf Lackmuspapier nicht verändern, beim Abdampfen kein Glycerin hinterlassen und beim Erhitzen mit Kalkwasser keine Dämpfe entwickeln, die befeuchtetes Lackmuspapier bläuen (Ammoniak). 10 ccm der filtrierten wässerigen Flüssigkeit müssen nach Zusatz von 2 Tropfen Kaliumpermanganatlösung mindestens 15 Minuten lang rot gefärbt bleiben (oxidierbare organische Verunreinigungen).

Wollfett darf beim Verbrennen höchstens 0,1 Prozent Rückstand hinterlassen.

Die Prüfung auf Chlorion ist in Wegfall gekommen, die Permanganatprobe wurde auf die Dauer von 15 Minuten beschränkt und der zulässige Aschegehalt wurde statt früher auf 0,2 Prozent auf 0,1 Prozent festgelegt.

Geschichtliches. Unter dem Namen „Ösypus“ wird von griechischen und römischen Schriftstellern eine fettige Substanz erwähnt, die als Arzneimittel (Verbandsalbe) und kosmetisches Mittel im Gebrauche war und beim Auskochen der Schafwolle mit Wasser durch Abschöpfen der aufschwimmenden öligen Anteile gewonnen wurde. Dieses Mittel ging später als „Ösypus" und im gereinigten Zustande als „Oesypus praeparatus" in die Pharmakopöen über, diente z. B. zur Bereitung eines Unguentum resumptivum, geriet aber allmählich in Vergessenheit. Gegen das Jahr 1886 empfahl L i e b - r e i c h das von Verunreinigungen bzw. Beimengungen befreite Wollfett unter dem Namen Lanolin als Salbengrundlage.

Allgemeines. Wollfett ist seiner chemischen Zusammensetzung nach kein eigentliches Fett, d. h. kein G l y c e r i n ester der Fettsäuren, sondern es ist ein Gemenge von Estern verschiedener Säuren mit verschiedenen Alkoholen, z. B. Cholesterin, unter denen jedoch Glycerin nicht vertreten ist. Man bezeichnet es daher als „Cholesterinfett". Seinen physikalischen Eigenschaften nach nimmt es eine Mittelstellung ein zwischen den eigentlichen Fetten und den Wachsarten. — Diese Fettsubstanz ist in zahlreichen Keratingeweben und diesen nahe stehenden Organen nachgewiesen worden, z. B. in menschlicher Haut, menschlichen Haaren, Vernix caseosa (d. i. Hautschmiere der Neugeborenen), Fischbein, Hornspänen, Elsternschnäbeln, Federn von Gänsen, Hühnern, Puten, Tauben, Pfauentauben, Stacheln vom Igel und Stachelschwein, Huf und Kastanien vom Pferd, Haaren vom Faultier usw. Am reichlichsten aber ist sie enthalten in den Wollhaaren der Schafe, weshalb diese auch zur Gewinnung des Wollfettes benutzt werden.

Darstellung. Das Wollfett wird der Schafwolle in Wollwäschereien durch Lösungen von Seife und Soda entzogen; die dabei erhaltenen Waschwässer, die durch die emulsionsartige Verteilung der Cholesterinfette milchiges Aussehen haben, werden entweder ohne weiteres oder nach Ansäuerung so lange der Ruhe überlassen, bis sich das dunkelfarbige, ekelhaft riechende rohe Wollfett auf der Oberfläche als feste Masse ausgeschieden hat. Zur Reinigung wird es mit wässerigen Alkalien oder Alkalicarbonaten behandelt, wodurch alle freien Fettsäuren und Glycerinfette in wasserlösliche Seifen verwandelt werden, die Cholesterinfette dagegen unverändert bleiben. Sie bilden aber mit den Seifen eine schwer trennbare Emulsion und lassen sich von ihnen nur durch Zentrifugieren abscheiden. Hierbei wird von dem an die Oberfläche getriebenen Wollfett noch viel Seife zurückgehalten, zu deren Entfernung das Wollfett mit kalkhaltigem Wasser oder mit Chlorcalciumlösung behandelt wird. Das sich oben absetzende Wollfett wird nun durch mehrfaches Verschmelzen, Auswaschen und Zentrifugieren, dann weiter durch Trocknen unter Zusatz von etwas Marmorkalk (CaO) und schließlich Auflösen in Aceton und Abtreiben des Lösungsmittels so weit gereinigt, daß es eine nur noch wenig riechende salbenartige gelbliche Masse bildet. Fast geruchlos läßt sich dieses reine Wollfett noch durch Behandlung mit Oxydationsmitteln (Kal. permanganic.) machen.

Ein anderes Herstellungsverfahren besteht darin, daß das Wollwaschwasser mit saurer Chlorcalciumlösung versetzt wird, wodurch die Abscheidung des sog. Suinters, eines Gemenges von Schmutz mit Erdalkaliseifen und niedriger und höher schmelzenden Wollfetten erfolgt. Durch Schlämmung wird das oben schwimmende Wollfett mit Wasser in ein Gefäß weggeführt, das dieses Wollfett-Wassergemisch von oben nach unten passiert, während Benzin oder Äther von unten nach oben aufsteigt. Das Wollfett wird von dem Extraktionsmittel aufgenommen und durch Abdestillieren des Lösungsmittels gewonnen.

Eigenschaften. Zu den im Arzneibuchtext angegebenen Eigenschaften sind noch zu erwähnen: 1. Wollfett löst sich auch leicht in Benzol, Schwefelkohlenstoff und Aceton. 2. Von wässerigen Ätzalkalien wird es kaum, von alkoholischen Ätzalkalilösungen nur schwer, am besten unter Druck, verseift, wodurch es sich von den Glycerinfetten unterscheidet, und wodurch sich die geringe Neigung zum Ranzigwerden erklärt. 3. Es wird leicht zu der tierischen Haut aufgenommen und vermittelt dadurch die Resorption der ihm einverleibten Arzneistoffe. 4. Es haftet auf Schleimhäuten und kann deshalb zur Applikation von Arzneimitteln auf Schleimhäute angewendet werden. 5. Das spezifische Gewicht beträgt bei 100^0 0,890.

Identitätsreaktion. Die durch Aufschichten einer Wollfettlösung in Chloroform auf Schwefelsäure an der Berührungsfläche beider Flüssigkeiten auftretende feurig braunrote Färbung entsteht durch Cholesterin. Da im Handel künstliche, cholesterinfreie sog. Wollfette vorkommen, ist die Vornahme dieser Reaktion wichtig!

Reinheitsprüfungen. 1. Wollfett muß hellgelb sein und darf beim Verreiben auf der Handfläche nur einen sehr schwachen bockigen Geruch zeigen. 2. Der Schmelzpunkt darf höchstens bei 40^0 liegen, da Wollfette mit höherem Schmelzpunkt nicht leicht von der Haut resorbiert werden. 3. Bei der Prüfung auf freies Alkali und auf freie Säure ist zu beachten, daß der Äther vollkommen säurefrei ist; nötigenfalls ist er mit $n/_{100}$-alkoholischer Kalilauge nach

Zusatz eines Tropfens Phenolphthaleinlösung zu neutralisieren. 4. Durch Erhitzen von 10 g Wollfett mit 50 g Wasser (siehe Text des Arzneibuches), gehen in letzteres über: Seife, Alkali-carbonate, Glycerin und organische Stoffe. Das Erhitzen des Gemisches ist in einer Porzellan-schale im Dampfbade unter ständigem Umrühren etwa 10 Minuten lang durchzuführen und um die Trennung der Schichten gut herbeizuführen, ist die Schale mit dem Gemisch in ein Gefäß auf heißes Wasser zu stellen und langsam erkalten zu lassen. Die obenstehende Schicht muß hellgelb sein; dunkle Färbung würde auf ungenügende Reinigung hinweisen. Die untere wäs-serige Schicht muß klar sein und neutral reagieren; Trübung würde durch Seife hervorgerufen sein. Alkalische Reaktion würde auf Alkalicarbonate hinweisen. Glycerin ist beim Eindampfen eines Teiles der wässerigen Flüssigkeit im Wasserbade an dem süßen Geschmack des etwaigen Rückstandes zu erkennen oder auch an der Entwicklung stechender Dämpfe (Akrolein), die bei seinem Erhitzen mit Kaliumbisulfat entstehen. Ammoniumverbindungen geben beim Erhitzen der wässerigen Flüssigkeit mit Kalkwasser Ammoniakdämpfe, die rotes Lackmuspapier bläuen. Die Prüfung auf oxydierbare organische Verunreinigungen hat gegen das vorige Arzneibuch insofern eine zweckmäßige Änderung erfahren, als die Dauer der Einwirkung von 2 Tropfen Kaliumpermanganatlösung auf 10 ccm der filtrierten wässerigen Flüssigkeit auf 15 Minuten beschränkt ist. 5. Der erlaubte Aschengehalt ist auf 0,1 Prozent festgesetzt gegen 0,05 Prozent des Deutschen Arzneibuches IV. Das Veraschen ist unter einem Abzuge vorzunehmen, da eine stark rußende Flamme auftritt. Die Asche ist braun gefärbt, da sie gewöhnlich aus Eisenoxyd besteht. Auf angefeuchtetes rotes Lackmuspapier gebracht, darf sie dieses nicht bläuen. Alkalische Reaktion würde auf Alkalicarbonate schließen lassen.

Auf Chlorion läßt das Arzneibuch nicht mehr prüfen, wohl weil geringe Spuren davon in jedem Lanolin vorkommen, und größere Mengen bei den übrigen Prüfungen sich zeigen würden.

Aufbewahrung. Wollfett nimmt bei längerer Aufbewahrung an der Luft an seiner Oberfläche allmählich eine firnisartige Beschaffenheit an. Es ist daher in gut geschlossenen Gefäßen an einem kühlen Orte aufzubewahren.

Anwendung. Wollfett verdankt seine verbreitete Verwendung seiner Fähigkeit, Wasser auf-zunehmen, wenn man es mit diesem verreibt. Das Wasser wird hierbei nicht chemisch gebunden, sondern ist in Art einer festen Emulsion im Wollfett enthalten. — Infolge dieser Wasseraufnahme-fähigkeit ist es leichter, wasserlösliche Substanzen in einer Salbe von Wollfett als in anderen Salben unterzubringen. — Außerdem besitzt Wollfett noch den Vorzug vor anderen Salbenkonstituenzien, daß es nicht ranzig wird. — Wegen seines hohen Schmelzpunktes ist Wollfett allein weniger als Sal-bengrundlage geeignet; man mischt es deshalb meist mit anderen, z. B. Vaselin, siehe *Unguentum molle.* — Als Träger der Fähigkeit, Wasser zu binden, wurden früher Cholesterinester angesehen; neuerdings ist das zweifelhaft geworden (vgl. die Literatur über „Eucerin").

Adeps suillus. — Schweineschmalz.

Syn.: Axungia Porci. Schmalz. Schweinefett.

Das aus dem frischen, ungesalzenen, gewaschenen Zellgewebe des Netzes und der Nieren-umhüllung gesunder Schweine ausgeschmolzene und von Wasser befreite Fett.

Schweineschmalz ist weiß, streichbar weich, gleichmäßig und riecht schwach eigenartig, nicht ranzig; es schmilzt bei 36° bis 46° zu einer Flüssigkeit, die in einer bis zu 1 cm dicken Schicht farblos und vollständig klar ist.

Jodzahl 46 bis 66. Säuregrad nicht über 2.

Die Untersuchung des Schweineschmalzes richtet sich außer nach den in den «Allgemeinen Bestimmungen» angegebenen Untersuchungsverfahren nach den Ausführungsbestimmungen zu dem Gesetze, betreffend die Schlachtvieh- und Fleischbeschau vom 3. Juni 1900.

Die einzelnen Prüfungen kamen in Wegfall infolge des allgemeinen Hinweises auf die Ausführungsbestimmungen zum Fleischbeschaugesetz.

Abstammung. Das Schwein (*Sus Scrofa* var.: *domesticus* L.) hat Fett von zweierlei Kon-sistenz. Das eine, der sogenannte S p e c k , *Lardum,* befindet sich im Unterhautbindegewebe; er ist verhältnismäßig oleinreich und weich. Das andere, das in der Bauchhöhle in der Nähe der Rippen und Nieren dicke Schichten bildet und unter den Namen: L e n d e n f e t t , Flohmen, F l i e ß e n , L i e s e n , S c h m e e r bekannt ist, ist weit härter. Nur dieses findet pharma-zeutische Verwendung. Es besteht aus häutigen Zellen, die das reine Fett einschließen, und die zur Gewinnung zerrissen werden müssen.

Gewinnung. Man entfernt von den Fettmassen, die n i c h t etwa zum Zwecke ihrer Haltbarmachung g e s a l z e n s e i n d ü r f e n und möglichst frisch verarbeitet werden müssen,
zuerst die größeren Häute und blutigen Stellen, wäscht das Fett sehr sorgfältig mit Wasser,
zerschneidet es und verwandelt es durch Zerhacken oder Zerreiben in einem Mörser in eine brei-
artige Masse, die man im Dampfbade in einem Gefäße aus Zinn, Porzellan oder emailliertem
Eisen erhitzt, nach dem Klarwerden des Fettes koliert und bis zum Festwerden öfter umrührt.
Die sehr gebräuchliche Methode, das Fett vor dem Ausschmelzen nur in Würfel zu zerschneiden,
ist nicht anzuraten, da man alsdann zum Ausschmelzen eine erheblich höhere Temperatur bedarf, durch die das Fett leicht einen sogenannten Bratengeruch annimmt. Der beim Ausschmelzen
des Fettes zurückgebliebene Rückstand, die sogenannten „Grieben", werden, wo sie nicht als
Nahrungsmittel Verwendung finden, noch einmal, und zwar über freiem Feuer erhitzt und der
Rest des Fettes ausgepreßt, dieses darf aber dann nicht zu Arzneizwecken verwendet werden.

Wie oben bereits gesagt, ist nur möglichst f r i s c h e s F e t t zu verwenden, da, abgesehen
von einer möglichen Verderbnis des Fettes, die Schlächter die Gewohnheit haben, das Fett,
um die Haltbarkeit zu befördern, mit Kochsalz einzureiben, das nur schwierig zu entfernen ist.

Da auch mit aller Sorgfalt bereitetes Fett etwas Wasser enthält, so ist nach dem Vorschlage
von H a g e r anzuraten, das Fett nach dem Kolieren einen Tag lang an einem ca. 50⁰ warmen
Orte stehen zu lassen, wobei sich das Wasser gut absetzt; darauf dekantiert man das klare
Fett vorsichtig in die Vorratsgefäße; oder man füllt das geschmolzene Fett in Flaschen, verkorkt
dieselben und läßt sie zunächst an einem warmen Ort umgekehrt stehen und später das Fett
in derselben Lage allmählich erstarren. Diese Methode ist auch deshalb zu empfehlen, weil so
dargestelltes Fett von außerordentlicher Haltbarkeit ist. Andere zur Entwässerung des Fettes
vorgeschlagene Methoden: Erhitzen über 120⁰, oder Behandeln des geschmolzenen Fettes mit
entwässertem Natriumsulfat, Absetzenlassen und Dekantieren sind wenig zu empfehlen.

Handelsware. Es ist unter allen Umständen anzuraten, das Fett für den pharmazeutischen
Gebrauch s e l b s t a u s z u s c h m e l z e n , da das im Handel befindliche nur selten die vom
Arzneibuch geforderte Beschaffenheit besitzt. — Am besten ist das in Rinder- oder Schweins-
blasen gefüllte Schweinefett. Das aus Amerika (Chicago) in großen Massen zu uns kommende,
in Eimer oder Fässer gefüllte Schmalz ist meist von zu weicher Konsistenz, da man außer dem
Lendenfett auch den S p e c k dazu verwendet. — Die Jahreszeit, in der die Schweine ge-
schlachtet werden, ist von wesentlichem Einfluß auf die Beschaffenheit des Fettes, am festesten
ist das im Winter und Frühjahr ausgelassene Fett. Auch die Rasse, die Fütterung und der
Gesundheitszustand des Schweines sind von erheblichem Einfluß.

Da das Arzneibuch ausdrücklich das von g e s u n d e n Schweinen stammende Fett ver-
langt, so ist damit ausgeschlossen die Verwendung des Fettes von trichinösen und finnigen
Schweinen, das zu gewissen technischen Zwecken (Seifenbereitung) zugelassen wird. Da es kein
Unterscheidungsmerkmal dafür gibt, ob ein vorliegendes Fett von gesunden oder kranken
Schweinen herrührt, so empfiehlt sich schon aus diesem Grunde die Selbstbereitung des Schmalzes.

Eigenschaften. Den Angaben des Arzneibuches ist noch folgendes hinzuzufügen. Das
Schweineschmalz des Arzneibuches ist eine rein weiße, nahezu geruchlose, fettige Masse, von
fadem, fettigem Geschmack. Bei Sommertemperatur ist es von der Konsistenz eines dicken
Muses, bei Wintertemperatur sehr viel konsistenter, ja bröcklig. Das spez. Gewicht des Schweineschmalzes (durch verdünnten Weingeist bestimmt) ist bei 15⁰ = 0,931—0,932 (H a g e r), bei
50⁰ = 0,8818, bei 69⁰ = 0,8811, bei 100⁰ (Wasser von 15⁰ = 1) = 0,859—0,864 (K ö n i g).

Das Schweineschmalz reagiert in reinem Zustande gegen Lackmuspapier nahezu neutral.
Es ist in Wasser unlöslich, in Weingeist schwer löslich, dagegen in der Wärme leicht und klar
löslich in Äther, Chloroform, Benzol, Petroleumbenzin und Amylalkohol. Seiner chemischen
Zusammensetzung nach besteht es aus neutralen Fettsäureestern des Glycerins und zwar vor-
zugsweise aus Ö l s ä u r e g l y c e r i n e s t e r, P a l m i t i n s ä u r e g l y c e r i n e s t e r und
S t e a r i n s ä u r e g l y c e r i n e s t e r. Aus der Jodzahl 59 berechnet B r a c o n n o t den
Gehalt an Ölsäureglycerinester zu 62 Prozent. Nach A l l e n und T h o m s o n enthält
Schweineschmalz etwa 0,23 Prozent unverseifbare Substanz.

Erfahrungsmäßig unterliegt das Schweineschmalz ebenso wie die übrigen Fette nach längerer
Zeit der Aufbewahrung einer Veränderung, die als R a n z i g w e r d e n bekannt und sehr wahrscheinlich dadurch zu erklären ist, daß die Fettsäuren sich von dem Glycerin trennen und wohl
auch gewissen Veränderungen (Oxydation durch den Luftsauerstoff) unterliegen. Die U r -
s a c h e für diese Erscheinung ist noch nicht ganz sichergestellt. Mikroben sind nach
E. R i t s e r t dabei nicht tätig, sondern vielmehr erfolgt das Ranzigwerden durch die g l e i c h -

z e i t i g e E i n w i r k u n g von Luft und Licht; ein Wassergehalt des Fettes befördert das Ranzigwerden in hohem Grade.

Aufbewahrung. Für die Aufbewahrung empfiehlt es sich zunächst, von Gefäßen aus Ton oder Steinzeug völlig abzusehen. Dieselben saugen sich trotz ihrer Glasur voll Fett, das trotz eifrigsten Reinigens niemals mehr ganz zu entfernen ist und geradezu wie ein Ferment auf das frisch eingefüllte Schmalz wirkt. Am geeignetsten sind Gefäße aus gutem Porzellan, in Ermangelung derer man Glasgefäße benutzen kann, die dann an einem vor Licht geschützten Orte aufzubewahren sind.

Prüfung. Das Arzneibuch macht Angaben über die äußere Beschaffenheit des Schweineschmalzes, ferner über den Schmelzpunkt, die Jodzahl und den Säuregrad, die nach den allgemeinen Bestimmungen des Arzneibuches zu ermitteln sind, und es gibt eine Prüfung auf den Wassergehalt. Im übrigen wird hinsichtlich der Untersuchung auf die bestehenden gesetzlichen Vorschriften verwiesen. Es soll damit wohl zum Ausdruck gebracht werden, daß zwar das Schmalz diesen Anforderungen völlig entsprechen muß, daß aber andererseits durch Aufnehmen aller dieser Methoden in das Arzneibuch dem Apotheker nicht zur Pflicht gemacht werden soll, auch alle diese Prüfungen vorzunehmen.

Vielleicht war auch die berechtigte Anschauung maßgebend, daß der Apotheker das zu arzneilichen Zwecken zu verwendende Schmalz selbst bereitet, und daß sich ja dann die mühevollen und kostspieligen Untersuchungen auf Reinheit und Abstammung erübrigen. Da die Opfer an Zeit und Geld, die diese Untersuchungen erfordern, und die bei einem gekauften Schmalz unbedingt anzustellen sind, in keinem Verhältnis zu der geringen Mühe und der Sicherheit, die die Selbstbereitung bietet, stehen (es sind unter Umständen nicht weniger als 25 einzelne Untersuchungen vorzunehmen, von denen z. B. die Phytosterinacetatprobe 100 g Schmalz erfordert), so ist die Bereitung des Schweineschmalzes im eigenen Laboratorium dringend anzuraten.

Anwendung. Schweineschmalz ist von alters her die Grundlage der meisten Salben und Pomaden gewesen und wird auch zur Darstellung des Bleipflasters benutzt. In reinem Zustande wirkt es auf die Haut nicht reizend ein, in ranzigem Zustande erregt es besonders bei empfindlichen Personen sehr störende Entzündungen. Nach der V. Ausgabe des Arzneibuches werden jedoch nur noch 7 Salben mit Schweineschmalz als Grundlage bereitet: Adeps benzoatus, Unguentum Cantharidum pro usu veterinario, Unguentum Hydrargyri cinereum, Unguentum Kalii jodati, Unguentum Plumbi tannici, Unguentum Rosmarini compositum, Unguentum Zinci; außerdem dient es zur Bereitung von Sapo medicatus.

Aus dem Gesetz, betr. die Schlachtvieh- und Fleischbeschau vom 3. Juni 1900, sind folgende Stellen zu beachten:

§ 1. Rindvieh, Schweine, Schafe, Ziegen, Pferde und Hunde, deren Fleisch zum Genusse für Menschen verwendet werden soll, unterliegen vor und nach der Schlachtung einer amtlichen Untersuchung. . . .

§ 2. Bei Schlachttieren, deren Fleisch ausschließlich im eigenen Haushalte des Besitzers verwendet werden soll, darf, sofern sie keine Merkmale einer die Genußtauglichkeit des Fleisches ausschließenden Erkrankung zeigen, die Untersuchung vor der Schlachtung und, sofern sich solche Merkmale auch bei der Schlachtung nicht ergeben, auch die Untersuchung nach der Schlachtung unterbleiben.

Eine gewerbsmäßige Verwendung von Fleisch, bei dem auf Grund des Abs. 1 die Untersuchung unterbleibt, ist verboten. . . .

§ 4. Fleisch im Sinne dieses Gesetzes sind Teile von warmblütigen Tieren, frisch oder zubereitet, sofern sie sich zum Genusse für Menschen eignen. . . .

Die Ausführungsbestimmungen D vom 22. Februar 1908 zum Schlachtvieh- und Fleischbeschaugesetze geben in § 1 u. a. folgende Erläuterung des Begriffes Fleisch:

Als Fleisch sind daher insbesondere anzusehen: . . . Fette, unverarbeitet oder zubereitet insbesondere Talg, Unschlitt, Speck, Liesen (Flohmen, Lünte, Schmer, Wammenfett), sowie Geträs- und Netzfett, Schmalz, Oleomargarin, Premier jus, Margarine und solche Stoffe enthaltende Fettgemische, jedoch nicht Butter und geschmolzene Butter (Butterschmalz). . . .

Die für die Untersuchung des Schweineschmalzes und des Talges in Betracht kommenden Bestimmungen finden sich in den durch Beschluß des Bundesrats vom 30. Januar 1908 abgeänderten und am 22. Februar 1908 veröffentlichten Ausführungsbestimmungen D zum Schlachtvieh- und Fleischbeschaugesetze, und zwar in Anlage d, Zweiter Abschnitt, Untersuchung von zubereiteten Fetten.

Darin wird zurückgegriffen auf die Anweisung zur chemischen Untersuchung von Fetten und Käsen (Bekanntmachung des Reichskanzlers vom 1. April 1898), die auf Grund des Reichsgesetzes vom 15. Juni 1897, Gesetz betr. den Verkehr mit Butter, Käse, Schmalz und deren Ersatzmitteln vom Bundesrate am 22. März 1898 festgestellt wurde.

Für die Untersuchung des Schweineschmalzes und des Talges zu Heilzwecken kommen somit folgende Verfahren in Betracht:

I. Probeentnahme siehe Allgemeine Bestimmungen des Arzneibuches Nr. 16.

II. Vorprüfung. Prüfung auf äußere Beschaffenheit: Farbe, Konsistenz, Geruch, auf Vorhandensein von Schimmelpilzen und Bakterienkolonien, sowie auf sonstige Anzeichen von Verdorbensein. Hierfür ist maßgebend 1. der Text des Arzneibuchartikels 2. aus der oben angeführten Anlage d, Zweiter Abschnitt, I. Allgemeine Gesichtspunkte:

Bei der Prüfung, ob äußerlich am Fette wahrnehmbare Merkmale auf eine Verfälschung oder Nachmachung oder sonst auf eine vorschriftswidrige Beschaffenheit hinweisen, ist auf Farbe, Konsistenz, Geruch und Geschmack zu achten. Dabei sind die folgenden Gesichtspunkte zu berücksichtigen.

Bei der Beurteilung der Farbe ist darauf zu achten, ob das Fett eine ihm nicht eigentümliche Färbung oder Verfärbung aufweist oder fremde Beimengungen enthält.

Bei der Prüfung des Geruchs ist auf ranzigen, sauer-ranzigen, fauligen, sauer-fauligen, talgigen, öligen, dumpfigen (mulstrigen, grabelnden) schimmeligen Geruch zu achten. Die Fette sind hierzu vorher zu schmelzen.

Bei der Prüfung des Geschmacks ist festzustellen, ob ein bitterer oder ein allgemein ekelerregender Geschmack vorliegt. Auch ist darauf zu achten, ob fremde Beimengungen durch den Geschmack erkannt werden können.

III. Hauptprüfung.

A. **Untersuchung der Fette auf die** im § 5 Nr. 3 der Ausführungsbestimmungen D **verbotenen Zusätze.**

1. Nachweis von Borsäure und deren Salzen.

50 g Fett werden in einem Erlenmeyerkolben von 250 ccm Inhalt auf dem Wasserbade geschmolzen und mit 30 ccm Wasser von etwa 50° und 0,2 ccm Salzsäure vom spezifischen Gewicht 1,124 eine halbe Minute lang kräftig durchgeschüttelt. Alsdann wird der Kolben so lange auf dem Wasserbade erwärmt, bis sich die wässerige Flüssigkeit abgeschieden hat. Die Flüssigkeit wird durch Filtration von dem Fette getrennt.

25 ccm des Filtrats werden nach Zusatz von Phenolphtalein mit $^1/_{10}$ Normal-Natronlauge schwach alkalisch gemacht. 5 ccm von dieser Flüssigkeit werden mit 0,5 ccm Salzsäure vom spezifischen Gewicht 1,124 angesäuert, filtriert und auf Borsäure mit Kurkuminpapier[1]) geprüft. Dies geschieht in der Weise, daß ein etwa 8 cm langer und 1 cm breiter Streifen geglättetes Kurkuminpapier bis zur halben Länge mit der angesäuerten Flüssigkeit durchfeuchtet und auf einem Uhrglase von etwa 10 cm Durchmesser bei 60°—70° getrocknet wird. Zeigt das mit der sauren Flüssigkeit befeuchtete Kurkuminpapier nach dem Trocknen keine sichtbare Veränderung der ursprünglichen gelben Farbe, dann enthält das Fett keine Borsäure. Ist dagegen eine rötliche oder orangerote Färbung entstanden, dann betupft man das in der Farbe veränderte Papier mit einer 2prozentigen Lösung von wasserfreiem Natriumcarbonat. Entsteht hierdurch ein rotbrauner Fleck, der sich in seiner Farbe nicht von dem rotbraunen Fleck unterscheidet, der durch die Natriumcarbonatlösung auf reinem Kurkuminpapier erzeugt wird, oder eine rotviolette Färbung, so enthält das Fett ebenfalls keine Borsäure. Entsteht dagegen durch die Natriumcarbonatlösung ein blauer Fleck, dann ist die Gegenwart der Borsäure nachgewiesen. Bei blauvioletten Färbungen und in Zweifelsfällen ist der Ausfall der Flammenreaktion ausschlaggebend.

Die Flammenreaktion ist in folgender Weise auszuführen: 5 ccm der rückständigen alkalischen

---

¹) Das Kurkuminpapier wird durch einmaliges Tränken von weißem Filtrierpapier mit einer Lösung von 0,1 g Kurkumin in 100 ccm 90prozentigem Alkohol hergestellt. Das getrocknete Kurkuminpapier ist in gut verschlossenen Gefäßen, vor Licht geschützt, aufzubewahren.

Das Kurkumin wird in folgender Weise hergestellt:

30 g feines bei 100° getrocknetes Kurkumawurzelpulver (Curcuma longa) werden im Soxlethschen Extraktionsapparat zunächst 4 Stunden lang mit Petroleumäther ausgezogen. Das so entfettete und getrocknete Pulver wird alsdann in demselben Apparat mit heißem Benzol 8 bis 10 Stunden lang, unter Anwendung von 100 ccm Benzol, erschöpft. Zum Erhitzen des Benzols kann ein Glycerinbad von 115°—120° verwendet werden. Beim Erkalten der Benzollösung scheidet sich innerhalb 12 Stunden das für die Herstellung des Kurkuminpapiers zu verwendende Kurkumin ab.

Flüssigkeit werden in einer Platinschale zur Trockne verdampft und verascht. Zur Herstellung der Asche wird die verkohlte Substanz mit etwa 20 ccm heißem Wasser ausgelaugt. Nachdem die Kohle bei kleiner Flamme vollständig verascht worden ist, fügt man die ausgelaugte Flüssigkeit hinzu und bringt sie zunächst auf dem Wasserbad, alsdann bei etwa 120° C zur Trockne. Die so erhaltene lockere Asche wird mit einem erkalteten Gemisch von 5 ccm Methylalkohol und 0,5 ccm konzentrierter Schwefelsäure sorgfältig zerrieben und unter Benutzung weiterer 5 ccm Methylalkohol in einen Erlenmeyerkolben von 100 ccm Inhalt gebracht. Man läßt den verschlossenen Kolben unter mehrmaligem Umschütteln ½ Stunde lang stehen; alsdann wird der Methylalkohol aus einem Wasserbade von 80°—85° vollständig abdestilliert. Das Destillat wird in ein Gläschen von 40 ccm Inhalt und etwa 6 cm Höhe gebracht, welches mit einem zweimal durchbohrten Stopfen verschlossen wird, durch den 2 Glasröhren in das Innere führen. Die eine Röhre reicht bis auf den Boden des Gläschens, die andere nur bis in den Hals. Das verjüngte äußere Ende der letzteren Röhre wird mit einer durchlochten Platinspitze, die aus Platinblech hergestellt werden kann, versehen. Durch die Flüssigkeit wird hierauf ein getrockneter Wasserstoffstrom derart geleitet, daß die angezündete Flamme 2—3 cm lang ist. Ist die bei zerstreutem Tageslichte zu beobachtende Flamme grün gefärbt, so ist Borsäure im Fette enthalten.

Fett, in welchem Borsäure nach diesen Vorschriften nachgewiesen ist, ist im Sinne der Ausführungsbestimmungen D § 5 Nr. 3 als mit Borsäure oder deren Salzen behandelt zu betrachten.

2. Nachweis von Formaldehyd und solchen Stoffen, die bei ihrer Verwendung Formaldehyd abgeben.

50 g Fett werden in einem Kolben von etwa 550 ccm Inhalt mit 50 ccm Wasser und 10 ccm 25prozentiger Phosphorsäure versetzt und erwärmt. Nachdem das Fett geschmolzen ist, destilliert man unter Einleiten eines Wasserdampfstroms 50 ccm Flüssigkeit ab.

Das Destillat wird filtriert. Alsdann werden 5 ccm des Destillats mit 2 ccm frischer Milch und 7 ccm Salzsäure vom spezifischen Gewicht 1,124, welche auf 100 ccm 0,2 ccm einer 10prozentigen Eisenchloridlösung enthält, in einem geräumigen Probiergläschen gemischt und etwa ½ Minute lang in schwachem Sieden erhalten. Durch Vorversuche ist festzustellen, einerseits, daß die Milch frei von Formaldehyd ist, anderseits, daß sie auf Zusatz von Formaldehyd die Reaktion gibt. Die Gegenwart von Formaldehyd bewirkt Violettfärbung. Tritt letztere nicht ein, so bedarf es einer weiteren Prüfung nicht. Im anderen Falle wird der Rest des Destillats mit Ammoniakflüssigkeit im Überschusse versetzt und in der Weise, unter zeitweiligem Zusatze geringer Mengen Ammoniakflüssigkeit zur Trockne verdampft, daß die Flüssigkeit immer eine alkalische Reaktion behält. Bei Gegenwart von nicht zu geringen Mengen von Formaldehyd hinterbleiben charakteristische Kristalle von Hexamethylentetramin. Der Rückstand wird in etwa 4 Tropfen Wasser gelöst, von der Lösung je ein Tropfen auf einen Objektträger gebracht und mit folgendem Reagens geprüft:

mit 1 Tropfen einer gesättigten Quecksilberchloridlösung. Es entsteht hierbei sofort oder nach kurzer Zeit ein regulärer kristallinischer Niederschlag; bald sieht man drei- und mehrstrahlige Sterne, später Oktaeder.

Durch den positiven Ausfall der Quecksilberchloridreaktion ist der Nachweis des Formaldehyds erbracht.

Fett, in dem Formaldehyd nach diesen Vorschriften nachgewiesen ist, ist im Sinne der Ausführungsbestimmungen D § 5 Nr. 3 als mit Formaldehyd oder solchen Stoffen, die bei ihrer Verwendung Formaldehyd abgeben, behandelt zu betrachten.

3. Nachweis von Alkali- und Erdalkali-Hydroxyden und -Carbonaten.

a) 30 g geschmolzenes Fett werden mit der gleichen Menge Wasser in einem mit Kühlrohr versehenen Kolben von etwa 550 ccm Inhalt vermischt. In das Gemisch wird ½ Stunde lang Wasserdampf eingeleitet. Nach dem Erkalten wird der wässerige Auszug filtriert.

b) Das zurückbleibende Fett, sowie das unter a benutzte Filter werden gemeinsam nach Zusatz von 5 ccm Salzsäure vom spezifischen Gewicht 1,124 in gleicher Weise, wie unter a angegeben, behandelt.

Wird kein klares Filtrat erhalten, so bringt man das trübe Filtrat in einen Schütteltrichter, fügt auf je 20 ccm der Flüssigkeit 1 g Kaliumchlorid hinzu und schüttelt mit 10 ccm Petroleumäther etwa 5 Minuten lang aus. Nach dem Abscheiden der wässerigen Flüssigkeit filtriert man diese durch ein angefeuchtetes Filter. Nötigenfalls wird das anfangs trübe ablaufende Filtrat so lange zurückgegossen, bis es klar abläuft.

Alsdann ist das klare Filtrat von a auf 25 ccm einzudampfen und nach dem Erkalten mit verdünnter Salzsäure anzusäuern. Bei Gegenwart von Alkaliseife scheidet sich Fettsäure aus, die mit Äther auszuziehen und nach dem Verdunsten desselben als solche zu kennzeichnen ist. Entsteht jedoch beim Ansäuern eine in Äther schwer lösliche oder gelblich-weiße Abscheidung, so ist diese gegebenenfalls nach der folgenden Ziffer 4 unter b auf Schwefel weiter zu prüfen.

Das klare Filtrat von b wird durch Zusatz von Ammoniakflüssigkeit und Ammoniumcarbonatlösung auf alkalische Erden geprüft.

Tritt keine Fällung ein, dann ist die Flüssigkeit auf 25 ccm einzudampfen und durch Zusatz von Ammoniakflüssigkeit und Natriumphosphatlösung auf Magnesium zu prüfen.

Fett, in dem nach diesen Vorschriften Alkali- oder Erdalkali-Hydroxyde und -Carbonate nachgewiesen sind, ist im Sinne der Ausführungsbestimmungen D § 5 Nr. 3 als mit Alkali- oder Erdalkali-Hydroxyden und -Carbonaten behandelt zu betrachten.

4. Nachweis von schwefliger Säure und deren Salzen und von unterschwefligsauren Salzen.

30 g Fett und 5 ccm 25prozentige Phosphorsäure werden möglichst auf dem Boden eines Erlenmeyerkölbchens von 100 ccm Inhalt durch schnelles Zusammenkneten gemischt. Hierauf wird das Kölbchen sofort mit einem Korke verschlossen. Das Ende des Korkes, welches in den Kolben hineinragt, ist mit einem Spalt versehen, in den ein Streifen Kaliumjodatstärkepapier so befestigt ist, daß dessen unteres etwa 1 cm lang mit Wasser befeuchtetes Ende ungefähr 1 cm über der Mitte der Fettmasse sich befindet. Die Lösung zur Herstellung des Jodstärkepapiers besteht aus 0,1 g Kaliumjodat und 1 g löslicher Stärke in 100 ccm Wasser.

Zeigt sich innerhalb 10 Minuten keine Bläuung des Streifens, die zuerst gewöhnlich an der Grenzlinie des feuchten und trockenen Streifens eintritt, dann stellt man das Kölbchen bei etwas loserem Korkverschluß auf das Wasserbad. Während des Erwärmens und auch während des Erkaltens wird der Kolben wiederholt vorsichtig geschüttelt. Tritt auch jetzt innerhalb 10 Minuten keine vorübergehende oder bleibende Bläuung des Streifens ein, dann läßt man das wieder fest verschlossene Kölbchen an der Luft erkalten. Macht sich auch jetzt innerhalb ½ Stunde keine Blaufärbung des Papierstreifens bemerkbar, dann ist das Fett als frei von schwefliger Säure zu betrachten.

Tritt eine Bläuung des Papierstreifens ein, dann ist der entscheidende Nachweis der schwefligen Säure durch nachstehendes Verfahren zu erbringen.

a) Zur Bestimmung der schwefligen Säure und der schwefligsauren Salze werden 50 g geschmolzenes Fett in einem Destillierkolben von 500 ccm Inhalt mit 50 ccm Wasser vermischt. Der Kolben wird darauf mit einem dreimal durchbohrten Stopfen verschlossen, durch welchen drei Glasröhren in das Innere des Kolbens führen. Von diesen reichen zwei Röhren bis auf den Boden des Kolbens, die dritte nur bis in den Hals. Die letztere Röhre führt zu einem Liebigschen Kühler; an diesen schließt sich luftdicht mittels durchbohrten Stopfens eine kugelig aufgeblasene U-Röhre (sogenannte Peligotsche Röhre).

Man leitet durch die eine der bis auf den Boden des Kolbens führenden Glasröhren Kohlensäure, bis alle Luft aus dem Apparat verdrängt ist, bringt dann in die Peligotsche Röhre 50 ccm Jodlösung (erhalten durch Auflösen von 5 g reinem Jod und 7,5 g Kaliumjodid in Wasser zu 1 Liter; die Lösung muß sulfatfrei sein), lüftet den Stopfen des Destillationskolbens und läßt, ohne das Einströmen der Kohlensäure zu unterbrechen, 10 ccm einer wässerigen 25prozentigen Lösung von Phosphorsäure hinzufließen. Alsdann leitet man durch die dritte Glasröhre Wasserdampf ein und destilliert unter stetigem Durchleiten von Kohlensäure 50 ccm über.

Man bringt nunmehr die Jodlösung, die noch braun gefärbt sein muß, in ein Becherglas, spült die Peligotsche Röhre gut mit Wasser aus, setzt etwas Salzsäure zu, erhitzt das Ganze kurze Zeit und fällt die durch Oxydation der schwefligen Säure entstandene Schwefelsäure mit Baryumchloridlösung (1 T. kristallisiertes Baryumchlorid in 10 Teilen destilliertem Wasser gelöst). Im vorliegenden Falle ist eine Wägung des so erhaltenen Baryumsulfats nicht unbedingt erforderlich. Liegt jedoch ein besonderer Anlaß vor, den Niederschlag zur Wägung zu bringen, so läßt man ihn absetzen und prüft durch Zusatz eines Tropfens Baryumchloridlösung zu der über dem Niederschlage stehenden klaren Flüssigkeit, ob die Schwefelsäure vollständig ausgefällt ist. Hierauf kocht man das Ganze nochmals auf, läßt dasselbe 6 Stunden in der Wärme stehen, gießt die klare Flüssigkeit durch ein Filter von bekanntem Aschengehalt, wäscht den im Becherglase zurückbleibenden Niederschlag wiederholt mit heißem Wasser aus, indem man jedesmal absetzen läßt und die klare Flüssigkeit durch das Filter gießt, bringt zuletzt den Niederschlag auf das Filter und wäscht so lange mit heißem Wasser, bis das Filtrat mit Silbernitrat keine Trübung mehr erzeugt. Filter und Niederschlag werden getrocknet, in einem gewogenen Platintiegel verascht und geglüht; hierauf befeuchtet man den Tiegelinhalt mit wenig Schwefelsäure, raucht letztere ab, glüht schwach, läßt im Exsikkator erkalten und wägt.

Lieferte die Prüfung ein positives Ergebnis, so ist das Fett im Sinne der Ausführungsbestimmungen D § 5 Nr. 3 als mit schwefliger Säure, schwefligsauren Salzen oder unterschwefligsauren Salzen behandelt zu betrachten. Liegt ein Anlaß vor, festzustellen, ob die schweflige Säure unterschwefligsauren Salzen entstammt, so ist in folgender Weise zu verfahren:

b) 50 g geschmolzenes Fett werden mit der gleichen Menge Wasser in einem mit Rückflußkühler versehenen Kolben von etwa 500 ccm Inhalt vermischt. In das Gemisch wird eine halbe Stunde lang strömender Wasserdampf eingeleitet, der wässerige Auszug nach dem Erkalten filtriert und das Filtrat mit Salzsäure versetzt. Entsteht hierbei eine in Äther schwer lösliche Abscheidung, so wird diese auf Schwefel untersucht.

Der erhaltene Niederschlag wird abfiltriert und so lange ausgewaschen, bis im Waschwasser weder schweflige Säure noch Schwefelsäure nachweisbar sind. Alsdann löst man den Niederschlag in 25 ccm 5prozentiger Natronlauge, fügt 50 ccm gesättigtes Bromwasser hinzu und erhitzt bis zum Sieden. Nunmehr wird mit Salzsäure angesäuert und filtriert. Das vollkommen klare Filtrat gibt bei Gegenwart von unterschwefligsauren Salzen im Fette auf Zusatz von Baryumchloridlösung s o f o r t eine Fällung von Baryumsulfat.

5. Nachweis von Fluorwasserstoff und dessen Salzen.

30 g geschmolzenes Fett werden mit der gleichen Menge Wasser in einem mit Rückflußkühler versehenen Kolben von etwa 500 ccm Inhalt vermischt. In das Gemisch wird eine halbe Stunde lang strömender Wasserdampf eingeleitet, der wässerige Auszug nach dem Erkalten filtriert und das Filtrat ohne Rücksicht auf eine etwa vorhandene Trübung mit Kalkmilch bis zur stark alkalischen Reaktion versetzt. Nach dem Absetzen und Abfiltrieren wird der Rückstand getrocknet, zertrieben, in einen Platintiegel gegeben und alsdann mit etwa 3 Tropfen Wasser befeuchtet und 1 ccm konzentrierte Schwefelsäure hinzugefügt. Sofort nach dem Zusatze der Schwefelsäure wird der behufs Erhitzens auf eine Asbestplatte gestellte Platintiegel mit einem großen Uhrglase bedeckt, das auf der Unterseite in bekannter Weise mit Wachs überzogen und beschrieben ist. Um das Schmelzen des Wachses zu verhüten, wird in das Uhrglas ein Stückchen Eis gelegt.

Sobald das Glas sich an den beschriebenen Stellen angeätzt zeigt, so ist Fluorwasserstoff nachgewiesen, und das Fett ist im Sinne der Ausführungsbestimmungen D § 5 Nr. 3 als mit Fluorwasserstoff oder dessen Salzen behandelt zu betrachten.

6. Nachweis von Salicylsäure und deren Verbindungen.

Man mischt in einem Probierröhrchen 4 ccm Alkohol von 20 Volumprozent mit 2—3 Tropfen einer frisch bereiteten 0,05prozentigen Eisenchloridlösung, fügt 2 ccm geschmolzenes Fett hinzu und mischt die Flüssigkeiten, indem man das mit dem Daumen verschlossene Probierröhrchen 40—50mal umschüttelt. Bei Gegenwart von Salicylsäure färbt sich die untere Schicht violett.

Fett, in welchem nach dieser Vorschrift Salicylsäure nachgewiesen ist, ist im Sinne der Ausführungsbestimmungen D § 5 Nr. 3 als mit Salicylsäure oder deren Verbindungen behandelt zu betrachten.

7. Nachweis von fremden Farbstoffen.

Die Gegenwart fremder Farbstoffe erkennt man durch Auflösen des geschmolzenen Fettes (50 g) in absolutem Alkohol (75 ccm) in der Wärme. Bei künstlich gefärbten Fetten bleibt die unter Umschütteln im Eis abgekühlte und filtrierte alkoholische Lösung deutlich gelb oder rötlich gelb gefärbt. Die alkoholische Lösung ist in einem Probierrohre von 18—22 mm Weite im durchfallenden Lichte zu beobachten.

Zum Nachweise bestimmter Teerfarbstoffe werden 5 g Fett in 10 ccm Äther oder Petroleumäther gelöst. Die Hälfte der Lösung wird in einem Probierröhrchen mit 5 ccm Salzsäure vom spez. Gewicht 1,124, die andere Hälfte der Lösung mit 5 ccm Salzsäure vom spezifischen Gewicht 1,19 kräftig durchgeschüttelt. Bei Gegenwart gewisser Azofarbstoffe ist die unten sich absetzende Salzsäureschicht deutlich rot gefärbt.

Fett, in welchem nach vorstehenden Vorschriften fremde Farbstoffe nachgewiesen sind, ist im Sinne der Ausführungsbestimmungen D § 5 Nr. 3 als mit fremden Farbstoffen behandelt zu betrachten.

B. Untersuchung der Fette auf ihre Abstammung und Unverfälschtheit, bzw. darauf, ob sie den Anforderungen des Reichsgesetzes vom 15. Juli 1897[1]) entsprechen.

---

[1]) Gesetz, betr. den Verkehr mit Butter, Schmalz und deren Ersatzmitteln.

1. Bestimmung des Wassers.

Nach dem Wortlaut des Arzneibuches muß eine 1 ccm dicke Schicht des geschmolzenen Schmalzes (Schmelzpunkt 36^0—46^0) vollständig klar sein. Eine Trübung kann durch Wasser hervorgerufen sein. Die Bestimmung des Wassers richtet sich nach der Anlage 2 der Preußischen Ministerialverfügung, betr. die Untersuchung ausländischen Fleisches vom 24. Juni 1909 (gleichartige Verfügungen in anderen Bundesstaaten). Diese Vorschrift lautet:

Anleitung zum Nachweis geringer Mengen Wasser im Schweine-schmalz.

Man bringt in ein starkwandiges Probierröhrchen aus farblosem Glase von 9 cm Länge und 18 ccm Rauminhalt etwa 10 g der vorher gut durchgemischten Schmalzprobe und verschließt es mit einem durchlochten Gummistopfen, in dessen Öffnung ein bis 100^0 reichendes Thermometer so weit eingeschoben wird, bis sich dessen Quecksilberbehälter in der Mitte der Fettschicht befindet. Darauf wird das Probierröhrchen in einer Flamme allmählich erwärmt, bis das Fett die Temperatur von 70° angenommen hat. Stellt das geschmolzene Schweineschmalz bei dieser Temperatur eine vollkommen klare Flüssigkeit dar, dann enthält es weniger als 0,3 Prozent Wasser, und es bedarf keiner weiteren Untersuchung. Ist das Fett dagegen bei 70^0 trübe geschmolzen oder sind in demselben Wassertröpfchen sichtbar, dann wird das Probierröhrchen in einer Flamme allmählich auf 95^0 erwärmt und bei dieser Temperatur zwei Minuten lang kräftig durchgeschüttelt. In der Mehrzahl der Fälle wird das Fett dann zu einer völlig klaren Flüssigkeit geschmolzen sein. Alsdann läßt man das Fett unter mäßigem Schütteln in der Luft abkühlen und stellt diejenige Temperatur fest, bei der eine deutlich sichtbare Trübung des Schmalzes eintritt. Das Erwärmen auf 95^0, das Schütteln und Abkühlenlassen wird zwei- bis dreimal oder so oft wiederholt, bis sich die Trübungstemperatur des Fettes nicht mehr erhöht. Beträgt die konstante Trübungstemperatur des Schweineschmalzes mehr als 75^0, dann enthält es mehr als 0,3 Prozent Wasser und ist als mit Wasser verfälscht zu betrachten.

Ist das Schweineschmalz bei 95^0 nicht zu einer klaren Flüssigkeit geschmolzen, dann enthält es entweder mehr als 0,45 Prozent Wasser, oder andere unlösliche Stoffe, wie Gewebsteile oder chemische Stoffe (Fullererde), und ist als verfälscht zu betrachten.

Danach bedeutet die Forderung des Arzneibuchs, daß Schweineschmalz schon bei höchstens 46^0 völlig klar sein muß, eine wesentliche Verschärfung der Anforderungen, die an Schmalz als Nahrungsmittel gestellt werden. Ist Schmalz bei 46^0 völlig klar, so enthält es höchstens 0,15 Prozent Wasser.

2. Bestimmung der Mineralbestandteile.

10 g Schmalz werden geschmolzen und durch ein getrocknetes, dichtes Filter von bekanntem geringem Aschengehalte filtriert. Man entfernt die größte Menge des Fettes von dem Filter durch Waschen mit entwässertem Äther, verascht alsdann das Filter und wägt die Asche.

3. Bestimmung des Fettes.

Man erhält den Fettgehalt des Schmalzes, indem man die Werte für den Gehalt an Wasser und Mineralbestandteilen von 100 abzieht.

4. Untersuchung des klar filtrierten Schmalzes.

a) Bestimmung des Schmelz- und Erstarrungspunktes.

Bestimmung des Schmelzpunktes
siehe Allgemeine Bestimmungen des Arzneibuches Nr. 21 b.

Bestimmung des Erstarrungspunktes (Anweisung z. chem. Unters. v. Fetten u. Käsen):

Zur Ermittelung des Erstarrungspunktes bringt man eine 2—3 cm hohe Schicht des geschmolzenen Schmalzes in ein dünnes Probierröhrchen oder -kölbchen und hängt in dasselbe mittels eines Korkes ein Thermometer so ein, daß die Kugel desselben ganz von dem flüssigen Fette bedeckt ist. Man hängt alsdann das Probierröhrchen oder -kölbchen in ein mit warmem Wasser von 40^0—50^0 gefülltes Becherglas und läßt allmählich erkalten. Die Quecksilbersäule sinkt nach und nach und bleibt bei einer bestimmten Temperatur eine Zeitlang stehen, um dann weiter zu sinken. Das Fett erstarrt während des Konstantbleibens; die dabei herrschende Temperatur ist der Erstarrungspunkt.

Mitunter findet man bis zum Anfange des Erstarrens ein Sinken der Quecksilbersäule und alsdann während des vollständigen Erstarrens wieder ein Steigen. Man betrachtet in diesem Falle die höchste Temperatur, auf die das Quecksilber während des Erstarrens wieder steigt, als den Erstarrungspunkt.

Eine andere Methode zur Bestimmung des Erstarrungspunktes von Fetten ist von E d. P o l e n s k e ausgearbeitet worden (Arbeiten aus dem Kaiserl. Gesundheitsamte **26**, 444 [1907]; **29**, 272 [1908]).

    b) Bestimmung des Brechungsvermögens (Ausführungsbestimmungen).

Die wesentlichen Teile des Refraktometers (vgl. Fig. 40) find zwei Glasprismen, die in den zwei Metallgehäusen A und B enthalten sind. Je eine Fläche der beiden Glasprismen liegt frei. Das Gehäuse B ist um die Achse C drehbar, so daß die beiden freien Glasflächen der Prismen auf=. einandergelegt und voneinander entfernt werden können. Die beiden Metallgehäuse sind hohl; läßt man warmes Wasser hindurchfließen, so werden die Glasprismen erwärmt. An das Gehäuse A ist eine Metallhülse für ein Thermometer M angesetzt, dessen Quecksilbergefäß bis in das Gehäuse A reicht. K ist ein Fernrohr, in dem eine von 0—100 eingeteilte Skala angebracht ist; J ist ein Queck= silberspiegel, mit Hilfe dessen die Prismen und die Skala beleuchtet werden.

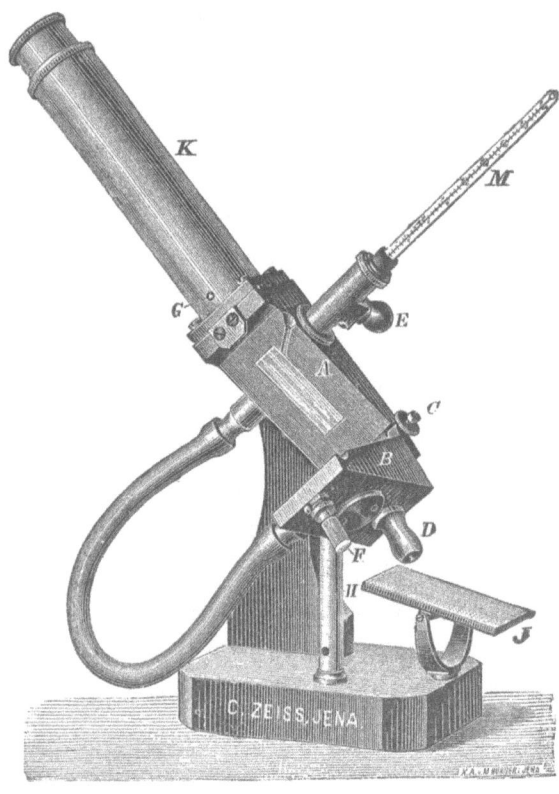

Fig. 40.

Zur Erzeugung des für die Prüfung erforderlichen warmen Wassers kann die in Fig. 41 ge= zeichnete Heizvorrichtung dienen. Der einfache Heizkessel ist mit einem gewöhnlichen Thermometer T_1 und einem sogenannten Thermoregu= lator S_1 mit Gasbrenner B_1 ver= sehen. Der Rohrstutzen A_1 steht durch einen Gummischlauch mit einem ½—1 m höher stehenden Gefäße C_1 mit kaltem Wasser (z. B. einer Glasflasche) in Verbindung; der Gummischlauch trägt einen Schraubenquetschhahn E_1. Vor Anheizung des Kessels läßt man ihn durch Öffnen des Quetschhahns E_1 voll Wasser fließen, schließt dann den Quetschhahn, verbindet das Schlauchstück G_1 mit der Gas= leitung und entzündet die Flamme bei B_1. Durch Drehen an der Schraube P_1 reguliert man den Gaszufluß zu dem Brenner B_1 in der Weise, daß die Temperatur des Wassers in dem Kessel bei der Untersuchung fester Fette 40° bis 45° C, bei derjenigen von Öl 25°—30° C beträgt. Sollten je= doch Fette zur Untersuchung ge= langen, die schon bei 42° er= starren, so ist die Bestimmung des Brechungsvermögens bei einer Temperatur vorzunehmen, die aus=

reicht, um das Fett geschmolzen zu erhalten; hierzu wird es einer Erhöhung der Temperatur über 60° hinaus nicht bedürfen. An Stelle der hier beschriebenen Heizvorrichtung können auch andere Einrichtungen verwendet werden, die eine möglichst gleichbleibende Temperatur des Heizwassers gewährleisten. Falls eine Gasleitung nicht zur Verfügung steht, behilft man sich in der Weise, daß man das hochstehende Gefäß C_1 mit Wasser von etwa 45° oder 30° füllt, dasselbe durch einen Schlauch unmittelbar mit dem Schlauchstück D des Refraktometers verbindet und das warme Wasser durch das Prismengehäuse fließen läßt. Wenn die Temperatur des Wassers in dem hochstehenden Gefäße C_1 bis auf 40° oder 25° gesunken ist, muß es wieder auf die Temperatur von 45° oder 30° gebracht werden.

    α) Aufstellung des Refraktometers und Verbindung mit der Heizvorrichtung.

Man hebt das Instrument aus dem zugehörigen Kasten heraus, wobei man nicht das Fern= rohr K, sondern die Fußplatte anfaßt, und stellt es so auf, daß man bequem in das Fernrohr hinein=

schauen kann. Zur Beleuchtung dient das durch das Fenster einfallende Tageslicht oder das Licht einer Lampe.

Man verbindet das an dem Prismengehäuse B des Refraktometers (Fig. 40) angebrachte Schlauchstück D mit dem Rohrstutzen D_1 des Heizkessels; gleichzeitig schiebt man über das an der Metallhülse des Refraktometers angebrachte Schlauchstück E einen Gummischlauch, den man zu einem tiefer stehenden leeren Gefäß oder einem Wasserablaufbecken leitet. Man öffnet hierauf den Schraubenquetschhahn E_1 und läßt aus dem Gefäße C_1 (Fig. 41) Wasser in den Heizkessel fließen. Dadurch wird warmes Wasser durch den Rohrstutzen D_1 (Fig. 41) und mittels des Gummischlauchs durch das Schlauchstück D (Abb. 1) in das Prismengehäuse B, von hier aus durch den in der Abb. 1 gezeichneten Schlauch nach dem Prismengehäuse A gedrängt und fließt durch die Metallhülse des Thermometers M, den Stutzen E und den daran angebrachten Schlauch ab. Die beiden Glasprismen und das Quecksilbergefäß des Thermometers werden durch das warme Wasser erwärmt.

Durch geeignete Stellung des Quetschhahns regelt man den Wasserzufluß zu dem Heizkessel so, daß das aus E austretende Wasser nur in schwachem Strahle ausfließt und daß das Thermometer bei festen Fetten eine Temperatur von nicht unter 38° und nicht über 42°, bei Ölen nicht unter 23° und nicht über 27° anzeigt. Liegen Fette zur Untersuchung vor, die schon bei 42° erstarren, so darf die Temperatur des Heizwassers nur allmählich gesteigert und nach Beendigung der Messungen nur allmählich wieder vermindert werden. Einer Erhöhung der Temperatur über 60° hinaus wird es nicht bedürfen.

β) Aufbringen des geschmolzenen Fettes auf die Prismenfläche und Ablesung der Refraktometerzahl.

Man öffnet das Prismengehäuse des Refraktometers, indem man den Stift F (Fig. 40) etwa eine halbe Umdrehung nach rechts dreht, bis Anschlag erfolgt; dann läßt sich die eine Hälfte des Gehäuses (B) zur Seite legen. Die Stütze H hält B in der in Fig. 40 dargestellten Lage fest. Man richtet das Instrument mit der linken Hand so weit auf, daß die freiliegende Fläche des Glasprimas B annähernd horizontal liegt, bringt mit Hilfe eines kleinen Glasstabs drei Tropfen des filtrierten Fettes auf die Prismenfläche, verteilt das geschmolzene Fett mit dem Glasstäbchen so, daß die ganze Glasfläche davon benetzt ist, und schließt dann das Prismengehäuse wieder. Man drückt zu dem Zwecke den Teil B an A an und führt den Stift F durch Drehung nach links wieder in seine anfängliche Lage zurück; dadurch wird der Teil B am Zurückfallen verhindert und zugleich ein dichtes Aufeinanderliegen der beiden Prismenflächen bewirkt.

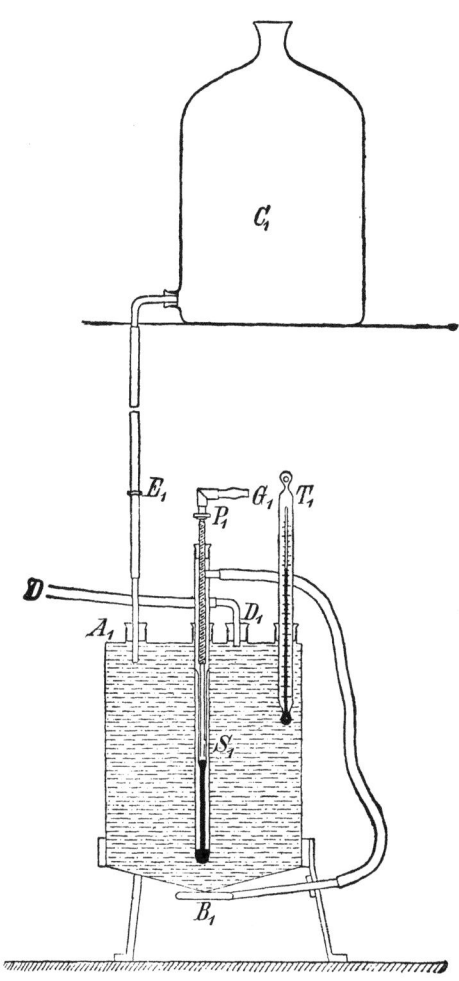

Fig. 41.

Das Instrument stellt man dann wieder auf seine Bodenplatte und gibt dem Spiegel eine solche Stellung, daß die Grenzlinie zwischen dem hellen und dunklen Teile des Gesichtsfeldes deutlich zu sehen ist, wobei nötigenfalls der ganze Apparat etwas verschoben oder gedreht werden muß. Ferner stellt man den oberen ausziehbaren Teil des Fernrohrs so ein, daß man die Skala scharf sieht.

Nach dem Aufbringen des geschmolzenen Fettes auf die Prismenfläche wartet man etwa drei Minuten und liest dann in dem Fernrohr ab, an welchem Teilstriche der Skala die Grenzlinie zwischen dem hellen und dunklen Teile des Gesichtsfeldes liegt; liegt sie zwischen zwei Teilſtrichen, ſo werden die Bruchteile durch Abſchätzen ermittelt. Sofort hinterher lieſt man das Thermometer ab.

Die abgeleſenen Refraktometerzahlen ſind in der Weiſe auf die Normaltemperatur von 40° um= zurechnen, daß für jeden Temperaturgrad, den das Thermometer ü b e r 40° zeigt, 0,55 Teil= ſtriche zu der abgeleſenen Refraktometerzahl zuzuzählen ſind, während für jeden Temperaturgrad, den das Thermometer u n t e r 40° zeigt, 0,55 Teilſtriche von der abgeleſenen Refraktometerzahl abzuziehen ſind.

γ) Reinigung des Refraktometers.

Nach jedem Verſuche müſſen die Oberflächen der Prismen und deren Metallfaſſungen ſorg= fältig von dem Fette gereinigt werden. Dies geſchieht durch Abreiben mit weicher Leinwand oder weichem Filtrierpapier, wenn nötig, unter Benutzung von etwas Äther.

δ) Prüfung der Refraktometerſkala auf richtige Einſtellung.

Vor dem erſtmaligen Gebrauch und ſpäterhin von Zeit zu Zeit iſt das Refraktometer darauf= hin zu prüfen, ob nicht eine Verſchiebung der Skala ſtattgefunden hat. Hierzu bedient man ſich der dem Apparat beigegebenen Normalflüſſigkeit.[1]) Man ſchraubt das zu dem Refraktometer ge= hörige gewöhnliche Thermometer auf, läßt Waſſer von Zimmertemperatur durch das Prismen= gehäuſe fließen (man heizt alſo in dieſem Falle die Heizvorrichtung nicht an), beſtimmt in der vorher beſchriebenen Weiſe die Refraktometerzahl der Normalflüſſigkeit und lieſt gleichzeitig den Stand des Thermometers ab. Wenn die Skala richtig eingeſtellt iſt, muß die Normalflüſſigkeit bei ver= ſchiedenen Temperaturen folgende Refraktometerzahlen zeigen:

Bei einer Temperatur von	Skalenteile	Bei einer Temperatur von	Skalenteile
25° Celſius	71,2	16° Celſius	76,7
24° „	71,8	15° „	77,3
23° „	72,4	14° „	77,9
22° „	73,0	13° „	78,6
21° „	73,6	12° „	79,2
20° „	74,3	11° „	79,8
19° „	74,9	10° „	80,4
18° „	75,5	9° „	81,0
17° „	76,1	8° „	81,6

Weicht die Refraktometerzahl bei der Verſuchstemperatur von der in der Tabelle angegebenen Zahl ab, ſo iſt die Skala bei der ſeitlichen kleinen Öffnung G (Abb. 1) mit Hilfe des dem Inſtrument beigegebenen Uhrſchlüſſels wieder richtig einzuſtellen.

c) Beſtimmung der freien Fettſäuren, des Säuregrades: ſiehe Allgem. Beſtimmungen des Arzneibuchs Nr. 25 a. Der Säuregrad des Schweineſchmalzes zu Heilzwecken darf 2 nicht überſchreiten.

d) Beſtimmung der flüchtigen, in Waſſer löslichen Fettſäuren, der R e i c h e r t - M e i ß l ſchen Zahl (Anweiſung).

Genau 5 g Schweineſchmalz werden mit einer Pipette in einem Kölbchen von 300—530 ccm Inhalt abgewogen und das Kölbchen auf das kochende Waſſerbad geſtellt. Zu dem geſchmolzenen Fette läßt man aus einer Pipette unter Vermeidung des Einblaſens 10 ccm einer alkoholiſchen Kali= lauge (20 g Kaliumhydroxyd in 100 ccm Alkohol von 70 Volumprozent gelöſt) fließen. Während man nun den Kolbeninhalt durch Schütteln öfter zerteilt, läßt man den Alkohol zum größten Teile weggehen; es tritt bald Schaumbildung ein, die Verſeifung geht zu Ende, und die Seife wird zäh= flüſſig; ſodann bläſt man ſo lange in Zwiſchenräumen von etwa je ½ Minute mit einem Hand= blaſebalg unter gleichzeitiger ſchüttelnder Bewegung des Kolbens Luft ein, bis durch den Geruch kein Alkohol mehr wahrzunehmen iſt. Der Kolben darf hierbei nur immer ſo lange und ſo weit vom Waſſerbade entfernt werden, als es die Schüttelbewegung erfordert. Man verfährt am beſten in der Weiſe, daß man mit der Rechten den Ballon des Blaſebalgs drückt, während die Linke den Kolben, in deſſen Hals das mit einem gebogenen Glasrohre verſehene Schlauchende des Ballons eingeführt iſt, faßt und ſchüttelt. Auf dieſe Art iſt in 15, längſtens in 25 Minuten die Verſeifung und die voll= ſtändige Entfernung des Alkohols bewerkſtelligt. Man läßt nun ſofort 100 ccm Waſſer zufließen

---

[1]) Die Normalflüſſigkeit iſt von der Firma Carl Zeiß in Jena zu beziehen; ſie iſt vor Licht geſchützt und in gut verſchloſſenen Gefäßen aufzubewahren und darf nicht älter als 6 Monate ſein.

und erwärmt den Kolbeninhalt noch mäßig einige Zeit, während welcher der Kolben lose bedeckt auf dem Wasserbade stehen bleibt, bis die Seife vollkommen klar gelöst ist. Sollte hierbei ausnahmsweise keine völlig klare Lösung zu erreichen sein, so wäre der Versuch wegen ungenügender Verseifung zu verwerfen und ein neuer anzustellen.

Zu der etwa 50° warmen Lösung fügt man sofort 40 ccm verdünnte Schwefelsäure (1 Raumteil konzentrierter Schwefelsäure auf 10 Raumteile Wasser) und einige erbsengroße Bimssteinstückchen. Der auf ein doppeltes Drahtnetz gesetzte Kolben wird darauf sofort mittelst eines schwanenhalsförmig gebogenen Glasrohrs (von 20 cm Höhe und 6 mm lichter Weite), das an beiden Enden stark abgeschrägt ist, mit einem Kühler (Länge des vom Wasser umspülten Teiles nicht unter 50 cm) verbunden und sodann werden genau 110 ccm Flüssigkeit abdestilliert (Destillationsdauer nicht über $\frac{1}{2}$ Stunde). Das Destillat mischt man durch Schütteln, filtriert durch ein trockenes Filter und mißt 100 ccm ab. Diese werden nach Zusatz von 3—4 Tropfen Phenolphthaleinlösung mit $\frac{1}{10}$-Normal-Alkalilauge titriert. Der Verbrauch wird durch Hinzuzählen des zehnten Teiles auf die Gesamtmenge des Destillats berechnet. Bei jeder Versuchsreihe führt man einen blinden Versuch aus, indem man 10 ccm der alkoholischen Kalilauge mit so viel verdünnter Schwefelsäure versetzt, daß ungefähr eine gleiche Menge Kali wie bei der Verseifung von 5 g Fett ungebunden bleibt und sonst wie bei dem Hauptversuche verfährt. Die bei dem blinden Versuche verbrauchten Kubikzentimeter $\frac{1}{10}$-Normal-Alkalilauge werden von den bei dem Hauptversuche verbrauchten abgezogen. Die so erhaltene Zahl ist die Reichert-Meißlsche Zahl. Die alkoholische Kalilauge genügt den Anforderungen, wenn bei dem blinden Versuche nicht mehr als 0,4 ccm $\frac{1}{10}$-Normal-Alkalilauge zur Sättigung von 110 ccm Destillat verbraucht werden.

Die Verseifung des Schmalzes kann statt mit alkoholischem Kali auch nach folgendem Verfahren ausgeführt werden. Zu genau 5 g Schmalz gibt man in einem Kölbchen von etwa 300 ccm Inhalt 20 g Glycerin und 2 ccm Natronlauge (erhalten durch Auflösen von 100 Gewichtsteilen Natriumhydroxyd in 100 Gewichtsteilen Wasser, Absetzenlassen des Ungelösten und Abgießen der klaren Flüssigkeit). Die Mischung wird unter beständigem Umschwenken über einer kleinen Flamme erhitzt, sie gerät alsbald ins Sieden, das mit starkem Schäumen verbunden ist. Wenn das Wasser verdampft ist (in der Regel nach 5—8 Minuten), wird die Mischung vollkommen klar; dies ist das Zeichen, daß die Verseifung des Fettes vollendet ist. Man erhitzt noch kurze Zeit und spült die an den Wänden des Kolbens haftenden Teilchen durch wiederholtes Umschwenken des Kolbeninhalts herab. Dann läßt man die flüssige Seife auf etwa 80°—90° abkühlen und wägt 90 g Wasser von etwa 80°—90° hinzu. Meist entsteht sofort eine klare Seifenlösung; anderenfalls bringt man die abgeschiedenen Seifenteile durch Erwärmen auf dem Wasserbade in Lösung. Man versetzt die Seifenlösung mit 50 ccm verdünnter Schwefelsäure (25 ccm konzentrierte Schwefelsäure im Liter enthaltend) und verfährt weiter wie bei der Verseifung mit alkoholischem Kali.

e) Bestimmung der Verseifungszahl, der K ö t t s t o r f e r schen Zahl: siehe Allgem. Bestimmungen des Arzneibuchs Nr. 25c. Mit 2 g Schmalz auszuführen.

f) Bestimmung der unlöslichen Fettsäuren, der H e h n e r schen Zahl (Anweisung).

3—4 g Fett werden in einer Porzellanschale von etwa 10 cm Durchmesser mit 1—2 g Ätznatron und 50 ccm Alkohol versetzt und unter öfterem Umrühren auf dem Wasserbade erwärmt, bis das Fett vollständig verseift ist. Die Seifenlösung wird bis zur Sirupdicke verdampft, der Rückstand in 100—150 ccm Wasser gelöst und mit Salzsäure oder Schwefelsäure angesäuert. Man erhitzt, bis sich die Fettsäuren als klares Öl an der Oberfläche gesammelt haben, und filtriert durch ein vorher bei 100° getrocknetes und gewogenes Filter aus sehr dichtem Papiere. Um ein trübes Durchlaufen der Flüssigkeit zu vermeiden, füllt man das Filter zunächst zur Hälfte mit heißem Wasser an und gießt erst dann die Flüssigkeit mit den Fettsäuren darauf. Man wäscht mit siedendem Wasser bis zu 2 Liter Waschwasser aus, wobei man stets dafür sorgt, daß das Filter nicht vollständig abläuft.

Nachdem die Fettsäuren erstarrt sind, werden sie samt dem Filter in ein Wägegläschen gebracht und bei 100° C bis zum konstanten Gewichte getrocknet oder in Äther gelöst, in einem tarierten Kölbchen nach dem Abdestillieren des Äthers getrocknet und gewogen. Aus dem Ergebnisse berechnet man, wieviel Gewichtsteile unlösliche Fettsäuren in 100 Gewichtsteilen Fett enthalten sind und erhält so die Hehnersche Zahl.

g) Bestimmung der Jodzahl nach v o n H ü b l: siehe Allgem. Bestimmungen des Arzneibuchs Nr. 26. Mit 0,6—0,7 g Schweineschmalz auszuführen.

h) Bestimmung der unverseifbaren Bestandteile (Anweisung).

10 g Schmalz werden in einer Schale mit 5 g Kaliumhydroxyd und 50 ccm Alkohol verseift; die Seifenlösung wird mit einem gleichen Raumteile Wasser verdünnt und mit Petroleumäther ausgeschüttelt. Der mit Wasser gewaschene Petroleumäther wird verdunstet, der Rückstand nochmals mit alkoholischem Kali verseift und die mit dem gleichen Raumteile Wasser verdünnte Seifenlösung mit Petroleumäther ausgeschüttelt. Der mit Wasser gewaschene Petroleumäther wird verdunstet, der Rückstand getrocknet und gewogen.

i) Nachweis von Sesamöl (Ausführungsbestimmungen).

α) Wenn keine Farbstoffe vorhanden sind, die sich mit Salzsäure rot färben, so werden 5 ccm geschmolzenes Fett in 5 ccm Petroleumäther gelöst und mit 0,1 ccm einer alkoholischen Furfurol- lösung (1 Raumteil farbloses Furfurol in 100 Raumteilen absolutem Alkohol gelöst) und mit 10 ccm Salzsäure vom spezifischen Gewicht 1,19 mindestens ½ Minute lang kräftig geschüttelt. Bei An- wesenheit von Sesamöl zeigt die am Boden sich abscheidende Salzsäure eine nicht alsbald ver- schwindende deutliche Rotfärbung.

β) Wenn Farbstoffe vorhanden sind, die durch Salzsäure rot gefärbt werden, so werden 5 ccm geschmolzenes Fett in 10 ccm Petroleumäther gelöst und 2,5 ccm stark rauchender Zinnchlorür- lösung zugesetzt. Die Mischung wird kräftig durchgeschüttelt, so daß alles gleichmäßig gemischt ist (aber nicht länger) und die Mischung nun in Wasser von 40° getaucht. Nach Abscheidung der Zinnchlorürlösung taucht man die Mischung in Wasser von 80°, so daß dieses nur die Zinnchlorür- lösung erwärmt und ein Sieden des Petroleumäthers verhindert wird. Bei Gegenwart von Sesamöl zeigt die Zinnchlorürlösung nach 3 Minuten langem Erwärmen eine deutliche bleibende Rot- färbung.

Die Zinnchlorürlösung ist aus 5 Gewichtsteilen kristallisiertem Zinnchlorür, die mit 1 Gewichts- teile Salzsäure anzurühren und vollständig mit trockenem Chlorwasserstoff zu sättigen sind, her- zustellen, nach dem Absetzen durch Asbest zu filtrieren und in kleinen, mit Glasstopfen verschlossenen, möglichst angefüllten Flaschen aufzubewahren.

k) Nachweis von Baumwollsamenöl (Ausführungsbestimmungen).

5 ccm Fett werden mit der gleichen Raummenge Amylalkohol und 5 ccm einer 1 prozentigen Lösung von Schwefel in Schwefelkohlenstoff in einem weiten, mit Korkverschluß und weitem Steig- rohre versehenen Reagenzglas etwa ¼ Stunde lang im siedenden Wasserbad erhitzt. Tritt eine Färbung nicht ein, so setzt man nochmals 5 ccm der Schwefellösung zu und erhitzt von neuem ¼ Stunde lang. Eine deutliche Rotfärbung der Flüssigkeit kann durch die Gegenwart von Baum- wollsamenöl bedingt sein.

l) Nachweis von Pflanzenöl im Schmalz nach Bellier (Ausführungsbestimmungen).

5 ccm geschmolzenes, filtriertes Fett werden mit 5 ccm farbloser Salpetersäure vom spez. Gewicht 1,4 und 5 ccm einer kalt gesättigten Lösung von Resorcin in Benzol in einer dickwandigen mit Glasstopfen verschließbaren Probierröhre 5 Sekunden lang tüchtig durchgeschüttelt. Treten während des Schüttelns oder 5 Sekunden nach dem Schütteln rote, violette oder grüne Färbungen auf, so deuten diese auf die Anwesenheit von Pflanzenölen hin. Später eintretende Farben- erscheinungen sind unberücksichtigt zu lassen.

m) Prüfung auf das Vorhandensein von Phytosterin (Ausführungsbestimmungen).

Wenn die vorhergehenden Prüfungen darauf hinweisen, daß eine Verfälschung von Schmalz, (Talg und Oleomargarin) mit Pflanzenölen stattgefunden hat, so ist die Untersuchung auf Phytosterin anzustellen. . . .

Die Prüfung auf das Vorhandensein von Phytosterin ist in folgender Weise auszuführen: 100 g Fett werden in einem Kolben von 1 Liter Inhalt auf dem Wasserbade geschmolzen und mit 200 ccm alkoholischer Kalilauge, die in 1 Liter Alkohol von 70 Volumprozenten 200 g Ka- liumhydroxyd enthält, auf dem kochenden Wasserbad am Rückflußkühler verseift. Nach beendeter Verseifung, die etwa ½ Stunde Zeit erfordert, wird die Seifenlösung mit 600 ccm Wasser versetzt und nach dem Erkalten in einem Schütteltrichter viermal mit Äther ausgeschüttelt. Zur ersten Ausschüttelung verwendet man 800 ccm, zu den folgenden je 400 ccm Äther. Aus diesen Aus- zügen wird der Äther abdestilliert und der Rückstand nochmals mit 10 ccm obiger Kalilauge 5—10 Minuten im Wasserbad erhitzt, die Lösung mit 20 ccm Wasser versetzt und nach dem Erkalten zweimal mit je 100 ccm Äther ausgeschüttelt. Die ätherische Lösung wird viermal mit je 10 ccm Wasser gewaschen, danach durch ein trockenes Filter filtriert und der Äther abdestilliert. Der Rückstand wird in ein etwa 8 ccm fassendes zylinderförmiges, mit Glasstopfen versehenes Gläschen gebracht und bei 100° getrocknet. Der erkaltete Rückstand wird mit 1 ccm unterhalb 50° siedenden Petroleumäthers übergossen und mit einem Glasstabe zu einer pulverförmigen Masse zerdrückt. Alsdann wird das verschlossene Gläschen 20 Minuten lang in Wasser von 15⁰—16⁰ gestellt. Hierauf bringt man den Inhalt des Gläschens in einen kleinen, mit Wattestopfen versehenen Trichter und bedeckt diesen mit einem Uhrglase. Nachdem die klare Flüssigkeit abgetropft ist, werden Glasstab, Gläschen und Trichterinhalt fünfmal mit je 0,5 ccm kaltem Petroleumäther nachgewaschen. Der am Glasstabe, im Gläschen und Trichter sich befindende ungelöste Rückstand wird alsdann in Äther gelöst, die Lösung in ein Glasschälchen gebracht und der Rückstand nach dem Verdunsten des Äthers bei 100° getrocknet. Darauf setzt man 1—2 ccm Essigsäureanhydrid hinzu, erhitzt unter Bedeckung des Schälchens mit einem Uhrglas auf dem Drahtnetz etwa ¹/₂ Minute lang zum Sieden und verdunstet den Überschuß des Essigsäureanhydrids auf dem Wasserbade. Der Rückstand wird drei- bis viermal aus geringen Mengen, etwa 1 ccm absolutem Alkohol umkristallisiert. Die einzelnen Kristallisationsprodukte werden unter Anwendung eines kleinen Platinkonus, der an seinem spitzen Ende mit zahlreichen äußerst kleinen Löchern versehen ist, durch Absaugen von den Mutterlaugen getrennt. Von der zweiten Kristallisation ab wird jedesmal der Schmelzpunkt bestimmt. Schmilzt das letzte Kristallisationsprodukt erst bei 117⁰ (korrigierter Schmelzpunkt) oder höher, so ist der Nachweis von Pflanzenöl als erbracht anzusehen.

Dient nur als Salbenkonstituens; im Volke gilt es (ebenso wie andere tierische Fette, z. B. Hundefett) auch als Heilmittel (gegen „Drüsen" u. ähnl.).

Aether. — Äther.

Syn.: Aether sulfuricus. Äthyläther. Diäthyläther. Schwefeläther.

$(C_2H_5)_2O$ Mol.-Gew. 74,08.

Klare, farblose, leicht bewegliche, eigenartig riechende und schmeckende, leicht flüchtige und sehr leicht entzündbare Flüssigkeit. Äther ist in Wasser wenig löslich und in jedem Verhältnis löslich in Weingeist, fetten und ätherischen Ölen.

Spezifisches Gewicht 0,720.

Siedepunkt 35⁰.

Mit Äther getränktes bestes Filtrierpapier darf nach dem Verdunsten des Äthers nicht riechen.

Läßt man 5 ccm Äther in einer Glasschale bei Zimmertemperatur verdunsten, so hinterbleibt ein feuchter Beschlag, der Lackmuspapier weder röten noch bleichen darf (freie Säuren, schweflige Säure). Läßt man 20 ccm Äther in einem mit Glasstopfen verschlossenen Glase vor Licht geschützt über frisch zerkleinerten, erbsengroßen Stückchen von Kaliumhydroxyd stehen, so darf sich innerhalb 1 Stunde weder der Äther noch das Kaliumhydroxyd färben (Aldehyd, Vinylalkohol).

Narkoseäther (Aether pro narcosi) muß den an Äther gestellten Anforderungen genügen, jedoch darf bei der Prüfung mit Kaliumhydroxyd auch innerhalb 6 Stunden keine Färbung auftreten.

Werden etwa 10 ccm Narkoseäther mit 1 ccm frisch bereiteter Kaliumjodidlösung in einem völlig gefüllten, verschlossenen, weißen Glasstöpselglase unter Lichtabschluß häufig geschüttelt, so darf innerhalb 3 Stunden keine Färbung auftreten (Wasserstoffsuperoxyd, Äthylperoxyd).

Werden 10 ccm Narkoseäther mit 1 ccm Neßlerschem Reagens wiederholt geschüttelt, so darf keine Färbung oder Trübung, höchstens eine schwache, weiße Opalescenz auftreten (Aldehyd, Vinylalkohol).

Narkoseäther ist in braunen, fast ganz gefüllten und gut verschlossenen Flaschen von höchstens 150 ccm Inhalt aufzubewahren.

Äther und Narkoseäther sind kühl und vor Licht geschützt aufzubewahren.

Die Artikel Äther und Äther pro narcosi wurden vereinigt. Die Prüfung des Äthers auf Aldehyd mit Kaliumhydroxyd wurde auf die Dauer einer Stunde ausgedehnt, die Prüfung mit Jodkalium kam dagegen in Wegfall.

Für den Narkoseäther sind die beiden Prüfungen beibehalten worden, neu hinzugekommen ist die Probe mit Nesslers Reagens.

Geschichtliches. Der Äther scheint bereits R a i m u n d   L u l l u s (im 13. Jahrhundert) bekannt gewesen zu sein. In der Mitte des 16. Jahrhunderts gab V a l e r i u s   C o r d u s in seinem Dispensatorium eine Vorschrift, nach der ein Gemisch von Weingeist und Schwefelsäure durch Destillation das *Oleum Vitrioli dulce* lieferte. Im ersten Drittel des 18. Jahrhunderts verbesserte H o f f m a n n das Verfahren der Ätherdarstellung, nachdem er durch die Mitteilungen eines gewissen F r o b e n auf diesen Stoff aufmerksam geworden war. In dieser Zeit kam auch der Name Naphtha Vitrioli oder *Aether Vitrioli* auf. Das Wort Äther entstammt dem Persischen. Endlich im Anfange des vorigen

Jahrhunderts fand der Franzose B o u l l a y (Journ. de Pharm. 1, pag. 97), daß man durch Zufließen-lassen von Weingeist zu der kochenden Mischung von Weingeist und Schwefelsäure den Ätherbildungs-prozeß bis zu einer gewissen Grenze hin kontinuierlich machen könne. G e i g e r machte 1811 dieses Verfahren in Deutschland bekannter. Bis zum Anfange des 19. Jahrhunderts hielt man den Äther für schwefelhaltig, erst S a u s s u r e (1807) und G a y - L u s s a c (1815) stellten seine Zusammen-setzung fest.

Die Aufklärung der Ätherbildung war einer der größten Fortschritte der theoretischen Chemie und eine wesentliche Stütze der Typentheorie. Es ist das Verdienst von W i l l i a m s o n (1850), durch die Darstellung der sogenannten gemischten Äther den Äther als nach dem Typus Wasser zu-sammengesetzt erkannt und bei der Ätherbildung aus Alkohol und Schwefelsäure das Zwischen-produkt Äthylschwefelsäure festgestellt zu haben.

Darstellung. Da die Einrichtungen der Ätherfabriken nicht überall die gleichen sind, so müssen wir uns darauf beschränken, die Darstellungsweise in großen Zügen zu behandeln.

Allgemein benutzt man ein erhitztes Gemisch von 5 T. Weingeist und 9 T. Schwefelsäure, zu dem man Weingeist zufließen läßt. Die Ätherbildung beginnt bei einer Temperatur von 135^0 bis 140^0, es destilliert ein Gemisch von Äther und Wasser, die sich in der Vorlage in zwei Schichten trennen, sobald nicht größere Mengen Alkohol mit übergehen. Der Weingeist darf kein höheres spez. Gewicht als 0,830 haben, weil andernfalls die Einwirkung der Schwefelsäure infolge zu großer Verdünnung der Säure mit Wasser bald aufhört. In den Ätherfabriken benutzt man nicht Rohspiritus, sondern vom Fuselöl befreiten Spiritus, weil sonst das Produkt durch übel-riechende und ebenso schmeckende Zersetzungsprodukte des Fuselöls (Propyl-, Butyl- und Amylverbindungen) verunreinigt werden würde. Die Destillation wird unter beständigem Nach-fluß des Alkohols Tag und Nacht ununterbrochen fortgesetzt, solange die Schwefelsäure Äther-bildung bewirkt. Hierbei ist darauf zu achten, daß die Temperatur der siedenden Flüssigkeit nicht unter 135^0 sinkt und nicht über 140^0 steigt. Ein Sinken ist ein Zeichen, daß zuviel Alkohol zugelassen ist, der dann unzersetzt überdestilliert, wodurch nicht nur Verluste entstehen, sondern der Rohäther auch mehr als nötig durch Alkohol verunreinigt wird. Steigt dagegen die Tem-peratur über 140^0, so beweist dies, daß Alkohol fehlt; es treten in größerer Menge Zersetzungs-produkte, wie S c h w e f e l d i o x y d , Ä t h y l e n usw. auf, die teils gasförmig entweichen, teils in dem Destillat gelöst bleiben, indes das Säuregemisch durch abgeschiedene Kohle eine schwarze bis braunschwarze Farbe annimmt. Außerdem ist darauf zu achten, daß die in An-wendung gebrachte Schwefelsäure frei von Salpetersäure und Nitroprodukten ist, ferner daß sie mindestens ein spez. Gewicht von 1,835 hat.

Bei der Einrichtung der Fabrikräume ist zu berücksichtigen, daß, da der Äther wegen seiner leichten Flüchtigkeit und Entzündbarkeit, und namentlich weil Gemische von Luft und Ätherdampf ungemein explosiv sind, ein gefahrbringender Körper ist, die Feuerungsanlagen nicht in dem Fabrikationslokal angebracht werden dürfen, in dem die Darstellung oder Rekti-fikation des Äthers vorgenommen wird; überhaupt müssen Vorkehrungen getroffen werden, um das Umsichgreifen eines Feuers zu verhindern. Die Räume müssen deshalb von starken, massiven Mauern umschlossen und überwölbt sein, Türen sind von Eisen herzustellen, die zum Auffangen des Destillats, wie die zum Aufbewahren des fertigen Fabrikats bestimmten Gefäße sind aus Metall (verzinntem Kupfer) zu fertigen. Ferner wird der bei der Destillation aus der Kühlschlange abfließende Äther direkt in einem mit dem Fabrikationsraume durch ein Rohr ver-bundenen, durch ein Fenster erhellten Keller, in dem das Sammelgefäß aufgestellt ist, aufgefangen. Sämtliche Räume werden nachts von außen erleuchtet, und freie Flammen sind selbstverständ-lich verboten. Das Sammelgefäß ist derartig eingerichtet, daß es in seinem obern Teile außer der Einflußöffnung ein zweites langes Rohr trägt, das nach außen mündet, um die durch mangel-hafte Kühlung etwa nicht verdichteten Ätherdämpfe bis über das Dach der Fabrikanlage zu führen. Diese Dämpfe sind aus den vorher angegebenen Gründen besonders zu fürchten.

Glasgefäße zur Aufnahme des Äthers oder als Reservoire für Alkohol sind wegen ihrer Zerbrechlichkeit und der leichten Entzündlichkeit ihres Inhalts ausgeschlossen.

Die Destillationsapparate zur Darstellung des Rohäthers sind aus Blei, diejenigen zur Rektifikation gewöhnlich aus Kupfer gefertigt. Die Verwendung des Bleies geschieht deshalb, weil dies außer Platin, Gold usw. verhältnismäßig am wenigsten von Schwefelsäure angegriffen wird. Der Helm der Blase wird durch Ringe und Schrauben an der Halsöffnung der letzteren luftdicht befestigt. Gewöhnlich ist das die Blase mit Weingeist speisende Reservoir mit zwei Abflußröhren versehen, von denen die eine benutzt wird, die zweite in Reserve bleibt für Fälle, in denen die benutzte infolge von Verstopfung oder Undichtheit defekt geworden.

Bei gut geleitetem Betriebe muß dem Volumen nach ebensoviel Rohäther gewonnen werden, als Alkohol verbraucht war; die an den Sammelgefäßen angebrachten Standzeiger oder Schwimmer ermöglichen, daß zu jeder Zeit die Kontrolle ausgeübt werden kann.

Bei Anwendung von hochprozentigem Alkohol und starker Schwefelsäure wird durch 1 T. der Säure die 7—8fache Menge Alkohol ätherifiziert. Sinkt die Temperatur des siedenden Säuregemisches trotz verminderter Alkoholzufuhr, so ist dies ein Zeichen, daß die Wirkung der Säure aufgehört hat. Man destilliert dann den letzten Rest Äther ab, unterbricht und gibt eine neue Füllung.

Da bei der Darstellung des Äthers sich außer diesem und Wasser stets noch Schwefeldioxyd, Äthylen und mehrere andere Nebenprodukte bilden, die das Fabrikat verunreinigen, so muß der erhaltene Rohäther gereinigt werden, was in einer zweiten Operation, durch Rektifikation geschieht.

Zunächst wird der Rohäther von dem etwa auf dem Boden des Sammelgefäßes angesammelten Wasser getrennt und in ein mit Rührvorrichtung versehenes Waschgefäß gebracht, in welchem sich Kalkmilch befindet. Beim Mischen entzieht diese dem Äther die schweflige Säure und einen Teil des Alkohols, der in mehr oder minder großer Menge unzersetzt mit übergegangen war. Bei Anwendung von verdünnter Natronlauge wird die Waschflüssigkeit auch wohl noch auf Natriumsulfit verarbeitet.

Der entsäuerte Äther wird in den Rektifikationsapparat gebracht, aus dem er mittels Dampf einer fraktionierten Destillation unterworfen wird. Der Apparat muß einen solchen Rauminhalt haben, daß er die an einem Tage produzierte Menge Rohäther (ca. 1500—1800 kg) zu fassen vermag. Der Apparat hat einen stumpfkegelförmigen Deckel, an dessen höchstem Punkte das Dampfableitungsrohr ansetzt, neben diesem befindet sich ein Thermometer, das mit seinem unteren Teile in Dampf steht. Das Dampfableitungsrohr gabelt sich in zwei durch Hähne absperrbare Röhren, von denen die eine unmittelbar zu dem Kondensator, die andere zu einem mit Holzkohlenstückchen gefüllten Reinigungszylinder führt, dessen Erwärmung durch ein im Innern angebrachtes, spiralig gewundenes Dampfrohr bewirkt wird. Die von dem Rektifikationsapparate kommenden Dämpfe treten zunächst in den Reinigungszylinder ein, in dem sie den in dem Rohäther ebenfalls noch enthaltenen und mit übergehenden Vinylalkohol zurücklassen, von da gelangen sie in den Kondensator, worin sich mitgerissener Alkohol und Wasser verdichten, und gehen dann in den Kühlapparat, um hier als reiner Äther abzufließen.

Die Rektifikation wird nach dem Stande des Thermometers geleitet, das, solange Alkohol und Wasser nicht mit übergehen, 35° zeigt. Sobald das Quecksilber weiter zu steigen beginnt, läßt man die Dämpfe nicht mehr in den Reinigungszylinder, sondern direkt in den Kondensator treten, wechselt die Vorlage und fängt das zwischen 35° und 80° übergehende Destillat, das neben Äther besonders Alkohol enthält, für sich auf, ebenso den dann weiter zwischen 80° und 100° destillierenden Nachlauf, der aus verdünntem Alkohol besteht. Aus den beiden letzten Fraktionen werden Äther und Alkohol durch Destillation getrennt.

Bei der Rektifikation des Äthers sind besonders die vorher angegebenen Vorsichtsmaßregeln zu beobachten, weil hierbei sich eine größere Menge Äther in dem Fabrikationsraume befindet, als bei der Darstellung des Rohäthers. Daher ist auch gerade bei der Rektifikation auf vorzügliche Beschaffenheit der Geräte und sorgfältigen Verschluß des Rektifikationsapparates zu achten.

An Stelle dieses in zwei Teile zerfallenden Verfahrens, das seiner Übersichtlichkeit wegen etwas ausführlicher geschildert wurde, gibt es auch Apparate, die es gestatten, in einer Operation die Fabrikation zu Ende zu leiten.

Nach der Theorie geben 100 T. absoluter Alkohol 80,4 T. Äther. In der Praxis ist man mit 70 T. Ausbeute zufrieden.

Um Äther als Übungspräparat herzustellen, benutzt man einen Apparat, wie ihn Fig. 42 zeigt.

In dem Kolben erhitzt man ein Gemisch von 9 T. Schwefelsäure und 5 T. Weingeist, das den Kolben etwa zu einem Drittel füllt, auf 135° (Thermometer in der Flüssigkeit); dazu läßt man dann aus dem höher stehenden Gefäße Weingeist zufließen, zuerst tropfenweise, dann etwas rascher, in dem Maße als Äther abdestilliert, und sorgt dafür, daß die Temperatur 140° nicht übersteigt. In der Vorlage, die mit Watte gedichtet ist und aus deren seitlichem Ansatzrohr (man verwendet dazu eine Saugflasche) durch einen Schlauch nicht verdichtete Ätherdämpfe auf den Fußboden geleitet werden können (Vorsicht! Kein Streichholz fortwerfen), sammelt sich Äther und darunter das gleichzeitig gebildete Wasser. Die Ätherschicht wird mit verdünnter Sodalösung in einem Scheidetrichter gewaschen (Vorsicht wegen des Druckes der Kohlensäure), alsdann mehrmals mit Wasser gewaschen, mit geschmolzenem Chlorcalcium getrocknet und

schließlich rektifiziert. Dazu bedient man sich folgender Einrichtung, die sich auch zum Abdestillieren größerer Äthermengen aus ätherischen Lösungen (z. B. Extr. Cubebarum, Extr.
Filicis) eignet. Um nicht die gesamte Flüssigkeit auf einmal in einem großen Kolben erhitzen
zu müssen, womit eine erhebliche Feuersgefahr verbunden ist, läßt man durch einen Tropftrichter
immer nur kleine Anteile in ein kleines Destillationsgefäß, z. B. Fig. 43, treten und erwärmt
dieses durch eine Schale voll heißem Wasser.

   Bei der R e k t i f i k a t i o n d e s Ä t h e r s , wie überhaupt in allen Fällen, wo Äther
für sich oder aus einem Gemisch mit anderen Substanzen abdestilliert werden soll, ist zu beachten, daß dies niemals in einem Raume vorgenommen wird, in dem eine Flamme brennt.
Man bringt vielmehr das den Äther oder das Äthergemisch enthaltende Gerät (Retorte, Kolben)
in ein passendes Wasserbad und gießt, nachdem Retorte oder Kolben mit dem Kühlapparate
fest und dicht verbunden sind, warmes Wasser von ca. 60⁰ in das Wasserbad und erneuert dies
nach Bedarf. Man hat allerdings Bunsenbrenner empfohlen, deren Flamme nach Art der D a v y -

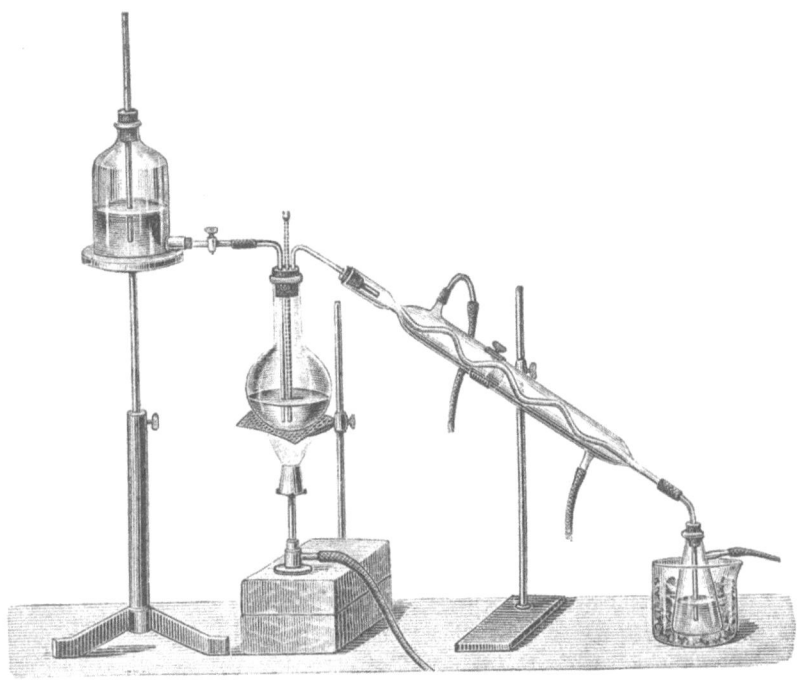

Fig. 42.

schen Sicherheitslampe verwahrt ist; die Ätherdämpfe, die sich etwa in dem Arbeitsraume verbreiten, verbrennen für g e w ö h n l i c h nur innerhalb des Drahtnetzes. Beim Arbeiten mit
einigermaßen größeren Mengen von Äther muß jedoch dringend vor Erhitzen des Destillations-
gefäßes auch mit einer geschützten Flamme gewarnt werden. Auch lasse man die Vorsichtsmaßregel nie außer acht, die Kondensationsgefäße mit einer Ableitungsvorrichtung für die Ätherdämpfe zu versehen, die schwerer als die Luft sind, infolgedessen auf dem Arbeitstisch hinkriechen
und sich selbst an einer weiter fern stehenden Flamme entzünden können.

   Theorie der Ätherbildung. Der Äthyläther ist die zuerst dargestellte Verbindung einer
Gruppe von Körpern, die wir mit dem Namen „Äther" bezeichnen, und hat deshalb kurzweg
den Namen „Äther" behalten. Schon seit Anfang des vorigen Jahrhunderts versuchte man eine
Erklärung für die Bildung des Äthers aus Alkohol und Schwefelsäure und für die Gruppierung
seiner Elemente.

   Bei höherer Temperatur findet Ätherbildung statt durch Einwirkung verschiedener,
Wasser entziehender Substanzen auf Alkohol, z. B. durch Phosphorsäure, Arsensäure, Fluorbor,
einige Chloride, wie die des Zinks, Zinns, Calciums, Mangans, Eisens usw. Man nannte deshalb
im Gegensatz zum Alkohol, der „Äthyloxydhydrat" war, den Äthyläther noch vor 60 Jahren
wissenschaftlich „Äthyloxyd". Anderseits aber war eine wichtige Tatsache bekannt und zwar

die, daß sich beim Mischen von Alkohol mit Schwefelsäure Äthylschwefelsäure bildet. Man hatte nach L i e b i g angenommen, daß diese beim Erhitzen in Äther und Schwefelsäure zerfalle. Allein es gelang nicht, diese Annahme durch das Experiment zu beweisen. 1851 behob W i l - l i a m s o n diese Schwierigkeit, indem er zeigte, daß die Ätherbildung auf zwei, sich gleichzeitig vollziehenden Reaktionen beruhe, nämlich:

1. auf der Entstehung von Äthylschwefelsäure und Wasser aus Schwefelsäure und Alkohol:

$$SO_2{<}^{OH}_{OH} \ + \ C_2H_5OH \ = \ SO_2{<}^{OC_2H_5}_{OH} \ + \ H_2O$$

Schwefelsäure   Alkohol   Äthylschwefelsäure   Wasser

2. auf der Einwirkung von Alkohol auf Äthylschwefelsäure bei höherer Temperatur unter Wiederherstellung von Schwefelsäure und Bildung von Äthyläther.

$$SO_2{<}^{OC_2H_5}_{OH} \ + \ C_2H_5OH \ = \ ^{C_2H_5}_{C_2H_5}{>}O \ + \ SO_2{<}^{OH}_{OH}$$

Äthylschwefelsäure   Alkohol   Äthyläther   Schwefelsäure

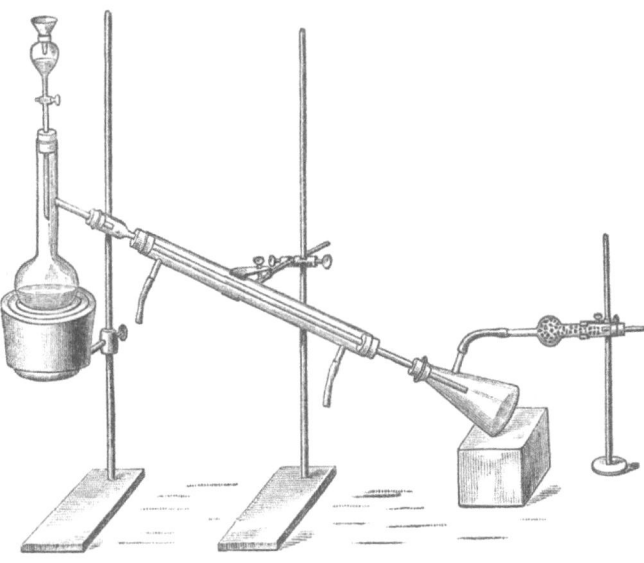

Fig. 43.

Der Theorie nach müßte also die nämliche Menge Schwefelsäure eine unbegrenzte Menge Alkohol in Äther überzuführen vermögen, weil durch Zufluß von Alkohol zu der regenerierten Schwefelsäure immer wieder Äthylschwefelsäure gebildet werden kann. In der Praxis aber wird die Schwefelsäure durch das bei der Ätherbildung auftretende Wasser schließlich so verdünnt, daß sie sich mit dem Alkohol nicht mehr zu Äthylschwefelsäure vereinigen kann.

Einen durchschlagenden Beweis für die Richtigkeit der Theorie W i l l i a m s o n s gaben ferner folgende Fundamentalversuche: Wurde Natriumäthylat mit Jodäthyl in Wechselwirkung gebracht, so entstand ebenfalls Äthyläther,

$$C_2H_5ONa \ + \ C_2H_5J \ = \ NaJ \ + \ C_2H_5.O.C_2H_5$$

Natriumäthylat   Jodäthyl   Jodnatrium   Äthyläther

während bei Anwendung von Jodmethyl sich Äthylmethyläther bildete,

$$C_2H_5ONa \ + \ CH_3J \ = \ NaJ \ + \ C_2H_5.O.CH_3$$

Natriumäthylat   Jodmethyl   Jodnatrium   Äthylmethyläther

Versuche, die dazu führten, daß diejenigen Äther, die aus zwei g l e i c h e n Radikalen zu- sammengesetzt sind, e i n f a c h e Ä t h e r, zu denen also unser Äthyläther gehört, genannt wurden, während diejenigen Äther, deren Radikale verschieden sind, wie hier beim Äthyl- methyläther, g e m i s c h t e Ä t h e r heißen. Diese lassen sich auch analog dem Äthyläther darstellen. Z. B. wenn Äthylalkohol auf Amylschwefelsäure einwirkt, entsteht Äthylamyläther:

$$SO_2{<}{OC_5H_{11} \atop OH} \quad + \quad C_2H_5OH \quad = \quad {C_5H_{11} \atop C_2H_5}{>}O \quad + \quad SO_2{<}{OH \atop OH}$$

Amylschwefelsäure   Äthylalkohol   Äthylamyläther   Schwefelsäure

Völlig korrekt würde Äther somit als Diäthyläther zu bezeichnen sein.

Eigenschaften. Die vom Arzneibuch angeführten Eigenschaften sind durch folgende Angaben zu ergänzen.

Äther verbrennt mit weißer, mäßig leuchtender Flamme zu Wasser und Kohlensäure, beim Verdunsten des Äthers unter geeigneten Bedingungen wird starke Abkühlung erzeugt (Anwendung in Eismaschinen). Reiner Äther gefriert bei -129^0, er leitet Elektrizität nicht. Er ist ein Lösungsmittel für viele organische, wie für unorganische Körper, ebenso für flüchtige und fette Öle, Fette, Harze, Alkaloide, Säuren, Schwefel, Phosphor, Jod, Eisenchlorid usw. Von Paraffin wird Ätherdampf leicht aufgenommen (für Exsikkatoren zu beachten). 1 T. Äther wird bei 15^0 von 10 T. Wasser, 1 T. Wasser von 35 T. Äther gelöst.

Beachtenswert ist, daß Äther etwa 7 Prozent Luft zu lösen vermag, die den Anstoß zur Oxydation gibt. Äther wird von Licht und Luft leicht zersetzt, es bildet sich leicht Wasserstoffsuperoxyd und Vinylalkohol, $CH_2 : CH . OH$, der bis zu einer Menge von 0,5 Prozent im Äther gefunden worden ist.

$$\frac{C_2H_5}{C_2H_5}{>}O \quad + \quad O_3 \quad = \quad \frac{CH_2 : CH . OH}{CH_2 : CH . OH} \quad + \quad H_2O_2$$

Anderseits entsteht durch Einwirkung von Wasserstoffsuperoxyd auf Äther Vinylalkohol, Wasser und Ozon,

$$3\left[{C_2H_5 \atop C_2H_5}{>}O\right] \quad + \quad 9 H_2O_2 \quad = \quad 6[CH_2 : CH . OH] \;\dot{-}\; 12 H_2O \quad + \quad O_3$$

und wiederum oxydiert das gebildete Ozon, ebenso der Luftsauerstoff, den Vinylalkohol zu Essigsäure. Ferner läßt sich noch nachweisen, daß jeder, selbst aus reinen Materialien dargestellte Äther nach einiger Aufbewahrung, wenn auch kein Wasserstoffsuperoxyd, doch immer kleine Mengen Vinylalkohol enthält. Ein Zusatz von Alkohol, der z. B. auf Chloroform konservierend wirkt, ist nicht imstande, das Auftreten dieser Zersetzungsprodukte zu verhindern.

Beim Abdunsten von Äther auf dem Wasserbade sind wiederholt Rückstände erhalten worden, die stark explodierten. Nach C l e v e bestand ein solcher in einem Falle aus Äthylperoxyd.

Prüfung. Die vom Arzneibuche angegebenen Eigenschaften des Äthers werden schon von geringwertigen Präparaten erfüllt, die im Handel als *Aether rectificatus* und *bisrectificatus* vorkommen. Doch diese Fabrikate genügen den übrigen Forderungen an einen pharmazeutisch brauchbaren Äther nicht. Zu den Prüfungen ist folgendes zu bemerken: Befeuchtet man ein Stück Fließpapier mit Äther und läßt denselben freiwillig abdunsten, so darf das Papier keinen fremdartigen Geruch haben, der etwa von Fuselöl und seinen Derivaten stammen könnte. Nur eine wasser- und alkoholfreie Ware zeigt das spez. Gewicht von 0,720 bei 15^0.

Auf A l k o h o l prüft man außerdem noch in. folgender Weise: 40—50 Raumteile Äther werden mit 10 Raumteilen Wasser ausgeschüttelt, die eine Hälfte der wässerigen Lösung wird mit 2 Tropfen Kaliumdichromatlösung und ebensoviel verdünnter Schwefelsäure versetzt und schwach erwärmt; tritt nach dem Erwärmen und Stehen eine Grünfärbung (Chromisulfat) ein, die sich schärfer beobachten läßt, wenn man gegen weiße Unterlage in das Reagenzglas von oben hineinsieht, so ist Alkohol zugegen. Zur weiteren Kontrolle benutzt man noch die zweite Hälfte der Ausschüttelung, zu der ein Tropfen Kalilauge und 2 Tropfen $^1/_{10}$-Normal-Jodlösung gegeben werden. Ein nach dem Erwärmen auftretender Geruch nach Jodoform und sich später ablagernde gelbe Kristallflitter des letzteren beweisen ebenfalls die Gegenwart von Alkohol.

Einen geringen W a s s e r g e h a l t erkennt man auf die Weise, daß etwa 15 ccm Äther in eine trockne Probierröhre gegeben und dazu etwa 0,2 g Tannin geschüttet werden. Nach dem Schütteln der beiden Substanzen muß sich die Gerbsäure wieder pulverförmig absetzen; eine klebrige Beschaffenheit, Anhaften an die Wandung des Glases beweist, daß der Äther nicht genügend wasserfrei war.

A u f f r e i e S ä u r e n läßt das Arzneibuch wie folgt prüfen: Man bringt 5 ccm Äther auf ein Uhrglas und läßt den Äther f r e i w i l l i g verdunsten. Durch die stattfindende rasche Verdampfung wird so viel Wärme verbraucht, daß sich die Feuchtigkeit der Luft auf dem Uhrschälchen in Tröpfchen niederschlägt, die dann bei Gegenwart von Säuren angefeuchtetes

Lackmuspapier verändern; Essigsäure, entstanden durch Oxydation des Vinylalkohols, rötet, schweflige Säure, von der Darstellung herrührend, bleicht.

Wird Äther mit festem Kaliumhydroxyd kürzere oder längere Zeit in Berührung gebracht und tritt dabei eine Gelbfärbung entweder des Äthers oder des Ätzkalis ein, so kann dies durch V i n y l a l k o h o l oder aber durch A l d e h y d bewirkt sein, infolge Bildung von Aldehydharz. Man wird gut tun, die Größe des Glases so zu wählen, daß man das Glas vollständig mit dem Äther anfüllen kann. Das Kalihydrat ist direkt vor dem Versuche in erbsengroße Stücke zu zerkleinern. Hierdurch wird die Oberfläche des Kalihydrates vergrößert, gleichzeitig wird wirkliches Kalihydrat freigelegt, während die Oberfläche der Stücke meist mit Kaliumcarbonat überzogen ist. Anderseits ist das Kalihydrat sogleich nach dem Zerkleinern in das Prüfungsgefäß zu bringen, bevor es Feuchtigkeit aus der Luft angezogen hat. Aldehyd, der allerdings nur selten als Verunreinigung des Äthers vorkommt, läßt sich nachweisen, wenn man zu etwa 10—15 ccm Äther 2—3 Tropfen Silbernitratlösung und 1—2 Tropfen Ammoniakflüssigkeit gibt und schüttelt. Erscheint beim Stehen Braunfärbung (Reduktion des Silbers), so ist Aldehyd zugegen; Vinylalkohol wirkt nicht reduzierend auf alkalische Silberlösung.

Eine ungleich schärfere Prüfung als die des Arzneibuches läßt sich mittels einer alkalischen Lösung von Quecksilbermonoxychlorid, $HgO . HgCl_2$, auf Vinylalkohol ausführen, und durch dieses Reagens gelingt es auch leicht, den Äther von dieser Verunreinigung zu befreien. Man löst zur Herstellung des Reagens 50 T. Kaliumbicarbonat in 200 T. Wasser, mischt diese mit einer Lösung von 3 T. Quecksilberchlorid in 50 T. Wasser, schüttelt, läßt 2—3 Tage in der Kälte stehen und filtriert. Wird der zu untersuchende Äther mit etwa einem gleichen Raumteil jener Lösung einige Zeit recht kräftig geschüttelt, so entsteht, sobald Vinylalkohol zugegen war, nach 20—30 Minuten ein voluminöser, weißer Niederschlag von Vinylquecksilberoxychlorid, $C_2H_3OHg . HgO . HgCl_2$. Filtriert man den Niederschlag ab und erhitzt ihn mit Alkalilauge, so schwärzt er sich.

Die Prüfung des Arzneibuches mit 10 prozentiger Jodkaliumlösung bezieht sich, da an Chlor, Brom, Eisenchlorid nicht gut zu denken ist, auf W a s s e r s t o f f s u p e r o x y d oder Äthylperoxyd, weil ein Äther, der dieses enthält, namentlich bei Gegenwart von Essigsäure, Jod aus Jodkaliumlösung freimacht. Das freigemachte Jod färbt die Lösung gelb. Das Reaktionsgemisch darf zur Beobachtung nicht ins direkte Sonnenlicht gestellt werden, weil sich in diesem Falle Wasserstoffsuperoxyd und ebenso auch Vinylalkohol erst bilden würden. Die Prüfung mit Jodkaliumlösung wird oft als zu scharf bezeichnet. Ein guter Äther wird sie aber immer aushalten, wenn er zweckmäßig aufbewahrt wurde. Zu geeigneten Vorsichtsmaßregeln bei der Aufbewahrung gehört namentlich das öftere Reinigen und nachherige völlige Austrocknen der Standgefäße. Man fülle niemals frischen Äther in ein Standgefäß, das noch einen Rest, der länger gestanden hat, enthält.

Eine besondere Prüfung ist außer der Verschärfung der übrigen Reinheitsproben für den Narkoseäther vorgesehen, der, um Unglücksfälle bei und nach der Narkose zu vermeiden, so rein wie irgend möglich sein muß. Geringe Spuren von Verunreinigungen durch Aldehyd und Vinylalkohol, die in dem gewöhnlichen Äther noch enthalten sind, oder enthalten sein dürfen, werden durch Schütteln mit N e s s l e r s Reagens (nach W o b b e) erkannt; durch sie tritt eine grau bis grünlich gelbe Abscheidung ein, die voraussichtlich aus Quecksilberjodür besteht.

Es muß zu allen diesen Prüfungen bemerkt werden, daß ein Narkoseäther kurz nach der Darstellung, oder nachdem er die Fabrik verlassen hat, die vorgeschriebenen Prüfungen wohl aushalten wird. Nach Verlauf von einigen Wochen jedoch, besonders in der Sommertemperatur oder bei Aufbewahrung an einem warmen Orte, wird der Narkoseäther nicht mehr probehaltig sein, selbst wenn er unter bestem Verschlusse stand.

Um jederzeit völlig reinen Narkoseäther zur Hand zu haben, empfiehlt sich seine Aufbewahrung über Natrium (S t o l l é). Der als rein befundene absolute Äther wird über blanken, von den Krusten befreiten, zuvor mehrmals mit Äther gewaschenen Scheiben von Natrium aufbewahrt und beim Gebrauch abfiltriert.

Aufbewahrung und Handhabung. Wegen seiner Flüchtigkeit bewahrt man Äther in gut verschlossenen und mit Leder verbundenen Flaschen an einem kühlen Orte auf. Wenn man größere Mengen Narkoseäther anschafft, so fülle man ihn sofort nach der Ankunft in kleinere Gefäße ab. Als solche wählt man braune Flaschen von 150 ccm Fassungsraum, die absolut sauber, zuletzt mit destilliertem Wasser gespült und v o l l s t ä n d i g a u s g e t r o c k n e t sein müssen. Man füllt die Gläser völlig an, verschließt sie mit ausgesucht guten Korkstopfen und überbindet diese mit Leder oder Papier. Diese Gläser stellt man in den Keller an einen kühlen

Ort. Es empfiehlt sich, auf jeder Flasche einen kleinen Zettel aufzukleben, mit der Angabe des Tages, an dem der Äther abgefüllt bzw. als probehaltig erkannt worden ist.

Der Drogist sowohl wie der Apotheker werden gut tun, die Größe ihrer Vorräte dem voraussichtlichen Verbrauche anzupassen und dafür zu sorgen, daß der Narkoseäther nicht zu lange auf Lager bleibt. Sobald er die vorgeschriebenen Prüfungen nicht mehr aushält, kann er als gewöhnlicher Äther verbraucht werden.

Weil sich Äther bei jeder Temperaturerhöhung verhältnismäßig stark ausdehnt, mehr wie andere Flüssigkeiten, so dürfen größere Flaschen nie ganz, sondern höchstens bis $9/10$ ihres Rauminhalts gefüllt werden. Die Größe derselben ist so zu wählen, daß sie gefüllt nicht zu schwer, also bequem zu handhaben sind. Ebenso gewöhne man sich, Äther nie anders als mit Hilfe eines Trichters einzufassen, resp. aus größeren Flaschen auszugießen!

Nach Vorschrift des Arzneibuches muß Äther vor Licht geschützt aufbewahrt werden.

Der größere Vorrat wird im Keller in einem besondern, vor Licht geschützten Spinde aufbewahrt.

Da das Abfüllen von Äther n i e m a l s b e i L i c h t, selbst nicht unter Benutzung einer Laterne — und stellte man diese auch weit ab — geschehen darf, so ist es erforderlich, daß der Keller genügend von Tageslicht oder elektrischem Licht erhellt ist.

Geschieht es, daß größere Mengen Äther durch Bruch der Gefäße usw. in Räumen verschüttet werden, so ist durch alsbaldiges Öffnen von Fenstern und Türen Zugluft zu schaffen, um die Verdunstung des Äthers zu befördern. Da aber ein Gemisch von Ätherdampf und Luft ebenso wie Knallgas äußerst explosiv ist, so darf während einiger Zeit der Raum nicht mit Licht betreten werden. Es geschehe dies erst dann, wenn auch auf dem Fußboden kein Geruch nach Äther mehr wahrnehmbar ist.

Bei Abgabe von Äther in größeren oder auch kleineren Mengen ist der Empfänger jedesmal auf die Feuergefährlichkeit der Substanz aufmerksam zu machen. Auch sind die betreffenden Flaschen mit „feuergefährlich" zu signieren.

Die passendste Zeit zum Einkauf des Äthers ist die kalte Jahreszeit, weil bei niedriger Temperatur die Spannung des Ätherdampfes, der Druck, den dieser auf die Gefäßwandung ausübt, ein erheblich geringerer ist, als bei höherer Temperatur. In der wärmeren Jahreszeit bersten bisweilen die Gefäße (Ballons usw.) auf dem Transport, weil sie dem Druck nicht genügenden Widerstand leisten. Bei 0^0 ist der Druck des Ätherdampfes gleich einer Quecksilbersäule von 183 mm, bei 10^0 schon gleich einer solchen von 286 mm und bei 20^0 steigt dieser Druck auf 433 mm Quecksilbersäule. Ebenso nehmen 1000 Raumteile Äther von 5^0 bei 20^0 den Raum von 1020 Raumteilen ein. Die in der Kälte gefüllten oder die bei niedriger Temperatur von außerhalb eintreffenden Ätherbehälter müssen daher, sobald sie an einen wärmeren Ort übergeführt sind, durch Aufziehen der Pfropfen gelüftet werden.

Wir halten es für geboten, auf alle die Vorsichtsmaßregeln n a c h d r ü c k l i c h s t aufmerksam zu machen. Sie sind nicht bloß theoretisch, sondern durch eigene und fremde Erfahrungen eingegeben.

Anwendung und Wirkung. Das Hauptanwendungsgebiet des Äthers ist die Inhalation behufs Erzeugung der für Operationen erforderlichen Narkose; für diesen Zweck wird der Äther gegenwärtig in weiterem Umfange als das Chloroform gebraucht, da er nicht so leicht Zirkulationsschwäche wie dieses verursacht. — Innerlich wird er relativ wenig mehr gebraucht; bekannt sind die sog. Hoffmanns Tropfen, die unter dem Namen Spiritus aethereus offizinell sind; von ihnen wird eine belebende, die Zirkulation anregende Wirkung erwartet; auch subcutan (meist in Verbindung mit Kampfer) wird Äther zu diesem Zwecke eingespritzt. Als schmerzstillendes Mittel ist Äther bei manchen Unterleibsaffektionen häufig angewendet worden, so gegen Gallensteinkolik in Verbindung mit Terpentinöl (4:1); der Nutzen ist sehr zweifelhaft. — Wird Äther per os gegeben, so muß er stets stark verdünnt werden.

Äußerlich wird Äther zur Hautreinigung vor Operationen und zur Erzeugung einer lokalen Anästhesie benutzt; dieses letztere beruht darauf, daß Äther bei seiner schnellen Verdunstung der Haut viel Wärme entzieht und so eine ähnliche Wirkung wie aufgelegtes Eis hervorbringt (Kälteanästhesie); man bedient sich zur feinen Verteilung des Äthers eines Sprayapparates.

Bei den größeren T i e r e n ist mit Äther keine zu Operationen ausreichende Narkose zu erzielen; gegen die Kolik der Pferde werden große Dosen (25 g und mehr) in Ricinusöl gelöst gegeben. Auch subcutan wird er als Exzitans in der Tierheilkunde (Pferde und Rinder bis zu 20 g) benutzt.

Aether aceticus. — Essigäther.

Syn.: Essigester. Essigsäureäthylester. Äthylacetat.

$$CH_3 . COOC_2H_5 \qquad \text{Mol.-Gew. } 88,06.$$

Klare, farblose, flüchtige, leicht entzündbare Flüssigkeit. Essigäther riecht eigenartig, erfrischend und ist in Weingeist und Äther in jedem Verhältnis, in Wasser wenig löslich.

Spezifisches Gewicht 0,902 bis 0,906.

Siedepunkt 74° bis 77°.

Lackmuspapier darf durch Essigäther nicht sofort gerötet werden. Mit Essigäther getränktes, bestes Filtrierpapier darf gegen Ende der Verdunstung des Essigäthers nicht nach fremden Ätherarten riechen.

10 ccm Wasser dürfen beim kräftigen Schütteln mit 10 ccm Essigäther höchstens um 1 ccm zunehmen (unzulässige Menge von Wasser und Weingeist). Werden 5 ccm Schwefelsäure mit 5 ccm Essigäther überschichtet, so darf sich innerhalb 15 Minuten zwischen den beiden Flüssigkeiten keine gefärbte Zone bilden (Amylacetat).

Spezifisches Gewicht und Siedepunkt wurden geändert und die Schwefelsäureprobe auf 15 Minuten beschränkt.

Geschichtliches. Eine Vorschrift zur Darstellung von Essigester wurde zuerst 1759 durch den Grafen L a u r a g a i s bekannt, nach der man gleiche Teile mit Grünspan destillierter Essigsäure und Weingeist der Destillation unterwarf. Im Jahre 1781 gab V o i g t bereits eine rationellere Vorschrift, nach der man 8 T. Kaliumacetat mit einem Gemisch aus 3 T. konzentrierter Schwefelsäure und 6 T. Weingeist aus einer Glasretorte destillierte. F i e d l e r benutzte 1784 dazu das Bleiacetat. H e r m b s t ä d t und R e m l e r stellten dann den Essigester durch Destillation aus einem Gemisch von konzentrierter Essigsäure und Weingeist dar. Die Möglichkeit der Essigesterbildung aus diesem Gemisch war schon von S c h e e l e bestritten, der zu diesem Prozeß die Gegenwart von freier Schwefelsäure für notwendig hielt. B u c h h o l z (1805), dann etwas später S c h u l z e und L i c h t e n b e r g verteidigten auf Grund ihrer Erfahrungen die Ansicht S c h e e l e s. Später destillierte man den Essigester aus entwässertem Natriumacetat, das mit einem Gemisch aus konzentrierter Schwefelsäure und Weingeist übergossen war. Von der Ansicht befangen, daß das spez. Gewicht des Essigesters sich demjenigen des Äthers nähern müsse, und sich dieses durch Verwendung einer größeren Menge Weingeist erreichen lasse, war der in den Apotheken bis zum Jahre 1862 gehaltene Essigäther ein Gemisch aus Weingeist und Essigester. Anfangs der 50er Jahre hatten B e c k e r und M a r s s o n, zwei verdiente Apotheker, versucht, den Essigester entsprechend den Grundsätzen der Chemie darzustellen und erhielten einen Essigester, dessen spez. Gewicht über 0,904 hinausging. H a g e r versuchte 1852—1853 die Darstellung eines weingeist- und wasserfreien Äthers unter Anwendung von Natriumacetat, Schwefelsäure und Weingeist in streng stöchiometrischen Verhältnissen, er nahm die Destillation aus dem Wasserbade vor und erhielt einen Essigester vom spez. Gewicht 0,9043 bei 17,5°.

Darstellung. Im großen geschieht die Darstellung des Essigesters in chemischen oder besonderen Ätherfabriken. Man benutzt dazu den von S o u b e i r a n angegebenen Apparat zur Ätherfabrikation (Fig. 44).

In dem Weingeistbehälter M befindet sich ein Gemisch von gleichen Raumteilen 96prozentigem Weingeist und Essigsäure von 93—94 Prozent. Das Gemisch fließt durch die Röhren pp in die Destillierblase A, in der sich eine Mischung von 15 T. Schwefelsäure und 6 T. Weingeist befindet, die man auf 130°—135° erhitzt hat. Das für die Fabrikation des Äthyläthers benutzte Gefäß O wird in der Regel ausgeschaltet, da sich bei Anwendung von reinen Materialien wenig Zwischenprodukte bilden, die man andererseits durch Ausschütteln (s. weiter unten) entfernt. Das gewonnene Destillat enthält etwa 90 Prozent Essigester.

Zur Darstellung von Essigester im kleinen erhitzt man in einem Kolben, durch dessen Korkverschluß ein Tropftrichter und ein Ableitungsrohr zum Kühler geht, 100 ccm Weingeist und 100 ccm konzentrierte Essigsäure in einem Ölbade auf 140° und läßt dann durch den Tropftrichter in dem Maße, in dem Ester überdestilliert, ein Gemisch aus 800 ccm Weingeist und 800 ccm Essigsäure hinzutropfen. Das Destillat wird zur Entfernung der mit übergegangenen Säure mit Sodalösung vorsichtig geschüttelt, worauf man die beiden Schichten am besten mit Hilfe eines Scheidetrichters trennt. Nun schüttelt man den Ester (die obere Schicht) längere Zeit mit einer Lösung von kristallisiertem Chlorcalcium (1 + 1), um den Weingeist zu entfernen, trennt die Schichten abermals, trocknet den Ester mit gekörntem Chlorcalcium und rektifiziert ihn aus dem Wasserbade.

Da Essigester eine leicht entzündliche Substanz ist, so ist bei seiner Darstellung und Handhabung mit Vorsicht zu verfahren. Beachte das bei Äther Gesagte!

Chemie. Die Bildung des Essigesters beruht auf der Wechselwirkung zwischen Äthyl-schwefelsäure und Essigsäure. Erstere entsteht beim Mischen von Schwefelsäure mit Alkohol unter Abspaltung von Wasser:

$$\underset{\text{Schwefelsäure}}{H_2SO_4} + \underset{\text{Alkohol}}{C_2H_5OH} = \underset{\text{Äthylschwefelsäure}}{C_2H_5HSO_4} + \underset{\text{Wasser}}{H_2O}$$

Läßt man das Gemisch auf Essigsäure einwirken, so werden saures Natriumsulfat und Essigester (Äthylacetat) gebildet:

$$\underset{\text{Äthylschwefelsäure}}{C_2H_5HSO_4} + \underset{\text{Essigsäure}}{CH_3COOH} = \underset{\text{Schwefelsäure}}{H_2SO_4} + \underset{\substack{\text{Essigester}\\(\text{Äthylacetat})}}{CH_3COOC_2H_5}$$

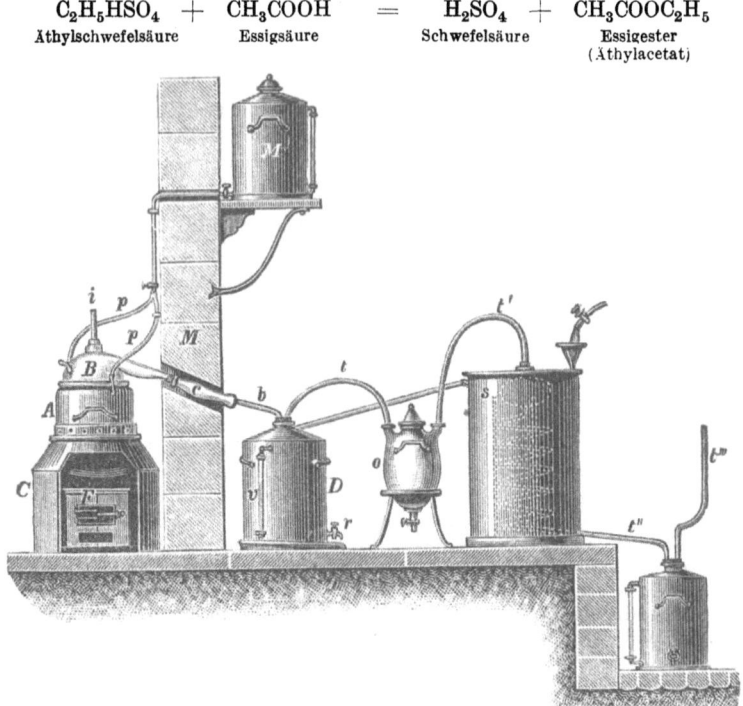

Fig. 44.

Es genügen geringe Mengen Schwefelsäure, um große Mengen Alkohol und Essigsäure zu vereinigen, da bei dem Prozeß die Schwefelsäure immer wieder regeneriert wird. Da jedoch durch das sich bildende Wasser die Schwefelsäure schließlich zu verdünnt wird und zur Bildung von Äthylschwefelsäure nicht mehr geeignet ist, so ist der Esterbildung als einem kontinuier-lichen Prozeß eine Grenze gesetzt.

Die Ester unterscheiden sich in ihrem chemischen Verhalten von den Äthern dadurch, daß sie durch Ätzalkalien in die zugehörige Säure und den Alkohol zerlegt werden; so bildet sich bei der Behandlung des Essigesters mit Ätzkali Kaliumacetat und Äthylalkohol:

$$\underset{\text{Essigäther}}{CH_3COOC_2H_5} + \underset{\text{Ätzkali}}{KOH} = \underset{\text{Kaliumacetat}}{CH_3COOK} + \underset{\text{Äthylalkohol}}{C_2H_5OH}$$

In absolut reinem Essigester löst sich metallisches Natrium ohne Gasentwickelung unter Bildung von Natriumacetessigsäureester, $CH_3 . CO . CHNa . COOC_2H_5$, auf, beim Einleiten von Chlor in Essigester entstehen verschiedene Substitutionsprodukte.

Eigenschaften. Essigester ist eine farblose, klare, flüchtige und leicht entzündliche Flüssig-keit, die einen erfrischenden, angenehmen, fruchtartigen Geruch besitzt. Siedepunkt 74^0—77^0, spez. Gewicht 0,902—0,906. Die Angaben über Siedepunkt und spez. Gewicht weichen nicht nur nach den Pharmakopöen der verschiedenen Länder, sondern auch in Lehrbüchern voneinander ab, so daß die Bestimmung jener beiden Eigenschaften keine allein maßgebende für die gute Beschaffenheit sein kann. Essigester brennt mit blasser, rußender Flamme unter Verbreitung eines sauren Geruchs und Hinterlassung eines sauer reagierenden Rückstandes (Essigsäure). Aus wässerigen Lösungen scheiden Kaliumacetat, Natriumchlorid und andere Neutralsalze Essigester ab (Aussalzen).

Aufbewahrung. Der Essigester ist, obgleich er weniger flüchtig und feuergefährlich ist, mit ähnlicher Vorsicht wie der Äther aufzubewahren, und zwar an einem kühlen und nicht vom Sonnenlichte getroffenen Orte und in möglichst gefüllten, gut verschlossenen Flaschen. Wenn er nach längerer Aufbewahrung fast immer eine säuerliche Reaktion annimmt, so muß er mit etwas frisch geglühter Pottasche geschüttelt und rektifiziert werden. Ein von Wasser völlig freier Essigester hält sich in ganz gefüllten, gut verschlossenen und vor Tageslicht geschützten Flaschen aus gutem Glase unbegrenzt, ohne sauer zu werden. Es wird empfohlen, in das Standgefäß 3—4 Kristalle Kaliumtartrat zu geben und vor dem Einfassen umzuschütteln.

Zur **Prüfung** des Essigesters a u f f r e i e S ä u r e wird ein Streifen blaues Lackmuspapier in die Flüssigkeit getaucht, wobei sich unmittelbar nach dem Eintauchen das Papier nicht röten darf, während nach dem Abdunsten des Esters auch durch nicht sauren Ester Rötung eintritt. Verschwindet die rote Farbe des Papiers nach etwa 1—2 Stunden an der Luft und tritt wieder das ursprüngliche Blau hervor, so enthält der Essigester nur Essigsäure, bleibt das Papier rot, so sind noch andere Säuren zugegen.

F r e m d a r t i g e , r i e c h e n d e S u b s t a n z e n , namentlich die durch Fuselöl entstandenen E s t e r arten und dieses selbst, erkennt man an dem Geruch, den ein mit Essigester getränktes Stück Fließpapier nach dem Abdunsten des Esters annimmt.— Auf feste Substanzen, gelöste Salze, prüft man durch freiwilliges Verdunsten von etwa 5 ccm Essigester in einem Uhrgläschen, wo diese als trüber Überzug auf dem Glase zurückbleiben. Auch Fett, Maschinenschmiere, macht sich auf diese Weise bemerkbar.

Ein völlig wasser- und alkoholfreies Präparat fordert das Arzneibuch nicht, weil sich ein solches schwierig darstellen läßt. Durchschnittlich enthält der offizinelle Essigester 98—99 Prozent Äthylacetat. Größere Mengen von Alkohol und Wasser werden ausgeschlossen durch das spez. Gewicht und Durchschütteln mit Wasser. Essigester, der zu leicht ist, kann Alkohol und Äthyläther enthalten. Würde man einem derartigen Präparat Wasser zusetzen, so ließe es sich auf das vorgeschriebene spez. Gewicht einstellen, allein dann vermehrte sich beim Schütteln mit Wasser dessen Volumen um mehr als $1/_{10}$. Diese Prüfungsmethode beruht darauf, daß reiner Essigester in 16—17 T. Wasser löslich ist, während 28 T. Ester 1 T. Wasser aufnehmen. Mischt man daher 100 T. völlig reinen Essigester mit 100 T. Wasser, so erhält man nach Trennung der beiden Flüssigkeiten etwa 106 T. esterhaltiges Wasser. Die Anwesenheit von geringen Mengen Alkohol vermehrt die Löslichkeit des Essigesters erheblich, und das Arzneibuch gestattet daher nur soviel Alkoholbeimischung, daß das Volumen des esterhaltigen Wassers statt um 0,06 um 0,1 zunimmt.

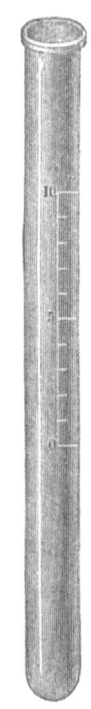

Fig. 45. Ätherprobierrohr.

Die Durchschüttelung des Essigesters mit Wasser geschieht in einem graduierten Probierrohr (Fig. 45). Der untere Raum bis 0 ist von derselben Größe wie derjenige zwischen 0 und 10. Bis 0 füllt man mit Wasser, von 0—10 mit Essigester. Das Niveau des Wassers in dem Zylinder bildet eine konkave Fläche, die sich beim Aufgießen des Essigesters zu einer Ebene umgestaltet. Man gießt daher so viel Wasser in den Zylinder, daß der 0-Strich etwas unter der Mitte des Wassermeniskus liegt. Hierauf setzt man einige Tropfen Essigester und dann, wenn nötig, mit einem Tropfglase noch soviel Wasser hinzu, daß das nun ebene Wasserniveau mit dem 0-Strich zusammenfällt. Nun füllt man Essigester bis zum 10-Strich hinzu, verschließt die Öffnung des Zylinders dicht mit dem Finger und schüttelt kräftig durch. Nach einiger Ruhe hat sich die Scheidung beider Flüssigkeiten vollendet, und dann darf die Essigesterschicht nicht weniger als 9 Raumteile, oder die untere Wasserschicht nicht mehr als 11 Raumteile einnehmen. Hierauf gibt man 5—10 Tropfen blaue Lackmustinktur in den Probierzylinder und bewegt diesen sanft. Ist keine freie Säure gegenwärtig, so färbt sich auch die untere Wasserschicht bläulich, im anderen Falle rötlich. Nach einiger Zeit geht die bläuliche Farbe in eine rötliche über, da Essigester in kleinen Mengen schon durch Wasser verseift wird.

Enthält Essigester o r g a n i s c h e V e r u n r e i n i g u n g e n , wie Maschinenfett, F u s e l ö l und seine Derivate (Amylverbindungen), ebenso Extraktivstoffe aus den Pfropfen der Versandflaschen usw., so entsteht beim Schichten über Schwefelsäure an der Berührungsstelle eine braune oder gelbe Zone. Zur Ausführung dieser Probe gibt man etwa 5 ccm Essigester in eine trockene Probierröhre, die jedoch staubfrei sein muß, und besser noch vorher mit Schwefelsäure ausgespült war. Darauf läßt man mit Hilfe einer Pipette etwa ein gleiches Volumen Schwefelsäure in den Zylinder so einfließen, daß die Spitze der Pipette etwa 0,5—1 cm über der Oberfläche des Esters an die Wandung des Glases gehalten wird. Man stellt darauf die ungemischten Flüssigkeiten beiseite und beobachtet die etwa während einer Viertelstunde eintretenden Erscheinungen.

Anwendung. Der Essigäther wird ebenso wie der Äther noch manchmal als „belebendes" Mittel angewendet (10—20 Tropfen, als Zusatz zu Mixturen oder mit einem anderen Verdünnungsmittel). Wegen seines angenehmen Geruches benutzt man ihn häufig als anregendes Riechmittel.

Aether bromatus. — Äthylbromid.

Syn.: Aether hydrobromicus. Bromäthyl. Monobromäthan.

$$C_2H_5Br \qquad \text{Mol.-Gew. } 108,96.$$

Schwefelsäure . . . . 40 Teile
Weingeist vom spez. Gewicht 0,816 18 Teile
Wasser . . . . 15 Teile
Gepulvertes Kaliumbromid . . . . 20 Teile.

Der Weingeist wird in einem Kolben unter fortwährendem Umschwenken ohne Abkühlung mit der Schwefelsäure gemischt und der erkalteten Mischung das eiskalte Wasser und hierauf das Kaliumbromid hinzugefügt. Alsdann wird die Mischung im Sandbade der Destillation unterworfen; das unter guter Kühlung übergehende Destillat wird derartig in einer etwa 20 Teile Wasser enthaltenden Vorlage aufgefangen, daß das Kühlrohr etwas in das Wasser eintaucht. Die Destillation wird beendet, sobald keine in dem Wasser untersinkenden Tröpfchen mehr übergehen. Hierauf wird die untere, ölartige Schicht von dem darüber stehenden Wasser getrennt, zweimal mit je einem halben Raumteil Wasser ausgeschüttelt und alsdann zweimal mit je einem halben Raumteil Schwefelsäure je 6 Stunden lang unter häufigem Umschütteln in Berührung gelassen. Das von der unterstehenden Schwefelsäure getrennte Äthylbromid wird mit einem halben Raumteil Kaliumcarbonatlösung (1 + 19) geschüttelt, mit gekörntem Calciumchlorid entwässert und aus dem Wasserbade destilliert.

Das auf diese Weise erhaltene Äthylbromid ist nötigenfalls noch mit so viel absolutem Alkohol zu mischen, daß das spezifische Gewicht 1,453 bis 1,457 beträgt.

Klare, farblose, flüchtige, stark lichtbrechende, ätherisch riechende, in Wasser unlösliche, in Weingeist und Äther lösliche Flüssigkeit, die Lackmuspapier nicht verändert.

Siedepunkt 38° bis 40°.

5 ccm Schwefelsäure dürfen mit 5 ccm Äthylbromid in einem 3 cm weiten, mit Schwefelsäure gespülten Glase mit Glasstöpsel geschüttelt, innerhalb 1 Stunde nicht gelb gefärbt werden (fremde organische Verbindungen).

Läßt man 5 ccm Äthylbromid freiwillig in einem Schälchen verdunsten, so darf sich weder während des Verdunstens, noch nach dem Verdunsten ein knoblauchartiger Geruch bemerkbar machen (Phosphorverbindungen).

Schüttelt man 5 ccm Äthylbromid mit 5 ccm Wasser einige Sekunden lang, hebt von dem Wasser sofort 2,5 ccm ab und versetzt sie mit 1 Tropfen Silbernitratlösung, so muß die Mischung mindestens 5 Minuten lang klar bleiben (Bromwasserstoffsäure).

In braunen, fast ganz gefüllten und gut verschlossenen Flaschen von höchstens 100 ccm Inhalt kühl und vor Licht geschützt aufzubewahren.

Vorsichtig aufzubewahren.

Die Herstellungsvorschrift wurde verbessert. Neu aufgenommen ist eine Prüfung auf Phosphorverbindungen und die Vorschriften für die Aufbewahrung.

Geschichtliches. Das Äthylbromid wurde 1827 zuerst von Serullas dargestellt, dann von Regnault, Löwig u. a. eingehend untersucht. Etwa um das Jahr 1858 wurde es von Frankreich und Amerika aus, besonders durch Tournville und Nunnely als Anästhetikum warm empfohlen, doch vermochte es wegen der vielfach beobachteten unangenehmen Nebenwirkungen besonders in Deutschland festen Fuß nicht zu fassen, bis Langgaard 1887 nachwies, daß die beobachteten störenden Nebenwirkungen nur den aus Bromphosphor bereiteten Präparaten zukommen, daß dagegen die aus Kaliumbromid und Äthylschwefelsäure erhaltenen Präparate diese üblen Wirkungen nicht bes tzen.

Darstellung. Die Darstellung dieses Präparates ist im Arzneibuche ausführlich beschrieben, und es ist streng darauf zu achten, daß zum arzneilichen Gebrauche nur aus Kaliumbromid hergestelltes Äthylbromid zur Verwendung kommt. Denn ein großer Teil des zu synthetischen Arbeiten verwendeten Äthylbromids wird aus Phosphor und Brom hergestellt, die als Phosphortribromid auf Äthylalkohol unter Bildung von phosphoriger Säure und Äthylbromid einwirken:

$$3[C_2H_5OH] \quad + \quad PBr_3 \quad = \quad P(OH)_3 \quad + \quad 3[C_2H_5Br]$$

Alkohol   Phosphortribromid   phosphorige Säure   Äthylbromid

Bis 1887 wurden die geringen Mengen Äthylbromid, die gelegentlich einmal therapeutisch zur Verwendung kamen, in Deutschland wenigstens wohl ausnahmslos den nach diesem Verfahren dargestellten größeren Vorräten entnommen. L a n g g a a r d und T r a u b wiesen sehr bald darauf hin, daß die mit Phosphor dargestellten Präparate sehr häufig unangenehme Nebenwirkungen zeigen.

Seitdem ist die Forderung gestellt worden, daß das zum medizinischen Gebrauche benutzte Äthylbromid lediglich aus Kaliumbromid und Äthylschwefelsäure dargestellt wird.

Zu der Darstellung selbst ist noch zu bemerken, daß bei der Destillation keinesfalls zu hoch erhitzt werden darf, da sonst allmählich der Inhalt des Kolbens zu schäumen beginnt und gegen das Ende, wenn nur noch wenig Destillat übergeht, Neigung zum Übersteigen zeigt. Tritt dieser Zufall ein, so hebe man den Kolben sofort aus dem Sandbade heraus, die Abkühlung durch die Luft genügt meist, das Übersteigen zu verhindern. Apparatur siehe Fig. 46.

Das gewaschene und entsäuerte Äthylbromid scheidet man mittelst eines Scheidetrichters sorgfältig von der Pottaschelösung, bringt es in eine Flasche und trägt in diese einige Stücke geschmolzenen Chlorcalciums ein. Nach eintägigem Stehen über Chlorcalcium, während dessen man bisweilen umschüttelt,

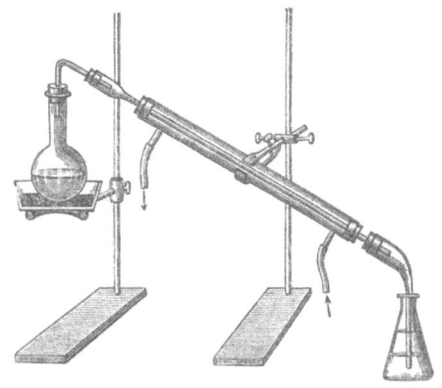

Fig. 46.

gießt man das Äthylbromid in ein entsprechend großes Fraktionskölbchen ab und rektifiziert aus dem Wasserbade. Die ersten, trübe übergehenden Anteile verwirft man und fängt die Hauptfraktion, die zwischen 38⁰ und 40⁰ übergeht, auf. Schließlich ist das Destillat noch mit so viel absolutem Alkohol zu mischen, daß das spez. Gewicht 1,453 bis 1,457 beträgt. Der erforderliche Zusatz beträgt etwa 1 Prozent.

Der c h e m i s c h e V o r g a n g bei der Darstellung ist folgender: Alkohol und Schwefelsäure vereinigen sich unter Abspaltung von Wasser zu Ä t h y l s c h w e f e l s ä u r e.

$$SO_2 \Big\langle {O\,H \atop OH} \quad + \quad {HO\,C_2H_5} \quad = \quad H_2O \quad + \quad SO_2 \Big\langle {OC_2H_5 \atop OH}$$

Schwefelsäure   Äthylalkohol   Äthylschwefelsäure

Die entstandene Äthylschwefelsäure setzt sich mit Kaliumbromid in der Wärme zu K a l i u m b i s u l f a t KHSO₄ und Ä t h y l b r o m i d um

$$SO_2 \Big\langle {O\,C_2H_5 \atop OH} \quad + \quad {Br\,K} \quad = \quad SO_2 \Big\langle {OK \atop OH} \quad + \quad C_2H_5Br$$

Äthylschwefelsäure   Kaliumbromid   Kaliumbisulfat   Äthylbromid

Nebenbei bilden sich noch kleine Mengen von Bromwasserstoffsäure, ferner Äther durch Einwirkung von Alkohol auf Äthylschwefelsäure, und wenn die Destillation schlecht geleitet war, auch schweflige Säure. Zur Reinigung wird deshalb das rohe Äthylbromid mit Wasser gewaschen, dann zur Entfernung des Äthers und Alkohols mit Schwefelsäure behandelt und schließlich durch Pottaschelösung von den Säuren befreit.

Eigenschaften. R e i n e s Ä t h y l b r o m i d siedet zwischen 38⁰ und 39⁰ und besitzt bei 15⁰ ein spez. Gewicht von 1,4735.

Durch den Einfluß von Luft und Licht zersetzt es sich sehr leicht unter Bräunung und Bildung von Bromwasserstoffsäure und freiem Brom. — Da nun ein nur geringe Mengen (1 Prozent) Weingeist enthaltendes Äthylbromid sehr viel haltbarer ist, als das chemisch reine Präparat, so hat das Arzneibuch ein Äthylbromid aufgenommen, das 1 Prozent Alkohol enthält. Dadurch wird der Siedepunkt auf 38⁰—40⁰ erhöht und das spez. Gewicht erniedrigt; es liegen also analoge Verhältnisse wie beim Chloroform vor.

In Wasser ist Äthylbromid so gut wie unlöslich, dagegen ist es löslich in Weingeist, Äther, Chloroform, in fetten und ätherischen Ölen. Äthylbromid ist zwar leicht flüchtig, aber nicht auch leicht entzündlich; die Dämpfe des Äthylbromids verbrennen mit grünlicher Flamme. Wie sich mittels eines feuchten blauen Lackmuspapieres nachweisen läßt, bildet sich dabei Bromwasserstoffsäure.

Von ätzenden Alkalien wird Äthylbromid unter Rückbildung von Äthylalkohol und Alkalibromiden zersetzt z. B.:

$$C_2H_5Br \quad + \quad KOH \quad = \quad KBr \quad + \quad C_2H_5OH$$

Äthylbromid   Kaliumbromid   Äthylalkohol

Prüfung. Dieselbe erstreckt sich auf die Feststellung des S i e d e p u n k t e s und des s p e z. G e w i c h t e s , ferner auf die Abwesenheit von B r o m w a s s e r s t o f f s ä u r e und Stoffen, die konz. Schwefelsäure färben.

Die Bestimmung des Siedepunktes und des spez. Gewichtes ist sehr wichtig, weil richtiger Siedepunkt und richtiges spez. Gewicht zunächst die Gewähr bieten, daß man es wirklich mit Äthylbromid zu tun hat (Äthylenbromid $C_2H_4Br_2$ siedet bei 129⁰ und hat ein spez. Gewicht von 2,179 bei 20⁰), während andererseits ein höherer Gehalt an Weingeist und Äther den Siedepunkt sowohl wie das spez. Gewicht sehr merklich beeinflussen.

Besonderer Beachtung bedarf der G e r u c h des Präparates. Derselbe muß a n - g e n e h m chloroformartig, nicht u n a n g e n e h m oder s t e c h e n d sein. Präparate, die diesen leicht bemerkbaren Geruch zeigen, sind höchstwahrscheinlich mit Hilfe von Bromphosphor dargestellt und können unter Umständen s e h r g i f t i g wirken. — Werden 5 ccm Äthylbromid mit 5 ccm konz. Schwefelsäure geschüttelt, so darf letztere binnen einer Stunde nicht gelb gefärbt werden. Diese Prüfung führt man in einem schlanken Glasstopfengefäße von w e i ß e m Glase aus, das man vorher mit konz. Schwefelsäure ausgespült hatte; die Mischung ist während der angegebenen Zeit bisweilen umzuschütteln. Die Beobachtung ist über einem Bogen weißem Papier zu machen. Das Arzneibuch sagt nun, die Schwefelsäure dürfe nicht gelb gefärbt werden. Das ist so zu verstehen, daß überhaupt k e i n e Färbung erfolgen darf. Reines Äthylbromid ist gegen konz. Schwefelsäure indifferent. Bei Anwesenheit von Ä t h y l e n - oder A m y l verbindungen (von denen die letzteren aus fuselhaltigem Weingeist herstammen, die ersteren aber bei der Darstellung des Präparates sich bilden können oder versehentlich in dasselbe gelangt sein können) würde eine mehr oder weniger intensive gelbliche oder bräunliche Färbung entstehen.

Schüttelt man 5 ccm Äthylbromid einige Sekunden mit 5 ccm Wasser und versetzt hierauf 2,5 ccm der s o f o r t abgehobenen wässerigen Schicht mit 1 Tropfen Silbernitratlösung, so muß die Mischung mindestens 5 Minuten lang klar bleiben. Die Reaktion beruht darauf, daß Äthylbromid in Wasser so gut wie unlöslich ist, und daß auch das Brom in organischen Verbindungen im allgemeinen durch Silbernitrat nicht ohne weiteres nachgewiesen werden kann, da es nicht als Brom-Ion vorhanden ist. Ob nun, falls die angegebene Reaktion eintritt, Bromwasserstoffsäure oder Bromalkalien als Verunreinigung vorliegen, wird sich leicht durch Verdunstung des Präparates feststellen lassen. Das Arzneibuch beschreibt Bromäthyl als flüchtige Flüssigkeit, und es ist erforderlich, eine Probe auf völlige Flüchtigkeit auf dem Wasserbade anzustellen.

Da es nicht unmöglich ist, daß sich einmal in einem käuflichen Präparate C h l o r o f o r m findet, so prüfe man auf dieses unbedingt: 1 ccm Äthylbromid darf beim Erhitzen mit 3—4 Tropfen Anilin und 2 ccm Natronlauge nicht den widerlichen I s o n i t r i l geruch verbreiten.

Zersetzte Präparate (z. B. gebräunte oder stark sauer reagierende) sind durch Schütteln mit Kaliumcarbonat, Waschen mit Wasser, Trocknen durch Chlorcalcium und Rektifizieren leicht zu reinigen.

Aufbewahrung. Wegen seiner leichten Zersetzlichkeit werde Äthylbromid vor L i c h t g e s c h ü t z t in nicht zu großen Gläsern aus braunem Glase mit Glasstöpsel aufbewahrt. Die Gläser sollen vollständig gefüllt sein, sie sind an einen kühlen Ort zu stellen und mit Leder überbunden zu halten.

Anwendung und Wirkung. Die Wirkungsweise des Bromäthyls ist prinzipiell die gleiche wie die des Äthers und des Chloroforms; zu größeren Operationen, bei denen die Betäubung so weit getrieben werden muß, bis die Reflexe erloschen sind, eignet das Mittel sich nicht, da es sehr leicht zu Atmungs- und Zirkulationsstillstand führt, wenn große Dosen von ihm gegeben werden. Es wird daher fast ausschließlich da gebraucht, wo eine A n a l g e s i e (Schmerzlosigkeit) ohne volle Betäubung genügt, also besonders in der Zahnheilkunde; hier ist ein fast ganz gefahrloses und auch angenehmes Anästhetikum, da nach dem Erwachen fast nie üble Nachwirkungen auftreten. — Besonders ist vor der Verwechslung mit Äthylenbromid zu warnen, da solche Verwechslungen schon mehrfach zu Todesfällen geführt haben.

Zum Narkotisieren von T i e r e n ist Bromäthyl anscheinend ganz unbrauchbar.

D e r   A r z t   h ü t e   s i c h ,   d a s   Ä t h y l b r o m i d   m i t   d e m   g i f t i g e n   Ä t h y l e n - b r o m i d   z u   v e r w e c h s e l n ; der Apotheker hüte sich, letzteres Präparat auf ein mangelhaft verschriebenes Rezept hin oder ohne vorherige Rücksprache mit dem Arzt abzugeben.

Aether chloratus. — Äthylchlorid.

Syn.: Aether hydrochloricus. Chloräthyl. Monochloräthan. Kélène.

$$C_2H_5Cl \qquad \text{Mol.-Gew. } 64,50.$$

Klare, farblose, leicht flüchtige, eigenartig riechende, in Wasser wenig, in Weingeist und Äther in jedem Verhältnis lösliche Flüssigkeit. Äthylchlorid verbrennt mit grüngesäumter Flamme. Siedepunkt 12° bis 12,5°.

Schüttelt man 5 ccm Äthylchlorid mit 5 ccm eiskaltem Wasser, so darf nach dem Absetzen das Wasser Lackmuspapier nicht röten und auf Zusatz von 1 Tropfen Silbernitratlösung nicht getrübt werden (Salzsäure).

5 ccm Äthylchlorid dürfen beim Verdunsten in einer Glasschale keinen Rückstand hinterlassen. Während des Verdunstens und nach dem Verdunsten darf sich kein knoblauchartiger Geruch bemerkbar machen (Phosphorverbindungen).

In zugeschmolzenen oder mit einem geeigneten Verschluß versehenen Glasröhren kühl und vor Licht geschützt aufzubewahren.

Vorsichtig aufzubewahren.

Neu aufgenommen.

Bildung und Darstellung. Äthylchlorid entsteht analog Äthylbromid bei der Einwirkung von konzentrierter Salzsäure oder von Chloriden des Phosphors auf Alkohol. Zu arzneilichen Zwecken darf Äthylchlorid, das aus Phosphorverbindungen hergestellt worden ist, auf keinen Fall verwendet werden, da von einem derartigen Präparat Schädigungen der Gesundheit oder Todesfälle bei ausgedehnteren Narkosen ebenso wie bei Bromäthyl aus Phosphortribromid zu erwarten sind.

Äthylchlorid wird außer zu Narkosezwecken in großem Maßstabe hergestellt zur Gewinnung des Äthylmerkaptans, das als Ausgangsmaterial für Sulfonal in Betracht kommt.

Für die Darstellung kommen hauptsächlich 2 Verfahren in Anwendung. Entweder man erhitzt Alkohol und möglichst konzentrierte wässerige Salzsäure unter Druck auf 150° oder man leitet in ein Gemisch von 1 T. Chlorzink und 2 T. Alkohol, Salzsäuregas bis zur Sättigung ein. Alsdann erhitzt man die betreffende Mischung in einem mit einem Rückflußkühler verbundenen Kolben. Durch den Kühler entweicht das Chloräthyl, während der Alkohol zurücktropft und für weitere Darstellungen verwendbar bleibt. Die Dämpfe werden durch eine Waschflasche mit lauwarmem Wasser geleitet, alsdann über gekörntem Chlorcalcium getrocknet und in einer Kältemischung kondensiert.

Der chemische Vorgang bei der Darstellung nach beiden Methoden ist folgender:

$$C_2H_5OH + HCl = C_2H_5Cl + H_2O.$$

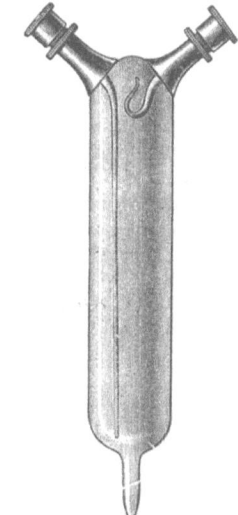

Fig. 47.

In aufrechter Stellung gibt die links befindliche Öffnung — nach Abnahme der Verschraubung — einen nach oben gerichteten Strahl. Wendet man das Gefäß um, so gibt die rechts befindliche Öffnung einen nach unten gerichteten Strahl von Äthylchlorid.

Den vom Arzneibuch angeführten Eigenschaften ist hinzuzufügen, daß Äthylchlorid eigenartig, aber durchaus nicht unangenehm riecht; ein mit Phosphortrichlorid dargestelltes Präparat kann sich durch einen unangenehmen Geruch verraten. Äthylchlorid erstarrt noch nicht bei — 30°, bei 0° hat es das spez. Gewicht 0,921.

Prüfung. Der niedrige Siedepunkt und die damit verbundene Eigenart der Aufbewahrung lassen es nicht zu, wie es eigentlich sein sollte, mit jeder Packung die vorgeschriebenen Prüfungen auszuführen, man muß sich deshalb auf Stichproben beschränken. Immerhin wird es ratsam sein, vor der Abgabe eines Röhrchens Äthylchlorid mit Schraubenverschluß eine geringere Menge gegen ein befeuchtetes Lackmuspapier zu spritzen, um die Reaktion festzustellen und ferner den Geruch zu prüfen.

Dispensation. Am vorteilhaftesten und wegen einer orientierenden Prüfung eigentlich allein zulässig sind die Packungen von 10 g in Glasröhren mit Schraubenverschluß, Fig. 47; obwohl Äthylchlorid unterhalb Zimmertemperatur siedet, läßt es sich in Gefäßen, die mit einem Schraubenverschluß versehen sind, aufbewahren; wird die Verschraubung gelöst, dann wird der durch das verdunstete Chloräthyl entstandene Überdruck ausgeglichen und die Flüssigkeit gerät ins Sieden. Hält man aber die Röhre so, daß der von Gas erfüllte Raum von der Öffnung abgewendet ist, dann wird durch den Überdruck die Flüssigkeit herausgepreßt. Dasselbe kann man erreichen, wenn man von der Öffnung aus eine Kapillare in das Gefäß eintreten läßt.

Anwendung. Äthylchlorid wird fast nur zur Erzeugung von lokaler Anästhesie benutzt; es verdunstet bei seinem niedrigen Siedepunkte sehr schnell und entzieht so den Hautstellen, mit denen es in Berührung gebracht wird, so viel Wärme, daß sie durchfrieren und dadurch unempfindlich werden. — Von manchen Ärzten ist es auch als Inhalationsanästhetikum, zur Erzeugung einer Allgemeinnarkose, empfohlen worden, ist aber anscheinend hierfür wenig geeignet.

Aethylmorphinum hydrochloricum.
Äthylmorphinhydrochlorid.
Dionin.

$$C_{17}H_{18}O_2N(OC_2H_5) . HCl . 2 H_2O \qquad \text{Mol.-Gew. } 385,69.$$

Weißes, aus feinen Nädelchen bestehendes Kristallpulver. Äthylmorphinhydrochlorid ist geruchlos und schmeckt bitter; es löst sich in 12 Teilen Wasser und in 25 Teilen Weingeist. Die Lösungen verändern Lackmuspapier nicht.

Äthylmorphinhydrochlorid sintert bei 119° und ist bei 122° bis 123° völlig geschmolzen.

0,01 g Äthylmorphinhydrochlorid löst sich in 10 ccm Schwefelsäure unter Entwickelung von Chlorwasserstoff zu einer klaren, farblosen Flüssigkeit, die auf Zusatz von 1 Tropfen Eisenchloridlösung beim Erwärmen erst grün und dann tiefblau wird und nach weiterem Zusatz von 2 oder 3 Tropfen Salpetersäure eine tiefrote Färbung annimmt. In der wässerigen Lösung (1 + 19) rufen Silbernitratlösung und Kalilauge einen weißen Niederschlag hervor.

Wird die Lösung eines Körnchens Kaliumferricyanid in 10 ccm Wasser mit 1 Tropfen Eisenchloridlösung versetzt, so darf sie durch 1 ccm der wässerigen Lösung (1 + 99) nicht sofort blau gefärbt werden (Morphin).

Äthylmorphinhydrochlorid darf durch Trocknen bei 110° höchstens 9,5 Prozent an Gewicht verlieren und darf beim Verbrennen höchstens 0,1 Prozent Rückstand hinterlassen.

Vorsichtig aufzubewahren. Größte Einzelgabe 0,03 g. Größte Tagesgabe 0,1 g.

Neu aufgenommen.

Geschichtliches. Das Äthylmorphin ist 1882 zuerst von G r i m a u x dargestellt worden, allerdings scheint dieser es noch nicht in ganz reiner Form unter den Händen gehabt zu haben. Seit 1898 wird es auf Vorschlag von J. v o n M e r i n g zuerst unter dem der Firma E. M e r c k , Darmstadt, geschützten Namen Dionin verwendet.

Bildung und Darstellung. Das Äthylmorphin ist der dem Codein entsprechende Äthyläther des Morphins (siehe Codein. phosphoric). Es entsteht nach denselben Bildungsweisen, nach denen das Codein aus dem Morphin gewonnen werden kann. So erhält man es, allerdings in schlechter Ausbeute, bei der Einwirkung von Halogenäthyl (G r i m a u x) oder von Äthylschwefelsäure (D. R. P. 39 887) auf alkalische Morphinlösungen.

$$C_{17}H_{17}(NO)(OH)ONa + C_2H_5J = NaJ + C_{17}H_{17}(NO)(OH)OC_2H_5$$

Morphinnatrium   Jodäthyl   Äthylmorphin

In neuerer Zeit stellt man es durch Einwirkung von Diäthylsulfat auf Morphinnatrium dar (D. R. P. 102 634)

$$SO_2 \Big\langle {OC_2H_5 \atop OC_2H_5} + C_{17}H_{17}(NO)(OH)(ONa) = C_2H_5SO_3Na + C_{17}H_{17}(NO)(OH)(OC_2H_5)$$

Diäthylsulfat   Morphinnatrium   Äthylschwefelsaures Na   Äthylmorphin

Auch die neutralen Phosphorsäureester reagieren in ähnlicher Weise (D. R. P. 107 225), und schließlich läßt es sich auch aus den Äthylestern organischer Säuren, z. B. Benzolsulfonsäureäthylester und Morphinalkali erhalten (D. R. P. 131 980).

$$C_6H_5SO_3C_2H_5 + C_{17}H_{17}(NO)(OH)(ONa) = C_6H_5SO_3Na + C_{17}H_{17}(NO)(OH)(OC_2H_5)$$

Benzolsulfonsäureäthylester   Morphinnatrium   Benzolsulfonsaures Na   Äthylmorphin

Identitätsreaktionen. Die Farbreaktion mit Eisenchlorid und Salpetersäure ist dieselbe Reaktion, die auch das Codein gibt.

Durch Silbernitratzusatz fällt Chlorsilber; durch Kalilauge fällt die freie Base aus. Morphin wird im Gegensatz zum Äthylmorphin durch überschüssige Kalilauge nicht gefällt. Vom Codein, das sich gegen Kalilauge ähnlich verhält, läßt es sich durch sein Verhalten gegen Ammoniak unterscheiden: In einer Lösung von 0,1 Äthylmorphinhydrochlorid in 1 ccm Wasser erzeugen 1 oder 2 Tropfen 25% Ammoniak (0,91) einen weißen Niederschlag, der durch weiteren Zusatz von 10—15 Tropfen Ammoniaklösung nicht gelöst wird. Codein geht unter diesen Bedingungen leicht in Lösung (M e r c k). Eine andere Reaktion, die es gestattet, Codein von Äthylmorphin zu unterscheiden, ist von R o d i o n o w (Chemiker-Zeitg. Repert. 1905, 187) angegeben worden.

Eigenschaften. Den Löslichkeitsangaben ist hinzuzufügen, daß sich Äthylmorphinhydrochlorid in 2 Teilen siedendem Wasser, ferner in 10 Teilen absol. Alkohol von 20° und in 1,5 Teilen siedendem absolutem Alkohol löst. Die Löslichkeitsangaben des Arzneibuches bedeuten gleichzeitig eine Unterscheidung des Äthylmorphins vom Morphin, das sich bei 15° in Wasser im Verhältnis 1:20, in Alkohol im Verhältnis 1:50 löst.

Zu den Schmelzpunktangaben ist zu bemerken, daß Morphinchlorhydrat bei 200°, Codeinchlorhydrat (entwässert) bei 264° schmilzt.

Zu der **Prüfung** auf Morphin ist zu bemerken, daß ganz allmählich auch die Lösung des Äthylmorphinchlorhydrates blaugrün wird.

Während man bisher annahm, daß das salzsaure Äthylmorphin mit 1 Mol. Wasser kristallisiere, hat es sich jetzt herausgestellt, daß in ihm 2 Moleküle davon entsprechend 9,34% Wasser (theoretisch) enthalten sind, wovon 1 Mol. leicht schon unter 100° entweicht, während zum völligen Entwässern eine Temperatur von 110° erforderlich ist. Das Arzneibuch gestattet deshalb einen Gewichtsverlust von 9,5% bei 110°. Das Wägen bei der Wasserbestimmung ist in einem gut verschlossenen Wägegläschen auszuführen, da die Substanz sehr hygroskopisch ist.

Anwendung. Das Äthylmorphin wurde im Jahre 1898/99 von J. v. M e h r i n g unter dem Namen D i o n i n in die Therapie eingeführt; den Grund hierzu gab die Erwägung, daß bei anderen narkotisch wirkenden Substanzen die Ä t h y l derivate stärkere Betäubung hervorriefen, als die entsprechenden M e t h y l verbindungen; deshalb wurde erwartet, daß auch beim Morphin ähnliches eintreten werde. Zum Teil ist dies auch eingetroffen. — Das Äthylmorphin schließt sich in seiner Wirkungsweise fast ganz dem Kodein an; gleich diesem ist es ein gutes H u s t e n m i t t e l — allerdings in erheblich größeren Dosen als Morphin; es wird bei chronischen Erkrankungen der Atmungswege dem letzteren vorgezogen, weil anscheinend bei ihm (ebensowenig wie beim Kodein) die Gefahr der Gewöhnung vorliegt. — Die allgemein narkotische Wirkung ist in den gebräuchlichen Dosen relativ gering, so daß es zur Stillung von Schmerzen nicht so geeignet wie Morphin ist. Doch wird es auch als Beruhigungsmittel, z. B. bei Geisteskranken, angewendet. — Besonders wirksam soll es, in Substanz in den Bindehautsack gebracht, bei verschiedenen Augenerkrankungen (Trübungen der Hornhaut u. a.) sein; hier handelt es sich um eine lymphagoge Wirkung. — Dionin wird, ebenso wie Kodein, bei Entziehungskuren Morphinsüchtiger als Ersatz des Morphins benutzt.

In der T i e r h e i l k u n d e wird Dionin kaum verwendet.

Agaricinum. — Agaricinſäure.

$$CH_2 . COOH$$
$$|$$
$$C (OH) . COOH \qquad . 1\tfrac{1}{2} H_2O \qquad \text{Mol.-Gew. } 443,34.$$
$$|$$
$$CH (C_{16}H_{33}) . COOH$$

Weißes, geruch= und geſchmackloſes, kriſtalliniſches Pulver, wenig löslich in kaltem Waſſer, Äther und Chloroform, leicht löslich in heißer Eſſigſäure und in heißem Terpentinöl. Agaricinſäure quillt in heißem Waſſer auf und löſt ſich in ſiebendem Waſſer zu einer klaren, ſtark ſchäumenden Flüſſigkeit, die Lackmuspapier rötet und ſich beim Erkalten trübt. Agaricinſäure löſt ſich in 180 Teilen Weingeiſt von 15⁰ und in 10 Teilen ſiebendem Weingeiſt. Die Löſung von Agaricinſäure in Kalilauge oder Ammoniakflüſſigkeit iſt klar und ſchäumt ſtark beim Schütteln.

Bei 100⁰ getrocknete Agaricinſäure ſchmilzt bei ungefähr 140⁰. Bei ſtärkerem Erhitzen ver= kohlt ſie unter Ausſtoßung weißer Dämpfe und Entwickelung des Geruchs nach verbrennenden Fettſäuren.

Beim Kochen von 0,1 g Agaricinſäure mit 10 ccm verdünnter Schwefelſäure erhält man eine trübe Flüſſigkeit, aus der ſich beim Stehen im Waſſerbad ölartige Tropfen abſcheiden, die beim Erkalten kriſtalliniſch erſtarren.

Agaricinſäure darf beim Verbrennen höchſtens 0,1 Prozent Rückſtand hinterlaſſen.

Vorſichtig aufzubewahren. Größte Einzelgabe 0,1 g.

Die Löslichkeit in Weingeiſt wurde zu 1 in 180 gegen früher 1 in 140 angegeben.

Geschichtliches. Die Agaricinſäure wurde zuerst 1846 von M a r t i u s isoliert und als Laricin beschrieben. S c h o o n b r o d t nannte denselben Stoff 1864 Agaricin und F l e u r y A g a r i c i n - s ä u r e. J a h n untersuchte 1883 diesen Stoff genauer, dann S c h m i e d e r, S i e d l e r und W i n z - h e i m e r, zuletzt K ö r n e r. Die Mitteilung der wahren Zusammensetzung der Agaricinſäure blieb jedoch T h o m s und V o g e l s a n g (1907) vorbehalten, die auch die im Arzneibuch angegebene Formel aufstellten.

Chemie. Agaricinſäure ist eine dreibasische Oxysäure, sie ist optisch aktiv und zwar links drehend. Bei der Behandlung mit alkoholischer Lauge wird aus ihr Stearinſäure abgespalten, auch das übrige chemische Verhalten deutet darauf hin, daß in ihr ein Derivat der Citronenſäure vorliegt von folgender Konstitution

$$\begin{array}{ccccc} & COOH & COOH & COOH \\ & | & | & | \\ C_{16}H_{33} . & C & . \ C & . \ C \\ & | & | & | \\ & H & OH & H_2 \end{array}$$

Wie Citronenſäure durch Abspaltung von Kohlenſäure und Wasser in das Anhydrid der Citrakonſäure übergeht, entsteht aus Agaricinſäure durch Erhitzen über den Schmelzpunkt ein Produkt, dem der Analogie zufolge folgende Formel zugeschrieben werden muß.

$$\begin{array}{c} O \\ / \backslash \\ CO \ CO \\ | \quad | \\ C_{16}H_{33} - C = C - CH_3 \end{array}$$

Darstellung. Unter dem Namen „Agaricin" wird ein bestimmter Bestandteil des Lärchenschwammes, des Fruchtkörpers von P o l y p o r u s o f f i c i n a l i s F r i e s (A g a r i c u s a l b u s, B o l e t u s l a r i c i s) verstanden. Wird der gepulverte Lärchenschwamm mit Alkohol erschöpft, so gehen Harze in Lösung. Konzentriert man die alkoholischen Auszüge, so scheiden sich beim Erkalten w e i ß e Harze aus, während rote Harze in Lösung bleiben. Die weiße Harzmasse enthält die Agaricinſäure, die durch Behandeln mit 60 prozentigem, warmem Alkohol in ziemlich reinem Zustande ausgezogen werden kann. Um sie vollkommen zu reinigen, wird sie durch Erwärmen in heißem Alkohol gelöst und mit einer Lösung von Kalihydrat in Alkohol versetzt. Das α-Harz bildet nun ein in Alkohol lösliches Kalisalz, das γ-Harz bildet gar kein Salz, das Kalisalz des β-Harzes dagegen ist in absolutem Alkohol vollkommen unlöslich. — Man filtriert also nach einiger Zeit ab, wobei das α-Harz in das Filtrat geht, löst den Rückstand in Wasser und filtriert wiederum, wobei das γ-Harz zurückbleibt, und versetzt das Filtrat mit Chlorbaryum. Es bildet sich nun das unlösliche Baryumsalz der Agaricinſäure, das mit 30 prozentigem Alkohol erhitzt und in siedendheißer Lösung durch verdünnte Schwefelſäure zersetzt wird. Das Filtrat scheidet noch heiß die kristallisierte Verbindung aus, die durch Umkristallisieren aus geeigneten Lösungsmitteln rein erhalten wird.

Eigenschaften. Agaricinsäure ist ein rein weißes, seidenglänzendes Kristallmehl von schwachem Geruch und Geschmack, das sich unter dem Mikroskop als vierseitige, perlmutterglänzende Blättchen erkennen läßt. Aus heißem Chloroform kristallisiert sie in mit bloßem Auge erkennbaren Prismen. Sehr gut läßt sie sich aus Aceton umkristallisieren. Sie schmilzt bei etwa 140⁰ zu einer gelblichen Flüssigkeit, der Schmelzpunkt der völlig reinen und trockenen Säure liegt bei 141,5⁰—142⁰; bei stärkerem Erhitzen stößt sie weißliche, sauer reagierende Dämpfe aus und verkohlt unter Verbreitung eines Geruches nach angebranntem Fett. In der Glühhitze verbrennt sie ohne Rückstand mit leuchtender Flamme. In Wasser ist sie nur wenig löslich, doch erteilt sie dem Wasser deutlich saure Reaktion. Beim Erhitzen mit Wasser löst sie sich langsam unter Aufquellen zu einer schleimigen, stark schäumenden Flüssigkeit, aus der sie sich beim Erkalten wieder kristallisiert abscheidet. Agaricinsäure löst sich in etwa 130 T. kaltem, 10 T. heißem Weingeist, noch leichter in heißer Essigsäure, wenig in Äther, kaum in Chloroform. Kali- oder Natronlauge oder Ammoniakflüssigkeit lösen sie zu einer beim Schütteln stark schäumenden Flüssigkeit.

Da besonders charakteristische Reaktionen fehlen, so ist die Identität und die Reinheit aus dem physikalischen Verhalten zu schließen. Insbesondere wichtig ist in dieser Hinsicht der Umstand, daß das Agaricin zwar in kaltem Wasser nahezu unlöslich ist, dagegen in heißem Wasser a u f q u i l l t und sich in kochendem Wasser zu einer stark schäumenden, klaren Flüssigkeit löst. Andrerseits ist es nicht minder wichtig, daß Agaricin nur wenig in Äther und kaum in Chloroform löslich ist. Eigenartig ist das Verhalten beim Kochen mit verdünnter Schwefelsäure, es löst sich darin trübe, aus der heißen Lösung scheiden sich ölartige Tropfen (von unveränderter Agaricinsäure aus), die beim Erkalten der Flüssigkeit kristallinisch erstarren (K ö r n e r sche Probe). Dieselbe Erscheinung zeigt sich, wenn der heißen wässerigen Lösung Kochsalz (auch Bromnatrium oder Salpeter), nicht aber Kalium-, Natrium- oder Ammoniumsulfat hinzugesetzt wird.

Charakteristisch für Agaricinsäure ist ein saures Natriumsalz, das z. B. entsteht, wenn eine alkoholische oder wässerige Lösung der Agaricinsäure mit einer Lösung von Natriumacetat versetzt wird. Es schmilzt unter starkem Aufschäumen bei 170⁰—171⁰. Auch während der Titration einer Lösung der Säure scheidet sich dieses saure Salz aus; bei weiterem Zusatz von Natronlauge geht es jedoch wieder in Lösung.

Nicht zu verwechseln mit dem Agaricin ist das A g a r y t h r i n , ein 1881 von P h i p s o n aus dem A g a r i c u s r u b e r dargestelltes Alkaloid, das intensiv giftig wirkt.

Anwendung und Wirkung. Die Agaricussäure (oder Agaricinsäure), der wirksame Bestandteil des „Agaricins", wirkt lokal stark reizend; subcutan kann sie daher nicht angewendet werden. — Bei der Darreichung per os wird sie nur langsam resorbiert, so daß die Wirkungen manchmal erst nach Stunden eintreten. Große Dosen können schwere Vergiftungserscheinungen von seiten des Zentralnervensystems auslösen; kleine (0,01—0,05) unterdrücken die Schweißsekretion (der Angriffsort dieser Wirkung liegt peripher); sie werden deshalb gegen die Nachtschweiße der Schwindsüchtigen angewendet.

Alcohol absolutus. — Abſoluter Alkohol.

$C_2H_5 . OH$ Mol.-Gew. 46,05.

Gehalt 99,66 bis 99,46 Volumprozente oder 99,44 bis 99,11 Gewichtsprozente Alkohol.

Klare, farbloſe, flüchtige, leicht entzündbare Flüſſigkeit, die mit ſchwach leuchtender Flamme verbrennt. Abſoluter Alkohol riecht eigenartig, ſchmeckt brennend und verändert Lackmuspapier nicht.

Spezifiſches Gewicht 0,796 bis 0,797.

Siedepunkt 78⁰ bis 79⁰.

Abſoluter Alkohol muß ſich mit Waſſer ohne Trübung miſchen. Dampft man eine Miſchung von 10 ccm abſolutem Alkohol und 0,2 ccm Kalilauge auf 1 ccm ab und überſättigt mit verdünnter Schwefelſäure ſo darf kein Geruch nach Fuſelöl auftreten. Werden 5 ccm Schwefelſäure in einem mit dem zu prüfenden Alkohol geſpülten Probierrohre mit 5 ccm abſolutem Alkohol überſchichtet, ſo darf ſich zwiſchen den beiden Flüſſigkeiten auch bei längerem Stehen keine roſa Zone bilden (Melaſſeſpiritus).

Die rote Farbe einer Miſchung von 10 ccm abſolutem Alkohol und 1 ccm Kaliumpermanganatlöſung darf nicht vor Ablauf von 20 Minuten in Gelb übergehen (Aldehyd). Wird eine Miſchung von 10 ccm abſolutem Alkohol, 10 ccm Waſſer und 1 ccm Silbernitratlöſung mit ſo viel Ammoniakflüssigkeit versetzt, daß der entstandene Niederschlag eben wieder in Lösung gegangen ist, so darf beim Stehen im Dunkeln innerhalb 12 Stunden weder eine Färbung noch eine Trübung auf= treten (Aldehyd). Absoluter Alkohol darf weder durch Schwefelwasserstoffwasser (Schwermetall= salze), noch durch Ammoniakflüssigkeit verändert werden (Extraktivstoffe, Gerbsäure usw.).

5 ccm absoluter Alkohol dürfen beim Verdunsten auf dem Wasserbade keinen Rückstand hinterlassen.

Die Angaben über Gehalt, spezifisches Gewicht und Siedepunkt wurden in Übereinstimmung gebracht.

Allgemeines. Der im Handel vorkommende „absolute Alkohol" enthält gewöhnlich nicht mehr als 99 Prozent absoluten Alkohol, da der absolute Alkohol ein äußerst hygroskopischer Stoff ist und bei längerer Aufbewahrung genügend Gelegenheit findet, um Feuchtigkeit an= zuziehen. Es wird indes von der chemischen Industrie auch ein Alkohol von dem geforderten Prozentgehalt geliefert. Da der Verbrauch dieses Arzneimittels in den Apotheken jedoch kein allzu großer sein dürfte, so empfiehlt sich die Selbstherstellung nach der unten gegebenen Vor= schrift und sofortiges Abfüllen in kleine sehr gut zu verschließende Flaschen.

Darstellung. Man füllt in eine Muffel oder in einen sonst dazu geeigneten Ofen etwa 500 g guten Ätzkalk, glüht ihn, indem man die Hitze allmählich steigert, etwa 3 Stunden lang scharf aus und läßt alsdann etwa ½ Stunde erkalten. Inzwischen hatte man einen Rundkolben von etwa 2½ Liter Fassungsraum mit möglichst starkem (z. B. 96—97 prozentigem) Industrie= alkohol zur reichlichen Hälfte beschickt und einen gut passenden Korkstopfen ausgesucht. In diesen Alkohol trägt man die noch warmen Kalkstücke ein, dann füllt man den Kolben bis zu etwa ⁴/₅ seines Inhaltes mit dem gleichen Alkohol an, schüttelt um und stellt ihn wohlverkorkt während eines Tages zur Seite.

Am nächsten Tage erhitzt man den Kolben ca. 8—9 Stunden im siedenden Wasserbade am Rückflußkühler, wobei die freie Öffnung des Rückflußkühlers durch ein Chlorcalciumrohr abzuschließen ist. — Sollte der Kühler stark schwitzen, so verhütet man das Herablaufen von Wassertropfen auf den durchbohrten Kork durch dicke, um das Kühlerende gewickelte und mit Bindfaden befestigte Streifen von Filtrierpapier. — Man läßt schließlich erkalten, verstopft den Kolben wieder mit einem guten Kork und läßt das Ganze über Nacht absetzen.

Am nächsten Tage destilliert man den Weingeist aus dem im Wasserbade stehenden Rund= kolben. Der Kühler wird mittels eines zweifach durchbohrten Korkes mit der Vorlage luftdicht verbunden. Die zweite Bohrung enthält ein Chlorcalciumrohr, um das Destillat vor dem An= ziehen von Feuchtigkeit zu schützen.

Nachdem man das spez. Gewicht des Destillates bestimmt hat, wird der absolute Alkohol ohne Verzug in Gläser von ca. 100 ccm Fassungsraum abgefüllt, die bis unter dem Stopfen an= gefüllt und mit ausgesucht guten Stopfen verschlossen werden. Aus 2,5 Liter Alkohol von 97 Pro= zent erhält man etwa 2 Liter absoluten Alkohol von 99,6—99,7 Vol.-Prozent.

Prüfung. 1. Wichtig ist zunächst die Feststellung des spez. Gewichts und des Siedepunktes. Bewegt sich das spez. Gewicht zwischen 0,796 und 0,800 und liegt zugleich der Siedepunkt bei 78,5⁰, d. h. geht unterhalb dieser Temperatur keine erhebliche Menge über, so kann man sicher sein, daß das Präparat Äthylalkohol ist (M e t h y l a l k o h o l hat bei 15⁰ zwar auch das spez. Gewicht 0,796, aber der Siedepunkt liegt bei 65⁰).

2. Absoluter Alkohol rieche nicht fremdartig und lasse sich mit Wasser ohne Trübung mischen. Man stellt die s e h r   w i c h t i g e Geruchsprobe entweder durch Verreiben einiger Tropfen in den Handflächen oder durch Abdunsten des Alkohols auf reinem Filtrierpapier oder in einer Verdünnung mit Wasser an. Mischt man in einem Schälchen 10 ccm absoluten Alkohol mit 0,2 ccm Kalilauge und verdunstet die Mischung auf dem Wasserbade bis auf ca. 1 ccm (wobei Verseifung etwa gegenwärtiger Ester erfolgt), so soll nach Übersättigen des Rückstandes mit verdünnter Schwefelsäure der Geruch nach Fuselöl nicht auftreten (G ä b e l s Fuselölnachweis, der sich besonders gegen etwa anwesende Ester der Fuselöle richtet). Das Auftreten einer rosen= roten Zone beim Schichten von absolutem Alkohol auf konzentrierte Schwefelsäure würde es wahrscheinlich machen, daß das Präparat aus Melassespiritus gewonnen wurde. Vermischt man 10 ccm absoluten Alkohol mit 1 ccm Kaliumpermanganatlösung (1: 1000), so tritt nach 20 Min. auch bei dem reinsten Präparate eine t e i l w e i s e Entfärbung ein. Würde die Rotfärbung nach dieser Zeit v o l l s t ä n d i g aufgehoben sein, so könnte dies durch die Gegenwart von Aldehyd oder Ameisensäure, aber auch durch Fuselöle und durch organische Extraktivstoffe der verschiedensten Art bedingt sein. Die Prüfung auf Aldehyd, der durch die Reduktion der

ammoniakalischen Silberlösung erkannt würde, ist sehr empfindlich, sie wird jedoch bei einem nach obiger Vorschrift aus reinem Weingeist bereiteten Alkohol immer negativ ausfallen.

Aufbewahrung. Zur Aufbewahrung füllt man Flaschen von 100 ccm Fassungsraum ziemlich vollständig mit dem absoluten Alkohol an, verschließt sie mit gut passenden Korkstopfen und überbindet diese mit Blase (Lackverschluß ist auszuschließen).

Anwendung. Nicht zu therapeutischen Zwecken, sondern lediglich als Reagens. Wegen seiner stark reizenden Wirkung wird der absolute Alkohol auch äußerlich kaum gebraucht; allenfalls könnte er zur Hautdesinfektion genommen werden.

Aloë. — Aloe.
Syn.: Succus Aloës inspissatus. Aloë Socotrina. Kapaloe.

Der eingekochte Saft der Blätter von afrikanischen Arten der Gattung Aloë.

Aloe bildet glänzende, dunkelbraune Massen, die eigenartig riechen und bitter schmecken. Aloe zerbricht leicht in glasglänzende Stücke mit muscheligen Bruchflächen und in scharfkantige, rötliche bis hellbraune Splitter, die bei mikroskopischer Betrachtung keine Kristalle aufweisen.

5 Teile Aloe geben mit 60 Teilen siedendem Wasser eine etwas trübe Lösung, aus der sich beim Erkalten ungefähr 3 Teile wieder ausscheiden. Die durch Erwärmen hergestellte Lösung von Aloe in 5 Teilen Weingeist bleibt auch nach dem Erkalten klar.

Wird Chloroform oder Äther mit Aloe zum Sieden erhitzt, so darf die Flüssigkeit nur schwach gelblich gefärbt werden. Der durch Aloe gefärbte Äther darf beim Verdunsten nur einen sehr geringen, gelben, zähen Rückstand hinterlassen (Harze). Wird 0,1 g Aloe mit 10 ccm Wasser gekocht, und die etwas trübe Lösung mit 3 ccm einer gesättigten Lösung von Borax versetzt, so zeigt die jetzt klar werdende Lösung grünliche Fluorescenz.

Übergießt man einen Aloesplitter mit Salpetersäure, so darf sich innerhalb 3 Minuten um ihn nur eine schwach grünliche, aber keine rote Zone bilden (andere Aloesorten).

Aloe darf beim Verbrennen höchstens 1,5 Prozent Rückstand hinterlassen.

Zur Herstellung des Pulvers wird Aloe über gebranntem Kalk getrocknet und dann zerrieben.

Neu aufgenommen wurde die Bestimmung des Aschengehalts. Weggefallen ist die frühere Forderung, daß Aloepulver bei 100° weder zusammenkleben, noch seine Farbe verändern darf.

Geschichtliches. Die Aloe (abgeleitet wahrscheinlich von hebr. halal = glänzend, bitter) scheint seit sehr alten Zeiten medizinische Verwendung gefunden zu haben. Die älteste Urkunde darüber ist vielleicht im Papyrus Ebers aus dem 2. Jahrtausend v. Chr. enthalten; indessen ist es zweifelhaft, ob hier wirklich unsere Droge oder das unten zu erwähnende Aloeholz gemeint ist. Von Alexander dem Großen (333 v. Chr.) wird berichtet, daß er Jonier nach der Insel Socotra geschickt habe zur Kultur der Aloe. Dioskorides und Plinius erwähnen die Aloe, unterscheiden mehrere Sorten und sprechen von Verfälschungen derselben. Seit der christlichen Zeitrechnung ist die Aloe eines der gebrauchtesten Arzneimittel gewesen. Alexander Trallianus, Arzt zu Tralles in Lydien, später in Rom (6. Jahrhundert), bereitete bereits ein wässeriges Aloeextrakt. Im nördlichen und mittleren Europa war die Aloe frühzeitig bekannt; sie findet sich im 12. Jahrhundert in den deutschen Arzneibüchern. Im 17. Jahrhundert gelangte die Kultur der *Aloë vulgaris* Lam. nach Amerika.

Unter der schon in der Bibel erwähnten Aloe ist jedenfalls das auch später mit Aloe bezeichnete und als Kau- und Räuchermittel benutzte, harzreiche Aloeholz, *Lignum Aloës s. Agallochi*, das Kernholz von *Aquilaria agallocha* Roxburgh und anderer Arten der Gattung *Aquilaria*, hohen, im ganzen indisch-malayischen Gebiete verbreiteten Bäumen aus der Familie der *Thymelaeaceae*, zu verstehen. Beim Erhitzen verbreitet dieses Holz einen sehr lieblichen, gewürzartigen Geruch.

Abstammung und Gewinnung. Zur Gewinnung des Aloesaftes dienen die Blätter zahlreicher strauch- oder baumförmiger Arten der Gattung *Aloë*, die mit den Gattungen *Apicra, Haworthia, Lomatophyllum* und *Gasteria* die Gruppe der *Asphodeloideae-Aloineae-Aloinae*, Familie der *Liliaceae*, bildet.

Die Blätter der Aloearten sind oft mehrere Fuß lang, schwert- oder sichelförmig, mit lederiger Oberhaut und wenig Spaltöffnungen, am Rande in der Regel gezähnt. Der Querschnitt zeigt ein auf Ober- und Unterseite gleichmäßig entwickeltes chlorophyllführendes Parenchym (Fig. 48, *r*), das eine stark ausgebildete Mittelschicht („*m*") mit großen, chlorophyllosen, von farblosem Pflanzenschleim erfüllten Zellen einschließt. An der Grenze der chlorophyllführenden und der chlorophyllfreien Blattpartien liegen zahlreiche Gefäßbündel *g*; ihr Siebteil (Fig. 49) wird von zum Teil sehr großen Parenchymzellen *a* umschlossen, die

nach Prollius als erweiterte Elemente des Siebteils anzusehen sind. Diese sind im Längs-
verlauf durch Querwände getrennt und enthalten den Aloesaft, der als Emulsion aus Harz-
teilen und einer Aloinlösung zu den Milchsäften zu rechnen ist.

Die Darstellung der Aloe liegt am Kap ganz in den Händen der Eingeborenen, und
diese verarbeiten die Blätter aller großblätterigen Aloearten, wie *Aloë africana* Miller, *A. ferox*
Miller, *A. spicata* L., *A. lingua* Mill., *A. vulgaris* Lam., *A. arborescens* Mill., *A. Commelini*
Willd., *A. succotrina* Lam., *A. plicatilis* Mill.

Zur Gewinnung der Droge wird der ausfließende Saft der abgeschnittenen Blätter, der
infolge des Saftdruckes freiwillig aus der Schnittstelle austritt, in einem eine flache Grube
auskleidenden Felle oder in einem höl-
zernen Kasten gesammelt und in eisernen
Gefäßen sorglos eingekocht, in Kisten
gefüllt und über Kapstadt, Algoa-Bay
und Mossel-Bay ausgeführt.

In Westindien, wo Aloe kultiviert
wird, findet die Ernte bald nach der
Regenzeit statt, weil dann die Pflanze
am saftigsten ist. Die Blätter werden
durch einen Kreisschnitt von ihrer Basis
abgetrennt, in einen schräg stehenden,
rinnenförmigen Trog gestellt und der abfließende Saft in kupfernen Kesseln
unter stetem Umrühren bis zu einem
gewissen Grade eingedampft.

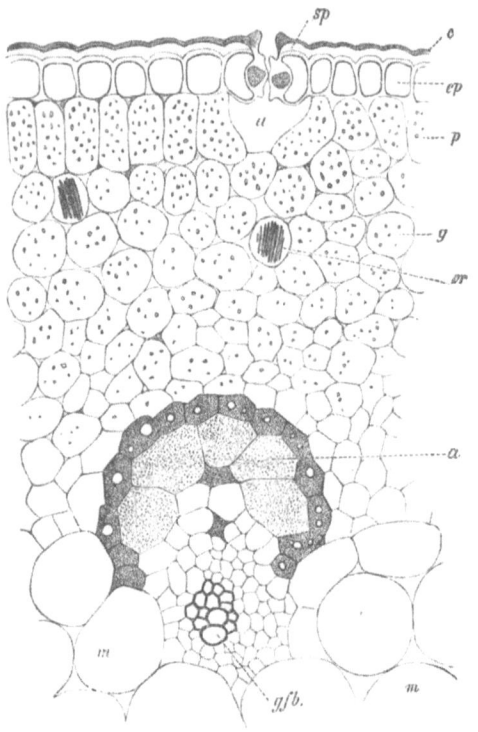

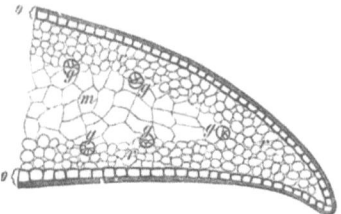

Fig. 48. Querschnitt durch das Blatt einer Aloe,
schwach vergrößert. *o* Epidermis, *r* chlorophyllführendes Parenchym, *m* chlorophyllose Mittelschicht der Blätter, *g* Gefäßbündel.

Neuerdings erfolgt das Eindampfen
in eigenen Kochhäusern, „boiling houses",
zum Teil unter Anwendung von Dampf.
Zu diesem Zwecke wird der Saft oft
lange Zeit zur Ansammlung größerer
Vorräte aufbewahrt und macht eine
Gärung durch, die eine dunklere Farbe
der Droge bedingt.

Fig. 49.
Querschnitt durch das Blatt einer Aloe, stark vergrößert.
ep Epidermis (*c* Cuticula, *sp* Spaltöffnung, *a* Atemhöhle),
p Palisadenparenchym, *g* Schwammparenchym, *cr* Raphiden-
zelle, *gfb* Gefäßbündel, auf der Außenseite von aloeführenden
Zellen (*a*) umhüllt, *m* chlorophyllose, schleimführende
Parenchymzellen.

Auf Sokotra läßt man den Saft einfach in Häuten an der Sonne eintrocknen oder verarbeitet ihn wie am Kap.

Es unterliegt keinem Zweifel, daß die Darstellung der Aloe, insbesondere die der Kap-
Aloe, verbesserungsfähig ist. Es eröffnet sich in der Aloekultur und zweckmäßigen Gewinnung eine günstige Aussicht für unsere afrikanischen Kolonien. Die Aloe bedarf keiner
besonderen Pflege, und die Anpflanzung kann, wie in Westindien, durch Setzlinge geschehen.
Bei Gewinnung einer guten Droge würde es nur der Einführung dieser Aloe in das Arzneibuch bedürfen, um unseren Kolonien ein wertvolles Monopol zu sichern.

Handelssorten und Typen. Sämtliche Aloesorten des Handels lassen sich in 2 Gruppen
sondern: in glänzende, Typus der *Aloe lucida*, und matte, Typus der *Aloe hepatica*. Zu
ersterem gehört die Kap-Aloe, die Aloe lucida der älteren Autoren, und die in Ostindien
gewonnene glänzende Jaffarabad-Aloe. Zum zweiten Typus alle anderen bekannten Sorten
(vielleicht mit Ausschluß der nicht genügend bekannten Madagaskar-Aloe).

Der Typus der *Aloe lucida* zeigt glänzende Oberfläche und muscheligen, glänzenden Bruch. Die Kanten der Bruchstücke und kleine Splitter lassen Licht durchfallen. Auf dem Objektglase mit Wasser eingeweicht, sind unter dem Mikroskop keine Kristalle von Aloin zu erkennen.

Der Typus der *Aloe hepatica* ist durch matte, hell oder oft dunkel leberbraune Oberfläche, ebensolchen Bruch und nichtdurchscheinende Splitter gekennzeichnet. Unter dem Mikroskop sind bei der oben angegebenen Behandlung sehr kleine Aloinkristalle erkennbar.

Der Grund dieser Verschiedenheit wurde früher in der Abstammung gesucht. Später vermutete man ihn in der Bereitungsweise der Droge. Obgleich bereits Pereira es ziemlich wahrscheinlich gemacht hatte, daß die Anwendung größerer Wärme ein Schmelzen der Kristalle und infolge dessen die Bildung glänzender Aloesorten bedingt, so hat doch erst Prollius den experimentellen Nachweis geführt, daß diese Verschiedenheiten wirklich ihren Grund in der Bereitungsweise haben, und neuere Versuche haben seine Ansichten bestätigt. Das Ergebnis ist folgendes: Alle glänzenden Aloesorten sind durch Anwendung starker Hitze entstanden. Die in jedem Aloesaft enthaltenen Aloinkristalle schmelzen in größerer Hitze, besonders beim Unterlassen des Umrührens des Saftes, und bilden eine glasige Masse, die das glänzende Aussehen der Aloe lucida hat.

Der Beweis für die Richtigkeit dieser Auffassung liegt einerseits in dem Verhalten reiner Aloinkristalle beim Schmelzen, sodann aber auch darin, daß es Prollius gelang, aus den matten Sorten Westindiens und der matten Natal-Aloe durch Auflösen in Wasser und starkes Einkochen Aloe mit allen Eigenschaften der glänzenden Sorten zu erhalten.

Die Aloesorten des Handels lassen sich nach ihrer Heimat gruppieren in:

A. Südafrikanische Sorten.

1. Kap-Aloe. Die in Deutschland und den meisten zentraleuropäischen Ländern offizinelle Sorte. Sie wird aus dem Kaplande über Kapstadt, Algoa-Bay und Mossel-Bay in Kisten zu ca. 100 Pfund, die oft mit Schaffellen ausgekleidet sind, ausgeführt. Sie ist die typische Aloe lucida. (Über ihre Eigenschaften siehe hinten!) Marktwert etwa $1/3$ der guten matten Sorten. Produktion gleich allen übrigen Sorten zusammen.

2. Natal- oder Matte Kap-Aloe. Helleberbraun, auf dem Bruche oft fast gelb. Soll in Natal bei Pietermaritzburg aus *Aloë Barberae* Dyer gewonnen werden. Vielleicht dient auch *Aloë succotrina* Lam. zur Gewinnung und mit Sicherheit *Aloë ferox* Mill. Produktion nur einige Kisten im Jahre. Preis um die Hälfte höher als Kap-Aloe, wegen der Leberfarbe, aber medizinisch weniger wirksam, weil wenig löslich.

B. Ostafrikanische Sorten.

3. Sokotra-Aloe. Unter diesem Namen gehen im Handel offenbar mehrere Produkte.

Auf der Insel Sokotra wird Aloe aus *Aloë Perryi* Baker gewonnen. Sie kommt in flüssigem oder halbflüssigem Zustand in den orientalischen Handel. Eine Sokotra-Aloe in Stücken bildet braunrote oder granatrote Massen, deren Splitter etwas an die durchsichtigen Sorten erinnern.

Eine andere als Sokotra bezeichnete Sorte ist pechschwarz und bildet, nach den Bruchstücken zu urteilen, flache, rundliche Kuchen. Sie riecht besonders beim Erwärmen sehr stark nach Buttersäure. Als Sokotra-Aloe geht auch Aloe von den Küsten des Roten Meeres und vom Golf von Aden und dürfte dann identisch sein mit der dunklen Mocca- oder Mocha- oder Yamani-Aloe.

Diese Verhältnisse bedürfen noch sehr der Untersuchung.

4. Braune Zanzibar-Aloe. Kommt aus dem nördlichen Zentralafrika und wahrscheinlich auch von Sokotra nach Zanzibar und ist im Äußeren der festen Sokotra-Aloe am ähnlichsten. Verpackung zu 30—40 Pfund in Affenhäuten oder in beliebigen Gefäßen der Eingeborenen oder in Backpfannen, Schüsseln usw. von Steingut oder Zinn. An der Küste wird sie in Manchesterkisten umgepackt. Sie ist oft mit Steinen und Erde verfälscht, wird auch als Bombay-Aloe bezeichnet und kommt nicht nach Europa. In neuester Zeit wird Aloe in Zanzibar auch von kultivierten Pflanzen gewonnen.

5. Schwarze Zanzibar-Aloe. Unregelmäßige schwarzbraune, bröckelige Massen, oft mit Pflanzenresten vermischt.

6. Madagaskar-Aloe. Sie soll pechschwarz und glasglänzend sein, würde also dann der dritte Vertreter des Typus lucida sein.

C. Westindische Sorten.

7. Curaçao-Aloe. Sammelnamen für das auf den Inseln Curaçao, Bonaire und Aruba gewonnene Produkt. Man hielt die Stammpflanze bisher für identisch mit der von 8. In neuester Zeit ist sie als *Aloë chinensis* Baker (die aber höchstens eine Form der *Aloë vulgaris* ist) bestimmt worden.

Sie ist dunkelbraun, oft schwarz, oft auch mehr leberfarbig und bildet harte Kuchen. Die Unterschiede in der Farbe haben ihren Grund in der mehr oder weniger langen Aufbewahrung des Saftes (siehe Gewinnung). Im Handel wenig geschätzt und so billig wie Kap-Aloe.

8. Barbados-Aloe. Auf Barbados von *Aloë vulgaris* Lam. oder einer Varietät, *A. barbadensis*, gewonnen (siehe Gewinnung). Matte, dunkelleberbraune oder schokoladenfarbige Massen. Im Handel in Kürbisschalen von 10—15 Pfund Inhalt oder in Kisten von 60 bis 100 Pfund. Die Produktion beläuft sich auf $^2/_5$ der ganzen Aloeproduktion. Die Preise dieser hauptsächlich in England verbrauchten Sorte sind oft so hoch wie die der indischen Sorten.

Kapartige Aloe des englischen Handels ist eine etwas glänzende Aloe von Barbados und Curaçao, die jedoch beim längeren Liegen in die matte Form übergeht.

9. Jamaica-Aloe. Eine vorliegende aus *A. vulgaris* als Versuch hergestellte Probe ist pechschwarz, auf dem Bruche leberbraun.

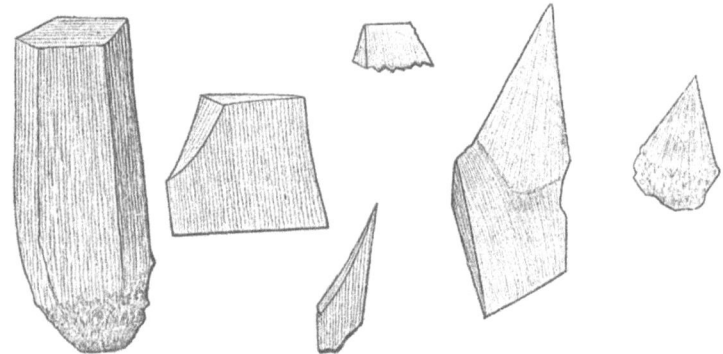

Fig. 50.
Aloë lucida, die offizinelle Aloe, in Pulverform. Vergr. $^{115}/_1$.
Es kamen besonders deutlich kristallähnliche Splitterchen zur Darstellung. (Mez.)

D. Ostindische Sorten.

10. Matte Jaffarabad- oder Dschaffarabad-Aloe von *Aloë striatula* Kunth kommt wie die folgenden über Dschaffarabad in den Handel. Sie bildet pechschwarze, 2 cm dicke, harte Kuchen von muscheligem Bruch.

11. Glänzende Jaffarabad. Abstammung unbekannt, der Kap-Aloe sehr ähnlich (unterscheidende Reaktion siehe unter Reaktionen) und neben dieser die einzige, dem Typus lucida zugehörige Sorte.

12. Musumbra-Aloe, aus dem Bezirk Bangalore in Mysore (Vorderindien) in den Handel gebracht. Sie besteht aus einer schwarzen, porösen, bröckeligen, kaum an Aloe erinnernden Masse, die meist zylindrische, $^1/_2$ bis 1 Pfund schwere Stücke bildet. Sie ist minderwertig.

Der Hauptstapelplatz ist London, von hier aus beziehen die anderen Länder. 1886—91 lieferten jährlich im Durchschnitt: Südafrika 300 000 kg, Curaçao und Barbados 170 000 kg, Bombay 50 000 kg. Amerika bezieht große Mengen Kap- und daneben Ostindische und Zanzibar-Aloe.

England behält zum eigenen Gebrauch Westindische, insbesondere Barbados-, und Ostindische, dagegen nur wenig Kap-Aloe.

Das Festland von Europa braucht nur wenig Ost- und Westindische Sorten, dafür aber gut $^3/_5$ aller Kap-Aloe.

Welche dieser Sorten vorzuziehen ist, ist schwierig zu sagen. Die Wirkung der meisten dürfte ziemlich gleich sein. Natal-Aloe ist sehr schwer löslich. Dagegen ist Kap-Aloe von allen Sorten am reichlichsten in Spiritus und Wasser löslich und von diesem Gesichtspunkte aus für medizinische Zwecke vorzuziehen.

Eigenschaften und Reaktionen. Die offizinelle Kap-Aloe ist durch die Beschreibung des Arzneibuches genügend gekennzeichnet.

Unter dem Mikroskop soll sie keine Aloinkristalle zeigen (Fig. 50) [vgl. Handelssorten und Typen.]

Sie ist löslich in Kalilauge, Ammoniak, konzentrierter Essigsäure, Glycerin und absolutem Alkohol. Kochendes Wasser löst ebenfalls, aber in der Kälte scheidet sich das Harz wieder aus, während Aloin in Lösung bleibt (siehe Bestandteile).

Unlöslich ist sie in Benzol, Chloroform, Petroläther, und fast unlöslich in Äther. Der Schmelzpunkt liegt über 100°.

Die übrigen Aloesorten verhalten sich ähnlich.

Die folgende **Identitätsreaktion** des Arzneibuchs für Kap-Aloe ist von **Bainbridge** und **Morrow** angegeben worden: Übergießt man einen Splitter der Aloe mit konzentrierter Salpetersäure, so entsteht nach einigen Minuten eine grünliche Färbung, im Gegensatz zu der rötlichen anderer Sorten. Besonders wertvoll ist diese Reaktion zur Unterscheidung von der glänzenden Jaffarabad-Aloe, bei der die Grünfärbung nie eintritt; und gerade diese ist die einzige Sorte, die im Äußeren eine große Ähnlichkeit mit Kap-Aloe zeigt.

Eine Reaktion auf Aloe, die unter allen Umständen brauchbar ist, gibt es zurzeit noch nicht.

Zum Nachweis von Kap-Aloe, besonders wenn es sich um kleine Mengen handelt, eignet sich a) die **Bornträgersche Reaktion**: 1 T. Aloe wird mit 10 T. Benzol oder Äther ausgeschüttelt und die letzteren mit 10 T. 5 prozentigem Ammoniak ausgeschüttelt. Äther oder Benzol werden rot oder orange. Andere Aloesorten geben ähnliche Reaktionen: Curaçao und Barbados kirschrot, Natal farblos, gelblich bis gelbbräunlich. Die Reaktionen werden durch das Emodin hervorgerufen; es ist also bei Untersuchung von Gemischen sehr im Auge zu behalten, daß andere pflanzliche Abführmittel, die Emodine enthalten (Frangula, Senna, Rhabarber) ähnliche Farben geben können. b) **Stoedersche Reaktion**: Reibt man Aloe mit kaltem Wasser an, verdünnt dann mit Wasser bis zur schwachen Gelbfärbung und gibt einige Tropfen Kupfersulfatlösung hinzu, so entsteht eine gelbe Farbe, die bei Zusatz von blausäurehaltigem Wasser (Aq. Amygd. am.) in Rotviolett übergeht. Barbados-Aloe wird kirschrot, Natal orange. Die Reaktion kommt dem Aloin zu.

Bestandteile. Die Aloesorten des Handels bestehen aus Gemischen von Aloeharz mit einem kristallisierbaren Bitterstoff, dem **Aloin**, kleinen Mengen Extraktivstoffen, Feuchtigkeit, Asche und Spuren ätherischen Öles.

Der wichtigste, weil physiologisch wirksamste Bestandteil ist das **Aloin**, vom Apotheker **Th. Smith** in Edinburgh 1850 entdeckt. Man erhält es durch Ausziehen der Aloe mit saurem Wasser oder mit Amylalkohol. Das Aloin der verschiedenen Aloesorten ist chemisch nicht übereinstimmend, worauf auch die abweichenden Reaktionen bei Aloesorten verschiedener Abstammung beruhen.

Zur Unterscheidung der Aloine verschiedener Abstammung bezeichnet man kurz dasjenige der Sokotra-Aloe als **Sokaloin**, der Barbados-Aloe als **Barbaloin**, Curaçaoaloin als **Curaçaloin**, Zanzibaraloin als **Zanzaloin** usw. Sie kristallisieren in weißen oder gelben prismatischen Nadeln, welche bei 55° zu einer durchsichtigen Masse schmelzen.

In Kap-Aloe wurden gefunden: Spuren ätherischen Öles, Harz (der Paracumarsäureester des Aloresinotannols; letzteres ist $C_{22}H_{26}O_6$, erstere $C_6H_4(OH)C_2H_2CO_2H$), Capaloin (zu 30—40 Prozent), das in nahezu farblosen Nadeln kristallisiert, und Aloe-Emodin (Trioxymethylanthrachinon), das mit Wahrscheinlichkeit aus dem Capaloin sich abspaltet; indessen scheint das letztere nicht den Charakter eines Glykosids zu haben, da Zucker dabei nicht beobachtet wurde. Die abführenden Bestandteile der Aloe sind das Emodin und Aloin, welches letztere im Darm wahrscheinlich Emodin liefert, das durch Erregung der Peristaltik des Darmes wirkt. Ferner enthält die Aloe wasserlösliche Extraktivstoffe, Wasser 7 Prozent, Asche 1—1,4 Prozent.

Prüfung. Die heutige Handelsware ist verhältnismäßig nicht oft verfälscht. Absichtliche Zusätze bestehen in mineralischen Stoffen, Pech, Harzen, gummiartigen Substanzen, Extraktivstoffen anderer Pflanzen.

Das Arzneibuch verlangt:

1) Chloroform und Äther, mit Aloe zum Sieden erhitzt, sollen nur schwach gelblich gefärbt werden. Der durch Aloe gefärbte Äther darf beim Verdunsten nur einen sehr geringen, gelben, zähen Rückstand hinterlassen.

Diese Eigenschaft kommt der Kap-Aloe nicht allein zu, sondern auch andere Sorten verhalten sich ähnlich. Das Arzneibuch hat deshalb keine Grenzzahlen für die Menge des Rückstandes angeführt. Ein beträchtlicher Rückstand würde die Anwesenheit in Chloroform resp. Äther löslicher Stoffe: Harz, Pech usw. anzeigen. Gute Kap-Aloe darf an Äther nur etwa 3 Prozent lösliche Teile abgeben. Der Rückstand aus Chloroform ist gelblichweiß, hart, von bitterem Geschmack.

2) Das Arzneibuch verlangt ferner, daß sich aus einer Lösung von 5 T. Aloe in 60 T. kochenden Wassers nach dem Erkalten ungefähr 3 T. wieder ausscheiden und daß jene Lösung etwas trübe sei. Letztere Forderung steht im Gegensatz zu der der Ed. IV, wonach jene Lösung fast klar sein sollte. Es ist jedoch zutreffend, daß von bester Kap-Aloe sich bei der angegebenen Behandlung häufig keine „fast klare" Lösung gewinnen läßt. Die Lösung soll aber nur „etwas trübe" sein. Bei durch Kolophonium, Pech und andere in kochendem Wasser nicht lösliche oder nicht klar lösliche Zusätze verfälschter Aloe würde jene Lösung sehr stark getrübt sein.

3) Eine Verfälschung mit gummiartigen Stoffen oder Dextrin, sowie mit mineralischen Beimengungen ergibt sich nach dem Arzneibuch durch eine unklare spirituöse Lösung. Reine Aloe, in 5 T. Spiritus gelöst, gibt eine auch in der Kälte klar bleibende Lösung. Mineralische Bestandteile würden sich aus derselben absetzen.

4) Eine Lösung von Aloe in heißem Wasser soll nach Zusatz von konzentrierter Boraxlösung fluoreszieren. Die Fluoreszenz tritt auf bei Kap-Aloe, Curaçao-Aloe und Barbados-Aloe; bei Natal-Aloe bleibt sie aus.

5) Wird ein Aloesplitter mit Salpetersäure übergossen, so soll sich um ihn innerhalb 3 Minuten nur eine schwach grünliche Zone bilden. Diese grüne Färbung tritt (wie oben schon angegeben) nur bei Kap-Aloe auf, bei Aloe von Curaçao, Barbados und Natal wird die Säure tief orangerot. Da alle diese Sorten kristallinisch sind, so sind sie unzerkleinert auch ohnehin nicht mit der offizinellen, amorphen Aloe zu verwechseln, aber auch die glänzende, also ebenfalls amorphe Jaffarabad-Aloe gibt die Grünfärbung nicht. Sehr viel wichtiger sind natürlich diese Proben zur Untersuchung des Pulvers und der aus Aloe bereiteten galenischen Präparate.

Dem geübten Auge bietet auch schon das Aussehen der Bruchfläche einige Anhaltpunkte. Zusätze von fremden Stoffen nehmen derselben das charakteristische Aussehen mehr oder weniger.

Pech läßt sich auch durch Auflösen von 10 T. Aloe in 100 T. 5prozentiger Natronlauge als unlöslicher Rückstand nachweisen.

Die Vorschrift der Ed. IV., wonach das Pulver bei 100° weder zusammenkleben, noch seine Farbe verändern solle, ist jetzt fallen gelassen worden, da in manchen Fällen beste Kap-Aloesorten ein abweichendes Verhalten zeigten.

Aufbewahrung und Dispensation. Eine unangenehme Eigenschaft der Aloe ist das Zusammenbacken. Bei den Stücken läßt sich dieses durch Aufbewahrung im Keller verhüten. Das nicht ausgetrocknete Pulver besitzt diese Eigenschaft in noch höherem Grade. Es scheint dieser Vorgang darauf zu beruhen, daß durch die Anwesenheit von Wasser, besonders in der Sommerwärme, ein teilweises Auflösen der Aloeteilchen eintritt und dadurch ein Ausfüllen der Hohlräume zwischen den Aloeteilchen, ein Zusammensintern, eintritt. Dieser Vorgang geht in so regelmäßiger Weise vor sich, daß mit Aloepulver gefüllte Porzellanbüchsen oft nach kurzer Zeit nur noch einen auf dem Boden der Büchse frei stehenden, regelmäßigen Zylinder von fester Aloe zeigen, der mitunter fingerbreit von den Wänden entfernt ist.

Das Arzneibuch verlangt deshalb, daß zur Bereitung des Pulvers Aloe über gebranntem Kalk getrocknet und dann erst zerrieben wird. Dieses trockene Pulver bleibt in Blechbüchsen verschlossen pulverförmig.

Anwendung und Wirkung. Die Wirkungsweise der einzelnen Bestandteile der Aloe ist, in Übereinstimmung mit der ja noch keineswegs vollständig erkannten chemischen Zusammensetzung der Droge, gegenwärtig nicht mit voller Sicherheit zu bestimmen. Höchst wahrscheinlich ist es aber, daß die abführende Wirkung allein an die Bestandteile geknüpft ist, die entweder A n t h r a c e n - d e r i v a t e sind oder solche im Darm, infolge der Berührung mit dem alkalischen Darmsafte, abspalten. Die so frei werdenden Substanzen (Emodine) wirken direkt die Darmbewegung (Peristaltik) anregend. Das sog. Aloin wirkt ebenso, auch wenn es subcutan eingespritzt wird, da es in den Darm ausgeschieden wird. — Aloe entfaltet seine Wirkung hauptsächlich in den tieferen Darmabschnitten, in denen die Hauptmenge der genannten Substanzen abgeschieden wird; bis zur Wirkung vergehen demnach gewöhnlich ca. 8 Stunden. — Eine Gewöhnung an Aloe tritt meist auch bei längerem Gebrauch nicht ein; sie ist deshalb dasjenige Mittel, das am meisten bei chronischer Verstopfung angewendet wird; fast alle gegen Darmleiden empfohlenen Geheimmittel enthalten Aloe. — In kleinen Dosen wird die Aloe als ein Tonikum betrachtet und daher häufig zusammen mit anderen Mitteln (z. B. Eisen) verordnet.

In der Tierheilkunde wird die Aloe als Abführmittel besonders bei Pferden (mehr als 20 g bei erwachsenen Pferden) gebraucht; bei Rindern ist die Wirkung nicht so gut; noch weniger brauchbar ist Aloe für Hunde. — Auch als Stomachikum wird Aloe, in kleinen Dosen von 2—5 g, gegeben.

Alumen. — Alaun.
Syn.: Alumen Kalicum. Kalialaun.

$$KAl(SO_4)_2 \cdot 12\,H_2O \qquad \text{Mol.-Gew. } 474,5.$$

Farblose, durchscheinende, harte, oktaedrische Kristalle oder ein kristallinisches Pulver. Alaun löst sich in 11 Teilen Wasser; in Weingeist ist er fast unlöslich.

Die wässerige Lösung schmeckt stark zusammenziehend, rötet Lackmuspapier und gibt mit Natronlauge einen weißen, gallertigen Niederschlag, der im Überschusse des Fällungsmittels löslich ist und sich aus dieser Lösung auf genügenden Zusatz von Ammoniumchloridlösung wieder ausscheidet. In der gesättigten wässerigen Lösung erzeugt Weinsäurelösung innerhalb einer halben Stunde bei zeitweiligem kräftigem Schütteln einen kristallinischen Niederschlag. Mit Baryumnitratlösung entsteht ein weißer, in verdünnten Säuren unlöslicher Niederschlag.

Wird Alaun auf Platinblech erhitzt, so schmilzt er leicht, bläht sich dann stark auf und läßt eine schaumige Masse zurück.

Die wässerige Lösung (1 + 19) darf nach Zusatz von einigen Tropfen Salzsäure durch Schwefelwasserstoffwasser nicht verändert werden (Schwermetallsalze). 20 ccm der wässerigen Lösung dürfen durch 0,5 ccm Kaliumferrocyanidlösung nicht sofort gebläut werden (Eisensalze).

Erhitzt man 1 g gepulverten Alaun mit 1 ccm Wasser und 3 ccm Natronlauge, so darf sich kein Ammoniak entwickeln (Ammoniumsalze).

Neu aufgenommen wurde die Reaktion auf SO$_4$-Ion, ferner die Angaben über das Verhalten des Alauns beim Erhitzen. Zur Prüfung mit Schwefelwasserstoff soll die (an sich schon sauer reagierende) Alaunlösung mit Salzsäure versetzt werden.

Geschichtliches. Der Alaun scheint im Morgenlande schon vor Christus bekannt gewesen und zum Färben und als Medikament benutzt worden zu sein. Plinius erwähnt in seiner Historia naturalis (lib. 35 cap. 52) mehrerer Arten des „Alumen", doch ist es nicht unmöglich, daß damit Eisenvitriol gemeint war. Sichere Angaben finden sich zuerst bei Geber (8. Jahrhundert), der einen „Eisalaun" beschreibt, der von Roccha komme und den er durch Kristallisation zu reinigen und ferner auch zu brennen lehrt. Die abendländischen Alchimisten bezeichneten den Alaun zum Unterschiede von den Vitriolen als „Alumen de rocca", woraus durch Verdrehung später der in Frankreich gebräuchliche Name „Alun de roche" für reinen Alaun wurde. — Im Jahre 1190 existierten schon in Italien auf Ischia und 1250 zu Agnano Alaunsiedereien. 1458 wurde in Civita-Vecchia zu Tolfa im Kirchenstaate das heute noch bestehende Alaunwerk gegründet; der dort gewonnene „römische Alaun" galt bis in die Neuzeit als der beste. In der zweiten Hälfte des 16. Jahrhunderts existierten bereits Alaunsiedereien zu Lüneburg, bei Plauen, bei Oberkaufungen (Hessen) und bei Saalfeld, ferner zu Schwemmsal bei Düben.

Paracelsus unterschied die Alaune von den Vitriolen und gab an, daß die Basis der letzteren ein Metalloxyd, die der ersteren aber eine Erde sei. Die dem Alaun zugrunde liegende Erde wurde für Kalkerde gehalten, bis Marggraff 1754 zeigte, daß sie eine besondere Erde sei. Chaptal und Vauquelin wiesen 1797 nach, daß der Alaun ein Doppelsalz von schwefelsaurer Tonerde und schwefelsaurem Kali sei, was übrigens schon Lavoisier vor ihnen angenommen hatte.

Fabrikation des Alauns. Bis 1870 waren Deutschlands Rohstoffe vorwiegend Alaunschiefer und Vitriolschiefer, die bei der Verwitterung Tonerde- und Eisensulfat lieferten; diese Rohstoffe werden nicht mehr verwendet, da man mit fertiger Schwefelsäure rascher und billiger zum Ziel gelangt.

Auch die Fabrikation aus dem Grönländer Mineral Kryolith ist in Europa aufgegeben, weil der Kryolith für diesen Zweck zu teuer ist.

Die wichtigsten Rohstoffe für die Alaungewinnung in Deutschland sind heute Kaolin und vor allem B a u x i t , das tonerdereichste Mineral. Der letztere besteht aus Tonerdehydrat (50—70 Prozent Al_2O_3) mit beigemengtem Eisenhydroxyd nebst etwas Kieselsäure und Titansäure und wird entweder auf saurem oder alkalischem Wege aufgeschlossen.

Eisenarme Bauxite werden mit Schwefelsäure unter Rühren so lange erwärmt, bis die Säure größtenteils gebunden ist. Kleine Verunreinigungen von Eisen werden durch Bleisuperoxyd entfernt, das alles gelöste Eisen als Fe_2O_3 . PbO_2, aber keine Tonerde ausfällt. Oder man fällt Eisen mit Blutlaugensalz als Berliner Blau aus. Die Mutterlaugen, die Tonerdesulfat enthalten, werden, wie unten angegeben, auf Alaun verarbeitet.

Eisenreichere Bauxite werden meist nach dem alkalischen Verfahren mit Soda auf trocknem Wege oder mit Natronlauge unter Druck aufgeschlossen. Man führt die Tonerde auf diese Weise in lösliches Natriumaluminat über. Nach dem Auslaugen der Glühmasse wird in die Lösung Kohlensäure eingeleitet, wodurch alle Tonerde als Hydrat, $Al(OH)_3$. $3 H_2O$, gefällt wird und mit Schwefelsäure zu Tonerdesulfat gelöst wird.

Die konzentrierte Lösung dieses Salzes wird mit einer entsprechenden Menge von Kaliumsulfat versetzt und die Lauge unter Umrühren erkalten gelassen. Das so erhaltene kristallinische Alaunmehl wird ausgeschleudert und getrocknet, ev. aus heißem Wasser nochmals umkristalliert.

Versuch. Um den Lehrlingen die Bildung von Kalialaun zu zeigen, löse man 70 g Aluminiumsulfat in 150 g Wasser auf und füge zu dieser Lösung eine möglichst konzentrierte Auflösung von 18 g Kaliumsulfat, worauf sehr bald der gebildete Kalialaun sich als Kristallpulver ausscheidet.

Chemie. Unter A l a u n versteht man eine Klasse von Doppelsalzen bestimmter Zusammensetzung. Ersetzt man die in 2 Mol. Schwefelsäure enthaltenen 4 W a s s e r s t o f f a t o m e durch j e e i n Atom gewisser d r e i wertiger und gewisser e i n wertiger Metalle, so gelangt man zu der allgemeinen Formel der Alaune:

$$\left.\begin{array}{c}H\\H\end{array}\right\rangle SO_4 \qquad\qquad \overset{III}{M}\!=\!\!SO_4$$
$$\left.\begin{array}{c}H\\H\end{array}\right\rangle SO_4 \qquad\qquad \overset{I}{M}\!\!\!\bigg\rangle SO_4$$

2 Mol. Schwefelsäure   Allgemeine Formel der Alaune

An Stelle von $\overset{III}{M}$ können in die gegebene Formel eingesetzt werden je ein Atom von A l u - m i n i u m, E i s e n, C h r o m, M a n g a n, I n d i u m, für $\overset{I}{M}$ können eintreten Atome von K a l i u m, N a t r i u m, C a e s i u m, R u b i d i u m, T h a l l i u m und der A m m o n i u m r e s t NH_4.

Bezüglich der N o m e n k l a t u r hat sich folgender Gebrauch eingebürgert: Wird durch den Namen kein bestimmtes d r e i wertiges Metall angegeben, so nimmt man an, das in der Verbindung vorhandene dreiwertige Metall sei Aluminium. Falls dies nicht zutrifft, so muß in dem Namen angegeben werden, w e l c h e s Metall das Aluminium ersetzt ist. K a l i a l a u n, A m m o n i a k a l a u n sind stets Tonerdealaune; E i s e n - A m m o n i u m a l a u n und C h r o m k a l i u m a l a u n dagegen enthalten k e i n Aluminium, sondern an dessen Stelle Eisen bzw. Chrom.

Allen Alaunen ist gemeinsam, daß sie mit Zugrundelegung der Formel [1]) $\overset{III}{M}. \overset{I}{M}. (SO_4)_2$ mit 12 Mol. H_2O kristallisieren. — Gemeinsam ist ihnen ferner, daß sie in der Form des Oktaeders kristallisieren. — Sie kristallisieren deshalb auch durcheinander, d. h. bringt man einen Alaunkristall A in Lösungen von Alaunen B, C, D usw., so kristallisieren über denselben regelmäßige Schichten von B, C, D. Da nun die Alaune sehr verschiedenartig gefärbt sind, so lassen sich auf diese Weise sehr hübsche Versuche ausführen.

Eigenschaften. Der Beschreibung des Alauns im Arzneibuche ist nur folgendes hinzuzufügen: Bei längerer Aufbewahrung an der Luft werden die Kristalle matt und weiß, ohne eigentlich zu verwittern. Bei 82° C schmilzt Alaun und verwandelt sich, stärker erhitzt, unter Verdampfung seines ganzen Kristallwassers in eine poröse weiße Masse. Siehe *Alumen ustum*. In der Weißglühhitze verflüchtigt sich ein Teil Schwefelsäure, und Tonerde nebst Kaliumsulfat bleiben als Rückstand. Alaunkristalle der trockenen Destillation unterworfen, geben als Destillat eine saure Flüssigkeit, die aus wässeriger Schwefelsäure besteht und den A l a u n - g e i s t der Alchimisten darstellte. Das spez. Gewicht des Kalialauns ist 1,724.

---

[1]) An Stelle der einfachen Formel ist auch die verdoppelte Formel, z. B.

$$Al_2K_2(SO_4)_4 + 24 H_2O$$

gebräuchlich, aber sehr viel weniger handlich.

100 T. Wasser lösen von $AlK(SO_4)_2 + 12H_2O$ nach P o g g i a l e :

bei	0^0	10^0	20^0	30^0	40^0	50^0	60^0	70^0	80^0	90^0	100^0
Teile	3,9	9,5	15,1	22	30,9	44,1	66,6	90,7	134,5	209,3	357,5

Fügt man zu einer wässerigen Lösung von Alaun l a n g s a m Natronlauge, so entsteht ein gallertartiger Niederschlag von A l u m i n i u m h y d r o x y d:

$$AlK(SO_4)_2 + 3NaOH = KNaSO_4 + Na_2SO_4 + Al(OH)_3$$

Kalialaun   Natriumhydroxyd   Kalium-   Natriumsulfat   Aluminium-

Natriumsulfat   hydroxyd

Setzt man zu diesem Gemisch Natronlauge im Überschusse hinzu, so geht der entstandene Niederschlag unter Bildung von N a t r i u m a l u m i n a t wieder in Lösung; und zwar entsteht NaH_2AlO_3, Na_2HAlO_3 und Na_3AlO_3, hauptsächlich aber das erste, weil Aluminiumhydroxyd nur als s c h w a c h e Säure wirken kann.

Setzt man zu dieser Lösung jetzt Chlorammonium hinzu, so erfolgt beim Erwärmen sehr schnell, in der Kälte allmählich wieder Ausscheidung von gallertartigem Aluminiumhydroxyd unter Entbindung von Ammoniak. Wenn Ammonium-Ionen und Aluminat-Ionen zusammentreffen, so gehen sie in die nicht dissoziierten Verbindungen Ammoniak und Tonerdehydrat über:

$$H_2AlO_3' + NH_4^{\cdot} = Al(OH)_3 + NH_3$$

Prüfung. Daß ein Tonerdesalz vorliegt, ergibt sich aus dem eben beschriebenen Verhalten gegen Natronlauge; das Entstehen eines Niederschlages mit Weinsäure weist auf einen Gehalt an Kalisalzen und ein Niederschlag mit Baryumnitratlösung auf die Anwesenheit des Sulfat-Ions SO_4 hin. Von Verunreinigungen wird auf Schwermetalle, speziell Eisen, ferner auf Ammoniaksalze geprüft: Vor der Prüfung mit Schwefelwasserstoffwasser braucht die Lösung nicht angesäuert zu werden, da Alaunlösungen schon sauer reagieren. Der Sicherheit halber hat jedoch das Arzneibuch einen Zusatz von wenigen Tropfen Salzsäure vorgeschrieben. Auf Eisen muß noch mit Kaliumferrocyanid geprüft werden, weil es aus der sauren Lösung mit Schwefelwasserstoff nicht fällt. — Die Entwicklung des Ammoniaks erkennt man am Geruch oder daran, daß die beim Erwärmen entweichenden Gase feuchtes Lackmuspapier bläuen.

Unverträglich mit Alaun sind alle Gerbstoff enthaltenden Substanzen, z. B. Chinarindenabkochungen, ferner die Karbonate der Alkalien, Quecksilbersalze, Bleisalze und Bleisalzmischungen, Brechweinstein.

In der Technik dient Alaun als Beizmittel, z. B. in der Färberei und Kattundruckerei, indem die in ihm enthaltene Tonerde die Eigenschaft besitzt, die Verbindung des Farbstoffs mit der Zeugfaser zu vermitteln. Die Tonerde verbindet sich mit Farbstoffen, worauf die Darstellung der Lackfarben beruht. Für zarte Farben muß er hier möglichst eisenfrei sein. Ferner braucht man den Alaun in der Weißgerberei, wo er mit Kochsalz gemischt in Anwendung kommt, dann als Zusatz zu Leimlösung und Stärkekleister, um diese Substanzen vor Schimmel und Gärung zu bewahren, beim Leimen des Papiers, indem er das Fließen der Schriftzüge auf dem Papiere verhindert, und auch zum Klären schleimiger Flüssigkeiten, geschmolzener Fette usw. Eine Lösung von Leim und Alaun in Essig macht damit bestrichenes Holz fast unverbrennlich.

Neutraler Alaun. Setzt man zu einer Alaunlösung ein Alkali, so entsteht ein Niederschlag, der zunächst verschwindet. Setzt man allmählich so viel Alkali hinzu, daß gerade ein bleibender Niederschlag entsteht, so hat man eine Lösung von n e u t r a l e m oder b a s i s c h e m Alaun. In dieser Lösung ist außer Kaliumsulfat das basische Aluminiumsulfat $Al_2(SO_4)_3 . Al_2(OH)_6$ enthalten. Da etwa gegenwärtiges Eisen in den eben erwähnten Niederschlag geht, die Lösung also e i s e n f r e i ist, so werden Lösungen von sogenanntem neutralen Alaun namentlich in der Technik (Färberei) verwendet.

Alumen cubicum seu r o m a n u m , k u b i s c h e r oder r ö m i s c h e r A l a u n , Würfelalaun. Ist bisweilen dem aus Italien und Ungarn kommenden oktaedrischen Alaun untermengt. Kristallisiert in Würfeln, ist aber von der nämlichen Zusammensetzung wie der oktaedrische Alaun. Man kann ihn nachbilden, indem man eine wenig neutralen Alaun enthaltende Alaunlösung der freiwilligen Verdunstung überläßt.

Alumen concentratum ist gleichbedeutend mit *Aluminium sulfuricum*.

Alumen plumosum = A s b e s t , A m i a n t , F e d e r a l a u n , ist im wesentlichen kieselsaures Magnesium, d. i. Magnesiumsilikat.

Anwendung. Die Wirkungsweise des Alauns ist die eines milden Adstringens. Er wird in Lösung zu desinfizierenden Spülungen (Mastdarm u. ähnl.), zu Umschlägen und als Gurgelwasser verwendet; in Substanz ist er ein mildes Ätzmittel und wird als solches besonders in der Augenheilkunde gebraucht. In Pulverform aufgebracht, stillt Alaun Blutungen. — Die innerliche Verwendung (z. B. gegen Darmkatarrh) ist gegenwärtig selten geworden.

Für die T i e r h e i l k u n d e gelten die gleichen Indikationen.

Alumen ustum. — Gebrannter Alaun.
Syn.: Entwässerter Alaun.

$$KAl(SO_4)_2 \qquad \text{Mol.-Gew. 258,3.}$$

Weißes Pulver, das sich in 30 Teilen Wasser innerhalb 48 Stunden zu einer nur schwach getrübten Flüssigkeit löst.

Hinsichtlich seiner Reinheit muß gebrannter Alaun den an Alaun gestellten Anforderungen genügen; für die Prüfungen sind Lösungen von 1 Teil gebranntem Alaun in 39 Teilen Wasser zu verwenden.

Gebrannter Alaun darf beim Erhitzen höchstens 10 Prozent an Gewicht verlieren (unzulässiger Wassergehalt). Das Erhitzen wird in einem Porzellantiegel vorgenommen, der in einen größeren Porzellantiegel in der Weise eingehängt ist, daß der Abstand zwischen den beiden Tiegelwandungen ungefähr 1 cm beträgt. Der Boden des äußeren Tiegels wird bis zur schwachen Rotglut erhitzt.

Eine schwache Trübung der wässerigen Lösung ist zulässig. Für die Ermittelung des Wassergehaltes wurde ein neues Verfahren angegeben.

Geschichtliches. Als A l u m e n u s t u m war in der Pharm. Germ. ed. I. ein aus Alaun durch wirkliches Brennen erzeugtes Präparat offizinell. Die Pharm. Germ. II. ließ zum ersten Male A l u m e n u s t u m durch Austrocknen darstellen. Das A r z n e i b u c h äußert sich über die Darstellungsweise nicht, sondern stellt nur bestimmte Forderungen an die Beschaffenheit des sog. gebrannten Alauns, aus denen indessen hervorgeht, daß hier das gleiche Präparat zu verstehen ist, wie es von der Pharm. Germ. II. aufgenommen war. Der Name „gebrannter Alaun" ist unzweckmäßig. Abgesehen davon, daß auch andere entwässerte Salze, z. B. N a t r i u m c a r b o n i c u m s i c c. usw., nicht als g e b r a n n t e s N a t r i u m c a r b o n a t usw. bezeichnet werden, fällt hier noch der Umstand ins Gewicht, daß man im praktischen Leben unter dem Namen „Gebrannter Alaun" tatsächlich ein durch B r e n n e n von Alaun erhaltenes Produkt versteht.

Darstellung. Der kristallisierte Kalialaun enthält 45,5 Prozent Kristallwasser. Wird Kalialaun erhitzt, so schmilzt er bei 80⁰—90⁰, bei 115⁰ C gerät die Masse ins Wallen, Wasser verdampft, sie wird dickflüssig, und bei 300⁰—350⁰ verliert sie ihren letzten Kristallwasserrest, der, in Dampf übergehend, die Masse schwammig-porös aufbläht. Wird diese Temperatur überschritten, so entweicht etwas Schwefelsäure, und es hinterbleibt ein basischer Alaun.

Um ein möglichst gleichmäßiges, den Anforderungen des Arzneibuches entsprechendes Präparat zu erlangen, nimmt man die Darstellung nach der von Pharm. Germ. II. gegebenen Anweisung vor:

1 kg Alaunpulver, aus Alaunkristallen, die den Anforderungen des Arzneibuchs entsprechen, dargestellt, trockne man, in dünnen Schichten ausgebreitet, so lange bei etwa 50⁰, bis der Rückstand etwa 700 g wiegt. Alsdann bringe man das nunmehr zum Teil entwässerte Alaunpulver in eine tarierte Porzellanschale und erhitze diese im Sandbade, unter beständigem Umrühren bei einer 160⁰ nicht übersteigenden Temperatur so lange, bis der Rückstand etwa 550 g wiegt. Man zerreibt ihn alsdann in einem warmen Porzellanmörser und füllt das noch warme Pulver alsbald in trockne, gut zu verschließende Gläser.

Ein nach dieser Vorschrift dargestellter gebrannter Alaun ist seiner chemischen Zusammensetzung nach l e d i g l i c h e n t w ä s s e r t e r K a l i a l a u n von der Formel $AlK(SO_4)_2$. — Der wirklich gebrannte Alaun besteht, da bei höherer Temperatur Aluminiumsulfat Schwefelsäureanhydrid abgibt $Al_2(SO_4)_3 = Al_2O_3 + 3SO_3$, aus entwässertem Kalialaun und wechselnden Mengen Aluminiumoxyd Al_2O_3 und Kaliumsulfat K_2SO_4.

Eigenschaften. Von dem lediglich durch Zerkleinern des kristallisierten Kalialauns dargestellten Alaunpulver unterscheidet er sich dadurch, daß er ein lockeres, spezifisch leichtes Pulver darstellt, erheblich schwerer in Wasser löslich ist und bedeutend milder schmeckt als gewöhnlicher gepulverter Alaun.

Prüfung. Gebrannter Alaun löst sich nicht vollständig in Wasser, sondern die Flüssigkeit bleibt schwach getrübt, weil sich selbst bei vorsichtigem Entwässern immer etwas basisches Salz bildet. Die Anwesenheit einer größeren Menge basischer Salze würde auch die saure Reaktion des Kalialauns zum Verschwinden bringen. — Für die Wasserbestimmung ist eine besondere Methode des Erhitzens vorgeschrieben, weil bei zu hoher Temperatur Aluminiumsulfat Schwefelsäureanhydrid abgibt $Al_2(SO_4)_3 = Al_2O_3 + 3\,SO_3$, und dieser Verlust dann auch als Wasser berechnet würde.

Aufbewahrung. Wegen seiner hygroskopischen Eigenschaften werde der gebrannte Kalialaun in gut verschlossenen Gefäßen aufbewahrt.

Anwendung. Die Destillateure benutzen gebrannten Alaun zum Klären trüber Liköre. Zu diesem Zwecke gebe man nur w i r k l i c h   g e b r a n n t e n   A l a u n ab, denn die klärenden Eigenschaften dieses Alauns sind zum Teil auf die durch seine poröse Beschaffenheit zu erklärende Flächenanziehung, zum Teil auf den Gehalt an Tonerde zurückzuführen. Für g e f ä r b t e Flüssigkeiten eignet sich gebrannter Alaun als Klärmittel nicht.

Der sogenannte gebrannte Alaun wird nur äußerlich gebraucht, z. B. in Pulverform zur Desinfizierung der Vagina.

Aluminium sulfuricum. — Aluminiumsulfat.
Syn.: Schwefelsaure Tonerde.

$$Al_2(SO_4)_3 \cdot 18\,H_2O \qquad \text{Mol.-Gew. } 666,7.$$

Weiße, kristallinische Stücke, in 1,2 Teilen Wasser löslich, in Weingeist fast unlöslich.

Die wässerige Lösung schmeckt sauer und zusammenziehend, rötet Lackmuspapier und gibt mit Baryumnitratlösung einen weißen, in verdünnten Säuren unlöslichen Niederschlag, mit Natronlauge einen weißen, gallertigen, im Überschusse des Fällungsmittels löslichen Niederschlag, der sich auf genügenden Zusatz von Ammoniumchloridlösung wieder ausscheidet.

Die filtrierte wässerige Lösung (1 + 9) muß farblos sein und darf nach Zusatz von einigen Tropfen Salzsäure weder durch Schwefelwasserstoffwasser verändert (Schwermetallsalze), noch auf Zusatz einer gleichen Menge $^1/_{10}$-Normal-Natriumthiosulfatlösung innerhalb 5 Minuten mehr als opalisierend getrübt werden (freie Schwefelsäure). 20 ccm der wässerigen Lösung (1 + 19) dürfen durch 0,5 ccm Kaliumferrocyanidlösung nicht sofort gebläut werden (Eisensalze).

Eine Mischung von 1 g zerriebenem und bei 100° getrocknetem Aluminiumsulfat und 3 ccm Zinnchlorürlösung darf innerhalb 1 Stunde keine dunklere Färbung annehmen (Arsenverbindungen).

Die Prüfung auf freie Schwefelsäure wurde auf 5 Minuten begrenzt. Zur Prüfung mit Schwefelwasserstoff soll zuvor ein Zusatz von Salzsäure gemacht werden.

Geschichtliches. Nachdem man vor etwa 40 Jahren erkannt hatte, daß der technisch wesentliche Bestandteil des Alauns das Aluminiumsulfat sei, suchte man dieses im großen darzustellen und in die Färbereien, Gerbereien und Papierfabriken einzuführen. Als sehr bequeme Materialien hierfür lagen K r y o l i t h und B a u x i t vor.

Unter dem Namen *Alumcakes* (A l a u n k u c h e n) kam ein in Kuchenform gebrachtes Gemisch aus Aluminiumsulfat und Kieselsäure in den Handel, das durch Einwirkung von Schwefelsäure auf weißen Ton (Aluminiumsilikat) erzeugt wurde. Als *Aluminalaum* (T o n e r d e a l a u n) wurde ein Gemisch von Tonerdesulfat und Kalialaun benutzt, das durch Einwirkung von Schwefelsäure auf Alunit erhalten wurde. Gegenwärtig wird Aluminiumsulfat im Zustande technischer Reinheit zu wohlfeilem Preise dargestellt und — seines höheren Tonerdegehaltes wegen — als ,, k o n z e n t r i e r t e r   A l a u n‘‘ bezeichnet. I n   d e r   N a t u r kommt das kristallisierte Aluminiumsulfat $Al_2(SO_4)_3 + 18\,H_2O$ übrigens als K e r a m o h a l i t (= Haarsalz) als Verwitterungsprodukt von Alaunerzen in vulkanischen Gegenden vor.

Darstellung. Aluminiumsulfat wird aus sehr verschiedenen Materialien gewonnen, z. B. aus Ton oder vor allem Bauxit. Entweder werden diese Tonerdeverbindungen direkt mit Schwefelsäure aufgeschlossen, wobei Kieselsäure zurückbleibt und Aluminiumsulfat sich bildet, oder sie werden auf alkalischem Wege aufgeschlossen und in Aluminiumhydroxyd verwandelt, das dann mit Schwefelsäure weiter in Aluminiumsulfat umgesetzt wird. Das Nähere der Darstellung siehe bei A l u m e n.

Der chemische Vorgang ist in allen Fällen der gleiche: Aluminiumoxyd (oder -hydroxyd) vereinigt sich mit der Schwefelsäure zu Aluminiumsulfat:

$$1. \quad \underset{\text{Aluminiumoxyd}}{Al_2O_3} + \underset{\text{Schwefelsäure}}{3\,[H_2SO_4]} = 3\,H_2O + \underset{\text{Aluminiumsulfat}}{Al_2(SO_4)_3}$$

$$2. \quad \underset{\text{Aluminiumhydroxyd}}{2\,Al(OH)_3} + \underset{\text{Schwefelsäure}}{3\,[H_2SO_4]} = 6\,H_2O + \underset{\text{Aluminiumsulfat}}{Al_2(SO_4)_3}$$

Eigenschaften. Die wässerige Lösung von Aluminiumsulfat reagiert wegen vorhandener Hydrolyse des Salzes sauer. Sie gibt mit Baryumnitratlösung die Reaktion auf Sulfat-Ion SO_4''.

Mit Natronlauge fällt Aluminiumhydroxyd $Al(OH)_3$ aus, das sich im Überschuß von Natronlauge zu Natriumaluminat löst (und zwar NaH_2AlO_3, Na_2HAlO_3 und Na_3AlO_3, hauptsächlich
aber das erstere, weil Aluminiumhydroxyd nur als s c h w a c h e Säure wirken kann). Aus der
Lösung des Natriumaluminats fällt Chlorammonium wieder Aluminiumhydroxyd aus, das heißt,
wenn man Ammonium-Ion und Aluminat-Ion zusammenbringt, so gehen sie in die nicht dissoziierten Verbindungen Ammoniak und Tonerdehydrat über.

$$H_2AlO_3' + NH_4^{\cdot} = Al(OH)_3 + NH_3$$

Beim Erhitzen des kristallisierten Aluminiumsulfates hinterbleibt zunächst das in Wasser
sehr langsam lösliche wasserfreie Aluminiumsulfat $Al_2(SO_4)_3$, bei heller Rotglut hinterbleibt
fast reine Tonerde.

Spezifisches Gewicht der Aluminiumsulfatlösung bei 15° nach G e r l a c h

Proz. $[Al_2(SO_4)_3 + 18 H_2O]$

Proz.	5	10	15	20	30	40	50
Spez. Gew.	1,025	1,0535	1,082	1,1105	1,171	1,2355	1,305

Prüfung. Nach der Beschreibung des Arzneibuches scheint ein gereinigtes technisches
Präparat zugelassen zu sein, doch soll es frei sein von S c h w e r m e t a l l e n , die aus der
Schwefelsäure (Blei) oder aus den Gefäßen (Kupfer) stammen können, ferner von E i s e n und
A r s e n , das ebenfalls von der verwendeten Kammersäure herrühren kann.

Schließlich darf auch wenig f r e i e S c h w e f e l s ä u r e zugegen sein. Aus Natriumthiosulfatlösung würde diese Schwefel abscheiden: $Na_2S_2O_3 + H_2SO_4 = Na_2SO_4 + H_2O +$
$SO_2 + S$. Dadurch, daß die Beobachtungszeit auf 5 Minuten ausgedehnt ist, sind etwa
2 Prozent freie Schwefelsäure in dem Salz durch diese Prüfung zugelassen.

Anwendung. Aluminiumsulfat wird für sich auch in Lösungen kaum mehr verwendet; es
dient nur zur Bereitung des Liquor Aluminii subacetici.

Ammoniacum. — Ammoniakgummi.

Syn.: Gummiresina Ammoniacum.

Das Gummiharz von Dorema ammoniacum *Don* und anderen Arten der Gattung Dorema.
Ammoniakgummi besteht aus losen oder zusammenhängenden Körnern oder aus größeren
Klumpen von bräunlicher, auf dem frischen Bruche weißlicher Farbe. In der Kälte ist Ammoniakgummi spröde, in der Wärme erweicht es, ohne klar zu schmelzen. Ammoniakgummi riecht eigenartig und schmeckt bitter, scharf und würzig.

Die beim Kochen mit 10 Teilen Wasser entstehende trübe Flüssigkeit wird durch Eisenchloridlösung schmutzig rotviolett gefärbt. Beim Zerreiben von 1 Teil Ammoniakgummi mit
3 Teilen Wasser bildet sich eine weiße Emulsion, die auf Zusatz von Natronlauge gelb, dann
braun wird.

Kocht man 5 g fein zerriebenes Ammoniakgummi mit 15 g rauchender Salzsäure eine Viertelstunde lang, filtriert durch ein angefeuchtetes Filter und übersättigt das klare Filtrat vorsichtig
mit Ammoniakflüssigkeit, so darf die Mischung im auffallenden Lichte keine blaue Fluoreszenz
zeigen (Galbanum, afrikanisches Ammoniakgummi).

Der beim vollkommenen Ausziehen von Ammoniakgummi mit siedendem Weingeist hinterbleibende Rückstand darf nach dem Trocknen bei 100° höchstens 40 Prozent der ursprünglichen
Masse betragen. Ammoniakgummi darf beim Verbrennen höchstens 7,5 Prozent Rückstand
hinterlassen.

Zur Herstellung des Pulvers wird Ammoniakgummi über gebranntem Kalk getrocknet und
dann bei möglichst niedriger Temperatur zerrieben.

Der zulässige Aschegehalt wurde von 5 auf 7,5 Prozent erhöht.

Geschichte. Den Alten (D i o s k o r i d e s , P l i n i u s) war ein Ammoniacum bereits bekannt,
doch belegten sie mit diesem Namen das von einer Ferulaart gelieferte a f r i k a n i s c h e A m m o -
n i a c u m (s. unten). Nach Plinius wuchs diese Pflanze in der Nähe des Tempels des Jupiter
Ammon, wovon die Droge auch ihren Namen erhielt. Die aus Asien stammende Droge findet
sich zuerst erwähnt in der Liste derjenigen Waren, die in Alexandrien einer Durchgangssteuer
unterworfen waren, 180 n. Chr. Bei A l e x a n d e r T r a l l i a n u s im 6. Jahrh. n. Chr. findet sie

medizinische Verwendung. Die Stammpflanze wurde 1829 von D. D o n nach von Major W r i g h t bei Isdekhast gesammelten Exemplaren beschrieben.

Das eben erwähnte afrikanische (Algier, Cyrenaica) Ammoniacum oder Fasoy stammt von *Ferula tingitana* L. und *Ferula communis* L. var. *gummifera*. Es gelangt selten in den europäischen Handel. Es enthält nach M o s s (1873) 67,8 Prozent Harz, 9 Prozent Gummi, 18,9 Prozent Bassorin und Unlösliches, 4,3 Prozent ätherisches Öl und Wasser. G o l d s c h m i d t (1878) erhielt nach dem Schmelzen mit Ätzkali Resorcin und eine kristallisierte Säure $C_{10}H_{10}O_6$. Es enthält Umbelliferon.

Abstammung. *Dorema ammoniacum* D. D o n, eine bis 2,50 m hohe, zu den *Umbelliferae — Apioideae — Peucedaneae — Ferulinae* gehörige Pflanze, ist in den Wüsten zwischen den großen westasiatischen Salzseen und Nordindien (zwischen Isdekhast und Aminabad, zwischen Dschang-Darja und Kuwan, sowie bei Tabbas) heimisch. Sie enthält in allen Teilen, besonders reichlich in der Wurzel, das Ammoniakgummi in ansehnlichen (in der Wurzel 0,24 mm weiten) schizogenen Sekretbehältern, die sich besonders im Siebgewebe finden. Das Sekret entsteht in der dem erweiterten Intercellularraum zugekehrten Wandpartie, die eine eigentümliche Umwandlung erleidet, und gelangt dann in jenen. Oft zersprengt das Sekret die Wände des Behälters, fließt dann in das umgebende Parenchymgewebe und bahnt sich auch oft einen Weg nach außen, oder dieser Weg wird ihm durch nagende Insekten geöffnet. Eine absichtliche Verletzung der Pflanze behufs Gewinnung des Ammoniacum findet nicht statt. Auch *Dorema Aucheri* Boiss. (Persien) und *D. aureum* Stokes (Beludschistan) liefern Ammoniacum. — Für den Handel gesammeltes Ammoniacum gelangt aus Persien über das Meer nach Bombay; eben dahin kommen auch die zur Zeit der Fruchtreife geschnittenen ganzen Pflanzen, wo man das daran sitzende Gummiharz ablöst. Dieses kommt über London in den Handel.

Handelsware und Beschreibung. Das Ammoniacum kommt in mehreren Sorten im Handel vor:

1. Ammoniacum in Tränen oder Körnern (Ammoniacum electum, in granis, in lacrimis, in amygdalis). Einzelne, hirsekorn- bis nußgroße Körner, die außen gelblichweiß bis blaßbräunlich, innen auf flachmuscheligem Bruch bläulichweiß und wachsglänzend, in dünnen Splittern etwas durchscheinend sind. In der Kälte spröde, erweichen sie in der Hand wie Wachs. Die Bruchfläche wird nach einiger Zeit an der Luft gelblich bis bräunlich. — Sind die Körner durch eine gleichförmige Zwischenmasse verklebt, so nennt man die Sorte:

2. Ammoniacum in Kuchen (Ammoniacum in massis seu placentis). Bildet große, bis 600 g schwere Klumpen von dunkler, meist brauner Farbe und trübweißem, meist fettglänzendem Bruch. In die dunkle, weiche, oft sogar schmierige, mit den Resten der Pflanze und mit Sand vermengte Grundmasse finden sich mehr oder weniger zahlreiche Körner, wie 1., eingesprengt.

3. Lump-Ammoniacum besteht aus zusammengeflossenen Körnern.

Den Anforderungen des Arzneibuchs entspricht nur die erste Sorte.

Eigenschaften und Bestandteile. Ammoniacum ist ein Gemenge von Harz mit ätherischem Öl und Gummi mit einem pektinartigen Körper in wechselnden Verhältnissen. Mit Wasser bildet es eine weiße emulsive Flüssigkeit. Isoliert wurden von C i a m i c i a n 1880 Meta- und Para-Xylol, Metaäthyltoluol, ein Kohlenwasserstoff von der Formel $C_{12}H_{20}$, der bei der Oxydation neben Essigsäure, und vielleicht Propionsäure, Benzoesäure lieferte, ferner ein sauerstoffhaltiges Öl, Orthoäthylphenolmethyläther, aus dem auch das entsprechende Orthoäthylphenol und in der Kalischmelze Spuren Salicylsäure erhalten wurden. — Der in Weingeist lösliche Teil des Ammoniacum entspricht nach J o h n s t o n der Formel $C_{40}H_{25}O_9$. In Salpetersäure von 1,35 spez. Gewicht löst es sich nach kurzem Kochen unter Bildung von Camphresinsäure, $C_{10}H_{24}O_7$. Beim Schmelzen mit Kalihydrat liefert es Protokatechusäure und Resorcin. Der in Alkohol unlösliche Teil löst sich nur zum kleinsten Teil in Wasser, das übrige liefert auf Zusatz von Ätzkali eine klare Lösung. Der Gehalt an ätherischem Öl beträgt 0,2 bis 0,4 Prozent. Spez. Gewicht 0,891. Es siedet zwischen 250 und 290^0 und dreht rechts. Es ist schwefelfrei. Der Geruch ist mäßig und eigentümlich, der Geschmack etwas scharf und angenehm bitter, anhaltend. Spez. Gewicht der Körner 1,208 bis 1,212. Asche 0,9 bis 10,08 Prozent (D i e t e r i c h 1893), 2 Prozent (P l u g g e), 2,02 bis 16,88 Prozent (H i r s c h s o h n), 0,79 bis 3,97 Prozent (B e c k u r t s und B r ü c h e). Wenn sich hierbei auch erheblich höhere Zahlen finden, als das Arzneibuch gestattet (7,5 Prozent), so ist zu berücksichtigen, daß diese offenbar von sehr minderwertigen Sorten gewonnen wurden, die nicht in die Apotheke gehören. Die Forderung des Arzneibuches, die gegen die frühere Ausgabe

(5 Prozent) erhöht wurde, ist stets leicht zu erfüllen. Die Bestimmung der Asche im Platintiegel geht ohne Zwischenfälle vonstatten, wenn man zu Anfang recht gelinde erhitzt, da sich andernfalls die Droge stark aufbläht. Esterzahl 64,4 bis 75,7 nach Dieterich, 30,0 bis 123,6 nach Kremel, 19 bis 46 nach Beckurts. Säurezahl 69 bis 80 nach Beckurts. Verseifungszahl 146,0 bis 180,0 nach Dieterich, 142 bis 182 nach Kremel, 99 bis 114 nach Beckurts. Wie man sieht, weichen diese Zahlen zu weit voneinander ab, um zur Charakterisierung der Droge benutzt werden zu können. Weingeist von 96 Prozent löst 40 bis 68 Prozent — Jodzahl des in Alkohol löslichen Anteils 141,53 bis 175,64 (Dieterich). 4 T. Liq. Kali carbonic. lösen 1 T. Ammoniacum. Äthyläther, Amylalkohol, Chloroform, Benzol, Schwefelkohlenstoff lösen nur wenige Prozente.

Die milchähnliche wässerige Lösung des Gummiharzes, mit Ätznatronlauge versetzt, wird sofort gelb und geht allmählich in Braun über.

Ammoniakkörner, mit konzentrierter Schwefelsäure übergossen, färben innerhalb eines Tages die Säure dunkelblutrot die, mit der 20 bis 30 fachen Menge Wasser verdünnt, auch mit Kalilauge oder mit Ammoniak im Überschuß versetzt, keine Fluorescenz zeigt, wie z. B. Galbanum (Abwesenheit von Umbelliferon). Mit dem 3 fachen Gewicht Salzsäure übergossen, darf es dieselbe auch beim Erhitzen auf 60° nicht (schmutzigviolett) färben (Unterschied von Galbanum). Auch die vom Arzneibuch angegebene Prüfung mit rauchender Salzsäure richtet sich gegen eine eventuelle Vermengung oder Verwechslung des Ammoniakgummis mit Galbanum, aber auch mit dem sog. afrikanischen Ammoniakgummi, das oben beschrieben wurde. Beide enthalten Umbelliferon, das bei der geschilderten Behandlung eine deutliche blaue Fluorescenz ergibt.

Die weitere Forderung, daß die in siedendem Alkohol unlöslichen Bestandteile nicht mehr wie 40 Prozent betragen sollen, ist eine mäßige, indessen liegt die Sache hier insofern etwas anders, als eine Droge, die diese Probe nicht aushält, nicht notwendig verfälscht sein muß. Die in Alkohol unlöslichen Bestandteile sind hauptsächlich das Gummi und Teile der Pflanze, wenn wir von absichtlichen und unabsichtlichen Verunreinigungen absehen, und die Menge des ersteren kann recht erheblich sein, nämlich bis 60 Prozent, so daß eine solche Ware die Prüfung nicht aushalten würde, da noch die Pflanzenreste dazu kommen.

Nach Befeuchten mit Alkohol darf Ammoniakgummi mit Salz- und Salpetersäure nicht rot oder violett werden.

Eine mit verdünnter Natronlauge bereitete wässerige oder alkoholische Lösung von Ammoniacum mit einem Tropfen einer Lösung, die man durch Lösen von 30 g Ätznatron in Wasser, Zusatz von 20 g Brom unter Abkühlen und Verdünnen auf einen Liter herstellt, versetzt, färbt sich sofort, aber rasch verschwindend, violett (Plugges Reagens). Man kann auch an Stelle der angegebenen Lösung Natriumhypochloritlösung verwenden (Picards Reagens). Grob gepulvertes Ammoniacum wird mit konzentrierter Chlorkalklösung orangerot.

Prüfung. Die vom Arzneibuch vorgeschriebenen Reaktionen reichen aus, das Ammoniacum von anderen Gummiharzen zu unterscheiden. In zweifelhaften Fällen sind auch die übrigen vorstehend angegebenen Reaktionen heranzuziehen. Eine Prüfung auf Stärke, die zuweilen wirklich vorhanden ist, nimmt man am sichersten unter dem Mikroskop vor, indem man am Rande des Deckglases während der Beobachtung einen Tropfen Jod-Jodkalium zufließen läßt: die Stärkekörner färben sich blau. Oder man versetzt eine Probe mit Wasser zerriebenen Gummiharzes im Probierrohre mit Jod-Jodkalium; die blaugefärbten Stärkekörner setzen sich ab und können ihrer Menge nach annähernd geschätzt werden. Eine geringe Menge Stärke, mutmaßlich aus der Mutterpflanze stammend, ist nicht zu beanstanden. Der Gehalt an Sand und Pflanzenresten sollte nicht über 5 Prozent betragen. Es ist Ammoniacum beobachtet worden, das großenteils aus Kieselsteinchen oder Tonstücken bestand, die mit gelöstem Ammoniacum überzogen waren.

Pulverung und Reinigung. Das Ammoniacum findet in den meisten Fällen nur gepulvert oder in anderer Weise gereinigt Verwendung.

Die Pulverung soll geschehen, nachdem das Gummiharz über Kalk (also bei gewöhnlicher Temperatur, um einem Verlust an ätherischem Öl vorzubeugen) getrocknet ist, und bei möglichst niedriger Temperatur vorgenommen werden, also im Winter, um ein Zusammenbacken beim Stoßen und ein Verstopfen des Siebes zu verhindern. Solche Methoden sind schon seit längerer Zeit allgemein im Gebrauch.

Das Austrocknen gelingt ebenfalls, wenn man Ammoniacum nach der Anweisung von

Lehmann in kleine Stücke zerschlägt, auf Horden verteilt, 8—14 Tage über frisch gebrannten Kalk in einen gut verschlossenen Kasten bringt. Noch die 2. Auflage der Pharmakopoe schrieb vor, das Gummiharz starker Winterkälte anhaltend auszusetzen und, nachdem es spröde geworden, zu pulvern. — In jedem Falle hat das Pulvern und Absieben möglichst rasch zu geschehen. Die so von gröberen Unreinigkeiten befreite Droge wird in kleinen Beuteln oder Blechdosen zweckmäßig über Ätzkalk auf der Materialkammer aufbewahrt; die Aufbewahrung im Keller ist zu verwerfen, da das Pulver hier leicht schimmelt.

Neben diesen Methoden haben sich andere, die bezwecken, das Gummiharz auf nassem Wege und gründlicher zu reinigen, eingeführt. Die französische Pharmakopoe läßt 1500 T. Gummiharz in 1000 T. heißem Wasser zerteilen, dann soviel Weingeist zusetzen, daß derselbe eine Stärke von 60 Prozent besitzt, absetzen, kolieren nnd eindampfen, bis die Masse halberkaltet nicht mehr an den Fingern klebt.

Nach dem Verfahren von E. Dieterich werden 10 kg des Gummiharzes mit 2,5 Liter Weingeist übergossen, über Nacht stehen gelassen, durchgeknetet, auf 40° erwärmt, die Masse 3 Stunden lang mittels einer Keule bearbeitet, der Mischung weitere 2,5 Liter Weingeist zugesetzt und die Masse durch ein feines Messingsieb getrieben. Der Rückstand auf dem Siebe wird nochmals mit 2,5 Liter Weingeist eine halbe Stunde bei gelinder Wärme agitiert und wieder durch das Sieb getrieben. Die durchgetriebene Masse wird von einem etwaigen sandigen Bodensatz abgegossen, der Weingeist im Dunstsammler bei 50° abdestilliert und das Gummiharz trocken gemacht. Ein so behandeltes Ammoniacum gab 1,3 Prozent Asche gegen 3 Prozent der gepulverten Droge.

Aufbewahrung über Ätzkalk auf der Materialkammer.

Anwendung. Dem Ammoniakharze wurden früher, wohl wegen des darin enthaltenen ätherischen Öles, ähnliche Wirkungen wie dem Terpentin zugeschrieben; es wurde demgemäß als Expektorans, Diuretikum und auch als allgemein schmerzstillendes Mittel benutzt; gegenwärtig wird es fast nur zur Bereitung eines milden, hautreizenden Pflasters genommen.

Ammonium bromatum. — Ammoniumbromid.

Syn.: Bromammonium.

$$NH_4Br \qquad Mol.\text{-}Gew.\ 97,96.$$

Gehalt mindestens 97,9 Prozent Ammoniumbromid entsprechend 79,9 Prozent Brom.

Weißes, kristallinisches, beim Erhitzen flüchtiges Pulver.

Ammoniumbromid ist in Wasser klar löslich und entwickelt beim Erwärmen mit Natronlauge Ammoniak. Die wässerige Lösung rötet Lackmuspapier schwach. Setzt man zur wässerigen Lösung einige Tropfen Chlorwasser und schüttelt dann mit Chloroform, so färbt sich dieses rotbraun.

Die wässerige Lösung (1 + 9) darf auf Zusatz von verdünnter Schwefelsäure keine Färbung annehmen, ebensowenig darf sich Chloroform, das mit dieser Mischung geschüttelt wird, gelb färben (Bromsäure).

10 ccm der wässerigen Lösung (1 + 19) dürfen nach Zusatz von 3 Tropfen Eisenchloridlösung und etwas Stärkelösung innerhalb 10 Minuten keine Blaufärbung zeigen (Jodwasserstoffsäure).

Die wässerige Lösung (1 + 19) darf weder durch Schwefelwasserstoffwasser (Schwermetallsalze), noch durch Baryumnitratlösung (Schwefelsäure), noch durch verdünnte Schwefelsäure (Baryumsalze) verändert werden.

20 ccm der mit einigen Tropfen Salzsäure angesäuerten wässerigen Lösung (1 + 19) dürfen durch 0,5 ccm Kaliumferrocyanidlösung nicht sofort gebläut werden (Eisensalze).

Gehaltsbestimmung. Ammoniumbromid darf durch Trocknen bei 100° höchstens 1 Prozent an Gewicht verlieren. Löst man 3 g des bei 100° getrockneten Salzes in soviel Wasser, daß die Lösung 500 ccm beträgt, so dürfen 50 ccm dieser Lösung nach Zusatz einiger Tropfen Kaliumchromatlösung nicht weniger als 30,6 und nicht mehr als 30,9 ccm $^1/_{10}$-Normal-Silbernitratlösung bis zur bleibenden roten Färbung verbrauchen, was einem Mindestgehalte von 98,9 Prozent Ammoniumbromid in dem getrockneten Salze entspricht (1 ccm $^1/_{10}$-Normal-Silbernitratlösung = 0,009796 g Ammoniumbromid oder = 0,00535 g Ammoniumchlorid, Kaliumchromat als Indikator).

Neu eingeführt wurde eine Prüfung auf jodwasserstoffsaure Salze und auf den Feuchtigkeitsgehalt. Die Gehaltsbestimmung wurde schärfer gefaßt.

Darstellung. Ammoniumbromid erhält man durch Sättigen von Bromwasserstoffsäure mit Ammoniakflüssigkeit oder mit Ammoniumcarbonat.

$$HBr + NH_3 \ = \ NH_4Br \ \text{oder}$$

$$NH_4H.CO_3 + NH_4.NH_2CO_2 + 3\,HBr \ = \ 2\,CO_2 + H_2O + 3\,NH_4Br$$
Ammoniumcarbonat

Da aber hierzu Bromwasserstoffsäure erst dargestellt werden müßte, so ist es vorteilhafter, das Salz aus Brom und Ammoniak herzustellen, und zwar in folgender Weise:

Man benutzt den auf Seite 110, Fig. 32 abgebildeten Apparat, bringt in den Kolben *a* Ammoniakflüssigkeit, am besten 20prozentige (spez. Gewicht 0,923), in den Scheidetrichter *b* Brom und in die Waschflasche *d* etwas Wasser, um die mit fortgerissenen Dämpfe von Bromammonium und von Ammoniak aufzufangen und zu verdichten. Nimmt man 350 Gewichtsteile Brom, so kommen in den Kolben 520—530 Gewichtsteile 20prozentiges Ammoniak.

Der Kolben *a* wird dann in kaltes Wasser gestellt und t r o p f e n w e i s e Brom zugelassen. Ist sämtliches Brom verbraucht und die Lösung gelb, so beseitigt man diese Färbung durch Ersatz von etwas Ammoniak und dampft die Flüssigkeit, unter öfterem Zufügen einiger Tropfen Ammoniak zur Kristallisation ein. $4\,NH_3 + 3\,Br = N + 3\,NH_4Br$.

Ist durch Entweichen von Ammoniak Brom im Überschuß, so wirkt dieses auf das schon vorhandene Ammoniumbromid unter Bildung des in trocknem Zustande sehr explosiven B r o m - s t i c k s t o f f s.

$$NH_4Br + 6\,Br \ = \ 4\,HBr + NBr_3$$

Es ist deshalb immer dafür zu sorgen, daß Ammoniak im Überschuß ist, worauf in den oben angegebenen Gewichtsverhältnissen Rücksicht genommen ist.

Eigenschaften. Das Ammoniumbromid des Arzneibuches ist ein weißes, kristallinisches, aus kleinen Würfeln bestehendes Pulver, sobald man die Lösung zur Trockne eindampfte, während man durch Kristallisation säulenförmige Kristalle erhält. Es löst sich in 1,5 T. kaltem oder in 0,7 T. heißem Wasser, ferner in 150 T. kaltem oder in 15 T. kochendem Weingeist. Die wässerige Lösung zeigt eine schwache s a u r e Reaktion, die von der beginnenden Hydrolyse des Salzes herrührt. Indem eine geringe Menge des Ammonium-Ions sich mit Hydroxyl aus dem Wasser zu Ammoniak und Wasser umsetzt, bleibt die entsprechende Menge Wasserstoff-Ion übrig und bewirkt die saure Reaktion. Wie alle Ammoniumverbindungen ist das Salz in der Hitze flüchtig, zerlegt sich aber bei hoher Temperatur, ohne vorher zu schmelzen, in Ammoniak und Bromwasserstoff. Diese Spaltung tritt nur ein, wenn Bromammonium eine Spur Wasser enthält, das als Dampf die Dissoziation katalytisch beschleunigt.

Zur Prüfung auf Identität sei folgendes bemerkt: Wenn man Chlor zu Lösungen gibt, die Brom-Ionen enthalten, so findet ein Austausch der Zustände statt; das Chlor geht in Chlor-Ion und das Brom-Ion in elementares Brom über, dessen Anwesenheit man durch Ausschütteln mit Chloroform feststellen kann. $2\,Br' + Cl_2 = 2\,Cl' + Br_2$.

Setzt man zur Lösung eines Ammoniumsalzes eine stärkere Base (Natronlauge), so reagiert das Hydroxyl-Ion dieser Base mit dem Ammonium-Ion unter Bildung von Ammoniak und Wasser, da die Base $NH_4.OH$ nur wenig dissoziieren kann.

$$NH_4{}^{\boldsymbol{\cdot}} + Cl' + Na^{\boldsymbol{\cdot}} + OH' \ = \ NH_3 + H_2O + Na^{\boldsymbol{\cdot}} + Cl'$$

Das entweichende Ammoniak kann durch den Geruch oder durch die Bläuung von Lackmuspapier nachgewiesen werden.

Spezifisches Gewicht der Bromammoniumlösung bei 15⁰.

Proz. NH₄Br	5	10	15	20	30	40
Spez. Gew.	1,0326	1,0652	1,0960	1,1285	1,1921	1,2920

Prüfung. Sie erstreckt sich auf F a r b l o s i g k e i t , F l ü c h t i g k e i t , die vorher angegebenen Identitätsreaktionen und auf Verunreinigungen.

Ein gefärbtes Salz ist ohne weiteres zu verwerfen, Gelbfärbung deutet meist auf E i s e n - g e h a l t , seltener auf Ammonium b r o m a t.

Bei Gegenwart von b r o m s a u r e m (o d e r u n t e r b r o m i g s a u r e m) S a l z e färbt Schwefelsäure die wässerige Lösung gelb, weil aus einem Gemisch von Ammoniumbromid und -bromat durch Säure Brom frei gemacht wird:

$$5\,NH_4Br \ + \ NH_4BrO_3 \ + \ 6\,H_2SO_4 \ = \ 6\,NH_4HSO_4 \ + \ 6\,Br \ + \ 3\,H_2O$$
Ammoniumbromid Ammoniumbromat

Sollte die Menge des Broms gering sein und die Färbung als solche nicht zu sehen sein, so schüttelt man mit Chloroform aus, das dann die gelbe bis rotgelbe Färbung des Broms besser erkennen läßt. Die neu aufgenommene Prüfung auf J o d i d mittels Eisenchlorid entspricht folgender Gleichung:

$$FeCl_3 \ + \ KJ \ = \ FeCl_2 \ + \ KCl \ + \ J$$
$$\text{Eisenchlorid} \qquad\qquad \text{Eisenchlorür}$$

Das dreiwertige Ferri-Ion geht dabei in zweiwertiges Ferro-Ion über, und das Jod-Ion verwandelt sich in elementares Jod. $2Fe^{\cdots} \ + \ 2J' \ = 2Fe^{\cdot\cdot} \ + \ J_2$. Freies Jod kann durch Bläuung von Stärkekleister nachgewiesen werden.

Gehaltsbestimmung. Die aus der Luft angezogene Feuchtigkeit des Salzes darf nicht mehr als 1 Prozent betragen, was bei guter Aufbewahrung der Fall sein wird. Zur Feuchtigkeitsprobe erhitzt man am besten etwa 4 g auf 100^0, weil man dann das trockne Salz zur Titration gebrauchen kann.

Da das käufliche Brom stets mehr oder minder c h l o r h a l t i g ist, so ist im Ammoniumbromid ein Gehalt von 1,2 Prozent Chlorammonium erlaubt. Die Bestimmung geschieht maßanalytisch mittels $1/_{10}$-Normal-Silbernitratlösung nach Angabe des Arzneibuches. 50 ccm der vorgeschriebenen Lösung = 0,3 g Ammoniumbromid sollen nicht weniger als 30,6 ccm $1/_{10}$-Normal-Silbernitratlösung verbrauchen. Da 1 ccm der Normallösung = 0,009 796 g Ammoniumbromid entspricht, so brauchen 0,3 g eines reinen Salzes von 100 Prozent NH_4Br demnach 30,62 ccm $1/_{10}$-Normal-Silbernitratlösung. Ferner sollen nicht mehr als 30,9 ccm $1/_{10}$-Normal-Silbernitratlösung verbraucht werden. Dieser Mehrverbrauch über die theoretisch für ein reines Salz erforderlichen 30,62 ccm entspricht dem zulässigen Chlorgehalt. 1 ccm $1/_{10}$-Normal-Silbernitratlösung entspricht = 0,009 796 g Ammoniumbromid oder = 0,005 35 g Ammoniumchlorid.

0,3 g NH_4Cl verbrauchen 56,08 ccm $1/_{10}$-Normal-Silbernitratlösung.
0,3 g NH_4Br ., 30,62 ,, ,, ,, ,,
————————————————————————
Differenz 25,46 ccm $1/_{10}$-Normal-Silbernitratlösung.

Ein Mehrverbrauch von 25,46 ccm würde also einer Verunreinigung von 100 Prozent NH_4Cl entsprechen (30,62 + 25,46 = 56,08), ein Mehrverbrauch von 0,3 ccm, wie ihn das Arzneibuch erlaubt, gibt eine Verunreinigung von rund 1,2 Prozent NH_4Cl an.

25,46 ccm : 100 Prozent = 0,3 ccm : x Prozent.
x = 1,18 Prozent.

Das Präparat des Arzneibuches soll also mindestens 98,8 Prozent wasserfreies NH_4Br und höchstens etwa 1 Prozent Feuchtigkeit enthalten. Wie man g r a p h i s c h den Prozentgehalt an Chlorid bestimmen kann, siehe unter K a l i u m b r o m a t u m.

Anwendung. Die Wirkungsweise der starken Bromalkalien (Bromnatrium, -kalium und -ammonium) ist qualitativ die gleiche; am stärksten soll die des Ammon. brom. sein; meist kombiniert man sie miteinander (sehr häufig wird die Kombination Natr. bromat.: Kal. bromat.: Ammon. bromat = 2 : 2 : 1 verschrieben). — Die Bromsalze sind gute, wenn auch milde Antineuralgika und Beruhigungsmittel; gegen Epilepsie gelten sie als spezifisch wirkende Mittel, wenn sie in relativ großen Dosen längere Zeit (auch in den anfallsfreien Perioden) genommen werden. — Bei zu lange ausgedehntem Gebrauch treten die Erscheinungen des sogenannten Bromismus auf: Störungen der Geistestätigkeit, Sprach- und Gehstörungen, schwere Abmagerung, Hautaffektionen, Abnahme der Potenz u. a. — Diese Symptome sollen bei den neueren Bromersatzmitteln (Sabromin u. a.), die das Brom nicht ional enthalten, viel seltener auftreten.

In der T i e r h e i l k u n d e werden die Bromsalze ebenfalls als allgemeines Beruhigungsmittel in Aufregungszuständen, epileptiformen Krämpfen, bei übermäßigem Geschlechtstrieb usw. angewendet; die Dosis ist für Pferde und Rinder sehr hoch (50 g und mehr pro die), für Hunde bis zu etwa 5 g.

Ammonium carbonicum. — Ammoniumcarbonat.

Syn.: Sal volatile (anglicum). Flüchtiges Laugensalz. Riechsalz. Hirschhornsalz.

Die Zusammensetzung entspricht ungefähr der Formel

$$NH_4HCO_3 . NH_2CO_2NH_4 \qquad \text{Mol.-Gew. } 157,12.$$

Farblose, dichte, harte, durchscheinende, kristallinische Stücke von stark ammoniakalischem Geruche. Ammoniumcarbonat ist in 5 Teilen Wasser langsam aber vollständig löslich.

Ammoniumcarbonat zerſetzt ſich an der Luft und iſt an der Oberfläche häufig mit einem weißen Pulver bedeckt. Es brauſt mit Säuren auf und verflüchtigt ſich beim Erhitzen.

Die mit Eſſigſäure überſättigte wäſſerige Löſung (1 + 19) darf weder durch Schwefelwaſſer=ſtoffwaſſer (Schwermetallſalze), noch durch Baryumnitratlöſung (Schwefelſäure), noch durch Ammoniumoxalatlöſung (Calciumſalze) verändert werden. Die mit Salzſäure überſättigte wäſſe=rige Löſung (1 + 19) darf durch Eiſenchloridlöſung nicht gerötet werden (Rhodanſalze).

Die mit Silbernitratlöſung im Überſchuſſe verſetzte wäſſerige Löſung (1 + 19) darf nach dem Überſättigen mit Salpeterſäure weder gebräunt (Thioſchwefelſäure), noch innerhalb 2 Mi=nuten mehr als opaliſierend getrübt werden (Salzſäure). Wird 1 g Ammoniumcarbonat mit überſchüſſiger Salpeterſäure auf dem Waſſerbade zur Trockne eingedampft, ſo muß ein weißer Rückſtand hinterbleiben (empyreumatiſche Stoffe), der ſich bei höherer Temperatur verflüchtigt.

Ammoniumcarbonat iſt in gut verſchloſſenen Gefäßen aufzubewahren.

Sachlich unverändert.

Geschichtliches. Im 13. Jahrhundert soll R a i m u n d L u l l u s bereits durch Destillation von gefaultem Harn einen *Spiritus urinae* dargestellt haben, dessen Hauptbestandteil wohl Ammo-niumcarbonat gewesen ist. Die Darstellung des Salzes in fester Form durch Sublimation von Salmiak mit Pottasche wird in den sog. Schriften des B a s i l i u s V a l e n t i n u s beschrieben.

Aber noch lange nachher glaubte man, daß das aus den verschiedenen Substanzen dargestellte flüchtige Laugensalz verschiedene medizinische Eigenschaften habe. Richtigere Ansichten über diesen Gegenstand wurden gegen die Mitte des 18. Jahrhunderts allgemeiner, nachdem D a s s i e (1758) nachgewiesen, daß alle tierischen Substanzen ein gleich gutes, flüchtiges Laugensalz liefern.

In der Natur kommt Ammoniumcarbonat fertig gebildet vor in den Guanolagern Perus, Bolivias, Chiles, Patagoniens.

Darstellung. Sie geschah früher durch trockene Destillation von Knochen, Horn und Klauen. Dabei fällt ein wässeriges, alkalisch reagierendes und ein teerartiges Destillat ab. Das letztere ist als T i e r ö l, *Oleum animale foetidum*, bekannt, wird zurzeit hauptsächlich auf die zur Denaturierung von Branntwein benutzten Pyridinbasen verarbeitet. Das wässerige Dest-illat enthält außer Brenzprodukten Ammoniumcarbonat, und war als *Liquor Ammonii pyro-oleosus* bis zur Hälfte des vorigen Jahrhunderts offizinell. Durch Abdampfen des Destillates und mehrmalige Sublimation des Rückstandes mit Kohle erhielt man das ebenfalls in Apotheken gebräuchliche *Ammonium carbonicum pyro-oleosum*, *Sal cornu cervi*. Dasselbe besaß eine gelb-lich-braune Farbe und einen widerlich empyreumatischen Geruch. Über die abgeänderte Dar-stellungsweise des brenzligen Ammoniumcarbonats s. w. u.

Die weitaus größte Menge Ammoniumcarbonat wird aus den bei der Gas- und Koksfabri-kation abfallenden Ammoniumsalzen, dem Ammoniumchlorid (Salmiak) und dem Ammonium-sulfat, dargestellt. Ein inniges Gemisch aus 4 T. Ammoniumchlorid oder -sulfat mit 4 T. Kreide (Calciumcarbonat) und 1 T. Holzkohlenpulver wird in eiserne Retorten gefüllt, die mit Kammern in Verbindung stehen, in denen sich das beim Erhitzen der Retorten bis zu schwacher Rotglut ausgetriebene Ammoniumcarbonat verdichtet. Calciumsulfat oder Calciumchlorid bleiben im Rückstande:

$$4\,NH_4Cl + 2\,CaCO_3 \;=\; NH_3 + H_2O + CO{<}^{OH}_{ONH_4}\cdot CO{<}^{NH_2}_{ONH_4} + 2\,CaCl_2$$

Ammonium-chlorid	Calcium-carbonat	Ammoniak	kohlensaures Ammonium (käufliches Salz)	Calcium-chlorid

Das gleichzeitig entweichende Ammoniak wird entweder in Wasser oder verdünnte Schwefel-säure geleitet und dann weiter verarbeitet. In einzelnen Fabriken nimmt man auch statt des Calciumcarbonats Baryumcarbonat (W i t h e r i t) und verarbeitet den hinterbleibenden Rückstand auf reines Baryumchlorid, $BaCl_2$.

Das durch Sublimation erhaltene Salz wird behufs Reinigung in zylindrischen, gußeisernen Retorten der Resublimation unterworfen. Die Verdichtung der entweichenden Dämpfe geschieht alsdann in bleiernen, durch Wasser abgekühlten, zylindrischen oder viereckigen Behältern.

Chemie. Das sogenannte käufliche Ammoniumcarbonat oder Hirschhornsalz, das Prä-parat des Arzneibuches, entspricht ungefähr einer Zusammensetzung von 1 Mol. Ammonium-bicarbonat und 1 Mol. Ammoniumcarbaminat,

$$CO{<}^{OH}_{ONH_4}\cdot CO{<}^{NH_2}_{ONH_4}$$

doch wird das Verhältnis der beiden Stoffen je nach der Darstellung oder nach der Länge der Aufbewahrung ein verschiedenes sein. Ammoniumcarbaminat ist das Ammoniumsalz der in

freiem Zustande nicht bekannten C a r b a m i n s ä u r e $CO{<}^{NH_2}_{OH}$, dem Halbamid der 2 basischen (hypothetischen) Kohlensäure.[1])

Treffen Kohlensäure und Ammoniak in trockenem Zustande zusammen, so bildet sich
eine weiße kristallinische Masse von carbaminsaurem Ammon (Ammoniumcarbaminat),

$$2\,NH_3 \;+\; CO_2 \;=\; CO{<}^{NH_2}_{ONH_4}$$

eine Verbindung, die durch Wasser bzw. Feuchtigkeit leicht in neutrales Ammoniumcarbonat
übergeht.

$$CO{<}^{NH_2}_{ONH_4} \;+\; H_2O \;=\; CO{<}^{ONH_4}_{ONH_4}$$

neutr. Ammoniumcarbonat

Im trockenen Zustande zerfällt Ammoniumcarbaminat allmählich in seine Komponenten:
Ammoniak und Kohlendioxyd

$$CO{<}^{NH_2}_{ONH_4} \;=\; CO_2 \;+\; 2\,NH_3$$

Das gleiche geschieht in seiner Verbindung mit Ammoniumbicarbonat im Hirschhornsalz unter
Zurücklassen des Bicarbonats.

N e u t r a l e s A m m o n i u m c a r b o n a t , $CO{<}^{ONH_4}_{ONH_4} + H_2O$, entsteht, wie oben
angegeben, durch Behandeln von Ammoniumcarbaminat mit Wasser oder von Hirschhornsalz
mit wenig Wasser. Die vorteilhafteste Darstellungsweise ist, Hirschhornsalz mit *Liq. Ammon.
caust. triplex* 2 Stunden hindurch bei 12⁰ zu behandeln und das zurückbleibende Pulver schnell
zwischen Papier zu pressen. Aus der wässerigen Lösung kristallisiert das Salz in Tafeln oder
Prismen, die ammoniakalisch riechen, an der Luft feucht und undurchsichtig werden und schließlich in Ammoniumbicarbonat und Wasser übergehen.

Eigenschaften. Die im Arzneibuch angeführten Eigenschaften sind durch folgende Angaben zu ergänzen: An der Luft „verwittert" das Salz nicht, wie es in der letzten Ausgabe hieß,
sondern es zersetzt sich in ein weißes, geruchloses Pulver von Ammoniumbicarbonat (s. o. Chemie),
mit dem die käufliche Ware häufig an der Oberfläche bedeckt ist.

Wie alle Ammoniumverbindungen verflüchtigt sich das Salz, namentlich in der Wärme.
Ammoniumcarbaminat zerfällt bereits bei gewöhnlicher Temperatur, während der zweite Be-
standteil, Ammoniumbicarbonat, sich erst bei 60⁰ verflüchtigt unter Zerlegung in Ammoniak,
Kohlendioxyd und Wasser:

$$NH_4HCO_3 \;==\; NH_3 \;+\; CO_2 \;+\; H_2O$$

Ammoniumbicarbonat

Das unverwitterte käufliche Ammoniumcarbonat (Hirschhornsalz) löst sich in etwa 5 T.
kaltem Wasser. Die Lösung enthält aber nicht die Doppelverbindung von Ammoniumbicarbonat
und Ammoniumcarbaminat, sondern ein Gemisch von Ammoniumbicarbonat und neutralem
Ammoniumcarbonat, weil das Carbaminat durch Wasser in neutrales Carbonat übergeführt
wird. Setzt man zu der Lösung Ammoniak, so bildet sich neutrales Ammoniumcarbonat:

$$NH_4HCO_3 \;+\; (NH_4)_2CO_3 \;+\; NH_3 \;=\; 2\,(NH_4)_2CO_3$$

Hirschhornsalz in wässeriger Lösung   neutrales Ammoniumcarbonat

Siedender Weingeist nimmt aus dem käuflichen Ammoniumcarbonat (Hirschhornsalz)
carbaminsaures Ammonium auf unter Hinterlassung von Ammoniumbicarbonat. Setzt man
daher zu einer wässrigen Lösung des Hirschhornsalzes das 8—10 fache Volumen Alkohol, so
scheidet sich Ammoniumbicarbonat als weißes, kristallinisches Pulver (*Ossa Helmontii*) aus,
während Ammoniumcarbaminat in Lösung bleibt.

Prüfung. Liegt ein in kompakten, durchsichtigen Massen erscheinendes Präparat zur
Prüfung vor, so ist eine Verunreinigung durch nicht flüchtige Substanzen, ebenso ein zu großer
Gehalt an Ammoniumbicarbonat ausgeschlossen. Die Untersuchung hierauf würde also nur in
den Fällen anzustellen sein, in denen ein Salz in kleinen Bruchstücken oder in Pulverform vorläge.
Ferner ist bei der Prüfung auch von Krusten und größeren Bruchstücken zu beachten, daß durch

---

[1]) $CO{<}^{OH}_{OH}$ $CO{<}^{NH_2}_{OH}$ $CO{<}^{NH_2}_{NH_2}$

Kohlensäurehydrat   Carbaminsäure   Carbamid (Harnstoff)

Zerkleinern einer größeren Menge eine Durchschnittsprobe genommen werde, weil die Stücke selbst nicht gleichmäßig beschaffen sind und Unterschiede in der Zusammensetzung und ihrem Verhalten je nach Entnahme der Probe von verschiedenen Stellen zeigen.

Auf n i c h t f l ü c h t i g e S t o f f e prüft man durch Erhitzen von etwa 0,5—1 g in einem Schälchen auf dem Wasserbade. Bei dieser Temperatur ist reines Salz völlig flüchtig, während Salmiak, Ammoniumsulfat oder feuerbeständige Bestandteile sich schwer oder gar nicht verflüchtigen.

Eine Prüfung auf R h o d a n s a l z e ist deshalb nötig, weil Ammoniumsalze des Handels häufig rhodanhaltig sind. Um bei geringen Mengen die rote Farbe des Eisenrhodanids noch erkennen zu können, nimmt man zweckmäßig eine stark verdünnte Eisenchloridlösung und vergleicht die Färbung über einer weißen Unterlage mit einem blinden Versuche aus ebensolchen Mengen Wasser, Salzsäure und Eisenchlorid.

A m m o n i u m c h l o r i d und A m m o n i u m t h i o s u l f a t werden durch Silbernitrat nachgewiesen. Hier fällt zuerst ein weißer bis blaßgelber Niederschlag von Silbercarbonat aus. Salpetersäure löst dieses zu einer farblosen Flüssigkeit. Erscheint dabei die Flüssigkeit weißlich getrübt, so ist eine Spur Ammoniumchlorid vorhanden, die von dem Arzneibuch gestattet ist; tritt aber innerhalb 2 Minuten ein flockiger Niederschlag von Chlorsilber ein, so ist das Präparat zu beanstanden. Eine Bräunung oder gar ein schwarzer Niederschlag von Silbersulfid, Ag_2S, durch Zersetzung von A m m o n i u m t h i o s u l f a t entstanden, ist ebenfalls nicht erlaubt:

$$(NH_4)_2S_2O_3 \; + \; 2\,AgNO_3 \quad = \quad 2\,NH_4NO_3 \; + \; Ag_2S_2O_3$$

| Ammoniumthiosulfat | | Ammoniumnitrat | Silberthiosulfat |

Silberthiosulfat wird durch Salpetersäure weiterhin in $Ag_2S + H_2SO_4$ zersetzt.

E m p y r e u m a t i s c h e S t o f f e werden im käuflichen Ammoniumcarbonat öfters zu finden sein, weil es ein Präparat aus Produkten der trocknen Destillation stickstoffhaltiger Substanzen ist. Der Rückstand beim Abdampfen mit Salpetersäure soll daher nicht gelb oder rot aussehen, was auf Verunreinigungen durch Substanzen der aromatischen Reihe hinweisen würde, auch muß er vollkommen flüchtig sein, was nur der oben angegebenen Prüfung entspricht.

Aufbewahrung. Ammoniumcarbonat muß in sehr gut schließenden Gefäßen aus Glas oder Blech an einem kühlen, trocknen Orte aufbewahrt werden, weil es sich verflüchtigt und in Berührung mit Luft leicht zersetzt. Die Zersetzbarkeit verbietet denn auch das Vorrätighalten von abgefaßtem Salz.

Die Salzkrusten, die sich in den Aufbewahrungsgefäßen, namentlich an den Stopfen ansetzen, sind carbaminsaures Ammonium. Es entsteht dadurch, daß Ammoniumcarbaminat in dem Gefäße zu Kohlensäure und Ammoniak zerfällt, und daß sich beide Gase alsdann wieder zu Ammoniumcarbaminat vereinigen.

Anwendung. Die weitaus größte Menge Hirschhornsalz wird von Bäckern benutzt, und zwar, um den Teig locker zu machen (den Teig „gehen" zu lassen). Auch macht man damit flüssige Hefe zum Backprozeß wirksamer. Es ist indessen zu beachten, daß zu diesem Zwecke nur d a s n i c h t v e r w i t t e r t e Ammoniumcarbonat zu gebrauchen ist, weil nur dieses durch die bei dem ersten Stadium des Backprozesses gegebene Hitze verflüchtigt wird, also das Gebäck auflockert.

Verwittertes Salz läßt sich durch Sättigen mit verdünnter Essigsäure noch auf Liquor Ammonii acetici verarbeiten.

Innerlich wird das reine Ammoniumcarbonat zu medizinalen Zwecken nicht mehr gebraucht; da es leicht Ammoniak abgibt, findet es als Riechsalz Verwendung.

Ammonium chloratum. — Ammoniumchlorid.

Syn.: Chlorammonium. Salmiak.

NH_4Cl Mol.=Gew. 53,50.

Farblose, durchscheinende, harte, faserig kristallinische, geruchlose Stücke oder ein weißes, kristallinisches Pulver.

Ammoniumchlorid verflüchtigt sich beim Erhitzen. Es löst sich in 3 Teilen Wasser von 15° und in etwa 1,3 Teilen siedendem Wasser sowie in ungefähr 50 Teilen Weingeist. Die wässerige Lösung rötet Lackmuspapier schwach, gibt mit Silbernitratlösung einen weißen, käsigen, in Ammoniakflüssigkeit löslichen Niederschlag und entwickelt beim Erwärmen mit Natronlauge Ammoniak.

Die wässerige Lösung (1 + 19) darf weder durch Schwefelwasserstoffwasser (Schwermetall=

falze), noch durch Baryumnitratlöſung (Schwefelſäure) oder Ammoniumoxalatlöſung (Calcium=
falze) oder verdünnte Schwefelſäure (Baryumſalze) verändert werden; nach dem Anſäuern mit
Salzſäure darf ſie durch Eiſenchloridlöſung nicht gerötet werden (Rhodanſalze). 20 ccm der
wäſſerigen Löſung (1 + 19) dürfen durch 0,5 ccm Kaliumferrocyanidlöſung nicht ſofort gebläut
werden (Eiſenſalze).

Wird 1 g Ammoniumchlorid mit wenig Salpeterſäure auf dem Waſſerbade zur Trockne
verdampft, ſo muß ein weißer Rückſtand hinterbleiben (empyreumatiſche Stoffe), der ſich bei
höherer Temperatur verflüchtigt.

*Die Angaben über Löslichkeit haben eine geringe Änderung erfahren. Eine schwach saure
Reaktion der wässerigen Lösung wird nunmehr zugelassen.*

Geschichtliches. H e r o d o t im 5. Jahrh. v. Chr. spricht bereits von einem Salze, das zu
Salmiak Beziehung hat. G e b e r im 8. Jahrhundert bereitete Salmiak aus gefaultem Harn und Kochsalz und lehrte seine Reinigung. Das *Sal ammoniacum* der Schriftsteller bis zum 7. Jahrhundert scheint
natürlich vorkommendes Salz (Steinsalz) gewesen zu sein. Im 15. Jahrhundert scheint man den in
vulkanischen Gegenden, z. B. bei Neapel, natürlich vorkommenden Salmiak in den Handel gebracht
zu haben. Seit dem 13. Jahrhundert erhielten die Europäer den Salmiak nur aus Ägypten, und erst im
18. Jahrhundert entstanden in Holland, Frankreich, England und Deutschland Salmiakfabriken.
Wie und auf welche Weise man den Salmiak in Ägypten bereitete, wozu man ihn früher verwendete,
ist nicht bekannt. Von dem Jesuiten S i k a r d existiert eine Beschreibung einer Salmiakfabrik zu
Damayer auf dem Nil-Delta aus dem Jahre 1720. Mitte des 18. Jahrhunderts (1759) errichtete G r a -
v e n h o r ſ t in Braunschweig die erste Salmiakfabrik in Deutschland.

Den Namen *Sal ammoniacum* soll der Salmiak dem Sande der Libyschen Wüste verdanken, in
dem er zuerst gefunden und von woher er in den Handel gebracht wurde. B a s i l i u s F a b e r sagt
in seinem Thesaurus: *Ammoniacus sal, qui sub arenis in laminas concretas invenitur in Cyrenaica regione,
ab* ἄμμος, *arena, quod et Plinius ostendit, sic habens 31,7 de salis generibus: Cyrenaici tractus nobilitantur
Ammoniaco, et ipso, quia sub arenis inveniatur, appellato.* Der Jupiter Ammon (die Jupiterspecies mit
2 Widderhörnern) wurde in der Libyschen Wüste verehrt, und die Römer nannten seine Verehrer
Ammonii, einen Teil Libyens auch *Ammonia* und daher die Bewohner dieses Landstriches *Ammonii*,
Ammonier.

Das Wort S a l m i a k ist durch Kontraktion der Worte *Sal* und *ammoniacum* entstanden.

Vorkommen in der Natur. Der Salmiak ist ein nicht seltenes Produkt vulkanischer
Tätigkeit. Man findet ihn sublimiert, gewöhnlich durchmischt mit anderen Substanzen (Am-
moniumsulfat) in den Spalten der Lava der Vulkane Italiens, ferner im Steinsalz, in manchen
Steinkohlen, gelöst im Meerwasser und im Tierkörper.

Handelssorten. Im Handel trifft man vom Salmiak 2 Sorten an, einen k r i s t a l l i -
s i e r t e n oder zweimal gereinigten (*Ammonium chloratum crystallisatum bisdepuratum*) und
einen r e i n e n S a l m i a k (*Ammonium chloratum crystallisatum purum*). Ersterer ist entweder ein weißes Kristallmehl oder er bildet lockere Salzmassen in Form der Zuckerhüte (*in
metis*). Dieser letztere Salmiak ist meist mit anderen Salzen verunreinigt, aber billiger als der
s u b l i m i e r t e (*Ammonium chloratum sublimatum*) in dichten, halbdurchsichtigen, eisglänzen-
den, schweren, konkav-konvexen Kuchen, im Bruche mit faserig-strahligem Gefüge und dem
spez. Gewicht 1,45.

Das Arzneibuch läßt sowohl einen sublimierten als auch einen in Form eines Pulvers
kristallisierten Salmiak zu. Einen in federigen langen Kristallen angeschossenen Salmiak erwähnt sie nicht; ein solcher ist also dem Wortlaut nach nicht zulässig. Der durch Sublimation
raffinierte Salmiak ist völlig rein, so daß seine filtrierte Lösung direkt für die Receptur verwendbar ist. Dagegen sind gelbliche oder bräunliche Salmiakkuchen zu verwerfen, da sie Eisen,
Kohle, brenzliches Öl und andere Verunreinigungen enthalten.

Darstellung. Die Hauptquelle der Gewinnung des Salmiaks, wie überhaupt des Ammoniaks und seiner Salze, ist das bei der Leuchtgasfabrikation oder Koksbereitung abfallende
sogenannte Ammoniakwasser. Das aus diesem gewonnene Ammoniakgas (s. *Liquor Ammonii
caustici*) wird in verdünnte Salzsäure geleitet. Die so erhaltene Salmiaklösung von etwa 25 Prozent
NH_4Cl wird durch Absetzenlassen und Filtrieren von den unlöslichen und teerartigen Verunreinigungen befreit und eingedampft. Das immer noch etwas durch teerige Stoffe gefärbte Roh-
salz wird vorsichtig geröstet und durch Umkristallisieren gereinigt.

Hat man die Gewinnung f e s t e r S a l m i a k s t ü c k e zum Ziele, so sublimiert man die
scharf getrockneten Salmiakkristalle in gußeisernen Kesseln. Zum arzneilichen Gebrauch wird
man nur das durch Kristallisation in Gefäßen aus Stein oder Porzellan gewonnene Kristallpulver verwenden.

Eigenschaften. Aus der gesättigten heißen Lösung kristallisiert Salmiak in federartig aneinander gereihten, kleinen Oktaedern oder anderen Gestalten des regulären Systems. Da die Lösung jedoch ausblüht (effloresciert), so zieht man in der Regel die g e s t ö r t e Kristallisation vor. An der Luft ist der Salmiak beständig; bei starker Erhitzung verflüchtigt er sich, ohne vorher zu schmelzen, als dichter weißer Dampf. Der Dampf besteht, wie aus der Bestimmung der Dampfdichte hervorgeht, und wie sich durch einen einfachen Versuch mit Lackmus nachweisen läßt, nicht aus Salmiak, sondern aus Chlorwasserstoff und Ammoniak $NH_3 + HCl$, die sich beim Abkühlen wieder zu Salmiak NH_4Cl vereinigen. Die Dissoziation tritt nur ein, wenn eine Spur Wasser zugegen ist, das die Spaltung katalytisch beschleunigt.

Salmiak löst sich in 2,83 T. kaltem oder in 1,3 T. heißem Wasser. Eine gesättigte Lösung von Salmiak siedet erst bei 108^0—110^0. In absolutem Weingeist ist er so gut wie unlöslich. Beim Auflösen des Salmiaks in Wasser erfolgt erhebliche T e m p e r a t u r e r n i e d r i g u n g : 30 T. Salmiak mit 100 T. Wasser von $+ 13^0$ gemischt, erniedrigen die Temperatur auf — 5^0.

Die wässerige Lösung schmeckt salzig stechend und reagiert schwach sauer. Man befeuchte, um die Reaktion zu erkennen, das Lackmuspapier mit frisch abgekochtem, also kohlensäurefreiem Wasser. Die schwach saure Reaktion rührt von beginnender Hydrolyse her. Indem eine geringe Menge des Ammonium-Ions sich mit Hydroxyl aus dem Wasser zu Ammoniak und Wasser umsetzt, bleibt die entsprechende Menge Wasserstoff-Ion übrig und bewirkt die saure Reaktion. Kocht man Salmiaklösung oder leitet man Luft hindurch, so wird etwas Ammoniak frei und die saure Reaktion verstärkt sich.

Volumgewicht und Gehalt von Chlorammonium-Lösungen

bei $+ 15^0$.

Vol.-Gewicht	Proz. NH_4Cl	Vol.-Gewicht	Proz. NH_4Cl	Vol.-Gewicht	Proz. NH_4Cl	Vol.-Gewicht	Proz. NH_4Cl
1,00316	1	1,02481	8	1,04524	15	1,06479	22
1,00632	2	1,02781	9	1,04805	16	1,06754	23
1,00948	3	1,03081	10	1,05086	17	1,07029	24
1,01264	4	1,03370	11	1,05367	18	1,07304	25
1,01580	5	1,03658	12	1,05648	19	1,07575	26
1,01880	6	1,03947	13	1,05920	20	1,07658	26,297
1,02180	7	1,04325	14	1,06204	21		

Prüfung. Nach dem Wortlaute des Arzneibuches sind zum pharmazeutischen Gebrauche zugelassen a) S a l m i a k i n S t ü c k e n , b) S a l m i a k i n P u l v e r f o r m , wie er entweder durch schnelle Abkühlung der Dämpfe oder durch gestörte Kristallisation erhalten wird. Verlangt wird ein w e i ß e r Salmiak, was sich besonders auf eine schon augenfällige Verunreinigung durch Eisen bezieht.

Die Identitätsreaktionen auf Chlor-Ion mit Silbernitrat und auf Ammoniak sind im Arzneibuch angeführt. Zu den Prüfungen auf Verunreinigungen ist folgendes zu bemerken:

Eine Prüfung auf R h o d a n s a l z e ist deshalb nötig, weil Ammonsalze des Handels häufig rhodanhaltig sind. Um bei geringen Mengen die rote Farbe des Eisenrhodanids noch erkennen zu können, nimmt man zweckmäßig eine stark verdünnte Eisenchloridlösung und vergleicht die Färbung über einer weißen Unterlage mit einem blinden Versuche aus ebensolchen Mengen Wasser, Salzsäure und Eisenchlorid.

E m p y r e u m a t i s c h e S t o f f e , teerartige Bestandteile, z. B. Anilinsalze und andere aromatische Basen, würden beim Eindampfen mit Salpetersäure braune oder schwarze Zersetzungsprodukte geben. Die Angabe, daß der rein weiße Rückstand bei höherer Temperatur ganz flüchtig sein muß, entspricht den Eigenschaften eines Ammoniumsalzes. Anorganische Salze könnten hier als Rückstand bleiben.

Anwendung. I n n e r l i c h wird Chlorammonium hauptsächlich als expektorierendes Mittel gegeben; es wird wie andere Salze auf die Bronchialschleimhaut ausgeschieden und vermag da den zähen Schleim leichter flüssig zu machen; möglicherweise steigert es auch die Bewegungen der Flimmerepithelien der Bronchien.

Die T e c h n i k gebraucht den Salmiak in der Färberei, Galvanoplastik, zur Herstellung des Eisenkittes, die harten Stücke zum Löten, das Pulver zum Verzinnen. Bei den letzteren Arbeiten wirkt der Salmiak in der Weise, daß er in der Glühhitze die Metalloxyde in flüchtige oder doch schmelzbare Chloride verwandelt und so eine blanke, metallische Oberfläche schafft.

In der T i e r h e i l k u n d e wird es als Expektorans, gegen Magenkatarrh und als Diuretikum verwendet; Dosis für große Tiere bis zu 20 g.

Amygdalae amarae. — Bittere Mandeln.

Samen von Prunus amygdalus *Stokes*.

Bittere Mandeln sind unsymmetrisch-eiförmig, platt, durchschnittlich 2 cm lang und bis 1,2 cm breit, an dem einen Ende zugespitzt, am entgegengesetzten abgerundet und hier bis 0,8 cm dick. Die Samenschale ist braun, außen durch große, leicht abfallende, dickwandige, grob getüpfelte Epidermiszellen schülferig. Von der Chalaza aus laufen in der Samenschale ungefähr 15 bis 20 teilweise sich verzweigende Leitbündel nach der Spitze des Samens zu.

Nach dem Einweichen des Samens in heißem Wasser läßt sich die Samenschale nebst dem dünnen Endosperm als Haut von dem Keimling abziehen. Der Keimling muß nach dieser Behandlung eine rein weiße Farbe zeigen.

Bittere Mandeln müssen beim Kauen stark bitter und dürfen nicht ranzig schmecken.

Der Artikel ist im wesentlichen unverändert geblieben.

Geschichtliches. Die bitteren Mandeln waren den Alten wohl bekannt. D i o s k o r i d e s (78 n. Chr.) erwähnt, daß sie Tieren ein Gift seien. P l i n i u s führt ihre arzneiliche Verwendung an. 1782 gewann aus ihnen S c h e e l e die Blausäure. Ihre Bestandteile studierte B o h m (1802), der im Destillat Blausäure und ein ätherisches Öl erkannte. R o b i q u e t und B o u t r o n - C h a r l a r d (1830) schieden das Amygdalin aus ihnen ab, und L i e b i g und W o e h l e r erklärten die Einwirkung des Emulsins auf das Amygdalin.

Abstammung. Die bitteren Mandeln sind die Samen einer Form des Mandelbaumes, *Prunus amygdalus* S t o k e s (Syn. *Amygdalus communis* L.), die sich von der süße Mandeln tragenden Form des Baumes außer durch den bitteren Geschmack der Samen manchmal noch durch etwas lebhafter rot gefärbte Blüten, drüsenlose Blattstiele und durch einen Griffel, der nicht länger ist als die Staubfäden des inneren Kreises, unterscheidet. Der Mandelbaum ist ursprünglich heimisch in Turkestan und in Mittelasien, wo die wildwachsende Pflanze mit süßen und bitteren Samen vorkommt; jetzt kultiviert man ihn dort und im ganzen Mittelmeergebiet, in Mitteleuropa, im Süden Englands und Skandinaviens, sowie in Californien.

Handelsware. In den Handel gelangen bittere Mandeln aus Nordafrika (berberische), Südfrankreich, Kanaren (Teneriffasorte). Besonders geschätzt ist die erstgenannte, aus verhältnismäßig kleinen Samen bestehende Sorte. Ferner liefert Sizilien bittere Mandeln, die besonders groß sind.

Die im Preise billigeren, unter dem Namen „Pfirsichkerne" aus Südrußland und Ungarn in den Handel gelangenden mandelartigen Samen stammen von *Prunus nana* Stokes und *Prunus persica* (L.) S i e b. et Z u c c. Sie dienen zur Herstellung von Pfirsichkernöl, das eine Verfälschung des Mandelöls ist, und als Mandel-Surrogat in der Bäckerei.

Man überzeuge sich bei einer frisch bezogenen Sendung, daß sie von zerbrochenen und zerfressenen Samen frei ist, sowie daß ihr nicht zu viele süße Mandeln beigemengt sind.

Beschreibung. Die Steinfrucht des Mandelbaumes ist eiförmig, etwas zusammengedrückt, etwa 4 cm lang, $2\frac{1}{2}$ cm breit, mit ursprünglich fleischiger, grüner, später lederiger, brauner, sammethaariger Schale. Bei der Reife reißt diese Schale auf und entläßt den Samen, der in eine hellbraune, grubig punktierte Steinschale eingeschlossen ist. Der Fruchtknoten enthält 2 Samenanlagen, von denen sich aber gewöhnlich nur eine zum Samen ausbildet. Daß sich aber gelegentlich auch 2 Samen ausbilden können, ist allgemein bekannt („Vielliebchen"). Die Samen sind eiförmig, spitz, etwas abgeplattet, von lebhaft brauner Farbe, durch Gefäßbündel und geringes Eintrocknen etwas längsrunzlig. Neben der Spitze des Samens, wo sich die Mikropyle befindet, liegt das wenig deutliche Hilum auf der einen Kante des Samens. Hier tritt das Gefäßbündel des Funiculus in die Samenschale ein, verläuft auf dieser Kante als Raphe bis zum entgegengesetzten, breiten Ende des Samens, wo es sich zu dem ansehnlichen, braunen Fleck der Chalaza erweitert. Bei den meisten anderen Samen endet nun hier das Leitbündel. Bei der Mandel ist das aber nicht der Fall, sondern jenes teilt sich hier und läuft in zahlreichen zarten Bündeln, den dunklen Streifen der Samenschale, in umgekehrter Richtung wie die Raphe, wieder in der Samenschale herunter gegen die Spitze zu. Diese zahlreichen Bündel, deren Spiralgefäße auch im Pulver sofort auffallen, sind für die Mandel ziemlich charakteristisch.

Auf dem Querschnitt sieht man innerhalb der dünnen Samenschale ein der Samenschale fest anhängendes, unbedeutendes Endosperm, das den aus zwei dicken Kotyledonen und der kurzen Radicula bestehenden Keimling umschließt.

Die Epidermis der Samenschale (Fig. 51) besteht aus großen, tonnenförmigen, dickwandigen, grob getüpfelten Zellen, deren Wände verholzt sind. Diese Zellen lösen sich leicht ab und bedingen die schülferige Beschaffenheit der Oberfläche des Samens. (Wenn es sich darum handelt, Mandeln, natürlich ungeschälte, in einem Gemenge nachzuweisen, so· sind diese Zellen besonders bezeichnend). Die Samenschale enthält viel Gerbstoff. Das übrige Gewebe der Samenschale besteht aus dünnwandigen, zusammengefallenen Zellen, in denen die Gefäßbündel verlaufen. Endosperm und Kotyledonen bestehen aus dünnwandigen, zuweilen netzartig verdickten Zellen. Als Inhalt läßt sich in ihnen fettes Öl und Aleuron nachweisen. Jedes Aleuronkorn enthält ein großes Globoid.

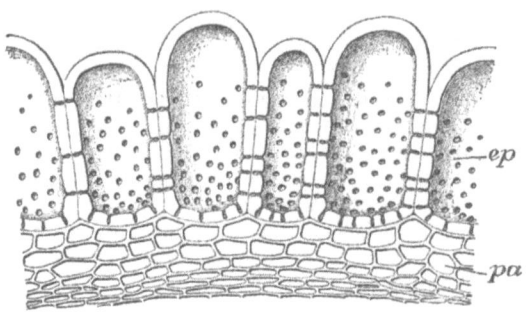

Fig. 51. Querschnitt durch den äußeren Teil der Samenschale der Mandel. *ep* Epidermis, aus tonnenförmigen Zellen bestehend, *pa* dünnwandiges Parenchym. Vergr. 100 : 1. (Gilg.)

Die Mandeln enthalten keine Stärke, und es ist dieses Merkmal bei Untersuchung von Mandelkleie zu beachten.

Bestandteile. Sie enthalten 35—50 Prozent fettes Öl, das mit dem der süßen Mandeln völlig identisch ist, ferner 25—35 Prozent Eiweißstoffe, 2—3 Prozent gummiähnliche Substanz, ca. 5 Prozent Zucker, 9—12 Prozent Wasser, 1,75—3,5 Prozent Amygdalin und nicht über 5 Prozent Aschengehalt.

Zerreibt man die bitteren Mandeln mit Wasser, so enthält die Kolatur Cyanwasserstoff, da das Amygdalin beim Behandeln mit Wasser unter Einwirkung des ebenfalls in den Mandeln enthaltenen Ferments Emulsin in Bittermandelöl (Benzaldehyd), Cyanwasserstoff und Traubenzucker zerfällt (siehe Aqua Amygdalarum amararum):

$$C_{20}H_{27}NO_{11} + 3\,H_2O \quad = \quad H_2O + 2(C_6H_{12}O_6) + CNH + C_7H_6O$$

Amygdalin   Traubenzucker   Cyan-   Bitter-
                                   wasserstoff mandelöl

Aufbewahrung. Man entfernt zerbrochene und von Insekten zerfressene Stücke, die immer ranzig sind, siebt etwaigen Staub ab und bewahrt die Mandeln in hölzernen Gefäßen an einem trockenen Orte (Materialkammer) auf.

Anwendung. Die bitteren Mandeln werden als solche medizinisch nicht gebraucht; sie dienen nur zur Bereitung des Bittermandelwassers.

Amygdalae dulces. — Süße Mandeln.

Samen von Prunus amygdalus *Stokes*, die sich von den bitteren Mandeln wesentlich nur durch das Fehlen des Amygdalins im Keimling und deshalb auch des bitteren Geschmackes beim Kauen unterscheiden.

Süße Mandeln sind meist größer, als die bitteren Mandeln, ungefähr 2,3 cm lang und 1,4 cm breit. Der Keimling muß rein weiß sein. Süße Mandeln müssen mild ölig und etwas süß, nicht ranzig schmecken.

Der Artikel ist inhaltlich unverändert geblieben.

Geschichtliches. Die Mandeln werden bereits im Alten Testament (I. Mosis 43, 11; IV 17, 8) erwähnt, bei den Römern erwähnt sie C a t o im 2. Jahrh. v. Chr. als Avellanae graecae, ihrer medizinischen Verwendung wird von T h e o p h r a s t (350 v. Chr.) und H i p p o k r a t e s (320 v. Chr.) gedacht. 716 n. Chr. bezog das Kloster Corbie bei Amiens Zoll von eingeführten Mandeln, und 812 ordnete Karl d. Gr. an, daß Mandelbäume, Amandalarii, in seinen Krongütern angepflanzt würden.

Abstammung. Die süßen Mandeln sind die Samen einer Form des Mandelbaumes, *Prunus amygdalus* S t o k e s (Syn. *Amygdalus communis* L.).

Ebenso wie bei den bitteren Mandeln spricht das Arzneibuch von „Samen", nicht von „den Samen" von *Prunus amygdalus*, da nicht alle Samen gleichartig sind.

Handelsware. Man unterscheidet mehrere Handelssorten. Als beste schätzt man die bis 4 cm langen M a l a g a - oder J o r d a n - Mandeln, durch besonders längliche Form ausgezeichnet, dann etwa gleichwertig die V a l e n c e r -, A l i c a n t e - und aus Italien die F l o r e n z - Mandeln, sowie die P u g l i e s e r Mandeln. Weniger geschätzt sind die kleinen, unansehnlichen, nordafrikanischen „barbarischen" Mandeln. Außerdem produzieren Sizilien (Alvelo), Griechenland (Ägina und Chios), Portugal, Majorca.

Die sog. chinesischen Mandeln sind die eßbaren Kerne einer Aprikose. Die als Näscherei beliebten Krach- oder Knackmandeln bilden eine besondere Form, insofern ihre Steinschale dünn, körnigrauh, zerreiblich und nach innen lederartig zähe ist. Diese Schalen enthalten Gerbstoff, Weinsäure und Rohrzucker mit wenig Traubenzucker.

Beschreibung wie bei Amygdalae amarae. Hervorzuheben ist, daß die süßen Mandeln meist größer sind als die bitteren.

Bestandteile. 100 T. enthalten 6—8 Prozent Feuchtigkeit, 6 Prozent Samenschale, 43—56 Prozent fettes Öl, 3 Prozent gummiartigen Stoff, 6—10 Prozent Zucker, 20—25 Prozent Eiweißstoffe, wenig Asparagin, 3—5 Prozent Asche (nach F l e u r y 3,05 Prozent, meist Phosphate). Spezifisches Gewicht 1,024—1,065.

Beim Zerreiben der Mandeln mit Wasser entsteht eine milchähnliche Flüssigkeit, Emulsion, die beim Stehen an der Oberfläche einen das fette Öl enthaltenden Rahm absetzt. Die Emulsion wird durch Säuren, Weingeist, Wärme usw. koaguliert. Das Koagulum enthält die Eiweißstoffe, zum Teil Öl mechanisch einschließend, die wässerige Flüssigkeit Gummi, Zucker, Extraktivstoff. Die durch Gärung verdorbene Emulsion enthält Essigsäure und Milchsäure.

Aufbewahrung. Die von zerfressenen und zerbrochenen Stücken durch Auslesen befreite Ware wird durch Abschlagen in einem feinen Speziessiebe von dem Staube befreit und in hölzernen Kästen an einem trockenen Orte aufbewahrt. Man sehe sich vor, daß den süßen Mandeln nicht zu viele bittere beigemengt sind, was man durch Kosten von Stichproben und an der durchschnittlich geringeren Größe der bitteren erkennt.

Anwendung. Die aus süßen Mandeln durch Anstoßen mit Wasser erhaltene Emulsio Amygdalarum dient als wohlschmeckendes Erfrischungsgetränk („Mandelmilch") und wird auch als reizmildernd manchmal bei katarrhalischen Affektionen des Darmes verordnet.

Amylenum hydratum. — Amylenhydrat.

Syn.: Dimethyl-aethylcarbinol. Tertiärer Amylalkohol.

$$(CH_3)_2 . C {<}^{C_2H_5}_{OH} \qquad \text{Mol.-Gew. } 88,10.$$

Klare, farblose, flüchtige Flüssigkeit, die Lackmuspapier nicht verändert. Amylenhydrat riecht eigenartig, schmeckt brennend und ist in Weingeist, Äther, Chloroform, Glycerin und fetten Ölen in jedem Verhältnis löslich.

Amylenhydrat löst sich in 8 Teilen Wasser.

Spezifisches Gewicht 0,815 bis 0,820.

Siedepunkt 99° bis 103°.

Eine Mischung von 20 ccm der wässerigen Lösung (1 + 19) und 2 Tropfen Kaliumpermanganatlösung darf die rote Farbe innerhalb 10 Minuten nicht verlieren (Amylen). Ammoniakalische Silberlösung darf durch die wässerige Lösung (1 + 19) bei 10 Minuten langem Erwärmen im Wasserbade nicht verändert werden (Aldehyde).

Vor Licht geschützt aufzubewahren.

Vorsichtig aufzubewahren. Größte Einzelgabe 4,0 g. Größte Tagesgabe 8,0 g.

Sachlich unverändert.

Geschichtliches. Das Amylenhydrat wurde zuerst von W u r t z , später von B e r t h e l o t und P o p o w dargestellt, als tertiärer Alkohol aber erst von F l a v y t z k y und O s i p o f f (1875) erkannt. Eine ergiebige Darstellungsmethode, die der fabrikmäßigen Darstellung dieser Verbindung zugrunde gelegt ist, lehrte dann W y s c h n e g r a d s k y 1876. In den Arzneischatz wurde es 1887 durch v. M e r i n g eingeführt.

Chemie. Von den Alkoholen der Formel $C_5H_{12}O$, die zur Gruppe der gesättigten Alkohole $CnH(2n+2)O$ gehören, sind theoretisch nicht weniger als **a c h t** Isomere möglich und bekannt. Man faßt dieselben mit dem Namen der „A m y l a l k o h o l e" zusammen und unterscheidet nachfolgende Modifikationen:

Primäre.

1. $CH_3 - CH_2 - CH_2 - CH_2 - CH_2 . OH$

Normal-Amylalkohol oder Normal-Butylkarbinol

2. $\begin{matrix} CH_3 \\ CH_3 \end{matrix}\!\!>\!\!CH - CH_2 - CH_2 . OH$

Isoamylalkohol, Gärungsamylalkohol, Isobutylkarbinol

3. $\begin{matrix} CH_3 \\ C_2H_5 \end{matrix}\!\!>\!\!CH - CH_2 . OH$

Methyl-Äthylkarbin-Karbinol

4. $\begin{matrix} CH_3 \\ CH_3 \\ CH_3 \end{matrix}\!\!>\!\!C - CH_2OH$

Trimethyl-Äthylalkohol

Sekundäre.

5. $\begin{matrix} CH_3 ———CHOH \\ | \\ CH_3 - CH_2CH_2 \end{matrix}$

Methyl-normalpropylkarbinol

6. $\begin{matrix} CH_3 - CHOH \\ CH_3 \;\; | \\ CH_3 \end{matrix}\!\!>\!\!CH$

Methyl-isopropylkarbinol

7. $\begin{matrix} C_2H_5 \\ C_2H_5 \end{matrix}\!\!>\!\!CH . OH$

Diäthylkarbinol

Tertiärer.

8. $\begin{matrix} CH_3 \\ CH_3 \\ C_2H_5 \end{matrix}\!\!>\!\!C.OH$

Dimethyl-Äthylkarbinol oder tertiärer Amylalkohol

Von diesen Amylalkoholen ist der unter Nr. 2 aufgeführte Isobutyl-karbinol seit langer Zeit bekannt und findet, da er in großen Mengen in den bei der Reinigung des gewöhnlichen Alkohols abfallenden „Fuselölen" enthalten ist, eine ziemlich ausgedehnte Verwendung.

Der t e r t i ä r e A m y l a l k o h o l , gewöhnlich A m y l e n h y d r a t genannt (Nr. 8), ist das Präparat des Arzneibuchs.

Darstellung. In einen dickwandigen Glaszylinder mit eingeschliffenem Stöpsel von etwas mehr als 1 Liter Inhalt werden 600 ccm Schwefelsäure (aus 1 Vol. H_2SO_4 und 1 Vol. H_2O gemischt) und 300 ccm Amylen[1]) gegossen. Der Zylinder wird geschlossen, horizontal in eine kräftige Kältemischung gebracht und geschüttelt. Nach ungefähr 30 Minuten ist etwa die Hälfte des Amylens als Amylschwefelsäure in Lösung gegangen. Man trennt diese von dem nicht gebundenen Amylen und gießt die Säurelösung in ihr doppeltes Volumen Wasser, das, um Erwärmung zu vermeiden, mit Eis vermischt ist. Nach einiger Zeit der Ruhe filtriert man die Lösung zur Beseitigung der letzten Kohlenwasserstoffreste durch ein mit Wasser benetztes Filter, neutralisiert sie darauf mit Kalkmilch oder Natronlauge und unterwirft sie der Destillation. Dabei geht zu Anfang wesentlich Amylenhydrat und nur wenig Wasser über. Das Destillat wird durch Eintragen von frisch geglühter Pottasche entwässert und darauf fraktioniert, wobei nur die zwischen 100^0 und 102^0 übergehenden Anteile aufgefangen werden.

Der chemische Vorgang ist folgender: Der zur Äthylenreihe gehörige, ungesättigte Kohlenwasserstoff Amylen lagert sich an Schwefelsäure an unter Bildung von A m y l s c h w e f e l - s ä u r e :

$$\begin{matrix} CH_3 \\ CH_3 \end{matrix}\!\!>\!\!C = C\!\!<\!\!\begin{matrix} H \\ CH_3 \end{matrix} + SO_2\!\!<\!\!\begin{matrix} OH \\ OH \end{matrix} \quad = \quad SO_2\!\!<\!\!\begin{matrix} O - C\!\!<\!\!\begin{matrix} CH_3)_2 \\ CH - CH_3 \\ H \end{matrix} \\ OH \end{matrix}$$

Amylen   Amylschwefelsäure

---

[1]) Es gibt **5 A m y l e n e** C_5H_{10}; von diesen ist am bekanntesten das Trimethyläthylen $(CH_3)_2$ $= C = CH(CH_3)$, das durch Erhitzen von Gärungsamylalkohol mit Chlorzink gewonnen wird $C_5H_{12}O = H_2O + C_5H_{10}$. Da der Gärungsamylalkohol als Isobutylkarbinol aufzufassen ist, so muß bei dem Übergang in Amylen neben der Wasserabspaltung zugleich eine molekulare Verschiebung vor sich gehen. Das reine Amylen siedet bei etwa 37^0; zu der obigen Reaktion aber benutzt man die zwischen 25^0 und 42^0 siedenden Anteile des käuflichen Amylens.

Die letztere zerfällt bei der Destillation mit wässerigen Alkalien in schwefelsaures Alkali und in Amylenhydrat

$$SO_2 \begin{array}{c} \overline{O} - C \end{array} \begin{array}{c} \mathbf{K} \,|\, \mathbf{O} \,\mathbf{H} \\ \diagup (CH_3)_2 \\ \diagdown CH_2 - CH_3 \\ \,| \\ O \,|\, H \\ \mathbf{K} \,|\, \mathbf{O} \,\mathbf{H} \end{array} = H_2O + SO_4K_2 + HO - C \diagup (CH_3)_2 \diagdown CH_2 - CH_3$$

Amylenhydrat

$$\underset{\text{Amylschwefelsäure}}{SO_4HC_5H_{11}} + 2\,KOH = H_2O + SO_4K_2 + \underset{\text{Amylenhydrat}}{C_5H_{11}.OH}$$

Der Name „A m y l e n h y d r a t" wurde diesem Alkohol gegeben, weil Amylen die Elemente des Wassers aufgenommen hat. C_5H_{10} = Amylen, $C_5H_{12}O$ = Amylenhydrat.

Eigenschaften. Die vom Arzneibuch angegebenen Eigenschaften sind durch folgende Angaben zu ergänzen: Das Amylenhydrat bildet eine wasserklare, ölige, flüchtige Flüssigkeit von durchdringendem Geruch, der zugleich an Kampfer, Pfefferminzöl und Paraldehyd erinnert. Sein spez. Gewicht ist bei $0^0 = 0,828$, bei $+ 12^0 = 0,812$; das Arzneibuch hat das spez. Gewicht bei 15^0 auf 0,815 bis 0,820 festgesetzt. In reinem Zustande siedet das Amylenhydrat bei $+ 102,5^0$; da jedoch schon ein sehr geringer Wassergehalt des Präparates den Siedepunkt um mehrere Grade herunterdrückt, so läßt das Arzneibuch den Siedepunkt zwischen $99—103^0$ schwanken. Durch Abkühlen in einer Kältemischung von Kochsalz und Eis erstarrt Amylenhydrat zu langen, nadelförmigen Kristallen, die bei $— 12^0$ schmelzen. Es löst sich in etwa 8 T. Wasser von 15^0; beim Erwärmen trübt sich die gesättigte wässerige Lösung.

Prüfung. Zu den Prüfungen ist folgendes zu bemerken: Die Beobachtung eines wesentlich höheren Siedepunktes würde das Präparat der Verunreinigung mit dem bei 131^0 siedenden g i f t i g e n Gärungsamylalkohol verdächtig machen. Ein niedrigerer Siedepunkt dagegen würde es nahe legen, daß das Präparat Wasser enthält. Das letztere dürfte die Regel bilden, da das Amylenhydrat s e h r h y g r o s k o p i s c h ist und von den letzten Spuren Wasser schwer zu befreien ist. Einen geringen Wassergehalt läßt das Arzneibuch zu. — 1 g Amylenhydrat muß sich in 8 g Wasser lösen. (Kohlenwasserstoffe würden ungelöst bleiben.) Die Lösung darf blaues Lackmuspapier nicht röten (Schwefelsäure). — Als t e r t i ä r e r A l k o h o l wird Amylenhydrat bei gelinder Oxydation von Permanganat nicht angegriffen, während Gärungsamylalkohol dieses reduziert. Durch Oxydation mit Kaliumdichromat und Schwefelsäure zerfällt es in Essigsäure und Aceton.

Man fügt zu etwa 10 Tropfen Silbernitratlösung so viel Ammoniakflüssigkeit hinzu, daß der ursprünglich entstandene dunkle Niederschlag wieder in Lösung geht. Diese schwach ammoniakalische Silbernitratlösung fügt man zu 10 ccm Amylenhydratlösung $(1 = 20)$ und setzt das Probierglas in ein mit heißem Wasser gefülltes Becherglas auf das Wasserbad. Amylenhydrat darf auch in einer ammoniakalischen Silbernitratlösung keine Reduktion des Silbernitrates bewirken, die sich durch Dunkelfärbung oder Spiegelbildung zu erkennen geben würde, andernfalls enthielte das Amylenhydrat Acetaldehyd oder Valeraldehyd.

Aufbewahrung. In nicht zu großen Flaschen vor Licht geschützt. Wegen der hygroskopischen Eigenschaften des Amylenhydrates empfiehlt es sich, als Verschluß größerer Vorräte gute Korkstopfen zu wählen. Ist durch Wasseranziehung der Siedepunkt des Vorrates erniedrigt und das spez. Gewicht erhöht, so kann man dem dadurch abhelfen, daß man das Amylenhydrat mit scharf geglühtem Kaliumcarbonat 24 Stunden lang digeriert und sodann rektifiziert.

Anwendung. Das Amylenhydrat ist ein brauchbares Schlafmittel, das selbst in sehr großen Dosen (20 g und mehr) noch nicht den Tod herbeiführte. Doch ist seine Verwendung gegenwärtig nicht mehr sehr verbreitet, da es manchmal unangenehme Nebenwirkungen hervorrief; es ist durch die neueren Schlafmittel (Sulfonal, Veronal usw.) fast ganz verdrängt. — Bei der Dispensation des Mittels ist die S c h w e r l ö s l i c h k e i t d e s P r ä p a r a t e s zu beachten und so viel Wasser zu verordnen, daß vollständige Lösung eintritt, andernfalls liegt die Gefahr nahe, daß der Patient mit den letzten Resten der Arznei zu viel Amylenhydrat auf einmal erhält, wodurch tatsächlich schon Intoxikationen vorgekommen sind. Es empfiehlt sich, den Arzt ev. auf diese Möglichkeit aufmerksam zu machen.

Amylium nitrosum. — Amylnitrit.

Syn.: Salpetrigsäure-isoamylester.

$(CH_3)_2 . CH . CH_2 . CH_2 . O . NO$ Mol.-Gew. 117,10.

Klare, gelbliche, flüchtige Flüssigkeit von fruchtartigem Geruche. Amylnitrit schmeckt brennend würzig und ist in Wasser kaum, in Weingeist und Äther in jedem Verhältnis löslich. Es brennt mit leuchtender und rußender Flamme.

Spezifisches Gewicht 0,875 bis 0,885.

Siedepunkt 95° bis 97°.

5 ccm Amylnitrit dürfen beim Durchschütteln mit einer Mischung aus 0,1 ccm Ammoniak-flüssigkeit und 1 ccm Wasser deren alkalische Reaktion nicht aufheben (freie Säuren).

Eine Mischung von 1 ccm Amylnitrit, 1,5 ccm Silbernitratlösung, 1,5 ccm absolutem Alkohol und einigen Tropfen Ammoniakflüssigkeit darf sich bei gelindem Erwärmen nicht braun oder schwarz färben (Valeraldehyd).

Beim Abkühlen auf 0° darf sich Amylnitrit nicht trüben (Wasser).

Vor Licht geschützt aufzubewahren.

Vorsichtig aufzubewahren.

Geändert wurden das spez. Gewicht und der Siedepunkt.

Geschichtliches. Amylnitrit wurde 1844 von B a l a r d zuerst dargestellt, später von R i e c k h e r, hierauf von G u t h r i e (1859), der den Siedepunkt bei 99° fand, näher untersucht. R i c h a r d s o n führte diesen Ester 1866 in den Arzneischatz ein. S o l g e r, R i e g e l, F r a n k, S e n a t o r und andere Ärzte haben die Wirkung dieses Äthers mehrseitig geprüft.

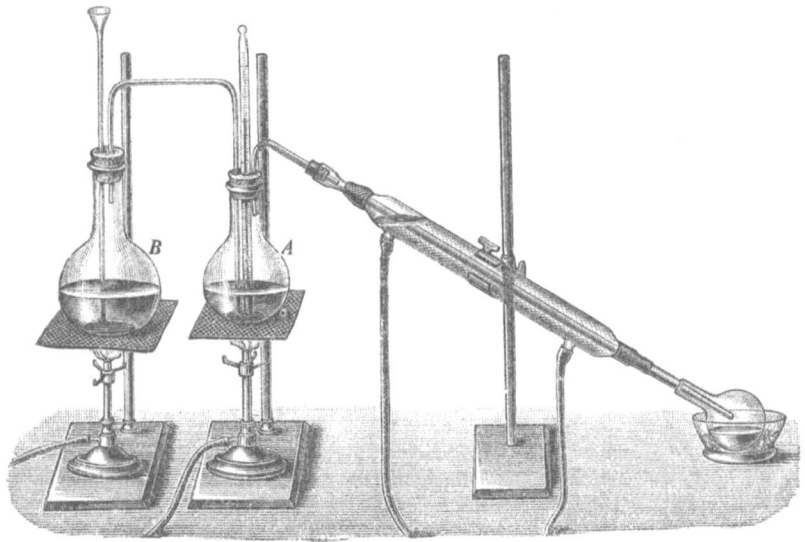

Fig. 52.

Darstellung. Amylnitrit kann auf verschiedene Weise dargestellt werden; stets hüte man sich aber, Amylnitritdampf einzuatmen, denn die Folgen können ein schweres Leiden, selbst den Tod herbeiführen. Das beste und ergiebigste Verfahren ist das Einleiten der braunen, aus Stickoxyd NO und Stickstoffdioxyd NO_2 bestehenden und chemisch wie Salpetrigsäure-anhydrid N_2O_3 wirkenden Dämpfe in Amylalkohol. Ein Glaskolben (A) wird bis zu ⅓ seines Rauminhaltes mit reinem Amylalkohol angefüllt, mittels eines im spitzen Winkel gebogenen Glasrohres mit einem Kühler dicht verbunden und mit einer gut in Eis eingepackten Vorlage, in die die Verlängerung des Kühlrohres tief hinabreicht, versehen. Der Kolben (A) steht auf einem Drahtnetze und ist außer mit dem Kühler noch mit einem zweiten Glaskolben (B), in dem die Entwicklung der braunen Dämpfe stattfindet, in der Weise verbunden, daß das die Dämpfe der Stickoxyde leitende Glasrohr fast bis auf den Grund der Amylalkoholschicht hinabreicht. Auf 100 T. Amylalkohol liefern 20 T. Stärke und 250 T. einer Salpetersäure von ca. 1,200 spez. Gewicht die ausreichende Menge der braunen Dämpfe. Der Kolben (B) mit dem Gemisch von

Stärke und Säure darf höchstens bis zu ⅓ seines Rauminhaltes angefüllt sein und ist mit einem Sicherheitsrohr versehen (Fig. 52).

Man erhitzt zunächst den Amylalkohol auf etwa 100⁰ und leitet dann, indem man die Flamme entfernt, die Salpetrigsäure ein. Die nun eintretende Reaktion erhält den Kolbeninhalt in leichtem Sieden, und Amylnitrit destilliert über. Gegen das Ende der Operation, wenn die Reaktion und siedende Bewegung der Flüssigkeit nachläßt, erhitzt man den Kolben mit dem Amylalkohol so weit, daß das Thermometer 100⁰ anzeigt. Destilliert bei dieser Temperatur nichts mehr über, so unterbricht man das Einleiten von salpetriger Säure und läßt erkalten.

Das Destillat wird zuerst nach und nach mit kleinen Portionen Natriumbicarbonat versetzt und damit durchgeschüttelt, hierauf, nach vollendeter Abstumpfung der freien Säure, mit einem gleichen Volumen kaltem Wasser vermischt, durchgeschüttelt und zum Absetzen beiseite gestellt. Die abgehobene Amylnitritschicht wird nochmals mit Wasser geschüttelt, wiederum abgehoben, mit geschmolzenem Calciumchlorid entwässert und aus dem Wasserbade rektifiziert, wobei man die bis etwa 90⁰ übergehende Flüssigkeit beseitigt, und das zwischen 96—100⁰ Überdestillierende sammelt. Ausbeute etwa 70 Prozent des Amylalkohols.

Die Entwicklung der salpetrigen Säure kann vorteilhaft auch durch Erhitzen von Salpetersäure mit Arsenigsäure-Anhydrid erfolgen.

Chemie. Amylnitrit entsteht in der Weise, daß Amylalkohol und salpetrige Säure sich unter Abspaltung von Wasser zu Salpetrigsäure-Amylester, d. i. A m y l n i t r i t , vereinigen.

$$2 C_5H_{11} . OH \quad + \quad N_2O_3 \quad = \quad H_2O \quad + \quad 2[C_5H_{11}ONO]$$

Amylalkohol Salpetrigsäureanhydrid Amylnitrit

Die Konstitutionsformel des Amylnitrites ist: $\frac{CH_3}{CH_3}{>}CH - CH - CH_2 - O - NO$.

Aus derselben ergibt sich, daß das Amylnitrit ein Derivat des I s o a m y l a l k o h o l s , ferner, daß es ein S a l p e t r i g s ä u r e e s t e r und nicht eine Nitroverbindung ist. Als Ester wird Amylnitrit durch Alkalien, ja schon durch Wasser in seine Komponenten, d. i. A m y l a l k o h o l und s a l p e t r i g e Säure gespalten:

$$\begin{matrix} C_5H_{11}O \vdots NO \\ + H \vdots OH \end{matrix} \quad = \quad C_5H_{11} . OH + NO_2H$$

Durch naszierenden Wasserstoff werden Amylalkohol, Wasser und Ammoniak gebildet:

$$\begin{matrix} C_5H_{11}O \vdots N \vdots O \\ + H \vdots H_3 \vdots H_2 \end{matrix} \quad = \quad C_5H_{11} . OH + H_2O + NH_3$$

Beide Reaktionen unterscheiden die Salpetrigsäure-Ester von den isomeren Nitrokörpern.

Eigenschaften. Die vom Arzneibuch angeführten Eigenschaften sind durch folgende Angaben zu ergänzen: Amylnitrit wird durch Alkalilauge unter Abscheidung von Amylalkohol zersetzt. Mit Schwefelkohlenstoff gibt es eine trübe Mischung. Luft, Licht und Wasser wirken zersetzend auf Amylnitrit ein. Der ursprünglich neutrale Ester reagiert dann sauer und enthält freie salpetrige Säure und Salpetersäure, Valeraldehyd und Amylalkohol.

Gibt man auf eine Ferrosulfatlösung eine Schicht Amylnitrit, so stellt sich nach und nach eine dunkelbraune Färbung ein, indem salpetrige Säure frei wird. Diese Reaktion erfolgt sofort auf Zusatz einiger Tropfen Salzsäure.

Zu konzentrierter Schwefelsäure gegossen, erfolgt Zersetzung unter Schäumen und Gasentwicklung. Gießt man nach mehreren Minuten zu dieser Mischung Wasser, so tritt der angenehme Fruchtgeruch des Valeriansäure-Amylesters auf, indem die in Freiheit gesetzte salpetrige Säure einen Teil des gleichfalls in Freiheit gesetzten Amylalkohols zu Valeriansäure oxydiert und die zugesetzte Schwefelsäure die Valeriansäure und den Amylalkohol verestert.

Da der Dampf des Amylnitrits von starker Wirkung auf die Herztätigkeit ist, so vermeide man das Einatmen des Dampfes, sowie unvorsichtiges Riechen an der Flüssigkeit.

Aufbewahrung. Da Luft und Licht zersetzend einwirken, ist es in mit Glasstopfen dicht geschlossenen, kleinen, 15—20 ccm fassenden Fläschchen, vor Licht geschützt, an einem kühlen Orte aufzubewahren. Ist das Amylnitrit von Feuchtigkeit vollständig frei, so ist es ziemlich haltbar. Weingeist ist behufs der Konservierung nicht zuzusetzen, da derselbe die Bildung des giftigen Äthylnitrits ermöglicht.

Die von der Ph. G. II. vorgeschriebene Aufbewahrung über Kaliumtartrat hat sich nicht bewährt. Besser aber auch nicht unbedingt empfehlenswert, ist die Aufbewahrung über M a g n e s i u m o x y d . Ein derartiges Hilfsmittel wird immer eine Rektifikation vor der Abgabe bedingen.

Prüfung. Zu den Prüfungen ist folgendes zu bemerken: Gärungsamylalkohol, der als Verwechselung oder Verunreinigung besonders in Betracht kommen könnte, siedet bei 131° und hat ein spez. Gewicht von 0,820.

Werden 5 ccm Amylnitrit mit 1 ccm aufs Zehnfache verdünnter Ammoniakflüssigkeit, der man zweckmäßig etwas Lackmustinktur zusetzt, geschüttelt, so darf die alkalische Reaktion nicht aufgehoben werden. Wäre das der Fall, so würde die Zersetzung des Präparates in unzulässiger Weise vorgeschritten sein. Die vorgeschriebene Menge von Ammoniakflüssigkeit entspricht in 100 ccm Amylnitrit = 0,428 g salpetrige Säure, doch kann natürlich auch Salpetersäure oder Valeriansäure zugegen sein.

1 ccm Amylnitrit, mit einer Mischung aus 1,5 ccm Silbernitratlösung und 1,5 ccm absolutem Alkohol nach Zusatz einiger Tropfen Ammoniakflüssigkeit (d. h. soviel, daß der entstandene Niederschlag sich gerade wieder löst) im Wasserbade gelinde erwärmt, darf keine Bräunung oder Schwärzung hervorrufen. Eine solche würde aus metallischem Silber bestehen und auf das Vorhandensein eines Aldehydes, namentlich V a l e r a l d e h y d , hinweisen. Selbstverständlich darf die Abscheidung des Silbers auch nicht in Form eines Silberspiegels eintreten.

Dispensation. Man dispensiert das tropfenweise verordnete Amylnitrit am zweckmäßigsten in Lymphröhrchen, die zugeschmolzen und vor dem Gebrauche in einem Tuche auseinander gebrochen werden.

Vorsicht. Man beachte dringend, daß Amylnitrit, namentlich für e m p f i n d l i c h e Personen, eine keineswegs harmlose Substanz ist, und vermeide es, Amylnitrit ohne Not einzuatmen, ja schon, unvorsichtig daran zu riechen.

Anwendung. Das Amylnitrit bringt bei Einatmung eine Erweiterung der Blutgefäße hervor, die zuerst an der oberen Körperhälfte: Kopf (Gesicht und Gehirn), Hals und Brust auftritt, bei längerer Einatmnung auch an den unteren Körperteilen sich bemerkbar macht; die Ursache der Gefäßerweiterung ist in einer zentral und wahrscheinlich auch peripher bedingten Erschlaffung der Gefäßwandung zu suchen. — Infolge der Gefäßerweiterung sinkt der allgemeine Blutdruck und es kommt dadurch zu einer Erhöhung der Pulsfrequenz. Wird zuviel eingeatmet, so sind Zirkulationsstörungen, besonders Herzklopfen, zu befürchten; auch kann dann eine Schädigung des Blutes (Methämoglobinbildung) eintreten. — Die therapeutische Anwendung ist eine beschränkte; wegen der Erweiterung der Gehirngefäße wird das Amylnitrit bei gewissen Formen der M i g r ä n e und bei E p i l e p s i e verordnet. Ferner ist es bei der als A n g i n a p e c t o r i s bezeichneten Kreislaufstörung häufig von Nutzen. Bei der akuten K o k a i n v e r g i f t u n g (z. B. nach Injektion von Kokain zur Lokalanästhesie) soll es die Ohnmacht manchmal schnell beheben. Auch bei B l e i k o l i k und gegen S e e k r a n k - h e i t wird es empfohlen. — Aus den oben angegebenen Gründen sollen jedesmal nicht mehr als einige Tropfen eingeatmet werden.

In der T i e r h e i l k u n d e wird Amylnitrit nicht verwendet.

Amylum Oryzae. — Reisſtärke.

Das Stärkemehl der Früchte von Oryza sativa *Linné.*

Reisstärke ist ein matt aussehendes, weißes, feines, geruch- und geschmackloses Pulver.

1 Teil Reisstärke gibt, mit 50 Teilen Wasser gekocht, einen nach dem Erkalten trüben, dünnflüssigen, geruchlosen Kleister, der Lackmuspapier nicht verändert und durch 1 Tropfen Jodlösung blau gefärbt wird.

Mikroskopische Untersuchung. Reisstärke besteht aus kleinen, meist vieleckigen, scharfkantigen, manchmal zu mehreren zusammenhängenden Körnchen von 2 bis 10, meist 4 bis 6 μ Durchmesser, die aus dem Zerfalle viel größerer, länglichrunder, zusammengesetzter Körner hervorgegangen sind. Die zusammengesetzten Stärkekörner sowie deren größere Bruchstücke trifft man nur selten in der Reisstärke an.

Reisstärke darf durch Trocknen bei 100° höchstens 12 Prozent an Gewicht verlieren und beim Verbrennen höchstens 1 Prozent Rückstand hinterlassen.

Der Artikel wurde neu in das Arzneibuch aufgenommen, da die Reisstärke zum Einstellen des Opiumpulvers gebraucht wird.

Geschichtliches. Der Reis ist eine der ältesten Kulturpflanzen des Menschen, die besonders in Ostasien die fast ausschließliche Nahrung für Hunderte von Millionen Menschen liefert.

Abstammung. *Oryza sativa* L. (*Gramineae - Oryzeae*), die Reispflanze, ist sehr wahrscheinlich im tropischen Afrika einheimisch, wo sie sich noch jetzt wildwachsend in zahlreichen Varietäten findet; sie muß aber schon sehr frühzeitig nach dem tropischen Asien gelangt sein (ob in Afrika und Asien heimisch?), wo sie in intensivste Kultur genommen wurde. Jetzt wird die Reispflanze, die feuchten, überschwemmten Boden liebt, in allen tropischen und subtropischen Gebieten der Erde angebaut, stellenweise sogar noch im südlichen Europa (bis 45° n. Br.).

Beschreibung. Reisstärke wird hauptsächlich in England, aber auch in Belgien, Frankreich, Deutschland, Österreich, Italien und Nordamerika fabrikmäßig aus den Reisfrüchten in der unter Amylum Tritici genau beschriebenen Weise hergestellt. Die Früchte ergeben etwa 70 bis 76 Prozent Stärke. Sie kommt entweder als ein sehr weißes und feines Pulver, oder in der Form schneeweißer, unregelmäßig kantiger, stengeliger Stücke (Strahlen- oder Kristallstärke) in den Handel. Beide Sorten können vom Apotheker gebraucht werden, doch wären letztere zu Pulver zu zerreiben. Andere Sorten, die in unregelmäßigen Brocken in den Handel kommen, sind für arzneilichen Gebrauch nicht zu verwenden.

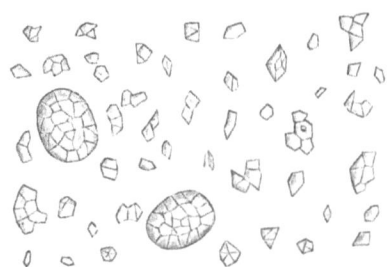

Fig. 53.
Amylum Oryzae. 300 fach vergrößert.

Die vom Arzneibuch gegebene mikroskopische Beschreibung, sowie die Prüfungen genügen vollkommen zum Erkennen der Reisstärke, so daß ihnen nichts hinzuzufügen ist. Die Beschreibung wird durch Fig. 53 erläutert.

Anwendung. Reisstärke wird fast ausschließlich in Puderform äußerlich, besonders für Kinder, benutzt.

Amylum Tritici. — Weizenstärke.

Das Stärkemehl der Früchte von Triticum sativum *Lamarck.*

Weizenstärke ist ein weißes, feines, geruch- und geschmackloses, beim Reiben zwischen den Fingern knirschendes Pulver.

1 Teil Weizenstärke gibt, mit 50 Teilen Wasser gekocht, einen nach dem Erkalten dünnflüssigen, geruchlosen, trüben Kleister, der Lackmuspapier nicht verändert und durch 1 Tropfen Jodlösung blau gefärbt wird.

Mikroskopische Untersuchung. Weizenstärke besteht aus 2 deutlich verschiedenen, kaum Übergangsformen zeigenden Arten von Stärkekörnern, den sehr kleinen, kugeligen, selten etwas eckigen bis schwach spindelförmigen, 2 bis 9, meist 5 bis 7 μ im Durchmesser betragenden Kleinkörnern und den viel größeren, linsenförmigen, in der Flächenansicht rundlichen, kernlosen, ungeschichteten oder nur äußerst schwach konzentrisch geschichteten, spaltfreien oder manchmal in der spindelförmigen Seitenansicht einen Längsspalt zeigenden, 15 bis 45, meist 28 bis 35 μ Durchmesser besitzenden Großkörnern.

Weizenstärke darf durch Trocknen bei 100° höchstens 12 Prozent an Gewicht verlieren und beim Verbrennen höchstens 1 Prozent Rückstand hinterlassen.

Der Artikel ist inhaltlich im wesentlichen unverändert geblieben, doch wurde die Beschreibung stark erweitert und schärfer gefaßt.

Geschichtliches. M. P o r c i u s C a t o gab im 2. Jahrhundert vor Christus in seiner Schrift: „De re rustica" eine Anleitung zur Gewinnung der Stärke. Nach P l i n i u s und D i o s k o r i d e s erhielt sie den Namen Amylum (ἄ-μύλος), weil man zu ihrer Darstellung keine Mühle benutzte. (Sie wurde aus den durch Einweichen in Wasser gequollenen und gelockerten Weizenkörnern gewonnen.) Sie scheint zuerst auf Chios, dann auf Kreta und in Ägypten dargestellt worden zu sein.

Abstammung. Über die Herkunft der Gesamtart *Triticum sativum* L a m a r c k war man noch vor kurzem gänzlich im unklaren. Neuerdings ist nachgewiesen, daß eine ihrer Formen noch jetzt wildwachsend in den Jordanländern vorkommt; und so ist zum mindesten sehr wahrscheinlich, daß diese wichtigste und vielleicht auch älteste Kulturpflanze des Menschen von den östlichen Mittelmeerländern ihren Ausgang genommen hat.

Die vom Arzneibuch vorgeschriebene W e i z e n s t ä r k e wird gewonnen aus den Früchten mehrerer Formen des Weizens, *Triticum sativum* L a m. (Gramineae-Hordeeae), von denen besonders in Betracht kommen: g e m e i n e r W e i z e n *Triticum sativum vulgare* (*T. vulgare* V i l l a r s), H a r t - oder G l a s w e i z e n *Triticum sativum durum* (*T. durum* D e s f.), e n g l i s c h e r W e i z e n *Triticum sativum turgidum* (*T. turgidum* L.), S p e l z *Triticum sativum*

spelta (*T. spelta* L.). Aus letzterem wird in Nordbaden und Württemberg die sog. „Kernen-
stärke" oder „Grünkern" bereitet. Auch die nahe verwandten Arten *Triticum polonicum* L.,
der „polnische Weizen", und das Einkorn, *Triticum monococcum* L., liefern Weizenstärke.

Aufbau der Weizenfrucht. Das Weizenkorn, eine einsamige Schalfrucht, besitzt eine
stumpf-dreikantige, im Umriß länglich-eiförmige Gestalt, der gekielte Rücken zeigt einen schief
absteigenden runzeligen Eindruck, unter dem sich der Keimling befindet, die Bauchseite ist
tiefgefurcht, an der Spitze befindet sich ein Haarschopf, „Bart". — An einem Querschnitt läßt
sich unter dem Mikroskop folgendes erkennen (Fig. 54):

Die zu einer zusammenhängenden Haut verwachsene Frucht- (*F*) und Samenschale (*S*)
bestehen aus 6 Schichten:

1. einer Epidermis (*ep*) mit zarter Cuticula (die Epidermis trägt auch die einzelligen
dickwandigen Haare des Bartes);

2. einer bis 3 Lagen starken Schicht, der Mittelschicht (*m*). Ihre Zellen sind,
wie die der Epidermis, verdickt und quellungsfähig (Schicht 1 und 2 werden, da ihre Zellen
gestreckt sind und in der Längsrichtung der Früchte verlaufen, als Längszellen bezeichnet);

3. die Querzellenschicht (*qu*). Sie besteht aus einer meist einfachen Lage quer-
gestreckter, lückenlos verbundener, vorwiegend rechteckiger, porenreicher Zellen;

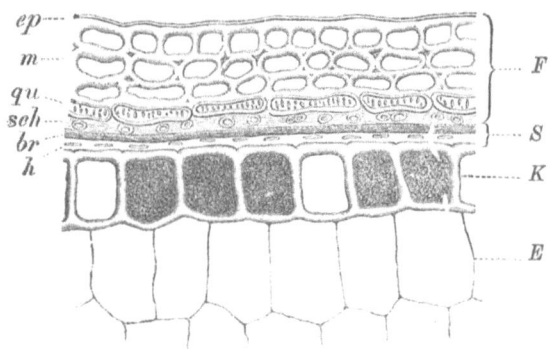

Fig. 54. **Querschnitt durch den äußeren Teil eines Weizenkorns.** 160 mal vergr.
F Fruchtschale. *S* Samenschale. *K* Aleuronschicht. *E* stärkeführendes Gewebe des Endosperms.
ep Epidermis. *m* Mittelschicht. *qu* Querzellenschicht. *sch* Schlauchzellen. *br* braungefärbte Zellen.
h hyaline Schicht.

4. die von der 4. Schicht gebildete innere Fruchthaut besteht aus lose verbundenen oder
auseinander gedrängten, langgestreckten Zellen, den Schlauchzellen (*sch*).

Die nun folgende Samenschale (*S*) besteht:

5. aus einer doppelten Schicht braungefärbter Zellen (*br*) und

6. der sog. hyalinen Schicht (*h*), die auf Querschnitten als struktur- und farblose Membran erscheint. Sie ist ein Rest des Knospenkerns.

Die nächste Schicht ist die zum Endosperm gehörige Aleuronschicht (*K*), die aus
einer Lage quadratischer, ziemlich dickwandiger Zellen besteht; ihr Inhalt besteht aus Aleuronkörnern, fettartigen Stoffen und Phosphat. Das darauf folgende, die Stärke führende Gewebe,
das den größten Teil des Kornes ausmacht, besteht aus dünnwandigen, fast lückenlos aneinander
schließenden Parenchymzellen (*E*).

Partikelchen der Frucht- und Samenschale findet man bei geeigneter Behandlung von
Weizenmehl unter dem Mikroskop selbst in den feinsten Mehlen. In Stärke, wie sie pharmazeutisch verwendet wird, sollten jedoch kaum Spuren jener zu finden sein.

Eigenschaften. Das Stärkemehl, Kraftmehl, Satzmehl $(C_6H_{10}O_5)x$
ist ein chemisch indifferenter, an der Luft beständiger, geruch- und geschmackloser, nicht kristal-
lisierbarer Stoff. Es bildet ein weißes, zart anzufühlendes, beim Drucke zwischen den Fingern
und den Zähnen knirschendes Pulver. Das spezifische Gewicht beträgt 1,5—1,6. Der Feuchtigkeitsgehalt gewöhnlicher Handelsstärke beträgt 15—18 Prozent. Die Formel dieses „Hydrates"
ist $C_{72}H_{124}O_{62}$.

Bei Behandlung mit überschüssigem Wasser vermag die Stärke aber bis 80 Prozent
Wasser zurückzuhalten. „Grüne" Stärke hat durchschnittlich 45,45 Prozent. Eine solche

Stärke läßt sich nicht sieben, sondern ballt zusammen. Man trocknet sie bei künstlicher Wärme weiter, bis sie, wie angeführt, 15—18 Prozent Wasser enthält. Vollständig geht das Wasser erst bei 125⁰—135⁰ weg. Solche entwässerte Stärke ist sehr hygroskopisch.

Trockene Stärke geht bei 200⁰ in D e x t r i n über, bei Wasserzusatz und bei Gegenwart von Säuren findet die Umwandlung schon bei erheblich niedrigerer Temperatur statt. Sie ist in kaltem Wasser, Weingeist, Äther, Chloroform, Benzol usw. nicht löslich. In Wasser von über 55⁰ quellen die Stärkekörner auf und bilden einen Kleister, indem die Konturen und die Schichtung der Körner undeutlich werden und endlich das Innere des Kornes durch die gesprengte Hülle heraustritt. Bei der Weizenstärke beginnt das Aufquellen bei 50⁰, die Verkleisterung bei 65⁰, und dieselbe ist bei 67,5⁰ beendet. Der aus Weizenstärke bereitete Kleister ist weiß mit bläulichem Schimmer. Infolge des geringen Klebergehalts der Weizenstärke hat er eine stärkere Klebkraft als Kartoffelkleister. Überschreitet die Temperatur bei der Kleisterbildung nicht 100⁰, so tritt eine Lösung der Stärke nicht ein.

Dieselbe Wirkung wie warmes Wasser üben alle Quellungsmittel, Kali- und Natronhydrat, Chlorzink, Chlorcalcium, Chlormagnesium, Jod- und Bromkalium.

Die wichtigste R e a k t i o n auf Stärke ist die mit J o d (1814 von C o l i n und G a u l t i e r d e C l a u b r y aufgefunden).

Bei Gegenwart von Wasser und Jodwasserstoff färbt Jod in geringster Menge ($^1/_{500\,000}$) die Stärke deutlich blau. Die entstehende außerordentlich lockere Verbindung, die J o d s t ä r k e, enthält nach F. M y l i u s 18 Prozent Jod, es kommt ihr die Formel $(C_{24}H_{40}O_{20}J)_4JH$ zu.

Als Reagens benutzt man am besten Jodwasser oder Jod-Jodkalium. In der Siedehitze entfärbt sich die Jodstärke, beim Erkalten bläut sie sich von neuem. Alkalien entfärben die Jodstärke, Zusatz von Säuren läßt die Färbung wieder eintreten. Chlor, Salpetersäure, Schwefelwasserstoff, schweflige Säure zerstören die Farbe, Alkohol entzieht der Jodstärke das Jod. Ebenso entfärbt sich die Jodstärke bei längerem Liegen an Licht und Luft oder wenn man sie der Dialyse unterwirft. Nicht immer ist die Färbung eine rein blaue, es kommen Abstufungen von blau durch violett, rot, rotgelb bis braun vor, die von der Beschaffenheit des Reagens und der Stärke abhängig sind. (Vgl. darüber weiter: A. M e y e r, Untersuchungen über die Stärkekörner, 1895.)

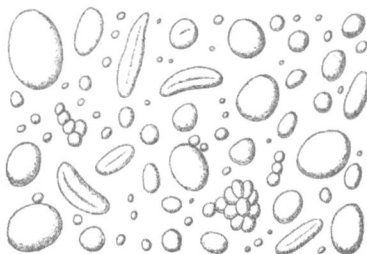

Fig. 55. Weizenstärke. Vergr. ³⁰⁰/₁.

Die W e i z e n s t ä r k e, die 60—70 Prozent vom Gewichte des Weizenkorns ausmacht, besteht zum Teil aus großen, dick-linsenförmigen, zum Teil aus viel kleineren, rundlich-eckigen Körnern. Zwischen beiden finden sich auffallend wenige Mittelformen (Fig. 55).

Die auf der Fläche liegenden großen Körner sind oft nicht ganz rund, sondern im Umkreis etwas buchtig. Der Durchmesser beträgt 15—45, meistens 28—35 μ. Eine zarte konzentrische Schichtung ist nur an wenigen Körnern sichtbar, dagegen sieht man im Zentrum des Kornes manchmal einen linearen Spalt oder eine strahlige Zerklüftung. Um sich von der linsenförmigen Gestalt dieser Körner zu überzeugen, setzt man auf den Objektträger neben das Deckgläschen einen Tropfen Wasser und bringt auf der entgegengesetzten Seite einen schmalen Streifen von Filtrierpapier zwischen Deckgläschen und Objektträger; durch die nun entstehende Strömung werden die Körner umgewälzt, und sie erscheinen dann, auf der hohen Kante liegend, elliptisch oder spindelförmig. Derselbe Effekt wird erzielt, wenn man einen Tropfen Weingeist anwendet, der, indem er sich mit dem Wasser, in dem die Körnchen liegen, mischt, ebenfalls Strömungen hervorruft, die die Körnchen in Bewegung setzen. Die Kleinkörner sind 2—9, meist 5—7 μ groß, entweder einfach und dann kugelig, oder sie sind Teilstücke zusammengesetzter Körner und alsdann von ebenen oder gewölbten Flächen begrenzt oder prismatisch.

Die eigentümliche Struktur der Stärkekörner, die in Differenzierung der Masse in einzelne um ein Zentrum konzentrisch geordnete Schichten besteht, in dem sich zugleich der Kern, Nabel oder Zentralhöhle befindet, das aber durchaus nicht immer in der Mitte liegen muß, ist beim Weizen, wie schon gesagt, verhältnismäßig wenig deutlich; viel deutlicher z. B. bei der Kartoffel. Die Schichtenbildung kommt dadurch zustande, daß im Stärkekorn wasserärmere und wasserreichere Lagen miteinander abwechseln. Sie wird durch Behandeln mit verdünnter Chrom- oder Salzsäure deutlicher und verschwindet unter dem Einfluß wasserentziehender oder sehr reichlich Wasser zuführender Mittel.

Darstellung. Zur Gewinnung der Weizenstärke verwendet man in den Fabriken entweder das Mehl (M a r t i n sche Methode) oder die ganzen Früchte (H a l l e n s e r und E l - s ä s s e r Verfahren). Im ersteren Fall wird das Mehl mit Wasser zu einem festen Teige geknetet und dieser in Sieben unter Darauffließenlassen von kaltem Wasser und Kneten ausgewaschen. Das S t ä r k e w a s s e r fließt durch Rinnen in einen A b s ü ß b o t t i c h , in dem es 24 Stunden absetzt. Die darüber stehende Flüssigkeit, die Dextrin, Eiweiß, Zucker usw. enthält, wird abgelassen. Das Stärkemehl enthält nun noch einen Rest von Kleber, der es zum Stärken und Appretieren von Geweben untauglich macht. Diesen zerstört man durch Gärung, indem man das Stärkemehl, mit seinem dreifachen Volumen Wasser angerührt und mit 5 Prozent sauer gewordenem Wasser aus einer früheren Operation vermischt, bei einer Temperatur von 25⁰ eine Woche der Gärung überläßt, wobei sich neben Weingeist und Kohlensäure auch Milch- und Essigsäure bilden. Das Stärkemehl wird dann mit reinem Wasser öfters ausgewaschen und endlich, mit Wasser angerührt, zum Absetzen stehen gelassen. Die obere, durch feine Kleinteile etwas graugefärbte Schicht wird als minderwertig abgenommen. Die untere weiße Schicht wird in mit Leinwand überzogene Körbe gebracht oder eingepreßt und später auf Gipsplatten oder geflochtenen Horden getrocknet. Die an der Luft in größeren Kuchen getrocknete Stärke zerfällt allmählich in kantige, säulenförmige Stücke. Der als Nebenprodukt gewonnene Kleber wird zu Nudeln und Makkaroni verarbeitet.

Werden statt des Weizenmehles die ganzen Weizenkörner genommen, so weicht man diese in Wasser ein, bis sie sich zwischen den Fingern leicht zerdrücken lassen. Dann werden sie zwischen Walzen zerquetscht und in einer Butte mit Wasser gemischt, so daß ein dünner Brei entsteht. Man überläßt dann das Ganze der Gärung, bis das Wasser einen säuerlichen Geschmack angenommen hat. Durch Ausdrücken, Kneten und Waschen in Haarsieben sondert man das „Stärkewasser" ab. Die Ausbeute beträgt 55—65 Prozent. Die Rückstände dienen als Viehfutter.

Handelsware. Die Weizenstärke kommt in sehr verschiedener Reinheit und Güte in den Handel. Für den pharmazeutischen Gebrauch ist nur die in Form eines feinen Pulvers vorkommende (*Amyli Tritici pulvis subtilis*) zuzulassen, die anderen Sorten sind für spezielle ökonomische Zwecke zugerichtet. Die Feinheit wird durch Bezeichnungen wie T u l l e a n g l a i s , M u s - selinstärke, feine weiße P a t e n t s t ä r k e , m i t t e l f e i n e und o r d i n ä r e S t ä r k e abgestuft. Die sog. „H a l l e n s e r oder k r i s t a l l i s i e r t e oder s t e n g l i g e S t ä r k e " (Tafel-, Strahlen-, Kristall-, Stengel-, Zettelstärke) in mehr oder weniger unregelmäßigen, parallelopipedischen, prismatischen oder zylindrischen, fingerdicken Stäben enthält einen Zusatz von Stärkekleisterwasser. Die „Waschstärke" ist meist mit etwas U l t r a m a r i n zur Hebung der Weiße versetzt, und die „blaue Patentstärke" ist besonders reich daran.

„E n g l i s c h e S t ä r k e " ist Reis- oder Mais-Stärke. „G l a n z s t ä r k e " oder „S t ä r k e g l a n z " ist ein Gemisch aus Stärke, Borax, Stearinsäure usw. „C r e m e s t ä r k e " ist durch einen Zusatz von Oker gelb gefärbt.

Die verschiedenen P a t e n t - S t ä r k e s o r t e n in S t e n g e l f o r m und P u l v e r - f o r m , r e i n e r W e i z e n p u d e r , f e i n e W e i z e n s t ä r k e in B r o c k e n usw. haben sich gewöhnlich als Gemische mit Kartoffelstärke erwiesen.

Gute Weizenstärke besteht aus 82—85 Prozent Stärkekörnchen, 15—18 Prozent Wasser, 0,1—0,15 Prozent Kleber, 1,0—1,5 Prozent vegetabilischer Faser und 0,05—0,8 Prozent Asche.

Aufbewahrung. Die Weizenstärke wird vor Staub geschützt an einem t r o c k e n e n Orte aufbewahrt, da sie in feuchter Luft ihren Wassergehalt um 6—7 Prozent vermehren kann.

Prüfung. Die Weizenstärke ist als im Handel hoch im Preise stehende Stärkeart Verfälschungen mit Stärkemehl anderer Pflanzen, besonders der Kartoffel, auch mit mineralischen Stoffen, wie Gips, Schwerspat, Magnesit, Dolomit, verwittertem Glaubersalz usw. ausgesetzt. Die Prüfung erstreckt sich 1. auf die Bestimmung des Aschengehaltes, 2. auf die mikroskopische und chemische Untersuchung, um ev. fremde Stärkemehlarten nachzuweisen, 3. auf die Fähigkeit, einen neutralen Kleister zu bilden, 4. auf die Bestimmung des Wassergehaltes.

1. B e s t i m m u n g d e s A s c h e n g e h a l t e s . Man nimmt dieselbe zweckmäßig so vor, daß man etwa 10 g Stärkemehl bei kleiner Flamme zur schwarzen Kohlenmasse verbrennt, dann von der Flamme entfernt, die Kohle zerdrückt, einige Stunden an der Luft stehen läßt und dann wieder in eine etwas stärkere Flamme bringt. Wird die Asche noch nicht ganz weiß, so erhitzt man noch einmal unter Zusatz von etwas salpetersaurem Ammonium. — Bei einer mit destilliertem Wasser bereiteten Weizenstärke beträgt der Aschengehalt nicht über 0,2 Prozent, eine etwas größere Aschenmenge hat ihren Grund meistens darin, daß zur Bereitung gewöhn-

liches Wasser verwendet wurde. Das Arzneibuch läßt 1 Prozent Asche zu. Eine größere Aschenmenge würde den Verdacht auf eine Verfälschung mit mineralischen Stoffen erwecken.

2. Der Nachweis fremder Stärkemehlarten wird am sichersten mittels des Mikroskops geführt bei mindestens 200 facher (besser 300 facher) Vergrößerung. Es ist daran zu erinnern, daß der zur Bereitung der Stärke verwendete Weizen kleine Mengen anderer Getreidefrüchte enthalten haben kann und daß daher einzelne fremde Stärkekörnchen noch nicht als Verfälschung anzusehen sind.

Als Verfälschung der Weizenstärke kommt fast ausschließlich die Kartoffelstärke vor (Fig. 56). Diese besteht 1. hauptsächlich aus einfachen, großen, exzentrischen, sehr deutlich geschichteten, ziemlich unregelmäßigen, drei- oder viereckig abgerundeten, oft rhombischen, nie abgeplatteten Körnern mit am schmalen Ende liegendem Kern, und 2. spärlicher aus kleinen, rundlichen und mittelgroßen, halb oder ganz zusammengesetzten Körnern mit oftmals zentralem Kern und weniger deutlicher Schichtung. Die großen Körner sind meist 0,07—0,09 mm groß, ausnahmsweise bis 0,145 mm. Die Gestalt und besonders die deutliche Schichtung der Kartoffelstärkekörnchen sind so charakteristisch, daß sie unter dem Mikroskop mit großer Leichtigkeit erkannt werden. Ferner kann eine erhebliche Beimengung von Kartoffelstärke erkannt werden, wenn man in einem Reagenzglase 1,0 g Stärke mit einem

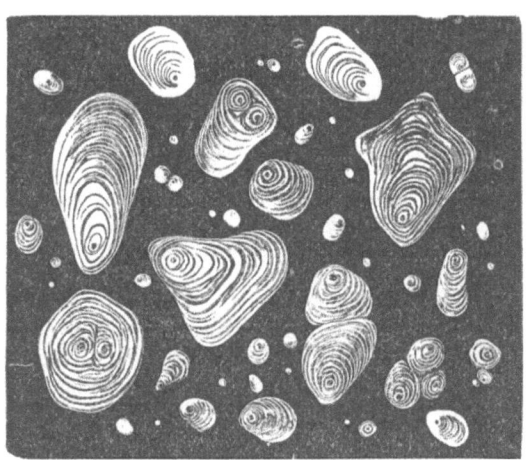

Fig. 56. Kartoffelstärke. Vergr. 200/1.

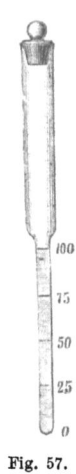

Fig. 57.
Blochsches
Féculometer.

Gemisch aus 6,6 g reiner Salzsäure und 3,3 g destilliertem Wasser schüttelt. Kartoffelstärke verrät sich dann an einem eigentümlichen Krautgeruch, der sich dem Geruch nach frischen, unreifen Bohnenhülsen nähert. Dieser Geruch der Kartoffelstärke kann durch Behandeln mit Sodalösung entfernt werden. Auch andere Stärkesorten werden unter dem Mikroskop an dem abweichenden Bau leicht erkannt, mit Ausnahme der Roggen- und Gerstenstärke. Diese sind der Weizenstärke sehr ähnlich und von ihr nur durch besondere Untersuchungsmethoden zu unterscheiden.

3. Mit kaltem Wasser angerieben, darf sich das Filtrat mit Jod nicht bläuen, sondern nur eine gelbe Farbe annehmen, andernfalls ist der Stärke Kleisterwasser (siehe oben) zugesetzt.

4. Bestimmung des Wassergehaltes. Der Feuchtigkeitsgehalt einer lufttrockenen Stärke beträgt 15—18 Prozent (siehe oben). Man bestimmt das Wasser, indem man eine gewogene Menge der Stärke bei künstlicher Wärme trocknet. Oder man verfährt nach Scheibler folgendermaßen, wenn es sich nur um eine annähernde Bestimmung handelt: Man vermischt 50 g der Stärke mit 100 g eines 88—90 prozentigen Weingeistes von bekanntem spezifischem Gewicht, schüttelt öfter um, filtriert nach einer Stunde und bestimmt das spezifische Gewicht des Filtrats. Die Differenz der beiden spezifischen Gewichte × 1000 minus 1 gibt den Wassergehalt über den normalen Wassergehalt an. Diese Rechnung ist bis 20 Prozent Wassergehalt über den Normalgehalt insoweit eine richtige, als der wirkliche Wassergehalt um ca. 0,3 Prozent größer oder kleiner sein kann. Bei 20—25 Prozent Wassergehalt über den Normalgehalt fällt in der Rechnung das minus 1 weg, bei 26—30 Prozent verwandelt man das

minus 1 in plus 1. — Hätte man z. B. 50 g Stärke mit 100 g Weingeist von 0,835 spezifischem Gewicht bei 17,5⁰ behandelt, den Weingeist abfiltriert und dieser zeigte nun bei 17,5⁰ ein spezifisches Gewicht von 0,846, so enthält die Stärke $(0,846 - 0,835) \times 1000 = 11 - 1 = 10$ Prozent Wasser über den normalen Wassergehalt von 1 2 P r o z e n t.

Oder man bedient sich zu einer annähernden Bestimmung des B l o c h schen F é c u l o - m e t e r s (Fig. 57). Derselbe ist jedoch nur bei guter Stärke anwendbar; schon 2—3 Prozent Unreinigkeiten (Cellulose, Sand) beeinträchtigen das Resultat, ebenso Trocknen der Stärke bei zu hoher Temperatur, Gärung u. a. Die untere Röhre des Féculometers hat bis zum Teilstrich ein Volumen von 17,6 ccm. Man füllt nun 10,0 g der zu prüfenden Stärke in den Apparat, gießt genügend Wasser nach und läßt denselben bis zum vollständigen Absetzen der mit Wasser gesättigten Stärke 1—2 Stunden stehen. Der das Niveau der abgesetzten Stärke bezeichnende Teilstrich zeigt alsdann den Trockengehalt der untersuchten Probe an. Reichen also die 10,0 g bis zum Teilstrich 87, so enthält die Stärke $100 - 87 = 13$ Prozent Wasser (v. H ö h n e l).

Anwendung. Weizenstärke wird äußerlich hauptsächlich als „Puder" und zur Herstellung von Pasten in der Therapie der verschiedensten Hautaffektionen gebraucht. — In Lösung wirkt er wie andere „Mucilaginosa" reizmildernd, wird aber kaum angewendet; allenfalls noch als Klistier bei Durchfällen der Kinder.

Anaesthesin. — Anäſtheſin.

p - Aminobenzoeſäureäthyleſter.

$$C_6H_4 \!\!\underset{COO\,C_2H_5}{\overset{NH_2}{<}} \quad [1,\,4] \quad \text{Mol.-Gew. } 165,10.$$

Weißes, feines kriſtalliniſches Pulver, das ſchwer in Waſſer von 15⁰, etwas leichter in ſieden-bem Waſſer, leicht in Alkohol, Äther, Chloroform und Benzol, ſowie in 50 Teilen Olivenöl löslich iſt. Die wäſſerige Löſung verändert Lackmuspapier nicht, ſchmeckt ſchwach bitter und ruft auf der Zunge eine vorübergehende Unempfindlichkeit hervor.

Schmelzpunkt 90⁰ bis 91⁰.

Verſetzt man eine Löſung von 0,1 g Anäſtheſin in 2 ccm Waſſer und 3 Tropfen verbünnter Salzſäure mit 3 Tropfen Natriumnitritlöſung und dann mit 2 Tropfen einer Löſung von 0,01 g β-Naphthol in 5 g verdünnter Natronlauge $(1 + 2)$, ſo entſteht eine dunkel orangerote Färbung. Anäſtheſin darf beim Verbrennen höchſtens 0,1 Prozent Rückſtand hinterlaſſen.

Vorſichtig aufzubewahren.

Neu aufgenommen.

Geschichtliches. Den p-Aminobenzoesäureäthylester hat zuerst E. R i t s e r t 1890 dargestellt und näher untersucht. Da aber eine Veröffentlichung der Resultate dieser Arbeit unterblieb, so wurde der Ester 1895 von S a l k o w s k i und 1898 von L i m p r i c h t nochmals als neu beschrieben. Erst 1902 stellten B i n z und auch K o b e r t auf Veranlassung von R i t s e r t die anästhesierende Wirksamkeit der Verbindung fest, die dann bald darauf durch v o n N o o r d e n in den Arzneischatz eingeführt wurde. Seit 1902 wird das Präparat durch die H ö c h s t e r F a r b - w e r k e unter dem Namen A n ä s t h e s i n in den Handel gebracht.

Chemie. Das Anästhesin kann auf verschiedene Weise erhalten werden. Man verfährt z. B. so, daß man Salzsäuregas in eine alkoholische Lösung von p - Amidobenzoesäure einleitet. Unter Wasserabspaltung findet dabei Bildung von Anästhesinchlorhydrat statt (S a l k o w s k i).

$$\underset{\substack{\text{p-Aminobenzoesäure}}}{H_2N.C\!\!\underset{\substack{H\ \ H}}{\overset{\substack{H\ \ H}}{<}}\!\!\underset{C-C}{\overset{C=C}{}}\!\!C - COOH} + C_2H_5OH + HCl = H_2O + HCl.\underset{\substack{\text{salzsaurer p-Aminobenzoesäureäthylester}}}{H_2N.C\!\!\underset{\substack{H\ \ H}}{\overset{\substack{H\ \ H}}{<}}\!\!\underset{C-C}{\overset{C=C}{}}\!\!C.COOC_2H_5}$$

Der Alkohol wird dann zum größten Teile abdestilliert, der Rückstand mit Wasser verdünnt, mit Soda alkalisch gemacht und der freie Ester der Lösung durch Ausschütteln mit Äther entzogen. Nach dem Abdestillieren des Äthers wird das Rohprodukt durch Kristallisation aus verdünntem Alkohol gereinigt.

Man kann den Ester auch dadurch erhalten, daß man zunächst aus p-Nitrobenzoesäure und Alkohol den p-Nitrobenzoesäureäthylester darstellt und diesen dann entweder mittels Zinn und Salzsäure (H ö c h s t) oder mit Hilfe von Schwefelammonium reduziert (L i m p r i c h t) und den Ester dann, ähnlich wie oben angegeben, isoliert.

$$O_2N.C\underset{\underset{H\ \ H}{C-C}}{\overset{\overset{H\ \ H}{C=C}}{\diagup\diagdown}}C.COOC_2H_5 + 6H \quad = \quad H_2N.C\underset{\underset{H\ \ H}{C-C}}{\overset{\overset{H\ \ H}{C=C}}{\diagup\diagdown}}C.COOC_2H_5 + 2H_2O$$

p-Nitrobenzoesäureäthylester   Anästhesin

Eigenschaften. Der p-Amidobenzoesäureäthylester kristallisiert in rhombischen, säulen- oder würfelförmigen Kristallen. Das Präparat löst sich in 6 Teilen absolutem Alkohol und in 5—5½ T. Äther.

Durch längeres Kochen mit Wasser, ebenso beim Erwärmen mit verdünnten ätzenden oder kohlensauren Alkalien wird es in p-Amidobenzoesäure und Alkohol gespalten.

Das Anästhesin ist eine schwache Base, deren Salze in wässriger Lösung weitgehend hydrolytisch gespalten sind, und die deshalb sauer reagieren.

In nicht zu großer Verdünnung geben seine Salze mit einer ganzen Reihe von Alkaloidfällungsmitteln Niederschläge, so mit Phosphormolybdän- und Phosphorwolframsäure und mit Pikrolonsäure; mit Wismutjodidjodkali gibt es einen orangeroten kristallinischen Niederschlag. Mit Pikrinsäure entsteht langsam ein schön in Nadeln kristallisierendes Pikrat, das nach dem Trocknen bei 90⁰ den Schmelzpunkt 129⁰—130⁰ zeigt. Mit konzentrierter Schwefelsäure verrieben, gibt Anästhesin auf Zusatz eines Tropfens Salpetersäure eine gelbgrüne Färbung, die nach dem Verdünnen mit Wasser und Übersättigen mit Alkali in Rot übergeht. Eine Lösung von Anästhesin in Eisessig nimmt auf Zusatz einer Spur Bleisuperoxyd eine himbeerrote Färbung an.

Identitätsreaktion. Durch Zusatz von Natriumnitritlösung zu der salzsauren Lösung des p-Amidobenzoesäureesters wird die Amidogruppe in die Diazogruppe umgewandelt. Der so erhaltene Diazokörper tritt dann mit β-Naphthol zu einem Azofarbstoff zusammen.

1. $C_2H_5OCO.C_6H_4NH_2HCl + HCl + NaNO_2 = C_2H_5O.CO.C_6H_4N_2Cl + NaCl + 2H_2O$.

salzs. Anästhesin

2. $C_2H_5OCOC_6H_4N_2Cl + C_{10}H_7OH = HCl + HO.C_{10}H_6 — N = N — C_6H_4COOC_2H_5$

Diazoverbindung   β-Naphthol   β-Naphthol-(α)-azobenzoesäureester

Novocain und Orthoform geben eine ähnliche Reaktion. Die orangerote Färbung, die die salzsaure Lösung des Azofarbstoffes zeigt, geht durch einen Überschuß von Alkali in ein blaustichiges Kirschrot über.

Anwendung. Anästhesin ist im Jahre 1902 als Ersatz für das Orthoform in die Therapie eingeführt worden; es besitzt eine ebenso starke l o k a l a n ä s t h e s i e r e n d e Wirkung wie dieses, reizt aber n i c h t. — Da das Anästhesin (ebenso wie Orthoform) in Wasser unlöslich ist, wirkt es nur dann lokalanästhesierend, wenn es direkt mit Nerven oder Nervenendigungen in Berührung kommt; es wird daher als schmerzstillendes Mittel von langdauernder Wirkung bei offenen Wunden, Verbrennungen, kariösen Zähnen usw. und auch auf geschwürigen Schleimhautstellen (z. B. bei Magengeschwür) angewendet. — Es ist auch bei innerem Gebrauch sehr wenig giftig.

Apomorphinum hydrochloricum.
Apomorphinhydrochlorid.

$C_{17}H_{17}O_2N.HCl.\frac{1}{2}H_2O$ Mol.-Gew. 303,61.

Weiße oder grauweiße, in Äther und Chloroform fast unlösliche Kriställchen. Apomorphinhydrochlorid löst sich in etwa 50 Teilen Wasser und in etwa 40 Teilen Weingeist. Die Lösungen verändern Lackmuspapier nicht und nehmen beim Stehen an der Luft und am Lichte allmählich eine grüne Färbung an; werden die Lösungen jedoch unter Zusatz von wenig Salzsäure bereitet, so bleiben sie längere Zeit unverändert. Ein größerer Zusatz von Salzsäure bewirkt die Abscheidung von weißen Apomorphinhydrochloridkriställchen.

An feuchter Luft, besonders unter Mitwirkung des Lichtes, färbt sich Apomorphinhydrochlorid bald grün. Bei der Aufbewahrung über Schwefelsäure verliert es allmählich das Kristallwasser. Das auf diese Weise getrocknete Salz nimmt beim Stehen an der Luft wieder das ursprüngliche Gewicht an.

Salpetersäure löst Apomorphinhydrochlorid mit blutroter Farbe. 1 Tropfen verdünnte Eisenchloridlösung (1 + 9) färbt 10 ccm der wässerigen Lösung (1 + 9999) blau. Werden 10 ccm

der wäſſerigen Löſung (1 + 9999) mit 1 ccm Chloroform verſetzt, mit Natronlauge alkaliſch ge=
macht und dann ſofort mit Luft geſchüttelt, ſo nimmt die wäſſerige Flüſſigkeit vorübergehend
eine rotviolette, das Chloroform eine blaue Färbung an.

Der durch Natriumbicarbonatlöſung in der wäſſerigen Löſung (1 + 99) hervorgerufene
Niederſchlag färbt ſich an der Luft ſehr bald grün; dieſer grüne Niederſchlag wird von Äther
mit purpurvioletter, von Chloroform mit blauvioletter Farbe gelöſt. Silbernitratlöſung erzeugt
in der wäſſerigen, mit einem Tropfen Salpeterſäure verſetzten Löſung (1 + 99) einen weißen,
käſigen Niederſchlag; ſetzt man Ammoniakflüſſigkeit hinzu, ſo tritt ſofort Schwärzung ein.

Die friſch bereitete wäſſerige Löſung (1 + 99) muß farblos oder darf nur ſehr wenig ge=
färbt ſein. 5 ccm Äther dürfen ſich beim Schütteln mit 0,1 g trockenem Apomorphinhydrochlorid
gar nicht oder doch nur blaß rötlich färben (Oxydationsprodukte des Apomorphins).

Apomorphinhydrochlorid darf beim Verbrennen höchſtens 0,1 Prozent Rückſtand hinterlaſſen.
Vor Licht geſchützt aufzubewahren.

Vorſichtig aufzubewahren. Größte Einzelgabe 0,02 g. Größte Tagesgabe 0,06 g.

Die Identitätsreaktionen wurden erweitert. Geändert wurden die Angaben über Löslichkeit.

Geschichtliches. Mathiessen und Wright erhielten 1869 beim Erhitzen von Morphin
mit konzentrierter Salzsäure ein Morphinderivat, dem sie den Namen Apomorphin gaben. In der
Folge ist dann das Apomorphin durch Wright und seine Schüler näher untersucht worden. Die
Erkenntnis seiner Konstitution verdanken wir den Arbeiten von R. Pschorr.

Die Erbrechen erregende Wirkung des Apomorphins ist zuerst 1870 von Gee und Pierce
erkannt worden.

Bildung und Darstellung. Der Vorgang der Bildung des Alkaloides ist scheinbar ein sehr
einfacher, da sich das Apomorphin vom Morphin nur durch den Mindergehalt der Elemente des
Wassers unterscheidet.

$$C_{17}H_{19}O_3N - H_2O = C_{17}H_{17}O_2N$$

Morphin   Apomorphin

In Wirklichkeit handelt es sich um eine recht komplizierte Reaktion, deren Mechanismus
noch nicht völlig aufgeklärt ist. Die Bildung des Apomorphins aus dem Morphin kann durch
Einwirkung von Mineralsäuren (Salzsäure, Schwefelsäure) auf Morphin bei ca. 140° erzwungen
werden, oder durch Erhitzen einer konzentrierten Morphinhydrochloridlösung mit Chlorzink
auf 120°—125°.

Durch Erhitzen von Morphin mit 50 Prozent Schwefelsäure auf 100° bildet sich nicht
Apomorphin, sondern es entstehen Polymere des Morphins, Trimorphin $(C_{17}H_{19}O_3N)_3$ und Tetra-
morphin $(C_{17}H_{19}O_3N)_4$, die amorphe basische Körper sind. Trimorphin entsteht auch durch
Erhitzen von Morphin mit Oxalsäure auf 140°—150°. Das Trimorphin ist ebenso wie das Apomorphin in Äther löslich. Zur Darstellung des Apomorphins erhitzt man 1 T. Morphin und 20 T.
konzentrierte Salzsäure im Druckrohr oder im Autoklaven 3 Stunden lang im Ölbade auf 140°
bis 150°. Nach dem Erkalten verdünnt man mit luftfreiem Wasser, übersättigt mit Bicarbonat
und schüttelt möglichst rasch mit Äther oder Chloroform aus. Dabei geht nur Apomorphin in
das Lösungsmittel über, unverändertes Morphin wird nicht aufgenommen. Beim Einleiten von
gasförmiger Salzsäure in die Äther- oder Chloroformlösung fällt das Apomorphinhydrochlorid
als Kristallpulver aus.

Konstitution. Das Apomorphin enthält 2 Hydroxylgruppen, die sich durch Benzoylreste
ersetzen lassen, und die durch Alkylierung mit Methylsulfat in alkalischer Lösung in Methoxylgruppen übergehen, so daß ein Apomorphindimethyläther $C_{17}H_{15}(OCH_3)_2N$ entsteht. Die Hydroxylgruppen sind also phenolartiger Natur. Da im Apomorphin überhaupt nur 2 Sauerstoff-
atome vorhanden sind, so ist die Existenz eines indifferenten Sauerstoffatomes, wie es im Morphin
vorhanden ist, ausgeschlossen.

Der Stickstoff des Apomorphins ist tertiär gebunden, denn er addiert nur ein Molekül
Jodmethyl unter Bildung des Hydrojodids einer quaternären Base $C_{17}H_{17}O_2NCH_3J$. Der
Dimethyläther dieser Ammoniumbase, das Dimethylapomorphiniummethyljodid gibt beim
Erhitzen mit Kalilauge eine neue tertiäre Base, des Dimethylapomorphimethin, die den gleichen
Kohlenstoffgehalt, wie die quaternäre Verbindung besitzt. (Das Dimethylapomorphiniumjodid
wurde deshalb gewählt, weil in ihm die Hydroxylgruppen, die sonst wegen ihrer großen Reak-
tionsfähigkeit den Verlauf der Aufspaltung komplizieren könnten, festgelegt sind.) In dieser
Reaktion liegt ein Fall der Hoffmannschen Abbaumethode durch erschöpfende Methy-
lierung vor, und es geht aus ihr hervor, daß im Apomorphin der Stickstoff in ringförmiger
Bindung vorhanden ist. Der weitere Abbau über das Jodmethylat der neu gebildeten tertiären

Base führt zur Spaltung in Trimethylamin und ein stickstofffreies ungesättigtes Phenanthren-derivat, aus dem durch Oxydation eine Dioxyphenanthrencarbonsäure erhalten wurde. Die Natur dieser Säure ist durch eingehende Arbeiten von R. P s c h o r r und seinen Schülern aufgeklärt worden. Es gelang diesen Forschern, die Säure zum 3.4.8-Trimethoxyphenanthren abzubauen und so folgende Konstitution einer 3.4-Dimethoxyphenanthrencarbonsäure für sie festzulegen. Die Konstitution des 3.4.8-Trimethoxyphenanthrens wurde durch die Synthese bewiesen.

3.4.8-Trimethoxyphenanthren   3.4-Dimethoxy-8-phenanthrencarbonsäure   3.4-Dimethoxy-8-vinylphenanthren

Das ungesättigte Phenanthrenderivat besitzt demnach die Konstitution eines Dimethoxyvinylphenanthrens.

Aus der Entstehung von Trimethylamin bei der Spaltung des Dimethylapomorphimethins ist zu schließen, daß eine Methylgruppe bereits am Stickstoff des Apomorphins haftet und aus der Bildung der Dimethoxyphenanthrencarbonsäure geht hervor, daß beide Methoxylgruppen, also auch die Hydroxylgruppen des Apomorphins, nicht an dem Seitenring, sondern an dem Phenanthrenkern selbst stehen. Diese Tatsachen führen zur Auflösung der Formel des Apomorphins in $(C_{14}H_8(OH)_2) = (CH_2 - CH_2 - N - CH_3)$. In Analogie mit anderen Opiumalkaloiden, besonders mit dem Papaverin, dessen Konstitution festgestellt ist, erteilte deshalb P s c h o r r dem Apomorphin folgende Formel, die mit beobachteten Tatsachen im besten Einklange steht.

Apomorphin nach Pschorr.

Der Abbau des Apomorphins zur Dimethoxyphenanthrencarbonsäure verläuft nach P s c h o r r nach folgendem Schema:

Dimethylapomorphinjodmethylat   Dimethylapomorphimethin   Dimethylapomorphimethinjodmethylat

$$
\begin{array}{c}
\text{H} \quad \text{H} \\
\text{C} \quad \text{C} \\
\text{HC}\diagup \text{C} \diagdown \text{CH} \\
| \quad || \quad | \\
\text{C} \quad \text{C} \quad \text{C} \qquad \text{CH}=\text{CH}_2 \quad \rightarrow \\
\text{O} \quad \text{C} \quad \text{C} \quad \text{C} \\
\text{CH}_3 \; | \qquad | \quad || \\
\quad \text{OCH}_3 \; \text{HC} \quad \text{CH} \\
\diagdown \diagup \\
\text{C} \\
\text{H}
\end{array}
\qquad\qquad
\begin{array}{c}
\text{H} \quad \text{H} \\
\text{C} \quad \text{C} \\
\text{HC}\diagup \text{C} \diagdown \text{CH} \\
| \quad || \quad | \\
\text{C} \quad \text{C} \quad \text{C} \\
\text{CH}_3\text{O} \quad \text{C} \quad \text{C} \quad \text{C}-\text{COOH} \\
| \qquad | \quad || \\
\text{OCH}_3 \; \text{HC} \quad \text{CH} \\
\diagdown \diagup \\
\text{C} \\
\text{H}
\end{array}
$$

Dimethoxyvinylphenanthren   Dimethoxyphenanthrencarbonsäure

Nach K n o r r ist der Pyridin- bzw. Isochinolinring des Apomorphins im Morphin nicht vorgebildet, sondern es findet bei der Darstellung des Apomorphins eine tiefgreifende Änderung des ursprünglich im Morphin enthaltenen Kohlenstoffstickstoffskelettes statt (siehe Morphin).

Eigenschaften des Apomorphins. In freiem Zustande stellt das Alkaloid eine weiße, meist amorphe Substanz dar, die in Wasser nur wenig löslich ist und sich in Alkohol, Äther, Benzol und Chloroform farblos löst. An der Luft färbt sich das Apomorphin durch Oxydation schnell grün. Die Lösungen der so veränderten Base in Wasser und Weingeist besitzen smaragdgrüne, die in Äther und Benzol purpurviolette, die in Chloroform blauviolette Färbung.

Mit Salpetersäure gibt Apomorphin eine blutrote, mit konz. Salzsäure eine bräunlich-rote Lösung. Apomorphin reduziert besonders in der Wärme die Salze der Edelmetalle. Im übrigen reagiert Apomorphin mit fast allen Alkaloidreagenzien.

Eigenschaften des salzsauren Apomorphins. Es ist wichtig, daß das Apomorphinhydrochlorid der vom Arzneibuche gegebenen Beschreibung völlig entspricht, besonders ist zu verlangen, daß das Salz feine Kriställchen darstellt.

Das sogenannte Apomorphinum hydrochloricum amorph. der Drogisten ist nicht offizinell. Zu den Angaben des Arzneibuches sind folgende Bemerkungen zu machen:

Nach D o t t löst sich Apomorphinhydrochlorid in Wasser von 15,5° im Verhältnis 1 : 59, in Alkohol derselben Temperatur im Verhältnis 1 : 51; sogenanntes falsches Apomorphin. hydrochl., das im wesentlichen aus dem Hydrochlorid des Trimorphins besteht, löst sich in Wasser schon im Verhältnis 1 : 1. Die Lösungen des falschen Apomorphinhydrochlorids reagieren schwach sauer.

Salzsaures Apomorphin ist in überschüssiger Salzsäure fast unlöslich. Diese Eigenschaft kann zum Nachweise einer Verunreinigung oder Verfälschung des offizinellen Salzes mit Morphin oder sogenanntem falschen Apomorphin benutzt werden. Dazu werden 0,1 g des Salzes auf einem kleinen trockenen Filter mit 5 ccm einer Mischung aus 1 T. Salzsäure und 4 T. Wasser übergossen. Das Filtrat wird mit Kaliumquecksilberjodid versetzt. Reines Apomorphin gibt höchstens eine opalisierende Trübung, enthält es aber andere Alkaloide, die in Salzsäure löslich sind, so gibt das Filtrat mit Kaliumquecksilberjodid deutliche Niederschläge (F r e r i c h s).

Nach E. S c h m i d t, der eine ganze Reihe von Präparaten daraufhin untersucht hat, enthält das Apomorphin 3,61—3,95 Prozent Wasser. Dieser Wassergehalt entspricht weder der Formel $(C_{17}H_{17}O_2NHCl)_2 + H_2O$, die 2,88 Prozent Kristallwasser enthält, noch der Formel $C_{17}H_{17}O_2N \cdot NCl + H_2O$, die 5,59 Prozent Wasser verlangt. Nach D o t t enthält das Salz ein Molekül H_2O.

Identitätsreaktionen. Die Blaufärbung der Apomorphinlösung mit Eisenchlorid ist auf den Phenolcharakter des Alkaloides zurückzuführen. Die Färbung der mit Natronlauge versetzten Lösung rührt von Oxydationsprodukten der Base her. Durch Bicarbonatzusatz wird aus Apomorphinsalzlösungen die freie Base abgeschieden, die sich an der Luft sehr schnell oxydiert. Auf Zusatz von Silbernitrat zu der Lösung des Chlorhydrates fällt zunächst Chlorsilber aus. Durch den Ammoniakzusatz wird das Chlorsilber wieder gelöst und die so erhaltene alkalische Silberlösung wird durch das Apomorphin zu metallischem Silber reduziert.

Prüfung. Durch Oxydationsprodukte verunreinigtes Salz löst sich in Wasser mit grüner Farbe. Die Löslichkeit der Oxydationsprodukte in Äther, auch in Chloroform sind dieselben löslich, kann man zur Reinigung grün gewordener Präparate benutzen. Man schüttelt das betreffende Präparat mit wasserfreiem Äther oder Chloroform, wobei die Verunreinigungen in Lösung gehen, sammelt das ausgewaschene Salz auf einem Filter und trocknet es unter Lichtabschluß.

Aufbewahrung. Das Apomorphinhydrochlorid wird wegen seiner leichten Zersetzlichkeit am besten in kleinen Mengen in kleinen Fläschchen, die gut verschlosen und versiegelt oder paraffiniert sind, aufbewahrt. Es ist wesentlich, daß das Salz trocken ist, da es sonst sehr leicht verdirbt. Apomorphinlösungen werden um so leichter grün, je schlechter das Glas ist, in dem sie aufbewahrt werden. Schlechte Gläser geben Alkali ab und dadurch wird das Apomorphinhydrochlorid unter Bildung der freien Base zersetzt, die noch wesentlich oxydabler ist, als das salzsaure Salz.

Anwendung. Apomorphin bewirkt bei s u b k u t a n e r Injektion von etwa 5 mg bei Erwachsenen schnell Erbrechen; will man es per os geben, so muß man höhere Dosen wählen, und der Erfolg tritt nicht so rasch ein. Das rührt davon her, daß Apomorphin das sogenannte Brechzentrum im verlängerten Mark direkt erregt und dadurch, nicht auf reflektorischem Wege, Erbrechen erzeugt. — Das Anwendungsgebiet des Apomorphins, wie der Brechmittel überhaupt, ist heutzutage sehr beschränkt; sie werden fast nur wegen ihrer primären Wirkung, der Entleerung des Magens, gebraucht, also vor allem bei Vergiftungen, wenn der Magen nicht ausgespült werden kann; Wirkungen auf andere Organe erwartet man heutzutage vom Brechen nicht mehr. — Ebenso wie alle anderen Brechmittel wird Apomorphin in kleinen, nicht Erbrechen erregenden Dosen i n n e r l i c h als Expektorans gegeben. — Nach neueren Erfahrungen sollen kleine Dosen von Apomorphin auch als Beruhigungsmittel dienen können, z. B. bei Delirium tremens.

In der T i e r h e i l k u n d e findet Apomorphin ebenfalls als Brechmittel und Expektorans (z. B. bei der Hundestaupe) Verwendung. Ferner wird es gegen die Lecksucht der Rinder und ähnliche Krankheiten empfohlen. — Die Dosen sind je nach dem Zwecke verschieden; als Expektorans 1—3 mg bis zu mehreren Zentigramm bei großen Tieren; als Brechmittel mehrere Milligramm; gegen Lecksucht usw. bis zu 0,1.

Aquae destillatae. — Destillierte Wässer.

Destillierte Wässer sind Lösungen oder Mischungen von flüchtigen Pflanzenstoffen und Wasser. Sie werden hergestellt aus den zerkleinerten, vorher mit Wasser oder Weingeist angefeuchteten Pflanzenteilen durch Destillation mit Wasserdampf; die Destillate werden wiederholt umgeschüttelt, 24 Stunden lang in einer lose verschlossenen Flasche bei Zimmertemperatur stehen gelassen und dann filtriert.

Destillierte Wässer müssen den eigenartigen Geruch und Geschmack der flüchtigen Stoffe der Pflanzenteile besitzen, aus denen sie hergestellt sind. Sie dürfen nicht flockig oder schleimig sein. Durch Schwefelwasserstoffwasser dürfen sie nicht verändert werden (Schwermetallsalze). 100 ccm eines destillierten Wassers dürfen beim Verdampfen höchstens 0,001 g Rückstand hinterlassen.

Destillierte Wässer sind kühl aufzubewahren.

Neu hinzugekommen ist der höchstzulässige Verdampfungsrückstand und die Forderung einer kühlen Aufbewahrung.

Geschichtliches. In den Werken des J o h. A c t u a r i u s , eines Hofarztes zu Konstantinopel im 13. Jahrhundert, werden einige über Arzneistoffe destillierte Wässer, deren Zahl bis gegen Ende des 18. Jahrhunderts in den Dispensatorien über alles Maß zunahm, bereits erwähnt. Die aus Vegetabilien bereiteten destillierten Wässer stellte man meist dadurch her, daß man das frische saftige Vegetabil zerschnitten und zerquetscht unter Zusatz von Wasser in einen Glaskolben gab und nun durch Erhitzen im Sandbade destillierte.

Die a l l g e m e i n e n A n f o r d e r u n g e n , die das Arzneibuch an die „destillierten Wässer" stellt, beziehen sich in erster Linie selbstverständlich auf die durch Destillation darzustellenden Wässer des Arzneibuches, sie werden aber folgerichtig auch auf die zwar nicht im Arzneibuche behandelten, aber doch in den Apotheken vorrätig gehaltenen destillierten Wässer überhaupt zu übertragen sein. Lediglich das Rosenwasser wird nicht durch Destillation, sondern durch Mischen von Rosenöl mit Wasser hergestellt.

Die Destillation wird mit Hilfe des durchströmenden Wasserdampfes bewirkt. Der Wasserdampf nimmt die flüchtigen Stoffe aus den Vegetabilien auf.

Diese Methode ist nur anwendbar, wenn man einen Dampfapparat hat, in dem der Wasserdampf eine wenigstens um $^1/_3$ Atmosphäre höhere Spannung erlangen kann. Wasserdämpfe von gewöhnlicher Spannung sind nicht hinreichend. Die Droge wird mit Wasser durchfeuchtet auf einen siebförmigen Boden in der Blase geschichtet und mittels eines Rohres der Dampf unterhalb des siebförmigen Bodens durch die Droge geleitet. Wird letztere trocken in die Blase gegeben, so bleibt in den meisten Fällen die Abtreibung der flüchtigen Stoffe unvollständig, Fig. 58.

Der im Kessel *e* entwickelte Dampf wird unter einem Überdrucke von ca. $^1/_3$ Atmosphäre durch die Kräuterschicht in den Zylinder *d* getrieben. Nachdem er die flüchtigen Teile der Droge aufgenommen hat, steigt er in das Kühlrohr *h* und läuft als Flüssigkeit verdichtet durch die Kühlschlange *k* in die Vorlage ab.

Die Vorlage ist stets eine Flasche und so geräumig, daß das ganze Destillat in ihr gesammelt werden kann. Das Destillat wird mit dem darin etwa schwimmenden flüchtigen Öle tüchtig durchgeschüttelt, einen bis zwei Tage an einem Orte von mittlerer Temperatur beiseite gestellt und dann durch ein reines leinenes, vorher mit destilliertem Wasser angefeuchtetes Kolatorium gegossen. Zuweilen ist die Quantität des ausgeschiedenen Öls beträchtlich genug, um sie zu sammeln und in den Gebrauch zu ziehen. Als Vorlage dient eine sog. F l o r e n t i n e r Flasche.

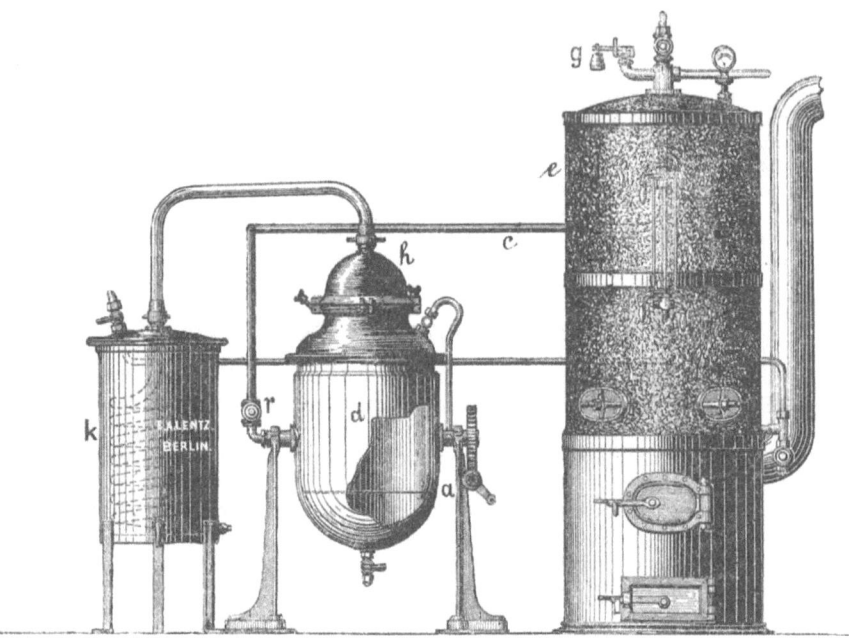

Fig. 58. *e* Dampfentwickler, *g* Sicherheitsventil, *w* Wasserstandsrohr, *c* Dampfrohr mit Absperrventil *r*, *d* Dampfzylinder mit Vorrichtung zum Umlegen behufs leichter Entleerung, *h* Helm, *k* Kühlapparat, *a* im Dampfzylinder ein Siebboden, auf das angefeuchtete Vegetabil aufgeschichtet wird.

Im übrigen lassen sich allgemein gültige Vorschriften zur Darstellung destillierter Wässer nicht geben, da jede Droge eine besondere Behandlung erfordert, um ein gutes Destillat zu liefern.

Das vorherige Befeuchten der Rohstoffe ist vorgeschrieben, um dieselben sozusagen aufzuschließen und damit die flüchtigen Bestandteile möglichst vollständig zu gewinnen. Diese Vorschrift ist übrigens im Text jedes der aufgenommenen Wässer nochmals wiederholt.

Das 24stündige Stehenlassen hat den Zweck, den Blasengeruch zu entfernen, ferner soll sich überschüssiges Öl abscheiden, oder das Wasser soll sich mit dem Öl sättigen. Es ist natürlich auch zulässig und zu empfehlen, die Wässer unfiltriert in den Aufbewahrungsraum zu bringen und erst vor dem jedesmaligen Einfüllen in die Standgefäße der Offizin abzufiltrieren.

Eigenschaften. Die destillierten Wässer sollen den eigentümlichen Geruch und Geschmack der Stoffe haben, aus denen sie gewonnen wurden. Dieser Geruch und Geschmack ist nicht identisch mit den aus jenen Substanzen abgeschiedenen flüchtigen (ätherischen) Ölen. Diese nämlich stellen in der Hauptsache die in Wasser unlöslichen Anteile der flüchtigen Verbindungen dar, während die destillierten Wässer außer diesen unlöslichen Ölen sehr wahrscheinlich auch noch l ö s l i c h e flüchtige Bestandteile enthalten, die bei der Gewinnung der ätherischen Öle der Lage der Sache nach gar nicht gewonnen werden können.

Den frisch destillierten Wässern haftet in der Regel ein sog. B l a s e n g e r u c h an, der seine Entstehung einer geringen Menge Ozon verdanken soll, das sich bei dem Destillationsprozeß angeblich bildet. Um den Blasengeruch zu beseitigen, genügt es, das betreffende Wasser einige

Tage in einer nicht ganz verschlossenen Flasche stehen zu lassen. Mit diesem Blasengeruch nicht zu verwechseln ist ein Geruch, der als d u m p f i g oder als m u f f i g bezeichnet wird und der darauf zurückzuführen ist, daß die zur Destillation benutzten Drogen dumpfig waren, oder daß dieser Geruch dem Destillationsapparat infolge mangelhafter Instandhaltung anhaftete.

Daß die destillierten Wässer k l a r sein sollen, verlangt das Arzneibuch nicht. Dagegen sollen sie vor der Abgabe filtriert, d. h. von nicht gelösten flüchtigen Bestandteilen oder geringen Bodensätzen befreit werden. Es ist zweckmäßig, die Vorräte vor dem Filtrieren mehrere Tage bei 15⁰ C stehen zu lassen, damit sich das Wasser möglichst mit dem Öle sättigt. Das Filtrieren geschehe durch a n g e f e u c h t e t e s Filtrierpapier.

S c h l e i m i g e und g e f ä r b t e Wässer sind zu verwerfen. Diese Forderung ist dahin zu verstehen, daß zwar ein Wasser, das schleimig ist, zu beanstanden wäre, daß dagegen die Abscheidung einiger Flöckchen bei sonst gutem Zustande des Wassers zu Bedenken keineswegs Veranlassung gibt. Ähnlich verhält es sich mit der zweiten Forderung. Die Wässer des Arzneibuches sind zwar sämtlich ungefärbt, eine Anzahl anderer Wässer dagegen, wie A q u a S a m b u c i, Aq. C h a m o m i l l a e, A q. M e l i s s a e u. a., zeigen sehr häufig, ja regelmäßig, schwache Gelbfärbung, ohne daß sich das geringste gegen ihre Beschaffenheit einwenden ließe. — Die Forderung, betreffend das Verhalten gegen Schwefelwasserstoffwasser, richtet sich gegen einen Gehalt an Kupfer, da Zinn, das in Spuren wohl in jedem destillierten Wasser enthalten ist, bei dieser Prüfung übersehen wird. Destillierte Wässser, die aus kupfernen Blasen destilliert sind, enthalten stets S p u r e n von Kupfer, die jedoch durch Schwefelwasserstoff nicht nachweisbar sind. Der Nachweis geschieht durch Eindampfen von etwa 100,0 des Wassers und Prüfung des Rückstandes mit Ferrocyankalium.

Aufbewahrung. Wie die destillierten Wässer am zweckmäßigsten aufzubewahren sind, darüber sind die Meinungen noch geteilt.

Die Darstellung sog. destillierter Wässer aus ätherischen Ölen und Wasser e x t e m p o r e liefert keine mit den destillierten identischen Präparate und soll vermieden werden. Am zweckmäßigsten wäre es noch, 1 g Öl mit 30 g Talcum venetum innig zu verrreiben, dieses Gemisch alsdann mit 500—1000 g lauwarmen Wassers zu schütteln und zu filtrieren. Der Vorschrift des Arzneibuches entsprechen diese Wässer jedoch nicht.

Nach den gesetzlichen Vorschriften muß in jeder deutschen Apotheke eine Dampfdestillationsvorrichtung vorhanden sein; die Konstruktion derselben richtet sich natürlich nach dem Umfang ihres Gebrauchs.

Für die vollständige Ausnützung der Drogen und Erschöpfung ihres Gehalts an ätherischem Öl ist bei der Destillation die Anwendung gespannter Dämpfe unerläßliche Bedingung.

In den Apotheken kleineren Umfanges findet sich meist der B e i n d o r f f sche Apparat, der für die Destillation im kleinen auch ausreicht, dessen Dampfspannung aber gering ist.

Für größere Betriebe werden von Spezialfirmen Dampfapparate für gespannte Dämpfe von der einfachsten bis zur kompliziertesten Konstruktion geliefert, z. B. von W. B i t t e r - Bielefeld; G. C h r i s t - Berlin; G. E s s e r - München; G o e t z & N e s t m a n n - Leipzig; G r a s s e c k & S t r a e t e r - Frankfurt a. M.; E. A. L e n t z - Berlin; Gg. Ib. M ü r r l e - Pforzheim und anderen mehr.

Aqua Amygdalarum amararum. — 𝔅𝔦𝔱𝔱𝔢𝔯𝔪𝔞𝔫𝔡𝔢𝔩𝔴𝔞𝔰𝔰𝔢𝔯.

Aqua Amygdalae amarae P. I.

loco Aquae Lauro-Cerasi.

Gehalt 0,1 Prozent Cyanwasserstoff (HCN, Mol.-Gew. 27,02).

Grob gepulverte bittere Mandeln .	12 Teile
Wasser	20 Teile
Weingeist	3 Teile.

Die grob gepulverten bitteren Mandeln werden mit Hilfe der Presse ohne Erwärmen soweit als möglich von dem fetten Öle befreit und dann in ein mittelfeines Pulver verwandelt. Dieses mischt man mit 20 Teilen gewöhnlichem Wasser und bringt den Brei in eine geräumige Destillierblase. Man läßt ihn darin zunächst 12 Stunden lang stehen und destilliert dann mit Wasserdampf unter sorgfältiger Kühlung 9 Teile in eine Vorlage ab, die den Weingeist enthält. Alsdann fängt man gesondert 3 Teile eines zweiten Destillats auf.

Die Destillate werden auf ihren Gehalt an Cyanwasserstoff geprüft; das erste Destillat wird nötigenfalls mit einer Mischung aus 1 Teil Weingeist und 3 Teilen des zweiten Destillats soweit verbünnt, daß in 1000 Teilen 1 Teil Cyanwasserstoff enthalten ist.

Spezifisches Gewicht 0,970 bis 0,980.

Bittermandelwasser ist klar oder nur sehr schwach weißlich getrübt. Es darf Lackmuspapier kaum röten.

Werden 10 ccm Bittermandelwasser mit 0,8 ccm $^1/_{10}$-Normal-Silbernitratlösung und einigen Tropfen Salpetersäure vermischt, und wird vom entstandenen Niederschlage abfiltriert, so muß das Filtrat den eigenartigen Geruch des Bittermandelwassers zeigen und darf durch weiteren Zusatz von $^1/_{10}$-Normal-Silbernitratlösung nicht mehr getrübt werden (Höchstgehalt von 0,02 Prozent freiem Cyanwasserstoff).

Gehaltsbestimmung. Werden 25 ccm Bittermandelwasser mit 100 ccm Wasser verbünnt und mit 2 ccm Kaliumjodidlösung und 1 ccm Ammoniakflüssigkeit versetzt, so müssen bis zum Eintritt einer bleibenden Trübung 4,5 bis 4,8 ccm $^1/_{10}$-Normal-Silbernitratlösung verbraucht werden, was einem Gehalte von 0,099 bis 0,107 Prozent Cyanwasserstoff entspricht (1 ccm $^1/_{10}$-Normal-Silbernitratlösung = 0,005404 g Cyanwasserstoff in ammoniakalischer Lösung, Jodkalium als Indikator).

Für Aqua Lauro-Cerasi darf Bittermandelwasser abgegeben werden.

Vor Licht geschützt aufzubewahren.

Vorsichtig aufzubewahren. Größte Einzelgabe 2,0 g. Größte Tagesgabe 6,0 g.

Es ist nunmehr vorgeschrieben, daß der Mandelbrei 12 Stunden lang vor der Destillation stehen bleiben soll. Ferner ist das Abdestillieren eines Nachlaufs vorgeschrieben, der zur Verdünnung dienen soll. — Eine schwache Rötung von Lackmuspapier ist nunmehr gestattet. — Als Indikator bei der Titration dient Jodkalium.

Theoretische Einleitung. Das seit Anfang dieses Jahrhunderts in den Arzneischatz eingeführte Bittermandelwasser war ein sehr wechselndes Präparat, da es, selbst bei Anwendung scheinbar gleicher Bereitungsweise, bald trübe, bald klar ausfiel und mit einem sehr wechselnden Gehalte an Cyanwasserstoff (Blausäure) und ätherischem Bittermandelöl (Benzaldehyd) erhalten wurde. Die über dieses Präparat vorhandene Literatur ist äußerst umfangreich. Zum Verständnis des folgenden müssen nachstehende Bemerkungen vorausgeschickt werden:

Die bitteren Mandeln enthalten etwa 3 Prozent A m y g d a l i n. Amygdalin ist ein Glukosid und zerfällt in wässeriger Lösung beim Erwärmen mit verdünnten Mineralsäuren in C y a n w a s s e r s t o f f, B e n z a l d e h y d und Z u c k e r:

$$C_{20}H_{27}NO_{11} \ + \ 2\,H_2O \ = \ HCN \ + \ C_6H_5CHO \ + \ 2[C_6H_{12}O_6]$$

| Amygdalin | Cyanwasserstoff | Benzaldehyd | Zucker |

In der nämlichen Weise wie verdünnte Mineralsäuren (in der Wärme) wirken gewisse Fermente auf das Amygdalin schon in der Kälte. Zu diesen Fermenten gehört das in den Mandeln (süßen sowohl wie bitteren) enthaltene E m u l s i n. Beide Stoffe, Amygdalin und Emulsin, sind in den bitteren Mandeln nebeneinander vorhanden und bleiben in diesen, ohne aufeinander einzuwirken. Sobald aber zu den bitteren Mandeln (oder zu einem Gemisch von Amygdalin und Emulsin) Wasser hinzutritt, so spaltet das Emulsin das Amygdalin in der vorhin angegebenen Weise. Am energischsten wirkt das Emulsin bei 10° — 25°.

A m y g d a l i n und E m u l s i n sind in Wasser löslich. Eine wässerige Lösung des Amygdalins kann erhitzt werden, ohne Veränderung zu erleiden. Ganz anders das Emulsin. Auch dieses ist in Wasser löslich, aber es ist ein E i w e i ß s t o f f; wird die wässerige Lösung des Emulsins über 60° C hinaus erhitzt, s o g e r i n n t d a s E m u l s i n, u n d d a m i t i s t s e i n e F ä h i g k e i t, d a s A m y g d a l i n z u z e r l e g e n, a u f g e h o b e n.

Durch die Einwirkung des Emulsins auf das Amygdalin werden im Sinne obiger Gleichung (neben Zucker) allerdings Benzaldehyd und Cyanwasserstoff als Spaltungsprodukte gebildet, aber nur ein Teil dieser beiden Substanzen tritt in der Tat als f r e i e s B e n z a l d e h y d und als f r e i e C y a n w a s s e r s t o f f s ä u r e auf; zum Teil bleiben beide miteinander verbunden und treten als B e n z a l d e h y d c y a n h y d r a t (oder -hydrin) auf, das man auch durch direkte Addition von Benzaldehyd und Cyanwasserstoff darstellen kann.

$$C_6H_5C\!\!\diagdown_O^H \ + \ {}_{CN}^{H} \ = \ C_6H_5C\!\!\diagdown_{CN}^{H-OH}$$

| Benzaldehyd | Cyanwasserstoff | Benzaldehydcyanhydrin |

Benzaldehyd wie Cyanwasserstoff können weiterhin eine Anzahl von Umwandlungen erfahren. Aus Cyanwasserstoff z. B. entsteht Ammoniak, das sich mit dem noch vorhandenen Cyanwasserstoff zu C y a n a m m o n i u m , $CN \cdot NH_4$. vereinigt. Auf Benzaldehyd wirkt Ammoniak ein unter Bildung von B e n z h y d r a m i d , $C_{21}H_{18}N_2$:

$$3\,C_6H_5CHO \;+\; 2\,NH_3 \;=\; 3\,H_2O \;+\; \begin{matrix} C_6H_5 \cdot CH \\ C_6H_5 \cdot CH \\ C_6H_5 \cdot CH \end{matrix}\!\!>\!\!\begin{matrix} N \\ N \end{matrix}$$

Benzaldehyd   Ammoniak   Benzhydramid

Ferner kann sich ein Teil des Benzaldehydes zu B e n z o i n polymerisieren, das sich aus Bittermandelwasser sehr häufig in Gestalt gelblicher Kriställchen ausscheidet:

$$C_6H_5 \cdot CO \;+\; CO \cdot C_6H_5 \;=\; C_6H_5 - C \!\!\begin{matrix} H \\ OH \end{matrix}\!\! - CO - C_6H_5$$

Benzaldehyd   Benzaldehyd   Benzoin

Endlich kann auch Benzaldehyd der Oxydation durch den Sauerstoff der Luft unterliegen und in B e n z o e s ä u r e übergehen, und der Cyanwasserstoff kann in a m e i s e n - s a u r e s A m m o n i u m umgewandelt werden:

$$C_6H_5CHO \;+\; O \;=\; C_6H_5COOH$$

Benzaldehyd   Benzoesäure

$$HCN \;+\; 2\,H_2O \;=\; HCOONH_4$$

Cyanwasserstoff   ameisensaures Ammon

Darstellung. Das zu 35—40 Prozent in den bitteren Mandeln enthaltene fette Öl löst den bei der Destillation mit Wasser entstehenden Benzaldehyd auf und hält ihn dabei zurück, auch hindert es die Einwirkung des Emulsins auf das Amygdalin. Deshalb ist es zweckmäßig, das Öl durch Abpressen nach Möglichkeit zu entfernen. Hierbei dürfen die bitteren Mandeln und die Presse nicht über 30⁰ erwärmt werden, da das Emulsin sonst koagulieren und wirkungslos werden würde. Andererseits ist im Winter zur Erleichterung des Ölauspressens das Erwärmen bis auf 30⁰ ratsam, wie es auch zweckmäßig ist, die Mandeln vor dem Auspressen einige Tage bei 20⁰—25⁰ zu trocknen, damit sie sich leichter pulvern lassen. Die Bruchmandelkerne sind vorher zu entfernen, da sie wegen ihres Gehaltes an ranzigem fettem Öl dem Destillate durch ihre flüchtigen Fettsäuren einen unangenehmen Geruch erteilen. Die bitteren Mandeln enthalten 2—3 Prozent, Pfirsichkerne, die in entfetteter Form im Großhandel als Placenta Amygdalarum amararum oft abgegeben werden, enthalten meistens 3 Prozent, oder auch weniger Amygdalin. Durch den sehr variierenden Amygdalingehalt ist natürlich auch eine sehr verschiedene Ausbeute an Bittermandelwasser bedingt. Aber auch bei hohem Amygdalingehalt kann die Ausbeute aus verschiedenen Gründen gering ausfallen. Wenn die zweimal ausgepreßten und vor jeder Pressung gepulverten Mandelkuchen ziemlich fein (Sieb Nr. 4) gepulvert zur Verwendung kommen, so geht die Bildung von Blausäure und Benzaldehyd sehr rasch vor sich. Aus diesem Grunde ist eine mehrstündige Maceration des Pulvers mit Wasser an sich nicht erforderlich. Sie ist nur nötig, wenn das Pulver grob ist. Kalkhaltiges Wasser hält einen Teil der Blausäure als Cyancalcium zurück. Ammoniumcarbonathaltiges Wasser macht das Bittermandelwasser ammonhaltig. Destillierblasen aus Kupfer, deren Oberfläche niemals ganz frei von Kupferoxyd ist, wirken nachteilig auf die Ausbeute durch Bildung von Cyankupfer. Bei unvorsichtigem Arbeiten, wenn z. B. das Mandelpulver mit dem Wasser in einem flachen Gefäß ange ührt, und der Brei offen stehen bleibt, verdunstet schon in der Kälte eine erhebliche Menge ʳBlausäure. Hiernach empfiehlt es sich, folgenden Punkten genaueste Beachtung zu schenken: 1. Das möglichst entfettete Mandelpulver ist mittelfein (Sieb Nr. 4) zu pulvern. 2. Das Pulver wird zweckmäßig in der Destillierblase mit reichlichen Mengen Wasser zu einem d ü n n e n Brei angerührt, die Destillierblase sofort luftdicht verschlossen, und die Kühlschlange so weit durch einen Vorstoß verlängert, daß dieser bis auf den Boden der mit Spiritus beschickten Vorlage reicht. 3. Da bei feinem Pulver die Einwirkung des Emulsins auf Amygdalin sehr rasch vor sich geht, ist eine vielstündige Maceration nicht nötig, wenige Stunden genügen vollkommen. Es ist aber von größter Wichtigkeit, die Erhitzung n u r g a n z l a n g s a m vorzunehmen, einerlei ob die Maceration kurze oder lange Zeit gewährt hat. Bei raschem Erhitzen würde das Emulsin zu früh koagulieren und wirkungslos werden, und rasches Erhitzen hat fast immer ein Übersteigen zur Folge. Ist die Destillation im Gange, so kann von da ab flott destilliert werden. 4. Kupferne Gefäße müssen vor der Verwendung sorgfältigst gereinigt werden, um die Bildung von Cyankupfer möglichst zu verhüten. 5. Die Verwendung von kalkhaltigem und ammoniakhaltigem Wasser ist nicht zu empfehlen, sondern für die Bereitung von Bittermandelwasser destilliertes Wasser zu nehmen. Wenn gewöhnliches Wasser gebraucht wird, empfiehlt sich ein Zusatz von etwa 2 g verdünnter Schwefelsäure oder Phosphorsäure auf 1 Liter Wasser. Kalk und Ammoniak werden dadurch gebunden und unschädlich gemacht.

Vorschrift des Arzneibuches. Die neue Vorschrift, wie auch die des vorigen Arzneibuches hat gegen die alten Vorschriften viel voraus, besonders das, daß durch Umgehung der Destillation über freiem Feuer stets einwandfreie Präparate hinsichtlich des Geschmackes erzielt werden, da ein Anbrennen des Mandelbreies unmöglich ist. In der neuen Vorschrift ist nur nicht verständlich, weshalb anstatt destillierten Wassers, gewöhnliches Wasser verwendet werden soll, da nichts f ü r dasselbe — der Preisunterschied zwischen „gewöhnlichem" Wasser und destilliertem Wasser kann wohl nicht in Betracht kommen — sondern alles g e g e n dasdelbe spricht. In Gegenden mit stark kalkhaltigem Wasser wird man, um die Herstellung des Präparates einigermaßen rentabel zu machen, ersterem eine nicht flüchtige Säure zur Bindung des Kalkes zusetzen und damit von der offizinellen Vorschrift abweichen müssen. Auch gegen die lange Macerationsdauer von 12 Stunden lassen sich Bedenken nicht unterdrücken. Bei dem vorgeschriebenen „mittelfeinen" Pulver (Sieb 4) genügt eine Maceration von 2 bis 3 Stunden vollkommen, während bei den noch vielfach verwendeten kupfernen Destillierapparaten dem Kupferoxydbelag in 12 Stunden doch zu reichliche Gelegenheit zur Bindung von Blausäure gegeben wird. Empfehlenswert wäre auch die Anordnung gewesen, die Kühlschlange oder das Entbindungsrohr durch einen Vorstoß so weit zu verlängern, daß dasselbe auf den Boden der Vorlage reicht. Von Interesse ist die von P e t t e n k o f e r herrührende Darstellungsvorschrift. P e t t e n k o f e r läßt 11 T. Mandelpulver allmählich in siedendes Wasser eintragen und die Mischung einige Minuten im Sieden erhalten. Nach dem völligen Erkalten wird 1 T. Mandelpulver von bitteren Mandeln zugefügt und die Mischung über Nacht stehen gelassen, hierauf destilliert. Der Grundgedanke dieser Vorschrift ist folgender: Durch das Kochen des Mandelbreies wird zwar das Emulsin koaguliert, also unwirksam gemacht, das Amygdalin aber in Lösung gebracht. Das in 1 T. Mandelpulver enthaltene Emulsin, das später zugegeben wird, reicht hin, um das Amygdalin der gesamten 12 T. Mandelpulver zu spalten. — Bei der Befolgung dieser Vorschrift ist ein Übersteigen der Destillationsmasse fast ausgeschlossen.

Der Nachlauf. Bei gutem Material ist oft das erste Destillat so gehaltreich, daß die nach dem Arzneibuch erhaltene Menge des Nachlaufes nicht ausreicht, um das Destillat auf die vorgeschriebene Verdünnung zu bringen. Es ist deshalb zweckmäßig, noch weitere Mengen Nachlauf zu destillieren, die zur Einstellung des Bittermandelwassers verwendet werden können, weil der Nachlauf oft noch Blausäure und viel ätherisches Öl enthält. Bleibt nach der Einstellung noch eine genügende und gehaltreiche Menge Nachlauf über, so läßt sich daraus noch Bittermandelwasser gewinnen, indem man den Nachlauf im Dampfstrome destilliert. Die Menge der Blausäure wird zuvor festgestellt und $^1/_5$ derselben als Verlust in Rechnung gebracht, also so viel Spiritus vorgelegt, als $^4/_5$ der gefundenen Menge Blausäure entspricht.

Bestimmung des Cyanwasserstoffs. Die Cyanwasserstoffsäure ist im normalen Bittermandelwasser nur zum kleineren Teile in freiem Zustande (durch Silbernitrat direkt fällbar) enthalten, der größere Teil ist mit Benzaldehyd zu B e n z a l d e h y d c y a n h y d r i n verbunden. In ganz frisch destilliertem Bittermandelwasser findet sich zwar eine erheblich größere Menge freier Blausäure, aber schon nach 3 Tagen ist die Kondensation zu dem Cyanhydrin erfolgt. Da dieses sich mit wässeriger Silberlösung nicht umsetzt, so muß es vor der Bestimmung des Cyanwasserstoffes in seine Komponenten, Cyanwasserstoff und Benzaldehyd, zerlegt werden. Die Methode des Arzneibuches lehnt sich an die des vorigen an, verwendet aber statt Kalilauge Ammoniakflüssigkeit und als Indikator an Stelle des Chlornatriums Jodkalium: 4,5—4,8 ccm $^1/_{10}$-Normal-Silberlösung sollen in 25 ccm des Präparates erforderlich sein, bis bleibende Trübung eintritt.

Durch den Zusatz von Ammoniak zum Bittermandelwasser wird das Benzocyanhydrin zerlegt: $C_6H_5CHO \cdot HCN + NH_3 = C_6H_5 \cdot CHO + NH_4CN$. Läßt man zu der Lösung, die abgesehen vom Benzaldehyd, Cyanammonium und Ammoniak enthält, Silberlösung zufließen, so entsteht Cyansilber:

1. $NH_4CN + AgNO_3 = AgCN + NH_4NO_3$.

Der jeweilig beim Einträufeln von Silberlösung entstehende Niederschlag von Silbercyanid wird so lange von im Überschuß vorhandenen Cyanammonium unter Bildung des Doppelsalzes Cyansilber-Cyanammonium wieder gelöst, bis genau die Hälfte der ursprünglichen Menge Cyanammonium an Silber gebunden ist:

2. $AgCN + CNNH_4 = AgCN . CNNH_4$.

Der geringste Überschuß an Silber zerlegt eine entsprechende Menge dieses Doppelsalzes, was sich durch bleibende Trübung kenntlich macht:

3. $AgCN . CNNH_4 + AgNO_3 = 2 AgCN + NH_4NO_3$.

Um die Trübung und damit den Endpunkt der Reaktion deutlicher sichtbar zu machen dient der Zusatz von Jodkalium. Anstatt Cyansilber bildet sich bei dem ersten überschüssigen Tropfen Silberlösung gelbes, unlösliches Jodsilber.

Die unter 1 und 2 gegebenen Gleichungen lassen sich zu einer zusammenfassen:

4. $AgNO_3 + 2 NH_4CN = AgCN . NH_4CN + NH_4NO_3$,

und es geht aus ihr hervor, daß 1 Molekül $AgNO_3$ 2 Moleküle Cyanammonium und damit auch Cyanwasserstoff anzeigt:

$$AgNO_3 = 2 HCN$$
$$169{,}97 \quad 54{,}0$$

1 ccm $^1/_{10}$ - Normal - Silberlösung enthält nun 0,016 997 g $AgNO_3$ und zeigt 0,005 404 g HCN an, demnach also 4,5 ccm 0,024 318 g und 4,8 ccm 0,025 939 g HCN an; das ist die vom Arzneibuche für 25 ccm geforderte Menge an Blausäure, woraus sich durch Multiplikation mit 4 die Menge für 100 Raumteile (ccm) mit 0,097 272 bzw. 0,103 756 g berechnet. Der Gehalt an Blausäure in 100 G e w i c h t s teilen (g) für die niedrigsten und höchsten zulässigen Grenzen ergibt sich aus folgenden Gleichungen:

$$0{,}98 : 0{,}097\,272 = 100 : x ; \quad x = 0{,}099\,26 \text{ HCN},$$
$$0{,}97 : 0{,}103\,756 = 100 : x ; \quad x = 0{,}106\,97 \text{ HCN}.$$

Das Bittermandelwasser muß also mindestens 0,099 g und darf höchstens 0,007 g HCN enthalten, also rund 0,1 Prozent.

Das Bittermandelwasser verliert bei längerer Aufbewahrung immer etwas an Stärke. Man tut daher gut, auf den höchsten zulässigen Gehalt an Blausäure einzustellen.

Das Arzneibuch IV schrieb die Bestimmung des Blausäuregehaltes nach der L i e b i g - schen Methode vor: 10 ccm Bittermandelwasser, 90 ccm destilliertes Wasser, 5 Tropfen Kalilauge, Natriumchlorid als Indicator. Der chemische Vorgang ist mutatis mutandis der gleiche wie der der jetzigen Methode. Letztere verdient vor der L i e b i g schen Methode deshalb den Vorzug, weil auch in etwas getrübtem Bittermandelwasser der Endpunkt der Reaktion durch Jodsilber sehr deutlich in die Erscheinung tritt, was unter gleichen Verhältnissen bei Chlorsilber nicht der Fall ist; ferner weil in jedem Bittermandelwasser Cyanammon vorhanden ist. Dies aber wird durch Zusatz von Kalilauge nach der L i e b i g schen Methode unter Freimachen von Ammoniak zersetzt, letzteres wirkt lösend auf Chlorsilber und gibt dadurch Veranlassung zu größerem Verbrauch an Silberlösung.

Die Magnesia-Methode der Ph. germ. II, sowie die B u i g n e t s che Kupfersulfatmethode seien nur erwähnt. Sie geben nicht so genaue Resultate wie die des Arzneibuches.

G e w i c h t s a n a l y t i s c h e   M e t h o d e. Man versetzt 30 g Bittermandelwasser (zur Zerlegung des Benzaldehydcyanhydrins) mit so viel Ammoniakflüssigkeit, daß es deutlich danach riecht, säuert mit Salpetersäure an und fällt mit einem Überschuß von Silbernitrat. Der entstehende weiße Niederschlag von S i l b e r c y a n i d wird auf einem aschefreien Filter gesammelt, getrocknet und am besten in einem gewogenen Porzellantiegel scharf geglüht. Das gebildete Cyansilber geht dabei in metallisches Silber über:

$$2 AgCN = Ag_2 + (CN)_2.$$

Daher entsprechen 108 Teile metallisches Silber = 27 T. Cyanwasserstoff, oder 1 T. HCN = 4 T. Ag.

Mithin müssen 30 g Bittermandelwasser bei dieser Bestimmung 0,12 g metallisches Silber hinterlassen.

Einstellung des B i t t e r m a n d e l w a s s e r s auf 0,1 Prozent C y a n w a s s e r - s t o f f g e h a l t. Hat man ein Bittermandelwasser auf den Gehalt von 0,1 Prozent Cyanwasserstoff einzustellen, so entnimmt man die für die Reaktion nötige Menge und bestimmt zunächst nach der Vorschrift des Arzneibuches den Gehalt. Nehmen wir an, dieser sei zu

0,13 Prozent gefunden, und das Quantum des Bittermandelwassers betrage 4110 g. Diese

Quantum müßte bis auf $\left(0,1 : 0,13 = 4110 : x \text{ oder } \dfrac{0,13 \times 4110}{0,1}\right) = 5343$ g aufgefüllt werden

oder die 4110 g des 0,13 prozentigen Bittermandelwassers wären mit (5343 — 4110 =) 1233 g einer Mischung von 3 T. Wasser mit 1 T. 90 prozentigem Weingeist zu verdünnen, um ein 0,1 prozentiges Bittermandelwasser herzustellen.

Hätte man 6000 g des I. Destillats mit 0,12 Prozent Cyanwasserstoffgehalt und 4000 g des II. Destillats oder Nachlaufes mit 0,05 Prozent Gehalt gesammelt, so entsteht die Frage: Wieviel ist von dem II. Destillat dem Destillat I zuzumischen, um dieses auf einen Gehalt von 0,1 Prozent Cyanwasserstoff zu stellen?

Hierbei muß man zunächst in Überlegung ziehen, daß das II. Destillat noch mit $^1/_3$ T. Weingeist zu verdünnen ist. Dadurch würde sich der ursprünglich 0,05 Prozent betragende Gehalt bis auf 0,0375 Prozent verringern:

$$4 : 3 = 5 : x \qquad x = 3,75.$$

Das I. Destillat enthält demnach (0,12—0,1 =) 0,02 Prozent zu viel, das II. Destillat nach dem Zusatze von Weingeist dagegen (0,1 — 0,0375=) 0,0625 Prozent zu wenig Cyanwasserstoff:

zu wenig   zu viel   I. Dest.   II. Dest.

$0,0625 : 0,02 = 6000 : x \ (= 1920).$

Nach dieser Rechnung sind 6000 g des I. Destillats mit 1920 g des mit $^1/_3$ Gewichtsteil Weingeist versetzten II. Destillats zu mischen, um ein 0,1 prozentiges Bittermandelwasser zu erlangen, d. h. man mischt zusammen:

I. Destillat		6000 g = 7,20 g HCN
II. Destillat	1920 g $\{$	1440 „ = 0,72 „ „
Weingeist		480 „

Sa. 7920 g = 7,92 g HCN.

Würde aus der Vermischung des I. Destillats und des mit $^1/_3$ seines Gewichtes Weingeist versetzten II. Destillats ein mehr denn 0,1 prozentiges Bittermandelwasser hervorgehen, so mischt man sie, bestimmt den Gehalt der Mischung und verdünnt mit dem III. Destillat, indem man die oben entwickelte Berechnung anstellt.

Eigenschaften. Zu den im Text angegebenen Eigenschaften ist zu bemerken, daß das Bittermandelwasser infolge des Alkoholgehaltes auch bei längerer Aufbewahrung klar bleibt. Das spezifische Gewicht, das zur Kontrolle des Alkoholgehaltes dient, muß auch deshalb festgestellt werden, weil zur Gehaltsprüfung das Wasser a b g e m e s s e n , der Gehalt an Blausäure aber auf 100 G e w i c h t s teile berechnet werden soll.

Das Bittermandelwasser, das in frischem Zustande im wesentlichen aus einer 22½ Vol.-Prozent Alkohol enthaltenden wässerigen Lösung von Benzaldehydcyanhydrin neben etwas freiem Cyanwasserstoff und Benzaldehyd besteht, nimmt bei längerer Aufbewahrung andere Zusammensetzung an durch Bildung von Ammoniak, Cyanammon, Ammoniumformiat, Benzhydramid und Benzoin. Benzoin schied sich in den nach älteren Vorschriften bereiteten alkoholarmen Bittermandelwässern aus, bleibt aber bei dem jetzigen Alkoholgehalt in Lösung.

Macht man Bittermandelwasser mit Kali- oder Natronlauge alkalisch, fügt hierauf etwas Ferrosulfat $+$ Ferrichlorid hinzu und säuert mit Salzsäure an, so entsteht ein Niederschlag von Berlinerblau.

Dampft man Bittermandelwasser mit einigen Tropfen gelben Schwefelammon ein, zieht mit Wasser aus und filtriert, so wird das Filtrat durch Ferrichlorid infolge Bildung von Rhodaneisen rot gefärbt.

Prüfung. Bei den in dem Texte gegebenen Prüfungen ist gegen früher zunächst hervorzuheben, daß das Bittermandelwasser blaues Lackmuspapier schwach röten darf. Damit ist einer schon früher erhobenen berechtigten Forderung jetzt nachgegeben, da empfindliches Lackmuspapier fast immer, auch von frischem Bittermandelwasser gerötet wird.

Nach Ausfällen des freien Cyanwasserstoffes durch Silbernitrat behält das Bittermandelwasser seinen eigenartigen Geruch infolge des unzersetzt und gelöst bleibenden Benzaldehydcyanhydrins bei. Aber auch wenn der an Benzaldehyd gebundene Cyanwasserstoff ausgefällt wird, indem das Bittermandelwasser zunächst zur Zersetzung des Benzaldehydcyanhydrins alkalisch, dann mit Salpetersäure angesäuert und hiernach mit Silbernitrat im Überschuß versetzt wird, bleibt der ursprüngliche Geruch bestehen.

Beim Abdampfen wird ein geringer Rückstand stets zurückbleiben. Er besteht aus den oben genannten Bestandteilen, die wenig oder gar nicht flüchtig sind und sich schon bei kurzer Aufbewahrung des Bittermandelwassers bilden. Der als feiner Belag sich zeigende Rückstand muß farblos und amorph sein. Eine besondere Angabe über den Abdampfrückstand erübrigt sich nunmehr im Arzneibuch, nachdem er bei Aquae destillatae allgemein festgelegt worden ist.

Die Prüfung auf den Gehalt an freiem Cyanwasserstoff (0,02 Prozent) erfolgt durch Ansäuern von 10 ccm Bittermandelwasser mit Salpetersäure und Zusatz von 0,8 ccm $^1/_{10}$-Normal-Silberlösung. Hierdurch wird nur der freie Cyanwasserstoff ausgefällt. Wäre mehr als 0,02 Prozent darin enthalten, so würde sich das im Filtrat durch Trübung bei weiterem Zusatz von Silbernitrat zeigen. Diese Prüfung ist notwendig, weil dadurch einer Einstellung zu schwachen Bittermandelwassers mit Blausäurelösung vorgebeugt wird. Freilich würde eine Einstellung mit künstlichem Benzaldehydcyanhydrin durch diese Prüfung nicht erkannt werden können.

Die Bestimmung des Gesamt-Cyanwasserstoffgehaltes ist schon besprochen.

Aufbewahrung. Das Bittermandelwasser ist v o r s i c h t i g und, da die schon erwähnten Veränderungen durch Einwirkung des Lichtes begünstigt werden, v o r L i c h t g e s c h ü t z t aufzubewahren.

Ein Zusatz von 1 Prozent Phosphorsäure oder verdünnter Schwefelsäure ist zwar geeignet, das Verderben des Bittermandelwassers aufzuhalten, nach dem Arzneibuch indessen nicht zulässig. Für den Arzneiverkehr im Kriege und in den überseeischen Kolonien, sowie auf Schiffen würde ein solcher Zusatz zu empfehlen sein.

A q u a A m y g d a l a r u m d i l u t a , Aqua Amygdalarum amararum diluta, Aqua Cerasorum, Aqua Cerasorum amygdalata, Kirschwasser, Mandelwasser, nach Pharm. Germ. ed. I eine Mischung aus e i n e m (1) Teile B i t t e r m a n d e l w a s s e r und n e u n - z e h n (19) Teilen d e s t i l l i e r t e m W a s s e r. In früherer Zeit wurde dieses Wasser durch Destillation aus den zerstoßenen Kernen der sauren Kirschen bereitet.

Vorsicht. Man hüte sich, Bittermandelwasser mit diesem nur 0,005 Prozent Cyanwasserstoff enthaltenden Kirschwasser zu verwechseln.

Aqua Laurocerasi ist das aus frischen Kirschlorbeerblättern destillierte Wasser mit einem dem Bittermandelwasser entsprechenden Gehalt an Cyanwasserstoff. Das Arzneibuch gestattet, daß an Stelle von Aqua Lauro-Cerasi Bittermandelwasser abgegeben wird. Wenn der Apotheker Kirschlorbeerwasser anwendet, so muß dies selbstverständlich in allen Teilen den Forderungen des Arzneibuches entsprechen.

Arzneimischungen. Über Ausscheidung von Morphinsalzen vgl. unter Morphium hydrochloricum.

Anwendung. Das Bittermandelwasser, dessen Wirksamkeit auf seinem Blausäuregehalt beruht, ist als H e i l mittel ebenso wie die Blausäure selbst obsolet. Es wird jedoch sehr viel als geschmackverbesserndes Lösungsmittel, besonders für Morphin, genommen; aber auch hier ist sein Wert sehr zweifelhaft.

Aqua Calcariae. — Kalkwasser.

Syn.: Aqua Calcis. Calcaria soluta.

Gehalt annähernd 0,15 Prozent Calciumhydroxyd ($Ca(OH)_2$, Mol.-Gew. 74,11).

Gebrannter Kalk	1 Teil
Wasser	104 Teile.

Der gebrannte Kalk wird mit 4 Teilen Wasser gelöscht und der entstandene Brei in einem gut verschlossenen Gefäß unter Umschütteln mit 50 Teilen Wasser gemischt. Nachdem sich die Mischung geklärt hat, entfernt man die klare wässerige Flüssigkeit, schüttelt den Bodensatz mit weiteren 50 Teilen Wasser mehrmals kräftig durch und läßt absetzen.

Zum Gebrauche wird das Kalkwasser filtriert.

Kalkwasser ist klar, farblos und bläut Lackmuspapier stark.

Gehaltsbestimmung. Zum Neutralisieren von 100 ccm Kalkwasser dürfen nicht weniger als 4 und nicht mehr als 4,5 ccm Normal-Salzsäure erforderlich sein, was einem Gehalte von

0,15 bis 0,17 Prozent Calciumhydroxyd entspricht (1 ccm Normal-Salzsäure = 0,03705 g Calciumhydroxyd, Phenolphthalein als Indikator).

Sachlich unverändert.

Geschichtliches. Als Arzneimittel kam das Kalkwasser in der Mitte des 18. Jahrhunderts zur Anwendung, doch pflegte man bis gegen die Mitte des vorigen Jahrhunderts das f i l t r i e r t e Kalkwasser aufzubewahren. · Die I. Ausgabe der Pharm. Germ. schrieb die Aufbewahrung über Calciumhydroxyd vor.

Aqua Calcis Rulandi (ad membra adusta), vor 150 Jahren in Gebrauch, bestand aus Kalkwasser, das mit Kupfervitriol gebläut und mit Bleiacetat milchig weiß gemacht war; es war also weniger Kalkwasser, als vielmehr Bleiwasser.

Darstellung. Man bringt die abgewogenen Kalkstücke, am besten *Calcaria usta e marmore* in eine hinreichend große Porzellanschale und besprengt sie mit Hilfe einer Spritzflasche allmählich mit Wasser. Auf jedes Stück ist nicht mehr Wasser zu bringen, als sofort eingesogen wird. Die so angefeuchteten Stücke läßt man 1—5 Minuten stehen. Sobald sie völlig trocken erscheinen oder aber Dampfentwicklung zeigen, spritzt man wiederum etwas Wasser hinzu, worauf die Dampfentwicklung lebhafter wird und die Stücke unter Aufblähen und knallendem Geräusch zerfallen. Durch wiederholte kleine Zusätze von Wasser zu den in der Reaktion begriffenen Stücken kann man das Löschen so leiten, daß man sofort ein Kalkhydrat von fettartigem Aussehen erhält. Kalkstücke, die sich beim Löschen erheblich träger zeigen als der Durchschnitt, beseitigt man am besten.

Durch das Löschen, zu dem nach Vorschrift des Arzneibuches 4 T. Wasser verwendet werden sollen, wird der Ätzkalk (oder Calciumoxyd) unter Aufnahme von Wasser in Calciumhydroxyd (Kalkhydrat) umgewandelt:

$$\underset{\text{Calciumoxyd}}{CaO} \ + \ H_2O \ = \ \underset{\text{Calciumhydroxyd}}{Ca{<}^{OH}_{OH}}$$

Den entstandenen Brei von Calciumhydroxyd rührt man mit 50 T. Wasser gut an und bringt die Mischung in eine Flasche, die gut zu verstopfen ist. Wenn sich die Flüssigkeit nach einigen (6) Stunden geklärt hat, so gießt man die klare wässerige Lösung von dem noch ungelösten Calciumhydroxyd ab, beseitigt das abgegossene Wasser und fügt zu dem Rückstande noch 50 T. Wasser. Um ein mit Calciumhydroxyd möglichst gesättigtes Kalkwasser zu gewinnen, ist es nötig, die das Gemisch enthaltende Flasche während der nächsten 1—2 Tage öfter durchzuschütteln und das Kalkwasser nicht sofort in Gebrauch zu nehmen.

Die Beseitigung des ersten Auszuges hat folgenden Grund: der zum Brennen benutzte Kalkstein enthält außer Calciumcarbonat in der Regel noch etwas Ton (Aluminiumsilikat) und verwitterten Feldspat (Aluminium-Kaliumsilikat). Beim Brennen des Kalksteines wird das Aluminium-Kaliumsilikat zerlegt unter Bildung von Calciumsilikat und von Kaliumhydroxyd (Ätzkali). Diese im gebrannten Kalk stets vorhandenen kleinen Mengen Ätzkali sollen durch das erste Ausziehen beseitigt werden.

Eigenschaften. Kalkwasser ist eine gesättigte Lösung von Calciumhydroxyd $Ca(OH)_2$ in Wasser. Von diesem lösen sich 1,652 T. in 1000 T. Wasser von 15⁰, 1000 T. Wasser von 100⁰ lösen nur etwa 0,83 T. auf. Calciumhydroxyd ist also leichter löslich in Wasser von Zimmertemperatur als in siedendem Wasser. Daher trübt sich Kalkwasser beim Erhitzen unter Abscheidung von Calciumhydroxyd, das in mikroskopischen Kriställchen ausfällt. Der Luft ausgesetzt oder durch Einblasen von Luft, nimmt Kalkwasser Kohlensäure auf und trübt sich durch Bildung von Calciumcarbonat. Kalkwasser muß deshalb in gut verkorkten Glasflaschen aufbewahrt werden und vor der Abgabe muß es filtriert werden. Ein Abgießen aus dem Standgefäß ist nicht gut zu heißen, weil fast immer eine dünne Decke von Calciumcarbonat auf der Flüssigkeit schwimmt, die nur durch Filtrieren entfernt werden kann.

Kalkwasser zeigt die Kennzeichen des Hydroxyl-Ions in der basischen Reaktion gegen Lackmus, Kurkuma u. a. Der Gehalt an Calciumhydroxyd wird mit Normal-Salzsäure maßanalytisch bestimmt nach folgender Gleichung

$$\underset{74,11}{Ca(OH)_2} \ + \ \underset{2.36,47 \text{ g}}{2HCl} \ = \ 2H_2O \ + \ CaCl_2$$

Da 1 ccm Normal-Salzsäure, der 0,03647 g HCl enthält, = 0,03705 g Calciumhydroxyd, so entsprechen

$$
\begin{array}{llll}
4,0 \text{ ccm Normal-Salzsäure} & = 0,1482 \text{ g } Ca(OH)_2 \\
4,5 \quad ,, \qquad\qquad ,, \qquad\qquad ,, & = 0,1667 ,, \qquad ,,
\end{array}
$$

d. h. es ist für das Kalkwasser ein Gehalt von 0,1482—0,1667 Prozent Calciumhydroxyd verlangt.

Anwendung. Kalkwasser wird i n n e r l i c h gegen Sodbrennen und bei Durchfällen der Kinder (als Zusatz zur Milch oder Fleischbrühe usw.) gegeben, bei Säurevergiftungen ist es ein gutes Antidot; ä u ß e r l i c h dient es als mild desinfizierendes Spül- und Gurgelwasser und in Form des Linimentum Calcis gegen Verbrennungen.

Aqua carbolisata. — Karbolwasser.

Aqua phenolata P. I.

Gehalt 2 Prozent Karbolsäure.

Verflüssigte Karbolsäure . . . . 11 Teile
Wasser . . . . 489 Teile

werden gemischt.

Karbolwasser ist klar und farblos.

Sachlich unverändert.

Geschichtliches. In den Jahren 1860—1862 führte sich in Frankreich ein *eau phéniquée* ein, eine Auflösung von 1 T. Karbolsäure in 99 T. Wasser. Die Pharm. Germ. ed. II hatte unter dem Namen *Aqua carbolisata* ebenso wie das Arzneibuch III eine 3 prozentige wässerige Karbolsäurelösung aufgenommen. Seit der IV. Ausgabe ist ein 2 prozentiges Wasser offizinell.

Darstellung. Es empfiehlt sich, die zu bereitenden Mengen des Karbolwassers dem Verbrauche anzupassen und den Vorrat, wenn er deutliche Färbung angenommen hat, wegzugießen bzw. zur Desinfektion des Abortes usw. zu benutzen. Bei der Bereitung hat man genau darauf zu achten, daß die zugesetzte Karbolsäure auch w i r k l i c h i n L ö s u n g g e h t und sich nicht etwa als Tröpfchen zu Boden setzt.

Da das *Acidum carbolicum liquefactum* des Arzneibuches aus 10 T. Karbolsäure und 1 T. Wasser bereitet ist, so entsprechen die zu verwendenden 22 T. *Acidum carbolicum liquefactum* = 20 T. reiner Karbolsäure, das Karbolwasser enthält daher 2 Prozent Karbolsäure.

Eigenschaften. Frisch bereitet ist Karbolwasser farblos, nach einiger Zeit der Aufbewahrung färbt es sich schwach gelb bis rötlich.

Im Interesse der Haltbarkeit empfiehlt es sich, das Karbolwasser vor Licht geschützt aufzubewahren.

Aqua chlorata. — Chlorwasser.

Syn.: Aqua Chlori. Liquor Chlori. Aqua oxymuriatica.

Gehalt 0,4 bis 0,5 Prozent wirksames Chlor (Cl, Atom-Gew. 35,46).

Durch Einleiten von Chlor in Wasser erhaltene Flüssigkeit.

Klare, gelbgrüne, in der Wärme flüchtige, erstickend riechende Flüssigkeit, die blaues Lackmuspapier nicht rötet, sondern bleicht.

Gehaltsbestimmung. Werden 25 g Chlorwasser in 10 ccm Kaliumjodidlösung eingegossen und wird dann mit $^1/_{10}$-Normal-Natriumthiosulfatlösung titriert, so müssen zur Bindung des ausgeschiedenen Jodes 28,2 bis 35,3 ccm $^1/_{10}$-Normal-Natriumthiosulfatlösung erforderlich sein, was einem Gehalte von 0,4 bis 0,5 Prozent Chlor entspricht (1 ccm $^1/_{10}$-Normal-Natriumthiosulfatlösung = 0,003546 g wirksames Chlor, Stärkelösung als Indikator).

Vor Licht geschützt in gut verschlossenen, vollständig gefüllten Flaschen aufzubewahren.

Sachlich unverändert.

Geschichtliches. S c h e e l e stellte zuerst im Jahre 1774 freies Chlor dar, als er Braunstein (Mangansuperoxyd) mit Salzsäure behandelte. Er erkannte das Chlor als eine besondere Luftart und nannte sie d e p h l o g i s t i s i e r t e S a l z s ä u r e, indem er der damals noch gültigen S t a h l - schen Theorie vom Phlogiston folgend annahm, daß der Braunstein der Salzsäure das Phlogiston entzogen habe. Als sich die L a v o i s i e r schen antiphlogistischen Ansichten Eingang verschafften, war es B e r t h o l l e t, der im Jahre 1785 zu beweisen suchte, daß bei gegenseitiger Einwirkung von Braunstein und Salzsäure letztere Sauerstoff aus dem Braunstein aufnehme und oxygeniert (oxydiert) werde. Daher erhielt das Chlor den Namen o x y g e n i e r t e S a l z s ä u r e, *Acidum oxymuriaticum*. Ein Vierteljahrhundert später bemühten sich G a y - L u s s a c und T h é n a r d vergeblich, der oxygenierten Salzsäure Sauerstoff zu entziehen, und gelangten zu der ziemlichen Gewißheit, daß diese oxygenierte Salzsäure ein e i n f a c h e r Körper (Element) sein müsse. 1810 erkannte H. D a v y mit aller Sicherheit in dieser Säure einen einfachen Körper, d. h. ein Element, und nannte es wegen seiner grüngelben Farbe C h l o r i n e , von dem griechischen χλωϱός, grüngelblich. Erst 1830 führte sich die Bezeichnung C h l o r als die gebräuchlichere ein.

Darstellung. Das Chlorwasser ist ein mit Chlorgas gesättigtes Wasser. Bei seiner Herstellung sind folgende Punkte zu beachten: Bei mittlerer Temperatur nimmt Wasser ungefähr 2 Volume, bei 10^0—12^0 nahezu 3 Volume Chlorgas auf. Bei 0^0 bildet Chlor und Wasser ein gelblichweißes, kristallinisches Hydrat, $Cl_2 . 10H_2O$. Man wird also die Darstellung am besten bei etwa 10^0—12^0 vornehmen. Lufthaltiges Wasser löst weniger Chlor, deshalb ist das Wasser, das mit Chlor gesättigt werden soll, auszukochen. Sonnenlicht, ebenso zerstreutes Tageslicht, wirken zersetzend auf Chlorwasser ein, daher sind die Absorptionsflaschen aus dunklem Glas zu wählen und mit Pappe oder einem Tuch noch besonders zu schützen. Da das Einatmen von Chlor schädlich ist, so nehme man die Bereitung am besten im Freien vor. Als Gegenmittel gegen eingeatmetes Chlor dient Einatmen von Alkoholdämpfen und Einnehmen von Ätherweingeist.

Von allen Vorschlägen zur Darstellung von Chlorwasser ist das unten beschriebene Verfahren das einfachste und beste. Die dazu benötigten Glassachen halte man nur für diesen einen Zweck immer zur Hand.

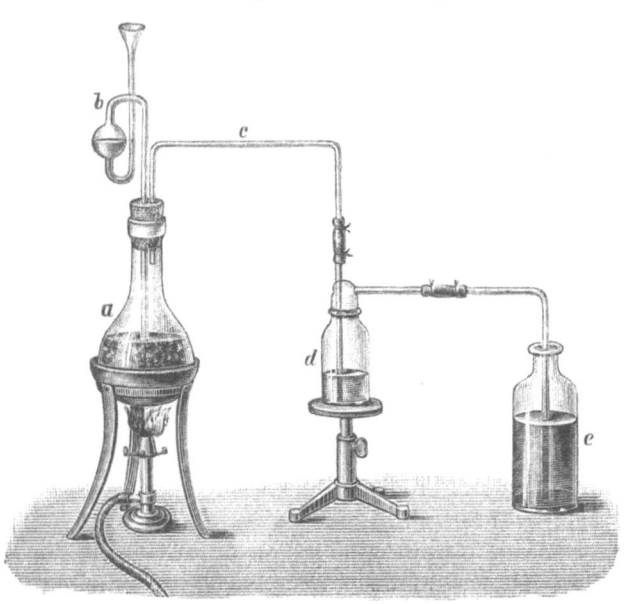

Ein Stehkolben *a* wird bis zu ³/₄ seines Rauminhaltes mit ungefähr haselnußgroßen und durch Absieben vom Pulver befreiten Braunsteinstücken gefüllt, in ein Wasserbad gestellt, mit so viel roher Salzsäure beschickt, daß der Braunstein noch aus der Säure herausragt, mit einem Stopfen, dem ein gläsernes Gasleitungsrohr *c* und ein Sicherheitsrohr *b* eingesetzt ist, geschlossen.

Das entwickelte Chlorgas wird, um mitübergegangene Salzsäure zu beseitigen, zuerst in einer, w e n i g Wasser enthaltenden Waschflasche *d* gewaschen, sodann zur Absorption in destilliertes Wasser *e* geleitet.

Fig. 59.   Apparat zur Chlorgasdarstellung aus Braunstein und Salzsäure.

Wird eine Salzsäure mit einem Gehalte von 30—35 Prozent Chlorwasserstoff angewendet, so geht die Chlorentwicklung längere Zeit ohne künstliche Erwärmung vor sich. Sobald die in dem Absorptionswasser aufsteigenden Gasblasen spärlich auftreten, wird der Kolben gelinde erwärmt. Eine Temperatur von 50^0—70^0 genügt. Zur Darstellung von 3 Liter Chlorwasser genügt ein Kolben von 500 ccm Rauminhalt, der zu ³/₄ mit Braunsteinstücken und mit 200—250 g einer rohen 29—30 prozentigen Salzsäure beschickt wird. 2 Flaschen I und II von braunem Glase und mit Glasstopfen versehen, jede nur bis zur Hälfte ihres Rauminhaltes mit ausgekochtem destilliertem Wasser beschickt und durch eine Hülle vor Tageslicht geschützt, stehen zur Hand. In das Wasser der einen Flasche I läßt man nun durch das Gasleitungsrohr das Chlorgas hineintreten, so lange, bis sich der Raum über dem Wasser mit dem grünlichgelben Chlorgase angefüllt zeigt. Man nimmt alsann diese Flasche fort und legt die andere Flasche II vor, jene aber verschließt man mit dem Stopfen sofort und schüttelt sie kräftig. Das Wasser absorbiert das Gas, und wenn man die Flasche dann öffnet, so strömt mit Gewalt die äußere Luft hinein. Ist der leere Raum der Flasche II mit Chlorgas gefüllt, so nimmt man sie fort, verschließt sie mit dem Stopfen und legt wieder die Flasche I vor. Die von der Gasleitungsröhre weggenommene Flasche wird ebenfalls geschüttelt. Dieses Wechseln der Flaschen und das Schütteln geschieht so oft, b i s d a s W a s s e r C h l o r g a s n i c h t m e h r a b s o r b i e r t , b i s a l s o n a c h d e m S c h ü t t e l n d e r l e e r e R a u m d e r F l a s c h e m i t g e l b g r ü n l i c h e m G a s e g e f ü l l t b l e i b t und beim Aufheben des Stopfens ein Eindringen der Luft nicht bemerkbar ist. Mit dem auf diese Weise dargestellten Chlorwasser, das bei der später vorzunehmenden Prüfung den richtigen Gehalt zeigen wird, werden dunkle Flaschen von 200 ccm Rauminhalt mit gut eingeriebenen Glasstopfen b i s z u r M ü n d u n g a n g e f ü l l t, die Glasstopfen aufgesetzt, die Flaschen mit kaltem Wasser abgespült, mit einem Tuche abgetrocknet, dann sogleich mit feuchtem Pergamentpapier dicht tektiert und nun alsbald in den Kellerraum gebracht. Bei einer solchen Aufbewahrung, v o r L i c h t u n d L u f t g e s c h ü t z t, bleibt das Chlorwasser monatelang von tadelloser Beschaffenheit.

Ist das Einleiten von Chlor beendet, so wird der Kolben geöffnet, die Flüssigkeit in eine Kloake gegossen und das zurückbleibende Mangansuperoxyd einige Male durch Eingießen von Wasser und Ausgießen abgewaschen. Nachdem man alles Wasser aus dem Kolben hat abtropfen lassen, schließt man ihn wieder mit dem Stopfen und dem Gasleitungsrohr und hebt ihn für eine spätere Operation auf.

Die Darstellung von Chlor aus C h l o r k a l k w ü r f e l n im K i p p schen Apparate ist für chemische Laboratorien zweckmäßig, zur Erzeugung von Chlorwasser aber bieten diese Würfel keinen Vorteil.

Chemie. Die Darstellung von Chlor aus Mangansuperoxyd und Salzsäure verläuft in 2 Phasen: In der Kälte löst die Salzsäure das Mangansuperoxyd ohne Entwicklung von Chlor zu Mangantetrachlorid, das beim Erwärmen in M a n g a n c h l o r ü r und C h l o r zerfällt.

$$
\text{Mn}\begin{matrix} O & H_2 & Cl_2 \\ + & & \\ O & H_2 & Cl_2 \end{matrix} = 2\,H_2O + \text{Mn}\begin{matrix} Cl_2 \\ \vdots \\ Cl_2 \end{matrix} = MnCl_2 + Cl_2
$$

Mangansuperoxyd   Mangantetrachlorid   Manganchlorür

Zur Abscheidung von Chlor aus Salzsäure besteht noch eine Reihe anderer Vorschriften, die sämtlich darauf beruhen, daß der Wasserstoff der Salzsäure durch einen leicht Sauerstoff abgebenden Körper zu Wasser oxydiert wird, wodurch das Chlor in Freiheit gesetzt wird $2\,HCl + O = H_2O + Cl_2$.

Daher kann man Chlor erhalten durch Erhitzen von Salzsäure mit: Chromsäureanhydrid CrO_3, Bariumsuperoxyd BaO_2, Bleisuperoxyd PbO_2, Mangansuperoxyd MnO_2, Chlorsäure $HClO_3$ und Kaliumchlorat $KClO_3$.

Von Mischungen, die zur Chlordarstellung im Gebrauche sind, seien noch die folgenden angegeben:

a) 160 T. Kochsalz, 100 T. Braunstein, 150 T. Engl. Schwefelsäure und 75 T. Wasser. Die Schwefelsäure wird mit dem Wasser verdünnt, ehe man sie auf das Gemisch aus Kochsalz und Braunstein gießt. 10 T. Kochsalz geben über 50 T. Chlor aus. Ist nicht vorteilhafter als die vorher angegebene Vorschrift.

$$MnO_2 + 2\,NaCl + 2\,H_2SO_4 = 2\,H_2O + MnSO_4 + Na_2SO_4 + Cl_2.$$

b) 10 T. Kaliumdichromat, 15 T. Wasser und 70 T. einer Salzsäure von 1,120 spez. Gewicht (oder 30 T. Wasser und 52 T. einer rohen Säure von 1,160—1,170 spez. Gewicht). Die Entwicklung aus dieser Mischung geschieht durch Erwärmen bis zum Aufkochen, und man erhält ungefähr 7 T. Chlor. Im Anfange der Chlorgasentwicklung aus dieser Mischung tritt gemeiniglich auch etwas Chlorwasserstoff mit dem Chlor in die Vorlage. Man muß daher das entwickelte Chlorgas besonders waschen. Das so erzeugte Chlor ist teuer, weil man das entstehende Chromchlorid nicht gut verwerten kann.

$$K_2Cr_2O_7 + 14\,HCl = 2\,KCl + 2\,CrCl_3 + 7\,H_2O + 3\,Cl_2.$$

Eigenschaften d e s C h l o r w a s s e r s. Völlig gesättigtes Chlorwasser ist eine klare, blaß-grünlich-gelbliche Flüssigkeit von schwach styptischem, etwas scharfem Geschmacke und erstickendem Chlorgeruche. Lackmusfarbstoff und andere organische Farben werden durch dieses gebleicht. Unter dem Einflusse des Tageslichtes zersetzt es sich, indem Chlor mit einer entsprechenden Menge Wasserstoff des Wassers Chlorwasserstoffsäure bildet und Sauerstoff frei wird: $H_2O + Cl_2 = 2\,HCl + O$. Es soll 0,4—0,5 Prozent freies Chlor enthalten.

Bei **Dispensation** des C h l o r w a s s e r s vergesse man nicht, daß dieses stets Chlor abgibt und daher, in eine Flasche gegossen, diese mit Chlorgas füllt. Gießt man nun aus einem anderen Gefäße Flüssigkeit dazu, so steigen die Chlordämpfe in dieses auf und erteilen dem Inhalte Chlorgeruch. Das C h l o r w a s s e r w i r d d a h e r s t e t s d e n M i x t u r e n z u - l e t z t z u g e s e t z t. Die Mixturen dispensiert man in gelben Gläsern, obgleich das freie Chlor in Arzneimischungen kaum 1 Stunde frei bleibt und gewöhnlich gebunden wird. Mischungen aus Chlorwasser mit schleimigen Flüssigkeiten, Alteesirup, Alteeaufguß, gefärbten Zuckersäften usw. verlieren in wenigen Minuten ihren Chlorgeruch oder ihr freies Chlor; gefärbte Säfte werden ganz oder teilweise entfärbt. Wird Chlorwasser in einer Mischung abgegeben, in der eine Zersetzung oder Bindung des Chlors nicht zu erwarten ist, so sind metallene Löffel zum Einnehmen nicht zu verwenden oder es sind dieselben nach dem Einnehmen sofort mit Wasser abzuspülen. Vor dem Riechen an der Mischung ist zu warnen.

Prüfung. Zur Bestimmung der Flüchtigkeit des Chlorwassers ist ein Tropfen auf einem Objektglase einzudampfen und stark zu erhitzen. Es darf kein sichtbarer Rückstand verbleiben.

Blaues Lackmuspapier wird von reinem Chlorwasser gebleicht, d. h. es wird gelblich; tritt vorübergehend eine Rötung auf, so enthält das Chlorwasser S a l z s ä u r e , die sich durch Zersetzung allmählich gebildet hat.

Gehaltsbestimmung. Bei der Titration beachte man, daß 25 g (nicht ccm) in die Kaliumjodidlösung gegossen werden sollen, nicht umgekehrt. Die braungefärbte Flüssigkeit titriert man ohne Indikator, bis sie nur noch schwach gelb gefärbt erscheint. Dann erst fügt man etwas Stärkelösung hinzu und titriert die blaugefärbte Flüssigkeit mit der $1/_{10}$-Normal-Natriumthiosulfatlösung bis zur eben eintretenden Farblosigkeit.

Die Reaktion zwischen Kaliumjodid und Chlor einerseits und Natriumthiosulfat und Jod anderseits verläuft nach folgenden Gleichungen:

$$1. \quad 2\,\mathrm{KJ} \;+\; \underbrace{\mathrm{Cl_2}}_{2\times 35{,}46} \;=\; 2\,\mathrm{KCl} \;+\; \underbrace{\mathrm{J_2}}_{2\times 126{,}92}$$

$$2. \quad \underbrace{\mathrm{J_2}}_{2\times 126{,}92} \;+\; \underbrace{2[\mathrm{Na_2S_2O_3} + 5\,\mathrm{H_2O}]}_{2\times 248{,}22} \;=\; 2\,\mathrm{NaJ} + 10\,\mathrm{H_2O} + \underset{\text{Natriumtetrathionat}}{\mathrm{Na_2S_4O_6}}$$

Hieraus ergibt sich, daß 1 ccm $1/_{10}$-Normal-Natriumthiosulfatlösung, der 0,024822 g $Na_2S_2O_3$ + 5 H_2O enthält, = 0,012692 g Jod oder 0,003546 g Chlor anzeigt. Es zeigen daher an

28,2 ccm $1/_{10}$-Normal-Natriumthiosulfatlösung = 0,100 g Chlor
35.3 ccm $1/_{10}$-   ,,   ,,   = 0,125 g   ,,

Da diese Mengen in 25 g Chlorwasser enthalten sein sollen, so ergibt sich demnach ein Gehalt von 0,3999—0,5007 Gewichts-Prozenten, also von rund 0,4—0,5 Prozent Chlor.

Anwendung. Innerlich wird Chlorwasser kaum mehr angewendet; äußerlich wird es mit mehreren Teilen Wasser verdünnt zu Gurgelungen und Spülungen, zur Desinfektion von Biß- und sonstigen stark infizierten Wunden angewendet; auch zur Desinfektion von Fäkalien usw. ist es brauchbar.

Aqua Cinnamomi. — Zimtwasser.

Syn.: Aqua Cinnamomi spirituosa.

Grob gepulverter Ceylonzimt . . . . . . 1 Teil
Weingeist . . . . 1 Teil
Gewöhnliches Wasser nach Bedarf.

Das Gemisch von Zimt, Weingeist und Wasser wird 12 Stunden lang stehen gelassen; darauf werden durch Destillation mit Wasserdampf 10 Teile Zimtwasser hergestellt.

Zimtwasser ist anfangs trübe und wird später klar.

Nunmehr mit Ceylonzimt und durch Wasserdampf zu bereiten.

Geschichtliches. Vor etwa 270 Jahren wurde das Zimtwasser als Pestmittel in den Arzneischatz eingeführt. *Aqua Cinnamomi contra pestem* war ein in Glasgefäßen nach 8 tägiger Maceration hergestelltes Destillat aus Zimt und den Wurzeln der Angelika, des Vincetoxikum und der Kontrajerva, übergossen mit Wein und Rosenwasser. Auch die als Pestmittel geschätzten *Aqua cephalica Caroli V. imperatoris, Aqua cordialis Augustanorum* usw. waren hauptsächlich Zimtdestillate. Im Anfange des vorigen Jahrhunderts wurden ein e i n f a c h e s und ein w e i n g e i s t i g e s Zimtwasser (*Aqua Cinnamomi simplex et spirituosa s. vinosa*) üblich.

Darstellung und Eigenschaften. Das Zimtwasser enthält das flüchtige Öl des Zimts, also vorzugsweise Zimtaldehyd in Lösung. Frisch bereitet ist das Zimtwasser milchig trübe infolge des Gehaltes an ungelöstem Zimtaldehyd, es wird aber mit der Zeit klar, indem der Aldehyd in Zimtsäure übergeht. Ein frisch bereitetes Zimtwasser enthält annähernd 0,1 Prozent, ein altes, klar gewordenes Zimtwasser etwa 0,18 Prozent Zimtsäure. Dem Luftzutritt ausgesetzt, bildet sich aus dem in dem Wasser gelösten Zimtöl nicht nur Zimtsäure, es scheidet sich auch ein Harz ab, und das Zimtwasser nimmt eine schwach gelbliche Färbung an. Im übrigen ist das Zimtwasser eines der haltbarsten Wässer. Es riecht nach Zimt und schmeckt süßlich, hinterher brennend, gewürzhaft. Ein durch Mischen mit Zimtöl bereitetes Zimtwasser hat einen weniger süßlichen und mehr brennenden, scharfen Geschmack; es ist dem nach der Arzneibuchvorschrift dargestellten nicht gleichwertig.

Anwendung. Dient nur als Geschmackskorrigens.

Aqua cresolica. — Kresolwasser.

Gehalt 5 Prozent rohes Kresol.

Kresolseifenlösung . . . . 1 Teil
Wasser . . . . 9 Teile
werden gemischt.

Für Heilzwecke ist destilliertes, für Desinfektionszwecke gewöhnliches Wasser zu verwenden. Mit destilliertem Wasser hergestelltes Kresolwasser ist hellgelb und klar. Mit gewöhnlichem Wasser hergestelltes Kresolwasser darf etwas trübe sein; ölartige Tropfen dürfen sich jedoch aus ihm nicht abscheiden.

Außer der Änderung der Kresolseifenlösung sachlich unverändert.

Der Name des Präparates gibt nicht mit hinreichender Deutlichkeit über seine Zusammensetzung Auskunft. Es wäre vielleicht zweckmäßig, den *Liquor Cresoli saponatus* = „K r e s o l - s e i f e" und das hier in Frage stehende Präparat *Aqua Cresoli saponata* = „K r e s o l s e i f e n - w a s s e r" zu nennen.

Die Farbe der Mischung richtet sich danach, wie die zur Bereitung dienende Kresolseifenlösung beschaffen ist. Das Kresolwasser wird hellgelb bis hellrotbraun sein können. Dem Text ist hinzuzufügen, daß die Flüssigkeit alkalisch reagiert und stark schäumt.

Mit destilliertem Wasser bereitet ist die Lösung klar, mit gewöhnlichem Brunnenwasser hergestellt ist sie trübe infolge der Ausscheidung von Kalk- und Magnesiaseife. Die Stärke der Trübung richtet sich nach der Härte des benutzten Brunnenwassers. Das zu Desinfektionszwecken benutzte Kresolwasser wird daher in manchen Gegenden schwächer, in anderen stärker getrübt sein. Unter diesen Umständen ist dem Apotheker zu raten, nicht bloß in der Receptur, sondern auch im Handverkauf das mit destilliertem Wasser bereitete Kresolwasser abzugeben; es kann zu dessen Herstellung das aus dem Dampfapparate z u e r s t übergehende destillierte Wasser benutzt werden, das sonst doch weggeschüttet werden muß. Nur wenn es sich um größere Mengen, z. B. für die Veterinärpraxis oder zum Desinfizieren von Wohnräumen und dgl. handelt, gebe man das mit gemeinem Wasser hergestellte Präparat, wenn erforderlich, unter geeigneter Belehrung ab.

Bei der Abgabe überzeuge man sich sorgfältig davon, daß Öltröpfchen in der Flüssigkeit nicht umherschwimmen. Diese bestehen aus Kresol und wirken auf Haut und Schleimhaut reizend.

Anwendung. Aqua cresolica ist konzentrierter als die gewöhnlich benutzten „Lysol"-Lösungen und muß daher mit mehreren Teilen Wasser (2—5) verdünnt werden, so daß eine —12prozentige Kresollösung resultiert. — Das Anwendungsgebiet ist ungefähr das gleiche wie das des Karbolwassers (siehe unter Acidum carbolicum).

Aqua destillata. — Destilliertes Wasser.

Syn.: Wasser (im Sinne des Arzneibuchs).

$$H_2O \qquad \text{Mol.-Gew. } 18,02.$$

Klare, farb-, geruch- und geschmacklose Flüssigkeit, die Lackmuspapier nicht verändert. 20 ccm destilliertes Wasser dürfen durch Silbernitratlösung (Salzsäure), Baryumnitratlösung (Schwefelsäure), Ammoniumoxalatlösung (Calciumsalze), Quecksilberchloridlösung (Ammoniak), Neßlers Reagens (Ammoniumsalze), Schwefelwasserstoffwasser, auch nach Zusatz von Ammoniakflüssigkeit, (Schwermetallsalze) nicht verändert werden.

Eine Mischung von 25 ccm destilliertem Wasser und 50 ccm Kalkwasser muß, in einem gut verschlossenen Gefäß aufbewahrt, innerhalb 1 Stunde klar bleiben (Kohlensäure).

Kocht man 100 ccm beſtilliertes Waſſer mit 1 ccm verdünnter Schwefelſäure und 0,3 ccm Kaliumpermanganatlöſung 3 Minuten lang, ſo darf die rote Farbe der Miſchung nicht ver= ſchwinden (organiſche Stoffe, ſalpetrige Säure).

100 ccm beſtilliertes Waſſer dürfen beim Verdampfen höchſtens 0,001 g Rückſtand hinterlaſſen.

Hinzugekommen sind Prüfungen auf Sulfat-Ion, Calcium-Ion und Ammoniumsalze.

Unter d e s t i l l i e r t e m W a s s e r verstehen wir ein Wasser, das durch Erhitzen in Wasserdampf verwandelt und durch Abkühlung wieder in tropfbar flüssiges Wasser zurück-verwandelt wurde. Dadurch gelingt es, eine Trennung des Wassers von den in ihm gelösten n i c h t f l ü c h t i g e n, festen Stoffen (Chloride, Sulfate, Nitrate, Carbonate usw. des Kaliums, Natriums, Calciums, Magnesiums, Eisen- und Aluminiumoxyd, sowie auch nicht flüchtige orga-nische Substanzen), außerdem eine Trennung von den in dem Wasser gelösten Stoffen herbei-zuführen, die leichter flüchtig als Wasser sind. Zu diesem Zwecke ist ein fraktioniertes Auffangen des Destillates notwendig.

Darstellung. Das Arzneibuch gibt keine Vorschrift zur Bereitung des destillierten Wassers. Wesentlich ist, daß man zur Destillation nur ein Wasser nimmt, das auch unbedenklich als Trinkwasser verwendet werden kann. Brunnenwasser eignet sich ebenfalls, wenn es mit orga-nischen Stoffen und Ammon nur wenig verunreinigt ist. Der Destillationsapparat ist in allen seinen Teilen peinlich sauber zu halten. Zur vollkommenen Reinigung und Sterilisierung läßt man den entwickelten Dampf zuerst einige Minuten ohne Abkühlung durch den Apparat streichen. Nach dem Anstellen des Kühlwassers beseitigt man die zuerst übergehenden $1/20$—$1/10$, weil Am-moniak und Kohlensäure zuerst übergehen. Jedenfalls werden die ersten Anteile des Destillates so lange verworfen, als durch Kalkwasser, Quecksilberchloridlösung, Silbernitratlösung und Kaliumpermanganatlösung diese Verunreinigungen noch nachweisbar sind. — Das Destillat fängt man in einer Flasche auf, deren Öffnung nebst Kühlrohransatz wegen des in der Luft schwebenden Staubes mit einem Pfropfen aus reiner Watte verschlossen gehalten wird.

Ist man auf ein Wasser angewiesen, das reichlich Ammoniumsalze neben Chloriden und viel organische Stoffe enthält, so sind diese vor der Destillation zu binden, um ein einwandfreies Wasser zu erhalten. Man verfährt dann wie folgt:

1. Enthält das Wasser nur Spuren eines Ammonsalzes, besonders Ammoniumcarbonat und keine Chloride, gibt es also mit Silbernitrat im Verlaufe einer Viertelstunde keine Trübung, so genügt es, dem Wasser zur Bindung des Ammoniaks auf 1 Liter 0,5—1,0 g Alaun zuzusetzen. Enthält das Wasser zugleich Chloride, so würde der Alaun zwar Ammoniak binden, indem er in basischen Alaun übergeht, zugleich aber auch Salzsäure aus den gegenwärtigen Chloriden frei machen, und das Destillat würde Spuren Chlorwasserstoff enthalten. Diesem Übelstande zu begegnen, ist ein Zusatz des offizinellen Natriumphosphates (0,66 g) neben Alaun (1 g) erforderlich, um zugleich sowohl ein ammoniakfreies als auch salzsäurefreies destilliertes Wasser zu erlangen. Das angegebene Verhältnis von 0,66 g kristallisiertem Natriumphosphat (Na_2HPO_4 $+ 12H_2O$) auf 1 g Kalialaun ist festzuhalten. Nimmt man nur 0,5 des Phosphates auf 1,0 Alaun, so enthält das Destillat leicht Salzsäure. Man gibt das zu destillierende Wasser, z. B. 100 Liter in die Blase, so daß sie zu $2/3$ gefüllt ist, gibt dann je nach der Beschaffenheit des Wassers 50 bis 100 g Kalialaun, in Wasser (1 Liter) gelöst, hinzu und nach dem Umrühren $2/3$ von der Menge des Kalialauns, also 34—35 bis 67—70 g kristallisiertes Natriumphosphat, ebenfalls in Wasser (0,5 Liter) gelöst, dazu und rührt um.

Man erhitzt alsdann bei offener Blase das Wasser bis zum Aufkochen, läßt es, zur Ver-treibung von Luft und Kohlensäure, bei offener Blase einige Minuten lang sieden, setzt den Helm auf, destilliert, beseitigt einen kleinen Teil des zuerst übergehenden Anteils und sammelt das Destillat so lange, bis nur noch $1/10$ der in die Blase gegebenen Wassermenge im Rückstande ist.

2. Durch den Alaunzusatz, auch durch das Kochen in offener Blase, werden nur unbe-deutende Spuren organischer Substanz für das Destillat unschädlich gemacht. Ist das Wasser reich an organischer Substanz, was man erkennt, wenn 20 ccm des Wassers mit 2 ccm Kalium-permanganatlösung und 5 ccm verdünnter Schwefelsäure versetzt, innerhalb zweier Minuten entfärbt werden, so ist eines der beiden folgenden Verfahren einzuschlagen. Man versetzt 100 Liter Wasser in Glasballons oder Steintöpfen mit einer Lösung von 2,5 g Kaliumpermanganat in 250 ccm Wasser; nach Verlauf eines halben Tages setzt man 100 g Kalialaun in Lösung, eine Stunde später 70 g kristallisiertes Natriumphosphat, ebenfalls in Lösung hinzu, rührt um und nach weiterem Verlauf eines halben Tages filtriert man das Wasser direkt in die Blase hinein, kocht nun aber bei offener Blase 10 Minuten hindurch und beginnt dann die Destillation, nach-

dem man zwischen Helm und Blase gleichsam als Scheidewand ein Stück sehr locker gewebter Leinwand eingelegt hat, um ein Überspritzen zu verhindern.

Aufbewahrung. Das destillierte Wasser ist in gut und dicht geschlossenen Flaschen aufzubewahren, um es möglichst vor dem Zutritte der Luft, die nie frei von Kohlensäure, Ammoniak und Staubteilen ist, zu schützen. Die Staubteile enthalten Keime von Pilzen, Algen und anderen Organismen, die man im destillierten Wasser nach längerer Aufbewahrung nicht selten antrifft. Dienen Korke zum Verschluß, so sind sie zuvor durch Maceration in warmem destilliertem Wasser zu reinigen. Die Temperatur des Aufbewahrungsortes darf nicht unter 0^0 hinabgehen.

Prüfung. Den Angaben des Arzneibuches ist folgendes hinzuzufügen: Bei Gegenwart von A m m o n i u m s a l z e n würde eine Trübung oder die Andeutung einer Opalescenz durch Bildung von weißem Präzipitat, Merkuriammoniumchlorid, bedingt sein. Die Reaktion verläuft nach der Gleichung:

$$HgCl_2 \; + \; 2\,NH_3 \; = \; NH_4Cl \; + \; NH_2HgCl$$

| Merkurichlorid | Ammoniak | Ammoniumchlorid | Merkuriamidochlorid |

Schärfer als Merkurichlorid wirkt das N e ß l e r sche Reagens, von dem man mehrere Tropfen zu 10 ccm Wasser gibt. Es darf keine gelbe Färbung infolge Bildung von Merkuriamidojodid-Merkurioxyd, das braungelb ist, eintreten.

C h l o r w a s s e r s t o f f (Salzsäure) kann in das Destillat gelangen, wenn das verwendete Wasser Magnesiumchlorid oder Ammoniumchlorid enthält, oder wenn man dem Chlorid enthaltenden Brunnenwasser nur Alaun zusetzt. In der Siedehitze des Wassers geben alsdann die vorerwähnten Chloride Chlorwasserstoff ab. $MgCl_2 + H_2O = MgO + 2\,HCl$.

Die Prüfung auf K o h l e n s ä u r e ist in der Weise genauer gefaßt worden, daß die Beobachtungszeit auf eine Stunde ausgedehnt ist.

Bei der Prüfung auf etwa vorhandene gelöste Substanzen sollen jetzt nicht 10 ccm, sondern 100 ccm destillierten Wassers verdampft werden. Man wird dies in einer blanken, gewogenen Platinschale vornehmen und nachher wägen, ob die Schale um 1 mg zugenommen hat. Gutes destilliertes Wasser soll überhaupt keine Spur von Rückstand hinterlassen.

Aqua Foeniculi. — Fenchelwasser.

Aus 1 Teil zerquetschtem Fenchel werden nach dem bei Aquae destillatae beschriebenen Verfahren 30 Teile Fenchelwasser hergestellt.

Fenchelwasser ist anfangs trübe und wird später klar.

Sachlich unverändert.

Der Vorschrift des Arzneibuches ist kaum etwas hinzuzufügen. Um ein mit ätherischem Öle möglichst gesättigtes Wasser zu erzielen, ist die Anwendung gequetschten Fenchels vorgeschrieben.

Aber ein Teil des übergehenden Fenchelöles bleibt unausgenutzt. Es empfiehlt sich daher, gerade bei diesem Wasser eine F l o r e n t i n e r F l a s c h e zum Auffangen zu benutzen. Bei einigermaßen lebhaftem Verbrauch von Fenchelwasser kommt man dadurch in die Lage, den ganzen Bedarf an Fenchelöl in ausgezeichneter Qualität selbst zu gewinnen, und da das Destillat selbst bei Anwendung der F l o r e n t i n e r F l a s c h e doch niemals klar ausfällt, so enthält es immer noch einen Überschuß von ätherischem Öl, das vor dem Einfüllen des Fenchelwassers in die Standgefäße durch Erwärmen und Umschütteln mit dem Wasser wieder zu mischen ist.

Die Angabe des Arzneibuches, Fenchelwasser sei anfangs trübe und werde später klar, ist dahin zu verstehen, daß das Fenchelwasser zunächst eine große Menge Fenchelöl in Suspension enthält, das sich allmählich unter Klarwerden des Wassers kristallinisch (Anethol) abscheidet.

Aqua Menthae piperitae. — Pfefferminzwasser.

Aus 1 Teil grob gepulverten Pfefferminzblättern werden nach dem bei Aquae destillatae beschriebenen Verfahren 10 Teile Pfefferminzwasser hergestellt.

Pfefferminzwasser ist klar oder etwas trübe.

Sachlich unverändert

Da das Pfefferminzwasser nach den bei *Aquae destillatae* gegebenen allgemeinen Anweisungen mittels durchströmenden Wasserdampfes destilliert werden soll, so sind die Pfefferminzblätter nur mit Wasser anzufeuchten und nicht mit größeren Mengen Wasser zu übergießen.

Pfefferminzwasser kann je nach dem Ölgehalt der verwendeten Pfefferminzblätter klar oder trübe sein. Es wird sich empfehlen, das Pfefferminzwasser vor dem Einfüllen in die Standgefäße durch ein genäßtes Filter zu filtrieren.

Aqua Plumbi. — Bleiwasser.

Syn.: Aqua Goulardi. Kühlwasser. Goulards Wasser. Aqua Saturni.

Bleiessig . . . . 1 Teil
Wasser . . . . 49 Teile

werden gemischt.

Bleiwasser darf etwas trübe sein.

Bleiwasser ist vor der Abgabe umzuschütteln.

Sachlich unverändert.

Geschichtliches. Erst im letzten Drittel des 18. Jahrhunderts führte sich das Bleiwasser als äußerliches Mittel ein. Anfangs löste man Bleizucker in Wasser, und im zweiten Dezennium des vorigen Jahrhunderts wurde in Frankreich als Goulardsches Wasser eine Mischung aus 1 T. Bleiessig, 4 T. Weingeist und 300—400 T. Wasser eingeführt.

Darstellung. Benutzt man zur Bereitung dieser einfachen Mischung oder vielmehr Lösung ein von Kohlensäure freies destilliertes Wasser, so ist das Bleiwasser zunächst klar oder doch nur sehr schwach opalisierend getrübt. Beim Stehen wird es allmählich trübe, bei genügendem Luftzutritt wird es sehr schnell milchig. Der sich abscheidende Bodensatz besteht aus basischem Bleicarbonat.

Eigenschaften. Das Bleiwasser ist geschüttelt eine etwas trübe, weißliche Flüssigkeit, die auf Zusatz von Essigsäure klar und farblos wird und alsdann auf Zusatz von verdünnter Schwefelsäure einen weißen Niederschlag von Bleisulfat, auf Zusatz von Kaliumchromat einen gelben Niederschlag von Bleichromat gibt. Beide Niederschläge lösen sich in Natronlauge.

Aufbewahrung. Trotzdem sich die giftigen Eigenschaften des Bleiwassers nicht ab leugnen lassen, sind besondere Vorsichtsmaßregeln nicht vorgeschrieben. Um das Ausfallen von basischem Bleicarbonat möglichst zu verzögern, achte man auf sorgfältigen Verschluß der Gefäße. Insbesondere halte man darauf, daß Hals und Stopfen der Standgefäße durch Salpetersäure oder Essigsäure und nachträgliches sorgfältiges Abwaschen von anhaftendem Bleisubcarbonat befreit werden.

Vorsicht! Man hüte sich, Bleiwasser in Trinkgefäßen (Tassen, Töpfen, Bierflaschen usw.) abzugeben und klebe stets die Signatur „Äußerlich" an.

Zur Herstellung von Bleiwasser auf Märschen und Expeditionen hat B. Fischer kristallisiertes Bleisubacetat in komprimierter Form vorgeschlagen, was sich sehr gut bewährt hat.

Obgleich das Arzneibuch im Gegensatze zur Pharm. Germ. II. dies nicht ausdrücklich vorschreibt, so dürfte *Aqua Plumbi* abzugeben sein, wenn *Aqua Plumbi Goulardi* verordnet ist.

Anwendung siehe bei Liquor Plumbi subacetici.

Aqua Rosae. — Rosenwasser.

Syn.: Aqua Rosarum.

Rosenöl . . . . 4 Tropfen
Wasser von 35° bis 40°. . . . . 1000 g.

Das Rosenöl wird mit dem Wasser einige Zeit lang geschüttelt; die erkaltete Mischung wird filtriert.

Rosenwasser ist fast klar.

Sachlich unverändert.

Das Rosenwasser ist ein aromatisches Wasser, das durch Bereitung mit ätherischem Öl in besserer Beschaffenheit erhalten wird als durch Destillation der Rosenblätter, zumal der offizinellen, getrockneten.

Das bei der Darstellung benutzte Wasser muß so warm sein, daß das Rosenöl flüssig bleibt. Nur der flüssige Teil des Öles geht in Lösung, die leicht erstarrenden, fast geruchlosen Kohlenwasserstoffe werden nicht gelöst und durch die Filtration, die nach dem völligen Erkalten des Wassers vorzunehmen ist, beseitigt.

Das nach der Vorschrift des Arzneibuches bereitete Rosenwasser enthält hauptsächlich den wasserlöslichen Phenyläthylalkohol, Benzylcarbinol $C_6H_5.CH_2.CH_2OH$, der in nicht unbedeutenden Mengen einen nach Rosen riechenden Bestandteil des Rosenöls ausmacht.

Arecolinum hydrobromicum. — Arekolinhydrobromid.

$C_8H_{13}O_2N.HBr$ Mol.-Gew. 236,04.

Feine, weiße, luftbeständige Nadeln, die sich leicht in Wasser und in Weingeist, schwer in Äther und in Chloroform lösen. Bei der Aufbewahrung über Schwefelsäure verliert Arekolinhydrobromid kaum an Gewicht.

Schmelzpunkt nach dreitägigem Aufbewahren über Schwefelsäure 170° bis 171°.

Die wässerige Lösung (1 + 9) rötet Lackmuspapier kaum. Platinchlorid- und Gerbsäurelösung sowie Kalilauge rufen in ihr keine Fällung hervor. Jodlösung bewirkt eine braune, Bromwasser eine gelbe, Silbernitratlösung eine blaßgelbe Fällung, Quecksilberchloridlösung eine weiße Ausscheidung, die im Überschusse des Fällungsmittels löslich ist. Wird diese Lösung längere Zeit aufbewahrt, so scheiden sich aus ihr allmählich farblose, durchsichtige Kristalle aus.

Arekolinhydrobromid darf beim Verbrennen höchstens 0,1 Prozent Rückstand hinterlassen.

Sehr vorsichtig aufzubewahren.

Außer der Aufnahme in Tabelle B ist zu erwähnen die Änderung des Schmelzpunktes, die Prüfung auf Feuchtigkeit und die Richtigstellung des Verhaltens gegen Silbernitrat.

Geschichtliches. E. J a h n s hat 1888 das Arecolin in den Arecanüssen aufgefunden; in den Samen wird es von Cholin $C_5H_{15}O_2N$, Guvacin $C_6H_9O_2N$, Arecain $C_7H_{11}O_2N + H_2O$ und Arecaidin $C_7H_{11}O_2N + H_2O$ begleitet.

Darstellung. Die grobgepulverten Arecanüsse werden mit angesäuertem Wasser (2 g Schwefelsäure auf 1 kg Samen) dreimal ausgezogen und die filtrierten Auszüge bis etwa zum Gewichte des angewandten Rohmateriales abgedampft. Der filtrierte und mit Schwefelsäure deutlich sauer gemachte Rückstand wird, unter Vermeidung eines Überschusses an Reagens, mit Wismutjodidjodkali gefällt und der ziegelrote Niederschlag 2—3 mal ausgewaschen. Diesen zerlegt man durch Kochen mit Bariumcarbonat und Wasser, filtriert vom Wismutoxyjodid ab und dampft das Filtrat + Waschwasser bis zur Sirupkonsistenz ein. Aus der so erhaltenen Lösung setzt man durch konzentrierte Ätzbarytlösung die Base in Freiheit, und schüttelt sofort erschöpfend mit Äther aus. Beim Verdunsten des Äthers bleibt das Arecolin als gelbliches Öl zurück, das man mit verdünnter Bromwasserstoffsäure neutralisiert. Die Lösung entfärbt man mit Tierkohle, bringt sie zur Trockne und kristallisiert aus Alkohol um. Ausbeute ca. 0,1 Prozent.

Chemie. Nach den Untersuchungen von E. J a h n s ist das Arecolin der Methylester des Arecaidins, einer n-Methyltetrahydronicotinsäure. Es gelang ihm auch das Arecaidin synthetisch durch Reduktion des Jodmethylates der Nicotinsäure zu erhalten. Das Arecaidin liefert beim Verestern mit Methylalkohol und Salzsäure das Arecolin. Nach neueren Arbeiten von H. M e y e r besitzt das Arecolin die Konstitution eines $\varDelta^3$- Tetrahydro-n-methylnicotinsäuremethylesters.

Arecolin nach H. Meyer.

Diese Konstitution des Alkaloides ist durch die von W o h l aufgefundene Synthese, die vom Methylamido-β-dipropionaldehydtetraäthylacetal ausgeht, definitiv festgelegt worden.

Eigenschaften. Es ist hinzuzufügen, daß Arecolinhydrobromid salzig-bitterlichen Geschmack besitzt und die Zungennerven vorübergehend anästhesiert.

Das Arecolinhydrobromid ist etwas hygroskopisch, und es ist erforderlich, den Schmelzpunkt mit dem völlig getrockneten Salz zu bestimmen, da geringe Spuren von Feuchtigkeit denselben beträchtlich herabdrücken. Der früher angegebene Schmelzpunkt 167⁰—168⁰ bezog sich auf ein etwas feuchtes Präparat.

Identitätsreaktionen. Durch Jodlösung fällt ein Perjodid der Base, durch Bromwasser ein Perbromid derselben. Mit Silbernitrat gibt das Salz Bromsilber.

An sonstigen Reaktionen wäre noch anzuführen, daß Wismutjodidjodkalium in der angesäuerten Lösung des Salzes einen ziegelroten Niederschlag erzeugt, der bald kristallinisch wird. In einem großen Überschusse des Fällungsmittels löst sich der Niederschlag auf.

Anwendung. Arekolin stimmt in vielen Teilen seiner Wirkung mit dem Physostigmin überein, es bringt wie dieses Speichelfluß, Pupillenveränderung, Beschleunigung der Darmbewegung hervor. — In der Humanmedizin wird es nicht verwendet, dagegen relativ häufig in der T i e r h e i l - k u n d e; vor allem dient es hier als Ersatz des Physostigmins bei der Kolik·der Pferde; ferner wird es gebraucht bei Hufrehe, gegen die Hämoglobinämie, gegen Gehirnwassersucht (überhaupt zur Aufsaugung von Transsudaten) und gegen die Gebärparese des Rindes. Die Dosis für Pferde und Rinder ist 0,02—0,08.

Argentum colloïdale. — Kolloidales Silber. Collargolum.

Grün- oder blauschwarze, metallisch glänzende Blättchen, die sich in Wasser kolloidal lösen. Die wässerige kolloidale Lösung (1 + 49) ist unburchsichtig und erscheint im auffallenden Lichte trübe. Beim Verdünnen mit sehr viel Wasser wird sie durchsichtig und klar, erscheint jedoch im auffallenden Lichte ebenfalls trübe.

Auf Zusatz von verdünnten Mineralsäuren entsteht in der wässerigen kolloidalen Lösung ein Niederschlag, der sich beim Neutralisieren mit Alkalien wieder kolloidal löst.

Wird kolloidales Silber im Porzellantiegel erhitzt, so verkohlt es, wobei der Geruch nach verbrannten Haaren auftritt. Beim Glühen hinterbleibt ein grauweißer Rückstand, dessen Lösung in Salpetersäure auf Zusatz von Salzsäure einen weißen, käsigen, in überschüssiger Ammoniak= flüssigkeit löslichen Niederschlag gibt.

Fügt man zu einer wässerigen kolloidalen Silberlösung Natriumchloridlösung hinzu, so entsteht kein Niederschlag; setzt man dagegen Natriumchlorid bis zur Sättigung hinzu, so entsteht ein Niederschlag, der beim Verdünnen mit Wasser wieder in Lösung geht.

Vor Licht geschützt aufzubewahren.

Neu aufgenommen.

Geschichtliches. Kolloidales Silber wurde zuerst von C a r e y - L e a dargestellt. Im Jahre 1897 brachten die Verein. Chininfabriken Zimmer & Co. in Frankfurt a. M. ein Argentum metallicum colloidale in den Handel, das zuerst von C r e d é subkutan in Lösung oder als Unguentum Credé angewendet wurde. Kurz darauf wurde von der Chem. Fabrik von Heyden in Dresden-Radebeul ein wasserlösliches Silber unter dem Namen „Collargol" dargestellt. Seit dieser Zeit sind auch von anderen Fabriken kolloidale Silberpräparate in den Handel gebracht worden, von denen das L y s a r g i n von Kalle & Co. in Biebrich noch erwähnt sein mag.

Chemie. Th. G r a h a m wies als erster (1861—1864) bei seinen Untersuchungen über die Diffusion von Lösungen auf charakteristische Unterschiede zwischen bestimmten Gruppen von Lösungen hin. Die leicht durch eine tierische Membran diffundierenden, den kristallinischen Salzen analogen bezeichnete er als K r i s t a l l o i d e , die nicht diffundierenden nach der in diese Gruppe zählenden Lösung des Leims (*κόλλα*) als K o l l o i d e . Ohne auf die verschiedenen, noch nicht geklärten Theorien in der Kolloidchemie einzugehen, versteht man unter kolloidalen Lösungen im allgemeinen flüssige Gebilde, die makroskopisch homogen erscheinen, durch bestimmte physikalische Vorgänge oder Eigenschaften aber Anzeichen einer Inhomogenität zeigen. Neben den hochmolekularen organischen Stoffen (vor allem den Eiweißkörpern) zählen hierher viele anorganische Stoffe, die durch bestimmte Vorgänge in einem Lösungsmittel, in dem sie unlöslich sind, so fein verteilt zur Ausscheidung gelangen, daß das entstehende Gebilde ein homogenes Aussehen hat. Ein in Wasser gelöstes (suspendiertes) Kolloid nennt man H y d r o s o l , ein in Alkohol oder Glycerin gelöstes ein Alkosol oder Glycerosol. Ein Sol, dessen Lösungsmittel organischer Natur ist, heißt Organosol.

Charakteristisch für viele kolloidale Lösungen ist es, daß sie durch Zuführung von Wärme oder nach Zusatz gewisser Körper (z. B. Elektrolyten) das Kolloid ausscheiden. Solche ausgeschiedene Stoffe nennt G r a h a m *Gele* (Hydrogel, Alkogel), den Vorgang der Ausscheidung

Pektisation, Koagulation oder Ausflockung. Je nachdem nun ein wasserlöslicher oder wasserunlös-
licher Rückstand entsteht, spricht man von reversiblen oder irreversiblen kolloidalen Lösungen.
Wässerige Lösungen von kolloidalem Silber würden zu den irreversiblen Kolloiden zählen, wenn
man ihnen nicht reversible Kolloide beigäbe. Letztere bezeichnet Z s i g m o n d y als Schutzkolloide, sie halten die Ausfällung anorganischer Stoffe durch Elektrolyte zurück und bedingen
die Wiederlöslichkeit. Vor allem kommt den Eiweißkörpern große Schutzwirkung zu, sie sind
deshalb ein wesentlicher Bestandteil im Argentum proteinicum und im Argentum colloïdale.
Die Schutzkolloide halten eine ganz geringe Menge von Elektrolyten zurück, die sich durch
Reinigung (Dialyse) nicht entfernen lassen. Die meisten kolloidalen Sole scheinen diesen geringen Mengen von Elektrolyten ihre Existenz und Stabilität zu verdanken, so daß heute auf
Grund neuerer Anschauungen die Herstellungsmethoden für anorganische Sole gar nicht darauf
hinzielen, tatsächlich „reine Sole" zu gewinnen, sondern lediglich möglichst „g e r e i n i g t e
s t a b i l e S o l e".

    Darstellung. Mit Ausnahme von B r e d i g s Verfahren, nach dem man durch elek-
trische Kathodenzerstäubung von Metalldrähten unter Wasser kolloidale, reine Sole erhalten
kann, werden kolloidale Silberlösungen durch Reduktion von Silbersalzen in sehr großer Ver-
dünnnng gewonnen. Als Reduktionsmittel sind verwendet worden: Phosphor, schweflige
Säure, Ferrosulfat, Hydrazinhydrat, Oxalsäure, Ameisensäure, Weinsäure, Citronensäure,
Aldehyde, mehrwertige Phenole, neuerdings von P a a l (zur Lysargin-Darstellung) Protalbin-
säure und Lysalbinsäure, zwei alkalische Abbauprodukte des Eieralbumins. Anderseits nimmt
man gewisse Schutzkolloide, die dem Präparat doch zugesetzt werden, selbst als Reduktionsmittel, so Dextrin, Traubenzucker und Gerbstoffe.

    Zur D a r s t e l l u n g eines kolloidalen Silbers als Übungspräparat, das aber den An-
forderungen des Arzneibuches nicht entspricht, ist die Vorschrift von S c h n e i d e r zu empfehlen: 500 ccm einer 30 prozentigen Lösung von kristallisiertem Ferrosulfat werden mit 700 ccm
einer Lösung von 280 g kristallinischem Natriumcitrat gemischt' und die Mischung unter Umrühren in 500 ccm einer 10 prozentigen Silbernitratlösung eingegossen. Der Niederschlag
wird nach dem Absetzen durch Dekantieren mit verdünnter Natriumcitratlösung ausgewaschen, darauf in Wasser gelöst und mit absolutem Alkohol gefällt. Dieses Auflösen und
Fällen soll tunlichst mehrmals wiederholt werden. Man kann auf diese Weise ein kolloidales
Silber von ungefähr 95 Prozent Silber erhalten. Die vorschriftsmäßigen Präparate des Handels
enthalten durchweg weniger Silber (Collargol v. H e y d e n 78 Prozent) und immer Eiweißstoffe
als Schutzkörper.

    Eigenschaften. Kolloidales Silber besteht aus grünlich- oder bläulichschwarzen, me-
tallisch glänzenden, kleinen, brüchigen Blättchen, die sich in Wasser bis zu 5 Prozent kolloidal
lösen. Da Alkohol das Kolloid fällt, ist es in Alkohol (und Äther) unlöslich. Die wässerigen
Lösungen erscheinen im auffallenden Licht dunkelgrünbraun und trübe, im durchfallenden
Lichte rotbraun. Sehr verdünnte Lösungen sind durchsichtig, im auffallenden Lichte aber
auch trübe, was für kolloidale Lösungen sehr charakteristisch ist und auf eine Inhomogenität
des Hydrosols schließen läßt. Ein äußerst empfindlicher Nachweis für die Inhomogenität
eines Mediums beruht darauf, daß ein durch dasselbe gesandter Lichtstrahl infolge zahlreicher
Reflexionen an den heterogenen Teilchen diffus zerstreut und polarisiert wird. Dieser sog.
T y n d a l l s c h e V e r s u c h tritt bei allen kolloidalen Lösungen auf. Die in einer kolloidalen Silberlösung schwebenden Teilchen kann man eventuell schon mit dem gewöhnlichen
Mikroskop nachweisen, dies wären natürlich nur die größten Gebilde, die einer Größe bis 0,1 μ
entsprechen und von denen etwa hundert auf ein Blutkörperchen gehen. Wichtiger, besonders
für die medizinische Wirkung, sind die viel feineren, s u b mikroskopischen Teilchen, die nur
mit dem Ultramikroskop zu beobachten sind und eine Lineardimension bis herab zu 5 $\mu\mu$ haben
können. Doch reichen die Silberlösungen mit ihrer Teilchengröße auch in das a-mikroskopische
Gebiet, das mit dem Ultraapparat nicht mehr sichtbar gemacht werden kann, hinein. Man
hat berechnet, daß ungefähr eine Milliarde Teilchen in einem Kubikmillimeter einer bestimmten
Silberlösung enthalten sind. Weitere Charakteristika für kolloidale Lösungen sind die geringe Diffusionsfähigkeit
durch eine tierische Membran und der geringe osmotische Druck und damit zusammenhängend
die geringe Gefrierpunktserniedrigung und Leitfähigkeit, wodurch man auf ein hohes Molekulargewicht oder vielmehr auf große Molekülkomplexe geschlossen hat, und wodurch auch
die mangelnde Fähigkeit die Poren einer Membran zu durchdringen erklärlich wird.

    Die kolloidale Silberlösung geht vollständig durch die verhältnismäßig großen Poren
eines Papierfilters. Sie hält sich lange Zeit unverändert, ohne daß Teilchen sich zu Boden

legen. Verdünnte Mineralsäuren „flocken" das Silber aus der Lösung als reversibles Gel aus, d. h. nach dem Neutralisieren mit Alkalien tritt wieder eine kolloidale Lösung ein. Neutralsalze, wie Natriumchlorid, salzen das Silber ebenfalls aus; bei der Verdünnung mit Wasser geht der Niederschlag wieder in Lösung. Das Silber ist also nicht als Silber-Ion vorhanden, sonst müßte schon mit verdünntem Natriumchlorid ein Niederschlag von Chlorsilber entstehen. Das kolloidale Silber kann man aber durch Veraschen in metallisches Silber umwandeln. Wird dieses in Salpetersäure zu Silbernitrat gelöst, so lassen sich nunmehr die Silber-Ionen mit Salzsäure oder Natriumchlorid nachweisen.

Beim Veraschen des kolloidalen Silbers tritt ein Geruch nach verbrannten Haaren auf, was auf einen Eiweißgehalt hindeutet. Der nach dem Glühen verbleibende grauweiße Rückstand löst sich nicht völlig in Salpetersäure auf. Die Lösung wird meist getrübt sein durch einen sehr geringen Gehalt an Chlorsilber, das aus Chloriden, die durch Adsorption des Kolloids festgehalten worden sind, entstanden ist. Die salpetersaure Lösung muß also filtriert werden, damit man nachher auf Zusatz von Salzsäure eine Fällung des Silbers als Chlorsilber sehen kann.

Prüfung. Die vom Arzneibuch angeführten Identitätsreaktionen gewährleisten nur, daß Silber in kolloidaler Form mit einer Eiweißsubstanz als Schutzkolloid vorliegt. Von dem geringen Gehalte an Elektrolyten, der wie oben näher beschrieben nicht zu entfernen ist, sondern zur Stabilität des Hydrosols beiträgt, wird nichts erwähnt.

Dieser geringe Elektrolytgehalt verhindert auch eine Gehaltsbestimmung nach der für Argentum proteinicum angegebenen Methode. Doch ist zu bedauern, daß nicht eine andere Gehaltsbestimmung angegeben ist, da so ganz minderwertige Präparate untergeschoben werden können. Im allgemeinen wird man einen Silbergehalt von 71—79 Prozent zu fordern haben, ein höherer Silbergehalt begünstigt die Zersetzbarkeit des Präparates.

Dispensation und Aufbewahrung. Zur Lösung des kolloidalen Silbers bringt man es in eine gut gereinigte Flasche, gießt die für die vorgeschriebene Konzentration nötige Menge destillierten Wassers hinzu und läßt einige Minuten stehen, damit die Blättchen erweichen. Durch kräftiges Schütteln wird die Lösung bald vollendet. Ein Anreiben des Präparates im Mörser ist nicht anzuraten.

Die Lösungen sind vor Licht geschützt, am besten in braunen Gläsern aufzubewahren oder abzugeben. Eine Sterilisierung ist nicht nötig, da die Lösung sich selbst vollkommen steril hält. Ob eine Lösung noch brauchbar ist, erkennt man daran, daß sie beim Eintropfen in destilliertes Wasser eine braune, klare Flüssigkeit gibt. Wird das Wasser trübe und setzt ab, so ist die Lösung zersetzt.

Entfernung von Flecken. Kolloidales Silber hinterläßt auf weißer Leinwand braunschwarze Flecke, die durch Waschen nicht verschwinden. Die Flecke werden entfernt durch Befeuchten mit einer 5prozentigen Jodjodkaliumlösung oder Bromwasser, Nachspülen mit Wasser und Entfernen des etwaigen Jod- oder Bromsilberfleckes mit einer Natriumthiosulfatlösung, dann gehöriges Spülen mit Wasser.

Anwendung. Das Argentum colloidale ist von C r e d é in die Therapie eingeführt worden; er betrachtet es als ein „Spezifikum" gegen alle septischen, von Eiterbakterien (besonders Streptokokken) hervorgerufenen Krankheiten und wendet es teils als Lösung (intravenös), teils in Form der Salbe, die in die Haut eingerieben wird, bei Wochenbettfieber, Wundrose (Erysipel), Scharlach, Furunculose und noch vielen anderen Krankheiten an. — Doch wird von anderer Seite der ganzen kolloidalen Silbertherapie jeder Wert abgesprochen.

Auch in der T i e r h e i l k u n d e wird von der Mehrzahl der Autoren der Gebrauch des kolloidalen Silbers als nutzlos verworfen.

Argentum foliatum. — Blattsilber.

Ag   Atom-Gew. 107,88.

Zarte Blättchen von reinem Silberglanze.

Blattsilber löst sich in Salpetersäure zu einer klaren, farblosen Flüssigkeit. Salzsäure erzeugt in der Lösung einen weißen, käsigen Niederschlag, der sich in überschüssiger Ammoniakflüssigkeit vollständig (Blei, Wismut) und ohne Färbung (Kupfer) lösen muß.

Sachlich unverändert.

Geschichtliches. Die G o l d s c h l ä g e r e i , d. h. die Kunst, die Edelmetalle und Kupferlegierungen in äußerst dünne Blättchen zu verwandeln, scheint schon den alten Ägyptern bekannt gewesen zu sein, denn man hat bei ihnen die Reste mit Blattgold und Blattsilber hergestellter Beläge aufgefunden. Die alten Griechen schmückten ihre Skulpturwerke mit Blattmetall. Nach P l i n i u s gingen die Römer nach der Zerstörung Karthagos (145 v. Chr.) daran, in den Palästen und Tempeln mit Blattgold und Blattsilber Verzierungen zu belegen, ebenso an den Decken der Wohngemächer und Vestibula. Nach P l i n i u s verstand man es, eine Unze Gold zu 750 Blättern auszuschlagen, von denen jedes 70—80 qcm groß war. Heute macht man das Blattmetall wohl 3 mal dünner als in der alten Zeit.

Die bedeutendsten und zahlreichsten Metallschlägereien bestehen z. Z. in F ü r t h. Das Silber wird dort meist in reinster Beschaffenheit angewendet, weil sich ein unreines Silber weniger leicht in dünne Blättchen überführen läßt.

Darstellung. Reines Silber wird in Form von Platten gebracht, mit Walzen, dann mit dem Hammer und hierauf wieder mit Walzen, und zwar zwischen Pergament, schließlich zwischen Goldschlägerhäutchen (Goldschlägerhaut nennt man die vom Fett befreite Oberhaut vom Blinddarm des Rindes, das „B u c h" des Rindes) bearbeitet, bis das Silberblatt eine Dicke von $1/4500$ mm aufweist. Das feine Blattgold wird bis zu einer Dicke von $1/9000$ mm gebracht. — Gold ist das dehnbarste Metall, und ihm zunächst steht in dieser Eigenschaft das Silber. Da das Silber bei einem Gehalt an anderen Metallen weniger Dehnbarkeit besitzt, und das Blattsilber meist nach der Größe der Blätter bezahlt wird, so liegt es im Interesse des Fabrikanten, nur das reine Silber zu Blättern zu verarbeiten.

S i l b e r s c h a u m nennt man das in Blättchen ausgewalzte Zinn, Blattzinn, das sich in Salpetersäure nicht klar löst, auch erheblich dicker ist als Blattsilber.

I n d e n H a n d e l gelangt Blattsilber entweder in quadratischen Blättern, die zwischen Papier eingelegt sind und nach der Anzahl und Größe der Blätter bezahlt werden, oder in Form von Fragmenten, die bei dem Schneiden dieser Blätter als Abfall sich ergeben und nach dem Gewichte bezahlt werden.

Prüfung. Salpetersäure muß Blattsilber zu einer k l a r e n, f a r b l o s e n Flüssigkeit lösen. Ein unlöslicher Rückstand würde auf Z i n n oder Antimon hinweisen, die beim Behandeln mit Salpetersäure in Metazinnsäure bzw. Metaantimonsäure (H_2SnO_3 bzw. $HSbO_3$) übergehen. Eine bläuliche Färbung der Lösung würde auf K u p f e r - Ionen hinweisen, doch würden sich bei dieser einfachen Probe 1—2 Prozent Kupfer der Wahrnehmung entziehen. Schärfer erkennt man einen Gehalt an Kupfer nach dem Übersättigen der sauren Lösung mit Ammoniak. Es würde hier mit dunkelblauer Farbe ein Salz des komplexen Cupriammoniak-Kations $Cu(NH_3)_4^{..}$ entstehen. Eine Trübung der ammoniakalischen Lösung könnte von Wismut- oder Bleihydroxyd herrühren.

Anwendung. Blattsilber findet Verwendung zum Versilbern von Pillen und Pastillen. Die Versilberung der Pillen wird in aus 2 Kugelhälften bestehenden Kapseln aus Horn, Hartgummi, Holz oder Holz mit Porzellaneinlage ausgeführt. Die zu versilbernden Pillen müssen aus einer derben Masse angestoßen sein und werden zweckmäßig ohne Benutzung eines Konspergierpulvers ausgerollt und fertig gemacht. Pillen, die trotzdem das Blattsilber nicht annehmen, stellt man entweder für kurze Zeit in einen mit Wasserdampf gesättigten Raum, oder man befeuchtet sie mit etwas dünnem Gummischleim. Tabletten versilbert man, indem man die fertig ausgerollten Platten etwas übertrocknet, sodann mit dünnem Gummischleim anfeuchtet und alsdann mit S i l b e r i n g a n z e n B l ä t t e r n belegt.

Pillen, die Schwefel und gewisse Schwefelverbindungen, z. B. *Sulfur, Hydrargyrum sulfuratum, Stibium sulfuratum aurantiacum* oder *rubrum*, oder *Asa foetida* enthalten, sollte man überhaupt nicht versilbern, da der Silberüberzug leicht schwarzfleckig wird durch Bildung von Silbersulfid.

Das Versilbern (und Vergolden) der Pillen soll darin enthaltene lichtempfindliche Substanzen schützen; ob derartig behandelte Pillen ohne weiteres der Zerlegung und Aufsaugung im Darm zugänglich sind, ist wohl ebenso zweifelhaft wie bei den keratinierten Pillen.

Argentum nitricum. — Silbernitrat.

Syn.: Argentum nitricum fusum. Lapis infernalis. Höllenstein. Causticum lunare.

$$AgNO_3 \qquad \text{Mol.-Gew. } 169,89.$$

Weiße, durchscheinende, bei ungefähr 200° schmelzende Stäbchen von kristallinisch strahligem Bruche, in ungefähr 0,6 Teilen Wasser und in ungefähr 14 Teilen Weingeist löslich.

Die wässerige Lösung gibt mit Salzsäure einen weißen, käsigen Niederschlag, der sich in Ammoniakflüssigkeit leicht löst, in Salpetersäure dagegen unlöslich ist.

Die Lösung von 1 Teil Silbernitrat in 3 Teilen Ammoniakflüssigkeit muß farblos (Kupfer=
salze) und klar sein (Blei=, Wismutsalze).

Die wässerige Lösung muß neutral sein (Salpetersäure). Setzt man zu 5 ccm der wässerigen
Lösung (1 + 19) in der Siedehitze Salzsäure in geringem Überschusse, so darf die vom Nieder=
schlag abfiltrierte Flüssigkeit beim Verdampfen keinen wägbaren Rückstand hinterlassen (Alkalisalze).

Vorsichtig aufzubewahren. Größte Einzelgabe 0,03 g. Größte Tagesgabe 0,1 g.

Außer der Angabe der Löslichkeit in Weingeist sachlich unverändert.

Geschichtliches. Die Darstellung von Silbernitratlösungen scheint schon den alten Ägyptern
bekannt gewesen zu sein, denn man hat auf Zeugstoffen, mit denen Mumien umhüllt sind, Schrift-
zeichen angetroffen, die unverkennbar mit einer Silberlösung ausgeführt wurden. Der arabische
Chemiker G e b e r (im 8. Jahrh.) kannte bereits den kristallisierten Silbersalpeter; das geschmolzene
Silbernitrat jedoch wird als Höllenstein zuerst gegen Ende des 16. Jahrhunderts von A n g e l u s
S i l a aus Vicenza erwähnt, der die medizinischen Chemiker auf dieses Salz aufmerksam machte.
R o b e r t B o y l e (geb. 1626, gest. 1691) verordnete das Silbernitrat gegen Wassersucht, daher dieses
Silbersalz auch den Namen *Argentum hydragogum Boylii* oder kurz *Hydragogum Boylii* erhielt.

Darstellung. Das Arzneibuch hat g e s c h m o l z e n e s Silbernitrat aufgenommen,
weil das kristallisierte Präparat meist salpetersäurehaltige Mutterlauge einschließt oder, wenn
es rein ist, erst aus dem geschmolzenen dargestellt worden ist.

Silbernitrat wird erhalten durch Lösen von reinem metallischem Silber in Salpetersäure
und Eindampfen der hierbei erzielten Lösung. 10 T. Silber erfordern nach der Gleichung

$$3\,\text{Ag} \;+\; 4\,\text{HNO}_3 \;=\; 3\,\text{AgNO}_3 \;+\; 2\,\text{H}_2\text{O} \;+\; \text{NO}$$
$$324 \qquad\quad 252$$

rund 8 T. HNO_3, entsprechend $4 \times 8 = 32$ T. der offizinellen 25prozentigen Salpetersäure.
In der Praxis wird man zweckmäßig nicht von reinem Silber ausgehen, sondern von W e r k -
s i l b e r, Silberlegierungen mit einem gewissen Kupfergehalt. Dieses ist vor seiner Lösung von
anhaftenden Unreinigkeiten (Schmutz, Fett usw.) durch Kochen mit Natronlauge oder Soda
zu reinigen. Bei der Darstellung von Silbernitrat aus Werksilber hat man mehrere Fälle zu
unterscheiden:

a) D i e   L e g i e r u n g   e n t h ä l t   w e n i g e r   a l s   10   P r o z e n t   K u p f e r.

In einem geräumigen Kolben, der mit einem Trichter lose bedeckt ist, löst man das Werksilber in der nötigen Menge Salpetersäure. Es tritt eine Gasentwicklung ein, und der Kolben er-
füllt sich mit braunen Dämpfen von Stickstoffdioxyd NO_2, das sich durch Einwirkung des
Luftsauerstoffes aus Stickoxyd NO gebildet hat. Wenn die Gasentwicklung nachläßt, kann man
die Reaktion durch gelindes Anwärmen auf dem Wasserbade unterstützen. Man erzielt so eine
Lösung (ein unlöslicher Rückstand würde auf Gold zu prüfen sein), die K u p r i n i t r a t und
S i l b e r n i t r a t (und vielleicht kleine Mengen von Wismut- und Bleinitrat) enthält. Diese
Lösung verdampft man zunächst zur Trockne, um den vorhandenen Überschuß von Salpeter-
säure nach Möglichkeit zu entfernen. Den Salzrückstand nimmt man mit Wasser auf und erhitzt
die Lösung mit einer hinreichenden Menge von Silberoxyd. Dadurch werden Kupfernitrat und
Wismutnitrat in Form von Hydroxyden bzw. Oxyden vollständig (Blei nur unvollständig) gefällt.

$$\text{Cu(NO}_3)_2 + \text{Ag}_2\text{O} \;=\; 2\,\text{AgNO}_3 + \text{CuO}$$

Sobald die filtrierte Lösung mit Ammoniakflüssigkeit keine Blaufärbung, oder mit Ferrocyankalium einen rein weißen Niederschlag (keinen rötlich gefärbten) gibt, ist die Silbernitratlösung kupferfrei und kann nach dem Filtrieren eingedampft werden.

Zur Bereitung des für dieses Verfahren notwendigen Silberoxydes fällt man eine Lösung
von reinem Silbernitrat mit Natronlauge und wäscht den Niederschlag so lange mit destilliertem
Wasser, bis das Filtrat beim Verdampfen keinen Rückstand mehr hinterläßt. Man kann auch
die Kupfer- und Silbernitrat enthaltende Flüssigkeit in 2 ungleiche Teile teilen (die Art der
Teilung richtet sich nach dem Verhältnis, in dem Cu und Ag anwesend sind); den einen (kleineren)
Teil versetzt man in der Siedehitze mit Natronlauge und benutzt das ausgewaschene Gemenge
von Silberoxyd und Kupferoxyd zum Fällen des Kupfernitrates. Daß das beigemengte Kupferoxyd auf die ganze Fällung ohne Einfluß ist, leuchtet ein, denn auch bei der Fällung mit reinem
Silberoxyd entsteht Kupferoxyd, und es muß sich gleich bleiben, ob die Menge des letzteren
etwas größer oder geringer ist.

b) B l e i h a l t i g e s   S i l b e r (von Lötungen herrührend), Legierungen mit mehr als
10 Prozent Kupfer oder im Laboratorium gesammelte Silberrückstände führt man am besten

zuerst in Chlorsilber über, reinigt dieses mit Königswasser und reduziert es zu metallischem Silber. 5 T. gereinigtes, trockenes Chlorsilber werden mit 2 T. wasserfreiem Natriumcarbonat, 2 T. Kaliumcarbonat und 1 T. Kaliumnitrat gemischt und i n k l e i n e n P o r t i o n e n in einen glühenden Chamottetiegel eingetragen. Nach dem Umrühren und Erkaltenlassen kann man den Silberregulus nach dem Abwaschen direkt zur Auflösung in Salpetersäure verwenden.

Beim Schmelzen des auf die eine oder andere Weise dargestellten Silbernitrates ist zu beachten, daß die Temperatur wenig über 207⁰ steigt und daß das Einfallen von Staub nach Möglichkeit verhütet wird. Die Schmelze wird gewöhnlich in eine zuvor auf 50⁰—70⁰ erwärmte, mit Talksteinpulver ausgeriebene Metallform gegossen, aus der die Höllensteinstäbchen nach dem Erkalten leicht herausgestoßen werden können.

Ausbeute. Man kann annehmen, bei vorsichtiger Arbeit aus 10 T. Silber sicher 15,5 T. Silbernitrat zu gewinnen. Die Darstellung im pharmazeutischen Laboratorium ist nur dann lohnend, wenn man altes Silber billig gekauft hat oder angesammelte Silberniederschläge verwerten will, oder wenn man größere Mengen Höllenstein darstellt und entsprechend den Preis der Arbeit niedriger notieren kann. Die Verarbeitung von Reichs-Silbermünzen ist unter den heutigen Verhältnissen verlustbringend.

Eigenschaften. Die physikalischen Eigenschaften des reinen Silbernitrates sind vom Arzneibuche genügend gekennzeichnet. Graufarbene Stücke sind nicht mehr zugelassen; der Ausdruck „ g l ä n z e n d e " Stäbchen ist mit Recht in „ d u r c h s c h e i n e n d " geändert worden, dadurch werden m a t t e Stäbchen, die mit Kalisalpeter, Chlorsilber oder Chlorblei versetzt sind, leicht erkannt.

Die wässerige Lösung, die Silber-Ionen und Nitrat-Ionen (NO_3'') enthält, gibt mit Chlor-Ionen z. B. mit Salzsäure einen weißen, käsigen Niederschlag von Chlorsilber, das am Lichte bald grau bis violett wird, in Ammoniak leicht löslich und in Salpetersäure praktisch unlöslich ist.

Prüfung. Versetzt man wässerige Silbernitratlösung vorsichtig mit wenig Ammoniak, so entsteht zunächst ein bräunlicher Niederschlag von Silberoxyd Ag_2O, der sich auf Zusatz von mehr Ammoniak unter Bildung von komplexen Silberammoniak-Kationen $Ag(NH_3)_2^{\cdot}$ wieder auflöst. Ist die Lösung b l a u gefärbt, so ist K u p f e r zugegen, als ein Salz des komplexen Kupriammoniak-Kations $Cu(NH_3)_4^{\cdot\cdot}$, während eine Trübung in der Hauptsache von W i s m u t - oder B l e i hydroxyd herrühren könnte.

Ist die wässerige Lösung nicht n e u t r a l, so könnte freie Salpetersäure die saure Reaktion bedingen.

Fällt man reine Silbernitratlösung mit Salzsäure und filtriert, so erhält man eine Lösung, in der nur Salpetersäure oder Wasserstoff-Ionen und Nitrat-Ionen enthalten sind ($Ag^{\cdot} + NO_3' + H^{\cdot} + Cl' = AgCl + H^{\cdot} + NO_3'$). Da die Salpetersäure in der Hitze flüchtig ist, so darf beim Verdampfen kein Rückstand hinterbleiben, der, wie es auch in der neuen Ausgabe des Arzneibuches wiederum heißt, nicht „ w ä g b a r " sein soll. Zur Fällung darf Salzsäure nur in geringem Überschuß zugesetzt werden, weil sie in größerer Menge in der Siedehitze Chlorsilber in Lösung hält.

Aufbewahrung. Reines geschmolzenes Silbernitrat wird durch den Einfluß des L i c h t e s a l l e i n n i c h t geschwärzt. Dagegen wirken organische Substanzen, z. B. Staub, reduzierend auf Silbernitrat ein, was sich äußerlich durch Bräunung der Stäbchen zu erkennen gibt. Diese Einwirkung erfolgt besonders schnell unter dem gleichzeitigen Einflusse des Lichtes, bei Lichtabschluß wird sie wesentlich verzögert. Da man nun nicht in der Lage ist, organische Substanzen (z. B. Staub) mit Sicherheit von dem Silbernitrat fernzuhalten, so zieht man — obgleich es das Arzneibuch nicht vorschreibt — den Abschluß des Lichts vor.

Silberflecken an den Händen und der Wäsche. Bei aller Vorsicht sind bei Darstellung des Silbernitrates Silberflecke an Händen und auch an der Kleidung nicht zu vermeiden. Einen Tag alte Silberflecke auf der Haut lassen sich durch Bereiben mit Kaliumcyanidlösung und Abwaschen leicht beseitigen. Diese Lösung darf nur bei Nichtvorhandensein w u n d e r H a u t s t e l l e n benutzt werden. Mittels Glasstabes nimmt man ein paar Tropfen der Lösung auf und überträgt diese auf den Fleck, den man gleichzeitig mit dem Glasstabe reibt. Viele Tage alte Silberflecke betupft und bereibt man mit Kaliumpermanganatlösung, eine Stunde später mit konzentrierter Salzsäure und wäscht sie endlich mit Salmiakgeist ab. Man kann auch den Fleck mit verdünnter Jodtinktur bereiben und dann den Jodfleck mit konzentrierter Natriumhyposulfitlösung (Natriumthiosulfatlösung), zuletzt mit Salmiakgeist waschen. Aus Wäsche entfernt man Silberflecke leicht mit Kaliumcyanidlösung (die Lösung darf jedoch nicht an fremde

Personen abgegeben werden), leicht und weniger gefährlich mit einer Alembrothsalzlösung ($HgCl_2 + NH_4Cl$).

Anwendung. Von der früher sehr verbreiteten i n n e r l i c h e n Anwendung des Höllensteins ist gegenwärtig nur wenig übrig geblieben; es wird noch manchmal (in Oblaten, nicht in Lösung) bei Magengeschwür gegeben; von einzelnen Autoren wird ihm auch eine günstige Wirkung bei manchen chronischen Nervenkrankheiten (Rückenmarksschwindsucht, Rückenmarks- und Hirnlähmungen) zugeschrieben. — A u ß e r l i c h wird es in Form des Höllensteinstiftes zu Ätzungen gebraucht; eine Tiefenätzung ist mit Silbernitrat nicht zu erzielen, da es sehr leicht einen oberflächlichen Schorf bildet, der das weitere Eindringen verhindert. Die Lösungen werden zur Behandlung der Gonorrhöe (0,05 bis 4 Prozent), der Augenblenorrhöe, sonstigen Konjunktivitiden, zu Blasenspülungen, als Klysmen (bei Dysenterie) gebraucht. Argentum nitr. ist auch Bestandteil verschiedener viel gebrauchter Salben, so der sogenannten Schwarzsalbe (zur Beförderung der Epithelisierung von Wundflächen).

Die Indikationen in der T i e r h e i l k u n d e sind im wesentlichen dieselben.

Wird Silbernitrat in Pillen verordnet, so benutzt man als Konstituens zweckmäßig Bolus; zu vermeiden ist die Verordnung von Silbernitrat mit Chloriden, Salzsäure, Gerbsäure und Alkalien. G e g e n m i t t e l bei etwaigem Verschlucken größerer Mengen Silbernitrat ist Kochsalz.

Mixturen, die Silbernitrat enthalten, werden in braunen Flaschen abgegeben.

Harte Höllensteinstifte. Da Stifte von reinem Höllenstein sehr leicht abbrechen, so benutzt man namentlich zur Anwendung in Körperhöhlen (z. B. im Kehlkopf) weniger brüchige Stifte. Man erhält dieselben durch Zusammenschmelzen von 95 T. Silbernitrat mit 5 T. Silberchlorid oder 3—4 T. Bleichlorid. Dieselben sind nicht glänzend, nicht rein weiß, auch nicht kristallinisch, sondern körnig; dagegen sind sie sehr hart, nicht brüchig, auch lassen sie sich mit dem Messer spitzen.

Argentum nitricum cum Kalio nitrico.
Salpeterhaltiges Silbernitrat.
Syn.: Argentum nitricum fusum mitigatum.

Gehalt 32,3 bis 33,1 Prozent Silbernitrat ($AgNO_3$, Mol.-Gew. 169,89).

Silbernitrat . . . . 1 Teil
Kaliumnitrat . . . . 2 Teile

werden gemischt, bei möglichst niedriger Temperatur geschmolzen und in Stäbchenform gegossen.

Weiße oder grauweiße harte Stäbchen von porzellanartigem Bruche.

Gehaltsbestimmung. 1 g salpeterhaltiges Silbernitrat wird in 10 ccm Wasser gelöst; die Lösung wird mit 20 ccm $^1/_{10}$-Normal-Natriumchloridlösung und einigen Tropfen Kaliumchromatlösung gemischt und mit $^1/_{10}$-Normal-Silbernitratlösung bis zur bleibenden roten Färbung titriert. Hierzu müssen 0,5 bis 1 ccm $^1/_{10}$-Normal-Silbernitratlösung erforderlich sein, was einem Gehalte von 32,3 bis 33,1 Prozent Silbernitrat entspricht (1 ccm $^1/_{10}$-Normal-Natriumchloridlösung = 0,01699 g Silbernitrat, Kaliumchromat als Indikator).

Vorsichtig aufzubewahren.

Sachlich unverändert.

Dieses von D e s m a r e s in den Arzneischatz eingeführte Präparat, das auch B a r r a l - sche S t i f t e genannt wird, bildet harte, wenig zerbrechliche, glatte, weiße, auf dem Bruche porzellanähnliche Stangen. Die Darstellung bietet keine Schwierigkeit. In einem Porzellanmörser mischt man 1 T. Silbernitrat und 2 T. chlorfreien, scharfgetrockneten Kalisalpeter unter Zerreiben zu einem Pulver, das man in einem porzellanenen Kasserol in der bei der Darstellung des Höllensteins angegebenen Weise schmilzt und in die Höllensteinform ausgießt.

Prüfung. Da die Ausgangsmaterialien für die Darstellung des Präparates nach dem Arzneibuch geprüft sein müssen, so erübrigt sich nach der Selbstdarstellung eine Prüfung. Gekaufte Präparate wären nach den unter Silbernitrat und Kalisalpeter angegebenen Vorschriften zu prüfen.

Der G e h a l t a n S i l b e r n i t r a t wird maßanalytisch bestimmt, indem man dieses mit überschüssiger $^1/_{10}$-Natriumchloridlösung ausfällt und den Überschuß mit $^1/_{10}$-Silbernitratlösung zurücktitriert. Da von beiden volumetrischen Lösungen gleiche Raummengen einander entsprechen, so hat man nur nötig, die Menge der zugesetzten $^1/_{10}$-Silbernitratlösung von den in Anwendung gebrachten 20 ccm $^1/_{10}$-Natriumchloridlösung abzuziehen. Alsdann ergibt sich nach dem Arzneibuche ein Verbrauch von 19,0—19,5 ccm $^1/_{10}$-Normal-Natriumchloridlösung. Da 1 ccm der letzteren (0,005846 g NaCl enthaltend) = 0,01699 g $AgNO_3$ anzeigt, so entsprechen den verbrauchten Mengen

$$19,0 \times 0,016\,99 \text{ g} = 0,323 \text{ g AgNO}_3$$
$$19,5 \times 0,016\,99 \text{ g} = 0,331 \text{ g AgNO}_3$$

d. h. das Arzneibuch läßt einen Spielraum im Gehalte an Silbernitrat von 32,3—33,1 Prozent zu.

Anwendung. Wird gegenwärtig nur wenig gebraucht; die Wirkung ist erheblich schwächer als beim einfachen Höllensteinstift.

Argentum proteïnicum. — Albumosesilber. Protargol.

Gehalt mindestens 8 Prozent Silber (Ag, Atom-Gew. 107,88).

Feines, braungelbes, in Wasser leicht lösliches Pulver. Wird Albumosesilber im Porzellantiegel erhitzt, so verkohlt es, wobei der Geruch nach verbrannten Haaren auftritt. Beim Glühen hinterbleibt ein grauweißer Rückstand, dessen Lösung in Salpetersäure auf Zusatz von Salzsäure einen weißen, käsigen, in überschüssiger Ammoniakflüssigkeit löslichen Niederschlag gibt. Werden 5 ccm der wässerigen Lösung (1 + 49) mit 5 ccm Natronlauge und 10 ccm Wasser versetzt und hierauf 2 ccm einer Kupfersulfatlösung (1 + 49) hinzugefügt, so tritt nach wenigen Minuten eine violette Färbung auf.

Die wässerige Lösung (1 + 49) bläut Lackmuspapier schwach und gibt auf Zusatz von Eisenchloridlösung einen Niederschlag; wird sie reichlich mit verdünnter Salzsäure versetzt, so entsteht ein Niederschlag, der sich beim Erwärmen wieder löst.

Die wässerige Lösung (1 + 49) darf beim Vermischen mit Natriumchloridlösung nicht sogleich getrübt und nach Zusatz von Ammoniakflüssigkeit durch Schwefelwasserstoffwasser nur dunkel gefärbt werden; eine Fällung darf nicht eintreten. Wird 1 g Albumosesilber mit 10 ccm Weingeist geschüttelt, so darf die abfiltrierte Flüssigkeit durch Salzsäure nicht verändert werden (Silbersalze).

Gehaltsbestimmung. 1 g bei 80° getrocknetes Albumosesilber wird im Porzellantiegel langsam verascht. Der Rückstand wird mit etwa 5 ccm Salpetersäure so lange erhitzt, als sich gefärbte Dämpfe entwickeln. Die Lösung wird in ein Kölbchen gespült und mit Wasser auf etwa 100 ccm verdünnt. Nach Zusatz einiger Tropfen Ferriammoniumsulfatlösung müssen mindestens 7,4 ccm $^1/_{10}$-Normal-Ammoniumrhodanidlösung bis zum Eintritt einer rötlichen Färbung verbraucht werden, was einem Mindestgehalte von 8 Prozent Silber entspricht (1 ccm $^1/_{10}$-Normal-Ammoniumrhodanidlösung = 0,01079 g Silber, Ferriammoniumsulfat als Indikator).

Lösungen von Albumosesilber sind kalt und jedesmal frisch zu bereiten.

Vor Licht geschützt aufzubewahren.

Neu aufgenommen.

Geschichtliches. Protargol wurde zuerst von E i c h e n g r ü n dargestellt und von den Farbenfabriken vormals Friedrich Bayer & Co. in Elberfeld in den Handel gebracht. Im Jahre 1897 wurde es in die Therapie eingeführt.

Darstellung. Albumosesilber kann gewonnen werden, indem man Lösungen von Proteinsubstanzen (Pepton, Albumin, Albumose) mit Silbernitrat fällt und die Niederschläge mit Lösungen von Albumose behandelt. Statt Peptonlösung mit salpetersaurem Silber zu fällen, kann man auch zu Proteinsilber gelangen, wenn man eine Peptonlösung mit feuchtem Silberoxyd schüttelt und die Silberpeptonverbindung dann mit Albumose digeriert. Die auf solche Weise erhaltenen Lösungen werden im Vakuum destilliert oder mit Alkohol gefällt. Man erhält schließlich eine organische Silberverbindung, die in Wasser sehr leicht löslich ist.

Eigenschaften. Albumosesilber bildet ein staubfeines Pulver von gelbbräunlicher Farbe, das in gleichen Teilen Wasser löslich, in Weingeist jedoch unlöslich ist. — Das Problem der chemischen Zusammensetzung des Albumosesilbers ist noch nicht gelöst. Unter Albumosen und Peptonen versteht man bekanntlich hydrolytische Abbauprodukte des Eiweißes, die nicht mehr koaguliert werden können und beide noch die Biuretreaktion zeigen. Die Arbeiten von P a a l haben es wahrscheinlich gemacht, daß bei den mit alkalischer Reaktion in Wasser löslichen Verbindungen der Eiweißstoffe mit Silber vielleicht das Silber in kolloidaler Form vorliegt, und daß die Eiweißstoffe zusammen mit einer Spur von Elektrolyten als Schutzkolloide wirken (vgl. *Argentum colloidale*). Das Albumosesilber ist jedenfalls nicht als ein organisches Silbersalz aufzufassen, denn es dissoziiert in wässeriger Lösung keine Silber-Ionen ab, d. h. es gibt mit Chlor-Ionen (Natriumchloridlösung) keine sofortige Abscheidung von Chlorsilber; Schwefelammonium oder Schwefelwasserstoff in ammoniakalischer Lösung erzeugt in der wässerigen Lösung nur eine dunklere Färbung, aber keine Fällung von Silbersulfid.

Treten diese Reaktionen ein, so sind Silbersalze vorhanden. Da Albumosesilber in Weingeist unlöslich ist, so kann man einen unzulässigen Gehalt an Silbersalzen auch durch Schütteln mit Weingeist feststellen. Das Filtrat gäbe dann auf Zusatz von Salzsäure eine Fällung von Chlorsilber.

Wird Albumosesilber im Porzellantiegel verascht, so zeigt sich die Gegenwart von Eiweißprodukten an dem Auftreten eines Geruches nach verbrannten Haaren. Als Glührückstand bleibt neben Spuren von Elektrolyten (resp. aus Chloriden entstandenem Chlorsilber) metallisches Silber zurück, das nach der Lösung in Salpetersäure die oben erwähnten Reaktionen auf das Silber-Ion zeigt. — Als weiterer Identitätsnachweis einer Albumoseverbindung dient die B i u r e t r e a k t i o n. Wird die wässerige Lösung mit Natronlauge versetzt und wenig verdünnte Kupfersulfatlösung zugefügt, so entsteht allmählich eine violette Färbung. Bei zuviel Kupfersulfatlösung würde Kupferhydroxyd ausfallen, die darüber stehende Flüssigkeit aber die Farbenänderung erkennen lassen.

Erhitzt man Protargol mit Salpetersäure, so hellt sich die Lösung zu einer gelben Flüssigkeit auf, die mit Salzsäure einen Niederschlag (Chlorsilber) gibt, der sich auf Zusatz von Ammoniak wieder löst. Die Flüssigkeit nimmt dabei eine orangegelbe Farbe an, eine Reaktion, die unter dem Namen X a n t h o p r o t e i n r e a k t i o n für Eiweißstoffe charakteristisch ist (Gelbfärbung der Haut durch Salpetersäure).

Wie bei *Argentum colloidale* beschrieben, werden die meisten kolloidalen Lösungen durch Elektrolytzusatz „ausgeflockt". Das unlösliche ausgefällte Gel läßt sich nun auch beim Albumosesilber durch eine Umkehr der Bildungsbedingungen wieder in das betreffende Sol überführen, die Zustandsänderung ist also reversibel. Jeder zugefügte Elektrolyt muß eine bestimmte Minimalkonzentration, den „Schwellenwert", übersteigen, um Koagulation zu bewirken. Bei reichlichem Zusatz von verdünnter Salzsäure flockt also unverändertes Albumosesilber aus, das sich deshalb auf Zusatz von Wasser oder beim Erwärmen wieder löst. Die wässerige Lösung von Albumosesilber flockt nach D e s v i g n e s mit vielen, mit saurer Reaktion in Wasser löslichen Salzen, wie Zinksulfat, Kupfersulfat, Aluminiumsulfat, Bleinitrat, Silbernitrat, Eisenchlorid, Dinatriumphosphat, Sublimat u. a. aus. Der hierbei gebildete Niederschlag besteht aus Protargol, worauf schon die Entfärbung der Lösung hindeutet. Salze, die sich mit neutraler oder alkalischer Reaktion lösen, rufen in Albumosesilberlösungen keine Fällungen hervor. Nach A s t r u c und C a m b e wirken gleichfalls fällend die Chlorhydrate des Kokains, Tropakokains, Holokains, Nirvanins und Eucains A. Ein Zusatz von 1,5—3 Prozent Borsäure kann diese Fällung verhindern.

Gehaltsbestimmung. Nach der Vorschrift des Arzneibuches erhält man nach dem Lösen in Salpetersäure eine Lösung von Silbernitrat, das sich mit Ammoniumrhodanid nach folgender Gleichung umsetzt

$$\underset{\text{Rhodanammon}}{AgNO_3} \; + \; \underset{\text{}}{NH_4CNS} \; = \; \underset{\text{Rhodansilber}}{AgCNS} \; + \; NH_4NO_3$$

1 Mol Silbernitrat oder darin enthalten 1 Atom Silber (= 107,9 g) setzt sich also mit 1 Mol Rhodanammon um, das in 10 Liter einer $^1/_{10}$-Normallösung enthalten ist. 1 ccm $^1/_{10}$ Normal-Rhodanammonlösung zeigt also 0,01079 g Silber an. Da mindestens 7,4 ccm verbraucht werden sollen, so sind damit in 1 g Albumosesilber 0,0798 g = 8 Prozent Silber verlangt.

Von dem Indikator, der 10 prozentigen Ferriammonsulfatlösung, setzt man nicht einige Tropfen, sondern 10 ccm hinzu, da hierdurch der Umschlag besser sichtbar wird. Man titriere, bis die blutrote Färbung des sich bildenden Eisenrhodanids anfängt bestehen zu bleiben, also bis zur schwach rötlichen Färbung.

Dispensation. Bei der Bereitung einer Albumosesilberlösung ist zu beachten, daß viele, oben erwähnte Stoffe Niederschläge geben, daher unverträglich mit Albumosesilber sind. — Die Bereitung einer wässerigen Lösung geschieht am besten so, daß man in eine Porzellanschale etwa $^2/_3$ des geforderten Wassers gibt und das Albumosesilber mit einem Kartenblatt über die Wasserfläche derart ausbreitet, daß das Wasser rasenförmig bedeckt ist. Umrühren ist zu vermeiden. Nach dem Lösen gießt man die Flüssigkeit in eine dunkle Flasche und spült bis zum verlangten Gewicht mit Wasser die Schale aus. Da Albumosesilberlösungen sich beim Erwärmen und beim längeren Stehen dunkler färben, also offenbar eine Veränderung erleiden, die nachweislich Reizungen hervorruft, so ist es u n s t a t t h a f t, Vorratslösungen zu halten. Ebenso unerlaubt und unnötig ist ein Zusatz von Glycerin. M a n l ö s e a l s o i m m e r r e c e n t e r e t f r i g i d e, a u c h w e n n e s n i c h t a u s d r ü c k l i c h v e r s c h r i e b e n i s t.

Entfernung von Albumosesilberflecken. Im Gegensatz zu den anorganischen Silbersalzen färbt Albumosesilber auch in konzentrierter Lösung die Haut nicht. Flecke in der Wäsche lassen sich, wenn sie noch nicht allzu alt sind, mit Seifenwasser, dem eventuell etwas Soda oder Ammoniak zugesetzt ist, leicht entfernen. Ältere Flecke verschwinden bald nach dem Waschen mit einer ammoniakalischen Wasserstoffsuperoxydlösung.

Anwendung. Das Albumosesilber, bekannter als „Protargol", hat vor Silbernitrat den Vorzug, daß es mit „Eiweiß" keine festen chemischen Verbindungen eingeht und, wie behauptet wird, infolgedessen von der Oberfläche der Schleimhäute aus in die Tiefe dringen kann. Es reizt auch weniger als Höllenstein und verursacht weniger Schmerzen. — Wie allen Silbersalzen wird ihm eine spezifische Wirkung gegen die Erzeuger der Gonorrhöe, die Gonokokken, zugeschrieben. — Außer gegen die verschiedenen Formen dieser Erkrankung wird es auch in der Augenheilkunde und auch manchmal sonst als Wunddesinficiens gebraucht.

Asa foetida. — Asant.

Syn.: Gummi-resina Asa foetida. Stinkasant. Teufelsdreck.

Das Gummiharz asiatischer Ferula-Arten, namentlich von Ferula assa foetida *Linné*, Ferula narthex *Boissier* und Ferula foetida (*Bunge*) *Regel*.

Asant besteht entweder aus losen oder verklebten Körnern oder aus größeren Klumpen mit gelbbrauner Oberfläche und weißer Bruchfläche, die bald rot anläuft und allmählich braun wird. Asant riecht durchdringend knoblauchartig und schmeckt bitter und scharf. 1 Teil Asant gibt beim Verreiben mit 3 Teilen Wasser eine weißliche Emulsion, die auf Zusatz einiger Tropfen Ammoniakflüssigkeit eine gelbe Farbe annimmt.

Der beim vollkommenen Ausziehen von Asant mit siedendem Weingeist hinterbleibende Rückstand darf nach dem Trocknen bei 100° höchstens 50 Prozent der ursprünglichen Masse betragen. Asant darf beim Verbrennen höchstens 15 Prozent Rückstand hinterlassen.

Zur Herstellung des Pulvers wird Asant über gebranntem Kalk getrocknet und dann bei möglichst niedriger Temperatur zerrieben.

Der Artikel ist im wesentlichen unverändert geblieben. Die Forderung des Aschengehaltes wurde von 10 auf 15 Prozent ermäßigt.

Geschichtliches. Der Name „Asa" stammt vielleicht vom griechischen ἀσῃ, der Ekel. Des ähnlichen äußeren Ansehens wegen benannte man die Benzoe als „Asa dulcis". Bei den alten arabischen Schriftstellern hieß der Asant, wie noch jetzt in Persien, „Anguseh" und „Hiltit". — Ob die als „Silphion" und „Laser" bezeichneten Drogen der Alten auf Asa foetida zu beziehen sind, ist zweifelhaft. — In der Heimat der Droge und auch sonst in Asien ist die Asa foetida ein beliebtes Speisegewürz. — Im Mittelalter war sie wohlbekannt.

Abstammung und Gewinnung. Die vom Arzneibuche genannten Stammpflanzen der Asa foetida, *Ferula assa foetida* L., *Ferula foetida* (Bunge) Regel (Syn. *Ferula scorodosma* Bentley et Trimen, *Scorodosma foetidum* Bunge, *Peucedanum scorodosma* Baillon), *Ferula narthex* Boissier (Syn. *Narthex asa foetida* Falconer, *Peucedanum narthex* Baillon), vielleicht auch *Ferula alliacea* Boissier und *Ferula persica* Willdenow, sind heimisch in den ausgedehnten Wüsten und Steppen zwischen dem persischen Meerbusen und dem Aralsee, durch ganz Persien und Indien sich verbreitend, zwischen Kabul und Balch und bei Herat auch kultiviert. Sie sind sehr ansehnliche Stauden, oft bis 2,5 m hoch. Sie enthalten in allen Teilen, besonders in der Wurzel, in schizogenen Behältern ein Sekret, das die Asa foetida liefert.

Sobald die Blätter im April zu welken beginnen, schneidet man den Stengel ab, entblößt die in der Erde bleibende Wurzel an ihrem oberen Ende von der Erde, schneidet sie entweder sofort verschiedentlich ein und häuft Blätter und Lehm darum oder tut nur das Letztere. Im ersteren Falle entfernt man nach einigen Wochen die ausgetretene und zu Klumpen erhärtete Asa foetida, im letzteren Falle schneidet man nun eine Scheibe der Wurzel ab und sammelt das aus der Schnittfläche austretende Sekret. Dieses, „Schir", ist dünn und wird mit anderen Substanzen, z. B. Ton, Mehl, Gips, vermengt. Das Abschneiden der Wurzelscheiben wird öfters wiederholt, und nach mehreren Wochen tritt dann ein konsistenteres Sekret aus, „Pispaz", das die Asa foetida des Handels darstellt. Eine Wurzel ist imstande, 1 Kilo der Asa zu liefern. Die Einsammlung geschieht besonders zwischen Kandahar und Herat und Girishk.

Handelsware. Stapelplatz für die Asa foetida ist Bombay. Man unterscheidet dort die beste, aus Kandahar stammende Sorte „Kandahari-Hing", die nicht in den Handel gelangt, sondern in Indien als Gewürz verbraucht wird, ferner die zweite, „Anguseh i Lari" genannte Sorte, die aus Laristan oder Afghanistan kommt. Die nach Europa gelangenden Sorten heißen „Hingra". Es wird neuerdings über schlechte Beschaffenheit der Droge und vielfache Verfälschungen geklagt.

Von der Asa foetida unterscheidet man im Handel folgende Sorten:

1. **Asa foetida in Tränen oder Körnern** (*Asa foetida electa, in granis seu lacrimis*) bildet unregelmäßig rundliche, 1—4 cm dicke, mehr oder weniger abgeplattete, glatte, blaßbräunliche Stücke, die in der Kälte hart sind und in der Wärme erweichen, so daß sie mehr oder weniger zusammenkleben. Auf dem Bruche sind sie bläulichweiß, opalartig, porzellanartig. An der Luft wird die Bruchfläche erst rosenrot, violett, endlich blaßbräunlich-gelb. An den Kanten sind Bruchstücke durchscheinend. Spez. Gewicht 1,3. Asche 0,75 Prozent. Säurezahl 27, Esterzahl 179, Verseifungszahl 206 (Beckurts). Diese Sorte ist im Handel selten; ihr charakteristischer Geruch ist schwächer als bei den folgenden Sorten.

2. **Asa foetida in Massen** (*Asa foetida in massis seu amygdaloides*) bildet die Hauptsorte des Handels und wird sogar meist der vorigen vorgezogen. Bildet unregelmäßige Klumpen verschiedener Größe, die in eine dunkle, etwas weichere Masse eingebettete Körner der Sorte 1 zeigen. Je reicher die Asa foetida an diesen Körnern ist, um so höher wird sie geschätzt. Die auch hier weißliche Bruchfläche ändert sich durch rot in gelblich, gelbbräunlich und rötlichbraun. Sie enthält ihrer ursprünglich weichen Konsistenz wegen stets fremde Beimengungen: Pflanzenreste, Haare, Sand, Steinchen usw., so daß das spez. Gewicht von 1,6—1,7 bis auf 2,2—2,6 hinaufgeht. Asche 10—14 Prozent. Säurezahl 40—43, Esterzahl 141—162, Verseifungszahl 181—205. Die genannten Beimengungen sind nicht allemal als Verfälschungen anzusehen, sondern bei manchen, besonders weichen Asantarten (s. oben) wird ein solcher Zusatz gemacht, um ihnen die gewohnte Konsistenz zu geben.

Steinige Asa foetida (*Asa foetida petraea*) nennt man eine derartige Sorte, wenn sie 50 Prozent und mehr solcher Beimengungen enthält. Man fand Asa foetida mit 90 Prozent Steinchen (Gips und Alabaster). Sie bildet keine besondere Handelssorte und ist natürlich zum pharmazeutischen Gebrauch nicht zuzulassen.

Eigenschaften. Wie oben gesagt, sind die in den besseren Asantsorten enthaltenen Mandeln oder Tränen ursprünglich weiß; sie nehmen die dunklere Färbung erst an der Luft an. Geruch und Geschmack der Droge sind sehr charakteristisch, an Knoblauch erinnernd. Dieser Geruch kommt dem in der Droge enthaltenen ätherischen Öle zu; entfernt man dasselbe durch Erwärmen im Wasserbade, so bleibt ein ähnlich wie Benzoe riechender Rückstand. Als Aschengehalt wurde oben für die beste Sorte 0,75 Prozent und für die Sorte in massis höchstens 14 Prozent angegeben.

Die Pharm. Germ. ed. II. forderte einen Aschengehalt von nicht über 10 Prozent, ed. III. 6 Prozent, ed. IV. wieder 10 Prozent, während die jetzige Ausgabe 15 Prozent zuläßt.

Pierce fand für die beste Sorte (in granis seu lacrimis) 5 Prozent Asche, für alle anderen Sorten 12 bis 56 Prozent, wobei sich herausstellte, daß, wie es zu erwarten war, der Aschengehalt mit dem spez. Gewicht steigt. Dagegen fand E. Dieterich in einer Sorte „in lacrimis" sogar 29,5 Prozent Asche. Es ist deshalb die Erhöhung des Aschengehalts nur zu billigen. — Mit 3 T. Wasser verrieben, soll der Asant eine weißliche Emulsion geben, die durch Zutröpfeln von einigen Tropfen Ammoniakflüssigkeit gelb wird. Es ist notwendig, die Verreibung recht sorgfältig zu machen, da nur so wirklich eine „weiße" Emulsion erzielt wird. — Konzentrierte Salz- und Salpetersäure färben (besonders beim Betupfen der Mandeln) meist malachitgrün. Wenn beim Behandeln mit Salzsäure diese nach 6 Stunden sich erheblich färbt, so würde das auf eine Vermengung mit Galbanum zu deuten sein. Eine geringe Rotfärbung der Säure tritt auch bei bester Asa foetida zuweilen auf. Es sind besonders halbdurchscheinende Tränen, die das zeigen. Beim Erhitzen mit konzentrierter Schwefelsäure färbt sich der Asant unter Entwicklung von schwefliger Säure rot bis braunrot, mit 15 T. Wasser verdünnt und mit Kalilauge übersättigt, zeigt sich eine starke blaue Fluorescenz. Mit alkoholischem Natronhydrat gekocht, färbt sich die Lösung nach Abdunsten des Alkohols mit Nitroprussidnatrium (infolge des Schwefelgehalts des Öles) violett.

Bestandteile einer „Asa foetida amygdaloides": 61,4 Prozent ätherlösliches Harz, (Ferulasäure-Ester des Asaresinotannols), 0,6 Prozent ätherunlösliches Harz (freies Asaresinotannol), meist etwa 25 Prozent Gummi, meist etwa 6,5 Prozent ätherisches Öl, 0,06 Prozent Vanillin, 1,28 Prozent freie Ferulasäure, 2,36 Prozent Feuchtigkeit, 2,5 Prozent Verunreinigungen. Das ätherische Öl, von höchst unangenehmem Geruch, hat ein spez. Gewicht von 0,975—0,990, es dreht links. Es enthält zwei Terpene, von denen das eine wahrscheinlich Pinen $C_{10}H_{16}$ ist, drei Disulfide $C_7H_{14}S_2$, $C_{11}H_{20}S_2$, $C_{10}H_{18}S_2$ und zwei andere Bestandteile $(C_{10}H_{16}O)_n$ und $C_8H_{16}S_2$.

Wie Untersuchungen ergeben haben, schwankt der Gehalt der drei Hauptbestandteile, Harz, ätherisches Öl und Gummi, sehr stark; es ist dies ja nach der Art der Gewinnung der Droge auch sehr wahrscheinlich. — Nach Dieterich betragen die Säurezahl 65—82, Esterzahl 80—130, Verseifungszahl 120—185, nach Hellström Säurezahl 20—40, Esterzahl 67—80, Verseifungszahl 98—112.

Pulverung und Reinigung. Diese werden in derselben Weise vorgenommen, wie bei Ammoniacum angegeben. Beim Pulvern empfiehlt es sich, Pistill und Mörser mit einigen Tropfen Mandelöl abzureiben, um ein Anbacken des Asants zu verhindern. Nach Dieterich ergab eine nach seiner Methode (s. Ammoniacum) gereinigte Asa foetida 3,6 und 4,4 Prozent Asche und 73,8 und 78,6 Prozent in Spiritus Lösliches gegen 29,5 Prozent, resp. 48,1 Prozent der rohen Droge.

Aufbewahrung. Man bewahrt die gereinigte Asa foetida in Düten aus Paraffinpapier und, ebenso wie die rohe, in Blech- oder Porzellangefäßen am besten über Ätzkalk auf.

Anwendung. Der Stinkasant war früher ein nicht nur gegen „nervöse" Erkrankungen beliebtes Arzneimittel, wird aber jetzt nur wenig mehr geschätzt; hauptsächlich gegen verschiedene Symptome der Hysterie soll er Erfolge geben, die aber wahrscheinlich auf der Suggestivwirkung des schlechten Geruches beruhen.

In der Tierheilkunde wird Asa foetida gegen die Kolik der Pferde, gegen Diarrhöe und in Klistierform gegen Spulwürmer empfohlen; Dosis für Pferde ca. 20 g.

Atropinum sulfuricum. — Atropinsulfat.

$$(C_{17}H_{23}O_3N)_2 . H_2SO_4 . H_2O \qquad \text{Mol.-Gew. } 694,49.$$

Weißes, kristallinisches Pulver. Atropinsulfat löst sich in 1 Teil Wasser und in 3 Teilen Weingeist; in Äther und in Chloroform ist es fast unlöslich. Die Lösungen sind farblos, verändern Lackmuspapier nicht und schmecken bitter und nachhaltig kratzend. An der Luft verliert Atropinsulfat meist einen Teil seines Kristallwassers; bei 100° wird es wasserfrei. Gibt man zu 0,01 g Atropinsulfat, das im Probierrohre bis zum Auftreten weißer Nebel erhitzt wurde, 1,5 ccm Schwefelsäure, erwärmt dann bis zur beginnenden Bräunung und setzt sofort vorsichtig 2 ccm Wasser hinzu, so tritt ein eigenartiger Geruch auf; nach Zusatz eines kleinen Kristalls von Kaliumpermanganat riecht die Flüssigkeit deutlich nach Bittermandelöl.

Wird 0,01 g Atropinsulfat mit 5 Tropfen rauchender Salpetersäure in einem Porzellanschälchen im Wasserbad eingetrocknet, so hinterbleibt ein kaum gelblich gefärbter Rückstand, der nach dem Erkalten beim Übergießen mit weingeistiger Kalilauge eine violette Farbe annimmt.

Die wässerige Lösung (1 + 59) wird durch Natronlauge getrübt, dagegen dürfen 10 ccm der wässerigen Lösung durch 4 ccm Ammoniakflüssigkeit nicht sofort verändert werden (Apoatropin). 0,05 g Atropinsulfat müssen sich in 1 ccm Schwefelsäure ohne Färbung lösen; auch nach Zusatz von 1 Tropfen Salpetersäure darf sich diese Lösung nicht färben (fremde Alkaloide).

Das aus der wässerigen Lösung (1 + 24) auf Zusatz von Ammoniakflüssigkeit nach einiger Zeit in Kristallen ausgeschiedene Atropin muß nach dem Abfiltrieren, Auswaschen mit Wasser und Trocknen über Schwefelsäure bei 115,5° schmelzen.

Atropinsulfat darf durch Trocknen bei 100° höchstens 2,6 Prozent an Gewicht verlieren und darf beim Verbrennen höchstens 0,1 Prozent Rückstand hinterlassen.

Sehr vorsichtig aufzubewahren. Größte Einzelgabe 0,001 g. Größte Tagesgabe 0,003 g.

Der Schmelzpunkt des Sulfates kam in Wegfall, dafür wurde die Bestimmung des Schmelzpunktes der Base aufgenommen.

Geschichtliches. Das Atropin wurde 1831 von dem Apotheker Mein und unabhängig von diesem zwei Jahre später von Geiger und Hesse in der Tollkirsche entdeckt. Die Analyse des Alkaloides führte Liebig aus, der ihm die Formel $C_{17}H_{23}NO_3$ zuerteilte. Diese Angabe Liebigs bestätigte v o n P l a n t a , der gleichzeitig die Identität des ebenfalls von G e i g e r und H e s s e im Stechapfel aufgefundenen Daturins mit dem Atropin feststellte.

1863 teilte K r a u t mit, daß das Atropin beim Kochen mit Barytwasser in Tropin und Atropa-säure zerfalle. Ein Jahr später zeigte dann L o s s e n , daß die Atropasäure erst durch Wasser-abspaltung aus einer anderen Säure, der Tropasäure, entstehe, daß also diese und das Tropin die pri-mären Spaltungsprodukte des Atropins seien. L a d e n b u r g gelang dann 1879 die Synthese des Alkaloides aus Tropasäure und Tropin.

Durch die eingehenden Untersuchungen von L a d e n b u r g , M e r l i n g und W i l l s t ä t t e r ist dann die Konstitution des Atropins festgestellt worden. 1901 gelang W i l l s t ä t t e r die totale Synthese des ψ-Tropins, dessen Überführung in Tropin er schon vorher bewerkstelligt hatte.

Da die reine Tropasäure bereits 1880 von L a d e n b u r g und R ü g h e i m e r synthetisch dargestellt war, so war damit der Aufbau des Atropins vollständig.

Die Beziehungen des Atropins zum Hyoscyamin sind durch die Arbeiten von W. W i l l , von E. S c h m i d t und von G a d a m e r aufgeklärt worden. Die beiden ersten Forscher zeigten 1888 gleichzeitig die Überführbarkeit des Hyoscyamins in Atropin. A m e n o m i y a führte dann 1902 auf G a d a m e r s Veranlassung das Atropin seinerseits in d- und l-Hyoscyamin über.

Vorkommen. Früher nahm man an, daß die Hauptmenge des in den verschiedenen Teilen von Atropa Belladonna und Datura Stramonium enthaltenen Alkaloides Atropin sei. Neuere Untersuchungen von E. S c h m i d t haben gezeigt, daß diese Pflanzen im wesentlichen nur Hyoscyamin führen, das bei der Aufbewahrung der Droge und während des Fabrikationspro-zesses größtenteils in Atropin übergeht.

Atropin bzw. Hyoscyamin kann gewonnen werden aus Atropa Belladonna, Datura Stra-monium, Hyoscyamus niger, Scopolia japonica, Duboisia myoporoides. Fabrikmäßig wird es aus den Wurzeln von Atropa Belladonna dargestellt, aus denen 0,3—0,4 Prozent gewonnen werden können. Die Samen der Tollkirsche liefern bis 0,33 Prozent, die Blätter bis 0,2 Prozent des Alkaloides. Die Samen des Stechapfels liefern bis 0,26 Prozent Alkaloidgemisch. Besonders reich an Hyoscyamin sind die Blätter von Hyoscyamus muticus, die bis 1,34 Prozent Alkaloid enthalten.

Wild gewachsene Pflanzen enthalten in der Regel weit mehr Alkaloid als kultivierte Exemplare.

Darstellung. R a b o u r d i n sche Methode. Das frische, bei beginnender Blüte ge-sammelte Kraut wird zerschnitten und ausgepreßt, der gesammelte Saft zur Koagulierung des Eiweißes auf 80° erhitzt, nach dem Erkalten filtriert, mit 4 g Ätzkali auf 1 Liter alkalisch ge-macht und mit Chloroform (3 Prozent vom Gewichte des Saftes) durchgeschüttelt. Das Aus-schütteln mit Chloroform wird nochmals wiederholt, die grün gefärbten Chloroformlösungen mit Wasser gewaschen und das Chloroform im Wasserbade abdestilliert. Der Rückstand wird mit schwefelsäurehaltigem Wasser behandelt und aus der so erhaltenen Atropinsulfatlösung das Alkaloid durch Pottasche ausgefällt. Durch Kristallisation aus absolutem Alkohol wird das Atropin gereinigt. Ausbeute 0,07—0,1 Prozent vom frischen Kraute.

Nach P r o c t e r verfährt man folgendermaßen: 1000 Teile gepulverte Belladonnawurzel werden mit Weingeist perkoliert, bis das Filtrat 6000 Teile beträgt. Dieses maceriert man 24 Stunden unter Umschütteln mit 50 Teilen gelöschtem Kalk, neutralisiert dann mit ver-dünnter Schwefelsäure, filtriert und dampft auf 150 Teile ein. Die sirupdicke Flüssigkeit trennt man vom ausgeschiedenen Öl, verdünnt mit 200 Teilen Wasser, filtriert durch ein genäßtes Filter und bringt durch Nachwaschen auf 380—400 Teile Filtrat. Dieses schüttelt man zur Reini-gung mit 50 Teilen Chloroform aus, das einen Teil der Verunreinigungen aufnimmt. Die wässe-rige Lösung macht man dann alkalisch und schüttelt von neuem mit 75 Teilen Chloroform aus, das jetzt das Atropin aufnimmt. Das beim freiwilligen Verdunsten des Chloroforms zurück-bleibende Alkaloid wird mit Hilfe von Tierkohle aus absolutem Alkohol umkristallisiert. Aus-beute ca. 0,3 Prozent der getrockneten Wurzel.

W a s i l e w s k y digeriert das trockene Belladonnakraut 24 Stunden mit salzsäure-haltigem Wasser, reinigt den sauren Auszug durch Ausschütteln mit Chloroform, macht dann alkalisch und schüttelt wieder mit Chloroform aus. Die letztere Ausschüttelung hinterläßt beim Abdunsten das Atropin. Getrocknete Blätter geben 0,056 Prozent Alkaloid.

Falls das nach der einen oder anderen Methode gewonnene Atropin hyoscyaminhaltig ist, muß das Gemisch in reines Atropin übergeführt werden: siehe unten, ebenso die Vorsichts-maßregeln, die beim Umkristallisieren des Atropins zu beachten sind.

Das Atropinsulfat stellt man aus dem Atropin dar, indem man eine konzentrierte alko-holische Lösung desselben mit verdünnter Schwefelsäure genau neutralisiert. Nach dem Ein-dunsten zur Trockne wird das zurückbleibende Sulfat in wenig heißem absolutem Alkohol gelöst und mit so viel heißem Aceton versetzt, daß in der Wärme eine Abscheidung des Sulfates gerade noch nicht eintritt. Die Lösung wird dann gut bedeckt in ein größeres Gefäß mit Wasser von ca. 50⁰ gestellt und darin erkalten gelassen. Das Atropinsulfat scheidet sich dabei in mehr als zentimeterlangen weißen Nadeln aus, die abgesaugt und mit Alkohol-Acetongemisch nachgewaschen werden (G a d a m e r). Bei Anwesenheit überschüssiger Schwefelsäure bildet sich beim Eindampfen leicht Apoatropin.

Chemie. Das Atropin ist nach der Formel $C_{17}H_{23}NO_3$ zusammengesetzt. Durch Barytwasser wird es bei 58⁰ hydrolytisch gespalten in Tropasäure (= α-Phenylhydracrylsäure) $C_9H_{10}O_3$ und Tropin $C_8H_{15}NO$.

$$C_{17}H_{23}NO_3 + H_2O = C_6H_5CH{\overset{\displaystyle CH_2OH}{\underset{\displaystyle COOH}{\Big\langle}}} + C_8H_{15}NO.$$

Behandelt man tropasaures Tropin bei Temperaturen unter 100⁰ mit Salzsäure, so wird unter Wasserabspaltung Atropin zurückgebildet (L a d e n b u r g).

Noch leichter geschieht diese Rückbildung nach D. R. P. 151 189 und 157 693. Das Atropin ist also der Tropasäureester des Tropins.

Die reine Tropasäure ist 1880 von L a d e n b u r g und R ü g h e i m e r synthetisch aus Atropasäure dargestellt worden. Die Atropasäure ist ihrerseits wieder vom Acetophenonchlorid aus künstlich aufgebaut worden.

Die Totalsynthese des Tropins gestaltet sich nach den Untersuchungen von L a d e n - b u r g, M e r l i n g und W i l l s t ä t t e r in folgender Weise. Man geht aus vom Tropiliden, einem Kohlenwasserstoff, den W i l l s t ä t t e r aus dem Suberon dargestellt hat. Dieses Tropiliden (Cycloheptatrien) gibt mit Bromwasserstoff ein Monohydrobromid, in dem sich das Brom durch die Dimethylamidogruppe ersetzen läßt. Die so erhaltene Base ist identisch mit dem α-Methyltropidin von M e r l i n g.

$$
\begin{array}{ccccc}
\text{CH}=\text{CH}-\text{CH} & & \text{CH}_2-\text{CHBr}-\text{CH} & & \text{CH}_2-\text{CH}-\text{CH} \\
| \quad\quad\quad \| & \xrightarrow{\text{HBr}} & | \quad\quad\quad\quad \| & \xrightarrow{(\text{CH}_3)_2\text{NH}} & | \quad\quad\quad\quad\;\; \| \xrightarrow{2\text{H}} \\
\text{CH}_2-\text{CH}=\text{CH} & & \text{CH}_2-\text{CH}=\text{CH} & & \text{CH}_2-\text{CH}=\text{CH}
\end{array}
$$

Tropiliden — Monohydrobromid — α-Methyltropidin

(mit $N-(CH_3)_2$ am α-Methyltropidin)

Durch Reduktion geht das α-Methyltropidin über in $\varDelta^4$-Methyltropan, das seinerseits in der Kälte 2 Atome Brom addiert. Dieses Dibromid lagert sich in der Wärme rasch in Bromtropanmethylammoniumbromid um.

$$
\begin{array}{ccccc}
\text{CH}_2-\text{CH}-\text{CH}_2 & & \text{CH}_2-\text{CH}-\text{CH}_2 & & \text{CH}_2-\text{CH}--\text{CH}_2 \\
& \xrightarrow{2\,\text{Br}} & & \rightarrow & \\
\text{CH}_2-\text{CH}=\text{CH} & & \text{CH}_2-\text{CHBr}-\text{CHBr} & & \text{CH}_2-\text{CH}--\text{CHBr}
\end{array}
$$

$\varDelta^4$-Methyltropan — Bromid — Bromtropanmethylammoniumbromid

Bei der Einwirkung von Ätzkali spaltet dieses Produkt Bromwasserstoff ab und liefert Tropidinbrommethylat, das seinerseits durch trockene Destillation in Methylbromid und Tropidin zerfällt.

$$
\begin{array}{ccc}
\text{CH}_2-\text{CH}-\text{CH}_2 & & \text{CH}_2-\text{CH}-\text{CH}_2 \\
& \rightarrow & \\
\text{CH}_2-\text{CH}-\text{CH} & & \text{CH}_2-\text{CH}-\text{CH}
\end{array}
$$

Tropidinbrommethylat — Tropidin

Diese Überführung des α-Methyltropidins in Tropidin läßt sich auch noch auf andere Weise, durch Umwandlung in ψ-Methyltropin, Bromieren desselben und nachfolgende Reduktion des umgelagerten Produktes bewerkstelligen.

Das Tropidin addiert Bromwasserstoff unter Bildung von 3 Bromtropan, das beim Erhitzen mit Schwefelsäure Pseudotropin liefert.

$$
\begin{array}{ccc}
CH_2 - CH - CH_2 & & CH_2 - CH - CH_2 \\
| \quad \ N\cdot CH_3 \ \ CHBr & \rightarrow & | \quad \ NCH_3 \ HOCH \\
CH_2 - CH - CH_2 & & CH_2 - CH - CH_2 \\
\text{3 Bromtropan} & & \psi\text{-Tropin}
\end{array}
$$

Das ψ-Tropin ist stereoisomer mit dem Tropin. Es ist die dem Tropacocain zugrunde liegende Base, siehe dieses. Es ist beständiger als das Tropin, das leicht in ψ-Tropin übergeht. Auf einem Umwege ist es W i l l s t ä t t e r gelungen, die Umwandlung im entgegengesetzten Sinne zu erzielen. Bei der Oxydation liefert ψ-Tropin ein Keton, das Tropinon, das auch bei der gleichen Behandlung des Tropins entsteht. Das Tropinon liefert bei der Reduktion mit Zinkstaub und Jodwasserstoff Tropin, das sich als vollständig identisch erwies mit dem durch Verseifung des Atropins erhaltenen.

$$
\begin{array}{ccc}
H_2C - CH - CH_2 & & \\
| \quad \ N.CH_3 \ \ CH.O.CO.CH & \overset{C_6H_5}{\underset{CH_2OH}{\diagup\,\diagdown}} \\
H_2C - CH - CH_2 & & \\
\text{Atropin.} & &
\end{array}
$$

Das Tropin ist optisch inaktiv. Durch Verestern mit der racemischen Tropasäure entsteht das ebenfalls optisch inaktive Atropin. Außerdem sind noch die optisch aktiven Formen der Base $C_{17}H_{23}NO_3$ bekannt, die durch Verestern von optisch aktiver Tropasäure mit dem inaktiven Tropin entstehen (G a d a m e r und A m e n o m i y a). Die linksdrehende Form ist das Hyoscyamin, das sich, wie schon oben bemerkt wurde, in vielen Solaneen findet, und das leicht in Atropin übergeht. Diese Umwandlung erreichte W. W i l l 1888 durch Behandeln mit Ätzalkali, E. S c h m i d t durch längeres Erhitzen von Hyoscyamin auf und über dessen Schmelzpunkt.

Zur Darstellung von reinem Atropin aus Hyoscyamin bzw. aus Gemischen beider Alkaloide verfährt man nach G a d a m e r wie folgt:

Man versetzt die absolut alkoholische Lösung der Basen bei etwa $+5^0$ mit so viel einer Lösung von Ätznatron in absolutem Alkohol, daß auf 1 g Base ca. 0,03 NaOH und 15 ccm absoluter Alkohol kommen. Nach 24 Stunden fällt man das Alkali durch Einleiten von Kohlensäure aus, filtriert von der Soda ab, engt sofort im Vakuum auf ein kleines Volumen ein und fällt durch Wasserzusatz die freie Base aus. Dabei ist, ebenso wie beim Umkristallisieren der Base, von Wichtigkeit, daß das Atropin möglichst kurze Zeit mit der verdünnten alkoholischen Lösung in Berührung bleibt, da es sonst teilweise durch Hydrolyse in Tropasäure und Tropin zerfällt. Man verliert auch so im günstigsten Falle 5—10 Prozent.

Über künstliche Tropeine siehe Homatropin. hydrobrom.

Chemisches Verhalten. Reines Atropin kristallisiert in spießigen, derben Nadeln, die bei $115,5^0$ schmelzen. (Hyoscyamin bildet Nadeln, die bei $108,5^0$ schmelzen.) Es ist löslich in 300 Teilen kalten, 60 Teilen heißen Wassers. In der wässerigen Lösung tritt aber sehr weitgehende Hydrolyse ein, die Lösung enthält nach einiger Zeit im wesentlichen tropasaures Tropin. Leicht löslich ist das Atropin in Alkohol, Chloroform, Toluol, Amylalkohol, etwas schwerer löslich in Äther, kaum löslich in Petroläther.

Beim vorsichtigen Erhitzen sublimiert es; über 140^0 erhitzt, verflüchtigt es sich unter Zersetzung und Ausstoßen eigentümlich riechender weißer Dämpfe.

Das Atropin ist eine' starke, einsäurige Base, deren Lösung alkalisch reagiert, Phenolphthalein rötet und aus Sublimatlösung gelbes Quecksilberoxyd bzw. braunes Quecksilberoxychlorid fällt. Es ist optisch inaktiv (Hyoscyamin ist linksdrehend, seine absolut alkoholische Lösung zeigt $[\alpha]_D$ —20,89).

Bei Behandlung mit wasserentziehenden Mitteln, wie Schwefelsäure, Säureanhydriden oder Salpetersäure verliert das Atropin ein Molekül Wasser und geht in Apoatropin über. Das Apoatropin ist der Tropinester der Atropasäure (= α-Phenylacrylsäure). Das Apoatropin findet sich neben Scopolamin in den Mutterlaugen des Atropinsulfates. Das Apoatropin geht durch Behandeln mit Säuren weiter über in ein Isomeres, das Belladonnin $C_{17}H_{21}NO_2$, das bei der Spaltung in Atropasäure und Bellatropin $C_8H_{15}NO$, ein Isomeres des Tropins, zerfällt. Auch durch kurzes Stehenlassen von Atropin und Hyoscyamin mit konzentrierter Schwefelsäure entsteht Belladonnin, das sich deshalb ebenfalls unter Umständen in den Mutterlaugen von Atropinsulfat vorfindet.

Das Atropin gibt mit den meisten Alkaloidreagenzien Fällungen, die übrigens auch Hyoscyamin in fast derselben Weise gibt. Es ist deshalb nicht zweckmäßig, Atropinsulfat in Verbindung mit Tannin und gerbstoffhaltigen Substanzen, sowie Quecksilbersalzen und freiem Jod zusammen zu verordnen, da dadurch das Atropin ausgefällt wird. Charakteristisch ist sein Golddoppelsalz $C_{17}H_{23}NO_3HAuCl_4$. Dasselbe entsteht als öliger Niederschlag, der allmählich kristallinisch erstarrt. Es ist glanzlos und schmilzt bei 135—137°, erweicht jedoch schon in siedendem Wasser. Das Goldchlorid des Hyoscyamins bildet im Gegensatz dazu direkt kristallinisch ausfallende, stark goldglänzende Blättchen, die bei 160—162° schmelzen und durch Kochen mit Wasser nicht verändert werden. Scopolamingoldchlorid Schmelzpunkt 210—214°, i-Scopolamingoldchlorid Schmelzpunkt 208° und Apoatropingoldchlorid Schmelzpunkt 110—112°.

Die wichtigste Reaktion des Atropins (und Hyoscyamins) ist seine Eigenschaft, die Pupille zu erweitern. Nach F e d d e r s e n tritt beim Menschen noch bei 0,0002 mg Atropin Mydriasis auf. Das Katzenauge ist etwas weniger empfindlich, Kaninchen sind dafür überhaupt nicht brauchbar.

Die Reaktionen, die das Arzneibuch für Atropin angibt, gelten, mit Ausnahme des Schmelzpunktes der freien Base, ebenfalls auch für das Hyoscyamin.

Eigenschaften des Atropinsulfates. Den vom Arzneibuch gemachten Angaben ist vielleicht hinzuzufügen, daß man unter Umständen schon aus dem Aussehen des Atropinsulfates auf eine Beimengung von Hyoscyaminsulfat schließen kann. Gibt man nämlich zur Lösung des Salzes in absolutem Alkohol Äther bis zur beginnenden Teilung hinzu, so scheiden sich nach kurzer Zeit lange glänzende, lose zusammenhängende Nadeln des Sulfates aus. Ist außer dem Atropinsulfat Hyoscyaminsulfat vorhanden, so bilden sich außerdem mattweiße Kristallaggregate, die aus einem Gemisch der Sulfate beider Basen bestehen.

Identitätsreaktionen. Reaktion von G u g l i e l m o. Der nach G u g l i e l m o an Orangenblüten, nach E. S c h m i d t nach Schlehenblüten erinnernde Geruch rührt von Atropasäure her, die aus der zunächst entstandenen Tropasäure durch Wasserabspaltung entsteht. Durch Permanganat wird die Atropasäure zu Benzaldehyd oxidiert. Das Auftreten des Bittermandelgeruches ist nicht charakteristisch, da auch andere Körper, wie Homatropin und Euphthalmin, bei der Oxydation mit Permanganat in saurer Lösung einen Geruch nach Benzaldehyd geben. Den eigenartigen Blumengeruch geben diese Stoffe nicht.

V i t a l i sche Reaktion, Färbung des Verdampfungsrückstandes der salpetersauren Lösung durch Kalilauge. Eine ähnliche, nur mehr vorübergehende Violettfärbung gibt auch Strychnin, nur geht die Färbung rasch in Blut- bis Braunrot über. Auch Veratrin gibt bei der V i t a l i schen Probe eine violette oder orangerote Färbung; ähnlich verhält sich auch Pseudoaconitin, das ein violettstichiges Rot gibt. Von praktischer Bedeutung dürfte jedoch diese entfernte Ähnlichkeit in dem Verhalten dieser Alkaloide kaum sein.

Prüfung. Auf Zusatz von ätzenden Alkalien wird aus einer Atropinsulfatlösung 1 + 59 das freie Atropin ausgefällt. Man erhält eine milchig getrübte Flüssigkeit, in der man unter dem Mikroskope (50—100fache Vergrößerung) klare, farblose Kügelchen erkennt. Durch Ammoniakflüssigkeit wird Atropin in der gewählten Verdünnung nicht gefällt, wohl aber Apoatropin und Belladonnin.

Bei Ausführung der Prüfung mit konzentrierter Schwefelsäure ist zu beachten, daß die Gefäße, in denen die Reaktion ausgeführt wird, peinlich zu säubern sind; am besten reinigt man sie durch Ausspülen mit Schwefelsäure. Ebenso ist ein Erwärmen der Mischung zu vermeiden. Bei Gegenwart von Zucker und anderen organischen Stoffen tritt Gelb- oder Braunfärbung ein, Salicin gibt eine Rotfärbung, ebenso Veratrin. Nach dem Zusatz von Salpetersäure würde sich Morphin durch eine blutrote Färbung kenntlich machen.

Atropinsulfat verliert schon beim Aufbewahren an trockener Luft sein Kristallwasser teilweise, vollständig beim Trocknen über Schwefelsäure. Das getrocknete Salz ist ziemlich hygroskopisch, was beim Wägen des getrockneten Salzes zu berücksichtigen ist.

Von der Bestimmung des Schmelzpunktes des Atropinsulfates hat die Neuausgabe mit Recht abgesehen, da dessen Ermittelung nur bei sehr großer Vorsicht richtige Resultate liefert, während die Bestimmung des Schmelzpunktes der freien Base ohne Schwierigkeit auszuführen ist. Die Probe richtet sich gegen einen Gehalt des Atropins an Basen, die das Atropin begleiten (Scopolamin F. 59°, Apoatropin F. 60°, Belladonnin amorph., Hyoscyamin F. 108,5°.) Von diesen kommt hauptsächlich Hyoscyamin in Betracht, das den Schmelzpunkt der abgeschiedenen Base wesentlich herabdrücken würde, wenn es in größerer Menge vorhanden ist. Kleine Mengen von Hyoscyamin, die sich wohl fast immer im käuflichen Atropinsulfat vorfinden, sind ohne wesentlichen Einfluß auf den Schmelzpunkt der abgeschiedenen Base, die man besser nicht zerreibt. M e r c k und auch G a d a m e r haben nämlich gefunden, daß Atropin, das unzerrieben bei 115—116⁰ schmilzt, nach dem Zerreiben einen Schmelzpunkt von 112—113⁰ zeigt. Noch stärker als Hyoscyamin drücken Apoatropin und Belladonnin den Schmelzpunkt der Base herab, so daß die Gefahr einer Verunreinigung des Atropinsulfates durch die Sulfate dieser Basen ausgeschlossen ist, wenn das fragliche Atropinsulfat dieser Probe entspricht. Die beste Probe auf Anwesenheit von Hyoscyaminsulfat im Atropinsulfat bleibt aber die Polarisation, die mit Sicherheit die Reinheit des Atropinsulfates festzustellen gestatten würde, da eine Lösung von Hyoscyaminsulfat linksdrehend ist, während die des Atropinsulfates inaktiv ist.

Bei Anwendung der neuen Methode des Arzneibuchs fanden wir den Schmelzpunkt des isolierten Atropins regelmäßig bei 117⁰ bis 117,5⁰.

Aufbewahrung. Durch Feuchtigkeit und Luft wird das Präparat zersetzt, es muß deshalb in kleinen gut verschlossenen Gefäßen aufbewahrt werden.

Anwendung. Die wichtigsten Wirkungen des Atropins sind folgende. Es erregt in nicht zu großen Dosen mehrere Teile des Zentralnervensystems, besonders das Großhirn (daher T o l l kirsche!) und einzelne im verlängerten Marke lokalisierte Zentralapparate, so das Atmungszentrum, daher als Gegenmittel bei Morphinvergiftung manchmal nützlich. — Atropin lähmt die Nerven der sogenannten inneren Augenmuskel und bewirkt dadurch Pupillenerweiterung und Akkomodationslähmung; es erhöht ferner den im Inneren des Auges herrschenden („intraokularen") Druck. Praktisch verwendet wird es in der Augenheilkunde teils zu diagnostischen, teils zu therapeutischen Zwecken. — Atropin lähmt auch die Absonderung bei einer Reihe von Drüsen; vor allem die Speichel- und Schweißdrüsen; davon wird manchmal Gebrauch gemacht, um die Nachtschweiße der Schwindsüchtigen zu vermindern. — Atropin hat weiterhin einen, allerdings noch nicht völlig klargestellten Einfluß auf die Darmbewegungen; therapeutisch wird diese Wirkung benutzt, um chronisch schlaffe Därme (besonders bei alten Frauen) zu stärken (meist werden hier allerdings die Belladonnapräparate dem reinen Alkaloid vorgezogen); auch bei Fällen von akutem Darmverschluß ist einige Male durch Atropininjektion Heilung gebracht worden. — Ferner wird Atropin (oder besser die Folia Stramonii) gegen Asthma gebraucht; es ist der wirksame Bestandteil aller gegen dieses Leiden empfohlenen Geheimmittel; wahrscheinlich beruht hier die Wirksamkeit auf einer Lähmung von Vaguszweigen.

In der T i e r h e i l k u n d e wird Atropin ebenfalls hauptsächlich in der Augenheilkunde in ½—2prozentiger Lösung angewendet. Ferner als Gegenmittel gegen die nach großen Dosen von Physostigmin manchmal auftretenden unangenehmen Nebenwirkungen, wie Herzschwäche, Lungenödem, Darmkrampf; bei letzterer Affektion wird es auch angewendet, wenn diese nicht auf Physostigmingebrauch beruht. Auch sonstige Krampfzustände bei größeren Tieren werden mit Atropin bekämpft. — Für Pferde und Rinder kann bis ca. 0,1 gegeben werden.

Bacilli. — Arzneiſtäbchen.

Cereoli — Wundſtäbchen.　Styli caustici — Ätzſtifte.　Anthrophore.

Arzneiſtäbchen ſind Zubereitungen in Stäbchenform, die zur Einführung in den Körper oder zum Ätzen beſtimmt ſind. Sie werden durch Bearbeitung von Kriſtallen, durch Ausgießen oder Aufſaugen geſchmolzener Maſſen in Formen oder Röhren, durch Ausrollen oder Preſſen bildſamer Maſſen oder durch Überziehen von ſtarren oder elaſtiſchen Stäbchen oder Metallſpiralen mit Arzneimitteln hergeſtellt.

Sind Arzneiſtäbchen ohne Angabe von Größe und Form verordnet, ſo ſollen ſie walzenförmig, 4 bis 5 cm lang und 4 bis 5 mm dick ſein.　·

Neu aufgenommen.

Unter dem Sammelnamen „Bacilli" vereinigt das Arzneibuch V die Begriffe Cereoli und Styli caustici des Deutschen Arzneibuchs IV. Der Name Cereoli des vorigen Arzneibuchs ist den Ärzten fremd geblieben; diese Arzneiform wird größtenteils als „Bacilli" verschrieben. Ein Suffix „medicinales" oder „medicamentosi" konnte hier als selbstverständlich weggelassen werden.

a) C e r e o l i. Zur Einführung in Kanäle des Leibes bestimmte, auf verschiedenen Wegen hergestellte, meist nach dem einen Ende hin verjüngte, selten starre, in der Regel biegsame oder elastische runde Stäbchen, die bald in ihrer ganzen Masse, bald nur in deren äußerer Schicht Arzneimittel eingebettet enthalten oder mit solchen überzogen sind.

Antrophore sind Wundstäbchen, die in ihrem Innern der Länge nach von einem federnden Drahtgewinde durchzogen sind.

Der Name „C e r e o l i" stammt von „cera = Wachs" und wurde für wachsstockartige Präparate benutzt, die insbesondere zur Einführung in die Harnröhre bestimmt waren. Die französische Bezeichnung ist „B o u g i e s". Der deutsche Name „Wundstäbchen" ist nicht ganz zutreffend, weil der Arzt unter Umständen auch die Absicht verfolgen kann, einen Arzneistoff von der nicht wunden Schleimhaut resorbieren zu lassen.

Bougies wurden ursprünglich in der Weise hergestellt, daß man Leinwandstreifen von 30 cm Länge und 4—5 cm Breite in ein geschmolzenes Gemisch von 100 T. Wachs und 10 T. Olivenöl tauchte, diese Streifen zu festen Zylindern von der Stärke eines Gänsekieles zusammenrollte und alsdann durch Rollen mit dem Pflasterrollbrett glättete.

Ähnlich wurden Darmsaiten, ferner auch Dochtfäden mit der gleichen Wachs-Ölmischung überzogen und gleichfalls zum Einführen in die Harnröhre verwendet. An Stelle der Wachs-Ölmischung benutzte man auch Mischungen von Wachs mit Bleiessig. Diese Formen sind heute vollständig veraltet.

Die Grundmasse aller sog. Bougies besteht entweder aus Kakaoöl oder Gelatine oder arabischem Gummi.

A. B o u g i e s a u s K a k a o ö l. Man stößt feingeriebenes Kakaoöl mit $^1/_{20}$—$^1/_{10}$ T. Lanolin zu einer plastischen Masse an, arbeitet die medikamentöse Substanz lege artis darunter und rollt die Masse mit Hilfe von etwas Talkum oder Lykopodium auf einer Marmorplatte oder auf Wachspapier zu Stängelchen von der geforderten Länge und Dicke aus. Bisweilen empfiehlt es sich auch, die Masse in Glasröhren oder Metallformen auszugießen und die Stängelchen nach dem Erstarren durch Ausstoßen zu gewinnen. Im ersteren Falle empfiehlt es sich, das Ausstoßen der Stangen durch kurzes Durchziehen der Glasröhren durch eine Flamme zu erleichtern.

Im Großbetriebe preßt man die Stängelchen auch mit Hilfe von Pflasterpreßmaschinen aus und verwendet alsdann Kakaoöl ohne Zusatz von Lanolin.

Kakaoöl als Grundmasse läßt sich nahezu für a l l e Arzneisubstanzen anwenden.

B. B o u g i e s a u s G e l a t i n e. Sie werden in der Weise hergestellt, daß man 2 T. feingeschnittene Gelatine mit 1 T. Wasser erweicht, sodann bis zur Lösung erwärmt und 4 T. Glycerin hinzufügt. Nachdem nun noch die Arzneistoffe hinzugesetzt worden sind, gießt man die Masse in erwärmte Metallformen aus.

Nicht geeignet zum Zusammenmischen mit dieser Grundsubstanz sind Arzneistoffe, die Gerbsäure und Metallsalze, die mit Leim Fällungen geben (Silber-, Quecksilber-, Tonerdesalze), in größeren Mengen enthalten.

C. B o u g i e s m i t a r a b i s c h e m G u m m i. Man stellt sie dar, indem man feingepulvertes arabisches Gummi und das Arzneimittel (ev. unter Zusatz von etwas Zuckerpulver) mit einer Mischung aus gleichen Teilen Gummischleim und Glycerin zu einer plastischen Masse anstößt, die in dünne Stangen ausgerollt wird. Als Beispiele geben wir nachfolgende Vorschriften:

Rp. Jodoformii   10 g
    Gummi arabici   5 g
    Glycerini
    Mucilag. Gummi arab. āā q. s.
    ut fiant bacilli No. 20.

Rp. Bismuti subnitrici 1 g
    Gummi arabici   3 g
    Sacchari albi   1 g
    Glycerini
    Mucilag. Gummi arab. āā q. s.
    ut fiant bacilli No. 10.

Sämtliche sub **A** bis **C** aufgeführten Bougies müssen bei Körpertemperatur schmelzbar, bzw. in den Sekreten der Schleimhäute löslich sein. Die unter **B** und **C** zusammengefaßten sollen außerdem auch elastisch sein. Die durchschnittliche Länge dieser Stäbchen beträgt 10—15 cm.

Die gebräuchlichsten Stärken werden durch folgende Nummern angegeben:

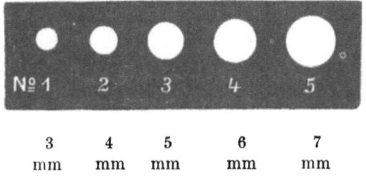

No 1	2	3	4	5
3 mm	4 mm	5 mm	6 mm	7 mm

A n t h r o p h o r e sind 1886 von S t e p h a n konstruierte Bougies. Ihr Kern ist eine Metallspirale aus Kupferdraht oder vernickeltem Kupferdraht. Diese ist durch mehrfaches Eintauchen in die betreffende flüssigwarme Masse mit einer Gelatinemasse überzogen, die die Arzneisubstanz entweder suspendiert oder gelöst enthält.

Neuerdings werden auch Anthrophore hergestellt, deren Metallspirale mit einer Kautschukmasse überzogen ist. Die dünneren Sorten werden in der Länge von 22 cm, die dickeren in derjenigen von 10 cm hergestellt.

Anthrophore dienen zur Einführung von Arzneisubstanzen in sonst schwer zugängliche Körperhöhlen, z. B. in die Harnröhre und die Nase.

U r e t h r a l - A n t h r o p h o r e sind 14—22 cm lang.

P r o s t a t a - A n t h r o p h o r e sind von gleicher Länge, enthalten die arzneiliche Substanz nur im vorderen $\frac{1}{4}$ Teil ihrer Länge, der übrige Teil dieser Anthrophore besitzt lediglich einen Gelatine-Überzug.

U t e r i n - A n t h r o p h o r e sind 8—12 cm lang.

N a s a l - A n t h r o p h o r e , zum Einführen in die Nase bestimmt.

b) S t y l i c a u s t i c i. Durch Abdrehen oder Schleifen besonders schöner Kristalle werden hergestellt: Stifte von A l a u n , K u p f e r v i t r i o l.

Durch Ausgießen geschmolzener Substanzen: Stäbchen von S i l b e r n i t r a t (auch mit Zusatz von Kaliumnitrat oder Silberchlorid), K u p f e r a l a u n , K a l i u m h y d r o x y d , E i s e n c h l o r i d , Z i n k c h l o r i d.

Für die durch Bildung plastischer Massen zu erzeugenden Stifte hat der Arzt die betreffenden Vorschriften oder doch wenigstens anzugeben, wie viel Prozente oder Gramme Arzneisubstanz die betreffenden Stifte enthalten sollen. In diese Form werden gebracht z. B. Z i n k - c h l o r i d und A n t i m o n c h l o r i d. Die Dispensation der Ätzstifte hat sich nach deren Eigenschaften zu richten. In der Regel werden sie in Stanniolumhüllung, häufig auch in Holzfassung abgegeben. Hygroskopische Ätzstifte (z. B. solche aus K a l i u m h y d r o x y d , E i s e n c h l o r i d , Zinkchlorid) sind in Glasröhren abzugeben und erforderlichen Falles gegen das Zerbrechen durch Zwischenlagen von Wachspapier oder Glaswolle zu schützen. Das nämliche gilt für solche Präparate, die sich an der Luft chemisch verändern, die, wie z. B. die W i e n e r Ä t z p a s t a (Mischung aus Kaliumhydroxyd und Ätzkalk), aus der Luft Kohlensäure oder Feuchtigkeit anziehen.

Balsamum Copaïvae. — Kopaivabalſam.

Der aus den Stämmen verſchiedener Copaïfera-Arten, beſonders der Copaïfera officinalis *Linné*, Copaïfera guyanensis *Desfontaines* und Copaïfera coriacea *Martius* ausfließende Balſam.

Kopaivabalſam iſt eine klare, dickliche, gelbbräunliche, nicht oder nur ſchwach fluorescierende Flüſſigkeit von eigenartigem, würzigem Geruch und ſcharfem, ſchwach bitterem Geſchmacke. Kopaivabalſam gibt mit Chloroform und abſolutem Alkohol klare oder ſchwach opaliſierende Löſungen. Gleiche Raumteile Kopaivabalſam und Petroleumbenzin miſchen ſich klar. Auf weiteren Zuſatz von Petroleumbenzin wird die Miſchung flockig trübe.

Spezifiſches Gewicht 0,980 bis 0,990.

Säurezahl 75,8 bis 84,2. Verſeifungszahl 84,2 bis 92,7.

Wird eine Löſung von 3 Tropfen Kopaivabalſam in 3 ccm Eſſigſäure mit 2 Tropfen friſchbereiteter Natriumnitritlöſung verſetzt und die Löſung vorſichtig auf 2 ccm Schwefelſäure geſchichtet, ſo darf ſich innerhalb einer halben Stunde die Eſſigſäureſchicht nicht violett färben (Gurjunbalſam).

Erwärmt man 1 g Kopaivabalſam auf dem Waſſerbade 3 Stunden lang, ſo muß nach dem Abkühlen auf Zimmertemperatur ein ſprödes Harz zurückbleiben (fette Öle).

Zur Beſtimmung der Säurezahl wird eine Löſung von 1 g Kopaivabalſam in 50 ccm Weingeiſt mit 1 ccm Phenolphthaleinlöſung und mit weingeiſtiger $\frac{1}{2}$-Normal-Kalilauge bis zur Rötung verſetzt, wozu 2,7 bis 3,0 ccm verbraucht werden müſſen.

Zur Beſtimmung der Verſeifungszahl wird eine Löſung von 1 g Kopaivabalſam in 50 ccm Weingeiſt mit 20 ccm weingeiſtiger $\frac{1}{2}$-Normal-Kalilauge verſetzt und die Miſchung eine halbe Stunde lang im Waſſerbad am Rückflußkühler erhitzt. Dann verdünnt man mit 200 ccm Waſſer, verſetzt mit 1 ccm Phenolphthaleinlöſung und $\frac{1}{2}$-Normal-Salzſäure bis zur Entfärbung, wozu 16,7 bis 17 ccm erforderlich ſein müſſen.

Als weſentliche Änderungen wurden eine Prüfung auf fette Öle und eine neue Beſtimmung der Verſeifungszahl aufgenommen.

Geſchichtliches. In einem Bericht des Petrus Martyr an Leo X. (Anfang des 15. Jahrhunderts) wird ein auf einer amerikanischen Insel (Trinidad?) wachsender harzliefernder Baum „copei" erwähnt, von dem es indessen zweifelhaft bleibt, ob darunter eine Copaifera zu verstehen ist. Um 1600 erwähnt ein portugiesischer Mönch einen großen Baum „cupayba", dessen durch Einschnitte in den Stamm erhaltenes klares Öl als Heilmittel benutzt wurde. 1636 findet sich in der Amsterdamer Pharmakopoe „Balsamum copaeyvae" aufgeführt.

Abstammung. Der Kopaivabalsam stammt von verschiedenen, in Südamerika heimischen Arten der Gattung *Copaifera* L. (*Copaiba* Mill.), Familie der *Leguminosae-Caesalpinioideae*: *Copaifera officinalis* L. (*Copaifera Jacquini* Desf.) in ganz Guyana, in den Küstenländern von Venezuela und Columbien bis Panama, auf Trinidad; *Copaifera guyanensis* Desfontaines (wahrscheinlich *Copaifera bijuga* Hayne) anscheinend im ganzen östlichen Teile des äquatorialen Südamerika; *Copaifera coriacea* Martius (*Copaifera cordifolia* Hayne) in den brasilianischen Provinzen Bahia und Piauhy; *Copaifera Langsdorffii* Desf. (*Copaifera nitida* Hayne) in den brasilianischen Provinzen S. Paulo, Minas Geraes, Goyaz, Matto Grosso, Bahia, Ceara. Ferner liefern noch in Brasilien Balsam: *Copaifera confertiflora* Bentham, *C. oblongifolia* Martius, *C. multijuga* Martius und *C. rigida* Benth.

Die Copaifera-Arten sind selten buschig, meist stattliche Bäume bis 30 m und darüber hoch, mit reich belaubter Krone, gefiederten Blättern, schönen weißen, vielblütigen Rispen und einsamiger Hülse. — Der Balsam findet sich in bis zu 2 cm weiten Gängen, die, im Holz und in den äußeren Partien des Markes befindlich, den ganzen Stamm durchziehen. Diese Gänge sind ursprünglich schizogen, und erweitern sich frühzeitig lysigen durch Überführung der Holzparenchymzellen in Balsam, in welchen Prozeß bald auch die übrigen Elemente des Holzkörpers einbezogen werden können. Die so enstandenen Gänge anastomosieren miteinander und enthalten oft große Mengen von Balsam.

Die **Gewinnung** geht in der Weise vor sich, daß der Sammler in etwa 60 cm Höhe über dem Boden ein Loch in den Baum bis in das Kernholz hinein haut, in dieses Loch eine Rinne steckt und vermittelst derselben den oft sehr reichlich ausfließenden Balsam in ein darunter gesetztes Gefäß leitet. Die Ausbeute ist manchmal eine sehr bedeutende; sie kann aus einem Baume bis 50 Liter betragen. Nicht selten sind die Bäume so mit Balsam erfüllt, daß die Rinde platzt und der Balsam sich freiwillig nach außen ergießt.

Handelsware. Aus den verschiedenen Gewinnungsdistrikten wird der Balsam entsprechenden Hafenplätzen zugeführt, von denen aus er exportiert wird und deren Namen die verschiedenen Sorten im Handel führen, so Para (Brasilien), Demerara (Guyana), Maturin, Maracaibo (Venezuela), Carthagena (Kolumbien) usw. Wennschon es unzweifelhaft ist, daß der Balsam, besonders in bezug auf Farbe und Konsistenz nach den verschiedenen Häfen und damit auch Gewinnungsdistrikten und Stammpflanzen differiert, so ist es doch nicht leicht, bestimmte Sorten aufzustellen. Gegenwärtig sind dickflüssiger Maracaibobalsam und dünnflüssiger Parabalsam vorzugsweise im Handel. Ersterer steht etwas höher im Preise; er wird im Nordwesten von Venezuela gesammelt und stammt von *Copaifera officinalis* und *C. guyanensis*. Die Parasorte kommt aus den nördlich des Amazonas gelegenen Grenzdistrikten Brasiliens und Venezuelas und aus östlichen, am Trombetes und Nhamunda gelegenen Gegenden. Sie wird von *Copaifera coriacea, C. Langsdorffii* und wahrscheinlich *C. multijuga* gesammelt.

Außer den genannten Gegenden liefern auch die Antillen einen allerdings wenig geschätzten Balsam. Er ist dickflüssig, trübe und von terpentinartigem Geruch. Die gegenwärtig ganz allgemeinen Klagen über schlechte Beschaffenheit des Kopaivabalsams, der den Drogenfälschern ein sehr dankbares Objekt gewesen ist, haben wiederholte Untersuchungen zur Folge gehabt, die eine Änderung einiger Prüfungsvorschriften des Arzneibuches veranlaßt haben. Jedenfalls hat der Apotheker die Pflicht, dieser schwer zu beurteilenden Droge, deren Gewinnung sich gar nicht kontrollieren läßt, volle Aufmerksamkeit zuzuwenden, um zu verhüten, daß sie immer mehr in Mißkredit kommt.

Der sogenannte Ostindische Kopaivabalsam ist der von *Dipterocarpus*-Arten (*Dipterocarpus alatus* Roxb., *angustifolius* Wight et Arnott, *gracilis* Blume, *hispidus* Thwaites, *incanus* Roxb., *litoralis* Blume usw.) gelieferte Gurjun- oder Gardjanbalsam. Ebenfalls dem Kopaivabalsam ähnlich ist ein von *Kingiodendron pinnatum* (Roxb.) Harms (*Leguminosae-Caesalpinioideae*) in Ostindien stammender Balsam. Beide sind im reflektierten Lichte fast völlig schwarz. Seit einigen Jahren erscheint im Handel zuweilen afrikanischer Kopaivabalsam, der weißlich, trübe ist, einen reichlichen kristallinischen Absatz bildet und an Kopaivabalsam nur durch den ähnlichen Geruch erinnert. Er stammt vielleicht von der Leguminose *Hardwickia Mannii* (Baill.) Oliv. Die Arten der Gattung *Copaifera* liefern in Afrika harte Harze, Kopale.

Eigenschaften. Der Maracaibo-Kopaivabalsam, den das Arzneibuch geradezu, ohne ihn direkt zu nennen, vorschreibt, hat die Konsistenz eines mehr oder weniger dickflüssigen fetten Öles, eine gelbe bis bräunliche Farbe; er ist klar und durchsichtig, stark licht-brechend, nicht oder unbedeutend fluorescierend, von eigentümlichem, gewürzhaftem Geruch. Der Geschmack ist unangenehm bitterlich, ölig, schwach gewürzhaft, hintennach scharf und brennend und bleibt lange auf der Zunge, besonders am Hinterteile des Gaumens zurück. Der Balsam gibt mit Äther, Schwefelkohlenstoff, Chloroform, Benzol, Benzin, Petroläther, Amylalkohol und absolutem Alkohol meist klare, allenfalls schwach opalescierende Lösungen, in Wasser ist er unlöslich, doch nimmt warmes Wasser, mit dem Balsam ge-schüttelt, Geruch und Geschmack an. Gleiche Raumteile Kopaivabalsam und Petroleum-benzin mischen sich klar, bei weiterem Zusatz von Petroleumbenzin tritt Trübung und all-mählich Ausscheidung von Flöckchen ein. Das spez. Gewicht beträgt 0,916—1,006, für den offizinellen Maracaibobalsam 0,978—1,001, überschreitet also die vom Arzneibuch festgesetz-ten Zahlen (0,980—0,990) nach beiden Seiten unerheblich, so daß man danach sich mit dem Arzneibuch wohl vorläufig einverstanden erklären kann. Immerhin wird man im Auge be-halten müssen, daß es sich bei diesem Balsam um ein ziemlich rohes Naturprodukt handelt, auf dessen Gewinnung und damit in gewissen Grenzen auch auf dessen Beschaffenheit wir ohne Einfluß sind. Es bleibt deshalb abzuwarten, ob diese Forderung sich für die Dauer wird aufrecht erhalten lassen. Es ist übrigens auch darauf aufmerksam zu machen, daß nach den eingehenden Untersuchungen von K. Dieterich das spez. Gewicht wenig Aufschluß über vorliegende Verfälschungen gibt. Erhebliche Verfälschungen mit Gurjunbalsam, Ricinusöl, Terpentinöl ließen das spez. Gewicht innerhalb der zulässigen Grenzen, wogegen Olivenöl und Paraffin dasselbe bald nach unten und Sassafrasöl, Terpentin und Kolophonium nach oben über die zulässige Grenze brachten. Es erscheint sicher, daß Balsame mit einem spez. Gewicht, das höher ist als 1,00, unter allen Umständen verdächtig erscheinen. Das Ver-halten gegen den polarisierten Lichtstrahl ist verschieden; Flückiger fand Trinidadbalsam von *Copaifera officinalis*, ferner Sorten von Maturin und Maracaibo rechtsdrehend, Para-balsam dagegen linksdrehend.

Bestandteile. Der Balsam ist eine Auflösung von Harzen in ätherischem Öl, außerdem enthält er einen Bitterstoff.

Das ätherische Öl, von dem der Maracaibobalsam etwa 40 Prozent liefert, hat das spez. Gewicht 0,890—0,910, es dreht links 7^0—35^0. Es siedet zwischen 250^0 und 275^0, mit Alkohol gibt es keine völlig klare Lösung.

Es besteht hauptsächlich aus Sesquiterpenen $C_{15}H_{24}$, darunter Caryophyllen, und aus wenig alkoholischen Bestandteilen.

Das Harz besteht fast ganz aus freien Säuren, es enthält wenig Ester; es sind bekannt: α-Metacopaivasäure $C_{22}H_{34}O_4$, β-Metacopaivasäure $C_{11}H_{16}O_2$ und eine dritte Harzsäure. Es scheint, als ob der Maracaibobalsam nicht immer dieselben Säuren enthielte.

Prüfung. Das Arzneibuch schreibt folgende Prüfungen vor: 1. Feststellung des spezi-fischen Gewichtes, 2. Prüfung auf Gurjunbalsam, 3. Prüfung des Verdunstungsrückstandes (auf fette Öle), 4. Säurezahl und 5. Verseifungszahl.

1. Als spezifisches Gewicht verlangt das Arzneibuch 0,980—0,990. Die Grenze ist etwas eng gezogen, da notorisch echte Balsame bis auf 0,970 herunter- und bis auf 1,006 hinaufgehen.

2. Die Probe auf Gurjunbalsam ist sehr scharf, sie läßt etwa 2 Prozent Gurjun-balsam erkennen und wurde in der vom Arzneibuch angenommenen Fassung zuerst von Tur-ner gebracht. Sie läßt sich übrigens dadurch vereinfachen, daß man statt einer 10prozen-tigen Lösung das Natriumnitrit in Substanz verwendet, indem man ein stecknadelkopfgroßes Kriställchen in 3 ccm Eisessig löst, darauf 3 Tropfen Balsam zusetzt, schüttelt, und die Lösung vorsichtig auf 2 ccm Schwefelsäure schichtet. Bei reinem und frischem Balsam bleibt der Eis-essig längere Zeit farblos, oder er färbt sich nur gelb. Sobald der Balsam nur wenige Prozent Gurjunbalsam enthält, färbt sich der Eisessig violett. Bei sehr altem Kopaivabalsam bildet sich zuerst ein schmutziger Niederschlag, der die gelbe Färbung etwas verdeckt; nach einigen Minuten ruhigen Stehens tritt aber die Gelbfärbung deutlich hervor.

3. Die Prüfung des Verdampfungsrückstandes auf fette Öle läßt das Arznei-buch mit der etwas reichlichen Menge von 1 g durch 3 stündiges Erhitzen im Dampfbade vor-nehmen. Man verwendet hierzu ein Porzellanschälchen mit flachem Boden. Enthält der Balsam fette Öle, so hinterbleibt eine weiche, schmierige Masse, während reiner Balsam

sprödes, helles, klares Harz liefert. Auch K o l o p h o n i u m , T e r p e n t i n ö l und
a n d e r e H a r z e machen den Rückstand weich. Bei mikroskopischer Beobachtung dürfen
sich keine Kristalle zeigen; dieselben lassen auf Gurjunbalsam schließen. Während des Erhitzens nehme man auch eine Geruchsprüfung vor, da sich stärkere Beimengungen von Koni-
ferenharz hierbei leicht verraten.

4. S ä u r e z a h l : Die vorige Ausgabe des Arzneibuches ließ die Säure- und Verseifungszahl in e i n e m Gange bestimmen. Weshalb das jetzige jede dieser Zahlen für sich bestimmen läßt, wodurch 2 chemische Wägungen statt einer erforderlich sind, ist nicht recht ersichtlich. Zur Bestimmung der Säurezahl tariert man einen Erlenmeyerkolben von 100 ccm Inhalt
genau, läßt etwa 20 Tropfen Balsam einfließen und wägt wieder genau. Nach Lösung des Balsams in 50 ccm Weingeist und Zusatz von 15 Tropfen Phenolphthaleinlösung titriert man mit
½ Normal-Kalilauge auf Rot.

Beispiel. 1 ccm der annähernd ½-Normal-Kalilauge entspreche 0,88 ccm ½-Normalsäure.
Abgewogen sind 1,247 g Balsam. Zur Neutralisation sind 3,9 ccm Lauge gebraucht. Dann berechnet sich nach der Gleichung 1,247 : 3,9 = 1 : x die für 1 g Balsam gebrauchte Menge mit
3,13 ccm Lauge und nach der Gleichung 1 : 0,88 = 3,13 : x die ½-Normal-Kalilauge mit rund
2,75 ccm. Beide Zahlen lassen sich in einfacherer Weise finden nach dem Ansatze $\dfrac{3,9\cdot0,88}{1,247}=2,75$
Multipliziert man 2,75 mit 28,1 (1 ccm ½-Normal-Kalilauge enthält 28,1 mg KaOH), so ergibt
sich mit rund 77,28 die Säurezahl.

5. V e r s e i f u n g s z a h l. Zur Ausführung der Bestimmung der Verseifungszahl muß
man einen Erlenmeyerkolben von 200 ccm Inhalt verwenden. Ist derselbe zu groß und zu
schwer für die chemische Wage, so füllt man ein 5 g-Gläschen halbvoll mit Balsam, tariert es,
tropft 20—25 Tropfen in den Kolben und wägt das Fläschchen mit Restinhalt abermals. Die
Differenz ist die für die Verseifung bestimmte Menge Balsam. Die Verseifung wird in der
unter ,,Untersuchungsverfahren" Seite 42 angegebenen Weise ausgeführt.

B e i s p i e l. Das Gewicht des Balsams sei wieder, wie oben, 1,247 g, der Titer der Kalilauge 0,88, so daß also 25 ccm davon = 22 ccm ½-Normal-Kalilauge entsprechen. (Wenn, wie
im angenommenen Falle die Lauge ziemlich weit unter Normal ist, ein starker Überschuß bei
der Verseifung aber genommen werden muß, so hat man so viel von der schwachen Lauge
m e h r zu nehmen, daß die vorgeschriebene Menge ungefähr erreicht wird.) Zur Neutralisation seien 17,7 ccm ½-Normal-Salzsäure erforderlich gewesen, so daß also 22 — 17,7 = 4,3 ccm
½-Normallauge zur Verseifung verbraucht sind. Dann berechnet sich nach dem oben bei ,,Säure-
zahl" gegebenen Ansatze $\dfrac{4,3\times0,88}{1,247}$ mit 3,03 ccm die für 1 g Balsam gebrauchte Menge Lauge
und durch Multiplikation von 3,03 mit 28,1 mg KaOH die Verseifungszahl zu 85,14.

Da die Säurezahl nur zwischen 75,87 und 84,3, die Verseifungszahl zwischen 84,3 und
92,73 liegen dürfen, so ergibt sich für die Esterzahl eine Höhe zwischen 0 und 16,86.

Das Arzneibuch fordert auch noch, daß Kopaivabalsam mit Chloroform und mit absolutem Alkohol klare oder schwach opalisierende Lösungen geben soll, ferner daß er mit gleichem
Raumteil Petroleumbenzin sich klar mischen und bei weiterem Zusatze flockige Ausscheidungen
geben soll. Ist die Lösung in gleichem Volum Petroleumbenzin nicht klar, so liegt der Verdacht
nahe, daß der Balsam mit Gurjunbalsam verfälscht ist. Dieser kann für sich allein aber
als Verfälschungsmittel dienen, da er dem Balsam starke Fluorescenz erteilt. S c h w a c h e
Fluorescenz zeigen aber auch manche echte Kopaivabalsame. Gurjunbalsam hat hohe
Esterzahlen (10—13) und niedrige Säurezahlen (6,5—7,5), Kolophonium enthält keine Ester,
es zeigt aber hohe Säurezahlen (160—180). So kann ein Gemisch beider oder auch ein Gemisch
des ätherischen Gurjunbalsamöles mit Kolophonium als Verfälschungsmittel dienen, zumal
auch echte Kopaivabalsame mit h ö h e r e m Estergehalt sich finden, als das Arzneibuch
zuläßt (e s k o m m e n e c h t e B a l s a m e vor, die E s t e r z a h l e n bis hinauf zu 15 zeigen).
Deshalb bieten die in der geforderten Höhe gefundenen Säure- und Verseifungszahlen allein
keine Gewähr für die Echtheit des Kopaivabalsams. Er ist immer noch ein V e r t r a u e n s -
a r t i k e l , weshalb beim Einkauf gerade dieses Balsams billigen Angeboten gegenüber größte
Vorsicht zu üben ist. Verfälschungen durch fette Öle sind kaum mehr möglich, da sie die obigen
Kennzahlen zu wesentlich beeinflussen würden.

Es mag hier noch die von B o s e t t i aufgestellte Probe auf Kolophonium Platz finden.
Kopaivabalsam gibt mit Salmiakgeist eine mehr oder weniger klare, mitunter auch stark trübe
Lösung, die nicht gelatiniert. Auch ein 10 Prozent Kolophonium enthaltender Balsam zeigt

noch ein gleiches Verhalten. Wird dieser Prozentsatz überschritten, so bildet die Lösung innerhalb 24 Stunden eine Gallerte. Um auch einen Gehalt von weniger als 10 Prozent Kolophonium
nachzuweisen, löst man nach Bosettis Vorschrift 0,1 g Kolophonium in einem Reagenzglase
unter Erwärmen in 0,9 g Balsam, setzt 10 g Salmiakgeist (10 prozentig) zu, schüttelt kräftig
durch, verschließt mit einem Kork und läßt 24 Stunden ruhig stehen. Die Lösung muß flüssig
bleiben.

Aufbewahrung und pharmazeutische Verwendung. Der Kopaivabalsam ist wegen
seines Gehalts an ätherischem Öl in wohl verstopften Gefäßen vor Licht geschützt (in einem
porzellanenen Einsatzgefäß) aufzubewahren. Es ist zu empfehlen, zum Verschluß des Stand-
gefäßes in der Apotheke einen Glasstopfen mit eingeschliffener Längsrinne zu verwenden,
der es dem beim Dispensieren im Halse des Gefäßes sitzengebliebenen Balsam ermöglicht
zurückzufließen (Fig. 60, 61). Wo kein Einsatzgefäß vorhanden ist, ist es zu empfehlen,
den Hals des Glasgefäßes samt Stopfen mit einer Glaskapsel zu bedecken. Die kunstgerechte Verarbeitung des Kopaivabalsams macht hin und wieder Schwierigkeiten: Zur
Darstellung von Pillen schmilzt man 2 T. Balsam mit 1 T. Wachs zusammen, die erkaltete
Masse läßt sich ohne Schwierigkeit zu Pillen weiter verarbeiten. Oder man fertigt nach der

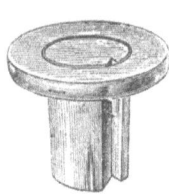 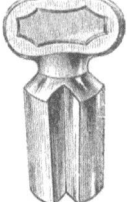

Fig. 60.   Fig. 61.
Glasstopfen auf Standgefäße des Kopaivabalsams.

Vorschrift von Kirchmann aus dem Balsam lege artis eine Gummiemulsion, der man
$\frac{1}{10}$ des Gewichtes Magnesia usta hinzusetzt und die man dann 12 Stunden beiseite stellt.
Nach dieser Zeit hat die Emulsion Salbenkonsistenz erlangt, und man setzt dann eine geringe
Menge Borax zu, die die Masse bald zur Pillenkonsistenz erstarren läßt. — Die vielfach
benutzten und ausschließlich fabrikmäßig hergestellten Gelatinekapseln mit Kopaivabalsam
sollte man nach dem Einkauf stets untersuchen, da erhebliche Verfälschungen des Balsams beobachtet worden sind. Zur Herstellung eines pulverförmigen Kopaivabalsams pulvert
Corles 150,0 g Kopaivaharz und schmilzt es bei gelinder Wärme mit 200,0 g Balsam zusammen, worauf er 100,0 g Magnesia usta hinzufügt, gründlich durcharbeitet, ausgießt
und pulvert.

Der Receptar gewöhne s h daran, das Gefäß von Balsam. Copaivae unmittelbar nach
dem Gebrauche mit etwas Weingeist abzuwischen; er wird dann das Vergnügen haben,
stets mit einem saubern Gefäße zu arbeiten.

Anwendung. Das Wirksame in dem Kopaivabalsam (und ebenso im Sandelöl und in den Cubeben)
sind die darin enthaltenen Terpene und (wahrscheinlich) auch die Harzsäuren; sie werden hauptsächlich durch die Nieren, mit Glykuronsäure gepaart, ausgeschieden und machen den Urin aseptisch. —
Die genannten Präparate haben in großen Dosen unangenehme Nebenwirkungen: Magen- und Darmreizung, Entzündung der Nieren und der Harnwege; diese Reizsymptome werden von einigen Autoren
speziell auf die Harzsäuren bezogen. — Therapeutisch wird Kopaivabalsam im späteren, chronischen
Stadium der Gonorrhoe und gegen Blasenkatarrh gebraucht. — Äußerlich ist er gegen Krätze angewendet worden.

Balsamum peruvianum. — Perubalsam.

Syn.: Balsamum indicum nigrum.

Der durch Klopfen und darauf folgendes Anschwelen der Rinde von Myroxylon balsamum (*Linné*) *Harms*, var. Pereirae (*Royle*) *Baillon* gewonnene Balsam.

Perubalsam ist eine dunkelbraune, in dünner Schicht klare, nicht Fäden ziehende, mit gleichen
Teilen Weingeist klar mischbare Flüssigkeit. Er besitzt einen eigenartigen, vanilleähnlichen Geruch
und kratzenden, schwach bitteren Geschmack. An der Luft trocknet Perubalsam nicht ein.

Gehalt an Cinnamein mindestens 56 Prozent.

Spezifisches Gewicht 1,145 bis 1,158.

Verseifungszahl mindestens 224,6. Verseifungszahl des Cinnameins mindestens 235.

1 g Perubalsam muß sich in einer Lösung von 3 g Chloralhydrat in 2 g Wasser klar lösen (fette Öle).

Zur Bestimmung der Verseifungszahl wird eine Lösung von 1 g Perubalsam in 20 ccm Weingeist mit 50 ccm weingeistiger ½-Normal-Kalilauge versetzt und die Mischung eine halbe Stunde lang im Wasserbad am Rückflußkühler erhitzt. Dann verdünnt man mit 300 ccm Wasser, versetzt mit 1 ccm Phenolphthaleinlösung und ½-Normal-Salzsäure bis zur Entfärbung, wozu höchstens 42 ccm erforderlich sein dürfen.

Zur Bestimmung des Gehaltes an Cinnamein wird eine Mischung von 2,5 g Perubalsam, 5 g Wasser und 5 g Natronlauge mit 50 ccm Äther ausgeschüttelt. 25 ccm der klaren ätherischen Lösung (= 1,25 g Perubalsam) werden in einem gewogenen Kölbchen verdunstet, der Rückstand wird eine halbe Stunde lang bei 100° getrocknet und nach dem Erkalten gewogen. Sein Gewicht muß mindestens 0,7 g betragen.

Zur Bestimmung der Verseifungszahl des Cinnameins wird dieser Rückstand in 25 ccm weingeistiger ½-Normal-Kalilauge gelöst und eine halbe Stunde lang auf dem Wasserbade am Rückflußkühler erhitzt, worauf nach Zusatz von 1 ccm Phenolphthaleinlösung ½-Normal-Salzsäure bis zur Entfärbung hinzugefügt wird.

Der Artikel ist in manchen Punkten schärfer gefaßt worden. Als Spez. Gewicht wird jetzt 1,145—1,158 (an Stelle von 1,140—1,150) verlangt. An Stelle der Prüfung auf fette Öle durch Schwefelsäure ist jetzt eine solche durch Chloralhydrat eingesetzt worden.

Geschichtliches. 1565 beschreibt M o n a r d e s den Perubalsam zuerst; er führt zwei Arten der Gewinnung an, aus Einschnitten in die Rinde ausfließenden und durch Auskochen des Holzes und der Zweige gewonnenen Balsam. 1576 erwähnt G a r c i a d e P a l a c i o eine Gewinnungsweise des Balsams, die von der jetzt üblichen kaum abweicht. — Da es den Katholiken in Amerika nicht möglich war, den zum kirchlichen Gebrauche vorgeschriebenen echten Balsam (Myrrhen-Balsam) zu beschaffen, so gestattete Papst P i u s V. 1571 durch eine Bulle, an seiner Stelle den Perubalsam zu verwenden. In der 1582 entworfenen Taxe von Worms findet sich der Balsam unter seinem jetzigen Namen.

Abstammung und Gewinnung. Der Perubalsam wird von *Myroxylon balsamum* (Linné) Harms, var. *Pereirae* (Royle) Baillon (Syn. *Myrospermum Pereirae* Royle, *Myroxylon Pereirae* Klotzsch, *Toluifera Pereirae* Baillon), Familie der *Leguminosae-Papilionatae-Sophoreae*, geliefert. Die Pflanze bildet einen bis 18 m hohen Baum mit verhältnismäßig kurzem Stamm. Die Blätter bestehen aus 7—11 nicht gegenständigen Fiederblättchen. Die Blüten stehen in 15—17 cm langen Trauben, der Kelch ist seicht becherförmig. Die Hülse ist am Grunde stark verschmälert, gelblich, gegen 10 cm lang und 3 cm breit und an der Bauchseite von einem breiten, lederartigen Saum umzogen. Sie enthält einen ansehnlichen Samen, der zwischen 2 großen, mit Balsam gefüllten Hohlräumen liegt. B a i l l o n hält den Baum für identisch mit der den Tolubalsam liefernden *Myroxylon balsamum* (L.) Harms, var. *genuinum* Baillon, wogegen F l ü c k i g e r und H a n b u r y (Pharmacographia) die Selbständigkeit beider Arten betonen. S c h u m a n n und A. M e y e r (in der 2. Auflage des B e r g schen A t l a s d e r o f f i z. P f l a n z e n) halten die Frage der Zusammengehörigkeit beider Arten noch nicht für spruchreif, sind aber einstweilen geneigt, bei der Verschiedenartigkeit der von beiden gelieferten Balsame beide Arten nebeneinander bestehen zu lassen. Neuerdings wurde durch H a r m s einwandsfrei nachgewiesen, daß die beiden Stammpflanzen höchstens als Varietäten einer und derselben Art anzusehen sind.

Der Perubalsambaum ist in größeren Beständen einheimisch auf einem schmalen Küstenstrich zwischen dem Hafen Acajutla und dem Flüßchen Comalapa in der Republik San Salvador (Zentral-Amerika). Diese Gegend wird wegen des Vorkommens der Bäume als „C o s t a d e l B a l s a m o" bezeichnet. Die Gewinnung des Balsams wird von den Einwohnern von wenigen Indianerdörfern besorgt.

Im November oder Dezember klopfen die Indianer eine bestimmte Stelle der Rinde an der Basis des Stammes mit einem stumpfen Werkzeug weich. Der wenige darauf ausfließende Balsam wird in Lumpen aufgefangen. Nach 5 oder 6 Tagen werden die geklopften Stellen mit Fackeln angebrannt, und nun tritt etwa nach einer Woche der Harzsaft reichlicher aus, der wiederum mit aufgelegten Lappen aufgesaugt wird. Diese können meist dreimal erneuert werden. Darauf werden die aufs neue verwundeten Stellen des Baumes wieder angeschwelt, um sie weiter auszubeuten. Die Lumpen kocht man in irdenen Gefäßen mit Wasser aus, preßt sie aus und verwendet sie aufs neue. Die Rinde der ausgebeuteten Stellen wird sodann abgeschnitten, zerkleinert und ausgekocht und liefert ebenfalls einen (allerdings minderwertigen) Balsam. Darauf wird mit der Ausbeutung einer Rindenpartie begonnen, die gerade über der erschöpften Stelle liegt. Indem man so fortfährt, soweit man auf primitiven Leitern in die Höhe gelangen kann, läßt sich ein Baum 30 Jahre hintereinander ausbeuten, da die erschöpften Stellen stets durch das Kambium des Baumes wieder überwallt werden. 100 Bäume liefern jährlich etwa 250 kg Balsam. 1863 waren in dem genannten Bezirk etwa 8000 Bäume im Betrieb, von denen aber etwa die Hälfte ruhte.

Neben diesem, vermittels Lumpen („B a l s a m o d e t r á p o") gesammelten Balsam kocht man, wie soeben angeführt, auch Rindenstücke mit Wasser aus (B a l s a m o d e c a s - c a r a o d e r T a c u a s o n t e). Der so gewonnene Balsam ist etwas geringwertiger, als der erstere; man pflegt beide Sorten zusammen zu mischen. Dieser r o h e Balsam wird in den Ausfuhrhäfen Acajutla und La Libertad nach den Mitteilungen von G e h e & C o. gereinigt, indem man ihn, der eine graugrüne oder schmutziggelbe Farbe hat, zunächst in eisernen Kästen absetzen läßt und dann unter Abschäumen in eisernen Kesseln erhitzt. Der Balsam hat schon vor dem Erhitzen seine schöne braune Farbe angenommen. In seiner Heimat führt er den Namen „B a l s a m o n e g r o". Zur Zeit der spanischen Herrschaft brachte man ihn zunächst nach Callao in P e r u (daher sein Name), von dort nach Panama über die Landenge und weiter nach Europa. 1891 betrug der Export 23 500 kg, wovon $^9/_{10}$ nach Hamburg kamen.

Der Perubalsam ist ebenso wie die Benzoe, der Tolubalsam und der Styrax ein pathologisches Produkt, das erst durch Verletzungen (Klopfen, Anschwelen) in der Rinde entsteht. Ursprünglich enthält die primäre Rinde kleine Sekretbehälter, deren Inhalt aber für die Balsamgewinnung so gut wie nicht in Frage kommt. — Es ist schon theoretisch die Möglichkeit nicht von der Hand zu weisen, daß der aus einfachen Einschnitten ausfließende Tolubalsam und der durch viel energischere Eingriffe gewonnene Perubalsam, der nachher noch einer Bearbeitung unterworfen wird, von derselben Pflanze abstammen können.

Ein aus den Hülsen des Baumes gewonnener Balsam (weißer Perubalsam) ist gelblich und wird mit der Zeit kristallinisch. Er enthält Kumarin.

Seit 1861 ist der Balsambaum auf Ceylon und Java eingeführt, wo er sehr gut fortkommt. Daß jedoch dort Balsam gewonnen wird, ist nicht bekannt geworden.

Handelsware. Der Perubalsam gelangt in Blechgefäßen, seltener in umflochtenen oder mit Leder umnähten, grünen, irdenen Krügen in den Handel. Während früher London der Haupthandelsplatz war, hat ihm seit einiger Zeit Hamburg den Rang abgelaufen. Wegen des verhältnismäßig geringen Umfanges der Produktion, ferner wegen des ziemlich hohen Preises und endlich wegen seiner physikalischen Eigenschaften, die förmlich dazu einladen, ist der Perubalsam vielen Verfälschungen ausgesetzt, die geradezu fabrikmäßig betrieben werden. Es ist deshalb die allergrößte Sorgfalt beim Einkauf anzuraten und der Perubalsam nur aus zuverlässigster Quelle zu beziehen.

Als Balsamo del Perù bezeichnete die spanische Pharmakopoe einen angeblich von *Myroxylon peruiferum* Linné fil. gelieferten, festen und trocknen Balsam, der dem Tolubalsam ähnlich ist. In Brasilien liefert *Myrocarpus frondosus* A l l e m ã o ein dem Perubalsam ähnliches Produkt. Diese Balsame, sowie der erwähnte, aus den Hülsen des Balsambaumes gewonnene Balsam sind nicht Gegenstand des Handels.

Eigenschaften. Außer den im Text angegebenen Eigenschaften sind noch folgende zu nennen: Der Balsam darf, zwischen den Fingern gerieben, nicht kleben und bei längerem Stehenlassen keine Kristalle abscheiden. Er ist im gleichen Volumen Äther klar löslich, mehr Äther ruft flockige Ausscheidungen hervor. In Ölen und Fetten löst er sich nur wenig auf. An Petroleumbenzin gibt er 56—63 Prozent ab (Cinnamein). In Wasser ist er unlöslich; wird warmes Wasser damit geschüttelt, so nimmt es den Geruch des Balsams an und entzieht demselben Zimtsäure. Ein vorzügliches Lösungsmittel für Perubalsam ist Chloroform.

Bestandteile. Perubalsam besteht aus 56—64 Prozent Cinnamein, d. h. einer Mischung von Benzoesäure-Benzylester und Zimtsäure-Benzylester, von denen allermeist ersterer die Hauptmenge ausmacht. Ferner finden sich im Perubalsam freie Zimtsäure, etwa 0,05 Prozent Vanillin, Zimtsäure-Peruresinotannolester, wenig Benzoesäure-Peruresinotannolester, Peruviol (ein honigartig riechender Alkohol), endlich eine Säure, die wahrscheinlich Dihydrozimtsäure ist. Das Verhältnis der Zimtsäure zur Benzoesäure ist im Perubalsam recht wechselnd. Er ist um so wertvoller, je mehr er Cinnamein enthält, um so minderwertiger, je mehr er Harzester führt.

Prüfung. Dieselbe erstreckt sich auf 1. spezifisches Gewicht, 2. Verseifungszahl des Balsams, 3. Cinnameingehalt, 4. Verseifungszahl des Cinnameins (Esterzahl), 5. Beimengung fetter Öle.

1. **Spezifisches Gewicht.** Das Arzneibuch fordert jetzt 1,145—1,158 (früher 1,140—1,150). Es sind auch schon Balsame mit noch etwas höherem spezifischem Gewicht gefunden worden. Verfälschungen (Kolophonium, Terpentin, Kopaivabalsam, Gurjunbalsam, Kanadabalsam) drücken dasselbe herunter, nur Benzoe und Tolubalsam erhöhen es, doch geben beide dem Perubalsam dickere Konsistenz und beeinflussen auch den Geruch. Letzteres ist auch bei Styrax, der oft als Fälschungsmittel herangezogen wird, der Fall. Das spezifische Gewicht bestimmt man am besten mit Hilfe einer Kochsalzlösung (vgl. S. 25).

2. **Verseifungszahl des Balsams.** Der Ausführung der Bestimmung ist nichts hinzuzufügen. Das Abwägen des Balsams nehme man in der bei Kopaivabalsam unter „Verseifungszahl" Seite 279 beschriebenen Weise vor.

Beispiel. Das Gewicht des Balsams betrage 0,943 g; 50 ccm der alkoholischen annähernd $\frac{1}{2}$-Normal-Kalilauge = 48,4 ccm $\frac{1}{2}$ Normal-Salzsäure; zur Sättigung der überschüssigen Lauge seien 40,5 ccm $\frac{1}{10}$-Normal-Salzsäure gebraucht. Dann sind 48,4 — 40,5 = 7,9 ccm $\frac{1}{2}$-Normal-Kalilauge zur Verseifung erforderlich gewesen, und es berechnet sich nach der Gleichung 0,943 : 7,9 = 28,1 : x die Verseifungszahl mit 235,4.

Das Arzneibuch fordert eine Verseifungszahl von mindestens 224,6. Bei guten Balsamen liegt sie meistens bei 235—240. Sie gehen aber auch noch höher, bis 285 hinauf.

3. **Cinnameingehalt.** Die jetzige Vorschrift zeigt gegen die des vorigen Arzneibuches vorteilhafte Vereinfachung. Zur Wägung von 2,5 g Balsam bedient man sich wieder, wie bei Kopaivabalsam, eines kleinen, halb mit Balsam gefüllten, genau tarierten Gläschens, aus dem man 50 Tropfen in einen Erlenmeyerkolben oder in eine trockene Arzneiflasche abtropft und das Gläschen alsdann zurückwägt. Man trifft so natürlich nicht genau das Gewicht von 2,5 g und muß deshalb auch eine dementsprechend andere Menge Äther nehmen. Hat man z. B. 2,375 Balsam abgetropft, so sind nur 20 × 2,375 = 47,5 ccm Äther erforderlich. Man mißt in einen Meßkolben 50 ccm, nimmt mit einer Pipette 2,5 ccm ab und gießt die verbleibenden 47,5 ccm in das Gemisch aus Balsam, Natronlauge und Wasser. Tritt nach kräftigem Schütteln nicht völlige Klärung ein, so setzt man 3 g Traganthpulver zu und schüttelt nochmals kräftig durch. Dieser Zusatz hat noch den Vorteil, daß man nicht auf das Absetzen der wässerigen Flüssigkeit zu warten braucht, und auch nicht eine Spur laugiger Flüssigkeit im Äther suspendiert bleibt. Durch die Natronlauge wird die freie Säure des Balsams gebunden und wasserlöslich gemacht, in den Äther geht n u r Cinnamein über. Von 25 ccm der klaren ätherischen Lösung wird aus einem genau gewogenen Erlenmeyerkolben (150—200 ccm Inhalt) der Äther abdestilliert, der Rückstand $\frac{1}{2}$ Stunde lang bei 100° getrocknet oder, da das Cinnamein Spuren von Äther hartnäckig zurückhält, noch besser über kleiner Flamme unter stetem Hin- und Herbewegen bis zum Sichtbarwerden von Dämpfen innerhalb des Kolbens erhitzt und nach dem Erkalten gewogen. Da in 25 ccm Äther das Cinnamein aus 1,25 g Balsam gelöst ist, so berechnet sich bei 0,7 g Cinnamein der Prozentgehalt nach der Gleichung: 1,25 : 0,7 = 100 : x auf 56. Die hier gefundene Menge wird zur Bestimmung der

4. **Verseifungszahl des Cinnameins (Esterzahl)** direkt benutzt. Über die Ausführung der Bestimmung siehe „Untersuchungsverfahren" Seite 43.

Beispiel. Das Gewicht des Cinnameins betrage 0,7135 g; 25 ccm der verwendeten annähernd $\frac{1}{2}$ Normal-Kalilauge gebrauchen 24,2 ccm $\frac{1}{2}$-Normalsäure; zur Sättigung der überschüssigen Lauge sind 18,2 ccm $\frac{1}{2}$-Normalsäure gebraucht. Dann sind 24,2 — 18,2 = 6 ccm $\frac{1}{2}$ Normal-Kalilauge zur Verseifung des Cinnameins erforderlich gewesen, und es berechnet sich nach der Gleichung 0,7135 : 6 = 28,1 : x mit 236,3 die Verseifungszahl.

5. **Prüfung auf fette Öle.** 1 g Perubalsam muß sich in einer Lösung von 3 g Chloralhydrat in 2 g Wasser vollkommen klar lösen. Fette Öle würden die Lösung trüben.

Eine früher viel gebrauchte, seit Jahren aber nicht ganz mit Recht vernachlässigte Probe auf fremde Harze ist die sogenannte Salpetersäureprobe. Dieselbe gibt bei richtiger Ausführung sehr wichtige Fingerzeige für die Beurteilung des Balsams. Zwar geben einige Harze die gleiche Reaktion (z. B. Takamahak), doch eignen sich gerade diese nicht zur Verfälschung des Balsams, da sie dessen Geruch und Konsistenz sehr beeinträchtigen. Zum guten Gelingen der Reaktion ist peinlichste Sorgfalt erforderlich.

Die Salpetersäureprobe wird folgendermaßen ausgeführt: Man schüttele 2 g Perubalsam mit 10 g Petroleumäther kräftig durch und filtriere letzteren in eine Porzellanschale, die man mit dem Pistill zuvor sorgfältig mit konzentrierter Schwefelsäure, darauf mit Wasser gereinigt hat, dunste alsdann den Petroläther im Wasserbade ab und erhitze das zurückbleibende Cinnamein zur Verjagung der letzten Reste Petroläther kurze Zeit über freier Flamme. Nach dem Erkalten träufle man 5 Tropfen rohe Salpetersäure (1,384) hinzu und mische dieselbe mit dem Pistill rasch unter das Cinnamein: Es muß sofort **goldgelbe Färbung** eintreten.

Aufbewahrung und pharmazeutische Verwendung. Hier wäre nur zu wiederholen, was beim Kopaivabalsam bereits gesagt wurde.

Anwendung. Perubalsam wird äußerlich gegen Skabies (Krätze) gebraucht; er reizt milde und wird infolgedessen auf schlaffe Wundflächen (in Salbenform) gebracht, um die Überhäutung anzuregen; auch bei verschiedenen sonstigen Hautaffektionen wird er angewendet. — I n n e r l i c h (als Emulsion, die aber sehr schlecht schmeckt) soll er bei chronischer Bronchitis (als Expektorans) und auch bei Tuberkulose gute Dienste leisten; wenn er überhaupt gegen letztgenannte Krankheit wirksam ist, so verdankt er dies dem Gehalt an Zimtsäureresten. Zimtsäure (als Na-Salz „Hetol" genannt) wird bekanntlich von einigen als Spezifikum gegen tuberkulöse Affektionen gerühmt — wohl mit Unrecht. — Angeblich befördert Perubalsam den Haarwuchs.

Für die T i e r h e i l k u n d e gelten dieselben Indikationen; Dosen für Pferde und Rinder bis zu 20 g (innerlich).

Balsamum tolutanum. — Tolubalfam.

Syn.: Resina tolutana.

Der an der Luft erhärtete Balsam von Myroxylon balsamum (*Linné*) *Harms*, var. genuinum *Baillon*.

Tolubalfam ist eine bräunliche, kristallinische Masse, die nach dem Austrocknen zu einem gelblichen Pulver zerreiblich ist. Tolubalfam riecht würzig und schmeckt wenig kratzend; er ist in Weingeist, Chloroform und Kalilauge klar, in Schwefelkohlenstoff nur wenig löslich. Die weingeistige Lösung rötet Lackmuspapier.

Säurezahl 112,3 bis 168,5. Verseifungszahl 154,4 bis 190,9.

Zur Bestimmung der Säurezahl löst man 1 g Tolubalfam in 50 ccm Weingeist, gibt 10 ccm weingeistige ½-Normal-Kalilauge und 200 ccm Wasser hinzu und versetzt die Lösung nach Zusatz von 1 ccm Phenolphthaleinlösung mit ½-Normal-Salzsäure bis zur Entfärbung, wozu 4 bis 6 ccm erforderlich sein müssen.

Zur Bestimmung der Verseifungszahl löst man 1 g Tolubalfam in 50 ccm Weingeist, gibt 20 ccm weingeistige ½-Normal-Kalilauge hinzu und erhitzt die Mischung eine halbe Stunde lang im Wasserbad am Rückflußkühler; dann verdünnt man mit 200 ccm Wasser, versetzt mit 1 ccm Phenolphthaleinlösung und mit ½-Normal-Salzsäure bis zur Entfärbung, wozu 13,2 bis 14,5 ccm erforderlich sein müssen.

Inhaltlich im wesentlichen unverändert.

Geschichtliches. Der Tolubalsam wird zuerst im 16. Jahrhundert von M o n a r d e s erwähnt, der bereits anführt, daß er in der Provinz Tolu, zwischen Cartagena und Nomen Dei gesammelt werde. Im Jahre 1581 brachte ihn C l u s i u s von London nach Wien mit. Nach Europa wurde er damals durch die Spanier importiert. „R o t e r i n d i s c h e r B a l s a m" der Mainzer Taxe von 1618, B a l s a m u m americanum resinosum in der Görlitzer Taxe von 1629 und ähnliche Bezeichnungen dürften auf ihn zu beziehen sein. Unter dem Namen B a l s a m u s (sic!) tolutanum erscheint er 1699 in der Frankfurter Taxe.

Vorkommen und Gewinnung. *Myroxylon balsamum* (L.) Harms, var. *genuinum* Baillon (Syn. *Toluifera balsamum* L., *Myroxylon toluifera* Klotzsch), zur Familie der *Leguminosae-Papilionatae-Sophoreae* gehörig, ist ein ansehnlicher, bis 27 m hoher Baum mit langem Stamm, der im nördlichen Teil von Südamerika einheimisch ist.

Man gewinnt den Balsam im untern Gebiete des Magdalenenstromes, besonders bei T u r - b a c o , L a s M e r c e d e s und P l a t o , längs des Flusses bis M o m p o x , auch wohl bei T o l u , ferner westlich von diesen Gegenden in den Wäldern zwischen dem C a u c a und dem S i n u , der südwestlich von S a n t j a g o d e T o l u mündet. Man versieht den Stamm an zahlreichen Stellen mit \/-förmigen Schnitten, die man am unteren Ende aushöhlt und an deren Mündung man eine kleine Kalebasse (Concolito, daher „Balsamo de Concolito") befestigt. In anderen Gegenden läßt man den Balsam am Stamm herabsickern und fängt ihn auf den Boden gelegten Blättern einer *Calathea* oder *Maranta* auf. Der Balsam ist ein pathologisches Produkt (cf. Bals. peruvian.) und entsteht erst infolge der Verletzungen der Rinde. Der aufgefangene Balsam wird in zusammengenähte Häute gefüllt und in den Hafenorten in Blechbüchsen umgefüllt. — Die Zufuhren nach New York betrugen 1889 24 000 kg.

Beschreibung und Eigenschaften. Der frische Balsam ist zähflüssig, von der Konsistenz des Terpentins, braungelb, in dünnen Schichten durchsichtig und ohne Kristalle. In diesem Zustande kann er einige Jahre verharren und gelangt auch so in den Handel. Allmählich aber geht seine ganze Masse in einen kristallinischen Zustand über, durch welche Eigentümlichkeit er sich u. a. vom Perubalsam unterscheidet. Das Arzneibuch schreibt die feste Form vor, obschon dieselbe manchen Verfälschungen (Kolophonium) mehr ausgesetzt ist, wahrscheinlich, weil der Balsam dann keinen Veränderungen mehr unterworfen ist. Die Farbe ist nicht ohne weiteres als bräunlich zu bezeichnen, sondern fällt auch ins Gelbbraune. Von der kristallinischen Struktur überzeugt man sich leicht, wenn man ein Stückchen auf dem Objektträger vorsichtig erwärmt, mit dem Deckgläschen zerdrückt, allmählich erkalten läßt und, am besten mit dem Polarisationsmikroskop, untersucht. Der Geruch ist ein sehr angenehmer und feiner, der Geschmack aromatisch, wenig kratzend. Spez. Gewicht des kristallinischen Balsams ungefähr 1,2; er erweicht bei 30°, schmilzt bei 60°—65° und ist bei Zimmertemperatur zu einem gelblichen Pulver zerreiblich. Der Geschmack ist wenig sauer, wogegen die weingeistige Lösung deutlich sauer reagiert. Er löst sich leicht und vollständig klar in Aceton, Eisessig, Alkohol, Chloroform, Kalilauge, mit roter Farbe in konzentrierter Schwefelsäure, weniger in Äther, kaum in flüchtigen Ölen, nicht oder nur wenig in Petroleumäther und in Schwefelkohlenstoff.

Bestandteile. Der Tolubalsam enthält 7,5 Prozent einer öligen, sauren, fein aromatisch riechenden Flüssigkeit, die zum größeren Teil aus B e n z o e s ä u r e - B e n z y l e s t e r , zum kleineren aus Z i m t s ä u r e - B e n z y l e s t e r besteht, ferner 12—15 Prozent Z i m t - s ä u r e und B e n z o e s ä u r e im freien Zustande und 0,25 Prozent V a n i l l i n . Die Hauptmenge, das Harz (80 Prozent), ist ein Ester eines gerbstoffartigen Harzalkohols, des T o l u - r e s i n o t a n n o l s $C_{17}H_{18}O_5$ mit der Zimtsäure und Benzoesäure (O b e r l ä n d e r , Arch. d. Pharm. 1894, S. 559). — Über die Wahrscheinlichkeit, daß der Tolubalsam und der Perubalsam von demselben Baume stammen und der letztere seine Verschiedenheit nur dem zu seiner Gewinnung angewandten Schwelungsprozeß verdankt, siehe bei Bals. peruvian.

Prüfung. Dieselbe erstreckt sich auf Geruch, Geschmack, Löslichkeit in Weingeist, Chloroform, Kalilauge, Schwefelkohlenstoff und saure Reaktion der alkoholischen Lösung, ferner auf die Bestimmung der Säure- und Verseifungszahl.

Die Forderung, daß der Balsam in Schwefelkohlenstoff „nur wenig löslich" sei, ist nicht genau. Schwefelkohlenstoff löst aus dem Balsam die freien Säuren (Zimtsäure und Benzoesäure), also 7,5 Prozent auf, eine Menge, die man für wenig und für viel halten kann!

S ä u r e z a h l . Die Bestimmung wird nach dem unter „Untersuchungsverfahren" Seite 42 angegebenen Verfahren ausgeführt. Siehe auch unter „Säurezahl" bei Balsamum Copaivae Seite 279.

B e i s p i e l . Es sei das Gewicht des Balsams 1,245 g; 10 ccm annähernd ½ normalweingeistige Kalilauge = 9,8 ccm ½-Normal-Salzsäure, und es seien zum Wegtitrieren der überschüssigen Kalilauge 4,1 ccm ½-Normalsäure gebraucht. Dann sind 9,8 — 4,1 = 5,7 ccm ½-Normal-Kalilauge an die freien Säuren gebunden, und es berechnet sich nach der Gleichung

$$1{,}245 : 5{,}7 = 28{,}1 : x \text{ oder nach dem Ansatz } \frac{5{,}7 \times 28{,}1}{1{,}245} \text{ mit } 128{,}65 \text{ die Säurezahl. Die Säurezahl}$$

wird durch Anwesenheit von Kolophonium e r h ö h t .

V e r s e i f u n g s z a h l . Sie wird in gleicher Weise wie die Säurezahl bestimmt, nur daß die Mischung von Balsam, Weingeist und Lauge ½ Stunde am Rückflußkühler erhitzt wird.

B e i s p i e l . Die Menge des Balsams betrage 1,113 g, 20 ccm weingeistige Kalilauge seien = 19,3 ccm ½-Normal-Salzsäure, und zum Wegtitrieren der überschüssigen Kalilauge seien 13,1 ccm ½-Normalsäure gebraucht. Dann waren 19,3 — 13,1 = 6,2 ccm ½-Normal-Kalilauge zur Verseifung erforderlich, und die Verseifungszahl berechnet sich nach der Gleichung

$$1{,}113 : 6{,}2 = 28{,}1 : x \text{ oder nach dem Ansatz } \frac{6{,}2 \times 28{,}1}{1{,}113} \text{ mit } 156{,}53.$$

Aufbewahrung in Porzellangefäßen, größere Vorräte auf der Materialkammer, am besten in Blechgefäßen. Auch der trockene Balsam fließt etwas zusammen.

Anwendung. Früher gegen chronische Bronchitis empfohlen, jetzt als Arzneimittel obsolet.

Baryum chloratum. — Baryumchlorid.

$BaCl_2 . 2H_2O$ Mol.-Gew. 244,32.

Farblose, tafelförmige, an der Luft beständige Kristalle. Baryumchlorid löst sich in 2,5 Teilen Wasser von 15° und in 1,5 Teilen siedendem Wasser; in Weingeist ist es fast unlöslich.

Die wässerige Lösung gibt mit verdünnter Schwefelsäure einen weißen, in verdünnten Säuren unlöslichen Niederschlag, mit Silbernitratlösung einen weißen, käsigen, in Ammoniakflüssigkeit löslichen Niederschlag.

Die wässerige Lösung (1 + 19) darf Lackmuspapier nicht röten (Salzsäure) und durch Schwefelwasserstoffwasser nicht verändert werden (Schwermetallsalze).

Werden 25 ccm der wässerigen Lösung (1 + 19) in der Siedehitze mit verdünnter Schwefelsäure vom Baryum befreit, so darf das Filtrat beim Verdunsten und schwachen Glühen keinen wägbaren Rückstand hinterlassen (Alkalisalze).

20 ccm der wässerigen Lösung (1 + 19) dürfen durch 0,5 ccm Kaliumferrocyanidlösung nicht sofort gebläut werden (Eisensalze).

Vorsichtig aufzubewahren.

Sachlich unverändert.

Geschichtliches. Der bei Bologna viel gefundene Schwerspat phosphoreszierte, wenn man ihn mit organischen Substanzen geglüht hatte (Bildung von Schwefelbaryum) und kam so (im 17. Jahrhundert) als Bologneser Leuchtstein in den Handel. M a r g g r a f fand (1750) im Schwerspat die Schwefelsäure, das Baryum darin wurde erst etwa 20 Jahre später gefunden; zuerst hieß der Schwerspat terra ponderosa, woraus dann 1779 der Name „Baryt" durch Übersetzung ins Griechische entstand ($\beta\alpha\varrho\acute{\upsilon}\varsigma$ = schwer).

Darstellung. Als Ausgangsmaterial für die Darstellung von Baryumchlorid dient meist Schwerspat. Durch Glühen eines innigen Gemenges von fein gepulvertem Baryumsulfat (Schwerspat) und Kohle erhält man Schwefelbaryum, das mit Salzsäure in Chlorbaryum und Schwefelwasserstoff umgesetzt wird.

$$BaSO_4 + 4C = BaS + 4CO$$
$$BaS + 2HCl = BaCl_2 + H_2S$$

Meist wird jedoch Chlorbaryum in alten Leblanc-Sodafabriken mit Hilfe der beim Weldonprozeß (siehe *Aqua chlorata*) abfallenden Chlorcalciumlauge erzeugt durch Glühen eines Gemenges von gemahlenem Schwerspat, Kohle und eingedicktem Chlorcalcium. Man arbeitet wie bei Leblanc-Soda und erhält zuerst ein Gemisch von Chlorbaryum und Schwefelcalcium. Diese Schmelze wird mit Wasser ausgelaugt, in der Lösung werden durch Kohlensäure Reste von Schwefelwasserstoff entfernt, und nach Ansäuern mit Salzsäure wird zur Kristallisation eingedampft.

$$BaSO_4 + CaCl_2 + 4C = BaCl_2 + CaS + 4CO$$

Seltener stellt man Chlorbaryum dar durch Auflösen des natürlich vorkommenden Baryumcarbonats — Witherits — in Salzsäure. Zur Darstellung im pharmazeutischen Laboratorium eignet sich die Umsetzung von reinem Baryumcarbonat mit Salzsäure am besten.

Eigenschaften. Wasserhelle, farb- und geruchlose, luftbeständige, rhombische Tafeln mit abgestumpften Ecken oder glänzende Schuppen von unangenehm bitterem, scharfsalzigem Geschmack. In absolutem Weingeist sind sie unlöslich und unterscheiden sich hierdurch von Calciumchlorid und Strontiumchlorid.

Das spez. Gewicht ist bei 15° = 3,05. Der Gehalt an Kristallwasser beträgt 14,74 Prozent. Bei 120° wird es wasserfrei und schmilzt alsdann bei 922°. Die spez. Gewichte der wässerigen Lösungen von Baryumchlorid sind nach S c h i f f bei 21,5°:

Prozent $BaCl_2 + 2H_2O$	1	3	5	8	10	12
Spez. Gew.	1,0073	1,0222	1,0374	1,0610	1,0776	1,0947

Prozent $BaCl_2 + 2H_2O$	15	18	20
Spez. Gew.	1,1211	1,1488	1,1683

In der wässerigen Lösung von Chlorbaryum sind Baryum-Ionen und Chlor-Ionen enthalten, deren Identitätsreaktionen das Arzneibuch angibt. Die Gegenwart von Baryum weist man am bequemsten durch die grüne Flammenfärbung nach, die sich im Spektroskop in eine größere Anzahl von Banden auflöst.

Prüfung. Zu den vom Arzneibuch vorgeschriebenen Prüfungen ist folgendes zu bemerken: Will man in einer Baryumsalzlösung alles Baryum durch Schwefelsäure entfernen, so muß man in der Siedehitze fällen. Es wird dadurch die Korngröße des ausfallenden Baryumsulfats vergrößert, so daß die Gefahr gering ist, daß etwas durch das Filter geht. Nach dem Verdunsten und Glühen des Filtrates, das am besten in einer Platinschale vorgenommen wird, soll kein erheblicher „wägbarer" (also wohl über 2 mg betragender) Rückstand bleiben. Da Baryumsulfat im Wasser im Verhältnis von 1:400000 T. löslich ist, so sollten sich bei guter Filtration in dem Rückstand kaum Spuren von Baryumsulfat finden. Hinterbleibt ein weißer Rückstand, so prüfe man jedenfalls mit der Flammenfärbung, ob Baryumsulfat vorliegt.

Anwendung. In der Humanmedizin ist Chlorbaryum mehrfach wegen seiner der Digitalis ähnlichen Wirkung als Mittel bei Kreislaufstörungen empfohlen worden, hat sich aber nicht eingebürgert. — In der T i e r h e i l k u n d e wird Chlorbaryum gegen die Kolik der Pferde benutzt; je nach der Größe des Pferdes werden 0,3—1,0 (in etwa 5 prozentiger Lösung) intravenös eingespritzt; wegen der Gefährlichkeit wird es von einem Teil der Tierärzte nicht angewendet.

Benzaldehyd. — Benzaldehyd.

Syn.: Oleum amygdalarum amararum sine Acido hydrocyanico artificiale. Blausäurefreies Bittermandelöl. Künstliches Bittermandelöl.

$$C_6H_5 . CHO \qquad \text{Mol.-Gew.} \ 106,05.$$

Farblose oder etwas gelbliche, stark lichtbrechende, eigenartig riechende Flüssigkeit. Benzaldehyd ist in 300 Teilen Wasser und in jedem Verhältnis in Weingeist und Äther löslich. Spezifisches Gewicht 1,046 bis 1,050.

Siedepunkt 177° bis 179°.

Tränkt man ein zusammengefaltetes Stückchen Filtrierpapier mit 1 g Benzaldehyd, verbrennt es in einer Porzellanschale unter einem großen Becherglase, dessen Innenwände mit Wasser angefeuchtet sind, und spült nach der Verbrennung den Inhalt des Becherglases mit wenig Wasser auf ein Filter, so muß das mit Salpetersäure angesäuerte Filtrat bei Zusatz von Silbernitratlösung klar bleiben (Chlorverbindungen).

Werden 0,2 g Benzaldehyd mit 10 g Wasser und einigen Tropfen Natronlauge geschüttelt, nach Zugabe eines Körnchens Ferrosulfat und eines Tropfens Eisenchloridlösung gelinde erwärmt und dann mit Salzsäure angesäuert, so darf selbst nach mehrstündigem Stehen weder ein blauer Niederschlag noch eine grünblaue Färbung auftreten (Blausäure).

Löst man 1 g Benzaldehyd in 20 g Weingeist, verdünnt mit Wasser, bis sich die Flüssigkeit zu trüben beginnt, behandelt so lange mit Zinkfeile und verdünnter Schwefelsäure, bis der Geruch des Benzaldehyds verschwunden ist, befreit das Filtrat durch Abdampfen von Alkohol und kocht es mit einigen Tropfen Chlorkalklösung, so darf es sich nicht rot oder purpurviolett färben (Nitrobenzol).

In gut verschlossenen Gefäßen aufzubewahren.

Neu aufgenommen.

Darstellung. Benzaldehyd entsteht durch Spaltung des in den Samen und Blättern verschiedener Pflanzen aus der Familie der Amygdaleen und Pomaceen enthaltenen Glykosides Amygdalin (siehe *Aqua amygdalarum amararum*) und bildet den Hauptbestandteil des aus diesen Pflanzen gewonnenen ätherischen Öls. Benzaldehyd (oder *Oleum amygdalarum amararum aetherum sine Acido hydrocyanico*) wird aus dem ätherischen Bittermandelöl gewonnen, indem man den Aldehyd durch Behandeln mit saurem Natriumsulfit in die Bisulfitverbindung überführt, diese mit Sodalösung oder verdünnter Schwefelsäure spaltet und den Aldehyd durch Destillation mit Wasserdampf reinigt.

Von den übrigen Darstellungsmethoden dieses technisch in großen Mengen gebrauchten Produktes seien erwähnt die Darstellung durch trockene Destillation eines Gemisches von benzoesaurem und ameisensaurem Kalk, ferner die bei dem Artikel *Acidum benzoicum* erwähnten Bildungen aus Toluol (Benzoylchlorid, Benzalchlorid) und die Bereitung aus Benzol und Kohlenoxyd mit Aluminiumchlorid als Kondensationsmittel.

Eigenschaften. Benzaldehyd gibt als einfachster Aldehyd der aromatischen Reihe alle für Aldehyde charakteristischen Reaktionen. Er oxydiert sich sehr leicht zu Benzoesäure (in einem nicht sehr gut geschlossenen Gefäße zeigen sich bald Ausscheidungen von Benzoesäure), er reduziert ammoniakalische Silberlösung und rötet fuchsinschweflige Säure, durch nascierenden Wasserstoff wird er zu dem zugehörigen Alkohol reduziert. Mit Bisulfit, Hydroxylamin, Phenylhydrazin, Anilin u. ä. vereinigt er sich zu gut kristallisierenden Verbindungen. Die Verbindung mit Blausäure, das Benzaldehydcyanhydrin, ist beim Bittermandelwasser erwähnt. Polymerisationsverbindungen dagegen, wie z. B. Formaldehyd, zeigen die Aldehyde der aromatischen Reihe nicht.

Der Siedepunkt, den das Arzneibuch zu $177°—179°$ festsetzt, wird in der Literatur zu $178,3°$ angegeben.

Das spez. Gewicht des reinen Benzaldehyds liegt bei $15°$ zwischen $1,050$ und $1,055$ und nicht, wie das Deutsche Arzneibuch V angibt, zwischen $1,046$ und $1,050$. Durch Luftzutritt geht der Benzaldehyd unter Sauerstoffaufnahme nach und nach in Benzoesäure über und wird dadurch spezifisch schwerer, ein Vorgang, der um so schneller eintritt, je reiner der Aldehyd ist und der bei allmählichem Verbrauch auf die Dauer gar nicht vermieden werden kann, denn nur in ganz gefüllter, fest verschlossener Flasche, und vor Licht geschützt ist Benzaldehyd unverändert haltbar.

Die **Prüfungen** erstrecken sich zunächst auf die Verunreinigungen von der Darstellung aus Toluol. Es ist äußerst schwierig, auf diesem Wege völlig chlorfreien Aldehyd zu erhalten. Ferner wird die Abwesenheit von Blausäure gefordert, die aus natürlichem Bittermandelöl stammen könnte; diese Reaktion beruht auf der Bildung von Berliner Blau. Die Prüfung auf Nitrobenzol (Mirbanöl, künstliches Bittermandelöl), das einen dem Benzaldehyd ähnlichen Geruch zeigt, beruht darauf, daß Nitrobenzol durch nascierenden Wasserstoff in Anilin übergeführt wird, das an der Rotfärbung mit Chlorkalk erkannt werden kann. Der Aldehyd wird dabei größtenteils zu Benzylalkohol reduziert, $C_6H_5CHO + H_2 = C_6H_5CH_2OH$; daneben wird aber ein den aromatischen Aldehyden eigentümliches Reduktionsprodukt Hydrobenzoin gebildet $2C_6H_5CHO + H_2 = C_6H_5 . CH(OH) — CH(OH) . C_6H_5$.

Anwendung. Benzaldehyd dient lediglich zum Aromatisieren der Lebertranemulsion, da eine mit Bittermandelwasser versetzte Emulsion nicht ohne ärztliche Anweisung abgegeben werden darf.

Reiner Benzaldehyd ist nicht giftig.

Benzinum Petrolei. — Petroleumbenzin.
Syn.: Benzin.

Niedrig siedende Anteile des Petroleums. Petroleumbenzin ist eine farblose, nicht fluorescierende, leicht entzündbare, flüchtige Flüssigkeit, die eigenartig riecht und in Äther und absolutem Alkohol in jedem Verhältnis löslich, in Wasser dagegen unlöslich ist.

Bei der Destillation geht Petroleumbenzin zum größten Teil zwischen $50°$ und $75°$ über. Spezifisches Gewicht $0,666$ bis $0,686$.

Außer den Löslichkeitsangaben sachlich unverändert.

Geschichtliches. Die Pharm. Germ. I. hatte als *Aether Petrolei* die zwischen $40°—65°$ übergehenden, als *Benzinum Petrolei* die zwischen $65°—90°$ destillierenden Anteile des Petroleums aufgenommen. Pharm. Germ. II hatte nur e i n Destillationsprodukt des Petroleums aufgenommen, das *Benzinum Petrolei*, worunter sie die zwischen $55°$ und $75°$ überdestillierenden Anteile des Petroleums verstand. Das jetzige Arzneibuch führt den nämlichen Stoff unter dem gleichen Namen auf. Im Reagenzienverzeichnis findet sich aber auch Petroläther, so daß daraus zur Genüge hervorgeht, daß an das Arzneimittel *Benzinum Petrolei* geringere Anforderungen zu stellen sind, als aus den Angaben und den Preisnotierungen vieler Großdrogenhandlungen geschlossen werden kann. Unter Petroläther sind lediglich die niedrig ($40°—60°$) siedenden Anteile zu verstehen.

Vorkommen. Den Produktionsgebieten nach unterscheidet man besonders z w e i Sorten von Erdöl: a m e r i k a n i s c h e s und k a u k a s i s c h e s. — Das a m e r i k a n i s c h e Erdöl enthält vorzugsweise Kohlenstoffe der Paraffinreihe C_nH_{2n+2}, das k a u k a s i s c h e Erdöl dagegen meist Kohlenwasserstoffe der Zusammensetzung C_nH_{2n}. Dieselben gehören jedoch nicht zur Äthylenreihe, sondern sie sind Wasserstoffadditionsprodukte von Kohlenwasserstoffen der Benzolreihe. Beispielsweise sind in dem kaukasischen Erdöl der Kohlenwasserstoff $C_6H_{12} =$ Hexahydrobenzol $C_6H_6 . H_6$, der Kohlenwasserstoff $C_7H_{14} =$ Hexahydrotoluol $C_7H_8 . H_6$, der Kohlenwasserstoff $C_8H_{16} =$ Hexahydroxylol $C_8H_{10} . H_6$ enthalten usw.

Davon abgesehen bestehen beide Erdölsorten aus einem Gemisch der verschiedenartigsten Kohlenwasserstoffe.

Das rohe Erdöl wird meist durch Rohrbrunnen zutage gefördert. Es ist eine gelbbraune bis teerschwarze, grünlich fluoreszierende, dickliche Flüssigkeit von unangenehmem Geruch.

In Deutschland darf seit dem 1. Januar 1883 im gewöhnlichen Verkehr nur solches Petroleum feilgehalten und verkauft werden, das im A b e l schen Petroleum-Prüfer bei 760 mm Druck erst von 21⁰ an brennbare Dämpfe entwickelt. Im Handel findet man daher häufig Sorten, die einen Entflammungspunkt von nur 22⁰ und etwas höher haben. Dies ist jedoch eine Temperatur, die oft im Sommer, oder wenn die Lampe in der Nähe des Ofens steht, erreicht wird. Es wäre unbedingt eine Erhöhung des Entflammungspunktes, etwa auf ca. 40⁰, bei der keine Feuersgefahr zu befürchten ist, anzustreben. Andere Staaten schreiben andere Apparate und auch andere Entzündungspunkte vor.

Um den Vorschriften nachzukommen, muß das Erdöl fraktioniert destilliert werden. Früher wurde die Rohöldestillation nur periodisch betrieben; man wendet sich aber jetzt mehr und mehr dem kontinuierlichen Verfahren zu. Sie erfolgt in Kesseln verschiedener Konstruktion, wobei als Heizmaterial meist die Rückstände oder minderwertigen Rohöle selbst dienen. Überhitzter Dampf wird nur selten angewendet und Kohlen nur an Stellen, die außerhalb der Produktionsgegenden liegen. Die entweichenden Dämpfe verdichtet man durch Schlangen-, Röhren- oder Kastenkühler. Von den hierbei gewonnenen Fraktionen kommen namentlich die niedrig siedenden unter sehr verschiedenen Namen in den Handel; sie stellen nicht einzelne, wohlcharakterisierte chemische Verbindungen dar. Im allgemeinen unterscheidet man die nachstehend aufgeführten Fraktionen:

Namen	Siedepunkt	Spez. Gewicht	Anwendung
Cymogen, gasförmig, durch Komprimieren verdichtet	0⁰	—	Dient zur Kälteerzeugung bei der künstlichen Bereitung von Eis.
Rhigolen, durch Kältemischung verdichtet	18,0⁰	0,600	Bisweilen als Anästhetikum benutzt.
Petroleumäther, Keroselen, Gasäther, Rhigolen, Sherwoodoil	40—75⁰	0,65—0,66	Dient als Lösungsmittel für Kautschuk und Öle, als Anästhetikum und zur Kälteerzeugung.
Gasoline, Gasolene, Kanadol, Neolin	75—90⁰	0,66—0,69	Zur Extraktion von Fetten aus Samen, zum Entfetten von Wolle, zur Leuchtgasbereitung.
Benzin, Naphtha, Safetyoil, Danforth's Oil	80—110⁰	0,69—0,70	Als Fleckenreinigungsmittel und zu Heizzwecken.
Ligroine	110—130⁰	0,71—0,73	Zum Brennen in Ligroinlampen und zur Bereitung von Leuchtgas.
Putzöl, sog. künstliches Terpentinöl	130—150⁰	0,73—0,75	Zum Putzen von Maschinenteilen, Verdünnen von Ölfarben (in der Wachstuchfabrikation).
Leuchtpetroleum, Burningoil, Kerosen, Kerosin, Oleophin, Australöl, Standard oil	150—250⁰	0,75—0,85	Als Leuchtpetroleum.
Schmieröl, Möhringsöl Lubrikatinöl	250—300⁰	0,85—0,90	Als Schmiermittel, zur Gasbereitung und zur Darstellung von Paraffin.
Paraffinöl, Vaselinöle, Kosmeline	über 300⁰	0,90—0,93	Desgl.

Fast jede Fabrik hat für ihre Produkte andere Bezeichnungen, so daß man sich mehr an die Eigenschaften (spez. Gewicht und Siedepunkt) als an die Namen halten muß.

Zu beachten ist, daß das Arzneibuch ausdrücklich das D e s t i l l a t i o n s p r o d u k t d e s P e t r o l e u m s verwendet wissen will. Das sog. „L i g n i t - B e n z i n", das bei der Destillation von Braunkohlen gewonnen wird und einen wenig angenehmen Geruch besitzt, ist vom Arzneigebrauch ausgeschlossen. Es muß endlich darauf hingewiesen werden, daß in Frankreich unter „B e n z i n e" der von uns B e n z o l genannte Kohlenwasserstoff C_6H_6 verstanden wird.

Entstehung des Petroleums. Bis zu Anfang der 80er Jahre waren hauptsächlich zwei Anschauungen vorherrschend. Die sog. Emanationstheorie von M e n d e l e j e f f , nach der es aus glühendem Kohleeisen (Eisencarbid) durch Einwirkung von Wasserdampf entstanden sei, und die Theorie des pflanzlichen Ursprungs, nach der das Erdöl aus Pflanzenresten im Innern der Erde durch Destillationsprozesse entstanden sein soll. Die erste anorganische Theorie hat man neuerdings fallen lassen, da die optische Aktivität gegen solchen Ursprung spricht. Man nimmt nicht, wie ursprünglich Cellulose als Ausgangsmaterial an, sondern nach E n g l e r Fettüberreste einer abgestorbenen marinen Fauna und niederer Pflanzengattungen. Den Ursprung der optischen Aktivität erblickt M a r c u s s o n im Cholesterin bzw. Phytosterin, die sich ja in allen Tier- resp. Pflanzenfetten finden, N e u b e r g in Kohlenwasserstoffen, die aus desamidierten optisch aktiven Aminosäuren — Abbauprodukten des Eiweißes — entstanden sind.

Chemie. Seiner chemischen Zusammensetzung nach besteht das Petroleumbenzin der Hauptsache nach aus gesättigten Kohlenwasserstoffen, hauptsächlich aus P e n t a n C_5H_{12} und aus H e x a n C_6H_{14}.

Die vom Arzneibuch angeführten **Eigenschaften** sind durch folgende zu ergänzen. Es ist eine völlig klare, durchsichtige, leichtflüssige und leichtbewegliche, auch sehr leicht und völlig flüchtige Flüssigkeit von nicht unangenehmem, entfernt an Brennpetroleum erinnerndem Geruche und weder von bitterem, noch brennendem, noch teerartigem, vielmehr mildem, schwach ätherartigem Geschmacke. In Berührung mit Luft nimmt das Petroleumbenzin Sauerstoff auf und bildet Stoffe, die einen höheren Siedepunkt und ein höheres spezifisches Gewicht haben. Frisch gewonnenes Petroleumbenzin siedet zwischen 50^0 und 80^0, älteres zwischen 60^0 und 100^0.

Petroleumbenzin ist ein Lösungsmittel für fette und ätherische Öle, mit denen es sich in allen Verhältnissen mischen läßt (die Mischung mit Ricinusöl teilt sich in 2 Schichten mit verschiedenem Ölgehalte, da Ricinusöl sich überhaupt nicht mit Mineralölen mischen läßt), ferner für Kautschuk, Asphalt, Terpentin (letztere Lösungen sind nicht ganz klar und scheiden unbedeutende Flöckchen ab). Kolophon, Dammar, Mastix löst es nur zum Teil und langsam, nicht löst es Kopal, Schellack, Körnerlack, Bernstein.

Zu seiner Lösung erfordert es 5—6 T. 90prozentigen Weingeist, während es sich mit absolutem Weingeist in allen Verhältnissen klar mischen läßt. Dagegen löst Petroleumbenzin 90prozentigen Weingeist nur in geringen Spuren auf. Es ist ferner klar mischbar in allen Verhältnissen mit Chloroform, Äther, Amylalkohol, Schwefelkohlenstoff, Benzol. Mit konz. Schwefelsäure geschüttelt, mischt es sich nicht und färbt diese auch nicht, oder unter Schütteln nach Verlauf von 2 Minuten höchstens gelblich.

Rosanilin, Karmin, wasserlösliches Indigoblau werden von Petroleumbenzin (und anderen Benzinen) nicht gelöst. Pikrinsäure löst es in höchst unbedeutender Menge, ohne eine gelbe Farbe anzunehmen (Lignit-Benzin löst Pikrinsäure nur in unbedeutenden Spuren, während Benzol sie leicht löst und sich damit gelblich bis gelb färbt). Alle Benzine lösen Salicylsäure, auch Phenolphthalein.

Zu den **Prüfungen** ist folgendes zu bemerken. Der Geruch ist eigenartig, aber nicht unangenehm; hierauf ist Gewicht zu legen, weil Braunkohlenbenzin infolge beigemengter Schwefelverbindungen in der Regel einen etwas unangenehmen Geruch besitzt.

Die Angaben über das spez. Gewicht sind gegen das frühere Arzneibuch modifiziert worden, da ein Petrolbenzin nach der früheren Forderung äußerst schwer und nur zu hohem Preise zu haben war. Auch der Siedepunkt ist abgeändert worden.

Aufbewahrung. Da sich Petroleumbenzin an der Luft merklich oxydiert und es auch leicht entzündlich ist, so liegt es nahe, daß es in gut verstopften, nur bis zu ¾ des Inhaltes angefüllten Gefäßen unter denselben Vorsichtsmaßregeln wie der Äther an einem kühlen Orte aufbewahrt werden muß. Ist es erforderlich, bei Licht einzufassen oder abzuwägen, so vergesse man nicht, dies unter Benutzung einer Davyschen Sicherheitslampe, niemals aber bei frei brennendem Lichte vorzunehmen. Die Verbrennung eines Gemisches von Petroleumbenzindampf mit atmosphärischer Luft erfolgt mit einer doppelt so starken Detonation als beim Äther. Man sei also v o r s i c h t i g ! Wegen der Lagerung größerer Vorräte beachte man die bestehenden Polizeivorschriften.

Zu beachten ist noch, daß Benzin, besonders in der kalten Jahreszeit (wenn es also kalt und die Luft trocken ist), durch Bewegen mit Zeugstoffen (in chemischen Wäschereien) so stark elektrisch erregt wird, daß es zu sogenannten „Selbstentzündungen" kommen kann. — Die elektrische Erregung wird verhindert, wenn man dem Benzin ein wenig einer benzinlöslichen

Seife zufügt. Die Wirkung der Seife ist dadurch zu erklären, daß sie das Benzin leitend macht, so daß die Anhäufung von Elektrizität verhindert wird.

Reinigung des P e t r o l e u m b e n z i n s. Für chemische Zwecke oder wegen eingetretener Verharzung infolge langer Lagerung oder zur Verbesserung des Geruches wird zuweilen eine Reinigung gefordert. Dieselbe besteht darin, daß man 1 kg des Benzins zuerst mit 50—100 g konzentrierter Schwefelsäure kräftig durchschüttelt, nach einer Stunde dekantiert, und dann noch mit $1/_{20}$ Vol. verdünnter Natronlauge kräftig behandelt. Hierauf wird es einer Rektifikation aus dem Wasserbade unterworfen. Daß w e g e n F e u e r g e f ä h r l i c h k e i t h i e r b e i V o r s i c h t nötig ist, übersehe man nicht.

Eine Verbesserung des Geruches kann nach D. R. P. 141 298 auch auf folgende Weise erzielt werden: Man setzt etwa 1 Prozent terpenhaltige ätherische Öle zu, erwärmt die Mischung auf 70⁰ und schüttelt dann kräftig mit 2,5 prozentiger Natronlauge; die unangenehm riechenden Bestandteile sollen durch das Alkali mit dem Terpen zu geruchlosen Verbindungen kondensiert werden.

Anwendung. Benzin dient in der Heilkunde lediglich zur Reinigung der Haut von Pflaster- und Salbenresten.

Benzoë. — Benzoe.
Syn.: Resina Benzoë. Asa dulcis. Benzoeharz.

Das aus Siam kommende Harz einer noch nicht festgestellten Pflanze, wahrscheinlich einer Styrax-Art.

Benzoe bildet flache oder gerundete, gelblichweiße, braunrote oder gelbbraune, innen weißliche Stücke, die beim Erwärmen auf dem Wasserbad einen angenehmen Geruch, bei stärkerem Erhitzen stechend riechende Dämpfe abgeben.

Erwärmt man Benzoe mit Weingeist, filtriert und vermischt das Filtrat mit Wasser, so erhält man eine milchige Flüssigkeit, die Lackmuspapier rötet. 1 Teil Benzoe erweicht beim Erwärmen mit 10 Teilen Schwefelkohlenstoff; aus der farblosen Flüssigkeit kristallisiert beim Erkalten Benzoesäure aus.

Erwärmt man 1 g fein gepulverte Benzoe mit 0,1 g Kaliumpermanganat und 10 g Wasser, so darf sich auch bei längerem Stehen kein Geruch nach Bittermandelöl entwickeln (zimtsäurehaltige Benzoe).

Der beim vollkommenen Ausziehen von Benzoe mit siedendem Weingeist hinterbleibende Rückstand darf nach dem Trocknen höchstens 5 Prozent betragen. Benzoe darf beim Verbrennen höchstens 2 Prozent Rückstand hinterlassen.

Der Artikel ist im wesentlichen unverändert geblieben.

Geschichtliches. I b n B a t u t a , der größte Reisende der Araber, der in der Mitte des 14.Jahrhunderts einen großen Teil von Asien besuchte, erwähnt unter den Produkten der Insel Sumatra, damals Klein Java genannt, „L u b a n d j a w i“, d. h. Weihrauch von Java, aus welchem Namen durch B a n j a w i , B e n j u i und B e n z u i „Benzoe“ entstand. Die Bekanntschaft des Abendlandes mit der Benzoe läßt sich bis 1461 zurückverfolgen, in welchem Jahre der ägyptische Sultan dem Dogen von Venedig mit anderen Kostbarkeiten 30 Rotoli Benzoe schenkte.

1521 befindet sie sich unter den in Venedig häufiger vorkommenden Drogen. 1571 findet sie sich in der Eßlinger Arzneitaxe als „Asa dulcis“. Die Chemiker des 16. Jahrhunderts stellten durch trockene Destillation das Oleum Benzoes dar und bemerkten bei dieser Gelegenheit wiederholt das Auftreten von Kristallnadeln der Benzoesäure. T u r q u e t d e M a y e r n e aus Genf (1573—1655) lehrte die Darstellung der Säure durch Erhitzen des mit Sand gemengten Harzes und Sublimation in eine darüber gestülpte Düte.

Abstammung. Die Sumatra-Benzoe ist das Harz des *Styrax benzoin* Dryander (*Benzoin officinale* Hayne), Familie der *Styracaceae*. Der Benzoebaum ist mittelhoch, mit mannsdickem Stamm und ansehnlicher Krone. Die kurz gestielten Blätter sind eiförmiglänglich, zugespitzt, oberseits schwach glänzend und kahl, unterseits weißfilzig. Die Zweige sind bräunlichfilzig. Ebenfalls weißfilzig sind die aus Trauben zusammengesetzten rispigen Blütenstände. Die 5 zähligen Blüten haben lanzettliche Kronenblätter, die außen ebenfalls weißfilzig wie der Kelch, innen rotbraun und kahl sind. Die Staubblätter sind röhrig verwachsen. Die Frucht enthält nur e i n e n rötlich-kastanienbraunen Samen mit 6 helleren Längsstreifen.

Der Baum ist heimisch fast im ganzen indisch-malayischen Gebiet, besonders auf Sumatra und Java, und wird auch auf beiden Inseln kultiviert; er liefert vom 6.—20. Jahr Benzoe. Die aus dem Hinterlande Siams kommende Siam-Benzoe, die offizinelle Sorte, stammt, wie in allerletzter Zeit durch Rordorf nachgewiesen wurde und, wie ich nach Vergleich des Originalmaterials bestätigen kann, zweifellos ebenfalls von Styrax benzoin. Dies war jedoch zur Zeit der Abfassung des Arzneibuchs noch nicht bekannt gewesen.

Zur **Gewinnung** des Harzes macht man in die Rinde Einschnitte, aus denen allmählich der weiße Harzsaft ausfließt, der bald zur besten Mandelbenzoe erstarrt. Das Harz älterer Bäume ist mehr braun und massig. Die schlechtesten Sorten gewinnt man nach dem Fällen der Bäume. T s c h i r c h hat in Java die Beobachtung gemacht, daß der Baum ursprünglich weder Sekretbehälter noch ein Sekret enthält. Erst bei Verwundung des Baumes fließt nach einiger Zeit das Harz aus, das also als ein pathologisches Produkt der Verletzung anzusehen ist, nach der sich in der Rinde alsdann auch lysigene Höhlen unregelmäßiger Gestalt bilden. (Sitzungsber. d. Ges. naturforsch. Freunde zu Berlin 1889. Ber. d. deutsch. bot. Ges. 1888.)

Die rohe Ware wird meist in Blöcken nach den Häfen gebracht, hier an der Sonne oder in heißem Wasser erweicht und in Kisten gefüllt.

Handelssorten und Beschreibung. Man unterscheidet im Handel verschiedene Sorten der Benzoe, die man danach gruppiert, ob sie nur Benzoesäure oder neben derselben auch Zimtsäure enthalten:

a) N u r B e n z o e s ä u r e e n t h a l t e n d:

1. S i a m - B e n z o e. Gelangt seit ungefähr 1853 nach Europa. Die am höchsten geschätzte Sorte. Sie besteht aus einer gelblichweißen oder meist braunroten oder gelbbraunen, etwas durchscheinenden Grundmasse, die mehr oder weniger heller gefärbte, oft fast weiße „Mandeln" einschließt (Benzoe amygdaloides). Die beste Sorte besteht, von geringen Verunreinigungen durch Holz und Rinde abgesehen, ausschließlich aus solchen losen „Mandeln oder Tränen" (Benzoe in lacrimis seu granis). Der Wortlaut des Arzneibuches zeigt, daß nur diese Sorte in lacrymis als die offizinelle anzusehen ist. Die Tränen sind auf dem Bruch milchweiß, wachsartig oder glasglänzend. Sie sind spröde, im Munde erweichend, in der Wärme von vanilleartigem Geruch, bei 75° schmelzend, wogegen die gewöhnliche Sorte erst bei 90° schmilzt. Spez. Gewicht 1,16—1,17, nach H a g e r 1,235. Diese Sorte kommt gelegentlich auch halbweich in den Handel.

2. K a l k u t t a - B e n z o e, B l o c k - B e n z o e (Benzoe in massis) besteht aus großen, porösen, rotbraunen Massen, die mit kleineren, hellen Tränen durchsprengt sind und zahlreiche Pflanzentrümmer enthalten. Spez. Gewicht 1,10—1,12.

3. P a l e m b a n g - B e n z o e, eine billige Sorte, die sich zur Herstellung der Benzoesäure, aber nicht zur direkten pharmazeutischen Verwendung eignen soll (S a a l f e l d, Arch. d. Pharm. 1880, 280).

b) A u c h Z i m t s ä u r e e n t h a l t e n d. Geruch mehr styraxähnlich.

1. S u m a t r a - B e n z o e. Sie gelangt in großen viereckigen Blöcken in den Handel, die außen Eindrücke von Matten zeigen, und besteht aus mattgraurötlicher Grundmasse mit zahlreichen, weißgelblichen Mandeln. Geringere Sorten sind mit viel Rinde verunreinigt. Der Schmelzpunkt der Mandeln liegt bei 85°, derjenige der Grundmasse bei 95°.

2. P e n a n g - B e n z o e oder S t o r a x - B e n z o e, von besonders feinem und eigentümlichem Geruch. Sie bildet braune Massen ohne Mandeln und wird augenscheinlich durch Zusammenschmelzen gewonnen; sie ist meist porös und enthält viele Unreinigkeiten. Als Stammpflanze wird *Styrax subdenticulata* Miqu. vermutet. Spez. Gewicht nach H a g e r 1,145—1,155.

Eigenschaften. Die Benzoe ist in Chloroform sehr wenig, in Äther nur zum Teil, in Weingeist bis auf einen geringen Rückstand (und fremde Beimengungen, wie Rinde) völlig löslich. Beim Vermischen der weingeistigen Lösung mit Wasser wird eine weißmilchige Flüssigkeit gebildet (L a c v i r g i n a l e), aus der sich in der Ruhe das Harz ausscheidet. In konzentrierter Schwefelsäure löst sie sich karminrot, mit Wasser vermischt, färbt sich die Flüssigkeit dunkelviolett oder lila. B e c k u r t s fand bei der Siam-Benzoe: Säurezahl 147, Esterzahl 53, Verseifungszahl 200, Jodzahl 68, für Sumatra-Benzoe: Säurezahl 114, Esterzahl 173, Verseifungszahl 59, Jodzahl 57.

Bestandteile. Den größten Teil der Siam-Benzoe (70—80 Prozent) macht das H a r z aus. Dasselbe ist ein Gemenge zweier Ester der B e n z o e s ä u r e mit zwei Harzalkoholen, dem weißen B e n z o r e s i n o l $C_{16}H_{26}O_2$ und einem braunen, dem S i a r e s i n o t a n n o l $C_{12}H_{14}O_3$. Das Harz enthält 38,2 Prozent Benzoesäure, 5,1 Prozent Benzoresinol und 56,7 Prozent Siaresinotannol. Außerdem enthält die Siam-Benzoe bis über 20 Prozent f r e i e B e n z o e -

säure, 0,15 Prozent Va n i l l i n , und einen öligen Bestandteil (0,3 Prozent), einem Benzoesäureester, dessen Alkohol wahrscheinlich Zimt- oder Benzylalkohol ist.

Prüfung. Das Arzneibuch läßt nur die aus Siam kommende Benzoe zu, verlangt also ein von Zimtsäure freies Harz. Die P r ü f u n g d e s A r z n e i b u c h e s a u f Z i m t s ä u r e , die z. B. in der Sumatra-Benzoe in größerer Menge als Ester, in geringerer frei vorkommt, mittels Kaliumpermanganat ist sehr einfach. Der Vorgang ist folgender:

$$C_9H_8O_2 \; + \; 4\,O \; = \; 2\,CO_2 \; + \; H_2O \; + \; C_7H_6O$$
$$\text{Zimtsäure} \qquad\qquad\qquad\qquad\qquad\qquad \text{Benzaldehyd}$$

Den Prüfungen, die das Arzneibuch vorschreibt, ist kaum etwas hinzuzusetzen. Die Fähigkeit der mit Wasser gemischten alkoholischen Lösung, Lackmuspapier zu röten, verdankt sie der in ihr enthaltenen Benzoesäure. Es sei erwähnt, daß die oben aufgeführte PalembangBenzoe, in alkoholischer Lösung mit Wasser vermengt, keine gleichmäßig milchige Flüssigkeit gibt, sondern sofort Flocken abscheidet.

D i e B e s t i m m u n g d e s i n A l k o h o l n i c h t l ö s l i c h e n A n t e i l e s , der auf höchstens 5 Prozent, und der A s c h e , die auf höchstens 2 Prozent festgesetzt sind, war schon von der Pharm. Germ. IV vorgeschrieben. — Verschiedene Angaben in der Literatur geben den ersteren zu 1,3—4,0 Prozent, die letztere zu 0,03—1,5 Prozent an, wobei aber selbstverständlich nur beste Sorten berücksichtigt sind.

Anwendung. Das Benzoeharz wird außer zur Gewinnung von Benzoesäure als Räucherungsmittel gegen schlechten Geruch und als wohlriechender und konservierender Zusatz zu Salben benutzt (Adeps benzoatus).

Bismutum nitricum. — Wismutnitrat.

$$Bi(NO_3)_3 . 5\,H_2O \qquad \text{Mol.-Gew. 484,1.}$$

Gehalt mindestens 42,1 Prozent Wismut (Bi, Atom-Gew. 208,0).

Rohe Salpetersäure . . . . 5 Teile
Wasser . . . . 5 Teile
Grob gepulvertes Wismut . . . . 2 Teile.

Das Gemisch von Salpetersäure und Wasser wird auf 75° bis 90° erhitzt und das Wismut ohne Unterbrechung in kleinen Mengen eingetragen. Wenn die anfangs heftige Einwirkung sich gegen das Ende abschwächt, so wird sie durch verstärktes Erhitzen unterstützt. Die Wismutlösung wird nach mehrtägigem Stehen klar abgegossen und zum Kristallisieren eingedampft. Die erhaltenen Kristalle werden mit kleinen Mengen Wasser, das mit Salpetersäure angesäuert ist, einige Male abgespült und bei Zimmertemperatur getrocknet.

Farblose, durchsichtige Kristalle, die befeuchtetes Lackmuspapier röten, sich beim Erhitzen anfangs verflüssigen und darauf unter Entwickelung von gelbroten Dämpfen zersetzen. Wismutnitrat löst sich teilweise in Wasser unter Abscheidung eines weißen Niederschlages; dieses Gemisch wird durch Schwefelwasserstoffwasser schwarz gefärbt.

0,5 g Wismutnitrat müssen sich bei Zimmertemperatur in 25 ccm verdünnter Schwefelsäure klar lösen (Bleisalze). Die Hälfte dieser Lösung muß nach Zusatz von überschüssiger Ammoniakflüssigkeit ein farbloses Filtrat geben (Kupfersalze). Wird in der anderen Hälfte der Lösung nach dem Verdünnen mit Wasser das Wismut mit überschüssigem Schwefelwasserstoffwasser ausgefällt, so darf die vom Niederschlag abfiltrierte Flüssigkeit beim Verdampfen höchstens 5 mg Rückstand hinterlassen.

Wird 1 g Wismutnitrat erhitzt, bis sich keine gelbroten Dämpfe mehr entwickeln, der Rückstand nach dem Erkalten zerrieben und in wenig Salzsäure gelöst, so darf die Lösung nach dem Vermischen mit zwei Raumteilen Zinnchlorürlösung innerhalb 1 Stunde keine dunklere Färbung annehmen (Arsenverbindungen).

0,5 g Wismutnitrat müssen sich in 5 ccm Salpetersäure klar lösen; die Hälfte dieser Lösung darf durch 0,5 ccm Silbernitratlösung höchstens opalisierend getrübt werden (Salzsäure). Wird die andere Hälfte mit der gleichen Menge Wasser verdünnt und mit 0,5 ccm Baryumnitratlösung versetzt, so darf keine Trübung entstehen (Schwefelsäure).

Gehaltsbestimmung. Wird Wismutnitrat bis zum Entweichen des Kristallwassers vorsichtig erhitzt und darauf geglüht, so muß es mindestens 47,0 Prozent Wismutoxyd hinterlassen, was einem Mindestgehalte von 42,1 Prozent Wismut entspricht.

Neu aufgenommen. Nicht zu verwechseln mit Bismutum subnitricum.

Geschichtliches. Das Wismutmetall war schon den Alten bekannt, die es jedoch mit Zinn oder Blei verwechselten. A g r i c o l a im 16. Jahrhundert hat es zuerst als ein von Zinn und Blei verschiedenes Metall erkannt. Er nannte es B i s e m u t u m , P a r a c e l s u s W i s e m u t. Das neutrale Wismutnitrat wurde zuerst von B e r z e l i u s , G r a h a m und D u f l o s untersucht und als $Bi(NO_3)_3 + 4\frac{1}{2} H_2O$ angesehen. Spätere Forscher fanden die Formel $Bi(NO_3)_3 + 5 H_2O$.

Darstellung. Käufliches Wismut enthält immer neben einer geringen Menge anderer Verunreinigungen Arsen. Nach dem vom Arzneibuch vorgeschriebenen Verfahren zur Darstellung von Wismutnitrat und von Wismutsubnitrat geht das Arsen nicht mit in diese Endprodukte über.

Der Grundgedanke dieses Verfahrens ist folgender: Trägt man arsenhaltiges Wismut in auf 75°—90° erwärmte Salpetersäure von 1,2 spez. Gewicht ein, so geht das Wismut als Wismutnitrat in Lösung, das Arsen aber wird zu Arsensäure oxydiert, die mit dem vorhandenen Wismut = W i s m u t a r s e n i a t, d. i. arsensaures Wismut bildet. Dieses Wismutarseniat ist in Salpetersäure sehr schwer löslich, in einer Lösung von Wismutnitrat, die möglichst wenig freie Salpetersäure enthält, so gut wie unlöslich. Man ist also in der Lage, sämtliches Arsen durch Überführen in diese unlösliche Verbindung aus der Wismutnitratlösung zu entfernen. Man verfährt bei der Darstellung des Wismutnitrates zweckmäßig wie folgt:

In einen nicht zu dünnwandigen Kolben von etwa 5 Liter Fassungsraum mischt man 1250 g Wasser mit gleichen Teilen roher Salpetersäure. (Diese Mischung entspricht einem spez. Gewicht von 1,2.) Diesen Kolben setzt man s c h r ä g , in einem Winkel von etwa 50°—55° zur Ebene, in ein Wasserbad ein und heizt langsam an. Sobald die Temperatur der Salpetersäure 80° erreicht hat, stellt man die Feuerung ab und beginnt nun 500 g Wismut einzutragen, die man vorher zu einem groben Pulver zerstoßen hatte. Um den Kolben nicht zu gefährden, ist es zweckmäßig, das Pulver durch Sieben von größeren Stücken zu befreien.

Diese 500 g Wismutmetall trägt man i n k l e i n e n P o r t i o n e n in die auf 80° erwärmte Salpetersäure ein. Die ersten eingetragenen Mengen von Wismut verursachen zunächst nur eine mäßige Entwicklung fast ungefärbter Dämpfe. Sehr bald aber wird die Einwirkung stürmischer unter Entweichen düsterer, brauner Dämpfe von Stickstoffdioxyd NO_2. Man regelt nun den Zusatz von Wismut in der Weise, daß man das Metall ohne größere Pausen einträgt, aber eine neue Portion erst dann, wenn die vorher eingetragene fast gelöst ist. Die Menge des jedesmal zuzusetzenden Wismuts bemißt man nach der Heftigkeit der eintretenden Reaktion. Wie man sich durch Einsenken eines Thermometers überzeugen kann, ist die Temperatur der Reaktionsflüssigkeit gegen das Ende der Auflösung etwa 95°; sie ist also durch die bei der Reaktion entbundene Wärme erhöht worden. Wegen des massenhaften Auftretens von Stickstoffdioxyd muß die ganze Operation unter einem gut wirkenden Abzuge vorgenommen werden. Wird die Einwirkung der Salpetersäure auf das Metall etwas träge, so unterstützt man sie durch Erwärmen.

Man gelangt schließlich zu einem Punkte, wo die Hauptmenge des Wismuts gelöst ist und nur ein geringer, grauweißer Bodensatz vorhanden ist, der aus Wismutmetall, Wismutarseniat und ev. basischem Wismutnitrat besteht.

Man läßt nun erkalten, und stellt den Kolben bei mittlerer Temperatur so lange zur Seite, bis sich die Flüssigkeit völlig geklärt hat. Die Hauptmenge der geklärten Flüssigkeit gießt man, wie es das Arzneibuch vorschreibt, vorsichtig ab, den Rest filtriert man am besten durch ein Doppelfilter. Die klare Wismutnitratlösung wird nun durch Verdampfen in einer Porzellanschale zur Kristallisation gebracht. Zur Erzielung schöner Kristalle bringt man öfter eine kleine Probe auf Uhrgläser und sieht zu, ob sich Kristalle abscheiden. Ist dies der Fall, so setzt man die Schale 1—2 Tage an einem kühlen Orte zur Seite.

Nach dieser Zeit gießt man die Mutterlauge von den ausgeschiedenen Kristallen ab, dampft sie nochmals etwas ein und erhält nun eine weitere Menge Kristalle. Die Mutterlauge wird aufbewahrt, die vereinigten Kristalle aber bringt man in einen an seiner Ausflußöffnung mit etwas Asbest oder Glaswolle lose verstopften Trichter oder in ein Perforat aus Porzellan, läßt sie gut abtropfen und wäscht einige Male mit kleinen Mengen einer Mischung von 7 T. Wasser und 2 T. Salpetersäure nach. 2 T. Wismut geben etwa 4 T. dieser Kristalle, die n e u t r a l e s W i s - m u t n i t r a t, $Bi(NO_3)_3 + 5 H_2O$, sind.

Z u r V e r w e r t u n g d e r M u t t e r l a u g e versetzt man diese mit Natriumcarbonatlösung bis zur stark alkalischen Reaktion, sammelt den Niederschlag, übergießt ihn noch feucht mit dünner Ätzkali- oder Ätznatronlauge im Überschuß, digeriert 1 Stunde, wäscht ihn dann gut aus und trocknet ihn. Er besteht aus arsen- und bleifreiem Wismutoxyd. Enthielte er Kupfer- oder Silberoxyd, so muß man ihn noch mit Ätzammoniak behandeln. Dann läßt er sich zur Darstellung von Wismutsalzen verwenden.

Chemie. Die Auflösung des Wismutmetalles in Salpetersäure geht nach folgender Gleichung vor sich:

$$\text{Bi} + 4\,\text{HNO}_3 = \text{Bi(NO}_3)_3 + 2\,\text{H}_2\text{O} + \text{NO}$$

| Wismut | Salpetersäure | Wismutnitrat | Wasser | Stickoxyd |

Das an sich farblose Stickoxyd verbindet sich mit dem Sauerstoff der Luft sofort zu Stickstoffdioxyd NO_2, das düstere, gelbrote Dämpfe bildet. Nach der Vorschrift des Arzneibuches ist mehr Salpetersäure verlangt, als die Theorie es erfordern würde, da bei der lebhaften Einwirkung, die zur Oxydation des Arsens zu Arsensäure notwendig ist, immer etwas Salpetersäure verdampft.

Eigenschaften. Das neutrale Wismutnitrat bildet säulenförmige Kristalle, die bei 78⁰ in ihrem Kristallwasser schmelzen, unter Bildung eines weißen basischen Salzes $BiO . NO_3 + \frac{1}{2}\,H_2O$. Bei 200⁰ etwa zersetzt sich dieses unter Abgabe von gelbroten Dämpfen von Stickstoffdioxyd, nach dem Glühen bleibt Wismutoxyd als Rückstand. In w e n i g Wasser löst sich das neutrale Wismutnitrat zu einer ätzenden Flüssigkeit, die wegen eingetretener Hydrolyse sauer reagiert. Durch Zusatz von viel Wasser fällt basisches Wismutnitrat aus. Mit Schwefelwasserstoffwasser bildet sich schwarzbraunes Wismutsulfid Bi_2S_3.

Prüfung. Zu den vom Arzneibuch vorgeschriebenen Prüfungen ist folgendes zu bemerken: Bei der Lösung des Wismutnitrats in Schwefelsäure würde B l e i als Bleisulfat ungelöst zurückbleiben. Beim Übersättigen der sauren Lösung mit Ammoniak fällt Wismuthydroxyd aus; im Filtrate würde sich K u p f e r durch eine blaue Färbung zu erkennen geben.

Wenn alles Wismut mit Schwefelwasserstoff ausgefällt ist, so darf das Filtrat (= 0,25 g Wismutsubnitrat) nach dem Abdampfen nicht mehr als 5 mg Rückstand hinterlassen, der von A l k a l i e n oder E r d a l k a l i e n herrühren wird.

Zur P r ü f u n g auf Arsen ist das Präparat durch Erhitzen in Wismutoxyd überzuführen. Doch ist ein G l ü h e n dabei zu vermeiden, weil sonst Arsen verloren geht.

Zum Nachweis von S u l f a t e n ist die vorgeschriebene Lösung vor dem Zusatz der Baryumnitratlösung mit der gleichen Menge Wasser zu verdünnen. Es enthält nämlich die salpetersaure Lösung reichliche Mengen von Nitrat-Ionen ($NO_3{''}$). Setzt man hierzu Baryumnitratlösung, also wieder NO_3-Ionen, so muß zufolge des Massenwirkungsgesetzes eine Zurückdrängung der Dissoziation des Baryumnitrates eintreten, und dieses müßte aus solch konzentrierter Lösung ausfallen. Durch das zugesetzte Wasser wird es in Lösung gehalten.

Gehaltsbestimmung. 1 g Wismutnitrat wird in einem tarierten Porzellantiegel (nicht Platintiegel) zuerst bei kleiner Flamme vorsichtig erhitzt. Treten dann gelbrote Dämpfe auf, so kann allmählich geglüht werden, und zwar bis zur Gewichtskonstanz. Es sollen mindestens 0,470 g Bi_2O_3 zurückbleiben.

Anwendung. Wismutnitrat dient lediglich zur Herstellung der übrigen Wismutpräparate.

Bismutum subgallicum. — Baſiſches Wismutgallat.
Dermatol.
Syn.: Wismutgallat. Wismutsubgallat.

$$C_6H_2(OH)_3 . COOBi(OH)_2 \qquad \text{Mol.-Gew. } 411,1.$$

Gehalt mindeſtens 46,6 Prozent Wismut (Bi, Atom-Gew. 208,0).

Wismutnitrat	3 Teile
Eſſigſäure	6 Teile
Galluſſäure	1 Teil
Waſſer	nach Bedarf.

Das Wismutnitrat wird in der Eſſigſäure gelöſt, die Löſung mit 40 Teilen Waſſer von etwa 80⁰ verdünnt, nötigenfalls filtriert und mit einer Löſung der Galluſſäure in 40 Teilen Waſſer von 40⁰ bis 50⁰ verſetzt. Der entſtandene Niederſchlag wird ſo lange mit Waſſer von 40⁰ bis 50⁰ ausgewaſchen, bis das Filtrat Lackmuspapier nicht mehr rötet, und bei einer Temperatur von 30⁰ bis 35⁰ getrocknet.

Baſiſches Wismutgallat iſt ein in Waſſer, Weingeiſt und Äther unlösliches, citronengelbes, amorphes, geruch- und geſchmackloſes Pulver, das beim Erhitzen ohne zu ſchmelzen verkohlt und beim Glühen einen graugelben Rückſtand hinterläßt.

Wird basisches Wismutgallat mit Schwefelwasserstoffwasser geschüttelt, so färbt es sich schwarz. Wird die vom schwarzen Niederschlag abfiltrierte Flüssigkeit durch Kochen vom Schwefelwasserstoff befreit und nach dem Erkalten mit einigen Tropfen verdünnter Eisenchloridlösung versetzt, so tritt eine blauschwarze Färbung auf.

1 g basisches Wismutgallat wird im Porzellantiegel verascht, der Rückstand in Salpetersäure gelöst und die Lösung mit Wasser auf 20 ccm verdünnt. Je 5 ccm dieser Lösung dürfen weder durch 1 Tropfen Baryumnitratlösung (Schwefelsäure), noch durch 1 Tropfen Silbernitratlösung (Salzsäure), noch durch 10 ccm verdünnte Schwefelsäure (Blei-, Calciumsalze) verändert werden. 5 ccm der Lösung müssen nach Zusatz von überschüssiger Ammoniakflüssigkeit ein farbloses Filtrat geben (Kupfersalze).

1 g basisches Wismutgallat muß sich in 5 ccm Natronlauge klar lösen. Beim Erwärmen dieser Lösung mit einem Gemisch von je 0,5 g Zinkfeile und Eisenpulver darf sich kein Ammoniak entwickeln (Salpetersäure).

Eine Mischung von 1 g basischem Wismutgallat und 3 ccm Zinnchlorürlösung darf innerhalb 1 Stunde keine dunklere Färbung annehmen (Arsenverbindungen).

Wird 1 g basisches Wismutgallat mit 10 ccm Weingeist geschüttelt, so darf die abfiltrierte Flüssigkeit beim Eindampfen höchstens 1 mg Rückstand hinterlassen (freie Gallussäure).

Gehaltsbestimmung. In einem nicht zu kleinen, mit einem Uhrglase bedeckten Porzellantiegel werden 0,5 g basisches Wismutgallat über einer kleinen Flamme derart erhitzt, daß sich der Boden des Tiegels 6 bis 8 cm über der Flamme befindet. Nachdem die Masse eine dunklere Färbung angenommen hat, wird die Flamme entfernt und das Uhrglas ein wenig abgehoben. Das hierbei eintretende Verglimmen der Masse wird in der Weise geregelt, daß man das Uhrglas abwechselnd auflegt und wieder abhebt. Nachdem das basische Wismutgallat vollständig verglimmt ist, erhitzt man allmählich bis zum Glühen. Der Glührückstand wird in wenig Salpetersäure gelöst, die Lösung zur Trockne eingedampft und der Trockenrückstand geglüht. Das Gewicht des so erhaltenen Wismutoxyds muß mindestens 0,26 g betragen, was einem Mindestgehalte von 46,6 Prozent Wismut entspricht.

Außer der neu aufgenommenen Bereitungsvorschrift im wesentlichen unverändert.

Geschichtliches. Diese Verbindung wurde 1841 von B l e y vorübergehend einmal beschrieben, 1891 von H e i n z und L i e b r e c h t als Ersatzmittel des Jodoforms empfohlen.

Darstellung. Der Vorschrift des Arzneibuches ist nur wenig hinzuzufügen: Der Niederschlag wird erst durch Dekantieren, dann am besten auf dem Saugfilter ausgewaschen, bis das Filtrat nicht mehr sauer reagiert oder bei der Schichtprobe mit Schwefelsäure und Ferrosulfatlösung keine Reaktion auf Nitrat-Ionen mehr gibt. Das Trocknen des Präparates geschieht am wirksamsten auf porösen Tontellern.

$$Bi(NO_3)_3 + 5H_2O + C_6H_2.(OH)_3.COOH = 3H_2O + 3HNO_3 + C_6H_2.(OH)_3.COOBi(OH)_2$$
$$\text{Wismutnitrat} \qquad\qquad \text{Gallussäure} \qquad\qquad\qquad\qquad\qquad\qquad \text{Wismutsubgallat}$$

Eigenschaften. Wismutsubgallat ist ein citronengelbes, geruchloses, fast geschmackloses, spezifisch schweres, feuchtes Lackmuspapier schwach rötendes Pulver, da wie bei den anorganischen Wismutsalzen eine schwache Hydrolyse eintritt. Es ist unlöslich in Wasser, Weingeist und Äther, desgleichen in stark verdünnten Säuren. Konzentrierte Salzsäure verwandelt es schnell in Wismutchlorid, verdünnte Schwefelsäure löst es beim Erwärmen, konzentrierte Schwefelsäure wirkt in der Kälte nur wenig ein, löst es aber beim Erwärmen gleichfalls. Ebenso wirkt konzentrierte Salpetersäure in der Kälte nur wenig ein, beim Erwärmen löst sich die Verbindung unter lebhafter Entwicklung von Stickstoffoxyden.

Ammoniak wirkt in der Kälte nur mäßig ein. Natronlauge dagegen löst das Wismutsubgallat mit Leichtigkeit und o h n e A b s c h e i d u n g v o n W i s m u t h y d r o x y d, was auf dem phenolartigen Charakter der Verbindung beruht. Die ursprüngliche gelbe Lösung wird durch Aufnahme von Sauerstoff aus der Luft sehr bald rot. — Durch Schwefelwasserstoffwasser, ebenso durch Schwefelammonium, wird das Salz unter Abscheidung von Wismutsulfid zerlegt. In dem Filtrate vom Schwefelwasserstoffniederschlag ruft Eisenchloridlösung eine blauschwarze Färbung, die durch Gallussäure bedingt wird, hervor. Weder durch die Einwirkung der Luft noch durch die des Lichtes wird das Präparat zersetzt, ebenso verträgt es Erhitzung auf 100⁰, kann also sterilisiert werden. Hygroskopisch ist es nicht.

Die Formel des Wismutsubgallats ist nach B. F i s c h e r $C_6H_2(OH)_3COOBi(OH)_2$.

Prüfung. Zu den vom Arzneibuch vorgeschriebenen Prüfungen ist folgendes zu bemerken: Bei Gegenwart von K u p f e r tritt in ammoniakalischer Flüssigkeit eine Blaufärbung auf, die von dem komplexen, 2wertigen Kupriammonium-Kation $Cu(NH_3)_4^{\cdot\cdot}$ herrührt. Man hält das Probierrohr hierbei am besten über ein weißes Blatt Papier und sieht durch die ganze Schicht. Bei der Prüfung auf N i t r a t e werden diese durch den aus alkalischer Flüssigkeit entwickelten Wasserstoff zu Ammoniak reduziert, der durch die stärkere Natronlauge in Freiheit gesetzt wird und an der Bläuung von feuchtem rotem Lackmuspapier erkannt werden kann.

Da Wismutsubgallat in Weingeist unlöslich, G a l l u s s ä u r e dagegen darin leicht löslich ist, so kann man durch Ausschütteln mit Weingeist, sofortigem Abfiltrieren und Eindampfen f r e i e G a l l u s s ä u r e nachweisen.

Die **Gehaltsbestimmung** ist nach dem Vorschlag von G a e b l e r eingehend in ihrer Ausführung beschrieben worden. Man soll dabei nur 0,5 g Substanz anwenden, weil sich das Einäschern von organischen Stoffen bei Anwendung von kleinen Mengen viel leichter ausführen läßt. Deshalb ist auch die Gehaltsbestimmung von dem Veraschen zum qualitativen Nachweis von Blei, Chloriden usw. getrennt worden.

Anwendung. Basisches Wismutgallat (Dermatol) wird hauptsächlich ä u ß e r l i c h gebraucht; hier eignet es sich besonders als Streupulver, z. B. bei Intertrigo und ähnlichem; ferner ist es brauchbar bei aseptischen, reinen Wunden, bei denen eine Desinfektion unnötig ist und nur eine Aufsaugung des Wundsekretes gewünscht wird. — I n n e r l i c h ist es gegen Darmkatarrhe angewendet worden. — Vergiftungen sind nicht bekannt geworden.

Bismutum subnitricum. — Basisches Wismutnitrat.

Syn.: Magisterium Bismuti.

Gehalt 70,8 bis 73,5 Prozent Wismut (Bi, Atom=Gew. 208,0).

Wismutnitrat	1 Teil
Wasser	25 Teile.

Das Wismutnitrat wird mit 4 Teilen Wasser gleichmäßig zerrieben und die Mischung unter Umrühren in 21 Teile siedendes Wasser eingetragen. Sobald sich der Niederschlag abgesetzt hat, wird die darüber stehende Flüssigkeit entfernt und der Niederschlag gesammelt. Nachdem die Flüssigkeit abgelaufen ist, wird der Niederschlag mit einem gleichen Raumteile kaltem Wasser nachgewaschen und bei etwa 30° getrocknet.

Weißes, mikrokristallinisches Pulver, das angefeuchtetes Lackmuspapier rötet.

Basisches Wismutnitrat färbt sich beim Übergießen mit Schwefelwasserstoffwasser schwarz, beim Erhitzen entwickelt es gelbrote Dämpfe.

0,5 g basisches Wismutnitrat müssen sich bei Zimmertemperatur in 25 ccm verdünnter Schwefelsäure klar (Bleisalze, Calciumsalze) und ohne Gasentwickelung (Kohlensäure) lösen. Die Hälfte dieser Lösung muß nach Zusatz von überschüssiger Ammoniakflüssigkeit ein farbloses Filtrat geben (Kupfersalze). Wird in der anderen Hälfte der Lösung nach dem Verdünnen mit Wasser das Wismut mit überschüssigem Schwefelwasserstoffwasser ausgefällt, so darf die vom Niederschlag abfiltrierte Flüssigkeit beim Verdampfen höchstens 0,004 g Rückstand hinterlassen.

Wird 1 g basisches Wismutnitrat erhitzt, bis sich keine gelbroten Dämpfe mehr entwickeln, der Rückstand nach dem Erkalten zerrieben und in wenig Salzsäure gelöst, so darf diese Lösung nach dem Vermischen mit zwei Raumteilen Zinnchlorürlösung innerhalb 1 Stunde keine dunklere Färbung annehmen (Arsenverbindungen).

0,5 g basisches Wismutnitrat müssen sich in 5 ccm Salpetersäure klar lösen; die Hälfte dieser Lösung darf durch 0,5 ccm Silbernitratlösung höchstens opalisierend getrübt werden (Salzsäure). Wird die andere Hälfte mit der gleichen Menge Wasser verdünnt und mit 0,5 ccm Bariumnitratlösung versetzt, so darf keine Trübung entstehen (Schwefelsäure).

Basisches Wismutnitrat darf beim Erwärmen mit überschüssiger Natronlauge kein Ammoniak entwickeln (Ammoniumsalze).

Gehaltsbestimmung. Basisches Wismutnitrat muß beim Glühen 79 bis 82 Prozent Wismutoxyd hinterlassen, was einem Gehalte von 70,8 bis 73,5 Prozent Wismut entspricht.

Sachlich unverändert.

Geschichtliches. Gegen Ende des 17. Jahrhunderts verkaufte N i c o l a s L e m e r y Wismutmagisterium als ein Geheimmittel gegen Magenkrampf, Migräne und andere Nervenleiden. 1786 brachte O d i e r zu Genf das Mittel wieder in Gebrauch, es geriet aber wieder in Vergessenheit. Einige Jahre später wurde die Bereitungsmethode zwar bekannt, aber man hielt es für Wismutoxyd, bis 1802 V a l e n t i n R o s e in Berlin und B u c h o l z in Erfurt die richtige Zusammensetzung nachwiesen.

Bis 1840 war das basische Wismutnitrat stark arsenhaltig. Seit dem Inkrafttreten der Pharm. Germ. I. wird ein a r s e n f r e i e s Präparat gefordert, von dem behauptet wird, daß ihm ein Teil der früher dem basischen Wismutnitrat nachgerühmten guten Wirkung abgehe.

Darstellung. Nach der unter *Bismutum nitricum* gegebenen Vorschrift stellt man sich neutrales Wismutnitrat dar. Von den mit verdünnter Salpetersäure abgewaschenen Kristallen rührt man 1 T. mit 4 T. Wasser zu einer gleichmäßigen flüssigen Masse an und trägt die Mischung unter Umrühren in 21 T. kochendem Wasser ein. Zum Schluß taucht man noch Pistill und Mörser in dieses Wasser unter und spült sie so aus. Man rührt noch kurze Zeit um, läßt den Niederschlag sich absetzen, gießt die noch warme, klare Flüssigkeit ab und bringt den Niederschlag auf ein doppeltes Papierfilter oder bei größerer Menge auf ein farbloses, mit Wasser angefeuchtetes Seihtuch von Leinwand, wäscht nach dem Abtropfen der Flüssigkeit mit einem dem Niederschlag etwa gleichen Volumen Wasser nach, drückt den Kristallpulverbrei aus und trocknet ihn auf flachen Tellern ohne Papierunterlage an einem dunklen und vor Ammoniak und Schwefelwasserstoff geschützten Orte, dessen Temperatur 30⁰ nicht überschreiten darf, damit das Präparat kein Kristallwasser verliert.

10 T. neutrales Wismutnitrat liefern ungefähr 6 T. basisches Salz.

Chemie. Wismut bildet in seinen neutralen Salzen ein 3 wertiges Kation Bi··· von so schwach basischem Charakter, daß bei allen Wismutverbindungen die Erscheinung der Hydrolyse besonders ausgeprägt ist, die Erscheinung, daß die H-Ionen und OH-Ionen aus dem wenig dissoziierten Wasser mit an der Reaktion teilnehmen. Da die basischen Verbindungen, die sich hierbei bilden, in Wasser schwer löslich sind, so werden die Wismutsalze schon durch Verdünnen ihrer konzentrierten Lösungen mit Wasser gefällt.

$$\mathrm{Bi(NO_3)_3} \; + \; \begin{array}{l}\mathrm{H.OH}\\ \mathrm{H.OH}\\ \mathrm{H.OH}\end{array} \; = \; \mathrm{Bi}\!\!\begin{array}{l}\diagup \mathrm{NO_3}\\ -\mathrm{OH}\\ \diagdown \mathrm{OH}\end{array} \; + \; \mathrm{2\,HNO_3}$$

Das durch Wasser ausgefällte Wismutsubnitrat ist als ein b a s i s c h e s S a l z anzusehen, also ein Salz, das, wenn es in Lösung wäre, neben seinem Metall-Kation noch Säure-Anionen u n d Hydroxyl-Anionen enthält. Man kann die Zusammensetzung eines basischen Salzes auch so auffassen, daß man von den Basen ausgeht, deren H-Atome der Hydroxylgruppen durch Säureradikale ersetzt werden können. Werden sie ganz ersetzt, so erhält man ein neutrales Salz, werden sie nur teilweise ersetzt, ein basisches Salz.

$$\mathrm{Bi}\!\!\begin{array}{l}\diagup \mathrm{OH}\\ -\mathrm{OH}\\ \diagdown \mathrm{OH}\end{array} \qquad \mathrm{Bi}\!\!\begin{array}{l}\diagup \mathrm{ONO_2}\\ -\mathrm{ONO_2}\\ \diagdown \mathrm{ONO_2}\end{array} \qquad \mathrm{Bi}\!\!\begin{array}{l}\diagup \mathrm{ONO_2}\\ -\mathrm{ONO_2}\\ \diagdown \mathrm{OH}\end{array} \quad \mathrm{Bi}\!\!\begin{array}{l}\diagup \mathrm{ONO_2}\\ -\mathrm{OH}\\ \diagdown \mathrm{OH}\end{array}$$

neutrales Salz   basische Salze

Je nach der Temperatur und Konzentration bei der Fällung wird die Zusammensetzung des Wismutsubnitrats schwanken. Fällt man bei niedriger Temperatur, so erhält man fast ausschließlich ein Präparat, das der Formel $\mathrm{Bi(NO_3).(OH)_2}$ entsprechen würde. Bei höherer Temperatur spalten sich aus 2 dieser Moleküle 1 Mol. Salpetersäure und 1 Mol. Wasser ab, und man erhält zum Teil ein Salz von der Formel $\mathrm{BiO.NO_3} + \mathrm{BiO.OH}$. Das Präparat des Arzneibuches, für das ein Gehalt von 79—82 Prozent $\mathrm{Bi_2O_3}$ verlangt wird, dürfte ein Gemenge der Verbindungen $\mathrm{Bi(NO_3).(OH)_2}$ und $(\mathrm{BiO.NO_3} + \mathrm{BiO.OH})$ in wechselnden Verhältnissen darstellen.

Bei der Bildung des basischen Salzes wird also Salpetersäure frei. Diese geht in Lösung über und bewirkt, daß ein anderer Teil des neutralen Wismutsalzes im gelösten Zustande bleiben kann. Es besteht also in der Lösung in bezug auf den Niederschlag des basischen Salzes ein chemisches Gleichgewicht, und zwar so, daß durch das Wasserstoff-Ion der freien Säure die Konzentration des Hydroxyl-Ions aus dem Wasser so klein gemacht wird, daß nicht alles Wismutsalz sich umsetzen kann. —

Aus der von dem basischen Salz abgegossenen Flüssigkeit könnte man durch Neutralisation mit Ammoniak noch geringe Mengen von basischem Wismutnitrat gewinnen. Nach Vorschrift des Arzneibuches soll dies aber nicht geschehen,[1] weil bei verschiedener Temperatur des zur Fällung benutzten Wassers und je nach der Behandlung des Niederschlages der Gehalt an Wismutoxyd ein ganz verschiedener ist. Trotzdem die Selbstdarstellung keinen materiellen

---

[1] Man wird zweckmäßig die Lösung mit überschüssigem Ammoniumcarbonat fällen und das so gewonnene basische Wismutcarbonat für eine neue Darstellung des salpetersauren Salzes verwerten.

Vorteil bringt, sollte man sie nicht unterlassen, weil nur so die verlangte Zusammensetzung des basischen Salzes gewährleistet werden kann.

Eigenschaften. Das offizinelle, basische Wismutnitrat ist ein weißes, geruch- und fast geschmackloses, aus farblosen, mikroskopisch-kleinen, säulenförmigen Kristallen bestehendes Pulver von saurer Reaktion (wegen der eingetretenen hydrolytischen Spaltung). Bei Einwirkung von Schwefelwasserstoff bildet sich schwarzbraunes Wismutsulfid Bi_2S_3. Die Identität eines Nitrats erkennt man beim Erhitzen, indem sich dabei gelbrote Dämpfe von Stickstoffdioxyd entwickeln. Bis zu 120° erhitzt, verliert es seinen Wassergehalt; weiter erhitzt verliert es, ohne zu schmelzen, seinen Säuregehalt und wird zu gelbem Wismutoxyd.

Prüfung. Die vom Arzneibuch vorgeschriebenen Prüfungen sind in der Hauptsache bei *Bismutum nitricum* erläutert worden. Für das basische Salz kommen außerdem Verunreinigungen mit A m m o n i u m v e r b i n d u n g e n und C a r b o n a t e n (meist Ammoncarbonat) in Betracht. Diese Stoffe gelangen dadurch in das Präparat, daß die Wismutnitratlösung oder die Mutterlauge nach der ersten Fällung mit Ammoniak oder Ammonium- resp. Natriumcarbonat gefällt wird.

Aufbewahrung. Wismutsubnitrat ist als saure Substanz vor dem Zutritt ammoniakalischer Luft zu schützen. Ein grau werdendes Präparat ist mit Silbernitrat oder Silberoxyd verunreinigt. Bisweilen nimmt das Präparat im Verlaufe der Aufbewahrung einen deutlichen Geruch von salpetriger Säure an. Man muß alsdann das basische Wismutnitrat, in dünner Schicht ausgebreitet, bei lauer Wärme austrocknen.

Anwendung. Das Bismutum subnitricum galt als vollkommen ungiftig, bis in den letzten Jahren eine ganze Reihe von Vergiftungen sowohl bei äußerlicher als bei innerlicher Anwendung vorkamen; die Giftwirkungen werden sowohl durch das Metall als auch durch die Säure hervorgerufen; es bilden sich Nitrite. — Innerlich wurde ihm eine erhebliche Wirksamkeit bei Darmaffektionen zugeschrieben, die auf seine „adstringierende" Eigenschaft bezogen wurde; tatsächlich aber wird das Präparat kaum im Darme gelöst, so daß eine solche Wirkung nicht recht denkbar ist. Indirekt kann es dadurch nützen, daß es die reizenden Schwefelalkalien, eventuell auch freien Schwefelwasserstoff bindet. Im Magen kann das Präparat vermöge seiner Basizität Säure binden; bei Magengeschwür soll es sich auf dem Geschwüre ablagern und dieses so schützen. — In Form eines Breies wird das Salz in großen Mengen zu diagnostischen Zwecken bei Röntgendurchleuchtungen gegeben; auch hierbei sind Intoxikationen vorgekommen. — Das Aufstreuen von Bism. subnitr. auf ausgedehntere Brandwunden ist wegen der großen resorbierenden Fläche zu widerraten.

In der T i e r h e i l k u n d e wird es in Dosen bis zu 15—20 g für Rinder und Pferde, und bis zu ca. 1—2 g für Hunde gegeben.

Wismutsubnitrat ist auch wesentlicher Bestandteil einiger Kosmetika, z. B., mit Schwefel kombiniert, einiger Haarfärbemittel. Die Anwendung von Wismutsalzen zu Haarfärbemitteln ist gestattet.

Bismutum subsalicylicum. — Basisches Wismutsalicylat.

$$C_6H_4 \begin{cases} OH \\ COOBiO \end{cases} \quad [1, 2] \quad \text{Mol.-Gew. } 361,0.$$

Gehalt mindestens 56,4 Prozent Wismut (Bi, Atom-Gew. 208,0).

Wismutnitrat	5 Teile
Wasser	nach Bedarf
Salicylsäure	1,45 Teile
Verdünnte Essigsäure	12 Teile
Ammoniakflüssigkeit	ungefähr 17 Teile.

Das Wismutnitrat wird in der verdünnten Essigsäure gelöst, die Lösung mit 3 Raumteilen Wasser verdünnt, nötigenfalls filtriert und in ein Gemisch von 17 Teilen Ammoniakflüssigkeit und 65 Teilen Wasser unter Umrühren eingegossen. Die Flüssigkeit muß hiernach Lackmuspapier bläuen, nötigenfalls ist noch etwas Ammoniakflüssigkeit hinzuzufügen. Der entstandene Niederschlag wird nach dem Absetzen durch Dekantieren so lange mit Wasser gewaschen, bis eine Probe der Waschflüssigkeit, mit konzentrierter Schwefelsäure gemischt und nach dem Erkalten mit Ferrosulfatlösung überschichtet, keine gefärbte Zone bildet. Darauf wird der Niederschlag in eine Porzellanschale gebracht, mit warmem Wasser zu einem dünnen milchartigen Gemische verrührt und nach Zusatz der Salicylsäure auf dem Wasserbade so lange erwärmt, bis das Filtrat von einer Probe des Gemisches beim Erkalten klar bleibt. Der Niederschlag wird dann auf einem angefeuchteten, leinenen Tuche gesammelt, mit warmem Wasser gewaschen, bis eine Probe der Waschflüssigkeit Lackmuspapier nicht mehr sofort rötet, und nach vollständigem Abtropfen bei etwa 70° getrocknet.

Basisches Wismutsalicylat ist ein weißes, geruch- und geschmackloses, in Wasser und Weingeist unlösliches Pulver, das beim Erhitzen ohne zu schmelzen verkohlt und beim Glühen einen gelben Rückstand hinterläßt. Übergießt man basisches Wismutsalicylat mit verdünnter Eisenchloridlösung (1 + 19), so färbt sich das Gemisch violett; beim Übergießen mit Schwefelwasserstoffwasser tritt eine schwarze Färbung auf.

Werden 0,5 g basisches Wismutsalicylat mit 5 ccm Wasser geschüttelt, so darf die abfiltrierte Flüssigkeit Lackmuspapier nicht sofort röten (freie Salicylsäure).

2 g basisches Wismutsalicylat werden im Porzellantiegel verascht, der Rückstand wird in Salpetersäure gelöst und die Lösung mit Wasser auf 40 ccm verdünnt. Je 5 ccm dieser Lösung dürfen weder durch Baryumnitratlösung verändert (Schwefelsäure), noch durch Silbernitratlösung mehr als schwach opalisierend getrübt (Salzsäure), noch durch 10 ccm verdünnte Schwefelsäure verändert werden (Bleisalze). 5 ccm der Lösung müssen nach Zusatz von überschüssiger Ammoniakflüssigkeit ein farbloses Filtrat geben (Kupfersalze). Wird in 10 ccm der Lösung durch Einleiten von überschüssigem Schwefelwasserstoffgas das Wismut ausgefällt, so darf die von dem Niederschlag abfiltrierte Flüssigkeit beim Verdampfen und Glühen höchstens 0,004 g Rückstand hinterlassen (verschiedene Verunreinigungen).

Eine Mischung von 1 g basischem Wismutsalicylat und 3 ccm Zinnchlorürlösung darf innerhalb 1 Stunde keine dunklere Färbung annehmen (Arsenverbindungen).

Wird ein Gemisch von 0,5 g basischem Wismutsalicylat mit je 0,5 g Zinkfeile und Eisenpulver in einem Probierrohre mit 5 ccm Natronlauge erhitzt, so darf sich kein Ammoniak entwickeln (Salpetersäure).

Gehaltsbestimmung. 0,5 g basisches Wismutsalicylat werden im Porzellantiegel verascht. Wird der Rückstand in wenig Salpetersäure gelöst, die Lösung zur Trockne eingedampft und der Trockenrückstand geglüht, so müssen mindestens 0,315 g Wismutoxyd zurückbleiben, was einem Mindestgehalte von 56,4 Prozent Wismut entspricht.

Vor Licht geschützt aufzubewahren.

Neu ist die Vorschrift zur Darstellung des Salzes. Die Anforderungen sind sachlich unverändert.

Geschichtliches. Gut charakterisierte Salze der Salicylsäure mit dem Wismut sind erst verhältnismäßig spät dargestellt worden. 1884 beschrieben J a i l l e t und R a g o u c i zwei basische Wismutsalicylate. 1886 wurde ein basisches Wismutsalicylat durch V u l p i a n zur therapeutischen Verwendung empfohlen und in Deutschland insbesondere durch S o l g e r eingeführt.

Darstellung. B. F i s c h e r und G r ü t z n e r (Archiv der Pharm. 1893, 683) haben zuerst eine Vorschrift zur Erlangung eines konstanten Präparates gegeben, die das Arzneibuch nunmehr übernommen hat. Danach wird zuerst aus einer Wismutnitratlösung mit Ammoniak Wismuthydroxyd ausgefällt:

$$\underbrace{\mathrm{Bi(NO_3)_3 + 5\,H_2O}}_{484} \ + \ \underset{\text{Ammoniak}}{3\,\mathrm{NH_4.OH}} \ = \ \underset{\text{Wismuthydroxyd}}{\mathrm{Bi(OH)_3}} \ + \ \underset{\text{Ammoniumnitrat}}{3\,\mathrm{NH_4.NO_3}} \ + \ 5\,\mathrm{H_2O}$$

Wismuthydroxyd setzt sich mit Salicylsäure beim Digerieren auf dem Wasserbade zu basisch salicylsaurem Wismut um:

$$\mathrm{Bi(OH)_3} \ + \ \underset{\text{Salicylsäure}}{\mathrm{C_6H_4.OH.COOH}} \ = \ 2\,\mathrm{H_2O} \ + \ \underset{\text{basisches Wismutsalicylat}}{\mathrm{C_6H_4.OH.COO.BiO}}$$

Zu der vom Arzneibuch gegebenen Vorschrift ist folgendes zu bemerken: Das Wismutnitrat löst man in der 4 fachen Menge verdünnter Essigsäure und verdünnt die Lösung mit der ungefähr 40 fachen Gewichtsmenge Wasser. Zur Fällung von Wismuthydroxyd muß natürlich Ammoniak im Überschuß sein, sonst setze man es noch bis zur schwach alkalischen Reaktion hinzu. — Die vom Wismuthydroxyd durch Dekantieren getrennte Lösung enthält Ammoniumnitrat, das man nach dem Neutralisieren mit Salpetersäure durch Eindampfen gewinnen kann. — Während des Erwärmens auf dem Wasserbade vereinigen sich Wismuthydroxyd und Salicylsäure im Sinne obiger Gleichung zusehends zu einem Kristallmagma von basischem Wismutsalicylat. Die Umsetzung ist beendigt, wenn aus dem Filtrat beim Erkalten sich Salicylsäure nicht mehr in Kristallen abscheidet.

Man sammelt alsdann den Niederschlag auf einem Tuche, wäscht mit kleinen Mengen lauwarmem, destilliertem Wasser 3—4 mal nach, trocknet auf porösen Unterlagen, schließlich bei etwa 70° im Trockenschranke.

Die Ausbeute ist quantitativ. Da die ganze Darstellung höchst einfach ist und keine besonderen Vorrichtungen erfordert, auch die Nebenprodukte verwertbar sind, so ist die Selbstbereitung des basischen Wismutsalicylates zu empfehlen.

Eigenschaften. Basisches Wismutsalicylat bildet ein lockeres, weißes Pulver, das sich unter dem Mikroskop als aus prismatischen Kristallen bestehend erweist. In Wasser ist es nahezu unlöslich; wird es aber mit Wasser längere Zeit in Berührung gelassen oder damit erhitzt, so spaltet es freie Salicylsäure ab und geht in ein stärker basisches Salz über. Zu gleicher Zeit aber geht etwas Wismutsubsalicylat in Lösung, denn das Filtrat reagiert nicht bloß sauer, sondern es gibt auch beim Behandeln mit Schwefelwasserstoff eine braune Färbung bzw. Fällung von Wismutsulfid. Zieht man es mit kaltem Alkohol aus, so hinterläßt dieser nach dem Verdunsten einen geringen Rückstand, in dem sich Salicylsäure und Spuren von Wismut nachweisen lassen.

Die einzelnen Bestandteile des Salzes lassen sich unschwer nachweisen: Trägt man eine Messerspitze des basischen Wismutsalicylates in 10 ccm einer verdünnten Eisenchloridlösung (1 = 20) ein, so entsteht eine violette Färbung (Reaktion der Salicylsäure). — Übergießt man eine Messerspitze des Salzes mit 10 ccm Schwefelwasserstoffwasser, so werden die einzelnen Partikelchen braunschwarz gefärbt durch Bildung von Wismutsulfid, Bi_2S_3.

Prüfung. Diese erstreckt sich auf die Feststellung des Gehaltes an Wismutoxyd, außerdem läßt das Arzneibuch prüfen auf: freie Salicylsäure, Chloride, Sulfate, Blei, Kupfer, Alkalien, bzw. alkalische Erden, Arsen und Nitrate. Zu den Prüfungen ist folgendes zu bemerken:

Zur Prüfung auf f r e i e S a l i c y l s ä u r e ist es notwendig, nach kurzem Schütteln sofort durch ein vorher genäßtes Filter abzufiltrieren, weil bei längerem Stehen des Präparates mit Wasser freie Salicylsäure abgespalten wird. In der Regel wird sogar das Filtrat durch Eisenchlorid nicht violett gefärbt, doch verlangt dies das Arzneibuch nicht ausdrücklich.

Bei Gegenwart von K u p f e r tritt in ammoniakalischer Flüssigkeit eine Blaufärbung auf, die von dem komplexen, 2 wertigen Kupriammonium-Kation $Cu(NH_3)_4^{..}$ herrührt. Man hält das Probierrohr hierbei am besten über ein weißes Blatt Papier und sieht durch die ganze Höhe der Schicht.

Wenn alles Wismut mit Schwefelwasserstoff ausgefällt ist, so soll das Filtrat (entsprechend 0,5 g basischem Wismutsalicylat) nach dem Abdampfen nicht mehr als 4 mg Rückstand hinterlassen, der in der Hauptsache von A l k a l i e n und E r d a l k a l i e n herrühren wird. Bei der Prüfung auf N i t r a t e werden diese durch den aus alkalischer Flüssigkeit entwickelten Wasserstoff zu Ammoniak reduziert, der durch die stärkere Natronlauge in Freiheit gesetzt wird und an der Bläuung von feuchtem rotem Lackmuspapier erkannt werden kann.

Zur **Gehaltsbestimmung** sollen nur 0,5 g Substanz verwendet werden, weil sich das Veraschen von organischen Stoffen bei Anwendung von kleinen Mengen viel leichter ausführen läßt. Man erhitzt zuerst im P o r z e l l a n t i e g e l mit sehr kleiner Flamme. Das Salz zersetzt sich, ohne zu schmelzen, unter Bildung von Kohle, Wismutoxyd und metallischem Wismut. Erwünscht ist es, daß die Kohle zunächst völlig verbrenne. Ist dies der Fall — und zwar sieht alsdann der Rückstand graugelb aus —, so läßt man erkalten und übergießt den völlig kalten Rückstand mit 3—4 ccm kalter Salpetersäure. Zunächst läßt man einige Zeit in der Kälte stehen, dann bringt man den Tiegel auf ein schwach erwärmtes Wasserbad und erwärmt so lange ganz mäßig (um Spritzen zu verhüten), bis a l l e s Wismutoxyd und metallisches Wismut in Lösung gegangen ist. Man dampft alsdann die Lösung ein, verjagt das Kristallwasser und den Überschuß an Salpetersäure durch Erhitzen über einer kleinen, mit der Hand bewegten Flamme und erhält zum Schluß den Tiegelboden etwa 5 Minuten in Rotglut. Dann läßt man im Exsikkator erkalten und wägt. Zur Kontrolle glüht man nochmals 5 Minuten und wägt wiederum. Beide Wägungen dürfen nicht mehr als um 1—2 Milligramme untereinander differieren.

Anwendung. Das Subsalicylat dient denselben Indikationen wie das Subnitrat; ob es Vorzüge vor diesem hat, ist zweifelhaft.

Bolus alba. — Weißer Ton.

Syn.: Argilla. Weißer Bolus.

Weißliche, zerreibliche, leicht abfärbende, erdige Masse oder ein weißliches Pulver. Weißer Ton besteht im wesentlichen aus wasserhaltigem Aluminiumsilicat von wechselnder Zusammensetzung. Mit wenig Wasser befeuchtet liefert er eine bildsame Masse von eigenartigem Geruche, die sich auch in viel Wasser und in verdünnten Säuren nicht auflöst.

Weißer Ton darf beim Übergießen mit Salzsäure nicht aufbrausen (Kohlensäure) und beim Abschlämmen keinen sandigen Rückstand hinterlassen.

Sachlich unverändert.

Allgemeines. Unter dem Namen B o l u s wurden früher Tone verstanden, die man als Malerfarben und zu medizinischen Zwecken benutzte. Der Ton ist ein Verwitterungsprodukt, hauptsächlich des Feldspats K_2O, Al_2O_3, $6 SiO_2$, dessen Alkali nebst $^2/_3$ der Kieselsäure gelöst und fortgeführt wurden, so daß das wasserhaltige Tonerdesilikat, Al_2O_3, $2 SiO_2$, $2 H_2O$, der „Ton" zurückblieb. Durch die geologische Tätigkeit des Wassers sind die meisten Tonlager fortgeführt und durch Schlämmprozesse gesondert an sekundärer und tertiärer Stelle wieder abgelagert. Es sind daher Tonlager von großer Reinheit entstanden; als Fremdstoffe können in der Hauptsache Q u a r z s a n d , C a l c i u m - und M a g n e s i u m c a r b o n a t vorhanden sein.

Beim Kneten mit Wasser gibt Ton einen zähen Teig unter Entwicklung eines eigenartigen Geruches (fälschlich Tongeruch genannt). Die Bildsamkeit hat ihre Ursache vermutlich in der Eigenschaft der feinen amorphen Teilchen, unter Volumvergrößerung Wasser aufzusaugen und damit eine halbfeste „kolloidale Lösung" zu bilden.

Prüfung. Daß der Bolus eine Aluminiumverbindung ist, kann man dadurch feststellen, daß man eine Probe mit Kobaltnitratlösung befeuchtet und vor dem Lötrohr auf dem Platindeckel oder auf der Kohle glüht. Es entsteht dann eine prachtvoll blaue Färbung, Thénards Blau. Die Gegenwart der Kieselsäure erkennt man daran, daß eine Spur des Präparates, in der Phosphorsalzperle geglüht, das charakteristische Kieselsäureskelett liefert.

Das Arzneibuch läßt auf K o h l e n s ä u r e und auf s a n d i g e B e s t a n d t e i l e prüfen. Das Abschlämmen wird in der Weise ausgeführt, daß man etwa 5 g Bolus mit 300 ccm Wasser anreibt, diese Mischung in ein Becherglas bringt, gut umrührt und nach etwa $^1/_2$—1 Minute der Ruhe bis auf einen geringen Bodensatz abgießt. Den Rückstand prüft man nun durch Betasten mit einem glattgeschmolzenen Glasstabe. Bei Gegenwart von Sand hört und fühlt man ein deutliches Knirschen der Sandkörner.

Anwendung. Der weiße Ton dient hauptsächlich als plastische Masse zur Anfertigung von Pillen; in den letzten Jahren ist er jedoch auch innerlich, als Wasser aufnehmendes Mittel gegen Diarrhöe empfohlen worden; auch bei einzelnen Frauenkrankheiten sollen Einstäubungen nützlich sein.

Borax. — Borax.

Syn.: Natrium biboracicum.   Natrium tetraboricum.

$$Na_2B_4O_7 . 10 H_2O \qquad \text{Mol.-Gew. } 382,2.$$

Gehalt 52,5 bis 54,5 Prozent wasserfreies Natriumtetraborat ($Na_2B_4O_7$, Mol.-Gew. 202,0).

Harte, weiße Kristalle oder kristallinische Stücke, die beim Erhitzen im Kristallwasser schmelzen, nach und nach unter Aufblähen das Kristallwasser verlieren und bei stärkerem Erhitzen in eine glasige Masse übergehen. Borax löst sich in ungefähr 25 Teilen Wasser von 15°, in 0,5 Teilen siedendem Wasser, reichlich in Glycerin; in Weingeist ist er fast unlöslich.

Die wässerige Lösung des Borax bläut Lackmuspapier und färbt, mit Salzsäure angesäuert, Kurkumapapier braun. Diese Färbung tritt besonders beim Trocknen hervor und geht beim Befeuchten mit wenig Ammoniakflüssigkeit in Grünschwarz über. Borax färbt beim Erhitzen am Platindrahte die Flamme andauernd gelb.

Die wässerige Lösung (1 + 49) darf weder durch Schwefelwasserstoffwasser (Schwermetallsalze), noch durch Ammoniumoxalatlösung (Calciumsalze) verändert werden. Nach dem Ansäuern mit Salpetersäure, wobei eine Gasentwickelung nicht stattfinden darf (Kohlensäure), darf die wässerige Lösung (1 + 49) weder durch Baryumnitratlösung (Schwefelsäure), noch durch Silbernitratlösung (Salzsäure) mehr als opalisierend getrübt werden. 50 ccm einer unter Zusatz von einigen Tropfen Salzsäure bereiteten wässerigen Lösung (1 + 49) dürfen durch 0,5 ccm Kaliumferrocyanidlösung nicht sofort gebläut werden (Eisensalze).

Gehaltsbestimmung. Zum Neutralisieren einer Lösung von 2 g Borax in 50 ccm Wasser dürfen nicht weniger als 10,4 und nicht mehr als 10,8 ccm Normal-Salzsäure verbraucht werden, was einem Gehalte von 52,5 bis 54,5 Prozent wasserfreiem Natriumtetraborat entspricht (1 ccm Normal-Salzsäure = 0,1010 g wasserfreies Natriumtetraborat, Dimethylaminoazobenzol als Indikator).

Neu ist die Gehaltsbestimmung.

Geschichtliches. Die arabischen Chemiker verstanden unter Borax verschiedene Salze (nicht nur der Borsäure); später wurde ebenfalls jedes zum Löten brauchbare Salz als Borax bezeichnet. — Die Venetianer brachten das hauptsächlich aus Borax bestehende tibetanische Mineral „Tinkal" nach Europa und raffinierten es („Venetianischer Borax"). — H o m b e r g stellte 1702 die Borsäure aus dem Borax dar und B a r o n erkannte (um 1750), daß Borax das Natronsalz der Borsäure ist.

Vorkommen. Natürlicher Borax kommt in dem südlichen Asien (Tibet) vor unter dem Namen T i n k a l. Die Gewinnung des Borax aus der toskanischen Borsäure hat heute nicht mehr die hervorragende Bedeutung, nachdem in Kalifornien der sogenannte B o r a x s e e, in Chile große Lager von B o r o n a t r o c a l c i t, in Nevada und Kleinasien K a l k - b o r a t e (Borocalcit) aufgefunden sind. In Deutschland liefert in Staßfurt der B o r a c i t ein Ausgangsmaterial.

Darstellung. Aus toskanischer oder technisch dargestellter Borsäure kann Borax durch einfache Neutralisation der Borsäurelösung mit Soda gewonnen werden.

Meist wird der Borax heute durch Aufschließen der natürlichen Kalkborate mit kochender Sodalösung, unter Zusatz von Natriumbicarbonat, hergestellt. Der Kalk fällt als Carbonat aus, und die heißen Lösungen scheiden Rohborax ab, den man durch sehr langsames Umkristallisieren reinigt. Der meist beträchtliche Gehalt an Gips und Kochsalz erschwert die Fabrikation sehr.

$$[Na_2B_4O_7 + 2\,CaB_4O_7 + 18\,H_2O] \; + \; 2\,Na_2CO_3 \; = \; 3\,Na_2B_4O_7 \; + \; 2\,CaCO_3 + 18\,H_2O$$

Boronatrocalcit · · · · · Natriumcarbonat · · · · · Borax · · · · · Calciumcarbonat

Eigenschaften. Der o f f i z i n e l l e B o r a x bildet kristallinische, schwach weiß bestäubte Salzstücke oder ziemlich große Prismen oder schiefe rhombische Säulen. Er ist farblos, durchscheinend, glänzend, ziemlich hart, auf dem Bruche flachmuschelig und glänzend. Der Geschmack ist zunächst mildsüßlich, kühlend, nachher laugenhaft. Da Borsäure nur eine sehr schwache Säure ist, so sind ihre Salze hydrolytisch gespalten; Borax reagiert daher alkalisch. Die Gegenwart des Natriums erkennt man daran, daß Borax die Flamme andauernd gelb färbt, die der Borsäure daran, daß nach dem Ansäuern, also nach dem Freimachen der Säure, die Kurkumareaktion der Borsäure auftritt. Ebenso kann man mit dem Salz nach Befeuchten mit Schwefelsäure die grüngesäumte Weingeistflamme wahrnehmen (vgl. *Acidum boricum*). Die Vorgänge beim Erhitzen des Borax sind im Arzneibuch beschrieben. Der so erhaltene geschmolzene Borax löst Metalloxyde unter charakteristischen Färbungen auf, daher wird die B o r a x p e r l e in der analytischen Chemie verwendet. Auf dieser Lösung von Metalloxyden beruht auch die Verwendung des Borax zum Löten, da erst nach Entfernung der Metalloxydschicht die Metalle verschmelzen können.

Borax ist das Natriumsalz der Tetra- oder Pyroborsäure $H_2B_4O_7$, offizinell ist nur der p r i s m a t i s c h e B o r a x $Na_2B_4O_7 + 10\,H_2O$. Kristallisiert man diesen aus einer konzentrierten Lösung bei 56°—80° C. so scheidet sich o k t a e d r i s c h e r B o r a x mit nur 5 Mol. Kristallwasser ab.

Prüfung. Den Angaben des Arzneibuches ist nichts hinzuzufügen. Bei der Beschreibung der Darstellung wurde schon darauf hingewiesen, daß Gips (Calcium, Sulfate) und Kochsalz (Chloride) lästige Verunreinigungen geben. Calciumverbindungen können sich auch sonst in anderer Form aus den Kalkboraten bilden. Durch das Aufschließen mit Soda könnten Carbonate in das Präparat gelangen. Schwermetalle und Eisen entstammen meist den gebrauchten Gefäßen.

Gehaltsbestimmung. Die maßanalytische Bestimmung des Borax geschieht nach folgender Gleichung:

$$\underset{202,0}{Na_2B_4O_7} \; + \; \underset{2 \times 36,47}{2\,HCl} \; = \; 2\,NaCl \; + \; 4\,H_3BO_3 \; + \; 5\,H_2O$$

Da 1 Mol. Salzsäure = ½ Mol. Borax entspricht, so entspricht 1 ccm Normal-Salzsäure = 0,1010 g Borax, wasserfrei ohne Kristallwasser berechnet. Den zu verbrauchenden 10,4—10,8 ccm Normal-Salzsäure entsprechen also 1,05 g bis 1,09 g $Na_2B_4O_7$. Diese Menge soll in 2 g offizinellem Borax enthalten sein, in 100 g sind also 52,5—54,5 Prozent $Na_2B_4O_7$ gefordert.

Anwendung. Borax wird medizinal jetzt nur wenig, und da nur äußerlich bei einzelnen Hautaffektionen (z. B. Bartflechte) angewendet. — Bei dem Mundschwamm kleiner Kinder (Soor, Aphthen) werden Spülungen oder Auswaschungen mit Boraxlösung bevorzugt.

Zum L ö t e n ist der prismatische Borax der geeignetere, da dieser nicht (wie der oktaedrische) in kleine Stücke zerspringt.

Bromoformium. — Bromoform.

Syn.: Tribrommethan.

$CHBr_3$ Mol.-Gew. 252,77.

Gehalt annähernd 96 Prozent reines Bromoform und annähernd 4 Prozent absoluter Alkohol. Farblose, chloroformähnlich riechende Flüssigkeit. Bromoform schmeckt süßlich und ist sehr wenig in Wasser, leicht in Äther und Weingeist löslich.

Spezifisches Gewicht 2,829 bis 2,833.

Erstarrungspunkt 5° bis 6°.

Bei 148° bis 150° müssen 90 Volumprozente des Bromoforms überdestillieren.

Schüttelt man 1 ccm Bromoform einige Sekunden lang mit 5 ccm Wasser und hebt von dem Wasser sofort 2,5 ccm ab, so darf dieses weder Lackmuspapier sogleich röten, noch durch Zusatz von Silbernitratlösung getrübt werden (Bromwasserstoffsäure). Beim Schütteln von 2 ccm Bromoform und 2 ccm Wasser mit 0,5 ccm Jodzinkstärkelösung darf weder die Jodzinkstärkelösung sofort gebläut, noch das Bromoform sofort gefärbt werden (Brom).

Bromoform darf nicht erstickend riechen (Bromkohlenoxyd, Bromwasserstoffsäure).

Beim Schütteln gleicher Mengen Bromoform und Schwefelsäure in einem mit Schwefel- säure gespülten 3 cm weiten Glasstöpselglase darf die Schwefelsäure innerhalb 10 Minuten nicht gefärbt werden (fremde Halogenverbindungen).

Bromoform ist in kleinen, gut verschlossenen Flaschen vor Licht geschützt auf - zubewahren.

Vorsichtig aufzubewahren. Größte Einzelgabe 0,5 g. Größte Tagesgabe 1,5 g.

Geändert wurden die Angaben über Siedepunkt und Erstarrungspunkt. Die Prüfung auf fremde Halogenverbindungen wurde präzisiert. Die Vorschriften über die Aufbewahrung wurden verschärft.

Darstellung. Zur Darstellung des Bromoforms kann man 1. Bromalhydrat mit Natron- lauge zersetzen, also in analoger Weise verfahren wie beim Chloroform aus Chloralhydrat. — 2. Die gebräuchlichere Methode besteht in der Einwirkung von Chlorkalk-Milch auf ein Gemisch von Aceton und Kaliumbromidlösung, d. h. auch diese Methode ist ein Analogon der Darstellung des Chloroforms einerseits und des Jodoforms anderseits.

Die Darstellung verläuft nach der Formel:

$$2(CH_3COCH_3) + 6KBr + 3Ca(OCl)_2 = 6KCl + 2Ca(OH)_2 + Ca(CH_3COO)_2 + 2CHBr_3$$

Aceton   Kaliumbromid   Calciumhypochlorit   Calciumacetat   Bromoform

Eigenschaften. Das reine, absolute Bromoform hat bei 15° das spez. Gewicht 2,9045. Der Siedepunkt liegt bei 149°—150°. Der Erstarrungspunkt liegt bei + 8°. Durch einen Zusatz von 1 Prozent absolutem Alkohol sinkt das spez. Gewicht auf 2,885 bei 15°.

Das offizinelle Bromoform besteht aus rund 96 Prozent absolutem Bromo- form und 4 Prozent absolutem Alkohol. Beim Abkühlen der Flüssigkeit in Eis erstarrt sie zu Kristallen, die bei + 7° wieder geschmolzen sind, der Erstarrungspunkt liegt bei 5°—6°. Beim Destillieren des Bromoforms geht zuerst ein Gemisch von Bromoform und Alkohol über und mindestens 90 Vol.-Prozente müssen sodann bei 148°—150° sieden, aber nicht höher. Tetra- bromkohlenstoff siedet bei 189°. Würde dies in dem Bromoform gelöst sein, so würden die letzten Anteile desselben bei höherer Temperatur destillieren und im Kühlrohr zu farblosen, langen tafelförmigen Kristallen erstarren. — Beim Erhitzen mit etwas Anilin und alkoholischer Kali- lauge tritt wie beim Chloroform der widerliche Isonitrilgeruch auf. — Kocht man Bromoform mit alkoholischer Kalilauge einige Zeit am Rückflußkühler und dampft alsdann zur Trockne, so erhält man ein Gemisch von Kaliumbromid und Kalihydrat. Löst man diesen Rückstand in Wasser, säuert mit verdünnter Schwefelsäure an und fügt wenig Chlorwasser hinzu, so wird Brom in Freiheit gesetzt, das von Chloroform mit rotbrauner Farbe gelöst wird.

Bemerkenswert ist die leichte Zersetzbarkeit des Bromoforms, die es unter dem Einfluß von Luft und Licht erleidet, indem es sich dabei rötlich färbt. Diese Zersetzung tritt sehr viel leichter ein wie beim Chloroform, wird aber durch genügenden Zusatz von Alkohol erheblich aufgehalten. Ein Zusatz von 4 Prozent absolutem Alkohol konserviert das Präparat für mehrere Wochen bis Monate.

Prüfung. Bromoform sei farblos, von nicht erstickendem bzw. unangenehmem Geruche. Zersetzte Präparate sind rötlich. Man reinigt diese durch Schütteln mit stark ver- dünnter Kalilauge, worauf Waschen mit Wasser, Entwässern und Rektifikation zu folgen hat.

Das spez. Gewicht muß sich innerhalb der oben angegebenen Grenzen bewegen. Ein zu niedriges spez. Gewicht würde voraussichtlich von einem zu hohen Alkoholgehalt herrühren, während ein zu hohes spez. Gewicht auf eine Beimengung von Tetrabromkohlenstoff CBr_4 hinweisen würde.

Für die weiteren Prüfungen ist zu beachten, daß die angegebenen Zeiten innezuhalten sind, da durch die leichte Zersetzlichkeit des Bromoforms bei längerer Einwirkung der Reagenzien eine mangelhafte Beschaffenheit vorgetäuscht werden kann.

Aufbewahrung. Vorsichtig, vor Licht geschützt. Man füllt mit dem Bromoform kleine, braune, trockene Flaschen tunlichst voll, verschließt sie mit ausgesucht guten Stopfen und überbindet diese mit Leder oder Papier. Diese Gefäße stellt man im Keller an einen dunklen Ort.

Anwendung. Die Wirkungsweise des Bromoforms ist nicht ganz aufgeklärt; seiner chemischen Konstitution entsprechend gehört es auch pharmakologisch zu den Narkoticis der Fettreihe. — Therapeutisch verwendet wird es fast nur bei Keuchhusten; der Nutzen wird von vielen bezweifelt. Vergiftungen sind relativ häufig vorgekommen, haben aber meist mit Genesung geendet.

Bromum. — Brom.

Br Atom=Gew. 79,92.

Dunkelrotbraune, vollkommen flüchtige, bei ungefähr 63° siedende Flüssigkeit, die bei Zimmertemperatur gelbrote, erstickend riechende Dämpfe bildet. Brom löst sich in 30 Teilen Wasser; in Weingeist, Äther, Schwefelkohlenstoff und Chloroform ist es mit rotbrauner Farbe leicht löslich. Spezifisches Gewicht etwa 3,1.

Brom muß mit Natronlauge eine dauernd klar bleibende Flüssigkeit geben (organische Bromverbindungen). Die gesättigte wässerige Lösung muß, mit überschüssigem Eisenpulver geschüttelt, ein Filtrat geben, das nach Zusatz von Eisenchloridlösung durch Stärkelösung nicht gebläut wird (Jod).

Vorsichtig aufzubewahren.

Geändert wurde das spez. Gewicht.

Geschichtliches. Das Brom wurde 1826 von B a l a r d in den bei der Gewinnung von Kochsalz aus Meerwasser hinterbleibenden Mutterlaugen aufgefunden und als verschieden von den damals schon bekannten Elementen Chlor und Jod erkannt. Er nannte es M u r i d e (von *muria*, Salzlake); später erhielt es den Namen Brom von βρῶμος Gestank. Um die Kenntnis des Broms hat sich besonders auch L o e w i g verdient gemacht.

Vorkommen. Brom kommt in der Natur sehr zahlreich, aber niemals frei vor, und zwar in der Regel in Gemeinschaft mit Chlor und Jod. Es findet sich im Mineralreiche als Bromsilber, im Meerwasser (0,006 Prozent), reichlicher in manchen Solen, in ausbeutungsfähigen Mengen in Staßfurter Salzen und im Chilesalpeter. Seit 5 Jahren wird kein Brom mehr aus Meerwasser gewonnen.

Gewinnung. Bei der Verarbeitung der Staßfurter Salze auf Kalisalze reichern sich die sehr leicht löslichen Bromide in den Mutterlaugen an. Aus diesen wird bei einem Gehalte von etwa 0,2—0,3 Prozent Magnesiumbromid und 30—34 Prozent Magnesiumchlorid Brom auf zwei verschiedene Weisen gewonnen.

Im i n t e r m i t t i e r e n d e n Betrieb erhitzt man die Endlauge mit Braunstein und genau zu bemessender Menge Schwefelsäure, so daß nur Brom frei wird, da Brommagnesium vor dem Chlormagnesium zerlegt wird. Im k o n t i n u i e r l i c h e n Betrieb läßt man die Endlauge in einem Sandsteinturm, dem „Regenturm", herunterrieseln und leitet der Flüssigkeit einen Strom von elektrolytisch entwickeltem Chlor entgegen, das das Brom frei macht. Bei beiden Betrieben wird das entstandene Brom mit direktem Wasserdampf ausgekocht und in einer Tonkühlschlange verdichtet. Nicht verdichtete Dämpfe leitet man in ein Gefäß mit feucht gehaltenen Eisenspänen, wobei sich leicht lösliche, schwarze Kristallmassen von Eisenbromürbromid bilden, die eine handlichere Form des Broms darstellen und in dieser Form z. B. zur Darstellung von Bromkalium gebraucht werden.

Das R o h b r o m , das etwas Chlor und flüchtige organische Stoffe enthält, wird durch Destillation über Natriumbromid oder Eisenbromür gereinigt; die organischen Verunreinigungen bleiben als schwerer flüchtig größtenteils mit dem Chlor zurück.

Eigenschaften. Brom ist eine dunkelbraunrote, nur in ganz dünnen Schichten das Licht durchlassende Flüssigkeit, eines der wenigen Elemente, die bei gewöhnlicher Temperatur flüssig sind. Es hat schon bei Zimmertemperatur einen erheblichen Dampfdruck, stößt deshalb braungelbe Dämpfe aus. Bromdampf ist 5,5 mal schwerer als Luft, er entspricht der Formel Br_2. Bei — 7⁰ bis — 8⁰ erstarrt Brom zu einer dunkel gefärbten Kristallmasse. Brom riecht erstickend und unangenehm. Der e i n g e a t m e t e D a m p f ist den A t m u n g s w e r k z e u g e n ebenso g e f ä h r l i c h und n a c h t e i l i g wie Chlordampf. Der Geschmack des in Wasser gelösten Broms ist chlorähnlich. Bei 0⁰ verbindet sich Brom mit Wasser zu einem Hydrat, B r o m h y d r a t $Br_2 + 10 H_2O$, das bei $+ 15^0$ schmilzt und in seine Bestandteile zerfällt. Wasser löst etwa 3 Prozent Brom und färbt sich damit orangegelb; eine solche Lösung verhält sich gegen organische Farbstoffe wie Chlorwasser. Weingeist, Äther, Chloroform und Schwefelkohlenstoff lösen Brom in reichlicher Menge. Werden die 3 letzteren Flüssigkeiten mit einer wässerigen, freies Brom enthaltenden Flüssigkeit geschüttelt, so entziehen sie ihnen das Brom und färben sich braungelb. Diese Färbung kann als Erkennung von Brom in seinen Salzen dienen. Gibt man zu der Lösung eines Brommetalles, also zu einem Br'-Ion, Chlorwasser, so wird Brom in Freiheit gesetzt, kann dann mit obigen Lösungsmitteln ausgeschüttelt und an der Färbung erkannt werden. Freies Brom läßt sich dadurch nachweisen, daß es feuchtes Stärkepapier orangegelb färbt (Jod färbt blau) und daß es ebenso wie freies Chlor Jodkaliumstärkepapier durch abgeschiedenes Jod blau färbt. $2 KJ + Br_2 = 2 KBr + J_2$.

In Silberlösungen erzeugen Brom und Bromide in Wasser und Säuren unlösliches, in Ammoniak lösliches, gelblichweißes Silberbromid, und in Merkurolösungen gelbweißes Merkurobromid, das sich dem Kalomel ähnlich verhält.

Prüfung. Zur Identifizierung des Broms genügen dessen physikalische Eigenschaften: Färbung, Geruch und spez. Gewicht, das nunmehr richtig als etwa 3,14 angegeben worden ist. Von Verunreinigungen nimmt das Arzneibuch nur auf o r g a n i s c h e B r o m v e r b i n d u n g e n (B r o m o f o r m $CHBr_3$ oder B r o m k o h l e n s t o f f CBr_4) und auf J o d Rücksicht.

Zur Prüfung auf J o d wird Brom (oder J o d) bei Gegenwart von Wasser mit überschüssigem Eisen zusammengebracht, wodurch sich Ferrobromid $FeBr_2$ (bzw. Ferrojodid FeJ_2) bildet. Das Ferrobromid wird durch Eisenchlorid nicht verändert, während etwa gegenwärtiges Ferrojodid unter Abscheidung von Jod zerlegt wird $FeJ_2 + 2 FeCl_2 = 3 FeCl_2 + J_2$.

Um die Anwesenheit von C h l o r (Chlorbrom) im Brom nachzuweisen, führt man es in Kaliumbromid über und unterwirft dieses der Destillation mit Kaliumdichromat und Schwefelsäure. Die übergehenden Dämpfe, in überschüssiger Ammoniakflüssigkeit aufgefangen, dürfen diese nicht gelb färben.

Aufbewahrung. Die früher übliche Aufbewahrung unter Wasser bietet keine absolute Gewähr, da das Wasser die Verdampfung nicht verhindert. Am zweckmäßigsten ist es, als Aufbewahrungsgefäß ein solches mit gut eingeschliffenem Glasstopfen und aufgeschliffener Überfangglocke zu benutzen. Den Schliff der letzteren kann man mit etwas Paraffin dichten. Wegen der hohen Dampfspannung stelle man das Bromgefäß an den kühlsten Ort des Kellers unter die v o r s i c h t i g a u f z u b e w a h r e n d e n Arzneimittel in einen besonderen Schrank. Brom in der Offizin vorrätig zu halten, empfiehlt sich nicht, da es die Emailleschriften verdirbt.

Brom oder Bromwasser müssen in Flaschen mit gut schließendem Glasstopfen abgegeben werden. Das U m f ü l l e n aus einem Gefäße in das andere g e s c h e h e i m m e r an e i n e m l u f t i g e n z u g i g e n O r t e.

Anwendung. *Aqua bromata* zum medizinischen Gebrauche ist eine Lösung von 1 T. Brom in 200 T. Wasser.

Bromwasser zu analytischen Zwecken ist eine gesättigte Lösung von Brom in Wasser.

Eine medizinale Anwendung findet freies Brom gegenwärtig kaum mehr; auch zu Desinfektionszwecken ist das Bromwasser und auch die sog. Bromkieselgurstangen nicht mehr gebräuchlich. — Das gleiche gilt für die Tierheilkunde.

Bulbus Scillae. — Meerzwiebel.

Syn.: Radix Scillae.

Die getrockneten, in Streifen geschnittenen, mittleren, fleischigen Blätter der bald nach der Blütezeit gesammelten Zwiebel von Urginea maritima (*Linné*) *Baker*, und zwar der Spielart mit weißer Zwiebel.

Gelblichweiße, etwas durchscheinende, hornigharte, fast glasig brechende, leicht Feuchtigkeit anziehende Stücke. Sie sind mehrkantig, gerade oder gekrümmt, bis 5 cm lang und bis 5 mm dick. Meerzwiebel ist fast geruchlos und schmeckt schleimig und widerlich bitter.

Mikroskopische Untersuchung. Die aus vielseitigen Zellen bestehende Epidermis beider Seiten besitzt spärliche Spaltöffnungen. Das Mesophyll besteht hauptsächlich aus großen, dünnwandigen, vielfach fast kugeligen Zellen, von denen viele Bündel von verschieden großen, bis 1000 μ langen und bis 20 μ dicken Kristallnadeln von Calciumoxalat in Schleim eingebettet enthalten. Durchzogen ist dieses Gewebe von gleichlaufenden, kollateralen Leitbündeln, in deren Umgebung sich gelegentlich kleine Stärkekörner finden. Die Gefäße sind überwiegend Spiralgefäße. Zellen mit verdickten Wänden fehlen.

Das weiße Pulver ist gekennzeichnet durch die zahlreichen, zum Teil noch zu Bündeln vereinigten Kristallnadeln oder deren Bruchstücke, die Bruchstücke der Epidermis und der Leitbündel. Es darf nur Spuren kleiner Stärkekörner enthalten.

Meerzwiebel darf beim Verbrennen höchstens 5 Prozent Rückstand hinterlassen.

Meerzwiebel ist über gebranntem Kalk gut nachzutrocknen und vor Feuchtigkeit geschützt aufzubewahren.

Vorsichtig aufzubewahren.

Die Beschreibung der Droge ist viel ausführlicher und schärfer gefaßt worden. Auch wurde das Pulver genügend charakterisiert. Die Vorschriften über Aufbewahrung wurden erweitert.

Geschichtliches. Ob die Heilpflanze Κρόμμυον der alten Ägypter die Meerzwiebel gewesen ist, ist unsicher; dagegen fand sie bei den Griechen und Römern (nach Hippokrates, Nicolaus Damascenus, Plinius, Dioskorides) medizinische Verwendung, auch als *Acetum Scillae* und *Oxymel Scillae*. Ebenso verwendeten sie die Araber, von denen sie in den Arzneischatz der Schule von Salerno überging, wo man die rote Abart bevorzugte. Karl der Große nahm die Squilla im Kapitulare auf. Im Mittelalter war sie als Ratten- und Mäusegift viel im Gebrauch.

Abstammung. Die Stammpflanze *Urginea maritima* (Linné) Baker (syn. *Urginea scilla* Steinheil, *Scilla maritima* L.), Familie der *Liliaceae-Lilioideae*, entwickelt aus der mächtigen Zwiebel, die zuweilen über 2½ kg wiegt und deren oberer Teil über dem Erdboden erscheint, vor den Blättern einen 1,5 m hohen, mit einer halb so langen Blütentraube abschließenden Schaft. Die weißen Perigonblätter haben einen grünen Kiel, die Blüten stehen in der Achsel lanzettlicher Deckblätter, die auf dem Rücken einen spornartigen Höcker haben. Die Blätter sind lanzettlich, zugespitzt, fast armlang, fleischig, bläulich grün.

Die Pflanze ist einheimisch durch den größten Teil des Mittelmeergebietes und steigt auf Sizilien bis zu einer Höhe von 1000 m.

Beschreibung. Wie erwähnt, wird die Zwiebel bis zu 2½ kg schwer und erreicht bis 30 cm im Durchmesser. Ihre Gestalt ist dick-birnförmig. Sie besteht, wie alle Zwiebeln, aus zahlreichen Zwiebelschalen, d. h. fleischig verdickten, zur Aufspeicherung von Reservestoffen dienenden Niederblättern, die dichtgedrängt auf einem verkürzten, bewurzelten Achsengebilde, dem Zwiebelkuchen, angeordnet sind. Die äußeren Blätter der Zwiebel sind trockenhäutig, die inneren fleischig und saftig; die letzteren umschließen zur Zeit der Einsammlung (nach dem Verblühen) die neue Blütenstandsknospe. Man unterscheidet im Handel eine rötliche Sorte von Algier, Kalabrien und Sizilien und eine weiße aus Griechenland und Malta. Letztere ist in Deutschland zur Verwendung vorgeschrieben.

Die Zwiebelschalen bestehen zwischen den beiderseitigen, spärlich Spaltöffnungen führenden, von vielseitigen Zellen gebildeten Epidermen aus ziemlich großzelligem Parenchym, das von schwachen, gleichlaufenden, kollateralen Gefäßbündeln durchzogen ist. Die Zellen des Parenchyms enthalten meist Schleim, oder, bei der roten Varietät, rötlichen Farbstoff, der dem Anthocyan nahe steht. Eine Anzahl von Parenchymzellen zeichnet sich durch sehr erhebliche Größe aus, sie enthalten Bündel von Raphiden (nadelförmigen Kristallen) aus Kalkoxalat, die von einer Schleimhülle umgeben sind (Fig. 62). Diese Raphiden haben oft eine Länge von 1000 μ und eine Dicke von 20 μ. Neben diesen großen Raphidenzellen finden sich auch solche, besonders gegen die äußere Epidermis hin, die von den übrigen Parenchymzellen an Größe kaum verschieden sind. Das Gewebe ist im allgemeinen stärkefrei, doch findet man manchmal in der Nähe der Gefäßbündel spärlich kleinkörnige Stärke, die als transitorische Stärke zu bezeichnen ist. Die Leitbündel enthalten hauptsächlich Spiralgefäße.

Bei einem mikroskopischen Nachweis der Meerzwiebel in einem Gemenge ist in erster Linie auf das Nebeneinandervorkommen großer, dicker, und kleiner, dünner Raphiden zu achten. Oft finden sich im feinsten Pulver die Raphidenbündel der kleineren Zellen mit ihrem

Schleimmantel unverletzt. Demnächst ist der Nachweis des Schleimes der gewöhnlichen Parenchymzellen, der sich mit Kongorot in wässeriger Lösung orange, mit H a n s t e i n s Anilingemisch violett färbt, von Interesse und, wenn die rote Varietät der Zwiebel vorliegt, der Nachweis der Farbstoffzellen, deren Inhalt mit neutralem Eisenchlorid meist schwarzgrün und mit Kalilauge erst blau, dann grün, endlich gelb wird. (Vgl. H a r t w i°c h , Arch. d. Ph. 1889.) Die Prüfung ist zunächst in konzentriertem Glycerin vorzunehmen, da im Wasser der Schleim verquillt. Von Wichtigkeit ist, daß Stärke in der Meerzwiebel fast vollständig oder vollständig fehlt und daß auch keine mechanischen Elemente (Fasern und Steinzellen) vorkommen.

Gewinnung. Im Sommer, nachdem die Pflanze verblüht ist, entfernt man von der Zwiebel die äußeren, trockenen Schalen und schneidet die nun folgenden in kurze Riemen, die man an der Sonne trocknet. Die allerinnersten sind schleimig-weich und deshalb unbrauchbar. 6 T. frische Zwiebelschalen geben 1 T. trockene. Neuerdings gelangt auch die ganze Zwiebel, zur Herstellung von Gift für Ratten und Mäuse, in den Handel. Man setzt sie in feuchten Sand, wo sie sich eine Zeitlang hält, ohne zu faulen.

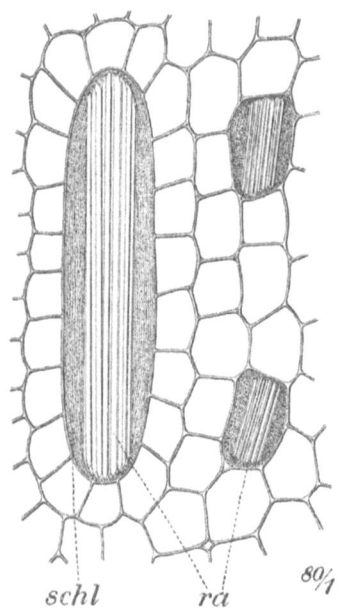

Fig. 62.

Bulbus Scillae. Parenchym der Zwiebelschuppen mit größeren und kleineren Raphidenbündeln *ra* in einzelnen mit Schleim *schl* erfüllten Zellen. Vergr. $^{80}/_1$. (Gilg.)

Bestandteile. E. M e r c k (Pharm. Zeitung 1879) hat aus der Meerzwiebel drei nicht völlig reine Körper isoliert:

1. S c i l l i p i k r i n , ein gelblich-weißes, amorphes, hygroskopisches Pulver, leicht löslich in Wasser, von bitterem Geschmack; sehr harntreibend, nur schwaches Herzgift.

2. S c i l l i t o x i n, amorph, zimtbraun, löslich in Alkohol, unlöslich in Äther und Wasser, mit konzentrierter Schwefelsäure rot, dann braun, mit Salpetersäure schwach rot, dann orangegelb bis grün. Das wirksame Prinzip, ein starkes Herzgift.

3. S c i l l i n , hellgelb, kristallinisch, schwer löslich in Wasser, leichter in Alkohol und kochendem Äther. Mit konzentrierter Schwefelsäure rotbraun, mit Salpetersäure gelb, beim Erhitzen dunkelgrün. Ein scharf reizender Stoff, aber kein Herzgift. (Damit nicht zu verwechseln ist das von R i c h e und R é m o n t (1880) dargestellte Scillin, das vielleicht mit S c h m i e d e b e r g s Sinistrin identisch ist.)

E. v. J a r m e n s t e d t (1879) hat aus der Meerzwiebel ein stickstofffreies Glykosid isoliert, das er S c i l l a i n nennt. Es bildet einen leichten, lockeren, farblosen bis gelblichen Körper, der mit verdünnter Salzsäure Glykose und ein Harz liefert und sich in konzentrierter Salzsäure mit roter Farbe löst.

O. S c h m i e d e b e r g (1879) hat in reichlicher Menge ein dem Achroodextrin sehr ähnliches Kohlehydrat nachgewiesen, das S i n i s t r i n $C_6H_{10}O_5$. Es ist farblos, amorph, löslich in Wasser, hält Kupferoxyd bei Gegenwart von Alkali in Lösung. Spezifisches Drehungsvermögen $(a)D = -41,4^0$. Verdünnte Schwefelsäure wandelt es beim Erwärmen in ein Gemenge von Lävulose und optisch inaktivem Zucker um.

Ferner enthält die Meerzwiebel ein schwach gefärbtes, flüssiges, übelriechendes Öl. Die Menge des Kalkoxalats beträgt 3 Prozent der bei 100° getrockneten Ware. Asche 4—5 Prozent.

Aufbewahrung. Die zur pharmazeutischen Verwendung gelangenden getrockneten Streifen der Meerzwiebel sind außerordentlich hygroskopisch und verderben im feuchten Zustande leicht. Man hat deshalb die Ware nach dem Einkauf über gebranntem Kalk gut nachzutrocknen. — Um sie zu pulvern, werden die Streifen bei 40°—50° besonders gut ausgetrocknet und bei trockner Witterung in ein feines Pulver verwandelt, das man sofort in trockne Flaschen bringt, die man sorgfältig verschließt.

Prüfung. Dünnhäutige, braune Zwiebelschuppen, die der Ware zuweilen beigemengt sind, ebenso wie durch Feuchtigkeit schimmelig gewordene sind auszulesen und zu verwerfen. —

Das käufliche Pulver soll mit W e i z e n m e h l verfälscht werden und ist daher mikroskopisch zu untersuchen.

Die bei den Gärtnern käuflichen sog. „Meerzwiebeln", deren Blätter das Publikum gern als Hausmittel bei Brandschäden benutzt, sind allermeist die Zwiebeln von *Ornithogalum-* A r t e n , wie *O. caudatum* Jacquin, aber auch von *Urginea altissima* Baker u. a. Neuerdings ist auch als Meerzwiebel die Zwiebel der am Kap heimischen, aber vielfach kultivierten *Eucomis punctata* (T h u n b.) L'H é r i t. vorgekommen.

Anwendung. Über die A n w e n d u n g der Bulbus Scillae siehe bei Acetum Scillae.

Calcaria chlorata. — Chlorkalk.
Syn.: Calx chlorata. Calcium hypochlorosum. Calcaria oxymuriatica.

Gehalt mindestens 25 Prozent wirksames Chlor (Cl, Atom-Gew. 35,46).

Weißes oder weißliches Pulver von eigenartigem Geruche. Chlorkalk ist in Wasser nur teil= weise löslich. Die wässerige Lösung bläut zunächst Lackmuspapier und bleicht es dann. Bei länge= rem Liegen an der Luft wird Chlorkalk feucht und verliert allmählich das wirksame Chlor. Durch Wärme und Licht wird seine Zersetzung begünstigt.

Chlorkalk gibt mit Essigsäure unter reichlicher Chlorentwickelung eine Lösung, in der nach dem Verdünnen mit Wasser und Filtrieren Ammoniumoxalatlösung einen weißen Niederschlag erzeugt.

Gehaltsbestimmung. 5 g Chlorkalk werden in einer Reibschale mit Wasser zu einem feinen Brei verrieben und mit Wasser in einen Meßkolben von 500 ccm Inhalt gespült. 50 ccm der auf 500 ccm verdünnten und gut durchgeschüttelten trüben Flüssigkeit (= 0,5 g Chlorkalk) werden mit einer Lösung von 1 g Kaliumjodid in 20 ccm Wasser gemischt und mit 20 Tropfen Salzsäure angesäuert. Zur Bindung des ausgeschiedenen Jods müssen mindestens 35,2 ccm $^1/_{10}$=Normal=Natriumthiosulfatlösung erforderlich sein, was einem Mindestgehalte von 25 Prozent wirksamem Chlor entspricht (1 ccm $^1/_{10}$=Normal=Natriumthiosulfatlösung = 0,003546 g wirk= sames Chlor, Stärkelösung als Indikator).

Wässerige Lösungen von Chlorkalk sind jedesmal frisch zu bereiten und fil= triert abzugeben.

Chlorkalk ist kühl und trocken aufzubewahren.

Die Gehaltsbestimmung wurde geändert. Die Vorschriften über die Abgabe der wässerigen Lösung und der Aufbewahrung wurden erweitert.

Geschichtliches. Daß Chlor bleichende Eigenschaften besitzt, wurde 1774 von S c h e e l e angegeben. Im Jahre 1798 brachte T e n n a n t ein flüssiges Bleichpräparat in den Handel, das er durch Einwirkung von Chlor auf Kalkmilch erzeugte, 1799 führte der nämliche Fabrikant das heute „Chlorkalk" genannte Produkt unter dem Namen „T e n n a n t s t r o c k e n e s B l e i c h p u l - v e r " ein.

Darstellung. Dieselbe erfolgt fabrikmäßig in größtem Maßstabe durch Einwirkung von gasförmigem Chlor auf Calciumhydroxyd: Das dazu nötige Chlor gewinnt man in der Technik entweder aus Salzsäure oder bei der Elektrolyse von Alkalichloriden.

1. Das W e l d o n - V e r f a h r e n. Aus Braunstein und Salzsäure wird Chlor entwickelt (der chemische Vorgang ist bei *Aqua chlorata* erläutert). Das Wichtigste an diesem Prozeß ist die Wiedergewinnung des Mangansuperoxyds. Aus den abfallenden Manganchlorürlaugen wird mit Kalkmilch Manganoxydulhydrat $Mn(OH)_2$ gefällt, das mit Luft zu Superoxydhydrat $Mn(OH)_4$ oxydiert wird. Dieses bildet mit Kalk eine salzartige Verbindung, „mangansauren Kalk", der als „ W e l d o n s c h l a m m ", an Stelle von Braunstein wieder in den Betrieb ein= geführt wird. Das Weldon-Verfahren ist heute unwirtschaftlich geworden.

2. Das D e a c o n - V e r f a h r e n. Man leitet ein Gemenge von Salzsäuregas und Luft über glühende poröse Ziegelsteine, die mit Kupferchlorid als Kontaktsubstanz getränkt sind, $2\,HCl + O = H_2O + Cl_2$. Das gewonnene Chlor ist stark verdünnt und zur Chlorkalkdarstellung nur in Hasenclevers Zylinderapparaten zu gebrauchen.

3. E l e k t r o l y t i s c h e s C h l o r. Seit 15 Jahren gewinnt man Chlor durch Elektro- lyse von Chlorkalium und Chlornatrium. Dabei entwickelt sich Chlor an der Anode, das Kalium- und Natrium-Ion wird in Ätzkali, seltener in Soda oder Pottasche übergeführt.

Unter Anwendung des auf die eine oder andere Weise gewonnenen Chlors wird der Chlor- kalk nunmehr wie folgt dargestellt:

Möglichst reiner Ätzkalk wird gelöscht, so daß das entstehende Calciumhydroxyd etwa 4 Prozent Wasser enthält; ganz wasserfreies Calciumhydroxyd absorbiert Chlor sehr langsam, zu viel Wasser dagegen veranlaßt Klumpenbildung. Das Calciumhydroxyd wird auf dem Boden von Kammern ausgebreitet und eine berechnete Menge Chlor eingeführt, nachdem die Luft verdrängt ist. Die Absorption des Chlors durch das Calciumhydroxyd erfolgt zuerst rasch, später träge. Die Temperatur in den Kammern darf über 25⁰ nicht hinausgehen, andernfalls würde Bildung von Calciumchlorat $Ca(ClO_3)_2$ eintreten.

Die in den Chlorkalkkammern schwer zu vermeidende Schädigung der Arbeiter wird durch H a s e n c l e v e r s Zylinderapparate, die automatisch und kontinuierlich arbeiten, vermieden. In sechs übereinander liegenden, horizontalen Zylindern bewegen Transportschnecken den Ätzkalk von oben nach unten, während Chlorgas (meist Deacon-Chlor) dem Kalk entgegenströmt. Oben entweichen die Gase chlorfrei, unten fällt der fertige Chlorkalk in die untergestellten Fässer.

Der im großen erzeugte Chlorkalk enthält in der Regel 36 Prozent wirksames Chlor; Darstellungen in kleinem Maßstabe können Chlorkalk mit 40—42 Prozent wirksamem Chlor liefern.

Chemie. Die Bildung des Chlorkalks kann man sich an folgenden Gleichungen veranschaulichen:

$$2\,Ca(OH)_2 \;+\; 4\,Cl \;=\; [Ca(OCl)_2 + CaCl_2 + 2\,H_2O]$$
$$\text{Calciumhydroxyd} \qquad\qquad\qquad \text{Chlorkalk}$$

$$\text{oder} \qquad Ca(OH_2) \;+\; 2\,Cl \;=\; \left[Ca{<}{OCl\atop Cl} + H_2O\right]$$

Man kann den Chlorkalk also auffassen als eine Verbindung, die aus Calciumhypochlorit und Chlorcalcium zusammengesetzt ist oder — nach D i t z — als eine Verbindung von der Formel

$$\left[Ca{<}{OCl\atop Cl} + H_2O\right] \text{ neben } \left[CaO.Ca{<}{OCl\atop Cl} + H_2O\right]$$

Daneben finden sich immer 6—7 Prozent Ätzkalk im Präparat, weshalb auch der Chlorkalk in Wasser nur teilweise löslich ist. Welcher Formel man den Vorzug geben muß, ist noch nicht entschieden; in wässeriger Lösung besteht zwischen beiden kein Unterschied, da hier nur wesentlich die Ionen $Ca^{\cdot\cdot}$, Cl' und OCl' einzeln vorhanden sind.

Durch Säuren, selbst durch die schwache Kohlensäure, wird aus dem Chlorkalk wieder ebensoviel Chlor frei gemacht, wie zu seiner Herstellung verwendet worden ist. Dies wird am einfachsten ersichtlich, wenn man die Ionenformeln schreibt. Durch Zufuhr von 2 Wasserstoff-Ionen zu den oben erwähnten Anionen des Chlorkalks erfolgt die Reaktion $Cl' + OCl' + 2\,H^{\cdot} = Cl_2 + H_2O$. Da es nur auf die Wasserstoff-Ionen ankommt, so macht j e d e Säure aus Chlorkalk Chlor frei. Die Menge des frei gemachten Chlors wird als w i r k s a m e s Chlor bezeichnet. Die oxydierenden Wirkungen des Chlorkalkes rühren daher, daß das Hypochlorit-Ion OCl unter Abgabe von Sauerstoff in Chlor-Ion übergehen kann $OCl' = Cl' + O$.

Prüfung. Neu aufgenommen ist die Reaktion des Chlorkalkes und sein Verhalten gegen Luft und Licht. Seine wässerige Lösung bläut Lackmuspapier wegen des Gehaltes an Calciumhydroxyd, bald darauf tritt aber die bleichende Wirkung des Chlors auf. Das Feuchtwerden an der Luft rührt ebenfalls vom Ätzkalk her, während die Kohlensäure der Luft allmählich immer etwas Chlor frei macht.

Durch Einwirkung von Licht und Wärme wird aus dem Chlorkalk allmählich Sauerstoff und Chlor abgegeben, wobei schließlich ein Gemisch von Calciumchlorat (chlorsaurem Calcium $Ca(ClO_3)_2$) und Chlorcalcium hinterbleibt.

Gehaltsbestimmung. Die abzuwägenden 5 g sollen eine gute Durchschnittsprobe darstellen. Der Ausguß des Porzellanmörsers ist an seiner untern Seite mit etwas Fett zu bestreichen, damit beim Einfüllen in den Kolben nichts verloren geht. — Die vom ausgeschiedenen Jod braun gefärbte Lösung wird mit Natriumthiosulfatlösung bis zur weingelben Färbung titriert, erst dann wird Stärkelösung hinzugesetzt und bis zur Farblosigkeit weiter titriert.

Die Zersetzung des Kaliumjodids durch Chlor erfolgt nach der Gleichung:

$$2\,KJ \;+\; Cl_2 \;=\; 2\,KCl \;+\; J_2$$

Die Bindung des ausgeschiedenen Jods durch Natriumthiosulfat kommt in folgendem zum Ausdruck:

$$J_2 + 2[Na_2S_2O_3 + 5\,H_2O] \;=\; 2\,NaJ + Na_2S_4O_6 + 10\,H_2O$$

Daraus folgt, daß 1 Mol. Natriumthiosulfat = 1 Atom Jod oder 1 Atom Chlor anzeigen.

Die in 1 ccm der $^1/_{10}$-Natriumthiosulfatlösung enthaltene Menge von 0,024 82 g $Na_2S_2O_3$ $+ 5H_2O$ sättigt genau 0,0127 g Jod oder 0,003 546 g Chlor.

Mithin sättigen 35,2 ccm $= 35,2 \times 0,003\,546$ g $= 0,1249$ g C h l o r.

Da diese Menge mindestens in 0,5 g Chlorkalk enthalten ist, so ergibt sich daraus die Forderung, daß der Chlorkalk mindestens 2 5 P r o z e n t w i r k s a m e s C h l o r enthalten soll.

Aufbewahrung. Da Licht, Wärme und Feuchtigkeit auf Chlorkalk einwirken, so empfiehlt es sich, ihn im Keller in gut verschlossenen Gefäßen aufzubewahren.

Wiederholt wurde beobachtet, daß festgeschlossene Flaschen mit Chlorkalk explodierten. Als Ursache für diese Explosionen nimmt man die durch Wirkung des Sonnenlichtes erfolgende Zersetzung in dem vorher erwähnten Sinne an. Die sich daraus ergebende Schlußfolgerung ist, Chlorkalkgefäße nicht zu dicht zu verschließen.

Aber selbst trotz möglichster Vorsicht bei der Aufbewahrung geht der Gehalt des Chlorkalks an wirksamem Chlor allmählich zurück, auch des in angeblich luftdicht schließenden Packungen gelieferten Chlorkalkes.

C h l o r k a l k l ö s u n g e n sind wegen der Möglichkeit des Überganges in chlorsaures Calcium u n t e r A u s s c h l u ß j e d e r E r w ä r m u n g f r i s c h zu bereiten und nach der Vorschrift des Arzneibuches stets f i l t r i e r t abzugeben.

Dispensation. Mischungen des Chlorkalkes mit brennbaren Stoffen erhitzen sich und explodieren nicht selten. Solche Mischungen bestehen z. B. aus 1. C h l o r k a l k, S c h w e f e l, — 2. C h l o r k a l k, S c h w e f e l, S a l m i a k, — 3. C h l o r k a l k, S a l m i a k (hier wird selbst Gelegenheit zur Bildung von Chlorstickstoff gegeben, der schon in minimalen Mengen heftige Explosionen bewirkt), — 4. C h l o r k a l k, f l ü c h t i g e Ö l e, B e n z i n, P e - t r o l e u m.

Mischungen von C h l o r k a l k mit S a l m i a k muß der Apotheker als gefährlich herzustellen zurückweisen.

Desinfektion. Zur Desinfektion von Entleerungen wendet man auf 1 Liter Flüssigkeit $= 100$ g Chlorkalk in Substanz an, rührt gut durch und läßt ½—1 Stunde stehen. Zur Desinfektion der Hände und anderer Körperteile, sowie von Gegenständen aus Leder und anderen Stoffen benutzt man Anreibungen von Chlorkalk mit k a l t e m Wasser (20 g Chlorkalk auf 1 Liter Wasser).

Anwendung. Der Chlorkalk wird innerlich nicht verwendet; äußerlich benutzt man ihn noch manchmal in schwächeren Lösungen für jauchige Wunden; früher wurden Chlorkalklösung zu Injektionen gegen Gonorrhöe gebraucht, sind jetzt aber durch die Silbersalze verdrängt. — Zu Desinfektionszwecken (z. B. von Fäkalien) muß eine Säure zugesetzt werden; zur Desinfektion von Räumen wird jetzt wohl meist Formaldehyd genommen.

In Mischung mit Pflanzenschleim, Zuckersirup und anderen organischen Stoffen geht das wirksame Chlor des Chlorkalks mehr oder weniger schnell verloren. C h l o r k a l k l ö s u n g e n werden stets durch Anreiben des Chlorkalks im Porzellanmörser mit k a l t e m Wasser bereitet und f i l t r i e r t dispensiert. In der Technik wird der Chlorkalk als Bleichmittel, ferner in der Färberei, zum Entfuseln des Weingeistes usw. gebraucht. F ä k a l i e n werden behufs Desinfektion mit Chlorkalk bestreut.

C h l o r k a l k w ü r f e l zur Darstellung von Chlor bestehen aus Chlorkalk, der durch Druck in Formen gebracht wurde.

Calcaria usta. — Gebrannter Kalk.

Ätzkalk.

Syn.: Calx viva.

CaO   Mol.-Gew. 56,09.

Dichte, weißliche Massen, die durch Brennen von weißem Marmor oder von reinem Kalkstein erhalten werden. Mit der Hälfte seines Gewichts Wasser befeuchtet muß sich der gebrannte Kalk stark erhitzen und zu pulverförmigem, gelöschtem Kalk zerfallen. Mit 3 bis 4 Teilen Wasser gibt der gelöschte Kalk einen dicken, gleichmäßigen Brei, den Kalkbrei, und mit 10 oder mehr Teilen Wasser eine milchige, weiße Flüssigkeit, die Kalkmilch. Kalkbrei und Kalkmilch bläuen Lackmuspapier stark.

Der gelöschte Kalk muß sich in verdünnter Salzsäure fast ohne Aufbrausen (Calciumcarbonat) bis auf einen geringen Rückstand (Silicate) lösen. Diese Lösung gibt nach dem Verdünnen mit

Wasser und nach Zusatz von Natriumacetatlösung mit Ammoniumoxalatlösung einen weißen Niederschlag.

In gut verschlossenen Gefäßen trocken aufzubewahren.

Neu sind die Hinweise auf Kalkbrei und Kalkmilch, sowie die Vorschriften über die Aufbewahrung.

Geschichtliches. Der gebrannte Kalk war schon in den ältesten Zeiten, in denen er als Mörtel Verwendung fand, bekannt. Der chemische Unterschied zwischen gebranntem und ungebranntem (kohlensaurem) Kalk wurde jedoch erst von dem englischen Chemiker B l a c k 1756 nachgewiesen. Im Jahre 1808 gelang H u m p h r y D a v y der Nachweis, daß die Kalkerde das Oxyd eines Leichtmetalls sei.

Darstellung. Als Ausgangsmaterial zur Gewinnung von gebranntem Kalk dient fast ausnahmslos der K a l k s t e i n, d. i. natürlich vorkommendes Calciumcarbonat. Dieses zerfällt in der Weißglühhitze in Kohlensäureanhydrid und Calciumoxyd: $CaCO_3 = CO_2 + CaO$. Dem zurückbleibenden Calciumoxyd sind natürlich die vorher in dem Kalkstein vorhanden gewesenen, feuerbeständigen Verunreinigungen: Kali, Natron, Magnesia, Tonerde, Eisenoxyd, Manganoxyd, Kieselsäure, beigemengt. Die graue Farbe rührt von diesen Beimengungen her, weißer Marmor liefert auch rein weißen Ätzkalk. Das Brennen des Kalkes erfolgt in den sogenannten ,, K a l k - ö f e n ", d. h. Schachtöfen, die entweder für unterbrochenen oder kontinuierlichen Betrieb eingerichtet sind.

Wichtig bei dem Brennprozeß ist, daß die Erhitzung allmählich vor sich geht. Wird die Erhitzung zu rasch getrieben, so bildet vorhandene Kieselsäure geschmolzenes Calciumsilikat, der Kalkstein sintert zusammen, die Kohlensäure wird nicht völlig ausgetrieben, der gebrannte Kalk löscht sich nicht und heißt ,, t o t g e b r a n n t ".

Eigenschaften d e s g e b r a n n t e n K a l k e s. Ätzkalk kommt in mehr oder weniger dichten oder lockeren, weißlichen oder weißlich aschgrauen, harten, staubigen Stücken im Handel vor. Der reinste Ätzkalk ist die aus Marmor gewonnene Calcaria usta e marmore. Doch läßt das Arzneibuch auch die Darstellung aus reinem Kalkstein zu. Man wird deshalb möglichst ungefärbte Stücke der Handelsware aussuchen, die nach den angegebenen Proben nicht zu viel Calciumcarbonat und nicht zuviel Sand (Kieselsäure) enthalten. An der Luft zieht der Ätzkalk Feuchtigkeit an und zerfällt unter beträchtlicher Vermehrung seines Volumens zu Calciumhydroxyd, das allmählich Kohlensäure aus der Luft aufnimmt und zu $Ca(OH)_2 + CaCO_3$ wird. Die Güte des Kalkes erkennt man daran, daß er mit ungefähr seinem halben Gewichte Wasser besprengt sich nach einigen Minuten stark erhitzt, Wasserdämpfe ausstößt und zu einem weißen Pulver (Calciumhydroxyd $Ca(OH)_2$ Kalkhydrat) zerfällt.

Als Identitätsprobe ist erstens die Bläuung des roten Lackmuspapiers durch die Ausschüttelung des Ätzkalks mit Wasser anzusehen; sie beruht auf Anwesenheit von Hydroxyl-Ionen aus Calciumhydroxyd. Zweitens gibt die salpetersaure Lösung des Calcium-Ions mit Ammoniumoxalat Calciumoxalat. Da dieses in Salpetersäure löslich ist, so wird Natriumacetat zugesetzt. Das hierdurch in Lösung gebrachte Acet-Ion verbindet sich mit dem größten Teile des aus der Salpetersäure stammenden Wasserstoff-Ions zu nicht dissoziierter Essigsäure, da diese nur eine sehr schwache Säure ist. Es bleibt nur ein geringer Betrag von Wasserstoff-Ion übrig, und nun muß Calciumoxalat unlöslich ausfallen.

Aufbewahrung. Am besten hält sich der gebrannte Kalk in weithalsigen Glasgefäßen, die durch Korken dicht geschlossen sind. Der Korkverschluß wird zweckmäßig mit Paraffin gedichtet. Weißblechgefäße, die zur Aufbewahrung von Ätzkalk allgemein üblich sind, bieten auf die Dauer keinen genügenden Schutz gegen das Hinzutreten von Feuchtigkeit und Kohlensäure. Jedenfalls ist der Ätzkalk nicht im Keller aufzubewahren.

Anwendung. Zur Darstellung von *Aqua Calcariae* (s. d.) und als Reagens z. B. bei der Darstellung von *Calcium carbonicum* und *Calcium phosphoricum*. Die technische Anwendung des Ätzkalkes ist vielseitig, aber hinreichend bekannt. Wichtig ist für Pharmazeuten die Verwendung des gebrannten Kalkes zum Trocknen von Gummiharzen, Kräutern usw. (Kalk-Trockenschrank).

Calcaria saccharata, Z u c k e r k a l k, K a l k s a c c h a r a t, vielfach als Antidot empfohlen wird wie folgt bereitet: 100 T. Kalkhydrat, 300 T. Zuckerpulver und 1200 T. Wasser werden in wohlverschlossener Flasche längere Zeit digeriert. Das Filtrat wird unter Abschluß von Kohlensäure zum Sirup verdampft und zur Trockne gebracht.

Calcaria usta wird fast nur zur Bereitung des Kalkwassers medizinisch verwendet; früher gab man sie manchmal zur Bekämpfung des Sodbrennens, jetzt nicht mehr gebräuchlich. — Die Kalkmilch dient zur Desinfektion von Fäkalien, Aborten und ähnlichem.

Calcium carbonicum praecipitatum.
Gefälltes Calciumcarbonat.

Syn.: Calciumcarbonat.   Calcaria carbonica praecipitata.

CaCO₃   Mol.-Gew. 100,09.

Weißes, mikrokristallinisches, in Wasser unlösliches Pulver. Gefälltes Calciumcarbonat braust beim Übergießen mit Säuren auf; seine Lösung in verdünnter Essigsäure gibt mit Ammonium-oxalatlösung einen weißen Niederschlag.

Werden 3 g gefälltes Calciumcarbonat mit 50 ccm ausgekochtem Wasser geschüttelt, so darf das Filtrat Lackmuspapier nicht bläuen (Alkalicarbonate, Calciumhydroxyd) und beim Verdunsten höchstens 0,01 g Rückstand (wasserlösliche Salze) hinterlassen.

Die mit Hilfe von verdünnter Essigsäure in der Siedehitze hergestellte wässerige Lösung (1 + 49) darf durch Baryumnitratlösung nicht sofort verändert (Schwefelsäure), durch Silber-nitratlösung innerhalb 5 Minuten höchstens opalisierend getrübt werden (Salzsäure) und darf weder nach dem Übersättigen mit Ammoniakflüssigkeit (Aluminiumsalze, Calciumphosphat), noch mit Kalkwasser (Magnesiumsalze) eine Ausscheidung geben.

Die mit Hilfe von Salzsäure aus 1 g gefälltem Calciumcarbonat hergestellte wässerige Lösung (1 + 49) darf durch 0,5 ccm Kaliumferrocyanidlösung nicht sofort gebläut werden (Eisensalze).

Geändert wurde der amtliche deutsche Name. Die Prüfung auf Alkalicarbonate erhielt eine andere Fassung.

Vorkommen in der Natur und Handelsware. Kohlensaurer Kalk, Calciumcarbonat, ist durch die ganze Natur verbreitet; die wichtigsten Calciumcarbonat-Mineralien sind:

1. **Kalkspat,** in allen Gebirgsformationen; bildet rhomboedrische, farblose, durchsichtige Kristalle. Besonders geschätzt ist der das Licht doppelt brechende isländische Doppelspat.

2. **Aragonit,** seltenes Mineral, kristallisiert in geraden, rhombischen Säulen.

3. **Marmor,** ein körnig-kristallisiertes Calciumcarbonat im Urgebirge und Übergangsgebirge. Weißer Marmor ist nahezu reines Calciumcarbonat.

4. **Kalkstein,** von dichter Struktur und muscheligem Bruch; im Übergangsgebirge, im Flözgebirge auf der tertiären Formation. Enthält neben Calciumcarbonat noch Alkalien, Magnesia, Tonerde, Eisen, Mangan, Kieselsäure.

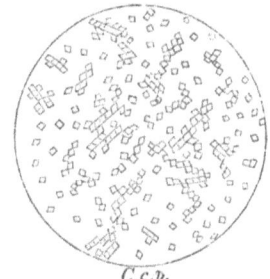 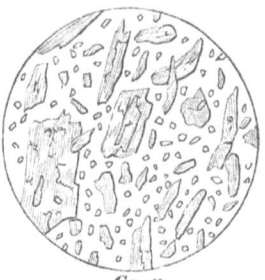 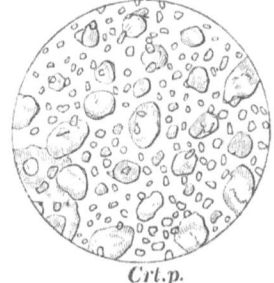

Fig. 63.	Fig. 64.	Fig. 65.
praec. Calciumcarbonat.	Präparierte Austernschalen.	Schlämmkreide, 3—400 fache Vergr.

5. **Kreide** oder **erdiges Calciumcarbonat,** besteht hauptsächlich aus den Schalen mikroskopisch-kleiner Foraminiferen (Polythalamien) und enthält kleine Mengen Tonerde und Eisen. Gemahlen und geschlämmt heißt sie „Schlämmkreide".

6. **Kalktuff** in porösen, erdigen Massen.

7. **Tropfsteine,** die in gewissen Höhlen sich bildenden, aus Calciumcarbonat bestehenden Abscheidungen.

Im Tierreiche ist Calciumcarbonat der Hauptbestandteil der Korallen, der Schalen der Muscheln und Schnecken, der Eierschalen, ferner ein Bestandteil der Knochen und der festen Exkrementen mancher Tiere. Man findet es endlich in der Asche der allermeisten Vegetabilien.

Darstellung. Man geht zweckmäßig von weißem Marmor aus und stellt sich zunächst durch Auflösen desselben in etwa 12 prozentiger roher Salzsäure eine rohe Calciumchloridlösung her. Um die in dieser etwa enthaltenen Eisenoxydulsalze zu oxydieren, versetzt man die noch schwach saure Lösung mit einem Brei von Chlorkalk und Wasser. Später erwärmt man diese Lösung unter Zusatz einer genügenden Menge von Kalkmilch (bis zur alkalischen Reaktion). Diese scheidet Eisen und Mangan völlig, Magnesium zum größten Teile in Form von Hydroxyden ab. Man filtriert die Flüssigkeit, die nunmehr als eine reine Lösung von Calciumchlorid angesehen werden kann, stellt das spez. Gewicht und aus diesem den Gehalt von Calciumchlorid $CaCl_2$ mit Hilfe einer Tabelle fest. Alsdann fällt man durch Zusatz von etwas mehr als der berechneten Menge Natriumcarbonatlösung den Kalk als Calciumcarbonat aus. Für 111 T. $CaCl_2$ bedarf man 286 T. (also rund 300 T.) kristallisiertes Natriumcarbonat.

$$\underset{111}{CaCl_2} + \underset{286}{Na_2CO_3 . 10 H_2O} \; = \; CaCO_3 + 2 NaCl + 10 H_2O$$

Hatte man Eisen und Magnesia mit Calciumhydroxyd ausgefällt, so reagiert das Filtrat infolge der Bildung von basischem Calciumchlorid alkalisch. Es empfiehlt sich in diesem Falle, die Calciumchloridlösung vor dem Ausfällen ganz schwach mit Salzsäure anzusäuern.

Bei der Fällung ist es nicht gleichgültig, ob diese bei gewöhnlicher oder erhöhter Temperatur vorgenommen wird. Um den Niederschlag besser auswaschen zu können, empfiehlt es sich, die Fällung bei 80⁰—90⁰ auszuführen. Man wäscht den Niederschlag zunächst durch Dekantieren mit gewöhnlichem Wasser, später auf einem leinenen Kolatorium mit destilliertem Wasser, bis das Filtrat nach dem Ansäuern mit Salpetersäure auf Zusatz von Silbernitratlösung keine Trübung mehr zeigt, hierauf wird der Rückstand getrocknet.

Eigenschaften. Das offizinelle Calciumcarbonat ist ein trockenes, sehr weißes, zartes, geruch- und geschmackloses, der Zunge anhaftendes Pulver, das aus mikroskopisch kleinen, rhomboedrischen, durchsichtigen Kriställchen besteht, löslich in 20 000—30 000 T. durch Aufkochen von Kohlensäure befreitem Wasser, dagegen leichter löslich in kohlensäurehaltigem Wasser, und zwar unter Bildung von Calciumbicarbonat; leicht, vollständig, klar und farblos löslich in verdünnter Salzsäure, Salpetersäure oder Essigsäure. Die Kriställchen des aus kalter Lösung gefällten Calciumcarbonats sind erheblich kleiner als die aus heißer Lösung abgeschiedenen. Letztere eignen sich daher besser für Zahnpulvermischungen.

Beim Glühen geht Calciumcarbonat in Calciumoxyd über.

Prüfung. Die Identität des Präparates gibt sich durch die Kohlensäureentwicklung beim Auflösen in Säuren kund und dadurch, daß Calcium-Ion mit Ammoniumoxalatlösung einen weißen Niederschlag von Calciumoxalat gibt, der in Salzsäure und in Salpetersäure löslich ist.

Bei der Prüfung auf w a s s e r l ö s l i c h e S a l z e muß zum Ausschütteln von Calciumcarbonat wieder ausgekochtes, von Kohlensäure befreites Wasser benutzt werden, da sonst etwas Calciumbicarbonat mit in das Filtrat geht und dann die erlaubte Menge des Rückstandes vergrößern würde.

Zur Prüfung auf S c h w e f e l s ä u r e und S a l z s ä u r e stellt man sich die essigsaure Lösung am besten nicht in der Siedehitze dar, sondern löst erst in der Kälte, bis die Kohlensäure-Entwicklung nachgelassen hat, und erhitzt dann so lange, bis alle Kohlensäure entfernt ist.

Anwendung. Unter den Reagenzien ist als C a l c i u m c a r b o n a t ein völlig c h l o r f r e i e s Präparat zur Prüfung der Benzoesäure aufgenommen. Man gewinnt dasselbe am zweckmäßigsten durch Fällung einer Calciumnitratlösung mit Natriumcarbonat und gründliches Auswaschen.

Der kohlensaure Kalk wird innerlich nur noch selten (z. B. gegen Rachitis mit anderen Mitteln zusammen) gegeben; äußerlich ist er ein beliebtes Zahnputzmittel.

In der T i e r h e i l k u n d e wird kohlensaurer Kalk gegen Darmkatarrh, Durchfall und Darmgeschwüre in großen Dosen (30 g und mehr) gegeben.

Calcium hypophosphorosum. — Calciumhypophosphit.

$$Ca(H_2PO_2)_2 \qquad \text{Mol.-Gew. } 170,1.$$

Farblose, glänzende Kristalle oder ein weißes, kristallinisches Pulver.

Calciumhypophosphit ist luftbeständig, geruchlos und schmeckt schwach laugenartig. Es löst sich in ungefähr 8 Teilen Wasser.

Beim Erhitzen im Probierrohre verknistert Calciumhypophosphit und zersetzt sich bei höherer Temperatur unter Entwicklung eines selbstentzündlichen Gases, das mit hellleuchtender Flamme verbrennt. Gleichzeitig schlägt sich im kälteren Teile des Probierrohrs gelber und roter Phosphor nieder. Der weißliche Glührückstand wird beim Erkalten rötlich braun.

Die wässerige Lösung (1 + 19) verändert Lackmuspapier nicht und gibt beim Erwärmen mit Silbernitratlösung eine schwarze Ausscheidung; mit Ammoniumoxalatlösung gibt sie einen weißen, in Essigsäure fast unlöslichen, in verdünnter Salzsäure leicht löslichen Niederschlag.

Die wässerige Lösung (1 + 19) darf höchstens schwach getrübt sein (Phosphorsäure, Kohlen= säure, Schwefelsäure).

Die nötigenfalls filtrierte, klare wässerige Lösung (1 + 19) darf durch Calciumsulfatlösung nicht (Baryumsalze), durch Baryumnitratlösung nach dem Ansäuern mit verdünnter Salzsäure höchstens opalisierend getrübt werden (Schwefelsäure). Ferner darf sie durch Bleiacetatlösung nach dem Ansäuern mit Essigsäure nicht sofort getrübt (Phosphorsäure und phosphorige Säure) und durch Schwefelwasserstoffwasser weder gefärbt noch gefällt werden (Schwermetallsalze). 10 ccm der Lösung dürfen durch 0,5 ccm Kaliumferrocyanidlösung nicht sofort gebläut werden (Eisensalze).

Eine Mischung von 1 g Calciumhypophosphit mit 3 ccm Zinnchlorürlösung darf innerhalb 1 Stunde keine dunklere Färbung annehmen (Arsenverbindungen).

Neu aufgenommen.

Darstellung. 1 T. Phosphor, 2 T. Glaspulver und etwa 5 T. Wasser werden in einer starkwandigen Glasflasche in einem etwa 50° heißen Wasserbade so lange erwärmt, bis der Phosphor geschmolzen ist, und dann bis zum Erkalten geschüttelt. Man erhält den Phosphor so in sehr feiner Verteilung. Darauf löscht man 2 T. gebrannten Marmor mit 1 T. Wasser und fügt noch so viel Wasser hinzu, daß ein dünner Brei entsteht. In einer geräumigen Porzellan- schale übergießt man nun die Phosphormischung mit dem Kalkbrei und erwärmt das Ganze unter häufigem Umrühren und Ergänzen des verdampfenden Wassers auf 30°—40°. Beim Umrühren entweichen Gasblasen, die aus Phosphorwasserstoffgas PH_3 bestehen und sich an der Luft selbst entzünden. Die Reaktion ist nicht gefährlich, doch rühre man mit einem langen Glasstab um und nehme die Erwärmung unter einem Abzuge vor, um den schädlichen Phos- phorwasserstoff zu entfernen.

Entwickeln sich keine Gasblasen mehr, was immerhin geraume Zeit in Anspruch nimmt, so verdünnt man die Masse mit Wasser, filtriert durch ein Faltenfilter, wäscht dieses aus und leitet bei gelinder Wärme in das Filtrat Kohlensäure ein, um das gelöste Calciumhydroxyd als Calciumcarbonat zu fällen. Nach dem Filtrieren engt man die Flüssigkeit auf dem Wasser- bade ein und läßt sie dann im Exsikkator bis zur Kristallisation verdunsten. Die Kristalle werden auf einem mit einem Glasstab lose verschlossenen Trichter mit kaltem Wasser ab- gewaschen, um die letzten Spuren von Kalk, der sich ausscheidet, zu entfernen und dann zwischen Filtrierpapier getrocknet. Bei Anwendung von 10 T. Phosphor kann man auf eine Ausbeute von 7,5 T. an Kristallen rechnen.

Der chemische Vorgang kann durch folgende Gleichung veranschaulicht werden:

$$3\,Ca\,(OH)_2 + 8\,P + 6\,H_2O = 3\,Ca\,(H_2PO_2)_2 + 2\,PH_3.$$

Eigenschaften. Calciumhypophosphit ist das Calciumsalz der unterphosphorigen Säure H_3PO_2, von deren drei Wasserstoffatomen sich aber nur eines durch Metalle vertreten läßt, so daß die Säure einbasisch ist. Das Calciumsalz hat daher die Formel $Ca(H_2PO_2)_2$.

Es bildet kleine farblose, wasserfreie, monokline Kristalle, die sich in etwa 8 T. Wasser lösen und in heißem Wasser kaum leichter löslich sind. In Alkohol sind sie unlöslich. — Wie alle Salze der unterphosphorigen Säure zersetzt sich Calciumhypophosphit bei höherer Tem- peratur leicht unter Entwicklung von Wasserstoff und Phosphorwasserstoffgas, das sich an der Luft selbst entzündet und mit hellleuchtender Flamme zu Wasser und Phosphor verbrennt, der sich im oberen kälteren Teil des Probierglases als gelber oder roter Phosphor niederschlägt. Der Glührückstand, der in der Hitze weißlich ist und nach dem Erkalten rötlich braun wird, besteht aus Calciumpyrophosphat, Calciummetaphosphat und etwas rotem Phosphor. — Wegen der leichten Zersetzlichkeit sind auch Mischungen mit leicht Sauerstoff abgebenden Stoffen, wie Salpeter oder Kaliumchlorat, zu vermeiden, da diese beim Reiben oder Erhitzen heftig explodieren.

Unterphosphorige Säure oder deren Salze wirken als Reduktionsmittel, indem sie edle Metalle aus ihren Lösungen fällen. Eine wässerige Lösung von Calciumhypophosphit gibt also auf Zusatz von Silbernitratlösung eine schwarze Ausfällung von metallischem Silber. (In sehr schwach saurer Lösung sieht man im ersten Augenblick einen weißlichen Niederschlag.) Da es keine unlöslichen Hypophosphite gibt, wird diese Reaktion vom Arzneibuch als Identitätsreaktion auf unterphosphorige Säure benutzt. Eine Lösung von Merkurichlorid wird ebenfalls zu Kalomel, eventuell auch zu metallischem Quecksilber reduziert. Nach dem Ansäuern mit Schwefelsäure wird Kaliumpermanganatlösung entfärbt, indem die unterphosphorige Säure zu Phosphorsäure oxydiert wird. — Die Identität als Calciumsalz läßt sich mit Ammoniumoxalat nachweisen, wodurch Calciumoxalat ausfällt.

Prüfung. Ein gutes Präparat sei vor allem durchscheinend kristallinisch und vollkommen trocken. Bei einem geringen Gehalt von C a l c i u m p h o s p h a t , - c a r b o n a t oder - s u l f a t ist die wässerige Lösung (1 + 19) getrübt. Eine höchstens schwache Trübung hat das Arzneibuch erlaubt.

Auf P h o s p h o r s ä u r e und p h o s p h o r i g e S ä u r e wird mit Bleiacetat in essigsaurer Lösung geprüft. Diese beiden Säuren geben mit Bleilösungen Niederschläge, während die Salze der unterphosphorigen Säure nicht gefällt werden. Die Prüfung auf phosphorige Säure ist notwendig, weil das als Identität für unterphosphorige Säure angeführte Reduktionsvermögen auch der phosphorigen Säure zukommt. Zu den Prüfungen auf B a r y u m , S u l f a t e , S c h w e r m e t a l l e , E i s e n - und A r s e n v e r b i n d u n g e n ist nichts hinzuzusetzen.

Anwendung. Das Calciumhypophosphit ist in den letzten Jahren, besonders von französischen und amerikanischen Ärzten für verschiedene „konstitutionelle" und andere Krankheiten empfohlen worden; es soll bei allgemeinen Ernährungsstörungen, bei Tuberkulose, Anämien und vor allem bei Erkrankungen des Nervensystems, wie Neurasthenie, Neuralgien usw., wirksam sein. — Trotzdem der Nutzen bei allen diesen Affektionen keineswegs sichergestellt ist, mußte das Präparat wohl in das Arzneibuch aufgenommen werden, da es nun einmal viel verordnet wird und einen Bestandteil der Lebertranemulsion bildet. — Beliebter noch als das einfache Salz sind die komplizierteren: Calcium glycerinophosphoricum, ev. Lecithincalcium.

Calcium phosphoricum. — Calciumphosphat.
Syn.: Dicalciumphosphat.

Im wesentlichen sekundäres Calciumphosphat (CaHPO₄.2 H₂O, Mol.-Gew. 172,1).

$$CaHPO_4 \cdot 2\,H_2O$$

Weißer Marmor	20 Teile
Verdünnte Salzsäure	100 Teile
Chlorwasser	nach Bedarf
Gelöschter Kalk	1 Teil
Phosphorsäure	1 Teil
Natriumphosphat	61 Teile
Wasser	300 Teile.

Der Marmor wird mit der verdünnten Salzsäure übergossen und die Mischung, sobald die Entwickelung von Kohlensäure aufgehört hat, erwärmt. Die klar abgegossene Flüssigkeit wird mit Chlorwasser im Überschusse vermischt, darauf erwärmt, bis der Chlorgeruch verschwunden ist, und eine halbe Stunde lang bei 35⁰ bis 40⁰ mit dem gelöschten Kalke stehen gelassen. Der filtrierten, erkalteten, mit der Phosphorsäure angesäuerten Calciumchloridlösung setzt man die durch Erwärmen hergestellte, filtrierte und auf 25⁰ bis 20⁰ abgekühlte Lösung des Natriumphosphats in dem Wasser nach und nach unter Umrühren zu. Hierauf wird das Ganze so lange umgerührt, bis der entstandene Niederschlag kristallinisch geworden ist. Dieser wird so lange mit Wasser ausgewaschen, bis eine Probe der Waschflüssigkeit nach dem Ansäuern mit Salpetersäure mit Silbernitratlösung nur noch eine schwache Opalescenz gibt. Nach vollständigem Abtropfen wird der Niederschlag stark ausgepreßt, bei 25⁰ bis 30⁰ getrocknet und fein gepulvert.

Leichtes, weißes, kristallinisches, in Wasser sehr wenig lösliches Pulver, das sich in verdünnter Essigsäure schwer, in Salzsäure oder in Salpetersäure ohne Aufbrausen leicht löst.

Kocht man Calciumphosphat mit verdünnter Essigsäure und filtriert von dem Ungelösten ab, so gibt das Filtrat mit Ammoniumoxalatlösung einen weißen Niederschlag. Beim Befeuchten mit Silbernitratlösung wird Calciumphosphat gelb gefärbt.

Eine Mischung von 1 g Calciumphosphat und 3 ccm Zinnchlorürlösung darf innerhalb 1 Stunde keine dunklere Färbung annehmen (Arsenverbindungen).

Die mit Hilfe von Salpetersäure hergestellte wässerige Lösung (1 + 19) darf weder durch Silbernitratlösung (Salzsäure), noch durch Baryumnitratlösung (Schwefelsäure) innerhalb 2 Minuten mehr als opalisierend getrübt werden und muß mit überschüssiger Ammoniakflüssigkeit, einen rein weißen Niederschlag von tertiärem Calciumphosphat geben, der durch Schwefelwasserstoffwasser nicht dunkel gefärbt werden darf (Eisensalze).

Calciumphosphat muß beim Glühen 25 bis 26,2 Prozent an Gewicht verlieren. Der Rück= stand darf beim Durchfeuchten mit Silbernitratlösung höchstens schwach gelb gefärbt werden (Tricalciumphosphat).

Auf die Schwierigkeiten beim Lösen des Calciumphosphates in Essigsäure wurde Rücksicht genommen. Neu hinzu kam eine Prüfung auf Tricalciumphosphat.

Geschichtliches. Calciumphosphat in verschiedener Gestalt wurde als Arzneimittel schon lange verwendet, bevor man noch seine wahren Bestandteile kannte.

W e i ß g e b r a n n t e s E l f e n b e i n (*Ebur philosophice ustum*), M e n s c h e n s c h ä d e l (*Cranium humanum*), besonders von Menschen, die eines gewaltsamen Todes gestorben waren, g e - b r a n n t e s H i r s c h h o r n (*Cornu Cervi ustum*), die weißen Exkremente des Hundes (*Album Graecum*), auch Zähne und Knochen von vielen anderen Tieren, also sämtlich Kalkphosphat ent- haltende Substanzen, bildeten einen nicht unwesentlichen Teil des Arzneischatzes vor noch etwa 100 Jahren. Ungefähr 1850 wurde das reine Calciumphosphat von B e n e k e als Ernährungsmittel des Knochengerüstes empfohlen.

Vorkommen i n d e r N a t u r. Calciumphosphat ist sowohl in der anorganischen als auch in der organischen Natur sehr verbreitet und findet sich als Mineral in größeren Ablage- rungen vor. Es ist bis höchstens zu 0,5 Prozent ein Bestandteil der Ackererde und gelangt aus dieser in die Pflanzen, besonders in die Getreidearten.

Über die wichtigsten, Phosphorsäure enthaltenden Mineralien vgl. S. 128.

Darstellung. Das Arzneibuch hat zur Darstellung des Calciumphosphates eine so ein- gehende Vorschrift gegeben, daß wir uns darauf beschränken können, derselben einige erläu- ternde Bemerkungen hinzuzufügen.

Zunächst schreibt das Arzneibuch vor, ,,weißen Marmor'' zur Darstellung zu verwenden. Aus den im Texte beschriebenen Reinigungsverfahren ging schon früher hervor, daß nicht das gefällte Calciumcarbonat als Ausgangsmaterial dienen sollte.

Der Zusatz des Chlorwassers hat den Zweck, die in Lösung befindlichen Eisenoxydulsalze in Eisenoxydsalze überzuführen. Durch den Zusatz von Kalkmilch wird dann etwa vorhandenes Eisenchlorid als Eisenhydroxyd gefällt. Die nach dem Absetzen filtrierte Lösung ist eisenfrei, aber sie enthält basisches Calciumchlorid, was sich daran zeigt, daß sie alkalisch reagiert und durch Aufnahme von Kohlensäure sich an der Luft trübt. Um dieses basische Calciumchlorid zu zersetzen, ist der Zusatz von P h o s p h o r s ä u r e vorgeschrieben. — Durch denselben erhält die Lösung eine s e h r s c h w a c h s a u r e Reaktion, die bei der nun folgenden Fällung mit Natriumphosphat die Erlangung des gewünschten Präparates gewährleistet. Der Zusatz der Phosphorsäure verhindert eben die Umbildung des sekundären Phosphates in tertiäres Salz, wie er in wässeriger Lösung zu kleinem Teile immer statt hat (siehe unter Eigenschaften).

Die bei der Darstellung sich abspielenden Vorgänge lassen sich in folgende Formeln bringen:

1. $CaCO_3 + 2\,HCl = H_2O + CO_2 + CaCl_2$
2. $CaCl_2 + Na_2HPO_4 = 2\,NaCl + CaHPO_4$

Calciumchlorid Natriumphosphat Calciumphosphat

3. $2\,FeCl_2 + Cl_2 = 2\,FeCl_3$
4. $2\,FeCl_3 + 3\,Ca(OH)_2 = 3\,CaCl_2 + 2\,Fe(OH)_3$

Das von dem Arzneibuche vorgeschriebene Calciumphosphat ist das s e k u n d ä r e C a l - c i u m p h o s p h a t oder D i c a l c i u m o r t h o p h o s p h a t $CaHPO_4 + 2\,H_2O$. Je nach den Bedingungen nämlich, unter denen man die Fällung einer Calciumchloridlösung durch Natriumphosphat vor sich gehen läßt, erhält man v e r s c h i e d e n zusammengesetzte Calcium- phosphate, und zwar:

T e r t i ä r e s C a l c i u m p h o s p h a t $Ca_3(PO_4)_2$ entsteht durch Fällen einer alkalisch gemachten Calciumchloridlösung mittels Natriumphosphat. Es ist in Wasser unlöslich, leicht gelöst wird es von Säuren, ja schon von kohlensäurehaltigem Wasser.

S e k u n d ä r e s C a l c i u m p h o s p h a t $CaPO_4H + 2\,H_2O$ entsteht durch Fällung neutraler Calciumchloridlösung mittels Natriumphosphat. In Wasser kaum löslich. Es i s t d a s P r ä p a r a t d e s A r z n e i b u c h e s.

P r i m ä r e s C a l c i u m p h o s p h a t $Ca(PO_4H_2)_2 + H_2O$ kristallisiert aus Lösungen der beiden vorhergehenden Salze in verdünnter Phosphorsäure in Form rhombischer Tafeln.

$$\left[\begin{array}{c} PO_4 \overset{H}{\underset{H}{\cdots}} \end{array}\right]_2 Ca \qquad PO_4 \overset{H}{\underset{\cdots}{\cdots}} Ca \qquad \left[PO_4\right]_2 Ca_3$$

Primäres Calciumphosphat   Sekundäres Calciumphosphat   Tertiäres Calciumphospat

Eigenschaften. Das offizinelle Calciumphosphat ist ein rein weißes, kristallinisches, geruch- und geschmackloses Pulver. Nach den Angaben des Arzneibuches löst es sich sehr schwer in Wasser. Besser hätte gesagt werden können, daß es sich in Wasser nicht unverändert löst. In Berührung mit viel Wasser wird dieses trübe, die Flüssigkeit wird sauer und das Ungelöste nähert sich in seiner Zusammensetzung dem tertiären Calciumphosphat. Diese Reaktion scheint darauf zu beruhen, daß das tertiäre Salz unlöslich ist und daher die vorhandenen Ionen zum Teil zu diesem Salze zusammentreten, anderseits entsteht dadurch ein entsprechender Überschuß von Wasserstoff-Ion, der die saure Reaktion bedingt. Diese Umsetzung, die aber nur ein Teil des sekundären Salzes erfährt, geschieht nach der Gleichung $3\,Ca^{\cdot\cdot} + 2\,HPO_4' = Ca_3(PO_4)_2 + 2\,H^{\cdot}$. Die Umkehrung der Gleichung erklärt den Zusatz der Phosphorsäure bei der Darstellung.

In Kohlensäure enthaltendem Wasser, auch in Natriumchlorid- und Ammoniumsalzlösungen ist Calciumphosphat etwas löslich. Da das Präparat in verdünnter Essigsäure nicht ganz löslich ist, so muß man zur Identitätsprüfung auf Calcium-Ion vom Ungelösten abfiltrieren, das Filtrat gibt dann mit Ammoniumoxalat einen weißen, in Essigsäure unlöslichen weißen Niederschlag von C a l c i u m o x a l a t. Die Gegenwart der Phosphorsäure zeigt sich daran, daß sich das Pulver mit Silbernitratlösung befeuchtet gelb färbt, infolge Bildung von t e r - t i ä r e m S i l b e r (o r t h o) p h o s p h a t

$$CaHPO_4 + 3\,AgNO_3 = Ca(NO_3)_2 + Ag_3PO_4 + HNO_3$$

Prüfung. Nach den Angaben des Arzneibuches soll das Präparat frei sein von C a r b o - n a t, A r s e n und E i s e n oder überhaupt wohl von S c h w e r m e t a l l e n. Der Gehalt an S u l f a t e n, C h l o r i d e n und an t e r t i ä r e m C a l c i u m p h o s p h a t soll nur ein geringer sein. Den Prüfungsvorschriften ist nichts hinzuzufügen.

Die richtige Zusammensetzung des Salzes als $CaHPO_4 + H_2O$ läßt sich durch Glühen feststellen. Wird 1 g Calciumphosphat im Platin- oder Porzellantiegel bis zur hellen Glut erwärmt, so sollen 0,738—0,750 g Rückstand bleiben, dies würde der angegebenen Formel entsprechen, da sekundäres Calciumphosphat beim Erhitzen sein Kristallwasser verliert und sich in Calciumpyrophosphat verwandelt.

$$2[CaHPO_4 + 2\,H_2O] = 5\,H_2O + Ca_2P_2O_7$$
$$344 \qquad\qquad 90 \qquad 254$$
$$344 : 90 = 100 : x \qquad\qquad x = 26{,}16 \text{ Proz. } H_2O$$

Diese Zahl ist für die Praxis auf 25—26,2 Prozent abgerundet worden.
Wird der Glührückstand eines reinen Präparates mit Silbernitratlösung befeuchtet, so tritt keine gelbe Färbung ein, da Silberpyrophosphat weiß ist. Ist eine Gelbfärbung zu beobachten, so enthält das Präparat Tricalciumphosphat, weil das tertiäre Salz durch Glühen nicht in Pyrophosphat umgewandelt wird.

Anwendung. Kalkphosphat wurde und wird viel gegen Rachitis verordnet; der Nutzen ist sehr zweifelhaft. Auch zur Bekämpfung von Darmkatarrhen wurde er früher wie die anderen Kalkpräparate benutzt.

In der T i e r h e i l k u n d e wird phosphorsaurer Kalk sehr häufig gegen viele chronische Ernährungsstörungen, Abmagerung, Anämien usw., und bei Frakturen zur Beschleunigung der Ossifikation verwendet; bei Rachitis und Osteomalacie der Tiere gilt er als Spezifikum.

Calcium sulfuricum ustum. — Gebrannter Gips.

Syn.: Calcaria sulfurica usta. Gypsum ustum.

Zusammensetzung annähernd $CaSO_4 \cdot \frac{1}{2} H_2O$.

Weißes Pulver, das erhalten wird, indem man natürlich vorkommenden Gips ($CaSO_4 \cdot 2\,H_2O$) durch Erhitzen teilweise entwässert.

2 Teile gebrannter Gips müssen nach dem Mischen mit 1 Teil Wasser innerhalb 10 Minuten erhärten.

In gut verschlossenen Gefäßen aufzubewahren.

Für das Erhärten des Gipsbreies werden nunmehr 10 Minuten festgesetzt. Neu ist die Vorschrift über die Aufbewahrung.

Vorkommen d e s g e w ö h n l i c h e n G i p s e s. Calciumsulfat oder Gips $CaSO_4 + 2H_2O$, monoklin kristallisierend, ist in der Natur sehr verbreitet als blättriger G i p s s p a t (Marienglas), körniger A l a b a s t e r und als derber G i p s s t e i n, der häufig die Decke des wasserfreien Calciumsulfats, des A n h y d r i t s, bildet.

Darstellung und Eigenschaften d e s g e b r a n n t e n G i p s e s. Erhitzt man wasserhaltigen Gips, der ein spez. Gewicht von 2,31 hat, auf 105^0—120^0, so verliert er $3/4$ seines Kristallwassers und geht in „Halbhydrat" über, $CaSO_4 . \frac{1}{2}H_2O$ vom spez. Gewicht 2,6—2,75; beim Erhitzen auf 130^0—170^0 entsteht ein „lösliches" Anhydrit von etwa 2,44 spez. Gewicht. Diese beiden Stoffe sind im g e b r a n n t e n G i p s des Arzneibuches enthalten, und ihr rasches Erhärten mit Wasser beruht darauf, daß sie in Wasser leichter löslich sind als das Bihydrat $CaSO_4 . 2H_2O$. Sie werden sich also beim Anrühren mit Wasser zunächst teilweise lösen und darauf Bihydrat in langen Nadeln ausscheiden, die sich durcheinander verfilzen und eine zusammenhängende Masse liefern. Dabei tritt eine schwache Selbsterwärmung und geringe Ausdehnung ein, weshalb die Masse sehr rein die Gußformen ausfüllt. Wird der Gips beim Brennen über 200^0 erhitzt, so gibt er beim Anrühren mit Wasser nicht mehr einen sofort erhärtenden Brei und heißt alsdann t o t - g e b r a n n t. Vermutlich sind dann keine unzersetzten Reste von Bihydrat mehr vorhanden, die als „Keime" oder „Impfkristalle" für die Bildung von neuen Gipskristallen dienen könnten.

Um kleine Mengen Gips zu entwässern, erhitzt man ihn in Form eines groben Pulvers unter Umrühren in flachen eisernen Kesseln, solange eine darüber gehaltene kalte Glasplatte beschlägt. Die Temperatur soll nicht über 180^0 steigen. Im Großen brennt man entweder die Stücke in Muffelöfen und mahlt sie dann, oder man mahlt vorher und brennt das Pulver in „Kochern" mit Rührwerk.

Aufbewahrung. Obgleich der gebrannte Gips an der Luft nur sehr langsam Wasser anzieht, so empfiehlt es sich doch, ihn in gut schließenden Gefäßen aus Glas, Steingut oder Blech an einem trocknen Orte, am besten im Trockenschranke, aufzubewahren. Zweckmäßig ist es, ihn in $1/1$-Pfundbüchsen von Blech einzufüllen und diese durch Umkleben von Papierstreifen zu verschließen. Auch diese Büchsen sind im Trockenschranke aufzubewahren.

Anwendung. Will man erhärteten Gips (Gipsverbände) von irgendwelchen Stellen entfernen, so wende man dazu mäßig konzentrierte Kochsalzlösung an. Der Gipskuchen läßt sich alsbald mühelos abheben. Auch reinigt man nach Anlegung eines Gipsverbandes die Hände am besten mit Kochsalzlösung.

Gips wird medizinisch nur zu Gipsverbänden benutzt.

Camphora. — Kampfer.

Syn.: Japankampfer. Laurineenkampfer. Lauraceenkampfer.

$$C_{10}H_{16}O \qquad \text{Mol.-Gew. 152,13.}$$

Die durch Sublimation gereinigte Ausscheidung des Holzes von Cinnamomum camphora *Linné (Nees* und *Ebermaier).*

Farblose oder weiße, kristallinische, mürbe Stücke oder ein weißes, kristallinisches Pulver.

Kampfer riecht eigenartig durchdringend und schmeckt brennend scharf, etwas bitter, hinterher kühlend. Erwärmt man Kampfer in offener Schale, so verflüchtigt er sich in kurzer Zeit vollständig; angezündet, verbrennt er mit rußender Flamme. In Wasser ist er nur sehr wenig, in Äther, Chloroform, Weingeist und in Ölen reichlich löslich.

Schmelzpunkt 175^0 bis 179^0.

Kampfer dreht den polarisierten Lichtstrahl nach rechts. Für eine 20prozentige Lösung in absolutem Alkohol ist $[a]_{D20}^0 = + 44,22^0$.

Um Kampfer zu pulvern, besprengt man ihn zuvor mit Äther oder Weingeist.

Synthetischer Kampfer ist n i c h t offizinell. Neu ist die Angabe des Drehungsvermögens. Geändert wurde die Angabe des Schmelzpunktes.

Geschichtliches. Der Kampfer scheint den alten Griechen und Römern nicht bekannt gewesen zu sein. A ë t i u s aus Amida in Mesopotamien, im 6. Jahrhundert n. Chr. Arzt in Konstantinopel, erwähnt in seinen Werken einen Stoff, der für Kampfer gehalten werden kann. Im 11. und 12. Jahrhundert war der Kampfer in Europa bekannter und zur Zeit des P a r a c e l s u s schon sehr im Gebrauch. Seine Abstammung kannte man nicht genau, doch dürfte der zuerst nach Europa gebrachte Kampfer B o r n e o - K a m p f e r gewesen sein, an dessen Stelle später der J a p a n -

kampfer trat. In Deutschland wird er schon von der heiligen Hildegard erwähnt. Agricola, in der ersten Hälfte des 16. Jahrhunderts, beschreibt ihn (Caphura) als ein sublimiertes Erdharz. Im 18. Jahrhundert hatten die Holländer den Kampferhandel an sich gerissen und versorgten Europa mit Kampfer.

Gewinnung und Handelssorten. Sämtliche Teile des Kampferbaumes enthalten eine beträchtliche Menge eines ätherischen Öls, dessen Hauptbestandteil, neben Terpenen und verwandten sauerstoffhaltigen Körpern, der Kampfer bildet. *Cinnamomum camphora* (Linné) Nees et Eberm.[1]) (*Laurus camphora* L., *Camphora officinarum* C. Bauhin), Familie der *Lauraceae*, ist ein mächtiger, bis 40 m hoher Baum mit unscheinbaren Blüten und steifen, abwechselnd gestellten Blättern, die oberseits stark glänzend sind.

Die Verbreitung des Kampferbaumes erstreckt sich über die Küste Ostasiens von Cochinchina bis zur Mündung des Jang-tse-Kiang, die Inseln Hainan, Formosa, die Liukiu-Inseln und über diejenigen Teile Japans, die südlich vom 34. Breitengrade liegen. Für den europäischen Handel kommen hauptsächlich Formosa und Japan in Betracht, die etwa gleiche Mengen Kampfer liefern. Versuche, den Kampferbaum auch anderwärts (Indien, Nordamerika, Italien, Deutsch-Ostafrika u. a.) in größerem Umfange zu kultivieren, sind bisher auf den Handel mit Kampfer von keinem Einfluß gewesen. Ein volles Gelingen dieser Unternehmungen wäre schon deswegen wünschenswert, weil die strenge Monopolisierung des Kampfers durch die japanische Regierung den Preis dieses Produktes unverhältnismäßig hoch getrieben hat.

Die **Gewinnung** des Kampfers findet in Japan und Formosa auf folgende Weise statt: Auf einem aus rohem Mauerwerk errichteten Feuerherd ruht eine eiserne Pfanne und auf dieser ein faßartiges, hölzernes Gefäß mit durchlöchertem Boden. Im oberen Teile der Seitenwand des Fasses ist ein Bambusrohr, das den Destillierapparat mit der Kühlvorrichtung verbindet, mit Lehm dampfdicht eingekittet. Die Kühlvorrichtung besteht aus zwei hölzernen Kästen, die derartig ineinander gesetzt sind, daß der innere, in den die Dämpfe geleitet werden, ganz von dem in den äußeren Kasten fließenden Kühlwasser umspült wird. Manchmal hat man auch nur einen kastenartigen, luftdicht verschlossenen Behälter, der direkt in fließendem Wasser steht.

Nachdem das Faß mit Kampferholzspänen gefüllt ist, wird das Wasser in der Pfanne zum Sieden erhitzt. Der Wasserdampf streicht durch die Späne und strömt beladen mit Kampferöldämpfen in den Kühlapparat, wo beide sich kondensieren. Das auf dem Wasser schwimmende, halbfeste und halbflüssige Gemisch von Kampfer und Kampferöl wird nach beendeter Destillation abgeschöpft und durch Stroh filtriert, wodurch der feste Teil, der Kampfer, zurückgehalten wird. Das Kampferöl, früher dem ärmsten Teil der Bevölkerung als billiges Beleuchtungsmaterial dienend, wird jetzt entweder im Produktionslande oder in Europa weiter verarbeitet, hauptsächlich auf Kampfer und Safrol.

Rohkampfer. Der auf die eine oder die andere Art erhaltene Rohkampfer stellt eine schmutzig weißliche oder rötliche, oft mit Rindenstückchen und Schmutzteilen verunreinigte Masse von krümeliger Beschaffenheit dar.

Der Japankampfer (Tubbenkampfer) enthält gewöhnlich weniger Verunreinigungen als der Formosakampfer. Er kommt in sog. Tubben (englisch tubes) von etwa 80 kg Inhalt in den Handel. Diese Tubben sind von einem Mattengeflecht umgebene Holzbottiche. Der Formosakampfer (Kistenkampfer) wird in 50—60 kg haltende Kisten verpackt, die mit einer dicken Bleifolie ausgeschlagen sind.

Raffinierter Kampfer. Die Reinigung des Rohkampfers, das Raffinieren, wurde zuerst in Venedig, später ausschließlich in Holland ausgeführt. Größere Kampferraffinerien bestehen gegenwärtig außer in Holland noch in Hamburg, London, Paris und Philadelphia. Nach dem älteren Verfahren wird der Rohkampfer unter Zusatz von gebranntem Kalk in gläsernen Flaschen ("Bombolas") der Sublimation unterworfen, wobei auf gleichmäßige, etwas über den Schmelzpunkt des Kampfers zu haltende Temperatur geachtet werden muß. Der Kampfer sublimiert an die obere Wölbung der Flasche, die man nach beendeter Operation noch warm durch Auflegen nasser Tücher zum Springen bringt, um das Sublimat herausnehmen zu können. Die so erhaltenen Kampferkuchen sind kreisrund, auf der einen Seite konkav, auf der anderen konvex, in der Mitte mit einem Loche versehen und etwa 3—5 kg schwer.

In Philadelphia benutzt man an Stelle der Glasflaschen eiserne, auseinandernehmbare Gefäße.

---

[1]) Die andere Schreibweise des Arzneibuchs dürfte ein Versehen sein.

Kampfer in Pulverform erhält man durch rasches Abkühlen von Kampfer-
dämpfen vermittels kalter Luft. Kampfer in Plattenform wird durch starken
hydraulischen Druck aus Kampferpulver erhalten.

Eigenschaften. Der sublimierte Kampfer bildet eine farblose, durchscheinende, undeutlich kristallinische, zähe Masse. Er läßt sich mit dem Messer schneiden und zeigt dann
eine glänzende Schnittfläche. Der Bruch ist faserig und bröckelig. Er fühlt sich fettig an,
besitzt einen eigentümlichen, nicht unangenehmen, durchdringenden Geruch und einen brennend scharfen, bitterlichen und hinterher kühlenden Geschmack. Schon bei gewöhnlicher
Temperatur verflüchtigt sich der Kampfer ziemlich schnell und sublimiert lebhaft beim Erwärmen. Auf Wasser geworfene Kampferstückchen geraten infolge des starken Verdunstens
in Rotation, die Bewegung hört jedoch auf, sobald man etwas Fett oder Öl auf das Wasser bringt.

Das spez. Gewicht des Kampfers ist 0,922 bei 10°. Er schmilzt bei 175°—179° und siedet
bei 207°—209° (Thermometer ganz im Dampf).

Der polarisierte Lichtstrahl wird durch eine alkoholische Kampferlösung nach rechts
abgelenkt (Rechtskampfer), $[\alpha]_D = +44,22°$ in 20prozentiger Lösung. Der Kampfer kristallisiert aus Lösungsmitteln oder beim langsamen Sublimieren in hexagonalen Tafeln. Er ist
leicht löslich in Alkohol, Äther, Chloroform, Petroläther, Schwefelkohlenstoff, in Terpenen,
in ätherischen und fetten Ölen, sowie in Essigsäure und Schwefelsäure. Seine Löslichkeit
in Wasser ist nur gering (1 : 1200). Von Schwefligsäureanhydrid absorbiert der Kampfer unter
Verflüssigung über 300 Volumina. Diese Verbindung, die unter dem Namen *Thiocamf* als
Desinfektionsmittel empfohlen wird, läßt beim Erwärmen die schweflige Säure wieder entweichen, während unveränderter Kampfer zurückbleibt. Die Eigenschaft sich zu verflüssigen zeigt der Kampfer auch beim innigen Vermischen mit verschiedenen festen
Substanzen wie: Chloralhydrat, Karbolsäure, Menthol, Thymol, α-
und β-Naphthol, Resorcin, Mono- und Trichloressigsäure, Pyro-
gallussäure und anderen.

Der Kampfer findet sich außer im Kampferbaum noch in den ätherischen Ölen verschiedener anderer Pflanzen, deren Aufzählung aber hier zu weit führen würde. Neben der
rechtsdrehenden sind dabei auch die linksdrehende und die inaktive Form beobachtet worden.
Erwähnt sei, daß Kampfer vielleicht auch von dem zur Ordnung der Tausendfüßer gehörigen
Polyzonium rosalbum ausgeschieden wird.

Chemie. Der zu den Terpenen $C_{10}H_{16}$ in naher Beziehung stehende Kampfer hat die
Zusammensetzung $C_{10}H_{16}O$. Für seine Konstitution sind verschiedene Formeln aufgestellt
worden, von denen die Bredtsche Formel das chemische Verhalten des Kampfers am besten
erklärt.

$$\begin{array}{ccc}
CH_2 & \!\!\!\!—CH\!\!\!\!— & CH_2 \\
& CH_3 . C . CH_3 & \\
CH_2 & \!\!\!\!—C\!\!\!\!— & CO \\
& CH_3 &
\end{array}$$

Kampferformel nach Bredt.

Der Kampfer gehört in die Körperklasse der Ketone. Als solches ist er befähigt, sich
mit Hydroxylamin, NH_2OH, zu verbinden und ein Oxim,

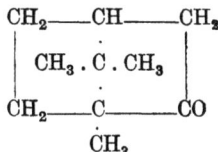

$$C_{10}H_{16}\;O + H_2\;N.OH = H_2O + C_{10}H_{16} : N.OH$$

Kampfer   Hydroxylamin   Kampferoxim

das bei 118°—119° schmelzende Kampferoxim, $C_{10}H_{16}NOH$, zu bilden. Reduzierende
Mittel führen den Kampfer in ein Gemisch von zwei sekundären Alkoholen, Borneol und Isoborneol, über, die beide durch Oxydation wieder in Kampfer zurückverwandelt werden können.

$$C_{10}H_{16}O + 2H = C_{10}H_{18}O$$
Kampfer   Wasserstoff   Borneol

$$C_{10}H_{18}O + O = C_{10}H_{16}O + H_2O$$
Borneol   Sauerstoff   Kampfer   Wasser

Camphen liefert bei der Oxydation ebenfalls Kampfer.

$$\underset{\text{Camphen}}{C_{10}H_{16}} \quad + \quad \underset{\text{Sauerstoff}}{O} \quad = \quad \underset{\text{Kampfer}}{C_{10}H_{16}O}$$

Wasserentziehende Mittel, wie Zinkchlorid und Phosphorsäureanhydrid, lassen durch Abspaltung eines Moleküls Wasser C y m o l entstehen.

$$\underset{\text{Kampfer}}{C_{10}H_{16}O} \quad = \quad \underset{\text{Wasser}}{H_2O} \quad + \quad \underset{\text{Cymol}}{C_{10}H_{14}}$$

Durch Erhitzen mit Jod wird C a r v a c r o l, $C_{10}H_{13}OH$, gebildet.

$$\underset{\text{Kampfer}}{C_{10}H_{16}O} \quad + \quad \underset{\text{Jod}}{2\,J} \quad = \quad \underset{\text{Carvacrol}}{C_{10}H_{14}O} \quad + \quad \underset{\text{Jodwasserstoff}}{2\,HJ}$$

Vom Kampfer gelangt man durch Oxydation zu verschiedenen Säuren, von denen die K a m p f e r s ä u r e, $C_{10}H_{16}O_4$, die auch medizinische Anwendung gefunden hat, die wichtigste ist. (Vgl. unter Acidum camphoricum S. 81.)

Kampfer addiert leicht Brom unter Bildung von K a m p f e r d i b r o m i d, $C_{10}H_{16}OBr_2$. Beim Erhitzen auf dem Wasserbade zerfällt diese Verbindung in Monobromkampfer und Bromwasserstoff.

$$\underset{\text{Kampferdibromid}}{C_{10}H_{16}OBr_2} \quad = \quad \underset{\text{Monobromkampfer}}{C_{10}H_{15}BrO} \quad + \quad \underset{\text{Bromwasserstoff}}{HBr}$$

Camphora monobromata schmilzt bei 76°, siedet bei 274° und wird innerlich als Arzneimittel angewendet.

Neben dem natürlichen Kampfer spielt neuerdings in der Technik auch das k ü n s t - l i c h e Präparat eine bedeutende Rolle. Zu seiner Darstellung geht man vom Terpentinöl aus. Das darin enthaltene Pinen wird zunächst in Bornylchlorid und dieses dann weiter über Camphen und Isoborneol in Kampfer übergeführt, oder Pinen wird zu diesem Zwecke direkt in Ester des Borneols resp. Isoborneols umgewandelt.

Der künstliche (synthetische) Kampfer stellt die racemische Form des Kampfers dar und kann von dem Naturprodukt leicht dadurch unterschieden werden, daß er auf das polarisierte Licht ohne oder nahezu ohne Einfluß ist. Wenn es auch gelungen ist, den synthetischen Kampfer in die optisch aktiven Modifikationen zu zerlegen oder auch auf künstlichem Wege direkt zu optisch aktivem Kampfer zu gelangen, so haben die betreffenden Verfahren doch nur wissenschaftliches Interesse, denn sie sind viel zu kostspielig, um praktisch in Frage zu kommen.

Als „künstlicher Kampfer" bezeichnete man früher auch das durch Einleiten von trocknem Chlorwasserstoff in Pinen erhaltene, bei 125°—127° schmelzende Bornylchlorid (irrtümlich auch Pinenchlorhydrat genannt), das zwar kampferähnlich riecht, mit dem eigentlichen Kampfer aber nicht identisch ist, sondern, wie angegeben, lediglich ein Zwischenprodukt bildet.

Das oben erwähnte B o r n e o l, $C_{10}H_{18}O$, kommt auch fertig gebildet in der Natur vor. In den Höhlungen und Rissen des Holzes und unter der Rinde von *Dryobalanops camphora* Colebr. (Familie der *Dipterocarpaceae*) findet es sich als kristallinische Masse und wird als B o r n e o k a m p f e r, B a r o s k a m p f e r, m a l a i i s c h e r K a m p f e r oder S u m a t r a k a m p f e r bezeichnet (Rechts-Borneol).

Der B l u m e a - oder N g a ï - K a m p f e r von *Blumea balsamifera* D. C., einer Komposite Indiens und Chinas, ist ebenfalls Borneol (Links-Borneol).

Das Borneol bildet sechsseitige Blättchen oder Tafeln und besitzt einen gewürzhaften, an Kampfer und Rainfarn erinnernden Geruch. Es ist schwerer als Wasser, schmilzt bei 203° bis 204°, siedet bei 212° und lenkt den polarisierten Lichtstrahl, je nach seiner Herkunft, entweder nach rechts oder nach links ab.

Borneol ist noch in den ätherischen Ölen einer ganzen Reihe anderer Pflanzen gefunden worden, teils frei, teils verestert. Besonders charakteristisch ist sein Vorkommen als A c e t a t in Koniferenölen. Das Aroma dieses Esters ist typisch für den Tannenduft und verleiht ihm das Kräftige und Frische.

Therapeutisches Interesse hat das im europäischen wie im japanischen Baldrianöl vorkommende B o r n y l i s o v a l e r i a n a t, das sich leicht aus den Komponenten darstellen läßt und unter dem Namen *Bornyval* medizinische Verwendung findet. Es wird namentlich empfohlen bei traumatischer Neurose, Hysterie, Neurasthenie, Epilepsie, nervösen Magenbeschwerden sowie in gynäkologischen Fällen. Auch auf den Appetit soll es anregend wirken. Dosis: 3—4 mal täglich 0,25 g.

Prüfung. Auskunft über die Reinheit des Kampfers gibt in erster Linie sein Schmelzpunkt, dann auch sein Verhalten gegen die verschiedenen Lösungsmittel. Künstlicher Kampfer ist an seiner optischen Inaktivität zu erkennen. Wiederholt ist mit Stearinsäure versetzter Kampfer angetroffen worden, ein derartig verfälschtes Produkt löst sich nicht vollständig in 90 prozentigem Alkohol. Auf einen Gehalt an Wasser prüft man in der Weise, daß man 20 g Kampfer in einem kalibrierten Schüttelzylinder in 100 ccm Petroläther löst; etwa vorhandenes Wasser scheidet sich am Boden des Zylinders ab und kann dem Volumen nach bestimmt werden.

Gepulverter Kampfer, *Camphora trita,* wird dadurch hergestellt, daß man Kampferstücke mit Weingeist oder Äther besprengt und in einem porzellanen Mörser zerreibt. Das Pulver wird nicht durch ein Sieb geschlagen. Man läßt den Weingeist oder Äther kurze Zeit abdunsten und schüttet das Pulver locker in sein Standgefäß, was hier ein dicht zu verschließendes Glas ist. Nach einiger Zeit wird der gepulverte Kampfer wieder körnig.

Der Borneokampfer läßt sich ohne Zusatz von Weingeist zu Pulver verreiben. Dieser Kampfer wird im Orient zu religiösen Zeremonien verbraucht.

Aufbewahrt wird der Kampfer in gläsernen oder porzellanen Gefäßen mit weiten Öffnungen, die dicht verschlossen werden müssen. Größere Kampfervorräte bewahrt man am besten in Büchsen aus Weißblech oder in Kästen, die mit Blech ausgeschlagen sind, auf. Die Kampfergefäße müssen einen kühlen Standort haben.

Dispensation. Zur Herstellung von Pulvermischungen zerreibt man den Kampfer zuerst mit Weingeist und fügt dann die anderen pulverförmigen Bestandteile unter Reiben mit dem Pistill hinzu, wobei man starkes Aufdrücken vermeidet, da sich sonst der Kampfer an Pistill und Mörserwand festsetzt. Kampfer enthaltende Pulver werden in gläsernen Gefäßen oder in Wachspapier dispensiert. Wird der Kampfer in wässerigen Mixturen verordnet, so mischt man ihn zuerst mit 3 mal soviel arabischem Gummi, oder kommt Zucker, Tragant, Eigelb usw. zur Mixtur, mit diesen, und verdünnt unter Reiben die Mischung allmählich mit Zuckersaft oder Wasser. Wird er Öl- oder Balsamemulsionen zugesetzt, so löst man ihn zuvor unter Schütteln und gelindem Erwärmen in den Ölen, die emulgiert werden sollen. Ein vorzügliches Umhüllungsmittel für Kampfer in wässerigen Flüssigkeiten ist kohlensaure oder gebrannte Magnesia. Viele trockne oder harte Harze macht der Kampfer durch seine Gegenwart flüssig oder weich. In Mischungen mit einigen Gummiharzen und Harzen, besonders dem Stinkasant, verliert er allmählich seinen Geruch. Zu Salben wird er mit etwas fettem Öl angerieben. In dieser Form wird er auch den geschmolzenen, aber nicht zu heißen Pflastern zugesetzt. 8 T. fettes Öl lösen 3 T. Kampfer.

Technische Verwendung findet der Kampfer zur Darstellung des Zelluloids (aus Schießbaumwolle und Kampfer bestehend) und zur Fabrikation gewisser Sorten rauchschwachen Schießpulvers, als Mottenmittel usw.

Anwendung. Kampfer wirkt auf die Zirkulation anregend ein und zwar dadurch, daß er sowohl ein geschwächtes Herz direkt stärken kann, als auch das Zentrum der Gefäßnerven erregt und so eine größere Spannung der Gefäßwandungen erzeugt. — Unter Kampferwirkung wird die Atmung vertieft, die Zahl der Atemzüge nimmt ab. — Lokal bringt Kampfer auf der Haut und den Schleimhäuten Rötung und bei länger dauernder Einwirkung Reizung und Entzündung hervor. — Das Hauptanwendungsgebiet des Kampfers sind Zirkulationsstörungen verschiedenster Art; besonders gut wirkt er bei der im Verlaufe von akuten Infektionskrankheiten auftretenden Herzschwäche. Meistens wird er subkutan (ev. mit Äther zusammen) in öliger Lösung eingespritzt, kann aber auch innerlich gegeben werden (in Emulsion oder als Pulver). Letztere Anwendungsform wird bei chronischer Bronchitis und bei Reizzuständen an den Geschlechtsorganen bevorzugt. — Äußerlich wird Kampfer als mildes, „derivierendes" Reizmittel bei Neuralgien, Rheumatismen usw. verwendet, meist in Form der Linimente oder des Kampferweins.

In der T i e r h e i l k u n d e wird Kampfer ebenfalls innerlich gegen akute Zirkulationsstörungen, als Antipyretikum (früher auch in der Humanmedizin) als Expektorans und äußerlich gegen allerlei schmerzhafte Affektionen, sowie als mildes Antiseptikum gebraucht. — Die Dosen für die großen Tiere sind erstaunlich groß: für Hunde bis zu 5, für Pferde bis zu 50 g des Ol. camphor. forte subkutan.

Cantharides. — Spanische Fliegen.

Syn.: Pflasterkäfer. Blasenkäfer.

Gehalt mindestens 0,8 Prozent Kantharidin.

Der bei einer 40⁰ nicht übersteigenden Wärme getrocknete, möglichst wenig beschädigte Käfer Lytta vesicatoria *Fabricius.*

Spanische Fliegen sind schön glänzend grün und besonders in der Wärme blau schillernd, 1,5 bis gegen 3 cm lang, 5 bis 8 mm breit und riechen stark und eigenartig. Sie dürfen nicht nach Ammoniak riechen.

Das graubraune Pulver ist mit glänzend grünen Teilchen durchsetzt. Es darf beim Verbrennen höchstens 8 Prozent Rückstand hinterlassen.

Gehaltsbestimmung. 15 g mittelfein gepulverte Spanische Fliegen übergießt man in einem Arzneiglase mit 150 g Chloroform und 2 g Salzsäure, läßt das Gemisch unter häufigem Umschütteln 24 Stunden lang stehen und filtriert alsdann 102 g der Chloroformlösung (= 10 g Spanische Fliegen) durch ein trockenes, gut bedecktes Filter von 12 cm Durchmesser in ein gewogenes, leichtes Kölbchen. Hierauf destilliert man das Chloroform bei mäßiger Wärme vollständig ab, übergießt den Rückstand nach dem Erkalten mit 10 ccm Petroleumbenzin und läßt die Mischung unter zeitweiligem Umschwenken 12 Stunden lang in dem geschlossenen Gefäße stehen. Alsdann filtriert man die Flüssigkeit durch ein bei 100⁰ getrocknetes, gewogenes Filter von 5 cm Durchmesser, das mit Petroleumbenzin durchfeuchtet ist, übergießt das Ungelöste unter Umschwenken viermal mit je 5 ccm Petroleumbenzin und filtriert auch diesen durch dasselbe Filter, ohne dabei auf die an den Wandungen des Kölbchens haftenden Kristalle Rücksicht zu nehmen. Nachdem die Ränder des Filters noch durch Auftropfen von 5 ccm Petroleumbenzin ausgewaschen sind, trocknet man das Kölbchen und das Filter mit kleinen Mengen Wasser, dem auf je 10 ccm 1 Tropfen Ammoniumcarbonatlösung zugefügt ist, so lange aus, bis die ablaufende Flüssigkeit kaum noch gefärbt erscheint, und wäscht schließlich noch einmal mit 5 ccm Wasser nach. Dann trocknet man Kölbchen und Filter zunächst bei 40⁰ bis 50⁰, bringt darauf das Filter mit Inhalt in das Kölbchen und trocknet noch so lange bei 100⁰, bis keine Gewichtsabnahme mehr erfolgt. Sollte das so erhaltene Kantharidin nicht gut kristallinisch, sondern harzig oder dunkel gefärbt sein, so zieht man es wiederholt mit heißem Aceton aus, filtriert die Lösung durch ein kleines Filter in ein gewogenes Kölbchen, wäscht das Filter mit Aceton nach, verdampft das Aceton bei gelinder Wärme und trocknet den Rückstand bei 100⁰ bis zum gleichbleibenden Gewichte. Das Gewicht des kristallinischen Rückstandes muß mindestens 0,08 g betragen, was einem Mindestgehalte von 0,8 Prozent Kantharidin entspricht.

Spanische Fliegen sind gut getrocknet in gut verschlossenen Gefäßen aufzubewahren.

Vorsichtig aufzubewahren. Größte Einzelgabe 0,05 g. Größte Tagesgabe 0,15 g.

Der Artikel ist im wesentlichen unverändert geblieben. Neu sind nur die Forderungen, daß die Käfer bei einer 40⁰ nicht übersteigenden Wärme getrocknet sein müssen und daß sie nicht nach Ammoniak riechen dürfen.

Geschichtliches. Unter dem Namen κάνθαρις verstanden bereits die Griechen einen blasenziehenden Käfer, doch ist dies nicht *Lytta vesicatoria* gewesen, die erst gegen Ende des Mittelalters in medizinische Verwendung genommen wurde. Ebenso scheinen die von Plinius erwähnten, bei den Römern benutzten Käfer anderen Arten *(Mylabris cichorii)* angehört zu haben. In den Liebestränken spielten die Kanthariden seit vielen Jahrhunderten eine große Rolle.

Beschreibung. *Lytta vesicatoria* (L.) Fabricius *(Meloë vesicatoria* L., *Cantharis vesicatoria* L.) ist ein Käfer aus der Familie der M e l o i d a e. Daher ist die Bezeichnung spanische F l i e g e eine unrichtige, ja sogar eine doppelt unrichtige, da das Insekt zu Spanien in keinen besonderen Beziehungen steht. Dasselbe ist länglich, fast zylindrisch, hat eine Länge von 1,5 bis gegen 3 cm und eine Breite von 5—8 mm. Es erscheint von oben gesehen glänzend smaragdgrün oder goldgrün, nur das Abdomen ist etwas bläulich oder kupferfarben und die Beine, sowie die fadenförmigen, 11 gliedrigen Fühler schwarz. Der breite, gesenkte Kopf ist fast herzförmig, am Scheitel mit einer tiefen Rinne versehen, feinpunktiert und weißgrau behaart, mit braunen, halbnierenförmigen Augen und kurzen Kiefertastern mit abgestutztem Endgliede. Das unterste Glied der Fühler ist länger als die übrigen und behaart. Das Halsschild ist schmal, vor der Mitte eckig erweitert, nach hinten verengt; das Brustschild ist fast viereckig, stärker zottig als der übrige Körper, mit stumpf 3 eckigem Schildchen, und schmaler als das langgestreckte, unterwärts dichtbehaarte, 8 gliedrige Abdomen, das von den beiden oberwärts schön grünen, feingerunzelten und mit 2 feinen Längsrippen versehenen, unten braunen, biegsamen, nach hinten abgerundeten Flügeldecken bedeckt wird; die Flügel sind groß, häutig, geadert, braun. Von den 6 behaarten, schlanken Beinen haben die beiden vorderen Paare 5gliedrige, das hintere 4gliedrige Tarsen mit in 2 ungleiche Hälften gespaltenen Klauen. Das Männchen ist schmäler und reiner grün als das Weibchen und hat Fühlhörner, die halb so lang wie der Körper sind. Das Weibchen ist gelbgrün; seine Fühler sind nur halb so lang. Ferner hat das Weibchen am unteren Ende des Schienbeines 2 Dornen (das Männchen 1) und jederseits neben dem After ein 2gliedriges Anhängsel. Das Durchschnittsgewicht beträgt 0,1 g. (Fig. 66.)

Interessant ist die **Entwickelung des Insekts.** Nach B e a u r e g a r d s Untersuchungen legt das Weibchen die Eier in die Erde, wo aus ihnen eine sehr bewegliche und zum Graben geschickte Form hervorgeht, die im Boden zu den Zellen unterirdisch bauender Bienenarten zu gelangen sucht, in deren Nähe die Eier abgelegt werden, und, hier zur Larve umgebildet, den Inhalt dieser Zellen aufzehrt. Dann bohrt sich die Larve tiefer in die Erde und verbringt dort den Winter im Zustande einer Pseudonymphe, um im nächsten Sommer nach vollendeter Entwickelung hervorzukommen.

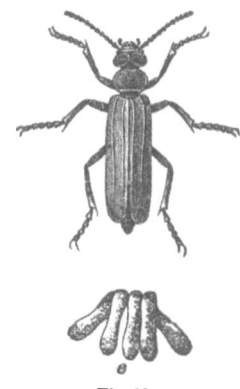

Vorkommen und Einsammlung. Der Käfer findet sich durch ganz Süd- und Mitteleuropa verbreitet, wo er in wechselnden Mengen auf Oleaceen (*Fraxinus, Syringa, Ligustrum*), Caprifoliaceen (*Sambucus, Lonicera*), *Acer, Populus, Larix* in den Monaten Mai bis Juli auftritt. Sehr häufig ist er in Österreich, Ungarn, Rumänien und im südlichen Rußland, wo er oft in solchen Mengen vorkommt, daß man seine Gegenwart schon aus größerer Ferne an dem eigentümlich penetranten Geruch erkennt. In Deutschland ist er seltener und kommt meist nur strichweise vor. Die Einsammlung geschieht am besten früh morgens, da man dann die Käfer in erstarrtem Zustande von Bäumen und Büschen abschütteln oder abklopfen und auf untergebreiteten Tüchern sammeln kann. Um sie zu töten, schüttet man sie in eine Glasflasche mit weiter Öffnung, übergießt

Fig. 66.
Lytta vesicatoria, die spanische Fliege. *e* Eier.

sie ungefähr auf 1 Liter ihres Volums mit zirka 5,0 g Äther, verschließt das Gefäß dicht und stellt es an einem lauwarmen Ort 36 Stunden beiseite. Bei dieser Behandlung behalten die Kanthariden ihr schönes Aussehen. Nach der Tötung werden sie in dünner Schicht in Papierbeuteln ausgebreitet und an einem warmen Orte, dessen Temperatur 40⁰ nicht übersteigt, über Ätzkalk oder in der Sonne getrocknet. 10 T. frische Kanthariden geben 3,9—4,3 trockene. Die Hauptmasse der im Handel befindlichen kommt aus Sizilien, Spanien, Rußland und Polen.

Bestandteile. Der Feuchtigkeitsgehalt der lufttrockenen, ganzen Kanthariden beträgt 7,5—8,5 Prozent, der gepulverten 7,3—12,45 Prozent. Der Aschengehalt reiner, sandfreier Kanthariden übersteigt 6 Prozent nicht; die Forderung des Arzneibuches, das bei Kantharidenpulver 8 Prozent zuläßt, ist daher als mäßig zu bezeichnen. D i e t e r i c h fand im Pulver 6,55—10,55 Prozent Asche. An 90prozentigen Alkohol geben lufttrockene Kanthariden 15 Prozent ab. Sie enthalten ein gelbes butterartiges Fett (12 Prozent), flüchtiges Öl, eine harzige Materie, einen gelben, in Schwefelkohlenstoff löslichen und einen roten, darin unlöslichen Stoff, Essigsäure und Harnsäure und als wirksames Prinzip mindestens 0,8 Prozent Kantharidin, teilweise an Alkalien gebunden. (B a u d i n erhielt aus guten Kanthariden 1,04 Prozent Kantharidin, davon 0,72 Prozent frei und 0,32 Prozent an Alkalien gebunden, aus bereits extrahierten 0,46 Prozent, davon 0,42 Prozent frei und 0,04 Prozent gebunden. D i e t e r i c h fand nur 0,3 Prozent freies Kantharidin.) Nach B e a u r e g a r d soll der Sitz desselben in den Genitalien und den Eiern sein.

Das K a n t h a r i d i n $C_5H_6O_2$ stellt man dar, indem man den wässerigen Kantharidenauszug zur Trockne verdampft, den Rückstand mit heißem Weingeist erschöpft und diese Lösung zum Extrakt einengt. Letzteres zieht man mit warmem Äther aus und läßt den Auszug an der Luft verdunsten. Dem Rückstand entzieht man mit Weingeist eine gelbe Materie und trocknet das zurückbleibende Kantharidin. — Es ist farb- und geruchlos, neutral und kristallisiert in Säulen oder Blättchen des rhombischen Systems, die bei 210⁰ schmelzen und bei höherer Temperatur sublimieren. Es löst sich nach D i e t e r i c h in 30 000 T. kaltem und 15 000 T. heißem Wasser; schwefelsäurehaltiges Wasser und solches, das mit ätherischem Öl beladen ist, lösen besser. Essigsäurehydrat, konzentrierte Schwefelsäure, Alkohol, Äther, Essigäther,

Chloroform, Terpentinöl lösen es gut, fette Öle, Fette, Wachs und Harz noch besser. In Petroläther ist es unlöslich, derselbe eignet sich daher zur Entfettung der Kanthariden vor der Kan-
tharidindarstellung. — Es hat den Charakter einer schwachen Säure, die mit Alkalien salzartige, sehr unbeständige Verbindungen bildet.

Prüfung. Die Prüfung hat sich neben der Feststellung des Aschengehaltes auf die gute,
äußere Beschaffenheit der Käfer zu erstrecken. Die Käfer sollen möglichst wenig beschädigt,
d. h. nicht zerbrochen, was bei alter Ware leicht vorkommt, und nicht von Schmarotzern zerfressen sein. Als solche kommen verschiedene Milben, die Larven einer Motte *(Tinea flavifron-
tella)* und mehrere Käfer *(Anthrenus museorum, Hoplia farinosa* u. a.) vor. Dieselben können
die Weichteile der Käfer völlig zerstören, so daß an deren Stelle eine braune pulverige und
natürlich unwirksame Materie vorhanden ist. (S. unter Aufbewahrung.) Alte Ware, die nur
noch schwach, häufig aber auch ammoniakalisch riecht und mehr oder weniger glanzlos geworden ist, ist zu verwerfen.

Ferner ist es vorgekommen, daß die Kanthariden mit fettem Öl beschwert waren, in
welchem Falle sie, sanft zwischen Papier gedrückt, demselben einen Fettfleck geben. — Die
Untermengung fremder Käfer unter Kanthariden ist kaum anzunehmen und jedenfalls bei auf-
merksamer Durchmusterung des Vorrats leicht zu entdecken.

Bestimmung des Aschegehaltes. Zur Bestimmung des Aschegehaltes zerreibt man eine
kleine Menge, etwa 1 g, bringt sie in einen genau tarierten Tiegel und verascht nach der unter
„Untersuchungsverfahren" Seite 41 angegebenen Anweisung. Die Veraschung muß wegen der
Flüchtigkeit des Kantharidins unter einem A b z u g e vorgenommen werden.

B e i s p i e l. Betrug das Gewicht der Kanthariden 1,395 g, das der Asche 0,0915, so
berechnet sich nach der Gleichung $1,395 : 0,0915 = 100 : x$ zu 6,56 der Prozentgehalt.

Bestimmung des Kantharidingehaltes. Die Vorschrift hat gegen die des Deutschen
Arzneibuches IV insofern eine wesentliche Verbesserung erfahren, als sie das Verhältnis zwischen
Pulver und Chloroform auf 1 : 10 (gegen früher 1 : 4) festgesetzt hat. Zu bemängeln ist das
Nachtrocknen des Kantharidins bei 100°, weil bei dieser Temperatur, wenn auch in geringer
Menge, Kantharidin sich verflüchtigt. Der Zusatz von Salzsäure hat den Zweck, den an Kali
gebundenen Teil des Kantharidins frei zu machen. Es wird also die g e s a m t e in den Kanthariden enthaltene Menge Kantharidin bestimmt. Durch Zusatz von Ammoncarbonat werden die
in reinem Wasser unlöslichen Begleitstoffe des Kantharidins löslich gemacht, aber auch geringe
Mengen Kantharidin gelöst, die nicht unberücksichtigt bleiben dürfen. Das nach den
bisher bekannten Methoden bestimmte Kantharidin zeigt, auch wenn es aus Aceton umkristallisiert wird, nicht den höchsten Grad von Reinheit. Die jüngst von F r o m m e (Jahresbericht von Caesar & Loretz, 1910, S. 65 ff. und S. 79 ff.) gegebene Vorschrift vermeidet diesen
Mangel und hat den Vorzug rascher Ausführbarkeit:

15 g mittelfein gepulverte Kanthariden werden in einem 200 ccm-Erlenmeyerkolben mit
150 g Chloroform und 2 g Salzsäure (25prozentig) entweder bei 24stündiger Maceration öfters
durchgeschüttelt oder, nach Feststellung des Bruttogewichtes, 1 Stunde am Rückflußkühler
im Wasserbade in sehr gelindem Sieden erhalten; nach dem Erkalten wird das etwa verdunstete
Chloroform ersetzt. Von dem Chloroformauszuge werden alsdann durch ein gut bedecktes,
glattes Filter von 15 cm Durchmesser 102 g (= 10 g Kanthariden) in einen zuvor mit einem
trockenen Filter von 6 cm Durchmesser genau gewogenen Erlenmeyerkolben abfiltriert (nachdem natürlich das mitgewogene kleine Filter beiseite gelegt ist), das Chloroform hierauf bei
sehr gelinder Wärme abdestilliert, der Rückstand mit 10 ccm einer gesättigten Kantharidin-
lösung[1]) in Alkohol-Petroläther übergossen und einige Stunden der Ruhe überlassen. Hiernach wird die Flüssigkeit durch das vorher mit dem Kolben gewogene Filterchen abfiltriert,
Kolben und Filter mit kleinen Mengen der gesättigten Kantharidin-Alkohol-Petrolätherlösung
ausgewaschen, bis alles Fett weg ist (wozu etwa 20 ccm der Lösung erforderlich sind), Kolben
und Filter werden erst an der Luft, dann im Exsikkator bis zur Gewichtskonstanz getrocknet, schließlich gewogen. Durch Multiplikation des erhaltenen Gewichtes mit 10 ergibt
sich der Prozentgehalt.

Das Arzneibuch verlangt einen Kantharidingehalt von 0,8 Prozent, eine Forderung, der
entsprochen werden kann.

---

[1]) In einem graduierten Zylinder werden 70 Volumen Petroläther mit 30 Volumen Alkohol
absolutus gemischt und dem Gemisch 0,3 g Kantharidin, das zuvor mit einigen Tropfen absoluten Alkohols höchst fein verrieben war, zugesetzt, öfters geschüttelt, alsdann durch Filtration
oder Absetzenlassen geklärt. Die Lösung hält sich, wenn luftdicht und vor Licht geschützt aufbewahrt, sehr lange Zeit.

Nachweis. Da Vergiftungen mit Kanthariden nicht allzu selten beobachtet werden, ist wenigstens in der Kürze auf den forensischen Nachweis einer solchen Vergiftung einzugehen. Das Hauptgewicht ist natürlich auf den Nachweis des Kantharidins zu legen. Als Reagens auf Kantharidin führt E b o l i an, daß dasselbe mit konzentrierter Schwefelsäure unter Zusatz von Kaliumchromat eine prächtig grüne Färbung gibt, die nach einigen Stunden trübe blattgrün wird. Besonders wichtig ist der physiologische Nachweis, indem man die gewonnene Substanz auf ihre blasenziehende Kraft prüft. 0,0006 g sind, auf Papier gestrichen, imstande, auf dem Saum der Unterlippe kleine Blasen zu erzeugen. Gute Anhaltspunkte gewinnt man, wenn eine Vergiftung mit Kanthariden in Substanz vorliegt, durch den Nachweis der glitzernden Bruchstückchen der Flügeldecken, die noch nach 9 Monaten nachzuweisen sind. Zu diesem Zwecke empfiehlt es sich, Teile des Darminhalts, oder vom Erbrochenen, mit Alkohol zu verrühren und auf Glastafeln trocknen zu lassen. Die Partikelchen sind dann, wenn man die Platten unter wechselndem Einfallwinkel des Lichtes betrachtet, leicht zu erkennen. Oder man spannt ganze Stücke des aufgeschnittenen Darmes auf Glastafeln und läßt sie trocknen.

Die **Aufbewahrung** der Kanthariden bietet keine Schwierigkeiten, wenn man sie bei 25⁰—30⁰ so lange trocknet, bis sie sich zwischen den Fingern leicht zerreiben lassen, und dann sofort in völlig trockene, dicht zu verstopfende Glas- oder Blechgefäße schüttet. Ebenso hat man die gepulverten Kanthariden, die ganz besonders leicht schimmeln, vor dem Einbringen in das Vorratsgefäß auszutrocknen. Um die oben erwähnten Insekten besonders wirksam fern zu halten, ist zu empfehlen, in das Vorratsgefäß eine locker verschlossene Schachtel zu geben, welche mit Baumwolle angefüllt ist, die man mit 10 T. Benzin und 1 T. Schwefelkohlenstoff getränkt hat.

Das **Pulvern** der Kanthariden gehört wegen ihrer großen Giftigkeit zu den unangenehmsten Arbeiten im pharmazeutischen Laboratorium. Wenn man dasselbe vornimmt, so hat der Arbeiter eine Kappe von doppelt gelegter dichter Gaze über den Kopf zu ziehen oder Mund und Nase mit einem vorgebundenen feuchten Schwamm und die Augen mit einer Staubbrille zu schützen. Die Hände sind mit Handschuhen zu versehen. Wegen dieser vielen Unannehmlichkeiten wird man es vielfach vorziehen, das Pulver zu kaufen; man soll dabei aber nie außer acht lassen, daß dieses in viel höherem Maße durch vorherige Extraktion minderwertig gemacht sein kann, wie die ganzen Insekten.

Andere blasenziehende Käfer. Außer der *Lytta vesicatoria* besitzt eine große Anzahl anderer, meist verwandter Käfer blasenziehende Eigenschaften, von denen manche nicht selten in den Handel gelangen, weniger, um als Verfälschung der Kanthariden zu dienen, als zur fabrikmäßigen Darstellung des Kantharidins. Einige derselben übertreffen nach den vorliegenden Angaben die Kanthariden weit an Kantharidingehalt.

Anwendung. Die früher mißbräuchlich bei einer sehr großen Zahl von Krankheiten geübte ableitende (derivierende) Behandlung, mit der man die Krankheitsursache aus den inneren Organen auf die Haut ableiten wollte, wird gegenwärtig nur sehr wenig angewendet und dann niemals in dem starken Maße wie früher, wo man die Vesikantien, besonders die Kantharidin, häufig so lange aufbrachte, bis Eiterung entstand, und dann diese Eiterung auch nicht zur Heilung kommen ließ. — Die Kantharidin werden jetzt nur in Form der Pflaster benutzt, z. B. bei Rippenfellentzündung, um die Schmerzen zu lindern und womöglich die Aufsaugung der Ausschwitzung zu beschleunigen, bei Neuralgien, Rheumatismen. — Auch bei der äußerlichen Anwendung liegt die Gefahr einer Intoxikation, die sich vor allem in einer hämorrhagischen Nierenentzündung zeigt, vor, da Kantharidin leicht durch die Haut dringt und resorbiert wird. — Das resorbierte Kantharidin wird in den Nieren ausgeschieden und kann dann noch eine Reizung der Harnwege (Blase und Harnröhre) hervorrufen, die ihrerseits bei Männern zu Erektionen führen kann; daher die alte Anwendung der Kantharidin zu „Liebestränken". — Die von L i e b r e i c h vor etwa 20 Jahren empfohlene Behandlung tuberkulöser Affektionen mit kantharidinsaurem Kali wird kaum mehr geübt.

In der T i e r h e i l k u n d e wird ebenfalls meist das Kantharidin p f l a s t e r gebraucht, und zwar gegen alle Arten von chronischer Entzündung an Weichteilen und Knochen: Sehnen-, Gelenkentzündung, Rheumatismen, Gallen, Spat usw.; ferner auch gegen Lähmungen. In Form einer Salbe nimmt man das Kantharidin gegen Räude, als Tinktur zur Einreibung bei Alopecie. Auch als Aphrodisiakum wird es manchmal noch verordnet.

Capsulae. — Kapseln.

Kapseln sind zur Aufnahme von Arzneimitteln dienende, aus Stärkemehl oder weißem Leim bestehende Umhüllungen.

Stärkemehlkapseln (Oblatenkapseln) werden aus feinstem Weizenmehl und Weizenstärke in Gestalt dünner, rundlicher, in der Mitte vertiefter, schüssel- oder napfförmiger Blättchen hergestellt.

Sie müssen von rein weißer Farbe und dürfen nicht brüchig sein. In Wasser getaucht müssen sie sich sofort zu einer weichen, geruch- und geschmacklosen Masse zusammenlegen.

Weiße Leimkapseln (Gelatinekapseln) werden aus weißem Leim mit oder ohne Zusatz von Glycerin oder Zucker bereitet und haben entweder die Gestalt rundlicher Hohlkörper oder paarweise übereinander geschobener, einseitig geschlossener Röhrchen (Deckelkapseln). Sie sind hart oder elastisch, durchsichtig und geruchlos und müssen sich in Wasser von 36⁰ bis 40⁰ bei öfterem Schütteln binnen 10 Minuten zu einer klaren, farb- und geschmacklosen, Lackmuspapier höchstens schwach rötenden Flüssigkeit lösen.

Eine Qualitätsprobe für Gelatinekapseln wurde neu aufgenommen.

In diesem Artikel wird nicht wie etwa im Artikel Bacilli, Emplastra u. ä. eine allgemeine Beschreibung der Arzneiform Capsulae gegeben, sondern er ist den chemischen Arzneimitteln oder den Drogen zur Seite zu stellen, er gibt die Beschreibung einer Ware mit den an sie zu stellenden Anforderungen.

Unter dem Namen Capsulae faßt das Arzneibuch jene Umhüllungen für Arzneistoffe zusammen, die, mit den Arzneistoffen angefüllt, hinuntergeschluckt werden. Das Arzneibuch unterscheidet zwischen Stärkemehlkapseln und Leimkapseln.

1. S t ä r k e m e h l k a p s e l n, *Capsulae amylaceae*, A m y l k a p s e l n, C a c h e t s, aus den schon früher benutzten sogenannten Einnehme-Oblaten hervorgegangen, wurden etwa 1873 von L i m o u s i n in Genf eingeführt, später von F a s s e r in Wien verbessert. Die Stärkemehlkapseln werden ähnlich den Oblaten entweder aus reiner Weizenstärke oder aus Gemischen von Weizenstärke und Weizenmehl in sogenannten Oblatenbäckereien gebacken. Es sind rundliche Blättchen mit flachem Rande und zentraler Vertiefung. Für gewöhnlich werden sie in drei Größen, und zwar von 2,0, 2,5 und 3,0 cm Durchmesser angefertigt. Sie dienen ausnahmslos zum Einhüllen fester Substanzen, besonders der Pulver. Sehr voluminöse Pulver, z. B. Chininsalze, Salicylsäure, kann man mit Hilfe eines Pastillenstechers in trocknem Zustande etwas komprimieren und dann in die Kapseln bringen. Der Verschluß erfolgt in der Weise, daß auf die das Pulver tragende Kapselhälfte die andere angefeuchtete Hälfte aufgedrückt wird. Verschlußapparate sind konstruiert worden von L i m o u s i n, D i g n e, S e v ž i k, F a s s e r, V o m a c k a u. a.

Vorrätige Oblatenpulver nehmen sehr bald ein unangenehmes Aussehen an.

2. Kapseln aus weißem Leim.

a) C a p s u l a e o p e r c u l a t a e, D e c k e l k a p s e l n bestehen aus zwei ineinander passenden Hälften aus steifer Gelatine. Das Füllen geschieht, indem man die unterzubringende, fein gepulverte Substanz einfach in die Hälfte mit dem geringeren Durchmesser hineinschüttet und die dazu passende andere (übergreifende) Hälfte darüber schiebt. Bei lockeren Pulvern kommt man besser zum Ziel, wenn man das abgewogene Pulver auf Papier schüttet und nun mit der schlankeren Hälfte einfach auftupft. Den Deckel bestreicht man inwendig mit etwas Gummischleim, um ein Lockerwerden desselben zu verhindern. Wichtig ist natürlich, daß von dem schlechtschmeckenden Arzneimittel nichts auf die Außenseite der Kapseln gelangt.

b) D i e g e w ö h n l i c h e n G e l a t i n e k a p s e l n sind olivenförmige Hohlkörper, die an einem Ende eine Öffnung haben, die nach dem Füllen mit Gelatine verschlossen wird. E l a s t i s c h e G e l a t i n e k a p s e l n stellt man her, um g r ö ß e r e Mengen von Arzneistoffen (Ricinusöl, Lebertran) unterzubringen. So gibt es elastische Kapseln, die 5—10 —15 g Ricinusöl enthalten. Infolge ihrer großen Elastizität passen sie sich der Speiseröhre an und lassen sich trotz ihres großen Volumens verhältnismäßig leicht hinunterschlucken. Ihre Masse besteht im wesentlichen aus Gelatine und aus Glycerin, Zucker, Arabischem Gummi. G e l a t i n e p e r l e n, P e r l e s, nennt man kugelrunde Gelatinekapseln von etwa Erbsengröße, die besonders mit Äther und mit Chininsalzen gefüllt werden.

Beim Einkauf der C a p s u l a e o p e r c u l a t a e achte man darauf, daß sie gut aufeinander passen, nicht zu dunkel gefärbt erscheinen, nicht nach Leim riechen und keinen unangenehmen Geschmack zeigen, ferner, daß sie sich in Wasser in der vom Arzneibuch geforderten Weise lösen. Die zu ihrer Anfertigung verwandte Gelatine muß natürlich den Anforderungen, die das Arzneibuch an weißen Leim stellt, genügen.

Bei den in gefülltem Zustande bezogenen Kapseln beachte man die gleichen Punkte, ferner, daß der Verschluß gut ist, denn eine einzige mangelhaft verschlossene Kapsel kann den Inhalt eines ganzen Kästchens verderben. Endlich erscheint es geboten, sich darüber Gewißheit zu verschaffen, ob der Inhalt nach seinem Gewicht und nach seinen Eigenschaften auch dem entspricht, was die Signatur besagt.

D ü n n d a r m k a p s e l n sind solche, die einen Überzug von Keratin oder von Keratin und Schellack (P o h l - Danzig) haben. Sie sollen den Magen unverändert passieren und erst im Dünndarm zur Auflösung gelangen. Man prüfe sie, ob sie in einer Mischung von 100 ccm Wasser, 10 Tropfen Salzsäure und 0,1 g Pepsin ungelöst bleiben.

Carbo Ligni pulveratus. — Gepulverte Holzkohle.

Syn.: Carbo praeparatus. Carbo vegetabilis. Kohlepulver.

Käufliche Holzkohle wird in genügend geschlossenen Gefäßen erhitzt, bis keine Dämpfe mehr entweichen, und nach dem Erkalten sogleich fein gepulvert.

Gepulverte Holzkohle muß schwarz sein und darf an Weingeist nichts abgeben; sie muß ohne Flamme verbrennen und darf dabei höchstens 5 Prozent Rückstand hinterlassen.

Der Aschengehalt wurde zahlenmäßig festgelegt.

Handelssorten. Die Holzkohle ist nicht nur Medikament, sondern auch ein im Laboratorium und in den Gewerben viel benutztes Brennmaterial, weil sie r a u c h f r e i und unter Erzeugung hoher Hitze verbrennt. Sie wird aus dem Holze von Eichen, Buchen und Fichten bereitet; die gewöhnliche Meilerkohle wird durch Verkohlen von F i c h t e n h o l z gewonnen, sie ist lockerer, brennt besser und gibt auch eine größere Hitze als die vorerwähnten Kohlen der harten Hölzer.

Eine leichte und zarte Kohle ist die L i n d e n h o l z k o h l e , Carbo Tiliae, ebenso die Pappelholzkohle, Carbo Populi. Die in Frankreich als C a r b o B e l l o c i bekannte Spezialität ist Pappelholzkohle.

Darstellung. Die Verwandlung des Holzes in Kohle geschieht durch Erhitzen und Glühen desselben unter Abschluß der atmosphärischen Luft. Dabei verflüchtigen sich Holzessig, Teer und andere brenzlige Produkte (vgl. *Acetum pyrolignosum*), und der größte Teil des Kohlenstoffs bleibt mit etwas Wasserstoff, Sauerstoff und den Aschenbestandteilen des Holzes als Kohle zurück.

Die älteste Methode des K o h l e b r e n n e n s oder Kohleschwelens ist die Meilerverkohlung, nach der man um einen Pfahl, Q u a n d e l p f a h l, 10, 20 und mehr Klafter Holz in Scheiten zu einem Haufen von Zylinder- oder stumpfer Kegelform schichtet und den Haufen mit einer Rasen- oder Erdschicht bedeckt. Durch eine Öffnung des bedeckten Holzhaufens wird der Haufen angezündet. Damit das Feuer brennen und sich allmählich und gleichmäßig in dem Haufen verbreiten kann, wird die Rasendecke bald hier, bald dort geöffnet und wieder verstopft. Sobald das Rauchen des Meilers, das S c h w i t z e n aufhört, befindet sich das Holz in Glühhitze. Man bedeckt nun den ganzen Meiler mit frischer feuchter Erde, um die Luft während der Abkühlung möglichst abzuschließen. Diese Operation der Holzverkohlung dauert mehrere Tage. An einigen Orten wird die Verkohlung in großen eisernen oder gemauerten Behältern vorgenommen, wobei als Nebenprodukte Holzessig und Teer gewonnen werden, doch ist die so erzielte Kohle etwas dichter und zu gewissen Operationen weniger geeignet.

G u t e H o l z k o h l e n bilden größere, leicht zerbrechliche, leichte, klingende Stücke, die die Gestalt und die Struktur des Holzes zeigen, wenig abschwärzen und, entzündet, weder einen stinkenden Geruch verbreiten, noch mit einer rußenden Flamme brennen.

Darstellung des Holzkohlenpulvers. Da jede gute Holzkohle, wie sie im Laboratorium zur Heizung verwendet wird, Feuchtigkeit, Ammoniak, Kohlensäure auf ihrer Oberfläche in verdichtetem Zustande, außerdem in der Regel auch nicht zerstörte, bzw. nicht verkohlte organische Stoffe enthält, so hat das Arzneibuch ein nochmaliges Ausglühen der Meilerkohle vorgeschrieben.

Das o f f i z i n e l l e H o l z k o h l e n p u l v e r wird dadurch hergestellt, daß man einen Windofen mit faustgroßen Holzkohlen füllt und diese anzündet. Sobald sich die Kohlen in Glut befinden, bedeckt man den Ofen mit einem eisernen Deckel. Wenn dann weder Dampf noch Rauch aus den glühenden Kohlen aufsteigen, wird entweder der Luftzug abgeschlossen oder es werden die Kohlen herausgenommen und auf kalten metallenen Platten oder kalten Steinen auseinandergelegt oder auch in irdene Töpfe, die dicht verschlossen werden, geschichtet, damit sie verlöschen. Hierauf bläst man mittels eines Blasebalges die Asche von ihrer Oberfläche weg und zerstößt die noch warmen Kohlen im Mörser zu einem mittelfeinen Pulver, das ohne Verzug in gut zu verschließenden Gefäßen aufbewahrt wird. Durch Beuteln erhält man aus diesem mittelfeinen Kohlenpulver das höchstfeine Pulver.

Das Erkaltenlassen der glühenden Kohlen, das Pulvern und Beuteln derselben und das Unterbringen des Pulvers in Glasflaschen muß rasch hintereinander geschehen, weil die Kohle Feuchtigkeit und Gase allmählich aus der Luft aufnimmt und auf ihrer Oberfläche verdichtet.

Eigenschaften. Die gepulverte Holzkohle ist ein schwarzes Pulver, ohne Geruch und Geschmack, in allen bekannten Lösungsmitteln unlöslich; durch Extrahieren mit Wasser wird ihr ein Teil, durch verdünnte Salzsäure fast die gesamte Menge der in ihr enthaltenen unorganischen Bestandteile (Aschenbestandteile des Holzes) entzogen.

Die wichtigste Eigenschaft der Holzkohle besteht darin, daß sie infolge der feinen Verteilung eine große Oberfläche darbietet und imstande ist, durch Adsorption an der Oberfläche eine große Anzahl von Stoffen zu fixieren, z. B. Gase auf ihrer Oberfläche zu kondensieren, Farbstoffe in sich aufzunehmen, riechende Substanzen an sich zu ziehen, ja eine Reihe gut charakterisierter chemischer Verbindungen, z. B. Alkaloide, an sich zu reißen. Diese Eigenschaft kommt besonders der f r i s c h g e g l ü h t e n H o l z k o h l e zu, aus der der bereits verdichtete Sauerstoff durch die Operation des Glühens verdrängt worden ist.

Carbo animalis, T i e r k o h l e , wird durch Glühen tierischer Stoffe bei Luftabschluß erhalten. Sie enthält zum Unterschiede von den pflanzlichen Kohlearten erhebliche Mengen von Stickstoffverbindungen. *Carbo ossium*, K n o c h e n k o h l e , g e b r a n n t e s E l f e n b e i n , S p o d i u m , wird durch Glühen von Knochen bei Luftabschluß erhalten und enthält etwa 75 Prozent Calciumphosphat und 10—12 Prozent sehr fein verteilten Kohlenstoff; sie nimmt besonders färbende, weniger riechende Substanzen auf. — *Carbo sanguinis*, B l u t k o h l e , wird durch Eintrocknen von Blut mit Kaliumcarbonat, Glühen und Ausziehen des Rückstandes mit Wasser dargestellt; enthält viel feinverteilten Kohlenstoff und zeichnet sich durch starkes Entfärbungsvermögen aus.

Tierkohle ist zum Entfärben besonders geeignet, wenn sie feucht ist, es genügen dann ganz geringe Mengen davon, um Wirkungen zu erzielen, zu denen von trockener Kohle viel größere Mengen und längere Zeit erforderlich ist.

Anwendung. Holzkohlenpulver wurde früher manchmal als Desodorans, da es übelriechende Gase absorbiert, in Krankenzimmern und auch bei jauchigen Wunden als Streupulver benutzt; gegenwärtig wird es wohl fast nur noch als Zahnpulver gebraucht, wozu es sich aber durchaus nicht eignet.

Carrageen. — Irländisches Moos.
Syn.: Perlmoos.

Der von seinen Haftscheiben abgerissene, an der Sonne gebleichte und getrocknete Thallus von Chondrus crispus (*Linné*) Stackhouse und Gigartina mamillosa (*Goudenough* und *Woodward*) J. Agardh.

Der Thallus beider Arten ist höchstens handgroß, gelblich, knorpelig, durchscheinend, wiederholt gabelig verzweigt. Die Cystokarpien bilden bei Chondrus crispus etwas gestreckte, flach warzenförmige Erhebungen, bei Gigartina mamillosa zitzenförmige Hervorragungen auf den Thalluszweigen.

Mit 30 Teilen Wasser übergossen wird Irländisches Moos schlüpfrig weich und gibt damit beim Kochen einen nach dem Erkalten ziemlich dicken Schleim.

Wird Irländisches Moos mit 5 Teilen Wasser durchfeuchtet und die Flüssigkeit dann abfiltriert, so darf diese Lackmuspapier nicht röten (freie Säure).

Man läßt 5 g Irländisches Moos in einem weithalsigen Kölbchen von etwa 150 ccm Inhalt mit 30 ccm Wasser zunächst bei Zimmertemperatur, dann bei gelinder Wärme auf dem Wasserbade quellen, fügt 5 g Phosphorsäure hinzu, verschließt das Kölbchen lose mit einem Kork, an dessen Unterseite ein unteren Ende angefeuchteter Streifen Kaliumjodatstärkepapier befestigt ist, und erwärmt weiter unter öfterem, vorsichtigem Umschwenken auf dem Wasserbade. Innerhalb einer Viertelstunde darf keine vorübergehende oder bleibende Blaufärbung des Papierstreifens auftreten (schweflige Säure).

Irländisches Moos darf beim Verbrennen höchstens 16 Prozent Rückstand hinterlassen.

Die Beschreibung ist schärfer gefaßt. Ferner wurde eine Prüfung auf schweflige Säure eingefügt und der Aschengehalt festgelegt.

Geschichtliches. Wahrscheinlich wird Carrageen in Irland als Volksheilmittel seit lange verwendet. 1831 wurde es von T o d h u n t e r in D u b l i n zum medizinischen Gebrauche empfohlen, wenig später gelangte es durch G r a e f e nach Berlin.

Abstammung und Vorkommen. Das Carrageen (fälschlich Carrageen- oder Irländisches M o o s genannt) besteht aus den beiden Algen *Chondrus crispus* (L.) S t a c k h o u s e (*Fucus crispus* L., *Chondrus polymorphus* L a m o u r o u x, *Sphaerococcus crispus* J. A g a r d h) und, wenn auch nur in geringerer Menge, aus *Gigartina mamillosa* (G o u d e n o u g h et W o o d - w a r d) J. A g a r d h (*Sphaerococcus mamillosus* J. A g a r d h, *Mastocarpus mamillosus* K ü t z i n g), beide aus der Abteilung der *Rhodophyceae*, Familie der *Gigartinaceae*. Beide wachsen auf Steinen (daher der irische Name *C.*, wörtlich Felsenmoos) an den nordischen Küsten der Alten Welt von Gibraltar bis zum Nordkap und an der atlantischen Küste Nordamerikas. *Chondrus crispus* fehlt im Mittelmeer und in der Ostsee.

Für den europäischen Bedarf sammelt man das Carrageen meist im Norden und Nordwesten Irlands, indem man das bei Springfluten an das Land geschwemmte aufliest oder es mit

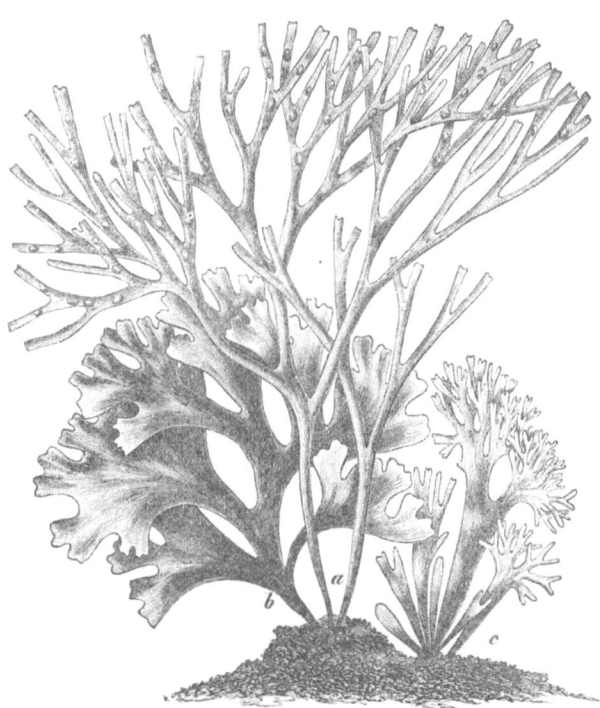

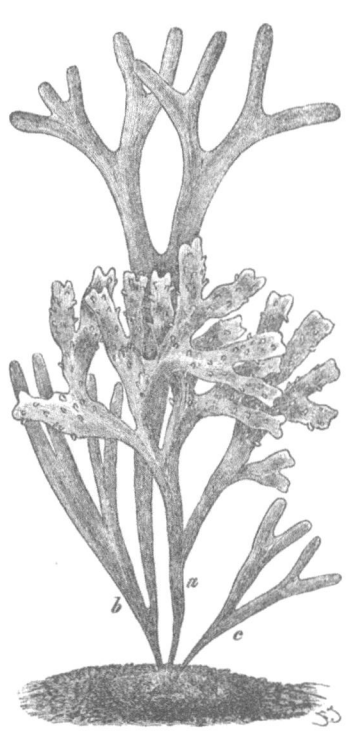

Fig. 67. Chondrus crispus. Verschiedene Formen der Pflanze. *a* mit Cystocarpien (nach L u e r s s e n).

Fig. 68. Gigartina mamillosa. Verschiedene Formen der Pflanze. *a* mit Cystocarpien (nach L u e r s s e n).

Rechen aus dem Meere zieht. Es kommt getrocknet in Ballen von 200—300 kg über Liverpool in den Handel. Auch Nordfrankreich liefert Carrageen, das über Havre in Ballen von 50—100 kg geht. Die bei weitem größte Menge der Droge wird jedoch an der Küste von Massachusetts in Nordamerika gewonnen.

Beschreibung. *Chondrus crispus* (Fig. 67) besitzt einen kurzen, fast zylindrischen Stiel und einen kleinen bis handgroßen, knorpeligen (χόνδρος = Knorpel) Thallus, der flach, laubartig, am Rande etwas wellig kraus, wiederholt gabelig geteilt oder nach oben fein zerschließt ist. Die Gestalt und Zahl dieser Lappen ist sehr wechselnd. Sie sind entweder schmal, linealisch, gespreizt, mit den äußersten Ästen durcheinander geschoben, am Ende abgerundet, gestutzt oder seicht ausgerandet, oder sie sind stark verbreitert, bedecken einander zum Teil, sind an den Rändern wellig gekräuselt oder durch zahlreiche Adventivsprosse unregelmäßig gelappt. Der Stiel ist am Grunde mit einer kleinen, am Gestein festhaftenden Haftscheibe versehen, die jedoch der Droge, da sie mit Gewalt abgerissen wird, meist fehlt. Eine Haftscheibe trägt mehrere Sprosse. Bei genauerem Durchsuchen der Droge gelingt es leicht, Exemplare mit Fortpflanzungs- und Vermehrungsorganen aufzufinden. Die C y s t o c a r p i e n (Sporenfrüchte) sind das

Produkt eines Geschlechtsaktes. Sie sind in Form von ovalhalbkugeligen, aus der Ebene des Thallus nur wenig hervorragenden Warzen sichtbar. Unterseits entsprechen ihnen oft flache Vertiefungen. Sie sind von einer Hülle umgeben und enthalten in großer Anzahl zu Klümpchen zusammengehäufte Sporen. Die T e t r a s p o r e n sind die ungeschlechtlich entstandenen Vermehrungsorgane. Sie entstehen zu vier in einer Mutterzelle und finden sich als kleine, sich schwach vorwölbende Häufchen. Beide Organe lassen sich an geeigneten Exemplaren der Pflanze auf Querschnitten, deren Herstellung gar keine Schwierigkeiten bietet, leicht erkennen.

Gigartina mamillosa (Fig. 68) ist leicht kenntlich an den selten flach riemenförmigen, meist rinnenförmig aufgebogenen Zweigen des Thallus. Die Cystocarpien sind in stielförmigen oder zitzenförmigen, nach dem Trocknen oft umgebogenen Auswüchsen enthalten.

Die Farbe beider Algen ist im frischen Zustande schwarzrot bis grünrot durch einen Farbstoff Phycoerythrin. Durch wiederholtes Befeuchten an der Sonne werden sie gebleicht, da in der toten Pflanze der Farbstoff sich zersetzt und mit Wasser extrahiert werden kann. Man rollt sie dann in Fässern mit Wasser, wäscht gründlich aus, trocknet an der Sonne: die Farbe ist dann eine bräunlichgelbe bis weißlichgelbe. Die ursprünglich schlüpfrigweichen Pflanzen werden hierbei steif-knorpelig. Beide Algen bestehen aus Zellen mit dicken, leicht verschleimenden Membranen und schleimführendem Inhalt. Die Lumina der Zellen nehmen nach außen rasch ab, so daß der Eindruck entsteht, als ob eine besondere „Rindenschicht" vorhanden wäre.

Die trockene Droge ist fast geruchlos. Mit kaltem Wasser aufgequollen, entwickelt sie den charakteristischen Seegeruch, der Geschmack ist schleimigfade, zuweilen etwas salzig.

Bestandteile. Carrageen enthält 80 Prozent, nach C h u r c h 55,54 Prozent C a r r a g e e n - s c h l e i m = P a r a r a b i n $C_6H_{10}O_5$. Derselbe läßt sich aus der wässerigen Lösung mit Alkohol und Bleiacetat fällen und liefert nach dem Trocknen eine hornartige Masse. Mit Salpetersäure liefert er wenig Oxalsäure und reichlich Schleimsäure. Nach G i r a u d sind Spuren von Stickstoff darin enthalten. Den stickstoffhaltigen Schleim nannte B l o n d e a u Goemin. Ferner enthält das Carrageen 6,3 Prozent Proteinsubstanzen (nach C h u r c h 9,38 Proz.). Jod und Brom enthält es in kleinen Mengen, ferner eine geringe Menge Fett, aber keine Stärke. Der Aschengehalt beträgt durchschnittlich 14,15 Prozent; die Asche ist reich an Sulfaten.

Prüfung. Dem Carrageen finden sich häufig andere Algen beigemengt, besonders die ebenfalls zu den Rotalgen gehörigen *Ceramium rubrum* A g a r d h, *Chondrus canaliculatus* G r e v., *Gigartina acicularis* L a m o u r., *Gigartina pistillata* L a m o u r., *Laurencia pinnatifida* L a m o u r., die Braunalge *Furcellaria fastigiata* L a m o u r. u. a. Sie sind im Äußeren von den Carrageenalgen so verschieden, daß sie mit Leichtigkeit ausgelesen werden können. — Der Schleim soll sich mit Jod nicht blau färben, da das Carrageen kein Amylum enthält. Es werden aber die Wände der inneren Zellen durch Jod violett gefärbt. — Nicht selten findet sich im Handel eine besonders schön, fast weiß aussehende Sorte. Trocknet man sie besonders stark, um sie zu schneiden, so nimmt sie eine braune Farbe an. Eine solche Ware wird mit schwefliger Säure gebleicht, die, nicht gehörig ausgewaschen, sich beim Erwärmen zu Schwefelsäure oxydiert. Auch die vom Arzneibuch vorgeschriebenen Prüfungen richten sich gegen die zu Verschönerungszwecken der Droge gebräuchliche Behandlung mit Säuren. Natürlich würde eine solche Ware zu verwerfen sein. Oft ist das Carrageen mit kleinen Polypen und Blattkorallen besetzt. Sind dieselben nur in geringer Menge vorhanden, so wird das meiste, ebenso wie fast immer vorkommende Steinchen, Schnecken und Muscheln, entfernt, wenn man die geschnittene Droge längere Zeit im Siebe rüttelt, wobei die schwereren Verunreinigungen zu Boden fallen und leicht entfernt werden können. Übrigens ist die amerikanische Ware viel reiner als die europäische.

Behandlung und Aufbewahrung. Wie bereits erwähnt, ist das Carrageen vor dem Zerkleinern, das durch Schneiden oder auch zweckmäßig durch sanftes Zerquetschen im Mörser geschieht, scharf zu trocknen und, wie soeben angegeben, zu behandeln. Es wird in Holz- oder Blechgefäßen aufbewahrt.

Anwendung. Dem irländischen Moos wurde früher eine besondere Wirkung auf Lungenkrankheiten, zumal die Tuberkulose zugeschrieben; jetzt wird es nur noch wenig gebraucht.

Caryophylli. — Gewürznelken.
Syn.: Caryophylli aromatici. Näglein.

Die getrockneten Blütenknospen von Jambosa caryophyllus (*Sprengel*) *Niedenzu*.

Die 12 bis 17 mm langen Gewürznelken sind von hell- bis tiefbrauner Farbe und besitzen einen 3 bis 4 mm dicken, stielartigen, schwach vierkantigen, sehr feinrunzeligen, nach oben zu wenig verdickten, unterständigen Fruchtknoten, in dessen oberem Teile die beiden kleinen Fruchtknoten=fächer liegen. Die 4 am oberen Ende des Fruchtknotens stehenden, dicken, dreieckigen Kelchblätter sind stark abspreizend; die 4 kreisrunden, sich dachziegelig deckenden, gelbbraunen Blumenblätter schließen zu einer Kugel von 4 bis 5 mm Durchmesser zusammen und umfassen die zahlreichen, am Außenrand eines niedrigen Walles eingefügten, eingebogenen Staubblätter und den schlanken Griffel.

Gewürznelken riechen stark eigenartig und schmecken brennend würzig. Beim Drücken des Fruchtknotens tritt reichlich ätherisches Öl aus.

Gewürznelken müssen in Wasser aufrecht schwimmen oder untersinken. Beim Verbrennen dürfen sie höchstens 8 Prozent Rückstand hinterlassen.

Mikroskopische Untersuchung. Der Querschnitt durch den mittleren Teil des stielartigen Fruchtknotens zeigt eine kleinzellige, mit dicker Außenwand versehene Epidermis und darunter, in ein kleinzelliges Parenchym eingebettet, 2 bis 3 unregelmäßige Kreise großer, ovaler, mit ätherischem Öle erfüllter Behälter, die in geringerer Anzahl auch in allen übrigen Blütenteilen vorkommen. Nach innen liegt ein kollenchymatisch verdicktes, Oxalatdrusen führendes Parenchym, in dem ein Kreis von vereinzelten zarten, unregelmäßig konzentrischen, von vereinzelten Bastfasern begleiteten Leitbündeln verläuft. Innerhalb dieses Leitbündelringes folgt ein sehr lockeres, von großen Intercellularen durchzogenes Parenchym, das im Zentrum von einem dichteren, vereinzelte Leitbündel führenden Parenchymstrang abgeschlossen wird.

Gewürznelkenpulver ist gekennzeichnet durch reichliches Kollenchym, dessen Zellen nicht selten Oxalatdrusen, manchmal in Kristallkammerfasern führen, sehr lückiges Parenchym mit großen Intercellularräumen, dickwandige Epidermisfetzen mit vereinzelten Spaltöffnungen, zahlreiche gerundet=tetraedrische, kleine Pollenkörner, ziemlich zahlreiche Leitbündelbruchstücke, von denen besonders die zarten, 4 bis 15, meist 6 bis 10 μ breiten, gewöhnlich ringförmig=spiralig verdickten Gefäßelemente auffallen, spärlich auftretende schlanke und noch spärlicher auftretende mehr oder weniger knorrige bis fast steinzellartige Fasern. Echte Steinzellen in größerer Anzahl, weitlumige, porös verdickte Gefäße, zahlreiche Fasern, Stärke; Einzelkristalle dürfen in dem Pulver nicht enthalten sein.

Die Beschreibung der Droge ist sehr stark erweitert worden, wobei besonders auch die mikroskopischen Verhältnisse berücksichtigt wurden. Neu eingefügt wurde die mikroskopische Beschreibung des Pulvers, ferner die Prüfung auf die Schwimmfähigkeit der Nelken, endlich eine Aschengehaltsbestimmung.

Geschichtliches. In ihrer Heimat sind die Gewürznelken wohl von je benutzt worden, in China dienten sie schon um den Anfang unserer Zeitrechnung als Kaumittel. In Europa sind sie ebenfalls früh bekannt geworden: zwischen 314 und 335 schenkte der Kaiser Konstantin dem Bischof Silvester von Rom mit anderen Gegenständen 150 Pfund Nelken. 716 werden in einem Diplom des Frankenkönigs Chilperich Cariofilo erwähnt. In einem ungefähr derselben Zeit angehörigen Grabe wies Flückiger in dem Inhalt einer Kapsel Gewürznelken nach. Die h. Hildegard (1098—1179) gibt für Caryophylli die deutsche Bezeichnung Nelchin. Die Einsammlung beschrieb zuerst Ludovico de Barthema 1504.

Abstammung und Heimat. *Jambosa caryophyllus* (Sprengel) Niedenzu (Syn. *Caryophyllus aromaticus* L., *Eugenia caryophyllata* Thunberg, *Eugenia aromatica* Baill.), der Familie der *Myrtaceae* angehörend, ist ein bis 12 m hoher Baum mit dichter, immergrüner Laubkrone. Die Blätter sind paarweise gegenständig, über 12 cm lang, eiförmig. Der Blütenstand zeigt

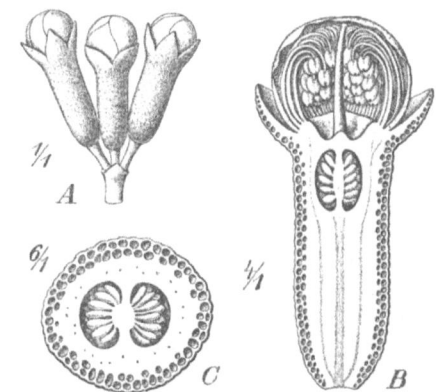

Fig. 69. Caryophylli. *A* Spitze eines Blütenzweiges mit 3 Knospen ($^1/_1$), *B* eine Knospe im Längsschnitt ($^4/_1$), *C* Fruchtknotenquerschnitt ($^6/_1$). (Gilg.)

meist drei Paare abwechselnd gegenständiger, ungleich vierkantiger Zweige; jeder derselben trägt 3 Blüten, von denen die beiden Seitenblüten die mittlere meist überragen.

Der sehr regelmäßig aufgebaute Blütenstand (Fig. 69) bildet danach eine dreifach dreigabelige, endständige Trugdolde. Die einzelne Blüte zeigt ein dunkelrotes, fleischiges, gerundet vierkantiges, 1,5—2 cm langes Receptaculum mit 4 kurzen, lederigen, dreieckigen Kelchlappen und 4 weiße, beinahe kreisrunde, konkave, zwischen den Kelchlappen eingefügte Blumenblätter. Die Blumenblätter und die sehr zahlreichen Staubfäden stehen auf dem Rande eines quadratischen Walles, dessen nach innen gerundete Vertiefung den Fuß der spitz zulaufenden Griffelsäule bildet. Dicht unter den Kelchlappen liegen im Receptaculum die 2 Fächer des Fruchtknotens; ihre Scheidewand fällt in die kürzere Diagonale des spitz rhombischen Querschnittes. (In der Frucht [Mutternelken, Anthophylli] gelangt nur 1 Fach mit meist nur einem Samen zur Ausbildung. Jene stellt eine harte, bis 2,5 cm lange, höchstens halb so dicke, in den kurzen Stiel verschmälerte Beere von mehr grauer als brauner Farbe dar, deren Scheitel vom Griffel und den gegen denselben hereingebogenen Kelchblättern gekrönt ist; man sammelt diese Mutternelken kurz vor der Reife. Der reife Samen zeigt ein zylindrisches, aufrechtes Würzelchen, an dem die dicken, ineinander gewundenen Kotyledonen schildförmig angeheftet sind.)

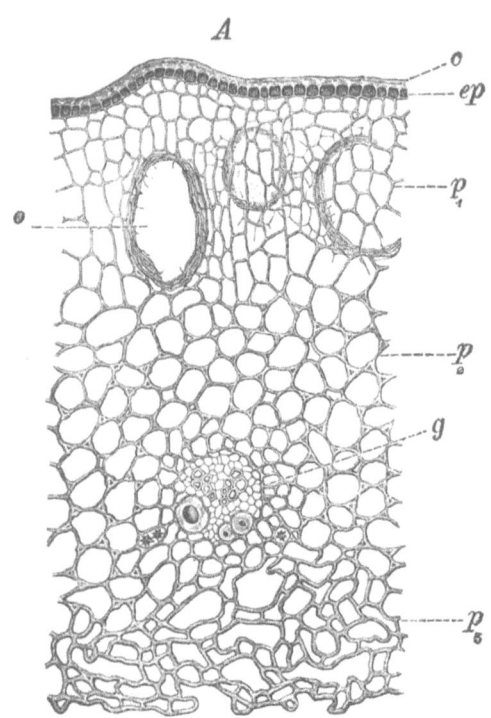

Fig. 70. Querschnitt durch den unterständigen Fruchtknoten der Gewürznelke. *ep* Oberhaut mit Cuticula. p_1, p_2, p_3 die verschiedenen Parenchymzellen. *o* Sekretbehälter, teilweise von Parenchym bedeckt. *g* Gefäßbündel mit 3 derbwandigen Bastfasern und 3 Oxalatdrusen. Vergr. $^{150}/_1$ (Möller).

Der Gewürznelkenbaum ist ursprünglich heimisch auf den 5 eigentlichen Molukken (Batjan, Makkian, Mortier, Tidore, Ternate) und den südlichen Philippinen (Mindanao, La Paragua und Samar). Man hat ihn durch die Kultur weiter verbreitet. In den Handel gelangen die Nelken von den kleinen Uliasser Inseln: Nusalaut, Saparua und Haruka, sowie von Amboina und Penang, endlich in größter Menge von Sansibar, Pemba, Madagaskar und Bourbon. Westindische Nelken kommen nur spärlich in den Handel und sind wenig geschätzt. Man pflanzt den Baum am liebsten mit jungen aus den Nelkengärten entnommenen Pflanzen fort, da die aus den Mutternelken gezogenen weniger ertragreich sein sollen. Die gepflückten Nelken trocknet man auf Hürden unter Palmenblättern, da sie direkt in der Sonne getrocknet schwarz und unansehnlich werden.

Handelssorten. Die Handelsware wird von den wie oben angegeben behandelten, noch geschlossenen Blüten gebildet, deren Blumenblätter oberhalb des Kelches einen kleinen kugelförmigen Körper bilden.

Man unterscheidet folgende Sorten: Ostindische, Molukken-, Amboina-Nelken. Hell, reich an ätherischem Öl, die beste Ware. Sie kommen [in Ballen von Packtuch oder in Fässern von 50—75 kg in den Handel. Enthalten 19—20 Prozent ätherisches Öl.

Afrikanische oder Sansibar-Nelken, von etwas dunklerer Farbe mit hellem Köpfchen, den ostindischen fast gleichwertig. Sie kommen in doppelten Mattensäcken von ca. 75 kg in den Handel. Bilden augenblicklich die Hauptmasse. Enthalten 16—17 Prozent ätherisches Öl. Dahin auch die Madagaskar-Nelken mit 18 Prozent Ölgehalt und die Bourbon-Nelken mit 19—20 Prozent Ölgehalt.

Amerikanische oder Antillen-Nelken finden sich fast nur im französischen Handel. Die schlechteste Sorte von geringem Ölgehalt.

Beschreibung. Die ausführlichen Angaben des Arzneibuches reichen zur Charakterisierung der äußeren Erscheinung aus.

Da die Nelken nicht nur als Arzneimittel, sondern vielmehr als Gewürz Verwendung finden, so ist eine Kenntnis ihres anatomischen Baues für den Apotheker notwendig, denn

Untersuchungen derselben im pulverförmigen Zustande auf Verfälschungen werden nicht selten verlangt. Deshalb wurde vom Arzneibuch eine genaue mikroskopische Beschreibung der Ganzdroge, sowie auch des Pulvers gegeben, die hier nur durch die beigegebenen Figuren 70 und 71 erläutert werden soll.

Bestandteile. Die Gewürznelken enthalten 4,84—9,31 Prozent Aschenbestandteile, 32—50 Prozent alkoholisches Extrakt, 15—20 Prozent ätherisches Öl. Nach K o e n i g im Mittel 8,04 Prozent Wasser, 5,92 Prozent Stickstoffsubstanz, 9,10 Prozent Fett, 45,20 Prozent Kohlenhydrate, 8,45 Prozent Holzfaser. C h a s. F. K r a m e r fand 13,0 Prozent Gerbstoff.

Untersuchung. In unzerkleinertem Zustand sind Verfälschungen der Nelken selten, doch hat man solche aus Ton und Holz gearbeitet und mit Nelkenöl präpariert beobachtet. Häufiger kommt es vor, daß ihnen ein Teil des ätherischen Öles entzogen ist und daß man ihnen dann durch Abreiben mit fettem Öl ein gutes Aussehen gegeben hat. Den besten Aufschluß gewährt in einem solchen Falle natürlich die Bestimmung des ätherischen Öles. H a g e r empfiehlt die Nelken mit destilliertem Wasser von 15⁰—20⁰ einige Male durchzuschütteln und dann ruhig stehen zu lassen. Die guten Nelken sinken zu Boden oder schwimmen senkrecht an der Oberfläche des Wassers, die schlechten wagerecht. Sind deren mehr als 8 Prozent vorhanden, so ist die Ware zu beanstanden. Um zu entscheiden, ob solche verdächtigen Nelken taube oder bereits extrahierte sind, macht man eine Extraktbestimmung. Taube Nelken geben 7—10 Prozent Extrakt, bereits extrahierte 2—5 Prozent. — Schwieriger ist der Nachweis einer Verfälschung von gepulverten Nelken. Es kommen hierbei fast ausschließlich gepulverte Nelkenstiele (S t i p i t e s s e u F e s t u c a e C a r y o p h y l l o r u m) und Mutternelken (A n t h o p h y l l i) in Betracht. Da beide bedeutend weniger ätherisches Öl enthalten als die Caryophylli, so gibt eine Bestimmung desselben willkommene Anhaltspunkte für die Beurteilung des Nelkenpulvers. Eine positive Entscheidung vermag aber natürlich nur die mikroskopische Untersuchung zu bringen. Die Nelkenstiele sind charakterisiert: 1. durch Steinzellen von unregelmäßiger Gestalt; 2. durch Treppengefäße (die Nelken haben nur Spiralgefäße); 3. durch Bastfasern, die 0,4 mm lang, bis 0,035 mm dick, also viel größer wie die der Nelken sind.

Die Mutternelken sind charakterisiert: 1. durch knorrige Steinzellen, 2. durch das charakteristische Gewebe der Kotyledonen mit zahlreichen Stärkekörnern. Steinzellen und Stärke-

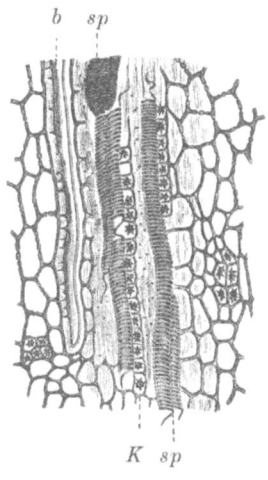

Fig. 71. Längsschnitt durch den unterständigen Fruchtknoten der Gewürznelke, wobei ein Gefäßbündel getroffen wurde. *sp* Spiralgefäße, *b* eine weitlumige Bastfaser, *K* Kristalldrusen in Gruppen und in Kristallkammerfasern. Vergr. ¹⁶⁰/₁ (M ö l l e r).

körner fehlen den Nelken gänzlich. — Außerdem sollen zur Verfälschung des Nelkenpulvers fremde Mehle, die man durch das Mikroskop, ebenfalls durch den Stärkegehalt, nachweist, und Brotrinde vorkommen. Die mikroskopische Untersuchung nimmt man 1. unter Wasser vor, wobei Amylum zu erkennen sein würde, und 2. nachdem man zur Aufhellung einen Teil des Pulvers 24 Stunden mit Chloralhydratlösung (8 T. und 5 T. Wasser) behandelt hat.

Aufbewahrungsgefäße für die ganzen Gewürznelken sind Glasgefäße oder weniger passend Gefäße aus verzinntem Eisenblech. Gepulverte Gewürznelken werden nur in Glasgefäßen bewahrt. In Blechgefäßen veranlassen die sauren Bestandteile der Nelken eine Verunreinigung mit Metalloxyd. Gefäße aus Zinkblech dürfen gar nicht als Aufbewahrungsgefäße für Substanzen, die freie Säuren enthalten, verwendet werden.

Anwendung. Die Gewürznelken werden medizinal nicht mehr verwendet (s. b. Oleum caryophyll.).

Catechu. — Katechu.

Syn.: Catechu nigrum. Terra japonica. Extractum Catechu. Succus Catechu. Pegu-Catechu. Cachou.

Das aus dem Kernholze von Acacia catechu (*Linné fil.*) *Willdenow* und Acacia suma *Kurz* durch Auskochen und Eindicken bereitete Extrakt.

Katechu stellt Stücke dar, die großmuschelig brechen und auf der ganzen Bruchfläche gleichmäßig dunkelbraun und bisweilen löcherig sind. Katechu ist geruchlos und schmeckt zusammenziehend

bitter, zuleht füßlich. Die ftark verdünnte, weingeiftige Löfung färbt fich auf Zufah von Eifen=
chloriblöfung grünfchwarz.

Verfeht man Katechu mit der zehnfachen Menge fiedendem Waffer, fo entfteht eine braun=
rote, trübe Flüffigkeit, die Lackmuspapier rötet. Aus der von dem Rückftand abgegoffenen Flüffig=
keit fcheidet fich beim Erkalten ein reichlicher, brauner Niederfchlag aus. Der in Waffer unlösliche
Rückftand darf nach dem Auswafchen mit heißem Waffer und nach dem Trocknen bei 100° höchftens
15 Prozent betragen. Die Menge der beim vollkommenen Ausziehen von Katechu mit fiedendem
Weingeift zurückbleibenden unlöslichen Beftandteile darf nach dem Trocknen bei 100° höchftens
30 Prozent betragen. Katechu darf beim Verbrennen höchftens 6 Prozent Rückftand hinterlaffen.

*Die Menge der in siedendem Alkohol unlöslichen Bestandteile ist von 15 auf 30 Prozent
erhöht worden.*

*Die früheren Ausgaben des Arzneibuchs faßten unter dem Namen Katechu zwei verschie-
dene Körper zusammen: Katechu im engeren Sinne von Acacia-Arten (Leguminosae) und
Gambir von Ourouparia gambir (Roxb.) Baillon (Rubiaceae). In der neuesten Ausgabe
wird nur noch das eigentliche Katechu für offizinell erklärt.*

Geschichtliches. Der Name „Katechu" ist das hindostanische „Kate-chu" = Baum-
saft. Katechu wird, wie Gambir, in ganz Südasien teilweise als Ersatz der Arekanuß beim Betelkauen
seit alters her benutzt (cf. Anwendung). Katechu läßt sich mit Sicherheit zuerst 1514 als „Cacho"
in der Literatur nachweisen, 1563 bei Garcia de Orta als „Cate". 1641 ist es in Deutschland
bekannt. Ursprünglich hielt man es (wie auch Gambir) für eine mineralische Substanz und nannte es
„Terra japonica". In größerer Menge gelangt es erst seit dem Anfang dieses Jahrhunderts in
den Handel. — Gambir ist erst später bekannt geworden, wahrscheinlich hat man aber anfänglich
beide Substanzen nicht auseinandergehalten; die ersten bestimmten Nachrichten über Gambir sind
von 1780.

Abstammung und Gewinnung. *Acacia catechu* (Linné fil.) Willdenow (*Mimosa
catechu* L. fil.). Bis 10 m hoher Baum mit bis 30 cm langen, doppeltgefiederten Blättern,
deren Blattstiele unterhalb des ersten Fiederpaares und ebenso unterhalb der obersten Fiedern
Drüsen tragen. Die jüngeren Äste haben unterhalb der Blätter paarige Stacheln. Die Blüten
bilden fingerlange, walzige Ähren, die zu 1—3 in Laubblattachseln stehen. Heimisch in Ost- und
Hinterindien und auf Ceylon.

Acacia suma (Roxburgh) Kurz (*Mimosa suma* Roxburgh) durch stärkere
Dornen, reicher gefiederte Blätter und weißere Rinde ausgezeichnet. Ebenfalls heimisch in Ostindien (Bengalen, Mysore, Gujarat) und im östlichen Teile des tropischen Afrika.

Beide Arten (und vielleicht noch *Acacia catechunoides* Bth.) enthalten reichlich Katechin,
und man stellt aus ihnen in Indien durch Auskochen der zerkleinerten, dunkelroten Kern-
holzes das eigentliche Katechu dar.

Das Catechin scheidet sich zuweilen in Spalten des Holzes aus, und solches bildet in
Indien als Khersal oder Khaisar einen Handelsartikel. (Dymock, Pharmacographia indica II. 559.)

Zum Auskochen bedient man sich irdener Töpfe, „Gharrahs", die zu mehreren auf einem
gemauerten Herde stehen. Der konzentrierte Auszug wird dann in anderen Gefäßen weiter eingedampft, bis er beim Erkalten erstarrt, worauf man ihn in Tonformen, auf Matten usw. füllt
und hier von Luft und Sonne völlig eintrocknen läßt. In Blöcke geformt, hüllt man dann das
Katechu häufig in die großen Blätter des *Dipterocarpus tuberculatus* Roxb., verpackt es in
Säcke, Kisten oder Matten und versendet es (cf. Handelssorten). — Die Hauptmasse des
Katechu kommt aus Pegu in Hinterindien (Hafen Rangun), in geringerer Menge liefern es
die Küsten von Koromandel, Bengalen und Ceylon.

Handelssorten und Eigenschaften.

a) Pegu- oder Bombay-Katechu ist eine an der Oberfläche spröde, undurchsichtige Masse, die zuweilen im Innern noch weich und dann, dünn ausgezogen, etwas durchscheinend ist. Trockenes Katechu bricht großmuschelig glänzend, scharfkantig oder etwas
körnig; es ist von schwarzbrauner, stellenweise rötlicher oder leberartiger Farbe. Entweder ist
die Masse dicht oder aber etwas löcherig und mit zahlreichen Bruchstücken von Blättern durchsetzt. Geruchlos und von wenig bitterem, zusammenziehendem Geschmack. Kommt in kleinen,
8 cm großen Kuchen oder größeren Blöcken vor.

b) Bengalen-Katechu bildet länglich-runde oder unregelmäßig vierseitige, ungefähr 8 cm lange, 5 cm breite, 3—4 cm dicke, rauhe, erdig anzufühlende, schmutzig-graubraune
Klumpen. Im Bruche sind sie mit kastanienbraunen, wachsglänzenden und helleren Streifen
durchsetzt.

c) Katechu vom Norden von Indien. Bruchstücke größerer Massen, die ihrer Gestalt nach in einem runden Gefäß geformt waren. Porös, von erdigem Aussehen und hellbrauner Farbe. (Flückiger and Hanbury, Pharmakographie.)—Zuweilen kommen auch andere Sorten vor. So beschreibt Flückiger:

d) Katechu von Naini tal im südlichen Kumaon von weißlicher Farbe, dem oben erwähnten Khersal ähnlich.

e) Katechu von Malakka, bildet quadratische Tafeln von 54 mm Grundfläche und 3 mm Dicke, außen braun, innen hellzimtfarben.

f) Kamaon-Katechu (Pale Cutch oder Katto) bildet schmutzig graubräunliche, poröse, erdige Würfel.

Bestandteile. Das Katechu enthält als wesentlichsten Bestandteil Catechin (Catechu-säure, Tannigensäure), das außerdem auch im Gambir und wahrscheinlich im *Pterocarpus*-Kino, in der *Asperula odorata* L., im Mahagoniholz, nicht aber in den Samen der Arekapalme vorkommt. Die Zusammensetzung des Catechin ist noch nicht mit Sicherheit festgestellt und die Zahl der vorhandenen Formeln eine recht erhebliche. Nach Rochleder ist es das Phloroglucid des Aescylalkohols; er gibt ihm die Formel $C_{13}H_{12}O_5$. Liebermann und Tauchert geben ihm auf Grund ihrer Studien der Acetylderivate die Formel $C_{21}H_{20}O_9 + 5 H_2O$. Etti stellt auf Grund der Tatsachen, daß Catechin beim Erhitzen mit verdünnter Schwefelsäure Brenzcatechin und Phloroglucin liefert, daß ferner Catechin die Reaktionen von Brenzcatechin wie Phloroglucin zeigt, ebenso mit Bezugnahme auf die Zusammensetzung der Anhydride der Azoverbindung die Formel $C_{18}H_{18}O_8$ ($C_{18}H_{14}O_6 + 2 H_2O$) auf und glaubt, daß Catechin aus 2 Mol. Phloroglucin und 1 Mol. Brenzcatechin unter Austritt von $2 H_2O$ entstanden wäre:

$$2 C_6H_6O_3 + C_6H_6O_2 = C_{18}H_{14}O_6 + 2 H_2O$$

Das reine Catechin kristallisiert in feinen, an den Enden zugespitzten, meistens büschelig vereinigten Nadeln, rascher ausgeschieden bildet es eine weiße, leichte, seidenglänzende, blättrige Masse. Schmelzpunkt 217^0. Löslich in 1133 T. Wasser von 17^0, in 3 T. siedendem Wasser, in 5—6 T. kaltem und in 2—3 T. kochendem Weingeist und in 7—8 T. kochendem Äther. Ferner löslich in Essigsäure. Aus der wässerigen Lösung wird es durch Schwefelsäure gefällt. Ferner wird es durch neutrales und basisch-essigsaures Bleioxyd gefällt.

Eisenchlorid färbt es chromgrün und gibt allmählich einen bräunlichen Niederschlag, Quecksilberoxydul- und Oxydlösungen weiß oder schmutzigweiß, Chlorgoldlösung rotbraun. In einer Auflösung von essigsaurem Kupferoxyd entsteht erst auf Zusatz von Ammoniak ein brauner Niederschlag. Eine frisch bereitete Catechinlösung wird auf Zusatz von oxydfreier Eisenvitriollösung anfangs nicht verändert, bald aber grün gefärbt. Setzt man der ungefärbten Mischung eine Spur eines Alkaliacetates oder kohlensaures Calcium oder Brunnenwasser zu, so genügt die schwach alkalische Reaktion dieser Substanzen, die Mischung violett zu färben; ätzende oder kohlensaure Alkalien verwandeln dieselbe in Rot.

Wässeriges Catechin färbt sich an der Luft in einigen Stunden citronengelb, beim Kochen dunkelrot; nach Neubauer beruht diese Veränderung auf der Bildung von Catechu-gerbsäure, die nach Flückiger auch entsteht, wenn Catechin auf 160^0 erhitzt wird. Nach Löwe entsteht sie auch beim Erhitzen von Catechin mit Wasser bei 110^0 im Rohre, sowie sehr rasch beim Erhitzen von Catechin mit Bleihydroxyd, ätzenden und kohlensauren Alkalien.

Diese Säure ist im Catechu (und Gambir) ebenfalls enthalten und also als ein Zersetzungs-produkt des Catechins aufzufassen. Zu ihrer Darstellung erschöpft man nach Löwe das Katechu mit kaltem Wasser, wobei das Catechin ungelöst bleibt, verdampft die filtrierte Lösung zur Trockne, zieht den Rückstand mit Weingeist aus, konzentriert die Auszüge zur Sirupkonsistenz, versetzt nach dem Erkalten so lange mit wasserfreiem Äther, bis kein Niederschlag von Oxy-catechuretin, Catechuretinhydrat, Japoninsäure und Mimotanniretin mehr entsteht, trennt die ätherische Flüssigkeit ab, entfernt den Äther durch Abdestillieren und Abdunsten im dunklen Vakuum, löst den Rückstand in nicht zu viel warmem Wasser, schüttelt die Lösung wiederholt mit Äther aus und bringt sie im Exsikkator zur Trockne.

Die Catechugerbsäure bildet eine rotgelbe, glänzende, rissige, durchsichtige, gummiartige Masse, die langsam, aber reichlich in Wasser sich mit hellgelber Farbe löst, dann sauer reagiert und adstringierend schmeckt. Sie wird durch Leimlösung, Brechweinstein, Eisenchlorid (grün-lichbraun), Bleiacetat und andere Metallsalze gefällt. Löwe gibt ihr die Formel $C_{15}H_{14}O_6$, Rochleder $C_{13}H_{12}O_5$; letzterer hält sie für isomer, vielleicht polymer mit dem Catechin.

Catechugerbsäure findet sich auch noch in anderen *Acacia* - A r t e n (bis 36,03 Prozent), ferner in *Eugenia Smithii* Poir., *Banksia serrata* L., *Rhus rhodanthema* F. v. M.

Im vorstehenden ist dem allgemeinen Gebrauch entsprechend angenommen, daß das Catechin der *Acacia*-Arten und von *Ourouparia gambir* identisch ist; es muß erwähnt werden, daß das nach G a u t i e r nicht der Fall ist. Dieser gibt dem *Acacia*-Catechin die Formel $C_{21}H_{18}O_8$, wogegen das aus *Ourouparia* ein Gemenge aus drei kristallisierbaren Stoffen: 1. $C_{40}H_{38}O_{15} +$ $2H_2O$, 2. $C_{42}H_{38}O_{16} + H_2O$, 3. $C_{48}H_{38}O_{16} + H_2O$ ist, die sich nach Schmelzpunkt, Löslichkeit usw. unterscheiden. (Jahresb. d. Ch. 1878, S. 954.)

Neben den beiden genannten Stoffen enthält das Katechu noch einige andere Stoffe, die teils während der Vegetation, teils während der Fabrikation entstehen:

C a t e c h u r e t i n entsteht, wenn Catechin anhaltend mit verdünnter Schwefelsäure gekocht wird, als zimtfarbener Niederschlag, ohne daß zugleich Zucker entsteht. Nach K r a u t und v. D e l d e n hat es die Formel $C_{12}H_{10}O_4$, nach R o c h l e d e r dieselbe Formel wie Catechin.

O x y c a t e c h u r e t i n $C_{14}H_{12}O_6$ (L ö w e), C a t e c h u r e t i n h y d r a t.

J a p o n i n s ä u r e $C_{12}H_{12}O_5$ (L ö w e), M i m o t a n n i r e t i n $C_{13}H_{10}O_5 + \frac{1}{2}H_2O$ (L ö w e), Q u e r c e t i n.

Der Aschengehalt von Katechu steigt bei reiner Ware sicher nicht über 6 Prozent, so daß die Forderung des Arzneibuches in dieser Beziehung leicht zu erfüllen ist; gute Sorten Katechu gehen nach T r i m b l e nicht leicht über 2,3 Prozent (und Gambir nicht über 4,7 Prozent) hinaus; wo höhere Zahlen vorkommen, können dieselben einer unsorgfältigen Darstellung oder in extremen Fällen (14, 17, 18—60 Prozent) einer absichtlichen Verfälschung mit einer leichten Erde ihre Entstehung verdanken.

Der Hauptunterschied zwischen Katechu und Gambir besteht darin, daß wahrscheinlich infolge der bei der Bereitung angewandten größeren Sorgfalt bei Gambir der Gehalt an Catechin ein verhältnismäßig größerer ist, als beim Katechu, bei dem, wie man annimmt, infolge stärkerer Erhitzung bei der Darstellung ein Teil des Catechins in Catechugerbsäure übergeführt ist.

Nach T r i m b l e enthielten je 3 Sorten beider Drogen:

	Katechu			Gambir		
	1	2	3	1	2	3
Catechin	2,80	1,70	10,70	12,64	7,76	19,76
Catechugerbsäure	31,94	33,54	25.50	33,34	47,18	45,90
Summe der adstringierenden Bestandteile	34,74	35,24	36,20	45,98	54.94	65,66
Schleim	27,40	29,01	20,50	10,13	15,20	16,05
Asche	2,29	2,27	2,10	4,74	3.37	3,50
Feuchtigkeit	12,50	12,20	15,36	10,33	11,03	9,90
Unwirksame Substanz	23,07	21,28	25,84	28,82	15,46	4,89

Wie man sieht, ist, auch abgesehen vom Catechin, die absolute Menge der adstringirenden Bestandteile beim Gambir eine sehr wesentlich größere, wie beim Katechu.

Den vom Arzneibuch geforderten Prüfungen ist kaum etwas hinzuzufügen. Sie charakterisieren das Verhalten des Catechins, sowie der Catechugerbsäure.

Die Aschenbestimmung nimmt man am besten vor, indem man 1—1,5 g Katechu mit Platindraht umwickelt, in der Spitze der Flamme verbrennt und die weiße oder wenig graue Asche wägt (s. auch bei „Bestandteile").

Für die W e r t b e s t i m m u n g d e s K a t e c h u ist die L ö w e n t h a l sche Methode vorgeschlagen; zur Bestimmung des Catechin hat man die Catechugerbsäure mit Hautpulver zu entfernen.

Anwendung. Katechu wird innerlich für die gleichen Indikationen wie Acid. tannicum (s. d.) gebraucht, gegenwärtig allerdings nur selten.

Cautschuc. — Kautschuk.

Gereinigter Para-Kautschuk.

Syn.: Gummi elasticum.

Kautschuk wird gewonnen durch Reinigung des zum Gerinnen gebrachten Milchsaftes von Hevea-Arten des tropischen Süd-Amerikas, besonders von Hevea brasiliensis (*Humboldt, Bonpland, Kunth*) *Müller Argoviensis.*

Kautschuk bildet dünne, braune, durchscheinende, elastische Platten, die in heißem Wasser weder stark erweichen, noch knetbar werden.

1 Teil Kautschuk muß mit 6 Teilen Petroleumbenzin innerhalb weniger Stunden eine gleichmäßige, trübe, dickliche Flüssigkeit geben. Werden 0,2 g in kleine Stücke zerschnittener Kautschuk nach und nach in ein geschmolzenes Gemisch von 2 g Natriumnitrat und 1 g getrocknetem Natriumcarbonat eingetragen, so entsteht unter Aufflammen eine Schmelze, die sich nach dem Erkalten ohne Rückstand in Wasser lösen muß (Bleicarbonat, Schwerspat, Goldschwefel). Die wässerige Lösung der Schmelze (1 + 49) darf nach dem Ansäuern mit Salpetersäure durch Baryumnitratlösung nicht verändert werden (Schwefel).

Während im Arzneibuch IV alle guten Kautschuksorten zugelassen waren, wird jetzt nur noch die beste Sorte, der Parakautschuk, für offizinell erklärt. Im übrigen ist der Artikel unverändert geblieben bis auf die erhöhte Forderung der Löslichkeit.

Geschichtliches. Kautschuk wird in den Ländern, wo er vorkommt, wohl seit sehr langer Zeit von den Eingeborenen als Mittel zum Dichten, Befestigen usw. gebraucht. Er erregte in Amerika die Aufmerksamkeit der Europäer schon zu Anfang des 16. Jahrhunderts, wo sie bei den Indianern Kautschukbälle in Gebrauch sahen, fand aber bis zu Anfang des 19. Jahrhunderts kaum zu etwas anderem Verwendung, als zum Auslöschen von Bleistiftstrichen. 1751 beschrieb C o n d a m i n e den Parakautschuk. 1810 wurde die Aufmerksamkeit durch R o x b u r g h zuerst auf den indischen Kautschuk gelenkt. Der Name Kautschuk stammt von der brasilianischen Bezeichnung „Cau chu“.

Abstammung und Gewinnung. Der Kautschuk ist ein Bestandteil des Milchsaftes vieler Pflanzen und findet sich in ungegliederten oder gegliederten Milchröhren. Nur, wo er in größeren Mengen im Milchsaft vorkommt oder die betreffenden Pflanzen in ausreichender Menge zu Gebote stehen, wird er im großen gewonnen. Das gilt besonders von Pflanzen aus den Familien der M o r a c e e n , E u p h o r b i a c e e n , Apocynaceen und Asclepiadaceen. — Die Pflanzen führen die Milchröhren meist in der Rinde, selten im Mark. Der Kautschuk ist im Milchsaft in Form feiner Tröpfchen enthalten. — Nur selten (Brasilien) wird gelegentlich freiwillig ausgetretener Kautschuk auf dem Erdboden gesammelt, in allen andern Fällen wird die Pflanze zum Zweck der Gewinnung verletzt.

Als hauptsächlich Kautschuk liefernde Pflanzen kommen in Betracht:

1. I n A m e r i k a :

Hevea brasiliensis (H. B. K.) Müll. Arg. und *H. guyanensis* Aubl., sowie mehrere andere Arten der Gattung (*Euphorbiaceae — Crotonoideae — Jatropheae*) liefern im nördlichen Brasilien den P a r a k a u t s c h u k. Zur Gewinnung desselben werden vom August bis Februar in die Bäume senkrechte oder schräge oder V-förmige Einschnitte in die Rinde gemacht, worauf der ausfließende Milchsaft aufgefangen wird. Man gewinnt aus ihm den Kautschuk, indem man in den Milchsaft flache, große Holzspatel eintaucht und diese dann über einem stark rauchenden Feuer so lange bewegt, bis der Kautschuk gerinnt und eintrocknet. Die Operation wird wiederholt, bis der Überzug auf dem Spatel eine Dicke von 10—12 cm hat, die sich aber beim Trocknen auf die Hälfte verringert. Man schneidet den Überzug (Biskuit-Planchs) dann an der Seite auf und zieht ihn ab. Er zeigt eine deutliche Schichtung, ist infolge des Räucherns braun bis braunschwarz, innen heller. Das ist die beste Sorte (I s l a n d R u b b e r , P a r a f i n); wird dem Prozeß nicht genügend Aufmerksamkeit geschenkt, so erhält man mehr schwammige, ungleichmäßige Stücke (P a r a e n t r e f i n , P a r a g r o s s a). Neuerdings nimmt man die Abscheidung des Kautschuks aus dem Milchsaft gelegentlich auch mit Säuren und Phenol vor, doch soll das so gewonnene Produkt minderwertig sein.

Micrandra siphonoides Bth. und *M. minor* Bth. (*Euphorbiaceae — Crotonoideae — Jatropheae*), im nördlichen Brasilien verbreitet, geben einen Kautschuk, der an Wert nur wenig hinter dem Parakautschuk zurücksteht.

Zahlreiche *Sapium*-Arten (*Euphorbiaceae — Crotonoideae — Hippomaneae*) liefern im nördlichen Südamerika (Amazonenstromgebiet, östliches Peru, Bolivia und Columbia) einen vortrefflichen Kautschuk, der meist von selbst beim Stehen gerinnt.

Manihot Glaziovii Müll. Arg. und zahlreiche andere Arten der Gattung (*Euphorbiaceae —
Crotonoideae — Manihoteae*) liefern den C e a r a - oder P e r n a m b u k o - K a u t s c h u k.
Man entfernt die Rinde teilweise vom Baume, läßt den am Stamm herabfließenden Milchsaft
eintrocknen und zieht die entstandenen Stränge ab, die man dann zusammenrollt oder lose
verpackt (C e a r a S c r a p s).

Hancornia speciosa Gom. (*Apocynaceae — Plumieroideae — Arduineae*) liefert den B a h i a -
oder M a n g a b e i r a - K a u t s c h u k, der früher wenig geschätzt war, jetzt aber ziemlich
beliebt ist. Man bringt den Milchsaft durch Alaun oder durch Kochen zur Koagulation.

Castilloa elastica Cervantes (*Moraceae — Artocarpoideae — Olmedieae*) liefert von Mexiko
durch Zentralamerika nach Venezuela, Ecuador und Peru den K o l u m b i a - und K a r t h a -
g e n a k a u t s c h u k, W e s t I n d i a n s h e e t s und s c r a p s. Man gewinnt ihn durch
tiefe Einschnitte, wobei die Bäume gewöhnlich zugrunde gehen, oder indem man die Bäume
fällt. Den Kautschuk gewinnt man aus dem Milchsaft, indem man diesen durch einfaches Stehenlassen koagulieren läßt oder diesen Prozeß durch Kochsalz oder Natriumbicarbonat oder Seifenlösung oder den Saft der Blätter von *Ipomoea bona nox* unterstützt, oder endlich, indem man
ihn wie den Heveakautschuk räuchert.

Kautschuk, der aus den Früchten verschiedener, wie unsere Mistel auf Bäumen para-
sitisch lebender *Loranthaceae* im nördlichen Südamerika gewonnen wird, sowie der in Steppengebieten Mexikos von der Komposite *Parthenium argentatum* A. Gray gelieferte G u a y u l e -
k a u t s c h u k haben mehr wissenschaftliches als praktisches Interesse. Für den Welthandel
sind sie ohne Bedeutung.

2. I n A f r i k a :

Landolphia owariensis P. Beauv. in Westafrika, *L. Kirkii* Dyer in Ostafrika, sowie mehrere
andere Arten der Gattung im tropischen Afrika, *L. gummifera* K. Schum. in Madagaskar
(*Apocynaceae — Plumieroideae — Arduineae — Landolphiinae*) sind hochschlingende Lianen, die
reichlich Kautschuk geben, allerdings erst, wenn sie ein ansehnliches Alter (20 und mehr Jahre)
erreicht haben. Man gewinnt den Kautschuk auf verschiedene Weise, indem man den Milchsaft einfach verdunsten läßt, wozu z. B. die Eingeborenen ihn sich oft einfach auf den Körper
schmieren, oder indem man ihn durch Zusatz saurer Pflanzensäfte (Citrone, den Fruchtsaft
der Kautschuklianen selbst) zum Gerinnen bringt.

Kickxia elastica Preuß (Syn. *Funtumia elastica* (Preuß) Stapf (*Apocynaceae — Echitoideae
— Echitideae*) im tropischen Westafrika von Oberguinea durch Kamerun bis in das Kongo-
gebiet verbreitet, liefert in ziemlicher Menge einen guten Kautschuk. Sie ist ein hoher Urwald-
baum, der erst seit etwa 10 Jahren genauer bekannt geworden ist.

Mascarenhasia elastica K. Schum. (*Apocynaceae — Echitoideae — Echitideae*) ist ein Baum
des tropischen Ostafrika, der einen guten Kautschuk, leider in geringen Quantitäten, liefert.

Ficus - Arten, wie *Ficus Vogelii* Miqu. in Oberguinea, geben einen wenig geschätzten
Kautschuk.

Von Kautschuk liefernden Pflanzen Afrikas wären weiter noch zahlreiche andere zu erwähnen, die zur Familie der *Apocynaceae* gehören, so Arten von *Carpodinus*, *Clitandra* u. v. a. m.
Keine große Bedeutung kommt endlich der Asclepiadacee *Raphionacme utilis* N. E. Brown et
Stapf zu, einem kleinen Pflänzchen, aus dessen dicker Knolle in Angola ein Kautschuk gewonnen wird.

3. I n A s i e n :

Ficus elastica Roxb. (*Moraceae — Artocarpoideae — Ficeae*) liefert den K a u t s c h u k
v o n A s s a m (beste Sorte), P e n a n g, S i n g a p o r e und J a v a. Man gewinnt den Milchsaft durch Einschnitte, früher im ganzen Baum, wobei er zugrunde ging, jetzt nur in die
unteren Teile der Rinde, bringt ihn durch kochendes Wasser zum Gerinnen oder läßt ihn auf
Blechplatten oder einfach am Baume eintrocknen.

Willoughbya firma Blume, *W. flavescens* Dyer und andere Arten der Gattung liefern den
Kautschuk von B o r n e o ,, G e t a h B o r n e o und G e t a h S u r e t ''. Man gewinnt ihn,
indem man die Zweige in Stücke zerschneidet und diese mit dem einen Ende in das Feuer hält,
worauf am andern Ende der Milchsaft ausfließt, dessen Gerinnung man durch Kochen mit Salz-
oder Kalkwasser beschleunigt.

Urceola elastica Roxb. und *U. esculenta* Benth. (*Apocynaceae — Echitoideae — Echitideae*)
liefern ebenfalls B o r n e o k a u t s c h u k.

Wie man sieht, sind die Methoden zur Gewinnung sehr mannigfaltig. Im allgemeinen hat
sich gezeigt, daß es nicht richtig ist, die Methoden von der einen Pflanze ohne weiteres auf eine
andere zu übertragen, da der Milchsaft nach Konsistenz, nach Gehalt an Kautschuk und auch

wohl nach Zusammensetzung recht verschieden sein kann. Die in Brasilien gebräuchliche Methode des Trocknens und Räucherns ist zweifellos die beste; bei denjenigen Methoden, die Säuren und Alaun verwenden, soll das Produkt fast immer minderwertig sein.

Kultur. Durch die oft unvernünftige Art der Gewinnung des Milchsaftes, bei der die Pflanzen bald eingehen oder auch wohl von vornherein vernichtet werden, beginnen die Kautschukpflanzen in den Produktionsländern selten zu werden. Man bemüht sich von seiten der Behörden, aber leider mit wenig Erfolg, dem bisherigen Raubsystem Einhalt zu tun, ferner sucht man in entlegeneren Gegenden neue Bestände von Kautschukpflanzen auf, wodurch sich aber natürlich die Produktionskosten auch erhöhen. Da aber der Bedarf der Droge in bedeutendem Wachsen ist, so sucht man seit längerer Zeit (1860), zuerst auf Betreiben des Botanischen Gartens in Kew bei London, dem Mangel durch Kultur der Pflanzen, zunächst in ihrer Heimat, dann aber auch in anderen Ländern, abzuhelfen.

Die zahlreich und besonders in neuerer Zeit in fast allen Tropengebieten, besonders auf der malaiischen Halbinsel, mit großer Sorgfalt angestellten Versuche haben die besten Resultate ergeben, nachdem man gelernt hatte den Ansprüchen der Pflanzen zu genügen. In Kultur befindet sich im größten Maßstabe *Hevea brasiliensis*; aber auch *Manihot*-Arten, sowie *Castilloa elastica* und *Kickxia elastica* werden in großen Gebieten angebaut.

Ferner bemüht man sich, in den Tropen die Flora genau auf neue Kautschukpflanzen zu durchforschen, die, wenn auch vielleicht den Eingeborenen bekannt, der Aufmerksamkeit der Europäer bisher entgangen waren. Es werden auch heute noch, besonders im tropischen Afrika, immer wieder neue Kautschukpflanzen entdeckt, die zum Teil ansehnliche Erträge geben.

Beschreibung. Der Kautschuk zeigt unter dem Mikroskop meist ein sehr unregelmäßiges, netzförmiges Gefüge, zuweilen läßt er allerdings keine Spur von Hohlräumen erkennen. Im Polarisationsmikroskop zeigt er sehr deutliche Polarisationsfarben. Die Farbe der Droge ist nach der Methode der Herstellung verschieden: der durch Räuchern getrocknete ist braun bis schwarz, der aus den Lösungen gefällte oft rein weiß; durch Einwirkung der Luft wird er bald dunkel, bleibt aber im Innern lange Zeit hell. Andere Sorten sind gelblich, bräunlich usw. Die Färbung soll besonders durch beigemengte harzartige Körper bedingt werden. Gute Sorten sollen nicht klebrig und nicht brüchig, sondern zähe und elastisch sein. Wenn man frisch durchschnittene Stücke zusammendrückt, so haften sie aneinander fest. Die Elastizität verliert Kautschuk bei 0°, bei 50° wird er weich und bei 120° beginnt er zu schmelzen und ist bei 180° zu einer flüssigen oder halbflüssigen Masse geschmolzen, die nach dem Erkalten schwer wieder fest wird und schmierig bleibt. Spez. Gewicht 0,92—0,96. Leitet die Elektrizität nicht, wird aber bei starkem Reiben elektrisch. In heißem Wasser ist Kautschuk unlöslich, wird auch nicht weich und knetbar wie Guttapercha, quillt aber etwas auf, kann bis zu 25 Prozent davon aufnehmen und wird heller an Farbe. Er ist in diesem Zustande Lösungsmitteln leichter zugänglich. Löslich in Benzol, Chloroform, Schwefelkohlenstoff, besonders leicht löslich in einem Gemenge von 6—8 T. absolutem Alkohol und 100 T. Schwefelkohlenstoff, ferner leicht löslich in sog. Kautschuköl, das man bei der trocknen Destillation des Kautschuks gewinnt. Es ist aber darauf aufmerksam zu machen, daß die verschiedenen Sorten bezüglich der Löslichkeit sich recht verschieden verhalten können.

Bestandteile. Der frische Milchsaft der *Hevea brasiliensis* enthält: Kautschuk 31,70 Prozent, stickstoffhaltige, bittere Bestandteile 7,0 Prozent, in Wasser und Alkohol lösliche Stoffe 2,9 Prozent, eiweißartige Stoffe 1,9 Prozent, Wachs 0,13 Prozent, Harze in Spuren, Wasser 56,37 Prozent.

Roher Kautschuk enthält etwas Eiweißstoffe, Fett, ätherisches Öl und Farbstoffe, von denen er durch aufeinander folgende Behandlung mit Wasser, Alkohol und Äther befreit wird. Das ungelöst Bleibende wird durch Lösen in Chloroform und Ausfällen mit Alkohol gereinigt. Dann entspricht er der Formel $C_{10}H_{16}$. Bei der trocknen Destillation liefert er Kohlensäure, Kohlenoxyd, Ammoniak, schwefel- und chlorhaltige Produkte, I s o p r e n C_5H_8, C a u t s c h i n (Cinen) $C_{10}H_{16}$, H e v e e n $C_{15}H_{24}$. Diese Kohlenwasserstoffe liefern das oben erwähnte Kautschuköl. Im Gabunkautschuk ist Inositdimethyläther $C_6H_{10}O_6(CH_3)_2$, im Borneokautschuk derselbe und Inositmonomethyläther und in dem von Madagaskar Pinit enthalten. Der Aschengehalt beträgt nicht mehr als 8 Prozent.

Reinigung und Verarbeitung. Die Reinigung hat den Zweck, fremde aus der Pflanze stammende Stoffe, sowie durch Nachlässigkeit oder absichtlich in den Kautschuk gelangte Fremdkörper zu entfernen. Er wird zu dem Zweck zunächst erweicht, ev. unter Zusatz einer geringen Menge Alkali, dann mit Messern oder in Maschinen zerschnitten und zwischen Walzen zerrissen und fein ausgezogen unter beständiger Bespülung mit Wasser, wodurch die meisten Fremdkörper entfernt werden. Diese Operation wird, wenn nötig, wiederholt und der Kautschuk dann getrocknet. Der so „gewaschene" Kautschuk kommt dann von neuem zwischen rotierende, erwärmte Walzen, wo er durchgeknetet und ausgewalzt wird. Man erhält ihn in Form von Blättern, die mit einer starken hydraulischen Presse zu Blöcken zusammengepreßt werden, aus denen unter beständigem Zufluß von kaltem Wasser Platten geschnitten werden. Das ist die vom Arzneibuch geforderte Form.

Zwischen den erwärmten Walzen findet auch das Zusammenkneten des Kautschuks mit anderen Substanzen statt, teilweise, um ihn für manche Zwecke der Technik geeignet zu machen, teilweise auch wohl nur zur Vermehrung des Gewichtes; solche Stoffe sind: Bleiglätte, Zinkweiß, Asbest, Hanf, Glasstaub, Sand usw. oder Farbstoffe, wie Zinnober, Mennige, Ocker, Ruß usw.

Vulkanisieren. Das Vulkanisieren des Kautschuks hat den Zweck, denselben gegen die Einflüsse wechselnder Temperatur (vgl. oben) und die Einwirkung anderer Agenzien möglichst unempfindlich zu machen, damit er vor allen Dingen seine Elastizität bewahrt. Das geschieht durch eine Aufnahme von Schwefel nach verschiedenen Methoden, entweder indem man ihn mit Schwefel bei höherer Temperatur direkt durcharbeitet, oder indem man ihn mit Schwefelverbindungen (Schwefelkalium, Goldschwefel usw.) oder mit einer Lösung von Chlorschwefel in Schwefelkohlenstoff oder Petroleum behandelt. — Solchem vulkanisierten Kautschuk kann man durch Behandeln mit Natronlauge einen Teil des Schwefels wieder entziehen, ohne daß er seine physikalischen Eigenschaften einbüßt. — Hartgummi oder Ebonit wird ebenfalls durch Einführen von Schwefel (bis 50 Prozent) in den Kautschuk hergestellt.

Die Prüfung des Arzneibuches mit Natriumnitrat und Natriumcarbonat weist nach, daß kein vulkanisierter Kautschuk vorliegt: der Schwefel wird zu Schwefelsäure oxydiert und mit Baryumnitrat nachgewiesen.

Cera alba. — Weißes Wachs.

Das an der Sonne gebleichte, weiße oder gelblichweiße Bienenwachs.

Spezifisches Gewicht 0,968 bis 0,973.

Schmelzpunkt 64⁰ bis 65⁰.

Säurezahl 18,7 bis 22,4. Esterzahl 74,8 bis 76,7. Das Verhältnis von Säurezahl zu Esterzahl muß 1 : 3,6 bis 3,8 sein.

Zur Bestimmung des spezifischen Gewichts mischt man 2 Teile Weingeist mit 7 Teilen Wasser, läßt die Flüssigkeit so lange stehen, bis alle Luftbläschen daraus verschwunden sind, und bringt Kügelchen von weißem Wachs hinein. Die Kügelchen müssen in der Flüssigkeit schweben oder zum Schweben gelangen, wenn durch Zusatz von Wasser das spezifische Gewicht der Flüssigkeit auf 0,968 bis 0,973 gebracht wird. Die Wachskügelchen werden so hergestellt, daß man das weiße Wachs bei möglichst niedriger Temperatur schmilzt und mit Hilfe eines Glasstabes in ein Becherglas mit Weingeist dicht über dessen Oberfläche vorsichtig eintropfen läßt. Bevor die so erhaltenen, allseitig abgerundeten Körper zur Bestimmung des spezifischen Gewichts benutzt werden, müssen sie 24 Stunden lang an der Luft gelegen haben.

Werden 5 g weißes Wachs in einem Kölbchen mit 85 g Weingeist und 15 g Wasser übergossen, und wird das Gemisch, nachdem das Gewicht des Kölbchens mit Inhalt festgestellt ist, 5 Minuten lang auf dem Wasserbad im Sieden erhalten, die Mischung darauf durch Einstellen in kaltes Wasser auf Zimmertemperatur abgekühlt und der verdampfte Weingeist durch Zusatz eines Gemisches von 85 Teilen Weingeist und 15 Teilen Wasser ersetzt, so dürfen 50 ccm des mit Hilfe eines trockenen Filters erhaltenen Filtrats nach Zusatz von 1 ccm Phenolphthaleinlösung bis zur bleibenden Rötung höchstens 2,3 ccm ¹/₁₀-Normal-Kalilauge verbrauchen (Stearinsäure, Harze).

Zur Bestimmung der Säurezahl werden 3 g weißes Wachs mit 50 ccm Weingeist in einem mit Rückflußkühler versehenen Kölbchen auf dem Wasserbade zum Sieden erhitzt und nach Zusatz von 1 ccm Phenolphthaleinlösung siedend heiß mit weingeistiger ½-Normal-Kalilauge bis zur Rötung versetzt, wozu nicht weniger als 2 ccm und nicht mehr als 2,4 ccm verbraucht werden dürfen.

Zur Bestimmung der Esterzahl fügt man der Mischung weitere 20 ccm weingeistige ½-Normal-Kalilauge hinzu, erhitzt die Mischung 1 Stunde lang auf dem Wasserbad und titriert siedend heiß mit ½-Normal-Salzsäure bis zur Entfärbung, wozu nicht weniger als 11,8 ccm und nicht mehr als 12 ccm verbraucht werden dürfen.

Weißes Wachs darf nicht ranzig riechen.

Die Anforderungen an weißes Wachs wurden durchweg den analytischen Erfahrungen zufolge geändert.

Darstellung. Das weiße Wachs wird aus dem gelben Bienenwachs durch Bleichen nach verschiedenen Methoden gewonnen. Bei der N a t u r - oder R a s e n b l e i c h e wird das gelbe Wachs entweder geschmolzen in dünnem Strahle in Wasser gegossen oder durch Druck aus einem Zylinder in Wasser zerstäubt. Die so erhaltenen Bänder, Fäden oder Kügelchen werden unter häufigem Benetzen mit Wasser oder mit Wasser und Terpentinöl den Sonnenstrahlen ausgesetzt, bis die gewünschte weiße oder gelblichweiße Farbe erhalten ist. Der Zusatz von Terpentinöl als Bleichmittel (Ozonüberträger) macht diese Art des Bleichens zur K u n s t b l e i c h e , bei der dann noch weiter Wasserstoffsuperoxyd, Kohle, Kaliumpermanganat, schwefelsäurehaltiges Wasser mit Chlorkalk u. dgl. m. angewendet werden. Weißes Wachs kommt in runden dünnen Tafeln oder Scheiben in den Handel. Das Arzneibuch läßt nur an der Sonne gebleichtes Wachs zu.

Eigenschaften. Unter den vom Arzneibuch genannten Eigenschaften findet sich auch die, daß das weiße Wachs nicht ranzig riecht — eine Forderung, die kaum wird innegehalten werden können, da auch das beste, durch Sonnenlicht gebleichte Wachs immer einen wenigstens schwach ranzigen Geruch haben wird. Das spezifische Gewicht, für dessen Bestimmung eine sehr gute und noch eingehendere Anweisung gegeben ist als im vorigen Arzneibuche, ist auf 0,968—0,973 angegeben, also höher als bisher. Auch bei der Angabe des Schmelzpunktes ist eine Änderung vorgenommen, es wird jetzt 64^0—65^0 gefordert, bisher 64^0. Diese Änderungen sind als zweckmäßig anzusehen. Von Wichtigkeit ist auch die Forderung, daß die Menge der freien Säure zu der gebundenen Säure und damit auch Säurezahl und Esterzahl in einem bestimmten Verhältnis stehen sollen; dies Verhältnis wird mit 1 : 3,6—3,8 angegeben.

Prüfung. Die Prüfung des weißen Wachses schließt sich so eng an die des gelben Wachses, daß es genügt, darauf zu verweisen und hier nur die Punkte zu bezeichnen, in denen sie sich beide voneinander unterscheiden:

	Spez. Gewicht	Schmelzpunkt	Säurezahl	Esterzahl	Verhältnis v. Säure
Weißes	0,968—0,973	64^0—65^0	19—22	74,5—76,5	1 : 3,6—3,8
Gelbes	0,960—0,970	$63,5^0$—$64,5^0$	18,5—24	73—76,5	1 : 3,6—3,8

Die geringen Verschiedenheiten erklären sich dadurch, daß das gelbe Wachs als mehr oder weniger reines Naturprodukt in seiner Zusammensetzung größere Schwankungen aufweist, als das aus ihm hergestellte reinere Produkt.

Die Berechnung der Säure- und Esterzahl ist folgende:

S ä u r e z a h l : 1 ccm ½-Normalkalilauge enthält   0,028 08 g KaOH,   ·
      also 2,03 „ „   „   enthalten 0,057 00 g „
      2,35 „ „   „   „   0,065 99 g „

d. h. durch die freien Säuren von 3 g Wachs werden mindestens rund 0,057 g und höchstens rund 0,066 g KaOH gebunden, folglich durch die freien Säuren in 1 g Wachs der dritte Teil = 0,019 g bzw. 0,022 g oder 19 bzw. 22 mg KaOH.

E s t e r z a h l : 20 ccm ½-Normalkalilauge — 12,04 ccm ½-Normalsäure = 7,96 ccm ½-Normallauge. 20 ccm Normalkalilauge — 11,83 = 8,17 ccm Normallauge.

      1 ccm ½-Normalkalilauge enthält   0,028 08 g KaOH,
      also 7,96 „ „   „   enthalten 0,223 52 g „
      und 8,17 „ „   „   „   0,229 41 g „

d. h. die in 3 g Wachs enthaltenen Ester werden durch rund 0,2235 bis 0,2294 g KaOH zerlegt, woraus sich für 1 g Wachs berechnen 0,0745 bis 0,0765 g, d. h. zur Zerlegung der Ester in 1 g weißem Wachs müssen 74,4 bis 76,5 mg KaOH erforderlich sein.   .

Die Wachsbleicher sollen dem Wachs, um ihm größere Weiße zu geben, zuweilen Weinstein, Alaun, Arsenik (?), Bleiweiß, Schwerspat oder Gips zusetzen. Diese Verfälschungen würden beim Schmelzen des Wachses im Reagierzylinder sichtbar werden.

Anwendung. Weißes Wachs wird (selten) als Pillenkonstituens, sonst nur zur Herstellung von Salben usw. benutzt.

Cera flava. — Gelbes Wachs.

Syn.: Bienenwachs.

Gelbes Wachs wird durch sorgfältiges Ausschmelzen der entleerten, von Honigbienen her-
gestellten Waben gewonnen. Aus Ceresin bestehende Kunstwaben dürfen nicht verwendet werden.
Gelbe bis graugelbe, körnig brechende, in geschmolzenem Zustand schwach nach Honig riechende
Stücke.

Spezifisches Gewicht 0,960 bis 0,970.

Schmelzpunkt 63,5⁰ bis 64,5⁰.

Säurezahl 18,7 bis 24,3. Esterzahl 72,9 bis 76,7. Das Verhältnis von Säurezahl zu Esterzahl muß 1 : 3,6 bis 3,8 sein.

Zur Bestimmung des spezifischen Gewichts mischt man 2 Teile Weingeist mit 7 Teilen Wasser,
läßt die Flüssigkeit so lange stehen, bis alle Luftbläschen daraus verschwunden sind, und bringt
Kügelchen von gelbem Wachs hinein. Die Kügelchen müssen in der Flüssigkeit schweben oder zum
Schweben gelangen, wenn durch Zusatz von Wasser das spezifische Gewicht der Flüssigkeit auf
0,960 bis 0,970 gebracht wird. Die Wachskügelchen werden so hergestellt, daß man das gelbe Wachs
bei möglichst niedriger Temperatur schmilzt und mit Hilfe eines Glasstabes in ein Becherglas mit
Weingeist dicht über dessen Oberfläche vorsichtig eintropfen läßt. Bevor die so erhaltenen, allseitig abgerundeten Körper zur Bestimmung des spezifischen Gewichts benutzt werden, müssen
sie 24 Stunden lang an der Luft gelegen haben.

Werden 5 g gelbes Wachs in einem Kölbchen mit 85 g Weingeist und 15 g Wasser übergossen,
und wird das Gemisch, nachdem das Gewicht des Kölbchens mit Inhalt festgestellt ist, 5 Minuten
lang auf dem Wasserbad im Sieden erhalten, die Mischung darauf durch Einstellen in kaltes Wasser
auf Zimmertemperatur abgekühlt und der verdampfte Weingeist durch Zusatz eines Gemisches von
85 Teilen Weingeist und 15 Teilen Wasser ersetzt, so dürfen 50 ccm des mit Hilfe eines trockenen
Filters erhaltenen Filtrats nach Zusatz von 1 ccm Phenolphthaleinlösung bis zur bleibenden Rötung
höchstens 2,3 ccm ¹/₁₀-Normal-Kalilauge verbrauchen (Stearinsäure, Harze).

Zur Bestimmung der Säurezahl werden 3 g gelbes Wachs mit 50 ccm Weingeist in einem mit
Rückflußkühler versehenen Kölbchen auf dem Wasserbade zum Sieden erhitzt und nach Zusatz von
1 ccm Phenolphthaleinlösung siedend heiß mit weingeistiger ½-Normal-Kalilauge bis zur Rötung
versetzt, wozu nicht weniger als 2,6 ccm und nicht mehr als 2,6 ccm verbraucht werden dürfen.

Zur Bestimmung der Esterzahl fügt man der Mischung weitere 20 ccm weingeistige ½-Normal-
Kalilauge hinzu, erhitzt die Mischung 1 Stunde lang auf dem Wasserbad und titriert siedend heiß
mit ½-Normal-Salzsäure bis zur Entfärbung, wozu nicht weniger als 11,8 ccm und nicht mehr
als 12,2 ccm verbraucht werden dürfen.

*Die Anforderungen an gelbes Wachs wurden den analytischen Erfahrungen zufolge durch-
weg geändert, auch wurde auf die Kunstwaben Rücksicht genommen.*

Herkommen und Gewinnung. Mit dem Namen W a c h s bezeichnete man ursprünglich das von den Honigbienen produzierte Bienenwachs. Später wurde diese Bezeichnung
auch auf andere, dem Pflanzen-, Tier- und Mineralreiche entstammende Produkte von ähnlicher
äußerer Beschaffenheit angewendet. Das Arzneibuch versteht unter der Bezeichnung „gelbes
Wachs" lediglich das durch Ausschmelzen der entleerten, von den Honigbienen hergestellten
Waben gewonnene Produkt und schließt ausdrücklich die aus Ceresin bestehenden Kunstwaben von der Herstellung gelben Wachses aus.

Das Wachs ist ein Verdauungsprodukt der geschlechtslosen Arbeitsbienen. Sie scheiden
dasselbe auf den Wachshäuten der letzten vier Bauchringe ab und verwenden es zum Aufbau
der Waben, die sie in senkrechter Lage in den Stöcken befestigen. Nach Entfernung des Honigs
durch Schleudern oder durch Auspresen wird das Rohwachs in heißem Wasser geschmolzen,
auf dessen Oberfläche es sich abscheidet, und zur weiteren Reinigung wird es meistens nochmals umgeschmolzen.

Wachs wird in fast allen europäischen Ländern produziert und außerdem von Amerika,
Afrika und Ostindien eingeführt. Die europäischen und vielfach die nordamerikanischen und
brasilianischen Wachssorten werden von Apis mellifica geliefert, während das Bienenwachs
anderer Länder von anderen Bienenarten stammt.

In den Apotheken wird vielfach Wachs von Produzenten angeboten. Wenn in früheren
Zeiten durch diese reines u n v e r f ä l s c h t e s Wachs geliefert wurde, so ist dies heute nicht
mehr in demselben Maße der Fall und Vorsicht beim Einkaufe deshalb dringend geboten.

Das Wachs kommt in der Regel in dicken runden Platten von der Form der Gefäße, in die es gegossen ist, in den Handel.

Chemische Zusammensetzung. Das Wachs ist keine einheitliche Substanz, sondern ein Gemenge verschiedener Verbindungen. Seine wesentlichen Bestandteile sind: f r e i e C e r o t i n s ä u r e (sog. C e r i n) $C_{27}H_{54}O_2$. Dieselbe bildet den in heißem Alkohol löslichen, beim Erkalten sich wieder ausscheidenden Anteil des Wachses. Ferner P a l m i t i n s ä u r e - M y r i c y l e s t e r (sog. M y r i c i n) $C_{16}H_{31}.O_2.C_{30}H_{61}$. Cerotinsäure und Myricin sind im Wachs im Verhältnis 86 : 14 vorhanden. Neben Cerotinsäure findet sich M e l i s s i n s ä u r e $C_{30}H_{60}O_2$ oder $C_{31}H_{62}O_2$, ferner C e r y l a l k o h o l und ein zweiter Alkohol, endlich geringe Mengen ungesättigter Fettsäuren und Kohlenwasserstoffe, wie H e p t a k o s a n $C_{27}H_{56}$ und H e n t r i a k o n t a n. Die Angaben über den Gehalt an Kohlenwasserstoffen schwanken von 5—6 Prozent (S c h w a l b) bis zu 12,9—13,9 Prozent (B u i s i n e). Außerdem sind F a r b s t o f f e von nicht näher bekannter Zusammensetzung in dem Wachs enthalten.

Eigenschaften. Das Bienenwachs ist, von der Nahrung des Insektes abhängig, von heller oder dunkler gelber Farbe. Ein besonders helles Wachs (Jungfernwachs) stammt von jungen Stöcken, es ist von schmutzig weißlich-gelber Farbe. Afrikanische und amerikanische Sorten sind oft braun, indische graubraun; sie lassen sich schwer bleichen. Der Geruch ist angenehm honigartig, der Geschmack ist schwach balsamisch, beim Kauen darf es nicht an den Zähnen haften (mit Harz verfälschtes klebt leicht an). In der Kälte ist es spröde, auf dem Bruch körnig, es nimmt dann leicht einen Kreidestrich an (was bei Talgzusatz nicht der Fall ist). Durch die Wärme der Hand erweicht es und wird knetbar. Es löst sich in Chloroform, Benzol, Benzin und Schwefelkohlenstoff, vielen ätherischen und fetten Ölen. Weingeistfreier Äther löst nur die Hälfte des Gewichtes des Wachses auf, Benzol oder Petroleumbenzin lösen bei 15⁰ höchstens 27 Prozent des Wachses, der Rückstand ist weißlich. Die Lösung in 20 T. Benzin, gleichen Teilen Benzol und 90 Prozent Alkohol, und in Chloroform läßt nach dem Verdunsten eine kristallinische Struktur des Wachses erkennen. Nach L o n g entstehen, wenn man 1 Tropfen einer Chloroformlösung des Wachses unter dem Deckgläschen verdunsten läßt, feine federartige Kristallnadeln, die sich zu hantelförmigen Aggregaten aneinander legen. Ein Zusatz von 20 Prozent Paraffin zum Wachs scheint die Kristallbildung ganz zu verhindern, bei Gegenwart von Talg sind dessen charakteristische Kristalle zu erkennen. Wachs enthält immer Pollenkörner der Blüten, mit denen die Bienen in Berührung gekommen sind; dieser Umstand ist wohl zu beachten, wenn es sich um Nachweis von Bienenwachs handelt.

Prüfung. Die Prüfung des Wachses hat gegen das vorige Arzneibuch erhebliche und vorteilhafte Änderungen erfahren. Zur Feststellung des s p e z i f i s c h e n G e w i c h t s sind sehr eingehende Angaben gemacht, denen nichts hinzuzufügen ist; dasselbe ist auf 0,960 bis 0,970 normiert gegen früher 0,962—0,966. Die Feststellung des spezifischen Gewichts ist sehr wichtig, da Beimengungen dasselbe stark verändern.

Auch beim Schmelzpunkt sind die Schwankungen auf 63,5⁰—64,5⁰ gegen früher 63⁰—64⁰ festgesetzt. Ob allerdings gerade dem Schmelzpunkt große Bedeutung beigemessen werden darf, bleibt fraglich, da bei notorisch echtem Wachs auch niedrigere Schmelzpunkte, bis 61,5⁰—62⁰, gefunden sind und andererseits bei Beimengungen von Talg bis zu 13 Prozent von H a g e r der Schmelzpunkt bei 63⁰ gefunden wurde. Die Bestimmung des Schmelzpunktes wird in einem beiderseits offenen Kapillarrohr von etwa 1 mm lichter Weite vorgenommen. Die Bestimmung des Schmelzpunktes erfolgt nach der Anweisung unter 21 b der Allgemeinen Bestimmungen (siehe Seite 37). Bei 63⁰ sintert das Wachs zusammen und bei 64,5⁰ ist es zu einer klaren Flüssigkeit geschmolzen. Wenn die Schmelztemperatur annähernd erreicht ist, muß die Flamme kleiner gemacht werden, um ein zu rasches Steigen der Temperatur sicher zu verhindern.

Die P r ü f u n g des vorigen Arzneibuches auf S t e a r i n s ä u r e, H a r z e, P f l a n - z e n w a c h s und T a l g war ungenau und unzuverlässig und ist in Wegfall gekommen, während die jetzige sehr zuverlässig ist. Sie läßt 5 g Wachs mit 85 g Weingeist und 15 g Wasser 5 Minuten lang kochen, wobei außer den etwa vorhandenen genannten Unreinigkeiten Cerotin- säure und Myricin in Lösung gehen. Diese scheiden sich beim Erkalten zum größten Teile, fast vollständig, wieder aus, während die Unreinigkeiten gelöst bleiben. Der beim Erhitzen etwa verdampfte Weingeist muß ersetzt werden. Hier hätte vorgeschrieben sein können, daß ein Kolben mit Steigerohr als Rückflußkühler verwendet werden könne, dann kann nichts vom Weingeist verdampfen. Nach dem E r k a l t e n, was durch Einstellen in kaltes Wasser bewirkt wird, soll filtriert und 50 ccm des Filtrates nach Zusatz einiger Tropfen Phenolphthaleinlösung mit $^1/_{10}$-Normalkalilauge neutralisiert werden, wozu nicht mehr als 2,3 ccm erforderlich sein sollen. 1 ccm davon enthält 0,005 616 g KaOH, demnach 2,3 ccm = 0,012 92 g KaOH, die von 2,5 g Wachs gebunden sind; durch Division mit 2,5 erhält man für 1 g Wachs 5,16 mg. Bei dieser geringen Säurezahl ist Verfälschung mit oben genannten Stoffen nicht möglich.

Auch die Bestimmung der Säure- und Esterzahl hat eine Änderung erfahren. Es werden nicht wie früher 5 g, sondern nur 3 g Wachs dazu verwendet, und mit Recht, weil 20 ccm ½-Normalkalilauge zur Spaltung der Ester von 5 g Wachs nicht ausreichen; ebensowenig genügte halbstündiges Kochen zum Verseifen der Ester. An dessen Stelle ist jetzt e i n stündiges Kochen vorgeschrieben.

Beim Kochen von 3 g Wachs mit 50 ccm Weingeist geht die Cerotinsäure in Lösung, sie scheidet sich aber beim Erkalten wieder aus, deshalb ist die Neutralisation mit ½-Normalkalilauge in der s i e d e n d h e i ß e n Lösung vorzunehmen. Unter Zusatz von 20 Tropfen Phenolphthaleinlösung (5—10 Tropfen reichen vollkommen aus!) sollen mindestens 2, höchstens 2,66 ccm ½-Normalkalilauge zur Bindung kommen. 1 ccm = 0,028 08 g KaOH; 2 ccm = 0,056 16 g KaOH; 2,6 ccm = 0,073 01. Es binden also 3 g Wachs 0,056 16—0,073 01 g KaOH, demnach 1 g den dritten Teil = 18,72—24,33, abgerundet 18,5—24 mg KaOH = S ä u r e z a h l.

Wird diese neutrale Lösung nun mit 20 ccm alkoholischer ½-Normalkalilauge 1 Stunde lang am Rückflußkühler im Wasserbade erhitzt, so tritt vollkommene Verseifung der vorhandenen Ester ein. Es wird hierbei ein Überschuß von Kalilauge verwendet, dessen Menge durch Neutralisation mit ½-Normalsalzsäure bestimmt wird. Das Arzneibuch schreibt vor, daß hierzu mindestens 11,8 und höchstens 12,2 ccm ½-Normalsalzsäure nötig sein sollen. Subtrahiert man diese Zahlen von den angewendeten 20 ccm ½-Normalkalilauge, so ergibt sich die zur Zerlegung der in 3 g Wachs enthaltenen Ester gebrauchte Menge Kalilauge : 20 — 12,2 bis 11,8 = 7,8 bis 8,2 ccm ½-Normalkalilauge. 1 ccm derselben enthält 0,028 08 g KaOH, demnach 7,8 ccm = 0,219 02 g und 8,2 ccm = 0,230 26 g KaOH, folglich verbraucht 1 g Wachs den dritten Teil = rund 73 bzw. 76,5 mg KOH = E s t e r z a h l. Das Verhältnis der freien Säuren zu den gebundenen Säuren ist ein sehr gleichmäßiges, weshalb geringe Abweichungen davon auf Verfälschung des Wachses schließen lassen. Das Arzneibuch begrenzt diese Zahlen, indem es fordert, daß dies Verhältnis 1 : 3,6—3,8 betragen soll.

Es ist bisher nicht beobachtet worden, daß z. B. die niedrigste Säurezahl und die höchste Esterzahl (oder umgekehrt) in einem reinen Wachs vorkommt, das Verhältnis ist immer das konstante 3,6—3,8.

Verfälschungen. Bienenwachs ist vielen Verfälschungen ausgesetzt: gereinigter Ozokerit oder Mineralwachs, Paraffin. Japanisches Wachs (Überzug der Früchte von *Rhus succedanea* L. u. a. Arten) gelangt in Form kleiner Scheiben oder Tafeln in den Handel, die von blaßgelber Farbe sind; es besteht aus Palmitin, freier Palmitinsäure, Stearin und Arachin. Unterscheidet sich von den eigentlichen Wachsarten durch seine Fähigkeit, über 10 Prozent Glycerin zu liefern. Chinesisches Wachs entsteht als Überzug auf dem auf *Fraxinus chinensis* R o x b. lebenden *Coccus ceriferus* W e s t w., mehr dem Walrat ähnlich, besteht hauptsächlich aus Cerotinsäure-Ceryläther. Kommt selten nach Europa. Karnaubawachs scheidet sich auf den Blättern der Wachspalme, *Copernicia cerifera* M a r t. ab, besteht aus Cerotinsäure-Ceryläther, freier Cerotinsäure und Myricylalkohol. Fichtenharz, Resina Pini. Hammeltalg s. die bezüglichen Artikel. Ocker, Schwerspat und andere mineralische Verfälschungen, ferner Erbsenmehl, werden beim Schmelzen des Wachses erkannt.

Wie die nachstehende Tabelle zeigt, ändert ein Zusatz der in Frage kommenden Verfälschungsmittel mindestens eine der Konstanten des Wachses, meist alle zusammen.

	Säurezahl	Esterzahl	Verhältniszahl	Verseifungszahl
Gelbes Bienenwachs	20	75	3,75	95
Japanwachs	20	200	10	220
Karnaubawachs	4	75	18,75	79
Paraffin, Ceresin	0	0	0	0
Fichtenharz	110	1,6	0,015	111,6
Talg	4	176	44	180
Stearinsäure	195	0	0	195

Zum Nachweis von Fichtenharz ist die von Donath angegebene Prüfung in der Modifikation von E. Schmidt zu empfehlen, die auf der Bildung von Nitroderivaten aus dem Harz beruht.

5 g Wachs werden in einem Kolben mit der 4—5 fachen Menge roher Salpetersäure (von 1,32—1,33 spezifischem Gewicht) zum Sieden erhitzt und eine Minute darin erhalten. Dann fügt man ein gleiches Volumen kaltes Wasser und unter Umschütteln so viel Ammoniakflüssigkeit hinzu, daß die Flüssigkeit danach riecht. Die ammoniakalische Flüssigkeit wird in ein zylindrisches Glasgefäß abgegossen. Bei reinem Wachs ist sie nur gelb gefärbt, bei Harzgehalt mehr oder weniger rotbraun. (Zeigt noch 1 Prozent Harz an.)

Aufbewahrung. Beim Aufbewahren, was auf der Materialkammer in hölzernen Kästen geschieht, verliert das Wachs 4—8 Prozent an Gewicht, was man bei der Kalkulation des Preises zu berücksichtigen hat.

Anwendung. Das Wachs findet, wie die Fette, bisweilen als einhüllendes, reizmilderndes Mittel Verwendung in Form von Emulsionen (wozu man als das bessere, gelbes Wachs verwendet, das gleichfalls eine weiße Emulsion liefert). Ferner bildet es einen Bestandteil vieler Pflaster und Salben. Zu technischen Zwecken wird es vielfach benutzt; sehr bedeutend ist sein Verbrauch zu Wachskerzen für den katholischen Gottesdienst. Da hier ausdrücklich Bienenwachs vorgeschrieben ist, kann der Apotheker leicht in die Lage kommen, nach dieser Richtung zu Untersuchungen in Anspruch genommen zu werden.

Wachsemulsionen stellt man nach folgender Vorschrift her: Rp. Cerae flavae 10,0, Gummi arab. q. s., Aq. destill. 100,0, Sir. flor. Aurant. 20,0, M. f. emulsio. Man erwärmt 10,0 Wachs und 10,0 Gummi in einem Mörser bis zum Schmelzen des Wachses. Dann reibt man Gummi und Wachs zusammen und setzt auf einmal 15,0—16,0 g kochendes Wasser unter Fortsetzung des Agitierens hinzu. Man agitiert, bis das Ganze auf 35—40⁰ abgekühlt ist, und setzt dann das übrige Wasser in kleinen Portionen zu.

Cerata. — Cerate.

Cerate sind Arzneizubereitungen zum äußeren Gebrauche, deren Grundmasse aus Wachs, Fett, Öl, Ceresin oder ähnlichen Stoffen oder aus deren Mischungen besteht. Sie werden in Formen gegossen, sind bei Zimmertemperatur fest und werden bei gelindem Erwärmen flüssig.

Neu aufgenommen.

Die Cerate nehmen ihrer Konsistenz nach eine Mittelstellung zwischen Salben und Pflastern ein, sie enthalten, wie ihr Name sagt, sämtlich Wachs, das durch Zusammenschmelzen von flüssigen oder festen animalischen, vegetabilischen oder mineralischen Fetten vereinigt und in Formen zum Erstarren gebracht wird.

Größere Bedeutung haben die Cerate in der modernen Pharmazie nicht mehr, das Arzneibuch gibt eine einzige Vorschrift für Ceratum nucistae, während eine solche für das am meisten gebrauchte Cerat, die Lippenpomade, nicht angegeben ist; eine einfache Grundmasse dazu, die beliebig aromatisiert werden kann, ist eine Mischung von 75 Prozent Adeps und 25 Prozent Cera alba mit Alkannin gefärbt; soll die Masse in Tuben gefüllt werden, so wird sie so lange agitiert, bis sie sich eben noch gießen läßt, falls nicht eine Tubenfüllmaschine zur Verfügung steht.

Die Cerate werden entweder in Tafeln oder Stangen ausgegossen; man kann hierzu selbstgefertigte Papierkapseln oder -hülsen verwenden, besseres Aussehen erhalten Tafelcerate, wenn man die geschmolzene Masse in Schokoladenblechformen gießt, in die ein entsprechend großes Blatt Stanniol eingedrückt ist.

Eine einfache Form für Stangencerate entsteht, wenn man einen Glasstab zunächst mit Stanniol und dann mit Papier umwickelt und verklebt; nach dem Herausziehen des Glasstabes schließt man die Röhre mit einem Kork.

Ceratum Nucistae. — Muskatbalsam.

Syn.: Balsamum Nucistae.

Gelbes Wachs	2 Teile
Erdnußöl	1 Teil
Muskatnußöl	6 Teile

werden im Wasserbade zusammengeschmolzen, durchgeseiht und in Tafeln ausgegossen. Muskatbalsam ist bräunlichgelb und riecht nach Muskatnußöl.

Der frühere Name Balsamum Nucistae wurde verlassen, da man unter Balsam gemeinhin eine andere Arzneiform versteht.

Die **Darstellung** des Muskatbalsams stößt in der Regel auf keine Schwierigkeiten. Wegen der in der Muskatbutter vorhandenen Unreinigkeiten ist es notwendig, die zusammengeschmolzenen Bestandteile zu kolieren; ein besonders schönes Produkt erhält man durch Filtrieren im Heißwassertrichter. Es kommt nicht selten vor, daß der erkaltete Balsam keine glatte Oberfläche zeigt, sondern daß sich auf dieser blumenkohlartige Erhabenheiten oder mit einem erhabenen Ringe umgebene kraterförmige Vertiefungen bilden. H a g e r erblickt die Ursache dieser Eigentümlichkeit in einem Säuregehalt der verwendeten Muskatbutter. Man kann dies vermeiden, wenn die Formen, in die der Muskatbalsam gegossen wird, gekühlt sind, um ein möglichst schnelles Erstarren des Gemisches zu bewirken.

Anwendung. Muskatbalsam ist ein Volksmittel und dient zu Einreibungen, besonders bei „Magenschmerzen".

Cerussa. — Bleiweiß.

Basisches Bleicarbonat.

Zusammensetzung annähernd $(PbCO_3)_2 . Pb(OH)_2$.

Gehalt mindestens 78,90 Prozent Blei.

Schweres Pulver oder leicht zerreibliche Stücke von weißer Farbe.

Bleiweiß ist in Wasser unlöslich; in verdünnter Salpetersäure und in Essigsäure löst es sich unter Kohlensäureentwicklung zu einer Flüssigkeit, in der durch Schwefelwasserstoffwasser ein schwarzer, durch verdünnte Schwefelsäure ein weißer Niederschlag hervorgerufen wird.

Die Lösung von 1 g Bleiweiß in Essigsäure muß nach dem Ausfällen des Bleies mit Schwefelwasserstoffwasser ein Filtrat liefern, das beim Verdampfen höchstens 0,005 g Rückstand hinterläßt (Alkali- und Erdalkalisalze).

Wird 1 g Bleiweiß mit einem Gemische von 2 ccm Salpetersäure und 4 ccm Wasser behandelt, so darf höchstens 0,01 g ungelöst bleiben (fremde Beimengungen). Der in dieser Lösung durch Natronlauge entstehende Niederschlag muß sich im Überschusse des Fällungsmittels lösen (Erdalkalisalze). Wird zu dieser alkalischen Lösung 1 Tropfen verdünnte Schwefelsäure hinzugefügt, so muß die an der Einfallstelle entstehende weiße Trübung beim Umschütteln verschwinden (Baryumsalze). Wird die alkalische Lösung mit Schwefelsäure im Überschusse versetzt und filtriert, so darf das Filtrat durch Kaliumferrocyanidlösung nicht sofort verändert werden (Zink-, Kupfer-, Eisensalze).

Gehaltsbestimmung. Bleiweiß muß beim Glühen mindestens 85 Prozent Bleioxyd hinterlassen, was einem Mindestgehalte von 78,90 Prozent Blei entspricht.

Vorsichtig aufzubewahren.

Sachlich unverändert.

Geschichtliches. Im Altertum wurde das Bleiweiß hauptsächlich als Schminke verwendet; es wurde ähnlich wie nach dem sogenannten holländischen Verfahren dargestellt und wegen dieser Darstellungsweise sehr lange mit Bleiacetat verwechselt, erst in der zweiten Hälfte des 18. Jahrhunderts erkannte B e r g m a n n , daß es eine Kohlensäureverbindung ist.

Die **Darstellung** des Bleiweißes erfolgt fabrikmäßig nach mehreren Methoden, die zum Teil sehr voneinander abweichende Produkte ergeben.

a) D a s h o l l ä n d i s c h e V e r f a h r e n. Spiralig zusammengerollte Bleiplatten werden auf Zapfen in irdene Töpfe gestellt, an deren Boden sich Essig befindet. Diese Töpfe werden lose mit einem Deckel bedeckt und mit Pferdemist oder ausgelaugter Gerberlohe umgeben. Die Essigsäure verdampft allmählich und wirkt in Gemeinschaft mit dem Luftsauerstoff auf das Blei unter Bildung von basischem Bleiacetat ein, das durch die in dem faulenden Dünger oder der Lohe entwickelte Kohlensäure in basisches Bleicarbonat unter Freiwerden von Essigsäure umgewandelt wird. Die freiwerdende Essigsäure wirkt wieder auf Blei usw. ein. Nach mehreren Wochen sind die Bleiplatten mit einer dicken Kruste von Bleiweiß (Bleikalk) bedeckt, oft ganz in Bleiweiß umgewandelt.

b) D a s d e u t s c h e V e r f a h r e n. In geräumigen, geheizten Kammern werden winkelig gebogene Bleiplatten etagenartig auf Latten so aufgehängt, daß sie sich nicht berühren. Den Boden der Kammer bildet eine mit durchlöchertem Deckel versehene Kufe, in der sich Essig befindet. Zugleich wird Kohlensäure, die durch Verbrennen von Kohle oder Koks, oder durch Gärung entstanden, mit Luft gemengt in die Kammer geleitet.

Holländisches sowohl wie deutsches Bleiweiß werden alsdann in Schlämmtrommeln ab-
geschlämmt. Die Bleistückchen bleiben zurück, Bleiacetat wird gelöst. Der feine Brei wird
geschlämmt, die feinsten Anteile nur ausgewaschen, die körnigen Anteile werden auf Naß-
mühlen aufs feinste gemahlen.

c) Das französische (nasse) Verfahren. Bleiglätte wird in Essigsäure zu
basischem Bleiacetat gelöst und in die klare Lösung Kohlensäure eingeleitet. Neutrales Bleiacetat bleibt in Lösung und basisches Bleicarbonat fällt aus. In der abgezogenen Bleiacetatlösung wird wieder Bleiglätte gelöst usw.

Die holländische und die deutsche Methode geben Bleiweiß, das als Anstrichfarbe vorzügliche Deckfähigkeit besitzt. Das am meisten angewendete Verfahren ist das deutsche Kammer-
verfahren.

Eigenschaften. Bleiweiß ist in chemischer Beziehung b a s i s c h e s B l e i c a r b o n a t.
Die verschiedenen Bleiweißsorten besitzen keine konstante Zusammensetzung, d. h. das Verhältnis des in ihnen enthaltenen Bleicarbonats zum Bleihydroxyd ist ein schwankendes. Das
vom Arzneibuch aufgenommene C e r u s s a soll annähernd der Formel $2\,PbCO_3 + Pb(OH)_2$
entsprechen.

Cerussa ist ein rein weißes, amorphes, oft zu Klümpchen zusammengeballtes Pulver,
unlöslich in Wasser, löslich dagegen (abgesehen von einem kleinen, erlaubten Rest) in Säuren
und Ätzalkalilösungen. Die Identität des Bleiweißes wird dadurch erwiesen, daß es in verdünnter Salpetersäure oder Essigsäure unter Aufbrausen (von Kohlensäure) löslich ist und daß
diese Lösungen durch Schwefelwasserstoff schwarz (PbS) und durch verdünnte Schwefelsäure
weiß ($PbSO_4$) gefällt werden.

Prüfung. Zur Prüfung auf A l k a l i - und E r d a l k a l i s a l z e löst man 1 g Bleiweiß
in verdünnter Essigsäure, verdünnt mit Wasser auf etwa 50 ccm und leitet Schwefelwasserstoffgas bis zur Sättigung ein. Dampft man das Filtrat zur Trockne, zuletzt in einem gewogenen
Tiegel, so soll nicht mehr als 5 mg Rückstand bleiben. Ein größerer Rückstand wird meist auf
einer Verfälschung mit C a l c i u m - oder B a r y u m c a r b o n a t beruhen. Man prüfe den
Rückstand daher am Platindraht in der Flamme.

Der in verdünnter Salpetersäure unlösliche Rückstand darf 1 Prozent betragen und kann
aus B l e i s u l f a t, B l e i c h l o r i d, B a r y u m - und C a l c i u m s u l f a t und sonstigen
Verunreinigungen bestehen. Die Bestimmung ist auf einem gewogenen Filter auszuführen.

In der salpetersauren Lösung entsteht durch allmählichen Zusatz von Natronlauge ein
weißer Niederschlag von Bleihydroxyd $Pb(OH)_2$, der sich im Überschuß des Fällungsmittels
wieder auflöst. Bleihydroxyd kann durch Abspaltung von Wasserstoff-Ionen Anionen von der
Zusammensetzung $PbO_2{}''$ bilden, deren Alkalisalze in Wasser löslich sind.

$$Pb(OH)_2 + 2\,NaOH \;\; \rightleftharpoons \;\; 2\,H_2O + Na_2PbO_2 \qquad\qquad [2\,Na^{\cdot} + PbO_2{}'']$$

Löst Natronlauge den Niederschlag nicht vollständig auf, so liegen C a l c i u m -, S t r o n -
t i u m -, B a r y u m verbindungen vor.

Beim Zusatz von 1 Tropfen verdünnter Schwefelsäure zur alkalischen Lösung fällt zuerst
Bleisulfat aus, das aber in Natronlauge löslich ist. Bei Gegenwart von B a r y u m v e r b i n -
d u n g e n würde nebenher Baryumsulfat entstehen und die Trübung nicht verschwinden.
Wird die alkalische Lösung mit verdünnter Schwefelsäure deutlich angesäuert und nach
dem Erkalten von dem ausgeschiedenen Bleisulfat abfiltriert, so darf das Filtrat durch Kaliumferrocyanidlösung nicht verändert werden. Durch den Zusatz einer genügenden Menge von verdünnter Schwefelsäure wird alles Blei als Bleisulfat ausgefällt. Ein nunmehr im Filtrate durch
Kaliumferrocyanidlösung entstehender weißer Niederschlag würde auf Z i n k, eine rote Färbung
auf K u p f e r hinweisen, eine sofort eintretende Blaufärbung könnte trotz der Behandlung mit
Alkalien auch noch E i s e n anzeigen; doch muß man die Überzeugung haben, daß die benutzten
Reagenzien eisenfrei sind.

Gehaltsbestimmung. Beim Glühen geht Bleiweiß in Bleioxyd über. Der vom Arzneibuch
angeführten Formel entspricht ein Bleioxydgehalt von 86,32 Prozent. Es ist also von einem
zuvor nicht besonders ausgetrockneten Präparat ein 85 Prozent übersteigender Glührückstand
nicht zu verlangen. Das Glühen muß im Porzellantiegel geschehen, da Platin angegriffen werden
könnte.

Aufbewahrung. Das Bleiweiß wird v o r s i c h t i g und vor Schwefelwasserstoff ge-
schützt aufbewahrt. Das P u l v e r n geschieht unter Reiben im bedeckten Mörser und das
Sieben im bedeckten Siebe. Der Arbeiter bindet sich vor Mund und Nase ein feuchtes Tuch.
Wenn es angeht, nimmt man diese Operation im Freien vor. Mörser und Sieb müssen hierauf

mit viel Wasser gewaschen, und geschah die Pulverung in der Stoßkammer, so muß auch diese sorgfältig gereinigt werden.

Anwendung. Cerussa wird nur in Form des Unguentum Cerussae, als deckende Salbe, gebraucht; da Blei aus der Salbe resorbiert wird, besteht bei dauerndem Gebrauche größerer Salbenmengen die Gefahr der Bleivergiftung. Die Verwendung von Bleiweiß zu k o s m e t i s c h e n Z w e c k e n ist gesetzlich untersagt. Wenn Bleiweiß als S t r e u p u l v e r für kleine Kinder verlangt werden sollte, so gebe man an seiner Stelle B o l u s a l b a oder Z i n c u m o x y d a t u m ab.

Cetaceum. — Walrat.

Syn.: Sperma Ceti. Album Ceti. Ambra alba.

Der gereinigte, feste Anteil des Inhalts besonderer Höhlen im Körper der Potwale, hauptsächlich des Physeter macrocephalus *Lacepède.*

Walrat bildet weiße, glänzende, im Bruche großblätterig-kristallinische, fettig anzufühlende Stücke; er schmeckt mild und fade und schmilzt zu einer farblosen, klaren Flüssigkeit, die schwach, aber nicht ranzig riecht. Walrat ist in Äther, Chloroform, Schwefelkohlenstoff und siedendem Weingeist löslich.

Spezifisches Gewicht 0,940 bis 0,945.

Schmelzpunkt 45° bis 54°.

Walrat muß in siedendem Weingeist völlig löslich sein (Paraffine). Aus der heißen, weingeistigen Lösung (1 + 49) kristallisiert Walrat beim Erkalten wieder aus; die von den ausgeschiedenen Kristallen nach mehrstündigem Stehen abgegossene Flüssigkeit darf weder Lackmuspapier verändern (Stearinsäure, Alkalien), noch auf Zusatz der gleichen Menge Wasser einen flockigen Niederschlag geben (Stearinsäure).

Kocht man 1 g Walrat mit 1 g getrocknetem Natriumcarbonat und 50 ccm Weingeist und filtriert die Mischung, so darf in dem Filtrate nach dem Ansäuern mit Essigsäure höchstens eine Trübung, aber kein Niederschlag entstehen (Stearinsäure).

Der Schmelzpunkt wurde etwas erhöht. Das spez. Gewicht wurde nach oben und unten begrenzt.

Geschichtliches. Im Altertum und im Mittelalter hielt man den Walrat für den Samen des Walfisches (Walsame, Sperma Ceti) und glaubte, daß er auf dem Meere schwimmend gefunden werde. S c h u r t z kennt im 17. Jahrhundert die Gewinnung durch Auskristallisierenlassen des erkalteten Fettes und führt an, daß man es aus dem Gehirn der Walfische bereiten könne.

Vorkommen und Gewinnung. Der Walrat wird von verschiedenen Fischsäugetieren der Gattungen Ctodon und Physeter, besonders aber von *Physeter macrocephalus*, Pottfisch, Potwal (Mammalia Cetacea) geliefert. In Höhlungen, die sich von der Schnauze, dem Rückgrat entlang ziehen, befindet sich ein gelbliches, flüssiges Fett, bei einzelnen Tieren bis zu 5000 kg, aus dem an der Luft sich etwa ein Drittel als feste, kristallinische, weiße Masse, der Walrat, ausscheidet. Er wird vom fetten Öl zunächst durch Kolieren, dann durch Pressen unter hydraulischem Druck und endlich durch Kochen mit dünner Sodalösung von den letzten Resten, wobei dieselben verseift werden, befreit. Hiernach wird er in Kübeln durch Wasserdampf geschmolzen und zuletzt in Zinnpfannen langsam zum Erkalten gebracht. Der Haupthandelsplatz für Walrat ist New York.

Beschreibung. Zu der im Text gegebenen Beschreibung ist noch zu sagen, daß Walrat in Wasser unlöslich und wenig löslich in Benzin und Petroläther ist, daß er aus seinen Lösungen leicht auskristallisiert, daß er in geschmolzenem Zustande auf Papier einen Fettfleck macht, mit helleuchtender geruchloser Flamme verbrennt und von neutraler Reaktion ist. Verseifungszahl etwa 130. Sein spezifisches Gewicht war früher mit 0,943 angegeben. Das Arzneibuch gestattet einen Spielraum: 0,940—0,945. Beim Liegen an der Luft nimmt er gelbe Farbe, ranzigen Geruch und saure Reaktion an. Letztere kann ihm durch Kochen mit verdünnter Soda- oder Natronlauge wieder genommen werden. Walrat wird nicht leicht durch wässerige, leichter durch alkoholische Alkalien verseift.

Zusammensetzung. Walrat besteht in der Hauptsache aus Palmitinsäure-Cetylester (=Cetin) $C_{15}H_{31}.CO_2.C_{16}H_{33}$, ferner Estern der Laurin-, Stearin- und Myristicinsäure mit höheren Alkoholen und in geringer Menge aus Estern der genannten Säuren mit Glycerin. Hiernach steht der Walrat zwischen den eigentlichen Fetten und den Wachsarten, und zwar näher den letzteren.

Prüfung. Die Prüfung des Walrats gestaltet sich einfach, weil fremde Zusätze sich leicht verraten, schon durch die Änderung des großblätterigen in kleinblätteriges oder körniges Gefüge. Unlösliche Zusätze werden schon beim Lösen in Chloroform oder Äther erkannt, in denen Walrat klar löslich sein muß, ebenso beim Lösen von 1 g in 50 g siedendem Alkohol. Auch diese Lösung muß klar sein, andernfalls ließe sie Paraffin erkennen; beim Erkalten scheidet sich aber allmählich der Walrat so vollständig wieder aus, daß die abgegossene Flüssigkeit weder Lackmuspapier verändern, noch sich bei Zusatz eines gleichen Volumens Alkohol ein flockiger Niederschlag ausscheiden darf. Alkali würde Lackmuspapier bläuen, Stearinsäure Lackmuspapier röten und sich bei Zusatz von Wasser flockig ausscheiden. Der Nachweis von Stearinsäure wird auch noch durch Kochen von Walrat und Soda mit Alkohol, wie im Text näher angegeben, geführt. Walrat wird hier nur in äußerst geringer Menge, etwa vorhandene Stearinsäure dagegen vollkommen verseift. Beim Ansäuern des Filtrats (Seifenlösung) kann daher Walrat nur eine Opalescenz zeigen, Stearinsäure dagegen muß als starker Niederschlag ausfallen.

Anwendung. Früher wurde Walrat in Form des Cetac. saccharat. gegen Lungenleiden benutzt; jetzt nur noch zu Salben usw.

Chartae. — Arzneiliche Papiere.

Arzneiliche Papiere sind Papier- oder Gewebestücke, die mit einem Arzneimittel oder einer Arzneizubereitung getränkt oder überzogen sind.

Neu aufgenommen.

Als arzneiliche Papiere im engeren Sinne des Textes kommen nur solche in Betracht, die Träger eines arzneilich wirkenden Stoffes sind.

Das Arzneibuch führt das Salpeterpapier und das Senfpapier auf, das Wort „Gewebstücke" im Text hat auf die als „Senfleinen" im Gebrauch befindliche Form des Senfpflasters Bezug.

Das früher sehr beliebte G i c h t p a p i e r ist durch die Kautschukpflaster sehr zurückgedrängt worden, man bereitet es durch Bestreichen von dünnem Papier mit einer geschmolzenen Mischung von gleichen Teilen Wachs, Harz, Schiffspech und Terpentin.

D a s R ä u c h e r p a p i e r wird durch Bestreichen von Postpapier mit einer konzentrierten Räucheressenz, die aus einer Lösung von Benzoe, Storax, Perubalsam und ätherischen Ölen in Spiritus besteht, hergestellt.

Charta nitrata. — Salpeterpapier.

Weißes Filtrierpapier wird mit einer Lösung von 1 Teile Kaliumnitrat in 5 Teilen Wasser getränkt und getrocknet.

Salpeterpapier muß nach dem Anzünden gleichmäßig und vollständig verglimmen.

Eine Qualitätsprüfung wurde neu aufgenommen.

Geschichtliches. In Frankreich wurde das Salpeterpapier als Antiasthmatikum zuerst in den Arzneischatz eingeführt, zunächst in der Form eines Geheimmittels.

Darstellung. Man löst den Salpeter unter Erwärmen in der vorgeschriebenen Menge Wasser auf, gießt die noch warme Lösung am besten in eine geeignete flache Schale (Entwicklerschale), die etwas breiter sein muß, als das anzuwendende Fließpapier (dieses wählt man am besten von mittlerer Stärke), faßt nun den zugeschnittenen Bogen mit beiden Händen an den Zipfeln an und zieht ihn einmal durch die Flüssigkeit hindurch, um ihn sodann ohne Verzug über dünnen Schnüren aufzuhängen und zunächst an der Luft zu trocknen.

Das lufttrockne Papier wird noch einmal, im Trockenschranke auf Horden ausgebreitet, sorgfältig nachgetrocknet.

Aufbewahrung. Das Papier muß, um seinen Zweck zu erfüllen, möglichst trocken sein und wird deshalb am besten, in Wachspapier eingeschlagen, in einem Blechkonvolut oder in einer Blechschachtel verpackt, an einem trocknen Orte aufbewahrt.

Eigenschaften. Das Salpeterpapier muß völlig ausgetrocknet sein und darf beim Bewegen keinen Salpeter abbröckeln lassen; entzündet muß es in jeder Lage schnell verglimmen. Die beim Verbrennen des Salpeterpapieres entwickelten Dämpfe enthalten nach V o h l: Kohlensäure, Kohlenoxyd, Cyan, Stickstoff, Ammoniak, Spuren Kaliumcarbonat, Kaliumnitrit neben

Wasser. G. S é e glaubt die Wirkung des Salpeterpapieres auf die Bildung von P y r i d i n zurückführen zu sollen.

Anwendung. Bei der Verbrennung des Salpeterpapieres bildet sich u. a. auch Pyridin; diesem wird die Wirkung zugeschrieben, den Krampf der Bronchialmuskeln zu lösen und so den Asthmaanfall zu kupieren.

Charta sinapisata. — Senfpapier.

100 qcm liefern mindestens 0,0119 g Allylsenföl (C_3H_5.NCS, Mol.-Gew. 99,12).

Mit gepulvertem, von fettem Öl befreitem, schwarzem Senf überzogenes Papier. Der Überzug muß dem Papier fest anhaften. Senfpapier darf weder sauer noch ranzig riechen und muß nach dem Eintauchen in Wasser sofort einen starken Geruch nach Senföl entwickeln.

Bestimmung des Senföls. 100 qcm in Streifen geschnittenes Senfpapier werden in einem Kolben mit 50 ccm Wasser von 20° bis 25° übergossen. Man läßt den verschlossenen Kolben unter wiederholtem Umschwenken 2 Stunden lang stehen, setzt alsdann 10 ccm Weingeist und 2 ccm Olivenöl hinzu und destilliert unter sorgfältiger Kühlung. Die zuerst übergehenden 30 ccm werden in einem Meßkolben von 100 ccm Inhalt, der 10 ccm Ammoniakflüssigkeit enthält, aufgefangen und mit 10 ccm $^1/_{10}$-Normal-Silbernitratlösung versetzt. Der Kolben wird darauf durch einen kleinen Trichter verschlossen und die Mischung 1 Stunde lang im Wasserbad erhitzt. Nach dem Abkühlen und Auffüllen mit Wasser bis zur Marke dürfen für 50 ccm des klaren Filtrats nach Zusatz von 6 ccm Salpetersäure und 1 ccm Ferri-Ammoniumsulfatlösung höchstens 3,8 ccm $^1/_{10}$-Normal-Ammoniumrhodanidlösung bis zum Eintritt der Rotfärbung erforderlich sein, was einem Mindestgehalte von 0,0119 g Allylsenföl in 100 qcm entspricht (1 ccm $^1/_{10}$-Normal-Silbernitratlösung = 0,004956 g Allylsenföl, Ferri-Ammoniumsulfat als Indikator).

Sachlich unverändert.

Geschichtliches. Als der Erfinder des Senfpapiers in der gegenwärtigen Form ist R i g o l l o t in Paris anzusehen, obgleich B o g g i o schon vor ihm Senfpapier durch Aufstreichen von nicht entöltem Senfpulver, das mit einer Dextrinlösung angerührt war, dargestellt hatte.

Darstellung. Dieselbe erfolgt fabrikmäßig. Für die Wirksamkeit und Haltbarkeit des Senfpapiers ist es wichtig, daß zu dessen Herstellung ein von fettem Öle möglichst freies Senfpulver benutzt wird.

Man befreit mittelfein gepulverten schwarzen Senfsamen zunächst durch Auspressen bei 24°—28°, hierauf durch Extraktion mit Petroleumäther oder Schwefelkohlenstoff möglichst vollständig vom fetten Öle. Hierauf wird starkes geleimtes glattes Papier mit einer Lösung von 5 T. K a u t s c h u k und 1 T. K o l o p h o n in 100 T. B e n z i n oder S c h w e f e l k o h l e n s t o f f überstrichen, sofort mit einer Lage jenes Senfpulvers übersiebt, diese Lage mit einem Blatt Paraffinpapier bedeckt und durch gelinde Pressung (mittels eines Walzwerkes) geebnet und in den Kautschuküberzug eingedrückt. Endlich wird das mit der Senfdecke versehene Papier in geeignet große Stücke geteilt und in Blech- oder Pappschachteln aufbewahrt. Dem benutzten Papier ist in der Regel schon vorher eine Gebrauchsanweisung aufgedruckt worden.

Man achte bei dem Ankaufe darauf, daß die Senfschicht dem Papiere hinreichend fest anhaftet, daß sie nicht Sprünge zeigt und beim Biegen des Papiers nicht abblättert.

Bestimmung des Senföls. Die Bestimmung des Senföles im Senfpapier schließt sich ganz der des Senföles im Senfsamen an.

Berechnung. Für 50 ccm des filtrierten, mit Silberlösung behandelten Destillates kommen zur Berechnung das ätherische Öl aus dem Senfpulver von 50 qcm Senfpapier und 5 ccm $^1/_{10}$-Normal-Silberlösung. Sind zum Titrieren der überschüssigen Silberlösung 3,8 ccm $^1/_{10}$-Normal-Rhodanammonlösung gebraucht, so sind 5—3,8=1,2 ccm $^1/_{10}$ Silberlösung an den Schwefel des Senföles gebunden, und da 1 ccm davon 0,004956 Senföl entspricht, so ergibt das auf 50 qcm enthaltene Senfpulver 1,2 × 0,004956 = 0,005942 g, das aus 100 qcm enthaltene Senfpulver das Doppelte = rund 0,0119 g Senföl.

Aufbewahrung. Dieselbe erfolgt am besten in Blechkästen an einem trockenen, aber nicht zu warmen Orte.

Zum Gebrauch in den Tropen eignet sich Senfpapier nicht.

Anwendung. Legt man angefeuchtetes Senfpapier auf die Haut, so entsteht eine Rötung, die bei verschiedenen Personen verschieden stark ist; länger als etwa 15—20 Minuten soll das Senfpapier nicht liegen bleiben. — Wie alle „derivierenden" Maßnahmen wird gegenwärtig auch das Senfpapierauflegen nur relativ selten mehr vorgenommen; am häufigsten noch bei Migräne (hinter dem Ohr) und bei Magenschmerzen.

Chininum ferro-citricum. — Eisenchinincitrat.

Syn.: Chininum citricum martiatum.

Gehalt 9 bis 10 Prozent Chinin und 21 Prozent Eisen.

Eisenpulver	30 Teile
Citronensäure	65 Teile
Chininsulfat	13 Teile
Verdünnte Schwefelsäure	
Ammoniakflüssigkeit	nach Bedarf.
Wasser	

Das Eisenpulver wird mit der Lösung von 60 Teilen Citronensäure in 5000 Teilen Wasser in einer Porzellanschale 48 Stunden lang unter häufigem Umrühren auf 40° bis 50° erwärmt. Die Lösung wird filtriert und bei der gleichen Temperatur zur Konsistenz eines Sirups eingedampft. Nach dem Erkalten fügt man das noch feuchte, sorgfältig ausgewaschene Chinin, das aus 13 Teilen Chininsulfat durch Lösen in Wasser unter Zusatz von etwas verdünnter Schwefelsäure und Fällen mit Ammoniakflüssigkeit im Überschusse frisch bereitet wurde, sowie 5 Teile gepulverte Citronensäure hinzu. Nach deren Lösung wird die Flüssigkeit in dünner Schicht bei 40° bis 50° eingetrocknet.

Glänzende, durchscheinende, dunkelrotbraune Blättchen. Eisenchinincitrat schmeckt eisenartig und bitter. In Wasser ist Eisenchinincitrat langsam in jedem Verhältnisse löslich, wenig löslich dagegen in Weingeist. Die mit Salzsäure angesäuerte wässerige Lösung gibt sowohl mit Kaliumferrocyanid-, als auch mit Kaliumferricyanidlösung eine blaue, mit Jodlösung eine braune Fällung.

Gehaltsbestimmung. Wird eine Lösung von 1 g des bei 100° getrockneten Eisenchinincitrats in 5 ccm Wasser mit Natronlauge bis zur stark alkalischen Reaktion versetzt und viermal mit je 10 ccm Äther unter Vermeidung starken Schüttelns ausgezogen, so müssen die abgehobenen klaren Ätherschichten nach dem Verdunsten des Äthers und Trocknen des Rückstandes bei 100° mindestens 0,09 g Chinin liefern.

1 g Eisenchinincitrat wird in einem Porzellantiegel mit Salpetersäure durchfeuchtet; nachdem diese in gelinder Wärme verdunstet ist, wird der Rückstand geglüht, bis alle Kohle verbrannt ist. Es müssen mindestens 0,3 g Eisenoxyd hinterbleiben, das an heißes Wasser nichts abgeben und angefeuchtetes Lackmuspapier nicht bläuen darf.

Eisenchinincitrat darf durch Trocknen bei 100° höchstens 10 Prozent an Gewicht verlieren.

Wird das aus einer größeren Menge Eisenchinincitrat in obiger Weise abgeschiedene Chinin durch Lösen in Weingeist, genaues Neutralisieren dieser Lösung mit verdünnter Schwefelsäure und darauf folgendes Verdunsten der Flüssigkeit in Chininsulfat übergeführt, so muß dieses den an Chininsulfat gestellten Anforderungen genügen.

Vor Licht geschützt aufzubewahren.

Eine Darstellungsvorschrift wurde wieder aufgenommen, sonst sachlich unverändert bis auf die Verbesserung der Gehaltsbestimmung.

Darstellung. Die von dem Arzneibuche gegebene Vorschrift ist derjenigen ganz ähnlich, welche die Pharm. Germ. II gegeben hat, nur wird etwas mehr Citronensäure verwandt. Beim Lösen des Eisens in Citronensäure bildet sich zunächst Ferrocitrat, das nach Beendigung der Wasserstoffentwickelung bei dem langen, unter Umrühren erfolgenden Stehen durch den Sauerstoff der Luft zu dem amorphen, leicht löslichen, braunen Ferriferrocitrat oxydiert wird.

Es ist bei der Darstellung zu beachten, daß man das Chininhydrat erst in die völlig erkaltete Eisencitratlösung eintragen darf, da sich sonst Klümpchen bilden, die sich sehr schwer lösen. Zum Trocknen streicht man das fertige Präparat am besten auf Glas oder glasierte Porzellanplatten und trocknet, bis sich die Masse mit einem Messer abstoßen läßt.

Das Eisenchinincitrat ist seiner Darstellungsweise nach keine Verbindung, sondern als ein Gemisch anzusehen.

Identitätsreaktionen. Die blaue Fällung mit gelbem Blutlaugensalz zeigt das Eisenoxydsalz, die mit rotem Blutlaugensalz das Eisenoxydulsalz an. Mit Jodlösung erfolgt Fällung von Chininperjodiden (z. B. $C_{20}H_{24}O_2N_2HJ \cdot J_2$ und $C_{20}H_{24}O_2N_2HJ \cdot J_4$).

Kommentar I.

Prüfung. Bei der Gehaltsbestimmung ist die Menge des Äthers und die Zahl der Ausschüttelungen vermehrt worden, beides Verbesserungen der bisherigen Methode. Bei der Ausführung ist zu beachten, daß das Eisencitrat vor dem Zusatz von Lauge völlig gelöst sein muß, da man sonst zu niedrige Resultate erhält. Wendet man nämlich ein gepulvertes Präparat an und übergießt dieses im Schütteltrichter mit Natronlauge, so hüllt das ausgeschiedene Eisenhydroxyd einen Teil des Präparates so ein, daß dieser der Bestimmung entzogen wird. Es ist auch zu empfehlen, der Eisenchinincitratlösung erst 10 ccm Äther zuzugeben und dann erst mit Natronlauge alkalisch zu machen; es bilden sich dann nicht die dicken Klumpen, die bei dem umgekehrten Verfahren leicht entstehen. Von einem Ersatz des Äthers durch Chloroform hat man auch hier aus den beim Chininum tannicum angeführten Gründen abgesehen.

Abgekürzte Verfahren zur Gehaltsbestimmung des Chinin. ferro-citricum sind von W o b b e (Pharm. Ztg. 1903, 267) und von E. R u p p (Apoth.-Ztg. 24, 159 [1909]) angegeben worden.

Eine alkalische Reaktion des bei der Bestimmung des Eisengehalts hinterbleibenden Eisenoxyds kann nur dann eintreten, wenn das Präparat Alkalicitrat enthält, das durch das Glühen in Alkalicarbonat übergehen würde. Im übrigen kann ein nach Vorschrift des Arzneibuches dargestelltes Präparat gar kein Alkali enthalten, da das Chininhydrat jetzt durch Fällen mit Ammoniak, nicht wie nach Ed. II, mit Natronlauge dargestellt wird.

Eine Prüfung auf Ammoniak wäre aber wohl angezeigt gewesen.

Zum letzten Absatze des amtlichen Textes ist zu bemerken, daß man, wenn man sämtliche Prüfungen des erhaltenen Chininsulfates ausführen will, etwas mehr als 20 g des Präparates in Arbeit nehmen muß.

Anwendung. Wegen seines geringen Chiningehaltes kann das Eisenchinincitrat nur für die sog. tonisierende Wirkung des Chinins in Frage kommen; es wird wenig gebraucht und hätte wohl ohne großen Schaden wegfallen können. — Man gibt es bei Anämie, Chlorose, allgemeiner Schwäche, nach Blutverlust usw. in Dosen von etwa 0,2—0,5, am besten auf mehrere Pillen verteilt.

Chininum hydrochloricum. — Chininhydrochlorid.
Syn.: Chininum muriaticum.

$$C_{20}H_{24}O_2N_2 . HCl . 2 H_2O \qquad \text{Mol.-Gew. } 396,71.$$

Gehalt an Chinin 81,72 Prozent.

Weiße, nadelförmige Kristalle. Chininhydrochlorid schmeckt bitter und gibt mit 3 Teilen Weingeist und mit 34 Teilen Wasser farblose, neutral reagierende, nicht fluorescierende Lösungen. 5 ccm der wässerigen Lösung (1 + 199) werden durch Zusatz von 1 ccm Chlorwasser und von Ammoniakflüssigkeit im Überschusse grün gefärbt. In der wässerigen Lösung (1 + 199) ruft verdünnte Schwefelsäure eine starke blaue Fluorescenz hervor. Die wässerige, mit Salpetersäure angesäuerte Lösung des Chininhydrochlorids gibt mit Silbernitratlösung einen weißen Niederschlag.

Die wässerige Lösung (1 + 49) darf durch Baryumnitratlösung nur sehr wenig (Schwefelsäure), durch verdünnte Schwefelsäure gar nicht getrübt werden (Baryumsalze).

0,05 g Chininhydrochlorid dürfen sich in 1 ccm Schwefelsäure mit höchstens blaßgelblicher Farbe lösen; in 1 ccm Salpetersäure müssen sich 0,05 g Chininhydrochlorid dagegen ohne Färbung lösen. 1 g Chininhydrochlorid muß sich in 7 ccm einer Mischung aus 2 Raumteilen Chloroform und 1 Raumteil absolutem Alkohol vollständig lösen (fremde Alkaloide).

2 g Chininhydrochlorid werden in einem erwärmten Mörser in 20 ccm Wasser von 60° gelöst; die Lösung wird mit 1 g zerriebenem, unverwittertem Natriumsulfat versetzt, und die Masse gleichmäßig durchgearbeitet. Nach dem Erkalten läßt man sie unter wiederholtem Umrühren eine halbe Stunde lang bei 15° stehen. Hierauf wird die Masse in einem trockenen Stück Leinwand von etwa 100 qcm Flächeninhalt ausgepreßt und die abgepreßte Flüssigkeit durch ein aus bestem Filtrierpapier gefertigtes Filter von 7 cm Durchmesser filtriert. 5 ccm des Filtrats werden bei 15° in einem trockenen Probierrohr allmählich mit 4 ccm Ammoniakflüssigkeit versetzt; es entsteht ein Niederschlag, der sich beim langsamen Umschwenken wieder klar lösen muß (unzulässige Menge fremder Chinaalkaloide).

Chininhydrochlorid darf durch Trocknen bei 100° höchstens 9,1 Prozent an Gewicht verlieren und beim Verbrennen höchstens 0,1 Prozent Rückstand hinterlassen.

Vor Licht geschützt aufzubewahren.

Die Prüfung auf fremde Alkaloide wurde erweitert. Chininhydrochlorid muß nunmehr auch vor Licht geschützt aufbewahrt werden.

Darstellung. Man stellt fabrikmäßig das salzsaure Chinin aus dem Sulfat durch Umsetzen mit Baryumchlorid her. Zu dem Zwecke erwärmt man eine Mischung von 1 Teil Chininsulfat, 15 Teilen Wasser und 0,28 Teilen Baryumchlorid unter beständigem Umrühren auf 60°, bis in einer filtrierten Probe kein Baryum und nur sehr wenig Schwefelsäure mehr nachweisbar sind. Einen Gehalt an Baryum entfernt man ev. durch Zusatz von Chininsulfat, eine zu große Menge von Schwefelsäure durch vorsichtigen Zusatz von Chlorbaryum. Dann wird noch heiß mit Tierkohle entfärbt und filtriert. Nach mehrtägigem Stehen wird das auskristallisierte Salz von der Mutterlauge durch Absaugen oder Abschleudern getrennt und bei gelinder Wärme getrocknet. Durch Einengen der Mutterlaugen im Vakuum erhält man weitere Kristallisationen von Chininchlorhydrat. D. V i t a l i schlägt zur Vermeidung der Verwendung des giftigen Baryumchlorids vor, die Umsetzung des Chininsulfates mit Chlorkalium zu bewirken und das entstandene Chininchlorhydrat dem Gemisch durch Auskochen mit Alkohol, in dem Kaliumsulfat unlöslich ist, zu entziehen. Praktische Anwendung dürfte dieser Vorschlag kaum gefunden haben.

Konstitution und Eigenschaften des Chinins siehe Chininum sulfuricum.

Eigenschaften des Chininum hydrochloricum. Den Angaben des Arzneibuches ist hinzuzufügen, daß das mit 2 Mol. Wasser kristallisierende Salz bei gewöhnlicher Temperatur luftbeständig ist, bei mäßiger Wärme verwittert und sein Kristallwasser bei 100° völlig verliert. Läßt man die bei 15° gesättigte Lösung des Salzes bei 0° längere Zeit stehen, so erhält man oktaederähnliche monokline Kristalle des Salzes, die nur 1½ Mol. Wasser enthalten (H e s s e). Es löst sich in 25 Teilen Wasser von 20°, in 2 Teilen Wasser von 100° und in 9 Teilen Chloroform. Seine Lösungen fluorescieren erst bei sehr starker Verdünnung schwach, die Fluorescenz verschwindet auf Salzsäurezusatz. Das Salz enthält 81,73% Chinin, 9,19% Salzsäure und 9,08% Kristallwasser.

Prüfung. Beim Lösen des Salzes in Schwefelsäure entweicht die Salzsäure gasförmig. Eine Braunfärbung der Schwefelsäure deutet auf Zucker und andere fremde organische Verbindungen, eine Rotfärbung auf eine Verwechselung mit Salicin. Auf Salpetersäurezusatz würde bei Gegenwart von Morphin eine Rotfärbung, bei Gegenwart von Strychnin eine Orangefärbung eintreten.

Bei der Kerner-Wellerschen Probe (siehe Chininum sulfuricum) hat der Zusatz von Natriumsulfat den Zweck, das salzsaure Salz in das Sulfat zu verwandeln.

Bezüglich der sonstigen Proben auf Nebenalkaloide vergleiche das bei Chininum sulfuricum Gesagte.

Aufbewahrung. Das Chininhydrochlorid muß in einem gut geschlossenen Gefäße vor Licht geschützt aufbewahrt werden. In der Wärme verliert es einen Teil seines Kristallwassers, am Lichte färbt es sich gelblich, bei längerem Stehen sogar bräunlich. Ein derartiges Salz gibt gefärbte Lösungen.

Anwendung. Chinin wirkt spezifisch gegen Malaria; eine ausreichende Dosis mehrere Stunden vor dem Eintreten des Fieberanfalles gegeben, verhindert diesen mit fast absoluter Sicherheit und heilt meist sogar schon definitiv, so daß eine zweite oder dritte Gabe nur selten nötig wird. — Abgesehen von dieser spezifischen Wirkung besitzt Chinin auch alle Eigenschaften der modernen Antipyretika (s. b. Acetanilidum); es wird daher gebraucht, um symptomatisch Fieber zu beseitigen (z. B. beim Typhus) und Schmerzen aller Art zu lindern; für letztgenannte Indikation sind allerdings die synthetischen Mittel (Antipyrin, Phenacetin, Pyramidon) meist von stärkerer Wirkung. — Chinin hat die Fähigkeit, glatte Muskeln zur Kontraktion zu bringen und wird deshalb in allen Krankheitszuständen versucht, bei denen die Milz vergrößert ist; man hofft dann, daß die glatten Muskelfasern der Milzkapsel sich zusammenziehen und das Organ verkleinern würden. — Gegen Keuchhusten soll Chinin ebenfalls nach Angabe mancher Beobachter sehr gut wirken. — Chinin besitzt ferner die Eigenschaft, in kleinen Dosen die Herzkraft zu steigern und soll auch allgemein stärkend wirken; hierfür eignen sich aber die aus der Chinarinde bereiteten Präparate (Dekokte, Tinkturen) besser als die Alkaloidsalze.

Das salzsaure Chinin ist wohl das zweckmäßigste Salz des Chinins, da es bei hohem Chiningehalte relativ gut löslich und haltbar ist; zur subkutanen Injektion eignet es sich nicht, da es das Unterhautzellgewebe reizt.

Alle löslichen Chininverbindungen schmecken intensiv bitter.

In der T i e r h e i l k u n d e werden die Chinaalkaloide relativ wenig angewendet; als Spezificum gelten sie bei einigen durch Protozoen verursachten Erkrankungen, z. B. der Hämoglobinämie der Rinder; die Dosen müssen hier groß genommen werden, ca. 20 g und mehr

Chininum sulfuricum. — Chininsulfat.

Syn.: Chininum sulfuricum.

$(C_{20}H_{24}O_2N_2)_2 . H_2SO_4 . 8 H_2O$ Mol.=Gew. 890,64.

Chininsulfat darf bis 1 Prozent Nebenalkaloide enthalten, Gehalt an Chinin mindestens 72,1 Prozent.

Weiße, feine, leicht verwitternde Kristallnadeln. Chininsulfat schmeckt bitter und gibt mit 6 Teilen siedendem Weingeist, 800 Teilen Wasser von 15° und 25 Teilen siedendem Wasser farb= lose, neutral reagierende, nicht fluorescierende Lösungen. 5 ccm der kalt gesättigten wässerigen Lösung werden durch Zusatz von 1 ccm Chlorwasser und von Ammoniakflüssigkeit im Überschusse grün gefärbt. In der wässerigen Lösung (1 + 999) ruft 1 Tropfen verdünnte Schwefelsäure starke blaue Fluorescenz hervor. Die wässerige, mit Salpetersäure angesäuerte Lösung gibt mit Baryum= nitratlösung einen weißen Niederschlag.

Die wässerige, mit Salpetersäure angesäuerte Lösung darf durch Silbernitratlösung nicht ver= ändert werden (Salzsäure).

0,05 g Chininsulfat dürfen sich in 1 ccm Schwefelsäure mit höchstens blaßgelblicher Farbe lösen; in 1 ccm Salpetersäure müssen sich 0,05 g Chininsulfat dagegen ohne Färbung lösen. 1 g Chininsulfat muß sich in 7 ccm einer Mischung aus 2 Raumteilen Chloroform und 1 Raumteil absolutem Alkohol bei kurzem Erwärmen auf 40° bis 50° vollständig lösen; diese Lösung muß auch nach dem Erkalten klar bleiben (Zucker, fremde Alkaloide).

2 g bei 40° bis 50° völlig verwittertes Chininsulfat übergießt man in einem Probierrohre mit 20 ccm destilliertem Wasser und stellt das Ganze eine halbe Stunde lang unter häufigem Um= schütteln in ein auf 60° bis 65° erwärmtes Wasserbad. Alsdann bringt man das Probierrohr in Wasser von 15° und läßt es unter häufigem Schütteln 2 Stunden lang darin stehen. Hierauf wird die Masse in einem trockenen Stück Leinwand von etwa 100 qcm Flächeninhalt ausgepreßt und die abgepreßte Flüssigkeit durch ein aus bestem Filtrierpapier gefertigtes Filter von 7 cm Durchmesser filtriert. 5 ccm des Filtrats werden bei 15° in einem trockenen Probierrohr allmählich mit 4 ccm Ammoniakflüssigkeit versetzt; es entsteht ein Niederschlag, der sich beim langsamen Umschwenken wieder klar lösen muß (unzulässige Menge fremder Chinaalkaloide).

Chininsulfat darf durch Trocknen bei 100° höchstens 16,2 Prozent an Gewicht verlieren und beim Verbrennen höchstens 0,1 Prozent Rückstand hinterlassen.

Vor Licht geschützt aufzubewahren.

Der erlaubte Wassergehalt wurde auf den mit der Formel übereinstimmenden theoretischen Wert erhöht.

Geschichtliches. Nachdem schon von F o u r c r o y gegen das Ende des 18. Jahrhunderts Versuche angestellt waren, die wirksamen Bestandteile der Chinarinden zu isolieren, gelang es 1810 G o m e z, ein Alkaloidgemenge daraus abzuscheiden, aus dem P e l l e t i e r und C a v e n t o u 1820 das Chinin und das Cinchonin isolierten. Bei der außerordentlichen Wichtigkeit des Chinins ist dasselbe dann in der Folge von einer sehr großen Zahl von Forschern untersucht worden.

1854 stellte S t r e c k e r die noch heute angenommene Formel $C_{20}H_{24}O_2N_2$ für das Chinin auf. In der neueren Zeit haben sich um die Erforschung der Konstitution des Chinins neben anderen Forschern besonders S k r a u p, W. K o e n i g s, v. M i l l e r, R h o d e und endlich P. R a b e verdient gemacht.

Darstellung. Die Fabrikation der Chininsalze erfolgt ausschließlich im Großbetriebe nach Verfahren, deren Einzelheiten geheim gehalten werden. Meist wird man dabei wohl eine Arbeitsweise innehalten, die der unten beschriebenen ähnlich ist.

Die in feines Pulver verwandelten Chinarinden macht man mit Kalkbrei alkalisch, um das Chinin und die anderen Alkaloide, die in den Rinden an verschiedene Säuren gebunden sind — die wichtigsten sind die Chinasäure, die Chinagerbsäure und die Chinovasäure —, in Freiheit zu setzen. In geeigneten Gefäßen wird dann das Gemisch mit erwärmtem Paraffinöl oder Kohlenwasserstoffen des Steinkohlenteeröles (auch Petroleum und gewisse Destillationsprodukte bituminöser Schiefer, sowie Gemische dieser Stoffe mit Amylalkohol sind dazu geeignet) mehr- mals ausgezogen. Weingeist wird zu dieser Extraktion wohl kaum mehr verwendet, da er ein zu großes Lösungsvermögen für die Nebenalkaloide, sowie für Farbstoffe und harzartige Sub- stanzen besitzt, die sich später nur schwierig aus dem Chininsulfat entfernen lassen. Dem Ex- traktionsmittel werden dann die Alkaloide durch Ausschütteln mit heißer verdünnter Schwefel- säure entzogen. Die so erhaltene schwefelsaure Lösung enthält dann neben dem Chinin je nach der Natur der verschiedenen Chinarinden entweder alle oder einen Teil der folgenden Alkaloide.

$$\left.\begin{array}{l}\text{Cinchonin}\\\text{Cinchonidin}\end{array}\right\}C_{19}H_{22}N_2O_2 \qquad \left.\begin{array}{l}\text{Hydrochinidin}\\\text{Cinchotin}\end{array}\right\}C_{19}H_{24}N_2O_2$$

$$\left.\begin{array}{l}\text{Chinamidin}\\\text{Chinamin}\end{array}\right\}C_{19}H_{24}N_2O_2 \quad \left.\begin{array}{l}\text{Chinidin}\\\text{Chinicin}\end{array}\right\}C_{20}H_{24}N_2O_2 \quad \left.\begin{array}{l}\text{Hydrochinidin}\\\text{Hydrochinin}\end{array}\right\}C_{20}H_{26}N_2O_2$$

u. a. m.

Die Lösung der Sulfate wird heiß mit Soda neutralisiert, beim Erkalten kristallisiert die Hauptmenge des Chinins als unreines Sulfat aus. Das so erhaltene Rohchinin wird in den verschiedenen Fabriken nach besonderen, als Geheimnis bewahrten Verfahren auf reines Chinin verarbeitet, das dann als Sulfat mif Hilfe von Tierkohle aus Wasser umkristallisiert wird. Dabei bleibt der größte Teil der Nebenbasen als leichter lösliche Sulfate in der Mutterlauge. Immerhin enthält das so gewonnene Salz noch mehrere Prozente an fremden Basen, besonders Hydrochinin und Cinchonidin.

Um es völlig von den Nebenalkaloiden, besonders den oben genannten, die dem Chinin sonst hartnäckig anhaften, zu befreien, führt man dasselbe zweckmäßig in das Bisulfat $C_{22}H_{24}O_2N_2 . H_2SO_4 + 7$ aq. über.

Man löst dazu 10 Teile des gewöhnlichen Sulfates in einem Gemisch von 50 Teilen Wasser und 6,85 Teilen verdünnter Schwefelsäure bei einer 60^0 nicht übersteigenden Temperatur und läßt nach dem Filtrieren auskristallisieren. Dabei erhält man das Bisulfat in ziemlich großen, fast farblosen rhombischen Prismen, die man von der Mutterlauge durch Abnutschen trennt. Aus den Mutterlaugen fällt man durch Neutralisieren mit Soda neutrales Chininsulfat aus, das von neuem in den Reinigungsprozeß wandert. In ähnlicher Weise wird aus dem gereinigten Bisulfat das reine Sulfat gewonnen. Man löst dazu 1 Teil des Bisulfates in 80 Teilen heißem Wasser, neutralisiert genau mit Soda, behandelt mit Tierkohle und filtriert. Beim Erkalten der Lösung kristallisiert das neutrale Sulfat aus, das abgesaugt, ausgewaschen und bei gewöhnlicher Temperatur getrocknet wird.

Auch durch Methylieren von Cuprein, einem Alkaloid, das sich neben dem Chinin in der China cuprea (von *Remijia pedunculata*) findet, kann Chinin erhalten werden.

Konstitution. Die Frage nach der Konstitution des Chinins hängt nahe zusammen mit der des Cinchonins, so zwar, daß man viele Resultate, die man bei der Untersuchung des einen Alkaloids erhielt, ohne weiteres auch auf das andere übertragen konnte.

Die ersten Beobachtungen über die Konstitution der Chinabasen rühren von G e r h a r d (1842) her, der bei der Kalischmelze des Cinchonins Chinolin erhielt. Ebenfalls bei der Kalischmelze fanden dann B u t l e r o w und W i s c h n e g r a d s k i (1879) neben dem Chinolin β-Äthylpyridin auf. Außer dem Chinolin isolierte man dann auch noch das γ-Methylchinolin, das Lepidin, aus den Produkten dieser Reaktion. Analog stellte S k r a u p (1880) fest, daß bei der Kalischmelze des Chinins p-Methoxychinolin und p-Methoxylepidin entsteht. Ähnliche Resultate ergaben sich beim Studium der Oxydationsprodukte der Chinaalkaloide.

Durch Oxydation des Cinchonins mit Chromsäure und Schwefelsäure hatte W e i d e l (1874) die Cinchoninsäure C_9H_6NCOOH erhalten, die von K o e n i g s und von S k r a u p als γ-Chinolincarbonsäure erkannt wurde. Analog gab das Chinin p-Methoxychinolin-γ-carbonsäure, die Chininsäure S k r a u p s. In den Mutterlaugen dieser Oxydationen hat man dann später noch das Merochinen, das Cincholoipon und die Cincholoiponsäure aufgefunden.

Durch Isolierung der Cinchoninsäure und der Chininsäure war nachgewiesen worden, daß dem Cinchonin ein Chinolinkern, dem Chinin ein p-Methoxychinolinkern zugrunde liegt. Man bezeichnet gewöhnlich den Chinolin- bzw. den p-Methoxychinolinrest als die erste Hälfte der Chinabasen und den mit dem γ-Kohlenstoffatom der ersten Hälfte verbundenen Rest $C_{10}H_{16}NO$, der bei beiden Basen der gleiche ist, als zweite Hälfte derselben. Aufgelöst wären also die Formeln:

$$\begin{array}{ccc} C_9H_6N & & C_9H_5(OCH_3)N \\ | & \text{Cinchonin} \quad \text{und} & | \qquad \qquad \text{Chinin.} \\ C_{10}H_{16}NO & & C_{10}H_{16}NO \end{array}$$

S k r a u p und K o n e k verdanken wir dann den Nachweis, daß beide Stickstoffatome des Chinins tertiär sind. Chinin und Cinchonin geben nämlich je zwei verschiedene Jodäthylate, je nachdem man auf die freie Base oder auf das einfach jodwasserstoffsaure Salz der Base Jodäthyl einwirken läßt. Als nun S k r a u p das aus dem Cinchoninhydrojodid erhaltene Nitrat des Äthylcinchoniniums mit Permanganat oxydierte, erhielt er das Äthylnitrat der γ-Chinolincarbonsäure $CO_2H . C_9H_6NC_2H_5NO_3$. Damit war nachgewiesen, daß in der quaternären Base, die aus dem Cinchoninhydrojodid dargestellt war, das Jodäthyl an das Stickstoffatom des Chinolinringes getreten war, während bei der Einwirkung von Jodäthyl auf die freie Base das Halogenalkyl an das Stickstoffatom der zweiten Hälfte des Cinchonins geht. Das gleiche gilt natürlich für das Chinin. Als weitere wichtige Folgerung ergab sich daraus, daß die zweite Hälfte der Chinaalkaloide stärker basisch ist, als der Chinolinrest, da sich an die zweite Hälfte bei der freien Base sowohl die Halogenalkyle, als auch die Säuren anlagern, wenn von diesen nur die einem Äquivalente entsprechende Menge geboten wird.

Die Ermittelung der Konstitution dieser zweiten Hälfte der Chinaalkaloide hat wesentlich größere Schwierigkeiten gemacht, als die der ersten. Zunächst wurde von K o e n i g s und von S k r a u p nachgewiesen, daß in ihr eine Vinylgruppe — $CH = CH_2$ vorhanden sei.

1894 gelang es dann K o e n i g s, aus den Produkten der Oxydation des Cinchonins mit Chromsäure das Merochinen $C_9H_{15}NO_2$ zu isolieren. Dieses enthält noch die Vinylgruppe und geht bei der Oxydation in die Cincholoiponsäure $C_8H_{13}NO_4$ von S k r a u p über. Durch die ausgedehnten Untersuchungen von K o e n i g s und von S k r a u p hat sich dann ergeben, daß die Cincholoiponsäure folgende Konstitution besitzt:

$$HN \cdot \left\langle \begin{array}{c} CH_2 - CH_2 \\ CH_2 - CH \end{array} \right\rangle CH - CH_2COOH \quad \text{Cincholoiponsäure.}$$

Für das Merochinen folgt daraus die Formel:

$$HN \left\langle \begin{array}{c} CH_2 - CH_2 \\ CH_2 - CH \end{array} \right\rangle \begin{array}{c} CH \cdot CH_2COOH \\ CH = CH_2 \end{array} \quad \text{Merochinen,}$$

es ist also eine Carbonsäure des β-Vinyl-γ-methylpiperidins. K o e n i g s führte dann weiter den Nachweis, daß die Verbindung der beiden Hälften der Chinabasen einerseits durch das Kohlenstoffatom der Methylgruppe des Lepidins, andererseits durch das Kohlenstoffatom des Carboxyls im Merochinen vermittelt sei. Er stellte dann, gestützt auf weitere eigene und auf die von v. M i l l e r und R h o d e ausgeführten Untersuchungen über das Cinchotoxin und das Chinotoxin folgende Konstitutionsformeln für das Chinin und das Cinchonin auf:

Cinchonin nach K o e n i g s.

Chinin nach K o e n i g s.

Diese von K o e n i g s aufgestellten Formeln müssen infolge der Arbeiten von P. R a b e abgeändert werden. Durch gemäßigte Oxydation des Chinins mit Chromsäure gelang es nämlich diesem Forscher, das Alkaloid zu einem Keton $C_{20}H_{22}O_2N_2$, dem Chininon, zu oxydieren, das sich von Chinin nur durch einen Mindergehalt von zwei Wasserstoffatomen unterscheidet. Es mußte demnach im Chinin, nicht, wie es bei der K o e n i g s schen Formel der Fall ist, eine tertiäre, sondern eine sekundäre Alkoholgruppe vorhanden sein.

Wird nun dieses Chininon mit salpetriger Säure behandelt, so bildet sich ein Isonitrosoderivat, dabei zerfällt aber das Molekül in zwei Stücke. Das eine Spaltstück ist die schon von

S k r a u p erhaltene Chininsäure = p-Methoxy-γ-chinolincarbonsäure, das andere besitzt die Formel $C_9H_{14}ON_2$ und zeigt gleichzeitig die Eigenschaften einer Base und Säure. Es enthält das tertiäre Stickstoffatom der zweiten Hälfte der Chinabasen noch unverändert. Bei der Hydrolyse zerfällt es in Hydroxylamin und Merochinen:

$$C_9H_{14}ON_2 + 2H_2O = NH_2OH + C_9H_{15}O_2N$$

$$\text{Hydroxylamin} \qquad \text{Merochinen}$$

Demnach kommt dem Isonitrosoderivat folgende Konstitution zu, nach der es nach dem Vorgange K o e n i g s , der den Ring $C_7H_{13}N$ als Chinuclidin bezeichnet, als α-Oximido-β-vinylchinuclidin zu bezeichnen wäre:

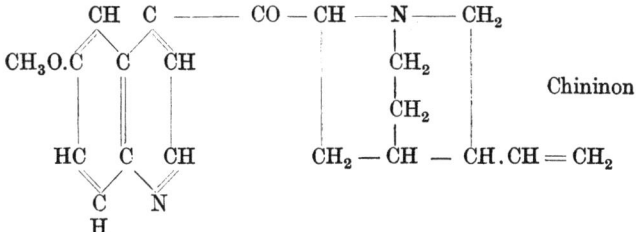

Aus der glatten Bildung dieses Isonitrosoderivates aus der Chininsäure folgt für das Chininon folgende Formel:

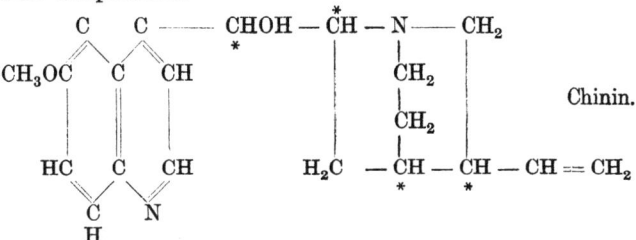

und für das Chinin entsprechend:

Durch diese Arbeiten ist die Konstitution des Chinins im wesentlichen aufgeklärt.

Die mit einem Stern bezeichneten Kohlenstoffatome des Chinins sind asymmetrisch, es sind daher 16 isomere Formen des Chinins theoretisch möglich. Die Ermittelung der Funktion dieser verschiedenen Kohlenstoffatome ist noch eine ungelöste Frage.

Eigenschaften des freien Chinins. Fällt man aus Chininsalzen durch Ammoniak oder Alkalien die freie Base aus, so erhält man sie zunächst als weißen amorphen wasserfreien Niederschlag, der nach kurzer Zeit in das Hydrat $C_{20}H_{24}O_2N_2 + 3\,H_2O$ übergeht. Bei höherer Temperatur und durch Eindampfen der wässerigen Lösung erhält man die Base wasserfrei. Das Hydrat schmilzt bei 57^0, die wasserfreie Base bei $174—175^0$. Das wasserfreie Chinin ist schwer löslich in Wasser, 1 : 1960, ziemlich leicht löslich in reinem Äther, 1 : 34,5, leichter in wasserhaltigem und alkoholhaltigem Äther, in Alkohol, Chloroform und Schwefelkohlenstoff, schwerer in Benzol, sehr schwer in Petroläther. Die Lösungen des Chinins sind linksdrehend, in 97% Alkohol gelöst ist $a_{[D]}^{15} = 0,657\,p — 145,2^0$ (Hesse).

Das Chinin verbindet sich mit Säuren zu neutral reagierenden Salzen [die der Formel nach basisch sind, z. B. $(C_{20}H_{24}O_2N_2)_2H_2SO_4 + 8\,H_2O$ Chininsulfat], ferner zu sauren Salzen [der Formel nach neutral, z. B. $(C_{20}H_{24}O_2N_2)H_2SO_4 + 7\,H_2O$ Chininbisulfat], ja selbst zu zweifach sauren Salzen [z. B. $C_{20}H_{24}O_2N_2 . 2\,H_2SO_4 + 5\,H_2O$ Chinintetrasulfat].

Viele Chininsalze färben sich am Lichte gelb, auch zeigt ein Teil von ihnen Phosphorescenzerscheinungen.

Viele saure Lösungen des Chinins zeigen blaue Fluorescenz, z. B. die schwefel-, salpeter-, phosphorsaure, weinsaure usw. Die Halogenwasserstoffsäuren haben eine derartige Wirkung nicht, sie heben sogar die Fluorescenz anderer Salze auf.

Mit den meisten Alkaloidfällungsmitteln geben Chininsalze Fällungen, so mit Quecksilberchlorid, Platin und Goldchlorid, Pikrinsäure, Pikrolonsäure, Gerbsäure, Jodjodkalium, Quecksilberjodidjodkalium, Phosphorwolframsäure, Phosphormolybdänsäure und Wismutjodidjodkalium.

Von speziellen Reaktionen des Chinins ist außer der sehr charakteristischen Fluorescenz der schwefelsauren Lösung und der unten zu besprechenden Thalleiochinreaktion besonders die Herapathitprobe zu erwähnen. Versetzt man eine alkoholische Chininlösung mit einigen Tropfen einer Mischung aus 1 Teil Jod, 1 Teil 50 prozentiger Jodwasserstoffsäure und 0,8 Teilen Schwefelsäure, gelöst in 50 Teilen 70 prozentigem Alkohol, so scheiden sich alsbald grüne metallisch glänzende Kristallblättchen von sog. Herapathit $(3 C_{20}H_{24}O_2N_2 . H_2SO_4 + C_{20}H_{24}O_2N_2 . 2 HJ.J_4 + 3 H_2O)$ aus. Der Herapathit, den man aus Alkohol unverändert umkristallisieren kann, bildet metallglänzende Blättchen, die im durchfallenden Lichte olivgrün, im reflektierten kantharidengrün erscheinen und das Licht fünfmal stärker als der Turmalin polarisieren. Wegen seiner Schwerlöslichkeit diente der Herapathit bisweilen zur quantitativen Bestimmung des Chinins (d e V r i j).

Sehr geringe Mengen von Chinin kann man ferner in folgender Weise erkennen. Gibt man zu 10 ccm einer schwach angesäuerten Chininlösung je 1 Tropfen gesättigtes Bromwasser, 1 Tropfen einer 10 prozentigen Ferrocyankaliumlösung und 1 Tropfen 10 prozentigen Ammoniaks hinzu und schüttelt mit Chloroform aus, so färbt sich dieses rosarot bis rot. Die Reaktion tritt noch bei einer Verdünnung 1 : 1 000 000 deutlich auf. Weitere Farbenreaktionen des Chinins siehe Hirschsohn (Pharm. Zentralhalle, 43, 367 [1902]) und Battandier (Chem. Centralblatt 1904, II, 1257).

Eigenschaften des Chininsulfates. Den Angaben des Arzneibuches ist hinzuzufügen, daß die Kristalle des Chininsulfates dem monoklinen System angehören.

Das kristallwasserhaltige Salz verwittert an der Luft und in nicht genügend dicht schließenden Gefäßen sehr rasch. Es verliert dabei 6 Moleküle H_2O und geht in ein luftbeständiges Salz der Formel $C_{20}H_{24}O_2 . H_2SO_4 + 2 H_2O$ über, das man aus heißem Chloroform umkristallisieren kann. Es enthält noch 4,6 Prozent Kristallwasser, die es bei 100° vollends verliert. Das getrocknete Salz zieht an der Luft sehr rasch Wasser an, bis es die 2 Molekülen H_2O entsprechende Menge wieder enthält.

Identitätsreaktionen. Die Fluorescenz des Sulfates ist noch in einer Verdünnung 1 : 100 000 sichtbar.

Die Farbenreaktion mit Chlorwasser und Ammoniak ist die sog. Thalleiochinreaktion (von ϑάλλος = grüner Zweig). Die grüne Farbe geht beim Schütteln mit Chloroform in dieses über. Durch genaue Neutralisation mit Säuren wird die grüne Lösung blau, bei Übersättigung mit Säuren violett bis rot. Statt des Chlorwassers kann man auch Bromwasser (Flückiger) nehmen; die Probe wird dadurch noch empfindlicher. Nach Fühner ist die Thalleiochinreaktion an die Gegenwart des p-Oxychinolinrestes geknüpft. Demgemäß geben auch das Chinidin und das Cuprein die Thalleiochinprobe, während sie dem Cinchonin und Cinchonidin, die sich vom Chinolin ableiten, abgeht.

Prüfung. Zu dem einzelnen ist folgendes zu bemerken: Die Sulfate der Nebenalkaloide sind leichter löslich als das Chininsulfat, sie verbrauchen daher weniger Wasser zur Lösung. So löst sich Cinchoninsulfat 1 : 54, Cinchonidinsulfat 1 : 98, Chininsulfat 1 : 110 und Hydrochinidinsulfat 1 : 280 in Wasser. In Alkohol würden sich Ammonsulfat, Natriumsulfat und carbonat, die dem Salz von der Darstellung her anhaften könnten, nicht lösen.

Mit Schwefelsäure färbt sich das Salz schwach grünlich gelb, eine braune Färbung deutet auf fremde organische Stoffe, Zucker usw. Eine Rotfärbung würde auf eine Verwechselung mit Salicin hinweisen. Ebenso deutet eine Dunkelfärbung mit Salpetersäure auf fremde organische Stoffe, eine Rotfärbung auf eine Verwechselung mit Morphin oder Brucin.

Chininprobe nach Kerner-Weller. Diese Probe beruht darauf, daß die Sulfate der Nebenalkaloide in kaltem Wasser sehr viel leichter löslich sind, als das Chininsulfat. Andererseits ist das Chininsulfat in Ammoniakflüssigkeit relativ viel leichter löslich, als die Sulfate des Cinchonins, Cinchonidins und Chinidins. Stellt man sich also eine kalt gesättigte Lösung eines durch Nebenalkaloide verunreinigten Sulfates her, so wird diese neben einer konstanten Menge von Chininsulfat eine relativ weit größere Menge von den Sulfaten der Nebenbasen enthalten.

Setzt man zu einer derartigen Lösung Ammoniakflüssigkeit hinzu, so fallen zunächst die freien Alkaloide aus. Zu ihrer Wiederauflösung bedarf es einer bestimmten Menge von Ammoniakflüssigkeit, die um so größer ist, je mehr Alkaloidsulfate vorher in Lösung gegangen waren und je mehr Nebenbasen, die in Ammoniakflüssigkeit schwerer löslich sind, vorhanden waren. Der Grund, weshalb für die Probe völlig verwittertes Salz vorgeschrieben ist, ist darin zu suchen, daß das Handelspräparat einmal mehr oder weniger stark verwittert ist und daher keinen ganz konstanten Sulfatgehalt besitzt, und andererseits sind in ihm die Sulfate der Nebenalkaloide mit dem Chininsulfat, vielleicht als Doppelsalze, zusammenkristallisiert. Diese innige Verbindung wird aber durch die Verwitterung größtenteils aufgehoben. Völlig entwässertes Chininsulfat kann deshalb nicht verwendet werden, weil es stark hygroskopisch ist und sich deswegen und weil es außerdem stark elektrisch ist, schlecht genau abwiegen läßt.

Bei der Anstellung der Probe sind die angegebenen Bedingungen genau einzuhalten. Die Ammoniakflüssigkeit ist ebenfalls genau auf ihren Gehalt zu prüfen.

Es ist auch sehr zu empfehlen, den Wassergehalt des benutzten Chininsulfates festzustellen und es erst dann zur Probe zu verwenden, wenn es nur noch 4,6% Kristallwasser enthält, also dem 2 Mol. Kristallwasser enthaltenden Salz entspricht.

Es ist weiter zu empfehlen, die ganze Flüssigkeit, die man beim Auspressen der Leinewand erhalten hat, zu filtrieren, das Filtrat durchzumischen und dann 5 ccm davon zu verwenden. Das Filtrierpapier absorbiert nämlich Chininsulfat aus der Lösung, so daß die zuerst durchlaufenden Anteile weniger Chininsulfat enthalten, als die später aufgefangenen.

Bei den ersten Anteilen wird deshalb weniger Ammoniakflüssigkeit zur Wiederauflösung der Alkaloide erforderlich sein als bei dem später erhaltenen Filtrate, bei dem die Absorption durch das Filtrierpapier geringfügig ist. Es wäre, um diese Fehlerquelle zu umgehen, vielleicht zweckmäßig gewesen, wenn man nach S c h ä f e r s Vorschlage das Filtrierpapier durch gewaschene Glaswolle oder durch einen Goochtiegel ersetzt hätte.

Die sonst angegebenen Methoden zum Nachweis der Nebenalkaloide im Chininsulfat des Handels besitzen vor dieser K e r n e r - W e l l e r schen Probe keine besonders ins Gewicht fallenden Vorzüge.

Das Arzneibuch läßt jetzt den maximalen Kristallwassergehalt zu. Theoretisch berechnen sich für $(C_{20}H_{24}O_2N_2)_2H_2SO_4 + 8\ H_2O$ 16,18% Kristallwasser. Da das Salz leicht verwittert, wird man meist etwas weniger finden. Auch die Sulfate der Nebenalkaloide, von denen je 1% zulässig sind, sowie deren Doppelsalze mit dem Chinin enthalten weniger als 8 Mol. H_2O. Bei der mit ca. 1 g des Salzes auszuführenden Bestimmung müssen die stark hygroskopischen Eigenschaften des getrockneten Chininsulfates berücksichtigt werden. Man muß deshalb das getrocknete Salz im Exsiccator erkalten lassen und im geschlossenen Gefäß wiegen.

Aufbewahrung. Das Chininsulfat wird am besten in gut verschlossenen Glasgefäßen vor Licht geschützt aufbewahrt. Eine Aufbewahrung in Papier oder nicht dicht schließenden Gefäßen ist zu vermeiden, da sonst infolge Verwitterns ein Gewichtsverlust bis zu 12% eintreten kann.

Anwendung siehe bei Chininum hydrochloricum.

Chininum tannicum. — Chinintannat.
Syn.: Gerbsaures Chinin.

Gehalt 30 bis 32 Prozent Chinin.

Chininsulfat	2 Teile
Gerbsäure	5 Teile
Ammoniakflüssigkeit	1 Teil
Wasser	131 Teile
Verdünnte Schwefelsäure	nach Bedarf.

Das Chininsulfat wird in 60 Teilen Wasser und möglichst wenig verdünnter Schwefelsäure gelöst. Zu dieser Lösung wird zunächst eine Lösung von 4 Teilen Gerbsäure in 25 Teilen Wasser in kleinen Anteilen, dann eine Lösung von 1 Teil Gerbsäure in 16 Teilen Wasser und 1 Teil Ammoniakflüssigkeit unter Umrühren hinzugefügt. Der entstandene Niederschlag wird nach zwölfstündigem Stehen gesammelt, mit 20 Teilen Wasser ausgewaschen, ausgepreßt und mit 10 Teilen Wasser so lange erwärmt, bis eine durchscheinende, gelbbraune, harzige Masse entstanden ist. Diese wird nach dem Abgießen der Flüssigkeit zunächst bei 30° bis 40°, dann bei 100° unter Lichtabschluß getrocknet und zu einem feinen Pulver zerrieben.

Gelblichweißes, amorphes, geruchloses Pulver. Chinintannat schmeckt sehr schwach bitter und kaum zusammenziehend. In Wasser ist es nur wenig, etwas mehr in Weingeist löslich. Die Lösungen werden durch Eisenchloridlösung blauschwarz gefärbt.

Wird 1 g Chinintannat mit 50 ccm Wasser und 1 ccm Salpetersäure geschüttelt und die Mischung filtriert, so darf das Fitrat durch Schwefelwasserstoffwasser (Schwermetallsalze) nicht verändert, durch Silbernitratlösung (Salzsäure) und durch Baryumnitratlösung (Schwefelsäure) nicht sofort getrübt werden.

Gehaltsbestimmung. Wird 1 g des bei 100° getrockneten Chinintannats mit 5 ccm Wasser gemischt, das Gemisch mit Natronlauge bis zur stark alkalischen Reaktion versetzt und viermal mit je 10 ccm Äther ausgeschüttelt, so müssen nach dem Verdunsten der abgehobenen klaren Ätherschichten und Trocknen des Rückstandes bei 100°, mindestens 0,3 g Chinin zurückbleiben.

Wird das aus einer größeren Menge Chinintannat in gleicher Weise abgeschiedene Chinin durch Lösen in Weingeist, genaues Neutralisieren dieser Lösung mit verdünnter Schwefelsäure und darauffolgendes Verdunsten der Flüssigkeit in Chininsulfat übergeführt, so muß dieses den an Chininsulfat gestellten Anforderungen genügen.

Chinintannat darf durch Trocknen bei 100° höchstens 10 Prozent an Gewicht verlieren und beim Verbrennen höchstens 0,2 Prozent Rückstand hinterlassen.

Vor Licht geschützt aufzubewahren.

Neu ist die Aufnahme einer Darstellungsvorschrift. Die Gehaltsbestimmung wurde verbessert, die Anforderungen wurden aber nicht verschärft.

Darstellung. Nur aus Chinin und Gerbsäure bestehende Präparate erhält man dadurch, daß man die reinen Komponenten in einem geeigneten Lösungsmittel zusammenbringt und die so erhaltene Masse trocknet und pulvert (d e V r i j). Fällt man Lösungen von Chininsalzen mit Gerbsäure, so erhält man Niederschläge von Chinintannaten, deren Zusammensetzung je nach den Mengenverhältnissen, in denen die Gerbsäure und das Chininsalz zueinander stehen, eine wechselnde ist. Bei passender Auswahl der Gerbsäuremenge ist die Ausfällung des Chinins ziemlich vollständig; beim Chininsulfat ist das der Fall, wenn auf ein 1 Mol. des Salzes etwa 3 Mol. Gerbsäure kommen. Diese Tannate, die immer noch einen Teil der Säure des angewandten Salzes zurückhalten, B i g i n e l l i bezeichnet sie deshalb als Pseudotannate, nehmen bei weiterer Einwirkung von Gerbsäure mehr davon auf und enthalten dann relativ weniger Chinin. Will man daher ein Chinintannat von stets gleicher Zusammensetzung erhalten, so muß man sich streng an bestimmte gleiche Verhältnisse halten. Es ist deshalb besonders zu begrüßen, daß das Arzneibuch die bewährte R o s z n y a y sche Vorschrift aufgenommen hat.

Diese ist im allgemeinen erschöpfend; zur Lösung des Chininsulfates verwende man höchstens 67 Teile 10 prozentiger Schwefelsäure. Das nach der Vorschrift erhaltene Präparat entspricht, seinem Chiningehalt nach, annähernd der Formel $C_{20}H_{24}O_2N_2 . 2 C_{14}H_{10}O_9$.

Die R e i n h e i t s p r ü f u n g e n sind gegenüber der Ed. IV präziser gefaßt, nur hätte auch die Dauer des Schüttelns angegeben werden können. Eine schwache Reaktion mit Baryumchloridlösung wird man wohl in allen Fällen erhalten.

Die G e h a l t s b e s t i m m u n g ist gegen die früheren Angaben wesentlich verbessert, da jetzt zur Chininbestimmung getrocknetes Tannat benutzt wird und die Menge des zur Extraktion benutzten Äthers und die Zahl der Ausschüttelungen vermehrt ist. Das Ausschütteln nimmt man am besten in einem kleinen Scheidetrichter vor. Ein zu großer Zusatz von Natronlauge ist zu vermeiden, da dann leicht Emulsionsbildung eintritt. Von den von manchen Seiten vorgeschlagenen Ersatz des Äthers durch Chloroform hat man mit Recht abgesehen, da das Chloroform auch die Nebenalkaloide gut löst, während in den Äther hauptsächlich das Chinin übergeht. Man erhält also mit Äther ein reineres Chinin als mit Chloroform.

Einen Apparat, der eine leichte Trennung der Ausschüttelungsflüssigkeiten ermöglicht, hat S p e r l i n g, Zeitschrift des Österr. Apoth.-V. 41, 827 (1903), beschrieben. Eine abgekürzte Methode zur Gehaltsbestimmung ist von E. R u p p (Apoth.-Ztg. 24, 159 [1909]) angegeben worden.

Um in einem gekauften Präparate die Beschaffenheit des Chinins festzustellen, wird man etwa 8 g des Tannates in Arbeit nehmen müssen.

Anwendung. Der Hauptvorzug des Chinintannats ist seine schlechte Löslichkeit und dadurch bedingte relative Geschmacklosigkeit; wegen des geringen Chiningehalts und der langsam eintretenden Wirkung wird es fast nur als Tonikum gebraucht.

———

Chloralum formamidatum. — Chloralformamid.

Syn.: Chloralamid.

$CCl_3.CH(OH).NH.CHO$ Mol.-Gew. 192,42.

Weiße, glänzende, geruchlose, schwach bitter schmeckende Kristalle. Chloralformamid löst sich in 30 Teilen Wasser und in 2,5 Teilen Weingeist.

Schmelzpunkt 114° bis 115°.

Beim Erwärmen mit Natronlauge gibt Chloralformamid eine trübe, unter Abscheidung von Chloroform sich klärende Lösung. Die Dämpfe der Flüssigkeit bläuen Lackmuspapier.

Die Lösung von 1 g Chloralformamid in 10 ccm Weingeist darf Lackmuspapier nicht röten und durch Silbernitratlösung nicht sofort verändert werden (Salzsäure, Zersetzungsprodukte). Chloralformamid darf beim vorsichtigen Erhitzen in offener Schale keine leicht entzündbaren Dämpfe entwickeln (Chloralalkoholat) und muß sich bei stärkerem Erhitzen verflüchtigen, ohne mehr als 0,1 Prozent Rückstand zu hinterlassen.

Vorsichtig aufzubewahren. Größte Einzelgabe 4,0 g. Größte Tagesgabe 8,0 g.

Die Angaben über die Löslichkeit wurden geändert.

Geschichtliches. Unter dem Namen „C h l o r a l a m i d" wurde 1889 eine, von der Chemischen Fabrik auf Aktien vorm. E. S c h e r i n g zum Patent angemeldete Verbindung von Chloral mit Formamid durch v. M e r i n g , R e i c h m a n n , H a g e n und H ü f l e r als Schlafmittel empfohlen. Die homologe Verbindung C h l o r a l a c e t a m i d war schon lange bekannt, sie war von J a c o b s e n dargestellt und von S c h i f f , W a l l a c h u. a. studiert worden.

Darstellung. Die Darstellung erfolgt durch Vereinigung gleicher Molekel wasserfreien Chlorals (nicht Chloralhydrat) und Formamid. Über C h l o r a l s. unter Chloralhydrat.

F o r m a m i d $H.CONH_2$ ist das Amid der Ameisensäure und wird technisch durch Erhitzen von Ammoniumformiat (ameisensaurem Ammon) unter Druck auf 230° gewonnen.

$$HCO\,O\,NH_2\,H_2 \quad = \quad H_2O \ + \ H.CONH_2$$

Ammoniumformiat Formamid

Es ist eine fast farblose, sirupartige (der offizinellen Milchsäure äußerlich ähnliche) Flüssigkeit, die bei 192°—195° unter teilweiser Zersetzung destilliert.

Man mischt bei kleineren Mengen in einem Kristallisierschälchen, bei größeren Mengen in einer Porzellanpfanne 147 T. w a s s e r f r e i e s C h l o r a l und 45 T. Formamid bei Zimmertemperatur. Beide Flüssigkeiten zeigen zunächst keine Neigung, sich miteinander zu verbinden, nach kurzem Umrühren jedoch wird die Mischung unter erheblicher Selbsterwärmung klar. Ist sie nach dem Erkalten auf Zimmertemperatur nicht freiwillig kristallinisch erstarrt, so zwingt man sie zum Kristallisieren durch Reiben mit einem Glasstabe. Hat man kristallisiertes Chloralformamid zur Hand, so kann man die Kristallisation durch Eintragen eines kleinen Kriställchens einleiten. Auch das Festwerden der flüssigen Mischung erfolgt unter Abgabe von Wärme. Die völlig erkaltete und fest gewordene Masse kristallisiert man schließlich aus Wasser oder 30prozentigem Alkohol mit der Vorsicht um, daß man eine Erwärmung über 60° sorgfältig vermeidet.

Die Darstellung im pharmazeutischen Laboratorium ist nicht rentabel wegen der in den Mutterlaugen verbleibenden beträchtlichen Anteile. Sie empfiehlt sich jedoch zu Übungszwecken. In diesem Falle empfiehlt es sich, da das wasserfreie Chloral doch bezogen werden wird,[1]) gleich auch andere Derivate, z. B. Chloralhydrat, Chloralalkoholat, darzustellen.

Der chemische Vorgang besteht darin, daß sich Chloral und Formamid unter Lösung der doppelten Sauerstoffbindung des Chlorals vereinigen:

$$CCl_3C\diagup^H_{\diagdown O} \ + \ HHN.H.CO \ = \ CCl_3C\diagup^H_{\diagdown NH.HCO}^{-OH}$$

Chloral Formamid Chloralformamid

Eigenschaften. Die vom Arzneibuch angeführten Eigenschaften sind durch folgende Angaben zu ergänzen: Bei dem Versuche, es zu destillieren, zerfällt Chloralformamid in seine Komponenten, d. i. Chloral und Formamid. Das Lösen in Wasser darf höchstens durch sehr mäßige Erwärmung unterstützt werden, da die wässerige Lösung schon wenig über 60° hinaus unter Rückbildung von Chloral und Formamid zerlegt wird.

---

[1]) Man halte das wasserfreie Chloral nicht längere Zeit vorrätig, sondern verarbeite es bald, da es — bisweilen sehr rasch — in die „porzellanartige Modifikation" übergeht.

Eine e i g e n t l i c h e I d e n t i t ä t s r e a k t i o n für dieses Präparat gibt es zur Zeit n i c h t. Die Angabe des Arzneibuches, daß beim Erwärmen mit Natronlauge eine trübe, unter Abscheidung von Chloroform sich klärende Lösung entsteht, trifft auch für das Chloralhydrat zu, das sich übrigens durch seinen eigentümlichen Geruch und durch die leichte Löslichkeit in Wasser von dem Chloralformamid unterscheidet. Durch diese Reaktion wird daher lediglich die Gegenwart von Chloral in irgendeiner Form nachgewiesen. Dagegen fehlt es an einem einfachen Hilfsmittel, das Vorhandensein des Ameisensäurerestes festzustellen. Durch das Erwärmen mit Natronlauge wird gleichzeitig Ammoniak in Freiheit gesetzt, das an der Bläuung von Lackmuspapier erkannt wird. Immerhin genügen diese Prüfungen, um zusammen mit dem Schmelzpunkt und den Löslichkeitsverhältnissen die Identität des Präparates festzustellen. Chloralformamid enthält 76,6 Prozent wasserfreies Chloral und 23,4 Prozent Formamid.

Prüfung. Chloralformamid bilde weiße, geruchlose Kristalle, die in etwa 30 T. kaltem Wasser löslich sind. (Chloralhydrat bildet durchsichtige Kristalle, die stechend riechen und sehr leicht in Wasser löslich sind.)

Die Lösung von Chloralformamid in Weingeist darf blaues Lackmuspapier nicht röten (freie Ameisensäure, Salzsäure als Zersetzungsprodukte des Präparates). Die wässerige Lösung reagiert ganz schwach sauer. — Die alkoholische Lösung darf sich auf Zusatz von Silbernitratlösung nicht sofort verändern. Eine weiße Trübung könnte von Salzsäure (in einem zersetzten Präparate), aber auch von freiem F o r m a m i d herrühren, doch würde sich diese Verunreinigung schon durch das Sinken des Schmelzpunktes zu erkennen geben. Die Beobachtung ist sofort anzustellen, da nach einiger Zeit in der mit Silbernitrat versetzten alkoholischen Lösung auch bei reinen Präparaten eine rötliche Färbung infolge von Reduktion des Silbernitrates eintritt.

Beim vorsichtigen Erhitzen in einer offenen Schale muß Chloralformamid flüchtig sein (Rückstand: unorganische Verunreinigungen). Die weitere Prüfung bezieht sich auf eine Verwechslung mit Chloralalkoholat oder Urethan, die beide beim Erhitzen Weingeist abspalten und daher leicht entzündliche Dämpfe von Alkohol abgeben. Bei stärkerem Erhitzen sind die Dämpfe des Chloralformamids selbst auch brennbar. Man kann bei einiger Aufmerksamkeit nebeneinander die brennbaren Dämpfe des Chlorals und der Cyanwasserstoffsäure beobachten.

L ö s u n g e n v o n C h l o r a l f o r m a m i d i n W a s s e r sind aus den angeführten Gründen o h n e E r w ä r m u n g darzustellen.

Wirkung und **Anwendung** ist die gleiche wie beim Chloralhydrat; das Formamidat soll lokal etwas weniger reizen als dieses und vielleicht auch weniger auf das Herz einwirken. Es wird nur wenig gebraucht.

Chloralum hydratum. — Chloralhydrat.
Syn.: Hydras chloralis.

$$CCl_3 . CH(OH)_2 \qquad \text{Mol.-Gew. } 165,40.$$

Farblose, durchsichtige, trockene, nicht zusammenklebende Kristalle. Chloralhydrat riecht stechend und schmeckt schwach bitter; es ist luftbeständig und löst sich leicht in Wasser, Weingeist und Äther, weniger leicht in Chloroform, Schwefelkohlenstoff und fetten Ölen.

Beim Erwärmen mit Natronlauge gibt Chloralhydrat eine trübe, unter Abscheidung von Chloroform sich klärende Lösung.

Chloralhydrat sintert bei 49° und ist bei 53° völlig geschmolzen.

Die Lösung von 1 g Chloralhydrat in 10 ccm Weingeist darf Lackmuspapier erst beim Trocknen schwach röten und durch Silbernitratlösung nicht sofort verändert werden (Salzsäure, Zersetzungsprodukte). Eine Lösung von 1 g Chloralhydrat in 5 ccm Wasser darf beim Erwärmen nicht nach Benzol riechen. Schüttelt man 0,5 g Chloralhydrat mit 5 ccm Schwefelsäure in einem 3 cm weiten, mit Schwefelsäure gespülten Glasstöpselglase häufig, so darf sich die Schwefelsäure innerhalb 1 Stunde nicht färben (organische Verunreinigungen). Wird 1 g Chloralhydrat in einer Porzellanschale mit 1 ccm roher Salpetersäure übergossen, so darf bei Zimmertemperatur oder bei 3 bis 4 Minuten langem Erwärmen auf dem Wasserbade keine gelbe Färbung auftreten, bei 10 Minuten langem Erwärmen unter sorgfältigem Abschluß vor Staub dürfen sich auch keine gelblichen Dämpfe bilden (Chloralalkoholat).

Chloralhydrat darf beim Verbrennen höchstens 0,1 Prozent Rückstand hinterlassen.

Vorsichtig aufzubewahren. Größte Einzelgabe 3,0 g. Größte Tagesgabe 6,0 g.

Die Angabe über den Schmelzpunkt wurde geändert. Es wurde eine andere Prüfung auf Chloralalkohol aufgenommen.

Geschichtliches. Chloral und Chloralhydrat wurden 1832 von L i e b i g bei der Einwirkung von Chlor auf Alkohol entdeckt; D u m a s ermittelte 1834 die Zusammensetzung des Chlorals, S t ä - d e l e r zeigte, daß dasselbe auch bei der Destillation von Stärke mit Braunstein und Salzsäure entstehe. 1869 erkannte O. L i e b r e i c h in dem Chloralhydrat ein sicheres Schlafmittel, obwohl er zu seiner Anwendung durch eine nicht zutreffende Voraussetzung veranlaßt wurde. Er nahm an, daß das Chloralhydrat ebenso wie im Reagenzglase durch Natronlauge, auch im Körper durch das alkalisch reagierende Blut in Chloroform gespalten wurde, und daß dieses dann seine Wirkung ausübe. Chloralhydrat verläßt indessen den Körper in Form der Urochloralsäure und seine schlafbringende Wirkung dürfte auf seine Aldehydnatur zurückzuführen sein.

Man b e a c h t e , daß man in der Chemie unter Chloral stets die wasserfreie Verbindung $CCl_3.CHO$ versteht, während deren Hydrat $CCl_3.CHO.H_2O$ stets als „C h l o r a l - h y d r a t" bezeichnet wird. Die unter Medizinern übliche Gewohnheit, das Chloralhydrat schlechtweg als Chloral zu bezeichnen, ist ein verwerflicher Mißbrauch.

Theoretisches. Chloral wasserfreies, = T r i c h l o r a c e t a l d e h y d CCl_3CHO wird durch Behandlung der beim Chlorieren des Alkohols resultierenden Produkte mit konzentrierter Schwefelsäure und darauffolgende Destillation gewonnen. Es ist eine leicht bewegliche, farblose Flüssigkeit von erstickendem Geruch. Siedepunkt 94^0.

Beim bloßen Stehen, schneller beim Schütteln mit konzentrierter Schwefelsäure, geht es in die weiße, porzellanartige Modifikation (wahrscheinlich Trichloral $[CCl_3CHO]_3$) über. Diese ist in Wasser, Alkohol und Äther unlöslich, kann aber durch Destillation wieder in gewöhnliches Chloral zurückverwandelt werden. — Durch Erhitzen mit rauchender Schwefelsäure geht Chloral in C h l o r a l i d $C_5H_2Cl_6O_3$ über, Schmelzpunkt 114^0—115^0, Siedepunkt 268^0. Durch O x y - d a t i o n wird es in Trichloressigsäure übergeführt.

Durch Einwirkung von ätzenden und kohlensauren Alkalien wird Chloral in Chloroform und Ameisensäure gespalten:

$$CCl_3.CHO \ + \ KO\,H \ = \ CCl_3H \ + \ HCO_2K$$

Chloral ⠀⠀⠀⠀ Kalihydrat ⠀⠀⠀⠀⠀ Chloroform ⠀ ameisensaures Kalium

Mit den übrigen Aldehyden teilt das Chloral die Eigenschaft der Additionsfähigkeit: Unter Auflösung der doppelten Bildung des Sauerstoffatomes der Aldehydgruppe werden eine Reihe von Substanzen chemisch gebunden. Es entsteht z. B.

1. Aus Chloral $+$ Wasser $=$ C h l o r a l h y d r a t:

$$CCl_3C\!\!\begin{array}{c}O\\\ \\H\end{array} \ + \ \begin{array}{c}H\\|\\OH\end{array} \ = \ CCl_3.C\!\!\begin{array}{c}OH\\H\\OH\end{array}$$

Chloralhydrat

2. Aus 1 Mol. Chloral $+$ 1 Mol. Alkohol $=$ C h l o r a l a l k o h o l a t:

$$CCl_3C\!\!\begin{array}{c}O\\\ \\H\end{array} \ + \ \begin{array}{c}H\\|\\OC_2H_5\end{array} \ = \ CCl_3.C\!\!\begin{array}{c}OH\\H\\OC_2H_5\end{array}$$

Chloral ⠀⠀⠀⠀⠀⠀ Alkohol ⠀⠀⠀⠀⠀⠀⠀ Chloralalkoholat

3. Aus 1 Mol. Chloral $+$ 2 Mol. Alkohol unter Wasseraustritt $=$ T r i c h l o r a c e t a l:

$$CCl_3C\!\!\begin{array}{c}O\ \ H+H\\H\ +\ |\\\ \ \ OC_2H_5\end{array}\!\!O-C_2H_5 \ = \ H_2O + CCl_3.C\!\!\begin{array}{c}OC_2H_5\\H\\OC_2H_5\end{array}$$

Chloral ⠀⠀⠀⠀ 2 Mol. Alkohol ⠀⠀⠀⠀⠀⠀⠀⠀ Trichloracetal

4. Aus Chloral und Ammoniak $=$ C h l o r a l a m m o n i a k:

$$CCl_3C\!\!\begin{array}{c}O\\\ \\H\end{array} \ + \ \begin{array}{c}H\\|\\NH_2\end{array} \ = \ CCl_3.C\!\!\begin{array}{c}OH\\H\\NH_2\end{array}$$

Chloral ⠀⠀⠀⠀⠀ Ammoniak ⠀⠀⠀⠀⠀⠀ Chloralammoniak

5. Aus Chloral und substituiertem Ammoniak (z. B. Säureamiden), substituierte C h l o - r a l a m m o n i a k e z. B.: (S. auch *Chloralum formamidatum*).

$$CCl_3C\!\!\begin{array}{c}O\\\ \\H\end{array} \ + \ \begin{array}{c}H\\ \\H.CONH\end{array} \ = \ CCl_3.C\!\!\begin{array}{c}OH\\H\\HCONH\end{array}$$

Chloral ⠀⠀⠀⠀⠀ Formamid ⠀⠀⠀⠀⠀⠀ Chloralformamid

6. Aus Chloral + Cyanwasserstoff = C h l o r a l c y a n h y d r a t :

$$CCl_3C{<}{^O_H} \quad + \quad {^H_{CN}}| \quad = \quad CCl_3 - C{<}^{OH}_{^H_{CN}}$$

Chloral   Cyan-   Chloralcyanhydrat
                wasserstoff

Auf der leichten Überführung des Chlorals in die zugehörige Säure (Trichloressigsäure) und auf der Spaltung in Ameisensäure beruhen die r e d u z i e r e n d e n Eigenschaften des Chlorals, auf dem ersten Umstande auch die Bildung eines Aldehydsilberspiegels. Man vermischt in einem Probierrohre 10 Tropfen Silbernitratlösung mit 15 ccm Wasser, fügt etwa 0,1 g Chloralhydrat hinzu, löst und mischt durch sanftes Schwenken und setzt nun eine Spur Ammoniak hinzu. Zieht man das Rohr jetzt einige Male durch eine Flamme, so scheidet sich ein prachtvoller S i l b e r s p i e g e l ab.

Darstellung. Die Darstellung im Pharm. Laboratorium ist selbst als Übungspräparat nur dann zu empfehlen, wenn alle notwendigen Apparate und Vorrichtungen vorhanden sind und dem Arbeitenden die nötige Erfahrung zur Seite steht. — Dagegen ist es unbedingt zweckmäßig, wasserfreies Chloral zu kaufen und zu Ü b u n g s z w e c k e n dasselbe in die bekannteren Additionsprodukte (s. oben) überführen zu lassen.

Die Darstellung beruht darauf, daß durch Einwirkung mit Chlor auf Alkohol zunächst C h l o r a l k o h o l a t und aus diesem w a s s e r f r e i e s C h l o r a l erzeugt wird, das man durch Zusatz berechneter Mengen Wasser in Chloralhydrat überführt.

Man leitet getrocknetes Chlorgas in absoluten Alkohol, und zwar zunächst unter g u t e r K ü h l u n g, um die anderenfalls eintretende stürmische Reaktion zu mäßigen. Das Chlor wirkt auf den Alkohol unter Entbindung von Salzsäure ein, die in einem vorgelegten Absorptionsgefäße in Wasser aufgefangen wird. Man setzt das Einleiten von Chlor in der Kälte so lange fort, bis keine Salzsäure mehr entweicht. Alsdann wird das Einleiten von Chlor unter allmählicher Steigerung der Temperatur, zuletzt bei Wasserbadtemperatur, wobei nun wiederum Salzsäure entweicht, so lange fortgesetzt, bis das Reaktionsprodukt sich fast klar in Wasser löst. Das Einleiten von Chlor muß ohne Unterbrechung geschehen und dauert auch bei kleineren Mengen mehrere Tage. Beim Erkalten erstarrt die Flüssigkeit zu einem Brei von C h l o r a l - a l k o h o l a t, das sich durch Vereinigung des gebildeten Chlorals mit noch vorhandenem, unverändertem Alkohol gebildet hatte. Man behandelt (schüttelt) dieses Produkt wiederholt mit konzentrierter Schwefelsäure, die den Alkohol aufnimmt, und gewinnt durch Destillation das bei 94⁰ siedende wasserfreie flüssige C h l o r a l, das durch Rektifikation über Calciumcarbonat entsäuert bzw. r e i n erhalten wird.

Zur Überführung des wasserfreien Chlorals in Chloralhydrat fügt man unter Umrühren zu 147,5 T. Chloral in mehreren Portionen rasch hintereinander 18 T. Wasser (auf 100 T. Chloral = 12,2 T. Wasser). Unter Selbsterwärmung wird das Wasser vom Chloral unter Bildung von C h l o r a l h y d r a t aufgenommen. Man gießt die noch warme Flüssigkeit in flache Porzellanschalen (oder Glasküvetten) und läßt sie in diesen erstarren, wobei man die Gefäße mit Glasplatten bedeckt, um Verluste durch Verdampfen nach Möglichkeit zu verhüten.

Die erhaltene ·Kristallmasse verwandelt man durch Umkristallisieren aus Benzol in die trockenen Kristalle.

Als N e b e n p r o d u k t e entstehen bei der Chloraldarstellung eine große Reihe gechlorter Produkte; Äthylchlorid C_2H_5Cl, Äthylidenchlorid $CH_3.CHCl_2$, Äthylenchlorid CH_2Cl. CH_2Cl, Trichloräthan $CH_3.CCl_3$, Chlorkohlenoxyd $COCl_2$, und andere chlorierte Produkte.

Vorgang. Der Vorgang der Chloraldarstellung ist nicht in allen Phasen aufgeklärt. Es genügt indessen, nachstehenden Verlauf anzunehmen:

Äthylalkohol wird durch die Einwirkung von Chlor in der Kälte zunächst zu A c e t - a l d e h y d oxydiert:

$$CH_3 - CH\ H\ O\ H + 2Cl = 2HCl + CH_3.CHO$$

            Äthylalkohol   Acetaldehyd

und der gebildete Acetaldehyd alsdann durch die weitere Einwirkung von Chlor in C h l o r a l übergeführt

$$CH_3.CHO + 6Cl = 3HCl + CCl_3.CHO$$

        Acetaldehyd   Chloral

Chloral verbindet sich mit Wasser zu C h l o r a l h y d r a t, mit Alkohol zu C h l o r a l - a l k o h o l a t

$$CCl_3 . \overset{\overset{\textstyle OH}{|}}{\underset{\underset{\textstyle OH}{|}}{C}} H$$

Chloralhydrat

$$CCl_3\overset{\overset{\textstyle OH}{|}}{\underset{\underset{\textstyle OC_2H_5}{}}{C}} H$$

Chloralalkoholat

Chloralhydrat ist theoretisch deshalb ein interessanter Stoff, als in ihm entgegen der sonstigen Regel 2 Hydroxylgruppen mit demselben Kohlenstoffatom verbunden sind.

Eigenschaften. Das offizinelle Chloralhydrat bildet luftbeständige, trockne, farblose, durchsichtige, rhomboidale Kristalle von aromatischem, wenig stechendem Geruche und bitterlichem, etwas unangenehmem, ätzendem Geschmacke. Es löst sich leicht in Wasser (1½ T.) auch leicht in Amylalkohol, Weingeist und Äther, weniger in Petroläther, Benzol, Schwefelkohlenstoff, es ist langsam löslich in 5 T. kaltem Chloroform, fast unlöslich in Terpentinöl. Mit Kampfer gemischt, geht es mit diesem eine dickflüssige, in Wasser unlösliche Verbindung ein. Bei etwa 49⁰ beginnt Chloralhydrat zu sintern, bei 53⁰ ist es zu einer klaren farblosen Flüssigkeit (von ca. 1,575 spez. Gewicht) geschmolzen, die bis auf 30⁰ abgekühlt Kristalle abscheidet, weiter erkaltet zu einer festen weißen kristallinischen, dem Walrat ähnlichen Masse erstarrt. Der Schmelzpunkt ist nicht scharf, da bei der Schmelztemperatur bereits in geringem Maße Zersetzung eintritt. Bei 94⁰ beginnt Chloralhydrat zu sieden und verflüchtigt sich vollständig. Mit verdünnter Ätzalkalilösung geschüttelt, trennt sich die Mischung in 2 Schichten, von denen die untere aus Chloroform (71—72 Prozent), die obere, allmählich klar werdende, aus Natrium- oder Kaliumformiat, in Wasser gelöst, besteht.

Die wässerige Lösung von Chloralhydrat unterliegt einer allmählichen Zersetzung in Salzsäure und Dichloraldehyd. Daher reagieren die wässerigen Chloralhydratlösungen kurze Zeit nach ihrer Darstellung sauer. In der weingeistigen Lösung bildet sich allmählich Chloralalkoholat. Ein an der Luft feucht werdendes Chloralhydrat ist meist mit Schwefelsäure verunreinigt. Während das Chloralhydrat sich, ohne seine Form zu ändern, in Wasser löst, wird Chloralalkoholat zunächst ölähnlich flüssig und löst sich erst dann im Wasser.

Prüfung. Zu den Prüfungen ist folgendes zu bemerken: Wässerige Chloralhydratlösungen zeigen stets schwach saure Reaktion, daher wird die Prüfung auf Säuren (Salzsäure, Trichloressigsäure) in der alkoholischen Lösung vorgenommen. Tritt in der alkoholischen Lösung durch Silbernitrat sofort eine Veränderung (weißliche Trübung oder bräunliche Reduktion) ein, so liegen zersetzte Präparate vor. Bei der Prüfung auf Chloralalkoholat stört die gelbe Farbe der rohen Salpetersäure nicht. Bei reinem Chloralhydrat verschwindet diese gelbe Färbung, bei alkoholathaltigem wird sie verstärkt und es treten gelbbraune Dämpfe auf. Empfindlicher, deutlicher und vorzuziehen ist jedoch die Jodoformprobe: Wird eine Lösung von 1 g Chloralhydrat, 6 g Wasser und 0,5 g Kaliumhydroxyd erwärmt und dann filtriert und das Filtrat mit Jodlösung (natürlich keine alkoholische Lösung) bis zur Gelbfärbung versetzt, so dürfen sich innerhalb einer Stunde keine Jodoformkristalle abscheiden.

Chloralammoniak, Chloralammonium $CCl_3CH(OH)NH_2$. Durch Einwirkung von gasförmigem Ammoniak auf eine Lösung von Chloral in Chloroform darzustellen, Schmelzpunkt 64⁰. Wenig löslich in Wasser. Wurde vorübergehend als Schlafmittel empfohlen.

Chloralurethan $CCl_3CH(OH)NH . CO_2 . C_2H_5$, durch Zusammenschmelzen von Chloral oder Chloralhydrat mit Urethan darzustellen, wurde vorübergehend unter dem Namen *Uralium* oder *Uraline* als Hypnoticum empfohlen.

Aufbewahrung und Dispensation. Da das im Tages- und Sonnenlichte aufbewahrte Chloralhydrat eine saure Reaktion annimmt, da es ferner schon bei mittlerer Temperatur einigermaßen flüchtig ist, so ist eine Aufbewahrung in gut geschlossenen Glasgefäßen und am schattigen Orte notwendig. Da Korkstopfen zerfressen werden, so sind als Aufbewahrungsgefäße Gläser mit Glasstopfen zu wählen. Werden vom Arzte wässerige Lösungen verordnet, so dürfen dieselben nie mit warmem Wasser hergestellt werden, weil warmes Wasser stärker zersetzend wirkt. Ebenso dürfen keine wässerigen, und niemals weingeistige Lösungen des Chloralhydrates vorrätig gehalten werden. Lösungen von Chloralhydrat mit Borax in Wasser müssen ohne Erwärmung bereitet werden.

Der Apotheker hüte sich, infolge mangelhafter Verschreibung (als *Hydr. chlor.* = Hydras chloralis) Chloralhydrat und Hydrargyrum chloratum miteinander zu verwechseln.

Arzneien, die Chloralhydrat enthalten, dürfen nur auf jedesmal erneute ärztliche Verordnung abgegeben werden.

Anwendung. Chloralhydrat wurde im Jahre 1869 als erstes eigentliches Schlafmittel von L i e b r e i c h eingeführt; bis dahin kannte man nur die Opiate als solche, und gerade damals fing man an, auf die schweren Gefahren aufmerksam zu werden, die häufiger Gebrauch dieser Substanzen, besonders des Morphins, zur Folge hat. — Chloralhydrat betäubt in therapeutischen Dosen vor allem das Großhirn und führt so einen Zustand herbei, der anscheinend dem normalen Schlaf vollkommen entspricht; auch das Erwachen ist in den meisten Fällen ähnlich wie in der Norm; Übelkeit, Schwindel und andere Nachwehen sind relativ selten. Bei diesen therapeutischen Dosen ist es auch leicht, den Schlaf, z. B. durch Anrufen, zu unterbrechen. Bei zu großen Dosen ist dies nicht mehr möglich, hier tritt meist ein Zustand ein, der dem durch die Inhalationsanästhetika (Chloroform, Äther) erzeugten ähnlich ist, aber größere Gefahren als der letztere in sich birgt. Es droht dann, ebenso wie bei unvorsichtiger Dosierung von Chloroform, das Erlahmen der Zirkulation und auch der Atmung. Auch in therapeutischen Dosen ist Chloralhydrat bei Herzkranken oft schädlich gewesen und daher nur mit großer Vorsicht anzuwenden. — Ein weiterer Nachteil des Chloralhydrates ist sein schlechter Geschmack und seine lokale Reizwirkung; es kann deshalb nur per os und in einer Form gegeben werden, die diese Übelstände vermeidet (Oblaten, schleimiges Vehikel usw.).

Wie die anderen Schlafmittel, mit Ausnahme des Morphins, versagt Chloralhydrat meist, wenn starke Schmerzen die Ursache der Schlaflosigkeit sind.

In neuerer Zeit sind häufig Fälle von Angewöhnung an Chloralhydrat, sog. Chloralismus, beobachtet worden. — Chloralhydrat hat eine gewisse lokalanästhesierende Wirkung, von der manchmal in der Zahnheilkunde Gebrauch gemacht wird, z. B. zur Einlage in schmerzende Zahnhöhlen mit anderen Substanzen zusammen.

Bei T i e r e n ist es möglich, mit Chloralhydrat in Dosen, die noch nicht das Leben gefährden, eine volle Narkose zu erzielen, wie man sie braucht, um Operationen auszuführen. Doch verhalten sich die einzelnen Spezies sehr verschieden. — Bei Pferden ist es (zu 75—100 g) für diesen Zweck gut brauchbar; außerdem wird es gegen alle Arten von Erregungszuständen bei Pferden, Rindern und auch den kleineren Nutztieren gegeben; für Hunde und Katzen eignet es sich wenig.

Chloroformium. — Chloroform.
Syn.: Trichlormethan. Formylum chloratum.

$CHCl_3$ Mol.-Gew. 119,39.

Gehalt 99 bis 99,4 Prozent reines Chloroform und 1 bis 0,6 Prozent absoluter Alkohol.

Klare, farblose, flüchtige Flüssigkeit. Chloroform riecht eigenartig, schmeckt süßlich, ist in Wasser sehr wenig löslich und in jedem Verhältnis löslich in Weingeist, Äther, fetten und ätherischen Ölen.

Spezifisches Gewicht 1,485 bis 1,489.

Siedepunkt 60° bis 62°.

Schüttelt man 20 ccm Chloroform mit 10 ccm Wasser und hebt sofort 5 ccm Wasser ab, so darf dieses Lackmuspapier nicht röten und, wenn es vorsichtig über eine mit gleich viel Wasser verdünnte Silbernitratlösung geschichtet wird, keine Trübung hervorrufen (Salzsäure). Beim Schütteln von Chloroform mit Jodzinkstärkelösung darf weder die Jodzinkstärkelösung gebläut, noch das Chloroform gefärbt werden (Chlor).

Chloroform darf nicht erstickend riechen (Phosgen). Mit Chloroform getränktes bestes Filtrierpapier darf nach dem Verdunsten des Chloroforms nicht riechen. Schüttelt man 20 ccm Chloroform und 15 ccm Schwefelsäure in einem 3 cm weiten, mit Schwefelsäure gespülten Glasstöpselglase häufig, so darf sich die Schwefelsäure innerhalb 1 Stunde nicht färben (organische Verunreinigungen).

5 ccm Chloroform dürfen beim Verdunsten auf dem Wasserbade keinen Rückstand hinterlassen.

Narkosechloroform (Chloroformium pro narcosi) muß den an Chloroform gestellten Anforderungen genügen, jedoch darf sich beim Schütteln mit Narkosechloroform die Schwefelsäure innerhalb 48 Stunden nicht färben.

Schüttelt man 20 ccm Narkosechloroform, 15 ccm Schwefelsäure und 4 Tropfen Formaldehydlösung in einem 3 cm weiten, mit Schwefelsäure gespülten Glasstöpselglase häufig, so darf sich die Schwefelsäure innerhalb einer halben Stunde nicht färben (organische Verunreinigungen).

Narkosechloroform ist sofort nach der Prüfung in braune, fast ganz gefüllte und gut verschlossene Flaschen von höchstens 60 ccm Inhalt abzufüllen und darin aufzubewahren.

Chloroform und Narkosechloroform sind vor Licht geschützt aufzubewahren.

Vorsichtig aufzubewahren   **Größte Einzelgabe 0,5 g.**   **Größte Tagesgabe 1,5 g.**

Die Prüfung von Chloroform wurde hinsichtlich des Verdampfungsrückstandes erweitert. In dem Artikel Chloroform wurden die Vorschriften über Chloroformium pro narcosi mit einbezogen.

Geschichtliches. Das Chloroform wurde 1831 fast gleichzeitig von L i e b i g und S o u - b e i r a n entdeckt. L i e b i g erhielt es durch Einwirkung von Kalilauge auf Chloral, S o u b e i r a n durch Destillation von Weingeist mit Chlorkalk. Die Zusammensetzung des Chloroforms stellte 1834 D u m a s fest. Als Anästhetikum wurde es 1847 von S i m p s o n - Edinburg eingeführt und damit die Vorbedingung für die Fortschritte der modernen Chirurgie geschaffen.

Bildung und Darstellung. Chloroform entsteht durch Einwirkung von Chlor auf zahlreiche organische Substanzen, z. B. auf Methan, Alkohol, Aceton, essigsaure Salze, flüchtige Öle, Essigsäure, Weinsäure, Ameisensäure, Oxalsäure, Methyl- und Äthyläther usw.

Für die praktische Gewinnung indessen kommen nur d r e i Verfahren in Betracht: 1. Darstellung aus Weingeist und Chlorkalk. 2. Darstellung aus Aceton und Chlorkalk. 3. Darstellung durch Zersetzen von Chloral, Trichloressigsäure, überhaupt von Verbindungen, die eine endständige CCl_3-Gruppe haben, mit ätzenden Alkalien.

Die beiden ersten Methoden liefern ein billiges und für die gewöhnlichen Zwecke hinreichend reines Chloroform. Ob Alkohol oder Aceton als Ausgangsmaterial gewählt wird, hängt lediglich von dem jeweiligen Preise der beiden Stoffe ab. Methode 3 liefert ein sehr reines, aber etwas teureres Chloroform (Chloralchloroform). In allen drei Fällen erfolgt die Darstellung fabrikmäßig.

1. C h l o r o f o r m a u s W e i n g e i s t u n d C h l o r k a l k. 20 T. Chlorkalk mit einem Gehalt von 30 Prozent wirksamem Chlor werden in einer geräumigen Destillierblase mit 80 T. Wasser angerührt und mit 4 T. f u s e l f r e i e m Weingeist von 86 Prozent vermischt. Nachdem die Blase gehörig gedichtet und mit der Kühlvorrichtung in Verbindung gebracht worden ist, erwärmt man den Blaseninhalt auf 45°—50° durch Einlassen von Dampf. Sobald diese Temperatur erreicht ist, stellt man den Dampf ab, da sonst die Reaktion zu stürmisch und unter Bildung anderer Produkte verlaufen würde. Unter freiwilliger Erwärmung beginnen nun Chlorkalk und Weingeist aufeinander einzuwirken, und es destilliert eine Mischung von Wasser, Alkohol und Chloroform über. Wenn die Reaktion nachläßt, kann man sie durch weiteren, vorsichtigen Zutritt von Dampf aufs neue hervorrufen.

Das Destillat besteht aus zwei Schichten, von denen die untere, spezifisch schwerere, aus Rohchloroform, die obere, spezifisch leichtere, aus einer wässerig-alkoholischen Lösung von wenig Chloroform besteht, aus der man durch Verdünnen mit Wasser das in Lösung gehaltene Chloroform abscheiden kann.

Man trennt das Rohchloroform von der wässerigen Flüssigkeit, wäscht es zunächst mehrmals mit Wasser und behandelt es mehrere Tage lang unter häufigem Umschütteln mit konzentrierter Schwefelsäure, um die gebildeten chlorhaltigen Nebenprodukte zu entfernen. Diese Behandlung ist so oft zu wiederholen, bis die Schwefelsäure durch das Chloroform nicht mehr gebräunt wird. Das so gereinigte Chloroform wird hierauf von der Schwefelsäure getrennt, zunächst mit einer Lösung von Natriumcarbonat, dann mit Wasser gewaschen, durch Maceration mit geschmolzenem Chlorcalcium oder geglühter Pottasche (oder zum Schluß mit Phosphorsäureanhydrid) entwässert, hierauf der Rektifikation aus dem Wasserbade unterworfen, wobei die ersten, in der Regel trübe übergehenden Anteile gesondert aufgefangen und nur die bei 60°—62° übergehenden Anteile aufgefangen werden. Durch Zusatz von fuselfreiem Alkohol wird das reine Chloroform alsdann auf das geforderte spez. Gewicht gebracht.

Die Vorgänge bei dieser Darstellung des Chloroforms sind noch nicht in allen Punkten aufgeklärt. Wahrscheinlich entsteht zunächst durch Einwirkung des im Chlorkalk enthaltenen Calciumhypochlorites auf Weingeist zunächst A l d e h y d:

$$4 C_2H_5.OH \; + \; 2 Ca(OCl)_2 \;\; = \;\; 4 H_2O \; + \; 2 CaCl_2 \; + \; 4 CH_3.CHO$$

Weingeist   Calcium-
hypochlorit   Calcium-
chlorid   Aldehyd

Der Aldehyd wird alsdann durch weitere Einwirkung von Calciumhypochlorit in T r i - c h l o r a l d e h y d (= Chloral) verwandelt:

$$4 CH_3.CHO \; + \; 6 Ca(OCl)_2 \;\; = \;\; 6 Ca(OH)_2 \; + \; 4 CCl_3.CHO$$

Aldehyd   Calcium-
hypochlorit   Chloral

Der so entstandene Trichloraldehyd wird schließlich im dritten Stadium der Reaktion durch das im Chlorkalk anwesende Calciumhydroxyd in Calciumformiat (ameisensaures Calcium) und C h l o r o f o r m gespalten:

$$4\,CCl_3.CHO \;+\; 2\,Ca(OH)_2 \;=\; 4\,CHCl_3 \;+\; 2\,Ca(HCO_2)_2$$

Chloral — Calciumhydroxyd — Chloroform — Calciumformiat

2. **Chloroform aus Aceton und Chlorkalk.** Man mischt 270 T. Chlorkalk (von 33 Prozent Chlorgehalt) mit 800 T. Wasser und läßt ein Gemisch von 22 T. Aceton und 70 T. Alkohol zufließen. Die Bildung des Chloroforms erfolgt freiwillig und wird später durch schwache Erwärmung unterstützt.

a) $2[CH_3.CO.CH_3] + 6\,CaOCl_2 \;=\; 2[CH_3.CO.CCl_3] + 3\,Ca(OH)_2 + 3\,CaCl_2$

Aceton — Chlorkalk — Trichloraceton

b) $2[CH_3.COCCl_3] \;+\; Ca(OH)_2 \;=\; Ca(C_2H_3O_2)_2 \;+\; 2\,CHCl_3$

Trichloraceton — Calciumacetat — Chloroform

Das als Nebenprodukt entstandene Calciumacetat kann auf Essigsäure oder durch trockne Destillation wieder auf Aceton verarbeitet werden.

3. **Chloroform aus Chloral.** Wasserfreies Chloral oder Chloralhydrat werden mit Natronlauge von 1,1 spez. Gewicht einige Zeit digeriert, alsdann destilliert und das gewonnene Chloroform schließlich gereinigt.

Eigenschaften des reinen Chloroforms. Das reine Chloroform hat bei 0^0 ein spez. Gewicht von 1,525, bei 15^0 von 1,502. Der Siedepunkt liegt bei 62^0. Reines Chloroform zersetzt sich verhältnismäßig leicht.

Eigenschaften des Chloroforms des Arzneibuches. Das Arzneibuch hat nicht das reine Chloroform, sondern, der größeren Haltbarkeit wegen, ein Chloroform mit ungefähr 1 Prozent Weingeistzusatz aufgenommen.

Die vom Arzneibuch angeführten Eigenschaften sind durch folgende Angaben zu ergänzen: In Wasser ist Chloroform nur wenig löslich, erteilt demselben aber seinen spezifischen Geruch und Geschmack. Nicht mischbar ist es mit Glycerin. Es ist ein ausgezeichnetes Lösungsmittel für eine Anzahl sonst schwer löslicher Stoffe. So löst es z. B. Jod (mit violetter Färbung), Schwefel, Phosphor, Paraffine, Fette, Harze, Alkaloide, Kautschuk. Auf die Haut gegossen, verursacht es infolge seiner Verdunstung zunächst Kältegefühl, alsdann bewirkt es Brennen und Rötung der Hautstelle. Nach wiederholter äußerer Anwendung von Chloroform stößt sich die Haut an den betreffenden Stellen ab. Chloroform ist **nicht leicht entzündlich**, sein Dampf verbrennt mit grüner Flamme, ohne jedoch mit Luft explosive Gemenge zu geben.

Konzentrierte Schwefelsäure oder Salpetersäure greifen Chloroform bei mittlerer Temperatur nicht an, dagegen führt ein Gemisch von konzentrierter Schwefelsäure und rauchender Salpetersäure das Chloroform beim Erwärmen in **Nitrochloroform = Chlorpikrin** $CCl_3(NO_2)$ über, eine ölige, bei 112^0 siedende Flüssigkeit von heftig reizendem Geruch. Chlor ist im Dunkeln ohne Einwirkung auf Chloroform, unter dem Einfluß des Lichtes führt es dasselbe in **Tetrachlorkohlenstoff** CCl_4 über. Reduktionsmittel verwandeln das Chloroform schrittweise in **Methylenchlorid** CH_2Cl_2 (d. i. Dichlormethan), Methylchlorid CH_3Cl und Methan CH_4.

Kalium und Natrium wirken bei gewöhnlicher Temperatur auf Chloroform nicht ein, dagegen wirken alkoholische Kali- oder Natronlauge zersetzend auf dasselbe ein unter Bildung von Alkalichloriden und ameisensaurem Alkali:

$$CHCl_3 \;+\; 4\,KOH \;=\; 3\,KCl \;+\; HCO_2K \;+\; 2\,H_2O$$

Chloroform — Kaliumhydroxyd — Kaliumchlorid — Kaliumformiat

Die Bildung von ameisensauren Salzen ist der Grund dafür, daß Chloroform beim Erhitzen mit ätzenden Alkalien **reduzierend** wirkt, z. B. aus **Fehling**scher Lösung Kupferoxydul ausscheidet.

Wird Chloroform mit wässerigem oder alkoholischem Ammoniak auf 180^0 erhitzt, so werden Ammoniumchlorid und Ammoniumcyanid gebildet:

$$CHCl_3 \;+\; 5\,NH_3 \;=\; 3\,NH_4Cl \;+\; NH_4.CN$$

Chloroform — Ammoniumchlorid — Ammoniumcyanid

Eine weitere Reaktion ist die **Isonitrilreaktion** oder **Carbylaminreaktion**. Diese besteht darin, daß Chloroform beim Erhitzen mit (weingeistiger) Kalilauge und irgendeinem primären Amin die außerordentlich widerlich riechenden Isonitrile gibt. Benutzt man als primäres Amin das Anilin, erhitzt man also das letztere mit (weingeistiger) Kalilauge und etwas Chloroform, so bildet sich **Phenylcarbylamin** oder **Isocyanphenyl**:

$$\underbrace{C_6H_5 . N \; H_2}_{\text{Anilin}} \; + \; \underbrace{C Cl_3 H}_{\text{Chloroform}} \; + \; \underbrace{3 \, KOH}_{\text{Kalihydrat}} \; =$$

$$\underbrace{3 \, KCl}_{\text{Kaliumchlorid}} \; + \; 3 \, H_2O \; + \; \underbrace{C_6H_5 . N \equiv C}_{\text{Isocyanphenyl}}$$

Ferner sind einige Farbenreaktionen von Interesse, die Chloroform mit Phenolen bei Gegenwart von ätzenden Alkalien gibt:

a) Beim Erwärmen von Chloroform mit Resorcin und 33 prozentiger Kalilauge entsteht gelbrote Färbung mit grüner Fluorescenz.

b) Beim Erwärmen von Chloroform mit Naphthol und konzentrierter Kalilauge entsteht blaue Färbung, an der Luft in Grün, dann in Braun übergehend.

Prüfung. Zu den Prüfungen ist folgendes zu bemerken: Der Praktiker wird auf die Art des Geruches ein entscheidendes Gewicht legen. Wer häufiger reines Chloroform gerochen hat, wird gewisse unreine Chloroformsorten schon an dem Geruch erkennen. Die I s o n i t r i l - Reaktion (die Pharm. Germ. II. vorschrieb) ist deshalb fallen gelassen worden, weil sie wegen ihrer hohen Empfindlichkeit keinen rechten Aufschluß über die Identität gibt. So würde z. B ein auch nur 5 Prozent Chloroform enthaltendes Methylenchlorid, Äthylenchlorid oder Äthy lidenchlorid die Isonitrilreaktion immer noch sehr deutlich geben.

Zur Feststellung des Siedepunktes wird eine größere Menge Chloroform (100—200 g) in einem Fraktionierkolben mit vorgelegtem Kühler aus dem Wasserbade langsam destilliert. Der Kolben ist in das zu erwärmende Wasser einzuhängen, die Temperatur des letzteren soll 70⁰ nicht übersteigen, um die Angabe zu hoher Temperatur zu vermeiden. Unter diesen Umständen muß die Gesamtmenge des Chloroforms bei 60⁰—62⁰ überdestillieren. Ein sicheres Urteil über den Siedepunkt des Chloroforms läßt sich nur bei Anwendung eines Siedeaufsatzes (Dephlegmator) erreichen. Man fängt zweckmäßig die letzten 10—5 ccm für sich auf und prüft diese zunächst durch den Geruch. Man ist dadurch in der Lage, sich ein Urteil darüber zu bilden, ob das Chloroform Produkte des Fuselöls oder andere übelriechende Verunreinigungen enthält. Wird darauf die Destillation zu Ende geführt, so sollte nach dem Verflüchtigen der letzten Anteile des Chloroforms, wobei die Thermometersäule stets um einige Grade steigt, der Kolben völlig blank erscheinen. In der Praxis wird sich jedoch stets ein hauchartiger Rückstand zeigen, der zu vernachlässigen ist.

Man schüttelt in einem sauberen Glasstöpselglase 20 ccm Chloroform mit 10 ccm vorher ausgekochtem und wieder erkaltetem Wasser eine halbe Minute kräftig durch. Nach dem Absetzen des Chloroforms werden 5 ccm der wässerigen Schicht mittels einer Pipette abgehoben. Diese dürfen a) Lackmuspapier nicht röten, andernfalls ist f r e i e S a l z s ä u r e als Zersetzungsprodukt des Chloroforms (oder freie Schwefelsäure, oder Essigsäure usw.) vorhanden; b) vorsichtig auf eine Mischung von je 2,5 ccm Wasser und Silbernitratlösung an der Berührungsstelle keine Trübung hervorrufen. Eine weiße Trübung würde auf Gegenwart von S a l z s ä u r e zurückzuführen sein, eine gelbliche oder rötliche Trübung könnte von Anwesenheit a r s e n i g e r S ä u r e oder A r s e n s ä u r e herrühren, über deren Vorkommen im Chloroform S c h o l v i e n berichtete.

Werden 5 ccm Chloroform mit 5 ccm Zinkjodidstärkelösung geschüttelt, so darf weder eine Blaufärbung derselben, noch eine rötliche Färbung des Chloroforms eintreten. Beide Erscheinungen würden durch in Freiheit gesetztes Jod bewirkt werden. Als Verunreinigung, die das Jod aus dem Zinkjodid in Freiheit setzt, gilt freies C h l o r , ein Zersetzungsprodukt des Chloroforms.

Von dem erstickenden Geruche des P h o s g e n $COCl_2$ (Kohlenstoffoxychlorid) sei Chloroform frei. Diese Verunreinigung bildet sich im Chloroform infolge von Oxydation durch Sauerstoff, wobei zugleich Salzsäure entsteht:

$$CHCl_3 \; + \; O \;\; = \;\; HCl \; + \; COCl_2$$

Zu der Schwefelsäureprobe, die das gewöhnliche Chloroform eine Stunde lang aushalten muß, ist folgendes zu bemerken: Chloroform wird von konzentrierter Schwefelsäure nicht angegriffen, wohl aber werden von der Schwefelsäure angegriffen, unter D u n k e l - b i s S c h w a r z - f ä r b u n g , die das Chloroform verunreinigenden Chlorprodukte, insbesondere Äthylidenchlorid und gechlorte Amylverbindungen, letztere aus fuselhaltigem Alkohol herrührend.

Zur Ausführung der Probe benutzt man zweckmäßig z w e i zylindrische Glasgefäße mit Fuß und Glasstopfen aus Kristallglas von 3 cm Weite und etwa 50 ccm Inhalt. Dieselben werden wohl gereinigt, unter Schutz vor Staub getrocknet, hierauf mit je 15 ccm Schwefelsäure beschickt und unter wiederholtem Umschütteln eine halbe Stunde lang beobachtet. Ist in dieser Zeit eine Färbung der Schwefelsäure nicht erfolgt, was man über einer weißen Unterlage erkennt, so sind die Gläser zur Ausführung der Probe hinreichend rein. Man bringt nun in das eine der Gläser die vorgeschriebenen 20 ccm Chloroform. Das das Chloroform enthaltende Gefäß wird während einer Stunde, etwa alle 5 Minuten, kräftig geschüttelt, hierauf vergleicht man den Inhalt beider Gefäße über einer Unterlage von weißem Papier. Die Schwefelsäure darf keine gelbliche, bräunliche oder noch dunklere Färbung angenommen haben. Da Staub, Kork, Papierfasern usw. durch Schwefelsäure gleichfalls verkohlt werden, so hat man bei der Anstellung der Reaktion diese Fehlerquellen sorgfältig auszuschließen. Bei einer Beanstandung hat man den Versuch unbedingt mehrmals zu wiederholen.

Läßt sich ein Chloroform, das diese Probe nicht hält, durch bloße Rektifikation in ein probehaltiges umwandeln, so sind die Verunreinigungen wahrscheinlich erst im Verlaufe der Aufbewahrung aus Korkstopfen usw. in das Chloroform gelangt. Rühren sie dagegen von fremden Chlorprodukten her, so muß das Chloroform dem Reinigungsverfahren mit Schwefelsäure, wie unter Darstellung angegeben, unterworfen werden.

Für N a r k o s e c h l o r o f o r m ist außer den allgemeinen Prüfungen des Chloroforms noch eine Probe mit Formaldehyd-Schwefelsäure vorgeschrieben. Verunreinigungen des Chloroforms in ganz geringer Menge lassen sich durch eine mehr oder weniger starke Rot- oder Braunfärbung, die auf einer Kondensationsreaktion beruht, erkennen. Ein völlig reines Chloroform hält die Formaldehyd-Schwefelsäureprobe aus, und es gibt jetzt schon im Handel Chloroformsorten, die dieser Prüfung entsprechen.

Da es wünschenswert erscheint, eine möglichst zuverlässige Prüfung des Narkosechloroforms zu haben, deren Dauer eine verhältnismäßig kurze ist (konzentrierte Schwefelsäure allein würde auch zur Prüfung ausreichen, nur müßte die Beobachtungsdauer auf wenigstens 24 Stunden, besser noch auf 48 Stunden ausgedehnt werden), so kann die Prüfung mit Formaldehyd-Schwefelsäure nur begrüßt werden.

Mit Chloroform, das nur Spuren (etwa 0,05 Prozent) von tertiärem Butylalkohol oder Isoamylalkohol oder deren Chloriden, Isobutylchlorid oder Amylchlorid, enthält, gibt Formaldehyd-Schwefelsäure schon nach wenigen Minuten eine deutliche Reaktion.

Das geprüfte und als rein befundene Narkosechloroform ist sofort in sorgfältig gereinigte braune Glasstöpselgläser, deren Stopfen gut eingeschliffen, aber nicht mit Fett oder dgl. gedichtet sind, abgefüllt. Nach Vorschrift des Arzneibuches dürfen die vollständig anzufüllenden Fläschchen nicht mehr als 60 ccm (= 90 g Chloroform) fassen. Damit soll wohl verhütet werden, daß zu Narkosen Chloroform Verwendung findet, das in angebrochenen Flaschen längere Zeit mit Luft in Berührung war und inzwischen Gelegenheit zur Zersetzung gehabt hat.

Chloroformium e Chloralo. Das aus Chloral dargestellte Chloroform ist nur dann abzugeben, wenn es ausdrücklich als solches verordnet wurde. Man neigt der Ansicht zu, daß ein aus f u s e l f r e i e m W e i n g e i s t dargestelltes, sorgfältig gereinigtes, gewöhnliches Chloroform dem Chloralchloroform völlig ebenbürtig ist.

Chloroform-Pictet. Durch Abkühlung auf unter —100° kann Chloroform kristallisiert werden. Durch diesen Reinigungsprozeß werden einige gechlorte Nebenprodukte aus dem Chloroform entfernt. Man hatte zunächst geglaubt, daß die hierdurch beseitigten Substanzen diejenigen seien, die leichte Zersetzlichkeit und die unangenehmen Nebenwirkungen des Chloroforms bedingen, und demgemäß angenommen, das Pictetsche Chloroform werde sich durch besondere Haltbarkeit und das Fehlen von Nebenwirkungen vor anderen Chloroformsorten auszeichnen.

Chloroform-Anschütz, Salicylid-Chloroform. Ein besonders reines Chloroform läßt sich aus der Verbindung von Salicylid mit Chloroform $(C_7H_4O_2)_4 . 2\,CHCl_3$, die 33 Prozent Chloroform in loser Bindung (als Kristallchloroform) enthält, gewinnen. Durch Destillation läßt sich aus der in quadratischen Oktaedern kristallisierenden und leicht völlig rein zu erhaltenen Verbindung kurz vor dem Gebrauche absolut reines Chloroform darstellen.

Weitere lose Chloroformverbindungen lassen sich mit Hilfe von Eiweißkörpern, Peptonen und Stärke gewinnen.

Aufbewahrung. Wie schon bemerkt wurde, ist absolut reines Chloroform nicht haltbar. Seine Haltbarkeit wird jedoch erhöht durch einen geringen Weingeistzusatz. Aus diesem Grunde enthält das Chloroform des Arzneibuches einen Zusatz von rund 1 Prozent Weingeist. Weiterhin hat man die Erfahrung gemacht, daß das Tageslicht die Zersetzung des Chloroforms begünstigt; daher ist die Aufbewahrung unter Lichtabschluß vorgesehen.

Für die Praxis sind folgende Regeln aufzustellen: das Chloroform werde in gelben Flaschen mit gut eingeriebenen Glasstopfen an einem kühlen Orte des Kellers aufbewahrt. Korkstopfen sind nicht zu empfehlen, weil sie an das Chloroform Extraktivstoffe abgeben und das Chloroform dann die Schwefelsäureprobe nicht hält. Die Gefäße fülle man mit dem Chloroform fast völlig an und wähle sie je nach dem Bedarf so groß, daß sie nicht zu oft geöffnet werden brauchen.

Anwendung. Chloroform wird i n n e r l i c h fast gar nicht mehr angewendet, allenfalls noch in starker Verdünnung und schleimigem Vehikel gegen „nervöse" Magenschmerzen, Erbrechen und ähnliches; früher wurde es auch als Bandwurmmittel gebraucht. — A u ß e r l i c h benutzt man das Chloroform als ein gelindes Hautreizmittel als „Liniment" oder mit Öl gemischt bei schmerzhaften Affektionen, z. B. rheumatischen Muskelschmerzen; abgesehen von der Reizwirkung, kommt hier wohl auch eine lokalanästhesierende in Betracht.

Das Hauptanwendungsgebiet des Chloroforms ist das der Allgemeinnarkose. Bei richtiger Leitung der Narkose ist es leicht, mit Chloroform nicht nur eine Betäubung des Großhirns (Wegfall des Bewußtseins und der Schmerzempfindlichkeit), sondern auch eine Beseitigung aller Reflexe (daher Muskelschlaffheit), wie es für größere Operationen nötig ist, ohne Gefahr zu erzielen, sobald es sich um einen sonst gesunden Menschen handelt. Die Hauptgefahr droht von einem Erlahmen der Zirkulation, speziell des Herzens selbst, die ganz plötzlich eintreten kann, wenn zuviel von dem Gifte auf einmal eingeatmet wird.

In der T i e r h e i l k u n d e wird Chloroform nur bei Pferden vor Operationen gebraucht; bei den anderen Tieren ist es für diesen Zweck zu gefährlich. — Innerlich wird es gegen Kolik, Erbrechen, Eklampsie der Hündinnen und gegen Bandwurm gegeben; Dosen 0,5—5 g bei kleinen, 10—25—50 g bei großen Tieren. — Äußerlich wird es wie in der Humanmedizin und auch als Antiseptikum angewendet.

Chrysarobinum. — Chrysarobin.

Syn.: Acidum chrysophanicum. Syn. der rohen Droge: Araroba, Goapulver, Bahiapulver.

Die durch Umkristallisieren aus Benzol gereinigten Ausscheidungen aus den Höhlungen der Stämme von Andira araroba *Aguiar*.

Chrysarobin ist ein gelbes, leichtes, kristallinisches Pulver, das sich in etwa 300 Teilen siedendem Weingeist und in etwa 45 Teilen Chloroform von 40° bis auf einen geringen Rückstand löst. Streut man Chrysarobin auf Schwefelsäure, so entsteht eine rötlichgelbe Lösung.

Chrysarobin schmilzt beim Erhitzen, stößt gelbe Dämpfe aus und verkohlt wenig.

Wird 0,01 g Chrysarobin mit 20 ccm Wasser gekocht, so bleibt ein geringer, unlöslicher Rückstand. Das Filtrat verändert Lackmuspapier nicht und zeigt eine schwach braunrötliche Färbung, die durch Eisenchloridlösung nicht verändert wird. Wird Ammoniakflüssigkeit mit Chrysarobin geschüttelt, so nimmt die Mischung im Laufe eines Tages eine karminrote Farbe an. Streut man etwa 0,001 g Chrysarobin auf 1 Tropfen rauchende Salpetersäure und breitet die rote Lösung in dünner Schicht aus, so wird sie beim Betupfen mit Ammoniakflüssigkeit violett.

Chrysarobin darf beim Verbrennen höchstens 0,25 Prozent Rückstand hinterlassen.

Wesentlich neu ist die Forderung des aus Benzol umkristallisierten Chrysarobins.

Geschichtliches. Das Goapulver, aus dem das Chrysarobin dargestellt wird, stammt aus Brasilien, wurde aber zuerst aus Portugiesisch-Indien (Goa) bekannt, wo es K e m p 1864 als Heilmittel gegen eine Hautkrankheit kennen lernte. (Daher der Name P o d e G o a.) Vermutlich ist es in Indien im 18. Jahrhundert aus Brasilien, wo es seit jeher angewandt wurde, durch die Jesuiten eingeführt worden. 1875, nachdem es in England bekannt geworden war, wurde es von A t t f i e l d untersucht, der in demselben C h r y s o p h a n s ä u r e nachwies. In demselben Jahre erkannte es D a S i l v a L i m a als identisch mit dem in Brasilien bei den Eingeborenen als A r a r o b a und A r a r i b a und bei den Portugiesen als P o d e B a h i a bekannten Produkt; er teilte mit, daß es von einer Leguminose stamme. 1879 beschrieb A g u i a r diese Leguminose als *Andira araroba*. L i e b e r m a n n und S e i d l e r stellten 1878 fest, daß der Hauptbestandteil der Droge nicht Chrysophansäure, sondern ein Reduktionsprodukt derselben, das C h r y s a r o b i n, sei, welchen Namen bereits K e m p der Droge gegeben hatte.

Zum V e r s t ä n d n i s d e r g a n z e n S a c h l a g e muß man beachten, daß der Chemiker unter C h r y s a r o b i n die in dem Goapulver enthaltene chemische Verbindung $C_{30}H_{26}O_7$ versteht, während das Arzneibuch unter dem gleichen Namen die diese Verbindung enthaltende Droge, das gereinigte Goapulver, aufnahm.

Vorkommen und Gewinnung. Die Stammpflanze der Droge, *Andira araroba* A g u i a r (L e g u m i n o s a e — P a p i l i o n a t a e — D a l b e r g i e a e), ein starker Baum, ist in den Wäldern der Provinz Bahia vom 13°—15° s. Br. in Brasilien häufig; er führt bei den Eingeborenen den Namen A n g e l i n o a m a r g o s o. Den Holzteil des Baumes durchziehen lange Spalten oder Höhlungen, welche die Araroba in Form eines glanzlosen, gelben Pulvers enthalten. Die wirksame Substanz entsteht zunächst in den lebenden Zellen des Holzes, worauf bald eine Desorganisation der Zellwände eintritt; auf diese Weise entstehen die genannten Spalten und Lücken im Holz (lysigene Sekretbehälter).

Die Bäume, und zwar möglichst dicke, werden gefällt, in Blöcke zersägt und die Blöcke gespalten, um die Lücken, die das Sekret enthalten, bloßzulegen, worauf man die Araroba mit der Axt aus ihnen auskratzt. Das ursprünglich gelbe Pulver wird an der Luft allmählich dunkler, bis leberbraun oder violett. Das so gewonnene, unter dem Mikroskop kristallinische Pulver ist stark mit Holzteilen verunreinigt.

Zur R e i n i g u n g werden aus der Araroba zunächst die größeren Holzstücke usw. ausgelesen, worauf das Pulver in verschiedener Weise weiter behandelt wird. Zuweilen wird es einfach durch ein feines Sieb geschlagen und dieses Produkt als A r a r o b a   d e p u r a t a oder p u l v. s u b t. in den Handel gebracht. Solche Ware enthält im Durchschnitt 70 Prozent Chrysarobin. Beim Pulvern ist große Vorsicht zu beobachten, da das Pulver in den Augen und auch auf der unbedeckten Haut Entzündungen hervorrufen kann. — Meist wird die Araroba mit kochendem Benzol ausgezogen, worauf der Auszug eingedampft wird. Es kristallisiert dann ein goldgelbes Pulver aus. Das so gewonnene Präparat ist das vom Arzneibuch geforderte; es geht meist im Handel als C h r y s a r o b i n u m , seltener unter dem wissenschaftlich unzutreffenden Namen A c i d. c h r y s o p h a n i c. c r u d.

Eigenschaften. Das durch Extraktion mit Benzol dargestellte Chrysarobin bildet ein mattes, helles oder dunkles, gelbes Pulver von 0,920—0,922 spez. Gewicht. Unter dem Mikroskop erweist es sich zum größten Teil aus feinen nadelförmigen Kristallen bestehend, die meist zu rundlichen, warzenförmigen Aggregaten vereinigt sind. Läßt man einen Tropfen des Benzolauszuges auf dem Objektträger verdunsten, so erhält man ebenfalls die aus Nadeln bestehenden Warzen, einzelne Nadeln und größere Blättchen, die im polarisierten Lichte in allen Farben prächtig leuchten. Beim Verdunsten größerer Mengen erhält man auch einzelne ansehnliche, säulenförmige Kristalle. Schmelzpunkt 170°—178°. Geruch- und geschmacklos. Zu seiner Lösung erfordert es 33 T. siedendes Benzol, 32 T. siedenden Amylalkohol, 45 T. Chloroform von 40°, 230 T. Schwefelkohlenstoff und ähnliche Quantitäten Weingeist, Äther, Benzin, fette und flüchtige Öle. Es ist unzersetzt sublimierbar, doch entsteht dabei eine kleine Menge eines Körpers $C_{15}H_{12}$. Es ist unlöslich in verdünnter, löslich in konzentrierter Kalilauge mit gelber Farbe und grüner Fluorescenz. Von konzentrierter Schwefelsäure wird es mit rötlichgelber Farbe vollständig, von kochend heißer Salpetersäure (1,185 spez. Gewicht) in geringem Maße mit rotgelber Farbe gelöst. — Den vom Arzneibuch angeführten Identitätsprüfungen ist nichts hinzuzusetzen.

Chemie. Der Hauptbestandteil des Chrysarobins des Arzneibuches ist die chemische Verbindung C h r y s a r o b i n $C_{30}H_{26}O_7$. Diese ist in dem durch Benzol gereinigten Präparate zu etwa 90 Prozent enthalten, daneben sind noch etwa 10 Prozent in Benzol lösliche Unreinigkeiten vorhanden.

Das C h r y s a r o b i n $C_{30}H_{26}O_7$ ist ein Abkömmling der Chrysophansäure $C_{15}H_{10}O_4$. Es entsteht aus der letzteren dadurch, daß bei der Reduktion 2 Mol. Chrysophansäure zunächst Wasserstoff aufnehmen und sich alsdann unter Wasseraustritt vereinigen.

$$2\,[C_{15}H_{10}O_4] \;+\; 8\,H \;\;=\;\; H_2O \;+\; C_{30}H_{26}O_7$$
$$\text{Chrysophansäure} \qquad\qquad\qquad\qquad \text{Chrysarobin}$$

Umgekehrt kann durch Oxydation das Chrysarobin wieder in Chrysophansäure zurückverwandelt werden.

$$C_{30}H_{26}O_7 \;+. \;4\,O \;\;=\;\; 3\,H_2O \;+\; 2\,[C_{15}H_{10}O_4]$$
$$\text{Chrysarobin} \qquad\qquad\qquad\qquad \text{Chrysophansäure}$$

Das Chrysarobin wie die Chrysophansäure haben beide wegen der in ihnen enthaltenen, am Benzolkern stehenden OH-Gruppen P h e n o l c h a r a k t e r , daher lösen sie sich in ätzenden Alkalien auf.

In einer solchen alkalischen (gelbgefärbten) Lösung aber wird das Chrysarobin schon durch den Sauerstoff der Luft oxydiert, es geht in Chrysophansäure über, wobei die Lösung die für die chrysophansauren Alkalisalze charakteristische Rotfärbung annimmt. Wegen dieser leichten Aufnahme von Sauerstoff wird das Chrysarobin medizinisch zu den sog. reduzierenden Arzneimitteln gerechnet. Aus den alkalischen Lösungen werden durch Säuren (HCl) wieder Chrysophansäure bzw. Chrysarobin unlöslich abgeschieden.

Aufbewahrung. Das Arzneibuch schreibt hierüber nichts vor. Lichtempfindlich ist das Chrysarobin nicht, ebensowenig hygroskopisch. Der Apotheker lasse sich indessen nicht verleiten, das Chrysarobin für eine harmlose Substanz zu halten. Im Gegenteile möge er sich sorgfältig davor hüten, den Staub von Chrysarobin einzuatmen oder selbst kleine Mengen von Chrysarobin auf seine Schleimhäute gelangen zu lassen. Nach der Dispensation von Chrysarobin wasche man sich sofort die Hände.

Prüfung. Die vom Arzneibuch angegebenen Prüfungen sind im wesentlichen Identitätsreaktionen und hinreichend genau beschrieben, um eine Erläuterung überflüssig zu machen.

Von Verfälschungen des Chrysarobins ist nichts bekannt geworden, dagegen ist eine Substitution des *Anthrarobins* (Dioxyanthranol), das ebenfalls gegen Hautkrankheiten Verwendung findet, durch *Chrysarobin* beobachtet worden.

Anwendung. Chrysarobin wird nur äußerlich in Salbenform gegen einige chronische Hautaffektionen (besonders Psoriasis) gebraucht; die Wirkung beruht wahrscheinlich darauf, daß das Chrysarobin sich leicht zu Chrysophansäure oxydiert und so reduzierend wirkt. — Wird zuviel resorbiert, so kann Chrysarobin leicht Vergiftungserscheinungen (Nierenreizung) hervorrufen.

In der T i e r h e i l k u n d e wird es ebenfalls gegen chronisches Ekzem und andere Hautkrankheiten verwendet.

Cocaïnum hydrochloricum. — Kokainhydrochlorid.

Cocainum hydrochloricum P. I.

$$HCl . N(CH_3)C_7H_{10} \begin{cases} O . CO . C_6H_5 \\ CO . OCH_3 \end{cases} \quad \text{Mol.-Gew. } 339{,}65.$$

Ansehnliche, farblose, durchscheinende, geruchlose Kristalle, die in Wasser und Weingeist leicht löslich sind. Die Lösungen verändern Lackmuspapier nicht, schmecken bitter und rufen auf der Zunge eine vorübergehende Unempfindlichkeit hervor.

Schmelzpunkt 183°.

In der wässerigen, mit Salzsäure angesäuerten Lösung (1 + 99) ruft Quecksilberchloridlösung einen weißen, Jodlösung einen braunen, Kalilauge einen weißen, in Weingeist und in Äther leicht löslichen Niederschlag hervor. Silbernitratlösung erzeugt in der wässerigen, mit Salpetersäure angesäuerten Lösung einen weißen Niederschlag.

Wird 0,1 g Kokainhydrochlorid mit 1 ccm Schwefelsäure 5 Minuten lang auf etwa 100° erwärmt, so macht sich nach vorsichtigem Zusatz von 2 ccm Wasser der Geruch des Benzoesäuremethylesters bemerkbar, und beim Erkalten findet eine reichliche Ausscheidung von Kristallen statt, die beim Hinzufügen von 2 ccm Weingeist wieder verschwinden.

Ein aus gleichen Teilen Kokainhydrochlorid und Quecksilberchlorür bereitetes Gemisch schwärzt sich beim Befeuchten mit verdünntem Weingeist. Wird die Lösung von 0,05 g Kokainhydrochlorid in 5 ccm Wasser mit 5 Tropfen Chromsäurelösung versetzt, so entsteht durch jeden Tropfen ein gelber Niederschlag, der sich jedoch beim Umschwenken der Mischung wieder löst; auf Zusatz von 1 ccm Salzsäure findet eine dauernde Ausscheidung des gelben Niederschlags statt. Wird die Lösung von 0,05 g Kokainhydrochlorid in 2,5 ccm Wasser mit 2 Tropfen Kaliumpermanganatlösung (1+99) versetzt, so findet eine Ausscheidung von violett gefärbten Kriställchen statt.

Je 0,1 g Kokainhydrochlorid muß sich in 1 ccm Schwefelsäure und 1 ccm Salpetersäure ohne Färbung lösen; 0,1 g Kokainhydrochlorid muß, in 5 ccm Wasser und 3 Tropfen verdünnter Schwefelsäure gelöst, eine Flüssigkeit liefern, die durch 5 Tropfen Kaliumpermanganatlösung violett gefärbt wird. Bei Ausschluß von Staub darf diese Färbung im Laufe einer halben Stunde kaum eine Abnahme zeigen (Cinnamylecgonin).

Wird die Lösung von 0,1 g Kokainhydrochlorid in 80 ccm Wasser mit 2 ccm eines Gemisches von 1 Teil Ammoniakflüssigkeit und 9 Teilen Wasser ohne Schütteln vorsichtig gemischt, so darf bei ruhigem Stehen innerhalb 1 Stunde keine Trübung entstehen. Werden alsdann die Wandungen des Glases mit einem Glasstab unter zeitweiligem kräftigem Umschütteln gerieben, so muß sich das Kokain flockig-kristallinisch ausscheiden, während die Flüssigkeit selbst vollkommen klar bleiben muß (fremde Kokabasen).

Kokainhydrochlorid darf durch Trocknen bei 100° kaum an Gewicht verlieren und beim Verbrennen höchstens 0,1 Prozent Rückstand hinterlassen.

Vorsichtig aufzubewahren. Größte Einzelgabe 0,05 g. Größte Tagesgabe 0,15 g.

Die Prüfung auf fremde Kokabasen wurde erweitert.

Geschichtliches. Das Cocain hat N i e m a n n 1860 in den Cocablättern aufgefunden und ihm die Formel $C_{16}H_{20}O_4N$ zuerteilt. Die noch heute angenommene Formel $C_{17}H_{21}O_4N$ wurde zwei Jahre später von L o s s e n festgestellt, der auch die Spaltung des Alkaloides in Ekgonin, Benzoesäure und Methylalkohol lehrte. M e r c k und S k r a u p stellten 1885 gleichzeitig das erste künstliche Cocain durch Erhitzen von Benzoylekgonin mit Jodmethyl und Methylalkohol her.

Durch die Arbeiten zahlreicher Forscher, von denen besonders A. E i n h o r n und R. W i l l - s t ä t t e r zu nennen sind, ist die Konstitution des Cocains vollständig aufgeklärt und durch die Synthese festgelegt worden. Die lokale anästhesierende Wirkung des Cocains ist zuerst 1862 von D e m a r l e beobachtet worden.

Vorkommen. In den Blättern von Erythroxylon Coca kommen mehrere Alkaloide vor, von denen das gewöhnliche l-Cocain das wichtigste ist. Diese Basen, von denen übrigens die eine oder die andere in den verschiedenen Cocablättersorten manchmal fehlt, zerfallen in solche, die bei der Spaltung alle ein und dasselbe l-Ekgonin liefern und solche, die sich von einer anderen Grundsubstanz ableiten. Es sind das, außer dem Cocain selbst, das Cinnamylcocain $C_{19}H_{23}O_4N$ und die Truxilline, von denen vier Isomere, α, β, γ und δ, bekannt sind, und denen die Formel $C_{38}H_{46}N_2O_8$ zukommt. (Das α-Truxillin wird auch als Isatropylcocain bezeichnet.) Ferner das Benzoylekgonin $C_{16}H_{19}O_4N + 4\ H_2O$ und das Cinnamylekgonin $C_{18}H_{21}O_4N$. Keine Derivate des l-Ekgonins sind das d-Cocain $C_{17}H_{21}O_4N$, das nicht ein optischer Antipode des l-Cocains ist, sondern sich von einem alkalibeständigen Stereoisomeren des gewöhnlichen l-Ekgonins, dem l-ψ-Ekgonin ableitet, dann das Benzoylpseudotropein, das Tropacocain $C_{15}H_{19}O_2N$ und die Hygrine, nämlich das α-Hygrin $C_8H_{15}ON$, das β-Hygrin $C_{14}H_{24}ON_2$ und das Cuskhygrin $C_{13}H_{24}ON_2$.

Darstellung. Die Darstellung des Cocains geschieht fabrikmäßig nach Verfahren, deren Einzelheiten von den Fabriken geheim gehalten werden.

Nach einem von B i g n o n herrührenden Vorschlage verfährt man zur Isolierung der Base folgendermaßen. Da die Cocablätter durch Trocknen und Transport in ihrem Alkaloidgehalte eine sehr bedeutende Einbuße erleiden, verarbeitet man sie meist frisch an Ort und Stelle. Man behandelt die zerkleinerten Blätter unter mäßigem Erwärmen und beständigem Umrühren mit einem Gemisch von verdünnter Sodalösung und Petroleum (Fraktion 200—250⁰). Die durch die Soda in Freiheit gesetzten Alkaloide gehen dabei in das Petroleum über und werden diesem nach dem Abtrennen dieser Schicht durch Ausschütteln mit verdünnten Säuren entzogen. Die saure Lösung der Alkaloide wird mit Sodalösung im Überschuß versetzt. Dadurch fällt das Cocain mit einem Teile seiner Nebenbasen, den Truxillinen, dem Cinnamylekgonin usw. und einem Teile des Hygrins aus. Der größere Teil des wasserlöslichen Hygrins bleibt in der Mutterlauge zurück. Das abfiltrierte und ausgepreßte Rohcocain wird dann in Europa auf das salzsaure Salz verarbeitet.

Bedeutende Mengen von Cocain werden auch aus den oben erwähnten, bei der Spaltung mit wässeriger Salzsäure l-Ekgonin liefernden Nebenbasen gewonnen. Das aus diesen erhaltene Ekgonin führt man nach einem Verfahren zunächst durch Behandeln mit Benzoylchlorid oder Benzoësäureanhydrid in Benzoylekgonin über und methyliert dann dieses durch Verestern mit Methylalkohol und Salzsäure (Liebermann und Giesel, D. R. P. 47 602), oder man stellt zuerst durch Auflösen des Ekgonins in Methylalkohol und Einleiten von Salzsäure den Ekgoninmethylester dar und benzoyliert dann diesen (Böhringer und Söhne, D.R.P. 47 713). Den Ekgoninmethylester kann man übrigens auch direkt aus den Nebenbasen erhalten, indem man diese mit methylalkoholischer Salzsäure kocht (Einhorn und Willstätter, D.R.P. 76 433).

Chemie. Das Cocain ist Benzoylmethylekgonin, denn beim Erhitzen mit verdünnten Mineralsäuren, Ätzbaryt oder Alkalilaugen wird es gespalten in Egkonin, Benzoesäure und Methylalkohol.

$$C_{17}H_{21}O_4N + 2\ H_2O = C_9H_{15}O_3N + C_7H_6O_2 + CH_4O$$
$$\text{Cocain} \qquad\qquad \text{Ekgonin} \quad \text{Benzoesäure} \ \ \text{Methylalkohol}$$

Das Ekgonin ist eine tertiäre, am Stickstoff methylierte Base, die gleichzeitig als einwertiger Alkohol und als einbasische Säure reagiert. Die Konstitution des Ekgonins ist heute vollständig aufgeklärt.

Bereits 1886 hatte C. E. M e r c k die Vermutung ausgesprochen, daß das Ekgonin eine Carbonsäure des Tropins (siehe Atropin. sulfuric., S. 271) sei. Diese Annahme, die damals allerdings noch völlig hypothetisch war, hat sich bestätigt. Den ersten experimentellen Nachweis der nahen Zusammengehörigkeit der beiden Basen erbrachte 1889 E i n h o r n, indem er das Anhydroekgonin $C_9H_{13}O_2N$, das aus dem Ekgonin durch Abspaltung von H_2O entsteht, durch Erhitzen mit Salzsäure in CO_2 und Tropidin spaltete. Das Tropidin $C_8H_{13}N$ entsteht aus dem

Tropin $C_8H_{15}ON$ ebenfalls durch Entziehung eines Moleküls Wasser. Eine weitere Bestätigung für den Zusammenhang der Cocabasen mit denen der Solaneen gab dann 1892 die Auffindung des Tropacocains (siehe dieses). 1903 hat dann R. W i l l s t ä t t e r vom Tropinon ausgehend synthetisch ein Ekgonin erhalten, das mit dem gewöhnlichen l-Ekgonin in den meisten Eigenschaften übereinstimmt, sich aber von diesem durch seine optische Inaktivität unterscheidet. Dieses synthetisch erhaltene stellt zwar nicht die racemische Form des natürlichen l-Ekgonins dar, sondern leitet sich vermutlich von einem alkalistabilen ψ-Ekgonin ab, das zu dem natürlichen Ekgonin wahrscheinlich in einem ähnlichen Verhältnisse steht, wie das Tropin zum ψ-Tropin. Trotzdem darf durch diese Synthese die Frage nach der Konstitution des Ekgonins und damit auch des Cocains als im wesentlichen gelöst betrachtet werden.

W i l l s t ä t t e r s Synthese geht aus vom Tropinon, einem Keton, das man durch Oxydation sowohl des Tropins, als auch des ψ-Tropins erhalten kann. Das Tropin und das Pseudotropin sind beide vom Suberon ausgehend künstlich dargestellt worden (siehe Atropinum sulfuricum, Seite 272). Ein Wasserstoffatom des Tropinons läßt sich durch Natrium ersetzen. Läßt man auf dieses Natriumsalz Kohlendioxyd einwirken, so entsteht ein Gemenge zweier isomerer Tropinoncarbonsäuren, das bei der Reduktion ein Gemisch zweier Verbindungen von der Zusammensetzung des Ekgonins liefert. Das eine von diesen ist ein wahres Ekgonin, während das zweite Produkt, das in besserer Ausbeute entsteht, ein Kohlensäureester des ψ-Tropins ist.

W i l l s t ä t t e r interpretiert die Reaktion in folgender Weise:

Das Tropinonnatrium reagiert zunächst mit Kohlendioxyd unter Bildung von tropinonkohlensaurem Natrium. Dieses addiert dann zum Teil weiter Kohlendioxyd, wobei unter Umlagerung das Natriumsalz einer Dicarbonsäure entsteht.

Bei der Reduktion in alkalischer Lösung wird dann die am Sauerstoff haftende Carboxylgruppe abgespalten, und es entsteht Ekgonin.

Es ist auch nicht ausgeschlossen, daß von vornherein ein Teil des Tropinonnatriums als Ketonsalz reagiert und direkt in Tropinon-β-carbonsäure übergeht, das bei der Reduktion dann ebenfalls r-Ekgonin liefert.

Durch Benzoylieren und Methylieren läßt sich das r-Ekgonin leicht in r-Cocain überführen.

$$\begin{array}{ccc} CH_2 - CH & - & CH.COOCH_3 \\ | & & | \\ N.CH_3 & CHOOC.C_6H_5 & \text{Cocain.} \\ | & & | \\ CH_2 - CH & - & CH_2 \end{array}$$

Eigenschaften des freien Cocaïns. Das freie Cocaïn $C_{17}H_{21}O_4N$ kristallisiert aus Alkohol in großen farblosen monoklinen Prismen. Es schmilzt bei 98^0, schmeckt bitterlich und macht die Zungennerven vorübergehend gefühllos. Es ist schwer löslich in Wasser, leicht in Alkohol, Äther, Benzol, Schwefelkohlenstoff, Chloroform, Aceton und Petroleum. Es ist optisch aktiv, $a_{[D]} - 15{,}8^0$ in Chloroform gelöst. Die Salze des Cocaïns kristallisieren meist gut, sie reagieren neutral. Die wässerigen Lösungen werden durch Ammoniak, Alkali oder Alkalicarbonatlösungen gefällt.

Die Salze des Cocaïns geben mit den meisten Alkaloidfällungsmitteln Niederschläge, die schon bei starker Verdünnung auftreten. Zum mikroskopischen Nachweis sind von diesen besonders das Pikrat F. 165—166°, das Platinchloriddoppelsalz und das Goldchloriddoppelsalz geeignet. Auch das schwer lösliche übermangansaure und das nitroprussidwasserstoffsaure Salz können zu diesem Zweck herangezogen werden. Von Farbenreaktionen sind folgende zu nennen. Gibt man zu einer Spur Cocaïn einige Tropfen konz. Schwefelsäure, dann ein kleines Körnchen reines jodsaures Kali oder Jodsäure, so tritt in der Kälte keine Färbung des Gemisches auf. Erwärmt man dann über kleiner Flamme, bis Schwefelsäuredämpfe entweichen und noch etwas darüber hinaus, so treten nach- und nebeneinander Braun-, Olivgrün-, Blau- und Violettfärbung auf, die von den Jodsäurekörnchen ausgehen und bald verschwinden; schließlich entweichen Joddämpfe. Die meisten Alkaloide geben schon in der Kälte mit Jodsäure und Schwefelsäure intensive Färbungen.

Eine weitere Farbenreaktion ist die folgende: Mischt man einige Tropfen einer Cocaïnlösung mit 2—3 ccm Chlorwasser und fügt einige Tropfen einer 5%igen Palladiumchlorürlösung hinzu, so entsteht ein schön roter Niederschlag, der unlöslich in Alkohol und Äther, sich in Thiosulfatlösung löst (G r e i t h e r r). Weitere Identitätsreaktionen des Cocaïns siehe unten.

Eigenschaften des Cocaïnum hydrochloricum. Den Angaben des Arzneibuches ist zuzufügen, daß sich das Salz nach E. M e r c k in 0,48 Teilen Wasser, 3,5 Teilen Alkohol und 2800 Teilen Äther löst, ferner löst es sich in Glycerin und Aceton. Den Schmelzpunkt des Salzes findet man nur bei langsamem Erhitzen bei 183°; erhitzt man schnell, so findet man ihn leicht bei 190° und darüber: Das Cocaïnchlorhydrat ist linksdrehend, $a_{[D]} - 71{,}5^0$ ca. in wässeriger Lösung. Das Arzneibuch verlangt ein aus Alkohol kristallisiertes Salz, das frei ist von Kristallflüssigkeit. Aus Wasser kristallisiert das salzsaure Salz in kurzen derben Prismen, die zwei Moleküle Kristallwasser enthalten. Dieses Salz verwittert etwas an der Luft und ist nach dem internationalen Abkommen arzneilich nicht zu verwenden.

Identitätsreaktionen. Der durch Sublimatlösung erzeugte Niederschlag hat die Zusammensetzung $(C_{17}H_{21}O_4NHCl)$. $HgCl_2$. Durch Jodlösung fällt ein Perjodid der Base, durch Kalilauge die freie Base selbst aus, die zunächst weiße harzige Klümpchen bildet, die beim Stehen in feine weiße Nädelchen übergehen. Durch Silbernitratzusatz fällt natürlich Chlorsilber aus.

Durch Erwärmen mit konz. Schwefelsäure wird das Cocaïn gespalten in Ekgonin, Benzoesäure und Methylalkohol. Ein Teil der beiden letzteren Verbindungen geht durch die wasserentziehende Wirkung der Schwefelsäure in Benzoesäuremethylester über, der sich nach dem Verdünnen mit Wasser durch seinen eigenartigen Geruch verrät. Die beim Erkalten auftretende Ausscheidung rührt von Benzoesäure her, die sich leicht in Alkohol auflöst (B i e l).

Cocaïn schwärzt Kalomel; es findet dabei eine Spaltung des Kalomels in Sublimat und Quecksilber statt (S c h e l l). Beim Erwärmen des Gemisches tritt der Geruch nach Benzoesäuremethylester auf.

Wird eine Cocaïnlösung mit Chromsäurelösung versetzt, so scheidet sich Cocaïnchromat als mehr oder weniger harziger orangegelber Niederschlag aus, der bei langem Stehen zart kristallinisch wird.

Mit Permanganat fällt Cocaïnpermanganat aus, das in Wasser schwer löslich ist.

Prüfung. In konz. Schwefelsäure löst sich das Salz unter Entweichen von Salzsäuregas. Eine Gelb- oder Braunfärbung deutet auf mangelhafte Reinigung des Salzes oder auf eine Verfälschung mit organischen Stoffen, Zucker usw. Salicin würde sich durch eine Rotfärbung kenntlich machen. Liegt eine Verwechselung mit Morphin vor, so würde sich das Salz in Salpeter-säure mit blutroter Farbe lösen.

Bei Anwesenheit von Cinnamylcocain tritt rasch Reduktion der Permanganatlösung ein. Sind größere Mengen dieser toxisch wirkenden Base vorhanden, so macht sich ein Geruch nach Benzaldehyd bemerkbar. Es ist zweckmäßig nebenbei einen blinden Versuch mit destilliertem Wasser auszuführen. Gutes Cocain. hydrochloric. reduziert selbst nur 1 Tropfen Permanganat-lösung nicht.

M a c L a g a n s Ammoniakprobe. Eine sofort oder im Laufe von einer Stunde auftretende milchige Trübung rührt von α-Truxillin (Isatropylcocain) her, das nach L i e b r e i c h ein starkes Herzgift ist. Ein Schütteln der Flüssigkeit ist zu vermeiden, weil sonst die Abscheidung von Cocain vorzeitig erfolgt. Beim Reiben der Gefäßwand scheidet sich dann das Cocain kristal-linisch ab.

Handelswaren, die mehr als 0,2 % Isatropylcocain enthalten, geben bei dieser Probe keinen rein kristallinischen Niederschlag mehr. Bei mehr als 1% dieser Verunreinigung entsteht über-haupt kein Niederschlag mehr, sondern die Flüssigkeit bleibt milchig getrübt. Es ist darauf zu achten, daß bei Ausführung der Probe nur ganz sorgfältig gereinigte Gerätschaften verwendet werden, da schon Spuren von Fett die kristallinische Abscheidung des Cocains verhindern können.

Das aus Alkohol kristallisierte Salz ist wasserfrei. Aus Wasser kristallisiertes Salz enthält 9,59% Kristallwasser, die es teilweise schon an der Luft, leicht bei 100^0 abgibt.

Allgemeines. Die wässerigen Lösungen des Cocainhydrochlorids zersetzen sich nach einiger Zeit, ebenso findet beim Sterilisieren eine teilweise Verseifung des Salzes statt, besonders wenn die Sterilisation in Gefäßen erfolgt, die leicht Alkali abgeben. Es ist deshalb rätlich, zum Sterilisieren von Cocainlösungen möglichst widerstandsfähige Gläser (Jenaer Glas) zu wählen.

Anwendung. Im Tierexperiment lassen sich anregende Wirkungen des Kokains auf das Groß-hirn zeigen; für den Menschen wird medizinal hiervon nicht Gebrauch gemacht; wahrscheinlich sind es aber diese Wirkungen, die dazu geführt haben, daß Kokain in demselben Sinne wie Morphin ein „Genußgift" geworden ist (Kokainismus). — Seine vielfache Anwendung verdankt das Kokain seiner sehr kräftigen lokalanästhesierenden Wirkung; die Kokainlösungen machen sowohl Nervenendigun-gen als auch Nervenfasern, mit denen sie in Berührung kommen, leitungsunfähig und unterbrechen dadurch auch die Fortleitung eines schmerzerregenden Reizes. — Die anästhesierende Wirkung des Kokains wird noch dadurch vertieft, daß es am Orte seiner Anwendung eine lokale Blutleere (Ischämie) erzeugt. — Trotzdem diese Wirkungen des Kokains schon seit Anfang der siebziger Jahre festgestellt worden waren, wurde es doch erst 1884, zuerst von dem Augenarzt K o l l e r , für die Verwendung am Menschen, um Allgemeinnarkose zu vermeiden, empfohlen; danach wurde es sofort in sehr großem Umfange in der Chirurgie, der Laryngologie usw. angewendet. Bald zeigte aber eine große Zahl von Vergiftungen, auch Todesfällen, daß man doch ein sehr differentes Mittel vor sich habe. — Das Kokain wird jetzt in sehr verschiedenen Konzentrationen gebraucht (von 0,1 bis zu 20 Prozent), je nach der Örtlichkeit, die unempfindlich zu machen ist; meist gibt man den Lösungen einen Zusatz von Su-prarenin, der die Wirksamkeit erhöhen und die Giftigkeit vermindern soll. — In der neuesten Zeit ist Kokain zu einem Teil durch die synthetischen Ersatzmittel verdrängt worden, die weniger giftig sind und auch sterilisiert werden können, während Kokain sich beim Kochen teilweise zersetzt.

Innerlich wird Kokain gegen Seekrankheit, andauerndes Erbrechen und gegen Magenschmerzen benutzt, wenn dieses von einer geschwürigen Stelle herrührt; im ganzen ist diese Anwendungs-weise selten.

In der T i e r h e i l k u n d e wird es ebenfalls zur Erzeugung von Schmerzlosigkeit bei Ope-rationen und außerdem auch manchmal als diagnostisches Hilfsmittel zur Feststellung des Sitzes einer Lahmheit benutzt.

Codeïnum phosphoricum. — Kodeïnphosphat.

$C_{17}H_{17}NO(OH)(OCH_3) . H_3PO_4 . 2 H_2O$ Mol.-Gew. 433,2.

Feine, weiße Nadeln oder ansehnliche Kristalle. Kodeïnphosphat schmeckt bitter und löst sich in annähernd 3,2 Teilen Wasser, schwerer in Weingeist. Die wässerige Lösung rötet Lackmus-papier schwach.

0,01 g Kodeïnphosphat gibt mit 10 ccm Schwefelsäure eine farblose oder vorübergehend blaßrötliche Lösung; setzt man 1 Tropfen Eisenchloridlösung hinzu, so färbt sich die Lösung beim Erwärmen blau. Die blaue Farbe der erkalteten Lösung geht durch Zusatz von 1 Tropfen Salpeter-säure in eine tiefrote über.

In der wässerigen Lösung (1 + 19) ruft Silbernitratlösung einen gelben Niederschlag hervor, der in Salpetersäure löslich ist. Werden 5 ccm der wässerigen Lösung (1 + 19) mit 1 ccm Kalilauge versetzt, so tritt zunächst nur eine weißliche, durch kleine ölartige Tröpfchen bewirkte Trübung ein; nach längerem Stehen erfolgt eine reichliche Ausscheidung von farblosen, prismatischen Kristallen.

Die mit 1 Tropfen Eisenchloridlösung versetzte Lösung eines Körnchens Kaliumferricyanid in 10 ccm Wasser darf durch 1 ccm der wässerigen Lösung (1 + 99) nicht sofort blau gefärbt werden (Morphinsalze). Die wässerige, mit Salpetersäure angesäuerte Lösung (1 + 19) darf durch Silbernitratlösung nicht verändert (Salzsäure), durch Baryumnitratlösung nicht sofort getrübt werden (Schwefelsäure).

Kodeinphosphat darf durch Trocknen bei 100° nicht mehr als 8,5 und nicht weniger als 8,2 Prozent an Gewicht verlieren.

Vorsichtig aufzubewahren. Größte Einzelgabe 0,1 g. Größte Tagesgabe 0,3 g.

Es wurde eine Prüfung auf den richtigen Wassergehalt vorgenommen.

Geschichtliches. Das Alkaloid wurde 1832 von R o b i q u e t aus dem Opium isoliert und K o d e i n genannt (von κώδη = Mohnkopf). Seine Zusammensetzung wurde von G e r h a r d t richtig festgestellt. Die erste Synthese des Kodeins durch Einwirkung von Jodmethyl auf Morphinalkali wurde 1881 von G r i m a u x und unabhängig davon auch von H e s s e aufgefunden.

Darstellung. Das Kodein ist zu 0,5—0,75 Prozent im Opium enthalten. Bei der Darstellung aus dieser Droge erhält man es zunächst mit dem Morphin zusammen (siehe Morphin). Die Trennung der beiden Basen geschieht dadurch, daß man das Gemisch der Chlorhydrate in Wasser löst und mit Ammoniak im Überschuß versetzt. Dadurch wird das Morphin ausgefällt, das Kodein bleibt in Lösung. Die vom Morphin abfiltrierte Lösung wird mit Kalilauge versetzt, um einen Teil des Ammoniumchlorids zu zersetzen, dann zur Kristallisation eingedampft. Es kristallisiert zuerst das ziemlich schwer lösliche Kodeinchlorhydrat aus, das man durch Abpressen von der Mutterlauge befreit. Es wird dann in 5 T. heißen Wassers gelöst und durch Ätzalkali daraus das Kodein abgeschieden. Durch Überführen in das salzsaure Salz und nochmaliges Fällen wird das Alkaloid rein erhalten.

Das Kodein leitet sich vom Morphin in der Weise ab, daß das Phenolhydroxyd des Morphins durch die Methoxylgruppe ersetzt ist. Der weitaus größte Teil des Kodeins wird daher durch Methylieren von Morphin gewonnen.

Beim Methylieren von Morphinalkali mit Jodmethyl (G r i m a u x , H e s s e) erhält man nur schlechte Ausbeuten an Kodein, da die Reaktion hauptsächlich in anderem Sinne verläuft. Nicht viel besser sind die Resultate, die man durch Erhitzen von Morphinalkali mit methylschwefelsaurem Natrium erzielt. (D. R. P. 39 887 K n o l l.)

Auch das Verfahren der E l b e r f e l d e r F a r b w e r k e (D. R. P. 92 789, 95 644 und 96 145), die das Morphin mit Hilfe des stark giftigen Diazomethans, bzw. von Nitrosomethylurethan in Kodein überführen, haben heute wohl nur noch historisches Interesse.

Neuere Verfahren zur Kodeindarstellung sind die folgenden: Durch Methylieren von Morphin mit Dimethylsulfat in alkalischer Lösung entsteht Kodein. (E. M e r c k D. R. P. 102 634.)

$$C_{17}H_{17}O(OH)_2N + KOH + SO_2(OCH_3)_2 = CH_3OSO_3K + H_2O + C_{17}H_{17}O(OH)(OCH_3)N$$

Morphin   Dimethylsulfat   Methylschwefelsaures   Kodein
                                  Kalium

Ähnlich wirken die neutralen Phosphorsäureester (E. M e r c k D. R. P. 107 225), die Salpetersäureester (E. M e r c k D. R. P. 108 075) und die neutralen Ester der schwefligen Säure bei Gegenwart aliphatischer Alkohole (D. R. P. 214 783).

Auch durch Einwirkung von Benzolsulfonsäuremethylester auf eine alkoholische Lösung von Morphinnatrium entsteht schon bei gewöhnlicher Temperatur Kodein (M e r c k D. R. P. 131 980).

$$C_{17}H_{17}O(OH)ONa + C_6H_5SO_3CH_3 = C_6H_5SO_3Na + C_{17}H_{17}O(OH)(OCH_3)$$

Morphinnatrium   Benzolsulfosäure-   Benzolsulfosaures   Kodein
                methylester   Natrium

Zur Darstellung des phosphorsauren Salzes löst man das Kodein in der entsprechenden Menge Phosphorsäure auf und läßt die Lösung freiwillig verdunsten, oder fällt mit Alkohol. Man erhält so das offizinelle Salz, das 2 Mol. Kristallwasser enthält. Wird dieses Salz aus heißem verdünntem Alkohol umkristallisiert, so erhält man es in farblosen, prismatischen Kristallen, die nur $1/2$ Mol. Kristallwasser enthalten. Dieses Salz ist nicht offizinell. Außer dem offizinellen primären Kodeinphosphat kommen im Handel noch Präparate vor, deren Phosphorsäuregehalt höher ist, als der Formel $C_{18}H_{21}O_3N.H_3PO_4 + 2H_2O$ entsprechen würde.

Eigenschaften des Kodeins. Das freie Kodein kristallisiert aus absolutem Äther oder Benzin wasserfrei, aus wasserhaltigem Äther oder Wasser als Hydrat der Zusammensetzung $C_{18}H_{21}O_3N + H_2O$. Es löst sich in 115 T. kalten, 15 T. siedenden Wassers. In Weingeist, Äther, Chloroform ist es leicht löslich, in Petroläther sehr schwer löslich. In Ammoniakflüssigkeit löst es sich etwa ebenso wie in Wasser, sehr viel weniger in Kali- oder Natronlauge, da in ihm das Phenolhydroxyl des Morphins nicht mehr vorhanden ist. Das Alkaloid ist eine starke Base, die Salze sind linksdrehend.

Das Kodein gibt, ebenso wie das Morphin, diejenigen Reaktionen, die auf der Überführung des letzteren in Apomorphin beruhen. So gibt es sehr schön die P e l l a g r i sche Reaktion und auch die H u s e m a n n sche Reaktion (siehe Morphin).

Mit M a r q u i s schem Reagens (Formaldehydschwefelsäure) färbt es sich sofort blauviolett. Mit Molybdänschwefelsäure (F r ö h d e s Reagens) gibt es zunächst eine gelbgrüne Lösung, die allmählich blau wird. Dagegen gibt das Kodein nicht mehr die Reaktionen, die auf der Anwesenheit der Phenolhydroxylgruppe im Morphin beruhen. So reduziert das Kodein Jodsäure nicht, bläut auch eine Lösung von rotem Blutlaugensalz und Eisenchlorid nicht sofort und färbt in neutraler Lösung Eisenchloridlösung nicht blau.

Eigenschaften des Kodeinphosphates. Den Angaben des Arzneibuches ist hinzuzufügen, daß das offizinelle Salz ein saures Salz darstellt, da 1 Mol. der 1 säurigen Base mit 1 Mol. der 3 basischen Phosphorsäure verbunden ist. Die Lösung des Salzes reagiert deshalb schwach sauer.

Identitätsreaktionen. Die IV. Ausgabe verlangte, daß sich das Kodein farblos in Schwefelsäure lösen sollte, die Probe ist also gegen früher gemildert, da das Salz sich fast immer mit konz. Schwefelsäure schwach rosa färbt, nach kurzer Zeit aber muß die Lösung fast farblos werden. Eine rotgelbe bis rotviolette Färbung würde durch eine Verunreinigung mit Narcein, Narkotin, Papaverin oder Thebain hervorgerufen werden, kann unter Umständen aber auch durch einen minimalen Eisengehalt der Schwefelsäure verursacht sein. (Gegenprobe.) Eine anfangs gelbe, dann grün werdende Färbung ist auf einen Selengehalt der Schwefelsäure zurückzuführen. Die durch Zusatz von Eisenchlorid zur Mischung hervorgerufene Blaufärbung ist sehr beständig. Morphin gibt unter diesen Bedingungen eine schmutzig grünblaue Färbung, die bald mißfarbig wird. Die Rotfärbung, die die Mischung auf Zusatz von Salzsäure zeigt, ist dadurch verursacht, daß das Kodein durch das Erwärmen mit Schwefelsäure in Apomorphin übergegangen ist, das sich bekanntlich mit Salpetersäure blutrot färbt.

Der gelbe Niederschlag, der sich auf Zusatz von Silbernitrat bildet, ist tertiäres Silberphosphat. Durch Ätzkali wird aus der Lösung des Salzes freies Kodein ausgefällt, das sich, im Gegensatz zum Morphin, nicht im Überschusse des Fällungsmittels löst.

Prüfung. Die Prüfung mit dem Gemisch von Eisenchlorid und Kaliumferricyanidlösung ist sofort anzustellen. Ist Morphin zugegen, so wird es infolge seiner reduzierenden Eigenschaften das Kaliumferricyanid zu Kaliumferrocyanid reduzieren, worauf Bildung von Berlinerblau eintritt.

Das Salz enthält 22,63 Prozent H_3PO_4, 69,06 Prozent Kodein und 8,31 Prozent Kristallwasser, das ziemlich schwer völlig weggeht; dagegen verwittert das Salz ziemlich leicht. Das Arzneibuch hat deswegen eine Prüfung auf den der Formel entsprechenden Wassergehalt vorgeschrieben. Die obere Grenze (8,5 Prozent Kristallwasser) dürfte indes zwecklos sein, da das Salz, wie gesagt, verwittert, aber nicht hygroskopisch ist.

Anwendung. Kodein hat beim Menschen im wesentlichen eine gleiche, nur erheblich schwächere Wirkung wie das Morphin; besonders die narkotische allgemein-betäubende Wirkung ist weniger intensiv. — Die bei Morphin häufig als Nebenwirkung auftretende, sehr lästige Verstopfung bleibt beim Kodein meist weg. — Hauptsächlich ist Kodein als Hustenmittel und als Ersatz des Morphins bei den Entziehungskuren der Morphinisten in Gebrauch. (Siehe auch bei Äthylmorphin.)

Coffeïnum. — Koffein.

Syn.: Kaffein. Thein. Guaranin.

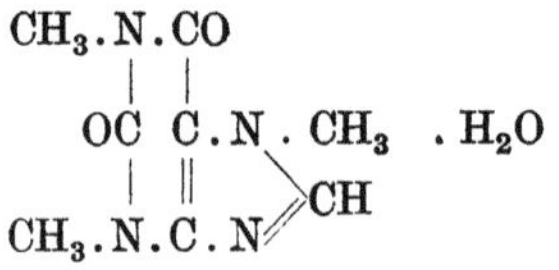

$$
\begin{array}{c}
CH_3 . N . CO \\
\quad | \qquad | \\
OC \quad C . N . CH_3 \qquad . H_2O \\
\quad | \quad || \qquad \diagdown CH \\
CH_3 . N . C . N \diagup
\end{array}
$$

Mol.-Gew. 212,14.

Weiße, glänzende, biegsame Nadeln. Koffein löst sich in 80 Teilen Wasser, in 50 Teilen Weingeist und in 9 Teilen Chloroform; in Äther ist es wenig löslich. Die wässerige Lösung ist farblos, reagiert neutral und schmeckt schwach bitter. Die Lösung von 1 Teil Koffein in 2 Teilen siedendem Wasser erstarrt beim Erkalten zu einem Kristallbrei. An der Luft verliert Koffein einen Teil seines Kristallwassers; bei 100° wird es wasserfrei. Bei wenig über 100° beginnt es sich in geringer Menge zu verflüchtigen und sublimiert bei 180°.

Schmelzpunkt 234° bis 235°.

Gerbsäurelösung ruft in der wässerigen Lösung einen starken Niederschlag hervor, der sich jedoch in einem Überschusse des Fällungsmittels wieder löst. Wird eine Lösung von 1 Teil Koffein in 10 Teilen Chlorwasser auf dem Wasserbad eingedampft, so hinterbleibt ein gelbroter Rückstand, der sich bei sofortiger Einwirkung von wenig Ammoniakflüssigkeit schön purpurrot färbt.

Die kalt gesättigte wässerige Lösung darf durch Chlorwasser oder Jodlösung nicht getrübt, durch Ammoniakflüssigkeit nicht gefärbt werden; in 1 ccm Schwefelsäure und in 1 ccm Salpetersäure muß sich je 0,1 g Koffein ohne Färbung lösen (Alkaloide).

Koffein muß sich beim Erhitzen ohne Verkohlung verflüchtigen und darf höchstens 0,1 Prozent Rückstand hinterlassen.

Vorsichtig aufzubewahren. Größte Einzelgabe 0,5 g. Größte Tagesgabe 1,5 g.

Der Schmelzpunkt wurde erhöht.

Geschichtliches. Das Coffein wurde 1820 von R u n g e , 1821 von P e l l e t i e r , C a v e n t o u und R o b i q u e t aus dem Kaffee dargestellt. Seine Zusammensetzung wurde von L i e b i g und W ö h l e r festgestellt. Im chinesischen Tee fand es 1827 O u d r y auf, in der Guarana 1840 T h. M a r t i u s. Sein Vorkommen in der Mate ermittelte S t e n h o u s e 1843, das in der Cola A t t f i e l d 1863. Die ersten eingehenden Untersuchungen des Alkaloides rühren von S t e n h o u s e und von R o c h l e d e r her. Später haben sich eine ganze Reihe von Forschern, S t r e c k e r , S c h u l t z e n , S c h m i d t , M a l y u. a. um die Kenntnis desselben verdient gemacht. Die endgültige Aufklärung seiner Konstitution verdanken wir den glänzenden Untersuchungen E. F i s c h e r s über die Puringruppe.

Vorkommen. Das Coffein findet sich im Kaffee zu 0,8—1,75%, in den trockenen Kaffeeblättern zu 0,5—1%, im Tee zu 0,9—4,5%, im Paraguaytee (Mate) zu 0,15—1,85%, bis zu 5% in der Guarana, zu ca. 2% in der Colanuß.

Darstellung. 1. Aus Teeabfällen. Man extrahiert den Teestaub mehrmals mit heißem Wasser, bringt die Auszüge durch Eindampfen zur Extraktkonsistenz und zieht aus diesem Extrakt, nachdem zur Abscheidung der Gerbsäure usw. Kalkmilch zugesetzt worden ist, das Coffein durch Behandeln mit Weingeist aus. Nach dem Abdestillieren des Alkohols bleibt Rohcoffein zurück, das durch Umkristallisieren aus heißem Wasser unter Zusatz von Tierkohle gereinigt wird.

2. Sehr beträchtliche Mengen von Coffein werden heute auch als Nebenprodukte der Fabrikation des coffeinfreien Kaffees gewonnen. Zur Extraktion des Coffeins werden die ungerösteten Bohnen zunächst mit gespanntem Wasserdampf behandelt. Dadurch wird das Coffein, das sich den Bohnen sonst sehr schwer entziehen läßt, leicht löslich. Die so vorbehandelten Bohnen werden dann in geeigneten Extraktionsapparaten mit Benzol behandelt, das Coffein und wachsartige Stoffe löst. Beim Abdestillieren des Benzols bleibt das Coffein in langen, durch Verunreinigungen gelb gefärbten Nadeln zurück, die durch Umkristallisieren aus Wasser gereinigt werden.

3. Aus Harnsäure (Guano) (Böhringer und Söhne).

Kocht man Harnsäure am Rückflußkühler oder im Druckgefäß mit Essigsäureanhydrid, so bildet sich 8-Methylxanthin (D. R. P. 121 224).

$$\text{Harnsäure} + \text{Essigsäureanhydrid} = \text{Essigsäure} + CO_2 + \text{8-Methylxanthin}$$

Durch erschöpfende Methylierung gibt dieses 8-Methylcoffein (D. R. P. 128 212). Durch Einwirkung berechneter Mengen Chlor liefert dieses 8-Trichlormethylcoffein (D. R. P. 146 714).

8-Methylcoffein   8-Trichlormethylcoffein

Kocht man das Trichlormethylcoffein mit Wasser, so entsteht Coffein unter Bildung von Salzsäure und Kohlendioxyd (D. R. P. 151 133).

$$\text{8-Trichlormethylcoffein} + 2\,H_2O = CO_2 + 3\,HCl + \text{Coffein}$$

Konstitution. Das Coffein enthält drei Methylimidgruppen; durch Oxydation zerfällt es in Dimethylalloxan und Monomethylharnstoff (Fischer, Maly und Andreasch).

$$C_8H_{10}N_4O_2 + H_2O + 2\,O = \text{Dimethylalloxan} + \text{Monomethylharnstoff}$$

Aus diesen beiden Spaltungsprodukten gingen schon die nahen Beziehungen hervor, die das Coffein zur Harnsäure besitzt; durch die weiteren Untersuchungen hat sich dann ergeben, daß der beste Ausdruck für die Konstitution des Coffeins der folgende ist:

Coffein   Ketoform des Xanthins   Enolform des Xanthins = 2,6 Dioxypurin   Purin

Demnach ist das Coffein als 1.3.7-Trimethyl-2.6-dioxypurin oder als 1.3.7-Trimethyl-xanthin zu bezeichnen. Diese Formel hat durch eine Reihe von Synthesen ihre Bestätigung gefunden.

Synthesen. 1. Zunächst entsteht das Coffein durch Methylierung von Theobromin (Strecker) und Theophyllin (Kossel). Die Synthesen, die zu diesen beiden Xanthinen führen, sind also gleichzeitig solche des Coffeins (siehe Theobrom.-natrio salicylic. und Theophyllin).

2. 1895 bewirkten E. Fischer und Ach über die 1.3-Dimethylharnsäure eine Synthese des 8-Chlortheophyllins (siehe Theophyllin). Da sich dieses durch Methylieren in 8-Chlorcoffein überführen läßt, aus dem man durch Reduktion Coffein erhalten kann, war damit die erste Totalsynthese gegeben.

3. 1897 gewann E. Fischer durch Einwirkung von schwefligsaurem Methylamin auf Dimethylalloxan das 1.3.7-Trimethyluramil.

$$\text{CH}_3\text{N} \underset{\substack{|(1)\ (6)|}}{\overline{\qquad}} \text{CO}$$

$$2\,C_4O_4N_2(CH_3)_2 + 2\,NH_2CH_3 + SO_2 = H_2SO_4 + 2 \quad CO^{(2)}\ {}^{(5)}C.NH.CH_3$$

Dimethylalloxan

$$\text{CH}_3\text{N} \underset{}{\overline{\qquad}} \text{CO}$$

1.3.7-Trimethyluramil

Beim Behandeln mit cyansaurem Kali entsteht aus diesem Uramil Trimethylpseudoharn-säure, die beim Kochen mit verdünnter Salzsäure unter Wasserabspaltung in 1.3.7-Trimethyl-harnsäure, das Hydroxycoffein, übergeht.

$$
\begin{array}{ccc}
\text{CH}_3\text{N}-\text{CO} & & \text{CH}_3.\text{N}-\text{CO} \\
| & | & | & | \\
\text{CO} & \text{C}-\text{NH.CH}_3 + \text{OCNH} & = & \text{CO} & \text{C}-\text{N}-\text{CO.NH}_2 = \\
| & | & \text{Isocyansäure} & | & | \\
\text{CH}_3\text{N}-\text{CO} & & \text{CH}_3\text{N}-\text{CO}
\end{array}
$$

Trimethyluramil　　　　　Trimethylpseudoharnsäure

$$
\begin{array}{ccccc}
\text{CH}_3\text{N}-\text{CO} & & \text{CH}_3\text{N}-\text{CO} & & \text{CH}_3.\text{N}-\text{CO} \\
| & | & \overset{\text{PCl}_5}{\rightarrow} & | & | & \overset{\text{H}_2}{\rightarrow} & | & | \\
\text{CO} & \text{C}-\text{N}^{CH_3}_{CO} & \text{HCl}+ & \text{CO} & \text{C}-\text{N}^{CH_3}_{C.Cl} & \text{HCl}+ & \text{CO} & \text{C}-\text{N}^{CH_3}_{CH} \\
| & | & | & | & | & | \\
\text{CH}_3\text{N}-\text{C}-\text{N} & & \text{CH}_3\text{N}-\text{C}-\text{N} & & \text{CH}_3\text{N}-\text{C}-\text{N}
\end{array}
$$

1.3.7-Trimethylharnsäure =　　　8-Chlorcoffein　　　　　Coffein
Hydroxycoffein

Durch PCl$_5$ geht das Hydroxycoffein in 8-Chlorcoffein über, das durch Reduktion das Coffein selbst liefert.

4. In dem gleichen Jahre stellte dann E. F i s c h e r das Coffein direkt aus der Harn-säure her, indem er diese durch Methylierung in Tetramethylharnsäure überführte. Mit Phosphor-oxychlorid liefert diese Chlorcoffein, dessen Überführbarkeit in Coffein schon erwähnt ist.

$$
\begin{array}{ccccc}
\text{HN}-\text{CO} & & \text{CH}_3.\text{N}-\text{CO} & & \text{CH}_3\text{N}-\text{CO} \\
| & | & \overset{\text{CH}_3\text{J}+\text{KOH}}{\rightarrow} & | & | & \overset{\text{POCl}_3}{\rightarrow} & | & | \\
\text{CO} & \text{C}-\text{NH} & & \text{CO} & \text{C}-\text{N}^{CH_3}_{CO} & & \text{CO} & \text{C}-\text{N}^{CH_3}_{CCl} \\
| & | & & | & | & & | & | \\
\text{HN}-\text{C}-\text{NH} & & \text{CH}_3\text{N}-\text{C}-\text{N}-\text{CH}_3 & & \text{CH}_3\text{N}-\text{C}-\text{N}
\end{array}
$$

Harnsäure　　　　　Tetramethylharnsäure　　　　8-Chlorcoffein

Eigenschaften. Das Coffein siedet bei 384⁰. In Alkohol von 90—91% löst es sich im Verhältnis 1 : 50, in reinem Äther 1 : 840 (G ö c k e l), in Benzol 1 : 110 (G ö c k e l). Bei Kristallisation aus diesen Lösungsmitteln wird das Coffein wasserfrei erhalten.

Das Coffein ist eine sehr schwache Base, die nur mit stärkeren Säuren gut charakterisierte, sauer reagierende Salze liefert, die aber schon durch Lösen in Wasser oder Alkohol in Säure und Base gespalten werden. Mit einer Reihe von Alkaloidfällungsmitteln gibt das Coffein in nicht zu verdünnten Lösungen z. T. kristallinische Niederschläge, so mit Quecksilberchlorid, Wismutjodidjodkali, Phosphorwolframsäure, Goldchlorid u. a.

Identitätsreaktionen. Durch die Löslichkeit unterscheidet sich Coffein von verwandten Purinderivaten, Theophyllin löst sich in Wasser im Verhältnis 1 : 180, Theobromin 1 : 3282.

Die Reaktion mit Gerbsäure ist für das Coffein nicht besonders charakteristisch, da auch eine Reihe anderer Alkaloide sich ähnlich verhalten.

Durch Chlorwasser wird das Coffein zu Amalinsäure = Tetramethylalloxantin $C_{12}H_{14}N_4O_8$ oxydiert, die sich bei Berührung mit Ammoniak rotviolett, durch Alkalien blau färbt. Man führt die Reaktion zweckmäßig so aus, daß man das Gemisch auf einem Uhrglase möglichst schnell eindampft und auf den Rückstand ein mit einem Tropfen Ammoniakflüssigkeit benetztes Uhrglas legt. Die gleiche Probe gibt das Theophyllin, eine ganz ähnliche das Theobromin und die Harnsäure

Prüfung. Mit Chlorwasser, Jodlösung und Ammoniak würden fremde Alkaloide eine Fällung geben. Eine durch Ammoniakflüssigkeit auftretende Färbung würde Extraktivstoffe anzeigen.

Eine Rotfärbung mit Salpetersäure würde auf Verwechselung mit Morphin oder Brucin, eine Rotfärbung mit Schwefelsäure auf eine solche mit Salicin hinweisen. Eine dunkle Färbung mit H$_2$SO$_4$ könnte durch Kohlenhydrate oder andere fremde organische Stoffe verursacht werden. Man achte dabei auf peinliche Sauberkeit der Gefäße.

Anwendung. Koffein wirkt auf die verschiedensten Organsysteme anregend, deren Funktion steigernd: Großhirn, Atmungszentrum, Zirkulation, Nieren, Muskulatur. Therapeutisch gebraucht wird es gegen akute oder chronische Herzschwäche, oft zusammen mit der Digitalis, per os oder subkutan; ferner gegen das Erlahmen von Respiration und Zirkulation bei Vergiftungen mit Stoffen, die hier lähmend wirken wie Morphin, Alkohol usw. — Zur Anregung der Nierentätigkeit werden mehr die Dimethylxanthine benutzt, da diese hier energischer wirken. — In manchen Fällen von Migräne wirkt Koffein fast spezifisch.

Auch in der Tierheilkunde wird Koffein hauptsächlich als Excitans bei Zirkulationsschwäche benutzt; die Dosen sind: für Rind und Pferd bis zu 10,0 g, für kleinere Tiere 0,1—2,0 g.

Coffeïnum-Natrium salicylicum.
Koffein-Natriumsalicylat.

Gehalt 43,8 Prozent Koffein.

Koffein	5 Teile
Natriumsalicylat	6 Teile
Wasser	20 Teile.

Das Koffein und das Natriumsalicylat werden in dem Wasser gelöst, und die Lösung wird zur Trockne eingedampft.

Weißes, amorphes Pulver oder eine weiße, körnige Masse. Koffein-Natriumsalicylat ist geruchlos, schmeckt süßlich bitter und löst sich in 2 Teilen Wasser und in 50 Teilen Weingeist. Die Lösungen reagieren neutral oder doch nur schwach sauer.

Beim Erhitzen in einem engen Probierrohr entwickelt Koffein-Natriumsalicylat weiße, nach Karbolsäure riechende Dämpfe und gibt einen kohlehaltigen, mit Säuren aufbrausenden Rückstand, der die Flamme gelb färbt. Die wässerige Lösung (1 + 9) scheidet auf Zusatz von Salzsäure weiße, in Äther lösliche Kristalle ab; durch Eisenchloridlösung wird die wässerige Lösung, selbst bei starker Verdünnung (1 + 999), blauviolett gefärbt. Wird Koffein-Natriumsalicylat mit Chloroform erwärmt, so hinterläßt die filtrierte Flüssigkeit beim Verdunsten einen kristallinischen Rückstand, der das Verhalten des Koffeins zeigt.

Die wässerige Lösung (1 + 4) muß farblos sein; nach einigem Stehen darf sie sich höchstens schwach rötlich färben. 0,1 g Koffein-Natriumsalicylat muß sich in 1 ccm Schwefelsäure ohne Aufbrausen und ohne Färbung lösen (Natriumcarbonat, Zucker). Die wässerige Lösung (1 + 19) darf durch Schwefelwasserstoffwasser (Schwermetallsalze) und durch Baryumnitratlösung (Schwefelsäure) nicht verändert werden. 2 ccm der Lösung (1 + 19) dürfen, mit 3 ccm Weingeist versetzt und mit Salpetersäure angesäuert, durch Silbernitratlösung (Salzsäure) nicht verändert werden.

Gehaltsbestimmung. Wird die Lösung von 1 g Koffein-Natriumsalicylat in 5 ccm Wasser viermal mit je 5 ccm Chloroform ausgeschüttelt, so müssen nach dem Verdunsten des Chloroforms und Trocknen des Rückstandes bei 100° mindestens 0,4 g Koffein hinterbleiben.

Koffein-Natriumsalicylat darf durch Trocknen bei 100° höchstens 5 Prozent an Gewicht verlieren.

Vorsichtig aufzubewahren. Größte Einzelgabe 1,0 g. Größte Tagesgabe 3,0 g.

Neu aufgenommen wurde eine Bestimmung des Feuchtigkeitsgehaltes. Die Gehaltsbestimmung wird durch die neuere Fassung erheblich genauer.

Darstellung. Der vom Arzneibuche gegebenen Vorschrift ist nur wenig zuzufügen. Man löst das Natriumsalicylat in einer Porzellanschale in Wasser und überzeugt sich, daß die Lösung schwach sauer gegen Lackmuspapier reagiert, andernfalls macht man die Lösung durch vorsichtigen Zusatz von Salicylsäure schwach sauer. In die Lösung trägt man dann das Coffein ein und bringt die schwach gelbliche Lösung auf dem Wasserbade unter Umrühren zur Trockne. Der Trockenrückstand wird im Dampftrockenschranke nachgetrocknet und durch Zerreiben im erwärmten Porzellanmörser in grobes Pulver verwandelt. Bei der Bereitung muß eine Verunreinigung mit Eisen und Eisenverbindungen sorgfältig vermieden werden, da man sonst ein rötlich gefärbtes Präparat erhält. Ein farbloses Präparat erhält man nur dann mit Sicherheit, wenn man die Lösung schwach sauer hält.

Eigenschaften. Das Präparat wird mitunter als ein „Coffein-Doppelsalz" angesehen, es verhält sich aber Lösungsmitteln gegenüber wie eine einfache Mischung, durch Chloroform z. B. läßt sich das Coffein glatt herauslösen.

Auf 1 Mol. wasserfreies Coffein (Mol.-Gew. 191,12) kommen etwa 1½ Mol. Natrium-salicylat (Mol.-Gew. 160,09), von einer festen chemischen Verbindung kann also keine Rede sein. Da beim Trocknen des Präparates das Coffein 8,49% Kristallwasser verliert, so enthält das fertige Coffeino-natrium salicylicum ca. 43,8% wasserfreies Coffein. Diesem Gemisch trägt auch der Name Rechnung, im Gegensatz zu Theobromino-natrium sal., in dem eine Theobromin-Natrium-Verbindung vorliegt.

Identitätsreaktionen. Nachweis des salicylsauren Natriums, das beim Glühen unter Bildung von Phenol zerfällt. Im Rückstande bleiben Kohle und Natriumcarbonat, das mit Säuren CO_2 entwickelt und die gelbe Natriumflamme gibt.

Durch Salzsäurezusatz wird Salicylsäure kristallinisch abgeschieden, die Färbung mit Eisenchlorid ist ebenfalls die bekannte Salicylsäurereaktion.

Prüfung. Eine rötliche Färbung ist durch einen Eisengehalt bedingt.

Bei der Prüfung mit Silbernitrat hat der Zusatz von Weingeist den Zweck, die Salicyl-säure, die sich beim Zusatz der Säure sonst kristallinisch ausscheiden würde, in Lösung zu halten.

Die Gehaltsbestimmung ist gegen früher wesentlich verbessert. Dem Wortlaute des Arzneibuches nach soll zur Gehaltsbestimmung das lufttrockne Salz verwendet werden. Es wäre vielleicht zweckmäßiger gewesen, das Präparat bei 100° trocknen zu lassen und dafür einen etwas höheren Coffeingehalt vorzuschreiben.

Anwendung. Die therapeutische Wirkung des Koffeinnatriumsalicylats stimmt mit der des Koffeins überein (s. d.); es hat vor dem reinen Koffein nur den Vorzug, daß es wasserlöslich ist; angewendet wird es meist bei akuter Schwäche der Zirkulation, gewöhnlich als subkutane Injektion. — Es regt die Harnsekretion manchmal stärker an als Koffein.

Collemplastra. — Kautschukpflaster.

Kautschukpflaster sind gestrichene Pflaster, deren Pflastermasse als wesentlichen Bestandteil Kautschuk enthält.

Neu aufgenommen.

Amerikanische Fabrikanten waren es, die zuerst die außerordentliche Klebkraft der Kaut-schuklösung zur Herstellung von Pflastern benutzten.

Der wichtigste Faktor für die Güte und Haltbarkeit des Pflasters ist der Kautschuk.

Der Grundmasse des nach Vorschrift des Arzneibuches gewonnenen Pflasterkörpers lassen sich alle möglichen medikamentösen Zusätze einverleiben, ohne Schaden für die Klebkraft, natürlich gibt es auch hierfür eine gewisse Grenze. Zum Teil hängt die unverminderte Kleb-kraft der Kautschukpflaster von deren Aufbewahrung ab, zum Teil von der Beschaffenheit des Kautschuks.

Die Aufbewahrung geschieht am besten bei möglichst gleichmäßiger mittlerer Temperatur in nicht zu trockener Luft; wird nicht gerade ein durchaus ungeeigneter Aufbewahrungsort gewählt, so behalten die Kautschukpflaster ihre Klebkraft lange Zeit unverändert, natürlich ist es das beste, den Vorrat dem Verbrauch anzupassen. Trocken gewordene Stücke erlangen ihre Klebkraft wieder, wenn man sie in einem geschlossenen Kasten k u r z e Z e i t einer Benzin-atmosphäre aussetzt, man legt auf den Boden des Kastens ein wenig mit Benzin getränkte Watte.

Die unter genauer Beachtung der Vorschrift des Arzneibuchs hergestellte Pflastermasse ist zunächst dickflüssig und wird mit Hilfe einer Streichmaschine auf Schirting aufgetragen (0,9 mm einschließlich Schirting). Das fertige Pflaster bleibt 12 Stunden bei Zimmertemperatur liegen, damit das überflüssige Benzin verdunsten kann, hierauf wird eine Lage nicht appre-tierten Mulls über das Pflaster gelegt, um das Zusammenkleben zu verhindern. — Empfehlens-wert ist es, das Pflaster auf einer Stoffunterlage zum Trocknen hinzulegen, damit die Verdunstung des Benzins auch nach unten erfolgen kann, andernfalls kann die Oberfläche blasig werden.

Ausgedehnte Verwendung finden die Pflastermulle, medikamentöse Kautschukpflaster, die in dünner Schicht auf Guttaperchamull gestrichen sind.

Collemplastrum adhaesivum. — Kautschukheftpflaster.

Wollfett . . . . 67 Teile
Kopaivabalsam . . . . 8 Teile
Kautschuk . . . . 25 Teile
Fein gepulverte Veilchenwurzel . . . . 25 Teile
Petroleumbenzin . . . . nach Bedarf.

Der Kautschuk wird in einer starkwandigen, trockenen Glasflasche mit 150 Teilen Petroleumbenzin übergossen und bei Zimmertemperatur ohne Umschütteln, jedoch unter öfterem Wenden des Gefäßes so lange stehen gelassen, bis eine gießbare und gleichmäßige Lösung entstanden ist. Das Wollfett wird mit dem Kopaivabalsam zusammengeschmolzen und das Gemisch etwa 10 Minuten lang auf 100° erhitzt. Die halb erkaltete Mischung wird in 15 Teilen Petroleumbenzin gelöst und die Lösung nach völligem Erkalten der Kautschuklösung zugesetzt. Das Ganze wird mit dem bei 100° getrockneten Veilchenwurzelpulver, das mit Petroleumbenzin zunächst zu einer dicken, gleichmäßigen Paste, dann zu einer gießbaren Masse verrieben worden ist, durch Umschütteln gemischt.

Die umgeschüttelte Mischung wird, wenn nichts anderes vorgeschrieben ist, auf ungesteiften Schirting zu einem mit dem Schirting 0,9 mm dicken Pflaster ausgestrichen. Das bestrichene Gewebe läßt man auf fester Unterlage bei Zimmertemperatur liegen, bis alles Petroleumbenzin verdunstet ist.

Kautschukheftpflaster ist bräunlich und klebt stark.

Kühl aufzubewahren.

Neu aufgenommen.

Bei der Herstellung des Kautschukheftpflasters ist folgendes zu beachten : Bester Kautschuk in gewaschenem gewalztem Zustande (Parakautschuk) ist zu verwenden; höhere Temperatur ist bei der Lösung desselben zu vermeiden, da sonst eine die Güte des Pflasters beeinflussende Veränderung des Kautschuks eintritt. — Die völlige Lösung erfordert gewisse Zeit und ist höchstens durch öfteres Umdrehen des Gefäßes, nicht durch Schütteln zu unterstützen; der Lösungsprozeß dauert etwa 8—10 Tage. — Beim Erhitzen des Wollfetts mit dem Kopaivabalsam ist die Temperatur von 100° mit dem Thermometer zu kontrollieren, die Mischung mit der Kautschuklösung geschieht in der Flasche, in der sich die letztere befindet. Das bei 100° getrocknete Veilchenwurzelpulver wird zunächst mit wenig Benzin verrieben, bis eine gleichmäßige Paste entstanden ist, dann erst verdünnt man mit Benzin weiter, bis die Masse sich gießen läßt.

Eine völlig homogene Pflastermasse ist Grundbedingung für ein glatt aus der Streichmaschine gehendes Pflaster ; dabei ist zu beachten, daß die Masse nicht zu dünn ist, damit sie nicht durchschlägt und beide Seiten des Stoffs klebend werden. Das fertig gestrichene Pflaster ist sofort auf eine feste Unterlage zum Trocknen zu legen, hierzu eignet sich am besten eine frei aufgespannte Stoffunterlage, da auf dieser das Benzin auch nach unten hin verdunsten kann und Blasenbildung vermieden wird.

Zur Herstellung schmaler Streifen wird das fertige Pflaster dem Faden nach gerissen, oder mit Maschinen geschnitten und aufgerollt. Da bei der Bereitung des Pflasters beträchtliche Benzinmengen verdunsten, ist auf Feuergefährlichkeit Rücksicht zu nehmen. Für gewisse klinische Zwecke wird ein Pflaster mit größerem Harzgehalt durch Zusatz von Dammar und Kolophonium hergestellt.

Collemplastrum Zinci. — Zinkkautschukpflaster.

Wollfett . . . . 268 Teile
Kopaivabalsam . . . . 32 Teile
Rohes Zinkoxyd . . . . 114 Teile
Fein gepulverte Veilchenwurzel . . . . 55 Teile
Kautschuk . . . . 100 Teile
Petroleumbenzin . . . . 720 Teile.

Der Kautschuk wird in einer starkwandigen, trockenen Glasflasche mit 600 Teilen Petroleumbenzin übergossen und bei Zimmertemperatur ohne Umschütteln, jedoch unter öfterem Wenden des Gefäßes so lange stehen gelassen, bis eine gießbare und gleichmäßige Lösung entstanden ist.

Das Wollfett wird mit dem Kopaivabalsam zusammengeschmolzen und das Gemisch etwa 10 Minuten lang auf 100° erhitzt. Die halb erkaltete Mischung wird mit dem Zinkoxyd und der Veilchenwurzel, die beide bei 100° getrocknet worden sind, zu einer gleichmäßigen Salbe verrieben. Diese wird gelinde erwärmt und mit 120 Teilen Petroleumbenzin vermischt. Die völlig erkaltete Mischung wird der Kautschuklösung zugesetzt.

Die umgeschüttelte Mischung wird, wenn nichts anderes vorgeschrieben ist, auf ungesteiften Schirting zu einem mit dem Schirting 0,9 mm dicken Pflaster ausgestrichen. Das bestrichene Gewebe läßt man auf fester Unterlage bei Zimmertemperatur liegen, bis alles Petroleumbenzin verdunstet ist.

Zinkkautschukpflaster ist gelblich und klebt stark.

Kühl aufzubewahren.

Neu aufgenommen.

Das Zinkoxyd wirkt in diesem Kautschukpflaster neutralisierend auf freie Säure und sichert dadurch völlige Reizlosigkeit, allerdings verliert das Pflaster dadurch bei längerer Aufbewahrung etwas an Klebkraft.

Zunächst wird das Zinkoxyd und das bei 100° getrocknete Veilchenwurzelpulver gleichmäßig und klümpchenfrei mit der Wollfett-Kopaivabalsam-Mischung verrieben, und zwar in einer auf dem Wasserbade erwärmten Porzellanschale, in der auch die weitere Verdünnung mit Petrolbenzin bis zur gießbaren Masse vorgenommen wird. Die Flamme ist, sobald das Wasser genügend erwärmt ist, auszulöschen.

Im übrigen gilt für die Bereitung des Pflasters das bei Collemplastrum adhaesivum Gesagte.

Collodium. — Kollodium.

Rohe Salpetersäure	80 Teile
Rohe Schwefelsäure	200 Teile
Gereinigte Baumwolle	11 Teile.

Die rohe Salpetersäure wird vorsichtig mit der rohen Schwefelsäure gemischt. Nachdem die Mischung bis auf 20° abgekühlt ist, drückt man die gereinigte Baumwolle in sie ein und läßt 24 Stunden lang bei Zimmertemperatur stehen. Hierauf bringt man die Kollodiumwolle in einen Trichter, läßt zunächst 24 Stunden lang zum Abtropfen der Säure stehen, wäscht sodann so lange mit Wasser aus, bis die Säure vollständig entfernt ist, drückt aus und trocknet bei 25°.

Kollodiumwolle	1 Teil
Weingeist	3 Teile
Äther	21 Teile.

Die Kollodiumwolle wird in einer Flasche mit dem Weingeist durchfeuchtet und mit dem Äther versetzt. Die Mischung wird wiederholt geschüttelt und die gewonnene Lösung nach dem Absetzen klar abgegossen.

Kollodium ist eine farblose oder nur schwach gelblich gefärbte, neutral reagierende, sirupdicke Flüssigkeit, die in dünner Schicht nach dem Verdunsten des Ätherweingeistes ein farbloses, fest zusammenhängendes Häutchen hinterläßt.

Gehaltsbestimmung. Erwärmt man 10 g Kollodium auf dem Wasserbad und setzt tropfenweise unter beständigem Rühren 10 ccm Wasser hinzu, so scheiden sich gallertige Flocken ab. Dampft man diese Mischung auf dem Wasserbad ein und trocknet den Rückstand bei 100°, so muß sein Gewicht mindestens 0,4 g betragen.

Eine Methode zur Ermittlung des Gehaltes an Nitrocellulose wurde neu aufgenommen.

Geschichtliches. Meynard in Boston lehrte 1848 zuerst, die sogenannte Schießbaumwolle in weingeisthaltigem Äther aufzulösen und für chirurgische Zwecke zu verwenden. Die Lösung wurde Kollodium genannt.

Darstellung. Das Arzneibuch hat zur Darstellung des Kollodiums eine sehr genaue Vorschrift gegeben, bei deren Einhaltung mit Sicherheit ein gutes Präparat erzielt wird. Bevor man zu der Darstellung des Kollodiums geht, vergewissert man sich sehr sorgfältig über das spez. Gewicht der anzuwendenden rohen Säuren. Die rohe Schwefelsäure darf nicht leichter als 1,833 sein und ist ev. durch Zusatz von etwas rauchender Schwefelsäure auf dieses spez. Gewicht zu bringen. Die Salpetersäure darf nicht unter 1,38 schwer sein. Benutzt man leichtere Säuren, so kommt es nicht selten vor, daß die ganze Baumwolle in Lösung geht.

Die Mischung der vorgeschriebenen Mengen Schwefelsäure und Salpetersäure hat in der Weise zu erfolgen, daß man die Schwefelsäure in dünnem Strahle unter Umrühren in die Salpetersäure (nicht umgekehrt!) gießt. Für größere Mengen benutzt man Töpfe aus Steingut, für kleinere kein Becherglas, damit durch ein Zerdrücken desselben beim Eintragen der Baumwolle kein Unheil angerichtet werden kann.

Wenn sich die Mischung bis auf 20^0—18^0 abgekühlt hat, so wird die vorgeschriebene Menge entfetteter Baumwolle allmählich eingetragen. Es empfiehlt sich, die Watte zunächst lose aufzuzupfen, in das Gemisch hineinzubringen und wenn sie sich mit der Säuremischung vollgesogen hat, mit Hilfe eines Stabes oder Spatels oder Pistills aus Glas oder Porzellan etwas einzudrücken; weiße oder opake Stellen sind nicht oder nur mangelhaft mit der Säuremischung durchtränkt. Man bedeckt das Gefäß mit einem Deckel und stellt es 24 Stunden lang bei Zimmertemperatur zur Seite.

Das Arzneibuch schreibt nun vor, die mit der Säure getränkte Kollodiumwolle in einen Trichter zu bringen und während weiterer 24 Stunden die Säure soweit, als es eben angeht, abtropfen zu lassen. Der Zweck dieser höchst unangenehmen Operation ist nicht zu erkennen. Es empfiehlt sich vielmehr den Zeitpunkt abzupassen, wenn die nitrierte Baumwolle in dem Äther-Weingeistgemisch löslich geworden ist. Zu diesem Zwecke entnimmt man von Zeit zu Zeit kleine Proben, wäscht sie aus, trocknet sie und prüft sie auf ihre Löslichkeit. Sobald völlige Löslichkeit erreicht ist, läßt man das Säuregemisch noch 1—2 Stunden einwirken und wäscht alsdann die nitrierte Baumwolle s o g l e i c h aus. Zu dem Zwecke hebt man die Wattemasse, die einen starren Kuchen bildet, mit zwei Stäben aus Glas oder Porzellan heraus und bringt sie portionenweise sofort in ein möglichst viel kaltes Wasser enthaltendes Gefäß aus Steingut oder Holz. Man rührt um, gießt das Wasser ab und läßt frisches Wasser dazu treten, rührt um und gießt wiederum ab usw. Nachdem man dies zweimal getan hat, zerzupft man die Kollodiumwolle mit den Händen, und wäscht sie mit gewöhnlichem Wasser bis zum vollständigen Verschwinden der sauren Reaktion des abfließenden Wassers, schließlich mit destilliertem Wasser aus. Alsdann preßt man die Kollodiumwolle stark mit den Händen, zerzupft sie, breitet sie in einem Siebboden auf einer Lage Fließpapier aus und läßt sie an einem lauwarmen Orte trocken werden. Obgleich Kollodiumwolle erst weit über 100^0 verpufft, so ist es dennoch rätlich, eine weit unter dieser Temperatur liegende Trockenwärme einwirken zu lassen. Das Arzneibuch schreibt eine Trockenwärme von 25^0 vor.

Das Auswaschen erfordert einige Aufmerksamkeit, und diese ist besonders auf etwaige härtere Knoten in der Masse der Kollodiumwolle zu richten. Ein nicht genügend ausgewaschenes Produkt wird beim Trocknen stellenweise gelb. Auch gibt nur eine völlig salz- und säurefreie Kollodiumwolle ein klares Kollodium.

1 T. der ausgewaschenen und trockenen Kollodiumwolle gibt man in eine Flasche, die 70—80 T. Wasser fassen kann, durchfeuchtet sie mit 3 T. Weingeist und gießt dann 21 T. Äther hinzu. Die Mischung wird unter gelegentlichem Umschütteln so lange zur Seite gestellt, bis die Kollodiumwolle sich fast vollständig gelöst hat. Die Lösung bildet dann eine etwas trübe, sirupdicke Flüssigkeit, in der meist noch einige ungelöste Baumwollfasern umherschwimmen. Man läßt nun das Kollodium bis zur vollständigen Klärung ruhig stehen und gießt es alsdann von dem vorhandenen Bodensatze vorsichtig ab.

Um die Klärung des Kollodiums zu beschleunigen, soll man nach K r a n z f e l d das frisch bereitete Kollodium mit gewaschenem und geglühtem Quarzsand schütteln. Letzterer reißt die trübenden Anteile mechanisch mit sich nieder, so daß die Klärung binnen wenigen Tagen beendet ist. Sehr günstige Resultate erhält man auch, wenn man die gewaschene und abgepreßte Kollodiumwolle zunächst mit Weingeist auswäscht, wiederum abpreßt und o h n e zu t r o c k n e n in Ätherweingeist löst. Da dieses Verfahren eine Trockenbestimmung der Kollodiumwolle voraussetzt, so ist es mehr für den Großbetrieb zu empfehlen. Löst man feuchte (wasserhaltige) Kollodiumwolle in Ätherweingeist, so erhält man zwar ein sehr dickes, schleimiges Kollodium, aber dasselbe gibt ein trübes Häutchen.

Chemie. Durch Einwirkung von konzentrierter Salpetersäure (in Gemischen von Salpetersäure und Schwefelsäure spielt die letztere lediglich die Rolle eines wasserentziehenden Mittels) auf Cellulose entstehen Produkte von verschiedener Zusammensetzung und abweichenden Eigenschaften, die man als N i t r o - C e l l u l o s e n bezeichnet. Diese Benennung ist nicht den Tatsachen entsprechend, die entstehenden Produkte sind nicht Nitro-Cellulosen, sondern S a l peters ä u r e e s t e r d e r C e l l u l o s e.

Je nach der Stärke der angewendeten Salpetersäure, der Temperatur, bei der die Einwirkung stattfindet, und der Dauer der Einwirkung entstehen verschiedene Cellulosenitrate, die sich u. a. durch ihre Löslichkeit bzw. Nichtlöslichkeit in Äther-Weingeist unterscheiden. Unter den vom Arzneibuch vorgeschriebenen Bedingungen bildet sich vorzugsweise C e l l u l o s e d i n i t r a t neben wenig C e l l u l o s e t r i n i t r a t:

$$C_6H_8O_3 \begin{array}{|cc|c} OH & H & ONO_2 \\ & + & \\ OH & H & ONO_2 \end{array} = 2\,H_2O + C_6H_8O_3 \begin{array}{c} ONO_2 \\ \\ ONO_2 \end{array}$$

Cellulose   Salpetersäure   Cellulosedinitrat

$$C_6H_7O_2 \begin{array}{|cc|c} OH & H & ONO_2 \\ OH & + H & ONO_2 \\ OH & H & ONO_2 \end{array} = 3\,H_2O + C_6H_7O_2(ONO_2)_3$$

Cellulosetrinitrat

Wird die Einwirkung der Salpetersäure auf die Cellulose bei höherer Temperatur vorgenommen, dauert sie länger als vorgeschrieben, oder aber hat die Salpetersäure eine stärkere Konzentration, so bilden sich höher nitrierte Cellulosen, die nicht mehr in Ätherweingeist löslich sind. Ein solches Produkt ist die Schießbaumwolle, Pyroxylin, die man als C e l l u l o s e - p e n t a n i t r a t auffaßt $C_6H_5(ONO_2)_5$.

Daß in diesen Verbindungen tatsächlich Ester der Salpetersäure mit der Cellulose und nicht Nitroprodukte vorliegen, ergibt sich daraus, daß sowohl durch Behandeln mit ätzenden Alkalien als auch mit Ferrochlorid die Salpetersäureester unter Rückbildung von Cellulose wieder abgespalten werden, Reaktionen, die nicht den Nitrokörpern, wohl aber den Salpetersäureestern zukommen.

Eigenschaften. Die vom Arzneibuch angegebenen Eigenschaften sind durch folgende Angaben zu ergänzen: Kollodium ist sehr leicht entzündbar. Das trockene Kollodiumhäutchen, das z. B. von einer Glasplatte leicht unter Wasser abgezogen werden kann, verbrennt blitzartig mit einer grünlich erscheinenden Flamme. Kollodium hinterläßt auf die trockene Haut gestrichen einen fest haftenden, trocknen, harten, firnis- oder glasähnlichen Überzug, der die betreffende Hautstelle etwas zusammenzieht.

Aufbewahrung. Kollodium wird in mit guten Korken verstopften Glasflaschen an einem kühlen Orte aufbewahrt. Will man die Kollodiumwolle aufbewahren, so schließt man sie in Gläser ein und bewahrt sie vor Sonnenlicht, im anderen Falle zersetzt sie sich. Beim V e r - p a c k e n der K o l l o d i u m w o l l e vermeide man bei warmer Tagestemperatur ein h e f - t i g e s Z u s a m m e n p r e s s e n oder S t o ß e n.

Prüfung. Die Güte des Kollodiums ergibt sich aus seiner Farblosigkeit, Klarheit und dem indifferenten Verhalten gegen blaues Lackmuspapier. Das auf einer trockenen Glasplatte erzeugte Kollodiumhäutchen muß glänzend, darf nicht trübe sein, andernfalls enthält das Kollodium Wasser.

Der **Gehaltsbestimmung,** wodurch ein Mindestgehalt von 4 Prozent Kollodiumwolle garantiert wird, ist nichts hinzuzufügen. Ihre Aufnahme ist sehr zu begrüßen, um den Apotheker diesen Artikel, der wohl in wenig Apotheken hergestellt werden dürfte, auf seine Güte prüfen zu lassen.

Die steueramtliche Anweisung zur Untersuchung von Kollodium begnügt sich damit, den Verdunstungsrückstand von 10 g Kollodium zu bestimmen. In dünner Schicht 2 Stunden lang bei 40° getrocknet, darf Kollodium nicht weniger als 0,1 g, also nur den vierten Teil des offizinellen Präparates, hinterlassen.

Celloidin der chemischen Fabrik auf Aktien, vorm. E. S c h e r i n g ist in Tafeln gebrachte Kollodiumwolle und eignet sich vortrefflich zur Herstellung von Kollodium. — Das *Collodium duplex* der Drogisten entspricht in seiner Stärke lediglich dem Arzneibuche.

Photoxylin oder M a n n sche K o l l o d i u m w o l l e ist eine mit besonderer Sorgfalt dargestellte Trinitrocellulose, die in Ätheralkohol leicht und klar löslich ist.

Pyroxylin heißt die zu Sprengzwecken hergestellte Schießbaumwolle. Sie ist von wechselnder Zusammensetzung.

Anwendung. Kollodium ist ein bequemes Mittel, um kleine Blutungen zum Stehen zu bringen, kleine Wunden zu verschließen usw.; als Volksmittel wird es gegen Frostbeulen gebraucht; doch muß man darauf achten, ob die wunde Stelle nicht bereits stärker infiziert ist und viel Sekret produziert, das sich dann unter dem Kollodium ansammeln würde. — Ringförmige Umpinselung, z. B. eines Fingers, mit Kollodium, ist zu vermeiden.

Collodium cantharidatum. — Spanischfliegen=Kollodium.

Syn.: Collodium vesicans.

Grob gepulverte Spanische Fliegen . . . . . . 100 Teile
Kollobium . . . . 85 Teile
Äther . . . . nach Bedarf.

Die Spanischen Fliegen werden mit der hinreichenden Menge Äther vollkommen ausgezogen. Der klare Auszug wird in gelinder Wärme auf 15 Teile eingedampft und mit dem Kollobium gemischt.

Spanischfliegen=Kollobium ist eine gelbgrüne, nach längerem Aufbewahren bräunliche, Lackmuspapier schwach rötende Flüssigkeit, die in dünner Schicht beim Verdunsten des Äther= weingeistes ein grünes, fest zusammenhängendes Häutchen hinterläßt.

Vorsichtig aufzubewahren.

Das Abdampfen des Ätherauszuges bis zu einem bestimmten Gewichte wird vorgeschrieben, um stets ein möglichst gleichmäßiges Präparat zu erlangen.

Um ein gleichmäßiges Präparat zu erhalten, wurde der Rückstand des Ätherauszuges auf 15 Teile festgesetzt. Ferner wurde dem Nachdunkeln Rechnung getragen in der Bezeichnung der Farbe.

Geschichtliches. Spanischfliegen-Kollodium wurde 1848 zuerst vom Apotheker I l i s c h dargestellt und fand sehr bald allgemeine Verbreitung. T i c h b o r n e bearbeitete den Gegenstand spezieller und veröffentlichte mehrere Darstellungsvorschriften.

Darstellung. Zum Zweck der Extra-
hierung der spanischen Fliegen wird man
nicht den für Bereitung der Fluidextrakte
dienenden Perkolationsapparat benutzen,
sondern sich zweckmäßig einen besonderen
Apparat aus Glas zusammensetzen. Ein
solcher ist in beistehender Fig. 72 abgebildet.

Derselbe besteht aus einem Deplaciertrichter D und einem Rezipienten, der
Flasche R. Der Deplaciertrichter ist dem
Rezipienten vermittels eines durchbohrten
Korkes, dem ein kleines, 1 mm weites Luft-
röhrchen l eingefügt ist, aufgesetzt. Er enthält das Kantharidenpulver und ist nach
unten in seinem Ausflußrohre, ungefähr bei
b durch einen lockeren Ballen Fließpapier
und darüber mit einem lockeren Bausch
Baumwolle, auf die man ein Scheibchen
alter Leinwand gelegt hat, geschlossen. In
seine Einfüllöffnung ist mittels eines Korkes
ein Trichter zum Eingießen des Äthers eingesetzt. Man gießt nach und nach so viel
Äther durch den Trichter (T) auf die Kanthariden, daß diese gerade durchtränkt sind,
und stellt drei Tage beiseite. Alsdann setzt
man das Aufgießen des Äthers in ange-
messenen Portionen fort, bis das Perkolat
farblos abläuft. Für 100 T. Kanthariden
braucht man hierzu 300—350 T. Äther.

Der ätherische Auszug wird nun einige
Tage in einer gut verschlossenen Flasche zum
Absetzen zur Seite gestellt, darauf filtriert
und das benutzte Filter mit etwas Äther
nachgewaschen. Hierauf destilliert man so
viel Äther aus dem Wasserbade unter Beachtung der nötigen Vorsichtsmaßregeln ab,
daß 15 T. hinterbleiben. Den noch warmen,

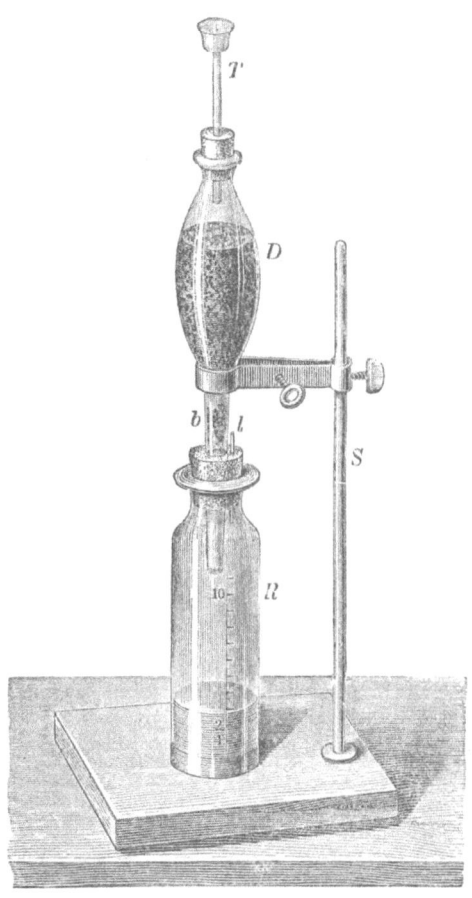

Fig. 72. Deplaciervorrichtung für flüchtige
Extraktionsflüssigkeiten $^{1}/_{10}$—$^{1}/_{20}$.

dünnflüssigen Rückstand gießt man in ein tariertes Gefäß von entsprechender Größe und spült den Destillationskolben mit kleinen Mengen Kollodium nach, schließlich fügt man so viel Kollodium zu, daß das Gewicht des Ganzen demjenigen der angewendeten Kanthariden gleich ist. Durch kräftiges Umschütteln bewirkt man eine innige Mischung des fertigen Präparates und bringt dasselbe schließlich an einen Ort von Zimmertemperatur zum Absetzen.

Der durch Destillation wiedergewonnene Äther darf lediglich zu einer weiteren Darstellung von Spanischfliegen-Kollodium benutzt werden.

Aus dem im Deplaciertrichter hinterbliebenen Rückstande kann man durch allmähliches Aufgießen von Wasser den größeren Teil des Äthers wiedergewinnen; man reinigt ihn durch Destillation und fügt ihn zu dem vorher erhaltenen Destillat hinzu.

Das extrahierte Kantharidenpulver, das noch gebundenes Kantharidin enthält, lasse man zunächst an der Luft trocknen und verbrenne es alsdann in einem gut ziehenden Ofen, oder man beseitige es an einem Orte, an den nützliche Tiere, besonders Vögel, nicht hingelangen können.

Während der Darstellung sehe man sich vor, daß von dem Kanthariden-Äther nichts auf die Haut bzw. Schleimhäute gelangt. Etwa benetzte Stellen sind sofort mit Seife gründlich zu reinigen, anderenfalls entstehen unfehlbar Blasen.

Eigenschaften. Spanischfliegen-Kollodium dunkelt leicht nach. Die schwach saure Reaktion rührt von dem Kantharidin her. Um die Reaktion festzustellen, benütze man angefeuchtetes Lackmuspapier.

Aufbewahrung. Dieselbe erfolgt v o r s i c h t i g in Flaschen, die mit guten Korkstopfen verschlossen und außerdem mit Leder überbunden sind, an einem kühlen Orte. Bei nur seltenem Gebrauche wird man es zweckmäßig gar nicht in der Offizin vorrätig halten.

Anwendung. Das Kantharidenkollodium ist in vielen Fällen dem Pflaster usw. vorzuziehen, da es in seiner Wirkung sehr sicher ist und sich bequem aufbringen läßt.

Collodium elasticum. — Elaſtiſches Kollobium.
Syn.: Collodium flexile.

Kollobium	97 Teile
Riȝinusöl	3 Teile

werden gemiſcht.

Elaſtiſches Kollobium iſt farblos ober ſchwach gelblich.

Durch den Wegfall des Terpentins ist ein vereinfachtes und verbilligtes Präparat vorgeschrieben, das gegenüber dem Collodium elasticum der Pharm. Germ. II nur 1 Prozent Ricinusöl mehr enthält. Terpentinhaltiges Kollodium ist von vielen Seiten bemängelt worden.

Kolloidum hat die Eigentümlichkeit, beim Eintrocknen sich zusammenzuziehen. Infolge dessen verursacht es eine Spannung der Haut. Eine weitere Folge dieser Kontraktion ist, daß die Kollodiumhaut nach kurzer Zeit Risse bekommt.

Diese zusammenziehende Kraft des Kollodiums ist in manchen Fällen, wie beim Schließen kleiner Wunden, Frostbeulen, Erysipelas, Orchitis, Karbunkeln, dem Arzte allerdings sehr erwünscht; in anderen Fällen aber, in denen es nur darauf ankommt, die Hauptfläche mit einer schützenden Decke zu versehen, z. B. bei Verbrennungen, Hautentzündungen, Ausschlägen usw., durchaus nicht nützlich. Für solche Fälle dient das elastische Kollodium.

Eigenschaften. Das elastische Kollodium ist eine klare oder schwach opalisierende, etwas gelblich gefärbte, sirupdicke Flüssigkeit, die mittels eines Pinsels in dünner Schicht auf die Haut gestrichen, ein zusammenhängendes Häutchen bilden muß, das selbst bei mäßiger Bewegung des damit bedeckten Körperteiles nicht brechen oder zerreißen darf.

Aufbewahrung. Das elastische Kollodium wird in mit Korkstopfen gut verschlossenen und mit Pergamentpapier überbundenen Flaschen an einem kühlen Orte aufbewahrt. Besser ist es jedoch, es gar nicht aufzubewahren, sondern die Mischung bei Bedarf vorzunehmen.

Colophonium. — Kolophonium.
Syn.: Pix Graeca. Geigenharz.

Das vom Terpentinöl befreite Harz verſchiedener Pinus-Arten. Glasartige, burchſichtige, oberflächlich beſtäubte, großmuſchelig brechenbe, in ſcharfkantige Stücke zerſpringenbe, gelbliche oder hellbräunliche Stücke, die im Wasserbade zu einer zähen, klaren Flüssigkeit schmelzen und bei stärkerem Erhitzen schwere, weiße, aromatisch riechende Dämpfe ausstoßen.

Säurezahl 151,5 bis 179,6.

Kolophonium löst sich langsam in 1 Teil Weingeist und in 1 Teil Essigsäure. In Natronlauge, Äther, Chloroform, Schwefelkohlenstoff und Benzol ist Kolophonium völlig, in Petroleumbenzin nur zum Teil löslich. Die weingeistige Lösung rötet Lackmuspapier.

Zur Bestimmung der Säurezahl löst man 1 g gepulvertes Kolophonium bei Zimmertemperatur in 25 ccm weingeistiger ½-Normal-Kalilauge und versetzt die Lösung nach Zusatz von 1 ccm Phenolphthaleinlösung sofort mit ½-Normal-Salzsäure bis zur Entfärbung, wozu 18,6 bis 19,6 ccm verbraucht werden müssen.

Sachlich im wesentlichen unverändert geblieben.

Geschichtliches. Kolofon oder Kolophon gebrauchten schon die alten Ägypter und Tyrier. Seinen Namen soll es der Stadt *Κολοφών* an der Küste Lydiens, von wo es in den Handel gebracht wurde, verdanken.

Gewinnung. Kolophonium wird aus Terpentin oder Kiefernharz gewonnen, indem dieselben durch Erhitzen, bzw. Destillation, von Terpentinöl und Wasser befreit werden, worauf der hinterbliebene Rückstand so lange heiß, bzw. flüssig, erhalten wird, bis er vollkommen klar geworden ist und nach dem Erkalten zu einer glasartigen Masse erstarrt. Je nach der Abstammung des zur Darstellung benutzten Rohmaterials, der Stärke und Dauer der Erhitzung, sowie der bei der Gewinnung aufgewendeten Sorgfalt, erhält man sehr hell bis dunkel gefärbte Sorten.

Ein fast farbloses Kolophonium kann erhalten werden durch Destillation der helleren Sorten mit überhitztem Wasserdampf.

Handelsware. Das meiste Kolophonium wird aus dem südlichen Nordamerika in den Handel gebracht, aber auch das südliche Frankreich liefert bedeutende Mengen, während die übrigen Produktionsländer kaum in Betracht kommen. Im Handel unterscheidet man ein h e l l e s oder w e i ß e s (Französisches, Amerikanisches), ein g e l b b r a u n e s bis b r a u n e s und s c h w a r z e s Kolophonium (Deutsches, Österreichisches, Russisches, Spanisches, Portugiesisches). Das weiße ist von gelblicher oder gelber Farbe, die andere Sorte ist mehr oder weniger braun. Für die pharmazeutische Praxis gibt man der helleren Sorte den Vorzug. In den Preislisten werden folgende Sorten aufgeführt: 1. w e i ß e s , von blaßgelblicher Farbe, *Colophonium album*. Es gilt als die beste Sorte und hat daher einen hohen Einkaufspreis. Dieser Sorte steht nahe 2. das g e l b e oder b e r n s t e i n g e l b e Kolophonium, *C. citrinum*; dann folgt im Werte 3. das r o t e Kolophonium, *C. rubrum*, das nicht als pharmazeutische Ware zu betrachten ist, indem man seine Farbe künstlich herstellt. 4. B r a u n e s Kolophonium, *C. fuscum*, gilt als die geringere Ware. Für den pharmazeutischen Gebrauch dürfen nach dem klaren Wortlaute des Arzneibuches nur die Sorten 1 und 2 verwendet werden. Unbrauchbar ist 5. das s c h w a r z b r a u n e Kolophonium.

Eigenschaften. Das Kolophonium ist ein leicht zerreibliches, hellgelbliches oder hellbräunliches, g l a s a r t i g d u r c h s i c h t i g e s , in der Kälte fast geruchloses Harz von terpentinartigem Geschmacke. Es ist schwerer als Wasser; das spez. Gewicht der helleren Sorten schwankt zwischen 1,068—1,085, dasjenige der dunkleren Sorten kann bis auf 1,10 steigen. Bei den letzteren ist es oft durch mechanische Beimengungen (Sand, Erde) erhöht und geht nach dem Umschmelzen erheblich zurück. Es schmilzt bei 100°—130° ebenfalls je nach der Farbe, so daß das dunklere schwerer schmelzbar ist. Bei 150° beginnt es sich zu zersetzen und Kohlenwasserstoffe abzugeben, die im großen unter dem Namen ,, H a r z e s s e n z '' oder ,, H a r z - ö l '' gewonnen werden. Es löst sich in Weingeist, Äther, Chloroform, Essigsäure, flüchtigen und fetten Ölen, zum Teil nur in Steinöl, Benzin usw. und läßt sich mit festen fettartigen Stoffen zusammenschmelzen. In siedendem verdünntem Weingeist (68 vol.-prozentig) ist es fast klar löslich. Beim Erkalten trübt sich die Lösung milchig unter Abscheidung des Harzes in Tröpfchenform. Mit Ätzalkalien gibt es Harzseifen.

An der Luft verbrennt es mit stark rußender Flamme, in Pulverform in eine Flamme geblasen, verbrennt es mit großer Geschwindigkeit (Kolophoniumblitze).

Gepulvertes Kolophonium hat die Eigenschaft, begierig Sauerstoff aus der Luft aufzunehmen. Wahrscheinlich infolge dieses Verhaltens sind manchmal schon Selbsterhitzungen von Kolophoniumpulver beobachtet worden.

Das amerikanische Kolophonium enthält als Hauptbestandteil das Anhydrid der Abietinsäure (Sylvinsäure), $C_{19}H_{28}O_2$, das französische das Anhydrid der Pimarsäure, $C_{20}H_{30}O_2$; daneben finden sich im Kolophonium geringe Mengen von Isomeren und Polymeren der genannten Säuren ferner Protokatechusäure, Bitterstoff, Laktone, endlich ätherisches Öl und mineralische Bestandteile in Spuren. Nach T s c h i r c h und S t u d e r enthält amerikanisches Kolophonium ca. 30 Prozent α-Abietinsäure, ca. 22 Prozent β-Abietinsäure, ca. 31,6 Prozent γ-Abietinsäure, 0,4—0,7 Prozent ätherisches Öl, 5—6 Prozent Resen, ferner Spuren von Bitterstoff und Unreinigkeiten.

Die Verseifungszahl nach K ö t t s t o r f e r ist für helles Kolophonium = 163, dunkles K. = 151, amerikanisches K. = 173, englisches K. = 169.

Für r e i n e s A b i e t i n s ä u r e a n h y d r i d ist die Verseifungszahl = 171.

Prüfung. Diese kann sich auf das äußere Aussehen des Kolophoniums beschränken. Ist das letztere klar, hellgefärbt, leicht zerreiblich, so ist es auch gut und rein. Event. bestimme man die Verseifungszahl und mache eine Aschenbestimmung

Anwendung. Kolophonium wurde früher fein gepulvert gegen Blutungen angewendet, dient aber jetzt nur zur Bereitung von Pflastern.

Cortex Aurantii Fructus. — Pomeranzenschale.

Syn.: Pericarpium Aurantii.

Die getrocknete, äußere Schicht der in Längsvierteln abgezogenen Fruchtwand von reifen, frischen Früchten von Citrus aurantium *Linné*, subspecies amara *Linné*.

Man weicht die trockenen Fruchtwände eine Viertelstunde lang in kaltem Wasser ein, läßt sie nach dem Abgießen des Wassers in einem bedeckten Gefäß an einem kühlen Orte stehen, befreit sie am anderen Tage von dem schwammigen Innengewebe durch Ausschneiden und trocknet sie bei gelinder Wärme.

Pomeranzenschale zeigt eine grob höckerige, braune Außenseite und eine weißliche Innenseite. Auf der Querschnittfläche erkennt man die großen, in der Nähe des Außenrandes in 2 unregelmäßigen Reihen liegenden Sekretbehälter und die gelblichweiße Färbung des inneren, schwammigen Gewebes.

Zur Herstellung des Pulvers wird Pomeranzenschale über gebranntem Kalk getrocknet. Pomeranzenschale und ihr Pulver riechen kräftig und schmecken würzig bitter.

Das gelblichgraue Pulver färbt sich mit Kalilauge gelb und ist dadurch gekennzeichnet, daß es Armparenchym mit langen, schlauchförmigen Armen nur in geringer Menge, Stärke nur in Spuren, Oxalat nur in Form von Einzelkristallen enthält.

Neu aufgenommen wurde eine kurze mikroskopische Beschreibung der Ganzdroge, sowie des Pulvers.

Geschichtliches. Die Urheimat des Pomeranzenbaums (den man mit den andern kultivierten *Rutaceae-Aurantioideae* unter dem Namen A g r u m i zusammenfaßt) scheint der Nordosten Indiens (Khasia, Sikkim, Gurwal), Kochinchina und vielleicht die südlichen Provinzen Chinas zu sein. Der Sanskritname des Baumes ist „N a g a r u n g a"; dieser liegt allen europäischen Bezeichnungen des Baumes zugrunde, sowohl dem griechischen Νεράντζιον als auch dem A r a n c i u m , A u r a n t i u m des mittelalterlichen Lateins. — Der Baum wurde sehr früh in die Länder am Persischen Golf eingeführt, von wo ihn besonders die Araber im westlichen Asien, Nordafrika, Sizilien und Spanien verbreiteten. In andere Mittelmeerländer gelangte er dann zur Zeit der Kreuzzüge. Den alten Griechen und Römern war er unbekannt.

Die süße Pomeranze (Apfelsine) wurde im Abendlande erst durch die Portugiesen nach Umschiffung des Kaps der Guten Hoffnung bekannt (1498). Die arabischen Ärzte verordneten im 10. Jahrhundert den bittern Saft der Pomeranze.

Beschreibung. Die Frucht des Pomeranzenbaumes, *Citrus aurantium* Linné, subsp. *amara* Linné, besteht aus einer fleischigen, kugeligen Beere (in Frankreich Bigarade oder Orange amère, in Italien Melangelo, in Deutschland Pomeranze), mit meist 8 dünnwandigen, trennbaren Fächern, deren aus fleischigen, dicken Zottenhaaren bestehendes Gewebe mit sehr bitterem Safte erfüllt ist und je 2—5 Samen enthält. Die gelbrote, lederige Fruchtschale wird der Länge nach, gewöhnlich mit Beseitigung des Nabels und der Spitze, in 4 spitz elliptische Stücke geschnitten, die beim Trocknen ziemlich die Form der Kugeloberfläche bewahren und an dem bis 5 mm dicken Rande nur wenig nach außen aufgebogen sind. Die einzelnen, spitz elliptischen Stücke sind 5—6 cm lang, 3—4 cm breit, 4—5 mm dick, außen meist von blaß rotbrauner Farbe, innen fast weiß. Der Geschmack ist aromatisch bitter. Die Oberfläche ist sehr deutlich grubig punktiert. Schon mit bloßem Auge erkennt man auf dem Querschnitt 2 Schichten. Die äußere, die F l a v e d o , zeigt in verhältnismäßig dickwandiges Parenchym eingebettet bis 1 mm und darüber große, ovale, radial gestreckte, schizolysigene Ölbehälter. Das Öl ist selten noch in ihnen vorhanden, sondern meist verharzt und hat die Membranen der umgebenden Zellen infiltriert, die infolgedessen gelb bis gelbbraun gefärbt erscheinen. Diese Ölbehälter sind in meist doppelter Schicht vorhanden. Das innere, weiße Gewebe, die A l b e d o , ist schwammig und besteht aus dünnwandigen, sternförmigen, vielgestaltigen Parenchymzellen, die weite, lufterfüllte Intercellularräume zwischen sich lassen. Man erkennt unter dem Mikroskop, besonders in den Zellen der Flavedo, große, monokline Kristalle von oxalsaurem Kalk und Klumpen von Hesperidin. (Vgl. auch Fructus Aurantii immaturi.) Wegen des Gehalts an Hesperidin nimmt die Schale und ihr Pulver mit Alkalien eine gelbe Farbe an. Die Wände der Zellen der Albedo werden durch Jodlösung vorübergehend gebläut (F l ü c k i g e r). Die Schalen machen durchschnittlich 23,75 Prozent der Frucht aus; sie verlieren beim Trocknen 72,10 Prozent Wasser.

Handelssorten. Die in Deutschland zum pharmazeutischen Gebrauch allein verwendete Sorte ist die M a l a g a s o r t e , die der oben gegebenen Beschreibung entspricht.

Eine zweite Sorte, die C u r a ç a o s c h a l e , ist die Fruchtschale einer besonders in Westindien vorkommenden Varietät, die in viel dünneren Stücken von brauner oder dunkel schmutziggrüner Farbe vorkommt. Man substituiert ihr häufig die Schale unreifer Pomeranzen oder die einer anderen grünschaligen Varietät, die bei Malaga und Nîmes gesammelt wird.

I t a l i e n i s c h e S c h a l e n kommen in langen, bandförmigen Streifen in den Handel, die bereits von der Albedo befreit sind. Sie sollen sehr aromatisch sein.

Bestandteile. Die obere gelbe Schicht, die F l a v e d o der Pomeranzenschalen, gibt 3,90 Prozent Asche. Die Untersuchung der ganzen Schalen ergab nach T a n r e t folgende Bestandteile: H e s p e r i n s ä u r e $C_{22}H_{28}O_7$, kristallisierbar, geschmacklos, unlöslich in Wasser und Äther, wenig löslich in kaltem Alkohol, etwas reichlicher löslich in siedendem Alkohol und Chloroform, gibt mit kohlensauren Alkalien, auch mit Kalkhydrat, nicht kristallisierende Salze, die durch Kohlensäure zersetzt werden, und verbindet sich mit Ammoniak nicht. A u r a n t i a m a r i n - s ä u r e $C_{20}H_{12}O_8$, ein sehr bitter schmeckender, wenngleich in Wasser fast unlöslicher, dagegen in Äther ziemlich, in Alkohol und Chloroform leicht löslicher Körper vom Charakter einer Harzsäure. Ferner eine andere, gleichfalls nicht kristallisierende, bitter, aber auch scharf schmeckende Harzsäure. I s o h e s p e r i d i n $C_{22}H_{26}O_{12}.2H_2O$, ein in mikroskopischen Nadeln kristallisierendes Glykosid, von leicht bitterem Geschmack, das entwässert zwar die Zusammensetzung mit dem Hesperidin teilt, von diesem aber sonst differiert. A u r a n t i a m a r i n , ein amorphes, sehr bitteres, leicht in Wasser und Weingeist lösliches, in Äther und Chloroform unlösliches Glykosid, das in seiner Zusammensetzung dem Hesperidin sehr nahe steht und dessen Löslichkeit, sowie die der oben genannten harzartigen Säuren in kaltem Wasser vermittelt. H e s p e r i d i n $C_{22}H_{26}O_{12}$ (vgl. Fruct. Aurant. immatur.). E y k m a n n fand bei den *Rutaceae-Aurantioideae* einen blau fluorescierenden Stoff sehr verbreitet. Endlich enthält die Pomeranzenschale etwa 1,25 Prozent flüchtiges ätherisches Öl und Zucker, sowie etwas Gerbstoff.

Präparation. Das Arzneibuch schreibt vor, vor Verwendung der Pomeranzenschalen den inneren, weißen Teil derselben, die Albedo, zu entfernen und nur den äußeren gelben Teil, die F l a v e d o , zu verwenden. Hierzu werden die Schalen nicht länger als 15 Minuten in kaltem Wasser eingeweicht und, nachdem letzteres abgegossen ist, an einen kühlen Ort, z. B. in den Keller gestellt. Nach einem Tage ist die schwammige, weiße Rindenschicht weich genug, um sie mit einem dünnen Messer abschneiden zu können. Sie wird so weit abgeschnitten, daß die dunklen Ölbehälter zum Vorschein kommen, ohne aber daß diese verletzt werden. Noch feucht schneidet man die so erhaltene gelbe Schicht, trocknet bei 25⁰—30⁰ und schlägt durch das Sieb Nr. 1. Wo die so expulpierten Pomeranzenschalen im Handverkauf verlangt oder in Teegemischen verordnet werden, ist es sehr angemessen, sie mit der Schere in möglichst gleiche Rhomben zu schneiden und, wie angegeben, zu trocknen. — Nach einem anderen Verfahren, das aber weniger zu empfehlen ist, soll man die rohen Schalen bei gelinder Wärme hart trocknen, so daß sie spröde werden, und dann im Mörser gröblich zerstoßen, wobei eine öftere reibende Bewegung des Pistills empfohlen wird. Dadurch soll die Albedo in Pulver verwandelt werden und sich von der Flavedo trennen. Jedenfalls gibt die erstere Methode, die vom Arzneibuch besonders vorgeschrieben ist, ein besseres und schöneres Resultat. — Die Ausbeute beträgt etwa 50 Prozent.

Als **Verwechslung** und **Verfälschung** kommen die weit helleren Schalen der A p f e l s i n e (*Citrus aurantium* L., subsp. *dulcis* L.) vor.

Die C o n f e c t i o A u r a n t i o r u m , eingemachte Pomeranzenschale, wird aus den frischen Schalen einer mit einem sehr starken Fruchtgehäuse versehenen Form der Pomeranze durch Einkochen mit Zucker dargestellt.

Anwendung. Wird gegenwärtig nur noch als Geschmackskorrigens benutzt.

Cortex Cascarillae. — Kaskarille.

Syn.: Cortex Crotonis. Cortex Eluteriae. Cortex peruvianus spurius seu griseus. Graue Fieberrinde.

Die getrocknete Rinde der Zweige von Croton eluteria (*Linné*) *Bennet.*

Kaskarille besteht aus unregelmäßigen, kurzen, harten, kaum 1 cm Durchmesser erreichenden Röhren oder Rinnen und ist 0,5 bis 2 mm dick. Die weißliche bis hellgraue, mit rißartigen, quer verlaufenden Lenticellen besetzte und unregelmäßige Längsrisse aufweisende Korkschicht blättert leicht ab; an den entblößten Stellen zeigt die Rinde deutliche Querrisse und eine graugelbliche bis braune Farbe. Die Innenseite ist graubraun. Der Bruch ist glatt, hornartig und ölglänzend. Der Querschnitt zeigt bei Lupenbetrachtung auf der Innenseite zahlreiche, sehr feine Markstrahlen. Kaskarille riecht würzig und schmeckt würzig und bitter.

Mikroskopische Untersuchung. Der Kork besteht aus Zellen, deren Außenwände stark verdickt sind, während die Innenwände dünn und mit winzigen Einzelkristallen von Calcium-oxalat dicht besetzt erscheinen. Das gesamte Parenchym der Rinde ist sehr kleinzellig; die Zellen enthalten entweder sehr kleinkörnige Stärke oder Einzelkristalle oder Drusen von Calciumoxalat oder ein farbloses, stark lichtbrechendes, ätherisches Öl oder aber eine braune, harzartige Masse. In der primären Rinde liegen Bündel von langen, deutlich geschichteten Sklerenchymfasern, in deren Nähe sich stets einige kurze, einen dunkelbraunen Inhalt führende Milchsaftschläuche finden. In der sekundären Rinde verlaufen zahlreiche, einander sehr genäherte, einreihige, sehr selten zweireihige Markstrahlen; zwischen ihnen finden sich im Parenchym vereinzelte Sklerenchymfasern.

Das graubraune Kaskarillepulver ist gekennzeichnet durch vereinzelte Sklerenchymfasern, Sekretzellen mit braunem Inhalt, Korksetzen, Parenchym mit winzigen Stärkekörnern, Einzelkristallen oder Drusen. Holzteile und Steinzellen dürfen nicht darin enthalten sein.

Die Beschreibung wurde sehr stark erweitert.

Geschichtliches. Die Kaskarille wurde bald nach der 1640 erfolgten Einfuhr der Chinarinde als Fiebermittel unter dem Namen C o r t e x E l u t e r i a e oder als C h i n a n o v a von Eleuthera, einer der Bahama-Inseln, in den Handel gebracht.

S t i s s e r wies 1693 den Unterschied zwischen dieser und der echten Chinarinde nach.

Später gelangte jedoch auch Rinde anderer *Croton*-Arten aus anderen Teilen Amerikas in den Handel; so stammte in der Mitte des 19. Jahrhunderts die meiste Kaskarille aus Paraguay. Der Name C a s c a r i l l a ist Diminutiv des spanischen „Cascara", Rinde.

Abstammung. Die die Kaskarille liefernde Pflanze, *Croton eluteria* (L i n n é) Bennett, ist ein zu den Euphorbiaceen gehöriger Strauch, der nur auf den Bahama-Inseln einheimisch ist. Er wird bis 6 m hoch und besitzt unscheinbare, wohlriechende Blüten.

Handelssorten. Im Handel unterscheidet man neben der K a s k a r i l l e v o n *Croton eluteria* eine als C a s c a r i l l a n o v a bezeichnete Sorte, die noch kleinere Stücke wie jene bildet, aber im Geruch und Geschmack mit dieser übereinstimmt. Sie stammt entweder von nahe verwandten Arten oder von jüngeren Sträuchern des *Croton eluteria.*

Mit dem älteren Namen C a s c a r i l l a d e T r i n i d a d oder d e C u b a bezeichnete man früher die K o p a l c h i r i n d e.

Die Kaskarille kommt mit Holzstücken der Stammpflanze gemischt aus dem Hafen Nassau der Insel Providence (Bahama-Inseln) in den Handel. Nur die von den Holzstücken befreite und durch Absieben von den kleinen Bruchstücken der Rinde gereinigte Droge ist offizinell.

Beschreibung. Da die Rinde des Handels von den Zweigen gesammelt wird, so bildet sie nur Röhrenstücke von dem Durchmesser eines Federkieles bis zu dem doppelten eines Blei-stiftes; ihre Länge beträgt höchstens 10 cm. Der vom Arzneibuch gegebenen ausführlichen Beschreibung ist kaum etwas hinzuzufügen. Sie wird in ausreichender Weise durch die hier beigegebenen Abbildungen (Fig. 73, 74, 75, 76) kommentiert.

Chemie. Die Kaskarille enthält einen stickstofffreien Bitterstoff, C a s c a r i l l i n, der in Nadeln oder Tafeln kristallisiert, in Äther und heißem Alkohol löslich, in Wasser unlöslich ist. Es kommt ihm die Formel $C_{16}H_{24}O_5$ zu. Er findet sich frei nur in geringer Menge in der Droge, zum größten Teil als Ester an eine Säure gebunden. Daneben finden sich 15 Prozent Harz, 1,3—3 Prozent ätherisches Öl von kampherartigem Geruch, Stärke und Spuren von Gallussäure.

Das Öl besitzt 0,89—0,93 spez. Gew. und besteht aus Terpenen, Sesquiterpenen, Cymol, Eugenol, freien Säuren.

Der Aschengehalt soll 10—12 Prozent nicht übersteigen.

Verwechselungen. Die K o p a l c h i r i n d e von *Croton niveus* J a c q u i n, ein-heimisch in Zentralamerika, Mexiko und dem Norden von Südamerika, ist unzerkleinert mit

Kaskarille nicht zu verwechseln. Sie bildet ebenfalls Röhren oder rinnenförmige Stücke, die aber wesentlich länger, bis über fußlang, und bedeutend dicker, über fingerdick, sind. Der Durchmesser der Rinde selbst ist über doppelt so stark als der der Kaskarille. Der Kork ist im allgemeinen gelblicher und die Rinde durch mehr oder weniger deutlich und häufig auftretende

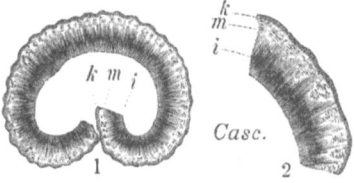

Fig. 73. 1. Querschnitt von Cort. Cascarillae. *k* Korkschicht, *m* primäre Rinde, *i* sekundäre Rinde. 4—5 mal vergrößert. 2. Ein Teil des Querschnittes, 8 mal vergrößert.

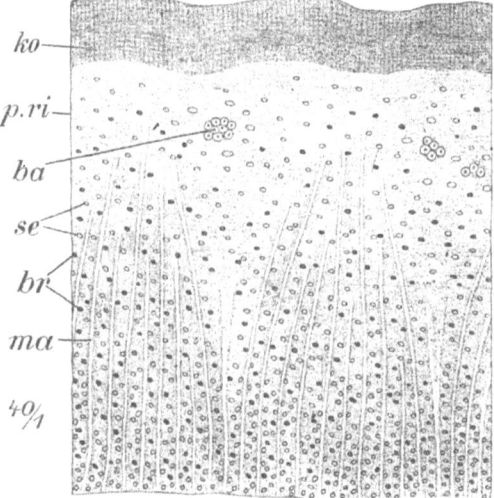

Fig. 74. Querschnitt von Cort. Cascarillae, Lupenbild. *ko* Kork *p.ri* primäre Rinde, *ba* Bastfaserbündel, *se* Sekretzellen, *br* mit einer harzartigen, braunen Masse erfüllte Zellen, *ma* Markstrahlen. (Gilg.)

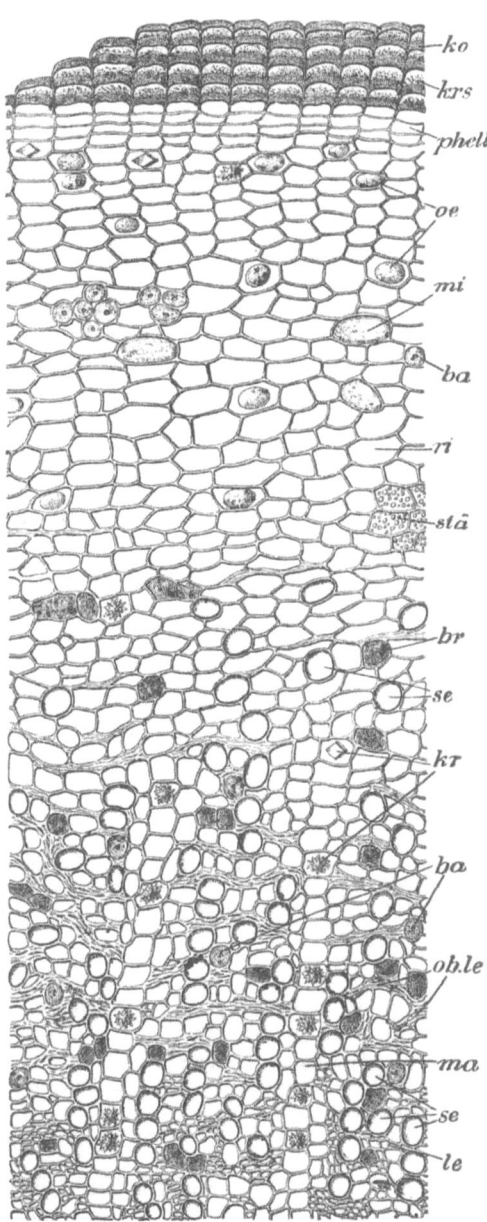

Fig. 75. Cortex Cascarillae. Querschnitt. *ko* Kork, *krs* winzige Calciumoxalatkristalle in den Korkzellen, *phell* Phellogen, *oe* Ölzellen, *mi* Milchsaftschläuche, *ba* Bastfasern, *ri* primäre Rinde, *stä* der Stärkeinhalt einiger Parenchymzellen gezeichnet, *br* mit braunen, harzartigen Massen erfüllte Zellen, *se* Sekretzellen, *kr* Kristalle (Einzelkristalle und Drusen), *ba* Bastfasern, *ob.le* obliteriertes (zusammengedrücktes) Siebgewebe, *ma* Markstrahlen, *le* funktionsfähiges Siebgewebe. Vergr. 150/1. (Gilg.)

linienartige Vertiefungen leicht quer gestreift. Letzteres Merkmal ist zur Unterscheidung sehr brauchbar. Das Infusum der Kopalchirinde wird wegen seines Gerbstoffgehaltes mit Eisensalzen geschwärzt. Das der Kaskarille, die Gallussäure enthält, bleibt dabei unverändert.

In anatomischer Beziehung unterscheidet sie sich nicht wesentlich von der Kaskarille. Nur sind in der Außenrinde Steinzellengruppen ausgebildet und oft in Form tangential gestreckter Gruppen vorhanden.

Geschmack und Geruch ist der Kaskarille ähnlich.

Die Kopalchirinde ist neuerdings auch als Verfälschung der Angostura- und Quebrachorinde vorgekommen.

Die Rinde von *Croton lucidus* Linné (Bahama-Inseln) ist leicht durch die blaßrotbraune Farbe des Korkes und durch die längsfurchige rotbraune Unterseite zu erkennen. Auch sie zeigte auf dem Querschnitt Steinzellgruppen. Ihr Geschmack ist nicht bitter, aber etwas zusammenziehend.

Die Abkochung gibt mit Eisensalzen schwarze Färbung. — Zur mikroskopischen Untersuchung der Rinden genügt Einweichen in Wasser und Behandeln der Schnitte mit Chloralhydratlösung.

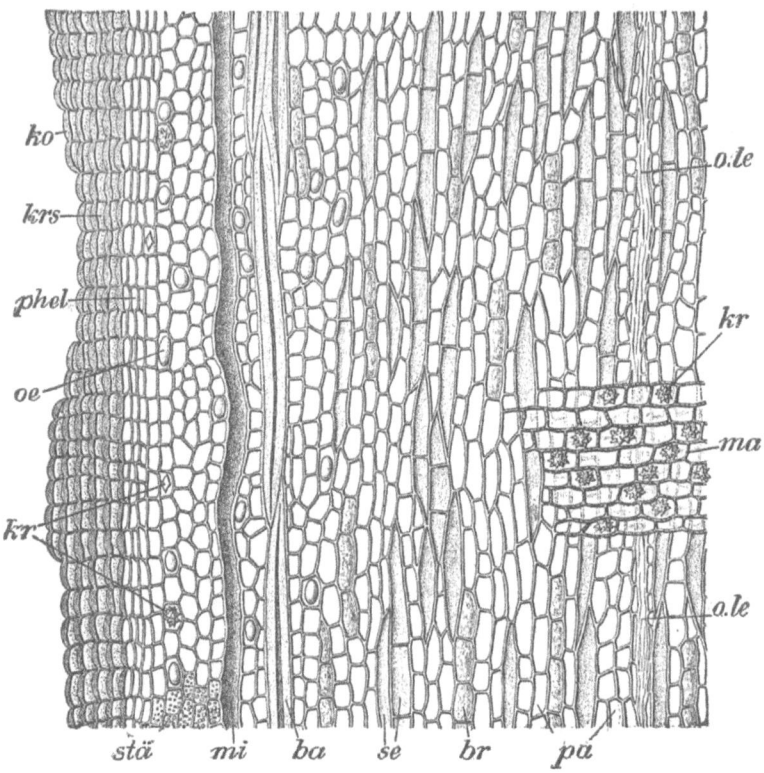

Fig. 76. Cortex Cascarillae. Radialer Längsschnitt. *ko* Kork, *krs* Kristalle der Korkzellen, *phel* Phellogen, *oe* isodiametrische Ölzellen, *kr* Kristalle (Einzelkristalle und Drusen) der primären Rinde, *stä* einige Zellen der primären Rinde mit ihrem Stärkeinhalt gezeichnet, *mi* Milchsaftschlauch, *ba* Bastfasern, *se* Sekretschläuche, *br* mit braunem Inhalt erfüllte Zellen, *pa* Parenchym der sekundären Rinde, *o.le* obliteriertes (zusammengedrücktes) Siebgewebe, *ma* Markstrahl mit Kristalldrusen (*kr*). Vergr. $^{150}/_1$. (Gilg.)

Aufbewahrung. Wie alle Drogen, die ätherisches Öl enthalten, muß die Rinde in Blechkästen aufbewahrt werden.

Anwendung. Entsprechend ihren wesentlichen Bestandteilen, dem Bitterstoff Kaskarillin, dem ätherischen Öle und der Gallussäure, wird die Rinde als sog. Stomachikum, als Appetit anregendes Mittel gebraucht.

Cortex Chinae. — Chinarinde.
Syn.: Cortex Cinchonae. Fieberrinde.

Gehalt mindestens 6,5 Prozent Alkaloide von der Zusammensetzung $C_{20}H_{24}O_2N_2$ (Chinin) und $C_{19}H_{22}ON_2$ (Cinchonin), durchschnittliches Mol.-Gew. 309.

Die 2 bis 5 mm dicke, getrocknete Stamm- und Zweigrinde angebauter Pflanzen von Cinchona succirubra *Pavon*.

Chinarinde bildet Röhren oder Halbröhren von 1 bis 4 cm Durchmesser. Die graubräunliche Außenseite zeigt grobe Längsrunzeln und feinere Querrisse, die rotbraune Innenseite ist fein längsstreifig. Die Rinde bricht mürbe, im äußeren Teile ziemlich glatt, im inneren Teile kurzfaserig.

Die Längsbruchfläche läßt unter der Lupe besonders deutlich zahlreiche, weiße Punkte in der rotbraunen Grundmasse erkennen. Chinarinde riecht schwach, eigenartig und schmeckt stark bitter und
zusammenziehend.

Mikroskopische Untersuchung. Der Kork besteht aus dünnwandigen, mehr oder weniger
mit braunen Massen gefüllten Zellen. Die primäre Rinde enthält weite Milchsaftschläuche und nur
an ihrer Innengrenze Sklerenchymfasern, aber keine Steinzellen. Die sekundäre Rinde zeigt 1 bis
3 Zellen breite Markstrahlen. Die Rindenstränge sind durch zahlreiche, einzeln stehende oder zu
kleinen Gruppen vereinigte, zu Radialreihen angeordnete, spindelförmige, sehr stark verdickte
Sklerenchymfasern ausgezeichnet. Diese sind bis 90 μ, meistens 50 bis 70 μ dick und 500 bis
1350 μ lang; ihre deutlich geschichteten Wände sind verholzt. Das Parenchym der primären und
sekundären Rinde führt kleinkörnige Stärke und eine rotbraune, harzige Masse; einzelne Zellen
enthalten Kristallsand. Die Stärkekörner sind meist einfach, seltener aus 2 bis 4 Teilkörnern zusammengesetzt: die einfachen, rundlichen sind bis 15 μ, meist 6 bis 10 μ breit, die zusammengesetzten etwas größer.

Das rötlichbraune oder rotbraune Pulver ist gekennzeichnet durch die Sklerenchymfasern
oder deren Bruchstücke, neben denen die Bruchstücke des Korks und des Rindenparenchyms, die
Stärkekörner sowie der äußerst feine Kristallsand auffallen.

Gehaltsbestimmung. 12 g fein gepulverte Chinarinde übergießt man in einem Arzneiglase mit 30 g Chloroform und 30 g Äther sowie nach kräftigem Umschütteln mit 5 g Natronlauge
und 5 g Wasser und läßt das Gemisch unter häufigem, kräftigem Umschütteln 3 Stunden lang stehen.
Alsdann fügt man 60 g Äther hinzu, schüttelt kräftig durch, filtriert nach vollständiger Klärung 80 g
des Chloroformäthergemisches (= 8 g Chinarinde) durch ein trockenes, gut bedecktes Filter in ein
Kölbchen und destilliert etwa ²/₃ davon ab. Den erkalteten Rückstand bringt man in einen Scheidetrichter (I), spült das Kölbchen dreimal mit je 5 ccm eines Gemisches von 2 Teilen Chloroform
und 5 Teilen Äther, dann einmal mit 20 ccm verdünnter Salzsäure (1 + 99) nach, gießt auch diese
Flüssigkeiten in den Scheidetrichter und schüttelt hierauf das Gemisch nach Zusatz von noch so viel
Äther, daß das Chloroformäthergemisch auf der sauren Flüssigkeit schwimmt, 2 Minuten lang kräftig.
Nach vollständiger Klärung läßt man die Salzsäurelösung in einen Scheidetrichter (II) abfließen
und wiederholt das Ausschütteln noch zweimal in derselben Weise mit je 5 ccm verdünnter Salzsäure (1 + 99), die zuvor zum weiteren Ausspülen des Kölbchens verwendet wurden.

Die vereinigten Salzsäureauszüge versetzt man mit 5 ccm Chloroform, fügt Natriumcarbonatlösung bis zur alkalischen Reaktion hinzu und schüttelt das Gemisch sofort 2 Minuten lang kräftig.
Nach vollständiger Klärung läßt man den Chloroformauszug in einen Scheidetrichter (III) abfließen
und wiederholt das Ausschütteln noch dreimal in derselben Weise mit je 5 ccm Chloroform. Zu den
vereinigten Chloroformauszügen fügt man 25 ccm ¹/₁₀-Normal-Salzsäure und so viel Äther
hinzu, daß das Chloroformäthergemisch auf der Salzsäure schwimmt, und schüttelt 2 Minuten
lang kräftig. Nach vollständiger Klärung filtriert man die saure Flüssigkeit durch ein kleines, mit
Wasser angefeuchtetes Filter in einen Meßkolben von 100 ccm Inhalt, schüttelt das Chloroformäthergemisch noch dreimal mit je 10 ccm Wasser je 2 Minuten lang, filtriert auch diese Auszüge
durch dasselbe Filter, wäscht mit Wasser nach und verdünnt die gesamte Flüssigkeit mit Wasser auf
100 ccm. Von dieser Lösung mißt man 50 ccm (= 4 g Chinarinde) in einen Kolben ab, fügt etwa
50 ccm Wasser und die frisch bereitete Lösung eines Körnchens Hämatoxylin in 1 ccm Weingeist
hinzu und läßt unter Umschwenken so viel ¹/₁₀-Normal-Kalilauge zufließen, daß die Mischung
eine stark gelbe, beim kräftigen Umschwenken rasch in Bläulichviolett übergehende Färbung angenommen hat. Hierzu dürfen höchstens 4,1 ccm ¹/₁₀-Normal-Kalilauge erforderlich sein, so daß
mindestens 8,4 ccm ¹/₁₀-Normal-Salzsäure zur Sättigung der vorhandenen Alkaloide verbraucht
werden, was einem Mindestgehalte von 6,5 Prozent Alkaloiden entspricht (1 ccm ¹/₁₀-Normal-
Salzsäure = 0,0309 g Chinin und Cinchonin, Hämatoxylin als Indikator).

5 ccm der nicht zum Titrieren verwendeten Alkaloidlösung müssen, mit 1 ccm Chlorwasser
vermischt, auf Zusatz von Ammoniakflüssigkeit eine grüne Färbung annehmen.

*Mit Ausnahme der Gehaltsbestimmung sachlich unverändert. Die Beschreibung sehr wesent-
lich erweitert.*

Geschichtliches. Es ist unsicher, ob den Eingeborenen Südamerikas die Heilkräfte der Chinarinde schon vor Ankunft der Spanier bekannt waren. Einerseits wird behauptet, daß die Eingeborenen den Spaniern sie absichtlich lange verheimlicht hätten, und daß erst im 17. Jahrhundert
ein Jesuit von einem eingeborenen Kaziken mit Chinarinde vom Fieber geheilt sei, durch welchen
ersteren dann die Kenntnis der wertvollen Droge verbreitet wurde; andererseits verwenden die Eingeborenen, die an überlieferten Gebräuchen mit großer Zähigkeit festhalten, die Chinarinde noch
heutigen Tages nicht, ja haben eine starke Abneigung dagegen, da sie sie für giftig halten. Die erste

einigermaßen verbürgte Nachricht von der Verwendung der Chinarinde stammt von 1630, in welchem Jahre der spanische Corregidor von L o x a , D o n J u a n L o p e z d e C a n i z a r e s , mit China-rinde vom Wechselfieber geheilt wurde. 1638 sandte derselbe Corregidor von der Droge an A n a , die Gemahlin des Vizekönigs von P e r u , D o n L u i s G e r o n i m o F e r n a n d e z d e C a-b r e r a y B o b a d i l l a , Grafen von C h i n c h o n , die ebenfalls geheilt wurde. In Erinnerung an diese Heilung nannte man die gepulverte Rinde P o l v o d e l a C o n d e s a (Gräfin-Pulver).

(Der Gräfin C h i n c h o n zu Ehren nannte L i n n é die Pflanze, die er von M u t i s erhalten hatte, *Cinchona.*)

Die Kenntnis der Droge verbreitete sich nun rasch. 1639 scheint sie bereits in A l c a l a d e H e n a r e s bei M a d r i d benutzt zu sein. 1640 verkaufte J u a n d e V e g a , Leibarzt der Gräfin C h i n c h o n , in S e v i l l a das Pfund zu 100 Realen (ungefähr 400 Mark). Ganz besonders ließen sich die Jesuiten die Verbreitung angelegen sein, infolgedessen das Chinarindenpulver den Namen P o l v o d e l o s J e s u i t o s und P u l v i s p a t r u m erhielt.

1655 ist die Rinde in England bekannt, 1664 in Frankreich. 1669 findet sich „C h i n a C h i n a e" in den Apothekentaxen von L e i p z i g und F r a n k f u r t (1 Quintlein kostete 50 Kreuzer). 1737 be-obachtete C h a r l e s M a r i a d e l a C o n d a m i n e auf dem Berge C a j a n u m a bei L o x a einen lebenden Chinabaum, dessen Beschreibung und Abbildung 1738 der Pariser Akademie vorgelegt wurde. 1826 veröffentlichte H e i n r i c h v o n B e r g e n seinen „*Versuch einer Monographie der Chinarinden*", dessen Beschreibungen vortrefflich sind. In W e d d e l l s „*Histoire naturelle des Quinquinas*" 1849 findet sich zuerst die mikroskopische Struktur berücksichtigt.

Daß die Chinarinden eigentümliche chemische Stoffe enthalten, wurde zuerst 1745 von C l a u d e T o u s s a i n t M a r o t d e L a g a r a y e beobachtet, der in einem Chinaextrakt einen Salzabsatz wahrgenommen hatte, in dem H e r m b s t ä d t in Berlin 1785 die Calciumverbindung einer Säure, die H o f m a n n 1790 Chinasäure nannte, erkannte. 1810 und 1811 gelang dem portugiesischen Arzt A n t o n i o B e r n a r d i n o G o m e z die Darstellung von Alkaloiden aus der Chinarinde, die P e l l e -t i e r und C a v e n t o u 1820 als Chinin und Cinchonin bezeichneten.

Abstammung. Die offizinelle Chinarinde stammt von *Cinchona succirubra* P a v o n , Familie der *Rubiaceae*, Unterfamilie der *Cinchonoideae-Eucinchoneae*.

Die Cinchonen sind unseren Syringen ähnliche Bäume oder Sträucher mit gegenständigen Blättern und Zweigen. Die in Gestalt und Größe veränderlichen Blätter sind krautig oder lederig, glänzend, gegenständig, gestielt, eiförmig, verkehrt-eiförmig, elliptisch, lanzettlich, selten herz-förmig, ganzrandig, zuweilen am Rande zurückgebogen, feinaderig und in den Winkeln der Adern der Unterseite oft mit je einem, mit einem Haarbüschel versehenen Grübchen ausgestattet. (Die grübchenblätterigen Cinchonen sind im allgemeinen am chininreichsten.) Die hinfälligen Neben-blätter sind am Grunde drüsig. Der Blattstiel erreicht höchstens $1/3$ der Länge des Blattes. — Die Blüten stehen in reichblütigen endständigen, ansehnlichen Rispen, die in der unteren Hälfte meist Hochblätter tragen. Die Blüten sind weiß, rosa, violett oder purpurn, schwach riechend, zwitterig, aktinomorph, heterostyl-dimorph (selten trimorph). Blütenformel: K (5) C (5) A 5 G₂. Der Kelch ist kurzglockig und bleibend. Die Blumenkrone ist stieltellerförmig, oftmals weich-behaart, mit langer, zylindrischer oder etwas bauchiger Röhre und kahlem oder behaartem Schlunde. Die 5 kurzen Lappen sind in der Knospe klappig, in der Blüte stehen sie horizontal ab. Sie sind am Rande lang gewimpert. Die 5 Staubfäden sind der Kronröhre ziemlich tief inseriert. Sie besitzen bei der langgrifflichen Form der Blüte kurze Filamente und umgekehrt. Der epigyne Diskus ist polsterförmig, der Fruchtknoten behaart und 2 fächerig mit zahlreichen Samen-anlagen. Der Griffel ist fadenförmig. Die Frucht ist eine trockene, 2 fächerige Kapsel, eiförmig bis zylindrisch, vom bleibenden Kelche gekrönt, mit je einer Längsfurche versehen, im übrigen glatt oder mit 4—6 Längsfurchen auf jedem Karpell. Die Kapsel springt von unten nach oben wandspaltig auf, oben werden die Fächer durch den Kelch zusammengehalten. Die zahlreichen Samen sind dachziegelig auf der kantig-flügeligen Placenta angeheftet. Sie sind winzig klein, schildförmig und ringsum mit einem eiförmigen, länglich elliptischen, netzigen, am Rande zerschlitzten Flügel versehen. Das Endosperm ist reichlich, der Embryo gerade.

Da die einzelnen Arten von *Cinchona* untereinander sehr leicht Bastarde bilden, so ist es sehr schwierig, sie genau auseinander zu halten.

So beschreibt O. K u n t z e *(Cinchona-Arten, Hybriden und Kultur der Chinabäume 1878)* 4 Arten, H o w a r d *(Quinology 1869—1876)* 38 Arten. Wir werden die wichtigeren Arten bei Besprechung der Handelssorten der Rinden aufführen.

Die Cinchonen sind einheimisch an den Ostabhängen der K o r d i l l e r e n Südamerikas, wo sich ihr Verbreiterungsgebiet etwa von 10⁰ n. Br. (*Cinchona cordifolia* M u t i s bei C a r a-c a s) bis zum 22⁰ s. Br. (*Cinchona australis* W e d d . i n B o l i v i a) erstreckt. Zwischen diesen Punkten beschreibt der Gürtel der Cinchonen, dem Gebirge folgend, einen nach Osten ge-öffneten Bogen von ungefähr 500 Meilen Länge. Sie steigen hier in der äquatorialen Region bis

auf 3400 m Höhe und gehen bis auf 1200 m hinab. Vom Äquator entfernter sinkt ihre Höhen-
grenze bis auf 800 m. Unterhalb dieser Region vorkommende Chinabäume liefern keine guten
(C a s c a r i l l o s f i n o s), sondern minderwertige Rinden (C a s c a r i l l o s b o b o s).
Das Klima ist in dieser Region ein außerordentlich wechselvolles, doch vorzugsweise feuchtes; wenn
die Bäume auch eine gelegentliche Abkühlung bis zum Gefrierpunkt ertragen, darf die Mittel-
temperatur doch nicht unter 12⁰ sinken. Diese Cinchonenregion der Anden ist eine sehr charakteristische; man bezeichnet sie als „Ceja de la montaña" (Augenbraue des Gebirges).

Die **Einsammlung** der Rinden geschieht in Südamerika durch Eingeborene: Cascarilleros
praticos oder Cascaderos (Cascara = Rinde). Man schabt meist zuerst vom Baume die
Borke ab und reißt die Rinde oft in Fetzen herunter. Dann fällt man den Baum, befreit Stamm
und Zweige von der Rinde und trocknet letztere wochenlang über langsamem Feuer oder an der
Sonne. Ein sofortiges Trocknen ist erforderlich, damit die Rinden in der feuchten Luft nicht
schimmeln, andererseits darf die Erhitzung keine zu starke sein, da dadurch der Alkaloidgehalt
alteriert werden soll. Der Transport der Rinden zum Hafen ist sehr schwierig, da man
dazu entweder von den östlichen Tälern der Anden aus den ganzen Kontinent durchqueren
oder über die beschwerlichen Gebirgspässe die westlichen Häfen erreichen muß. Die wichtigsten
Häfen sind: P a r a für die auf dem Amazonas exportierten, G u a y a q u i l und E s m e -
r a l d a s für Rinden aus E c u a d o r , T r u x i l l o , C a l l ã o , A r e q u i p a für die p e r u -
a n i s c h e n , M o l e n d o , I s l a y , I q u i q u e , A r i c a , C o b i j a , A n t o f a g a s t a
für die b o l i v i a n i s c h e n , B a r a n q u i l l a für die k o l u m b i s c h e n , ferner von
geringer Bedeutung: C i u d a d B o l i v a r , P u e r t o C a b e l l o , C a r t a g e n a und
B u e n a v e n t u r a. Obschon bereits die Jesuiten einsahen, daß durch die gebräuchliche, un-
rationelle Gewinnung die Cinchonen allmählich ganz würden verschwinden müssen, und darauf
hielten, daß für jeden gefällten Baum 5 neue gepflanzt werden sollten, so sind die Cinchonen
in ihrer Heimat jetzt selten geworden und sollen sich z. B. in Bolivia wildwachsend kaum
mehr finden.

Man hat daher schon frühzeitig angefangen, die Chinchonen in geeignete **Kultur** zu nehmen.
Die ersten Versuche, die aber der ungünstigen klimatischen Verhältnisse wegen verunglückten,
machten 1849 Jesuiten in A l g i e r. Hierdurch aufmerksam geworden, machten die Holländer
in dem auf gleichem Breitengrade wie P e r u gelegenen J a v a Anbauversuche, indem auf
Veranlassung des Kolonialministers P a h u d der deutsche Botaniker H a s s k a r l nach Südamerika zur Beschaffung geeigneten Materials gesandt wurde. Dieser brachte 1854 junge Pflanzen
nach B a t a v i a , während man gleichzeitig mit der Kultur von ebenfalls von ihm gesammelten
Samen Versuche machte. Ferner sandte die holländische Regierung 1852 in den Gärten von
T h i b a u t und K e t e l e e r zu Paris gezogene Pflanzen nach J a v a , ebenso 1854 durch
K a r s t e n aus K o l u m b i e n erhaltene Samen der *Cinchona lancifolia*. Die ersten Versuche
entsprachen wenig den Erwartungen; nach 6 Jahren besaß man 1 Million Bäume mit nur 0,4 Prozent
Chiningehalt der Rinde. Durch fortwährende sorgfältige Kultur, besonders unter Leitung von
G o r k o m und M o e n s , und durch beständige chemische Kontrolle unter d e V r i j haben
aber diese Kulturen einen außerordentlichen Aufschwung genommen. Der erste Posten javanischer Rinde von 750 kg gelangte 1870 nach A m s t e r d a m . 1879/80 betrug die Menge
35044 kg, 1884/85 610785 kg, 1888/89 2260103 kg, 1890/91 3438000 kg, 1902 etwa 7000000 kg.

Fast zu gleicher Zeit mit den Holländern machten 1852 die Engländer Anstrengungen, die
Cinchonen nach O s t i n d i e n (S i k k i m im H i m a l a j a und N i l a g i r i s im südlichen
Vorderindien) überzuführen. Doch erst 1859 gelang es den Bemühungen M a r k h a m s , den
Kulturen den Erfolg zu sichern. Hier ist O o t a c a m u n d der Zentralpunkt der Cinchonen-
pflanzungen. Die Hauptkulturen befinden sich zurzeit in S i k k i m (D a r j e e l i n g ,
M u n g p o o , S i t t i n g , R u n g b e e), in den N i l a g i r i s (C o o r g), in M a d r a s , in
H a k g a l l e auf C e y l o n und von minderer Bedeutung in der Nähe des I r a w a d d y -
Deltas in B r i t i s c h - B i r m a. Im Jahre 1867 gelangten die ersten indischen Rinden nach
London. Die Ausfuhr aus C e y l o n betrug 1882/83 3462744 kg, 1883/84 5246473 kg, 1885/86
7632456 kg, 1888/89 5394231 kg, 1890/91 3125000 kg, 1902 etwa 200000 kg. Wie man sieht,
ist hier, wie übrigens auch auf dem indischen Festlande, die Kultur stark zurückgegangen;
man pflanzt dort jetzt meist Tee an Stelle der China.

Neuerdings hat man auch in Südamerika, der Heimat der Cinchonen, die Kultur energisch
in die Hand genommen und besonders am M a p i r i , in der bolivianischen Provinz L a r e -
c a y a , und in den Y u n g a s Kulturen angelegt. 1889 betrug die von Z e n t r a l a m e r i k a ,
K o l u m b i e n , E c u a d o r und B o l i v i e n ausgeführte Menge 1 091 150 kg.

Von einiger Bedeutung sind ferner die Kulturen von J a m a i k a. Mehr in den Anfängen stecken zurzeit noch die Pflanzungen in Portugiesisch- und Deutsch-Afrika, Mexiko, Fidschi-Inseln, Australien u. a. Die Gesamtproduktion an Chinarinde betrug 1891: 8 430 000 kg. 1902: etwa 9 000 000 kg, von denen etwa 430 000 kg Chininsulfat gewonnen wurden.

In Indien und auf Java unterscheidet man vier Methoden der Gewinnung: 1. Mossing, die besonders in Indien gebräuchlich war, besteht darin, daß man etwa 4 cm breite, vertikale Rindenstreifen vom Baume ablöste und den ganzen Stamm an der Wundfläche mit Moos oder Lehm oder Alang-Alanggras umhüllte. Die abgeschälte Rindenpartie regeneriert sich bald wieder, und der Alkaloidgehalt ist in der erneuerten Rinde sogar höher. 2. Coppicing, entspricht ungefähr unserem Schälwaldbetrieb. Es wird der Stamm im Alter von etwa 8 Jahren am Grunde gefällt und entrindet. Aus dem Stumpf entwickeln sich Schößlinge, die in 8 Jahren wieder gute Rinde liefern. (Auf diese Weise wird die offizinelle Rinde gewonnen.) 3. Schaven, die Rinde wird unter Schonung des Kambiums abgeschabt und abgeschnitten und erneuert sich dann leicht. 4. Uprooting, der ganze Baum wird ausgerodet, also vernichtet, wobei man die besonders wertvolle Wurzelrinde gewinnt.

Die Verpackungsweise der südamerikanischen Rinden ist die in angefeuchtete Ochsenhäute (Serronen, Fig. 77), seltener verwendet man Kisten. Die indischen und javanischen Rinden werden vertikal in Kisten gepackt. Die Fabrikrinden, die zur Chininfabrikation verwendet werden, stampft man in Ballen zusammen.

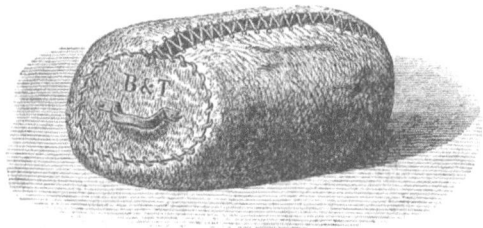

Fig. 77. Serrone aus Südamerika.

Wenn schon bei der Wertbestimmung der Chinarinden von jeher der größere oder geringere Reichtum an Alkaloiden maßgebend war, so hat man doch erst neuerdings, seit die chemisch genau kontrollierten Kulturrinden in größerer Menge auf den Markt gelangen, diesen Gehalt an Alkaloiden zum ausschließlichen Wertmesser bei der Beurteilung der Rinden gemacht und bezeichnet mit „Unit" die Preiseinheit für je 1 Prozent Chinin in 1 Pfd. Rinde.

Seitdem die Kulturrinden fast in beliebiger Menge gewonnen werden können und seitdem dem Chinin in verschiedenen künstlich dargestellten Arzneimitteln, wie Antifebrin, Antipyrin, Phenacetin usw. scharfe Konkurrenten entstanden sind, ist der Preis für Chinarinden und die daraus hergestellten Produkte in so bedenklicher Weise herabgegangen, daß die Kultur der Rinden und die Fabrikation des Chinins wenig gewinnbringend geworden sind und daß man, wie bereits erwähnt, angefangen hat, die Kultur in Ceylon wieder aufzugeben. Deshalb hat die holländisch-indische Regierung auf Wunsch javanischer Pflanzer beschlossen, in Zukunft die Produktion in Java von seiten der Regierung auf 600 000 Amsterdamer Pfund zu beschränken.

Die echten Chinarinden verändern nach dem Schälen in eigentümlicher Weise die Farbe, die dann für die einzelnen Sorten so charakteristisch ist, daß man schon frühzeitig angefangen hat, weiße, gelbe, rote, braune Rinden zu unterscheiden, und noch jetzt unterscheidet man 3 große Gruppen, *gelbe, braune* und *rote Rinden*. Dieser Einteilung liegt ein rein äußerliches Merkmal zugrunde, abgesehen davon, daß die Farbe der Rinde mit dem Lebensalter der Pflanze wechselt. Aber mit den anderen versuchten Einteilungsprinzipien ist es noch schlimmer: die einzig wissenschaftliche Einteilung nach der Stammpflanze ist nicht durchzuführen, da man von vielen südamerikanischen Rinden die Stammpflanzen noch nicht kennt; eine Einteilung nach dem anatomischen Bau (Flückiger) kann nicht zufriedenstellende Resultate liefern, da, so genau sich auch die Rinden der Cinchonen von denen verwandter Gattungen unterscheiden lassen, die einzelnen Arten doch häufig durch Übergänge infolge leichter Bastardierung miteinander verbunden sind, wozu noch kommt, daß sich, wie die Farbe der Rinde, auch der Bau derselben mit dem Alter der Pflanze ändert.

Diese Übelstände gelten nur für die von wildwachsenden, südamerikanischen Cinchonen gesammelten Rinden; für die von genau bestimmten und kontrollierten Kulturpflanzen gesammelten Rinden ist die Charakterisierung ziemlich leicht. Indessen unterscheidet besonders die holländische Verwaltung im allgemeinen gar keine besonderen Sorten, sondern legt jeder größeren Sendung das Ergebnis der chemischen Analyse und die Angabe der Stammpflanze bei. Diesem Vorgehen hat sich auch das Arzneibuch angeschlossen, insofern es eine Cinchona-Art für offizinell erklärt, aber auch ein Hauptgewicht auf den Gehalt an Alkaloiden legt. Im Großhandel unterscheidet man D r o g i s t e n - oder A p o t h e k e r r i n d e n , die aus ausgesucht schönen Stücken bestehen, und F a b r i k r i n d e n.

Während früher eine tüchtige Kenntnis der verschiedenen Sorten der Chinarinden für den wissenschaftlich gebildeten Apotheker nicht nur erwünscht, sondern sogar notwendig war, hat diese Kenntnis jetzt mehr einen historischen Wert, darf aber doch nicht völlig vernachlässigt werden, da die anderen Sorten, die das Arzneibuch von der direkten Verwendung in der Apotheke ausschließt, für die fabrikmäßige Darstellung der Alkaloide die größte Rolle spielen.

Bevor wir aber in die Beschreibung der einzelnen Sorten eintreten, ist es notwendig, den **anatomischen Bau** der Chinarinden und ihre sonstige **Beschaffenheit** zu besprechen.

Die Chinarinden kommen entweder in P l a t t e n (dicke Stammrinden) oder in R ö h r e n (Astrinden oder Rinden junger Stämme) vor. Man unterscheidet ferner b e d e c k t e oder u n - b e d e c k t e Rinden, bei welchen letzteren Borke und Kork entfernt sind. Unter der L u p e erkennt man: 1. Die Korkschicht, die bei Zweigrinden dünn, bei bedeckten Stammrinden dicker ist, oder eine (bei Stammrinden) geschichtete Borke. 2. Die primäre Rinde, die rein braun und oft von feinen helleren Punkten durchsetzt ist. Den unbedeckten Rinden fehlt der

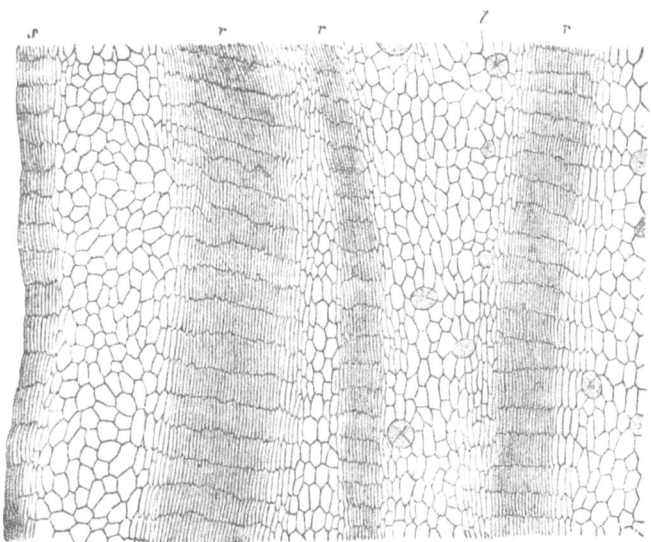

Fig. 78. Querschnitt durch die Borke der Calisaya-China. s äußerste Korkschicht, r sekundäre Korkbänder im Rindengewebe, l Bastfasern. (B e r g.)

Kork und die Borke und oft auch die primäre Rinde. In der letzteren ist auf scharfen Quer-schnitten bei manchen Sorten eine glänzend braune Linie zu erkennen, der sog. „Harzring". 3. Die Innenrinde oder sekundäre Rinde. Sie ist bald unregelmäßig punktiert, bald strahlig, bald undeutlich konzentrisch. Der Bruch ist im allgemeinen in den äußeren Partien ziemlich glatt, in der inneren kurzfaserig.

Bei der genaueren m i k r o s k o p i s c h e n Untersuchung ist folgendes zu merken: Die K o r k z e l l e n sind dünnwandig und zeigen die gewöhnliche Tafelform und radiale Anordnung. Sind sie mit Luft erfüllt und die Zellwände farblos, so erscheint die Oberfläche der Rinde weiß und glänzend; sind letztere gefärbt oder die Zellen mit braunem, harzigem Stoff erfüllt, so entspricht die Farbe der Rinde der Farbe dieser. Während fast alle Astrinden mit einfachem Kork bekleidet sind und dieser auch bei einigen Stammrinden (z. B. der *Cinchona succirubra*) erhalten ist, zeigen andere (z. B. *Cinchona calisaya*) Schuppen-Borkenbildung . (Fig. 78). In diesem Falle tritt das Periderm in der Außenrinde in Streifen auf, die bogenförmig nach innen vorgewölbt sind. Entfernt man die Borke an diesen Stellen, so entstehen mit mulden-förmige Gruben (in Südamerika Conchas genannt), die man passend mit Fingereindrücken ver-glichen hat. Sie sind besonders charakteristisch für die Stammrinden der *Cinchona calisaya*.

Unter dem Kork liegt das primäre Rindenparenchym, die Außenrinde. Diese kann natür-lich den älteren Rinden mit Borkebildung fehlen. Sie besteht aus dünnwandigen, meist tangential gestreckten Parenchymzellen und außen zuweilen aus einigen Lagen Kollenchym. Im Parenchym sind häufig einzelne Zellen in nicht übermäßig verdickte, stets deutlich geschichtete, grob poröse

Steinzellen umgewandelt. Die Zellen sind leer oder enthalten Kristallmehl von Calciumoxalat oder eine rotbraune, körnige Masse, die aber nicht Harz ist. Diese Steinzellen bilden die helleren Punkte, die oft unter der Lupe zu erkennen sind. Gegen die Innenrinde hin liegen bei fast allen Cinchonen, besonders in der Jugend, einzelne oder zu kleineren Gruppen vereinigte Milchsaftschläuche, die zuweilen 2—3mal so groß wie die umgebenden Parenchymzellen sind (bei der *Cinchona succirubra* erreicht ihr Durchmesser 0,5 mm). Im frischen Zustande enthalten sie Milchsaft, in der Droge erscheinen sie oft leer; ist hier Inhalt vorhanden, so zeigt er oft Gerbstoffreaktion. In Rinden, die Borkebildung zeigen, sind diese Schläuche mit der Außenrinde oft frühzeitig abgeworfen; aber auch bei vielen jüngeren Rinden fehlen sie oder sind undeutlich und schwer aufzufinden. Bei der *Cinchona succirubra* bleiben sie lange erhalten. Sie bilden den obenerwähnten „Harzring".

Die Hauptmasse der Rinde wird von der I n n e n r i n d e oder der sekundären Rinde gebildet (vgl. Fig. 82 u. 83). Sie besteht aus folgenden Teilen: die Markstrahlen durchsetzen die sekundäre Rinde in radialen Reihen, werden nach außen breiter und verlieren sich am Innenrande der primären Rinde. Sie sind 1—4reihig und ihre Zellen größer als die der daneben

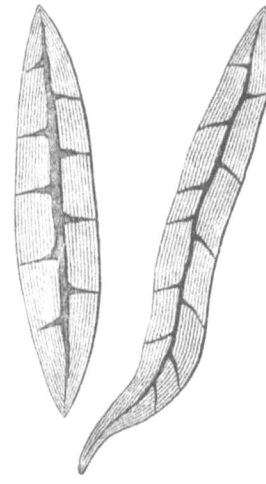

liegenden Rindenstränge. Die letzteren, die durch die Markstrahlen in nach außen spitzer werdende Radialstreifen getrennt sind, setzen sich zusammen aus Siebröhren, Kambiform, Siebparenchym und dazwischen eingestreuten Bastfasern. Die Siebröhren sind auch in jungen Rinden schwer aufzufinden; sie haben wenig geneigte Querwände und eine einfache, oft mit Kallus bedeckte Siebplatte. Die Zellen des Kambiforms und Parenchyms sind kleiner als die der Markstrahlen, gleichen aber in der Größe den Siebröhren. Die Bastfasern sind bis 3 mm lang, spindelförmig, auf dem Querschnitt deutlich geschichtet, das Lumen ist meist auf einen zarten Kanal oder Spalt reduziert; sie sind linksschief getüpfelt, auf dem Querschnitt meist radial gestreckt (Fig. 79). Die Enden sind spitz, meißelartig zugeschärft, oder abgestutzt. Ihre Breite wechselt zwischen 0,030—0,250 mm. Während in der Jugend dünnwandige Elemente vorherrschen, ändert sich dieses Verhältnis mit dem Alter zugunsten der Fasern, so daß eine Rinde in verschiedenen Altersstufen sehr verschiedene Bilder darbieten kann. Demnach bilden die Bastfasern das diagnostisch wichtigste Element der Chinarinden. Durch sie ist man in der Lage, Chinarinden von allen anderen, selbst nahe verwandten Rinden, zu unterscheiden. Auf sie stützen sich auch die diagnostischen Merkmale der einzelnen Handelssorten in erster Linie.

Fig. 79.
Bastfasern aus der China-Rinde.
(Flückiger u. Tschirch.)

Ihre Länge, Breite, besonders ihre Verteilung wechselt bei den einzelnen Sorten nicht unerheblich. So unterscheidet W i g a n d folgende 3 Typen des Lupenbildes: Typus A (*Cinchona calisaya*), Bastfasern durch die ganze Dicke der sekundären Rinde, mit Ausnahme einer schmalen nach außen gelegenen Zone, gleichmäßig verteilt, seltener in kurzen Reihen oder Gruppen. Typus B (*Cinchona scrobiculata*), Bastfasern in deutlichen radialen Reihen angeordnet. Typus C (*Cinchona pubescens*), Bastfasern nicht in radialen, sondern eher in peripherischen Reihen angeordnet, nach außen eine breitere Schicht frei von ihnen. — Doch sind diese 3 Typen durch Übergänge miteinander verbunden.

Auf der Anzahl, der Länge und Verteilung der Bastfasern beruht der verschiedene Bruch der Chinarinden. Alle brechen faserig: Typus A und B durch die ganze Fläche, C nur innen, außen dagegen glatt. Der Bruch ist kurz- und feinsplitterig bei A, verhältnismäßig lang-, fein- und weichfaserig bei B und grobfaserig bei C.

Die Herstellung m i k r o s k o p i s c h e r P r ä p a r a t e von manchen Chinarinden ist nicht leicht, da sie beim Schneiden bröckeln.

Man kommt meist zum Ziel, wenn man die Rinden 24 Stunden lang in Wasser oder sehr verdünntem Glyzerin einweicht und dann ein recht scharfes Rasiermesser benutzt. In schwierigen Fällen streicht man auf den Querschnitt der Rindenstücke ganz dicken Gummischleim, dem man etwas Glyzerin zusetzt, und läßt ihn einziehen, aber nicht völlig eintrocknen, worauf man schneidet. Natürlich müssen solche Schnitte auf dem Objektträger mit Wasser ausgewaschen werden. Um klare Bilder zu erhalten, erwärmt man die Schnitte auf dem Objektträger in ammoniakalischem Alkohol, wodurch die in den Membranen abgelagerten braunen Farbstoffe etwas entfernt und zusammengetrocknete Elemente gestreckt werden.

Handelssorten.

A. Gelbe Chinarinden.

Cortices Chinae flavi seu aurantiaci.

Meist Rinden von Stämmen, seltener diejenigen stärkerer Äste. Von ockergelber oder hellzimtbrauner Farbe und grobfaseriger oder splitteriger Struktur. Von mehr bitterem als adstringierendem Geschmack. Enthalten vorwiegend Chinin.

1. Königschina, China Calisaya, China regia, von *Cinchona calisaya* Weddell in Südperu und Bolivia und von den in Java und Indien kultivierten Varietäten und Bastarden: *C. calisaya Ledgeriana* Howard (*Cinchona calisaya* × *micrantha* O. Kuntze (?)), *C. Josephiana* Weddell, *C. Hasskarliana* (*C. calisaya* × *carabayensis*), *C. Mac Ivoriana* O. Kuntze (*C. calisaya* × *micrantha* × *succirubra*), *C. anglica* (*C. calisaya* × *succirubra*)[1] u. a. Sie kommt in zwei Sorten vor:

a) Gerollte oder bedeckte Königschina, Cort. Chinae regius convolutus, China calisaya c. epidermide, tecta. Zweigrinden in 10—20 cm langen, 1—2,5 cm breiten, 1—6 mm dicken Röhren, meist von beiden Rändern eingerollt. Außen dunkelgraubraun oder weißlich, mit Längsleisten und Furchen, die von zahlreichen Querrissen gekreuzt werden. Innenfläche braungelblich. Bruch innen faserig, außen glatter. Im anatomischen Bau nach Wigands Typus A. In der Außenrinde keine oder wenige Sklereiden, bei jüngeren Rinden ein doppelter Kranz von Milchsaftschläuchen. Kristallzellen fehlen. Die breiteren Markstrahlen 3—4 Zellen breit. Die Bastfasern nehmen von außen nach innen an Dicke zu. Borke abwechselnd hell und dunkel geschichtet. Von dieser Sorte kommt augenblicklich gar keine Rinde, die von wildwachsenden Bäumen gesammelt wäre, im Handel vor; auch die aus Bolivia ausgeführte stammt aus Kulturen.

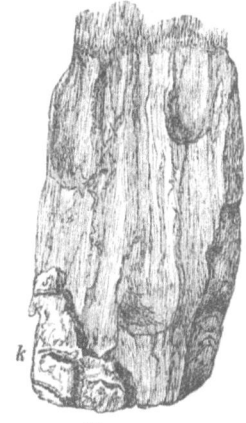

Fig. 80. Cortex Chinae Calisayae. *k* Borkenrest.

Hierher gehört auch die Königschina der indischen und javanischen Kulturen. Sie wird außer von den oben genannten Pflanzen noch von *C. carabayensis* Wedd. geliefert. Ein- oder mehrfach zusammengerollte Röhren mit grauweißem, tiefrissigem Periderm, 15—45 cm lang, 1—5 cm im Durchmesser, 1,5—3,0 mm dick. Innen zimtbraun, durch die Bastfasern fein gestreift. Querbruch innen faserig, nach außen mehr gleichförmig. Die genannten asiatischen Kulturen liefern die bedeckte Königschina auch in Stamm- und Wurzelrinden. — Vorzugsweise für die Chininfabriken von Bedeutung.

b) Flache, unbedeckte Königschina, Cort. Chinae Calisayae seu regius planus, China regia sine epidermide. Bildet bis 50 cm lange, bis 20 cm breite, 5—15 mm dicke, flache, selten etwas rinnenförmige Stücke, die in der Regel von der Borke völlig befreit sind. Farbe lebhaft hellgelblichbraun. Sie stammt von älteren Stämmen. Die Oberfläche ist durch die obenerwähnten muldenförmigen, schiefrandigen Einbuchtungen der entfernten Borke (conchas) uneben. Diese Konchas galten ehedem nicht mit Unrecht als ein zuverlässiges Zeichen guter Ware (Fig. 80). Sie besteht fast ausschließlich aus der Innenrinde. Wigands Typus A. Die dicken, kurzen, gelben und spröden Bastfasern stehen meist einzeln, selten in kleinen Gruppen oder sind selten etwas radial-strahlig angeordnet. Die innersten Partien sind am reichsten an Bastfasern. Die Königschina fand erst in den 20er Jahren vorigen Jahrhunderts Beachtung, war dann aber die am meisten geschätzte, bis sie neuerdings von den Kulturrinden verdrängt wurde.

Von geringerem Wert, teilweise nur von wissenschaftlicher Bedeutung, sind folgende Sorten: China Calisaya morada v. *Cinchona boliviana* Wedd., Verwechslung resp. Vermischung der echten Calisaya. China Calisaya fibrosa von *Cinchona scrobiculata* Humb. et Bonpl. Zeigt am besten Wigands Typus B. Cuscochina v. *Cinchona pubescens* var. *Pelletieriana* Wedd. Typus C. Für China flava dura werden als Stammpflanzen angegeben: *Cinchona cordifolia Mutis, lutea* Pav., *pubescens* Wedd., *lancifolia* Mut. China Pitaya stammt von *Cinchona condaminea* var. *pitayensis* Wedd., China Maracaibo von *Cinchona tucajensis* Karst., Portocabello-China von *Cinchona lancifolia* Mutis usw. Die beiden letztgenannten Sorten erhielten 1886 für kurze Zeit einige Bedeutung.

---

[1] Die in Klammern gesetzten Namen bezeichnen die Arten, die den Bastard bilden.

B. Braune oder graue Chinarinden.
Cortices Chinae fusci seu grisei.

Ausschließlich die Rinden jüngerer Zweige, daher in einfach oder doppelt eingerollten Röhren. Oberfläche graubraun mit Längs- und Querrissen. Außen- und Innenrinde vorherrschend braun. Auf dem Querschnitt meist ein Harzring. Bruch mehr eben. Geschmack mehr herbe als bitter.

1. **Huanuco- oder Guanuco-China.** Cort. Chinae fuscus der Ph. G. ed. I. Ein Gemenge mehrerer Rindensorten von *C. micrantha* R. et P., *C. subcordata* Pav., *C. suberosa* Pav., *C. nitida* R. et P., *C. umbellifera* Pav., *C. purpurea* R. et P. u. anderen. Mit vorwaltenden kurzen und flachen Längsfurchen, wenigen oder keinen Querrissen. Innen hellzimtbraun. Harzring dunkel. Die Innenrinde ist häufig durch die mit Oxalat gefüllten Zellen der Markstrahlen fein weiß gesprenkelt.

2. **Loxa- oder Loja-China.** Kronchina. Ebenfalls ein *Gemenge von Rinden* der *C. uritusinga* Pav., *C. condaminea* Humb., *C. macrocalyx* Pav., *C. conglomerata* Pav., *C. chahuarguera* Pav., *C. glandulifera* R. et P., *C. heterophylla* Pav., *C. officinalis* Linné u. anderen.

Außen aschgrau oder graubraun mit weißlichen Flecken, breiten und langen Längsrunzeln und zarten Querrissen. Innen zimtbraun, Harzring dunkel.

Von geringerer Bedeutung sind: Guajaquil-China, Pseudo-Loxa-China von *C. nitida* R. et P., *C. stuppea* Pav., *C. scrobiculata* H. et B., Huamalies-China von *C. micrantha* R. et P., *glandulifera* R. et P., *C. palton* Pav. u. *C. lanceolata* R. et P., Jaën-China v. *C. viridiflora* Pav., *C. pubescens* Wedd. u. anderen.

Alle diese Rinden stammen aus Südamerika; was von den asiatischen Kulturen an braunen Rinden, besonders von *C. officinalis*, geliefert wird, wandert in die Chininfabriken.

C. Rote Chinarinden.
Cortex Chinae ruber.

Stamm- und Astrinden, fast ausschließlich von *Cinchona succirubra* Pavon (*C. Howardiana* O. Kuntze, *C. oblongifolia* Mutis, *C. magnifolia* und *colorata* R. et P.), charakterisiert durch vorherrschend rotbraune Farbe der Außen- und Innenrinde, letztere breit und faserig oder splitterig. Die Borke wird später als bei anderen Chinarinden abgeworfen, die Milchsaftschläuche bleiben lange erhalten. Da die *C. succirubra* ziemlich wetterhart ist und sich leicht kultivieren läßt, so hat man in Indien und Ceylon neben den bereits oben angeführten gerade diese Art in Kultur genommen. Sie wird, wie sie auch schon in der 2. Ausgabe der Pharm. Germ. an erster Stelle hervorgehoben wurde, jetzt als die einzige offizinelle Art angesehen. Sie gelangt aus den indischen Kulturen und von Hakgalle auf Ceylon, sowie von Java, in den Handel. Sie bildet bis 50 cm lange, 3—4 cm breite, von beiden Seiten eingerollte Röhren, die einem Rindenstreifen von etwa 25 cm Breite entsprechen (Fig. 81). Die Dicke beträgt etwa 2 mm. Die Oberfläche ist graubraun, durch kleine, grauweißliche, ovale Flecken gezeichnet und mit zahlreichen flachen Längsrunzeln, aber sehr spärlichen feinen Querrissen bedeckt, die an zahlreichen Röhren auch ganz fehlen. Innenfläche fein längsgestrichelt, rotbraun. Geschmack bitter. Bruch außen glatt, in der Innenrinde kurzsplitterig. Unter der Lupe (Fig. 82) unterscheidet man Korkring, primäre Rinde, darin der Harzring, der sich oft schon unter einer starken Lupe in einzelne oder in kleine Gruppen von Milchsaftschläuchen auflöst. Die sekundäre Rinde erscheint fein radial gestreift. In ihr, aber auch schon in der primären Rinde, lassen sich zahlreiche kleine, weiße Pünktchen unterscheiden. Indem wir wegen des anatomischen Baues auf die bereits oben gegebene zusammenfassende Darstellung verweisen, fügen wir nur noch hinzu, daß die Milchsaftschläuche des Harzringes lange kenntlich bleiben, daß die Bastfasern ziemlich deutlich in radialen Reihen angeordnet sind (Wigands Typus B), und daß die mit Kristallsand erfüllten Zellen in der primären und sekundären Rinde zahlreich auftreten (Fig. 83). Das charakteristische Element der Chinarinden sind, wie oben bereits angeführt wurde, die Bastfasern (Fig. 84), und, da man sie noch im feinsten Pulver in großer Anzahl unverletzt antrifft, so sind sie besonders geeignet, die Anwesenheit von Chinarinden in einem pulverigen Gemenge wenigstens mit großer Wahrscheinlichkeit nachzuweisen. Ja, sie sind sogar geeignet, Anhaltspunkte zur Unterscheidung der einzelnen Sorten der Chinarinden in einem Pulver zu geben. (Vgl. die von Hobbs aufgestellte Tabelle in Tschirch, Angewandte Pflanzenanatomie I, S. 289).

Eine genaue **mikroskopische Prüfung** des etwa fertig gekauften **Pulvers** ist unter allen Umständen vorzunehmen, um festzustellen, daß dasselbe wirklich aus der Rinde von

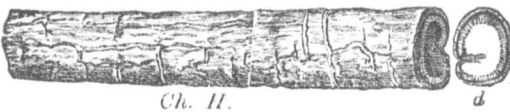

Fig. 81. Cortex Chinae succirubrae. *d* Querschnitt.

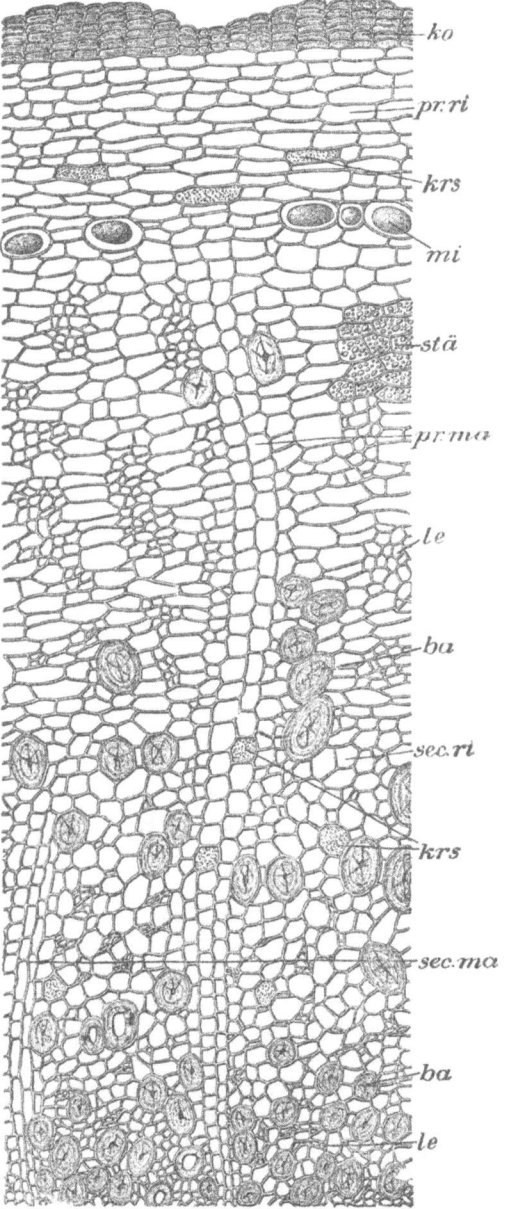

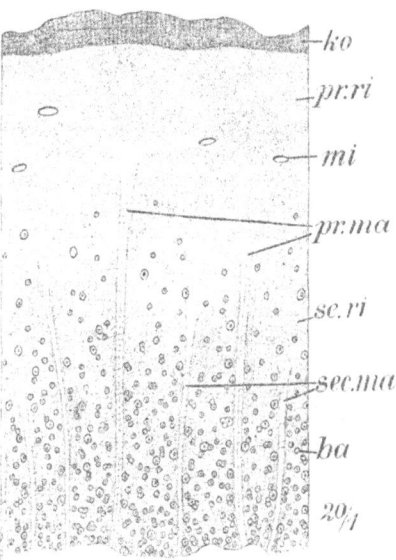

Fig. 82. Cortex Chinae succirubrae, **Lupenbild** ([20]/₁). *ko* Kork, *pr.ri* primäre Rinde, *mi* Milchsaftschläuche, *pr.ma* primäre Markstrahlen, *se.ri* sekundäre Rinde, *sec.ma* sekundäre Markstrahlen, *ba* Bastfasern. (Gilg.)

Fig. 83. Cortex Chinae succirubrae. Querschnitt.
ko Kork, *pr.ri* primäre Rinde, *krs* Kristallsandzellen, *mi* Milchsaftschläuche, *stä* Stärkeinhalt einiger Parenchymzellen gezeichnet, sonst weggelassen, *pr.ma* primärer Markstrahl, *le* Siebgruppen, *ba* Bastfasern, *sec.ri* sekundäre Rinde, *sec.ma* sekundäre Markstrahlen. Vergr. [125]/₁. (Gilg.)

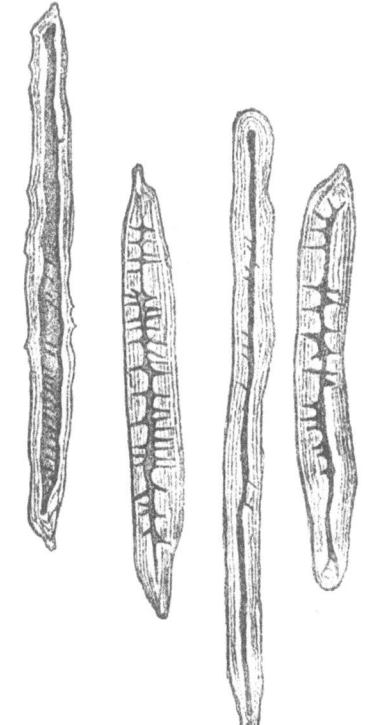

Fig. 84. Bastfasern der Cinchona succiruba.

Cinchona succirubra und keiner anderen hergestellt wurde. Es kommen für die Beurteilung desselben, nachdem festgestellt ist, daß es nur die vom Arzneibuch genannten Elemente, also nicht fremde Rinden usw. enthält, in Betracht: 1. die Abwesenheit anderer Sklerenchymzellen, als der Fasern, und 2. die Dimensionen derselben. Von den in erster Linie in Betracht kommenden Arten, nämlich *calisaya* und *Ledgeriana*, hat die erstere vereinzelt Steinzellen, der letzteren fehlen sie, von anderen Arten aus Java sind sie noch vorhanden bei *Pahudiana, lancifolia* und *pubescens*; bei *Pavoniana, Hasskarliana, officinalis, cordifolia, pitayensis* und *Josephiana* fehlen sie. Was die Beurteilung der Fasern anlangt, so müssen wir uns an die Maximalgrenze halten. Bei Berücksichtigung der oben mitgeteilten Zahlen sind nur die von *C. Pavoniana* mit 1,075 mm kürzer und die folgenden breiter: *C. Pahudiana* 0,089 mm, *C. lancifolia* 0,0785 mm. Viel größer als mit den genannten ist aber nach unserm Dafürhalten die Gefahr einer Vermengung des Pulvers mit einigen seit mehreren Jahren aus Südamerika in den Handel kommenden Rinden, die wenig Alkaloide (höchstens 2 Prozent) und gar kein Chinin enthalten. Sie sind also offenbar an und für sich wenig verwendbar, könnten aber leicht unter das Pulver einer Rinde gemengt werden, die mehr als die vom Arzneibuch verlangte Menge von Alkaloiden enthält, um es zu „verdünnen“. Diese Rinden, die äußerlich der alten, flachen Calisayarinde sehr ähnlich sehen, sind heller wie Succirubra, müssen also, wenn ihre Menge nicht zu gering ist, die Farbe des Pulvers beeinflussen; ferner enthalten sie Steinzellen und ihre Fasern sind dicker wie die der Succirubra, nämlich bis 0,136 mm.

Ob übrigens die völlige Ausschließung aller anderen Arten, außer Succirubra, gerechtfertigt ist und sich z. B. für die galenischen Präparate durchführen läßt, erscheint zum mindesten zweifelhaft.

Die falschen Chinarinden und die China cuprea.

Der früher hohe Preis der Chinarinden und die unter nicht sachverständiger Leitung stattfindende Einsammlung in Südamerika sind die Ursache gewesen, daß von jeher eine Anzahl Rinden im Handel vorkam, die, auf den ersten Blick den echten Chinarinden ziemlich ähnlich und meist von nahe verwandten Pflanzengattungen abstammend (*Ladenbergia, Buena, Exostema, Nauclea, Cascarilla, Remijia*), doch minderwertig oder ganz wertlos sind und als „falsche Chinarinden“ bezeichnet wurden. Sie unterscheiden sich anatomisch von den echten Rinden dadurch, daß ihnen die oben beschriebenen kurzen Bastfasern fehlen, an deren Stelle Stabzellen (T s c h i r c h s Makroskereiden) oder lange Bastfasern treten, und chemisch durch das Fehlen von Chinin und Cinchonin. Wir würden gar keine Veranlassung haben, dieser Rinden hier überhaupt zu gedenken, da dem Apotheker aus den asiatischen Kulturen ein durchaus zuverlässiges Material zur Verfügung steht, wenn nicht vor etwa 20—30 Jahren falsche Rinden auf den Markt gekommen wären, die das größte Interesse erregt haben: In einer solchen, von *Remijia pedunculata* T r i a n a abstammenden Rinde, die F l ü c k i g e r als C h i n a c u p r e a bezeichnete, fand man nämlich 5 Prozent Alkaloide, darunter 2 Prozent Chinin, andere eigentümliche Alkaloide, Kaffeegerbsäure und ein von dem Chinovin verschiedenes Glykosid. Sie kam 1880—83 vielfach auf den Markt, hat aber ihre Wichtigkeit wieder verloren, da die Kulturrinden jetzt in großer Menge und verhältnismäßig billig zu haben sind. In einer zweiten, von *Remijia Purdieana* W e d d. stammenden Rinde fand A r n a u d Cinchonamin und einige andere Alkaloide. Ferner sind neuerdings solche Rinden, seit südamerikanische Kulturrinden eine Rolle zu spielen beginnen, wieder aufgetaucht, so z. B. *Ladenbergia*-Rinde, wahrscheinlich von *L. magnifolia*, und eine Rinde, die früher als C h i n a T r u j i l l o und als Gerbmaterial unter dem Namen C u r t i d o r vorgekommen ist; sie zeigt im Bau keine Verwandtschaft mit den Cinchonen und stammt vielleicht von einer Sapotacee.

Chemische Bestandteile. Die echten Chinarinden enthalten 9—11 Prozent W a s s e r, $^3/_4$—3 Prozent M i n e r a l b e s t a n d t e i l e, worunter die Karbonate des Calciums und Kaliums vorwalten (bei China flava fibrosa $^4/_5$ der Asche), ferner in geringerer Menge M a g n e s i u m k a r b o n a t, Ammonsalze, bis 1 Prozent C a l c i u m o x a l a t (in China rubra 0,33 Prozent), S t ä r k e m e h l, W a c h s (Cinchocerotin), andere f e t t - und w a c h s a r t i g e K ö r p e r, sehr wenig H a r z, C h i n a s ä u r e $C_7H_{12}O_6$ zu 5—8 Prozent an Kalk und organische Basen gebunden, die saure Reaktion der Auszüge der Rinden bedingend. Letztere findet sich außerdem in zahlreichen Pflanzen (*Vaccinium, Ilex, Coffea, Quercus, Arctostaphylos* usw.). Sie bildet tafelartige Kristalle des monoklinoedrischen Systems und ist löslich in 2½ T. kaltem Wasser, in heißem weniger. In wässerigem Weingeist ist sie leichter löslich als in starkem, in Äther dagegen kaum. Ferner enthalten die Chinarinden:

C h i n a g e r b s ä u r e $C_{14}H_8O_9 + 2H_2O$ (R e i c h a r d t) (China rubra 3,18 Prozent,

China Calisaya 2,1—3,3 Prozent, Huanuco 0,51 Prozent). In Wasser, Weingeist und Äther löslich. Bildet eine hellgelbe, hygroskopische Masse. Fällt Eisenoxydsalze grün. Nimmt in wässeriger Lösung aus der Luft Sauerstoff auf unter Abscheidung von Chinarot, das sich auch beim Kochen mit verdünnter Schwefelsäure neben Zucker bildet (Chinovagerbsäure $C_{24}H_{18}O_8$ findet sich in einer falschen Chinarinde, der China nova s. surinamensis).

Chinovasäure $C_{24}H_{38}O_4$. Von De Vrij in javanischen Rinden gefunden, kommt außerdem in der Tormentillwurzel vor. Bildet ein weißes, lockeres, kristallinisches Pulver, das aus sechseckigen Blättchen des rhombischen Systems besteht. Unlöslich in Wasser, schwer löslich in Weingeist und Äther, unlöslich in Chloroform.

Chinovin, Chinovabitter $C_{30}H_{48}O_8$. Bildet eine amorphe, harzartige, beim Zerreiben elektrisch werdende, neutral reagierende, bitter schmeckende Substanz, die schwer wasserfrei erhalten wird. In Wasser wenig löslich, besser in Alkohol. Durch Sättigung seiner weingeistigen Lösung mit Salzsäuregas zerfällt es in Chinovasäure und Chinovinzucker oder Mannitan.

Chinarot $C_{28}H_{22}O_{14}$. Zu den Phlobaphenen gehörig, entsteht aus der Chinagerbsäure (s. o.). Eine amorphe, rotbraune, geruch- und geschmacklose Substanz, kaum löslich in Wasser, leichter in saurem Wasser, leicht löslich in Weingeist, Äther, wässerigen Alkalien, Ammoniak und konzentrierter Essigsäure. (Chinovarot $C_{12}H_{12}O_5$ steht zur Chinovagerbsäure in entsprechendem Verhältnis.)

Fast ausschließlich verdanken die Chinarinden ihre therapeutische Wirksamkeit dem Gehalt an **Alkaloiden.** Es sind deren bis jetzt eine große Anzahl aufgefunden. Die wichtigsten sind: Chinin, Cinchonin, Chinidin, Cinchonidin. Wenig wichtig, in geringer Menge und bis jetzt nicht in allen Rinden aufgefunden sind: Homocinchonidin $C_{19}H_{22}N_2O$ (nach Skraup und Claus unreines Cinchonidin), Chinamin $C_{19}H_{24}N_2O_2$, in südamerikanischen und asiatischen Kulturrinden und in der Cuprea, Cinchamidin $C_{20}H_{26}N_2O$ (vielleicht mit Hydrocinchonidin identisch), Aricin $C_{23}H_{26}N_2O_4$, Cusconin $C_{23}H_{26}N_2O_4$ + 2 H_2O, Begleiter des Aricins in der Cuscorinde, Cusconidin (dahin auch Cuscamin und Cuscamidin), Paytin, Paricin $C_{16}H_{18}N_2O$ (auch in der *C. succirubra*), ferner zweifelhaft Javanin, Chinicin, Cinchonicin, Homocinchonicin, Cinchotin. Von verschiedenen ist es nicht unmöglich, daß sie erst bei der Verarbeitung der Rinden als Umwandlungsprodukte entstehen. — Von pharmazeutischem Werte sind nur die 4 erstgenannten Alkaloide.

Chinin vgl. besonderen Artikel.

Das Cinchonin $C_{19}H_{22}N_2O$ findet sich in allen echten Chinarinden, besonders in den braunen, ist jedoch weniger bitter und wirkt nur halb so fieberwidrig als das Chinin. Es ist alkalisch, kristallisiert aus weingeistiger Lösung in farblosen, vierseitigen Säulen und Nadeln, ist in kaltem Wasser, wässerigem Ätzammon, Alkalilösungen und Äther fast unlöslich, löslich in 2500 T. heißem Wasser, schwer löslich in wasserhaltigem Weingeist, in 30 T. heißem, wasserfreiem Weingeist, in 30—40 T. Chloroform. Die weingeistige Lösung lenkt die Polarisationsebene nach rechts. Es bildet mit Säuren neutrale und saure Salze, die in Wasser leichter löslich sind als die Chininsalze. Die wässerige schwefelsaure Lösung fluoresziert nicht (die Handelsware fluoresziert gewöhnlich). Es ergibt die Thalleiochinreaktion[1]) nicht.

Chinidin $C_{20}H_{24}N_2O_2$ wurde zuerst 1833 von Henry und Delondre beobachtet, von van Heijningen Betachinin, von Pasteur Chinidin, von Hesse Conchinin genannt. Es hat auch die Namen Chinotin, Cinchotin, Pitayin erhalten. (Das Chinidin von Winkler, Leers und Hesse hat heute die gebräuchlichere Benennung Cinchonidin erhalten.) Das dem Chinin isomere und gleich bittere Chinidin findet sich in den meisten echten Chinarinden. Es unterscheidet sich vom Cinchonin und Cinchonidin durch die Thalleiochinreaktion, die es wie auch das Chinin gibt. Sehr wahrscheinlich sind Chinin und Chinidin stereoisomere Verbindungen, wodurch sich das Auftreten der Talleiochinreaktion bei beiden erklärt. Chinidin unterscheidet sich vom Chinin und anderen Chinaalkaloiden dadurch, daß die Lösung seiner neutralen Salze mit Kaliumjodid einen weißen, pulverigen Niederschlag gibt. Chinidin ist in 2000 T. Wasser von mittlerer Temperatur, in 750 T. kochendem Wasser, in 20 T. 90prozentigem Weingeist und in 25 T. Äther löslich. Seine wässerige schwefelsaure Lösung fluoresziert bläulich. Das neutrale Chinidinsulfat ist in 100 T. Wasser löslich. Chinidin lenkt die Polarisationsebene nach rechts.

---

[1]) S. bei Chin. sulfur. S. 360.

C i n c'h o n i d i n , stereoisomer mit Cinchonin, findet sich in den meisten Chinarinden in Gemeinschaft mit den vorerwähnten Alkaloiden. Es ist W i n k l e r s , L e e r s und H e s s e s α - C h i n i d i n. P a s t e u r nannte es C i n c h o n i d i n. Es kristallisiert aus der weingeistigen Lösung in wasserfreien, farblosen, glänzenden Prismen, schmeckt weniger bitter als Chinin, ist löslich in 2600 T. kaltem, in halb so viel kochendem Wasser, 12 T. 90prozentigem Weingeist, 150 T. Äther, nur sehr wenig in Ätzammon. Seine Lösungen drehen die Ebene des polarisierten Lichtes nach links und geben die T h a l l e i o c h i n r e a k t i o n n i c h t. Die schwefelsaure Lösung fluoresziert nicht, jedoch pflegt die Handelswaare geringe Fluoreszenz zu zeigen. Das neutrale Sulfat ist in 100 T. Wasser von mittlerer Temperatur löslich.

K e r n e r stellt die Unterschiede der 4 Hauptalkaloide folgendermaßen in übersichtlicher Weise zusammen:

Es drehen den polarisierten Lichtstrahl nach links, bilden in Wasser sehr schwer lösliche Tartrate:

Linke Randnotiz (vertikal): Ihre Lösungen in Sauerstoffsäuren fluoreszieren blau. Die Lösungen ihrer Salze geben mit Chlorwasser und Ammoniak eine Grünfärbung. Die freien Basen bilden kristallinische, leicht verwitternde Hydrate.

C h i n i n $C_{20}H_{24}N_2O_2$.
In Äther leicht löslich. Seine meisten Salze sind weit schwerer löslich als die entsprechenden der übrigen Chinabasen. Bildet einen in Alkohol schwer löslichen charakteristischen Herapathit.

C h i n i d i n $C_{20}H_{24}N_2O_2$.
In Äther schwer löslich. Bildet ein in Wasser und Alkohol sehr schwer lösliches Hydrojodid.

C i n c h o n i d i n $C_{19}H_{22}N_2O$.
In Äther sehr schwer löslich. Bildet als Hydrochlorid derbe, große, wasserhelle Kristalle. Sein Sulfat scheidet sich in verschiedenen Formen mit verschiedenem Wassergehalt ab.

C i n c h o n i n $C_{19}H_{22}N_2O$.
In Äther am schwersten löslich. Wird aus mäßig verdünnten Lösungen durch Jodkalium nicht gefällt. Das Hydrojodid ist in Alkohol leicht löslich.

Rechte Randnotiz (vertikal): Die sauren Lösungen fluoreszieren nicht und geben mit Ammoniak und Chlorwasser keine Grünfärbung. Die freien Basen kristallisieren wasserfrei.

Drehen die Polarisationsebene nach rechts; ihre Tartrate in Wasser verhältnismäßig leicht löslich.

Der A l k a l o i d g e h a l t der Rinden ist ein außerordentlich schwankender, doch kann man im allgemeinen sagen, daß die Zweigrinden am ärmsten, die Wurzelrinden am reichsten sind und die Stammrinden in der Mitte zwischen beiden stehen. Die durch den Mossingprozeß gewonnenen erneuerten Rinden sind reicher als die ursprüngliche Rinde (z. B. diese 1,25 Prozent Chinin gegen 2,46—3,87 Prozent bei jenen.

D e n i s und M a r c i n e l l e (1884) fanden bei javanischen Rinden:

		Chinin	Alkaloide
Wurzelrinden	Succirubra	1,0 Prozent	9,3 Prozent
,,	Hasskarliana	1,5 ,,	6,0 ,,
,,	Officinalis	3,9 ,,	9,2 ,,
,,	Ledgeriana . . .	4,9 ,,	7,7 ,,
Erneuerte Rinden	Succirubra	2,3 ,,	7,8 ,,
,, ,,	Officinalis	3,9 ,,	6,0 ,,
,, ,,	Ledgeriana . . .	6,9 ,,	8,7 ,,
Rinde von Schößlingen	Ledgeriana . . .	2,7 ,,	4,4 ,,
Stamm- und Astrinden	Succirubra . . .	1,2 ,,	8,3 ,,
,, ,, ,,	Hasskarliana	0,9 ,,	3,3 ,,
,, ,, ,,	Officinalis	2,7 ,,	5,0 ,,
,, ,, ,,	Ledgeriana . . .	5,2 ,,	6,8 ,,

Wie man sieht, ist die Succirubra-Rinde bei weitem nicht die gehaltreichste und wird besonders von der Ledgeriana, die bis zu 14 Prozent Chinin enthält, übertroffen. Der Chiningehalt der Rinde einer und derselben Art ist abhängig: 1. vom Substrate (Boden, Düngung), 2. Beschattung, 3. Seehöhe, 4. Klima, 5. der Regenmenge und Luftströmung, 6. dem Alter des Baumes, 7. den Teilen desselben, 8. dem Grade der Bastardierung, 9. dem Grade der ev.

Erneuerung der Rinde, 10. der Art der Trocknung. Dazu kommt, daß der Alkaloidgehalt durch langes Liegen, Feuchtigkeit und Schimmel leidet. Es wird demnach nicht wundernehmen, daß die Rinden ein und derselben Sendung erheblich in ihrem Gehalt schwanken können und daß erst die Analyse des Durchschnittes, wie oben erwähnt, den wahren Gehalt angibt. — Der Sitz der Alkaloide in der Rinde ist der Inhalt der Parenchymzellen.

Prüfung. Diese ist eine doppelte: eine pharmakognostische und eine chemische. Die erstere bezweckt festzustellen, daß es sich überhaupt um eine Chinarinde handelt, wenn schon die makroskopischen Merkmale, die das Arzneibuch angibt, im wesentlichen nur auf die ausdrücklich angeführte *Cinchona succirubra* passen. Die weiteren Fingerzeige für die Ausführung der pharmakognostischen Prüfung findet man bei der Beschreibung der Rinde.

Auch die früher viel gebräuchliche G r a h e sche Chinaprobe hatte den Zweck, festzustellen, ob eine vorliegende Rinde eine Chinarinde ist.

Dieselbe beruht darauf, daß alle Chinarinden, die Chinin, Cinchonidin oder deren Isomere enthalten, beim Erhitzen im Probierrohre karminrote Dämpfe entwickeln. Dagegen liefern die Rinden, die nicht Chinin, Cinchonidin oder deren Isomere enthalten, meist nur braungefärbte Dämpfe und schließlich einen braunen Teer. Man gibt in einen trockenen Probierzylinder 0,1 bis 0,3 g sehr kleiner Stückchen der Rinde, so daß diese sich auf dem Boden desselben ansammeln. Indem man dem Zylinder eine horizontale Lage gibt, erhitzt man den Boden, wo die Chinastückchen liegen, mittelst einer Weingeistflamme. In den sich entwickelnden Wasserdämpfen verdichtet sich ein karminroter Teer, der sich an die Wandung des Zylinders in Tröpfchenform anhängt. Ein gelbroter Teerbeschlag dicht über den Chinastückchen soll fehlen oder darf nur von sehr geringem Umfange sein. Die Stückchen selbst umgibt ein dunkel braunroter Beschlag. Viele geringwertigen Chinarinden geben übrigens ein gleiches Resultat. Diese „Chinaprobe" ist deshalb vom Arzneibuch fallen gelassen worden.

Pulver. Das braune oder rotbraune, feine Pulver (Sieb VI) der Chinarinde, das meist verwendet wird, besteht der Hauptmenge nach aus feinst zerriebenen, gelblichen bis gelbbraunen, seltener rotbraunen Zellmembranstücken, sowie farblosen oder gelblichen bis braunen Protoplasmakörnchen oder -klümpchen. Seltener treten mehr oder weniger erhaltene Zellen oder kleinere Zellfetzen des Rindenparenchyms oder des Korkes mit dünner, bräunlicher bis rotbrauner Wandung auf, die zum Teil Stärke enthalten. Die Stärke ist meist nur in geringer Menge vorhanden, kleinkörnig und tritt in der Form von Einzelkörnern, seltener zu 2—4 zusammengesetzt, wenig auffallend in die Erscheinung, ebenso der Kristallsand, den man kaum ohne Polarisationsapparat wahrnehmen wird. Sehr reichlich treten auf fast durchweg nur in Bruchstücken erhaltene, dickspindelförmige Bastfasern mit dicker farbloser, eigenartig (seidenartig) glänzender Wandung, stumpfen oder seltener spitzlichen bis spitzen Endigungen, sehr engem, oft fast verschwindendem Lumen und sehr zahlreichen, dicht gestellten, zylindrischen, nach innen trichterförmig erweiterten Tüpfelkanälen.

Besonders charakteristisch für das Pulver sind die gelblichbraune bis rotbraune Farbe aller Elemente, mit Ausnahme der Bastfasern, sowie die reichlichen Bruchstücke der grob getüpfelten Bastfasern.

Andere mechanische (verdickte) Elemente als die Bastfaserbruchstücke dürfen nicht vorhanden sein, auch nicht Stärke in größerer Menge oder gar großkörnige Stärke, sowie andere Kristalle als die winzigen Kristallsandkörnchen.

Chinarindenpulver untersucht man am besten in Wasser, das einen Zusatz von Jodjodkaliumlösung erhalten hat (zum Nachweis der Stärke), sowie in Chloralhydratlösung.

Gehaltsbestimmung. Mit dieser hat das Arzneibuch keinen glücklichen Griff getan, da sie keine Garantie gibt, den Alkaloidgehalt in hochprozentigen Chinarinden seiner G e s a m t - menge nach zu bestimmen. Der Zusatz von Natronlauge zu dem Rindenpulver genügt auch bei 3 stündiger Einwirkung nicht, aus den Alkaloidsalzen, als welche der Chinaalkaloide in der Rinde sich finden, die Alkaloide abzuscheiden. Es ist unbedingt erforderlich, diese Salze zunächst durch eine Mineralsäure umzusetzen (vgl. F r o m m e, Geschäftsbericht von Caesar & Loretz, Halle (Saale), 1903, S. XI ff. und 1904, S. XVIII ff.). Ebenso ist es fraglich, ob gerade bei dieser Droge die titrimetrische Bestimmung den Vorzug vor der gravimetrischen verdient, da der Umschlag des Indikators nicht deutlich ist und wohl nur durch einen erfahrenen Analytiker richtig erkannt wird. Die Vorschrift des Arzneibuches wird infolgedessen zu steten Differenzen zwischen Käufer und Verkäufer führen müssen. Es möge deshalb die in oben genannten Berichten gegebene, bewährte und u. a. von der Pharm. helvetica aufgenommene

Methode hier mit einigen kleinen, der Arzneibuchmethode angepaßten Änderungen Platz finden: 2,5 g fein oder grob gepulverte Chinarinde erhitzt man in einem Erlenmeyerkolben mit 20 ccm Wasser und 2 ccm (25 prozentiger) Salzsäure 10 Minuten lang im Dampfbade, übergießt das Gemisch nach dem Erkalten mit 50 g Äther und 25 g Chloroform, schüttelt kräftig, setzt 5 g Natronlauge und 5 g Wasser zu und schüttelt 10 Minuten lang kräftig. Hierauf setzt man 2 g Traganthpulver zu, schüttelt nochmals und so lange, bis das Äther-Chloroform-Gemisch blank erscheint und gießt 60 g davon (= 2 g Rindenpulver) durch fettfreie Baumwolle in einen Erlenmeyerkolben ab. Den Rest der Chloroformätherlösung stellt man zur Ausführung der Identitätsreaktion zurück. Nun destilliert man $^2/_3$ von den 60 g der Äther-chloroformmischung u n m i t t e l b a r n a c h d e r F i l t r a t i o n ab, bringt hierauf den Rückstand in einen Scheidetrichter, spült das Kölbchen zunächst dreimal mit je 5 ccm eines Gemisches aus 2 Teilen Chloroform und 5 Teilen Äther, alsdann mit 20 ccm verdünnter Salzsäure (1 + 99) nach und gibt auch diese Flüssigkeiten in den Scheidetrichter. Darauf gibt man dem Rückstand noch so viel Äther zu, daß das Chloroformäthergemisch auf der sauren Flüssigkeit schwimmt, schüttelt 2 Minuten lang kräftig, filtriert nach erfolgter Klärung letztere in einen zweiten Scheidetrichter ab, wiederholt das Ausschütteln noch zweimal mit je 5 ccm verdünnter Salzsäure (1 + 99), die zuvor zur weiteren Ausspülung des Kölbchens gedient hatten, und verfährt, nachdem man sich bei der letzten Ausschüttelung durch Jodkalium-Quecksilberchloridlösung überzeugt hat, daß sie höchstens nur nach ganz schwach opalisierend getrübt wird, zur titrimetrischen oder gravimetrischen Bestimmung weiter wie folgt:

a) T i t r i m e t r i s c h e B e s t i m m u n g. Die vereinigten Salzsäureauszüge versetzt man mit 15 ccm Chloroform, fügt Natriumcarbonatlösung (1 + 2) bis zur alkalischen Reaktion zu und schüttelt das Gemisch s o f o r t kräftig 2 Minuten lang. Nach vollständiger Klärung[1]) filtriert man das Chloroform durch ein kleines glattes Filter in einen Scheidetrichter ab, wiederholt das Ausschütteln noch dreimal mit je 5 ccm Chloroform und filtriert dieses jedesmal durch dasselbe Filter. Zu den vereinigten Chloroformauszügen fügt man dann 10 ccm $^1/_{10}$- Normal-Salzsäure und so viel Äther hinzu, bis das Chloroformäthergemisch auf der Salzsäure schwimmt, schüttelt 2 Minuten kräftig und filtriert nach erfolgter Klärung die Salzsäure durch ein kleines, glattes, mit Wasser befeuchtetes Filter in eine zuvor sorgfältig mit Salzsäure, dann mit Wasser gereinigte weiße Flasche ab. Hierauf schüttelt man das Ätherchloroformgemisch noch 3 mal mit je 10 ccm Wasser je 2 Minuten lang, filtriert auch diese Auszüge durch dasselbe Filter und wäscht noch mit etwas Wasser nach. Alsdann setzt man der sauren Flüssigkeit eine frisch bereitete Lösung eines Körnchens Hämatoxylin in 1 ccm Weingeist zu und läßt unter Umschwenken so viel $^1/_{10}$-Normallauge hinzufließen, bis die Flüssigkeit eine stark gelbe, beim kräftigen Umschütteln rasch in Bläulich-violett übergehende Färbung angenommen hat. Zur Erzielung dieser Färbung dürfen höchstens 5,79 ccm $^1/_{10}$-Normallauge erforderlich sein, so daß mindestens 3,25 ccm $^1/_{10}$-Normalsäure zur Bindung der in 2 g vorhandenen Alkaloide verbraucht werden, was einem Mindestgehalt von 6,5 Prozent Alkaloiden entspricht.

b) G r a v i m e t r i s c h e B e s t i m m u n g. Die vereinigten Salzsäureauszüge (siehe oben) versetzt man mit 15 ccm Chloroform, fügt Natriumcarbonatlösung bis zur alkalischen Reaktion zu und schüttelt das Gemisch sofort kräftig 2 Minuten lang. Nach vollständiger Klärung[1]) filtriert man das Chloroform durch ein kleines, glattes Filter in ein trockenes, gewogenes Kölbchen ab, wiederholt das Ausschütteln noch 3 mal mit je 5 ccm Chloroform, wobei man dieses jedesmal durch dasselbe Filter filtriert, destilliert nun das Chloroform ab, versetzt den Rückstand mit 5 g Äther, kocht diesen durch Einstellen des Kölbchens in heißes Wasser weg und trocknet den Rückstand bei einer 80⁰ nicht überschreitenden Wärme im Trockenschranke bis zur Gewichtskonstanz. Die gefundene Menge muß mindestens 0,13 g betragen, was einem Mindestgehalt von 6,5 Prozent Alkaloiden entspricht.

Berechnung. Je nachdem man die Arzneibuchmethode oder die oben angegebene titrimetrische oder gravimetrische Methode befolgt hat, stellt sich die Berechnung in folgender Weise.

1. A r z n e i b u c h m e t h o d e. Die zur Titration kommende Lösung enthält die Alkaloide aus 4 g Chinarinde und 12,5 ccm $^1/_{10}$-Normalsäure. 1 ccm davon bindet 0,0309 g des Alkaloidgemisches Chinin und Cinchonin. Werden zur Bindung der vorhandenen Alkaloide 12,5 — 4,1 = 8,4 ccm $^1/_{10}$-Normalsäure gebraucht, so binden diese 8,4 × 0,0309 = 0,259 56 g Alka-

---

[1]) Die Trennung beider Flüssigkeiten erfolgt sehr oft nicht glatt. Vgl. Schlußsatz von Punkt 2 in „Alkaloidbestimmungen", Seite 45.

loide. Den Prozentgehalt berechnet man nach der Gleichung $4 : 0{,}25956 = 100 : x$; $x = 6{,}489$, rund 6,5 Prozent.

2. **Oben angegebene titrimetrische Methode.** Die zur Titration gelangende Flüssigkeit enthält die Alkaloide aus 2 g und 10 ccm $^1/_{10}$-Normalsäure. Werden zur Bindung der überschüssigen Säure 5,79 ccm $^1/_{10}$-Normallauge gebraucht, so sind $10 - 5{,}79 = 4{,}21$ ccm $^1/_{10}$-Normalsäure an Alkaloide gebunden. $4{,}21 \times 0{,}0309 = 0{,}130089$ g Alkaloide in 2 g Rinde. 0,130089 mit 50 multipliziert ergibt mit 6,5 den Prozentgehalt.

3. **Oben angegebene gravimetrische Methode.** Der im Kolben verbleibende Rückstand ist die Menge der in 2 g Rinde enthaltenen Alkaloide. Das Gewicht desselben mit 50 multipliziert ergibt den Prozentgehalt.

Identitätsreaktion. Hat man die Alkaloidbestimmung nach oben angegebenen Methoden ausgeführt, so schüttelt man den übrig gebliebenen Teil der Chloroformätherlösung (s. oben) mit 5 ccm verdünnter Salzsäure $(1 + 99)$ in einem Scheidetrichter aus und filtriert die Säureschicht nach erfolgter Klärung ab. Das Filtrat verwendet man in gleicher Weise, wie die nach der Arzneibuchmethode erhaltene saure Flüssigkeit: Man versetzt sie mit 1 ccm Chlorwasser und mischt Ammoniakflüssigkeit zu. Das Gemisch muß infolge der Bildung von Thalleiochin eine schön grüne Färbung annehmen.

Anwendung. Zur Bekämpfung der Malaria, als Antineuralgikum und Fiebermittel wird die Chinarinde nur noch wenig benutzt; für diese Indikationen nimmt man meist die reinen Chinaalkaloide. Dagegen wird die Rinde bevorzugt, wenn man die „tonisierende" Wirkung erstrebt; auch als „Bittermittel" zur Anregung des Appetits ist die Chinarinde gut brauchbar, da hier auch die Gerbsäure günstig wirkt.

Cortex Cinnamomi. — Ceylonzimt.

Cortex Cinnamomi ceylanici. Cinnamomum ceylanicum. Cinnamomum acutum.

Die von der Außenrinde befreite, getrocknete Rinde oberirdischer Achsen von Cinnamomum ceylanicum *Breyne.*

Ceylonzimt besteht aus meist 0,35, höchstens 0,7 mm dicken Rindenstücken, ist hellbraun und auf der Außenseite durch Sklerenchymfaserstränge fein weißlich längsstreifig. Die Rindenstücke sind zu Röhren oder Doppelröhren eingerollt und zu mehreren ineinander geschoben. Ceylonzimt riecht und schmeckt eigenartig und würzig.

Ceylonzimt darf beim Verbrennen höchstens 5 Prozent Rückstand hinterlassen.

Mikroskopische Untersuchung. Der Querschnitt der Rinde zeigt als äußerste Grenze einen aus fast isobiametrischen, dickwandigen Steinzellen bestehenden, geschlossenen, mechanischen Ring, dem außen dünne Stränge von Sklerenchymfasern eingelagert sind. Die Markstrahlen sind 1 bis 3, meist 2 Zellen breit. In den Rindensträngen treten als weiteste Elemente die 30 bis 60 μ weiten Sekretbehälter hervor, die entweder ätherisches Öl oder Schleim enthalten; es finden sich ferner Zellen, die sehr kleine nadelförmige oder prismatische Oxalatkristalle enthalten, sowie einzeln oder zu 2 bis 4 beieinander liegende Sklerenchymfasern von 10 bis 30 μ messendem, viereckigem oder rundlichem Querschnitt. Das Parenchym enthält Stärkekörner von 3 bis höchstens 15 μ Durchmesser.

Das Pulver ist gekennzeichnet durch das durchweg gelbbraun gefärbte, reichlich Stärkekörner enthaltende Parenchym, freiliegende Stärke, zahlreiche Sklerenchymfasern und dickwandige Steinzellen. Korkzellen fehlen.

An Stelle des bisher offizinellen chinesischen Zimts ist jetzt der aromatischere Ceylon-Zimt getreten.

Geschichtliches. Die ältesten Nachrichten über den Zimt stammen aus China (2700 v. Chr.) und aus Ägypten, wo 2000 v. Chr. von einer Droge Khisitholz die Rede ist, die aus dem Lande Punt (Ostspitze von Afrika) geholt wurde. Aus Khisit wurde dann griech.: Gizi, hebr.: Keziah und daraus wieder griech.: Kasia. Damit für identisch wird das chinesische Keïschi gehalten. — Die Griechen unterschieden zwei Sorten, von denen Kasia mit Cort. Cinnamomi übereinstimmen soll, während die zweite Sorte Kinnamômon wohl von anderen gewürzhaften Rinden aus China gebildet wird. Die arabischen Schriftsteller kennen China als Heimat des Zimt. Zimt von Ceylon wird zuerst 1440 von Nicolo Conti erwähnt. — Man glaubte ursprünglich, daß der Zimt in Sümpfen wachse und nannte ihn daher ein Rohr = canna = Kaneel.

Neben der uns geläufigen Form der Droge in Gestalt der abgeschälten Rinde kamen auch die ganzen Zweige in den Handel, die man als Xylokasia, Casia lignea von der Casia fistula, fistularis, der abgeschälten Rinde unterschied. Im 13. Jahrhundert wurden die Hülsen der

Cassia fistula L. bekannt, die man ebenso nannte und von denen man nun den Zimt als C a s s i a v e r a unterschied. — Zimtöl wurde schon vor 1544 von V a l e r i u s C o r d u s dargestellt, der auch wußte, daß es schwerer sei als Wasser. 1670 beobachtete L u d o v i c i die Bildung von Kristallen im Zimtöl. (S c h u m a n n , Kritische Untersuchungen über die Zimtländer, Ergänzungsheft 73 zu P e t e r m a n n s geogr. Mitt. 1883.)

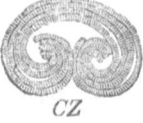

CZ

Fig. 85.
Cortex Cinnamomi
ceylanici.
Querschnitt durch
4 ineinander ge-
steckte Doppelröhren.

Abstammung. Die Gattung *Cinnamomum* (Familie der L a u r a - c e a e , Unterfamilie der P e r s e o i d e a e - C i n n a m o m e a e) umfaßt immergrüne, aromatische Sträucher und Bäume des tropischen und subtropischen Asiens. Die lederigen Blätter sind gegen- oder wechselständig, handförmig 3- oder 5nervig. Der Rand wird von einem Nerven durchzogen. Die kleinen, weißen oder gelben Blüten bilden end- und achselständige Rispen. Perigonblätter 3 + 3, nur am Grunde wenig trichterförmig verwachsen. 4 Staubblattquirle (2 mit introrsen, einer mit extrorsen Antheren, einer mit Antherenrudimenten; der dritte führt gestielte oder sitzende Drüsen an kurzen Fäden). Die fruchtbaren Antheren sind zweietagig-vierfächerig, vierklappig. Fruchtknoten mit einer hängenden, anatropen Samenknospe. Frucht eine Beere mit dünnem Perikarp.

Cinnamomum ceylanicum Breyne (Syn. *Laurus cinnamomum* L.) ist ein kleiner Baum oder Baumstrauch, der auf Ceylon einheimisch ist und jetzt dort, sowie in Ostindien, auf Java, Sumatra, in kleinerem Maßstabe auch in Westindien und Südamerika kultiviert wird.

Gewinnung. Die in Zimtgärten (ähnlich unseren Eichenschälwäldern) gezogenen, rutenförmigen, höchstens 2 Jahre alten und noch sehr dünnen Schößlinge werden geschält; die ungefähr 1 m langen Rindenstücke werden sodann durch Schabeisen von dem größten Teil der primären Rinde befreit, worauf sie sich sehr stark einzurollen beginnen; dann steckt man endlich mehrere (bis 10) solcher Röhren bzw. Doppelröhren ineinander und läßt sie trocknen.

Beschreibung. Die Rindenstücke sind zu etwa 1 m langen und 1 cm dicken Doppelröhren vereinigt. Im übrigen sei auf die in jeder Weise ausreichende Beschreibung des Arzneibuchs verwiesen, die beistehend durch die Figuren 85 und 86 erläutert wird.

Handelssorten. 1. Ceylon-Zimt (Cort. Cinnamomi ceylanici, Cinnamomum acutum) von *C. ceylanicum* B r e y n e . Die geschätzteste Sorte.

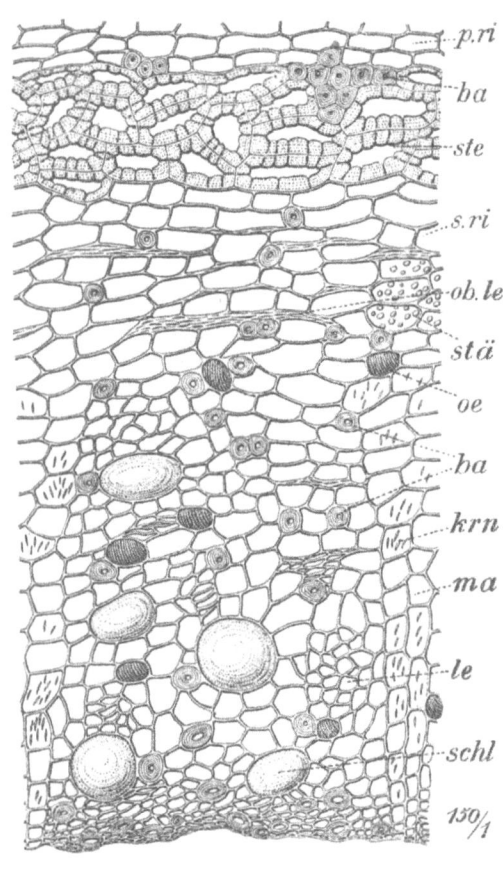

p.ri
ba
ste
s.ri
ob.le
stä
oe
ba
krn
ma
le
schl
150/1

Fig. 86.
Cortex Cinnamomi ceylanici. Querschnitt ($^{150}/_1$). *p.ri* Reste der primären Rinde, *ba* Bastfasergruppen, *ste* Steinzellenring, *s.ri* sekundäre Rinde, *ob.le* obliteriertes Siebgewebe, *stä* Stärkekörner, *oe* ölführende Zellen, *ba* einzelne Bastfasern, *krn* Kristallnadeln in den Markstrahlen *ma*, *le* noch funktionierendes Siebgewebe, *schl* Schleimzellen. (Gilg.)

2. C h i n e s i s c h e r Zimt (s. unten).

3. Außer Java und Ceylon liefern auch andere Teile von Vorder- und Hinterindien Zimt, der aber pharmazeutisch ohne Interesse ist. Wir nennen: S u m a t r a von *Cinnamomum Burmanni* Bl.; T i m o r ebenfalls von *C. Burmanni* Bl.; der nordöstliche Teil von B r i t i s c h -

Indien liefert Zimt von *C. tamala* Nees et Eberm., *C. pauciflorum* Nees und vielleicht auch *C. obtusifolium* Nees; die **französischen Kolonien in Vorderindien** liefern Rinden von *C. iners* Reinw.

4. Ferner kommt von **Réunion** eine wenig aromatische Ware von *C. zeylanicum*.

5. **Japan** kultiviert *C. zeylanicum* und *C. Loureirii*.

6. Von noch geringerer Bedeutung wie die vorgenannten sind die Sorten von **Westindien, Französisch-Guyana** und **Brasilien.**

7. Die früher als **Malabar-** oder **Holzzimt** bezeichnete Rinde von nicht sicherer Abstammung fehlt jetzt im Handel.

8. **Culilawanrinde** (bitterer Zimt, Cort. caryophylloides ruber), ursprünglich von *Cinnamomum culilawan* Bl., bildet ziemlich flache Stücke bis zu 7 mm Durchmesser. Erinnert im Geruch und Geschmack an Zimt und Gewürznelken. Unter demselben Namen kommen auch die nach Muskatnuß, resp. nach Sassafras riechenden Rinden von *C. sintoc* l. u. a. vor.

Bestandteile. Ceylonzimt enthält bis 4 Prozent (meist aber weniger) ätherisches Öl, das hauptsächlich (mindestens 70 Prozent) aus Zimtaldehyd, daneben aber auch aus Eugenol, Safrol und Phenandren besteht, ferner reichlich Gerbstoff, Harz, 4 Prozent Stärke, Schleim, Zucker, 4—8 Prozent Aschenbestandteile.

Prüfung. Das Arzneibuch gibt keine besonderen Prüfungsmethoden an, da die Erkennung eines guten Zimts im unzerkleinerten Zustand leicht ist. Gepulvert ist er Verfälschungen sehr allgemein ausgesetzt, ja man kann wohl sagen, daß im Handel ein Zimtpulver zu Genußzwecken ganz rein kaum vorkommt. Der Apotheker wird daher seinen Zimt selbst pulvern oder das Pulver nur aus den sichersten Quellen beziehen. Die Nachweisung der Verfälschung eines solchen Pulvers ist oft außerordentlich schwer, und unmöglich, wenn das Pulver mit solchem von minderwertigem Zimt vermengt ist. Oft wird der Zimt mit solchem gemengt, dem ein Teil seines Öles durch Destillation mit Wasser entzogen ist. In solchem Falle sind die Stärkekörnchen verkleistert. Für den Zimt sind die Stärkekörnchen, die Bastfasern, die stark und fast gleichmäßig verdickten Steinzellen und die kleinen Nadeln von Kalkoxalat, die aber nur bei sehr sorgfältigem Suchen aufgefunden werden, charakteristisch.

Pulver. Das gelbbraune, feine Pulver (Sieb VI) des Ceylonzimts besteht in der Hauptmenge aus feinst zerriebenen, gelblichen, seltener fast farblosen oder bräunlichen Zellmembranstückchen, sowie gelblichen bis gelben Protoplasmakörnchen oder -klümpchen. Sehr häufig treten auf farblose oder meist gelbliche bis braune, isodiametrische oder gestreckte, in der Größe stark wechselnde Steinzellen oder ihre Bruchstücke, charakterisiert durch ihre stark geschichtete, meist gleichmäßig ziemlich stark verdickte, dicht und deutlich getüpfelte Wandung. Reichlich sind auch vertreten bis 700 μ lange, 15—22 μ dicke (seltener dünnere oder dickere), farblose oder gelbliche, meist in Bruckstücken vorkommende, spitz auslaufende, stets vereinzelte (nie in Bündeln zusammenliegende) Bastfasern, deren Lumen meist auf einen feinen zentralen Spalt reduziert, seltener etwas ansehnlicher ist und deren Wandung keine Schichtung und nur äußerst feine und spärliche Tüpfel aufweist. Parenchymfetzen von gelblicher bis brauner Farbe, in deren dünnwandigen oder mehr oder weniger stark verdickten Zellen meist Stärke zu erkennen ist, sind ebenfalls ziemlich häufig. In großer Menge tritt freiliegende Stärke auf; die Stärkekörnchen sind meist nur 3—7, selten bis 10 μ groß, noch seltener etwas größer, und treten meist als Einzelkörner, seltener zu 2—4 zusammengesetzt auf; im Zentrum zeigen sie meist eine deutliche rundliche oder stahlige Kernhöhlung. Die winzig kleinen, zahlreich vorkommenden Kristallnadeln werden meist nur mit dem Polarisationsapparat deutlich sichtbar.

Charakteristisch für das Pulver ist die gelbliche bis braune Färbung aller Elemente (wovon nur manchmal die Steinzellen und die Bastfasern ausgenommen sind), ferner die massenhaft vorkommenden, meist gleichmäßig verdickten Steinzellen und die gewöhnlich fast bis zum Verschwinden des Lumens verdickten Bastfaserbruchstücke, endlich die ziemlich reichlich vorkommende, kleinkörnige Stärke.

Holzelemente (Gefäße und in Bündeln zusammenliegende Holzfasern), übermäßige Mengen von Stärkekörnern (von abweichendem Bau), verkleisterte (scheinbar fehlende) Stärke, Korkelemente dürfen in dem Pulver nicht vorhanden sein.

Das Pulver wird am besten in Wasser, das einen Zusatz von Jodjodkaliumlösung erhalten hat, sowie in Chloralhydratlösung untersucht.

Verfälschungen des Zimtpulvers und ihre Nachweisung. Die früher so häufig vorkommenden Verfälschungen mit allen möglichen Drogen, Zigarrenkistenholz, Mandelkleie, Ölkuchen, gepulverter Backware, Stärkemehl usw., scheinen fast ganz zu verschwinden, da im Handel gegenwärtig so reichlich minderwertige und billige Zimtsorten vorhanden sind, daß man dieselben an Stelle der echten Rinde vermahlt und nicht mehr zu den genannten, so leicht nachweisbaren Surrogaten greift. Der Nachweis dieser fremden Zimtsorten ist sehr schwierig, oft genug unmöglich. P f i s t e r empfiehlt, für die 4 wichtigsten Arten auf folgende Merkmale zu achten, deren Auffindung aber nicht geringe Aufmerksamkeit und mikroskopische Schulung verlangt:

a) Oxalat in Nadeln, sehr selten in Tafeln.
1. Bastfasern und Steinzellen herrschen vor, wenig Stärke, Sekretzellen von 50—60 μ Durchmesser, Kork fehlt: *C. zeylanicum.*
2. Bastfasern und Steinzellen treten gegen stärkereiches Parenchym zurück, Sekretzellen von 60—100 μ Durchmesser, Kork vorhanden: *C. cassia.*

b) Oxalat in Tafeln, spärlich in Nadeln.
1. Keine Porenzellen (mit diesem Ausdruck werden Zellen des Parenchyms bezeichnet, die, übereinanderstehend, schwach verdickt sind und große einfache Poren haben): *C. Burmanni.*
2. Mit Porenzellen: *C. tamala.*

Hinsichtlich der **Nomenklatur** der Zimtsorten ist noch folgendes zu bemerken: Es besteht eine sehr große Unbestimmtheit in der Anwendung der Bezeichnungen *Cassia vera* und *lignea.* Mit C a s s i a v e r a bezeichnete man ursprünglich im Mittelalter den chinesischen Zimt zum Unterschiede von den Hülsen der *Cassia fistula* L. Diesen Namen führt der chinesische Zimt im Drogenhandel hier und da, z. B. in Amsterdam und Rotterdam, auch jetzt noch, außerdem aber wird auch der oben unter 7. beschriebene Malabarzimt, der den Anforderungen des Arzneibuches nicht entspricht und nur als Gewürz zu verwenden ist, so bezeichnet. — Mit C a s s i a l i g n e a bezeichnete man ursprünglich die in den Handel gelangenden ungeschälten Zimtzweige; jetzt heißt ebenfalls sowohl der chinesische Zimt in England und Hamburg so, wie auch der Malabarzimt. Diese Unsicherheit in der Nomenklatur muß den Apotheker veranlassen, beim Einkaufen von Zimt bei Beurteilung der Bezeichnungen der Drogistenlisten vorsichtig zu sein.

Aufbewahrung und Dispensation. Der Zimt des Handels ist gewöhnlich so trocken, daß er sich leicht in ein Pulver verwandeln läßt. Sollte ein Austrocknen doch nötig sein, so hat das nur kurze Zeit an einem mäßig warmen, trockenen Orte zu geschehen, da der Zimt leicht sein ätherisches Öl verliert. Da er nie unzerkleinert dispensiert wird, ist es ratsam, ihn in Form feiner Species in Glasgefäßen vorrätig zu halten.

Da bisher der c h i n e s i s c h e Z i m t offizinell war, dürfte es sich empfehlen, hier kurz auf ihn einzugehen:

Cortex Cinnamomi chinensis oder Cortex Cassiae.

Abstammung. *Cinnamomum cassia* (Nees) Blume (*Cinnamomum aromaticum* Nees). Ansehnlicher Strauch mit zusammengedrückt vierkantigen Zweigen, die nebst den Blattstielen und Blütenstandszweigen grau- oder gelblich-weichhaarig sind. Die unterwärts an den Zweigen wechselständigen, oberwärts gegenständigen Blätter hängen an 8—16 mm langen, oberseits flachen oder ganz schwach konvexen Blattstielen herab. Blätter bis handlang, oberseits glänzend grün und vertieft netzaderig, unterseits bläulich grün und kurz weichhaarig. Blüten klein, gelblichweiß, seidenhaarig, mit eiförmigen Perigonzipfeln, nach deren Abfall die Perigonbasis eine halbkugeligkegelförmige, sechskerbige Fruchthülle bildet. Heimisch im südlichen C h i n a und C o c h i n c h i n a, kultiviert in der chinesischen Provinz K w a n g s i um T a i w u und in der Provinz K w a n g t u n g um L o t i n g und L u k p o zwischen dem 22. und 23. Breitengrade, ferner auf J a v a, S u m a t r a, C e y l o n und M a l a b a r. Dieser Baum liefert den c h i n e s i s c h e n Z i m t, bisher offizinellen Z i m t.

Die Abstammung des echten chinesischen Zimt von *C. cassia* (Nees) Bl. ist erst 1882 durch die Untersuchungen F o r d s, der die zimtliefernden Gegenden Chinas besuchte, festgestellt worden. Man läßt in China die Bäume 6 Jahre alt werden und schält dann vom März bis Mai die Rinde ab, indem man die etwa 2 cm dicken Zweige bis wenige Zoll von der Basis abschneidet. Dann befreit man sie von den kleinen Zweigen und den Blättern, macht mit einem Messer 2 Längsschnitte und in einer Entfernung von 45 bis 50 cm Querschnitte und löst die Rinde mit einem Hornmesser ab. Dann legt man die noch feuchten Rindenstücke mit der konkaven Seite nach unten hin, schabt die äußeren Partien oberflächlich, läßt dann

24 Stunden trocknen und bindet sie in Bündel von 50 cm Durchmesser zusammen. Nach einer solchen Ernte läßt man dem Baum eine Reihe von Jahren Ruhe. Wie aus dem Vorstehenden hervorgeht, ist es nicht die Rinde des Stammes, sondern die der Zweige, die die Droge liefert.

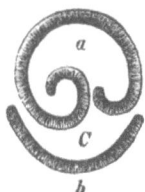

Fig. 87. Querschnitt v. Cort. Cinnam. chin. *a* einer Röhre, *b* eines rinnenförmigen Stückes (Halbröhre).

Der Hauptstapelplatz in China ist Taiwu, der Ausfuhrhafen Kanton; in den deutschen Handel gelangt sie hauptsächlich über Hamburg, und zwar in mit Rohrmatten bedeckten sog. Gontjes, deren jede eine Anzahl von ½ kg schweren, mit Bast verschnürten Bündeln enthält, oder in Kisten.

Beschreibung. Der chinesische Zimt bildet, in der Form, wie er aus dem Ursprungslande zum Versand kommt, Röhren oder Halbröhren von 30—50 cm Länge und 0,5—3 cm Durchmesser (Fig. 87). Die Stärke der Rindenstücke beträgt meist 1—2 mm, ihre Breite (aufgerollt) 2—6 cm; Stücke, an denen der Kork noch ansitzt, können bis 3 mm stark sein. Chinesischer Zimt, dessen Korkschicht und mit ihr ein Teil der Außenrinde entfernt ist, ist außen hellbraun oder gelblichbraun bis dunkelbraun, während die Korkschicht von bräunlichgrauem Farbenton ist. An ungeschälten Stellen erkennt man rundliche oder quergestreckte Lenticellen. Die Innenseite der Rinde ist feinkörnig oder fast glatt und nahezu von derselben Farbe wie die von der Korkschicht befreite Außenseite. Die Querbruchfläche ist ziemlich glatt, kaum faserig. Auf der Bruchfläche, ebenso wie auf den geglätteten Querschnitten, sieht man in der Mitte, oder mehr der Außenseite genähert, in der braungelben Rindenmasse einen helleren Ring, der hauptsächlich von Steinzellen mit außen anliegenden vereinzelten Bastfasersträngen gebildet wird.

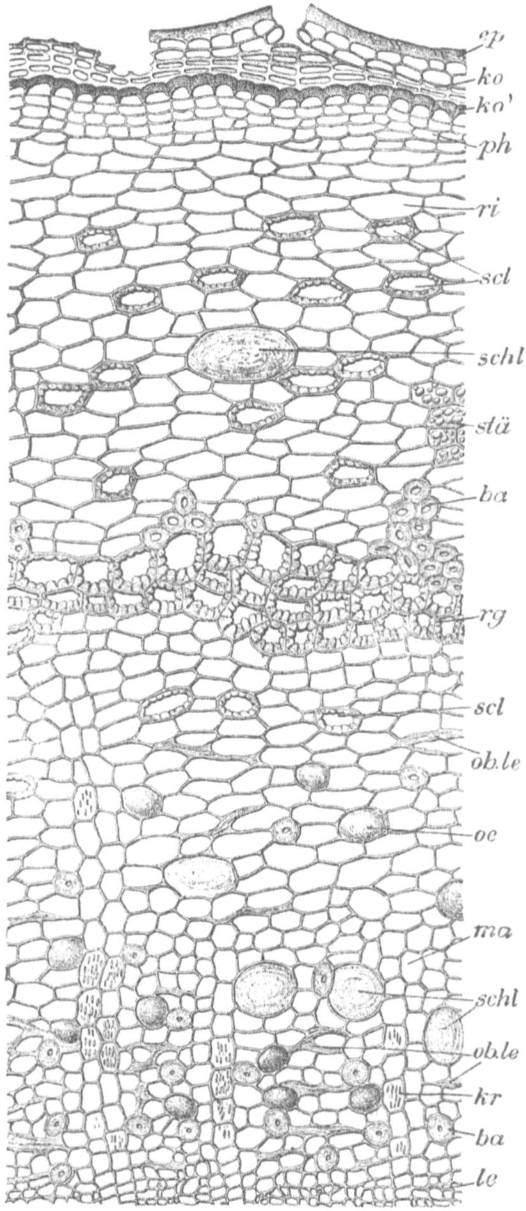

Fig. 88.

Cortex Cinnamomi chinensis, Querschnitt. *ep* Epidermis, *ko* Kork, *ko'* Steinkork, *ph* Phellogen, *ri* primäre Rinde, *scl* Steinzellen, *schl* Schleimzellen, *stä* einige Parenchymzellen mit Stärkeinhalt gezeichnet, *ba* Bastfaserbündel, *rg* gemischter mechanischer Ring, hauptsächlich aus Steinzellen bestehend, *ob.le* obliteriertes Siebgewebe, *oe* Ölzellen, *ma* Markstrahlen, *schl* Schleimzellen, *kr* Kriställchen führende Zellen der Markstrahlen, *ba* Bastfasern, *le* funktionsfähiges Siebgewebe. Verg. ca. $100/_1$. (Gilg.)

Mikroskopisch unterscheidet sich der chinesische Zimt vom Ceylonzimt hauptsächlich durch folgende Merkmale (Fig. 88): Der meist an ihm erhaltene Kork ist ein sog. Steinkork, d. h. seine Zellen sind gleichmäßig oder ungleichmäßig (außen) stark verdickt. Die Steinzellen des mechanischen Rings sind meist ungleichmäßig (auf der Innenseite) verdickt. In der sekundären Rinde sind Bastfasern nur spärlich ausgebildet. Die Stärkekörner sind 10—15 μ im Durchmesser groß.

Bestandteile. Chinesischer Zimt enthält 1—2 Prozent ätherisches Öl, im übrigen die Bestandteile des Ceylonzimts.

Anwendung. Zimt ist nur als Geschmackskorrigens in Anwendung.

Cortex Citri Fructus. — Citronenſchale.
Cortex Limonis. Limonenschale.

Die getrocknete äußere Schicht der in Spiralbändern abgeschälten Fruchtwand von ausgewachſenen, jedoch nicht völlig reifen, friſchen Früchten von Citrus medica *Linné.*

Die Außenseite der Citronenſchale ist bräunlichgelb und durch zahlreiche, eingeſunkene Sekretbehälter grubig punktiert; die Innenseite ist weißlich.

Citronenſchale riecht kräftig, eigenartig und ſchmeckt ſchwach bitter und würzig.

Der Artikel ist unverändert geblieben.

Geschichtliches. Die Urheimat des Limonenbaumes scheint im südlichen H i m a l a j a (Sikkim und Kumaon) gelegen zu sein. Für seine Verbreitung haben ebenso wie bei dem Pomeranzenbaume (vgl. *Cort. Aurantii fructus*) Araber und Kreuzfahrer gesorgt. — Die älteste Bezeichnung für die Frucht, die Limone, ist im Sanskrit N i m b u k a , woraus das arabische L i m u n und daraus die europäischen Namen entstanden sind. V a l e r i u s C o r d u s (16. Jahrhundert) verordnete die Frucht. Die Citrone ist viel länger im Abendlande bekannt als die Pomeranze; sie wurde bereits von den Römern kultiviert.

Abstammung. D i e L i m o n e oder C i t r o n e d e s H a n d e l s stammt von *Citrus medica* L i n n é (S y n. *C. limonum* R i s s o).

Beschreibung. Die Limone ist hellgelb, eiförmig, meist am Scheitel, seltener auch am Grunde mit einem zitzenförmigen Fortsatz versehen. Die unebene zähe Schale ist dünn, das fest daran haftende, saftige Fruchtfleisch von saurem Geschmack und einem Geruch, der von demjenigen der Schale abweicht. Auf dem Querschnitt zeigt die Frucht 10—12 Fächer mit je 2—3 Samen.

Zum pharmazeutischen Gebrauch gelangt die in nur 2 mm dicken Spiralbändern abgeschälte Schale. Auf ihrer auch nach dem Trocknen runzeligen, braungelben Oberfläche treten die Ölräume stärker hervor und sind auch auf der Unterseite bemerkbar. Beim Einweichen in Wasser schwillt sie auf das Doppelte an. — Es kommt auch eine Sorte im Handel vor, die nicht in Spiralbändern abgeschält, sondern nach Art der Pomeranzenschalen abgetrennt ist. Es würde diese Sorte dem Wortlaut des Arzneibuches nicht entsprechen.

Bestandteile. Der wichtigste Bestandteil der Citronenschalen ist das ätherische Öl, *Ol. Citri* (s. dort). Außerdem enthalten sie etwas Hesperidin, Bitterstoff und Gerbstoff. Die Asche beträgt 3,55 Prozent.

Aufbewahrung. Man bewahrt die Citronenschalen am besten in feiner Speciesform in gut verschlossenen Gefäßen und nicht über zwei Jahre auf. Wo sie im Handverkauf vorkommen, werden immer die unzerkleinerten Bänder verlangt.

Cortex Condurango. — Konburangorinbe.

Die getrocknete Rinde oberirdiſcher Achſen, die wahrſcheinlich von Marsdenia cundurango *Reichenbach fil.* abſtammt.

Konburangorinbe ſtellt 2 bis 5 mm dicke, röhren- oder rinnenförmige und meiſt etwas verbogene Stücke dar. Die Außenſeite iſt braungrau und von großen Lenticellen höckerig; die Innenſeite iſt hellgraubraun und grob längsſtreifig. Der Querbruch iſt hellgelblichgrau und im allgemeinen förnig; nur auß dem äußeren Teile der Querbruchfläche jüngerer Rinden treten lange Fasern hervor. Kondurangorinde riecht schwach würzig und schmeckt etwas bitter und schwach kratzend.

Der kalt bereitete, filtrierte, klare, wässerige Auszug der Kondurangorinde (1 + 5) trübt sich beim Erhitzen stark und klärt sich nach dem Erkalten wieder.

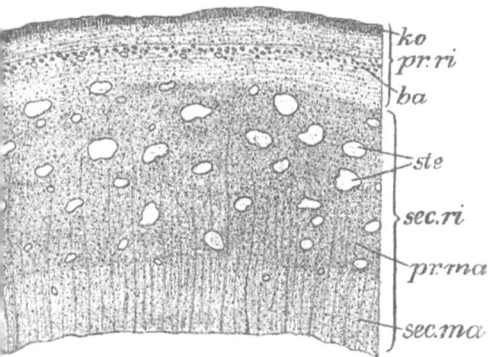

Fig. 89. Cortex Condurango, Querschnitt. Lupenbild. *pr.ri* primäre Rinde, *sec.ri* sekundäre Rinde, *ko* Kork, *ba* Bastfaserring, *ste* Steinzellnester, *pr.ma* primäre Markstrahlen, *sec.ma* sekundäre Markstrahlen. (Gilg.)

Mikroskopische Untersuchung. Die Korkschicht besteht aus dünnwandigen Zellen. Die Zellen des Phelloderms enthalten meist je einen Einzelkristall von Calciumoxalat. An der inneren Grenze der Oxalatdrusen von 15 bis 45 μ Durchmesser und Milchröhren enthaltenden primären Rinde liegen zu 1 oder 2 Tangentialreihen angeordnete größere oder kleinere Bündel dickwandiger Sklerenchymfasern von 15 bis 45 μ Durchmesser. Die sekundäre Rinde zeigt Markstrahlen, die 1, sehr selten 2 Zellen breit und 10 bis 40, meist 15 Zellen hoch sind. Die Zellen der Markstrahlen führen teilweise Oxalatdrusen. Die Rindenstränge enthalten Milchröhren und in der Richtung der Längsachse der Rinde gestreckte Nester von Steinzellen, die zu lockeren Tangentialreihen geordnet sind.

Inhaltlich unverändert, Beschreibung jedoch sehr stark erweitert.

Geschichtliches. Mit dem Namen Kondurango oder Kundurango (*angu* in der Quichesprache eine „Schlingpflanze") bezeichnet die Volksmedizin in der nördlichen Hälfte Südamerikas verschiedene Pflanzen, die gegen Schlangenbiß, sowie gegen krebsartige und syphilitische Krankheiten im Gebrauch sind. — Kondurango ist seit 1870 oder 1871 durch die Ärzte C a e s a r e s und E g u i - g u r e n in Loxa und A n t i s e l l in Washington bekannt geworden, wo sie zuerst als Radikalmittel gegen Krebs angepriesen wurde. Da es sich zeigte, daß das Mittel diese Wirkung nicht besaß oder wenigstens lange nicht in dem Maße besaß, wie die Reklame behauptet hatte, so kam

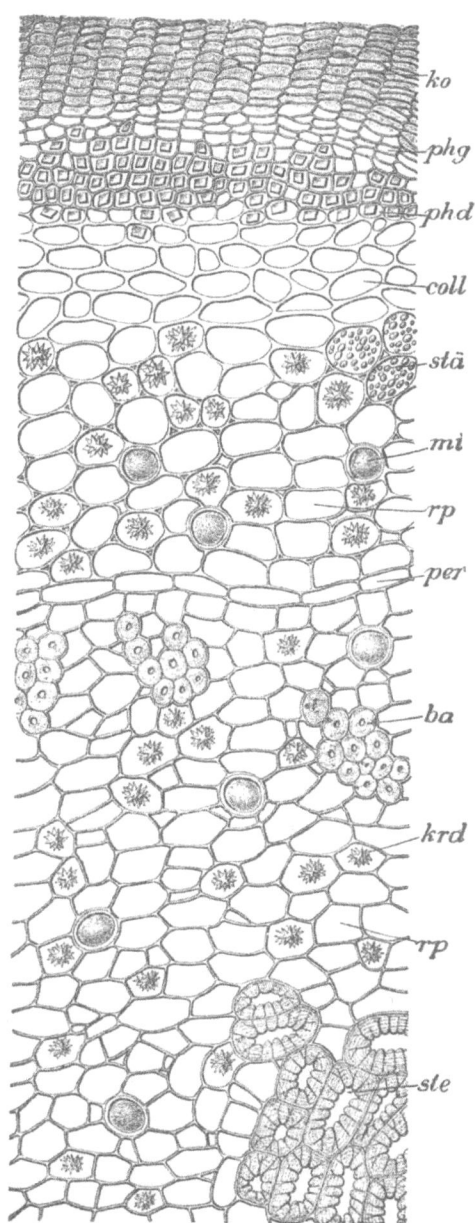

Fig. 90. Querschnitt durch die primäre Rinde und den äußeren Teil der sekundären Rinde von Cortex Condurango. *ko* Kork, *phg* Phellogen, *phd* Phelloderm mit Einzelkristallen, *coll* Kollenchym, *stä* Stärkeinhalt einiger Parenchymzellen gezeichnet, sonst weggelassen, *mi* Milchsaftschläuche, *rp* Rindenparenchym, *per* Pericambiumring, *ba* Bastfaserbündel, *krd* Kristalldrusen, *ste* Steinzellnester. **Vergr. 225/1.** (Gilg.)

die Droge bald in Mißkredit. Dazu kam, daß anfangs verschiedene Drogen, die in Amerika Kondurango heißen, die aber teilweise sich wirkungslos zeigten, teilweise sehr heftige anderweitige, nicht beabsichtigte Wirkungen hatten, in den Handel gelangten. Allmählich lernte man die beste Kondurangorinde kennen, die sich dann in den Arzneischatz einbürgerte. — Um die Erkennung des chemisch wirksamen Prinzips hat sich V u l p i u s verdient gemacht.

Handelssorten. Die Kenntnis der verschiedenen Handelssorten liegt noch ziemlich im argen, zumal noch hin und wieder neue Sorten auftauchen. Doch braucht auf sie an dieser Stelle nicht näher eingegangen zu werden, da die Droge lange nicht mehr die Wichtigkeit besitzt wie früher und jetzt auch fast stets in recht gleichmäßiger Beschaffenheit auf den Markt kommt.

Abstammung und Beschreibung der offizinellen Droge. *Marsdenia cundurango* R e i c h e n b a c h f i l. (A s c l e p i a d a - c e a e — C y n a n c h o i d e a e — T y l o - p h o r e a e — M a r s d e n i i n a e) ist eine an Baumstämmen emporklimmende Liane, deren biegsamer Stamm bis zu 10 cm Durchmesser erreicht. Die herzförmigen, ganzrandigen Blätter sind oft 15 cm lang und 12 cm breit. Blüten, Früchte und

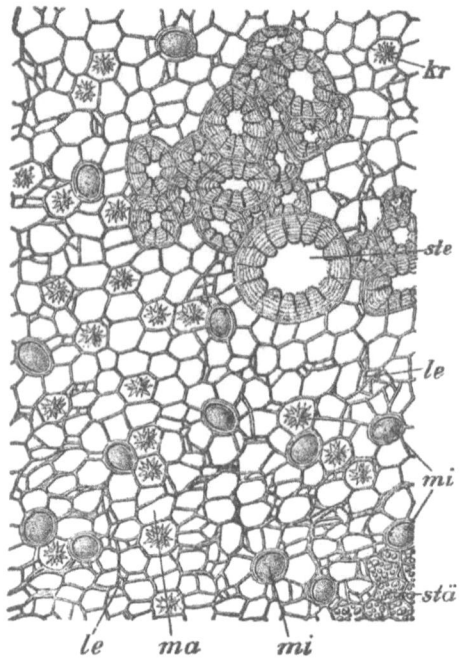

Fig. 91. Cortex Condurango, Querschnitt durch die sekundäre Rinde. *kr* Kristalldrusen, *ste* Steinzellnester, *le* Siebstränge, *mi* Milchsaftschläuche, *stä* Stärkeinhalt einiger Parenchymzellen gezeichnet, sonst weggelassen, *ma* Markstrahlen. Vergr. $^{225}/_1$. (Gilg.)

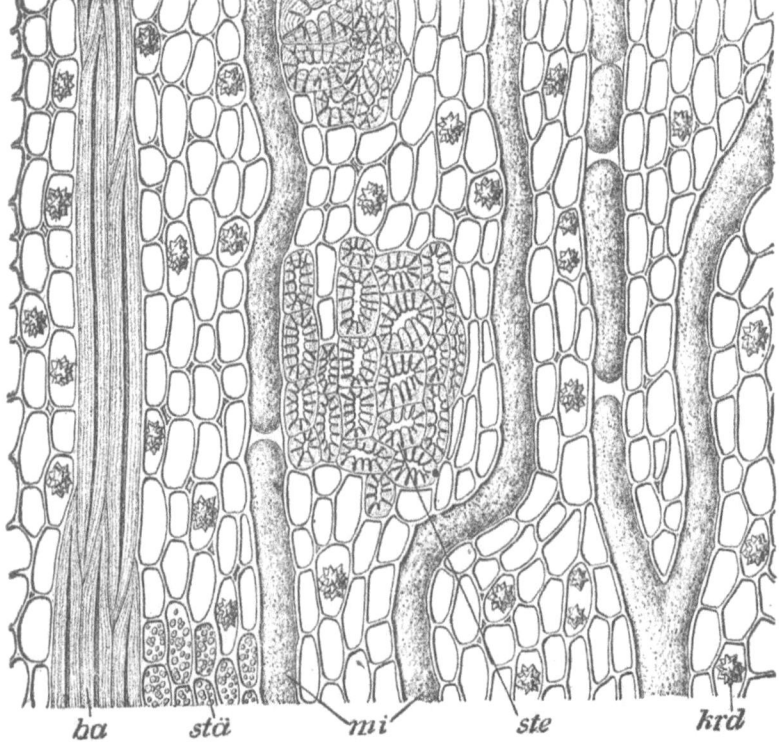

Fig. 92. Cortex Condurango. Radialer Längsschnitt durch die Grenzpartie zwischen primärer und sekundärer Rinde. *ba* Bastfaserbündel, *stä* einige Parenchymzellen mit ihrem Stärkeinhalt gezeichnet, *mi* Milchsaftschläuche, *ste* Steinzellnester, *krd* Kristalldrusen. Vergr. $^{225}/_1$. (Gilg.)

Samen zeigen die in der Familie der Asclepiadaceen gewöhnlichen Formen. Aus der lebenden Rinde tritt bei Verwundungen reichlich Milchsaft aus. Die Eingeborenen unterscheiden eine gelbe und eine weiße Sorte. Heimisch im Grenzgebiete zwischen E c u a d o r und K o l u m - b i e n an den Westabhängen der Kordilleren.

Der im Arzneibuch gegebenen Beschreibung ist nichts Wesentliches hinzuzufügen. Die Beschreibung wird durch die hier beigegebenen Abbildungen (Fig. 89, 90, 91, 92) erläutert.

Bestandteile. Die Bestandteile sind noch wenig erforscht. A n t i s e l l (1871) erhielt weder ein Alkaloid, noch ein ätherisches Öl. F l ü c k i g e r (1882) fand geringe Mengen eines Bitterstoffs und eines Alkaloids, beide amorph. S c h r o f f und S c h m i e d e b e r g (1872) fanden ein strychninartiges Alkaloid. V u l p i u s (1885) fand ein Glykosid C o n d u r a n g i n, das dem Vincetoxin sehr ähnlich ist, ja vielleicht mit ihm identisch ist, das aber auch durch verschiedene allgemeine Alkaloidenreagenzien gefällt wird. Nach den neueren Untersuchungen von I n k n a (1890), R e u t e r (1890), C a r r a r a (1892) sind in der Droge mehrere glykosidische Körper vorhanden, von denen manche Beziehungen zum Harz zu haben scheinen. Am besten charakterisiert sind 2 von C a r r a r a dargestellte Glykoside: 1. α-Condurangin, Schmelzpunkt 60^0—61^0, $C_{20}H_{32}O_6$, unlöslich in Wasser, löslich in Benzol, wird von Fröhdes Reagens grün gefärbt. 2. β-Condurangin, Schmelzpunkt 134^0, $C_{18}H_{28}O_7$, löslich in Wasser, reagiert mit Fröhdes Reagens nicht.

Ferner fand er einen wenig charakterisierten Körper, Conduransterin, $C_{30}H_{50}O_2$. F l ü c k i g e r und V u l p i u s erhielten 12 Prozent Asche und letzterer in derselben etwas Mangan.

Condurangin ist nur in kaltem Wasser völlig löslich; es wird in der Hitze ausgefällt; die trübe Lösung wird jedoch beim Erkalten wieder klar.

Anwendung. Die Droge wurde nach Europa als Spezifikum gegen Magenkrebs eingeführt; das hat sich sehr bald als Täuschung erwiesen; trotzdem wird die Rinde immer noch bei dieser Krankheit verordnet, da sie sich hier und auch bei vielen anderen Magenaffektionen als ein gutes Stomachikum erwiesen hat.

Cortex Frangulae. — Faulbaumrinde.

Cortex Avorni. Pulverholzrinde.

Die höchstens 1,2 mm dicke, getrocknete Rinde der oberirdischen Achsen von Rhamnus frangula *Linné*, die vor dem Gebrauche mindestens 1 Jahr lang gelagert haben muß.

Faulbaumrinde ist auf der Außenseite graubraun, nach dem Abschaben der äußeren Korkschicht rot und trägt zahlreiche, weißliche, quergestellte Lenticellen; die Innenseite ist rotgelb bis bräunlich und nimmt eine rote Farbe an, wenn man die Rinde in Kalkwasser einweicht. Faulbaumrinde schmeckt schleimig, süßlich und etwas bitter.

Ein mit siedendem Wasser bereiteter Auszug (1 + 100) färbt sich durch gleich viel Ammoniakflüssigkeit sofort kirschrot, mit wenig Eisenchloridlösung sofort braun.

Mikroskopische Untersuchung. Auf die einen roten Zellinhalt führende Korkschicht folgen einige Lagen etwas dickwandiger Zellen, dann dünnwandiges Parenchym der primären Rinde. In ihre Zellen sind häufig Oxalatdrusen eingelagert, auch findet man hier vereinzelte Bündel von Sklerenchymfasern. Die sekundäre Rinde wird von Markstrahlen durchzogen, die 1 bis 3 Zellen breit und 10 bis 25 Zellen hoch sind. In den Rindensträngen liegen breite Bündel langer, 12 bis 24 μ dicker, fast farbloser Sklerenchymfasern, die von Kristallkammerfasern mit gut ausgebildeten Einzelkristallen begleitet sind, während im übrigen Parenchym auch Oxalatdrusen vorkommen. Die Siebröhren der Rindenstränge sind verhältnismäßig weit. Die Sklerenchymfaserbündel sind im inneren Teile der Rinde zu Tangentialreihen angeordnet. Steinzellen fehlen der Rinde.

Inhaltlich unverändert, die Beschreibung jedoch stark erweitert und schärfer gefaßt.

Geschichtliches. Die Faulbaumrinde wurde in Italien bereits im Anfange des 14. Jahrhunderts benutzt und als A v o r n u s r i n d e bezeichnet. Niederländische Ärzte verordneten sie im 16. Jahrhundert, so D o d o n a e u s, Leibarzt M a x i m i l i a n s II. und R u d o l f s II. Ihre Anwendung in Deutschland ist während des früheren Mittelalters nicht sicher erwiesen, nur die heil. H i l d e g a r d erwähnt „F o l b a u m", spricht ihm aber keine Wirkung zu. Allgemein wurde die Anwendung erst durch G u m p r e c h t in H a m b u r g 1843, nachdem Ärzte der 17. und 18. Jahrhunderts sie empfohlen und unter verschiedenen Namen, wie R h a b a r - b a r u m p l e b e j o r u m, Alnus nigra baccifera und mit Bezug auf die frische Rinde A r b o r f o e t i d a beschrieben hatten.

Apotheker S e l l e stellte zuerst in den dreißiger Jahren des vorigen Jahrhunderts die brechen-erregende Wirkung f r i s c h e r Rinde fest.

Abstammung. Die offizinelle Rinde ist diejenige der Zweige und der Stämme jüngerer Exemplare von *Rhamnus frangula* L., (Fam. *Rhamnaceae*), des F a u l b a u m s (unter welch letzterem Namen vielfach auch die T r a u b e n k i r s c h e, *Prunus padus* L. verstanden wird).

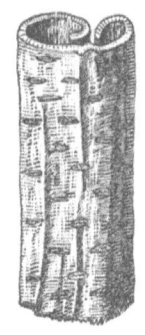

Fig. 93.
Rinde von Rhamnus
frangula L.

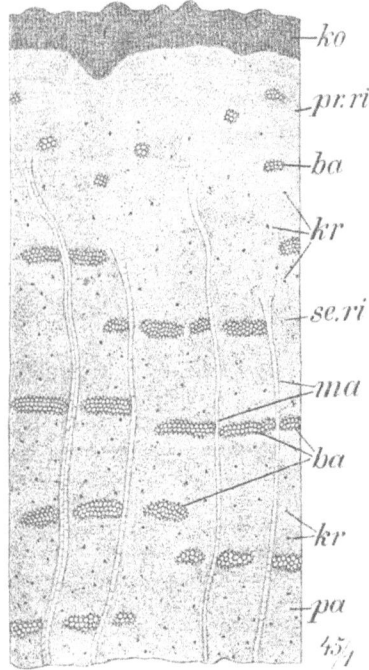

Fig. 94. Cortex Frangulae, Querschnitt.
Lupenbild (⁴⁵/₁). *ko* Kork, *pr.ri* primäre Rinde,
ba Bastfaserbündel, *kr* Kristalle, *se.ri* sekundäre Rinde, *ma* Markstrahlen, *pa* Rindenparenchym. (Gilg.)

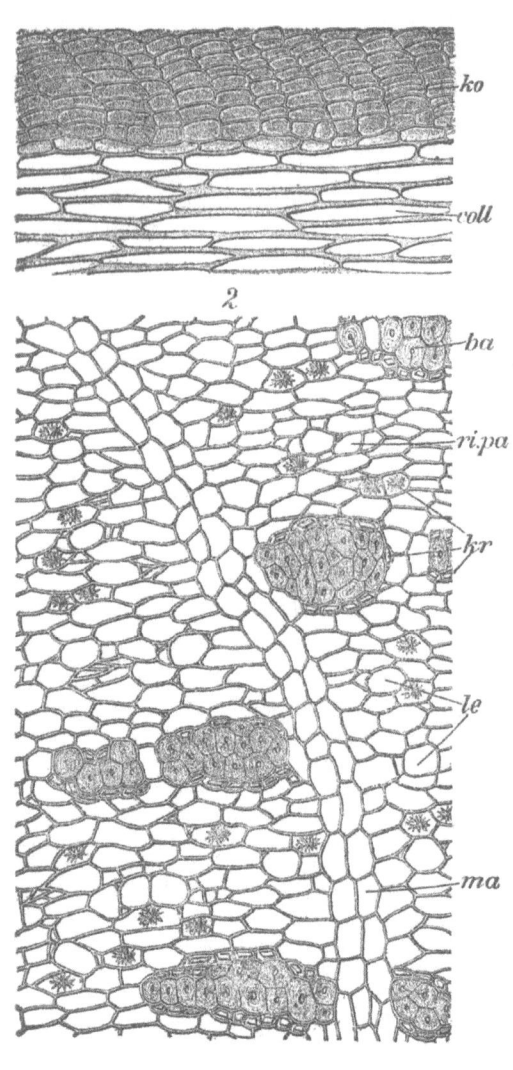

Fig. 95. Cortex Frangulae. Querschnitt. *ko* Korkgewebe,
coll Kollenchym der primären Rinde (zwischen dem oberen und
dem unteren Teil (*2*) der Abbildung ist der größte Teil der
primären und der äußere Teil der sekundären Rinde in der
Zeichnung weggelassen worden), *2* innerer Teil der sekundären
Rinde, *ba* Bastfaserbündel, von Kristallkammerfasern (*kr*)
umgeben, *ri.pa* Parenchym der sekundären Rinde, *kr* Kristalle
(Calciumoxalatdrusen, Einzelkristalle in Kristallkammerfasern),
le Siebgewebe, *ma* Markstrahl. Vergr. ²²⁵/₁. (Gilg.)

Erstere, zu den Rhamnaceen gehörige Pflanze, kommt durch fast ganz Europa vor, ist bis nach Nordafrika und Mittelasien verbreitet und findet erst am Polarkreis ihre Nord-grenze.

Der bis zu 6 m hohe Strauch wächst an feuchten Stellen, hat unscheinbare zweigeschlechtige, perigynische, grünliche Blüten mit vier-, selten fünfspaltigem Kelch, 4—5 Kronblättern und Staubblättern. Die Steinfrucht ist anfangs rot, dann schwarz. Die Blätter sind elliptisch, ganzrandig oder schwach wellig ausgerandet, an wechselständigen, dornlosen Zweigen.

Die **Handelsware** wird als Abfall bei der Gewinnung des zur Schießpulverfabrikation dienenden Holzes gewonnen, und hieraus ist der billige Preis zu erklären.

Beschreibung. Mit Kalkwasser und der Lösung anderer Alkalien übergossen, färbt sich die Rinde schön rot, was auf der Einwirkung der Reagenzien auf den hauptsächlich in den Markstrahlen enthaltenen gelben Farbstoff beruht.

Übrigens kommt diese vom Arzneibuch angeführte Farbenreaktion auch anderen Rhamnaceen zu, so der Rinde von *Rhamnus cathartica* und derjenigen der C a s c a r a   s a g r a d a.

Die Abkochung gibt mit Eisensalzen eine tiefbraune Färbung im Gegensatz zu den *Alnus*-Arten, die schwarze Färbung, und zur Rinde von *Prunus padus*, die keine Färbung gibt. Diejenige von *Rhamnus cathartica* zeigt in der Art des Niederschlages Ähnlichkeit. — Der Beschreibung des Arzneibuches ist nichts Wesentliches hinzuzufügen. Sie wird durch die hier beigegebenen Abbildungen (Fig. 93, 94, 95) erläutert.

Pulver. Das gelbbraune oder grünlich-gelbbraune, feine Pulver (Sieb VI) besteht zum größten Teil aus feinst zermahlenen, meist grünlich-gelblichen Zellmembranstückchen, gewöhnlich rotbraunen, oft aber auch purpurroten Korktrümmern, sowie grünlich-gelben Protoplasmakörnchen oder -klümpchen. Reichlich treten ferner auf grünlich-gelbe Parenchymfetzen mit mäßig verdickten, oft infolge dichter Tüpfelung perlschnurartigen Zellwänden, die oft von Markstrahlen mit perlschnurartigen Zellwänden durchzogen werden; in den Parenchymzellen werden häufig Calciumoxalatdrusen, ferner Spuren von Stärke beobachtet. Sehr deutlich treten in Erscheinung zahlreiche gelbliche oder gelbe, meist 15—20 μ dicke Bastfaserbruchstücke mit sehr stark verdickter, ungeschichteter, reichlich und deutlich getüpfelter Wandung und scharf zugespitzten Endigungen; die Bastfasern werden meist von Kristallkammerfasern begleitet, deren dünnwandige, kleine Zellen je einen Einzelkristall führen. Auch Bruchstücke der charakteristischen Kristallkammerfasern trifft man im Pulver häufig an, ebenso kleinere oder größere Fetzen des dünnwandigen, rotbraunen bis purpurroten Korkes. Stärke tritt nur in Spuren, und zwar in Form sehr kleiner, rundlicher Körnchen auf, die sich gewöhnlich erst nach Jodzusatz erkennen lassen. Freiliegend finden sich zahlreiche Calciumoxalatdrusen (aus dem Parenchym) und Einzelkristalle (aus den Kristallkammerfasern). Spärlich wird beobachtet mäßig verdicktes Kollenchym.

Charakteristisch für das Pulver sind besonders die in großer Menge einzeln oder zu Bündeln vereinigt auftretenden Bastfaserbruchstücke, die gewöhnlich von Kristallkammerfasern begleitet werden, die häufig Calciumoxalatdrusen führenden Parenchymfetzen mit ihren oft perlschnurartigen Wänden und ihrem auffallend grünlich-gelben Inhalt, der sich durch Kalilauge purpurrot, durch Eau de Javelle rot färbt, ferner die dünnwandigen, rotbraunen oder purpurroten Korkfetzen, endlich die reichlich freiliegenden Einzelkristalle und Drusen.

Steinzellen sowie ansehnliche Mengen von Stärke dürfen in dem Pulver nicht vorhanden sein.

Besonders bezeichnend ist die Farbenänderung von Grünlich-gelb in ein kräftiges Purpurrot, die alle Parenchymelemente nach Zusatz von Kalilauge erfahren.

Das Pulver wird am besten in Glycerinwasser, das einen Zusatz von Jodjodkali erhalten hat, sowie in Chloralhydratlösung untersucht.

Bestandteile. Die Chemie der Faulbaumrinde ist erst in neuester Zeit zu einem gewissen Abschluß gelangt.

Die Rinde enthält das Glykosid F r a n g u l i n. Dieses ist übereinstimmend mit dem R h a m n o x a n t h i n und A v o r n i n älterer Autoren.

Bei der Spaltung zerfällt dasselbe in Rhamnodulcit (Glukose) und in Frangulinsäure, die übereinstimmt mit der Avorninsäure und der Rhamnoxanthinsäure anderer Autoren.

Nach L i e b e r m a n n und W a l d s t e i n s, später von S c h w a a b bestätigter Angabe, ist die Frangulinsäure ein Isomeres des Trioxymethylanthrachinons und wahrscheinlich identisch mit dem Emodin des Rhabarbers.

Die Spaltung verläuft nach folgender Formel:

$$C_{21}H_{20}O_{10} + H_2O = C_{15}H_{10}O_5 + C_6H_{12}O_6$$

| Frangulin | | Emodin | Glukose |

Die frische Rinde enthält fast gar kein F r a n g u l i n , womit ihre Unwirksamkeit zusammenhängt. Es scheint sich dieses erst beim Lagern zu bilden. Auf das Fehlen des Frangulins in frischer Rinde ist es zurückzuführen, daß solche sich mit Weingeist und Kalkwasser befeuchtet nicht rot, wie alte frangulinhaltige Rinde, sondern braun färbt.

Frangulin kristallisiert aus ätherischer Lösung in gelben Kristallen, die mit Alkalien kirschrot werden. E m o d i n ist in jungen Rinden bis zu 3,8, nach T s c h i r c h bis zu 2,6 Prozent enthalten.

Neben diesen Stoffen fand K u b l y noch einen Stoff, den er F r a n g u l a s ä u r e nennt. In welcher Beziehung diese zu den genannten Körpern steht, ist noch nicht ganz sicher erwiesen.

Mit derselben konnte die Wirkung der Rinde hervorgebracht werden, und sie scheint demnach eine wesentliche Rolle bei der Gesamtwirkung der Inhaltsstoffe zu spielen.

A w e n g (1900) unterscheidet in der Droge zwei Gruppen wirksamer Bestandteile: die in Wasser leicht löslichen primären Glykoside und die in Wasser schwer löslichen sekundären Glykoside; beide werden aber der Droge durch 70prozentigen Weingeist entzogen.

A w e n g s   p r i m ä r e s   G l y k o s i d   (K u b l y s   F r a n g u l a s ä u r e) läßt sich aus einem Gemisch gleicher Teile von Benzol und absolutem Alkohol kristallisiert gewinnen. Es rötet blaues Lackmuspapier. Kocht man es mit wässeriger 20prozentiger Schwefelsäure 2 Stunden lang, so wird es in Z u c k e r , F r a n g u l a r h a m n e t i n und einen dritten Körper, der wahrscheinlich ein S p a l t u n g s p r o d u k t des F r a n g u l a r h a m n e t i n s ist, gespalten. Das Frangularhamnetin ist unlöslich in Benzol, Äther, Chloroform, schwer löslich in Wasser, leicht löslich in Alkohol und Aceton, Ammoniak, Natron- und Kalilauge; die alkalischen Lösungen sind gelbrot. Das andere Spaltungsprodukt gibt mit Alkalien dieselben Lösungen, ist aber in den übrigen genannten Lösungsmitteln unlöslich.

Von den s e k u n d ä r e n G l y k o s i d e n wird $1/3$ von Benzol aufgenommen, nämlich E m o d i n , C h r y s o p h a n s ä u r e und F r a n g u l i n ; Benzol mit absolutem Alkohol nimmt ein weiteres Drittel auf, ein Glykosid, das mit verdünnter Schwefelsäure erhitzt Emodin liefert, das letzte Drittel ist ein in Natronlauge mit violetter Farbe löslicher Körper.

Das F r a n g u l a - E m o d i n hat O e s t e r l e (1899) aus der Rinde erhalten, indem er diese mit verdünntem Ammoniak extrahierte und den Auszug mit Salzsäure fällte. Der getrocknete Niederschlag wurde mit Alkohol extrahiert, die Lösung mit Salzsäure erhitzt und dann mit Wasser gefällt. Der getrocknete Niederschlag wurde mit heißem Toluol extrahiert, aus dem sich das Emodin dann beim Erkalten ausschied. Durch wiederholtes Umkristallisieren, zuletzt aus Eisessig, wird es in Nadeln von rotorange Farbe erhalten, die bei 250⁰ schmelzen. In verdünntem Ammoniak und in konzentrierter Schwefelsäure löst sich das Emodin mit roter Farbe, die einen Stich ins Blaue hat. Bringt man einige Tropfen der erhitzten Schwefelsäurelösung in Wasser und übersättigt mit Ammoniak, so entsteht eine kirschrote Färbung. Das Frangula-Emodin ist vom Aloe-Emodin und wahrscheinlich auch vom Rhabarber-Emodin verschieden. Es sei daran erinnert, daß den pflanzlichen Abführmitteln: Aloe, Frangula, Cascara sagrada, Senna, Rheum und den Früchten von Rhamnus cathartica ein Gehalt an Emodinen (Oxymethylanthrachinonen) gemeinsam ist. (Vgl. die betr. Artikel.)

Den Körper, der in frischer Rinde brechenerregend wirkt, hält A w e n g für ein Ferment, das bei längerer Aufbewahrung (das Arzneibuch schreibt 1 Jahr vor) zerstört wird. Dieselbe Wirkung läßt sich durch einstündiges Erhitzen auf 100⁰ erzielen.

Verwechselungen. Verwechselungen der Rinde sind durch gemeinsamen Standort mehrerer ähnlicher Sträucher nicht ausgeschlossen, und es kommen folgende in Betracht:

1. Die Rinde der E r l e , *Alnus glutinosa* (L.) G a e r t n. Sie ist braun und glatt. Beim Schaben zeigt sie wie alle übrigen Verwechselungen keine rote, sondern eine gelbbraune Korkschicht.

Die Korkwarzen sind punktförmig, sparsam, nicht strichartig.

Der Bruch ist nicht faserig und die Rinde im allgemeinen dünner. Mikroskopisch unterscheidet sie sich durch einen sklerotischen Ring aus Bastfasern und Steinzellen in der Außenrinde.

2. Die Rinde von *Alnus incana* (L.) DC. ist der vorigen ähnlich.

3. Die Rinde von *Rhamnus cathartica* L. Sie ist mit der Faulbaumrinde kaum zu verwechseln, da sie glänzend rotbraun ist und beim Bruch sehr lange gelbe Fasern zeigt. Letztere sind oft bis 5 mm lang und lassen sich leicht von der Innenseite der Rinde ablösen. Korkwarzen sind sparsam vorhanden. Der anatomische Bau ist dem der Rinde des Faulbaums ähnlich. Sie bildet der Zweigdornen wegen stets viel kürzere Stücke als die Faulbaumrinde.

4. Die Rinde von *Prunus padus* L., der T r a u b e n k i r s c h e (Faulbaum einiger Gegenden).

Sie hat rundliche, graugelbe oder gelbgraue Korkwarzen und feinfaserigen Bruch mit weißen Bastfasern. In anatomischer Beziehung ist sie durch die nach außen stark verbreiterten Markstrahlen von der Frangularinde unterschieden. Frisch riecht sie nach bitteren Mandeln. Sie enthält Amygdalin.

5. Die Rinde der nordamerikanischen *Rhamnus Purshiana* DC., C a s c a r a   s a g r a d a.

Diese Rinde zeigt in der Bildung der Korkwarzen und in der Farbe dunklerer, älterer Exemplare Ähnlichkeit mit der Faulbaumrinde. Im allgemeinen herrscht jedoch eine viel hellere Farbe vor, die durch silbergraue Flecken und Querbänder des Korkes, oder auch durch eine gleichmäßigere Verteilung der silbergrauen Korkschichten bedingt wird. Auch ihr fehlt die lebhaft rote beim Abschaben erscheinende Korkschicht der Faulbaumrinde; nur schwach violette Töne kommen mitunter vor. Der anatomische Bau ist dem der Faulbaumrinde ähnlich, doch kommen in der Außenrinde und auch in der sekundären Rinde Gruppen von Steinzellen vor. (Vgl. Cort. Rhamni Purshianae.)

Zur U n t e r s u c h u n g   d e r   R i n d e und ihrer Verwechselungen weicht man dieselben in Wasser ein, hellt die Schnitte durch Betupfen mit Kalilauge auf und wäscht mit Wasser aus. Bei Behandlung der Schnitte mit Kalilauge erscheinen insbesondere die Markstrahlen rot.

Aufbewahrung. Da die Faulbaumrinde im frischen und nicht genügend gelagerten Zustande brechenerregend wirkt, der Apotheker aber über das Alter der nicht selbst gesammelten Rinde im unklaren ist, so hätte das Arzneibuch vielleicht besser angeordnet, daß die Rinde erst 1 Jahr nach dem Einkaufe verwendet werden dürfe.

Anwendung. Das wirksame Prinzip der Faulbaumrinde sind (z. T. chemisch noch nicht genau bekannte) Glykoside, aus denen man durch Zersetzung A n t h r a c h i n o n d e r i v a t e, z. B. E m o d i n, dargestellt hat. Es gehört somit die Faulbaumrinde in dieselbe Gruppe der Abführmittel wie Aloe, Rhabarber usw. — Die Wirkung ist nicht sehr stark. Eine Gewöhnung tritt nicht ein. — Bemerkenswert ist, daß aus f r i s c h e r Rinde bereitete Extrakte unangenehme Nebenwirkungen (Erbrechen, Übelkeit) hervorrufen; es ist anzunehmen, daß beim Ablagern der Rinde fermentative Umsetzungen, wie bei anderen Pflanzen, vor sich gehen, durch die die Erbrechen erzeugende Substanz verschwindet.

Cortex Granati. — Granatrinde.

Gehalt mindestens 0,4 Prozent Granatrindenalkaloide, durchschnittliches Mol.-Gew. 148

Die getrocknete Rinde der oberirdischen Achsen und der Wurzeln von Punica granatum *Linné*. Granatrinde ist 1 bis 3 mm dick; ihr Bruch ist glatt und gleichmäßig gelblich, nur in einer dünnen Außenschicht manchmal etwas braun oder grau. Granatrinde schmeckt herbe, nicht bitter.

Wird 1 Teil zerkleinerte Granatrinde 1 Stunde lang mit 100 Teilen schwach angesäuertem Wasser bei Zimmertemperatur ausgezogen, so liefert sie einen gelben Auszug, der sich mit wenigen Tropfen Eisenchloridlösung schwarzblau färbt; wird der Auszug mit der fünffachen Menge Kaltwasser versetzt, so färbt er sich gelbrot und trübt sich, wird aber später unter Abscheidung orangeroter Flocken farblos.

Mikroskopische Untersuchung. Die Korkschicht der Rinde besteht aus Zellen, deren Innenwände stark verdickt, deutlich geschichtet und getüpfelt sind. Im inneren Teil des spärlich Einzelkristalle führenden primären und im äußeren Teil des sekundären Rindengewebes liegen 20 bis 200 μ breite, besonders dickwandige Steinzellen zerstreut. Die sekundäre Rinde besitzt Markstrahlen, die 1, selten 2 Zellen breit sind. Die Rindenstränge zeigen auf dem Querschnitte der Rinde regelmäßige Tangentialreihen quadratischer, je 1 Oxalatdruse enthaltender Zellen, mit denen Querbinden von Siebröhren führendem Parenchym abwechseln. Alle Parenchymzellen der Rinde sind mit rundlichen, selten zusammengesetzten, 2 bis 8 μ großen Stärkekörnern erfüllt. Die Wurzelrinde ist gegenüber der Stammrinde durch früh entstehende Schuppenborke gekennzeichnet.

Das Pulver ist gekennzeichnet durch die kleinen Stärkekörner, die charakteristischen Korkzellen, die eigenartigen Steinzellen, die sehr reichlich Oxalatdrusen und spärlich Einzelkristalle führenden Zellen.

Gehaltsbestimmung. 12 g fein gepulverte Granatrinde übergießt man in einem Arzneiglase mit 120 g Äther sowie nach kräftigem Umschütteln mit 10 ccm einer Mischung aus 1 Teil Natronlauge und 1 Teil Wasser und läßt das Gemisch unter häufigem, kräftigem Umschütteln 3 Stunden lang stehen. Alsdann filtriert man nach vollständiger Klärung 80 g der ätherischen Lösung (= 8 g Granatrinde) durch ein trockenes, gut bedecktes Filter in ein Kölbchen und destilliert etwa die Hälfte des Äthers bei möglichst niedriger Temperatur ab. Den erkalteten Rückstand bringt man in einen Scheidetrichter (I), spült das Kölbchen dreimal mit je 5 ccm Äther, dann einmal mit 10 ccm verdünnter Salzsäure (1 + 99) nach, gießt auch diese Flüssigkeiten in den Scheidetrichter und schüttelt hierauf das Gemisch 2 Minuten lang kräftig. Nach vollständiger Klärung läßt man die Salzsäurelösung in einen Scheidetrichter (II) abfließen und wiederholt das Ausschütteln noch zweimal in derselben Weise mit je 5 ccm verdünnter Salzsäure (1 + 99), die zuvor zum weiteren Ausspülen des Kölbchens verwendet wurden.

Die vereinigten Salzsäureauszüge versetzt man mit 5 ccm Chloroform, fügt Natriumcarbonat= lösung bis zur alkalischen Reaktion hinzu und schüttelt das Gemisch sofort 2 Minuten lang kräftig. Nach vollständiger Klärung läßt man den Chloroformauszug in einen Scheidetrichter (III) ab= fließen und wiederholt das Ausschütteln noch dreimal in derselben Weise mit je 5 ccm Chloroform. Zu den vereinigten Chloroformauszügen fügt man 40 ccm $^1/_{100}$=Normal=Salzsäure und so viel Äther, daß das Chloroformäthergemisch auf der Salzsäure schwimmt, und schüttelt 2 Minuten lang kräftig. Nach vollständiger Klärung filtriert man die saure Flüssigkeit durch ein kleines, mit Wasser angefeuchtetes Filter in eine etwa 200 ccm fassende Flasche aus weißem Glase, schüttelt das Chloro= formäthergemisch noch dreimal mit je 10 ccm Wasser je 2 Minuten lang, filtriert auch diese Aus= züge durch dasselbe Filter, wäscht mit Wasser nach und verdünnt die gesamte Flüssigkeit mit Wasser auf etwa 100 ccm.

Nach Zusatz von so viel Äther, daß dessen Schicht die Höhe von etwa 1 cm erreicht, und von 10 Tropfen Jodeosinlösung läßt man alsdann so lange $^1/_{100}$=Normal=Kalilauge, nach jedem Zusatz die Mischung kräftig umschüttelnd, zufließen, bis die untere, wässerige Schicht eine blaßrote Färbung angenommen hat. Hierzu dürfen höchstens 18 ccm $^1/_{100}$=Normal=Kalilauge erforderlich sein, so daß mindestens 22 ccm $^1/_{100}$=Normal=Salzsäure zur Sättigung der vorhandenen Alkaloide ver= braucht werden, was einem Mindestgehalte von 0,4 Prozent Granatrindenalkaloiden entspricht (1 ccm $^1/_{100}$=Normal=Salzsäure = 0,00148 g Granatrindenalkaloide, Jodeosin als Indikator).

Inhaltlich ist der Artikel fast unverändert geblieben; die Beschreibung, besonders des mikroskopischen Baues und des Pulvers, ist jedoch stark erweitert und schärfer gefaßt worden.

Geschichtliches. Der Granatbaum ist wahrscheinlich heimisch in den östlichen Mittelmeer= ländern, wo er auch früh kultiviert wurde und so und infolge Verwilderung sich ausbreitete durch das wärmere Asien bis Nordindien, China, Südsibirien, durch das ganze indisch-malayische Gebiet, auch westwärts über Nordafrika und Südeuropa. Jetzt kultiviert man ihn auch am Kap und in Südamerika.

Den alten Kulturvölkern, den Assyrern, Ägyptern und Juden war der Granatbaum bekannt; bei den Griechen war der samenreiche Granatapfel als Sinnbild der Fruchtbarkeit ein Attribut der Aphro= dite; die römischen Schriftsteller erwähnen ihn häufig: die Frucht hieß *,,Malum punicum''* und *,,Malo= granatum''*. C a t o (234—149 v. Chr.) empfiehlt den Saft der Früchte gegen den Bandwurm, ebenso C e l s u s (25 v. Chr. bis 50 n. Chr.) die dünnen Wurzeln. Daneben dienten die Fruchtschalen zum Gerben, waren aber im Mittelalter als *Cortex Psidii* ($\sigma\iota\delta\eta$, Granatbaum) oder *Malicorium* offizinell. Ums Jahr 1000 waren Granatäpfel in St. Gallen bekannt. — Die Rinde des Stammes und der Wurzel wurde 1807 von B u c h a n a n als Bandwurmmittel empfohlen, der sie bei den Hindus im Gebrauch gefunden hatte. 1878—1880 entdeckte T a n r e t, Apotheker in T r o y e s, die Alkaloide der Rinde.

Abstammung. Der Granatbaum (*Punica granatum* L., Familie der *Punicaceae*) ist ein bis 8 m hoher Strauch oder kleiner Baum mit dornigen oder unbewehrten Zweigen. Die lederigen Blätter sind kurzgestielt, 5 cm lang, bis 22 mm breit, ganzrandig, oblong-lanzettlich bis verkehrt-eiförmig. Blüten einzeln terminal und in den Blattachseln, groß und ansehnlich mit granatrot gefärbtem Receptaculum und Kelch und scharlachroter Korolle. Kelchblätter 5—8, meist sechs, damit abwechselnd die gleiche Zahl von verkehrt-eiförmigen Kronblättern. Staubblätter in vielen nach innen absteigenden Kreisen, den oberen Teil des Receptaculartubus bedeckend. Fruchtknoten völlig unterständig, mit zwei Kreisen von Fächern, einem vor den Kronblättern stehenden und mit ihnen gleichzähligen äußeren und etwas höheren, mit auf der Außenwand befindlichen Parietalplacenten, und einem inneren, tieferen von meist nur 3 Fächern mit axialen Placenten; die Placenten in beiden Kreisen mit vielen Samenknospen. Griffel fadenförmig, mit verdicktem Grunde und kopfiger Narbe. Frucht eine apfelförmige, niedergedrückt kugelige und vom großen bleibenden Kelch gekrönte Beere mit dicker, leder= artiger Schale und häutigen Zwischenwänden. Die zahlreichen Samen groß, unregelmäßig kantig, die innere Schicht der Testa holzig, die äußere sehr dick, saftig, pulpös, durchscheinend. Embryo mit breiten, spiralig umeinander gerollten am Grunde 2 öhrigen Kotyledonen. — Die auf der Insel Sokotra wachsende *Punica protopunica* B a l f. f i l. wird für die Stammform des Granatbaumes gehalten.

Die Droge wird von der Rinde des Stammes und der Wurzel geliefert. Früher (Ph. Germ. I.) durfte nur die Rinde der Wurzel in Verwendung genommen werden. Wenn auch die alte Über= lieferung, nach der die Wurzelrinde die heilkräftigste ist, nicht ohne Grund ist, so hat man doch beide Rinden zugelassen, da es nicht durchzusetzen war, daß der nicht geringe Bedarf wirklich nur mit Wurzelrinde gedeckt wurde, zu deren Gewinnung ja jedesmal die Bäume vernichtet werden mußten. — Die Granatrinde kommt aus Algerien, Südfrankreich, Portugal und Java in den Handel.

Beschreibung. Beide, d. h. Stamm- und Zweig- resp. Wurzelrinde, bilden bis 10 cm lange, unregelmäßig eingerollte oder rinnenförmige, oft verbogene Stücke, die bis 3 mm dick sind. Die Rinde des Stammes trägt eine dünne Korkschicht, wogegen der Kork der Wurzel viel reichlicher vorhanden und uneben ist, auch eine ausgeprägter braune Farbe zeigt. Auf den stärksten Stücken der Wurzelrinde erkennt man flache, muschelartige Abschuppungen, die durch Borkebildung entstanden sind. Die Innenfläche ist grünlich-gelblich bis bräunlich, sehr fein der Länge nach gestrichelt; sie nimmt in Kalkwasser eine schön gelbe Farbe an. Die Rinde des Stammes ist durch die darauf wachsenden Flechten von der der Wurzel verschieden. Größere sind meist entfernt, und es sind gewöhnlich nur die kleinen schwarzen G r a p h i d e e n : *Arthonia astroidea* var. *anastomosans* Hepp, *Arthonia punctiformis* Acharius und *Arthopyrenia atomaria* Müller Argoviensis vorhanden. Am häufigsten kommt die erstere, strahligästige vor. Man erkennt sie deutlich mit der Lupe. Außerdem ist die Stammrinde dadurch gekennzeichnet, daß nach Abschabung der äußeren Rindenpartien grünes, chlorophyllführendes Gewebe zutage tritt, wenn die Rinde nicht zu alt ist. — Im übrigen ist der Beschreibung des Arzneibuchs nichts hinzuzufügen. Sie wird am besten durch die hier beigegebenen Abbildungen (Fig. 96, 97, 98) kommentiert.

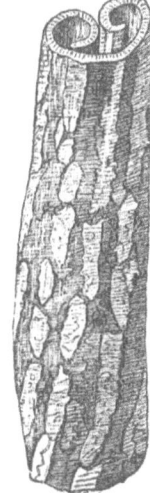

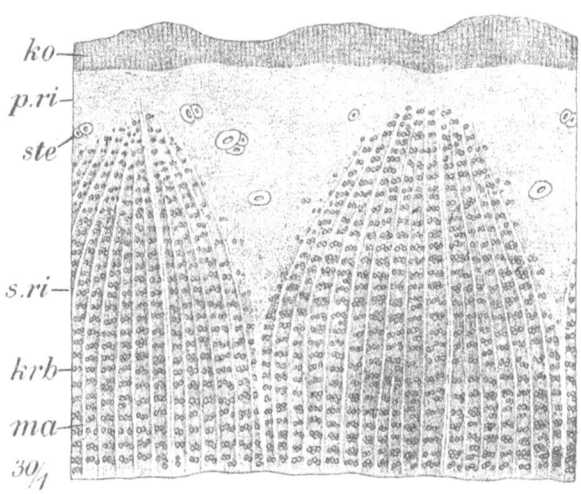

Fig. 96.
Wurzelrinde von
Punica granatum L.

Fig. 97. Cort. Granati, Lupenbild ($^{30}/_1$). *ko* Kork, *p.ri* primäre Rinde, *ste* Steinzellen, *s.ri* sekundäre Rinde. *krb* tangentiale Binden von Drusen führendem Parenchym, *ma* Markstrahlen. (Gilg.)

Pulver. Das gewöhnlich verwendete, gelbe bis gelblich-grau-bräunliche, feine Pulver (Sieb VI) besteht in der Hauptmenge aus feinst zermahlenen, gelblichen oder gelblich-grünlichen Zellmembranpartikelchen, Korktrümmern mit den farblosen, ziemlich kräftigen, einseitigen Verdickungsschichten, meist farblosen, seltener grünlich-gelblichen Protoplasmakörnchen resp. -klümpchen, endlich den in Mengen freiliegenden Stärkekörnchen und den Calciumoxalatdrusen, resp. ihren Trümmern. Sehr häufig treten ferner auf ansehnliche, meist farblose, seltener gelbliche Parenchymfetzen, deren Zellwände manchmal perlschnurartig ausgebildet sind und in deren Zellen reichlich Stärke enthalten ist; mit den stärkeführenden Zellen wechseln in den Parenchymfetzen regelmäßig ab auffallende Züge von Kristallkammerfasern, deren kleine Zellen je eine Druse enthalten. Auch farblose, seltener gelbliche bis bräunliche Korkbruchstücke sind häufig; da sie meist in der Flächenansicht beobachtet werden, ist ihre kräftige Innenwand nicht zu beobachten, doch sind sie an ihren scharf polygonalen Zellen und an dem Fehlen der Stärke leicht zu erkennen; beobachtet man sie in der Queransicht, so tritt die einseitige Verdickungslamelle sehr deutlich in die Erscheinung.

Die in Mengen die Parenchymzellen erfüllende Stärke tritt meist in Form kleiner, meist 7—10 μ großer, sehr selten größerer (bis 25 μ) Einzelkörner, seltener zu 2—4 Körnchen vereinigt auf. Spärlicher werden beobachtet: Fetzen des Phelloderms, in dem vereinzelte der im übrigen stärkeführenden Zellen Einzelkristalle enthalten, ferner auffallende, sehr stark verdickte, deutlich grob, oft verzweigt getüpfelte, in der Größe und Gestalt stark variierende, manchmal ziemlich lang gestreckte, seidenartig weiß glänzende Steinzellen (diese auffallenden Körper können in manchen älteren Rinden vollständig fehlen!), endlich in größeren Parenchymfetzen Ansichten der stärkeerfüllten Markstrahlen.

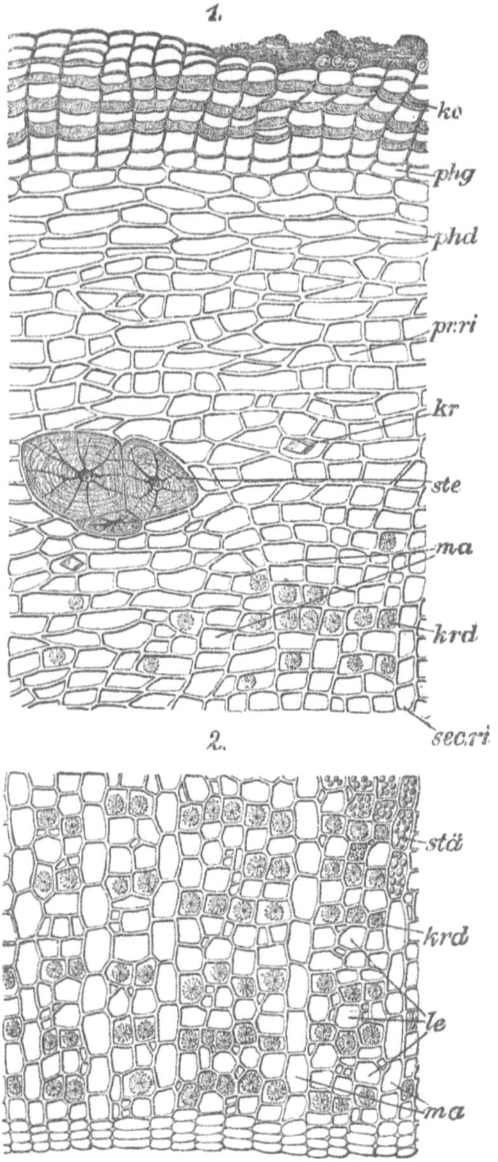

Charakteristisch für das Pulver sind besonders die sehr häufigen Parenchymfetzen mit ihrem regelmäßigen Abwechseln von stärkeführenden und drusenhaltigen Zellzügen, ferner die Korkfetzen, die Steinzellen und die massenhaft frei liegenden Stärkekörnchen und Drusen, resp. deren Trümmer.

Bastfasern, Holzelemente sowie großkörnige Stärke dürfen in dem Pulver nicht vorhanden sein.

Das Pulver wird am besten nacheinander in Glycerinwasser, sodann in Jodjodkaliumlösung, endlich in Chloralhydratlösung untersucht.

Bestandteile. Die wichtigsten und wirksamen Bestandteile der Granatrinde sind einige Alkaloide. Stoeder[1]) bestimmte den Gesamtgehalt derselben als Hydrochlorid: a) in dünnen Röhren von Zweig- und Stammrinde zu 0,612 Prozent, b) in trockenem alkoholischem Extrakt der Rinde sub a) zu 1,810 Prozent, c) mittelstarke Zweig- und Stammrinde 0,350 Prozent, d) dicke Zweig- und Stammrinden zu 0,498 Prozent, e) dicke Wurzelrinde aus Südeuropa 1,010 Prozent, f) in trockenem alkoholischem Extrakt aus e) 2,357 Prozent, g) in selbstgestoßener Rinde von trockenen dicken Wurzeln 1,240 Prozent, h) in fein geraspeltem Holz 0,218 Prozent. Die Wurzelrinde der javanischen weißblumigen Varietät gab: 3,75 Prozent, der rotblumigen: 2,43 Prozent, der schwarzblumigen: 1,71 Prozent. — Tanret fand in der Granatwurzelrinde 4 Alkaloide: Pelletierin $C_8H_{15}NO$, flüssig,

Fig. 98. Cortex Granati, Querschnitt. *1.* Schnitt durch die primäre und den äußersten Teil der sekundären Rinde. *2.* Schnitt durch die innerste Partie der sekundären Rinde. *ko* Kork, *phg* Phellogen, *phd* Phelloderm, *pr.ri* primäre Rinde, *kr* Einzelkristall, *ste* Steinzellnest, *ma* Markstrahlen, *krd* Oxalatdrusen, *sec.ri* sekundäre Rinde, *stä* Stärkeinhalt einiger Zellen gezeichnet, sonst weggelassen, *le* Siebstränge. Vergr. $^{225}/_1$. (Gilg.)

Siedepunkt 195°, spez. Gewicht 0,988 bei 0°, löslich in Alkohol, Äther, Chloroform, 20 T. Wasser; rechtsdrehend. Es gilt als der Hauptträger der Wirksamkeit der Granatrinde. Methylpelletierin $C_9H_{17}NO$, flüssig, Siedepunkt 215°, löslich in 25 T. Wasser, Alkohol, Äther, Chloroform.

---

[1]) Fromme hat nie so hohen Alkaloidgehalt gefunden.

P s e u d o p e l l e t i e r i n (Granatonin v. Ciamician und Silber 1893) $C_9H_{15}NO + 2 H_2O$, prismatische Kristalle, Schmelzpunkt 246°, leicht löslich in Wasser, Alkohol, Äther, Chloroform. Es ist eine tertiäre Base, und zwar aller Wahrscheinlichkeit nach ein Ketonamin. I s o p e l l e - t i e r i n, von derselben Zusammensetzung und denselben Eigenschaften wie Pelletierin, nicht polarisierend.

R e m b a l d stellte aus der Wurzelrinde eine G r a n a t g e r b s ä u r e dar, die als amorphe, grünlichgelbe Masse erhalten wurde, unlöslich in Alkohol, Äther, reduziert F e h l i n g - sche Lösung, Silberlösung, wird gefällt durch Leimlösung, zerfällt mit Säuren in Ellagsäure und Zucker. R e m b a l d gibt dieser Säure die Formel $C_{20}H_{16}O_{13}$. Daneben fand er eine zweite Gerbsäure, die möglicherweise mit der Gallusgerbsäure übereinstimmt. (W a c k e n r o d e r fand 22 Prozent Gerbsäure, I s h i k a w a 20 Prozent.) F l ü c k i g e r und H a g e r geben ferner als Bestandteil M a n n i t an, der von R e e b nicht aufgefunden werden konnte. W a c k e n - r o d e r fand 14,3 Prozent Asche, F l ü c k i g e r in trockener Stammrinde 16,73 Prozent. Sie enthält Chloride, Carbonate, Phosphate und Sulfate des Natrium, Kalium, Calcium, Eisen und Aluminium. Das von L a n d e r e r aufgefundene G r a n a t i n und R i g h i n i s P u n i c i n bedürfen genauer Untersuchung.

Gehaltsbestimmung. Bei der Bestimmung der Granatrinde hat das Arzneibuch nicht genügend auf die teilweise Flüchtigkeit der Alkaloide (Pelletierin, Isopelletierin, Pseudopelletierin, Methylpelletierin) Rücksicht genommen, indem sie den mit Natronlauge und Äther aus dem Rindenpulver erhaltenen Auszug, wenn auch bei niedriger Temperatur, auf die Hälfte des Äthers abdestillieren läßt. Diese Manipulation ist nicht nur schädlich, weil sie zu niedrige Resultate ergibt, sondern auch überflüssig, da nachgewiesenermaßen Ammoniak oder flüchtige Ammoniakderivate neben den Granatalkaloiden in den Äther nicht übergehen (vgl. F r o m m e , Geschäftsbericht von Caesar & Loretz, Halle a. S., 1904, S. XXVII ff. und 1905, S. XIII ff.). Wegen der Leichtlöslichkeit der Granatalkaloide in Wasser ist auch die Verwendung des letzteren bei ihrer Bestimmung auf das möglichst geringe Maß einzuschränken. Wenn zuverlässige Resultate über die G e s a m t menge der Alkaloide gewonnen werden sollen, bedarf daher die Vorschrift des Arzneibuches einiger Änderungen: 12 g fein gepulverte Granatrinde übergießt man in einem Arzneiglase mit 120 g Äther sowie, nach kräftigem Umschütteln, mit 10 ccm eines Gemisches aus gleichen Teilen Natronlauge und Wasser und läßt das Gemisch unter häufigem, kräftigem Umschütteln ½ Stunde stehen. Alsdann filtriert man von der ätherischen Lösung 80 g durch ein gut bedecktes Filter in eine Flasche rasch ab, gießt das Filtrat in einen Scheidetrichter und spült die Flasche einigemal mit je 5 ccm Äther nach. Sollte das Filtrat nicht ganz blank sein, so schüttelt man es mit 1 ccm Wasser kräftig durch und läßt letzteres nach dem Absetzen ab, setzt dem nun blanken Filtrat 40 ccm ¹/₁₀₀-Normalsäure zu und schüttelt damit 2 Minuten lang kräftig. Nachdem sich die sauerwässerige Schicht abgesetzt hat, filtriert man sie durch ein glattes, kleines Filter in eine zuvor sorgfältig mit Salzsäure, dann mit Wasser gereinigte Flasche, schüttelt das Filtrat noch dreimal mit je 10 ccm Wasser durch und filtriert auch diese wässerigen Flüssigkeiten durch das gleiche Filter. Die vereinigten sauerwässerigen Flüssigkeiten überschichtet man nun 1 cm hoch mit Äther, setzt 10 Tropfen Jodeosinlösung zu und läßt so lange ¹/₁₀₀-Normallauge zufließen, nach jedesmaligem Zusatze die Mischung kräftig schüttelnd, bis die untere wässerige Schicht eine blaßrote Färbung angenommen hat, wozu höchstens 18 ccm ¹/₁₀₀-Normallauge erforderlich sein dürfen.

Berechnung. In der zur Titration gelangenden sauerwässerigen Flüssigkeit sind die Alkaloide aus 8 g Rinde und 40 ccm ¹/₁₀₀-Normalsalzsäure enthalten. 1 ccm der letzteren sättigt 0,00148 g Granatrindenalkaloide. Sind zur Neutralisierung der überschüssigen Säure 18 ccm ¹/₁₀₀-Normallauge erforderlich, so sind 40 — 18 = 22 ccm ¹/₁₀₀-Normalsäure an Alkaloide gebunden. Die Multiplikation von 22 mit 0,00148 ergibt mit 0,03256 g die in 8 g Rinde enthaltenen Alkaloide und nach der Gleichung 8 : 0,03256 = 100 : x mit 0,407, rund 0,4 Prozent den Prozentgehalt. Diese Forderung wird selten erreicht werden.

Verwechselungen und Verfälschungen. Die Rinde soll verwechselt werden mit der Wurzelrinde von *Berberis vulgaris* L., *Buxus sempervirens* L. und *Morus nigra* L., die aber wenig Ähnlichkeit mit der Granatrinde haben und vor allen Dingen ihren auffallenden, höchst charakteristischen Bau nicht besitzen. Die vom Arzneibuch vorgeschriebene Prüfung des wässerigen Auszuges mit Kalkwasser und Zusatz von Eisenchlorid soll die Gegenwart der Gerbsäure nachweisen.

Aufbewahrung. Da die Alkaloide (bes. Pelletierin) der Rinde flüchtig sind, so ist man vielfach der Ansicht, daß letztere eine besonders sorgfältige und nicht zu lange dauernde Aufbewahrung verlangt. Dem ist aber entgegenzuhalten, daß das Alkaloid in der Form des Tannates zugegen ist und als solches bei mittlerer Temperatur keine Flüchtigkeit zeigt. Freilich liegen Angaben vor, daß längere Zeit aufbewahrte Rinde keine oder nur Spuren von Alkaloiden nach-weisen ließ.

Anwendung. Von den Alkaloiden der Granatrinde sind Pelletierin und Isopelletierin die gegen Bandwürmer wirksameren; gegen Spulwürmer versagen sie; man hat auch diese reinen Alkaloide schon mit Erfolg benutzt. — In tropischen Ländern wendet man die Granatrinde auch gegen andere Darm-affektionen (z. B. Dysenterie) an.

In der T i e r h e i l k u n d e wird Granatrinde in Dosen von 5,0—20 g bei Hunden und Katzen als Bandwurmmittel gebraucht.

Der Verkauf von Granatrinde zu Heilzwecken ist nur in Apotheken gestattet.

Cortex Quercus. — Eichenrinde.

Die getrocknete Rinde jüngerer Stämme und Zweige von Quercus robur *Linné*.

Eichenrinde ist 1 bis 2 mm dick und meist röhrenförmig zusammengerollt. Die Außenseite ist bräunlich bis silbergrau, glatt, glänzend, mit spärlichen, etwas quergestreckten, weißlichen Lenticellen besetzt und trägt nur selten Flechten. Die Innenseite ist braunrot, matt und zeigt starke, unregelmäßige Längsleisten. Die Rinde bricht, besonders in den inneren Teilen splitterig-faserig. Der Querschnitt nimmt beim Befeuchten mit Eisenchlorid-lösung sofort eine schwarzblaue Farbe an. Eichenrinde riecht, besonders nach dem Anfeuchten, loheartig und schmeckt schwach bitter und stark zusammenziehend.

Wird 1 Teil Eichenrinde mit 100 Teilen Wasser geschüttelt, so liefert sie einen bräunlichen Auszug, in dem durch verdünnte Eisenchloridlösung (1 + 99) ein schwarzblauer Niederschlag hervorgerufen wird.

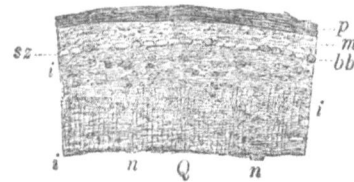

Fig. 99.
Cortex Quercus, Querschnitt, 10 fach vergr.
p Kork, *m* äußere Rinde, *i* sekundäre Rinde,
sz Steinzell-, *bb* Bastfasergruppen des mechanischen
Ringes, *n* die sog. Schutzleisten.

Mikroskopische Untersuchung. Die rotbraune Korkschicht besteht aus dünnwandigen, flachen Zellen. Das ge-samte Parenchym ist stärkefrei, seine Zellen enthalten reichlich Calciumoxalatdrusen. In der Mitte der primären Rinde verläuft ein Ring aus vereinzelten Sklerenchym-faserbündeln, die durch Steinzellbrücken miteinander verbunden sind. Sklerenchym-faserbündel sind in der gesamten Rinde sehr reichlich vorhanden; sie treten beson-ders in der sekundären Rinde meist in der Form tangentialer Binden auf, die mit Parenchymstreifen abwechseln und von den einreihigen, selten zweireihigen Mark-

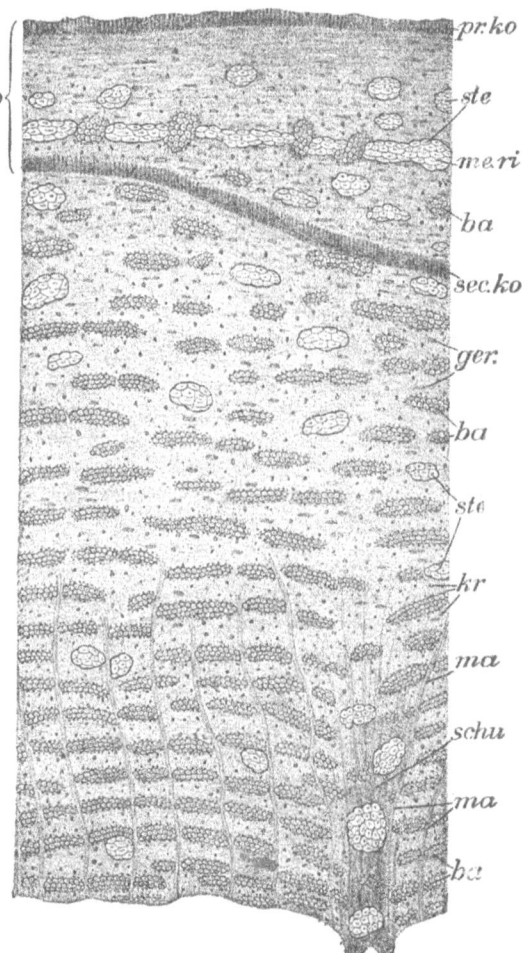

Fig. 100.
Cortex Quercus. Querschnitt durch eine junge Spiegelrinde, bei der die Borkenbildung erst beginnt. *bo* Borke, *pr.ko* primärer Kork, *ste* Steinzellnester, *me.ri* gemischter (d. h. aus Bastfaser-bündeln und Steinzellen bestehender) mechanischer Ring, *ba* Bast-faserbündel, *sec.ko* sekundäre Korkschicht, *ger* Gerbstoff führende Zellen, *ba* Bastfaserbündel, *ste* Steinzellnester, *kr* Kristalle, *ma* Markstrahlen, *schu* eine sog. Schutzleiste. Vergr. 30/1. (Gilg).

ſtrahlen radial durchbrochen werden; ſämtliche Sklerenchymfaſerbündel werden von Kriſtall=
kammerfaſern mit Einzelkriſtallen umhüllt. Auch vereinzelte Steinzellneſter treten in der primären
und ſekundären Rinde auf.

Sachlich unverändert, die mikroskopische Beschreibung jedoch sehr viel ausführlicher gefaßt.

Geschichtliches. Schon D i o s k o r i d e s verwendete eine Abkochung der Eichenrinde gegen
Blutspeien und Kolik. Sonst tritt die Eichenrinde in der Verwendung in späteren Zeiten gegen die
Eicheln und Eichengallen zurück.

Abstammung und Beschreibung. *Quercus robur* L. (mit ihren 3, von manchen Botanikern für wahre Arten gehaltenen Varietäten: *Quercus pedunculata* E h r h., Stiel- oder Sommer-
eiche, *Quercus sessiliflora* S m., Trauben-, Winter- oder Steineiche und der mehr südlichen
Quercus pubescens W i l l d.) liefert die Eichenrinde. Diese hat je nach dem Alter ein ziemlich
verschiedenes Aussehen. Die Rinde jüngerer, d. h. bis 20 Jahre alter, ungefähr 10 cm dicker
Stämme wird für Zwecke der Gerberei im Großen geschält. Sie bildet die sogen. S p i e g e l -
oder G l a n z r i n d e. Solche Rinde ist nicht rissig oder schuppig, sondern höchstens etwas längs-

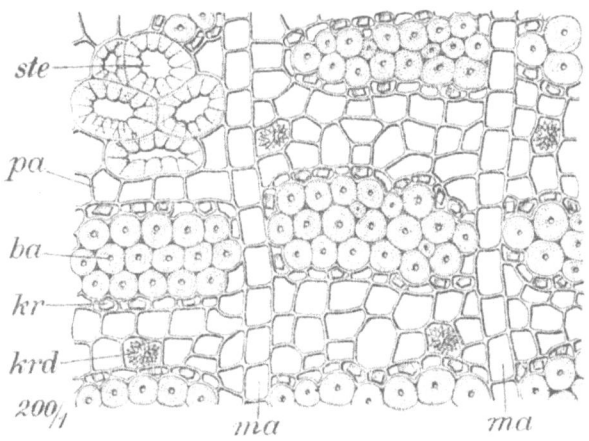

Fig. 101.
Cortex Quercus. Stück aus dem Querschnitt durch die sekundäre Rinde mit
Steinzellen *ste*, Bastfasern *ba* und Markstrahlen *ma*. — *kr* Einzelkristalle der
Kristallkammerfasern, *krd* Kristalldrusen. Vergr. $^{200}/_1$. (Gilg.)

runzelig, glänzend silbergrau bis braun, 1—2 mm dick. Die hellbraune bis braunrote Innenfläche
ist längsstreifig oder, besonders im Alter, höckerig, der Bruch zähe, faserig. Die Rinde von
älteren Bäumen ist außen dunkler, rissig und zeigt Borkebildung. Wie aus dem Wortlaute des
Arzneibuches hervorgeht, ist solche etwas ältere Rinde von der Verwendung ausgeschlossen.
Auf dem Querschnitt erkennt man bei jungen Rinden eine dünne, braune oder innen grünliche
Außenschicht, darunter im braunen Gewebe eine große Menge weißer Punkte. — Die Beschrei-
bung des Arzneibuches ist vollkommen ausreichend. Sie sei hier nur durch die beigegebenen
Abbildungen (Fig. 99, 100, 101, 102) erläutert.

Es ist wichtig, nur die in Vorstehendem beschriebene Rinde, nicht aber gewöhnliche
zerkleinerte Lohe zu verwenden, welch letztere größtenteils aus der Rinde älterer Bäume
besteht und häufig fremde Rinden beigemengt enthält.

Bestandteile. Die Eichenrinde enthält 4—6 Prozent Asche, Gerbsäure (nach H a g e r in
jüngeren Rinden 10—15 Prozent, in älteren 5—10 Prozent, nach N e u b a u e r auch in bester
Spiegelrinde nicht über 10 Prozent, nach H u s e m a n n - H i l g e r 12—20 Prozent), Gallussäure, Phlobaphene (Eichenrot), Quercin, Quercit, Pektinstoffe, Lävulin usw.

Die E i c h e n g e r b s ä u r e $C_{17}H_{16}O_9$ ist, rein dargestellt, ein rötlichweißes Pulver, das
bis 130⁰ ohne Zersetzung erhitzt werden kann. Bei 130⁰—140⁰ entsteht aus ihr unter Austritt
von H_2O das Anhydrid $C_{34}H_{30}O_{17}$. Dieses Anhydrid ist identisch mit dem E i c h e n p h l o -
b a p h e n. Dasselbe reduziert F e h l i n g sche Lösung und liefert beim Kochen mit verdünnter
Schwefelsäure E i c h e n r o t. Das oben genannte, von G e i g e r nachgewiesene Q u e r c i n ist
nach H u s e m a n n unreines Q u e r c i t. Letzteres, $C_6H_{12}O_5$, ein 5 atomiger Alkohol $C_6H_7(OH)_5$,

bildet farblose, süß schmeckende Prismen, die in Wasser und schwachem Alkohol löslich, in Äther, kaltem, absolutem Alkohol unlöslich sind. L ä v u l i n wurde 1826 von E t t i in der Eichenrinde nachgewiesen, der außer den erwähnten Stoffen auch kleine Mengen von Gallussäure, amorphem, grünlich-braunem Terpenharz, amorphem Bitterstoff, Ellagsäure und einen roten, amorphen Farbstoff fand.

Die vom Arzneibuch vorgeschriebene **Prüfung** hat den Zweck, die Gegenwart der Eichengerbsäure nachzuweisen.

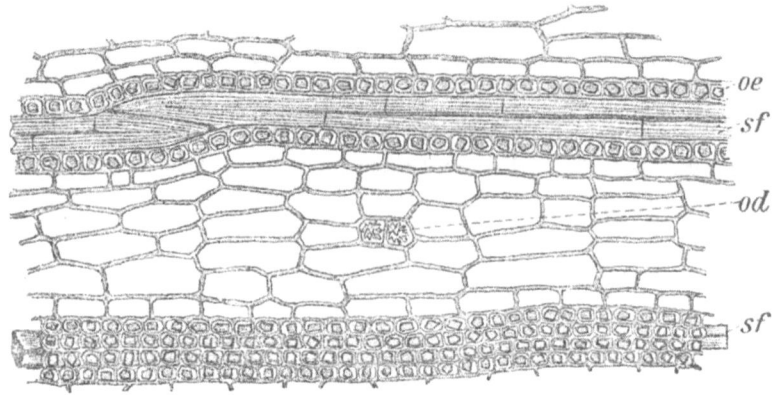

Fig. 102.
Cortex Quercus, Längsschnitt. *sf* Bastfasern, begleitet von den mit Einzelkristallen erfüllten Kristallkammerfasern (*oe*), *od* Calciumoxalatdrusen. Vergr. 165/₁. (M e z.)

Aufbewahrung. Die Eichenrinde wird geschnitten oder gepulvert in gut verschlossenen Gefäßen und vor Licht geschützt trocken aufbewahrt. M ü n t z und S c h ö n haben gezeigt, daß Eichenrinde schon nach 14—16 Monaten, besonders unter dem Einflusse von Licht und Feuchtigkeit, die Gerbsäure bis zur Hälfte verlieren kann.

Anwendung. Eichenrinde wird nur sehr selten und auch da nur äußerlich (zu Bädern, Waschungen) verwendet.

Cortex Quillaiae. — Seifenrinde.

Panamarinde. Panamaspäne.

Die von der braunen Borke befreite, getrocknete Achsenrinde von Quillaia saponaria *Molina.*

Seifenrinde stellt flache oder nur wenig rinnenförmige, oft über 10 cm breite, gegen 1 m lange, bis 1 cm dicke, gelblichweiße Stücke dar, die auf der Außenseite grob längsgestreift, auf der Innenseite ziemlich glatt sind. Die leicht in dünne Platten spaltbare Rinde bricht mit Ausnahme der innersten Schicht zähe und grobsplitterig, dabei einen niesenerregenden Staub abgebend. Die Bruchflächen lassen schon bei Betrachtung mit der Lupe Prismen von Calciumoxalat erkennen. Die in Wasser aufgeweichte Rinde erscheint auf dem Querschnitte durch feine radiale und breitere, weiße, tangentiale Streifen, die schichtweise mit gelblichen Streifen abwechseln, ziemlich regelmäßig gefeldert. Die wässerige Abkochung der Rinde schäumt beim Schütteln sehr stark. Seifenrinde ist geruchlos und schmeckt schleimig und kratzend.

Mikroskopische Untersuchung. Seifenrinde besteht meist nur aus sekundärer Rinde, die von Tangentialverbände bildenden Gruppen langer, knorriger, dickwandiger, verholzter Sklerenchymfasern und breiten Markstrahlen durchzogen ist. Die Parenchymzellen der Rinde enthalten bis 200 μ lange Calciumoxalatprismen oder kleine, meist einfache Stärkekörner

Sachlich unverändert, die Beschreibung jedoch stark erweitert.

Geschichtliches. In Chile wird die Rinde eines Baumes, Quillai, seit alter Zeit zum Waschen benutzt. In Deutschland ist die Droge seit ungefähr 50 Jahren bekannt, nachdem sie bereits einige Zeit vorher nach England und Frankreich exportiert worden war.

Abstammung. Die Quillaiarinde stammt von *Quillaia saponaria* M o l i n a, einem zur Familie der *Rosaceae*, Unterfamilie der *Spiraeoideae* gehörigen, immergrünen Baume mit dick-

lederigen Blättern, mit kleinen, hinfälligen Nebenblättern und armblütigen,
end- und achselständigen Doldentrauben.
Blüten polygammonöcisch oder diöcisch.
Diskus stark entwickelt, 5lappig. Staubblätter 10, in 2 Kreisen. Frucht sternförmig gespreizt, 2klappig aufspringend
mit vielen langgeflügelten Samen. Der
Baum ist heimisch in C h i l e , P e r u
und B o l i v i e n . Früher kam die Rinde
über die Landenge von Panama in den
Handel, daher der Name Panamarinde usw.
(also umgekehrt wie bei dem aus Zentral-
amerika stammenden Perubalsam). Jetzt
wird sie meist direkt aus der Heimat nach
Europa, besonders Hamburg, verschifft.

Beschreibung. Die Rinde erscheint
im Handel entweder in schweren, tafelförmigen Stücken, oder in Form dünner
Späne, oder endlich als sägemehlartige
Masse. Für den pharmazeutischen Gebrauch ist nur die erste Form zugelassen,
wie das Arzneibuch ausdrücklich sagt.
Nach der Angabe desselben sind die Stücke
bis 10 cm breit, bis 1 m lang und 1 cm
(meist 6—8 mm) dick, flach oder wenig
rinnenförmig. Die braune Borke ist, falls
sie an den Stücken noch erhalten sein
sollte, vor der Verwendung zu entfernen.
Die Farbe ist in den allermeisten Fällen
nicht, wie das Arzneibuch angibt, „gelb-
lich-weiß“, sondern mehr oder weniger
hellbraun oder mattgelb. Die Innenfläche
ist im allgemeinen heller. Auf dem Querschnitt sieht man, daß die Handelsware mit der Borke meist auch der
größte Teil der Außenrinde entfernt ist,
so daß die Droge im wesentlichen aus der
sekundären Rinde besteht. Sie zeigt auf
dem Querschnitt ein höchst charakteristisches Aussehen, insofern sie annähernd
quadratisch gefeldert erscheint, da zahlreiche dunklere tangentiale Bastfaser-
binden von dem helleren tangentialen
Siebparenchym und den ebenfalls heller
gefärbten Markstrahlen regelmäßig durchsetzt erscheinen (Fig. 103). Hält man
glattgeschnittene Stücke gegen das Licht,
so sieht man schon mit bloßem Auge,
oder deutlicher mit der Lupe, zahlreiche,
lebhaft glitzernde Kristalle von oxalsaurem Kalk.

Unter dem M i k r o s k o p (Fig. 104)
ist die regelmäßige Felderung der Rinde
weit weniger deutlich zu erkennen, als
unter der Lupe. Abgesehen von einer
inneren, schmalen, weichen und leicht
schneidbaren, erst neuerdings vom Kambium abgeschiedenen Partie, die aus

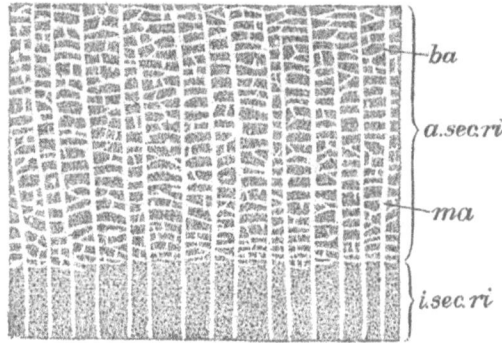

Fig. 103.
Cortex Quillaiae. *a.sec.ri* äußere sekundäre Rinde, *i.sec.ri* innere
sekundäre Rinde, *ba* Bastfaserbündel, *ma* Markstrahlen.
Vergr. $^{15}/_1$. (G i l g.)

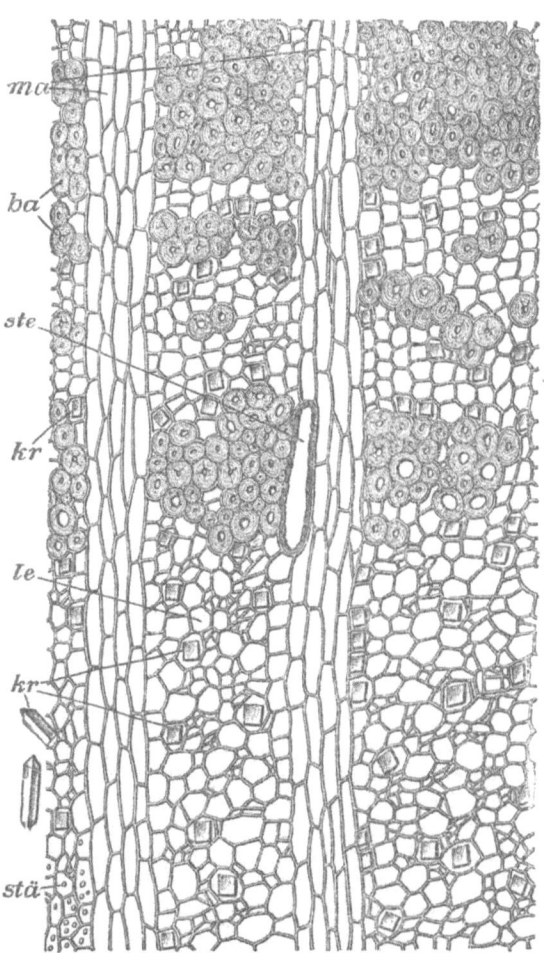

Fig. 104. Cortex Quillaiae. Querschnitt. *ma* Markstrahlen,
ba Bastfaserbündel, *ste* Steinzelle, *kr* Kristalle, *le* Siebgruppen, *stä* Stärkeinhalt einiger Parenchymzellen angedeutet. — Der Schnitt verläuft an der Grenze zwischen
äußerer und innerer sekundärer Rinde. Vergr. $^{175}/_1$. (G i l g.)

Siebelementen und reichlichem Parenchym besteht, zeigt die übrige Rinde eine reiche Sklerotisierung des Parenchyms. Wir finden hier zahlreiche, Tangentialverbände bildende, auf dem Querschnitt rechteckige oder quadratische Gruppen von Bastfasern, die nach außen und innen durch die Siebelemente, seitlich durch die Markstrahlen voneinander getrennt werden. Im Siebparenchym kommen auch noch kleinere Faserbündel unregelmäßig zerstreut vor. Die Bastfasern sind höchstens 1 mm lang, 0,025—0,06 mm breit, meist sehr stark verdickt, selten mit Poren versehen, eigentümlich gekrümmt und knorrig. Als besonders auffallend ist die Eigentümlichkeit hervorzuheben, daß sie sich oft mit ihren Enden oder kurzen Abzweigungen zwischen benachbartes Parenchym einkeilen und daß diese Teile dann durch eine Querwand abgeschlossen sind. Es dürfte diese Eigentümlichkeit, die durchaus nicht selten zur Beobachtung kommt, als so charakteristisch angesehen werden, daß beim Nachweis von Quillaiarinde in stark zerkleinertem Zustande hierauf in erster Linie zu achten ist. Die Schichtung der Bastfasern ist meist undeutlich.

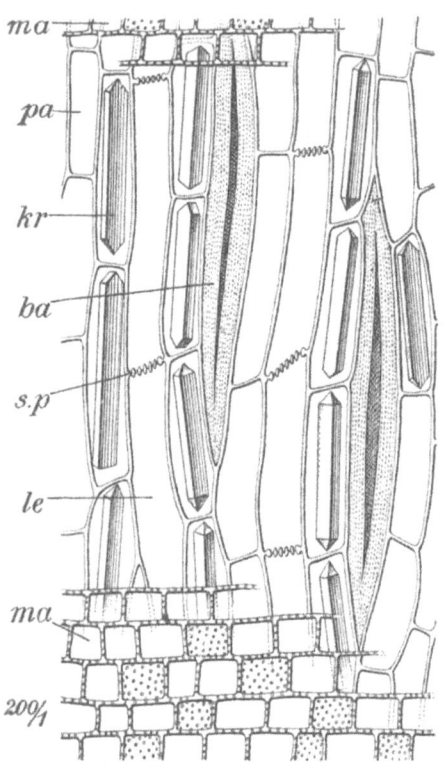

Fig. 105. Cortex Quillaiae. Radialer Längsschnitt. *ma* Markstrahl, *pa* Siebparenchym, *kr* Kristalle, *ba* Bastfasern, *s.p* Siebplatte einer Siebröhre (*le*). (Gilg.)

Das Siebgewebe ist dünnwandig, großzellig; in Rindensträngen, in denen die Fasern an Menge zurücktreten, erkennt man eine schichtweise Lagerung des Parenchyms und der Siebröhren. Die letzteren sind oft fast so lang wie die Bastfasern und haben einfache, horizontale oder schwach geneigte, grob gegitterte Siebplatten (Fig. 105). Die Zellen des Parenchyms sind zartwandig; sie enthalten farblose, klumpige, in Wasser lösliche Massen. Nach Rosoll (Dingler, polytechn. Journ. 252, S. 224) besteht der Inhalt dieser Parenchymzellen aus Saponin; er löst sich in konzentrierter Schwefelsäure mit gelber, später lebhaft roter, endlich blauvioletter Farbe. Zuweilen, besonders in der Nähe der Faserbündel, sklerosieren die Parenchymzellen. Zahlreiche Zellen des Parenchyms enthalten große (0,2 mm lange, 0,02 mm dicke) klinorhombische Kristalle von oxalsaurem Kalk. Die Menge dieser Kristalle ist eine so große, daß die Asche dieser Rinde fast nur ein Haufwerk von Kristallen darstellt. Die Markstrahlen sind 4—6 reihig, 2—3 mal höher als breit, die einzelnen Zellen radial gestreckt, zartwandig, nicht sklerosiert und kristallfrei.

Die Markstrahlen treten auf Tangentialschnitten schon unter der Lupe sehr deutlich als helle, rhombische Maschen hervor. Eine weitere bemerkenswerte Eigentümlichkeit im Bau der Quillaiarinde wies Alex. Braun nach (Verh. d. Bot. V. d. Prov. Brandenburg 1877). Trägt man nämlich von der Rinde von außen nach innen zarte Tangentialschnitte ab, so bemerkt man, daß 4 im Sinne des Radius untereinander liegende Faserzüge der Rinde abwechselnd zwei verschiedene Richtungen haben, die einen ansehnlichen Winkel untereinander bilden. Ziemlich senkrecht verlaufende Fasern vermitteln den Übergang zwischen je zwei benachbarten Schichten. Eine solche Umsetzung der Drehungsrichtung der Fasern hat man in so ausgezeichneter Weise in keinem anderen Falle beobachtet.

Bestandteile. Die Quillaiarinde enthält in geringer Menge Stärke, protoplasmatische Substanz, 9 Prozent Saponin (Christophsohn 1874). Nach Kobert ist das Saponin des Handels, das man meist aus der Quillaiarinde darstellt, kein einheitlicher Körper, sondern ein Gemisch. Er unterscheidet: 1. das reine Saponin, das in wechselnder Menge in der Handelsware enthalten ist; es ist völlig ungiftig. 2. Lactosin, ein Kohlehydrat, ebenfalls ungiftig. 3. Quillaiasäure $C_{19}H_{30}O_{10}$ (Merckſches Präparat $C_{20}H_{32}O_{10}$), stark giftig. Sie ist in Wasser und kaltem Alkohol leicht löslich, in Äther und Chloroform unlöslich, dagegen in alkohol-

haltigem Chloroform löslich. Mit konzentrierter Schwefelsäure färbt sie sich dunkelrot, F e h -
l i n g sche Lösung reduziert sie erst nach dem Kochen mit Säuren, wobei die Quillaiasäure in eine
rechtsdrehende, nicht vergärbare Glukose und in S a p o g e n i n gespalten wird; sie ist eine
glykosidische Säure. Sie wird aus ihren Lösungen sowohl durch basisches, als auch durch
neutrales Bleiacetat gefällt; auch fällt sie Eiweißstoffe. Zur Darstellung fällt K o b e r t das
wässerige Dekokt der Rinde mit neutralem, essigsaurem Blei. Der Bleiniederschlag wird mit
Schwefelsäure oder Schwefelwasserstoff zerlegt, die Lösung der freien Quillaiasäure bis fast zur
Trockne verdunstet, alsdann mit heißem, absolutem Alkohol aufgenommen, dieser alkoholische
Auszug mit der 4fachen Menge Chloroform versetzt, wodurch fremde, braungefärbte Massen
total abgeschieden werden, während aus dem Filtrate davon die Quillaiasäure in Flocken gefällt
wird. Durch anhaltendes und wiederholtes Erwärmen der Quillaiasäure mit Barytlösung verliert erstere ihre Giftigkeit. Deshalb und aus anderen Gründen ist K o b e r t geneigt anzunehmen, daß das Saponin eine ungiftige Modifikation der Quillaiasäure ist. 4. S a p o t o x i n
$C_{17}H_{26}O_{10}$ (Mercksches Präparat $C_{17}H_{28}O_{11}$), ebenfalls giftig, gewann K o b e r t aus dem Filtrat
von dem quillaiasauren Bleiniederschlag durch Fällung mit
basischem Bleiacetat. Das Sapotoxin reagiert neutral, es
ist löslich in heißem, absolutem Alkohol und fällt Eiweißstoffe nicht. Die beiden letztgenannten Stoffe bedingen
die medizinische Wirksamkeit der Quillaiarinde. Der
Aschengehalt soll nicht über 10 Prozent betragen.

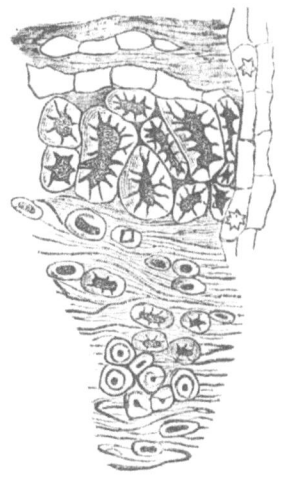

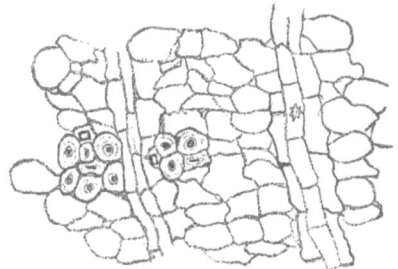

Fig. 106. Querschnitt durch die innere sekundäre
Rinde der Seifenrinde von Maracaibo. Zeigt
2 Markstrahlen und neben dem einen 2 Gruppen
von Bastfasern mit Kristallkammerfasern.

Fig. 107. Seifenrinde von Maracaibo.
Querschnitt durch die äußere
sekundäre Rinde.

Verfälschung. Da das Arzneibuch die Verwendung der Quillaiarinde in Stücken vorschreibt, ist der Apotheker gegen manche Verfälschungen, denen die in der Technik beliebte Verwendung in zerkleinertem Zustande (s. oben) Tür und Tor öffnet, geschützt. Trotzdem ist eine
Untersuchung der Rinde mindestens mit der Lupe und speziell die des Querschnitts geboten. Es
befindet sich nämlich seit Jahren als S e i f e n r i n d e von M a r a c a i b o eine Rinde im Handel,
die als Ersatz der zuweilen teuren und seltenen Quillaiarinde empfohlen wird. Jene ist weit weniger
gehaltreich wie die echte Rinde, der sie im Äußeren nicht unähnlich ist. Sie besteht aus flachen
oder schwach rinnenförmigen Stücken, die etwa 5—6 mm dick sind. Sie sind außen mit dünnem,
weißlichem Kork bedeckt; wo diese Farbe abgerieben ist, erscheint sie rotbraun. Auf dem Querschnitt und auf der feinstreifigen Innenfläche ist sie gelb. Die fein schachbrettartige Zeichnung
fehlt der Innenrinde; diese erscheint unter der Lupe gleichförmig gelb. Unter dem Mikroskop
erkennt man, daß die Außen- und Innenrinde in ausgedehntem Maße sklerosiert ist. Die Faserbündel des Bastes sind klein, die einzelnen Fasern lassen deutliche Schichtung erkennen. Sie sind
von Kristallkammerfasern begleitet. Die Markstrahlen sind 2—3reihig, in ihren radial gestreckten Zellen erkennt man kleine Drusen von Kalkoxalat (Fig. 106, 107).

Anwendung. Der wirksame Bestandteil der Quillaiarinde sind sog. Saponine, die stark
giftig sind, wenn sie direkt in das zirkulierende Blut gebracht werden, im Darm aber ihre Giftigkeit
verlieren. — In kleinen Dosen regt die Quillaiarinde die Absonderung verschiedener Drüsen an und
wird deshalb bei Luftröhrenkatarrh angewendet, um die Sekretion besser in den Gang zu bringen.

Cortex Rhamni Purshianae.
Amerikanische Faulbaumrinde.

Cascara sagrada.

Die getrocknete Rinde der Stämme und Zweige von Rhamnus Purshiana *De Candolle*, die vor dem Gebrauche mindestens 1 Jahr lang gelagert haben muß.

Amerikanische Faulbaumrinde bildet rinnen- oder röhrenförmige, oft verbogene, 2 bis 3, selten bis 5 mm dicke Stücke, die auf der Außenseite grau bis graubraun, auf der Innenseite zimtbraun bis schwarzbraun sind. Die ziemlich glatte, meist schwach glänzende Oberfläche zeigt spärliche, quergestreckte Lenticellen, und ist oft von Flechten besetzt; die Innenseite ist fein längsstreifig. Der Bruch ist kurzfaserig.

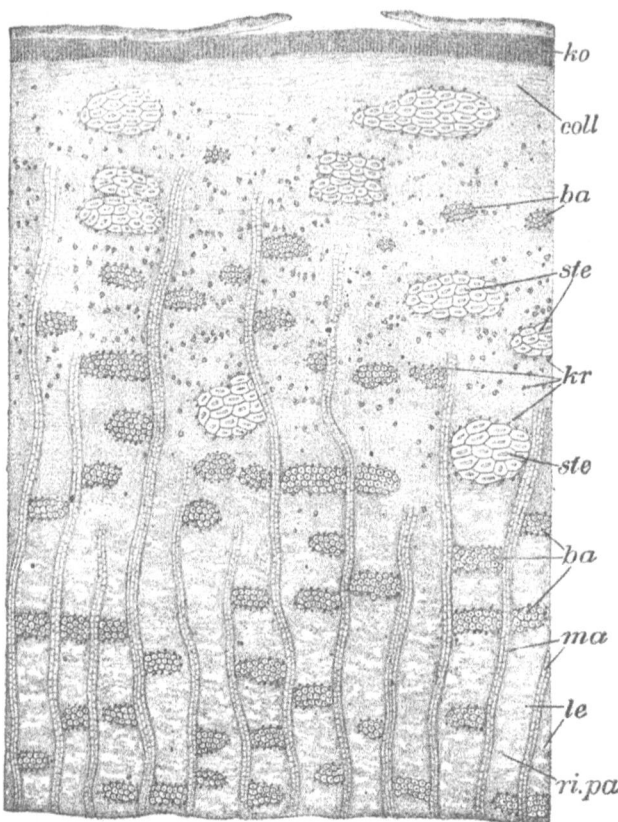

Amerikanische Faulbaumrinde riecht schwach, eigenartig, etwas an Gerberlohe erinnernd und schmeckt etwas bitter und schwach schleimig.

Unter der Lupe zeigt der Querschnitt eine deutlich radialstreifige, sekundäre Rinde; besonders in den äußeren Teilen der Rinde lassen sich zahlreiche, hellere Steinzellnester erkennen. Wird die Innenseite der Rinde mit Kalkwasser betupft, so färbt sie sich sofort rot.

Amerikanische Faulbaumrinde muß, mit einem Gemisch von 3 Teilen Weingeist und 7 Teilen Wasser vollkommen ausgezogen, mindestens 24 Prozent Extrakt geben und darf beim Verbrennen höchstens 6 Prozent Rückstand hinterlassen.

Mikroskopische Untersuchung. Die starke Korkschicht besteht aus dünnwandigen, flachen, einen rotbraunen Inhalt führenden Zellen. Das dünnwandige Parenchym der primären

Fig. 108. Cortex Rhamni Purshianae, Querschnitt.
ko Kork, *coll* Collenchym, *ba* Bastfaserbündel, *ste* Steinzellnester, *kr* Kristalle, *ma* Markstrahlen, *le* Siebgewebe, *ri.pa* Parenchym der sekundären Rinde. Vergr. $^{35}/_1$. (Gilg.)

Rinde enthält reichlich Calciumoxalatdrusen. In der primären und in den äußeren Partien der sekundären Rinde finden sich sehr zahlreiche, große Nester von unregelmäßig gestalteten Steinzellen; die sekundäre Rinde enthält außerdem zahlreiche, tangentiale Bänder bildende Sklerenchymfasergruppen, die, wie die Steinzellnester, von Kristallkammerfasern mit gut ausgebildeten Einzelkristallen umhüllt werden. Die hellgelben Markstrahlen sind gewöhnlich 3 bis 5, seltener nur 1 bis 2 Zellreihen breit. Stärke ist spärlich vorhanden.

Das gelbbraune bis gelbrötliche Pulver ist gekennzeichnet durch die Fetzen der Korkschicht mit ihrem rotbraunen Inhalt, Parenchymfetzen mit Calciumoxalatdrusen, Sklerenchymfasern und Bruchstücke solcher, die von Kristallkammerfasern begleitet werden, vielgestaltige Steinzellen und Steinzellgruppen. Wird dem Pulver Kalilauge zugesetzt, so färbt sich der Inhalt aller Parenchymzellen schön rot bis purpurrot.

Die Droge wurde neu in das Arzneibuch eingeführt.

Geschichtliches. In Amerika ist die Rinde unter dem Namen Cascara sagrada als Volksmittel wohl schon längere Zeit im Gebrauch; 1878 wurde in Kalifornien zuerst allgemein auf sie aufmerksam gemacht. Bald darauf wurde ihr Fluidextrakt in Europa gebraucht, seit 1883 auch die Rinde, die sich, wie neuere Untersuchungen ergeben haben, durch nichts von der gewöhnlichen deutschen Faulbaumrinde auszeichnet.

Abstammung. Die Stammpflanze ist *Rhamnus Purshiana* DC. (Familie *Rhamnaceae*), ein Baumstrauch, der in den Weststaaten Nordamerikas von Kalifornien bis Britisch-Kolumbien stellenweise verbreitet ist.

Beschreibung. Die Beschreibung des Arzneibuches ist so ausführlich, daß ihr nichts hinzuzufügen ist und sie hier nur durch die beigegebene Abbildung (Fig. 108) erläutert werden soll.

Im mikroskopischen Bau ist die amerikanische Faulbaumrinde der Cortex Frangulae sehr ähnlich. Abweichend ist das Vorkommen von Steinzellnestern neben den Bastfaserbündeln in primärer und den äußeren Teilen der sekundären Rinde, ferner die Breite der Markstrahlen (3—5 reihig), endlich das sehr spärliche Vorkommen von Drusen in der sekundären Rinde.

Das **Pulver** ist dem der Cortex Frangulae außerordentlich ähnlich; abweichend ist jedoch, daß bei der Cascara sagrada reichliche Steinzellen entweder vereinzelt oder in kleineren oder größeren Verbänden auftreten. Diese Steinzellen sind meist von einem Mantel von Kristallkammerfasern umhüllt, deren Kammerzellen je einen Einzelkristall umschließen. Die Drusen treten im Pulver an Menge etwas zurück; die Einzelkristalle (aus den Kristallkammerfasern der Bastfasern und Steinzellen) erscheinen etwas reichlicher. Die Steinzellen sind groß, dickwandig, grob getüpfelt, in der Form sehr wechselnd. In den Parenchymfetzen treten Ansichten der Markstrahlen (da sie breiter sind als bei Cort. Frangulae) häufig und deutlicher auf.

Im übrigen sei auf die Pulverbeschreibung von Cortex Frangulae verwiesen.

Bestandteile. Die Bestandteile sind im wesentlichen dieselben wie bei Cortex Frangulae. Amerikanische Faulbaumrinde enthält nach Tschirch 0,61 Prozent Oxymethylanthrachinon, nach Dohme 1,75 Prozent, das mit dem der Cortex Frangulae vollkommen identisch ist.

Anwendung. Wirkt ähnlich wie Frangula (s. d.), aber vielleicht etwas stärker abführend.

Cortex Simarubae. — Simarubarinde.

Die getrocknete Rinde älterer, dicker Wurzeln von Simaruba amara *Aublet.*

Simarubarinde stellt verschieden lange und breite, bis 8 mm dicke, flache, schwach gerollte oder rinnenförmige, von der Korkschicht befreite Stücke dar. Die Rinde ist auf der Außenseite bräunlichgelb, rauh, auf der Innenseite etwas dunkler, längsstreifig, glatt oder langfaserig; sie ist ziemlich leicht, weich, sehr zähe und zerfasert leicht. Simarubarinde schmeckt bitter.

Mikroskopische Untersuchung. Das Parenchym der Rinde ist stärkefrei. Die nach außen hin sich verbreiternden Markstrahlen verlaufen unregelmäßig und sind oft stark gebogen. Die Rindenstränge enthalten meist zu Strängen oder Gruppen vereinigte, mitunter auch vereinzelte, oft unregelmäßig gestaltete Steinzellen, die teilweise bis zum Verschwinden des Lumens verdickt sind, sowie zahlreiche Sklerenchymfaserbündel, die zu undeutlich tangentialen Binden angeordnet sind. Die Sklerenchymfasern sind langgestreckt, dünnwandig und weitlumig; ihre Wände erscheinen auf Querschnitten wellig verbogen.

Die Droge wurde neu in das Arzneibuch eingeführt.

Geschichtliches. Im Jahre 1713 kam die Droge aus Cayenne nach Frankreich und wurde mit Erfolg gegen die Ruhr verwendet.

Abstammung. *Simaruba amara* Aublet ist ein hoher, stattlicher Baum, der in Guyana einheimisch ist. Die Rinde älterer, dicker Wurzeln wird abgeschält, von der Außenrinde befreit und kommt in dicken Stücken, sorgfältig getrocknet, in den Handel.

Beschreibung. Die Beschreibung des Arzneibuchs genügt vollkommen zur Erkennung der Droge, so daß ihr nichts hinzuzufügen ist.

Bestandteile. Nach Morin enthält Simarubarinde Bitterstoff, ein benzoeartig riechendes ätherisches Öl, Harz, Apfelsäure, Gallussäure, nach Gilling einen kristalinischen Bitterstoff, eine kristallisierbare Substanz ohne bitteren Geschmack, ein nicht flüchtiges Öl, eine harzartige, fluoreszierende Substanz, ein braunes Harz.

Verwechslungen. Verwechselt oder verfälscht kann die offizinelle Simarubarinde mit der Stammrinde von *Simaruba amara* werden, ferner auch mit der sog. Jamaika-Simaruba-rinde, von *Simaruba officinalis* Macf. abstammend. Beide sind äußerlich ähnlich, besitzen auch den bitteren Geschmack der offizinellen Droge, zeigen aber bei näherer Betrachtung so viele makroskopische und mikroskopische Unterschiede, daß sie leicht unterschieden werden können.

Anwendung. In der Wurzelrinde ist ein Bitterstoff vorhanden; im Infus oder Dekokt (10 : 150,0) gegen Diarrhöe empfohlen.

Cresolum crudum. — Rohes Kresol.

Gehalt mindestens 50 Prozent m-Kresol ($C_6H_4(CH_3)OH$ [1, 3], Mol.-Gew. 108,06).

Klare, gelbliche oder gelblichbraune, bei der Aufbewahrung dunkler werdende, brenzlich riechende, neutral reagierende Flüssigkeit, die in viel Wasser bis auf wenige Flocken, in Weingeist und Äther völlig löslich ist.

Unterwirft man 50 g rohes Kresol aus einem Destillierkölbchen von ungefähr 70 ccm Inhalt der Destillation, so müssen mindestens 46 g zwischen 199° und 204° übergehen.

Schüttelt man 10 ccm rohes Kresol mit 50 ccm Natronlauge und 50 ccm Wasser in einem Meßzylinder von 200 ccm Inhalt, so dürfen nach halbstündigem Stehen nur wenige Flocken un-gelöst bleiben (Naphthalin). Setzt man dann 30 ccm Salzsäure und 10 g Natriumchlorid hinzu, schüttelt und läßt darauf ruhig stehen, so sammelt sich die ölartige Kresolschicht oben an; sie muß mindestens 9 ccm betragen.

Eine Mischung von 5 ccm der so abgeschiedenen Kresole und 300 ccm Wasser muß sich mit 0,5 ccm Eisenchloridlösung blauviolett färben.

Gehaltsbestimmung. In einem weithalsigen Kolben von etwa 1 l Inhalt erhitzt man 10 g rohes Kresol und 30 g Schwefelsäure 1 Stunde lang auf dem Wasserbade. Das Gemisch kühlt man auf Zimmertemperatur ab, fügt 90 ccm rohe Salpetersäure hinzu und löst sofort durch behutsames Umschwenken. Nach Beendigung der nach etwa 1 Minute eintretenden, heftig ver-laufenden Reaktion läßt man den Kolben noch 15 Minuten lang stehen, gießt dann den Inhalt in eine Porzellanschale, die 40 ccm Wasser enthält, und spült den Kolben mit ebensoviel Wasser nach. Nach 2 Stunden zerkleinert man die entstandenen Kristalle mit einem Pistill, bringt sie auf ein Saugfilter und wäscht in kleinen Anteilen mit 100 ccm Wasser, die man vorher zum Aus-spülen des Kolbens und der Schale benutzt hat, nach. Die Kristalle werden mit dem Filter 2 Stunden lang bei 100° getrocknet und nach dem Erkalten gewogen, wobei man ein Filter von gleicher Größe als Gegengewicht benutzt. Die Menge des so erhaltenen Trinitro-m-Kresols muß mindestens 8,7 g betragen; sein Schmelzpunkt darf nicht unter 105° liegen.

Vorsichtig aufzubewahren.

Unter dem Namen „rohes Kresol" ist nunmehr ein rohes m-Kresol offizinell, das wenig-stens 50 Prozent m-Kresol enthält. Dementsprechend wurden Vorschriften über das Verhalten bei der Destillation und die Gehaltsbestimmung gegeben. Der zulässige Gehalt an Kohlenwasser-stoffen wurde herabgesetzt.

Geschichtliches. Kresol wurde zuerst 1851 von S t ä d e l e r im Kuhharn, später von Preusse im Pferdeharn aufgefunden, in dem es nach B a u m a n n als Kresylschwefelsäure vor-handen ist. Von W i l l i a m s o n und F a i r l i e wurde es 1854 in den oberhalb 200° destillieren-den Anteilen des Steinkohlenteers nachgewiesen, von D u c l o s 1859, im Holzteer. Die Existenz dreier isomerer Kresole wurde 1869 von E n g e l h a r d t und L a t s c h i n o w erwiesen, ihre Konstitution 1870 von B a r t h mit Sicherheit festgestellt. In die Therapie wurden die Kresole durch R. K o c h und seine Schüler (L a p l a c e, C. F r ä n k e l) seit 1887 eingeführt.

Vorkommen. Kresole bilden in wechselnden Mengen einen Bestandteil der zwischen 198° und 205° übergehenden Anteile des Schweröls bei der Steinkohlendestillation. Auch im Fichten- und Buchenholzteer sind sie enthalten.

Darstellung. Die hier als „rohes Kresol" bezeichnete Substanz ist kein einheitlicher Körper, sondern ein Gemenge dreier verschiedener Isomeren, in der Hauptsache p- und m-Kresol. Als Ausgangsmaterial dient der S t e i n k o h l e n t e e r. Wie auf Seite 84 eingehend auseinander gesetzt wurde, werden die Destillationsprodukte des Steinkohlenteers in drei Fraktionen geschieden, nämlich in L e i c h t ö l, S c h w e r ö l und G r ü n ö l.

Das Schweröl, in dem besonders die Phenole (Karbolsäure, Kresole und ihre Homologen) enthalten sind, wird mit Natronlauge behandelt. Hierdurch gehen die Phenole in Lösung; in den alkalischen Lösungen dieser Phenolate werden aber auch noch sonst unlösliche Kohlenwasserstoffe (Benzol, Toluol, besonders aber Naphthalin), ferner Teerharze gelöst. Man verdünnt dann zunächst mit Wasser und fügt so viel Säure hinzu, daß nur die Kohlenwasserstoffe, sowie die Teerharze ausfallen.

Die von diesen abgehobene und geklärte Lösung wird mit einer weiteren, aber zur völligen Zersetzung der Phenolate nicht hinreichenden Säuremenge versetzt. Hierdurch fallen die Kresole aus, während die Karbolsäure der Hauptsache nach gelöst bleibt und erst durch weiteren Zusatz von Säure abgeschieden wird.

Die Kresolfraktion enthält natürlich immer noch größere oder kleinere Mengen von Kohlenwasserstoffen sowie von Karbolsäure. Man brachte sie bisher unter dem Namen „r o h e K a r b o l s ä u r e" in den Handel, obwohl sie der Hauptsache nach aus Kresolen bestand. Will man die Abscheidung der Kohlenwasserstoffe und der Karbolsäure vollständiger ausführen, so wird die Kresolfraktion nochmals in Natronlauge gelöst und abermals der schon beschriebenen fraktionierten Fällung unterzogen. Schließlich unterwirft man sie der fraktionierten Destillation, wobei es durch Anwendung der sehr vervollkommneten Kolonnenapparate (Coupiersche Apparate) gelingt, die wertvolle Karbolsäure bis auf Spuren zu isolieren. Die bei 198^0—205^0 übergehenden Anteile bilden das rohe Kresol.

Chemie. Unter „Kresole" versteht man Abkömmlinge des Phenols, in denen e i n H-Atom des Benzolkerns durch den Methylrest ersetzt ist. Die drei möglichen und auch bekannten Kresole haben nachstehende Formeln:

Ortho-Kresol   Meta-Kresol   Para-Kresol

Die drei verschiedenen Kresole unterscheiden sich, abgesehen von anderen Reaktionen, voneinander durch ihren Schmelzpunkt bzw. Siedepunkt wie folgt:

o-Kresol	Schmelzpunkt 32^0	Siedepunkt 188^0
m-Kresol	flüssig	„ 201^0
p-Kresol	Schmelzpunkt 36^0	„ 199^0

Die Trennung der einzelnen Kresole voneinander durch fraktionierte Destillation ist jedoch wegen der nur geringen Differenzen im Siedepunkt nicht möglich.

In seinen chemischen Eigenschaften zeigt das Kresol große Ähnlichkeit mit der Karbolsäure. Zunächst wird die wässerige Lösung durch Eisenchlorid ebenfalls blauviolett gefärbt, ferner entsteht auch durch Bromwasser eine Fällung von Tribromkresol $C_6HBr_3(CH_3)OH$ (Lunge). Vaubel gibt an, daß o- und p-Kresol nur 2, m-Kresol aber 3 Atome Brom aufnähme, dies stimmt auch mit den Regeln über Substitution im Benzolkern bei Anwesenheit einer OH-Gruppe überein. Holzstoff wird durch Kresol grünlich gefärbt.

Das neutrale Calciumsalz des m-Kresols ist schwerer löslich, als das des p-Kresols. Andererseits bildet p-Kresol mit wasserfreier Oxalsäure oder wasserfreien sauern Oxalaten beim Erwärmen p-Kresoloxalsäureester, der beim Erkalten auskristallisiert. Ein weiteres Unterscheidungsmerkmal von m- und p-Kresol bieten die Kresolsulfosäuren; erstere ist in Schwefelsäure sehr leicht löslich, während p-Kresolsulfosäure und auch ihr Na-Salz schwer löslich sind. Gibt man zu 10 ccm einer wässerigen Lösung von Rohkresol je 10 ccm Alkalilauge und Alkohol und 1 Tropfen Anilin, schüttelt, gibt weiter 5—6 Tropfen Wasserstoffsuperoxyd zu und schüttelt aufs neue einige Male, so entsteht nach Zusatz von Natriumhypochloritlösung eine violette, sofort in grün umschlagende Färbung. Auf Zusatz einer Spur Kaliumnitrit zu der Lösung von 2 Tropfen Rohkresol in 3 ccm konzentrierter Schwefelsäure wird die Flüssigkeit smaragdgrün gefärbt. Wird Kresol an der Luft erhitzt, so entzündet es sich und verbrennt mit leuchtender, stark rußender Flamme, ohne einen Rückstand zu hinterlassen. Bringt man unverdünntes Kresol auf die Haut, so ätzt es diese, aber nicht ganz so stark, wie unverdünnte Karbolsäure. Es empfiehlt sich, in solchem Falle das Kresol mit Fließpapier abzuwischen und die betroffenen Stellen mit Weingeist abzuwaschen.

Bei der Oxydation gibt das Rohkresol ein Gemenge o - Oxybenzoesäure (Salicylsäure), m-Oxybenzoesäure und p-Oxybenzoesäure.

Mischt man Kresol mit Seifenlösung, so nimmt dies Gemisch beträchtliche Mengen freie Fettsäuren auf. Der Vorzug eines solchen Desinfektionsmittels soll darin bestehen, daß deren verdünnte Lösung die Haut, Instrumente usw. nicht schlüpfrig macht.

Die vom Arzneibuch angeführten **Eigenschaften** sind durch folgende zu ergänzen. Frisch destilliert ist das Rohkresol eine farblose, lichtbrechende, ölartige, beim Erhitzen völlig flüchtige Flüssigkeit von durchdringendem Geruch, der an Karbolsäure und Kreosot erinnert. Das in den Handel kommende Kresol weist jedoch alle Schattierungen von gelblich bis dunkelbraun auf, und zwar nimmt es unmittelbar nach der Destillation die beschriebene Färbung infolge der Einwirkung von Licht und Luftsauerstoff an. Dieser Umstand ist jedoch ohne Bedeutung auf seine sonstigen Eigenschaften.

Die Kresole wirken erheblich stärker antiseptisch als Phenol, und in erster Linie wieder m-Kresol, dem p- und o-Kresol allerdings nicht viel nachstehen.

In Wasser ist das Kresol sehr viel schwerer löslich als die ihm ähnliche Karbolsäure. Es löst sich erst in etwa 200 T. Wasser von 15⁰. Die Lösung ist in der Regel schwach getrübt, weil das Kresol, wie schon erwähnt wurde, immer noch kleine Mengen von Kohlenwasserstoffen enthält. Das Kresol selbst ist gegen Lackmus neutral; seine wässerige Lösung ist gegen Lackmus entweder neutral oder sie reagiert schwach sauer. Man kann Kresol leichter in Wasser löslich machen durch Zusatz von Salzen der Sulfonsäuren des rohen oder reinen Phenanthrens. Es lassen sich auf diese Weise sehr konzentrierte Lösungen herstellen, die jederlei Wasserzusatz vertragen, ohne daß Kresol ausgeschieden wird. In Alkohol sowie in Äther ist Kresol leicht und klar löslich, weil diese Lösungsmittel auch die vorhandenen Kohlenwasserstoffe in Lösung überführen. Das spez. Gewicht wechselt, da es sich ja keineswegs um ein Produkt von stets gleicher Zusammensetzung handelt; in der Regel ist es bei 15⁰ etwa = 1,055. Ebensowenig zeigt es einen bestimmten Siedepunkt.

Zu den **Prüfungen** ist folgendes zu bemerken: Eine Trübung des Kresol würde einen zu hohen Wassergehalt anzeigen. Auch die Destillation fahndet teilweise hierauf. Bei einem guten Präparat geht bis 198⁰ nur wenig über, darunter 1—1,5 ccm Wasser. Die Hauptmenge destilliert erst bei 200⁰. Nicht selten kommen Rohkresole vor, die bis zu 10 Prozent Wasser gelöst enthalten. Andererseits wird durch diese Prüfung auch die Abwesenheit von o-Kresol gefordert, dessen Siedepunkt bereits bei 188⁰ liegt.

Beim Schütteln mit Natronlauge wird die Flüssigkeit infolge der stattfindenden chemischen Reaktion eine wahrnehmbare Selbsterwärmung zeigen, aber in den meisten Fällen klar sein. Denn selbst wenn mehr als Spuren von Naphthalin zugegen sein sollten, so lösen sich diese in der Kresolnatriumlösung auf und natürlich um so leichter, wenn diese warm ist. Aus diesem Grunde schreibt das Arzneibuch vor, daß sich aus der Flüssigkeit nach halbstündigem Stehen nur wenige Flocken abscheiden dürfen. Nach Verlauf dieser Zeit fügt man zu der Flüssigkeit v o r s i c h t i g und unter Bewegen des Meßzylinders 30 ccm Salzsäure und 10 g Natriumchlorid, schüttelt zum Schluß kräftig um (Vorsicht, damit der Stopfen nicht herausgeschleudert wird) und stellt nun den Meßzylinder unter Lüftung des Stopfens in ein Gefäß mit Wasser von Zimmertemperatur. Nachdem sich in der Ruhe die Kresolschicht von der wässerigen Flüssigkeit völlig getrennt hat, stellt man die Menge der abgeschiedenen Kresole fest. Dieselbe soll mindestens 9 ccm betragen.

Der Vorgang ist folgender: Durch die Einwirkung der Natronlauge auf das Kresol wird

$$C_6H_4{<}^{CH_3}_{OH} + NaOH = H_2O + C_6H_4{<}^{CH_3}_{ONa}$$

wasserlösliches Kresolnatrium gebildet. Kleine Mengen Naphthalin bleiben in Lösung, größere Mengen werden als flockige Ausscheidung ungelöst bleiben. Würden also größere Mengen Naphthalin zu beobachten sein, so wäre das Rohkresol schon deshalb zurückzuweisen. Durch den Zusatz der Salzsäure wird das Kresol aus dem Kresolnatrium wieder abgeschieden:

$$C_6H_4{<}^{CH_3}_{ONa} + HCl = NaCl + C_6H_4{<}^{CH_3}_{OH}$$

Der Zusatz von Kochsalz geschieht in der Absicht, die Löslichkeit des Kresols herabzudrücken (aussalzen).

Da der wirksamste Bestandteil des Cresolum crudum m-Kresol ist, so hat das Arzneibuch eine quantitative Bestimmung desselben vorgeschrieben. Kresol wird nitriert und das abgeschiedene Trinitro-m-Kresol zur Wägung gebracht.

Sind in einem aromatischen Körper gesättigte aliphatische Seitenketten vorhanden, so findet die Nitrierung in erster Reihe am Benzolkern statt. Diese Operation erfolgt nicht überall mit derselben Leichtigkeit. Tritt dieselbe schwerer ein, so erleichtert man die Wasserabspaltung durch Zusatz von konzentrierter Schwefelsäure, oder durch Lösung in derselben. Durch Variation von Temperatur und Salpetersäure kann man auch die einzuführende Zahl der Nitrogruppen beliebig gestalten. In Wasser pflegen die Nitrokörper unlöslich oder schwer löslich zu sein. Durch Erwärmen von 30 g Schwefelsäure mit 10 g Rohkresol entsteht Kresolsulfosäure, die beim Abkühlen sirupartig dickflüssig wird und sich an die Kolbenwandung anlegt. Durch Zufügen von 90 ccm roher Salpetersäure werden o- und p-Kresol zu Oxalsäure verbrannt, so daß nur Trinitro-m-Kresol $(C_6H(CH_3)(NO_2)_3OH)$ gebildet wird. Gießt man das Gemisch in Wasser, so scheidet sich die unlösliche Nitroverbindung ab. Nach diesem von R a s c h i g vorgeschlagenen Verfahren liefern unter genauer Einhaltung der Versuchsbedingungen 10 g Rohkresol mindestens 8,7 g Trinitro-m-kresol. Theoretisch müßte die Ausbeute 11,24 g betragen. Das so abgeschiedene Trinitroderivat ist nicht ganz rein; der Schmelzpunkt soll nicht unter 105⁰ liegen. Ein ganz reines Produkt schmilzt bei 109,5⁰. Geringe Verunreinigungen drücken bekanntlich den Schmelzpunkt merklich herunter.

Bei der Nitrierung ist äußerste **Vorsicht** zu beachten. Einige Sekunden nach dem Mischen mit der rohen Salpetersäure beginnt eine heftige Reaktion, bei der große Mengen rotbrauner, erstickender Dämpfe entwickelt werden. Die Reaktion darf **nur in einem gut wirkenden, dicht schließenden Abzuge** ausgeführt werden.

Aufbewahrung. Da das Kresol unter dem Einfluß von Luft und Licht stark nachdunkelt, so wird der Apotheker, der Wert darauf legt, ein möglichst helles Präparat vorrätig zu halten, dieses in braunen, möglichst gefüllten Flaschen aufbewahren.

Anwendung. Dient zur Bereitung von Aqua cresolica usw.; ev. kann es zur Desinfizierung von Fäkalien, Latrinen u. ähnl. gebraucht werden.

Crocus. — Safran.

Syn.: Crocus orientalis. Stigmata Croci.

Die getrockneten Narbenschenkel von Crocus sativus *Linné*.

Safran ist dunkelorangerot bis braunrot, trocken etwa 2 cm, aufgeweicht 3 bis 3,5 cm lang und besitzt eine oben spatelförmig verbreiterte Platte, die so zusammengerollt ist, daß ihre Längsränder dicht aneinander liegen, so daß oben ein nicht geschlossener Trichter, unten eine Rinne gebildet wird. Der obere Rand des Trichters ist unregelmäßig flach gekerbtgezähnt. Safran riecht kräftig, schmeckt würzig und bitterlich und fühlt sich, zwischen den Fingern gerieben, etwas fettig an.

Wird 0,1 g über Schwefelsäure getrockneter Safran mit 100 g Wasser 3 Stunden lang unter öfterem Schütteln bei Zimmertemperatur ausgezogen und wird 1 g des Auszugs mit 99 g Wasser versetzt, so muß die Mischung deutlich und rein gelb gefärbt erscheinen. Mit Kalilauge erwärmt darf Safran kein Ammoniak entwickeln (Ammoniumsalze). Safran darf nicht süß schmecken (Zucker) und darf an Petroleumbenzin höchstens 5 Prozent lösliche Stoffe abgeben (Fett).

Safran muß durch Trocknen bei 100⁰ brüchig werden und darf dabei höchstens 12 Prozent an Gewicht verlieren; getrockneter Safran darf beim Verbrennen höchstens 6,5 Prozent Rückstand hinterlassen.

Mikroskopische Untersuchung. Die Narbenschenkel bestehen aus dünnwandigem Parenchym, dessen Zellen von einem orangeroten Farbstoff erfüllt sind, und das von feinen Leitbündeln durchzogen wird. In den Grund jedes Narbenschenkels tritt ein einziges, zartes Leitbündel ein, das sich nach oben zu wiederholt gabelig verzweigt, so daß im oberen, breiten Teile ungefähr 20 Leitbündel blind endigen. Die Epidermiszellen sind längsgestreckt, rechteckig; die am Rande des Trichters stehenden sind zu je einer Narbenpapille ausgezogen, zwischen denen häufig große, runde Pollenkörner sitzen.

Das Pulver zeigt, in Wasser untersucht, nur Bruchstücke zartwandiger, orangeroter Zellen, zwischen denen man häufig kleine Leitbündel verlaufen sieht, die sich durch besonders enge Spiralgefäße auszeichnen. Mitunter sind Narbenpapillen und Pollenkörner zu erkennen. Bei Untersuchung des Pulvers in Olivenöl dürfen nur dunkelorangerote Zellfetzen beobachtet werden; Kristalle oder kristallähnliche Körper dürfen den Pulverteilchen nicht anhaften (Zucker).

Läßt man zu einem trockenen Präparate des Pulvers unter dem Deckgläschen einen Tropfen Schwefelsäure fließen, so umgeben sich die Teilchen sofort mit einer tiefblauen Zone und nehmen auch selbst diese Farbe an, die aber bald in violett und braunrot übergeht.

In gut verschlossenen Gefäßen, vor Licht geschützt aufzubewahren.

Die Beschreibung der Droge wurde sehr stark erweitert und schärfer gefaßt, auch wurde eine Anzahl neuer Prüfungen vorgeschrieben, die für diese so vielfach verfälschte Droge sehr notwendig waren.

Geschichtliches. Die Verwendung des Safran als Arzneimittel ist eine sehr alte; er wird schon im **P a p y r u s E b e r s** (16. Jahrh. v. Chr.) als solches genannt, doch stand sonst im Altertum seine Verwendung als Farbe und Gewürz mehr im Vordergrund. Im **H o h e n l i e d S a l o - m o n i s** kommt er als **K a r k ô m** vor, mit welchem Ausdruck wahrscheinlich das griechische *κρόκος* und das lateinische **c r o c u m** zusammenhängen. Der Name **S a f r a n** ist aus dem Arabischen entlehnt, wo **s a f r a** gelb heißt. Die Araber haben sich die Ausbreitung des Safran nach Westen sehr angelegen sein lassen; im 10. Jahrhundert wird er in Spanien angebaut, von wo sich im Mittelalter ein großer Teil des übrigen Europa damit versorgte. Daneben wird behauptet, daß die Safrankultur in England und Frankreich durch Kreuzfahrer eingeführt sei. Im Mittelalter blühte die Kultur besonders in Italien, Spanien und Österreich, so daß Safran nach dem Orient ausgeführt wurde. Im **G â t i n a i s** wurde sie erst im 17. Jahrhundert eingeführt. — Fast ebenso alt wie die Verwendung des Safran ist die Gewohnheit, ihn zu verfälschen: Dioscorides und Plinius berichten darüber, und in Nürnberg wurden wiederholt Safranfälscher mit der gefälschten Ware verbrannt oder lebendig begraben, doch war daselbst gestattet, dem Zentner $8^1/_3$ Pfund „Feminell" beizumengen.

Abstammung. *Crocus sativus* L. (Familie der *Iridaceae*) hat eine von trockenen, faserigen Blattresten umhüllte Knolle, die zunächst eine Anzahl nicht grüner Niederblätter trägt, an die sich ein Büschel nach oben grüner, schmaler Blätter schließt. Im Herbst erscheinen 1—2 Blüten, von denen jede fast bis zur Länge der Perigonröhre von einer 2blättrigen Scheide umhüllt ist. Blütenstiel bis 2 cm lang, Perigon 10—15 cm lang, blaß violett mit dunkleren Streifen, am Schlunde bärtig, die Abschnitte oblong, stumpf. Die 3 Antheren etwa halb so lang als der Saum des Perigons. Der Griffel etwas länger als die Röhre des Perigons, die 3—3,5 cm langen Narben zwischen den Zipfeln des Perigons herabgebogen. Diese Narben bilden die Droge (Fig. 109). — Heimisch wahrscheinlich in Kleinasien, Vorderasien und Griechenland, vielleicht auch in Italien. Es wird vielfach angenommen, daß *Crocus Orsinii* Parlatore, *C. Thomasii*, *C. Cartwightianus* die Stammpflanzen der kultivierten sind.

Kultur. Über ältere Kultur ist unter *Geschichtliches* einiges mitgeteilt. Jetzt werden die größten Mengen in **S p a n i e n** angebaut, namentlich in **L a M a n c h a**, unweit **H u e l v a**, am Golf von **C a d i z**, in der Provinz **A l b a c e t e**, im nördlichen Teile von **M u r c i a**, bei **N o v e l d a** nordwestlich von **A l i c a n t e**, sowie auf den Inseln **P a l m a** und **M a l l o r c a**. Der Hauptmarkt für Spanien ist **V a l e n c i a**, während **A l i c a n t e** und **N o v e l d a** wegen der häufigen Verfälschungen an Ruf eingebüßt haben. — Die nächstbedeutendste Kultur findet im französischen Arrondissement **P i t h i v i e r s - e n - G â t i n a i s**, nördlich von Orléans, statt. Die Ernte beträgt hier meist über 4000 kg, und man bezieht noch spanischen Safran dazu, um ihn dem französischen beizumengen. Von sehr geringer Bedeutung sind die Kulturen in **Ö s t e r r e i c h**, dessen Safran doppelt soviel wert war wie französischer, **S c h w e i z**, wo sich die Reste der früher ausgedehnten Kultur noch im Wallis finden, **G r i e c h e n l a n d** (50 bis 60 kg jährlich), **T ü r k e i**, **I t a l i e n** (Appeninen), **K a s c h m i r**. Neuerdings in **P e n n s y l - v a n i e n** unternommene Versuche sollen gute Resultate ergeben haben.

Im **G â t i n a i s** währt die Ernte im Oktober 2—3 Wochen und ist sehr mühsam, da die Blüten nur 2 Tage dauern, also möglichst bald nach dem Aufblühen gepflückt werden müssen. Man nimmt die Narben sofort aus den Blüten und trocknet sie auf einem Haarsiebe kurze Zeit über Kohlenfeuer. Zu 1 kg trocknen Safrans sind 70 000—80 000 Blüten erforderlich. Diese mühsame Art der Einsammlung usw. hat die Kultur an vielen Orten, wo sie sonst blühte, eingehen lassen.

Beschreibung. Der Safran besteht in der besten Sorte aus den lose ineinander gewirrten, satt braunroten Narben, von denen nur gelegentlich noch einzelne vereinigt am oberen hellgelben Griffelende sitzen dürfen. In der trockenen Droge sind die Narben zusammengedrückt. Sie sind am unteren Ende heller gefärbt und dünn, am oberen Ende dunkelrot, rinnig, plattgedrückt, keilförmig erweitert, aufgeschlitzt, am Endrande kleingelappt, häutig, biegsam, zähe (Fig. 109). Der Geruch ist stark gewürzhaft, fast narkotisch, der Geschmack bitterlich gewürzhaft, etwas scharf. Die Gestalt tritt nach dem Aufweichen in Wasser, oder noch besser unter einem Zusatz von Ammoniak, deutlich hervor. — Die Beschreibung des Arzneibuches ist im übrigen so ausführlich und erschöpfend, daß ihr nichts weiteres hinzuzufügen ist. Die mikroskopische Beschreibung wird durch die Fig. 109 und 110 erläutert.

Pulver. Das meist verwendete feine Pulver (Sieb VI) ist von eigenartig gelbroter Farbe. Es besteht zum größten Teil aus feinst zermahlenen Parenchymtrümmern mit dünnen oder seltener schwach gequollenen Zellwänden mit orangegelbem bis rotbraunem Inhalt, gelben bis braungelben Protoplasmakörnchen oder -klümpchen, aus Epidermistrümmern und Stückchen der Ring- und Spiralgefäße. Aber auch größere Gewebefetzen sind sehr häufig.

Parenchymfetzen (aus dem Innengewebe der Narben) bestehen aus dünnwandigen, schmalen, langgestreckten, in Reihen liegenden Zellen, die oft seitlich miteinander nur lose verbunden sind und sich deshalb leicht (wie Zellfäden) voneinander loslösen; die Wandungen mancher Parenchymzellen verschleimen schwach und erscheinen zuletzt etwas dickwandig; ihr Inhalt ist orangegelb bis braunrot gefärbt. Sie werden häufig von Gefäßbündelchen durchzogen, und an ihnen können Epidermiszellen ansitzen. Die Epidermiszellen sind schmale, langgestreckte, in regelmäßigen Reihen liegende, dünnwandige, ohne Intercellularen miteinander verbundene Elemente mit quergestellten oder schwach geneigten Querwänden; ihre Außenwand ist sehr häufig zu kurz kegelförmigen Papillen ausgezogen; ihr Inhalt ist orangegelb bis gelbbraun gefärbt. Spärlicher treten auf: dicht ringförmig oder spiralig verdickte, enge, nur 5—15 μ weite Gefäße und Tracheiden; spärlich sehr große, kugelige, 60—120 μ große, selten noch größere Pollenkörner mit sehr feinwarziger Cuticula, dicker Wandung und dichtem protoplasmatischem Inhalt von gewöhnlich goldgelber Farbe. Nur ziemlich selten finden sich endlich die keulenförmigen, mehr oder weniger voneinander freien Narbenpapillen, die 50 bis 150 μ lang, gewöhnlich 20—40 μ breit sind und unter einer zarten Cuticula eine verschleimende Wandung zeigen; sie besitzen einen orangegelben Inhalt.

Safranpulver untersucht man:

1. In Olivenöl: Alle Pulverteilchen zeigen die charakteristische orangegelbe bis braunrote Färbung, selbst in den meisten Fällen die Pollenkörner (die Griffel und ihre Bruchstücke sind dagegen z. B. hellgelb). Der Safranfarbstoff ist in fettem Öl unlöslich (löslich dagegen z. B. der Farbstoff der Paprika). An den Pulverpartikelchen dürfen keine Kristalle oder kristallähnliche Körper (wie dies z. B. beim Beschweren von Safran mit

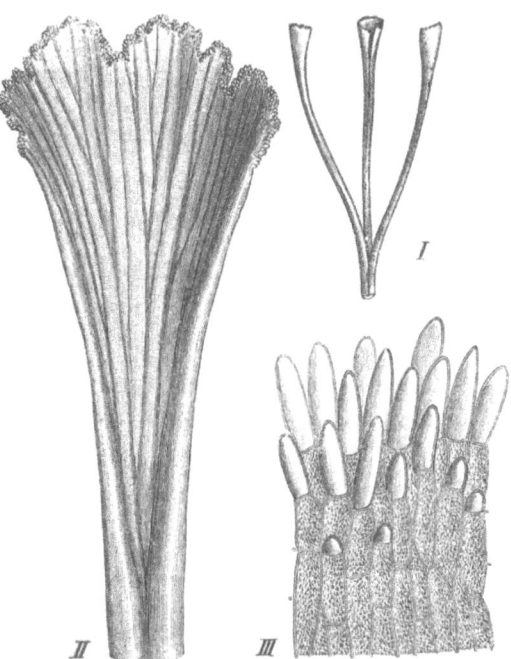

Fig. 109. Safran. *I* Die ganze Narbe, schwach vergrößert. *II* Ein Narbenschenkel in stärkerer Vergrößerung. *III* Oberes Stück einer Narbe mit den Narbenpapillen. Vergr. ca. $^{50}/_1$. (Gilg.)

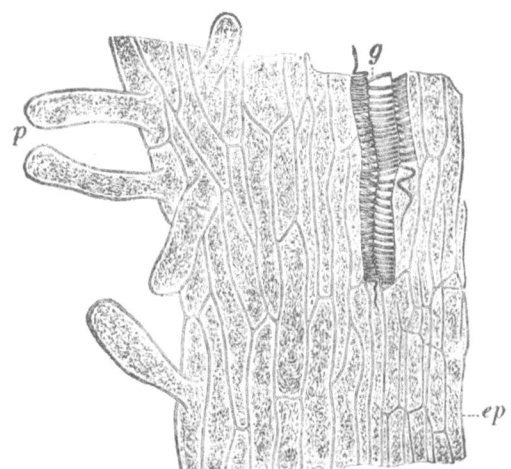

Fig. 110. Stückchen der Safrannarbe in der Flächenansicht. *p* die Papillen, *g* Spiralgefäße, *ep* Oberhaut. 300 mal vergr. (Moeller.)

Zucker der Fall wäre), auch nicht Körnchen oder Tröpfchen anhaften (wie dies z. B. bei künstlichen Färbungen häufig der Fall ist).

2. In Glycerin: Um alle Pulverpartikelchen entstehen sofort Farbstoffzonen. Sind diese unbedeutend oder fehlen sie, so besteht Verdacht auf Fälschung.

3. In Wasser: Alle Elemente des Pulvers sind nach spätestens einer Stunde, besonders bei erfolgtem Auswaschen des Präparates, vollständig oder fast vollständig entfärbt, so daß dann das Pulver auf seine Elemente leicht untersucht werden kann (sind reichlich Pollenkörner vorhanden oder Bruchstücke ziemlich umfangreicher, faserig verdickter Zellen, so liegt eine Fälschung durch Antheren vor).

4. In Chloralhydratlösung: Nach Behandlung mit Chloralhydratlösung erfolgt, besonders bei mehrmaligem Auswaschen des Präparates, in spätestens einer Stunde eine vollkommene Entfärbung aller Elemente des Pulvers, so daß diese leicht unter dem Mikroskop studiert werden können (hierbei erkennt man z. B. sehr gut fremde Blüten und Blütenteile an ihrem abweichenden Bau und den verschiedenen Pollenkörnern).

5. In Jodjodkaliumlösung. Eine Blaufärbung irgend welcher Bestandteile des Pulvers darf nicht eintreten, da Stärke in Safran nicht vorhanden ist (wie z. B. bei Curcuma).

6. In Schwefelsäure: Man läßt zu einem nicht viel Pulversubstanz enthaltenden, trockenen Präparat unter dem Deckgläschen einen Tropfen Schwefelsäure zufließen und beobachtet sofort. Alle Pulverpartikelchen müssen sogleich von einer tiefblauen Zone umgeben sein und nehmen auch selbst diese Färbung an, die aber bald in Violett und Braunrot übergeht (keines der gebräuchlichen Fälschungsmittel zeigt eine ähnliche Farbenreaktion).

Bestandteile. Crocin oder Polychroit ist der wichtigste Bestandteil des Safrans, der Farbstoff, der seine Verwendung bedingt. Zu seiner Gewinnung erschöpft man den Safran erst mit Äther, dann mit Wasser, und schüttelt den wässerigen Auszug mit Knochenkohle, die den Farbstoff aufnimmt. Die gewaschene und getrocknete Kohle wird darauf mit starkem Weingeist ausgekocht und filtriert. Aus der alkoholischen Lösung resultiert das Crocin als spröde, gelblich-braune Masse, löslich in Wasser und verdünntem Weingeist, wenig löslich in starkem Alkohol und Äther. Schwefel- und Salpetersäure lösen es mit blauer Farbe, die nach einiger Zeit in Braun übergeht, Salzsäure löst mit gelber Farbe.

Bleiessig, Kalk- und Barytwasser zersetzen das Crocin in der Wärme in Crocetin und Dextrose. (Der früher Crocose genannte Zucker besteht nach E. Fischer ganz oder zum größten Teil aus Dextrose.) Formel des Crocins: $C_{44}H_{70}O_{28}$, des Crocetins: $C_{34}H_{46}O_9$ (Kayser 1884). Außer im Safran findet sich das Crocin in den chinesischen Gelbschoten und in der *Fabiana imbricata*. — In dem ätherischen Auszug aus dem Safran findet sich Pikrocrocin oder Safranbitter $C_{38}H_{66}O_{17}$. Es bildet prismatische Kristalle, die farblos sind und bitter schmecken. Kayser betrachtet es wie auch das Crocin als Glykosid. Bei seiner Spaltung wird Safranöl und Zucker erhalten. Das Safranöl hat die Formel $C_{10}H_{16}$; es gehört zu den Terpenen.

Nach Koenig enthält der französische Safran: 14,45 Prozent Wasser, 13,58 Prozent stickstoffhaltige Substanz, 0,91 Prozent flüchtiges Öl, 8,03 Prozent Fett, 21,51 Prozent Zucker, 41,89 Prozent stickstofffreie Extraktstoffe, 4,38 Prozent Holzfaser, 4,25 Prozent Asche. Über die Menge der Asche gehen die Angaben weit auseinander: Niederstädt erhielt aus reinem Orléans-Safran 5,84 Prozent Asche und 14 Prozent Wasser, aus bestem Barcelona-Safran 10,30 Prozent Asche und 16,70 Prozent Wasser; als ungenügend beanstandete Barcelona-Ware enthielt: I. 14,65 Prozent Asche und 15,80 Prozent Wasser, II. 13,80 Prozent Asche und 19,80 Prozent Wasser, III. 14,90 Prozent Asche und 17,60 Prozent Wasser. Hilger und Kunze fanden bei einer großen Anzahl Sorten den Aschengehalt von 4,48—6,90 Prozent schwanken. Koenig stellte in spanischem Safran 4,05, in französischem 4,25 Prozent Aschenbestandteile fest. E. Schmidt konstatierte das Vorkommen von Aluminium in der Asche; er fand in 2 unverdächtigen Sorten aus Südfrankreich:

	I	II
Wasser (bei 100⁰—105⁰ getrocknet)	9,66 Prozent	9,59 Prozent
Asche	5,97 ,,	7,38 ,,
Bestandteile, die in heißem Wasser löslich sind .	56,76 ,,	57,40 ,,
Al_2O_3	0,115 ,,	0,123 ,,

Biel fand in unzweifelhaft reinem Safran 0,283 Prozent Tonerde. Im allgemeinen wird man sagen können, daß die Forderung des Arzneibuches von 14 Prozent Wasser und 6,5 Prozent Asche nicht zu hart ist, wenn schon vereinzelte reine Safransorten mit mehr Asche vorkommen mögen. — Kunze ermittelte die in Äther löslichen Bestandteile als zwischen 3,54 Prozent und 14,40 Prozent, die in Alkohol löslichen zwischen 46,86 und 52,42 Prozent schwankend.

Handelssorten. Je nach der Herkunft werden eine ganze Anzahl Sorten unterschieden; für den Handel haben nur die folgenden Bedeutung:

1. Österreichischer Safran, jetzt angeblich gar nicht mehr vorkommend, war früher der geschätzteste, da er nur aus Narben bestand.

2. Französischer oder Gâtinais-Safran, dem österreichischen wenig nachstehend und allein zum pharmazeutischen Gebrauch geeignet. Man unterscheidet in Frankreich selbst 2 Sorten: Safran d'Orange (à la mode), der durch künstliche Wärme getrocknet ist und eine besonders lebhafte Farbe hat, und Safran comtat, den an der Sonne getrockneten, weniger geschätzten. Der französische Safran ist häufig mit spanischem vermengt.

3. Spanischer Safran ist meist künstlich mit Fett überzogen, um ihm ein lebhafteres Ansehen zu geben; besonders die Alicanteware soll fast immer verfälscht sein.[1])

Als **Identitätsreaktion** gibt das Arzneibuch die durch Schwefelsäure entstehende Blaufärbung an, die bald in Violett und Braunrot übergeht.

Prüfung. Die Prüfung des Safrans erstreckt sich auf 1. Färbekraft, 2. Wasser- und 3. Aschegehalt, ferner auf fremde Beimengungen (Ammoniumsalze, Zucker, Fett).

1. **Färbekraft.** Der nach der Vorschrift des Arzneibuches erhaltene wässerige Auszug ist sehr stark gelb gefärbt. Bringt man 1 g (oder 1 ccm) davon in einen mit 100 ccm Wasser gefüllten Zylinder, so erscheint die Flüssigkeit nach dem Umschütteln noch kräftig gelb gefärbt. Bei gutem Safran ist selbst nach Zusatz von 0,1 ccm obiger Lösung noch eine zwar blasse aber deutliche Gelbfärbung zu bemerken.

Als Verfälschungsmittel bzw. als Safransubstitut wird neuerdings ein extrahierter, alsdann mit gelben Nitrofarbstoffen wieder aufgefärbter Safran in den Handel gebracht. Nach Bettink läßt sich diese Verfälschung wie folgt nachweisen: 0,1 g trocknen Safran schüttelt man eine halbe Minute lang mit 10 ccm destilliertem Wasser und filtriert durch einen Wattebausch ab. 5 ccm des Filtrates werden mit 5 ccm konzentrierter Schwefelsäure gemischt und auf die noch warme Mischung 3 ccm Ferrosulfatlösung (1 : 3) geschichtet. Bei Anwesenheit eines Nitrofarbstoffes entsteht eine dunkle Zone. — Wird der Rest des Filtrates im Wasserbade auf 50⁰ erwärmt und mit 3 Tropfen schwefliger Säure versetzt, so muß die gelbe Farbe verschwinden.

2. **Feuchtigkeits-** und 3. **Aschegehalt** bestimmt man in einer Probe. Man kann dabei nach den unter „Untersuchungsverfahren" Seite 41 gemachten Angaben verfahren oder aber auch wie unten angegeben.

Zur **Feuchtigkeitsbestimmung** glüht man einen mit reinem weißem Sand[2]) zu ⅓ gefüllten Porzellantiegel aus und wägt nach dem Erkalten und halbstündigen Stehen im Exsikkator, beschickt ihn alsdann mit etwa 0,5 g Crocus, wägt abermals, trocknet bei 100⁰ und wägt wieder. Beispiel: Das Gewicht des Safrans beträgt vor dem Trocknen 0,5375 g, nach dem Trocknen 0,4755, die Gewichtsabnahme (die Feuchtigkeit) also 0,062 g. Dann wird nach der Gleichung $0,5375 : 0,0620 = 100 : x$ oder nach dem Ansatze $\dfrac{100 \times 0,062}{0,5375}$ mit 11,16 der Prozentgehalt gefunden.

Zur **Bestimmung des Aschegehaltes** bringt man den mit Sand und trocknem Safran gefüllten Tiegel in schräger Stellung über eine kleine Flamme. Sobald vollkommene Verkohlung eingetreten ist, zieht man die Flamme weg und mischt nach dem Erkalten unter vorsichtiger Vermeidung von Verlust mit einem Glasstabe Kohle und Sand untereinander und glüht abermals, erst schwach, dann stark. Sollte dabei nicht volle Weißfärbung des Sandes eintreten, so nimmt man wieder die Flamme weg und bringt nach dem Erkalten durch Schräghalten und Klopfen des Tiegels den Sand von der Hälfte des Bodens weg. Alsdann tropft man 5 Tropfen rauchende Salpetersäure auf die leere Bodenhälfte, stürzt den Sand darüber und

---

[1]) Es erscheint nicht überflüssig, auf eine Anzahl Körper hinzuweisen, die ihrer gelben oder gelbroten Farbe wegen ebenfalls den Namen Crocus, Safran oder dgl. führen oder führten. Crocus Antimonii und metallorum = Stibium oxydatum fuscum, Crocus Martis adstringens, aperiens, vitriolatus = verschiedene rote Eisenoxyde, Crocus Saturni = Minium, Crocus Salis = Aurum oxydatum, Crocus indicus = Rhiz. Curcumae, Azafrancillo de Mexico = Wurzel der *Escobedia scabrifolia* L. (*Scrophulariaceae*), Kap-Safran = getrocknete Blüten von *Lyperia crocea* Eckl. (*Scrophulariaceae*), Açafras = Orlean (Brasilien). Ferner würden hierher die noch zu erwähnenden Blüten von *Calendula officinalis* und *Carthamus tinctorius* gehören.

[2]) Reiner weißer Sand ist durch Behandeln weißen Sandes mit Salzsäure, Auswaschen mit Wasser bis zum Verschwinden der Chlorreaktion und Trocknen zu erhalten.

erhitzt auf einer Asbestplatte über ganz kleiner Flamme, bis der Tiegelinhalt ganz trocken ist, dann glüht man den Tiegel wieder über direkter Flamme. Die Salze der Asche werden hierdurch als Nitrate erhalten. Um sie in Carbonate überzuführen, bestreut man den fast erkalteten Tiegelinhalt mit etwas gepulverter reinster Oxalsäure und erhitzt nochmals, die Erhitzung langsam bis zur Glut steigernd. Danach bringt man den Tiegel in den Exsikkator und wägt ihn nach dem Erkalten.

Beispiel: Das Gewicht des trockenen Safrans betrug (s. oben) 0,4755 g. Die Gewichtszunahme des Tiegels (die Asche) betrage 0,3035 g. Dann berechnet sich nach der Gleichung 0,4755 : 0,0303 = 100 : x der Prozentgehalt mit 6,38.

So einfach die Vorschriften auch im Gegensatze zu den zahllosen vorgeschlagenen und eingeführten Methoden, Verfälschungen des Safrans nachzuweisen, sind, so reichen sie doch aus, einen guten Safran zu erkennen. Die Hauptsache ist eben, die Augen aufzumachen und sich die Ware ganz genau anzusehen; es muß dann schon eine sehr raffinierte Fälschung sein, der man nicht bald auf die Spur kommt.

Außer den vom Arzneibuch angegebenen Prüfungen werden folgende empfohlen: 1. Chloroform mit Safran eine Minute geschüttelt, wird nur ganz schwach gelb gefärbt, während die meisten Verfälschungsmittel stark gelb färben. 2. Petroläther wird durch reinen Safran (ohne Griffel) gar nicht oder nur ganz schwach gelb gefärbt. 3. Ein mit Fett oder Glycerin bestrichener Safran macht zwischen Papier gedrückt Flecke.

Verfälschungsmittel für Safran gibt es viele. Auf A m m o n s a l z e läßt das Arzneibuch in der bekannten Weise durch Erhitzen mit Kalilauge prüfen, auf Z u c k e r durch die Geschmacksprobe, auf F e t t durch Extraktion mit Petroläther. Hierzu maceriert man 1 g getrockneten Safran in einem Kölbchen mit etwa 20 ccm Petroläther mehrere Stunden lang und schüttelt öfters durch, gießt alsdann in ein genau gewogenes Porzellanschälchen ab und stellt dieses auf ein Gefäß mit kochend heißem Wasser (n i c h t auf die Öffnung eines Dampfbades, weil hierbei vom Schaleninhalt leicht ein Teil über den Rand kriecht). Nach Verdunstung des Petroläthers wird noch bei 100⁰ nachgetrocknet, dann nach dem Erkalten gewogen. Ein weiteres Verfälschungsmittel ist M i l c h z u c k e r (der durch den Geschmack nicht leicht zu erkennen ist) und G l a u b e r s a l z. Ersterer ist meistens mikroskopisch zu erkennen; er beeinträchtigt auch die Intensität der Färbung der wässerigen Lösung. Letzteres macht den Safran prall und brüchig, erhöht natürlich auch den Aschegehalt und erniedrigt die Färbekraft. Safranpulver wird auch mit S a n d e l h o l z p u l v e r verfälscht. Dasselbe ist leicht in dem mikroskopischen Bilde des mit Wasser erschöpften Safrans zu erkennen; es fällt durch seine dunkle Färbung und andere Struktur sofort auf.

Es sind in den letzten Jahren viele Verfälschungen nachgewiesen worden, und zwar einige derselben recht häufig:

1. Der Safran ist mit solchem gemengt, der seines Farbstoffes beraubt ist, oder besteht ausschließlich aus solchem. Ein solcher Safran ist meist spröde und hat nicht die Färbekraft des reinen (vgl. Arzneibuch). Oft ist solcher extrahierter Safran wieder gefärbt mit „Rouge soluble" (Sulfonatriumroccellin) (färbt Wasser rötlich orange).

2. Es sind dem Safran in zu großer Menge die hellgelben Griffel und andere Teile der Safranblüte beigemengt. Zerschnittene Blumenblätter, die Blütenscheide und Staubgefäße erkennt man beim Einweichen, die letzteren, wenn man sie aufschlitzt, an den zahlreichen Pollenkörnern.

3. Der echte Safran ist mit Honig, Glycerin oder fettem Öle beschwert: gibt auf Papier Flecke.

4. Er ist außerdem mit Zucker oder mineralischen Substanzen (25—30 Prozent schwefels. Baryt, 30 Prozent kohlens. Kalk, 23 Prozent Gips, Weizenmehl usw.) beschwert. Solche Gewichtsvermehrungen sind bis zu 50 Prozent vorgekommen. Abspülen mit Wasser oder Aschenbestimmung. Meist ist der krustenförmige Überzug schon bei schwacher Vergrößerung zu sehen.

5. Die erwähnten hellgelben Griffel des Safran bildeten unter dem Namen F e m i n e l l einen besonderen Handelsartikel.

6. Es sind dem Safran die Narben anderer Safranarten beigemengt: sie sind meist kürzer. Die Narben von *Crocus vernus* (Fig. 112) sind vorn tutenförmiger und tiefer gekerbt, die von *Crocus speciosus* sind gabelspaltig geteilt. Es fehlt diesen Narben das Färbevermögen.

7. Fasern gepökelten und geräucherten Rindfleisches erkennt man beim Aufweichen.

8. Gefärbte Strahlenblüten von *Calendula officinalis* L. (*Compositae*), die geradezu als u n e c h t e r S a f r a n bezeichnet werden. Die Asche von *Calendula* ist intensiv grün. Zur

Färbung benutzt man dinitrokresolsaures Natrium; Petroläther wird in wenigen Minuten intensiv gelb gefärbt. Die Fälschung ist beim Einweichen in Wasser leicht zu erkennen.

9. Die Blüten des „S a f l o r", *Carthamus tinctorius* L., die auch in kleinen Kuchen allein einen Handelsartikel bilden. Sie sind ebenfalls beim Aufweichen zu erkennen: die Asche ist rotbraun gefärbt.

10. Andere zerschnittene Blüten: von *Papaver rhoeas* L., *Punica granatum* L., *Scolymus hispanicus* L., *Arnica montana* L.

11. Zerschnittene, mit Karmin gefärbte und mit Kalk beschwerte Blätter grasartiger Pflanzen (*Carex capillaris?*).

12. Mit einem Eosin-Azofarbstoff gefärbte Keimpflanzen einer Papilionacee (Wicke?)

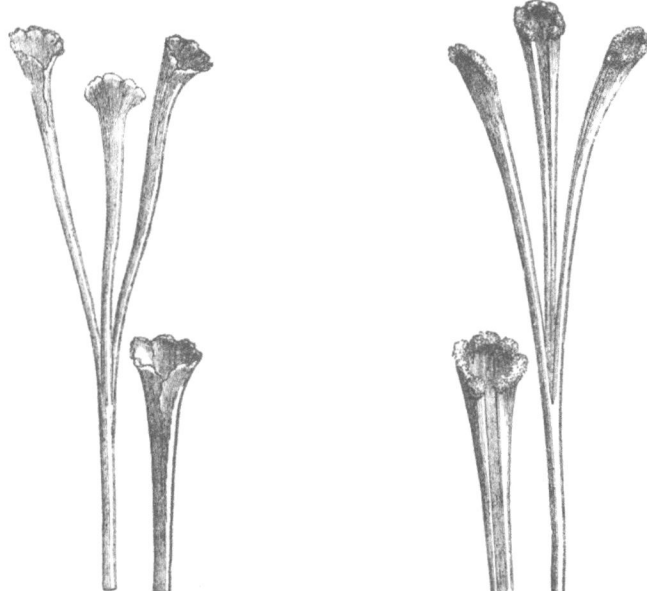

Fig. 111. Narben von Crocus sativus Fig. 112. Narben von Crocus vernus
(P l a n c h o n).

13. Würzelchen von Porree (*Allium porrum*).

14. Zerschnittene Zwiebelschalen.

15. Mit Gummi, Kreide und Karmin beschwerte Gramineenkeimlinge.

16. Ähnlich behandelte zerfaserte Algen (?).

17. Sandelholz nur im Pulver.

18. Kurkuma. Der ätherische Auszug hinterläßt beim Verdunsten einen gelben Fleck, der mit etwas Borax und Salzsäure braun wird und beim Betupfen mit Ammoniak in Blauschwarz übergeht.

19. Gelatinefäden, mit einem roten Farbstoff getränkt.

Alle diese Verfälschungen sind bei unzerkleinertem Safran beobachtet; weit schwieriger ist es natürlich noch, bei einem gepulverten Safran zu einem sicheren Urteil zu gelangen. Eine beliebte Manipulation ist es, den Safran zu trocknen und den Trockenverlust beim Pulvern durch Sandelholz zu ersetzen. Gepulverter Safran ist mit Capsicumpulver vermischt vorgekommen. Zur Nachweisung einer V e r f ä l s c h u n g von g e p u l v e r t e m S a f r a n empfehlen B i e t s c h und C o r e i l folgendes Verfahren (vergl. oben): Auf eine kleine Menge des Pulvers, das man auf dem Objektträger ausgebreitet hat, bringt man einen Tropfen konzentrierter Schwefelsäure, bedeckt mit dem Deckgläschen und betrachtet schnell bei schwacher Vergrößerung. Jedes Safranpartikelchen zeigt sich dann von einer blauen Zone umgeben; alle Stückchen, bei denen dieselbe fehlt, sind nicht Safran. Ferner bringt man zu einer Prise des Pulvers 10 ccm einer Mischung aus 1 T. Essigsäure und 3 T. Glycerin, läßt einige Augenblicke kochen, verdünnt mit dem doppelten Volum Wasser, läßt absetzen und untersucht den Absatz unter dem Mikroskop. Alle Safranpartikelchen zeigen sich vollständig entfärbt, während z. B. Blütenteile anderer Pflanzen die Farbe mehr oder weniger bewahrt haben. Da ferner der Safran keine Gerbsäure enthält, so darf auf Zusatz von Ferrisalzen zu einem wässerigen Auszug nur eine rotbraune Färbung auftreten.

Als *Safransurrogat* oder *chemischer Safran* sind verschiedene Gemenge im Handel, z. B. 4 T. Weizenmehl, 2 T. Safran, 2 T. Kurkuma, 1 T. Sandelholz und etwas Gewürz. Am häufigsten kommt unter diesem Namen das nach W e y l giftige Dinitrokresolkalium oder -ammonium vor. *Safran Algeri* ist ein Gemisch von Martiusgelb und Tropaeolin 000 Nr. 2 mit etwas Crocin. Auch sonst werden gelbe und orangefarbene organische Farbstoffe zur Verfälschung, besonders zum Auffärben der oben genannten Fälschungsmittel benutzt. Das Verhalten gegen Säuren und gegen Lösungsmittel läßt sie leicht erkennen.

Aufbewahrung. Man bewahrt den Safran vor Licht geschützt in Glashäfen oder Blechbüchsen auf. Das Pulver muß in gut verkorkte Gefäße gefüllt werden.

Anwendung. Früher — und wohl heute noch als Volksmittel — wurde der Safran als sog. Emmenagogon (Menstruation beförderndes Mittel) benutzt; gegenwärtig dient er nur als Gewürz. — In großen Dosen wird er noch manchmal zur Erzeugung eines kriminellen Abortes genommen.

Cubebae. — Kubeben.

Syn.: Baccae Cubebae. Fructus Cubebae. Piper caudatum.

Die getrockneten, noch nicht völlig reifen Steinfrüchte von Piper cubeba *Linné fil.*

Die Frucht hat einen Durchmesser von 4 bis 5 mm, ist kugelig, graubraun, graubläulich bis grauschwarz, meistens stark gerunzelt, am Scheitel mit 3 bis 5 mehr oder weniger deutlichen Narbenlappen versehen und am Grunde in einen 5 bis 10, meist 6 bis 8 mm langen, kaum 1 mm dicken, stielartigen Fortsatz ausgezogen. Der Längsschnitt läßt eine 0,4 bis 0,5 mm dicke Fruchtwand erkennen; in der von dieser umschlossenen Höhlung findet sich ein unreifer, stark geschrumpfter Same, der am Grunde mit der Fruchtwand verwachsen ist. Kubeben riechen würzig und schmecken würzig, etwas scharf und bitter.

Setzt man zu einem Stückchen der Frucht einen Tropfen einer Mischung von 4 Teilen Schwefelsäure und 1 Teil Wasser, so färbt sich die Säure stark rot.

Kubebenpulver darf beim Verbrennen höchstens 8 Prozent Rückstand hinterlassen.

Mikroskopische Untersuchung. Die Epidermis der Fruchtwand ist kleinzellig. Unter ihr liegt eine Schicht kleiner, quadratischer Steinzellen, die manchmal durch Parenchym unterbrochen, manchmal verdoppelt erscheint. Das darauf folgende Parenchym ist dünnwandig und enthält zahlreiche Sekretzellen. Die Fruchtwand wird innerhalb der unscheinbaren Innenepidermis durch eine Hartschicht abgeschlossen, die aus 1, selten 2 oder 3 Schichten von großen, radial gestreckten, grob getüpfelten Steinzellen besteht. Denselben Bau wie die Fruchtwand zeigt auch im allgemeinen der Fruchtstiel; doch sind hier die Steinzellen teilweise langgestreckt, mehr oder weniger faserartig. Der Same ist von einer rotbraunen, dünnen Samenschale umgeben und besteht zum größten Teil aus Perisperm, das ein kleines Endosperm und den winzigen Keimling umschließt; das Perisperm besteht aus dünnwandigen, mit sehr kleinen Stärkekörnern dicht gefüllten Parenchymzellen und zahlreichen Sekretzellen.

Das braune Pulver ist gekennzeichnet durch die Parenchymfetzen mit Stärkekörnern, die freiliegende Stärke, die oft in Nestern zusammenliegenden großen, gelben Steinzellen und die in Parenchymfetzen deutlich sichtbaren, dunkelbraunen Sekretzellen, die sich bei Zusatz von Schwefelsäure ebenso wie das Parenchym rot färben. Faserartig, gestreckte Steinzellen dürfen nur in geringer Menge vorkommen.

Neu ist die Forderung, daß Kubebenpulver beim Verbrennen höchstens 8 Prozent Rückstand hinterlassen darf. Im übrigen ist die Beschreibung der Droge sehr stark erweitert und hierbei besonders das Pulver berücksichtigt worden.

Geschichtliches. Die früheste sichere Kenntnis der Kubeben verdanken wir den Arabern, bei denen sie „Kababah" hießen. M a s u d i (10. Jahrhundert) wußte, daß sie von J a v a stammen. Der heiligen H i l d e g a r d (13. Jahrhundert) waren sie als *Cubebo* bekannt. Der Strauch wurde 1781 durch den jüngeren L i n n é bestimmt. Neben der Verwendung als Arzneimittel benutzte man sie vielfach als Gewürz, was ihrer Ausbreitung sicher besonders förderlich gewesen ist. Zu Anfang des 19. Jahrhunderts waren sie in Vergessenheit geraten, und englische Ärzte lernten sie auf Java von neuem kennen. — Kubebenöl findet sich 1582 auf der Frankfurter Messe. Das Cubebin stellten S o u b e i r a n und C a p i t a i n e zuerst 1839 dar.

Abstammung. *Piper cubeba* L. fil., Syn.: *Cubeba officinalis* M i q. (Familie der *Piperaceae*), der Kubebenpfeffer, ist ein bis 6 m hoch kletternder, holziger Strauch mit gabelig verzweigten Ästen, der an den verdickten Knoten kurzgestielte, lederige, am Grunde schief- herzförmige, kahle Blätter trägt. Die Blüten sind 2häusig. Die männlichen Pflanzen haben schlanke, walzenförmige Ähren mit schildförmigen Deckblättern, auf deren Innenseiten 2 oder 3 Staubgefäße sitzen. Die weiblichen, dickeren Ähren tragen die nackten, ungestielten Frucht- knoten in der Achsel eiförmiger, abgerundeter Deckblätter.

Die Pflanze ist sicher heimisch auf J a v a , vielleicht auch auf S u m a t r a und B o r n e o. Man pflanzt sie gern in den Kaffeeplantagen an, wo sie sich an den Bäumen, die den Kaffee- bäumen Schatten geben sollen, in die Höhe rankt. Man kultiviert sie auf Java im Osten der Insel, im Süden in den Residentien B a g e l e n und B a n j o e m a a s, im Norden bei S o e - b a n g und K r a w a n g , im Nordwesten in der Residentie B a n t a m und im Süden S u - m a t r a s. Neuerdings wird sie auch auf den A n t i l l e n und in A f r i k a i n S i e r r a L e o n e gepflanzt.

Beschreibung. Man sam- melt die Kubeben vor der Reife; sie sind alsdann kugelig, von un- gefähr 5 mm Durchmesser, oft am Grunde eingefallen, sehr wenig zugespitzt. Nach dem Trocknen sind sie durch Einschrumpfen der fleischigen Fruchtwand runzelig, graubraun oder schwärzlich, häufig aschgrau bereift. Sie bilden dann 5 mm im Durchmesser haltende, kugelige, in den bis 1 cm langen (oft aber kürzeren) stielartigen Fortsatz ausgezogene Körner, die an der Spitze oft Reste der Nar- benlappen erkennen lassen. Die Schale ist 0,25 bis etwa 0,5 mm dick, ihr Endokarp ist sklerosiert. Sie umschließt einen meist unent- wickelten, geschrumpften, nur an der Basis angewachsenen Samen. Ist der Samen entwickelt, so er- kennt man im obersten Teile des Perisperms das kleinere, hellge- färbte Endosperm mit dem Em- bryo. In der Droge ist der Samen

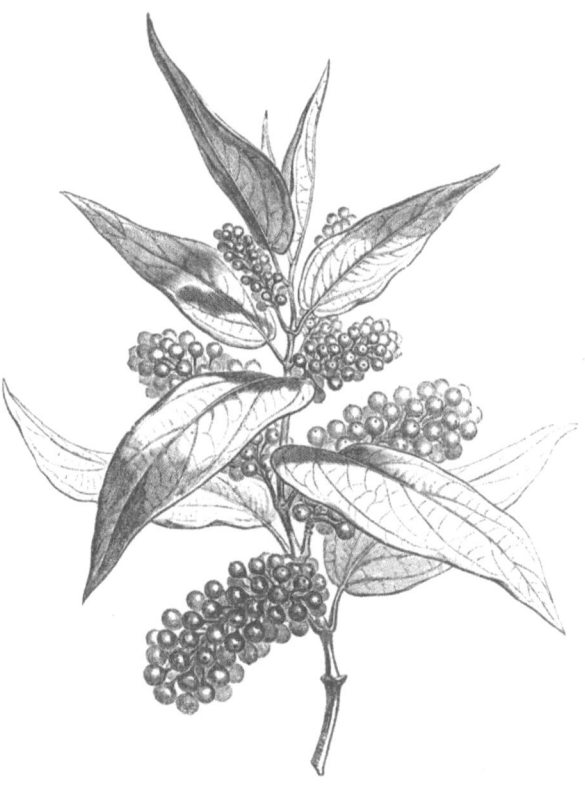

Fig. 113. Piper cubeba, ein fruchttragender Zweig (Baillon).

meist zu einer schwarzen, formlosen Masse geschrumpft. Vgl. hierzu die Fig. 113, 114, 115. — Die mikroskopische Beschreibung des Arzneibuches ist so ausführlich, daß hier nichts weiteres hinzuzufügen ist und sie nur durch die Fig. 116 ergänzt werden soll.

Pulver. Das gelblich-braune bis bräunliche, mittelfeine (Sieb V) und feine (Sieb VI) Pulver besteht in der Hauptmenge aus feinst zerriebenen, farblosen bis schwach bräunlichen Zellwandtrümmern, winzigen farblosen Protoplasmakörnchen, freiliegenden Stärkeballen, frei- liegenden winzigen Stärkekörnchen, gelben Steinzellen und Öltropfen. Dazwischen liegen sehr reichlich größere und kleinere Parenchymfetzen, teils farblos, mit dünnen Zellwänden von polygonalem oder rundlichem Umriß, erfüllt mit einem aus winzigen Stärkekörnchen bestehen- den, fest zusammenhängenden Stärkeballen (aus dem Perisperm), teils gelbbraun bis bräun- lich oder seltener dunkelbraun, aus rundlichen, dünnwandigen Zellen bestehend, die spärlich Stärke führen, zwischen jenen häufig etwas vergrößerte Sekretzellen mit gelblich-braunem bis dunkelbraunem, meist ölartigem, seltener verharztem Inhalt (aus der Fruchtwand). Letztere Parenchymfetzen sind gewöhnlich durchsetzt von größeren oder geringeren Mengen von häufig noch in Reihen liegenden polygonalen oder schwach gestreckten Steinzellen mit dicken, grob getüpfelten Wänden (die Tüpfelkanäle häufig verzweigt); diese Steinzellen sind zum Teil nur 20—40 μ groß und besitzen einen dunkeln Inhalt, teils sind sie 50—100 μ groß und manchmal noch größer, inhaltslos. (Kleinere oder größere Komplexe von Steinzellen können auch ohne Begleitung anderer Zellen vorkommen.) Die Stärkekörnchen sind polyedrisch, seltener kugelig, nur 4—5 μ groß, selten etwas größer, und zeigen einen nur undeutlichen, zentralen Kernspalt; die sämtlichen Körnchen einer Perispermzelle hängen gewöhnlich zu einem großen polygonalen Stärkeballen fest zusammen, so daß sie häufig auch nach Zertrümmerung der Wand noch mehr oder weniger vollständig im Pulver vereinigt bleiben; innerhalb der Stärkeballen erkennt man gelegentlich auch ansehnliche, ovale oder eiförmige Einzelballen, die als zusammengesetzte Stärkekörner gedeutet wurden (vielleicht sind die Stärkeballen und die Einzelballen nur auf die beim Trocknen der Früchte angewendete künstliche Wärme zurückzuführen!).

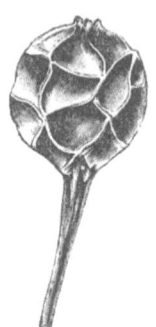

Fig. 114.
Eine Kubebe,
4 fach vergrößert.

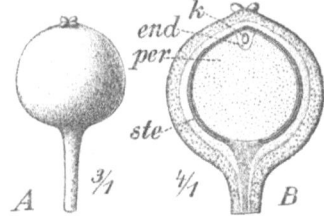

Fig. 115. Cubebae.
A ganze frische Frucht ($^3/_1$), *B* dieselbe (reif) im Längsschnitt ($^4/_1$), *ste* Steinschale, *per* Perisperm, *end* Endosperm, *k* Keimling.
(Gilg.)

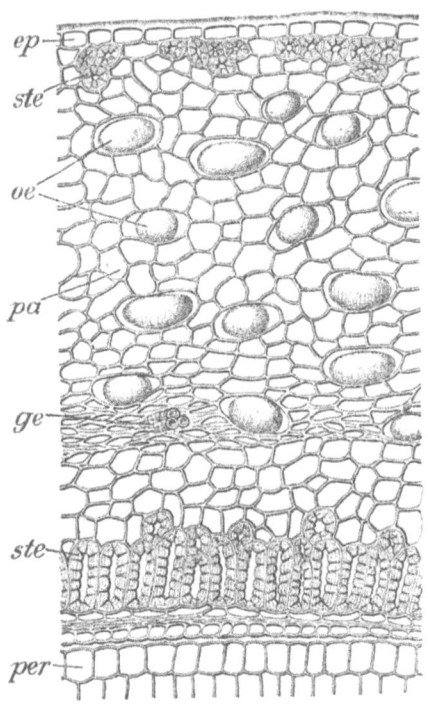

Fig. 116. Cubebae. Querschnitt durch die Fruchtwandung. *ep* Epidermis, *ste* (oben) äußere Steinzellschicht, *oe* Ölzellen, *pa* Parenchym, *ge* ein kleines Gefäßbündel, *ste* (unten) innere Steinzellschicht, *per* Perisperm. (Gilg.)

Seltener oder spärlich werden beobachtet: Stückchen der rotbraunen, aus zusammengefallenen, dünnwandigen Zellen bestehenden Samenschale; Fetzen der aus ziemlich kleinen, dickwandigen, polygonalen, farblosen Zellen bestehenden, einen braunen Inhalt führenden Fruchtschalenepidermis (die oft gemeinsam mit kleinen Steinzellen vorkommt); ringförmig oder spiralig verdickte, enge Gefäße; langgestreckte, stark verdickte, reichlich getüpfelte, gelbliche bis gelbe, spitz zulaufende oder fast quer abgeschnittene Fasern (aus der stielartigen Fruchtbasis).

Charakteristisch für das Pulver sind besonders die großen Mengen der verschiedenartigen Steinzellen, die Perispermfetzen mit ihren auffallenden Stärkeballen, die Fruchtwandstückchen mit den Sekretzellen.

Größere Mengen von Sklerenchymfasern sowie weitlumige Sekundärgefäße dürfen im Kubebenpulver nicht vorhanden sein; solche stammen meist aus der Fruchtstandsspindel. Diese ist auch charakterisiert durch mehrzellige Gliederhaare, die im Kubebenpulver höchstens in Spuren vorkommen dürfen.

Das Pulver wird untersucht:

1. In Wasser-Glycerin. Man erkennt deutlich die Stärke und die Färbung der verschiedenartigen Elemente.

2. In Chloralhydratlösung. Die meisten Elemente werden rasch deutlicher, und besonders die mechanischen Elemente heben sich schärfer ab.

3. In einer halb alkoholischen, halb wässerigen Alkanninlösung. Man erkennt sehr schön die überall im Pulver auftretenden rotgefärbten Kugeln von ätherischem Öl (fehlen diese oder treten sie nur spärlich auf, so war die Droge vorher extrahiert).

4. In konzentrierte Schwefelsäure oder eine Mischung von 4 Teilen Schwefelsäure und 1 Teil Wasser wird eine kleine Menge von Pulver eingetragen und sofort unter dem Mikroskop untersucht: Alle größeren Pulverpartikelchen müssen von einer kirschroten Zone umgeben sein.

Bestandteile. Die Kubeben enthalten 10—18 Prozent ätherisches Öl vom spez. Gewicht 0,910—0,930. Dieses ist von grünlichgelber Farbe und liefert bei der fraktionierten Destillation nach einem farblosen und einem gelblich gefärbten Anteile ein schön blau gefärbtes Öl. *Schimmel & Co.* (1892) fanden im Kubebenöl zwei Kohlenwasserstoffe, *Dipenten* und *Cadinen*, auf und ein Stearopten: *Kubebenkampfer*, das sich auch aus älterem Öl beim Abkühlen in Kristallen abscheidet (Schmelzpunkt 66,5°).

C u b e b i n. Zu etwa 2,5 Prozent in den Kubeben enthalten. Zur Darstellung wird der beim Behandeln des gereinigten Kubebenharzes mit Kalilauge unlöslich gebliebene Rückstand wiederholt aus Weingeist umkristallisiert. Feine weiße Nadeln oder Blättchen ohne Geruch, in alkoholischer Lösung bitter schmeckend. Schmelzpunkt 125°. In kaltem Wasser fast unlöslich, in heißem wenig löslich. In 76 T. absolutem Alkohol bei 20° löslich, in solchem von 0,85 spez. Gewicht in 140 T., in Äther bei 12° in 26,6 T. löslich. Löslich ferner in Essigsäure, Chloroform, flüchtigen und fetten Ölen. Formel $C_{10}H_{10}O_3$. Bei der Oxydation mit $KMnO_4$ wird Piperonylsäure $C_8H_6O_4$ gebildet. S c h a e r fand, daß das Cubebin alkaloidähnliche Reaktionen gibt, und konstatierte besonders gewisse Ähnlichkeiten mit dem Veratrin, Digitalin, Aconitin und Morphin. In konzentrierter Schwefelsäure löst es sich mit schön roter Farbe, ebenso beim Zusammenreiben mit Phosphorsäureanhydrid.

K u b e b e n s ä u r e. 1,7 Prozent vom Gewicht der Kubeben. Formel: $C_{13}H_{14}O_7$ (S c h m i d t), $C_{28}H_{30}O_7 \cdot H_2O$ (S c h u l z e). Eine weiße, harzartige, bei 56° schmelzende Masse, die sich an der Luft bräunt. Fast geschmacklos, von wenig saurer Reaktion. Unlöslich in Wasser, löslich in Weingeist, Äther, Chloroform, Ammoniak und Kalilauge. Bildet amorphe Salze, von denen die der Alkalimetalle in Wasser löslich sind. Die Salze der Erdalkalimetalle und schweren Metalle entsprechen der Formel: $C_{13}H_{12}M_2O_7$. Konzentrierte Schwefelsäure löst mit karmoisinroter Farbe, die durch neutrales Kaliumchromat in Grün verwandelt wird. — Die Kubeben enthalten 5,45 bis 8,10 Prozent Asche.

Prüfung, Verwechselungen und Verfälschungen. Es gibt in Indien eine Anzahl Formen von *Piper cubeba*, deren Früchte im Aussehen und Bau (siehe oben) von den echten nicht oder kaum abweichen, die sich aber bezüglich der Bestandteile von den echten, die man auf Java als: R i n o e K a t ö n j a r bezeichnet, offenbar sehr wesentlich unterscheiden. So färben sie sich infolge der Abwesenheit von Cubebin und auch wohl von Kubebensäure mit konzentrierter Schwefelsäure nicht rot. Der Apotheker sollte die eingekauften Kubeben, ganz besonders aber das Pulver, stets nach dieser Richtung prüfen, indem wenigstens eine Frucht im Mörser zerrieben und mit Schwefelsäure übergossen wird. Nur solche, die die Säure dann schön rot färben, sollten verwendet werden. Es ist Tatsache, daß seit etwa 10 Jahren, abgesehen von fremden Früchten, andere Piperaceenfrüchte (siehe das folgende) in Masse als Kubeben in den Handel kommen. Z. B. bestanden aus zuverlässiger Quelle bezogene Kubeben aus 90 Prozent der Früchte von *Piper lowong* Blume, weniger wie 1 Prozent echten Kubeben und einigen Prozenten Rhamnusfrüchten.

Reife Kubeben sind größer, weniger runzelig, ihre Samen besser ausgebildet. Ihr Geruch ist schwächer.

Bezüglich der Substitutionen und Verfälschungen ist im einzelnen folgendes zu bemerken:

a) Früchte aus fremden Familien.

Evodia rutaecarpa (Rutaceae). Frucht fünffächerig.

Daphnidium cubeba Lour. (Lauraceae). Die Frucht enthält einen Samen mit zwei dicken Kotyledonen.

Embelia ribes Burm. (Myrsinaceae). *Pimenta officinalis Berg* (Myrtaceae).

Die *Rhamnusfrüchte* sind bereits oben erwähnt. Auch die Früchte von *Daphne mezereum* L. werden als Verfälschung genannt.

b) Piperaceenfrüchte

  1. ohne stielartigen Fortsatz:

    Früchte von *Piper nigrum* L.

    Von V o g l (Pharmazeut. Post 1894, Nr. 41) beschriebene, sog. Karbauw-Beeren, ohne sklerotische Zellen im Perikarp.

  2. Früchte mit stielartigem Fortsatz:

    a) die innere sklerotische Schicht fehlt, die Partie unter der Epidermis zeigt zahl-
       reiche Steinzellen: Keboë-Kubeben von *Piper mollissimum* Blume;

    b) es fehlt die äußere und innere Steinzellenschicht:

       x. afrikanische Arten: *Piper Clusii* D. C., *Piper guineense* Schum.

       x x. asiatische Arten: *Piper lowong* Bl., *Piper silvestre* Lam., *Piper caninum*
          Dietr.

    c) im allgemeinen vom Bau der echten Kubebe, d. h. mit äußerer und innerer
       Steinzellenschicht.

       Piper ribesioides Wallich mit Lücken im Parenchym des Endokarps.

       Piper crassipes Korth. (Great false cubeb), wie vorige mit Schwefelsäure gelb.

       Piper sumatranum DC. wie die vorigen.

    d) innere und äußere Steinzellenschicht, vereinzelte Steinzellen oder Gruppen
       solcher im ganzen Perikarp; die am stärksten sklerosierte Sorte:
       Padang-Kubeben von unbekannter Abstammung.

       (Vgl. genaueres bei H a r t w i c h in Arch. Pharm. **236**, 172 [1898].

Aufbewahrung. Die Kubeben werden in gläsernen oder weißblechenen Gefäßen an einem trockenen Orte aufbewahrt.

Das Pulvern der Kubeben ist wegen des Gehalts derselben an öligen und harzigen Stoffen eine schwierige Arbeit. Es genügt, sie in mittelfeines Pulver zu verwandeln, wobei man noch genötigt ist, sie nach dem Zerstoßen mit den Händen durch das Sieb zu reiben. Alte, gelegene Ware läßt sich zwar leichter und feiner pulvern, dürfte aber zu medizinischen Zwecken nicht verwendbar sein. Ein Trocknen der Kubeben bei einer über die mittlere Temperatur weit hinaus-gehenden Wärme vor dem Pulvern ist nicht empfehlenswert. Übrigens soll man nicht zu viel des Pulvers vorrätig halten, weil sein flüchtiges Öl in kurzer Zeit verharzt.

Anwendung. Für die Anwendung der Kubeben gilt das bei Balsamum Copaivae Gesagte (s. d.), mit dem zusammen die Kubeben meist verordnet werden. — Es wird angegeben, daß bei ihnen die unangenehmen Nebenwirkungen (Magen- und Darmreizungen) weniger oft auftreten als beim Kopaiva-balsam.

Cuprum aluminatum. — Kupferalaun.

Syn.: Alumen cupricum. Lapis divinus. Lapis ophthalmicus.

Fein gepulverter Alaun . . . . 17 Teile
Fein gepulvertes Kupfersulfat . . . . 16 Teile
Fein gepulvertes Kaliumnitrat . . . . 16 Teile
Mittelfein gepulverter Kampfer . . . . 1 Teil.

Die Mischung aus dem Kupfersulfat, dem Kaliumnitrat und 16 Teilen Alaun wird in einer Porzellanschale durch mäßiges Erhitzen geschmolzen. Alsdann wird die Masse ohne weiteres Erwärmen mit dem Gemenge von 1 Teil Alaun und dem Kampfer gemischt und in Stäbchen-form oder auf eine Platte gegossen.

Grünblaue, nach Kampfer riechende Stücke oder Stäbchen, die in 16 Teilen Wasser bis auf einen geringen Rückstand von Kampfer löslich sind. Kupferalaun darf keine ungleichartigen Teile erkennen lassen.

Lösungen von Kupferalaun sind filtriert abzugeben.

Vorsichtig aufzubewahren.

Sachlich unverändert.

Geschichtliches. Dieses Mittel wurde von dem französischen Augenarzte St. Y v e s zu Anfang des 18. Jahrhunderts in den Arzneischatz eingeführt und fand unter der Bezeichnung *Lapis divinus St. Yves, Pierre divine de St. Yves* bis in die Mitte dieses Jahrhunderts ausgebreitete Verwendung in der Augenheilkunde.

Allgemeines. Der Vorschrift des Arzneibuches ist wenig hinzuzufügen. Die Salze werden bei gelinder Temperatur wenig über 100⁰ geschmolzen. Die Mischung aus Kampfer und Alaunpulver wird unter Umrühren mit einem a n g e w ä r m t e n Glasstab zugesetzt. Hat man die Schmelze auf eine Platte gegossen, so wird die erkaltete Masse in Stücke zerbrochen und so aufbewahrt. Beim Lösen des Kupferalauns wird man gut tun, ihn im Mörser mit Wasser anzureiben, um möglichst viel Kampfer in Lösung zu bringen.

Anwendung. Kupferalaun wird gegenwärtig fast nur in Stiftform als etwas milderes Ätzmittel in der Augenheilkunde benutzt.

Cuprum sulfuricum. — Kupferſulfat.

Syn.: Cuprum sulfuricum purum. Cuprisulfat.

$CuSO_4 . 5 H_2O$ Mol.-Gew. 249,72.

Blaue, durchſcheinende, wenig verwitternde Kriſtalle.

Kupferſulfat löſt ſich in 3,5 Teilen Waſſer von 15⁰, ſowie in 1 Teil ſiedendem Waſſer. In Weingeiſt iſt es faſt unlöslich.

Die wäſſerige Löſung rötet Lackmuspapier, gibt mit Baryumnitratlöſung einen weißen, in verdünnten Säuren unlöslichen Niederſchlag und mit Ammoniakflüſſigkeit im Überſchuß eine klare, tiefblaue Flüſſigkeit.

Leitet man in die mit 2 ccm verdünnter Schwefelſäure angeſäuerte Löſung von 0,5 g Kupferſulfat in 25 ccm Waſſer Schwefelwaſſerſtoff ein, bis alles Kupfer ausgefällt iſt, ſo darf die abfiltrierte farbloſe Flüſſigkeit durch Zuſatz von überſchüſſiger Ammoniakflüſſigkeit nicht gefärbt und nicht getrübt werden (Eiſenſalze, Zinkſalze) und beim Verdampfen und Glühen höchſtens 0,005 g Rückſtand hinterlaſſen (Eiſen-, Alkali- und Erdalkaliſalze).

Vorſichtig aufzubewahren. Größte Einzelgabe 1,0 g. Größte Tagesgabe 1,0 g.

Die Prüfung auf fremde Metalle wurde durch Verwendung von Schwefelwasserstoffgas verbessert.

Geschichtliches. Kupfervitriol war schon den alten Griechen bekannt. In großer Menge wurde er auf der Insel Cypern gewonnen, weshalb er den Namen „Cyprischer Vitriol" erhielt. G a l e n u s erkannte die Bestandteile des Kupfervitriols. G l a u b e r (1648) kochte zur Darstellung des Kupfervitriols Kupfer mit Schwefelsäure.

Die **Darstellung** von reinem Kupfersulfat durch Umkristallisieren von rohem Kupfervitriol ist nicht zu empfehlen. Man geht daher direkt vom m e t a l l i s c h e n K u p f e r aus und benutzt nachstehende Methoden:

a) 200 g Kupferblechschnitzel[1]) werden in einem Kolben mit 900 g konzentrierter Schwefelsäure im Sandbade erhitzt. Das entweichende Schwefligsäuregas kann nach dem Waschen in 4 Litern kaltem Wasser aufgefangen werden (als wässerige schweflige Säure) oder aber man läßt es ins Freie entweichen. Die Operation ist unter einem gut ziehenden Abzuge oder im Freien vorzunehmen, vor dem Einatmen des Schwefligsäuregases hat man sich zu hüten.

Nach der Gleichung

$$Cu + 2 H_2SO_4 = CuSO_4 + SO_2 + 2 H_2O$$

wird das Kupfer durch die Schwefelsäure in Kupfersulfat verwandelt, das als bläulich-weißer Kristallbrei in dem Kolben hinterbleibt. Nach dem Erkalten bringt man den gesamten Rückstand in eine Porzellanschale und spült mit 1 Liter heißem Wasser nach. Die heiße Flüssigkeit versetzt man mit soviel konzentrierter Salpetersäure (30—40 g), bis eine klare Lösung entstanden ist, und filtriert diese durch ein Faltenfilter in eine Schale. Die beim Stehen sich absetzenden großen, weißlichen Kristalle werden in 500 g heißem Wasser gelöst; durch gestörte Kristallisation (Rühren der heißen Lösung) erhält man ein Kristallmehl, das nach dem Absaugen an der Luft bei gewöhnlicher Temperatur getrocknet wird.

Die Auflösung des Kupfers in konzentrierter Schwefelsäure erfolgt allerdings nach der eben angegebenen Gleichung. Zugleich aber wird ein Teil des Schwefeldioxydes noch weiter reduziert, wodurch sich Schwefelkupfer bildet, das durch den Zusatz von Salpetersäure wieder zerlegt werden soll. Die Ausscheidung des Kupfersulfates erfolgt in den beiden ersten Phasen

---

[1]) Abfälle oder Drehspäne aus Kupfer von Kupferschmieden oder Kupferstechern, auch Abfälle von Patronenhülsen sind ein bequem zu handhabendes Material. An Stelle von 200 g Kupferblechschnitzeln kann man auch 300 g Kupferhammerschlag (CuO) anwenden.

als weißes bzw. bläulich-weißes Pulver, weil durch Gegenwart von Schwefelsäure, d. h. durch großen Überschuß an SO_4-Ionen die Dissoziation des Kupfersulfats fast auf Null herabgedrückt wird (s. unter Eigenschaften).

Hat man für die hierbei entstehenden großen Mengen schwefliger Säure keine Verwendung, so schlägt man zweckmäßig die folgende Methode ein.

b) 10 T. Kupferschnitzel werden mit 30 T. Wasser übergossen, dazu ein erkaltetes und f i l t r i e r t e s Gemisch von 16 T. englischer Schwefelsäure und 32 T. Wasser gegeben. Man fügt nun in kleinen Anteilen 27 T. Salpetersäure hinzu und erwärmt anfangs allmählich, schließlich bis zum Sieden. Nach erfolgter Lösung des Kupfers, die nach der Formel

$$3\,Cu + 3\,H_2SO_4 + 2\,HNO_3 = 3\,CuSO_4 + 4\,H_2O + 2\,NO$$

geschieht, filtriert man noch heiß und erhält natürlich nach dem Erkalten jetzt direkt die wasserhaltigen Kupfersulfatkristalle. Das aus den Mutterlaugen zu gewinnende Kupfersulfat verbraucht man sowohl bei a) wie bei b) als rohen Kupfervitriol.

I n s e h r h a n d l i c h e r F o r m läßt sich das Kupfersulfat gewinnen, wenn man die heiß gesättigte wässerige Lösung des reinen Salzes in ein 3—4 faches Volumen Alkohol unter Umrühren hineinfiltriert. Man erhält es dann als kristallinisches Pulver, das nach dem Absaugen an der Luft getrocknet wird.

Eigenschaften. Das reine Kuprisulfat bildet durchscheinende, lasurblaue, trikline Kristalle von widerlichem, metallischem Geschmacke. Die wässerige Lösung reagiert wegen eingetretener hydrolytischer Spaltung sauer und fällt Eiweiß. Sie ist durch zweiwertige Kupri-Ionen $Cu^{..}$ lasurblau gefärbt. Das gepulverte Salz ist blauweiß. Durch Erhitzen bis 100^0 verliert das Kupfersulfat 4 Mol. Kristallwasser, bei 200^0 wird es völlig entwässert und bildet ein Pulver, $CuSO_4$, das begierig Wasser aufnimmt und zum Trocknen organischer Lösungsmittel benutzt wird. Durch Aufnahme von Wasser färbt es sich wieder blau, weil Dissoziation eintritt und die blaue Farbe der Kupri-Ionen auftreten muß. In gelinder Glühhitze wird es nicht zersetzt, in starker Rotglühhitze entweichen Schwefelsäure, Schwefligsäure sowie Sauerstoff und Kuprioxyd bleibt als Rückstand.

Prüfung. Als I d e n t i t ä t s r e a k t i o n e n sind anzusehen: Die saure Reaktion der wässerigen Lösung, der in letzterer durch Baryumnitrat entstehende weiße Niederschlag von Baryumsulfat und die Blaufärbung mit Ammoniak. Bei vorsichtigem Zusatz von Ammoniak fällt zunächst Kupferhydroxyd aus, das sich in einem Überschuß des Fällungsmittels wieder auflöst. Dabei färbt sich die Lösung tief kornblumenblau. Das deutet darauf hin, daß ein neues Jon entstanden ist. Die ammoniakalische Lösung enthält ein Salz mit einem Kupriammonium-Kation $Cu(NH_3)_4^{..}$.

Von V e r u n r e i n i g u n g e n sollen E i s e n - und Z i n k s a l z e mit Schwefelwasserstoff nachgewiesen werden. Jedenfalls überzeuge man sich, ob wirklich alles Kupfer vorher ausgefällt war, ehe man mit Ammoniak alkalisch macht. Eisen würde als schwarzes Eisensulfid FeS und Zink als weißes Zinksulfid ZnS sich abscheiden. Ist kein Niederschlag eingetreten, so wird das gesamte Filtrat verdampft und in einer gewogenen Platinschale geglüht. Es darf nicht mehr als 1 Prozent Rückstand hinterbleiben, der aus E i s e n -, N i c k e l - und Z i n k s u l f a t, soweit diese der vorigen Reaktion entgangen sind, oder aus M a g n e s i u m -, C a l c i u m - und N a t r i u m s u l f a t herrühren kann.

Eine m a ß a n a l y t i s c h e B e s t i m m u n g d e s K u p f e r g e h a l t e s läßt sich sehr leicht in der Weise ausführen, daß man 0,2—0,3 g Kupfersulfat in 20 ccm Wasser auflöst, 1—2 g Jodkalium hinzufügt und nun das ausgeschiedene Jod mit $^1/_{10}$-Natriumthiosulfat mißt (Stärkelösung als Indikator). Da die Reaktion nach der Gleichung

$$CuSO_4 + 2\,KJ = K_2SO_4 + CuJ + J$$
Kuprojodid

verläuft, so entspricht 1 ccm $^1/_{10}$-Natriumthiosulfatlösung = 0,02497 g Kupfersulfat ($CuSO_4$ + 5H_2O).

Kupfersulfatstifte werden durch Schleifen von besonders schönen Kupfersulfatkristallen dargestellt.

Anwendung. I n n e r l i c h wird Kupfersulfat (in Lösung) nur als B r e c h m i t t e l gebraucht; bevorzugt wird es als solches bei der akuten Phosphorvergiftung; hier wird der im Magen noch vorhandene Phosphor durch das Kupfersulfat oxydiert (die **Oxydate des Phosphors** sind ungiftig), das Salz reduziert; außerdem soll sich metallisches Kupfer auf dem Phosphor niederschlagen und so dessen Resorption verhindern. — A u ß e r l i c h dient er in Form des „Blaustiftes" als Ätzmittel in der Augenheilkunde zur Beseitigung von Wucherungen der Bindehaut u. ähnl.; gegen Bindehautkatarrh wird das Salz auch manchmal in dünnen Lösungen eingeträufelt. Zur Behandlung der Gonorrhöe wird es dagegen kaum mehr verwendet.

Verbreiteter ist seine Anwendung als Ätzmittel in der T i e r h e i l k u n d e; hier wird es nicht nur für die Bindehaut, sondern auch noch für sehr verschiedenartige Geschwüre gebraucht. — Im übrigen wie in der Humanmedizin.

Cuprum sulfuricum crudum. — Rohes Kupferjulfat.

Syn.: Kupfervitriol. Blauer Galitzenstein.

Blaue, durchscheinende, wenig verwitternde Kristalle oder kristallinische Krusten.

Die wässerige Lösung rötet Lackmuspapier, gibt mit Baryumnitratlösung einen weißen, in verdünnten Säuren unlöslichen Niederschlag und mit Ammoniakflüssigkeit im Überschuß eine klare oder fast klare, tiefblaue Flüssigkeit.

Vorsichtig aufzubewahren.

Sachlich unverändert.

Darstellung d e s r o h e n K u p f e r s u l f a t s. Die Grubenwässer, die sich da ansammeln, wo Kupferkiese (Schwefelkupfer) der Einwirkung des atmosphärischen Sauerstoffs unterliegen, enthalten Kupfervitriol und werden Z e m e n t w ä s s e r genannt. Da sie gemeiniglich auch Eisenvitriol enthalten, so wird daraus durch Eindampfen und Kristallisieren nur selten Kupfervitriol dargestellt.

In den Kupfervitriolhütten wird Kupfer zum starken Glühen gebracht, mit Schwefel überstreut und das dadurch gewonnene Schwefelkupfer oder auch natürliches Schwefelkupfer durch Röstung oxydiert. Die geröstete Masse wird mit heißem Wasser ausgelaugt, die Lauge durch Eindampfen konzentriert und zur Kristallisation gebracht. Nach B e r a r d s Methode wird Kupfer in Form von Blechschnitzeln, als Drehspäne usw. mit Schwefelsäure benetzt, der Oxydation durch den Sauerstoff ausgesetzt und das gebildete basische Salz in verdünnter Schwefelsäure gelöst. Als Nebenprodukt wird ferner der Kupfervitriol beim Affinierungsprozesse des Silbers in großer Menge gewonnen. In der Nähe von Schwefelsäurefabriken bereitet man ihn durch Auflösen des Kupfers, Kupferhammerschlags, der Kupferabfälle in schwach verdünnter Schwefelsäure, Abdampfen der Lösung usw. Der natürlich vorkommende Kupfervitriol trägt den Namen C h a l c a n t h i t. Ein basisches Kuprisulfat ist der B r o c h a n t i t $2CuSO_4 — 5Cu(OH)_2$.

Die V i t r i o l e d e s H a n d e l s, die als S a l z b u r g e r V i t r i o l, A d m o n t e r V i t r i o l, B a i r e u t h e r V i t r i o l, A d l e r v i t r i o l, D o p p e l v i t r i o l usw. unterschieden werden, sind nie reiner Kupfervitriol, sondern aus Ferrosulfat und Kuprisulfat bestehende Vitriole.

In seinen **Eigenschaften** ist das rohe Kupfersulfat dem reinen Präparate fast gleich, nur soll die wässerige Lösung mit überschüssiger Ammoniakflüssigkeit eine tiefblaue, klare oder f a s t k l a r e Flüssigkeit geben. Eine Trübung könnte herrühren von Eisen, Tonerde, vielleicht auch Magnesia. Es sind daher geringe Mengen dieser Verunreinigungen zulässig. Da die Beobachtung einer Trübung in der tiefblauen Flüssigkeit schwierig ist, so filtriere man die Lösung durch ein angenäßtes Filter ab und sehe sich einen hinterbleibenden, in der Regel aus Eisenoxyd bestehenden Rückstand näher an.

Nicht erkannt werden nach der Anweisung des Arzneibuches Zinksalze und Alkalien.

Der rohe Kupfervitriol findet vorzugsweise t e c h n i s c h e Anwendung zur Zerstörung des Rostpilzes im Getreide, in der Galvanoplastik und Galvanostegie, zum Füllen galvanischer (D a n i e l l scher, M e i d i n g e r scher) Elemente usw., in der Färberei und Druckerei usw.

Anwendung. Rohes Kupfersulfat wird nur in der Tierheilkunde an Stelle des reinen Salzes gebraucht.

Dammar. — Dammar.

Das Harz von Shorea Wiesneri *Stapf* und anderen Bäumen aus der Familie der Dipterocarpaceae.

Dammar besteht aus gelblich- oder rötlichweißen, durchsichtigen, tropfsteinartigen, birnen- oder keulenförmigen Stücken von verschiedener Größe, die leicht und vollständig in Chloroform

und Schwefelkohlenstoff, zum Teil in Äther und Weingeist löslich sind. Es liefert beim Zerreiben ein weißes, geruchloses Pulver, das bei 100⁰ nicht erweicht.

Läßt man 1 Teil fein gepulvertes Dammar mit 10 Teilen Ammoniakflüssigkeit unter Umschütteln eine halbe Stunde lang stehen und übersättigt das klare oder schwach opalisierende Filtrat
mit Essigsäure, so darf keine Trübung eintreten (Kolophonium).

Unverändert bis auf die Richtigstellung, daß Dammar sich in Äther nur zum Teil löst.

Geschichtliches und Abstammung. Mit dem Namen Dammar („Träne" = Harzträne)
bezeichnet man im indisch-malayischen Gebiet eine größere Anzahl von Harzen, die zunächst
zu Beleuchtungs-, dann aber auch zu allen möglichen anderen technischen Zwecken dienen. In
ihrer Heimat war die Droge offenbar seit jeher benutzt; in Europa hat man zuerst durch Rumphius
im 17. Jahrhundert von ihr gehört. Im europäischen Handel ist Dammarharz seit 1827.

Noch vor etwa 20 Jahren glaubte man ganz allgemein, daß Dammar von Arten der Koni-
ferengattung *Agathis* stamme. Jetzt wissen wir mit Sicherheit, daß von dieser der sog. Kauri-
Kopal gewonnen wird, ein Harz, das von Dammar wesentlich verschieden ist. Nachdem es von
K. Müller (1891) sehr wahrscheinlich gemacht worden war, daß es Arten der Familie der
Dipterocarpaceae sind, die den Dammar liefern, konnte dies durch Wiesner später bestätigt
werden; letzterer brachte auch Material der Stammpflanze aus Sumatra mit, das als *Shorea
Wiesneri* beschrieben wurde. Nach den Feststellungen und Materialien des Sumatra-Reisenden
Moszkowski unterliegt es jedoch keinem Zweifel, daß Shorea Wiesneri nur eine der zahlreichen Stammpflanzen des Dammar ist und daß dieses Produkt noch von zahlreichen anderen
Dipterocarpaceen, Arten der Gattungen *Shorea, Hopea* u. a. m., geliefert wird. Alle diese geben
ein helles, hartes Harz, das, soviel sich bis jetzt beurteilen läßt, den Angaben des Arzneibuchs
entspricht. Es wird in Sumatra Dammar puti (weißes Harz) genannt. Dammar tritt freiwillig,
wohl meist aus Wundstellen, die durch Käfer bewirkt werden, aus und erstarrt sehr rasch an
der Luft.

Beschreibung und Bestandteile. Es bildet tropfenförmige, längliche, oft ganz unregelmäßige Stücke, mehr oder weniger farblos oder gelblich bis rötlichweiß und durchsichtig
mit glatter Oberfläche. Es ist leicht zerreiblich, der Bruch muschelig. Dammar ist weicher
als Kopal, aber härter als Kolophonium. Es ist vollständig löslich in Chloroform, Benzol,
Schwefelkohlenstoff, Schwefelsäure; Petroläther, Essigäther, Äther, Toluol, Aceton und Weingeist lösen 77—88 Prozent. Der in Petroläther nicht lösliche Teil färbt sich mit Fröhdes
Reagens gelb bis gelbrot, mit Chloralhydrat schwach grün. Ferrichlorid und Bleiacetat fällen
nicht oder wenig. Ammoniak trübt die alkoholische Lösung. Auszüge mit Soda werden durch
Essigsäure kaum getrübt. In konzentrierter Schwefelsäure löst sich Dammar mit roter Farbe.
Das spez. Gewicht ist 1,04—1,12, Schmelzpunkt 110°. Dammar besteht aus 23 Prozent Dammar-
rolsäure, $C_{54}H_{77}(OH)COOH$; 40 Prozent α-Dammar-Resen, $C_{11}H_{17}O$, Schmelzpunkt 65°;
22,5 Prozent β-Dammar-Resen, $C_{32}H_{52}O$, Schmelzpunkt 200° (der in Äther unlösliche Anteil);
ferner enthält das Harz in geringer Menge einen Bitterstoff und ätherisches Öl. Der Aschegehalt beträgt 0,1 bis 3,5 Prozent.

Andere Sorten. Sogenanntes Neuseeländisches oder australisches
Dammarharz, besser Kaurikopal, von *Agathis australis* Salisb. (*Dammara
australis* Lamb.), vom Fichtenharz nicht sehr wesentlich verschieden.

Amerikanisches Dammarharz von *Araucaria brasiliana* Lamb. in Südamerika, von größerer Härte und rötlicher Farbe.

Verfälschung des Dammarharzes mit hellem Kolophonium ist beobachtet worden.
Bei der vom Arzneibuch angegebenen Prüfung mit Ammoniak und Essigsäure bleibt die Flüssigkeit, wenn reines Dammar vorliegt, klar oder zeigt nur eine geringe Opaleszenz, bei Dammar
mit 5 Prozent Kolophonium scheiden sich einige Flocken der in Freiheit gesetzten Säure aus,
mit 10 Prozent gibt es schon eine starke Abscheidung. Mit 20 Prozent ist die Mischung nicht
mehr zu filtrieren, sondern die ganze Masse erstarrt zu einer Gallerte. Auf eine Verfälschung
des Dammars mit Kolophonium wird man übrigens schon aufmerksam, wenn das Pulver des
Harzes unter 100° erweicht.

Anwendung. Dammar dient nur zur Bereitung des Heftpflasters.

Decocta. — Abkochungen.

Abkochungen sind wässerige Auszüge aus in der Regel zerkleinerten Pflanzenstoffen, die
mit kaltem Wasser übergossen, eine halbe Stunde lang unter wiederholtem Umrühren im Wasserbad erhitzt und dann warm abgepreßt werden. Abkochungen von Konburangorinde sind jedoch
erst nach dem völligen Erkalten abzupressen.

Bei Abkochungen, für die die Menge des anzuwendenden Arzneimittels nicht vorgeschrieben ist, wird 1 Teil des Arzneimittels auf 10 Teile Abkochung genommen. Ausgenommen hiervon sind Arzneimittel der Tabelle C, von denen Abkochungen nur dann abzugeben sind, wenn die Menge des Arzneimittels vorgeschrieben ist.

Zur Bereitung von Decoctum Althaeae oder Decoctum Seminis Lini wird die grob zerschnittene Wurzel oder der ganze Same mit kaltem Wasser übergossen und eine halbe Stunde lang ohne Umrühren stehen gelassen. Der schleimige Auszug wird ohne Pressung von dem Rückstande getrennt.

Abkochungen sind jedesmal frisch zu bereiten.

Eine besondere Vorschrift für die Bereitung von Decoctum Condurango wurde aufgenommen.

Durch die ausdrückliche Bestimmung, daß Abkochungen jedesmal frisch zu bereiten sind, sind vorrätige Abkochungen in jeder Form verboten.

Unter dem anzuwendenden k a l t e n W a s s e r ist, wie sich in den allgemeinen Bestimmungen ausdrücklich vermerkt findet, d e s t i l l i e r t e s W a s s e r zu verstehen. Es ist zu beachten, daß die Droge nach dem Abkochen annähernd das Doppelte ihres Gewichts an Flüssigkeit zurückhält, danach ist die zum Ausziehen zu verwendende Menge Wasser zu berechnen.

Die Bereitung der Dekokte auf freiem Feuer aus Bequemlichkeitsgründen ist zu verwerfen, die so hergestellten Auszüge weichen oft erheblich von den lege artis bereiteten ab.

Die Verwendung sog. konzentierter Dekokte — gleichgültig, welche Form diese haben mögen — ist als ungehörig anzusehen, ebenso das Vorrätighalten von Abkochungen.

Auszunehmen von der Regel, daß Abkochungen warm abzupressen sind, ist das D e c o c - t u m C o n d u r a n g o, das erst n a c h d e m E r k a l t e n zu kolieren ist, da die wirksamen Bestandteile desselben in der Hitze unlöslich werden und während des Erkaltens wieder in Lösung gehen.

Bei der Vorschrift des k a l t z u b e r e i t e n d e n D e c o c t u m (radicis) A l t h a e a e und D e c o c t u m S e m i n i s L i n i hat man dem äußeren Aussehen dieser Arzneien auf Kosten ihres inneren Wertes Konzessionen gemacht.

Decoctum Sarsaparillae compositum.
Sarsaparillabkochung.

a) D e c o c t u m S a r s a p a r i l l a e c o m p o s i t u m f o r t i u s.

Mittelfein zerschnittene Sarsaparille	100 Teile
Wasser	2600 Teile
Zucker	6 Teile
Alaun	6 Teile
Zerquetschter Anis	4 Teile
Zerquetschter Fenchel	4 Teile
Mittelfein zerschnittene Sennesblätter	24 Teile
Grob gepulvertes Süßholz	12 Teile.

Die Sarsaparille wird mit dem Wasser 24 Stunden lang bei 35° bis 40° stehen gelassen und nach Zusatz des Zuckers und des Alauns in einem bedeckten Gefäß unter wiederholtem Umrühren 3 Stunden lang im Wasserbad erhitzt. Nach Zusatz des Anis, des Fenchels, der Sennesblätter und des Süßholzes wird das Erhitzen im Wasserbade noch eine Viertelstunde lang fortgesetzt, und dann die Flüssigkeit abgepreßt.

Nach dem Absetzen und Abgießen wird das Gewicht der Abkochung durch Wasserzusatz auf 2500 Teile gebracht.

b) D e c o c t u m S a r s a p a r i l l a e c o m p o s i t u m m i t i u s.

Die Preßrückstände von der Herstellung des Decoctum Sarsaparillae compositum fortius.

Mittelfein zerschnittene Sarsaparille	50 Teile
Wasser	2600 Teile
Mittelfein zerschnittene Zitronenschale	3 Teile
Grob gepulverter Ceylonzimt	3 Teile
Zerquetschte Malabar-Kardomomen	3 Teile
Grob gepulvertes Süßholz	3 Teile.

Die bei der Herstellung des Decoctum Sarsaparillae compositum fortius hinterbliebenen Preßrückstände und die Sarsaparille werden mit dem Wasser übergossen und in einem bedeckten Gefäß unter wiederholtem Umrühren 3 Stunden lang im Wasserbad erhitzt. Nach Zusatz der Citronenschale, des Ceylonzimts, der Malabar=Karbamomen und des Süßholzes wird das Erhitzen im Wasserbade noch eine Viertelstunde lang fortgesetzt und dann die Flüssigkeit abgepreßt.

Nach dem Absetzen und Abgießen wird das Gewicht der Abkochung durch Wasserzusatz auf 2500 Teile gebracht.

Decoctum Zittmanni. — Zittmannsche Abkochung.

Mittelfein zerschnittene Sarsaparille	100 Teile
Wasser	2600 Teile
Zucker	6 Teile
Alaun	6 Teile
Quecksilberchlorür	4 Teile
Zinnober	1 Teil
Zerquetschter Anis	4 Teile
Zerquetschter Fenchel	4 Teile
Mittelfein zerschnittene Sennesblätter	24 Teile
Grob gepulvertes Süßholz	12 Teile.

Die Sarsaparille wird mit dem Wasser 24 Stunden lang bei 35⁰ bis 40⁰ stehen gelassen und nach Zusatz des Zuckers und des Alauns, sowie des in ein leinenes Säckchen eingeschlossenen Quecksilberchlorürs und Zinnobers in einem bedeckten Gefäß unter wiederholtem Umrühren 3 Stunden lang im Wasserbad erhitzt. Nach Zusatz des Anis, des Fenchels, der Sennesblätter und des Süßholzes wird das Erhitzen im Wasserbade noch eine Viertelstunde lang fortgesetzt, und dann die Flüssigkeit abgepreßt.

Nach einstündigem Absetzen und Abgießen wird das Gewicht der Abkochung durch Wasserzusatz auf 2500 Teile gebracht.

Der frühere Artikel Decoctum Sarsaparillae wurde in zwei Abschnitte, Decoctum fortius und Decoctum mitius zerlegt. Daneben fand als drittes das quecksilberhaltige Decoctum Zittmanni wieder Aufnahme.

Geschichtliches. Joh. Friedrich Zittmann war in der ersten Hälfte des 18. Jahrhunderts Leibarzt des Sächsischen Kurfürsten und Polnischen Königs. Er scheint der Urheber der Zittmannschen Dekokte gewesen zu sein. Das Zittmannsche Dekokt erhielt in seiner ursprünglichen Vorschrift Zusätze von Kalomel und Zinnober. Da jedoch einige Ärzte bestritten, daß Teile dieser Quecksilberpräparate in das Dekokt übergehen, änderten viele Pharmakopöen die Vorschriften entsprechend ab.

Die Wirksamkeit des Zittmannschen Dekoktes scheint jedoch nicht nur auf dem Saponin der Sarsaparille zu beruhen, sondern die, wenn auch geringen Mengen Quecksilber mögen wohl daran Anteil haben.

Auf Grund der Umfrage, die der Deutsche Apotheker-Verein bei seinen Mitgliedern gehalten hatte, und die ergab, daß das Interesse an diesem Arzneimittel ein äußerst geringes ist, war zu erwarten, daß die Sarsaparill-Abkochung aus dem Arzneibuch verschwinden würde. Zur großen Überraschung ist sie aber in dreifacher Auflage wiedergekehrt; es möge dies ein Beweis dafür sein, daß die empirischen Methoden der alten Medizin auch heute noch in gewissen Fällen anscheinend nicht völlig entbehrt werden können. Es mutet trotzdem eigenartig an, in der Zeit, in der planmäßigen Forschungen von Ehrlich einen bestimmten Weg zur Bekämpfung des Syphilis-Erregers vorwärts schreiten, neben der schon vorhandenen zwei neue Vorschriften für Sarsaparill-Abkochungen in dem Arzneibuche auftauchen zu sehen, eine darunter mit dem Sacculus linteus der früheren Jahrhunderte.

Den Bereitungsvorschriften ist nichts hinzuzufügen. Bei dem mit Kalomel und Zinnober bereiteten Zittmannschen Dekokt wird der Quecksilbergehalt wechseln, je nach der Zeit, die man der abgepreßten Flüssigkeit zum Absetzen läßt, und je nach der Menge des Schlammes, der schließlich noch mit in die Arznei gerät. Jedenfalls wird es erforderlich sein, die über dem Schlamm stehende Flüssigkeit nicht sofort in die Arzneigläser zu gießen, sondern sie zunächst in ein besonderes Gefäß zu bringen und von da aus unter Umrühren in die Flaschen zu verteilen; außerdem ist darauf aufmerksam zu machen, daß die Flaschen vor dem Gebrauch umgeschüttelt werden müssen.

In einem Dekokt, das 24 Stunden lang zum Absetzen beiseite gestellt war, wurden noch 4 mg Quecksilber im Liter gefunden, in demselben Dekokt, das nach Durchschütteln mit Kieselgur völlig blank filtriert worden war, das also Quecksilber nur in Lösung enthielt, noch 1,5 mg im Liter.

Anwendung. Das früher berühmte Z i t t m a n n sche Dekokt wird gegenwärtig kaum mehr angewendet; die einzigen Bestandteile, die pharmakologisch überhaupt in Betracht kommen, sind die Saponine, die aber nur wenig resorbierbar sind; eine direkte Beeinflussung der Syphilis oder von Hautkrankheiten, die dem Mittel zugeschrieben wurde, ist nicht gut denkbar.

Bei gewissen Fällen von Nervensyphilis soll Zittmannsches Dekokt indes von Vorteil sein.

Diacetylmorphinum hydrochloricum.
Diacetylmorphinhydrochlorid.
Heroinhydrochlorid.

$$C_{17}H_{17}ON(O \cdot CO \cdot CH_3)_2 \cdot HCl \quad \text{Mol.-Gew. } 405,66.$$

Weißes, kristallinisches, geruchloses Pulver, das bitter schmeckt und leicht löslich in Wasser, schwerer löslich in Weingeist, unlöslich in Äther ist. Die wässerige Lösung rötet Lackmuspapier. Schmelzpunkt etwa 230°.

Diacetylmorphinhydrochlorid löst sich in Salpetersäure mit gelber Farbe. Beim Erhitzen einer Lösung von 0,1 g Diacetylmorphinhydrochlorid in 2 ccm Weingeist mit 1 ccm Schwefelsäure tritt der Geruch des Essigäthers auf. In der wässerigen, mit Salpetersäure angesäuerten Lösung ruft Silbernitratlösung einen weißen Niederschlag hervor. Bringt man 0,1 g Diacetylmorphinhydrochlorid zu 2 ccm einer Lösung von Hexamethylentetramin in Schwefelsäure (1 + 19), so entsteht eine rosa Färbung, die rasch über Rotviolett in ein sattes Blau übergeht. Wird 0,1 g Diacetylmorphinhydrochlorid mit 1 ccm Schwefelsäure auf dem Wasserbad erwärmt und die Lösung nach dem Abkühlen mit 6 ccm Wasser verdünnt, so ruft ein Zusatz von 1 Tropfen Kaliumferricyanidlösung und 3 Tropfen verdünnte Eisenchloridlösung (1 + 9) zunächst Blaufärbung und dann Abscheidung eines blauen Niederschlags hervor.

Die wässerige Lösung (1 + 99) darf durch Baryumnitratlösung (Schwefelsäure) oder verdünnte Schwefelsäure (Baryumsalze) nicht verändert und durch Eisenchloridlösung nicht blau gefärbt werden (Morphin).

Diacetylmorphinhydrochlorid darf beim Verbrennen höchstens 0,1 Prozent Rückstand hinterlassen.

Vorsichtig aufzubewahren. Größte Einzelgabe 0,005 g. Größte Tagesgabe 0,015 g.

Neu aufgenommen.

Geschichtliches. Das Diacetylmorphin wurde zuerst 1874 von B e c k e t t und W r i g h t dargestellt. Später wurde es dann von H e s s e und von D a n c k w o r t t untersucht.

Auf Empfehlung von D r e s e r wurde es 1897 als Sedativum in den Arzneischatz eingeführt und von den E l b e r f e l d e r F a r b w e r k e n unter dem Namen H e r o i n in den Handel gebracht.

Darstellung. Das Diacetylmorphin entsteht durch Erhitzen von Morphin mit Essigsäureanhydrid auf 85°.

$$\underset{\text{Morphin}}{C_{17}H_{17}ON(OH)_2} + \underset{\text{Essigsäureanhydrid}}{2(CH_3CO)_2O} = \underset{\text{Essigsäure}}{2CH_3COOH} + \underset{\text{Diacetylmorphin}}{C_{17}H_{17}ON \cdot (O \cdot CO \cdot CH_3)_2}$$

Die Mischung wird mit Wasser verdünnt und unter Abkühlung vorsichtig mit Ammoniak schwach übersättigt und sofort mit Äther ausgeschüttelt. Aus der Lösung in Äther, die ev. teilweise abdestilliert ist, scheidet sich das Diacetylmorphin in glänzenden Prismen aus, die man durch Kristallisation aus Essigäther reinigt.

Einfacher noch gestaltet sich die Darstellung, wenn man statt Essigsäureanhydrid Acetylchlorid in geringem Überschusse verwendet. Die Reaktion geht dann ohne Wärmezufuhr vor sich, die Einwirkung beginnt sofort und das Morphin löst sich nach und nach zu einer schwach gelblich gefärbten honigartigen Flüssigkeit. Die Isolierung geschieht wie oben.

$$\underset{\text{Morphin}}{C_{17}H_{17}ON(OH)_2} + \underset{\text{Acetylchlorid}}{2CH_3COCl} = 2HCl + \underset{\text{Diacetylmorphin}}{C_{17}H_{17}ON \cdot (OCOCH_3)_2}$$

Das salzsaure Salz der Base kann man durch Einleiten gasförmiger Salzsäure in die Lösung der Base in Benzol oder Chloroform darstellen.

Eigenschaften des Diacetylmorphins. Das Diacetylmorphin leitet sich von Morphin in der Weise ab, daß in ihm sowohl die Phenolhydroxylgruppe, als auch die sekundäre Alkoholgruppe des Morphins durch Acetylreste ersetzt sind.

Die freie Base stellt ein kristallinisches Pulver dar, das den Schmelzpunkt 171° besitzt. In Wasser ist es fast unlöslich, schwer löslich in Äther und kaltem Alkohol, leicht in siedendem Alkohol, in Chloroform und Benzol. Die Lösung des Heroins reagiert alkalisch. Es ist linksdrehend, $[\alpha]_D^{15}$ in methylalkoholischer Lösung — 166°. Durch Erwärmen mit Ätzalkalien, Mineralsäuren, auch schon durch längeres Erhitzen mit Wasser wird es in Morphin und Essigsäure gespalten.

Mit den meisten Alkaloidfällungsmitteln gibt das Diacetylmorphin Niederschläge. Es gibt ferner alle Reaktionen des Morphins, bei denen eine Verseifung eintreten kann. Daher gibt es alle die Reaktionen des Morphins, bei denen konz. Schwefelsäure Verwendung findet, so gibt es die H u s e m a n n sche, P e l l a g r i sche, F r ö h d e sche und M a r q u i s sche Reaktion ebenso, wie das Morphin selbst.

Charakteristisch für das Diacetylmorphin sind die Essigesterreaktion und die Reaktion mit konz. Salpetersäure.

Vom Morphin unterscheidet es sich auch durch den Mangel der Phenolreaktionen, so reduziert es Jodsäure nicht und bläut verdünnte Eisenchloridlösung nicht.

Identitätsreaktionen. Wendet man statt der offizinellen eine Salpetersäure von 65 Prozent an, so erhält man zunächst eine gelbe Lösung, die beim Erwärmen sofort, bei gewöhnlicher Temperatur nach längerem Stehen eine blaugrüne Färbung annimmt. Nach einiger Zeit verblaßt dieselbe und weicht wieder einer Gelbfärbung. Durch das Erwärmen mit konz. Schwefelsäure wird die Base in Morphin und Essigsäure gespalten. Die Essigsäure wird dann zum Teil in Essigester, kenntlich durch seinen Geruch, übergeführt. Der Niederschlag, den die Lösung des Salzes mit Silbernitrat gibt, ist natürlich Chlorsilber.

Die Farbenreaktion, die das Diacetylmorphin mit einer Lösung von Hexamethylentetramin in Schwefelsäure gibt, ist eine Modifikation der M a r q u i s schen Reaktion (siehe Morphin).

Beim Erwärmen mit Schwefelsäure wird das Diacetylmorphin verseift. Das entstandene Morphin reduziert das Kaliumferricyanid zu Kaliumferrocyanid, das mit dem Eisenchlorid Berlinerblau liefert.

Prüfung. Die Prüfung mit Eisenchlorid muß mit einer frisch bereiteten, ohne Erwärmen hergestellten Lösung angestellt werden.

Allgemeines. Lösungen des Diacetylmorphinchlorhydrates dürfen nicht durch Erhitzen sterilisiert werden, da die Base sonst einer Hydrolyse in Morphin und Essigsäure anheimfällt. Zwecks Herstellung subkutaner Injektionen ist das zu verwendende Wasser auszukochen und das Salz in der wieder erkalteten Flüssigkeit zu lösen.

Anwendung. Das Diacetylmorphin wurde im Jahre 1898 von D r e s e r (unter dem Namen Heroin) empfohlen; es besitzt prinzipiell dieselben Wirkungen wie das Morphin, doch ist die diesem eigene Wirkung auf die Atmung beim Diacetylmorphin in viel höherem Maße vorhanden. Das bietet den Vorteil, daß schon so kleine Dosen die Atmung beruhigen, die sonst keine anderen Wirkungen (z. B. Allgemeinbetäubung, Verstopfung) hervorrufen. Das Diacetylmorphin wird dementsprechend hauptsächlich gegen Erkrankungen der Atmungswege angewendet; die schmerzstillende Wirkung ist nicht so gut wie die des Morphins; die Giftigkeit ist erheblich größer. — Eine Gewöhnung an das Mittel soll nicht so leicht eintreten wie beim Morphin.

Elaeosacchara. — Ölzucker.

Ätherisches Öl . . . . 1 Teil
Mittelfein gepulverter Zucker . . . . 50 Teile
werden gemischt.

Ölzucker sind jedesmal frisch zu bereiten.

Sachlich unverändert.

Unter *Elaeosaccharum* versteht man eine pulvrige Mischung aus Zucker und flüchtigem Öl.

Die Darstellung des Ölzuckers geschieht stets durch Mischung und Reiben mittels Pistills im Porzellanmörser. Behufs Darstellung größerer Mengen Ölzuckers wird eine kleine Menge des gepulverten Zuckers in einen Pulvermörser getan, das ätherische Öl darauf getröpfelt, auf dieses wieder eine Schicht Zucker geschüttet und dann mit dem Pistill das Ganze innig gemischt. Hierauf erfolgt nun allmählich und unter Reiben bzw. Mischen der Zusatz der übrigen Menge Zucker. Auf diese Weise wird das Öl in außerordentlich feine Verteilung gebracht. Ist ein ätherisches Öl unter eine wässerige Flüssigkeit (Mixtur) zu mischen, so ist es daher die beste Methode, dasselbe zuvor mit Zucker durch Reiben im Mörser innig zu vereinigen.

Hat man eine Ölzuckermenge bis zu 1,0 g zu bereiten, so pflegt man die Flasche mit dem ätherischen Öle umzuschütteln und mit dem Stopfen die Reibfläche des Pistills zu betupfen, so daß an dieser ungefähr ein sehr kleiner oder halber Tropfen hängen bleibt.

Es gibt einige gebräuchliche sogenannte Ölzucker, die nach der vom Arzneibuch gegebenen Vorschrift nicht dargestellt werden können. Solche *Elaeosacchara* sind: *Elaeosaccharum Citri corticis s. flavedinis, Elaeosaccharum Aurantii corticis s. flavedinis* und *Elaeosaccharum Vanillae.* Die ersten beiden bereitet man in der Weise, daß man mit einem Stück Zucker die Schale einer frischen Citrone (*Fructus Citri*) oder einer frischen Pomeranze (*Fructus Aurantii*) bereibt, bis der Zucker eine genügende Menge flüchtigen Öls aufgesogen hat oder seine äußere bis zu 2 mm dicke Schicht gelb gefärbt erscheint. Man schabt dann mittels eines Messers den gefärbten Teil des Zuckers ab. Diese Operation wiederholt man so oft, bis das vorgeschriebene Quantum Ölzucker gesammelt ist. In einem lauwarmen Porzellanmörser zerreibt man dasselbe zu Pulver. *Elaeosaccharum Vanillae, Vanilla saccharata* wird aus 1 T. sehr klein geschnittener Vanille und 9 T. Zucker in Stücken unter Zerreiben im Mörser und Durchschlagen durch ein kleines Sieb hergestellt.

Da die in sehr feine Verteilung gebrachten ätherischen Öle in Berührung mit der Luft sehr leicht verharzen, so sind die Ölzucker für jedesmalige Verordnung frisch zu bereiten.

Gemischte Pulver, die Ölzucker enthalten, werden in Pulverflaschen aus Glas, die Ölzucker enthaltenden abgeteilten Pulver dagegen in Wachskapseln abgegeben.

Vorsicht. Auf Oleum Crotonis (das übrigens zu den nicht flüchtigen Ölen gehört), ferner auf Oleum Sinapis und auf Oleum Sabinae dürfen die Angaben des Arzneibuches nicht bezogen werden.

Electuaria. — Latwergen.

Syn.: Confectiones.

Brei- oder teigförmige, zum inneren Gebrauche bestimmte Arzneizubereitungen aus festen und flüssigen oder halbflüssigen Stoffen.

Die festen Stoffe sind als feine Pulver zu verwenden und vor dem Zusatz der flüssigen oder halbflüssigen Bestandteile gut zu mischen. Zur Aufbewahrung bestimmte Latwergen sind, sofern sie keine leichtflüchtigen Bestandteile enthalten, nach dem Mischen 1 Stunde lang im Wasserbade zu erwärmen.

Latwergen müssen eine gleichmäßige Beschaffenheit haben.

Die bisherige Anweisung zur Bereitung der Latwergen wurde vereinfacht, da sie weder im Einklang mit der Bereitung der Sennalatwerge des Arzneibuchs stand, noch der Praxis entsprach.

In Latwergenform werden meist Pflanzenpulver, bisweilen auch die letzteren mit relativ schwer löslichen Salzen gemischt, gebracht. Als Bindemittel benutzt man Honig oder Sirup, Pulpa Prunorum, Pulpa Tamarindorum, etwa in nachstehenden Verhältnissen.

Zur Bildung einer Latwerge sind ungefähr erforderlich:

      für 1 T. Pflanzenpulver   3—5 T. Honig oder Sirup,
      „ 1 „   „   4—6 „ Pulpa Prunorum s. Tamarindorum,
      „ 1 „ schwer lösliches Salz 1 T. Sirup,
      „ 1 „   „   „   „ 2 „ Pulpa.

Das Mischen der verwendeten Pulver bietet bei kleinen Mengen keine Schwierigkeiten; größere Mengen mischt man zweckmäßig zunächst durch Reiben in einer Schale und schlägt die Mischung alsdann durch ein mittelfeines Sieb.

Das Erwärmen der zur Aufbewahrung bestimmten Latwergen hat den Zweck, zur besseren Haltbarkeit etwa vorhandene Gärungserreger abzutöten. Will man diesen Zweck erreichen, so darf man sich nicht mit einem nur kurze Zeit währenden Erwärmen begnügen, sondern man muß so lange unter Umrühren erhitzen, bis die Latwerge d u r c h i h r e g a n z e

M a s s e h i n d u r c h heiß geworden ist. Man füllt sie alsdann noch heiß in die gut gereinigten t r o c k e n e n Aufbewahrungsgefäße. Am besten eignen sich dazu Porzellanbüchsen mit guter Glasur. Als Aufbewahrungsort wählt man einen trockenen, luftigen Keller; es ist zu beachten, daß etwa erwärmte Latwergen vor der Unterbringung im Keller völlig erkaltet sind, da sich sonst leicht Feuchtigkeit auf der Oberfläche ansammelt und Schimmelbildung begünstigt wird.

Latwergen dürfen weder v e r s c h i m m e l t , noch in G ä r u n g b e g r i f f e n sein. Das Einnehmen dieser wenig anmutigen Arzneiform unterstützt man zweckmäßig durch O b l a t e n . Die Abgabe der Latwergen erfolgt in K r u k e n .

Electuarium e Senna. — Sennalatwerge.

Syn.: Electuarium lenitivum.

Fein gepulverte Sennesblätter . . . . 1 Teil
Zuckersirup . . . . 4 Teile
Gereinigtes Tamarindenmus . . . . 5 Teile.

Die Sennesblätter werden mit dem Zuckersirup und darauf mit dem Tamarindenmus innig gemischt; alsdann wird das Gemisch 1 Stunde lang im Wasserbad erwärmt. Sennalatwerge ist grünlichbraun.

Sachlich unverändert.

Darstellung. Die feingepulverten Sennesblätter werden mit dem Zuckersirup in einer geeigneten Schale aus Porzellan oder emailliertem Eisenblech zunächst innig gemischt und erst dann das gereinigte Tamarindenmus zugesetzt; Zinngefäße sind nicht zu empfehlen, da sie von dem etwa 15 Prozent freie organische Säuren enthaltenden Tamarindenmus angegriffen werden. Nachdem eine gleichmäßige Mischung bewirkt ist, wird das Gemisch unter öfterem Umrühren 1 Stunde lang im Dampfbade erhitzt; nun läßt man unter öfterem Umrühren halb erkalten und bringt das Gemisch in das von alten Resten sorgfältig gereinigte, ausgetrocknete Aufbewahrungsgefäß. Es ist bei der Erhitzung unbedingt nötig, das Gemisch öfter umzurühren, weil sich sonst auf der Oberfläche eine härtere Kruste bildet, die sich später nur schwierig verteilen läßt.

Eine so hergestellte, am besten an einem kühlen Orte, im Keller aufbewahrte Sennalatwerge hält sich ziemlich lange.

Eigenschaften. Die Sennalatwerge soll grünlich braun sein und darf sich nicht in Gärung befinden. In den heißen Sommermonaten wird man immerhin gut tun, nicht zu große Mengen vorrätig zu halten. Als A u f b e w a h r u n g s g e f ä ß e eignen sich am besten gut glasierte Porzellangefäße.

Wirkung. Über die Wirkungsweise der Senna siehe bei Folia Sennae. — Sennalatwerge wird fast nur in der Kinderpraxis verordnet.

Elixir Aurantii compositum. — Pomeranzenelixir.

Syn.: Elixir viscerale Hoffmanni. Elixir balsamicum Hoffmanni. Hoffmannsches Magenelixir.

Grob gepulverte Pomeranzenschalen . . . . . . 20 Teile
Grob gepulverter Ceylonzimt . . . . 4 Teile
Kaliumcarbonat . . . . 1 Teil
Xereswein . . . . .100 Teile
Enzianextrakt . . . . 2 Teile
Wermutextrakt . . . . 2 Teile
Bitterkleeextrakt . . . . 2 Teile
Kaskarillextrakt . . . . 2 Teile.

Die Pomeranzenschalen, der Ceylonzimt und das Kaliumcarbonat werden mit dem Xereswein 8 Tage lang bei Zimmertemperatur unter wiederholtem Umrühren stehen gelassen und alsdann ausgepreßt. In der abgepreßten Flüssigkeit, die durch Zusatz von Xereswein auf 92 Teile zu bringen ist, werden die Extrakte gelöst. Nach dem Absetzen wird die Mischung filtriert. Pomeranzenelixir ist klar, braun und schmeckt würzig und bitter.

Nunmehr mit Ceylonzimt zu bereiten.

Darstellung. Will man ein klares und auch klar bleibendes Pomeranzenelixir erhalten, so muß man die Extraktlösung vor der Filtration mindestens 8—14 Tage an einem kühlen Orte beiseite stellen. Trotzdem bildet das Elixir bei rasch eintretendem Temperaturwechsel regelmäßig wieder einen Bodensatz und ist dann nochmals zu filtrieren.

Anwendung. Pomeranzenelixier wird bei Magendarmkatarrh und Kolik verordnet.

Elixir e Succo Liquiritiae. — Brustelixir.

Syn.: Elixir pectorale. Elixir regis Daniae. Elixir Ringelmannii.

Gereinigter Süßholzsaft	30 Teile
Fenchelwasser	90 Teile
Ammoniakflüssigkeit	5 Teile
Anisöl	1 Teil
Weingeist	24 Teile.

Der gereinigte Süßholzsaft wird in dem Fenchelwasser gelöst, zu der Lösung die Ammoniakflüssigkeit hinzugesetzt und die Mischung 36 Stunden lang beiseite gestellt. Alsbann wird die Lösung des Anisöls in dem Weingeist hinzugefügt, kräftig umgeschüttelt, die Mischung zum Absetzen 8 Tage lang stehen gelassen, der klare Teil abgegossen und der Rest unter möglichster Vermeidung von Ammoniakverlust filtriert.

Brustelixir ist braun und frei von Bodensatz.

Die Bereitungsvorschrift wurde wesentlich geändert. Die Forderung „klar" ist durch „frei von Bodensatz" ersetzt.

Darstellung. Pharm. Germ. I ließ die einfache Mischung von Süßholzextrakt, Fenchelwasser und anisölhaltigem Salmiakgeist dispensieren und verlangte ein trübes, braunes Brustelixir, das vor dem Gebrauche umgeschüttelt werden mußte. Pharm. Germ. II beschrieb das Brustelixir zwar auch als braune, trübe Flüssigkeit, schrieb jedoch ein 2 tägiges Absetzen mit nachfolgendem Abgießen von dem Bodensatze vor. Das Arzneibuch III hat ein filtriertes, klar bleibendes Brustelixir vorgeschrieben. Das Arzneibuch IV hatte das Anisöl durch Anethol ersetzt; da sich dieses aber sehr bald in großen spießigen Kristallen ausscheidet, ist das V. Arzneibuch wieder zu der früheren Zusammensetzung zurückgekehrt, gibt aber eine rationelle Darstellungsvorschrift, der nichts hinzuzufügen ist außer der Hoffnung, daß dieses Präparat, das ein Schmerzenskind jedes Arzneibuchs gewesen ist, nunmehr zur Ruhe kommen möge.

Das Stehenlassen und die Filtration haben bei Zimmertemperatur, keinesfalls unter 15° zu erfolgen, den Trichter bedeckt man mit einer Glasplatte.

Läßt man das Gemisch bei einer unter 15° liegenden Temperatur stehen, oder filtriert bei dieser Temperatur, so wird sich ein großer Teil des Anisöls auf der Oberfläche der Flüssigkeit kristallinisch abscheiden und auf dem Filter zurückbleiben. Auch setzt sich die Flüssigkeit bei der angegebenen Temperatur nur schwierig und unvollständig ab und filtriert dann äußerst langsam. Die Nachteile des langsamen Filtrierens werden jetzt nicht mehr so fühlbar werden, da das Brustelixir nicht mehr klar zu sein braucht, es genügt, wenn es frei von Bodensatz ist.

Elixir pectorale regis Daniae oder *Elixir ammoniato-opiatum.* Die eigentliche Vorschrift für dieses Elixir ist: Tinct. Opii crocat. 1,0. Elixir e Succo Liquiritiae 50,0.

Wirkung. Der hauptsächlich wirksame Bestandteil des Brustelixirs ist der Liquor Ammonii anisat.; doch kommen auch die anderen Bestandteile, besonders der Süßholzsaft, als den Hustenreiz mildernd in Betracht.

Emplastra. — Pflaster.

Zum äußeren Gebrauche bestimmte Arzneizubereitungen, deren Grundmasse aus Bleisalzen der in Ölen und Fetten vorkommenden Säuren, aus Fett, Öl, Wachs, Harz, Terpentin oder aus Mischungen einzelner dieser Stoffe besteht. Die Pflaster werden in Tafeln, Stangen oder Stücke von verschiedener Form gebracht oder auf Stoff gestrichen. Sie sind bei gewöhnlicher Temperatur fest und in der Hand knetbar; beim Erwärmen werden sie flüssig.

Wenn nicht besondere Vorschriften gegeben sind, werden zur Darstellung der Pflaster die schwerer schmelzbaren Bestandteile zuerst für sich geschmolzen, dann die leichter schmelzbaren hinzugesetzt, und der halb erkalteten Masse die gut getrockneten, pulverförmigen sowie die flüchtigen Stoffe und anderen Zusätze durch Rühren beigemischt. Das Rühren ist so lange fortzusetzen, bis die Masse so dick geworden ist, daß die einzelnen Bestandteile sich nicht wieder absondern. Darauf ist die Masse in die entsprechende Form zu bringen.

Sind gestrichene Pflaster ohne Angabe der zu verwendenden Pflastermenge verordnet, so soll die Dicke der Pflasterschicht in der Regel 1 mm nicht überschreiten.

Die Definition für Pflaster wurde abgeändert, weil durch die bisherige Definition die Kantharidenpflaster nicht getroffen wurden.

Während man unter Pflaster schlechthin die Bleisalze der Fettsäuren versteht, die durch Verseifen eines Fettes oder fetten Öles durch Bleioxyd entstehen, nennt man „P f l a s t e r" in der pharmazeutischen Praxis plastische und klebende Arzneimittel, die eine härtere oder zähere Konsistenz als die Salben haben, und dazu dienen, über Zeug oder Leder in dünner Lage ausgestrichen, auf die äußeren Teile des Körpers zu gewissen Heilzwecken gelegt zu werden. Bestandteile der Pflaster sind Wachs, Gummiharze, Fette, mit Bleioxyd gekochte Fette und ähnliche Stoffe.

Darstellung. Die Darstellung der Pflaster erfolgt in der Regel durch Zusammenschmelzen der einzelnen Bestandteile in kunstgerechter Weise. Als Regel ist aufzustellen, daß bei der Pflasterbereitung jede über das notwendige Maß hinausgehende Erhitzung vermieden werden soll. Daher verflüssigt man alle unterhalb 100^0 schmelzenden Bestandteile grundsätzlich durch Erhitzen im Dampf- oder Wasserbade.

Zu diesen gehören: *Cera, Cetaceum, Elemi, Resina Pini, Oleum Cacao, Sebum, Stearinum, Pix navalis, Emplastrum Plumbi simplex, Terebinthina* usw. Dagegen pflegt man *Kolophonium, Dammarharz* und *Asphalt* unter Vermeidung zu hoher Erwärmung über freiem Feuer zu schmelzen, weil die Wärme des Wasser- oder Dampfbades zur Schmelzung dieser Stoffe nicht hinreicht. Während des Erwärmens über freiem Feuer sind die schmelzenden Stoffe, um ein Anbrennen oder Überhitzen zu vermeiden, umzurühren. Sind mehrere schwer schmelzbare Stoffe für ein Pflaster vorgeschrieben, so ist es Grundsatz, die am schwersten schmelzenden zuerst zum Schmelzen zu bringen und dann die leichter schmelzenden zuzusetzen.

Feste Stoffe, die schwierig oder nicht schmelzbar sind oder flüchtige Stoffe enthalten, z. B. M y r r h a , M a s t i x , S a n d a r a k , B e n z o e , O l i b a n u m , B e r n s t e i n , S e i f e , O p i u m , P f l a n z e n p u l v e r usw., werden in Form feinster Pulver der geschmolzenen, nicht zu heißen Pflastermasse zugesetzt und durch Umrühren mit dieser vereinigt. K a m p f e r , f l ü c h t i g e Ö l e , P e r u b a l s a m und ähnliche werden stets der halb erkalteten Masse zugesetzt. Kampfer wird zuvor mit etwas fettem Öle oder Weingeist angerieben oder in etwaigen flüssigen Bestandteilen des Pflasters gelöst. Extrakte müssen zuvor mit etwas Terpentin und einigen Tropfen Wasser oder verdünntem Weingeist besonders gemischt und dem halb erkalteten Pflaster unter Rühren zugesetzt werden. Sehr häufig werden Gummiharze, wie *Ammoniacum* und *Galbanum*, in Terpentin gelöst, einer Pflastermasse zugesetzt. Die Gummiharze werden in gereinigter Form zerkleinert oder gepulvert mit dem Terpentin (und auch wohl mit einem kleinen Zusatze eines Gemisches aus gleichen Teilen Wasser und Weingeist) im Wasserbade geschmolzen, durch Umrühren gehörig vereinigt und dann mit der halberkalteten Pflastermasse unter Umrühren gemischt.

Unter h a l b e r k a l t e t e r Pflastermischung versteht man eine solche, die noch warm und flüssig, also ziemlich von dem Punkte entfernt ist, zu erstarren. Die Temperatur einer halberkalteten Pflastermischung liegt ungefähr zwischen 60^0 und 70^0 C. Enthält eine zum Ausrollen bestimmte Pflastermasse W a c h s , so muß sie nach ihrer Herstellung bis zum Erstarren gerührt werden. Im anderen Falle erstarrt sie bröckelig und kann dann nur schwer ausgerollt werden.

Im allgemeinen gilt es als Grundsatz, alle Bestandteile eines Pflasters in der erreichbar reinsten Form anzuwenden. Man benutzt also z. B. filtrierten Talg und filtriertes Wachs, gepulvertes Kolophonium, gereinigte Gummiharze. Nichtsdestoweniger aber pflegt man außerdem noch die Pflastermassen durch nicht allzu feine Gaze, oder besser noch durch wollenes Koliertuch zu kolieren. Unreinigkeiten, die sich auf diese Weise (z. B. bei E m p l. P l u m b i) nicht entfernen lassen, beseitigt man durch Absetzenlassen. Nach dem Erkalten der Pflastermasse schabt man die Verunreinigungen enthaltenden unteren oder oberen Schichten mit einem Messer ab.

Da für die Klebkraft und Haltbarkeit eines Pflasters die Abwesenheit von Wasser bzw. Feuchtigkeit wesentlich ist, so sucht man möglichst wasserfreie Stoffe anzuwenden. Drogen-

pulver verwendet man aus dem gleichen Grunde in getrocknetem Zustande. Über das Heraus-
schaffen von Wasser aus Pflastermassen siehe weiter unten.

Das Auswaschen und Malaxieren der Pflaster. Einige Pflaster, bei deren Darstellung
Glycerin gebildet wird, müssen von diesem durch Auswaschen befreit werden. Dies geschieht
dadurch, daß man die halberkaltete Pflastermasse in lauwarmes Wasser einträgt und unter
wiederholter Erneuerung des letzteren so lange bearbeitet, bis das Pflaster auf frisch auseinander
gezogener Fläche nicht mehr süß schmeckt. Durch Auswaschen mit 25 prozentigem Alkohol
können die letzten Reste von Glycerin weggeschafft werden. Das ausgewaschene Pflaster muß
dann in der Regel nochmals geschmolzen und durch Erwärmen im Dampfbade vom beigemengten Wasser befreit werden (siehe hierüber *Empl. Lithargyri*).

Würde man ein so geschmolzenes Pflaster einfach erstarren lassen, so würde es eine körnig-
kristallinische Struktur annehmen und sich in diesem Zustande zum Ausrollen nicht eignen.
Man unterwirft daher das halberkaltete Pflaster einer knetenden Bearbeitung, die ,,M a l a -
x i e r e n‘‘ genannt wird. Durch diese wird erreicht, daß das erkaltete Pflaster eine zähe plastische
Beschaffenheit annimmt, die es zum Ausrollen geeignet macht.

Beim Auswaschen und Malaxieren der Pflaster darf niemals die dünnflüssige Masse in
kaltes Wasser gegossen werden, sondern man rührt die Masse, bis sie anfängt dicklich zu werden,
und bringt sie nun auf nasses, auf einen ebenfalls genäßten Tisch ausgebreitetes Pergamentpapier, hier das Malaxieren ausführend; es wird durch diese Methode des Malaxierens ein Über-
maß von Wasser und trotzdem jedes Ankleben vermieden. Darauf wird man zweckmäßig,
falls man das Pflaster mit der Hand ausrollen will, gleich mehrere Stücke, etwa 60 g schwer,
abwägen, und, damit sie nicht völlig erkalten, in lauwarmes Wasser legen, um sie schnell hintereinander auszurollen.

Das Formen der Pflaster. Zur Abgabe der Pflaster bringt man sie entweder in die Form
von S t a n g e n oder von T a f e l n oder man s t r e i c h t sie über einer U n t e r l a g e aus.

a) P f l a s t e r i n S t a n g e n. Für diese
Form eignen sich nur solche Pflastermassen,
die die Stangenform bei gehöriger Behandlung
dauernd beibehalten. Nicht geeignet zum Formen sind stark harzhaltige Pflaster.

Das Formen der Pflaster in Stangen erfolgt im Kleinbetriebe durch A u s r o l l e n mit
der Hand. Hierzu bedient man sich eines glatt-
gehobelten Brettes aus hartem Holze bei Zuhilfenahme von Wasser, besser noch nassen Pergamentpapieres. Um Stangen von möglichst gleicher

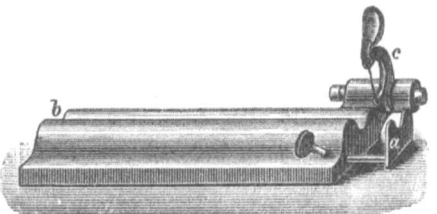

Fig. 117. Pflasterteilmaschine.

Stärke zu erzielen, wägt man bestimmte Mengen Pflastermassen ab und rollt diese Mengen zu
einer bestimmten Länge aus. Um das Ankleben der Pflastermasse an das Brett zu verhindern,
benetzt man die letztere bei der Mehrzahl der Pflaster mit Wasser, bei einigen reibt man es
schwach mit Öl oder Glycerin ein. Zur Erleichterung der Arbeit des Ausrollens und um möglichst
gleichmäßige Stangen zu erhalten, benutzt man das sog. R o l l b r e t t.

Die Arbeit des Ausrollens ist in der kühlen Jahreszeit leichter als in der heißen, da
während des ersteren die Stangen leichter ihre Form behalten. Generell ist zu beachten, daß
Glycerin enthaltende Pflaster schwieriger Stangenform bewahren als glycerinfreie. Ebenso eignen
sich wasserfreie Pflaster besser zum Ausrollen als wasserhaltige.

Der Vorgang, daß ein ursprünglich sehr klebriges Pflaster allmählich eine zur Aufbewahrung
geeignete Form annimmt, beruht darauf, daß die äußeren Schichten nach längerem Lagern
wasserarm bzw. wasserfrei werden und dann eine harte Hülle um den weichen Kern bilden.

Neuerdings stellt man P f l a s t e r i n S t a n g e n mit Hilfe sog. P f l a s t e r p r e s s e n
dar. Man erhält durch die letzteren gleichmäßigere Stangen und spart erheblich an Zeit.

Das A b t e i l e n d e r P f l a s t e r s t r ä n g e in gleich lange Stücke erfolgt entweder
durch Schneiden mit einem Messer unter rollender Bewegung oder mit einer P f l a s t e r -
t e i l m a s c h i n e, Fig. 117; der zu teilende Strang wird in die Vertiefung *b* gelegt, die Größe
der abzuschneidenden Stücke durch Einstellen des beweglichen Teiles *a* bestimmt und nun mit
dem Messer *c*, in das eine feine Stahlsaite eingezogen ist, durchschnitten.

b) D a s A u s g i e ß e n i n T a f e l n erfolgt bei viel Harz enthaltenden Pflastern. Um
elegante Pflastertafeln oder Täfelchen zu erzielen, benutzt man folgende Verfahren:

1. Man bedeckt eine Schokoladenform, die durch Rippen in Quadrate geteilt ist, mit einem entsprechend großen Stück Stanniol (die glänzende Seite nach oben), drückt dasselbe mit einem weichen Wischtuch ein und formt, indem man mit der einen Hand in der Mitte festhält, mit der anderen die Ecken aus. Auf diese Weise erhält die Blechform einen genau anschließenden Stanniolüberzug. Man gießt nun eine bestimmte Menge geschmolzener und etwas abgekühlter Pflastermasse ein, stellt dann mindestens 24 Stunden kalt, schlägt das Pflaster heraus und zieht schließlich das Stanniol von der Pflastermasse ab. Auf diese Weise lassen sich leicht und schön *Empl. cantharid. perpet.* E., *fuscum* u. a. ausgießen. Eine Vereinfachung dieses Verfahrens besteht darin, daß man die Blechform mit Seifenspiritus ausstreicht und trocknen läßt. Die Seifenschicht verhindert ebenfalls das Ankleben der Pflastermasse an die Blechform, so daß die Pflastertafeln gut aus der Form gehen; sie vermindert aber auch den Glanz auf der Gußfläche, wie man ihn bei Benutzung von Stanniol erzielt.

2. Man formt sich aus v ö l l i g   g l a t t e m ,   s t a r k e m Konzeptpapier Kästchen beliebiger Größe, wischt dieselben mit Talg, weicher Natronseife oder Glycerinsalbe gut aus und gießt nun die bestimmte Menge der dickflüssigen Pflastermasse hinein. Ein Übelstand bei diesem sehr einfachen Verfahren ist der, daß die mit warmer Pflastermasse gefüllten Kästchen schlecht zu handhaben sind und sich außerdem die Pflastermasse beim völligen Erkalten meist krümmt. Man kann dies dadurch verhindern, daß man über die dicht nebeneinander gestellten Kästchen, sobald das Pflaster erstarrt ist, kleine Brettchen legt und diese entsprechend beschwert.

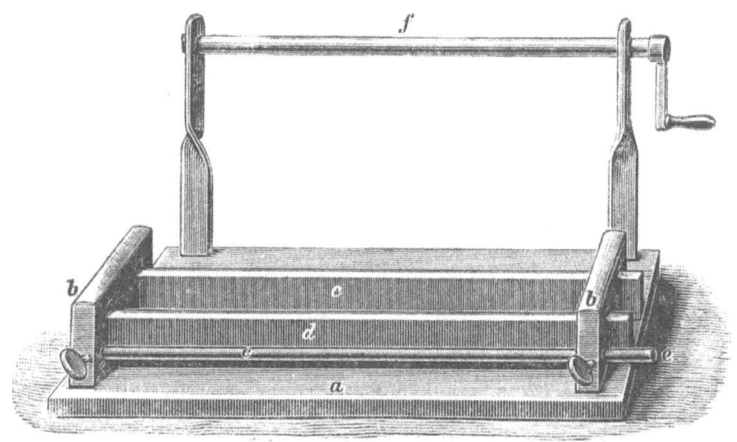

Fig. 118. Pflasterstreichmaschine Nr. *I* von Liebau-Chemnitz.
a Gußeiserne Platte. *b* Ständer zum Einsetzen der Lineale *c* und *d*. *e* Gasrohr zum Anwärmen
des Lineals *d*. *f* Wickelapparat.

Das Streichen der Pflaster. Gestrichene Pflaster sind — von einigen in der Receptur hier und da verordneten abgesehen — ein Artikel, den die Technik dem pharmazeutischen Laboratorium vollständig entrissen hat.

Wenn die im Apothekenlaboratorium hergestellten gestrichenen Pflaster auch nicht immer mit der Fabrikware im äußeren Ansehen gleichen Schritt halten können, so ist es doch empfehlenswert und nicht unlohnend, Pflaster selbst zu streichen, da eine ausreichende Kontrolle der vorschriftsmäßigen Beschaffenheit der gekauften Pflaster, wenn sie überhaupt möglich ist, äußerst langwierig, kostspielig und doch nicht genügend sicher ist.

Wesentliche Eigenschaften der in Frage kommenden gestrichenen Pflaster sind, daß dieselben im frisch gestrichenen Zustande nicht zu stark kleben, daß sie aber andererseits während der Aufbewahrung an Klebkraft nicht merklich einbüßen, und daß sich die Pflastermasse nicht von ihrer Unterlage ablöst.

Als Unterlage für das Pflaster dient in der Regel Baumwollenstoff (Schirting), nur selten ein anderer Stoff, z. B. Seide, Segeltuch und Cambric für Streckverbände bei Heftpflaster. Der betreffende Stoff wird mit Maschinen oder mit der Hand in Stücke von entsprechender Länge geteilt, und diese werden vor dem Streichen ev. gebügelt.

Damit das fertige Pflaster die oben erwähnten guten Eigenschaften zeigt, muß die Masse eine geeignete Zusammensetzung bzw. Beschaffenheit haben. Die Vorschriften für die Zusammensetzung ihrer Pflastermassen zum Streichen halten die betreffenden Fabriken natürlich geheim, woraus zu entnehmen ist, daß sie nicht immer den Vorschriften des Arzneibuchs entsprechen. So viel aber ist durch Erfahrung festgestellt, daß zur Herstellung von Pflastern, die anfangs nicht zu stark kleben, ihre Klebkraft aber behalten, die benutzten P f l a s t e r m a s s e n v ö l l i g f r e i v o n W a s s e r u n d G l y c e r i n sein müssen. S. *Emplastrum adhaesivum* und *Emplastrum Lithargyri.*

Neuerdings werden Pflastermassen auch auf M u l l gestrichen; man erhält so die sog. P f l a s t e r m u l l e , derer sich die Großtechnik ebenfalls bemächtigt hat.

Das Streichen der Pflaster erfolgt in der Technik mit komplizierten Apparaten. Um gelegentlich einmal ein verlangtes, nicht vorrätiges Pflaster streichen zu können, ist wohl in jeder Apotheke eine sog. P f l a s t e r s t r e i c h m a s c h i n e vorhanden. Von den zahlreichen, zum Teil recht komplizierten Pflasterstreichmaschinen für das Apothekenlaboratorium seien hier die von R. L i e b a u - Chemnitz aufgeführt, die bei billigem Preise das leisten, was man von einer solchen Vorrichtung überhaupt verlangen kann, überdies sich durch Einfachheit auszeichnen.

Die Streichmaschine, Fig. 118, besteht aus einer gehobelten Gußeisenplatte *a,* zu beiden Seiten sind Ständer *b* angebracht, zwischen die genau gearbeitete Lineale *d* geschoben sind; am vorderen Ständer ist ein mit feinen Löchern versehenes Messingrohr *e* angebracht zum Erwärmen des vorderen Lineals mittels Gas oder Benzin. Am hinteren Teil befindet sich ein Wickelapparat *f* zum Aufwickeln der Stoffstreifen. Der Stoff wird zwischen Linealen und Platte hindurch geschoben und die flüssige Pflastermasse aufgegossen, doch empfiehlt es sich, daß beim Streichen 2 Personen tätig sind; die eine zieht den Stoff hindurch, die andere läßt, die Kurbel in der Hand behaltend, den Stoff langsam von der Spindel ablaufen. Die Maschine ist leicht zu reinigen. Das Stellen der Maschine kann entweder durch die zu beiden Seiten angebrachten Federn oder durch Unterschieben von Kartenblättern und sonstigen Papierstreifen bewirkt werden.

Aufbewahrungsort der Pflaster sei ein trockener, kühler Ort. Als Aufbewahrungsgefäße eignen sich hölzerne Kästen, für Pflaster mit flüchtigen Bestandteilen Blechkästen. In diese Gefäße werden die Pflaster in der Art eingeschichtet, daß zwischen je 2 Schichten ein Blatt hartes Papier oder Paraffinpapier zu liegen kommt. Pflaster mit Kräuterpulvern, Spanischfliegenpflaster schimmeln nicht, wenn man sie über Ätzkalk aufbewahrt.

Emplastrum adhaesivum. — 𝔥𝔢𝔣𝔱𝔭𝔣𝔩𝔞𝔰𝔱𝔢𝔯.

Bleipflaster	100 Teile
Gelbes Wachs	10 Teile
Dammar	10 Teile
Kolophonium	10 Teile
Terpentin	1 Teil.

Sämtliche Bestandteile werden zusammengeschmolzen und bei einer Temperatur von 100° bis 105° so lange unter Umrühren erhitzt, bis die geschmolzene Masse nicht mehr schaumig ist. Heftpflaster ist braungelb und klebt nach dem Erwärmen stark.

Die Bereitungsvorschrift wurde völlig geändert. An Stelle des bisherigen Heftpflasters werden nunmehr getrennt ein Harzpflaster und ein Kautschukpflaster (Collemplastrum) aufgeführt.

Geschichtliches. Die Griechen und Römer benutzten Harz- und Wachsmischungen, unsere Vorfahren bis in die Mitte des 18. Jahrhunderts Bleipflaster an Stelle des heutigen Heftpflasters. Eine speziell als *Empl. adhaesivum* benutzte Pflastermischung findet sich erst in der zweiten Hälfte des 18. Jahrhunderts aufgeführt. Zuerst stellte man Heftpflaster aus 2 T. Bleipflaster und 1 T. Burgundischem Harz dar, dann wurde noch ein Zusatz von Terpentin gemacht, der aber dem Pflaster stark reizende Eigenschaften verlieh. Später erkannte man den schädigenden Einfluß, den die Gegenwart von Feuchtigkeit und Glycerin auf die Klebfähigkeit bzw. Haltbarkeit des Heftpflasters ausübte. Man benutzte daher durch längeres Lagern ausgetrocknete Pflaster, und Ph. G. I schrieb auf Grundlage der Versuche von M o h r und J u n g c l a u s s e n eine Darstellung aus Ölsäure und Bleioxyd vor, bei der ein Glyceringehalt des Pflasters der ganzen Sachlage nach ausgeschlossen war. Ph. G. II änderte diese Vorschrift dahin ab, daß Bleipflaster entwässert, mit gelbem Wachs, Dammarharz, Kolophonium und Terpentin zusammengeschmolzen werden sollte. Das A r z n e i b u c h III hatte die nämliche Vorschrift mit geringen Abweichungen aufgenommen. Bezüglich des Dammarharzzusatzes ist zu bemerken, daß das Dammarharz die Eigentümlichkeit besitzt, bei gewöhnlicher Temperatur hart zu sein, aber schon bei Handwärme zu erweichen. Das IV. Arzneibuch hatte als Heftpflaster ein Kautschukheftpflaster eingeführt, das aber noch weniger als die früheren befriedigte. Es ist eine alte Erfahrung, daß die Vorschriften der Pharmakopöen für gestrichenes Heftpflaster kein Präparat ergeben, das den Vergleich aushalten könnte mit den Spezialmarken des Handels. Die erprobten Vorschriften der Fabrikanten gelangen eben nicht zur Veröffentlichung. Die V. Ausgabe des Arzneibuches hat nun zwei Sorten Heftpflaster eingeführt, das gewöhnliche alte und ein Kautschukheftpflaster, *Collemplastrum adhaesivum.* Es ist zu hoffen, daß mit dieser Trennung eine befriedigende Lösung und die wünschenswerte Stabilität der offizinellen Pflaster erreicht ist.

Darstellung. Dieselbe kann durchaus keine Schwierigkeiten bieten, sobald wasser- und glycerinfreies Bleipflaster zur Verfügung steht. Das Zusammenschmelzen und das völlige Entwässern durch längeres Erwärmen auf 105° (aber nicht höher!) geschieht am besten unter Verwendung von gespanntem Dampf, andernfalls aber mit der nötigen Vorsicht über freiem Feuer.

Für die Erlangung eines guten Heftpflasters, das sich namentlich auch zum Streichen eignet, ist es wesentlich, daß alle verwendeten Substanzen möglichst w a s s e r f r e i sind. Man benutze daher filtriertes Wachs und durch Schmelzen geklärten Terpentin. Enthält das Heftpflaster Wasser oder Glycerin, so ist es frischgestrichen sehr klebrig, trocknet aber nach kurzer Aufbewahrung unter Verlust seiner Klebkraft ein. Von den verschiedenen Kolophoniumsorten sind nur die hellen französischen, nicht aber die amerikanischen Sorten zur Heftpflasterdarstellung geeignet.

Der Terpentinzusatz ist von verschiedenen Seiten als ungünstig bezeichnet worden, da ein damit hergestelltes Pflaster immer Reizerscheinungen verursacht. Unter Beachtung der angeführten Punkte wird man nach der vom Arzneibuch angegebenen Vorschrift ein Heftpflaster gewinnen, das nicht zu hoch gespannten Erwartungen genügt.

Emplastrum Cantharidum ordinarium.
Spanischfliegenpflaster.
Syn.: Emplastrum vesicatorium 'ordinarium.   Blasenpflaster.

Mittelfein gepulverte spanische Fliegen . .	2 Teile
Erdnußöl	1 Teil
Gelbes Wachs	4 Teile
Terpentin	1 Teil.

Die Spanischen Fliegen werden mit dem Erdnußöl 2 Stunden lang im Wasserbad erwärmt, Die Mischung wird alsdann mit dem Wachs und dem Terpentin versetzt und nach dem Schmelzen dieser Stoffe bis zum Erkalten gerührt. Das vollständig erkaltete Pflaster wird unter Verwendung von wenig Glycerin in Stangen ausgerollt.

Spanischfliegenpflaster ist grünlichschwarz und weich.

Nunmehr mit Erdnußöl zu bereiten. Das Ausrollen soll mittels Glycerin geschehen.

Darstellung. Das Kantharidenpflaster hat eine große Neigung zu schimmeln, daher hat man bei seiner Bereitung darauf zu sehen, daß seine Ingredienzien keine Feuchtigkeit enthalten. Das gelbe Wachs, besonders aber der gemeine Terpentin enthalten oft mehr oder weniger Feuchtigkeit. Deshalb entwässert man zweckmäßig die Mischung von Wachs und Terpentin für sich durch einstündiges Erhitzen auf schwacher Flamme unter Umrühren.

Die mittelfein gepulverten Kantharide werden, wenn sie Feuchtigkeit angezogen haben sollten, einen halben Tag in einer Temperatur von nur 20°—25° in dünner Schicht ausgebreitet getrocknet. Hierauf mischt man sie mit dem Öl und erhitzt die Mischung in einem offenen Gefäße im Wasserbade 2 Stunden lang, wodurch der Rest der Feuchtigkeit verdunstet.

Das Öl mit den Kantharide wird alsdann der ca. 70° warmen, flüssigen Pflastermasse zugesetzt und n u n b i s z u m E r s t a r r e n a n h a l t e n d g e r ü h r t, damit die Mischung nicht bröckelig wird. Das Ausrollen geht am leichtesten, wenn das an und für sich weiche Pflaster völlig erkaltet ist und dann noch ungefähr einen halben Tag gestanden hat. Der Arbeitende hat sich nach dem Ausrollen sofort die Hände mit Seife sorgfältig zu reinigen, damit ihm keine Blasen entstehen.

Wenn man nur Spuren Feuchtigkeit enthaltendes Kantharidenpflaster an einem nicht ganz trocknen Orte aufbewahrt, so schimmelt es. Durch das Ausrollen mit Glycerin wird das Schimmeln erschwert, durch Aufbewahren über Ätzkalk kann man es vermeiden.

Anwendung siehe bei Cantharides.

Emplastrum Cantharidum perpetuum.
Immerwährendes Spanischfliegenpflaster.

Zu bereiten aus:

Kolophonium	14 Teilen
Terpentin	7 Teilen
Gelbem Wachs	10 Teilen
Hammeltalg	4 Teilen
Mittelfein gepulverten Spanischen Fliegen	4 Teilen
Mittelfein gepulvertem Euphorbium	1 Teil.

Immerwährendes Spanischfliegenpflaster ist grünlichschwarz und hart.

Sachlich unverändert.

Die Darstellung ergibt sich aus den Anweisungen in dem allgemeinen Artikel Emplastra.

Das immerwährende Spanischfliegenpflaster soll keine Blasen ziehen, sondern, so lange es auf der Haut liegt, diese röten oder vielmehr auf diese einen fortwährenden Reiz ausüben. Dies ist nur dann möglich, wenn das Pflaster gehörig starr und nicht sehr klebend ist. Klebt es fest an, so wird es, trotz des geringen Kantharidengehaltes, dennoch in den meisten Fällen Blasen ziehen. Das Pflaster der älteren Pharmakopöen entsprach in seiner Zusammensetzung der beabsichtigten allmählichen Wirkung, was man von dem Pflaster des Arzneibuches nicht sagen kann. Dieses wird wie das gewöhnliche Spanischfliegenpflaster Blasen ziehen, wenn auch erst nach etwas längerer Zeit.

An einem nicht genügend trocknen Orte bedeckt es sich ebenso wie das gewöhnliche Kantharidenpflaster mit Schimmel, wenn man bei der Bereitung für die Beseitigung der Feuchtigkeit aus den Ingredenzien nicht hinreichend Sorge trug. Man wird es deshalb auch mit Glycerin ausrollen.

Anwendung. Das anhaltende Spanischfliegenpflaster dient denselben Indikationen wie das Empl. Canthar. ordinarium, wird aber gegenwärtig noch weniger als dieses verwendet.

Emplastrum Cantharidum pro usu veterinario.
Spanischfliegenpflaster für tierärztlichen Gebrauch.

Zu bereiten aus:

Kolophonium	6 Teilen
Terpentin	6 Teilen
Mittelfein gepulverten Spanischen Fliegen	3 Teilen
Mittelfein gepulvertem Euphorbium	1 Teil.

Spanischfliegenpflaster für tierärztlichen Gebrauch ist grünlichschwarz und hart.

Sachlich unverändert.

Hinsichtlich des Formens dieses Pflasters ist zu erwähnen, daß man es zweckmäßig in Kapseln von Blech oder Papier ausgießt, die mit etwas Glycerin ausgestrichen sind.

Anwendung s. b. Cantharides.

Emplastrum Cerussae. — Bleiweißpflaster.
Syn.: Emplastrum album coctum. Froschlaichpflaster.

Fein gepulvertes Bleiweiß	7 Teile
Erdnußöl	2 Teile
Bleipflaster	12 Teile.

Das Bleiweiß wird mit dem Erdnußöl sorgfältig angerieben und dann mit dem geschmolzenen Bleipflaster gemischt. Das Gemisch wird unter Umrühren und bisweiligem Wasserzusatz gekocht, bis die Pflasterbildung vollendet ist.

Bleiweißpflaster ist weiß.

Nunmehr mit Erdnußöl zu bereiten.

Die Pharm. Germ. II ließ Olivenöl und Bleipflaster zusammenschmelzen und der Mischung gepulvertes Bleiweiß zusetzen. Es wurde nun unter Wasserzusatz bis zur Erreichung der Pflaster-

konsistenz gekocht. Bei diesem Verfahren war natürlich eine gleichmäßige Verteilung des Bleiweißes nicht gewährleistet, im Gegenteil war die ganze Pflastermasse stets mit unzähligen Blei-
weißkörnern durchsetzt, es hatte ein Aussehen, das dem volkstümlichen Namen „Froschlaich-
pflaster" entsprach. Erst D i e t e r i c h schlug vor, das Bleiweiß mit dem Öle fein zu verreiben,
so dem geschmolzenen Bleipflaster zuzusetzen und nun unter Wasserzusatz zu kochen. Das
so bereitete Bleiweißpflaster ist völlig frei von Knötchen und enthält das Bleiweiß in fein verteiltem Zustand. Es ist eine Mischung von Bleipflaster mit Bleiweiß.

    Bei der **Bereitung** verfährt man zweckmäßig so, daß man zunächst das Bleiweiß zerreibt
und siebt, alsdann mit der vorgeschriebenen Menge Erdnußöl anreibt. Diese Mischung trägt man
alsdann in geschmolzenes Bleipflaster ein und kocht unter dauerndem Zusatz kleiner Mengen
Wasser bis zur Pflasterkonsistenz. Ein Überhitzen ist zu vermeiden, weil das Pflaster sonst leicht
grau ausfällt.

    Das fertige Pflaster wird auf einem sehr sauberen Pflasterbrett oder auf einem Bogen
Pergamentpapier unter Anfeuchten mit Wasser ausgerollt. Ausgewaschen darf es nicht werden,
da es, wenn ausgewaschenes Bleipflaster verwendet wurde, nur wenig Glycerin enthält und durch
das Auswaschen ein Verlust an Bleiweiß entstehen würde.

    Während der **Aufbewahrung** wird Bleiweißpflaster an seiner Oberfläche etwas gelb.
Man hüte es vor der Einwirkung von Schwefelwasserstoffgas.

    Anwendung. Bei allen bleihaltigen Pflastern ist darauf zu achten, daß nicht zu große Flächen
und diese nicht zu lange bedeckt werden; aus den Pflastern wird so viel Blei resorbiert, daß Vergiftungen entstehen können.

Emplastrum fuscum camphoratum. — Mutterpflaster.

Syn.: Emplastrum nigrum, universale, Matris fuscum. Emplastrum Minii adustum.
Nürnberger Pflaster. Hamburger Pflaster. Schokoladenpflaster.

$$
\begin{array}{lr}
\text{Fein gepulverte Mennige} \dots\dots\dots & 30 \text{ Teile} \\
\text{Erdnußöl} \dots\dots\dots\dots\dots & 61 \text{ Teile} \\
\text{Gelbes Wachs} \dots\dots\dots\dots & 15 \text{ Teile} \\
\text{Kampfer} \dots\dots\dots\dots\dots & 1 \text{ Teil.}
\end{array}
$$

    Die Mennige wird mit 60 Teilen Erdnußöl unter fortwährendem Umrühren gekocht, bis
die Masse eine schwarzbraune Farbe angenommen hat. Alsdann wird das Wachs und der mit
1 Teil Erdnußöl angeriebene Kampfer zugesetzt.

    Mutterpflaster ist schwarzbraun, zähe und riecht nach Kampfer.

Nunmehr mit Erdnußöl zu bereiten.

    Darstellung. Man bringt die abgewogene Menge Erdnußöl in einen entsprechend großen
Kupferkessel und siebt die Mennige hinein. Schon vorher hatte man das Wachs abgewogen und
die Anreibung von Kampfer und Öl (ev. unter schwachem Erwärmen) fertig gestellt. Man erhitzt nun über freiem, aber ruhigem Feuer die Mischung von Öl und Mennige unter beständigem
Umrühren. Wenn die letzten Anteile des Wassers unter knatterndem Geräusch verdampft
sind, zeigt sich in der Regel eine geringe Entwickelung von Kohlensäure. Allmählich wird die
Masse schmutzig rot, braunrot, braun. Plötzlich kommt ein Punkt, wo die Masse anfängt, unter
lebhaftem Schäumen bläuliche, nach Moschus riechende Dämpfe zu entwickeln. Sobald dieser
Punkt eingetreten ist, hebt man s o f o r t den Kessel vom Feuer, setzt ihn auf den Boden,
bzw. auf einen Strohkranz, und mildert die Reaktion durch Umrühren. Die Pflasterbildung geht
nun ohne weitere Wärmezufuhr von selbst zu Ende.

    Die vollständige Verpflasterung erkennt man daran, daß eine Probe, in kaltes Wasser
oder auf eine kalte Steinplatte getropft, sich nicht mehr schmierig, sondern plastisch anfühlt.
Ist dies eingetroffen, so setzt man das Wachs hinzu, das ohne weitere Erwärmung schmilzt.

    Schließlich, wenn das Pflaster auf 50°—60° abgekühlt ist, setzt man die Mischung von
Kampfer und Öl hinzu, rührt gut um und gießt in geeignete Formen aus. Benutzt man P a p i e r -
k a p s e l n , so mache man sie aus starkem Papier und streiche sie kurz vor dem Ausgießen
mit Öl ziemlich stark aus. Das Papier läßt sich dann, s o b a l d d a s P f l a s t e r e r s t a r r t
i s t , mit Leichtigkeit abziehen.

    Die bei der Entstehung dieses Pflasters sich abspielenden Vorgänge sind nicht recht auf-
geklärt. Indessen kann man sich vorstellen, daß ein Teil des Fettes durch die Mennige zunächst
oxydiert wird und bei der hohen Temperatur zerfällt. Das bei dem Zerfall auftretende Wasser

ist für die Pflasterbildung jedenfalls notwendig. Die Mennige wird zu Bleioxyd reduziert, das Öl unter Mitwirkung des entstandenen Wassers verseift, zugleich scheint ein Teil des Bleioxydes auch zu B l e i s u b o x y d Pb₂O reduziert zu werden. Vielleicht ist der Gehalt an letzterem die Ursache der dunklen Färbung des Bleipflasters, und vielleicht beruht das Hellerwerden des Mutterpflasters beim Aufbewahren darauf, daß das Bleisuboxyd allmählich wieder zu Bleioxyd oxydiert wird.

Dem käuflichen Pflaster ist bisweilen, damit es eine schöne dunkle Farbe hat und bei der Aufbewahrung auch behält, Schiffspech zugesetzt. Es braucht wohl nicht besonders auf das Unzulässige dieses Verfahrens hingewiesen zu werden.

Wirkung. Das Mutterpflaster besitzt eine milde reizende Wirkung; hauptsächlich Volksmittel.

Emplastrum Hydrargyri. — Quecksilberpflaster.

Syn.: Emplastrum mercuriale.

Gehalt annähernd 20 Prozent Quecksilber (Hg, Atom-Gew. 200,0).

Quecksilber	2 Teile
Wollfett	1 Teil
Gelbes Wachs	1 Teil
Bleipflaster	6 Teile.

Das Quecksilber wird mit dem Wollfett innig verrieben und in der durch Schmelzen erhaltenen, halberkalteten Mischung aus dem Wachs und dem Bleipflaster gleichmäßig verteilt.

Quecksilberpflaster ist grau und darf mit unbewaffnetem Auge keine Quecksilberkügelchen erkennen lassen.

Gehaltsbestimmung. 3 g Quecksilberpflaster erhitzt man mit 20 ccm roher Salpetersäure etwa 10 Minuten lang auf dem Wasserbad in einem weithalsigen Kölbchen mit Rückflußkühler. Sobald in dem sandigen Bodensatze von Bleinitrat keine Quecksilberkügelchen mehr erkennbar sind, fügt man, den Rückflußkühler abspülend, 25 ccm Wasser hinzu und erhitzt von neuem, bis sich die Fettschicht klar abgeschieden hat. Nach dem Erkalten gießt man die Lösung durch ein Flöckchen Watte in einen Meßkolben von 100 ccm Inhalt, zerkleinert die Fettscheibe, spült sie und das Kölbchen 4 bis 5 mal mit je etwa 5 ccm Wasser nach, versetzt die vereinigten, wässerigen Flüssigkeiten mit so viel Kaliumpermanganatlösung, daß sie beständig rot gefärbt sind oder sich braune Flocken abscheiden, und entfärbt oder klärt das Gemisch durch Zusatz von Ferrosulfatlösung. Man füllt darauf die Lösung bis zur Marke auf. 25 ccm der filtrierten Lösung werden mit 2 ccm Ferriammoniumsulfatlösung und so viel ¹/₁₀-Normal-Ammoniumrhodanidlösung versetzt, daß eine braunrote Färbung eintritt. Hierzu müssen 14 bis 15 ccm ¹/₁₀-Normal-Ammoniumrhodanidlösung verbraucht werden, was einem Gehalte von 18,7 bis 20 Prozent Quecksilber entspricht (1 ccm ¹/₁₀-Normal-Ammoniumrhodanidlösung = 0,01 g Quecksilber, Ferriammoniumsulfat als Indikator).

Neu ist die Gehaltsbestimmung.

Bezüglich der D a r s t e l l u n g ist zu bemerken, daß man die Extinktion des Quecksilbers in einer ausgedrehten eisernen Schale oder in einem Porzellanmörser vornimmt. Zweckmäßig ist es, das Quecksilber dem Wollfett in mehreren Portionen, und eine neue Menge erst dann zuzusetzen, wenn die vorhergegangene gut verrieben ist. Die Extinktion ist möglichst ohne Unterbrechung zu Ende zu führen und dann als genügend anzusehen, wenn sich in dünner Schicht bei 5facher Vergrößerung Quecksilberkügelchen nicht mehr wahrnehmen lassen.

Sobald dies der Fall ist, setzt man die Quecksilberverreibung in mehreren Anteilen unter Umrühren dem halb erkalteten Gemisch von Bleipflaster und gelbem Wachs hinzu und rührt bis zum völligen Erkalten gut durch. Das Pflaster wird auf feuchtem Pergamentpapier malaxiert und zu Stangen ausgerollt.

Bei der Darstellung sind Geräte aus Kupfer, Zinn, Messing sorgfältig zu vermeiden.

Soll Quecksilberpflaster gestrichen werden, so ist es unter warmem Wasser zu erweichen und dann mit einem schwach erwärmten Messer über die betr. Unterlage auszubreiten. Beim Schmelzen oder beim Ausstreichen mit einem heißen Messer vereinigt sich das Quecksilber wieder zu Tröpfchen.

Bei der **Gehaltsbestimmung,** die hinsichtlich der sich dabei abspielenden Vorgänge derjenigen des Unguentum Hydrargyri cinereum (s. d.) gleicht, ist besondere Beachtung dem Ausdruck „in dem s a n d i g e n Bodensatze" zu schenken. Durch die Beschaffenheit des Bodensatzes ist am besten zu erkennen, ob die Behandlung mit Salpetersäure lange genug gedauert hat. Ist noch unzersetztes Pflaster vorhanden, dann ist der Bodensatz mehr oder wenig klebrig.

Anwendung. Das Quecksilberpflaster wird besonders zum Bedecken von syphilitischen Geschwüren verwendet; doch ist es auch bei anderen geschwürigen Prozessen, z. B. beim Lupus empfohlen worden.

Emplastrum Lithargyri. — Bleipflaster.

Syn.: Emplastrum Plumbi simplex. Emplastrum diachylon simplex.

Erdnußöl	1 Teil
Schweineschmalz	1 Teil
Feingepulverte Bleiglätte	1 Teil
Wasser	nach Bedarf.

Die Bleiglätte wird dem Erdnußöl und dem Schweineschmalz unter wiederholtem Zusatz von Wasser und unter fortdauerndem Umrühren so lange gekocht, bis die Pflasterbildung vollendet ist und eine in kaltes Wasser gegossene Probe der Masse die nötige Härte erlangt hat. Das noch warme Pflaster wird durch wiederholtes Auskneten mit warmem Wasser vom Glycerin und darauf durch längeres Erwärmen im Wasserbade vom Wasser befreit.

Bleipflaster ist grauweiß bis gelblich; es darf keine ungebundene Bleiglätte enthalten.

Nunmehr mit Erdnußöl zu bereiten.

Geschichtliches. Die alten Griechen bereiteten schon Bleipflaster, indem sie das Bleioxyd und Fett mit Pflanzensäften (διὰ χυλῶν, mit Saft) zu Pflaster kochten.

Darstellung. Die Darstellung des Bleipflasters kann auf dreierlei verschiedene Weise bewerkstelligt werden. Erstens durch Kochen der Mischung aus Bleioxyd, Fett, Öl und Wasser über freiem Feuer; oder zweitens durch Digestion derselben im Wasserbade; drittens durch Zersetzung einer Ölnatronseife mit einer Bleizuckerlösung. Die Frage, ob man Bleipflaster auf direktem Feuer oder in mit Dampf geheizten Kesseln kochen solle, ist schon längst dahin entschieden worden, daß die Benutzung gespannter Dämpfe das rationellere Verfahren ist. Da das Arzneibuch nicht mehr wie früher (ed. III) das Kochen auf freiem Feuer vorschreibt, sind beide Arten des Kochens zulässig, die zweite aber mehr zu empfehlen.

I. Die älteste, am meisten befolgte Darstellungsweise ist das Kochen von Bleiglätte mit Fett und Öl unter Zusatz von Wasser über freiem Feuer.

In einen blankgescheuerten kupfernen Kessel gibt man 10 kg E r d n u ß ö l und 10 kg S c h w e i n e s c h m a l z , so daß davon nicht mehr als ungefähr der fünfte Teil des Rauminhaltes des Kessels ausgefüllt wird, setzt den Kessel auf einen Windofen und heizt mittels eines mäßigen Kohlenfeuers. Sobald das Fett bis ungefähr 110° erhitzt ist, was man daran erkennt, daß hineingespritztes Wasser ein Prasseln erzeugt, nimmt man vom Feuer und setzt 10 kg vorher durch ein feines Sieb geschlagene und hierauf mit 2 Liter heißem destilliertem Wasser angeriebene B l e i g l ä t t e hinzu. Nachdem die geschmolzene Fettmasse, Bleiglätte und Wasser gut durcheinander gerührt sind, wird der Kessel wieder über das Feuer gesetzt und das Gemisch unter beständigem Umrühren mit einem hölzernen, an seinem unteren Ende glatten und breiten Spatel ins Kochen gebracht und darin unterhalten. Ein Ansetzen der schweren Bleiglätte an den Boden des Kessels hat man durch Umrühren sorgfältig zu verhüten, sonst brennt das Pflaster an oder es bilden sich am Boden des Kessels Rinden, die sich schwierig zerkochen lassen und das Pflaster stückig machen. Nach Verlauf einer Viertelstunde setzt man nun von 5 zu 5 Minuten jedesmal ungefähr 30—40 ccm warmes destilliertes Wasser hinzu. Das Umrühren und Kochen wird ohne Unterbrechung fortgesetzt. Läßt sich nach dem Zusatz von Wasser ein starkes Poltern und Knacken hören, so ist dies auch ein Zeichen einer zu hohen Temperatur. Man nimmt sogleich den Kessel vom Feuer und rührt mit abgewendetem Gesicht um, weil in einem solchen Falle das plötzlich in Dampf verwandelte Wasser die Pflastermasse umherschleudern kann. Unter Umrühren fügt man kleine Mengen Wasser hinzu und, wenn das Poltern nachläßt, setzt man wieder aufs Feuer und fährt im Zusetzen von Wasser und im Umrühren fort. Sehr bequem und sicher verfährt man, wenn man aus einem Wasserreservoir mit Hilfe eines Zapfhahnes das Wasser tropfenweise in langsamem Tempo in die Pflastermasse fallen läßt. Während des Erhitzens oder Kochens der Masse d a r f e s d i e s e r n i e a n W a s s e r f e h l e n . So lange die Masse blasig aufschäumt, Wasserdämpfe entweichen oder die entweichenden Dämpfe keinen stechenden Geruch haben, ist auch noch Wasser darin genügend vorhanden. Ist dieses nicht mehr vorhanden, so fällt die Masse auf ihr ursprüngliches Volumen zurück, erreicht eine hohe Temperatur, und die entweichenden Dämpfe riechen stechend und unangenehm. Tröpfelt man Wasser hinzu, so entsteht sogleich ein heftig polterndes und knatterndes Geräusch. So weit muß man es jedoch nicht kommen lassen, wenn es sich um die Darstellung eines schön weißen Pflasters handelt. Dem ungeübteren Arbeiter ist anzuraten, lieber etwas mehr Wasser zuzusetzen als zu wenig. Die Arbeit wird dadurch nur insofern erschwert, als länger gekocht werden muß. Ist diese Masse ins Kochen gebracht, so bedarf es nur eines sehr g e l i n d e n Feuers, sie darin zu unterhalten.

Die anfänglich rötliche Mischung geht allmählich in eine weißlich-graue, zuletzt in eine weißliche über. So lange die Masse hinreichend Wasser enthält, schäumt sie hoch auf, anfänglich in kleinen, später aber, wenn die Verseifung vorschreitet, in größeren Blasen. Die Temperatur der kochenden Masse steht mit der Menge des zugesetzten Wassers im Verhältnis. Sie steigt um so höher, je weniger Wasser die Pflastermasse enthält. Steigt sie auf 120°, so ist dies ein Beweis, daß Wasser zugesetzt werden muß. Nach 2—2½ Stunden ist die Pflasterbildung beendigt. Man erkennt dies, wenn man einige Tropfen der flüssigen Masse in kaltes Wasser tröpfelt und die erkalteten Tropfen zwischen den Fingern knetet. Ist die Masse nicht mehr klebrig, zeigt sie sich vielmehr vollkommen plastisch, so hat sie auch die gehörige Konsistenz. Man nimmt nun den Kessel vom Feuer und koliert die Pflastermasse, nachdem sie etwas erkaltet ist, in lauwarmes Wasser, in dem man sie zur Entfernung des Glycerins unter mehrmaligem Ersatz des Wassers auswäscht bzw. ausknetet. Nach dem Auswaschen mit warmem Wasser wird das Pflaster wieder in den Kessel zurückgegeben und durch Erhitzen auf dem Wasserbade völlig von dem in ihm enthaltenen Wasser befreit.

Die Austreibung alles Wassers aus dem Bleipflaster ist selbst dann nicht möglich, wenn man das letztere unter beständigem Rühren längere Zeit im Dampfbade erhitzt. Möglich ist sie unter diesen Umständen nur dann, wenn man die Verdunstung des Wassers durch Weingeistzusatz befördert. Man verfährt alsdann in der Weise, daß man das Pflaster auf dem Wasserbade unter Umrühren erhitzt und von Zeit zu Zeit kleine Mengen Alkohol zusetzt.

Es kommen Fälle vor, daß die B l e i g l ä t t e das Öl schwierig verseift. Die Ursache hierfür ist entweder, daß sie nicht fein genug gepulvert ist, oder daß sie Mennige enthält. Enthält sie viel kohlensaures Blei, so geht die Pflasterbildung gleichfalls nur langsam von statten, weil auch Bleicarbonat auf die Fette nur langsam verseifend einwirkt. Es ist somit erforderlich, was eigentlich selbstverständlich ist, daß die zu verwendende Glätte den Anforderungen des Arzneibuchs völlig entspricht und daß sie zweckmäßig aufbewahrt wurde.

Da das Brunnenwasser schwefelsaure und kohlensaure Salze und auch Kohlensäure enthält, die einen Teil der Bleiglätte in schwefelsaures und kohlensaures Blei umsetzen und in dieser Form der Einwirkung der Fettsäuren entziehen, so ist zum Zugießen nur d e s t i l l i e r t e s W a s s e r zu verwenden, wie sich dies auch aus dem Texte des Arzneibuches ergibt.

II. Die andere Darstellungsweise des Bleipflasters besteht in der Digestion des Bleioxyds mit Fett und Wasser im Wasserbade.

Steht nur ein gewöhnlicher Dampfapparat zur Verfügung, so ist das Pflasterkochen eine sehr mühsame Arbeit. Ist dagegen ein Dampfapparat mit Dämpfen von 1—2 Atmosphären Spannung vorhanden, so ist das Pflasterkochen eine sehr einfache Operation, denn sie ist in einigen Stunden beendet und man braucht nicht besorgt zu sein, daß das Pflaster anbrennt.

III. Die dritte Bereitungsmethode des Bleipflasters hat nur einen theoretischen Wert. Werden Lösungen von Venetianischer Seife (margarinsaurem und oleinsaurem Natrium) mit essigsaurem Blei gemischt, so wird essigsaures Natrium erzeugt, das in Wasser gelöst bleibt, und margarinsaures und oleinsaures Blei (Bleipflaster), das sich unlöslich abscheidet. Es ist nur frisch von weißer Farbe und geschmeidiger Konsistenz, später wird es gelb und brüchig. Diese Darstellung ist kostspielig und das Präparat von dem durch Kochen erhaltenen Pflaster ganz verschieden.

Vorgänge bei der Pflasterbildung. a) A u s F e t t e n u n d B l e i o x y d. Die Pflasterbildung ist ein Verseifungsvorgang. Unter „ V e r s e i f u n g " versteht man die Spaltung der Fette in Fettsäuren und in Glycerin. Diese Spaltung erfolgt bei Gegenwart von Wasser durch die Einwirkung gewisser Basen auf die Fette. Das in Freiheit gesetzte Glycerin bleibt als solches vorhanden, die frei gewordenen Fettsäuren aber verbinden sich, falls Basen bei der Verseifung angewendet werden, mit diesen zu den entsprechenden fettsauren Salzen. Die letzteren unterschied man je nach ihren physikalischen Eigenschaften in S e i f e n oder P f l a s t e r. Der jetzige Sprachgebrauch unterscheidet nach den Basen.

S e i f e n sind die fettsauren Salze der Alkalien (des Kaliums, Natriums und des Ammoniums, ferner der alkalischen Erden), P f l a s t e r die sich durch Plastizität auszeichnenden fettsauren Salze des Bleies (und bedingungsweise auch diejenigen des Mangans, Eisens und Zinks). Wenn wir als Typus der Fette das stearinsaure Glycerin (Glycerinstearinat) wählen, so würde die Pflasterbildung oder Verseifung in nachstehender Weise verlaufen:

$$2\,(C_{17}H_{35}CO_2)_3C_3H_5 + 3\,PbO + 3\,H_2O =$$

Glycerinstearinat

$$3\,(C_{17}H_{35}CO_2)_2Pb \quad + \quad 2\,C_3H_5(OH)_3$$

Bleistearinat   Glycerin
(Bleipflaster)

Es ergibt sich aus dieser Gleichung, daß zur Verseifung W a s s e r vorhanden sein muß.

b) A u s F e t t s ä u r e n u n d B l e i o x y d. Dieser Vorgang ist der sehr einfache der Salzbildung:

$$\begin{array}{c} C_{17}H_{35}CO_2\,H \\ C_{17}H_{35}CO_2\,H \end{array} + O\ Pb = H_2O + \begin{array}{c} C_{17}H_{35}CO_2 \\ C_{17}H_{35}CO_2 \end{array} > Pb$$

2 Mol. Stearinsäure   Bleistearinat

c) Die U m s e t z u n g v o n S e i f e n m i t B l e i s a l z e n entspricht einer Salzbildung:

$$\begin{array}{c} C_{17}H_{35}CO_2\,Na \\ C_{17}H_{35}CO_2\,Na \end{array} + \begin{array}{c} CH_3CO_2 \\ CH_3CO_2 \end{array} > Pb = (C_{17}H_{35}CO_2)_2Pb + 2\,CH_3CO_2Na$$

2 Mol. Natriumstearinat   Bleiacetat   Bleistearinat   Natriumacetat

Da die wesentlichen Fettsäuren des Erdnußöls und des Schweineschmalzes A r a c h i n s ä u r e , P a l m i t i n s ä u r e und S t e a r i n s ä u r e sind, so besteht das Bleipflaster seiner chemischen Zusammensetzung nach im wesentlichen aus den Bleisalzen dieser Säuren.

Aufbewahrung. In der Regel bewahrt man den Hauptvorrat des Bleipflasters in Blöcken oder dicken Stangen auf. Einen kleineren Teil, der zur Abgabe im Handverkaufe oder in der Receptur bestimmt ist, bewahrt man zu Stangen ausgerollt in hölzernen Kästen zwischen Wachs- oder Paraffinpapier auf.

Eigenschaften. Frisch bereitetes Pflaster ist ziemlich weich, beim Altern wird es hart und spröde. Wasserhaltiges Pflaster ist gelblich weiß, während das wasserfreie mehr grau ist. Die Anwesenheit nicht gebundener Bleiglätte ist am leichtesten durch die Farbe des Pflasters zu erkennen, es darf nicht rötlich aussehen. Bleiglätte kann auch erkannt werden durch Lösen des Pflasters in warmem Terpentinöl. In Alkohol ist Bleipflaster nicht, in Äther nur unvollkommen löslich. Eine Angabe über die Konsistenz fehlt im Arzneibuche: das wasserhaltige Pflaster fühlt sich schmierig an und löst sich nicht vom Finger los, wenn es geknetet wird.

Anwendung. Bleipflaster wird für sich seiner mangelhaften Klebefähigkeit wegen nicht benutzt; es dient nur zur Bereitung anderer Pflaster.

Emplastrum Lithargyri compositum.
Gummipflaster.
Gelbes Zugpflaster.

Syn.: Emplastrum Plumbi compositum. Emplastrum diachylon compositum.

Bleipflaster . . . . 24 Teile
Gelbes Wachs . . . . 3 Teile
Ammoniakgummi . . . . 2 Teile
Galbanum . . . . 2 Teile
Terpentin . . . . 2 Teile.

Das Bleipflaster und das Wachs werden im Wasserbade geschmolzen. Zu der halb erkalteten Masse wird eine auf dem Wasserbade hergestellte, durchgeseihte Mischung aus dem Ammoniakgummi, dem Galbanum und dem Terpentin hinzugefügt.

Gelbes Zugpflaster riecht würzig und ist anfangs gelb, später bräunlich gelb.

Die Bereitungsvorschrift wurde hinsichtlich der Harzmischung etwas geändert.

Die **Darstellung** eines gleichmäßigen, schönen Gummipflasters ist nicht schwierig. Die gepulverten Gummiharze sind an und für sich weder im Bleipflaster noch im Wachs, noch in der

Mischung beider löslich, dagegen zum größeren Teile in Terpentin; man hat behauptet, daß sie auch im erwärmten Bleipflaster löslich seien; allerdings zum Teil, wenn das Bleipflaster noch Feuchtigkeit und Glycerin enthält, deren Menge ausreicht, die Gummiharze emulsionsähnlich zu zerteilen.

Um nach der Vorschrift des Arzneibuches mit Sicherheit ein tadelloses Pflaster zu erzielen, wird man wie folgt verfahren:

Die gepulverten oder gereinigten Gummiharze werden im Wasserbade in einem bedeckten Gefäße durch und durch erwärmt, bis sie die Konsistenz einer Latwerge angenommen haben. Den erweichten Gummiharzen setzt man den Terpentin hinzu. Dieser schmilzt und läßt sich leicht mittels eines erwärmten eisernen Spatels mit den erweichten Gummiharzen zusammenrühren. Bei einer noch unter 100° liegenden Temperatur (bei 90°—100°) bilden die harzigen Teile der Gummiharze mit dem Terpentin eine ziemlich klare Lösung. Dieser setzt man nun die geschmolzene, ungefähr 70°—80° heiße Mischung aus Bleipflaster und Wachs nach und nach unter Umrühren hinzu, nimmt das Gefäß aus dem Wasserbade und rührt, bis das Ganze zu erstarren beginnt. Eine Bedingung, die sich eigentlich von selbst versteht und zur Darstellung eines guten Pflasters notwendig ist, ist die, nur Gummiharze von bester Qualität zu verwenden.

Über freiem Feuer und in einem metallenen Gefäße können bei aller Vorsicht die Gummiharze leicht überhitzt werden oder anbrennen, so daß sie sich im Terpentin griesig oder als schwarze oder braune Körnchen absondern und nach dem Einrühren in die Pflastermasse dem Pflaster ein schlechtes Aussehen geben. Ein Kolieren des geschmolzenen Pflasters durch Werg zur Entfernung dieser Körnchen nützt wenig.

Schmilzt man Gummipflaster im Wasserbade um, so verliert es nichts an seinem Aussehen, wird es aber über 100° erhitzt, so scheiden sich die Gummiharze in körniger Form aus und das Pflaster wird unansehnlich. Das fertige Pflaster wird mit wenig Wasser zu Stangen ausgerollt. Mit der Zeit trocknet es aus und wird spröde.

Obgleich das Arzneibuch dies nicht ausdrücklich vorschreibt, so wird man zur Darstellung dieses Pflasters g e p u l v e r t e Gummiharze oder noch zweckmäßiger die nach dem Helfenberger Verfahren auf nassem Wege gereinigten Gummiharze verwenden.

Anwendung. Das Zugpflaster wird als Volksmittel benutzt, um durch die Reizwirkung des Terpentins die Eiterung bei akuten entzündlichen Prozessen (z. B. Furunkeln) zu beschleunigen.

Emplastrum saponatum. — Seifenpflaster.
Syn.: Emplastrum saponatum camphoratum.

Bleipflaster	. . . .	70 Teile
Gelbes Wachs	. . . .	10 Teile
Medizinische Seife	. . . .	5 Teile
Kampfer	. . . .	1 Teil
Erdnußöl	. . . .	1 Teil.

Das Bleipflaster und das Wachs werden bei mäßiger Wärme geschmolzen. In die halb erkaltete Masse wird zunächst die Seife und alsdann der mit dem Erdnußöl angeriebene Kampfer eingerührt.

Seifenpflaster ist gelblich und darf nicht schlüpfrig sein.

Die Seife soll nicht mehr mit dem Öl (nunmehr Erdnußöl) angerieben werden, da sie sonst nicht gleichmäßig verteilt werden kann.

Früher wurde dieses Pflaster als *Emplastrum saponatum camphoratum* von dem *Emplastrum saponatum*, das keinen Kampfer enthielt, unterschieden.

Man bringt das Seifenpflaster entweder in die Form von Tafeln oder von Stangen. Im ersteren Falle empfiehlt es sich, das noch flüssige, aber halb erkaltete Pflastergemisch in Papierkästen auszugießen, die mit Öl ausgestrichen sind. Nach dem Erstarren des Pflasters sind die Papierkapseln s o f o r t abzulösen.

Will man es in Stangen ausrollen, so läßt man es so weit erkalten, daß man es mit den Händen kneten kann und rollt es alsdann mit möglichst wenig Wasser aus. — Vorbedingung zur Gewinnung eines Seifenpflasters, das sich ausrollen läßt, ist, daß die Pflastermasse möglichst wasserfrei ist. Aus diesem Grunde muß v ö l l i g a u s g e t r o c k n e t e s Seifenpulver benutzt werden. Zur Vermeidung von Knötchen in dem Pflaster muß, wie das Arzneibuch auch angibt, das Seifenpulver zu der h a l b e r k a l t e t e n Grundmasse unter Umrühren hinzugesetzt werden, auch ist nötigenfalls das Seifenpulver vorher durch Absieben von zusammengeballten Klümpchen zu befreien.

Anwendung. Seifenpflaster dient als ein wenig reizendes Deckpflaster.

Emplastrum saponatum salicylatum.

Salicylseifenpflaster.

Seifenpflaster . . . . 8 Teile
Weißes Wachs . . . . 1 Teil
Fein gepulverte Salicylsäure . . . . 1 Teil.

Das Seifenpflaster und das Wachs werden geschmolzen. Zu der halb erkalteten Masse wird die Salicylsäure hinzugemischt.

Salicylseifenpflaster ist gelb bis bräunlich.

Neu aufgenommen.

Der Bereitungsvorschrift ist nichts hinzuzufügen.

Anwendung. Salicylseifenpflaster wird häufig bei der Behandlung von Hautentzündungen, Ekzemen und ähnlichem verwendet, ferner als Hühneraugenpflaster.

Emulsiones. — Emulsionen.

Emulsionen sind milchähnliche Arzneizubereitungen, die Öle, Fette, Harze, Gummiharze, Kampfer, Walrat, Wachs, Balsame oder andere Stoffe in sehr feiner und gleichmäßiger Verteilung enthalten. Sie werden aus Samen oder aus den genannten Stoffen, nötigenfalls unter Zusatz von Bindemitteln, wie Arabisches Gummi, Gummischleim, Traganth, Eigelb, durch inniges Zerstoßen, Verreiben oder Schütteln mit Flüssigkeiten hergestellt.

Emulsionen werden, wenn nicht anderes vorgeschrieben ist, in folgenden Verhältnissen bereitet :

Samenemulsionen.

Samen 1 Teil und Wasser soviel, daß die Emulsion nach dem Durchseihen 10 Teile beträgt.

Ölemulsionen.

Öl . . . . 2 Teile
Fein gepulvertes Arabisches Gummi . . . 1 Teil
Wasser . . . . 17 Teile.

E m u l s i o o l e o s a ist aus Mandelöl zu bereiten.

Sachlich unverändert.

Allgemeines. Unter E m u l s i o n e n versteht man flüssige Arzneimischungen, in denen an und für sich in Wasser nicht lösliche, bzw. mit Wasser nicht mischbare Substanzen durch die kunstgerechte Anwendung gewisser Hilfsmittel in wässeriger Flüssigkeit derartig fein verteilt (suspendiert oder emulgiert) werden, daß die Mischung im milch- oder rahmartigen Zustande längere Zeit verbleibt, ohne daß die suspendierte Substanz sich abscheidet. Ein Vorbild für die Emulsionen bietet uns die Milch der Säugetiere, z. B. die Kuhmilch.

Von den in einer Emulsion enthaltenen w e s e n t l i c h e n B e s t a n d t e i l e n werden unterschieden:

1. Das E m u l g e n d u m, d. h. diejenige in Wasser nicht lösliche Substanz, die in feine Verteilung gebracht werden soll. Seiner Beschaffenheit nach ist das Emulgendum entweder ein Fett oder fettes Öl, Balsam, Harz, Wachs, ätherisches Öl, Kampfer, Moschus oder ein diesen Substanzen nahestehender Körper, z. B. Walrat u. a. m. In der Milch ist das Emulgendum das Butterfett.

2. D a s E m u l g e n s, d. h. jenes Hilfsmittel, das geeignet ist, die feine Verteilung des Emulgendums herbeizuführen. Das Emulgens ist stets ein quellbarer Stoff, dessen emulgierende Wirkung darauf beruht, daß seine wässerige Lösung die einzelnen Fettkügelchen u. dgl. so innig umhüllt, daß das Bestreben der letzteren, sich zu größeren Fetttröpfchen zu vereinigen, ohne Erfolg bleibt. Das Emulgens ist seiner chemischen Natur nach entweder ein eiweiß- oder ein gummiartiger Körper, z. B. Eiweiß, Eidotter, Gummi arabicum oder ein Schleimstoff, z. B. Traganth.

In der Milch sind die in dieser vorhandenen Eiweißstoffe, Albumin und Kasein, als Emulgens anzusehen.

3. D a s M e n s t r u u m , d. h. diejenige Flüssigkeit, in der das Emulgendum mit Hilfe des Emulgens verteilt werden soll. Das Menstruum ist stets Wasser oder eine wässerige Flüssigkeit, z. B. ein D e k o k t oder ein I n f u s u m. Wenn der letztere Fall eintritt, so ist zu beachten, daß Dekokte und Infusa stets in völlig erkaltetem Zustande zur Bereitung einer Emulsion verwendet werden müssen. Das Menstruum in der Kuhmilch ist Wasser.

Ihrer p h y s i k a l i s c h e n B e s c h a f f e n h e i t nach bilden beide Arten von Emulsionen milch- oder rahmartige Flüssigkeiten, aus denen sich die emulgierten Substanzen auch nach längerem Stehen nicht in sichtbaren Tröpfchen oder Klümpchen abscheiden dürfen. Unter dem Mikroskop betrachtet sieht man bei etwa 100—150facher Vergrößerung, daß das Emulgens, also z. B. ein Öl, bei einer guten Emulsion sich in ähnlich feiner Verteilung befindet, wie etwa das Butterfett in der Milch.

Die Haltbarkeit auch einer guten Emulsion ist natürlich nicht eine unbegrenzte. Gerade so, wie sich die Milch bei ruhigem Stehen allmählich in eine fettreichere (Rahm) und eine fettärmere (Magermilch) Schicht scheidet, so werden auch in einer Emulsion nach 12—24 Stunden die oberen Schichten fettreicher. Durch Umschütteln läßt sich zunächst wieder eine der ursprünglichen annähernd gleiche Verteilung bewirken.

Nach längerer Zeit der Aufbewahrung aber wird der Emulsionszustand jeder Emulsion mehr oder weniger aufgehoben. Störend beeinflußt wird der Emulsionszustand auch durch gewisse Zusätze (Chemikalien), die geeignet sind, das Emulgens chemisch oder physikalisch zu verändern. Hierher gehören: S ä u r e n , s a u r e S a l z e , s a u r e S i r u p e , größere Mengen von N e u t r a l s a l z e n , ferner A l k o h o l und alkoholische Flüssigkeiten, z. B. T i n k t u r e n.

Die S ä u r e n , sauren Salze und sauren Sirupe wirken dem Emulsionszustande dadurch entgegen, daß sie bei Samenemulsionen das Pflanzeneiweiß in unlösliche Form bringen (fällen oder koagulieren), ferner aus Gummi arabicum (arabinsaurem Calcium) die freie Arabinsäure abscheiden. — Konzentrierte S a l z l ö s u n g e n , ebenso A l k o h o l wirken physikalisch, indem sie durch Wasserentziehung das im Zustande der Quellung befindliche Emulgens weniger quellbar machen und somit ungünstig beeinflussen.

Solche Zusätze sollte der Arzt bei Emulsionen überhaupt vermeiden; wie sich der Rezeptar ihnen gegenüber zu verhalten hat, wird später erörtert werden.

S a m e n e m u l s i o n e n werden aus Pflanzensamen, die fettes Öl und die zum Emulgieren hinreichende Menge von Eiweiß- oder Schleimstoffen enthalten, dargestellt, wie z. B. aus den Mandeln, dem Mohnsamen, Hanfsamen. Zu ihrer Darstellung wird der Pflanzensamen einige Male mit Wasser durchmischt und abgewaschen, um den anhaftenden Staub zu entfernen. Diese Operation ist schnell geschehen und wird in dem Mörser, worin das Emulgieren vorgenommen werden soll, ausgeführt. Zur Darstellung der Samenemulsion hat man besondere Mörser, E m u l s i o n s m ö r s e r , entweder aus weißem Marmor oder besser aus einer für diesen Zweck geeigneten, sehr harten Porzellanmasse mit Pistill aus Buchsbaumholz. In den gewöhnlichen Mörsern aus Messing wird eine Samenemulsion stets etwas von dem Metall aufnehmen, und in eisernen Mörsern nimmt sie ein schmutziges Aussehen an. Der im Mörser abgewaschene Samen wird noch mit einigen Tropfen Wasser (auf 10,0 g Samen 1 g Wasser) übergossen und nun unter Zerstoßen und Reiben vermittels des Pistills zermalmt, bis eine herausgenommene Probe zwischen den Fingern keine fühlbaren Stückchen des Samens wahrnehmen läßt. Der Samen bildet nun eine Teigmasse, die unter a l l m ä h l i c h kleinen Zusätzen von Wasser (Infusum, Dekokt) zerteilt und damit gemischt wird. Dann wird die Mischung koliert, durch Kolatorien entweder aus reiner, locker gewebter Leinwand oder aus sog. Müllertuch. Durch die in dem Samen enthaltenen Eiweiß- und Schleimstoffe wird das Begleitung dieser Stoffe vorhandene fette Öl in Gestalt mikroskopischer Tröpfchen umhüllt und im Wasser schwebend erhalten. Wird der Samen unangefeuchtet fein gestoßen und zerrieben, so wird ein Teil des Öls in etwas größeren Tröpfchen ausgepreßt, die sich zwar anfänglich emulsionsähnlich mit dem Wasser mischen lassen, in der Ruhe aber schneller in Form eines fetten Rahmes abscheiden. Eine Emulsion aus Mandeln oder Mohnsamen bildet eine völlig weiße Flüssigkeit wie Kuhmilch. Der Mohnsamen ist wegen seiner Zähigkeit und seiner geringen Größe schwer zu zermalmen. Man hat daher bei der Bereitung einer Mohnsamenemulsion ganz besonders darauf zu achten, daß die Zerkleinerung des Samens genügend ist, bevor man mit den Wasserzusätzen beginnt.

Aus 1 T. Samen sollen 10 T. Emulsion bereitet werden. Als Kolaturverlust rechnet man halb so viel, als das Gewicht des Samens beträgt; 1 T. Samen emulgiert man daher mit

10½ T. Wasser. L y k o p o d i u m e m u l s i o n wird durch Reiben im Mixturmörser hergestellt und n i c h t koliert.

Dieses Verhältnis von 1 zu 10 der zu emulgierenden Samenmenge zur Kolaturmenge
findet nur Anwendung bei Samen, die keinen stark wirkenden Stoff enthalten.

Ö l e m u l s i o n e n nennt man Mischungen aus Wasser und irgend einem fetten Öle,
das mit Hilfe von arabischem Gummi in so kleine Tröpfchen zerteilt ist, daß die Mischung einer
Milch gleicht und sich in der Ruhe während mehrerer Stunden nicht schichtet. Zur Darstellung
einer Ölemulsion ist es wesentlich, Ö l , a r a b i s c h e s G u m m i und W a s s e r in einem
gewissen und bestimmten Verhältnisse zu mischen.

Das Arzneibuch schreibt vor, 2 T. Öl, 1 T. arabisches Gummi und 17 T. Wasser anzuwenden. Würde man diese Mengen einfach zusammen zu mischen versuchen, so würde
man eine Emulsion nicht erzielen. Es ist vielmehr notwendig, Öl, Gummi und Wasser zunächst
in einem bestimmten Verhältnisse zusammenzumischen und, nachdem die Emulgierung beendet ist, den Rest des Wassers hinzuzufügen. Als das geeignetste Verhältnis ist das folgende
anzusehen: Man nimmt 2 T. Öl, 1 T. Gummi und 1,5 T. Wassers oder wie die arithmetische
Rezepturformel lautet: die Hälfte des Öles an Gummi, die Hälfte der Summe von Öl + Gummi
an Wasser.

Die Herstellung einer Ölemulsion erfordert eine gewisse Geschicklichkeit, und fast jeder
Pharmazeut bevorzugt eine bestimmte Methode.

Am sichersten ist folgendes Verfahren: Man bringt in einen Porzellanmörser mit Ausguß
20 g Öl, das in einer Porzellankruke abgewogen waren, fügt 10 g feingepulvertes arabisches
Gummi hinzu und rührt durcheinander, bis Öl und Gummi sich gut gemischt haben. Alsdann
fügt man auf einmal 15 g Wasser hinzu, und rührt nun möglichst aus dem Handgelenk so lange,
bis ein dicker Rahm sich gebildet hat. Das Gelingen der Emulsion wird durch ein eigentümlich
k n a c k e n d e s G e r ä u s c h angezeigt. Mit einem steifen Kartenpapier streift man nun
etwa noch an der Wandung des Mörsers und am Pistill ungenügend gemischt anhängendes Öl
und Gummi in die Masse und vollendet durch nochmaliges schnelles Rühren die Mischung.

Erst nachdem in dieser Weise die Verteilung des Öles erfolgt ist, setzt man den Rest der
vorgeschriebenen Flüssigkeit, also hier 155 g Wasser in k l e i n e n A n t e i l e n unter Umrühren hinzu. Etwa verschriebene w e i t e r e Z u s ä t z e werden stets der fertigen Emulsion
zugefügt.

Bestehen die Zusätze in Substanzen, die Wasser aufsaugen, wie *Lykopodium, Magnesia
usta*, gepulverte Salze, trockene vegetabilische Pulver, so dürfen sie nie für sich der konzentrierten
Emulsion direkt zugesetzt werden, sondern müssen e n t w e d e r v o r h e r m i t W a s s e r
a n g e r i e b e n sein oder sie sind der bereits mit W a s s e r v e r d ü n n t e n Emulsion
zuzusetzen. Im anderen Falle entziehen sie dem Emulsum Wasser und bewirken dadurch die
Ausscheidung eines entsprechenden Teiles Öl oder, wie man sagt, ein Umschlagen der Emulsion.

Zur Darstellung bestimmter Mengen Ölemulsion gehören der Vorschrift des Arzneibuchs
entsprechend folgende Mengen Öl, Gummi und Wasser:

Ölemulsion	Öl	Arab. Gummi	Wasser zur Darstellung des Emulsums	Wasser zur Vervollständigung der Emulsion
g	g	g	g	g
250,0	25,0	12,5	18,75	193,75
200,0	20,0	10,0	15,0	155,0
180,0	18,0	9,0	13,5	139,5
175,0	17,5	8,75	13,12	135,63
160,0	16,0	8,0	12,0	124,0
150,0	15,0	7,5	11,25	116,25
125,0	12,5	6,25	9,38	96,87
120,0	12,0	6,0	9,0	93,0
100,0	10,0	5,0	7,5	77,5

Die gebräuchlichsten Emulsionen sind Mandelöl-, Mohnöl-, Olivenöl- und Ricinusölemulsion.
Olivenöl läßt sich nur mit der Hälfte seines Gewichtes arabischem Gummi vollständig und gut
emulgieren; bei Mandelöl und Ricinusöl reicht schon eine geringere Gummimenge hin. *Emulsio
oleosa* ist stets eine M a n d e l ö l e m u l s i o n . Man beachte, daß durch Kälte erstarrte Öle
sich nur schwierig bzw. gar nicht emulgieren lassen. Man bringe sie daher zunächst auf mittlere
Temperatur.

Die Emulsionen aus Balsamen, wie Kopaivabalsam, Perubalsam, werden in ganz gleicher Weise wie die Ölemulsionen bereitet. Bei Perubalsam nehme man besser etwas weniger Wasser und einige Tropfen Weingeist hinzu, z. B. 5 g Perubalsam, 2,5 g Gummi, 3 g Wasser und 10 Tropfen Weingeist.

Emulsio Olei Jecoris Aselli. — Lebertranemulſion.

Syn.: Emulsio Olei Jecoris composita.

Gehalt 50 Prozent Lebertran.

Lebertran	500 g
Fein gepulvertes Arabiſches Gummi	5 g
Fein gepulverter Traganth	5 g
Weißer Leim	1 g
Calciumhypophosphit	5 g
Zimtwaſſer	100 g
Benzaldehyd	3 Tropfen
Zuckerſirup	84 g
Waſſer	300 g.

Das Arabiſche Gummi und der Traganth werden in einer geräumigen trockenen Flaſche in dem Lebertran gleichmäßig verteilt, dann wird die erkaltete Löſung des weißen Leims in dem Waſſer hinzugefügt und 5 Minuten lang kräftig geſchüttelt. Der entſtandenen Emulſion wird allmählich unter Umſchütteln die Löſung des Calciumhypophosphits in dem Zimtwaſſer, der Benzaldehyd und der Sirup zugeſetzt. Nach einigen Stunden wird die Miſchung nochmals kräftig durchgeſchüttelt.

Lebertranemulſion iſt gelblichweiß.

Neu aufgenommen.

Die Vorschrift des Arzneibuches hat zur besseren Emulgierung außer dem Gummi und Traganth eine Lösung von weißem Leim vorgeschrieben, durch den Zusatz der Geschmackskorrigentien Benzaldehyd und Zimtwasser wird diese Emulsion außerdem vor dem Verderben geschützt.

Es ist bei der Herstellung zu beachten, daß die Flasche, die den Lebertran, Gummi und Traganth aufnimmt, völlig trocken ist, da sonst Gummi und Traganth festkleben, und daß die Calciumhypophosphitlösung im Zimtwasser k a l t zu bereiten ist, das Salz würde sich sonst zersetzen.

Da die Aufquellung des Traganths allmählich vor sich geht, ist wiederholtes Durchschütteln der fertigen Emulsion nach einigem Stehen erforderlich.

Anwendung s. b. Oleum jecoris aselli.

Eucain B. — Eucain B.

Trimethylbenzoxypiperidinum hydrochloricum.

Trimethylbenzoxypiperidinhydrochlorid.

Syn.: Eucain hydrochloricum.

$(CH_3)_3 . C_5H_7N . (O . CO . C_6H_5) . HCl$ Mol.-Gew. 283,65.

Weißes, kriſtalliniſches Pulver von ſchwach bitterem Geſchmacke, leicht löslich in Weingeiſt und Chloroform, unlöslich in Äther. Eucain B löſt ſich in 30 Teilen Waſſer; dieſe Löſung verändert Lackmuspapier nicht.

In der wäſſerigen, mit Salpeterſäure angeſäuerten Löſung (1 + 29) ruft Silbernitratlöſung einen weißen Niederſchlag hervor.

0,1 g Eucain B muß ſich in 1 ccm Schwefelſäure farblos löſen (organiſche Verunreinigungen). Wird dieſe Löſung 5 Minuten lang auf etwa 100⁰ erwärmt, ſo macht ſich nach vorſichtigem Zuſatz von 2 ccm Waſſer der Geruch des Benzoeſäuremethyleſters bemerkbar; beim Erkalten ſcheiden ſich reichlich Kriſtalle ab, die ſich auf Zuſatz von 2 ccm Weingeiſt wieder löſen.

Wird 1 Tropfen der wäſſerigen Löſung (1 + 99) mit 1 Tropfen Queckſilberchloridlöſung verſetzt, ſo darf kein Niederſchlag entſtehen (Kokainhydrochlorid).

Eucain B darf beim Verbrennen höchſtens 0,1 Prozent Rückſtand hinterlaſſen.

Vorſichtig aufzubewahren.

Neu aufgenommen.

Geschichtliches. Das Eucain B wurde 1897 von der Chemischen Fabrik auf Aktien, vorm. E. S c h e r i n g , Berlin, als Ersatz für das Merlingsche Eucain A, das sich als Kokainersatzmittel nicht bewährt hatte, in den Handel gebracht. Die Prüfung auf Wirksamkeit führte G. Vinci aus; auf Empfehlung von P. S i l e x wurde es in den Arzneischatz eingeführt.

Darstellung. Das Eucain B ist das O-Benzoylderivat des stabilen Vinyldiacetonalkamins, des α-Dimethyl-α_1-methyl-γ-oxypiperidins.

Unter dem Namen Vinyldiacetonamin hatte W. H e i n t z eine Base beschrieben, die aus Diacetonamin, dem Einwirkungsprodukte von Ammoniak auf Aceton, und Aldehyd entsteht.

| Diacetonamin | Aldehyd | Vinyldiacetonamin | Vinyldiacetonalkamin |

Später hat dann E. F i s c h e r das Vinyldiacetonamin, das besser als α-Dimethyl-α_1-methyl-γ-piperidon zu bezeichnen ist, dadurch erhalten, daß er saures oxalsaures Diacetonamin mit Alkohol und Paraldehyd erhitzte. Der Paraldehyd zerfällt bei der Reaktion in Aldehyd. Durch Reduktion des Vinylacetonamins mit Natriumamalgam gelangte E. F i s c h e r zu einem Reduktionsprodukt, das er Vinyldiacetonalkamin nannte. Der Körper zeigte den konstanten Schmelzpunkt 123⁰. Bei der näheren Untersuchung, die von H a r r i e s ausgeführt wurde, hat es sich gezeigt, daß die F i s c h e r sche Base nicht einheitlicher Natur ist, sondern, daß sie ein Gemisch zweier stereoisomerer Formen darstellt, die sich nur schwer voneinander trennen lassen. Bezüglich der Isomerie dieser Körper walten ähnliche Verhältnisse ob, wie sie durch W i l l s t ä t t e r s Arbeiten vom Tropin und ψ-Tropin her bekannt geworden sind (siehe Tropakokain). Eine Trennung der beiden Formen läßt sich durch Überführung in das salzsaure Salz erreichen. Dabei entsteht ein öliges Hydrochlorid, aus dem man ein Vinyldiacetonalkamin vom Schmelzpunkte 161⁰—162⁰ isolieren kann, und weiter ein kristallisiertes Salz, das ein Vinyldiacetonalkamin vom Schmelzpunkt 138⁰ liefert. Durch Erhitzen mit Natriumamylat geht das bei 161⁰—162⁰ schmelzende Vinyldiacetonalkamin in die bei 138⁰ schmelzende Form über; die höher schmelzende Form ist also die labile, dem Tropin entsprechende, die niedriger schmelzende die stabile, dem ψ-Tropin entsprechende Form des Vinyldiacetonalkamins. (D.R.P. 95 621, 95 622, 96 539 S c h e r i n g). Nach H a r r i e s läßt sich die Isomerie der Vinyldiacetonalkamine durch folgende Formeln ausdrücken.

$$
\begin{array}{ccc}
(CH_3).C & - & CH_2 \\
| & & | \\
NH & & CHOH \\
| & & | \\
(CH_3)H.C & - & CH_2
\end{array}
\qquad und \qquad
\begin{array}{ccc}
(CH_3)_2.C & - & CH_2 \\
| & & | \\
NH & & HCOH \\
| & & | \\
(CH_3)H.C & - & CH_2
\end{array}
$$

labiles Vinyldiacetonalkamin   stabiles Vinyldiacetonalkamin

Durch Ersetzung der Alkoholhydroxylgruppe des stabilen Vinyldiacetonalkamins durch den Benzoylrest, was man durch Behandeln der Base mit Benzoylchlorid oder Benzoesäureanhydrid bewerkstelligen kann, erhält man das Eucain B als eine feste kristallisierte Masse, die man in üblicher Weise in ihr salzsaures Salz überführt. Das Benzoylderivat der labilen Form stellt nach den Angaben von S c h e r i n g eine ölige Masse dar, die nicht kristallisiert.

Eigenschaften des freien Eucains B. Das freie Eucain B bildet aus Petroläther kristallisiert gut ausgebildete glasglänzende Kristalle, die bei 91⁰ schmelzen. Die freie Base ist unlöslich in Wasser, leicht löslich in Alkohol, Äther, Benzol, Petroläther und Amylalkohol.

Das Eucain ist eine starke Base, deren Salze neutral reagieren. Die meisten Alkaloidfällungsmittel geben mit Eucain B starke Niederschläge, dagegen mangelt es an empfindlichen Farbenreaktionen. Ein Gemisch des salzsauren Salzes mit Kalomel schwärzt sich beim Befeuchten mit Alkohol nicht. Unterschied von Kokain und von Eucain A, das aber nicht mehr im Handel erhältlich ist. Weitere Unterschiede in den Reaktionen dieser drei Körper haben C. L. P a r s o n s (Chemisches Zentralblatt 1902, I, 478) und G. E i g e l (Apoth.-Ztg. 18, 603 [1903]) zusammengestellt.

Eigenschaften des Eucainum hydrochloricum. Den Angaben des Arzneibuches ist hinzuzufügen, daß sich das Eucain B in etwa 9 T. Alkohol löst. Es schmilzt bei 268⁰ unter Zersetzung. Durch Alkalizusatz wird aus der Lösung des Salzes die freie Base als weißer Niederschlag ausgefällt. Auch Ammoniak fällt die freie Base aus, die aber im Überschuß des Fällungsmittels wieder löslich ist. Die Lösungen sind haltbar, sie lassen sich durch Kochen sterilisieren, da hierbei keine Zersetzung eintritt.

Die Angabe, daß bei der Behandlung mit Schwefelsäure Benzoesäuremethylester abgespalten wird, ist unzutreffend. Bei Eucain A tritt eine derartige Spaltung ein, nicht aber bei Eucain B. Beim letzteren wird lediglich Benzoesäure abgespalten, die durch ihren eigenartigen, kratzenden Geruch erkannt wird.

Identitätsreaktionen. Der durch Silbernitrat in der Lösung des Salzes hervorgerufene Niederschlag ist natürlich Chlorsilber. In konzentrierter Schwefelsäure löst sich das Eucain, ebenso wie Kokain, Tropakokain, Novocain und Stovain farblos auf, beim Erwärmen wird es unter Abscheidung von Benzoesäure gespalten, die sich nach dem Verdünnen mit Wasser kristallisiert abscheidet. Diese Reaktion ist für Eucain nicht sehr charakteristisch, da diese Probe auch mit Kokain, Tropakokain und Stovaine eintritt.

Prüfung. Die Probe mit Quecksilberchlorid richtet sich gegen eine Verwechselung mit Kokainhydrochlorid, das unter gleichen Umständen einen Niederschlag des schwer löslichen Salzes $C_{17}H_{21}O_4N . HCl . HgCl_2$ gibt.

Anwendung und Wirkung. Eucain B, von V i n c i empfohlen, besitzt gute lokalanästhesierende Wirkung, bleibt aber hierin erheblich hinter Kokain zurück; dagegen bietet es den Vorzug, viel weniger giftig zu sein. Es ist viel weniger lokal reizend als andere Kokainersatzmittel, z. B. Stovain, aber doch nicht ganz ohne diese Reizwirkung. — Im Gegensatz zu Kokain verursacht Eucain eine lokale Gefäß e r w e i t e r u n g.

Euphorbium. — Euphorbium.

Syn.: Gummi-resina Euphorbium.

Der an der Luft eingetrocknete, leicht zerreibliche Milchsaft von Euphorbia resinifera *Berg*. Euphorbium besteht aus unregelmäßigen Stücken, die die zweistacheligen Blattpolster, die Blütengabeln und die dreiköpfigen Früchte umhüllten und eine dementsprechend geformte Innenseite zeigen. Es ist mattgelblich bis gelbbraun, geruchlos und schmeckt andauernd brennend scharf. Der beim vollkommenen Ausziehen von Euphorbium mit siedendem Weingeist hinterbleibende Rückstand darf nach dem Trocknen bei 100⁰ höchstens 50 Prozent betragen. Euphorbium darf beim Verbrennen höchstens 10 Prozent Rückstand hinterlassen.

Vorsichtig aufzubewahren.

Sachlich unverändert.

Geschichtliches. J u b a II., König von Mauritanien und Getulien (30 v. Chr. bis 24 n. Chr.) verfaßte nach P l i n i u s eine kleine Schrift über die das Euphorbium liefernde Pflanze, die er seinem Leibarzt E u p h o r b o s zu Ehren benannt haben soll. Nach Anderen bedeutet der Name „gutes Futter" ($\varepsilon\dot{v}\cdot\varphi\acute{o}\varrho\beta\iota\sigma\nu$, Futter), wahrscheinlich wie „lucus a non lucendo". Die Schärfe des Gummiharzes war den Alten wohl bekannt, und die Angaben über seine Verwendung sind sehr zahlreich. — Die Stammpflanze wurde nach aus der Droge ausgelesenen Resten von B e r g beschrieben, nachdem man bis dahin *Euphorbia canariensis* L. dafür gehalten hatte.

Abstammung und Gewinnung. *Euphorbia resinifera* B e r g ist eine bis 2 m hohe, oft reich verzweigte Pflanze von kaktusähnlichem Habitus, die mit ähnlichen Arten in der Gattung *Euphorbia* die Sektion *Diacanthium* B o i s s. bildet. Die vierkantigen, fleischigen Stengel tragen statt der Blätter in regelmäßigen Zwischenräumen an den Kanten zahlreiche, wenig erhöhte Polster, aus denen zwei kurze Dornen (Nebenblattdornen) hervorragen. Kurz oberhalb der Polster entspringen die kurz und dick gestielten Blütenstände an den oberen Enden der Äste. Jeder Blütenstand besteht aus einem mittleren sitzenden und zwei seitlichen, kurz gestielten C y a t h i e n[1] vom gewöhnlichen Bau der Euphorbiaceenblüten. Die Pflanze enthält das Euphorbium in zahlreichen Milchschläuchen, die vorwiegend in einer sich nach außen an den Siebteil der Gefäßbündel anschließenden Schicht liegen, in Gestalt eines weißen Milchsaftes.

---

[1] Jede sog. B l ü t e der Gattung *Euphorbia* besteht aus zahlreichen einhäusigen und eingeschlechtigen Blüten, von denen viele männliche um eine weibliche zentrale Blüte gruppiert sind, welche Gruppe von einer gemeinschaftlichen Hülle, dem „ C y a t h i u m ", umschlossen ist.

In den Schläuchen lassen sich beim Behandeln mit Jodlösung die charakteristischen, knochenförmig gestalteten Stärkekörner der Euphorbien erkennen. Schon bei geringen Verletzungen tritt der Milchsaft aus und erhärtet an der Luft. Die Pflanze scheint auf das Innere Marokkos beschränkt und kommt auf den Vorbergen des westlichen Atlas vor. Man sammelt die Droge nordöstlich von der Stadt Marokko im Bezirk E n t i f a beim Dorfe K l a, und südöstlich von Marokko in der Provinz D i m i n e h bei N e t i f a und I m s f i n a im Spätsommer und Herbst, indem die Sammler die Kanten der Stengel anschneiden und das erstarrte Euphorbium später ablösen, wobei Teile der Pflanze mit losgelöst werden. Die Araber nennen die Droge „F e r b i o o n"; sie soll frisch einen starken und etwas stechenden Geruch besitzen. Beim Sammeln und Verpacken müssen sich die Leute das Gesicht verhüllen. Die Droge wird in Felle verpackt und auf Kamelen in die Hafenorte Mogador, Safi und Daral-Baida geschafft. Der Export beträgt bis 10 000 kg.

Beschreibung. Euphorbium bildet rundlich-eckige, unregelmäßige, oft stalaktitenartige Stücke, die meist beim Sammeln mitabgerissene Teile der Pflanze (Stacheln und Stengelfragmente) einschließen oder doch die Höhlungen zeigen, in denen diese Stücke lagen, bevor sie durch Eintrocknen herausfielen. Die Form der Stücke entspricht, wie das Arzneibuch angibt, diesen Einschlüssen. Die einzelnen Stücke sind mattgelblich bis bräunlich, durchscheinend, bestäubt,

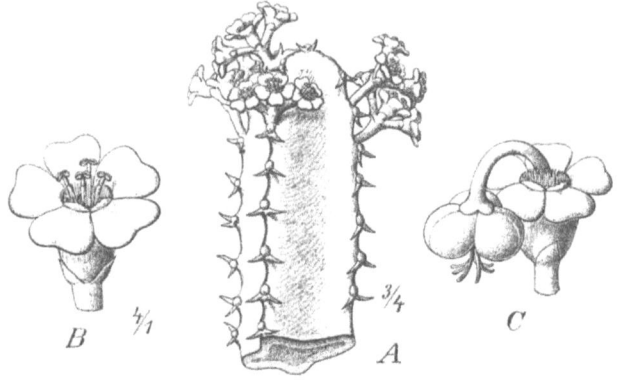

Fig. 119. Euphorbia resinifera. *A* Spitze eines blühenden Zweiges ($^3/_4$), *B* junges männliches Cyathium ($^4/_1$), *C* ein anderes älteres, dessen einzige weibliche Blüte sich bereits zur Frucht entwickelt hat ($^3/_1$). (Gilg.)

zerreiblich. Unter dem Mikroskop erscheint es amorph, doch sind hier die obenerwähnten, auffallend geformten Stärkekörner nachzuweisen. Es schmeckt anhaltend und sehr scharf brennend. Gewöhnlich geruchlos, verbreitet es, in größeren Mengen erhitzt, einen an Weihrauch erinnernden Geruch. Wasser bildet mit Euphorbium keine Emulsion, sondern entzieht ihm nur Gummi und verschiedene Salze. In Wasser ist die Droge wenig löslich, besser in Alkohol, ätherischen Ölen und Äther, doch löst keine dieser Flüssigkeiten das Euphorbium vollständig auf.

	Säurezahl	Esterzahl	Verseifungszahl
K r e m e l	13,4	64,6	78,0
Beckurts u. Brüche	18—25	49—68	70—83.

Bestandteile. Nach H e n k e (Arch. d. Pharm. 1886) enthalten 100 T. 34,60 Prozent Euphorbon, 26,95 Prozent in Äther lösliches Harz, 14,25 Prozent in Äther unlösliches Harz, 1,10 Prozent Kautschuk, 1,50 Prozent Apfelsäure, 8,10 Prozent mit Alkohol fällbares Gummi und Salze, 12,30 Prozent mit Alkohol nicht fällbares Gummi und Salze, 1,20 Prozent in Ammoniak lösliche Salze und organische Stoffe.

Das E u p h o r b o n $C_{20}H_{36}O$ bildet weiße, glänzende, luftbeständige Kristalle ohne Geschmack, die die Ebene des polarisierten Lichtes nach rechts ablenken. Schmelzpunkt 67^0—68^0. Es ist leicht löslich in Petroleumäther, Chloroform, Äther, Alkohol, Benzol, Aceton und 90prozentigem Weingeist, ferner in 10000 T. heißen Wassers. Konzentrierte Schwefelsäure färbt es in der Kälte ziegelrot und löst es beim Erwärmen mit roter Farbe. Bei geeigneter Behandlung und Destillation mit Phosphorsäureanhydrit wurden Kohlenwasserstoffe erhalten, die zwischen 80^0 und 350^0 übergingen, darunter von Kohlenwasserstoffen der Fettreihe Heptan und Oktan, von solchen der aromatischen Reihe Xylol und als Derivate desselben Trinitroparaxylol und Terephthalsäure.

Das in Äther lösliche Harz schmeckt in neutraler Lösung anfangs schwach, nachher scharf, im Schlunde stark kratzend und erzeugt gepulvert heftiges Niesen und Augenentzündung. Schmelzpunkt zwischen 42° und 43°. Das in Äther unlösliche Harz reagiert sauer und schmilzt zwischen 119° und 120°, es schmeckt sehr wenig bitter, meist kratzend, aber etwas zusammenziehend.

Die in Ammoniak löslichen Salze usw. enthalten Schwefelwasserstoff, Chlor, Schwefel-, Salpeter- und Phosphorsäure, Kali, Natron, Magnesia, Eisen und organische Substanzen.

Nach Flückiger gibt sorgfältig ausgelesenes Euphorbium 10 Prozent zerfließliche Asche, in der hauptsächlich Chlorkalium nebst Carbonaten des Natriums und Calciums vorhanden sind. Derselbe fand sonst: Harz 38 Prozent, Euphorbon 22 Prozent, Gummi 18 Prozent, äpfelsaure Salze 12 Prozent und Asche 10 Prozent.

Das **Pulvern** des Euphorbiums ist sehr gefährlich. Der dabei aufsteigende Staub erregt nämlich heftiges und anhaltendes Niesen, gefährliche Entzündung der Augen, Nase und des Gesichts, Nasenbluten, Aufschwellen des Gesichts. Das hier zuletzt Gesagte werde besonders beherzigt und nicht vergessen, wenn man Euphorbiumpulver abzuwägen oder mit anderen Stoffen zu mischen hat. Beim Pulvern, das in einem Stoßmörser, der mit einem hölzernen Deckel oder mit Lederdecke versehen ist, im Freien vorgenommen wird, hat der Arbeiter über das ganze Gesicht ein etwas feuchtes Tuch zu binden und auch Handschuhe anzuziehen. Das mittelfeine Pulver wird in einem Siebe mit Deckel durchgeschlagen.

Aufbewahrung. Euphorbium sollte in der Reihe der v o r s i c h t i g aufzubewahrenden Arzneikörper seinen Platz haben. Das Umfüllen und Abwägen des Pulvers ist mit Behutsamkeit auszuführen, um ein Stäuben und Verstreuen zu vermeiden, denn der eingeatmete oder in die Augen gekommene Staub kann Ursache von Entzündungen werden. Nur als feines Pulver kommt es in Gebrauch, z. B. zum *Empl. Cantharid. perpetuum.*

Anwendung. Euphorbium wird in der Humanmedizin kaum mehr verwendet; in der Veterinärmedizin hauptsächlich als Bestandteil des Emplastr. cantharid. pro usu veterinario.

Extracta. — Extrakte.

Extrakte sind eingedickte Auszüge aus Pflanzenstoffen oder eingedickte Pflanzensäfte.

Die nach den Einzelvorschriften gewonnenen und geklärten Auszüge werden unter fortwährendem Umrühren im Wasserbade bis zur Extraktdicke eingedampft; bei wässerigen und weingeistigen Auszügen darf die Verdampfungstemperatur 85°, bei ätherischen 35° nicht übersteigen. Die mit Hilfe von Weingeist bereiteten Extrakte sind gegen Ende des Eindampfens mehrmals unter lebhaftem Umrühren mit kleinen Mengen Weingeist zu versetzen.

Die Extrakte werden hinsichtlich der Extraktdicke in 3 Abstufungen bereitet:

1. dünne, die ihrem Flüssigkeitsgrade nach dem frischen Honig gleichen,
2. dicke, die erkaltet sich nicht ausgießen lassen,
3. trockene, die sich zerreiben lassen.

Die trockenen Extrakte werden in der Weise bereitet, daß man die Auszüge in Porzellangefäßen abdampft, bis sie eine zähe und nach dem Erkalten zerreibliche Masse darstellen. Diese nimmt man noch warm mit einem Spatel aus dem Gefäße heraus, zieht sie in dünne Streifen und trocknet sie über gebranntem Kalk.

Wird der beim Verbrennen von 2 g eines Extrakts hinterbleibende Rückstand mit 5 ccm verdünnter Salzsäure erwärmt, so darf die filtrierte Flüssigkeit auf Zusatz von Schwefelwasserstoffwasser nicht verändert werden (Schwermetallsalze).

Aus dicken narkotischen Extrakten dürfen feste Extrakte (1 + 1) bereitet werden, indem man 4 Teile Extrakt und 3 Teile fein gepulvertes Süßholz in einem Porzellangefäße mengt und das Gemisch im Wasserbad austrocknet, bis es nicht mehr an Gewicht verliert. Die trockene Masse wird noch warm zerrieben und mit soviel fein gepulvertem Süßholz vermischt, daß das Gewicht der Gesamtmenge 8 Teile beträgt.

Lösungen narkotischer Extrakte (1 + 1) dürfen, nach folgender Vorschrift bereitet, vorrätig gehalten werden:

$$
\begin{array}{lr}
\text{Extrakt} & 10 \text{ Teile} \\
\text{Wasser} & 6 \text{ Teile} \\
\text{Weingeist} & 1 \text{ Teil} \\
\text{Glycerin} & 3 \text{ Teile.}
\end{array}
$$

Die Definition wurde erweitert und auf eingedickte Pflanzensäfte ausgedehnt im Hinblick auf Extractum Ferri pomatum und Extractum Aloës.

Die zur Herstellung der Extrakte zu verwendenden Pflanzenteile müssen nunmehr grob gepulvert sein und die feineren Teile dürfen nicht entfernt werden.

Die trockenen Extrakte sind über Kalk auszutrocknen.

Arten der Extrakte. Man unterscheidet w ä s s e r i g e, w e i n g e i s t i g e, ä t h e r - w e i n g e i s t i g e und ä t h e r i s c h e Extrakte.

Bereitung. Als allgemein gültige Regeln für die Darstellung der getrennt zu besprechenden w ä s s e r i g e n, w e i n g e i s t i g e n und ä t h e r i s c h e n Extrakte sind nachstehende anzuführen:

1. Es dürfen nur b e s t e V e g e t a b i l i e n verarbeitet werden.

2. Das A u s z i e h e n ist so auszuführen, daß eine möglichst geringe Menge des Lösungsmittels angewendet wird, weil ein langes Erhitzen der Extraktlösungen Zersetzungen im Gefolge hat.

3. D a s M a c e r i e r e n ist bei 15⁰—20⁰ vorzunehmen und soll bei wässerigen Extrakten die Dauer von 48 Stunden nicht überschreiten, damit nicht durch Gärungsvorgänge, Schimmeln usw. Zersetzung der Extraktlösungen eintritt.

4. V e g e t a b i l i e n, die mit kochend heißem Wasser ausgezogen werden sollen, also für Wasser schwer durchdringbar sind, wird man zweckmäßig vorher 12 Stunden macerieren und dann im Dampfbade 2—3 Stunden erhitzen (wenn möglich in Steintöpfen).

5. Alle Extraktlösungen (ohne Ausnahme) müssen im D a m p f b a d e oder besser noch im V a k u u m a p p a r a t e, dürfen niemals aber über freiem Feuer eingedampft werden.

6. Es dürfen zum Eindampfen nur P o r z e l l a n - oder bleifreie T o n s c h a l e n Verwendung finden, niemals aber Metallgefäße, auch nicht Zinnschalen, weil die Extrakte, sobald sie anfangen, konzentrierter zu werden, in Metallschalen, die die Hitze besser leiten, zu stark erhitzt werden, und meistens eine dunklere Färbung, oft sogar brenzligen Geruch annehmen. Im Notfalle könnte man die dünnen Extraktlösungen bis zur Sirupkonsistenz in Zinnschalen unter beständigem Rühren eindampfen, das Eindampfen aber hierauf in Porzellan- oder Tonschalen zu Ende führen.

7. Es muß während des E i n d a m p f e n s dauernd g e r ü h r t werden, da durch Abkürzung der Abdampfzeit stets ein hellfarbigeres Extrakt von besserem Geruch erzielt wird. Das Rühren darf nicht auf längere Zeit unterbrochen werden, weil sich sonst schnell eine für die Wasserdämpfe undurchdringbare Haut auf der Oberfläche bildet und das Ganze sich dann stark erhitzt.

8. Z u s p i r i t u ö s e n E x t r a k t e n müssen, sobald sie Sirupkonsistenz erreicht haben, von Zeit zu Zeit Weingeistzusätze (das Spiritusdestillat kann man dazu benutzen) gemacht werden, um die harzigen Ausscheidungen wieder gleichmäßig zu verteilen.

Extraktkonsistenz. Man unterscheidet je nach dem Konsistenzgrade der kalten Extrakte:

1. D ü n n e E x t r a k t e, die dem frischen (flüssigen) Honig gleichen, sich also gießen lassen (ein derartiges Extrakt heißt *Extractum tenue*).

2. D i c k e E x t r a k t e, die sich nicht gießen lassen, von der Konsistenz des auskristallisierten Honigs [*Extractum spissum*].

3. T r o c k e n e E x t r a k t e, die sich zu Pulver zerreiben lassen [*Extractum siccum*].

A. W ä s s e r i g e E x t r a k t e. Die Zerkleinerung der Vegetabilien spielt bei der Darstellung der wässerigen Extrakte, die meist in Wasser klar löslich sein sollen, eine wichtige Rolle. Wenn es sich nicht um Substanzen mit hohem Schleimgehalt handelt, ist der Regel nach im Interesse eines vollkommenen Ausziehens eine möglichste Zerkleinerung erwünscht. Schleimreiche Substanzen, wie *Radix Gentianae, R. Rhei, R. Taraxaci* werden in Form staubfreier Species verarbeitet.

Die K r ä u t e r schneidet man je nach ihrer Beschaffenheit mehr oder weniger fein und befreit sie vor allen Dingen durch sorgfältiges Absieben von Staub.

Das Ausziehen bewirkt man am besten so, daß man die Substanz mit der vorgeschriebenen Menge Wasser 12—24 Stunden maceriert, dann abpreßt, den Preßrückstand mit der genügenden Menge heißen Wassers übergießt und nach 3—6 stündigem Stehenlassen das Auspressen wiederholt.

Als A n s a t z g e f ä ß e eignen sich für Apotheken mittlerer Größe am besten Steintöpfe oder kleinere Fässer, da die Extrakte gegenwärtig doch in erheblich geringeren Mengen dargestellt und verbraucht werden als früher.

Das Klären der Extraktlösungen. Durch die Behandlung mit kaltem Wasser wird das in jeder Pflanze enthaltene Pflanzeneiweiß in Lösung gebracht, das beim Eindampfen gerinnen, das Extrakt also trüben würde. Es ist daher notwendig, dieses Eiweiß vor dem Eindampfen zu beseitigen. Zu diesem Zwecke vermischt man beide Auszüge, d. h. den mit kaltem und mit warmem Wasser bereiteten, setzt verrührtes Fließpapier hinzu und kocht ohne Verzug entweder über freiem Feuer oder im Kochkessel mit gespannten Dämpfen auf. Hierdurch wird das Eiweiß koaguliert und klärt mit Hilfe der Papierfaser die Extraktlösung. Filtriert man nun durch Flanellspitzbeutel, die man vorher durch Aufgießen mit in Wasser verrührtem Filtrierpapier gedichtet hat und gießt das zuerst Ablaufende einige Male zurück, so erhält man mit leichter Mühe blanke Filtrate, die im Vakuumapparate s t e t s , und beim Abdampfen auf dem Dampfbade m e i s t klar lösliche Extrakte liefern. Oder man kocht die vereinigten Auszüge auf, dampft sie sofort (ohne zu kolieren) bis auf ein Drittel ihres Volumens ein, stellt einige Tage an einem kalten Orte zum Absetzen beiseite, dekantiert und gießt durch einen Spitzbeutel. Die klare Lösung wird bis zur Extraktkonsistenz eingedampft.

In einigen Fällen ist es zweckmäßiger, der konzentrierten Lösung etwas Weingeist zuzusetzen, mehrere Tage beiseite zu stellen, zu dekantieren, hierauf zu kolieren bzw. zu filtrieren, den Weingeist durch Destillation abzuziehen und den Rückstand einzudampfen. Bei den einzelnen Extrakten hat das Arzneibuch nähere Angaben hierzu gemacht.

Hat man Vegetabilien zu extrahieren, die wie *Gentiana* oder *Taraxacum* P e k t i n oder I n u l i n enthalten, so muß der zweite Auszug gleichfalls auf kaltem Wege hergestellt werden, weil sich diese Substanzen, deren Übergehen in das Extrakt vermieden werden soll, nicht in kaltem, wohl aber in heißem Wasser lösen.

Eine Substanz mit heißem Wasser zu übergießen, ohne daß eine Maceration vorhergegangen ist, wie das Arzneibuch z. B. bei *Extractum Cascarillae* vorschreibt, nach D i e - t e r i c h irrational und fehlerhaft.

Wie dies schon aus den Generalregeln hervorgeht, darf man zur Abkürzung des Abdampfens nur so viel Wasser zur Extraktion anwenden, als gerade nötig ist, um den Rohstoff zu erschöpfen.

In den heißen Sommermonaten lasse man den kalten Aufguß nicht länger als 12—24 Stunden stehen, weil sonst die Lösung leicht in Gärung gerät oder schimmelt.

Aus demselben Grunde ist auch die Frage, ob wässerige Extrakte besser durch P e r - k o l a t i o n oder M a c e r a t i o n hergestellt werden, zugunsten der Maceration zu beantworten, weil eine Perkolation zu lange Zeit in Anspruch nimmt, bei Anwendung dieses Verfahrens also meist verdorbene Extraktlösungen resultieren würden.

Das E i n d a m p f e n muß durch anhaltendes Rühren beschleunigt werden, um den Erhitzungsprozeß möglichst abzukürzen; es sind dabei Metallschalen zu vermeiden (siehe Generalregeln). Wer irgend in der Lage ist, verwende den Vakuumapparat, denn er liefert stets ein besseres Präparat wie das offene Dampfbad und ist viel leistungsfähiger; doch dürfen nur solche Apparate Verwendung finden, die über 1 mm stark zinnplattiert sind.

B. W e i g e i s t i g e E x t r a k t e. Die Darstellung der weingeistigen Extrakte erfolgt durch M a c e r a t i o n oder D i g e s t i o n der möglichst zerkleinerten Substanzen mit mehr oder weniger verdünntem Weingeist, darauf folgendem Auspressen, Filtrieren, ferner Abdestillieren des Weingeistes und Abdampfen der zurückbleibenden Extraktlösung unter anhaltendem Umrühren. Sobald sich hierbei harzige Substanzen ausscheiden, setzt man von dem abgezogenen Weingeiste entsprechende Mengen hinzu und sucht durch fleißiges Umrühren während des weiteren Abdampfens ein gleichmäßiges Extrakt zu erzielen. Den Rest des abgezogenen Weingeistes kann man wieder zum Extrahieren neuer Mengen des nämlichen Rohstoffes benutzen.

Um einen möglichst geringen Verbrauch des kostspieligen Lösungsmittels zu ermöglichen, verwendet man die Substanzen in grober Pulverform. Obgleich das Pulvern aromatischer Vegetabilien ein vorheriges Trocknen voraussetzt und damit einen Verlust an flüchtigen Stoffen bedingt, so kommt der letztere doch nicht in Betracht, weil beim Abdampfen der Auszüge ohnehin der größte Teil der flüchtigen Stoffe verjagt wird.

Benutzt man den V a k u u m - A p p a r a t zum Abdampfen der weingeistigen Extrakte, so werden meist gleich homogene Extrakte gewonnen; auch erhält man auf diese Weise stets hellere Extrakte als bei dem Verdampfen unter gewöhnlichem Luftdruck.

C. Ätherische oder ätherweingeistige Extrakte.

Auch hier gilt für die Zerkleinerung der Vegetabilien das bereits im vorigen Abschnitt Gesagte. Bei der Äther-Extraktion bewährt sich wohl am besten das Verdrängungsverfahren, weil es mit dem geringsten Ätherverlust arbeitet. Von den (im bedeckten Trichter) filtrierten Auszügen destilliert man unter Benutzung eines gut wirkenden Kühlers den Äther oder Ätherweingeist durch Einstellen des Kolbens in heißes Wasser ab und dampft die zurückbleibende Extraktlösung in einer Porzellanschale im Dampfbade bis zur vorgeschriebenen Dicke ein. Man benutzt hierzu sehr vorteilhaft den H a g e r schen Dunstsammler. (V o r s i c h t wegen der Feuersgefahr!)

Außer den vorher besprochenen Extrakten gibt es noch drei Arten, die hier erwähnt werden müssen, nämlich die trockenen narkotischen Extrakte, die Lösungen narkotischer Extrakte und die Fluidextrakte, die letzteren sind in einem besonderen Kapitel unter *Extracta fluida* behandelt.

a) T r o c k e n e E x t r a k t e werden in der Weise bereitet, daß man die Extraktlösungen so weit eindampft, bis eine herausgenommene und erkaltete Probe sich zu einem groben Pulver zerreiben läßt. Nun zerzupft man die noch w a r m e E x t r a k t m a s s e in dünne Lamellen, breitet diese über Pergamentpapier aus und läßt sie über Kalk austrocknen. Das vollständig ausgetrocknete Extrakt wird in einem angewärmten Mörser g r o b z e r r i e b e n und ohne Verzug in völlig trockene kleine Flaschen, die gut zu verschließen sind, gebracht.

b) T r o c k e n e n a r k o t i s c h e E x t r a k t e. Narkotische Extrakte werden sehr häufig vom Arzte zu Pulvermischungen verordnet und zu diesem Zwecke in trocknen Verreibungen vorrätig gehalten, zu denen das Arzneibuch Süßholzpulver vorschreibt. Man verfährt bei der Darstellung derselben am besten so, daß man in einem entsprechend großen Porzellanmörser 3 T. vorher sorgfältig getrocknetes Süßholzpulver ausbreitet und nun auf das Pulver, ohne daß man die Mörserwandung mit dem Extrakt berührt, 4 T. Extrakt, z. B. *E. belladonnae*, wägt. Man stellt nun den Mörser ins Dampfbad mit der Vorsicht, daß man ein Tuch unterlegt, vermischt durch Rühren mit einem Spatel das Extrakt mit dem Pulver so lange, bis eine möglichst vollständige Verteilung des Extraktes mit dem Süßholzpulver erreicht ist, nimmt nun den Mörser vom Dampfbade, arbeitet die Masse tüchtig durch und bringt hierauf die Mischung auf Pergamentpapier dünn ausgebreitet in den Trockenschrank. Nachdem die Masse bei einer Temperatur von 30⁰—35⁰ einige Tage getrocknet worden ist, läßt sie sich pulvern und durch ein geeignetes Sieb schlagen. Vor dem Pulvern stellt man das Gewicht der trocknen Masse fest und setzt ihr noch so viel getrocknetes Süßholzpulver hinzu, daß das Gesamtgewicht 8 T. beträgt. Man bewahrt die trockenen narkotischen Extrakte am besten in kleinen, gut verschlossenen Flaschen an einem trockenen Orte unter den Mitteln der Tabelle C. auf. Der früher vorgeschriebene Vermerk an der Signatur „Sumatur duplum" war durchaus zweckmäßig.

c) E x t r a k t l ö s u n g e n. 10 T. E x t r a k t werden in 6 T. W a s s e r, 1 T. W e i n g e i s t und 3 T. G l y c e r i n gelöst. Diese Lösungen halten sich lange Zeit, doch wird man größere Mengen nicht vorrätig halten. Sie sind meist klar, indes ist ein jedesmaliges Umschütteln vor dem Gebrauche anzuraten, da sich in den Lösungen im Verlaufe der Aufbewahrung doch stets ein größerer oder geringerer Bodenansatz bildet.

Es empfiehlt sich, die Anzahl der Tropfen, die 1 g der Extraktlösung entsprechen, auf dem Gefäße zu vermerken, weil die Tropfenzahl von der Art des Gefäßes abhängig ist.

Aufbewahrung. Die nach obigen Methoden hergestellten Extrakte halten sich bei sorgsamer Aufbewahrung vorzüglich. Bei den d ü n n e n und d i c k e n Extrakten hat man darauf zu achten, daß sie nicht eintrocknen, bei den t r o c k e n e n , daß sie nicht Feuchtigkeit anziehen und zusammenbacken.

D ü n n e und t r o c k e n e Extrakte bewahrt man in weithalsigen Glasflaschen mit Korkstopfen auf; grob gepulverte trockene Extrakte konservieren sich besser als feingepulverte, die leichter zusammenbacken. Da die Korkstopfen sehr leicht an dem Flaschenhals festkleben, falls Extrakt an dem Flaschenhalse haftet, so legt man besser ein Stück trockenes Pergamentpapier oder Stanniol über die Öffnung der Flasche und drückt nun den Stopfen fest ein, um ihn noch mit Pergamentpapier zu überziehen. Trockene Extrakte schütte man aus demselben Grunde nie aus der Flasche heraus, sondern benutze stets, wenn dies auch etwas umständlicher ist, einen Löffel zum Herausnehmen. Glasstopfen als Verschluß sind unpraktisch.

Die d i c k e n E x t r a k t e werden in Gefäßen aus Steingut oder Porzellan mit gut schließenden Deckeln von derselben Masse aufbewahrt, wobei zu bemerken ist, daß der Rand des Gefäßes stets von Extrakt frei zu halten ist, damit der Deckel nicht anklebt, sondern sich leicht abnehmen läßt. T o n g e f ä ß e sind nur dann zulässig, wenn ihre Glasur bleifrei ist (z. B.

die braune Kochsalzglasur), da das Blei von den fast in jedem Extrakte vorhandenen Pflanzensäuren gelöst würde. Alle Extrakte bewahrt man am besten an einem trockenen und nicht zu warmen Orte, also in der Materialkammer auf.

Eine **Gehaltsprüfung** ist vorgeschrieben bei: *Extr. belladonnae, chinae aquos., chinae spirit., ferri pomati, hyoscyami, opii, strychni.*

Apparate. Für die Herstellung der Extrakte im kleinen reichen die in jeder Apotheke vorschriftsmäßig vorhandenen Einrichtungen aus.

Für fabrikmäßigen Betrieb sind natürlich Apparate erforderlich, die möglichst große Ausbeute, rasches Arbeiten und tadellose Präparate gewährleisten, z. B. Vakuumtrocken- und Filtrierapparat, Extraktionsapparat, Rührwerk mit Motorantrieb, Differential-Hebelpresse usw. Diese Apparate werden in allen Ausführungen von Spezialfirmen geliefert.

Extracta fluida. — Fluidextrakte.

Fluidextrakte sind flüssige Auszüge aus Pflanzenteilen, die so hergestellt sind, daß die Menge des Fluidextrakts gleich der Menge der verwendeten lufttrockenen Pflanzenteile ist.

Fluidextrakte werden in folgender Weise bereitet:

100 Teile der nach Vorschrift gepulverten Pflanzenteile werden mit der zur Befeuchtung vorgeschriebenen Menge des Lösungsmittels gleichmäßig durchfeuchtet und in einem gut verschlossenen Gefäße 12 Stunden lang stehen gelassen. Das Gemisch wird darauf in einen Perkolator so fest eingedrückt, daß größere Lufträume sich nicht bilden können, und mit soviel des Lösungsmittels übergossen, daß der Auszug aus der unteren Öffnung des Perkolators abzutropfen beginnt, während die Pflanzenteile noch von dem Lösungsmittel bedeckt bleiben. Nunmehr wird die untere Öffnung geschlossen, der Perkolator zugedeckt und 48 Stunden lang bei Zimmertemperatur stehen gelassen. Nach dieser Zeit läßt man unter Nachfüllen des Lösungsmittels den Auszug in der Weise abtropfen, daß in 1 Minute höchstens 30 Tropfen abfließen.

Den zuerst erhaltenen, einer Menge von 85 Teilen der trockenen Pflanzenteile entsprechenden Auszug stellt man beiseite und gießt in den Perkolator so lange von dem Lösungsmittel nach, bis die Pflanzenteile vollkommen ausgezogen sind. Der dadurch gewonnene zweite Auszug wird durch Abdampfen bei möglichst niedriger Temperatur in ein dünnes Extrakt verwandelt. Dieses wird mit dem zurückgestellten ersten Auszug gemischt und dem Gemische soviel des vorgeschriebenen Lösungsmittels zugesetzt, daß die Lösung 100 Teile Fluidextrakt gibt.

Das fertige Fluidextrakt wird einige Tage lang der Ruhe überlassen und filtriert.

Wird der beim Verbrennen von 2 g eines Fluidextrakts hinterbleibende Rückstand mit 5 ccm verdünnter Salzsäure erwärmt, so darf die filtrierte Flüssigkeit auf Zusatz von Schwefelwasserstoffwasser nicht verändert werden (Schwermetallsalze).

Die Bereitungsvorschrift wurde hinsichtlich der Dauer der einzelnen Operationen geändert.

Im Text zur Herstellung der Fluidextrakte sind einige Änderungen aufgenommen; die befeuchtete Droge soll nicht mehr 2—3 Stunden, sondern 12 Stunden, und die mit dem Lösungsmittel im Perkolator übergossene Droge statt 24 Stunden 48 stehen bleiben. Von dem Vorlauf sollen statt 40 Tropfen höchstens 30 Tropfen in der Minute gewonnen werden. Auf diese Weise wird es gelingen, eine bessere Ausbeute zu erhalten.

Das Arzneibuch schreibt für jedes Fluidextrakt das betreffende Lösungsmittel vor.

In Amerika und England spielen die Fluidextrakte eine größere Rolle als in Deutschland; es läßt sich zwar nicht leugnen, daß dieselben durch hohe Konzentration der wirksamen Stoffe von Drogen in flüssiger Form eine sehr bequeme Verordnungsweise zulassen, in letzter Zeit sind jedoch die Fluidextrakte etwas in Mißkredit gekommen, da sich für die meisten noch keine leicht ausführbare Wertbestimmungsmethode hat finden lassen, und die Beständigkeit des Wirkungswertes der Fluidextrakte angezweifelt worden ist; abgeschlossene Untersuchungen liegen aber hierüber zurzeit noch nicht vor.

Die Werte des spezifischen Gewichts z. B. hängen zu sehr von allen möglichen Faktoren ab, um zur Prüfung in engem Spielraum herangezogen werden zu können; der wechselnde Extraktgehalt der Drogen würde schon allein bei der starken Konzentration der Fluidextrakte wesentliche Schwankungen des spezifischen Gewichts bedingen, aber auch im Großbetriebe fällt ein Fluidextrakt ganz anders aus als im kleinen. Auch Trockenrückstand und Aschengehalt dürften bei dem Fluidextrakt noch weniger geeignet sein als bei den Tinkturen, um die vorschriftsmäßige Herstellung zu erweisen.

Die Perkolatoren. Mit diesem Namen bezeichnet man die bei dem Verdrängsungsverfahren benutzten Apparate.

Dem M a t e r i a l nach können dieselben aus Glas, verzinntem Kupfer, bleifreiem Zinn, emailliertem Eisen oder aus Ton gefertigt sein.

Ihrer Form nach sind es zylindrische nach unten konisch sich verjüngende Gefäße.

Von E. D i e t e r i c h und der Firma G u s t a v C h r i s t - Berlin stammt der sog. C h r i s t - D i e t e r i c h schen P e r k o l a t o r (Fig. 120) konstruiert. Derselbe ist entweder aus emailliertem Eisen oder verzinntem Kupfer oder Steinzeug hergestellt. Die eingeführten Größen sind für 1—2, 4—5 und 9—10 Liter Inhalt.

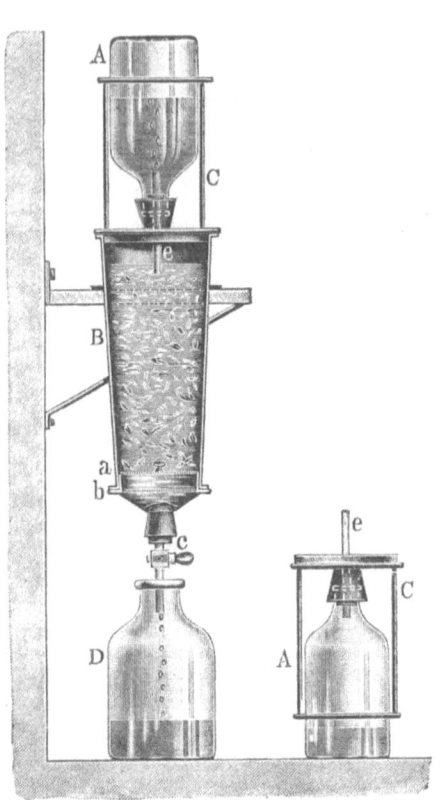

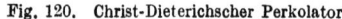

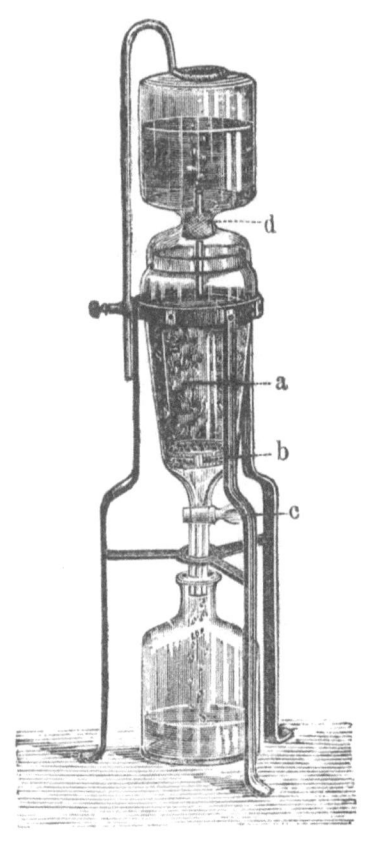

Fig. 120. Christ-Dieterichscher Perkolator.   Fig. 121. Perkolator von Warmbrunn, Quilitz & Co.

Will man in diesen Apparaten mit entsprechend geringeren Mengen arbeiten, so braucht man nur in die Glasflasche *A* ein längeres Glasrohr *e* so einzusetzen, daß es in die Flüssigkeit des Perkolators eintaucht.

Fig. 120 zeigt den fertig zum Betriebe zusammengesetzten Perkolator. Beim Öffnen des Hahnes *c* fließt selbsttätig aus der Flasche *A* durch das Glasrohr *e* dasselbe Quantum Flüssigkeit als unten abläuft in das Gefäß *B*, so daß dessen Inhalt ein konstanter bleibt. *a* und *b* sind zwei herausnehmbare Siebböden, zwischen die Watte gelegt werden kann. Die obere Glasflasche, die das Extraktionsmittel aufnimmt, steht in dem Gestell *C*, das gleichzeitig als Deckel für das Extraktionsgefäß *B* dient. *b* ist eine Siebplatte aus Porzellan, *c* ist ein Glashahn. Alle Eisenteile sind innen und außen emailliert.

Dieselbe Figur zeigt rechts die Flasche *A* in abgenommenem Zustande mit dem Deckelgestell *C*. Ist zum Beispiel der Perkolator gefüllt, so kann durch Anfassen des Gestelles *C* die gleichfalls gefüllte Flasche *A* bequem schnell umgedreht auf das Gefäß *B* aufgesetzt werden. Der Perkolator selbst hängt in einem Holzbrett, das mittels eiserner Konsole an der Wand befestigt wird.

W a r m b r u n n , Q u i l i t z & C o.-Berlin liefern nach beistehender Zeichnung, Fig. 121, Apparate dieser Art, von Glas oder von emailliertem Eisen,

Auch die Firma v. **P o n c e t** - Berlin liefert praktische Perkolatoren.

Technik der Perkolation. Zur Fertigstellung des Perkolators und zur Herstellung des freieren und vollständig klaren Abtröpfelns des Perkolates legt man in und über die Ablauföffnung eine Lage entfetteter Watte. Diese geebnete Unterlage bedeckt man mit einer Flannellscheibe, die sich genau an die Wandung des Perkolators anschließt.

Das für zur Erschöpfung bestimmte, **lufttrockene**, dem Gewicht nach bestimmte Pulver wird mit der vorgeschriebenen Menge des Lösungsmittels gründlich durchgearbeitet, so daß alle Teile und Schichten gleichmäßig und vollständig durchfeuchtet sind. Bei größeren Mengen wird die Masse zur Sicherung allseitiger und gleichmäßiger Durchfeuchtung ein- oder zweimal durch ein grobes Sieb gerieben. Dieselbe wird alsdann in den Perkolator gepackt und in allen Schichten gleichmäßig fest eingepreßt. Dies erreicht man bei nicht zu großen Mengen und Perkolatoren zweckmäßig dadurch, daß man die durchfeuchtete Pulvermasse auf einmal in den Perkolator gibt und zuerst durch mäßiges Schütteln und dann durch Druck von oben einpreßt.

In den fertig beschickten, an der Ablaufstelle **geöffneten** Perkolator läßt man durch portionsweises Aufgießen oder durch allmähliches Auflaufen einen Teill des Menstruums auf die Oberfläche der Masse fließen, bis diese bis zu den untersten Schichten völlig und bis zum Austritt aller Luft durchdrungen und mit demselben bis zur Oberfläche erfüllt ist. Sobald dies erreicht ist, schließt man den Perkolator von unten, gießt etwa abgelaufenes Perkolat in den Perkolator zurück, bedeckt die obere weite Öffnung möglichst dicht und überläßt das Ganze der Maceration.

Nach Beendigung der **M a c e r a t i o n** beginnt man die **P e r k o l a t i o n** durch Öffnen des Hahns des Perkolators und reguliert die Geschwindigkeit des ablaufenden Extrakts so, daß in der Minute höchstens 30 Tropfen ausfließen.

An den Aufnahmeflaschen hat man auf einem aufgeklebten Papierstreifen die Tara notiert.

Das Menstruum wird entweder von Zeit zu Zeit in kleineren Portionen aufgegossen, so daß die ganze Menge bis zur Oberfläche während der Dauer der Perkolation stets gleichmäßig von Flüssigkeit erfüllt bleibt, oder dies wird in praktischer und selbsttätiger Weise durch geeignetes Einstellen einer die ganze Menge oder den Rest des Menstruums haltenden Flasche dadurch erreicht, daß man entweder die Öffnung der umgekehrten Flasche oder deren Verlängerung durch ein aufgeschobenes kurzes Stück Gummischlauch, oder eine durch Gummistopfen oder -schlauch hergestellte größere Verlängerung derselben auf die Oberfläche der Masse im Perkolator einstellt (Fig. 120), so daß die Flüssigkeit aus der Flasche nach und nach auf die Masse im Perkolator fließt, sobald das Niveau des überstehenden Menstruums unterhalb der Flaschenöffnung oder der Mündung der angelegten Gummischlauchverlängerung sinkt. Auch hier kann das Tempo des Zuflusses des Menstruums und der Abtröpflung des Perkolates erforderlichenfalls durch Anlegung eines Quetschhahns oder durch Änderung des Flüssigkeitsniveaus im Perkolator und Recipienten oder im Abzugsrohre oder Heber reguliert werden.

Der Zutritt des Menstruums muß während der Perkolation in der Weise geregelt werden, daß die Masse im Perkolator bis zur Beendigung der Operation ununterbrochen möglichst gleichmäßig mit dem Menstruum erfüllt und niemals mit Luftblasen durchsetzt ist, und daß das Abtröpfeln des Perkolates langsam und gleichmäßig in allen Stadien der Operation vor sich geht. Ist der Perkolator nicht immer angefüllt, dann dringen Luftblasen in die im Perkolator befindliche Masse ein, letztere löst sich an den Wandungen los, sinkt zusammen, und es entsteht ein Ballen, der für das nunmehr aufgegossene Menstruum fast undurchdringlich ist. Außerdem bilden sich Rinnen und Röhren, durch die das Extraktionsflüssigkeit sehr bald ungefärbt abfließt, ohne die zu extrahierende Masse nur im geringsten erschöpft zu haben, ein Umstand, der sehr leicht zu Täuschungen und zu sehr schlechten Ausbeuten führt.

Die angegebene Menge des ersten Perkolates, **d e r V o r l a u f** (85 Prozent des Gesamtproduktes), wird für sich aufgefangen; die weiteren zur Erschöpfung der Droge nötigen Mengen des Perkolats, **d e r N a c h l a u f**, werden durch Eindampfen auf dem Wasserbade oder bei Arbeiten im größeren Maßstabe durch Abdestillieren des Spiritus und nötigenfalls durch weiteres Abdampfen des Rückstandes bis zur Konsistenz eines „dünnen Extraktes" eingeengt. Dieses wird dem ersten Teile des Perkolats hinzugefügt, darin oder in einer genügenden Menge des zur Perkolation benutzten Menstruums gelöst, um das Gewicht des Gesamtproduktes mit der Gewichtsmenge der verarbeiteten Droge gleichzustellen. Den Grad der Erschöpfung der Droge und die Beendigung der Perkolation erkennt man bei den meisten Pflanzenstoffen, wenn man von Zeit zu Zeit das abtröpfelnde Perkolat, je nach Art der Droge, auf Farbe, Geschmack, Geruch und Verdampfungsrückstand prüft.

Beim Aufbewahren der Fluidextrakte im Keller bilden sich oft erhebliche Bodensätze, es dürfte sich deshalb empfehlen, Fluidextrakte bei Zimmertemperatur aufzubewahren.

Extractum Absinthii. — Wermutextrakt.

Grob gepulverter Wermut	2 Teile
Weingeist	3 Teile
Wasser	12 Teile.

Der Wermut wird mit einem Gemische von 2 Teilen Weingeist und 8 Teilen Wasser 24 Stunden lang bei Zimmertemperatur unter wiederholtem Umrühren ausgezogen und alsdann ausgepreßt. Der Rückstand wird in gleicher Weise mit einem Gemische von 1 Teil Weingeist und 4 Teilen Wasser behandelt. Die abgepreßten Flüssigkeiten werden gemischt und bis zur Abscheidung der Eiweißstoffe im Dampfbad erhitzt. Nach 2 Tagen filtriert man die Flüssigkeit und dampft sie zu einem dicken Extrakt ein.

Wermutextrakt ist braun, in Wasser trübe löslich und schmeckt bitter.

Sachlich unverändert.

Darstellung. Die Stärke des Weingeistes ist so bemessen, daß der Bitterstoff und das ätherische Öl des Wermuts hinreichend in Lösung gehen, während von dem gleichfalls vorhandenen Harz keine großen Mengen aufgenommen werden, und die Stärke des Weingeistes eben noch hinreicht, um das Eintreten unerwünscht großer Mengen von Schleimstoffen in den Auszug zu verhindern. Zum Abscheiden der Eiweißstoffe erwärmt man die vereinigten Auszüge etwa 10 Minuten lang auf 80°—85°.

Gegen das Ende des Eindampfens wird das Extrakt infolge Ausscheidung von Harz etwas körnig. Es empfiehlt sich alsdann, von dem abdestillierten Weingeist so viel zuzumischen, daß das Extrakt wieder homogene Beschaffenheit annimmt, unter Umrühren weiter einzudampfen und, wenn nötig, den Spirituszusatz noch ein- oder zweimal zu wiederholen. Bei Verwendung eines guten trocknen Krautes ohne dicke Stiele wird die Ausbeute höchstens 30 Prozent betragen.

Von wesentlichen Bestandteilen enthält das Wermutextrakt den Bitterstoff A b s i n t h i i n (= Absinthin, Absinthein) $C_{20}H_{28}O_4 \cdot \frac{1}{2}H_2O$ und W e r m u t ö l. Das Extrakt enthält rund 20 Prozent Feuchtigkeit und gibt etwa 18 Prozent einer sehr kalireichen Asche.

Anwendung. Das Wermutextrakt wird viel als Pillenkonstituens, aber auch für sich als Magenmittel benutzt; wirksam sind darin das ätherische Öl und der Bitterstoff Absinthin.

Extractum Aloës. — Aloeextrakt.

Aloe	1 Teil
Wasser	10 Teile.

Die Aloe wird in 5 Teilen siedendem Wasser gelöst. Die Flüssigkeit wird mit 5 Teilen Wasser gemischt, nach 2 Tagen von dem ausgeschiedenen Harze abgegossen, filtriert und zu einem trockenen Extrakt eingedampft.

Aloeextrakt ist gelbbraun und schmeckt bitter.

In 5 Teilen Wasser löst es sich zu einer fast klaren Flüssigkeit, die bei weiterem Zusatz von Wasser trübe wird.

Die Forderung hinsichtlich der klaren Löslichkeit in Wasser wurde gemildert.

Aufgabe der Extraktbereitung ist es, möglichst nur das Aloin in Lösung zu bringen, das Aloeharz aber zu beseitigen. Zu diesem Zwecke ist es notwendig, die Vorschrift des Arzneibuches streng einzuhalten. Würde man die gepulverte Aloe mit w e n i g e r als 4 T., z. B. nur mit 2 T. Wasser behandeln, so würde man eine konzentrierte Aloinlösung erhalten und diese würde das gesamte Aloeharz in Lösung erhalten, der Zweck wäre also verfehlt. Je mehr Wasser man zum Ausziehen der Aloe anwendet, desto weniger Aloeharz geht in Lösung. Wird 1 T. grob gepulverte Aloe in 5 T. k o c h e n d h e i ß e s Wasser unter Umrühren eingetragen, so löst sich die Aloe fast ganz auf, nach dem Erkalten aber scheidet sich der größte Teil des Harzes wieder ab. Ein weiterer Teil wird durch die weiteren 5 T. kaltes Wasser ausgefällt. Nach 2 tägigem

Stehenlassen am besten bei niedriger Temperatur (im Winter oder im Eisschrank) kann man die wässerige Lösung von dem Harzabsatze, der die Konsistenz eines dickflüssigen Honigs hat, ohne Schwierigkeit abgießen. Die kolierte Lösung wird in einer Schale aus Porzellan im Wasserbade unter beständigem Umrühren so weit eingedampft, bis eine herausgenommene Probe noch warm die Konsistenz einer Pillenmasse hat. Ist dieses der Fall, so zerzupft man sie noch warm in Lamellen und trocknet diese auf Porzellantellern bei 30°—40° so lange, bis sie vollkommen spröde und auf der Bruchfläche nur noch mattglänzend sind. Man zerkleinert die Masse zu linsengroßen Stücken, trocknet diese nochmals nach und bewahrt sie, vor Licht geschützt, in wohlverschlossenen Gefäßen auf. Es empfiehlt sich nicht, dieses Extrakt in Pulverform aufzubewahren, weil es leicht zusammenbackt. Die Ausbeute beträgt fast 50 Prozent.

Eigenschaften. Das Aloeextrakt enthält noch kleine Mengen Aloeharz, weshalb sich eine konzentrierte Lösung beim Verdünnen mit kaltem Wasser trübe löst. Es soll gelbbraun sein; wird beim Eindampfen nicht genügend gerührt oder bei zu hoher Temperatur getrocknet, so fällt es leicht etwas dunkler aus.

Das Aloeextrakt enthält etwa 5 Prozent Feuchtigkeit und gibt etwa 1,6 Prozent Asche.

Über Anwendung und Wirkung siehe unter Aloe.

Extractum Belladonnae. — Tollkirschenextrakt.

Syn.: Belladonnaextrakt.

Gehalt 1,5 Prozent Hyoscyamin ($C_{17}H_{23}O_3N$, Mol.-Gew. 289,19).

Grob gepulverte Tollkirschenblätter . . . . 1 Teil
Verdünnter Weingeist . . . . 8 Teile.

Die Tollkirschenblätter werden mit 5 Teilen verdünntem Weingeist 6 Tage lang bei Zimmertemperatur unter wiederholtem Umschütteln ausgezogen und alsdann ausgepreßt. Der Rückstand wird in gleicher Weise mit 3 Teilen verdünntem Weingeist 3 Tage lang behandelt. Die abgepreßten Flüssigkeiten werden vereinigt, nach 2 tägigem Stehen filtriert und durch Eindampfen im Wasserbade vom Weingeist befreit. Der Auszug wird hierauf mit der gleichen Menge Wasser verdünnt, nach 24 stündigem Stehen filtriert und das Filtrat zu einem dicken Extrakt eingedampft.

Durch Zusatz von gereinigtem Süßholzsaft wird erforderlichenfalls das Extrakt auf einen Hyoscyamingehalt von 1,5 Prozent gebracht.

Tollkirschenextrakt ist dunkelbraun und in Wasser fast klar löslich.

Gehaltsbestimmung. 3 g Tollkirschenextrakt löst man in einem Arzneiglas in 5 g Wasser und 5 g absolutem Alkohol, fügt 70 g Äther sowie nach kräftigem Umschütteln 5 ccm Natriumcarbonatlösung hinzu und läßt das Gemisch unter häufigem, kräftigem Umschütteln 1 Stunde lang stehen. Nach vollständiger Klärung filtriert man 50 g der ätherischen Lösung (= 2 g Tollkirschenextrakt) durch ein trockenes, gut bedecktes Filter in ein Kölbchen und destilliert etwa ²/₃ des Äthers ab. Den erkalteten Rückstand bringt man in einen Scheidetrichter (I), spült das Kölbchen dreimal mit je 5 ccm Äther, dann mit 10 ccm verdünnter Salzsäure (1 + 99) nach, gießt auch diese Flüssigkeiten in den Scheidetrichter und schüttelt hierauf 2 Minuten lang kräftig. Nach vollständiger Klärung läßt man die Salzsäurelösung in einen Scheidetrichter (II) abfließen und wiederholt das Ausschütteln noch zweimal in derselben Weise mit je 5 ccm verdünnter Salzsäure (1 + 99), die zuvor zum weiteren Ausspülen des Kölbchens verwendet wurden.

Die vereinigten Salzsäureauszüge versetzt man mit 5 ccm Chloroform, fügt Natriumcarbonatlösung bis zur alkalischen Reaktion hinzu und schüttelt das Gemisch sofort 2 Minuten lang kräftig. Nach vollständiger Klärung läßt man den Chloroformauszug in einen Scheidetrichter (III) abfließen und wiederholt das Ausschütteln noch dreimal in derselben Weise mit je 5 ccm Chloroform. Zu den vereinigten Chloroformauszügen fügt man alsdann 20 ccm ¹/₁₀₀-Normal-Salzsäure und so viel Äther hinzu, daß das Chloroformäthergemisch auf der Salzsäure schwimmt, und schüttelt 2 Minuten lang kräftig. Nach vollständiger Klärung filtriert man die saure Flüssigkeit durch ein kleines mit Wasser angefeuchtetes Filter in eine etwa 200 ccm fassende Flasche aus weißem Glase, schüttelt das Chloroformäthergemisch noch dreimal mit je 10 ccm Wasser je 2 Minuten lang, filtriert auch diese Auszüge durch dasselbe Filter, wäscht mit Wasser nach und verdünnt die gesamte Flüssigkeit mit Wasser auf etwa 100 ccm.

Nach Zusatz von so viel Äther, daß dessen Schicht die Höhe von etwa 1 cm erreicht, und von 10 Tropfen Jodeosinlösung, läßt man alsdann so lange ¹/₁₀₀-Normal-Kalilauge, nach jedem Zu-

faß die Mischung kräftig umschüttelnd, hinzufließen, bis die untere, wässerige Schicht eine blaßrote Färbung angenommen hat.

Aus der Anzahl der zur Sättigung des Hyoscyamins verbrauchten Kubikzentimeter $^1/_{100}$-
Normal-Salzsäure ergibt sich durch Multiplikation mit 0,001445 der Hyoscyamingehalt in 1 g
des Tollkirschenextrakts.

Die Gehaltsbestimmung des eingestellten Tollkirschenextrakts erfolgt in gleicher Weise,
wie vorstehend beschrieben. Es müssen 9,6 ccm $^1/_{100}$-Normal-Kalilauge erforderlich sein, so daß
10,4 ccm $^1/_{100}$-Normal-Salzsäure zur Sättigung des vorhandenen Hyoscyamins verbraucht werden,
was einem Gehalte von 1,5 Prozent Hyoscyamin entspricht (1 ccm $^1/_{100}$-Normal-Salzsäure
= 0,00289 g Hyoscyamin, Jodeosin als Indikator).

Der beim Verdunsten eines gesondert hergestellten Chloroformauszugs verbleibende Rückstand muß die bei Atropinum sulfuricum beschriebenen Reaktionen des Atropins geben.

Vorsichtig aufzubewahren. Größte Einzelgabe 0,05 g. Größte Tagesgabe 0,15 g.

*Nunmehr aus trockenen Blättern zu bereiten und mit Succus Liquiritiae depuratus auf einen
Gehalt von 1,5 Prozent einzustellen.*

Bereitung. An Stelle der frischen, eben gepflückten Blätter läßt das Arzneibuch jetzt
die gepulverte trockne Droge, die jederzeit in guter, gehaltreicher Qualität zu beschaffen ist,
zur Herstellung des Extraktes verwenden. Die Bereitung des Extraktes bietet keine Schwierigkeit, und dem Text des Arzneibuches ist nichts hinzuzufügen. Das 2 tägige Stehenlassen des
alkoholischen Auszuges hat den Zweck, nach dem Absetzen der in ihr suspendierten Pflanzenteile, Schleim u. ä., das Filtrieren zu erleichtern. Der filtrierte Auszug wird alsdann auf dem
Wasserbade eingedampft, um allen Weingeist zu verjagen und hierauf mit der gleichen Raummenge Wasser vermischt. Hierdurch scheiden sich ein großer Teil des Chlorophylls und die harzigen Bestandteile aus. Das Filtrat wird zu einem dicken Extrakt eingedampft. Ein dickes
Extrakt enthält etwa 15 Prozent Wasser, da es aber nicht leicht ist, bis zu diesem Wassergehalte
einzudampfen, und da andererseits je nach dem Wassergehalte auch der Gehalt an wirksamen
Stoffen wechselt, so hat das Arzneibuch vorgeschrieben, das Extrakt auf einen konstanten
Gehalt durch Vermischen mit gereinigtem Süßholzsaft einzustellen.

Die Handelssorten der Belladonnablätter zeigen einen außerordentlich wechselnden Gehalt
an Alkaloid, zur Erzielung eines vorschriftsmäßigen Extraktes ist die Verwendung einer Droge
von mindestens 0,30 Prozent Hyoscyamin erforderlich, da die Ausbeute rund 20 Prozent beträgt.

Bei der **Prüfung** der neuen Vorschrift wurden aus zwei verschiedenen Tollkirschenblättern
Extrakte hergestellt.

1. Eine Droge mit 0,58 Prozent Alkaloid gab ein Extrakt mit 2,29 Prozent Alkaloid,
bei 12,71 Prozent Wasser.

2. Eine Droge mit 0,41 Prozent Alkaloid gab ein Extrakt mit 1,65 Prozent Alkaloid
bei 17,12 Prozent Wasser.

Auf je 15 Prozent Wasser berechnet ergab die Probe 1) 1,95 Prozent Alkaloid, die Probe 2)
1,88 Prozent Alkaloid, die Ausbeuten betrugen rund 20 Prozent.

Beide Extrakte waren nach Vorschrift des Arzneibuches mit gereinigtem Süßholzsaft zu
verdünnen. Von dem Extrakt 1) z. B. waren vorhanden 180 g; diese Menge enthielt also 4,12 g
Alkaloid. Da aber 4,12 g Alkaloid in 275 g eines 1,5 prozentigen Extraktes enthalten sein
müssen, so war ein Zusatz von 95 g Succus liquiritiae depuratus erforderlich. Die Mischung
wird am besten in der Weise vorgenommen, daß das Extrakt durch mäßiges Erwärmen im
Wasserbade erweicht und unter weiterem mäßigem Erwärmen mit dem Süßholzsaft sehr sorgfältig gemischt wird.

Gehaltsbestimmung. Unter Verweisung auf die im allgemeinen Teile (Seite 44) gegebenen Ausführungen über Alkaloidbestimmungen ist hier noch folgendes zu bemerken: 3 g
Belladonnaextrakt sollen in einer Arzneiflasche in 5 g Wasser und 5 g absolutem Alkohol gelöst
werden. An Stelle der Arzneiflasche wird besser ein 200 ccm-Erlenmeyerkolben verwendet.
Man tariert denselben auf einer chemischen Wage, wägt auf einer Recepturwage etwa 3 g Extrakt
hinein und bestimmt alsdann das Gewicht des Extraktes genau ohne Rücksicht darauf, ob
die 3 g um ein geringes überschritten werden oder nicht, und berechnet darauf nach dem gefundenen Gewichte die Menge des zu verwendenden Äthers. An dem Gewicht des Wassers
und absoluten Weingeistes braucht nichts geändert zu werden. Ergibt sich z. B. 3,153 g als Gewicht des Extraktes, so hat man neben Wasser und Weingeist nach der Gleichung 3 : 3,153
= 70 : x, x = 73,57, rund 73,6 g Äther zuzusetzen und nach dem Schütteln und Absetzen
50 g (= 2 g Extrakt) abzugießen.

Berechnung. In der Chloroformätherlösung ist das Alkaloid, Hyoscyamin, aus 2 g Extrakt enthalten. Die Lösung ist mit 20 ccm, einem starken Überschuß, von $^1/_{100}$-Normalsäure versetzt. Zur Bindung des Überschusses sollen höchstens 9,6 ccm $^1/_{100}$-Normallauge erforderlich sein, so daß also $20 - 9,6 = 10,4$ ccm an Hyoscyamin gebunden sind. 1 ccm der Lauge bindet 0,00289 g Hyoscyamin, 10,4 ccm also $10,4 \times 0,00289 = 0,030$ g Hyoscyamin in 2 g Extrakt. Hieraus berechnet sich der Prozentgehalt durch Multiplikation mit 50 auf 1,50.

Zur **gravimetrischen Bestimmung** des Hyoscyamins braucht man nur von den aus den vereinigten Salzsäureauszügen nach Alkalisieren mit Sodalösung erhaltenen filtrierten Chloroformausschüttelungen das Chloroform abzudestillieren, den Rückstand 2 mal mit einigen Grammen Äther aufzunehmen, diesen wegzukochen, alsdann bei 100° bis zur Gewichtskonstanz zu trocknen und zu wägen. Das erhaltene Gewicht mit 50 multipliziert ergibt den Prozentgehalt.

Die vorgeschriebene **Identitätsreaktion** führt man mit dem übrig gebliebenen Rest der ätherischen Lösung aus, wie bei Folia Belladonnae angegeben.

Anwendung. Über die Wirkung siehe bei Atropin. sulfuricum; das Belladonnaextrakt wird bevorzugt, wenn man auf den Darm wirken will; auch als Suppositorium wird es häufig angewendet (z. B. bei gewissen Schmerzen in den weiblichen Geschlechtsteilen); früher wurde es auch zu Augenwässern benutzt.

Extractum Calami. — Kalmusextrakt.

Grob gepulverter Kalmus	2 Teile
Weingeist	6 Teile
Wasser	9 Teile.

Der Kalmus wird mit einem Gemische von 4 Teilen Weingeist und 6 Teilen Wasser 4 Tage lang bei Zimmertemperatur unter wiederholtem Umrühren ausgezogen und alsdann ausgepreßt. Der Rückstand wird in gleicher Weise 24 Stunden lang mit einem Gemische von 2 Teilen Weingeist und 3 Teilen Wasser behandelt. Die abgepreßten Flüssigkeiten werden gemischt und bis zur Abscheidung der Eiweißstoffe im Dampfbade erhitzt. Nach 2 Tagen filtriert man die Flüssigkeit und dampft sie zu einem dicken Extrakt ein.

Kalmusextrakt ist rotbraun und in Wasser trübe löslich.

Sachlich unverändert.

Bei der Bereitung verfahre man wie bei Extr. Absinthii angegeben. Ausbeute 15—20 Prozent.

Anwendung. Kalmus gehört zu den sog. aromatisch-bitteren Mitteln, die gegen Magenstörungen verordnet werden. Für sich allein wird er selten verordnet.

Extractum Cardui benedicti. — Kardobenediktenextrakt.

Grob gepulvertes Kardobenediktenkraut	1 Teil
Wasser	8 Teile
Weingeist	1 Teil.

Das Kardobenediktenkraut wird mit 5 Teilen siedendem Wasser übergossen, 6 Stunden lang bei 35° bis 40° unter wiederholtem Umrühren ausgezogen und alsdann ausgepreßt. Der Rückstand wird mit 3 Teilen siedendem Wasser übergossen und in gleicher Weise 3 Stunden lang behandelt. Die abgepreßten Flüssigkeiten werden gemischt und bis auf 2 Teile eingedampft. Nach dem Erkalten wird der Weingeist hinzugefügt. Man läßt die Mischung 2 Tage lang an einem kühlen Orte stehen, filtriert und dampft sie zu einem dicken Extrakt ein.

Kardobenediktenextrakt ist braun, in Wasser fast klar löslich und schmeckt bitter.

Sachlich unverändert.

Bereitung. Das Kardobenediktenkraut enthält außerordentlich große Mengen schwefelsaurer, salpetersaurer, essigsaurer und apfelsaurer Salze des Kaliums, Calciums und Magnesiums, die dadurch größtenteils beseitigt werden, daß der eingedickte Auszug mit Weingeist versetzt wird. Die Ausbeute beträgt 20—30 Prozent.

Eigenschaften. Das Kardobenediktenextrakt enthält den Bitterstoff der Droge und die genannten Salze. Es enthält 22—25 Prozent Feuchtigkeit und hinterläßt etwa 20 Prozent Asche mit wechselnden Mengen (9—30 Prozent) Kaliumcarbonat in der letzteren.

Anwendung. Kardobenediktenextrakt ist ein bitter-aromatisches Magenmittel.

Extractum Cascarae sagradae fluidum.
Sagradafluidextrakt.

Mittelfein gepulverte amerikanische Faulbaumrinde

$$\text{Gemisch aus} \begin{cases} \text{Weingeist} \dots \dots \dots 3 \text{ Teilen} \\ \text{Wasser} \dots \dots \dots 7 \text{ Teilen.} \end{cases}$$

Aus der mit 65 Teilen des Weingeistwassergemisches befeuchteten amerikanischen Faulbaumrinde wird nach dem bei Extracta fluida beschriebenen Verfahren das Fluidextrakt hergestellt. Sagradafluidextrakt ist dunkelrotbraun und schmeckt stark bitter.

1 ccm Sagradafluidextrakt wird mit 1 ccm Wasser verdünnt und die Flüssigkeit mit 10 ccm Äther durchgeschüttelt. Wird hierauf die klar abgehobene, citronengelbe Ätherschicht mit 5 ccm Wasser und einigen Tropfen Ammoniakflüssigkeit geschüttelt, so muß die wässerige Schicht nach dem Absetzen eine kirschrote Farbe zeigen.

Neu aufgenommen.

Das seit einer langen Reihe von Jahren in Gebrauch befindliche Sagrada-Fluidextrakt hat jetzt auch einen Platz in dem Arzneibuche gefunden — zu einer Zeit, in der die Anschauung sich Geltung verschafft hat, daß das Fluidextrakt der bei uns heimischen Frangularinde in bezug auf Wirksamkeit und Geschmack besser ist als das Sagradaextrakt. Daneben ist es weit billiger. Die Bereitung des Extraktes ist so einfach, daß derselben nur wenig hinzuzufügen ist. An Menstruum ist etwa die 6—7 fache Menge der in Arbeit genommenen Droge erforderlich. Da dieselbe in frischem Zustande ein Ferment enthält, das brechen- und kolikerregend wirkt, dieses Ferment durch längeres Lagern der Rinde oder durch Erhitzen entfernt werden kann, so muß solche Rinde verwendet werden, die mindestens ein Jahr alt ist. Falls solche nicht zu haben wäre, müßte frische Rinde einige Tage auf 50° oder einige Stunden auf 100° erhitzt werden (Aweng).

Die beiden Franguladrogen, Rhamnus Frangula und Rhamnus Purshiana, sind in den letzten 12 Jahren Gegenstand eingehender Studien gewesen, an denen sich besonders Tschirch, Pool, Hiepe, Edner, Warin, Christofelletti, Aweng, Schwabe, Dohme und Engelhardt, Jowett, Schmelik und in jüngster Zeit Kröber beteiligt haben. Durch diese Arbeiten ist festgestellt, daß Glykoside die Hauptträger der abführenden Wirkung beider Drogen sind. Die Glykoside lassen sich durch Hydrolysieren in Anthrachinone überführen, weshalb sie Tschirch Anthraglykoside nennt. Neben diesen gelten auch die freien Oxymethylanthrachinone, Emodin und Chrysophanol als wirksam, während die Frangulasäure und die sekundären Glykoside als weniger wirksam erkannt sind.

Über die gesamten Inhaltsstoffe der Sagradarinde gehen die Angaben noch auseinander, ja sie widersprechen sich zum Teil. Es werden angegeben: Freies Emodin, Isoemodin, Rhamnol (ein Alkohol, namentlich an Arazinsäure gebunden), Chrysophansäure, Chrysarobin, primäre und sekundäre Glykoside, die Oxymethylanthrachinone liefern. Dagegen wird aber auch behauptet, daß Emodin nicht frei, sondern als Glykosid (Purshianin), und daß Chrysarobin und Chrysophansäure überhaupt nicht in der Sagradarinde enthalten seien.

Wertbestimmung. Auf Grund einer sehr ausführlichen Arbeit (Pharmaz. Praxis, Heft 1, 1910) stellt Kroeber folgende Forderungen, die bei mehrfacher Nachprüfung von unserer Seite als berechtigt erscheinen, auf:

Spez. Gewicht.	Trockenrückstand	Asche
1,05—1,07	mindestens 20 Prozent	höchstens 1,20 Prozent

ferner Identitätsreaktionen. Auf die quantitative Bestimmung der freien und gebundenen Oxymethyl-Anthrachinone ist dabei zurzeit verzichtet.

Zur Bestimmung des Trockenrückstandes wäge man in eine flache Porzellan-, Glas- oder Platinschale etwa 2 g Extrakt, dampfe auf dem Wasserbade ein und trockne bei 100°—105° bis zur Gewichtskonstanz. Betrug das Gewicht des Extraktes beispielsweise 1,835 g, das Gewicht des Rückstandes 0,423 g, so berechnet sich nach der Gleichung

1.835 : 0,423 = 100 : x der Prozentgehalt mit **23,05.** Hat man hierbei eine Platinschale verwendet, so kann mit dem Trockenrückstande auch die Ver aschung vorgenommen werden, indem derselbe zunächst über kleiner Flamme verkohlt, dann bei starker Flamme verascht wird. Die Berechnung des Prozentgehaltes geschieht mit dem Gewicht der Asche nach obiger Gleichung.

Selbsthergestellte Extrakte zeigen einen bis auf 30 Prozent hinaufgehenden Trockenrückstand und einen 1,2 Prozent nie überschreitenden Aschengehalt und haben ein spez. Gewicht von mindestens 1,05.

Bei käuflichen Extrakten fand K r o e b e r, daß der Trockenrückstand bis auf 12,6 Prozent (!) herunterging und daß das spez. Gew. bis auf 1,017 sank. Eine deutliche Mahnung, daß dies Extrakt am besten selbst hergestellt oder nur aus zuverlässiger Quelle und dann auch nie ohne Nachprüfung bezogen werde!

Identitätsreaktionen.

1. Beim Mischen von 1 ccm Extrakt mit 9 ccm Wasser entsteht ein g e l b b r a u n e r Niederschlag (Frangulaextrakt gibt kaffee- bis schokoladeartigen Niederschlag).

2. Das Filtrat obiger Mischung gibt mit Lösungen von Tannin, Sublimat, Eisenchlorid, Ammonmolybdanat, Essigsäure starke T r ü b u n g e n, die sich nach einiger Zeit zu N i e d e r s c h l ä g e n verdichten.

3. Wird 1 ccm Extrakt mit 10 ccm Äther geschüttelt und nach dem Absetzen 5 ccm des nun gelbgefärbten Äthers mit 5 ccm Wasser, dem zuvor einige Tropfen Salmiakgeist zugesetzt sind, geschüttelt, so färbt sich das Wasser k i r s c h r o t. — Siehe auch unter Extractum Frangulae fluidum.

Extractum Cascarae sagradae examaratum. Wegen des höchst unangenehmen bitteren Geschmackes des Sagradaextraktes stellt man ein entbittertes Extrakt her. Der bittere Geschmack rührt vornehmlich von einem sekundären Glykoside her, das in Wasser schwer, in Alkohol leicht löslich ist. Durch Behandlung des Rindenpulvers mit Wasser und Weingeist und gebrannter Magnesia, kohlensaurem Kalk oder Ätzkalk, kohlensaurem Kalium oder Zinkoxyd, wobei eine gewisse Fermentation stattfindet (K r o e b e r), kann dieser Bitterstoff zum größten Teile beseitigt werden.

Eine gute Vorschrift zur Herstellung entbitterten Extraktes ist diese (Ergänzungsbuch zum Arzneibuch für das Deutsche Reich): 1 kg mittelfein gepulverte Sagradarinde wird mit 50 g Magnesia usta und einer Mischung aus gleichen Teilen Weingeist und Wasser gut durchgemischt, nach zweitägiger Maceration in einem geschlossenen Gefäße mit einem Gemische aus gleichen Teilen Weingeist und Wasser in der Weise durch Perkolation erschöpft, daß 800 g des Perkolates für sich aufgefangen werden und der Nachlauf auf 200 g eingedampft und dem Vorlauf zugemischt wird.

Durch die Entbitterung geht der Gehalt an freien Oxymethylanthrachinonen stark zurück, während der an gebundenen Oxymethylanthrachinonen zunimmt, so daß der G e s a m t gehalt an diesen Verbindungen nur so wenig hinter dem des nicht entbitterten Extraktes zurücksteht (T s c h i r c h und P o o l), daß die Wirksamkeit beider annähernd gleich ist.

Anwendung s. b. Cortex Rhamni Purshianae.

Extractum Cascarillae. — Kaskarillextrakt.

Grob gepulverte Kaskarille . . . . 1 Teil

Wasser . . . . 8 Teile.

Die Kaskarille wird mit 5 Teilen siedendem Wasser übergossen, 24 Stunden lang bei Zimmertemperatur unter wiederholtem Umrühren ausgezogen und alsdann ausgepreßt. Der Rückstand wird mit 3 Teilen siedendem Wasser übergossen, dann 24 Stunden lang ausgezogen und ausgepreßt. Die abgepreßten Flüssigkeiten werden gemischt und bis auf 2 Teile eingedampft. Alsdann läßt man einige Tage lang an einem kühlen Orte stehen, filtriert und dampft zu einem dicken Extrakt ein.

Kaskarillextrakt ist dunkelbraun, in Wasser trübe löslich und schmeckt würzig und bitter.

Sachlich unverändert.

Die Vorschrift der Pharm. Germ. I betonte das Abdampfen in p o r z e l l a n e n e n G e f ä ß e n, weil nämlich die Kaskarillrinde sauer reagierende Bestandteile (sauer **reagierendes** Harz und etwas Gerbstoff) enthält.

Die Kaskarillrinde enthält schwankende Mengen extraktiver Stoffe, so daß die Ausbeute. zwischen 13—16,5 Prozent beträgt.

Das Extrakt enthält als wesentliche Bestandteile den Bitterstoff der Kaskarillrinde nebst etwas ätherischem Öl. Es verliert beim Trocknen 19—33 Prozent Feuchtigkeit. Beim Verbrennen hinterbleiben 14—35 Prozent Asche mit wechselnden Mengen Kaliumcarbonat.

Anwendung siehe bei Cortex Cascarillae.

Extractum Chinae aquosum. — Wässeriges Chinaextrakt.
Syn.: Extractum Chinae frigide paratum.

Gehalt mindestens 6,18 Prozent Alkaloide, berechnet auf $C_{20}H_{24}O_2N_2$ (Chinin) und $C_{19}H_{22}ON_2$ (Cinchonin), durchschnittliches Mol.-Gew. 309.

Grob gepulverte Chinarinde . . . . 1 Teil
Wasser . . . . 20 Teile.

Die Chinarinde wird mit 10 Teilen Wasser 48 Stunden lang bei Zimmertemperatur unter wiederholtem Umrühren ausgezogen und alsdann ausgepreßt. Der Rückstand wird in gleicher Weise mit 10 Teilen Wasser 48 Stunden lang behandelt. Die vereinigten abgepreßten Flüssigkeiten werden bis auf 2 Teile eingedampft, nach dem Abkühlen und Absetzen filtriert und zu einem dünnen Extrakt eingedampft.

Wässeriges Chinaextrakt ist rotbraun, in Wasser trübe löslich und schmeckt herbe und bitter.

Gehaltsbestimmung. 3 g wässeriges Chinaextrakt löst man in einem Arzneiglas in 5 g Wasser und 5 g absolutem Alkohol, fügt 20 g Chloroform sowie nach kräftigem Umschütteln 10 ccm Natriumcarbonatlösung hinzu und läßt unter häufigem, kräftigem Umschütteln 1 Stunde lang stehen. Alsdann fügt man 50 g Äther hinzu, schüttelt kräftig durch, filtriert nach vollständiger Klärung 50 g des Chloroformäthergemisches (= 2 g wässeriges Chinaextrakt) durch ein trockenes, gut bedecktes Filter in ein Kölbchen und destilliert etwa ⅔ davon ab. Den erkalteten Rückstand bringt man in einen Scheidetrichter (I), spült das Kölbchen dreimal mit je 5 ccm eines Gemisches aus 2 Teilen Chloroform und 5 Teilen Äther, dann einmal mit 10 ccm verdünnter Salzsäure (1 + 99) nach, gießt auch diese Flüssigkeiten in den Scheidetrichter und schüttelt hierauf das Gemisch nach Zusatz von so viel Äther, daß das Chloroformäthergemisch auf der sauren Flüssigkeit schwimmt, 2 Minuten lang kräftig. Nach vollständiger Klärung läßt man die Salzsäurelösung in einen Scheidetrichter (II) abfließen und wiederholt das Ausschütteln noch zweimal in derselben Weise mit je 5 ccm verdünnter Salzsäure (1 + 99), die zuvor zum weiteren Ausspülen des Kölbchens verwendet wurden.

Die vereinigten Salzsäureauszüge versetzt man mit 5 ccm Chloroform, fügt Natriumcarbonatlösung bis zur alkalischen Reaktion hinzu und schüttelt das Gemisch sofort 2 Minuten lang kräftig. Nach vollständiger Klärung läßt man den Chloroformauszug in einen Scheidetrichter (III) abfließen und wiederholt das Ausschütteln noch dreimal in derselben Weise mit je 5 ccm Chloroform. Zu den vereinigten Chloroformauszügen fügt man 10 ccm ¹⁄₁₀-Normal-Salzsäure und so viel Äther, daß das Chloroformäthergemisch auf der Salzsäure schwimmt, und schüttelt 2 Minuten lang kräftig. Nach vollständiger Klärung filtriert man die saure Flüssigkeit durch ein kleines mit Wasser angefeuchtetes Filter in einen Meßkolben von 100 ccm Inhalt, schüttelt das Chloroformäthergemisch noch dreimal mit je 10 ccm Wasser je 2 Minuten lang aus, filtriert auch diese Auszüge durch dasselbe Filter, wäscht mit Wasser nach und verdünnt die gesamte Flüssigkeit mit Wasser auf 100 ccm. Von dieser Lösung mißt man 50 ccm (= 1 g wässeriges Chinaextrakt) in einen Kolben ab, fügt 50 ccm Wasser und die frisch bereitete Lösung eines Körnchens Hämatoxylin in 1 ccm Weingeist hinzu und läßt unter Umschwenken so viel ¹⁄₁₀-Normal-Kalilauge zufließen, daß die Mischung eine stark gelbe, beim kräftigen Umschwenken rasch in Bläulichviolett übergehende Färbung angenommen hat. Hierzu dürfen höchstens 3 ccm ¹⁄₁₀-Normal-Kalilauge erforderlich sein, so daß mindestens 2 ccm ¹⁄₁₀-Normal-Salzsäure zur Sättigung der vorhandenen Alkaloide verbraucht werden, was einem Mindestgehalte von 6,18 Prozent Alkaloiden entspricht (1 ccm ¹⁄₁₀-Normal-Salzsäure = 0,0309 g Chinin und Cinchonin, Hämatoxylin als Indikator).

5 ccm der nicht zum Titrieren verwendeten Alkaloidlösung müssen, mit 1 ccm Chlorwasser vermischt, auf Zusatz von Ammoniakflüssigkeit eine grüne Färbung annehmen.

Sachlich unverändert bis auf die Gehaltsbestimmung.

Bereitung. Die Vorschrift für dieses Extrakt ist von der Pharm. Germ. I in alle folgenden deutschen Arzneibücher übernommen und entspricht dem Extr. Chinae frigide parat. der Pharm. Germ. I.

Wegen des Gehaltes der Chinarinden an Chinagerbsäuren sind Metallgeräte, besonders solche von Eisen, zu vermeiden, und das Eindampfen der Extraktbrühe ist in einer Porzellanschale vorzunehmen. Trübt sich die nach dem Filtrieren klare Brühe beim Eindampfen, so kann man Klärung durch Zusatz von etwas Alkohol, der beim Eindampfen auf dünne Extraktkonsistenz wieder entweicht, herbeiführen.

Durch Extraktion der gepulverten Chinarinden wird diesem nicht die ganze Menge der Alkaloide, auch der Chinagerbsäure und des Chinarotes entzogen, doch immerhin so viel, daß Extrakte aus hochprozentigen Rinden oft einen Teil der Alkaloide in kristallallinischer Form ausscheiden. Die Ausbeute an Extrakt beträgt 12—15 Prozent. Es löst sich in Wasser nur trübe auf, was darauf beruht, daß die Chinagerbsäure durch den Luftsauerstoff allmählich in Chinarot übergeführt wird. Das Arzneibuch fordert nur den s e h r geringen Gehalt von 6,18 Prozent Chinaalkaloiden.

Die Bestimmung der Chinaalkaloide hat gegen die vorige Ausgabe des Arzneibuches einige vorteilhafte Änderungen erfahren, die aber trotzdem, wie unten gezeigt werden soll, nicht befriedigende Resultate liefert.

Es werden 3 statt 2 g Extrakt verwendet, so daß am Ende der Bestimmung die Alkaloide aus 1 g (früher 0,667 g) Extrakt titriert werden. Ferner wird die Extraktlösung z u n ä c h s t mit Chloroform kräftig geschüttelt, ehe die Sodalösung zugefügt und weiter geschüttelt wird. Es ist von Wichtigkeit, daß die durch Soda zur Ausscheidung gelangenden Alkaloide sofort ein gutes Lösungsmittel vorfinden, da sie sich anderenfalls leicht und rasch in Form fester Kristalle ausscheiden, die dann selbst von dem für Chinaalkaloide ausgezeichnet guten Lösungsmittel, Chloroform, auch bei anhaltendem Schütteln nicht vollständig in Lösung zu bringen sind (vgl. die in dem Geschäftsbericht von Caesar & Loretz, Halle a. S., 1903 von F r o m m e gegebenen Arbeiten über die Bestimmung von Chinaalkaloiden). Wenn durch den Zusatz der Sodalösung die Chinaalkoloide freigemacht werden, so scheiden sie sich bei schon vorhandenem Chloroform kaum aus, sondern lösen sich in ihm sofort. Es ist deshalb ein e i n s t ü n d i g e s Stehenlassen, wie das Arzneibuch vorschreibt, auch überflüssig; 10 Minuten, in denen wiederholt und kräftig umzuschütteln ist, genügen vollkommen. Sind die Alkaloide in das Chloroform übergegangen, so werden sie durch die 50 g Äther, die nun zugefügt werden sollen — in Äther sind sie nur schwer löslich — nicht s o f o r t ausgeschieden; ja, man kann sie aus der E x t r a k t l ö s u n g unter günstigen Bedingungen mit einem Gemisch aus Äther und Chloroform quantitativ ausschütteln. Sie scheiden aber bei längerem Stehen leicht einen Teil in kristallinischer Form aus. Es ist deshalb, wie das Arzneibuch angibt, die Ätherchloroformlösung s o f o r t nach vollständiger Klärung abzufiltrieren und 50 g davon zur weiteren Verarbeitung abzunehmen. Zweckmäßig läßt sich die Klärung rasch und vollkommen durch Schütteln mit 2—3 g Traganthpulver herbeiführen, wodurch der wässerige Teil sich fest zusammenballt.

Von dem am Ende erhaltenen 100 ccm sauerwässerigen Filtrat sollen in 50 ccm, entsprechend 1 g Extrakt, die Alkaloide durch Titration bestimmt werden, wobei H ä m a t o x y l i n als Indikator verwendet wird, da sich Jodeosin hier nicht eignet. Zur Neutralisation der nicht gebundenen Säure sollen höchstens 3 ccm $^1/_{10}$-Normallauge erforderlich sein; dabei wären 5 — 3 =2 ccm $^1/_{10}$-Normalsäure an Alkaloide gebunden. Da das Mol.-Gewicht der Chinabasen im Durchschnitt 309 ist, so sättigt 1 ccm $^1/_{10}$-Normalsäure 0,0309 g davon, 2 ccm demnach 0,0618 g, d. h. es sind 0,0618 g Chinaalkaloide in 1 g oder 6,18 g in 100 g Extrakt enthalten.

Wie oben angedeutet, hat diese Vorschrift manche Mängel, die sich nach der folgenden von Fromme aufgestellten Vorschrift umgehen lassen. Diese gestattet nicht nur ein rasches Arbeiten, sondern liefert die Alkaloide auch in solcher Reinheit, daß eine gravimetrische Bestimmung möglich ist, da hier durch Vermeidung von Alkohol und durch Verwendung von Säure eine große Menge von Unreinigkeiten von vornherein zurückgehalten werden:

3 g wässeriges Chinaextrakt, auf einer chemischen Wage in ein kleines Erlenmeyer-Kölbchen gewogen, werden mit 26,5 g Wasser und 0,5 g Salzsäure kräftig und so lange geschüttelt, bis der Extrakt — nötigenfalls auch unter Einstellen in heißes Wasser — sich gleichmäßig verteilt hat. Von dem kalten Gemisch filtriert man 25 g in eine 200 g-Flasche, versetzt mit 25 g Chloroform und 50 g Äther, schüttelt um, alkalisiert mit 3 g Natronlauge und schüttelt einige Minuten kräftig um. Hierauf setzt man 2 g Traganthpulver zu, schüttelt abermals um, gießt durch einen Wattebausch 60 g (= 2 g Extrakt) in einen Schütteltrichter ab und verfährt nun weiter wie bei der gravimetrischen und titrimetrischen Gehaltsbestimmung von Cortex Chinae Seite 411 angegeben ist. Auch die Berechnung auf den Prozentgehalt ist die gleiche wie bei Cortex Chinae.

Wir fanden 7,75 bis 14,3 Prozent. Die Forderung des Arzneibuches ist also durchaus nicht zu weit gehend. Es ist aber zu bemerken, daß sehr gehaltreiche Extrakte einen Teil der Alkaloide in kristallinischer Form ausscheiden, so daß die Frage aufgeworfen werden muß, ob nicht eine Begrenzung des Alkaloidgehaltes zweckmäßig gewesen wäre.

Zur Identifizierung läßt das Arzneibuch die Thalleiochinreaktion in 5 ccm der nicht zum Titrieren verwendeten Alkaloidlösung vornehmen: mit 1 ccm Chlorwasser versetzt, soll diese Flüssigkeit durch Ammoniakflüssigkeit schön grün gefärbt werden (Thalleiochinreaktion).

Ist die Alkaloidbestimmung gravimetrisch ausgeführt, so löse man zur Indentifizierung der Alkaloide eine geringe Menge derselben in verdünnter Salzsäure auf und versetze diese Lösung mit Chlorwasser und danach mit Ammoniakflüssigkeit.

Aufbewahrung. Für die Haltbarkeit dieses Extraktes ist es von Wichtigkeit, daß dasselbe hinreichend weit eingedampft wird, da zu dünnes Extrakt leicht schimmelt.

Anwendung und Wirkung siehe bei Chininum hydrochloricum und Cortex Chinae.

Extractum Chinae fluidum. — Chinafluidextrakt.

Gehalt mindestens 3,5 Prozent Alkaloide, berechnet auf $C_{20}H_{24}O_2N_2$ (Chinin) und $C_{19}H_{22}ON_2$ (Cinchonin), durchschnittliches Mol.-Gew. 309.

Mittelfein gepulverte Chinarinde	100 Teile
Verdünnte Salzsäure	17 Teile
Glycerin	10 Teile
Wasser	nach Bedarf
Weingeist	10 Teile.

Die Chinarinde wird mit der Mischung von 10 Teilen verdünnter Salzsäure, 10 Teilen Glycerin und 30 Teilen Wasser gleichmäßig durchfeuchtet und 12 Stunden lang in einem bedeckten Gefäße stehen gelassen. Alsdann wird die Masse durch ein zur Bereitung grober Pulver bestimmtes Sieb geschlagen, in den Perkolator eingedrückt und mit einer Mischung von 5 Teilen verdünnter Salzsäure und 100 Teilen Wasser durchtränkt. Nach 48 Stunden werden nach dem bei Extracta fluida beschriebenen Verfahren mit der erforderlichen Menge Wasser zunächst 70 Teile Auszug gewonnen und beiseite gestellt. Sodann wird mit dem Ausziehen so lange fortgefahren, bis eine Probe des Auszugs auf Zusatz von Natronlauge nicht mehr getrübt wird. Der zweite Teil des Auszugs wird auf dem Wasserbad auf 18 Teile eingedampft, der Rückstand mit dem zuerst gewonnenen Auszuge vereinigt und das Ganze durch Zusatz einer Mischung von 2 Teilen verdünnter Salzsäure und 10 Teilen Weingeist auf 100 Teile ergänzt; alsdann wird das Fluidextrakt filtriert.

Chinafluidextrakt ist klar, rotbraun, riecht und schmeckt kräftig nach Chinarinde und ist in Wasser und Weingeist fast klar löslich.

Gehaltsbestimmung. 10 g Chinafluidextrakt dampft man in einem gewogenen Schälchen auf dem Wasserbad auf etwa 5 g ein, bringt den Rückstand noch warm in ein Arzneiglas und fügt 5 g absoluten Alkohol hinzu, die zuvor in kleinen Anteilen zum Ausspülen des Schälchens verwendet wurden. Hierauf versetzt man das Gemisch mit 25 g Chloroform und 20 g Äther, fügt nach kräftigem Umschütteln 6 ccm Natriumcarbonatlösung hinzu und läßt unter häufigem, kräftigem Umschütteln 1 Stunde lang stehen. Alsdann fügt man 50 g Äther hinzu, schüttelt kräftig durch, filtriert nach vollständiger Klärung 80 g des Chloroformäthergemisches (= 8 g Chinafluidextrakt) durch ein trockenes, gut bedecktes Filter in ein Kölbchen und destilliert etwa die Hälfte davon ab. Den erkalteten Rückstand bringt man in einen Scheidetrichter (I), spült das Kölbchen dreimal mit je 5 ccm Äther, dann einmal mit 10 ccm verdünnter Salzsäure (1 + 99) nach, gießt auch diese Flüssigkeiten in den Scheidetrichter und schüttelt 2 Minuten lang kräftig. Nach vollständiger Klärung läßt man die Salzsäurelösung in einen Scheidetrichter (II) abfließen und wiederholt das Ausschütteln noch zweimal in derselben Weise mit je 5 ccm verdünnter Salzsäure (1 + 99), die zuvor zum weiteren Ausspülen des Kölbchens verwendet wurden.

Die vereinigten Salzsäureauszüge versetzt man mit 5 ccm Chloroform, fügt Natriumcarbonatlösung bis zur alkalischen Reaktion hinzu und schüttelt das Gemisch sofort 2 Minuten lang kräftig. Nach vollständiger Klärung läßt man den Chloroformauszug in einen Scheidetrichter (III) abfließen und wiederholt das Ausschütteln noch dreimal in derselben Weise mit je 5 ccm

Chloroform. Zu den vereinigten Chloroformauszügen fügt man 20 ccm $^1/_{10}$=Normal=Salzsäure und so viel Äther, daß das Chloroformäthergemisch auf der Salzsäure schwimmt, und schüttelt 2 Minuten lang kräftig. Nach vollständiger Klärung filtriert man die saure Flüssigkeit durch ein kleines, mit Wasser angefeuchtetes Filter in einen Meßkolben von 100 ccm Inhalt, schüttelt das Chloro= formäthergemisch noch dreimal mit je 10 ccm Wasser je 2 Minuten lang aus, filtriert auch diese Auszüge durch dasselbe Filter, wäscht mit Wasser nach und verdünnt die gesamte Flüssigkeit mit Wasser auf 100 ccm. Von dieser Lösung mißt man 50 ccm (= 4 g Chinafluidextrakt) in einen Kolben ab, fügt 50 ccm Wasser und die frisch bereitete Lösung eines Körnchens Hämatoxylin in 1 ccm Weingeist hinzu und läßt unter Umschwenken so viel $^1/_{10}$=Normal=Kalilauge zufließen, daß die Mischung eine stark gelbe, beim kräftigen Umschwenken rasch in Bläulichviolett übergehende Färbung angenommen hat. Hierzu dürfen höchstens 5,4 ccm $^1/_{10}$=Normal=Kalilauge erforderlich sein, so daß mindestens 4,6 ccm $^1/_{10}$=Normal=Salzsäure zur Sättigung der vorhandenen Alkaloide verbraucht werden, was einem Mindestgehalte von 3,5 Prozent Alkaloiden entspricht (1 ccm $^1/_{10}$= Normal=Salzsäure = 0,0309 g Chinin und Cinchonin, Hämatoxylin als Indikator).

5 ccm der nicht zum Titrieren verwendeten Alkaloidlösung müssen, mit 1 ccm Chlorwasser vermischt, auf Zusatz von Ammoniakflüssigkeit eine grüne Färbung annehmen.

Neu aufgenommen.

Die Fluidextrakte haben im Laufe der Zeit weite Verbreitung gefunden, so daß die Auf-nahme des Chinafluidextraktes in das Arzneibuch notwendig erscheint. Die im Arzneibuche ge-gebene Vorschrift ist eine gute und liefert ein Präparat, das dem vielgebrauchten Nanning-schen Chinafluidextrakt sehr nahe kommt, ja dieses in bezug auf den Alkaloidgehalt noch über-treffen dürfte. Die Verwendung verdünnter Salzsäure verbürgt eine weitgehende, wenn auch nicht völlige Extraktion der Chinaalkaloide, die Ausschließung von Alkohol verbilligt nicht nur das Präparat, sondern hindert auch die unerwünscht starke Extraktion von Phlobaphenen und damit auch ein stetes Nachtrüben. Der am Ende gemachte Zusatz von 10 Prozent Wein-geist soll das Präparat vor Schimmelbildung schützen.

Bereitung. Die Herstellung des Fluidextraktes ist im Text so eingehend besprochen, daß dem nur noch wenig hinzuzufügen ist. Wie bei allen Chinarindenpräparaten, so hier noch besonders wegen der Verwendung von Salzsäure, sind Glas- und Porzellangeräte zu gebrauchen, Metallgeräte dagegen absolut zu vermeiden. Die Perkolation wird als beendet angesehen, wenn eine Probe des Perkolates bei Zusatz von Natronlauge durch ausfallende Alkaloide nicht mehr getrübt wird.

Zu der Vorschrift des Arzneibuches ist dasselbe zu bemerken wie bei denen der übrigen Chinarindenpräparate.

Gehaltsbestimmung. Die Bestimmung der Alkaloide läßt sich anstatt mit 10 g, wie das Arzneibuch vorschreibt, sehr gut mit 3 g ausführen: Man wägt 3 g Fluidextrakt auf einer chemischen Wage in ein Porzellanschälchen, spült mit 20 g Wasser in eine 200 g-Flasche und verfährt weiter genau nach der Vorschrift von Fromme für Extract. Chinae aquo-sum Seite 497. Wie bei der Bestimmung der anderen Chinarindenextrakte kann auch hier die Ausschüttelung der alkalisch gemachten Extraktlösung mit Chloroform auf 10 Minuten be-schränkt und nach Schütteln des Gemisches mit Äther eine Klärung durch Zusatz von 2—3 g Traganthpulver rasch bewirkt werden.

Zur **Berechnung** der nach D. A. B. V gefundenen Alkaloidmenge diene folgendes: In den zur Titration verwendeten 50 ccm sauerwässerigen Filtrates sind enthalten 10 ccm $^1/_{10}$-Normalsäure und die aus 4 g Fluidextrakt stammenden Alkaloide. Gebraucht man zur Neutralisation der nicht gebundenen Säure 5,5 ccm Lauge, so sind $10 - 5,5 = 4,5$ ccm $^1/_{10}$-Normalsäure an Alkaloide gebunden.

1 ccm $^1/_{10}$-Normalsäure bindet 0,0309 g Alkaloide, 4,5 ccm demnach 0,13905 g, wonach sich der Prozentgehalt aus der Gleichung $4 : 0,13905 = 100 : x$ auf 3,4763 oder auf rund 3,5 berechnet.

Wir fanden 3,71 bis 5,25 Prozent. Auch hier ist die Forderung des Arzneibuches als eine sehr mäßige zu bezeichnen.

Die Identifizierung (Thalleiochinreaktion) wird wie bei den anderen Chinaextrakten vor-genommen.

Extractum Chinae spirituosum.
Weingeistiges Chinaextrakt.

Gehalt mindestens 12 Prozent Alkaloide, berechnet auf $C_{20}H_{24}O_2N_2$ (Chinin) und $C_{19}H_{22}ON_2$ (Cinchonin), durchschnittliches Mol.-Gew. 309.

Grob gepulverte Chinarinde . . . . 1 Teil
Verdünnter Weingeist . . . . 10 Teile.

Die Chinarinde wird mit 5 Teilen verdünntem Weingeist 6 Tage lang bei Zimmertemperatur unter wiederholtem Umrühren ausgezogen und alsdann ausgepreßt. Der Rückstand wird in gleicher Weise mit 5 Teilen verdünntem Weingeist 3 Tage lang behandelt. Die vereinigten abgepreßten Flüssigkeiten werden nach 2 Tagen filtriert und zu einem trockenen Extrakt eingedampft.

Weingeistiges Chinaextrakt ist rotbraun, in Wasser trübe löslich und schmeckt bitter.

Gehaltsbestimmung. 2 g weingeistiges Chinaextrakt löst man in einem Arzneiglas in 5 g Wasser und 5 g absolutem Alkohol, fügt 20 g Chloroform sowie nach kräftigem Umschütteln 10 ccm Natriumcarbonatlösung hinzu und läßt unter häufigem, kräftigem Umschütteln 1 Stunde lang stehen. Alsdann fügt man 50 g Äther hinzu, schüttelt kräftig durch, filtriert nach vollständiger Klärung 50 g des Chloroformäthergemisches (= 1,33 g weingeistiges Chinaextrakt) durch ein trockenes, gut bedecktes Filter in ein Kölbchen und destilliert etwa $^2/_3$ davon ab. Den erkalteten Rückstand bringt man in einen Scheidetrichter (I), spült das Kölbchen dreimal mit je 5 ccm eines Gemisches aus 2 Teilen Chloroform und 5 Teilen Äther, dann einmal mit 10 ccm verdünnter Salzsäure (1 + 99) nach, gießt auch diese Flüssigkeiten in den Scheidetrichter und schüttelt hierauf das Gemisch nach Zusatz von so viel Äther, daß das Chloroformäthergemisch auf der sauren Flüssigkeit schwimmt, 2 Minuten lang kräftig. Nach vollständiger Klärung läßt man die Salzsäurelösung in einen Scheidetrichter (II) abfließen und wiederholt das Ausschütteln noch zweimal in derselben Weise mit je 5 ccm verdünnter Salzsäure (1 + 99), die zuvor zum weiteren Ausspülen des Kölbchens verwendet wurden.

Die vereinigten Salzsäureauszüge versetzt man mit 5 ccm Chloroform, fügt Natriumcarbonatlösung bis zur alkalischen Reaktion hinzu und schüttelt das Gemisch sofort 2 Minuten lang kräftig. Nach vollständiger Klärung läßt man den Chloroformauszug in einen Scheidetrichter (III) abfließen und wiederholt das Ausschütteln noch dreimal in derselben Weise mit je 5 ccm Chloroform. Zu den vereinigten Chloroformauszügen fügt man 10 ccm $^1/_{10}$-Normal-Salzsäure und so viel Äther, daß das Chloroformäthergemisch auf der Salzsäure schwimmt, und schüttelt 2 Minuten lang kräftig. Nach vollständiger Klärung filtriert man die saure Flüssigkeit durch ein kleines, mit Wasser angefeuchtetes Filter in ein Meßkolben von 100 ccm Inhalt, schüttelt das Chloroformäthergemisch noch dreimal mit je 10 ccm Wasser je 2 Minuten lang aus, filtriert auch diese Auszüge durch dasselbe Filter, wäscht mit Wasser nach und verdünnt die gesamte Flüssigkeit mit Wasser auf 100 ccm. Von dieser Lösung mißt man 50 ccm (= 0,67 g weingeistiges Chinaextrakt) ab, fügt 50 ccm Wasser und die frisch bereitete Lösung eines Körnchens Hämatoxylin in 1 ccm Weingeist hinzu und läßt unter Umschwenken so viel $^1/_{10}$-Normal-Kalilauge zufließen, daß die Mischung eine stark gelbe, beim kräftigen Umschwenken rasch in Bläulichviolett übergehende Färbung angenommen hat. Hierzu dürfen höchstens 2,4 ccm $^1/_{10}$-Normal-Kalilauge erforderlich sein, so daß mindestens 2,6 ccm $^1/_{10}$-Normal-Salzsäure zur Sättigung der vorhandenen Alkaloide verbraucht werden, was einem Mindestgehalte von 12 Prozent Alkaloiden entspricht (1 ccm $^1/_{10}$-Normal-Salzsäure = 0,0309 g Chinin und Cinchonin, Hämatoxylin als Indikator).

5 ccm der nicht zum Titrieren verwendeten Alkaloidlösung müssen, mit 1 ccm Chlorwasser vermischt, auf Zusatz von Ammoniakflüssigkeit eine grüne Färbung annehmen.

Bis auf die Gehaltsbestimmung sachlich unverändert.

Die Bereitung des weingeistigen Chinaextraktes nach obiger Vorschrift ist eine so einfache, daß kaum noch etwas zur Erläuterung hinzugefügt zu werden braucht. Auch hierbei sind Metallgefäße zu vermeiden!

Die vereinigten Auszüge werden nach 2 tägigem Absetzen klar abgegossen, filtriert, der Weingeist abdestilliert und nach der unter *Extracta sicca* angegebenen Weise zu einem t r o c k e n e n Extrakte verarbeitet. Das nicht genügend ausgetrocknete Präparat backt sehr leicht zu einer harten Masse zusammen, die sich nur schwer aus den Flaschen, in denen sie aufbewahrt wird, herausnehmen läßt. Deshalb ist das Extrakt, in dünne Lamellen ausgezogen, mehrere Tage bei 50⁰—60⁰ oder über Kalk gut auszutrocknen und dann, in kleinere Stücke zerstoßen, in gut verschlossenen Glasflaschen trocken aufzubewahren. Die Ausbeute beträgt 12—15 Prozent. Verschreibt der Arzt *Extr. Chinae*, so ist stets das spirituöse Extrakt zu dispensieren. Wird es zu einer Mixtur verordnet, die einen Sirup enthält, so ist das Extrakt mit diesem anzureiben. Wesentliche Bestandteile dieses Extraktes sind Chinasäure, Chinagerbsäure und Chinaalkaloide. Der Gehalt an Gesamtalkaloiden soll mindestens 12 Prozent betragen, er kann aber auf 20 Prozent und darüber ansteigen. Feuchtigkeitsgehalt 4—7 Prozent, Aschengehalt 2,2 bis 2,7 Prozent. Die Ausbeute ist sehr wechselnd, sie schwankt zwischen 15 und 30 Prozent.

Gehaltsbestimmung. Die Bestimmung des Alkaloidgehaltes ist dieselbe wie die bei Extractum Chinae aquosum mit dem einzigen Unterschiede, daß hier nicht 3, sondern nur 2 g Extrakt verwendet werden. Dementsprechend ändert sich die Berechnung dahin, daß nur die in 0,67 g Extrakt enthaltenen Alkaloide durch Titration bestimmt werden.

1 ccm $^1/_{10}$-Normalsalzsäure bindet 0,0309 g Chinaalkaloide. 5 ccm — 2,4 ccm = 2,6 ccm Normalsäure binden also $2,6 \times 0,0309 = 0,080\,34$ g, woraus sich der Prozentgehalt nach der Gleichung $0,67 : 0,080\,34 = 100 : x$ mit 11,991, also rund 12 Prozent berechnet.

Auch diese Vorschrift zeigt die gleichen Mängel, wie die von Cortex Chinae und den Chinarindenpräparaten, zu deren Vermeidung sich folgende Vorschrift von Fromme empfiehlt:

2 g sehr fein zerriebenes spirituöses Chinaextrakt mischt man in einer mit Pistill tarierten Porzellanschale mit einer eben genügenden Menge Wasser (etwa 2 g) ohne Anwendung von Druck und überläßt 10 Minuten der Ruhe. Danach verreibt man das Gemisch innig und setzt noch so viel Wasser zu, daß das Gewicht des Gemisches 29,5 g beträgt, fügt 0,5 g Salzsäure hinzu, mischt gut durch und filtriert nach 10 Minuten 25,5 g (= 1,7 g Extrakt) in eine 200 g-Flasche ab. Dem Filtrat fügt man 25 g Chloroform und 43 g Äther zu, schüttelt um, alkalisiert mit 3 g Natronlauge und schüttelt abermals und zwar 2 Minuten lang kräftig um. Hierauf setzt man 2 g Traganthpulver zu, schüttelt wiederum kräftig um, filtriert durch einen Wattebausch 60 g (= 1,5 g Extrakt) des Äther-Chloroformauszuges in einen Erlenmeyerkolben ab und verfährt nun weiter, wie bei der gravimetrischen und titrimetrischen Gehaltsbestimmung von Cortex Chinae Seite 411 angegeben ist.

Bei der Berechnung ist zu beachten, daß hier die Alkaloide in 1,5 g Extrakt bestimmt werden. Sind bei der gravimetrischen Bestimmung z. B. 0,1375 g gefunden, so berechnet sich nach der Gleichung $1,5 : 0,1875 = 100 : x$ der Prozentgehalt mit 12,5. Oder sind bei der titrimetrischen Bestimmung zum Wegtitrieren der nicht gebundenen Säure 3,9 ccm Lauge gebraucht, also $10 - 3,9 = 6,1 \times 0,0309 = 0,18849$ g Chinaalkaloide gefunden, so findet man nach der Gleichung $1,5 : 0,188\,49 = 100 : x$ den Prozentgehalt mit 12,57.

Die Identitätsreaktion wird wie bei Extractum Chinae aquosum ausgeführt.

Extractum Colocynthidis. — Koloquinthenextraft.

Grob gepulverte Koloquinthen	2 Teile
Verdünnter Weingeist	45 Teile
Weingeist	15 Teile
Wasser	15 Teile.

Die Koloquinthen werden mit dem verdünnten Weingeist 6 Tage lang bei Zimmertemperatur unter wiederholtem Umrühren ausgezogen und alsdann ausgepreßt. Der Rückstand wird in gleicher Weise mit dem Gemisch von Weingeist und Wasser 3 Tage lang behandelt. Die abgepreßten Flüssigkeiten werden gemischt, filtriert und zu einem trockenen Extrakt eingedampft. Die Koloquinthenextraft ist gelbbraun, in Wasser trübe löslich und schmeckt sehr bitter.

Vorsichtig aufzubewahren. Größte Einzelgabe 0,05 g. Größte Tagesgabe 0,15 g.

Sachlich unverändert.

Darstellung. Das Colocynthin, das drastisch wirkende Glykosid der Koloquinthen, ist in verdünntem Weingeist löslicher als in starkem Weingeist. Daher wird zum Extrahieren verdünnter Weingeist vorgeschrieben. Durch die zweite Extraktion mit noch schwächerem Weingeist werden auch größere oder geringere Mengen Gummi- und Schleimstoffe in das Extrakt übergeführt, und zwar mit der Absicht, dem gleichzeitig ausgezogenen Harze und Kolocynthin ein passendes Vehikel zu schaffen, um ein gut eintrocknendes Extrakt zu erlangen. Starker Weingeist würde auch das fette Öl des Koloquinthenmarkes lösen. Die vereinigten Flüssigkeiten läßt man einige Tage absetzen, filtriert und dampft bis zur Sirupkonsistenz ein; nun setzt

man, um ein gleichmäßiges Extrakt zu erhalten, ungefähr $1/10$ der angewandten Menge Koloquinthen an Weingeist hinzu und dampft unter Umrühren zu einem trockenen Extrakte ein.

Die Ausbeute wird bei Anwendung guter ägyptischer Ware, die, wie das Arzneibuch vorschreibt, von den Samen befreit ist, 25—40 Prozent betragen. Das Abdestillieren von Weingeist
bei diesem Extrakte empfiehlt sich nur bei Verarbeitung größerer Mengen, während im anderen
Falle das Reinigen der Blase und selbst der Schlange mehr Mühe und Arbeit kostet, als der gewonnene Spiritus wert ist. Das Reinigen der Gefäße hat mit Sodalösung zu erfolgen. Feuchtigkeitsgehalt 0,9—2,8 Prozent, Aschengehalt 14—20 Prozent.

Anwendung siehe bei Fructus Colocynthidis.

Extractum Condurango fluidum.
Konburangofluiderkrakt.

Mittelfein gepulverte Konburangorinde

$$\text{Gemisch aus} \begin{cases} \text{Weingeist} & \dots\dots\dots\dots \; 1 \text{ Teil} \\ \text{Wasser} & \dots\dots\dots\dots \; 3 \text{ Teilen.} \end{cases}$$

Aus der mit 65 Teilen des Weingeistwassergemisches befeuchteten Konburangorinde wird
nach dem bei Extracta fluida beschriebenen Verfahren das Fluiberkrakt hergestellt.

Konburangofluiderkrakt ist braun und riecht und schmeckt kräftig nach Konburangorinde.

Wird das Filtrat eines Gemisches von 1 ccm Konburangofluiderkrakt und 4 ccm Wasser
zum Sieden erhitzt, so muß es sich stark trüben, nach dem Erkalten jedoch wieder fast klar werden.
2 ccm der erkalteten, mit 8 ccm Wasser verdünnten Flüssigkeit müssen auf Zusatz von Gerbsäurelösung einen reichlichen, flockigen Niederschlag ausscheiden.

Wird nunmehr ohne Glycerin bereitet.

Die vom Arzneibuch gegebene Vorschrift hat gegen die bisherige eine nicht unwesentliche Veränderung insofern erfahren, als zur Extraktion des Rindenpulvers Glycerin nicht
mehr verwendet wird. Wesentlich ist diese Veränderung deshalb, weil die Rinde ohne Glycerin
mit Weingeist und Wasser allein erschöpft werden kann, und auch die Wertbestimmung, die
sich neben der vom Arzneibuch vorgeschriebenen Identitätsreaktion auf spez. Gewicht, Trockenrückstand und Asche zu erstrecken hat (eine exaktere Wertbestimmung fehlt vorläufig noch),
erleichtert wird.

Die Bereitung bietet bei genauer Innehaltung der Vorschrift keine Schwierigkeit. Wie
bei allen Rinden empfiehlt es sich auch hier, das Abtropfen des Perkolates recht langsam vor
sich gehen zu lassen, weil sonst Gefahr ungenügender Erschöpfung vorliegt. Bei richtig vor-
genommener Perkolation ist die 4—5 fache Menge vom Gewicht der Droge an Menstruum zur
genügenden Erschöpfung erforderlich. Beim Einengen des durch Destillation vom Weingeist
nahezu befreiten Nachlaufes ist fleißiges Rühren und jeweiliger Zusatz kleiner Mengen Weingeist erforderlich, damit Ausscheidung harziger Bestandteile vermieden wird.

Die **Prüfung** des Kondurangoextraktes nach dem Arzneibuch beschränkt sich auf die
Farbe, Geruch und Geschmack, ferner auf das Vorhandensein einer gewissen Menge des Kon-
durango-Bitterstoffes, Kondurangin.

Die gegebene Vorschrift hierzu fordert vor der Erhitzung des Gemisches von 1 ccm
Extrakt mit 4 ccm Wasser eine Filtration. Wird hierdurch das Gemisch nicht klar, so
filtriere man mit etwas Talk oder Kieselgur noch einmal. Beim Erhitzen muß kräftige
Trübung eintreten, die beim Erkalten der Flüssigkeit allmählich fast vollständig verschwindet.
Werden alsdann 2 ccm derselben mit 8 ccm Wasser gemischt und mit einigen Tropfen
Gerbsäurelösung versetzt, so tritt ein reichlicher, bald flockig werdender Niederschlag auf.
Außer diesen Prüfungen, die mit Erfolg auch bei recht minderwertigen Handelspräparaten
ausgeführt werden können, gibt die Bestimmung des s p e z i f i s c h e n G e w i c h t e s , des
T r o c k e n r ü c k s t a n d e s und des A s c h e g e h a l t e s sehr gute Anhaltspunkte für
die Beurteilung dieses Präparates, und deshalb ist deren Ausführung dringend zu empfehlen.

Ein gutes Kondurango-Fluidextrakt hat

Spez. Gewicht	Trockenrückstand	Asche
1,035—1,06.	16—22 Prozent.	1,2—1,9 Prozent.

Diese Zahlen sind Durchschnittszahlen einer größeren Anzahl von selbst hergestellten Extrakten, wobei zu bemerken ist, daß über das gewöhnliche Maß hinausgehende Perkolationen

mit dem 10—15 fachen Menstruum Extrakte mit höheren Konstanten lieferten. Es dürfte aber fraglich sein, ob die damit verbundenen Kosten und Mühe in richtigem Verhältnis zu der dadurch erzielten höheren Wirksamkeit steht, oder ob überhaupt hierdurch die Wirksamkeit eine größere wird.

Anwendung siehe bei Cortex Condurango.

Extractum Cubebarum. — $\mathfrak{Kubebenextrakt}$.

Grob gepulverte Kubeben	2 Teile
Äther	5 Teile
Weingeist	5 Teile.

Die Kubeben werden mit einem Gemische von 3 Teilen Äther und 3 Teilen Weingeist 3 Tage lang bei Zimmertemperatur unter wiederholtem Umschütteln ausgezogen und alsbann ausgepreßt. Der Rückstand wird in gleicher Weise mit einem Gemische von 2 Teilen Äther und 2 Teilen Weingeist behandelt. Die abgepreßten Flüssigkeiten werden gemischt, filtriert und zu einem dünnen Extrakt eingedampft.

Kubebenextrakt ist braun, in einer Mischung aus gleichen Teilen Äther und Weingeist vollkommen löslich, in Wasser unlöslich. Es schmeckt etwas bitter und würzig. Wird 1 Tropfen des Extrakts mit 1 ccm eines Gemisches von 4 Teilen Schwefelsäure und 1 Teil Wasser übergossen, so muß eine Rotfärbung entstehen, die beim Verdünnen mit Wasser allmählich verschwindet.

Vor der Abgabe ist Kubebenextrakt umzuschütteln.

Neu ist die Identitätsreaktion mit Schwefelsäure und die Forderung der vollkommenen Löslichkeit in einem Gemisch gleicher Teile Weingeist und Äther.

Die **Darstellung** des Kubebenextraktes würde sich am vorteilhaftesten mit Hilfe der Deplaziermethode bewerkstelligen lassen, hat aber nach Vorschrift des Arzneibuchs durch Maceration zu geschehen. Man sorge dafür, daß beim Auspressen, Filtrieren, Abdampfen usw. in demselben Raume keine Flammen und Feuer brennen. Im übrigen ist der Vorschrift nichts weiteres hinzuzufügen. **Vorsicht!** Wegen der Feuergefährlichkeit.

Die Ausbeute beträgt 17—20 Prozent.

Die Identitätsreaktion ist dieselbe, wie sie für die Kubeben vorgeschrieben ist.

Dispensation. Wird das Extrakt zu Mixturen verordnet, so muß dasselbe, da es in Wasser ganz unlöslich ist, emulgiert werden. In diesem Falle wird das Extrakt in einem Emulsionsmörser mit der doppelten oder dreifachen Menge arabischem Gummi durchmischt und dann nach Zusatz der zweifachen Menge Sirup oder der anderthalbfachen Menge Wasser von der Menge des verwendeten arabischen Gummi emulgiert. Das Extrakt ist vor der Dispensation umzuschütteln, da es Bodensätze bildet.

Anwendung s. b. Cubebae.

Extractum Ferri pomati. — $\mathfrak{Eisenhaltiges\ Apfelextrakt}$.

Syn.: Extractum Martis pomatum. Extractum Malatis Ferri.

Gehalt an Eisen mindestens 5 Prozent.

Reife, saure Äpfel	50 Teile
Gepulvertes Eisen	1 Teil.

Die Äpfel werden in einen Brei verwandelt und ausgepreßt. Der abgepreßten Flüssigkeit wird das Eisen hinzugesetzt, und die Mischung ohne Verzug auf dem Wasserbade so lange erwärmt, bis die Gasentwicklung aufhört. Die mit Wasser auf 50 Teile verdünnte Flüssigkeit wird nach mehrtägigem Stehen filtriert und zu einem dicken Extrakt eingedampft.

Eisenhaltiges Apfelextrakt ist grünschwarz, in Wasser klar löslich und schmeckt süß, eisenartig, aber nicht scharf.

Gehaltsbestimmung. 1 g eisenhaltiges Apfelextrakt wird in einem Porzellantiegel eingeäschert, die Asche wiederholt mit einigen Tropfen Salpetersäure befeuchtet, der Verdunstungsrückstand geglüht und in 5 ccm heißer Salzsäure gelöst. Diese Lösung verdünnt man mit 20 ccm Wasser, versetzt sie nach dem Erkalten mit 2 g Kaliumjodid und läßt sie 1 Stunde lang in einem verschlossenen Glase stehen. Zur Bindung des ausgeschiedenen Jodes müssen mindestens 9 ccm

¹/₁₀-Normal-Natriumthiosulfatlösung erforderlich sein, was einem Mindestgehalte von 5 Prozent Eisen entspricht (1 ccm ¹/₁₀-Normal-Natriumthiosulfatlösung = 0,005585 g Eisen, Stärkelösung als Indikator).

Sachlich unverändert.

Bereitung. Das Arzneibuch schreibt ausdrücklich vor, zu der Bereitung r e i f e , saure Äpfel zu verwenden, da unreife Äpfel, obgleich sie sehr sauer sind viel weniger Ausbeute an Saft und mithin auch weniger an Extrakt geben; außerdem aber würden in das Extrakt weit mehr Pektinstoffe gelangen und infolgedessen ein in Wasser trübe lösliches Präparat resultieren.

Der unveredelte, sogenannte Holzapfel (im reifen Zustande) gibt den sauersten Saft; weniger saure, aber durch einen angenehmen Geschmack ausgezeichnete und ein vorzügliches Extrakt liefernde Sorten sind der Weinapfel, die roten Stettiner, Rostocker Äpfel, rote Rambour und Borsdorfer Äpfel.

50 T. solcher r e i f e r , s a u r e r Äpfel werden in einem s t e i n e r n e n Mörser oder zwischen Walzen aus Holz oder Stein zerkleinert, darauf der Saft ausgepreßt. Diesen Saft bringt man sofort in eine Schale aus Porzellan oder Steinzeug, fügt gleichfalls sofort 1 T. Eisen hinzu und befördert die Lösung desselben durch Erwärmen auf dem Wasserbade. Die Lösung des Eisens erfolgt unter Entwicklung von Wasserstoff, man wird deshalb zu Anfang nur mäßig erwärmen und die Temperatur erst allmählich steigern.

Nach dem Aufhören der Wasserstoffentwicklung verdünnt man die Mischung zum Ersatz etwa verdampfter Flüssigkeit mit Wasser bis auf 50 T., läßt sie darauf 2—3 Tage lang an einem kühlen Orte absetzen und dampft sie in einer Schale aus Porzellan oder Steinzeug zu einem dicken Extrakte ein. — Die Ausbeute beträgt 5—7 Teile.

Zu dieser Vorschrift ist folgendes zu bemerken: Die in dem Safte der Äpfel enthaltene Äpfelsäure löst das Eisen zu Ferromalat. Das E r w ä r m e n des Äpfelsaftes mit dem Eisenpulver ist jedenfalls deswegen vorgeschrieben, um den Eintritt von Gärungen, durch die sich Milchsäure oder Bernsteinsäure bilden könnten, zu verhindern. Das ursprünglich entstandene Ferromalat geht durch Oxydation an der Luft zum Teil in Ferrimalat über, daher enthält das Eisenextrakt als wesentliche Bestandteile F e r r o m a l a t und F e r r i m a l a t (d. i. äpfelsaures Eisenoxydul und äpfelsaures Eisenoxyd), außerdem gerbsaures Eisen.

Das Eisenextrakt soll grünschwarz, in Wasser klar löslich, von süßem, eisenartigem, aber keineswegs s c h a r f e m Geschmacke sein. Ein scharfer Geschmack würde darauf hindeuten, daß ein solches Extrakt nicht aus Äpfeln, sondern vielleicht aus Vogelbeeren (*Sorbus Aucuparia*) bereitet wurde, die wegen ihres Reichtumes an Äpfelsäure wiederholt als Ausgangsmaterial für dieses Extrakt empfohlen wurden.

Beim Auflösen von Eisenextrakt in Wasser hat M y l i u s das Hinterbleiben eines schwer löslichen, salzartigen, kristallinischen Rückstandes beobachtet, der aus bernsteinsaurem Eisenoxydul bestand. Die Bildung der Bernsteinsäure erfolgte jedenfalls durch Gärung aus der Äpfelsäure. Daher ist auf die leichte und klare Löslichkeit des Extraktes in Wasser von gewöhnlicher Temperatur Gewicht zu legen.

Der Gehaltsbestimmung, die sich der der übrigen Eisenpräparate anschließt, ist nichts hinzuzufügen.

Anwendung s. b. Ferrum pulveratum.

Extractum Filicis. — Farnextrakt.

Grob gepulverte Farnwurzel	1 Teil
Äther	5 Teile.

Die Farnwurzel wird mit 3 Teilen Äther 3 Tage lang bei Zimmertemperatur unter wiederholtem Umschütteln ausgezogen. Nach dem Abgießen der Flüssigkeit wird der Rückstand in gleicher Weise mit 2 Teilen Äther behandelt und alsdann ausgepreßt. Die vereinigten Flüssigkeiten werden filtriert und zu einem dünnen, vom Äther völlig befreiten Extrakt eingedampft.

Farnextrakt ist grün bis braungrün, in Wasser unlöslich und schmeckt widerlich und kratzend.

Das durchgeschüttelte und mit Glycerin verdünnte Farnextrakt darf unter dem Mikroskope keine Stärkekörnchen zeigen.

Vor der Abgabe ist Farnextrakt umzuschütteln.

Vorsichtig aufzubewahren. Größte Einzelgabe 10,0 g. Größte Tagesgabe 10,0 g.

Die Angabe der Farbe wurde geändert. Dieses Extrakt ist nunmehr vorsichtig aufzubewahren.

Darstellung. Die im Herbst gegrabene Wurzel ist wirksamer als die im Frühjahr gegrabene, und der Gehalt an wirksamer Substanz wechselt ganz außerordentlich nach den Witterungsverhältnissen und besonders nach dem Standort. Im Oktober wird die Wurzel von Polystichum filix mas (Roth) gesammelt und von ihm nur das Rhizom und die Blattstielbasen, soweit beide Teile grünbrechend sind, o h n e die Spreuschuppen und die abgestorbenen Blattstielreste zur Extraktbereitung verwendet. Das in Scheiben geschnittene Rhizom und die Blattstielbasen werden vorsichtig getrocknet, mittelfein gepulvert und sofort zur Extraktbereitung verwendet. Die ätherischen Auszüge werden einige Tage in wohlverschlossenen Gefäßen in einem kühlen Raume beiseite gestellt, danach die obere klare Schicht abgegossen und der trübe Rest filtriert, alsdann der Äther abdestilliert. Das Extrakt wird von den letzten Resten Äther durch gelindes Erwärmen in offener Schale befreit.

Während der ganzen Arbeit hat man wegen der Explosionsgefahr von Äther-Luft-Gemisch die größte Vorsicht zu beobachten. Man wähle einen Raum, von dem Feuer und Licht vollkommen fern gehalten werden können, nehme bei kleinen Mengen die Destillation des Äthers aus einem Wasserbade vor, in dem das Wasser durch Nachgießen heißen Wassers auf einer 50^0 nicht überschreitenden Temperatur gehalten wird, und sorge bei Destillation größerer Mengen dafür, daß das Destillationsgut der Destillierblase nur in kleinen Portionen zugeführt wird. Man beachte die betreffenden polizeilichen Vorschriften!

Das Extrakt besteht aus harzigen Stoffen und fetten Ölen, zum geringen Teile auch aus einem ätherischen Öle und ferner aus sauren und esterartigen Verbindungen, die hauptsächlich die Träger der wurmtreibenden Wirkungen des Extraktes sind (siehe auch bei Rhizoma Filicis). Beim Aufbewahren des Extraktes scheidet sich neben einigen (unvermeidbaren) Stärkekörnern auch eine kristallinische Substanz ab, die als Filixsäure angesprochen wird. Die Farbe des Extraktes ist braungrün; ist sie grasgrün, so rührt diese Farbe von zugesetztem Chlorophyll oder aber auch von Kupfer her. Chlorophyllzusatz ist zwar unschädlich, aber selbstverständlich als Täuschungsmittel zu verwerfen. K l e i n e Mengen Kupfer werden bei Verwendung kupferhaltiger Extraktions- und Destillationsgefäße immer im Filixextrakt sich finden. Verascht man 5 g Filixextrakt und löst die Asche in verdünnter Salzsäure, so wird die filtrierte Lösung beim Übersättigen mit Ammoniak blau, wenn Kupfer zugegen ist.

Prüfung. Das Arzneibuch fordert nur, daß das umgerührte und „mit Glycerin verdünnte Farnextrakt" keine Stärkekörner zeigen darf. Der Ausdruck „mit Glycerin verdünnte Farnextrakt" ist nicht glücklich gewählt, da das Extrakt sich nicht in Glycerin löst, sich also auch nicht damit verdünnen läßt. Die Forderung „darf keine Stärkekörner zeigen" ist etwas weitgehend und nur zu erreichen, wenn von einem länger gelagerten Extrakt vom Bodensatz abgegossen wird. Im Bodensatz werden immer einige Stärkekörner zu finden sein. Wünschenswert wäre es gewesen, wenn das Arzneibuch eine Wertbestimmung aufgenommen hätte. Zwar ist bis heute über den Träger der anthelmintischen Wirkung nur so viel mit Sicherheit bekannt, daß derselbe sich in dem aus dem Extrakt isolierten Filicin findet. Dieses ist ein Gemenge aus verschiedenen chemischen Individuen, u. a. Filixsäure, der in ihrer gelösten oder amorphen Form von vielen Forschern (P o u l s e n , K r a f t. Vgl. Schweizer. Wochenschrift für Chemie und Pharmazie 1896, Nr. 25) die toxische und wurmtreibende Wirkung zugeschrieben wird. Das Filicin ist in den Farnextrakten je nach dem Standort und der Zeit der Einsammlung der zu ihrer Herstellung verwendeten Wurzeln in ganz außerordentlich verschiedener Menge enthalten. Sie schwankt zwischen weniger als 1 und 36,6 Prozent (Geschäftsbericht von Caesar & Loretz 1903, S. LXXVII).

Diese stark variierenden Mengen wirksamer Substanz machen die bei der toxischen Wirkung des Extraktes so notwendige genaue Dosierung unmöglich. Eine Wertbestimmung, auch wenn sie nicht auf der Kenntnis des isolierten wirksamen Stoffes beruht, wäre deshalb sicher von Nutzen, besonders da eine bewährte Methode dazu bekannt ist. Eine solche wurde von B o c c h i und S c o c c i a n t i , dann von F. K r a f t und zuletzt von F r o m m e aufgestellt (Geschäftsbericht von Caesar & Loretz 1907, S. LXIV). Letztere beruht auf dem gleichen Prinzip wie die K r a f t sche Methode: die anthelmintisch wirkende Substanz wird durch Alkalien oder Erdalkalien wasserlöslich gemacht und kann dadurch von den wasserunlöslichen, unwirksamen Körpern (Fett, Harz, Wachs, ätherisches Öl, Chlorophyll) getrennt, alsdann nach Ansäuerung aus der wässerigen Lösung mit Äther ausgeschüttelt werden.

Die F r o m m e sche Methode stellt den Gehalt an Filicin in folgender Weise fest: 5 g

Farnextrakt löst man in einer Arzneiflasche von 200 ccm Fassungsraum in 30 g Äther und schüttelt die Lösung mit 100 g 3prozentiger Ätzbarytlösung (hergestellt durch Anreiben von Ätzbaryt mit Wasser und Filtrieren) einige Minuten kräftig durch. Alsdann gießt man das Gemisch in einen Scheidetrichter und wägt nach dem Absetzen von der unteren wässerigen Schicht 86 g (=4 g Extrakt) in die (inzwischen mit etwas Salzsäure, einigen Gramm Äther und mit destilliertem Wasser gereinigte) Ansatzflasche, und schüttelt in dem (inzwischen ebenfalls mit Salzsäure, Äther und destilliertem Wasser gereinigten) Schütteltrichter nach Zusatz von 2 g Salzsäure nacheinander mit 20—10—10 ccm aus. Nach jedesmaliger Trennung läßt man die untere wässerige Schicht in die Ansatzflasche ab und filtriert die zurückbleibende ätherische Flüssigkeit in ein genau gewogenes Erlenmeyerkölbchen, destilliert hierauf den Äther ab und trocknet das als brauner Rückstand verbleibende Filicin bei 105° bis zur Gewichtskonstanz. Das gefundene Gewicht mit 25 multipliziert ergibt den Prozentgehalt, der 26—30 Prozent betragen soll.

Es ist hierzu noch zu bemerken, daß bei minderwertigen Extrakten die Trennung der Ätherschicht von der wässerigen Schicht meist sehr träge erfolgt, bei normalen Extrakten dagegen in wenigen Minuten, ferner, daß die minderwertigen Extrakte meistens sehr dickflüssig, die guten dagegen dünnflüssig sind. Nach erfolgter Trennung ist die wässerige Flüssigkeit alsbald weiter zu verarbeiten, da längeres Stehenlassen Zersetzung herbeiführt, was sich durch die dann eintretende starke Trübung erkennbar macht. Zur Entfernung des Filicins aus dem Kolben übergießt man es mit Salmiakgeist und Wasser, worin es sich allmählich löst.

Die Forderung des Arzneibuches, daß das Farnextrakt vor der Abgabe umzuschütteln sei, soll hier nur erwähnt werden mit der Frage, ob ein Umschütteln auch wohl bei der sirupartigen Konsistenz des Extraktes den gewünschten Erfolg haben kann, und ob es auch nötig ist, die am Boden in festen Kristallen liegende Filixsäure, die in dieser Form als unwirksam gilt, in dem Extrakt zu verteilen? Wertvoller wäre vielleicht, wenn durch einen Zusatz — etwa von Ricinusöl — die Ausscheidung von Filixsäure v e r h i n d e r t würde.

Wirkung und Anwendung. Die bisher isolierten chemisch charakterisierten Substanzen — Filixsäure, Albaspidin, Aspidinol, Flavaspidsäure, Floraspin — besitzen zwar ebenfalls anthelminthische Wirkung (die darauf beruht, daß sie die glatten Muskeln niederer Tiere lähmen), sind aber praktisch nicht verwertbar. — Das Filixextrakt (und ebenso die genannten Säuren) zeigen im Tierexperiment eine relativ hohe Giftigkeit; sie rufen Erscheinungen von Reizzuständen, die aber mit Lähmungen verbunden sind, an verschiedenen Teilen des Zentralnervensystems hervor; am Magen und Darm treten Entzündungen auf und können durch Zirkulationslähmung zum Tode führen. — Ähnliche Erscheinungen sind auch beim Menschen in nicht seltenen Fällen gesehen worden: Ohnmachtsanfälle, Krämpfe, Bewußtlosigkeit usw.; häufig sind auch Sehstörungen, ja vollkommene Erblindung beobachtet worden. Besonders gefährdet sind schwache und kränkliche Personen. — Vor dem Gebrauch des Ricinusöles als Abführmittel (2—3 Stunden nach dem Einnehmen des Extraktes) wird gewarnt, da dadurch die Resorption und somit die Vergiftungsgefahr vergrößert werden soll; ob dies richtig ist, steht noch dahin.

In der T i e r h e i l k u n d e werden zum Teil sehr große Dosen von Filixpräparaten angewendet; meist wird das Rhizom (für Rinder und Pferde 100,0 g und darüber) gebraucht; das Extrakt nur für Hunde und Katzen (0,5—5,0 g).

Extractum Frangulae fluidum.
Faulbaumfluidextrakt.

Mittelfein gepulverte Faulbaumrinde

$$\text{Gemisch aus} \begin{cases} \text{Weingeist} & \dots\dots\dots & 3 \text{ Teilen} \\ \text{Wasser} & \dots\dots\dots & 7 \text{ Teilen.} \end{cases}$$

Aus der mit 55 Teilen des Weingeistwassergemisches befeuchteten Faulbaumrinde wird nach dem bei Extracta fluida beschriebenen Verfahren das Fluidextrakt hergestellt.

Faulbaumfluidextrakt ist dunkelrotbraun und schmeckt bitter. 1 ccm Faulbaumfluidextrakt wird mit 1 ccm Wasser verdünnt und die Flüssigkeit mit 10 ccm Äther durchgeschüttelt. Wird hierauf die klar abgehobene, citronengelbe Ätherschicht mit 5 ccm Wasser und einigen Tropfen Ammoniakflüssigkeit geschüttelt, so muß die wässerige Schicht nach dem Absetzen eine kirschrote Farbe zeigen.

Die Identitätsreaktion wurde etwas modifiziert.

Durch die amerikanische Faulbaumrinde, deren Vorzug nach den heutigen Erfahrungen nur darin liegt, daß sie von Amerika kommt, ist unsere Faulbaumrinde sehr in den Hintergrund gedrängt. Doch ist zu hoffen, daß ihre anerkannten Vorzüge ihr bald einen Platz vor der Sagradarinde verschaffen. Tschirch und Pool fanden (Archiv der Pharmazie 1908, Heft 4) an gebundenen und freien Oxymethylanthrachinonen. die als die Hauptträger der Wirksamkeit angesehen werden, in Frangularinde 3,24 Prozent, in Sagradarinde 0,80 Prozent.

Wie in der Sagradarinde ist auch in der Frangularinde ein Ferment enthalten, das kolik- und brechenerregend wirkt. Bei längerem Lagern der Rinde verschwindet das Ferment und aus diesem Grunde soll nur Rinde verwendet werden, die mindestens ein Jahr gelagert hat. Nach Aweng läßt sich dieses Ferment auch dadurch entfernen, daß man die Rinde einige Tage im Trockenschranke auf 50^0 oder einige Stunden auf 100^0 erwärmt. Zur Erschöpfung der Rinde ist etwa die 6—7fache Menge Menstruum erforderlich.

Beim Eindampfen des Nachlaufes scheiden sich harzige Anteile aus, die aus sekundären, wasserunlöslichen Anthraglykosiden bestehen. Sie sind in verdünntem Weingeist löslich, weshalb es sich empfiehlt, den Nachlauf unter ständigem Umrühren und jeweiligem Zusatz von kleinen Mengen Alkohol einzudampfen. Man erhält so einen gleichmäßigen, nicht körnigen, sirupartigen Rückstand.

Bei der Wertbestimmung beschränkt sich das Arzneibuch auf Angabe der Farbe, des Geschmackes und der kolorimetrischen Prüfung auf Oxymethylanthrachinon. Wenn von einer quantitativen Bestimmung des Gehaltes an freien und gebundenen Oxymethylanthrachinonen z. Z. auch noch Abstand genommen werden muß, so wäre andererseits die Festlegung einiger anderer Kennzahlen von Wert gewesen. So geben das spez. Gewicht, der Trockenrückstand und die mineralischen Bestandteile (Asche) wichtige Anhaltspunkte für die Beurteilung des Extraktes. Kroeber fordert (Pharmazeut. Praxis, 1910, Heft 1) — und wir können nach eingehenden Nachprüfungen diese Forderungen nur bestätigen —

Spez. Gewicht	Trockenrückstand	Asche
1,03—1,05.	mindestens 18 Prozent, normal 22,3 Prozent.	höchstens 1 Prozent.

Käufliche Extrakte erfüllen diese Forderung oft durchaus nicht, Selbstherstellung ist daher dringend zu empfehlen! Nachprüfung des auch aus zuverlässiger Quelle bezogenen Extraktes ist unbedingt erforderlich.

Es mögen hier noch die von Kroeber in der oben angezogenen Arbeit aufgeführten Inhaltsstoffe angegeben werden:

1. Ein wasserlösliches sekundäres Glykosid, zerlegbar in Emodin, Chrysophansäure, Pseudofrangulin und Frangulin (Aweng).

2. Ein wasserlösliches primäres Glykosid, aus dem sich durch starken Alkohol Frangulasäure abscheiden läßt, die für sich wieder in mindestens drei Spaltungsprodukte zerlegbar ist.

3. Ein wasserlösliches Doppelglykosid durch Erhitzen der alkoholischen Lösung mit Essigsäure spaltbar in Frangulasäure und Pseudofrangulin; durch Erhitzen mit Salzsäure weiter zerlegbar in einen glykosidischen Körper und in Pseudoemodin.

Aweng gibt die Inhaltsstoffe im Ergänzungsband von Hagers pharmazeutischer Praxis folgendermaßen an: Emodin, Frangulin, Chrysophansäure, Frangularhamnetin, Frangularhamnin; ferner ein glykosidischer Körper, der sich in Emodin und Frangularhamnetin und in eine Fehlingsche Lösung reduzierenden Körper, das frühere Pseudofrangulin spalten läßt. — Siehe auch unter Extr. Cascarae sagradae fluidum. Entbittertes Frangulaextrakt wird genau wie entbittertes Sagradaextrakt (siehe dort) hergestellt.

Anwendung siehe bei Cortex Frangulae.

Extractum Gentianae. — Enzianextrakt.

Grob geschnittene Enzianwurzel	1 Teil
Wasser	8 Teile
Weingeist	1 Teil.

Die Enzianwurzel wird mit 5 Teilen Wasser 48 Stunden lang bei Zimmertemperatur unter wiederholtem Umrühren ausgezogen und alsdann ausgepreßt. Die abgepreßte Flüssigkeit wird eingedampft. Der ausgepreßte Rückstand wird in gleicher Weise mit 3 Teilen Wasser 12 Stunden lang behandelt und ausgepreßt. Die abgepreßte Flüssigkeit wird mit dem ersten Aus=

zug vereinigt. Man dampft die Mischung auf 3 Teile ein, versetzt sie nach dem Erkalten mit 1 Teil Weingeist, läßt sie 2 Tage lang an einem kühlen Orte stehen, filtriert und dampft sie zu einem dicken Extrakt ein.

Enzianextrakt ist rotbraun, in Wasser fast klar löslich und schmeckt anfangs süß, dann bitter. *Sachlich unverändert.*

1 T. Enzianwurzel wird zunächst mit 5 T. Wasser ausgezogen und der Auszug abgepreßt. Man beginnt nun sogleich die erste Kolatur einzudampfen, zieht den Rückstand nochmals mit 3 T. Wasser aus und preßt nach 12 Stunden wiederum ab. Sollte der erste Auszug noch nicht völlig eingedampft sein, so kann man den noch vorhandenen Rest mit dem zweiten Auszuge mischen, im anderen Falle gießt man den zweiten Auszug einfach dem bereits eingedampften Teile zu.

Das Vermischen mit Weingeist und das später vorgeschriebene Filtrieren erfolgt, um trübende Bestandteile des Extraktes vor dem Eindampfen tunlichst aus dem Extrakt zu entfernen.

Enzianwurzel enthält ziemliche Mengen Gentianose, einer Triose, die sehr leicht unter Abspaltung von 1 Mol. Glukose zersetzt wird, daher auch der auffallend süße Geschmack dieses Extraktes. Es ist wegen des Zuckergehaltes erforderlich, die erhaltenen Extraktflüssigkeiten sofort einzudampfen, bevor sie in Gärung übergehen können, und daraus erklärt sich die von dem übrigen Extrakten abweichende Bereitungsvorschrift.

Ausbeute 27—30 Prozent. Bei einer schnell getrockneten, nicht fermentierten Wurzel kann die Ausbeute bis auf 40 Prozent steigen. Feuchtigkeitsgehalt 17—23 Prozent, Aschengehalt 2,2—4,8 Prozent.

Anwendung s. b. Radix Gentianae.

Extractum Granati fluidum. — Granatrindenfluidextrakt.

Gehalt mindestens 0,2 Prozent Granatrindenalkaloide, durchschnittliches Mol.-Gew. 148.

Grob gepulverte Granatrinde

$$\text{Gemisch aus} \begin{cases} \text{Weingeist} & \dots \dots \dots & 1 \text{ Teil} \\ \text{Wasser} & \dots \dots \dots & 1 \text{ Teil.} \end{cases}$$

Aus der mit 40 Teilen des Gemisches von Weingeist mit Wasser befeuchteten Granatrinde wird nach dem bei Extracta fluida beschriebenen Verfahren das Fluidextrakt hergestellt.

Granatrindenfluidextrakt ist braunrot, schmeckt herbe und löst sich trübe in Weingeist und in Wasser.

Gehaltsbestimmung. 10 g Granatrindenfluidextrakt dampft man in einem gewogenen Schälchen auf dem Wasserbad auf etwa 5 g ein, bringt den Rückstand noch warm in ein Arzneiglas und fügt 5 g Natriumcarbonatlösung hinzu, die zuvor in kleinen Anteilen zum Ausspülen des Schälchens verwendet wurden. Hierauf versetzt man das Gemisch mit 60 g Äther und läßt es unter häufigem, kräftigem Umschütteln 1 Stunde lang stehen. Alsdann filtriert man nach vollständiger Klärung 48 g der ätherischen Lösung (= 8 g Granatrindenfluidextrakt) durch ein trockenes, gut bedecktes Filter in ein Kölbchen und destilliert etwa die Hälfte des Äthers bei möglichst niedriger Temperatur ab. Den erkalteten Rückstand bringt man in einen Scheidetrichter (I), spült das Kölbchen dreimal mit je 5 ccm Äther, dann einmal mit 10 ccm verdünnter Salzsäure (1 + 99) nach, gießt auch diese Flüssigkeiten in den Scheidetrichter und schüttelt das Gemisch 2 Minuten lang kräftig. Nach vollständiger Klärung läßt man die Salzsäurelösung in einen Scheidetrichter (II) abfließen und wiederholt das Ausschütteln noch zweimal in derselben Weise mit je 5 ccm verdünnter Salzsäure (1 + 99), die zuvor zum weiteren Ausspülen des Kölbchens verwendet wurden.

Die vereinigten Salzsäureauszüge versetzt man mit 5 ccm Chloroform, fügt Natriumcarbonatlösung bis zur alkalischen Reaktion hinzu und schüttelt das Gemisch sofort 2 Minuten lang kräftig. Nach vollständiger Klärung läßt man den Chloroformauszug in einen Scheidetrichter (III) abfließen und wiederholt das Ausschütteln noch dreimal in derselben Weise mit je 5 ccm Chloroform. Zu den vereinigten Chloroformauszügen fügt man 20 ccm $^1/_{100}$-Normal-Salzsäure und so viel Äther, daß das Chloroformäthergemisch auf der Salzsäure schwimmt, und schüttelt 2 Minuten lang kräftig. Nach vollständiger Klärung filtriert man die saure Flüssigkeit durch ein kleines, mit Wasser angefeuchtetes Filter in eine etwa 200 ccm fassende Flasche aus weißem Glase, schüttelt das Chloroformäthergemisch noch dreimal mit je 10 ccm Wasser je 2 Minuten lang, filtriert auch diese Auszüge durch dasselbe Filter, wäscht mit Wasser nach und verdünnt die gesamte Flüssigkeit mit Wasser auf etwa 100 ccm.

Nach Zusatz von so viel Äther, daß dessen Schicht die Höhe von etwa 1 cm erreicht, und von 10 Tropfen Jodeosinlösung, läßt man alsdann so lange $^1/_{100}$-Normal-Kalilauge, nach jedem Zusatz die Mischung kräftig durchschüttelnd, zufließen, bis die untere, wässerige Schicht eine blaßrote Färbung angenommen hat. Hierzu dürfen höchstens 9,2 ccm $^1/_{100}$-Normal-Kalilauge erforderlich sein, so daß mindestens 10,8 ccm $^1/_{100}$-Normal-Salzsäure zur Sättigung der vorhandenen Alkaloide verbraucht werden, was einem Mindestgehalte von 0,2 Prozent Granatrindenalkaloiden entspricht (1 ccm $^1/_{100}$-Normal-Salzsäure = 0,00148 g Granatrindenalkaloide, Jodeosin als Indikator).

Neu aufgenommen.

Bestandteile. Die wesentlichen Bestandteile sind wie bei Cortex Granati (siehe **dieses**) Punicin, Pseudopunicin, Isopunicin und Methylpunicin.

Bereitung. Die Bereitung dieses Extraktes bietet keine Schwierigkeit, weshalb hier nur auf die unter Extracta fluida angegebenen Verhaltungsmaßregeln hingewiesen zu werden braucht. Der Gehalt an Alkaloiden ist von dem Arzneibuch auf nur 0,2 Prozent normiert, was bei den wechselnden Mengen, in denen sie in der Granatrinde vorhanden sind, und durch den bei der Bereitung infolge der Flüchtigkeit dieser Alkaloide eintretenden Verlust nur zu billigen ist.

Gehaltsbestimmung. Unter Hinweis auf das unter „Alkaloidbestimmung usw." S. 44 Gesagte sei hier erwähnt, daß die Alkaloide der Granatrinde z. T. leicht flüchtig sind, und es deshalb n i c h t a n g ä n g i g i s t, daß das Arzneibuch die durch Ausschütteln mit Äther aus der alkalisch gemachten Extraktlösung erhaltene Alkaloidlösung zur Entfernung von Ammoniak, das aber nachgewiesenermaßen gar nicht vorhanden ist, auf die Hälfte a b d e s t i l - l i e r e n läßt. (Vgl. F r o m m e , Geschäftsbericht von Caesar & Loretz 1904, Seite XXVII ff., 1905, Seite XIII ff.) Die Alkaloidbestimmung läßt sich daher dahin ändern und abkürzen: 10 g Granatrinde-Fluidextrakt dampft man nach Ansäuern mit Weinsäurelösung in einem kleinen Erlenmeyerkolben im Dampfbade unter Einblasen von Luft mittels eines kleinen Gebläses so weit ein, bis aller Alkohol verjagt ist (auf etwa 4 g), setzt 5 g Natriumcarbonatlösung und 60 g Äther hinzu und schüttelt während 10 Minuten öfter und kräftig durch. Nach vollständiger Klärung filtriert man 48 g Ätherlösung (= 8 g Extrakt) durch ein gutbedecktes Filter ab und schüttelt in einem Scheidetrichter erst mit 20 ccm $^1/_{100}$-Normalsalzsäure, dann dreimal mit je 5 ccm Wasser aus. Nach jedesmaligem Absetzen filtriert man die untenstehende wässerige Flüssigkeit durch ein kleines, glattes Filter in eine zuvor sehr sorgfältig mit Salzsäure, dann mit destilliertem Wasser gereinigte, 100 ccm fassende weiße Arzneiflasche ab, setzt den vereinigten Filtraten 10 Tropfen Jodeosinlösung und so viel Äther zu, daß dessen Schicht die Höhe von 1 cm erreicht und läßt alsdann soviel $^1/_{100}$-Normallauge, nach jedem Zusatz die Mischung kräftig durchschüttelnd, zufließen, bis die wässerige Lösung eine blaßrote Färbung angenommen hat, wozu nicht mehr als 9,2 ccm Lauge erforderlich sein sollen. Zur Bindung der Alkaloide sind alsdann 20 — 9,2 = 10,8 ccm $^1/_{100}$-Normalsäure gebraucht. 1 ccm davon bindet 0,00148 Granatalkaloide, 10,8 ccm also 10,8 × 0,00148 = 0,015984 g in 8 g Extrakt. Nach der Gleichung 8 : 0,01598 = 100 : x berechnet sich der Gehalt auf rund 2 Prozent.

Anwendung s. b. Cortex Granati.

Extractum Hydrastis fluidum. — Hydrastisfluidextrakt.

Gehalt mindestens 2,2 Prozent Hydrastin ($C_{21}H_{21}O_6N$, Mol.-Gew. 383,18).

> Mittelfein gepulvertes Hydrastisrhizom
> Verdünnter Weingeist.

Aus dem mit 35 Teilen Weingeist befeuchteten Hydrastisrhizom wird nach dem bei Extracta fluida beschriebenen Verfahren das Fluidextrakt hergestellt.

Hydrastisfluidextrakt ist dunkelbraun; 1 Tropfen erteilt 200 ccm Wasser eine deutlich gelbe Färbung.

Wird 1 Raumteil Hydrastisfluidextrakt mit 2 Raumteilen verdünnter Schwefelsäure kräftig geschüttelt, so scheiden sich nach kurzer Zeit reichliche Mengen von gelben Kristallen aus.

Wird 1 g Hydrastisfluidextrakt eingedampft und der Rückstand bei 100° vollständig getrocknet, so muß dessen Gewicht nach dem Erkalten im Exsikkator mindestens 0,2 g betragen.

Gehaltsbestimmung. 10 g Hydrastisfluidextrakt dampft man nach Zusatz von 20 g Wasser in einem gewogenen Schälchen auf dem Wasserbad auf etwa 8 g ein, fügt 1,5 ccm verdünnte Salzsäure hinzu und bringt das Gemisch in ein gewogenes Kölbchen. Hierauf spült man das

Schälchen sorgfältig so oft mit je 1,5 ccm Wasser nach, bis das Gewicht der vereinigten Flüssig=
keiten 20 g beträgt, fügt 1 g Talk hinzu, schüttelt kräftig um und filtriert durch ein trockenes Filter
von 8 cm Durchmesser in ein trockenes Gefäß. 10 g dieses Filtrates (= 5 g Hydrastisfluidextrakt)
bringt man in ein Arzneiglas von 100 ccm Inhalt, fügt 4 ccm Ammoniakflüssigkeit und 30 ccm
Äther hinzu, schüttelt das Gemisch einige Minuten lang kräftig, setzt dann 30 ccm Petroleum=
benzin hinzu und schüttelt von neuem einige Minuten lang. Nach Zusatz von 1,5 g Traganth=
pulver schüttelt man hierauf kräftig noch so lange, bis sich die ätherische Schicht vollständig geklärt
hat, filtriert diese durch ein gut bedecktes trockenes Filter in eine trockene Flasche und bringt sofort
40 ccm des Filtrats (= 3,33 g Hydrastisfluidextrakt) in ein gewogenes Kölbchen. Nach freiwilligem
Verdunsten des Äthers bei 25° bis 30° trocknet man den Rückstand vollständig bei 100° und wägt
nach dem Erkalten im Exsikkator. Das Gewicht des Rückstandes muß mindestens 0,073 g be=
tragen, was einem Mindestgehalte von 2,2 Prozent Hydrastin entspricht.

Löst man den Rückstand unter Zusatz von 1 ccm verdünnter Schwefelsäure in 10 ccm Wasser,
versetzt die Lösung mit 5 ccm Kaliumpermanganatlösung und schüttelt bis zur Entfärbung, so
erhält man, besonders nach Verdünnung mit 50 ccm Wasser, eine blaufluorescierende Flüssigkeit.

Vorsichtig aufzubewahren.

Neu ist die Bestimmung des Trockenrückstandes und die vorsichtige Aufbewahrung.

Darstellung. Bei der Darstellung dieses Extraktes hat man zu beachten, daß die Erschöpfung des Hydrastiswurzelpulvers nur langsam vor sich geht, und es ratsam ist, vor Beendigung
der Perkolation mit der zuletzt ablaufenden Flsüsigkeit eine Prüfung auf Hydrastin vorzunehmen. Etwa 20 g davon dampft man in einer Porzellanschale auf dem Dampfbade ein,
nimmt den Rückstand mit etwas Wasser und einigen Tropfen verdünnter Schwefelsäure auf,
filtriert und setzt dem Filtrat einige Tropfen Permanganatlösung zu. Wenn noch starke Fluorescenz auftritt, so ist noch so viel Hydrastin vorhanden, daß man noch weiter perkolieren muß.
Zur Erschöpfung bedarf man auf 1 T. Wurzelpulver etwa 6 T. Spiritus dilutus.

Die oft beim Lagern des Extraktes eintretende starke Trübung und Bodensatzbildung
ist in dem zu geringen Alkoholgehalt begründet. Wenn bei der Bereitung ein etwas höher
prozentiger Weingeist verwendet oder der Nachlauf stark eingeengt und das dadurch am
Sollgewicht Fehlende durch Spiritus ersetzt wird, so läßt sich ein sehr haltbares Präparat
erzielen. Es wäre sehr zu wünschen gewesen, daß das Arzneibuch stärkeren Alkohol zur
Perkolation vorgeschrieben hätte.

Das Extrakt ist dunkelbraun und wird durch Wasser stark getrübt. Ein Tropfen färbt
200 g Wasser deutlich gelb.

Die Bestimmung des T r o c k e n r ü c k s t a n d e s , der 20 Prozent betragen soll, ist
einfach in ihrer Ausführung: In ein zuvor genau tariertes Porzellan- oder Uhrschälchen tropft
man etwa 25 Tropfen Extrakt, stellt das Gewicht genau fest, dampft zunächst auf dem Dampfbade ein, trocknet alsdann den Rückstand bei 100° bis zur Gewichtskonstanz und wägt nach
halbstündigem Stehenlassen im Exsikkator. Wiegen z. B. die 25 Tropfen 1,1375 g und beträgt der Trockenrückstand 0,2310, so berechnet sich nach der Gleichung 1,1375:0,2310
= 100:x der Prozentgehalt auf 20,11 Prozent.

Gehaltsbestimmung. Die Bestimmung des Hydrastingehaltes weicht gegen die Alkaloidbestimmung in anderen galenischen Präparaten in einigen Punkten ab: Das Hydrastin wird,
weil bisher ein geeigneter Indikator fehlt, nicht titrimetrisch bestimmt, und zur Zurückhaltung
von Unreinigkeiten wird seiner ätherischen Lösung Petroläther zugesetzt. Auch von der Vorschrift des vorigen Arzneibuches weicht die des jetzigen etwas ab. Es ist noch einiges zu der
jetzt gültigen Vorschrift zu bemerken. Bei dem hohen Preise hätte eine etwas kleinere Menge
Extrakt verwendet werden können, zumal von dem Hydrastin aus ursprünglich 10 g nur das aus
3,33 g zur Wägung kommt. Andrerseits ist die Sparsamkeit, die durch Verwendung von nur
30 g Äther auf 5 g Extrakt beobachtet ist, hier nicht am Platze. Die Lösung des Hydrastins
in Äther geht nur sehr träge vor sich, und bei Zusatz von Petroleumbenzin zu seiner ätherischen
Lösung scheidet es sich zu einem Teile s e h r rasch wieder aus, so daß das Resultat zu niedrig
ausfallen muß, selbst wenn nach dem Zusatz von Petroleumbenzin s o f o r t filtriert und das
Filtrat s o f o r t weiter verarbeitet wird.

Nach den eingehenden Arbeiten von F r o m m e (Geschäftsbericht von Caesar & Loretz
1908, S. LXXVI) fallen aber die Resultate durch den Zusatz von Petroläther überhaupt zu
n i e d r i g aus, während bei Weglassen desselben ein zwar etwas mehr gelb gefärbtes, doch
genügend reines und vor allen Dingen auch die w i r k l i c h v o r h a n d e n e Menge
Hydrastin erhalten wird. Wenn man den vollen Gehalt an Hydrastin bestimmen will, so

verfahre man deshalb nach folgender Methode: Man kocht in einem Erlenmeyerkolben auf einer Asbestplatte 8 g Extrakt nach Zusatz von 8 g Wasser auf 7 g ein, setzt nach dem Erkalten 1 g Salzsäure zu und bringt mit Wasser auf 16 g, fügt dann 0,2 g Kieselgur zu, schüttelt kräftig durch und filtriert 12 g ab. Diese 12 g Filtrat (= 6 g Extrakt) versetzt man mit 90 g Äther, schüttelt kräftig um, alkalisiert mit Salmiakgeist, schüttelt wiederum kräftig etwa 2 Minuten lang und gießt nach völliger Trennung beider Schichten 75 g (= 5 g Extrakt) ab. Diese schüttelt man in einem Scheidetrichter hintereinander mit 15—10—10 g verdünnter Salzsäure (1 + 99) aus, filtriert und versetzt die vereinigten sauren Flüssigkeiten mit 75 g Äther, schüttelt um, übersättigt nach Zusatz einiger Tropfen Hämotoxylinlösung schwach mit Salmiakgeist und schüttelt nun 2 Minuten lang kräftig. Nach Trennung beider Schichten und völliger Klärung gießt man 60 g Ätherlösung (= 4 g Extrakt) ab und destilliert aus einem genau gewogenen Erlenmeyerkolben den Äther ab. Nach Trocknen des Rückstandes, dessen Gewicht mindestens 0,088 g betragen muß, bei 100° wägt man. Durch Multiplikation des erhaltenen Gewichtes mit 25 erhält man den Prozentgehalt.

Berechnung. Nach dem Verfahren des Arzneibuches erhält man die aus 3,33 g Extrakt isolierte Menge Hydrastin. Beträgt das Gewicht desselben 0,073 g, so berechnet sich der Prozentgehalt nach der Gleichung 3,33 : 0,073 = 100 : x mit rund 2,2.

Identifizierung. Die blaue Fluorescenz ist der Hydrastininlösung eigen. Hydrastin geht durch oxydierende Agenzien in Hydrastinin über.

Wirkung und Anwendung. Das Hydrastisextrakt wird fast ausschließlich in der Gynäkologie gebraucht als Mittel, das Gebärmutterblutungen vermindern oder zum Stillstand bringen soll. Diese Wirkung beruht wahrscheinlich auf einer zentral bedingten Kontraktion der Blutgefäße, die vom Hydrastin sichergestellt ist; eine Wirkung auf die Gebärmuttermuskulatur ist nicht sicher. — Das Extrakt ist auch bei Blutungen anderer innerer Organe (Lungenblutungen, anhaltendes Nasenbluten) empfohlen worden; die Wirksamkeit ist hier noch mehr zweifelhaft als bei Uterusblutungen.

In der T i e r h e i l k u n d e wird das Extrakt außer gegen Gebärmutterblutungen auch in der Geburtshilfe (zum Austreiben der Nachgeburt, gegen Wehenschwäche) von manchen Autoren in großen Dosen (30—50 g) empfohlen.

Extractum Hyoscyami. — Bilsenkrautextrakt.

Gehalt 0,5 Prozent Hyoscyamin ($C_{17}H_{23}O_3N$, Mol.-Gew. 289,19).

Grob gepulverte Bilsenkrautblätter . . . . 1 Teil
Verdünnter Weingeist . . . . 8 Teile.

Die Bilsenkrautblätter werden 6 Tage lang bei Zimmertemperatur unter wiederholtem Umschütteln mit 5 Teilen verdünntem Weingeist ausgezogen und alsdann ausgepreßt. Der Rückstand wird in gleicher Weise mit 3 Teilen verdünntem Weingeist 3 Tage lang behandelt. Die abgepreßten Flüssigkeiten werden gemischt, nach zweitägigem Stehen filtriert und durch Eindampfen im Wasserbade vom Weingeist befreit. Der Rückstand wird hierauf mit der gleichen Menge Wasser verdünnt, nach 24 stündigem Stehen filtriert und das Filtrat zu einem dicken Extrakt eingedampft.

Durch Zusatz von gereinigtem Süßholzsaft wird erforderlichenfalls das Extrakt auf einen Hyoscyamingehalt von 0,5 Prozent gebracht.

Bilsenkrautextrakt ist dunkelbraun und in Wasser nicht klar löslich.

Gehaltsbestimmung. 3 g Bilsenkrautextrakt löst man in einem Arzneiglas in 5 g Wasser und 5 g absolutem Alkohol, fügt 70 g Äther sowie nach kräftigem Umschütteln 5 ccm Natriumcarbonatlösung hinzu und läßt unter häufigem, kräftigem Umschütteln 1 Stunde lang stehen. Nach vollständiger Klärung filtriert man 50 g der ätherischen Lösung (= 2 g Bilsenkrautextrakt) durch ein trockenes, gut bedecktes Filter in ein Kölbchen und destilliert etwa ²/₃ des Äthers ab. Den erkalteten Rückstand bringt man in einen Scheidetrichter (I), spült das Kölbchen dreimal mit je 5 ccm Äther, dann einmal mit 10 ccm verdünnter Salzsäure (1 + 99) nach, gießt auch diese Flüssigkeiten in den Scheidetrichter und schüttelt hierauf das Gemisch 2 Minuten lang kräftig. Nach vollständiger Klärung läßt man die Salzsäurelösung in einen Scheidetrichter (II) abfließen und wiederholt das Ausschütteln noch zweimal in derselben Weise mit je 5 ccm verdünnter Salzsäure (1 + 99), die zuvor zum weiteren Ausspülen des Kölbchens verwendet wurden.

Die vereinigten Salzsäureauszüge versetzt man mit 5 ccm Chloroform, fügt Natriumcarbonatlösung bis zur alkalischen Reaktion hinzu und schüttelt das Gemisch sofort 2 Minuten lang kräftig. Nach vollständiger Klärung läßt man den Chloroformauszug in einen Scheidetrichter

(III) abfließen und wiederholt das Ausschütteln noch dreimal in derselben Weise mit je 5 ccm Chloroform. Zu den vereinigten Chloroformauszügen fügt man alsdann 10 ccm $^1/_{100}$-Normal-Salzsäure und so viel Äther hinzu, daß das Chloroformäthergemisch auf der Salzsäure schwimmt, und schüttelt 2 Minuten lang kräftig. Nach vollständiger Klärung filtriert man die saure Flüssig-keit durch ein kleines mit Wasser angefeuchtetes Filter in eine etwa 200 ccm fassende Flasche aus weißem Glase, schüttelt das Chloroformäthergemisch noch dreimal mit je 10 ccm Wasser je 2 Mi-nuten lang, filtriert auch diese Auszüge durch dasselbe Filter, wäscht mit Wasser nach und ver-dünnt die gesamte Flüssigkeit mit Wasser auf etwa 100 ccm.

Nach Zusatz von so viel Äther, daß dessen Schicht die Höhe von etwa 1 cm erreicht, und von 10 Tropfen Jodeosinlösung löst man alsdann so lange $^1/_{100}$-Normal-Kalilauge, nach jedem Zu-satz die Mischung kräftig umschüttelnd, zufließen, bis die untere, wässerige Schicht eine blaßrote Färbung angenommen hat. Aus der Anzahl der zur Sättigung des Hyoscyamins verbrauchten Kubikzentimeter $^1/_{100}$-Normal-Salzsäure ergibt sich durch Multiplikation mit 0,001445 der Hyos-cyamingehalt in 1 g des Bilsenkrautextrakts.

Die Gehaltsbestimmung des eingestellten Bilsenkrautextrakts erfolgt in der gleichen Weise, wie vorstehend beschrieben. Es müssen 6,5 ccm $^1/_{100}$-Normal-Kalilauge erforderlich sein, so daß 3,5 ccm $^1/_{100}$-Normal-Salzsäure zur Sättigung des vorhandenen Hyoscyamins verbraucht werden, was einem Gehalte von 0,5 Prozent Hyoscyamin entspricht (1 ccm $^1/_{100}$-Normal-Salzsäure = 0,00289 g Hyoscyamin, Jodeosin als Indikator).

Der beim Verdunsten eines gesondert hergestellten Chloroformauszuges verbleibende Rück-stand muß die bei Atropinum sulfuricum beschriebenen Reaktionen des Atropins geben.

Vorsichtig aufzubewahren. Größte Einzelgabe 0,1 g. Größte Tagesgabe 0,3 g.

Aus den trockenen Blättern zu bereiten und nötigenfalls mit Süßholzsaft auf den geforderten Gehalt einzustellen.

Bereitung, Prüfung und Identitätsreaktion siehe bei Extractum Belladonnae, S. 492, denen sie sich anschließen mit dem einzigen Unterschiede, daß zur Ausschüttelung des mit Äther versetzten Chloroformauszuges wegen des geringeren Alkaloidgehaltes im Bilsenkraut-extrakt nur 10 ccm $^1/_{100}$-Normalsäure verwendet werden.

Den **Gehalt** an Hyoscyamin bemißt das Arzneibuch auf 0,5 Prozent, er ist gleichfalls wie bei Extractum Belladonnae mit gereinigtem Süßholzsaft einzustellen. Da der Alkaloidgehalt der Bilsenkrautblätter sehr wechselt, so ist eine Gehaltsbestimmung derselben vor der Extrakt-bereitung erforderlich.

Es wurden zur Nachprüfung der neuen Vorschrift zwei Extrakte aus trockenen Bilsen-krautblättern von zwei verschiedenen Bezugsquellen, Ernte des Jahres 1909, hergestellt. Die daraus gewonnenen Extrakte ergaben folgende Werte:

1. Ausbeute 20 Prozent eines Extraktes mit 17 Prozent Wasser und 0,46 Prozent Alkaloid.
2. Ausbeute 19,3 Prozent eines Extraktes mit 16,7 Prozent Wasser und 0,52 Prozent Alkaloid.

Das Extrakt 1 mußte, da es zu wenig Alkaloide enthielt, noch weiter eingedampft werden, das Extrakt 2 entsprechend (siehe Extr. Belladonnae) mit Süßholzsaft verdünnt werden.

Das Verhältnis der geforderten Alkaloidmenge ist bei Folia Belladonnae zu Extractum Belladonnae 1 : 5, bei Folia Hyoscyami zu Extractum Hyoscyami 1 : 7. Die Ausbeute an Extrakt, berechnet auf einen Wassergehalt von 15 Prozent, ist bei beiden Extrakten annähernd dieselbe, etwa 20 Prozent; danach scheint die Forderung des Arzneibuchs bei dem Extractum Hyoscyami etwas hoch gegriffen, nach dem der Ausbeute entsprechenden Verhältnis bei Ex-tractum Belladonnae berechnet, könnte eigentlich als Gehalt höchstens 0,35 Prozent gefordert werden.

Anwendung. Das Bilsenkrautextrakt wird jetzt nur wenig mehr gebraucht; allenfalls als Mittel, um gewisse zu starke Sekretionen einzuschränken, z. B. bei Bronchitis.

Extractum Opii. — Opiumextrakt.

Extractum Opii P. I.

Syn.: Extractum Thebaicum.

Gehalt 20 Prozent Morphin ($C_{17}H_{19}O_3N$, Mol.-Gew. 285,16).

Opium . . . . 2 Teile
Wasser . . . . 15 Teile

Das hinreichend zerkleinerte Opium wird mit 10 Teilen Waffer 24 Stunden lang bei Zimmertemperatur unter wiederholtem Umschütteln ausgezogen und alsdann ausgepreßt. Der Rückstand wird nochmals mit 5 Teilen Waffer in gleicher Weise behandelt. Die abgepreßten Flüffigkeiten werden gemischt, filtriert und zu einem trockenen Extrakt eingedampft.

Durch Zusatz von Milchzucker wird erforderlichenfalls das Extrakt auf einen Morphingehalt von 20 Prozent gebracht.

Opiumextrakt ist graubraun, schmeckt bitter und ist in Waffer trübe löslich.

Gehaltsbestimmung. 3 g Opiumextrakt löst man in 40 g Waffer, verfetzt die Löfung unter Vermeidung ftarken Schüttelns mit 2 ccm einer Mischung von 17 g Ammoniakflüffigkeit und 83 g Waffer und filtriert fofort durch ein trockenes Faltenfilter von 10 cm Durchmeffer. 30 g des Filtrats (= 2 g Opiumextrakt) verfetzt man in einem Kölbchen unter Umschwenken mit 10 ccm Effigäther und noch 5 ccm der Mischung von 17 g Ammoniakflüffigkeit und 83 g Waffer, schüttelt 10 Minuten lang kräftig, fügt hierauf noch 20 ccm Effigäther hinzu und läßt unter zeitweiligem, leichtem Umschwenken eine Viertelftunde lang ftehen. Alsdann bringt man zuerft die Effigätherschicht möglichft vollftändig auf ein glattes Filter von 8 cm Durchmeffer, gibt zu der im Kölbchen zurückgebliebenen, wäfferigen Flüffigkeit nochmals 10 ccm Effigäther, bewegt das Gemisch einige Augenblicke lang und bringt zunächft wieder die Effigätherschicht auf das Filter. Nach dem Ablaufen der ätherischen Flüffigkeit gießt man die wäfferige Löfung, ohne auf die an den Wänden des Kölbchens haftenden Kriftalle Rückficht zu nehmen, auf das Filter und fpült diefes fowie das Kölbchen dreimal mit je 5 ccm mit Äther gefättigtem Waffer nach. Kölbchen und Filter trocknet man bei 100°, löft dann die Kriftalle in 25 ccm $^1/_{10}$-Normal-Salzfäure, gießt die Löfung in einen Meßkolben von 100 ccm Inhalt, wäscht Filter und Kölbchen forgfältig mit Waffer nach und verdünnt die Löfung auf 100 ccm. Von diefer Löfung mißt man 50 ccm (= 1 g Opiumextrakt) in eine etwa 200 ccm faffenden Flasche aus weißem Glafe ab und fügt etwa 50 ccm Waffer und fo viel Äther hinzu, daß die Ätherschicht die Höhe von etwa 1 cm erreicht. Nach Zufatz von 10 Tropfen Jodeofinlöfung läßt man alsdann fo lange $^1/_{10}$-Normal-Kalilauge, nach jedem Zufatze die Mischung kräftig durchschüttelnd, zufließen, bis die untere, wäfferige Schicht eine blaßrote Färbung angenommen hat. Aus der Anzahl der zur Sättigung des Morphins verbrauchten Kubikzentimeter $^1/_{10}$-Normal-Salzfäure ergibt fich durch Multiplikation mit 0,02852 der Morphingehalt in 1 g des Opiumextrakts.

Die Gehaltsbestimmung des eingeftellten Opiumextrakts erfolgt in der gleichen Weife, wie vorftehend befchrieben. Es müffen 5,5 ccm $^1/_{10}$-Normal-Kalilauge erforderlich fein, fo daß 7 ccm $^1/_{10}$-Normal-Salzfäure zur Sättigung des vorhandenen Morphins verbraucht werden, was einem Gehalte von 20 Prozent Morphin entfpricht (1 ccm $^1/_{10}$-Normal-Salzfäure = 0,02852 g Morphin, Jodeofin als Indikator).

Vorfichtig aufzubewahren. Größte Einzelgabe 0,1 g Größte Tagesgabe 0,3 g.

Gehalt 20 Prozen. Morphin. Mittelst Milchzucker nötigenfalls auf diesen Gehalt einzustellen. Die Methode der Gehaltsbestimmung wurde geändert.

Bereitung. Das Arzneibuch läßt dieses Präparat, bei dem es 20 Prozent Morphiumgehalt fordert, aus bei 60° getrocknetem Opium herstellen, das wenigstens 12 Prozent Morphium enthält, und läßt das Extrakt auf 20 Prozent Morphin mit Milchzucker einstellen. Nach der bisherigen Verwendung von 10prozentigem Opium ließ sich ein Extrakt mit 20 Prozent Morphin nicht herstellen, da mehr als 50 Prozent, gewöhnlich 60 Prozent, wasserlösliche Stoffe im Opium enthalten sind. Das ergibt eine einfache Überlegung: Wenn 100 g 10prozentiges Opium 60 g wasserlösliche Stoffe enthalten, zu denen auch das als mekonsaures Salz darin vorhandene Morphium gehört, vollkommen mit Wasser erschöpft und die wässerigen Auszüge auf 60 g eingedampft werden, so enthalten diese 10 g oder 16,67 Prozent Morphium. Je nach der mehr oder weniger vollkommenen Erschöpfung des Opiums schwankt der Morphiumgehalt; und oft wurde ein Präparat von weniger als 16,67 Prozent und nie von 19,97 Prozent Morphiumgehalt erhalten, wie ihn das Arzneibuch IV forderte. Bei der Bereitung desselben aus Opium von mindestens 12 Prozent Morphium ist es dagegen leicht möglich, ein vorschriftsmäßiges Präparat mit 20 Prozent Morphium herzustellen. Die Extraktion soll bei einer 15—20° nicht überschreitenden Temperatur vorgenommen werden, das erstemal 2 T. Opium mit 15 T., das zweitemal mit 5 T. Wasser. Sie ist in bezug auf sämtliche wasserlöslichen Stoffe nicht vollständig und soll es auch nicht sein. Die 2malige Extraktion bringt die Alkaloide, besonders das Morphium, in Lösung, bei weiterer Extraktion werden indifferente schleimige Stoffe gelöst, die zwar die Extraktionsbeute erhöhen, den Morphiumgehalt aber herabdrücken würden. Die angegebene Temperatur muß innegehalten werden, da bei höherer Temperatur durch Aufweichen der kautschukartigen Harze schwer filtrierbare Lösungen erhalten werden. Die wässerigen Extraktlösungen müssen nach dem Absetzen und Filtrieren ohne Verzug unter beständigem Umrühren zu einem trocknen Extrakt eingedampft werden.

Die Ausbeute beträgt im Durchschnitt 45—50 Prozent.

Eigenschaften. Das trockene Opiumextrakt ist hygroskopisch, deshalb vor der Aufbewahrung sorgfältig auszutrocknen und in groben Stücken in gut verschlossenen kleinen Flaschen aufzubewahren. Es ist rotbraun, in Wasser trübe löslich. Der Geschmack der Lösung ist stark bitter. Narkotin ist wegen seiner Schwerlöslichkeit im Extrakt nur in mäßigen Mengen vertreten.

Opiumextrakt enthält 2—5 Prozent Feuchtigkeit und hinterläßt etwa 6 Prozent Asche.

Gehaltsbestimmung. Zur Bestimmung des Morphiumgehaltes zerreibt man 3 g Extrakt in einer tarierten glasierten Porzellanschale zu Pulver und mischt dasselbe mit wenig Wasser unter Vermeidung von Druck und läßt das Gemisch einige Minuten ruhig stehen, versetzt es alsdann mit so viel Wasser, daß das Gesamtgewicht 43 g beträgt und läßt unter Umrühren 2 ccm (17 + 83) verdünnten Salmiakgeist aus einer Pipette tropfenweise zerfließen, um darauf s o f o r t 30 g in ein trocknes, tariertes Kölbchen abzufiltrieren. Nach der Gleichung 45 : 3 = 30 : x berechnet sich die Menge des in 30 g Filtrat enthaltenen Opiumextraktes auf 2 g. Die weitere Behandlung schließt sich genau der unter Opium gegebenen Gehaltsbestimmung an.

Berechnung und Einstellung. Die Titration wird in 50 ccm sauerwässerigem Filtrat entsprechend 1 g Opiumextrakt und 12,5 ccm $^1/_{10}$-Normalsäure vorgenommen. Werden zur Neutralisation der nicht gebundenen Säure 5 ccm $^1/_{10}$-Normallauge gebraucht, so sind 12,5 — 5 = 7,5 ccm $^1/_{10}$-Normalsäure an Morphium gebunden. 1 ccm dieser Säure bindet 0,0285 g, folglich 7,5 ccm 7,5 × 0,0285 = 0,21375 Morphium in 1 g Extrakt, oder in 100 g 21,375 g. Nach der Gleichung 21,375 : 20 = 100 : x; x = 106,875 müßten je 100 g mit Milchzucker auf 106,875 g verdünnt werden, und hat man beispielsweise 153 g Extrakt einzustellen, so erhält man nach der Gleichung 100 : 106,875 = 153 : x mit 163,51875 (rund 163,5) g die Menge, auf die 153 g Extrakt mit Milchzucker gemischt werden müssen. Bei der Bestimmung dieses eingestellten Extraktes sollen 12,5 — 5,5 = 7 ccm $^1/_{10}$-Normalsäure an das in 1 g Extrakt enthaltene Morphium gebunden sein. 7 × 0,0285 = 0,1995 in 1 g = 19,95 (rund 20) g Morphium in 100 g Extrakt.

Wirkung und Anwendung. Der wichtigste, jedoch keinesfalls allein maßgebende Bestandteil des Opiums ist das Morphin; dessen für die praktische Verwertung in Betracht kommenden Wirkungen sind im wesentlichen folgende: Es vermag Schmerzen aller Art (Neuralgien, Darmschmerzen, Wundschmerzen usw.) zu stillen dadurch, daß es die Empfindlichkeit des Großhirns herabsetzt. Durch eben dieselbe Wirkung führt Morphin Schlaf herbei; besonders gut wirksam, wenn Schmerz die Ursache der Schlaflosigkeit war. Auch gegen Aufregungszustände verschiedener Ätiologie ist Morphin häufig das einzige brauchbare Mittel. Morphin beseitigt ferner den Hustenreiz und wird deshalb bei trockenem Husten und zumal bei der Schwindsucht viel verordnet. — Die Atmung wird unter Morphineinfluß stark verändert; die Zahl der Atemzüge nimmt ab, der einzelne Atemzug kann vertieft werden. Auf dieser Wirkung, auf der Herabsetzung der Empfindlichkeit des Atmungszentrums, beruht seine Verwendung gegen manche Formen der Atemnot, z. B. bei Herzkrankheiten. — Abgesehen von der erwähnten Beseitigung von Darmschmerzen, stellt Morphin den Darm ruhig; daher wird es gegen Diarrhöen gebraucht. — Die therapeutisch verwertbaren Wirkungen der anderen Opiumalkaloide sind noch nicht genauer begrenzt, vielleicht mit Ausnahme des Kodeins (s. d.). Aber auch wenn man diese nicht berücksichtigt, ist die Opiumwirkung nicht die gleiche wie die des Morphins; Opium und alle seine Präparate (Extrakt, Tinkturen) enthalten noch verschiedene Substanzen, die zwar keine narkotischen Eigenschaften besitzen, aber doch auf die Art und die Schnelligkeit des Eintretens der narkotischen Wirkung Einfluß ausüben. So wird reines Morphin im oberen Teil des Darmes ziemlich schnell resorbiert; im Opium ist dagegen das darin enthaltene Morphin von verschiedenen, zum Teil kolloiden, nicht resorptionsfähigen Substanzen eingehüllt und wird erst nach und nach resorbiert, sowie es von diesen durch die Darmbewegungen befreit ist. Es gelangt daher auch in tiefere Darmteile und vermag dort noch direkt zu wirken.

Während Opium (und Morphin) wie gesagt sonst stopfend auf den Darm wirkt, beseitigt es bei Bleikolik die bestehende Verstopfung, da es den diese bedingenden Krampf der Darmmuskulatur löst.

Auch in der T i e r h e i l k u n d e wird Opium hauptsächlich bei Magen- und Darmerkrankungen (besonders bei der Kälberruhr) gegeben; die Dosen für Rinder und Pferde sind 5—20 g, für Kälber, Ziegen usw. 1—20 g; für Hunde und Katzen 0,05—1,0 g.

Extractum Rhei. — Rhabarberextrakt.

Grob gepulverter Rhabarber . . . . 2 Teile
Weingeist . . . . 6 Teile
Wasser . . . . 9 Teile.

Der Rhabarber wird, mit 10 Teilen des Weingeistwassergemisches 24 Stunden lang bei Zimmertemperatur unter wiederholtem Umrühren ausgezogen und alsdann ausgepreßt. Der Rückstand wird in gleicher Weise mit 5 Teilen des Weingeistwassergemisches behandelt. Die abgepreßten Flüssigkeiten werden gemischt, nach 2 Tagen filtriert und zu einem trockenen Extrakt eingedampft.

Rhabarberextrakt ist braun, in Wasser trübe löslich und schmeckt eigenartig und bitter.

Sachlich unverändert.

Bereitung. Da die Rhabarberwurzel sehr schleimhaltig ist, so wäre es besser gewesen, wie in der IV. Ausgabe das Extrakt aus der grob zerschnittenen und gut abgesiebten Wurzel bereiten zu lassen. Am allerbesten allerdings wäre es für dieses Extrakt, die Auszüge durch Perkolation zu gewinnen, da sie bei diesem Verfahren völlig klar ausfallen und die Ausbeute eine bedeutend bessere wird.

Eigenschaften. Das Rhabarberextrakt ist stark hygroskopisch und muß daher vor der Aufbewahrung sehr sorgfältig ausgetrocknet werden (s. Extracta sicca). Man füllt es am besten in kleine, weithalsige Flaschen, die dicht zu verschließen sind. Ausbeute 36—42 Prozent. Feuchtigkeitsgehalt 2—5 Prozent, Aschengehalt 4—5 Prozent.

Rhabarberextrakt in gröberen Stücken ist schwarzbraun, beim Zerreiben dieser Stücke erhält man ein gelblichbraunes Pulver. Es ist in Wasser trübe löslich, auf Zusatz von Ammoniak gibt es eine rotgefärbte Flüssigkeit, aus der durch Salzsäure Chrysophansäure in gelben Flocken gefällt wird.

Die wesentlichen Bestandteile des Rhabarberextraktes sind Chrysophansäure, die harzartigen Bestandteile des Rhabarbers, Rheumgerbsäure, es fehlen die Stärke und der Schleim.

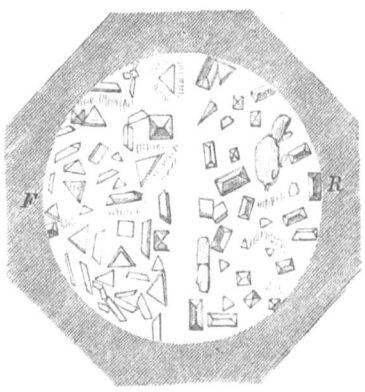

Fig. 122. *F* Kristalle aus Frangula-Extrakt, *R* solche aus Rhabarber-Extrakt.

Rhabarberextrakt wird bisweilen mit Frangula-Extrakt verfälscht. Zum Nachweis des letzteren versetzt man 2 ccm einer 5prozentigen filtrierten Extraktlösung mit 10 Tropfen Ammoniakflüssigkeit und verdunstet 1—2 Tropfen dieser Lösung auf einem Objektträger. Aus dem Frangula-Extrakt scheiden sich alsdann Kristalle ab, die bei 100facher Vergrößerung sich deutlich von den Kalkoxalatkristallen des Rhabarberextraktes unterscheiden. (Fig. 122.)

Anwendung. Rhabarberextrakt enthält als abführende Bestandteile Anthrachinonderivate (s. b. Aloe); eins von diesen, die Chrysophansäure, wird leicht resorbiert und färbt den Harn schwach gelb bis braun; auf Zusatz von Alkali wird er rot. — In kleinen Dosen kann Rhabarber wegen der in ihm enthaltenen Gerbsäure verstopfend wirken; auch in großen ist die Abführwirkung sehr mild.

Extractum Rhei compositum.
Zusammengesetztes Rhabarberextrakt.
Syn.: Extractum catholicum. Extractum panchymagogum.

Rhabarberextrakt . . . . 6 Teile
Aloeextrakt . . . . 2 Teile
Jalapenharz . . . . 1 Teil
Medizinische Seife . . . . 4 Teile.

Die Bestandteile werden einzeln scharf getrocknet, sodann fein zerrieben und gemischt.

Zusammengesetztes Rhabarberextrakt ist grau bis graubraun, in Wasser trübe löslich und schmeckt bitter.

Bis auf die Farbenangabe unverändert.

Die einzelnen Bestandteile sind zunächst für sich scharf zu trocknen, einzeln zu pulvern und dann zu mischen; auch empfiehlt es sich, um ein gleichmäßiges Pulver zu erhalten, die Mischung noch einmal durch ein geeignetes Sieb zu schlagen. Das zusammengesetzte Rhabarberextrakt ist sehr hygroskopisch und deshalb in dicht verschlossenen, nicht zu großen Gläsern aufzubewahren.

Die Farbe des frischbereiteten Extraktes ist grau, erst bei längerer Aufbewahrung färbt es sich infolge Aufnahme von Feuchtigkeit dunkler.

Anwendung. Während das einfache Rhabarberextrakt in kleinen Dosen auch als Magenmittel dient, wird das zusammengesetzte nur als Abführmittel gebraucht.

Extractum Secalis cornuti. — Mutterfornextraft.

Extractum Secalis cornuti P. I.

Syn.: Extractum haemostaticum.

Grob gepulvertes Mutterforn	2 Teile
Waffer	8 Teile
Weingeist	1 Teil.

Das frisch bereitete grobe Pulver des Mutterforns wird mit 4 Teilen Waffer 6 Stunden lang bei Zimmertemperatur unter wiederholtem Umschütteln ausgezogen und alsdann ausgepreßt; der Rückstand wird in gleicher Weise mit 4 Teilen Waffer behandelt. Die abgepreßten Flüssigkeiten werden gemischt und alsbald bis auf 1 Teil eingedampft. Den Rückstand verfetzt man mit dem Weingeift, läßt unter wiederholtem Umrühren 3 Tage lang stehen, filtriert und dampft zu einem dicken Extraft ein.

Mutterfornextraft ist rotbraun, riecht eigenartig und rötet Lacmuspapier schwach. In Waffer sowie in einem Gemisch gleicher Teile Waffer und Weingeift ist es flar löslich.

Vorsichtig aufzubewahren.

Die Vorschriften betr. Löslichkeit wurden erweitert. Nunmehr vorsichtig aufzubewahren.

Die vom Arzneibuche aufgenommene Vorschrift lehnt sich an die von B o n j e a n (1842) gegebene an, deren Prinzip darin beruht, daß das Mutterkorn mit Wasser ausgezogen, der Auszug eingedampft und in diesem konzentrierten Zustande durch Versetzen mit Weingeist gereinigt wird. Auch die Pharm. Germ. II. hatte die B o n j e a n sche Vorschrift zum Ausgangspunkte für ihr Extractum Secalis cornuti genommen, aber sie ließ den Auszug nach der Reinigung mit Weingeist zum dicken Extrakt eindampfen und dieses letztere nochmals mit Weingeist auskneten. Diese letzte Behandlung mit Weingeist ist vom Arzneibuch fallen gelassen worden, jedenfalls weil K o b e r t , einer der besten Kenner des Mutterkorns, sich dahin aussprach, daß gerade durch diese Behandlung wirksame Bestandteile des Mutterkorns herausgewaschen werden und auf diese Weise verloren gehen. Im übrigen gründete sich die Vorschrift des Arzneibuches nicht sowohl auf theoretische Überlegungen als auf praktische Erfahrungen. Man weiß, daß dem Mutterkorn durch Ausziehen mit Wasser wirksame Bestandteile entzogen werden, über die neuere Forschungen anscheinend Klarheit gebracht haben (siehe unten). Daher läßt die gegebene Vorschrift das Mutterkorn mit Wasser ausziehen. Die konzentrierten Auszüge werden später mit Weingeist versetzt, um gewisse, durch Alkohol fällbare Anteile des Extraktes, z. B. u n o r g a n i s c h e S a l z e und M a n n a n (das sog. S c l é r o m u c i n) aus diesem zu entfernen.

Trotz unausgesetzter Forschung, die die Kenntnis über die wirksamen Bestandteile des Mutterkorns sehr gefördert hat, ist dieselbe bis jetzt nicht zur vollen Klarheit gelangt. Je weiter wir in der Kenntnis aber gekommen, um so mehr hat sich gezeigt, daß diese Droge und ihre Präparate eine außerordentliche Menge verschiedenartiger Körper und diese in ebenso wechselnder Menge enthalten. So viel scheint nach einer zusammenfassenden Arbeit von H e u b n e r (Therapeut. Monatshefte 1909, Heft 12) jetzt festzustehen, daß die eigentlich wirksamen, den Blutdruck steigernden Substanzen Ergotoxin, p-Oxyphenylamin und wahrscheinlich Oxyamylamin sind, daß Ergotinsäure und anscheinend Ammoniumbasen vom Typus des Cholins jenen entgegengesetzt wirken, und daß ferner Ergotinin per os und Clavin unwirksam sind. Das Ergotinin (Hydroergotoxin) $C_{35}H_{39}N_5O_5$ steht dem Ergotoxin $C_{35}H_{41}N_5O_6$ nahe und läßt sich in dieses leicht durch Einschiebung von H_2O überführen. Ergotinin ist in Wasser unlöslich; es ist der Körper, der am Hahnenkamm das charakteristische Gangrän erzeugt. Isoamylamin und p-Oxyphenylamin sind in Wasser und verdünntem Weingeist löslich.

Ersteres ist in so geringer Menge im Mutterkorn vorhanden, daß sein chemischer und physiologischer Identitätsbeweis noch nicht voll erbracht ist. Letzteres dagegen ist chemisch und physiologisch voll erkannt. Seine physiologische Wirkung ist eine sehr große. Wenn hiernach die Bereitung des Mutterkornextraktes als eine rationelle anzusehen ist, da durch die Extraktion des Mutterkorns mit Wasser die wirksamen Stoffe gelöst werden und auch bei dem späteren Zusatz von Weingeist zur eingedickten Extraktbrühe in Lösung bleiben, so ist trotzdem das Extrakt n i c h t als Ersatz der D r o g e, soweit deren wehentreibende Wirkung in Betracht kommt, anzusehen, zumal seine Wirksamkeit mit dem Alter abnimmt.

Bei der D a r s t e l l u n g des Mutterkornextraktes halte man sich gegenwärtig, daß Auszüge des Mutterkorns ungemein leicht dem Verderben bzw. der Veränderung unterliegen. Man wird also zweckmäßig den ersten Auszug in den späten Abendstunden ansetzen, möglichst häufig umschütteln, am nächsten Morgen zum ersten Male abpressen, so daß man gegen Mittag das zweitemal abpressen und sofort mit dem Abdampfen beginnen kann. Als Ansatzgefäße benutze man Flaschen, zum Abdampfen Porzellanschalen. Die Ausbeute beträgt 15—18 Prozent. Mutterkornextrakt enthält 16—24 Prozent Feuchtigkeit und hinterläßt 8—11 Prozent kalireiche Asche.

Wirkung und Anwendung. Welcher von den vielen aus dem Mutterkorn isolierten Bestandteile der therapeutisch wertvolle ist, kann noch nicht als ganz sicher angegeben werden. Doch spricht die Wahrscheinlichkeit dafür, daß wir diesen in dem sog. E r g o t o x i n (dem Hydrat des Ergotinins) zu suchen haben, womit natürlich nicht gesagt ist, daß nicht noch andere, bisher nicht gefundene Teile des Mutterkornes ähnliche und noch bessere Wirkungen besitzen. — Die physiologischen Wirkungen des Secale cornutum (und des Ergotoxins) sind folgende. Es bringt durch Beeinflussung der Gefäßwandungen (also peripher) eine Verengerung der kleinen Arterien im ganzen Körper hervor; in großen Dosen erzeugt es Krämpfe, denen Erbrechen und Durchfälle vorausgehen; der Tod erfolgt unter dem Bilde der allgemeinen Lähmung. Ferner erzeugt das Mutterkorn, besonders deutlich bei trächtigen Tieren, Kontraktionen der Gebärmutter. — Therapeutisch verwertet wird Secale für die folgenden Indikationen: Bei nichtschwangeren Frauen gibt man es gegen alle Arten von Gebärmutterb l u t u n g e n; gegen Blutungen aus anderen Organen (Lunge, Niere) ist der Nutzen zweifelhaft. Ferner wird es sehr häufig angewendet, um in der N a c h g e b u r t s p e r i o d e Zusammenziehungen einer schlaffen Gebärmutter hervorzurufen; vor der Geburt darf es nicht gegeben werden. — Vom Volke wird es oft benutzt, um einen kriminellen Abort zu erzeugen. — Bei zu großen Dosen und vor allem bei längerer Zufuhr von Secale (in früheren Zeiten, wo das Mutterkorn häufig mit gemahlen wurde, nicht selten) kommen auch beim Menschen schwere Vergiftungen vor; bei akuter Intoxikation (z. B. kriminellem Abort) sieht man Durst, Erbrechen, Durchfall, später Krämpfe. Die chronische Vergiftung kann zum Absterben ganzer Glieder (Finger, Zehen) oder zu schweren nervösen Störungen führen. — Extractum Secalis corn. wird nicht nur innerlich, sondern auch subkutan gegeben; die Injektionen sind schmerzhaft.

In der T i e r h e i l k u n d e wird Secale cornutum für die gleichen Indikationen wie beim Menschen gebraucht; die Wirkung auf den Uterus der Wiederkäuer soll gering sein. — Die Dosen des E x t r a k t s sind: für große Tiere bis zu ca. 10 g, für kleinere 0,5—5,0 g. Vom Mutterkorn p u l v e r wird 4—5 mal so viel genommen.

Extractum Secalis cornuti fluidum.
Mutterkornfluidextrakt.

Extractum fluidum Secalis cornuti P. I.

Grob gepulvertes Mutterkorn

Gemisch aus { Weingeist . . . . 1 Teil
{ Wasser . . . . 4 Teilen

Salzsäure . . . . nach Bedarf.

Aus dem mit 35 Teilen des Weingeistwassergemisches befeuchteten, frisch bereiteten groben Pulver des Mutterkorns wird nach dem bei Extracta fluida beschriebenen Verfahren das Fluidextrakt hergestellt, wobei dem zweiten Auszuge vor dem Abdampfen auf je 100 Teile Mutterkorn 2,4 Teile Salzsäure hinzugefügt werden.

Mutterkornfluidextrakt ist rotbraun und klar, riecht eigenartig und rötet Lackmuspapier. In Wasser ist es klar löslich, auf Zusatz eines gleichen Raumteils Weingeist wird es stark getrübt.

Vorsichtig aufzubewahren.

Die Vorschriften betr. Löslichkeit wurden erweitert. Nunmehr vorsichtig aufzubewahren.

Die Vorschrift zur Darstellung dieses Fluidextraktes ist augenscheinlich derjenigen der United-States-Pharmakopoeia nachgebildet. Um bezüglich der Darstellung keinen Zweifel zu lassen, sei die Bereitungsweise nochmals wiedergegeben: Man feuchtet 100 T. grobgepulvertes Mutterkorn mit dem vorgeschriebenen Menstruum aus 2 T. Weingeist und 8 T. Wasser an, bringt die Mischung in den Perkolator und sammelt unter Benutzung des Menstruums der oben angegebenen Zusammensetzung zunächst 85 T. Perkolat, die man beiseite stellt. Dann wird die Droge mit dem nämlichen Menstruum erschöpft und so ein dünneres Perkolat Nr. II erzielt. Diesem zweiten Auszug setzt man vor dem Eindampfen die vorgeschriebene Salzsäuremischung hinzu.

Die Salzsäure ist also nicht etwa dem Mutterkornpulver direkt zuzusetzen. Der Zweck des Salzsäurezusatzes ist augenscheinlich, Veränderungen des Auszuges zu umgehen, vielleicht auch die Ausscheidung schwer löslicher, wirksamer Substanzen des Mutterkornes zu verhindern. Auf welchen theoretischen Überlegungen dieser Salzsäurezusatz beruht, und ob derselbe geeignet ist, den beabsichtigten Zweck zu erreichen, muß noch dahingestellt bleiben. Vgl. auch unter Extr. Secalis cornuti und Secale cornutum. Das Abdampfen erfolgt in Porzellanschalen.

Bei sorgfältiger Arbeit wird man zur völligen Erschöpfung der Droge etwa die 4½ fache Menge an Menstruum verbrauchen.

Mutterkornfluidextrakt soll in Wasser klar löslich sein und bei Zusatz eines gleichen Raumteiles Weingeist sich stark trüben. Die Trübung erfolgt durch unorganische Salze und Skleromucin. Siehe auch Extractum Secalis cornuti. Der Forderung der klaren Löslichkeit in Wasser und Trübung durch Zusatz von Weingeist ist nichts hinzuzufügen.

Das spez. Gewicht schwankt von 1,035—1,062, der Trockenrückstand bewegt sich zwischen 13 und 19,3 Prozent, der Gehalt an Asche zwischen 2 und 2,20 Prozent.

Anwendung s. b. Extr. Secalis cornuti; vom Fluidextrakt werden erheblich größere Dosen angewendet.

Extractum Simarubae fluidum. — Simarubafluidextrakt.

Grob gepulverte Simarubarinde

Gemisch aus { Weingeist . . . . 1 Teil
{ Wasser . . . . 1 Teil.

Aus der mit 40 Teilen des Weingeistwassergemisches befeuchteten Simarubarinde wird nach dem bei Extracta fluida beschriebenen Verfahren das Fluidextrakt hergestellt.

Simarubafluidextrakt ist rotbraun, schmeckt bitter und ist in Weingeist trübe, in Wasser fast klar löslich.

Neu aufgenommen.

Die Bereitung dieses Präparates ist einfach und bedarf weiter keines Kommentars. Zur Erschöpfung der Rinde ist etwa die 6—8 fache Menge Menstruum erforderlich.

Nach G i l l i n g sind die Inhaltsstoffe der Rinde ein braunes und ein gelbgrünes Harz (die dem Perkolat grünliche Fluorescenz erteilen) und zwei farblose kristallinische Körper, von denen der in größerer Menge vorhandene bitter schmeckt und dem Extrakt diesen Geschmack verleiht.

Das Arzneibuch fordert nur, daß das Extrakt rotbraun ist, bitter schmeckt, in Weingeist trübe, in Wasser fast klar löslich sei. Von Wert zur Beurteilung desselben sind folgende Zahlen: Spez. Gewicht 0,97—0,985, Trockenrückstand 8—8,5 Prozent, Asche 1,7—1,9 Prozent.

Anwendung siehe Cortex Simarubae.

Extractum Strychni. — Brechnußextrakt.

Extractum Strychni P. I.

Syn.: Extractum nucis vomicae.

Gehalt 16 Prozent Alkaloide, berechnet auf Strychnin ($C_{21}H_{22}O_2N_2$) und Brucin ($C_{23}H_{26}O_4N_2$), durchschnittliches Mol.-Gew. 364.

Grob gepulverte Brechnuß . . . . 1 Teil
Verdünnter Weingeist . . . . 3,5 Teile.

Das Brechnußpulver wird bei einer 40° nicht übersteigenden Temperatur mit 2 Teilen verdünntem Weingeist 24 Stunden lang unter wiederholtem Umschütteln ausgezogen und alsdann ausgepreßt. Der Rückstand wird in gleicher Weise mit 1,5 Teilen verdünntem Weingeist behandelt. Die abgepreßten Flüssigkeiten werden vereinigt, nach mehrtägigem Stehen filtriert und zu einem trockenen Extrakt eingedampft.

Brechnußextrakt, das einen höheren Gehalt an Alkaloiden aufweist, ist mit Milchzucker auf den vorgeschriebenen Gehalt einzustellen.

Brechnußextrakt ist braun, in Wasser trübe löslich und schmeckt sehr bitter.

Beim Verdampfen einer Mischung aus 10 Tropfen verdünnter Schwefelsäure und 5 Tropfen einer Lösung von 1 Teil Brechnußextrakt in 50 Teilen verdünntem Weingeist auf dem Wasserbad entsteht eine violette Färbung, die auf Zusatz einiger Tropfen Wasser verschwindet, jedoch bei erneutem Verdampfen wieder erscheint.

Gehaltsbestimmung. 1,2 g Brechnußextrakt löst man in einem Arzneiglas in 5 ccm Wasser, 5 ccm absolutem Alkohol und 1 ccm verdünnter Schwefelsäure (1 + 4) unter gelindem Erwärmen auf, gibt zu dieser Lösung nach dem Erkalten 20 g Chloroform sowie nach kräftigem Umschütteln 2 ccm Natronlauge und 5 ccm Natriumcarbonatlösung hinzu und läßt unter häufigem, kräftigem Umschütteln 1 Stunde lang stehen. Alsdann fügt man 50 g Äther hinzu, schüttelt kräftig durch, filtriert nach vollständiger Klärung 50 g des Chloroformäthergemisches (= 0,8 g Brechnußextrakt) durch ein trockenes, gut bedecktes Filter in ein Kölbchen und destilliert etwa ⅔ davon ab. Den erkalteten Rückstand bringt man in einen Scheidetrichter (I), spült das Kölbchen dreimal mit je 5 ccm eines Gemisches von 2 Teilen Chloroform und 5 Teilen Äther, dann einmal mit 10 ccm verdünnter Salzsäure (1 + 99) nach, gießt auch diese Flüssigkeiten in den Scheidetrichter und schüttelt hierauf nach Zusatz von noch so viel Äther, daß das Chloroformäthergemisch auf der sauren Flüssigkeit schwimmt, 2 Minuten lang kräftig. Nach vollständiger Klärung läßt man die Salzsäurelösung in einen Scheidetrichter (II) abfließen und wiederholt das Ausschütteln noch zweimal in derselben Weise mit je 5 ccm verdünnter Salzsäure (1 + 99), die zuvor zum weiteren Ausspülen des Kölbchens verwendet wurden.

Die vereinigten Salzsäureauszüge versetzt man mit 5 ccm Chloroform, fügt Natriumcarbonatlösung bis zur alkalischen Reaktion hinzu und schüttelt das Gemisch sofort 2 Minuten lang kräftig. Nach vollständiger Klärung läßt man den Chloroformauszug in einen Scheidetrichter (III) abfließen und wiederholt das Ausschütteln noch dreimal in derselben Weise mit je 5 ccm Chloroform. Zu den vereinigten Chloroformauszügen fügt man 50 ccm ¹/₁₀₀-Normal-Salzsäure und so viel Äther, daß das Chloroformäthergemisch auf der Salzsäure schwimmt, und schüttelt 2 Minuten lang kräftig. Nach vollständiger Klärung filtriert man die saure Flüssigkeit durch ein kleines, mit Wasser angefeuchtetes Filter in eine etwa 200 ccm fassende Flasche aus weißem Glase, schüttelt das Chloroformäthergemisch noch dreimal mit je 10 ccm Wasser je 2 Minuten lang, filtriert auch diese Auszüge durch dasselbe Filter, wäscht mit Wasser nach und verdünnt die gesamte Flüssigkeit mit Wasser auf etwa 100 ccm.

Nach Zusatz von so viel Äther, daß dessen Schicht die Höhe von etwa 1 cm erreicht, und von 10 Tropfen Jodeosinlösung läßt man alsdann so lange ¹/₁₀₀-Normal-Kalilauge, nach jedem Zusatz die Mischung kräftig umschüttelnd, zufließen, bis die untere, wässerige Schicht eine blaßrote Farbe angenommen hat. Hierzu müssen 14,8 ccm ¹/₁₀₀-Normal-Kalilauge erforderlich sein, so daß 35,2 ccm ¹/₁₀₀-Normal-Salzsäure zur Sättigung der vorhandenen Alkaloide verbraucht werden, was einem Alkaloidgehalte von 16 Prozent entspricht (1 ccm ¹/₁₀₀-Normal-Salzsäure = 0,00364 g Strychnin und Brucin zu gleichen Teilen, Jodeosin als Indikator).

Vorsichtig aufzubewahren. Größte Einzelgabe 0,05 g. Größte Tagesgabe 0,1 g.

Mit Milchzucker auf einen Gehalt von 16 Prozent Alkaloiden einzustellen.

Bereitung. Die Brechnüsse enthalten außer den Alkaloiden (Strychnin und Brucin) auch noch fettes Öl. Letzteres soll möglichst nicht in das Extrakt übergehen, weil dieses alsdann schlecht trocken wird. Deshalb ist zur Extraktion v e r d ü n n t e r Weingeist und eine Digestionswärme von nicht über 40° vorgeschrieben. Man zieht die grob gepulverten Brechnüsse in der im Arzneibuchtext beschriebenen Weise mit verdünntem Weingeist aus, läßt die Auszüge, zur Abscheidung des Fettes, 2—3 Tage an einem kühlen Orte absetzen, filtriert durch ein mit verdünntem Weingeist genäßtes Filter, dampft das Filtrat ein und verwandelt den Rückstand, wie unter *Extracta sicca* angegeben, in ein trockenes Extrakt. — Will man ein von fettem Öl völlig freies Extrakt herstellen, so kann man die Brechnüsse vor der weingeistigen Extraktion mit Petroläther ausziehen oder die filtrierten weingeistigen Auszüge mit Petroläther ausschütteln. — Ausbeute 8—12 Prozent.

Eigenschaften. Das Brechnußextrakt ist braun, in Wasser trübe löslich und von sehr bitterem Geschmack. Es soll 16 Prozent Alkaloide (Brucin und Strychnin) enthalten und muß also, sofern es einen höheren Gehalt an Alkaloiden aufweist, eingestellt werden. Sein Feuchtigkeitsgehalt beträgt 0,5—2 Prozent, sein Aschegehalt 2,5—3,5 Prozent. Es darf nicht verwendet werden, wenn das früher offizinelle, weit alkaloidärmere Extractum Strychni a q u o s u m verordnet wird!

Identitätsreaktion. Wenn 5 Tropfen einer Lösung von 1 T. Brechnußextrakt in 50 T. verdünntem Weingeist mit 10 Tropfen verdünnter Schwefelsäure auf dem Wasserbade verdampft werden, so entsteht eine violette Färbung, die auf Zusatz von Wasser wieder verschwindet, aber beim Verdunsten des Wassers wieder auftritt. Diese Färbung rührt von dem in der Brechnuß in geringer Menge vorhandenen Glukosid L o g a n i n her.

Gehaltsbestimmung. Zur Lösung des Extraktes schüttet man dasselbe in eine t r o c k n e Arzneiflasche, übergießt es mit 5 ccm Wasser, 5 ccm absolutem Alkohol und 1 ccm verdünnter Schwefelsäure (1 + 4), erwärmt durch Einstellen in heißes Wasser und verfährt nach dem Lösen des Extraktes und Erkalten der Lösung weiter genau nach dem Arzneibuch. Wie bei Semen Strychni angegeben, kann auch hier ein abgekürztes Verfahren Platz greifen: Anstatt mit Sodalösung, schüttet man die Extraktlösung mit 2 ccm Salmiakgeist und destilliert von den 50 g chloroformätherischer Lösung den Chloroformäther ab. Den Rückstand löst man in 2 ccm Chloroform, setzt der Lösung 20 ccm Äther, 20 ccm Wasser, 5 ccm $^1/_{10}$-Normal-Salzsäure (= 50 ccm $^1/_{100}$-Normalsäure) und 10 Tropfen Jodeosinlösung zu und titriert mit $^1/_{100}$-Normallauge den Überschuß von Säure zurück. Auch hier werden die Alkaloide wie nach dem Arzneibuchverfahren aus 0,8 g Extrakt bestimmt.

Berechnung. Zur Titration kommt eine wässerige Flüssigkeit, die 50 ccm $^1/_{100}$-Normalsäure und die Alkaloide aus 0,8 g Extrakt enthält. 1 ccm bindet 0,00364 g Brechnußalkaloide (siehe auch unter Semen Strychni). Werden zur Sättigung der überschüssigen Säure 14,8 ccm $^1/_{100}$-Normallauge verbraucht, so sind 50 — 14,8 = 35,2 ccm $^1/_{100}$-Normalsäure an Alkaloide gebunden. 35,2 × 0,00364 = 0,128128 g Alkaloide in 0,8 g Extrakt. Nach der Gleichung 0,8 : 0,128128 = 100 : x erhält man mit 16,016, rund 16, den Prozentgehalt.

Einstellung. Ergibt sich bei der Prüfung, daß zur Neutralisierung der überschüssigen Säure nur z. B. 12,3 ccm $^1/_{100}$-Lauge gebraucht werden, so sind 50 — 12,3 = 37,7 ccm $^1/_{100}$-Normalsäure an Alkaloide gebunden, folglich 37,7 × 0,00364 = 0,137228 g Alkaloide in 0,8 g Extrakt enthalten, was nach der Gleichung 0,8 : 0,137228 = 100 : x einem Prozentgehalt von 17,1535 entspricht. Hat man von diesem hochprozentigen Extrakt 95 g zur Verfügung, so sind diese nach der Gleichung 16 Prozent : 17,1535 Prozent = 95 g : x; x = rund 101,8 durch Verreiben mit Milchzucker auf 101,8 g zu verdünnen.

Anwendung. Über die Wirkungsweise des Brechnußextraktes siehe bei Strychninum nitricum; angewendet wird das Extrakt nur innerlich, am besten in Pulver- oder Pillenform. Vor dem reinen Alkaloid wird es, aus den bei Extractum Opii angeführten Gründen, bevorzugt, wenn man das Strychnin auf den Magen oder Darm (bei chronischen Krankheitszuständen dieser Organe) wirken lassen will. Auch gegen Alkoholismus soll es gut wirksam sein.

Extractum Taraxaci. — Löwenzahnextrakt.

Grob gepulverter Löwenzahn . . . . . . 1 Teil
Wasser . . . . 8 Teile
Weingeist . . . . 1 Teil.

Der Löwenzahn wird mit 5 Teilen Wasser 48 Stunden lang bei Zimmertemperatur unter wiederholtem Umrühren ausgezogen und alsdann ausgepreßt. Der Rückstand wird in gleicher Weise 12 Stunden lang mit 3 Teilen Wasser behandelt. Die abgepreßten Flüssigkeiten werden gemischt und bis auf 2 Teile eingedampft. Nach dem Erkalten wird der Weingeist hinzugefügt. Man läßt die Mischung 2 Tage lang an einem kühlen Orte stehen, filtriert und dampft sie zu einem biden Extrakt ein.

Löwenzahnextrakt ist braun, in Wasser klar löslich.

Sachlich unverändert.

Zur Abscheidung unorganischer und weinsaurer Salze, ferner von eiweißartigen und schleimigen Stoffen erfolgt zu der auf 2 T. eingedampften Extraktflüssigkeit der Zusatz von 1 T. Weingeist.

Die Extraktausbeute beträgt 22—25 Prozent, man kann aber auch bisweilen gegen 40 Prozent erreichen. — Im Verlaufe der Aufbewahrung scheiden sich in der Regel noch weinsaure Salze in Kristallen aus dem Extrakt ab. Es enthält etwa 20 Prozent Wasser und liefert 11—20 Prozent einer kalireichen Asche.

Anwendung. Löwenzahnextrakt dient nur als Pillenkonstituens.

Extractum Trifolii fibrini. — Bitterfleeextratt.
Syn.: Fieberkleeextrakt.

Grob gepulverter Bitterflee	1 Teil
Waſſer	8 Teile
Weingeiſt	1 Teil.

Der Bitterflee wird mit 5 Teilen ſiedendem Waſſer übergoſſen, 6 Stunden lang bei 35⁰ bis 40⁰ unter wiederholtem Umrühren ausgezogen und alsdann ausgepreßt. Der Rückſtand wird mit 3 Teilen ſiedendem Waſſer übergoſſen und in gleicher Weiſe 3 Stunden lang behandelt. Die abgepreßten Flüſſigkeiten werden gemiſcht und bis auf 2 Teile eingedampft. Nach dem Erkalten wird der Weingeiſt hinzugefügt. Man läßt die Miſchung 2 Tage lang an einem kühlen Orte ſtehen, filtriert und dampft ſie zu einem dicken Extrakt ein.

Bitterfleeextratt iſt ſchwarzbraun, in Waſſer klar löslich.

Sachlich unverändert.

Die Ausbeute beträgt etwa 28—33 Prozent. Das Extrakt enthält 15—18 Prozent Feuchtigkeit und liefert 11—15 Prozent einer kalireichen Asche.

Ferrum carbonicum saccharatum.
Zuckerhaltiges Ferrocarbonat.

Gehalt an Eiſen 9,5 bis 10 Prozent.

Ferroſulfat	10 Teile
Natriumbicarbonat	7 Teile
Fein gepulverter Milchzucker	2 Teile
Fein gepulverter Zucker	nach Bedarf
Waſſer	nach Bedarf.

Das Ferroſulfat wird in 40 Teilen ſiedendem Waſſer gelöſt und die Löſung filtriert. Das Natriumbicarbonat wird in 100 Teilen Waſſer von 50⁰ bis 60⁰ gelöſt und die Löſung in eine geräumige Flaſche filtriert. Alsdann gießt man die heiße Ferroſulfatlöſung unter Umrühren in die Natriumbicarbonatlöſung, füllt die Flaſche raſch mit ſiedendheißem Waſſer an und ſtellt ſie loſe verſchloſſen beiſeite. Nachdem ſich der Niederſchlag abgeſetzt hat, wird die darüberſtehende Flüſſigkeit mit Hilfe eines Hebers abgezogen und die Flaſche wieder unter Umſchwenken mit heißem, ausgekochtem Waſſer angefüllt. Nach dem Abſetzen wird die Flüſſigkeit abermals abgezogen und dieſe Behandlung ſo oft wiederholt, bis die abgezogene Flüſſigkeit durch Baryumnitratlöſung kaum noch getrübt wird. Der von der Flüſſigkeit möglichſt befreite Niederſchlag wird in einer Porzellanſchale mit dem Milchzucker und 6 Teilen fein gepulvertem Zucker gemiſcht, auf dem Waſſerbade zur Trockne gebracht, zu Pulver zerrieben und mit ſoviel gut ausgetrocknetem, fein gepulvertem Zucker gemiſcht, daß das Gewicht der Geſamtmenge 20 Teile beträgt.

Alle dieſe Arbeiten ſind zur Vermeidung einer Oxydation des Ferroſalzes möglichſt zu beſchleunigen.

Grünlichgraues, mittelfeines Pulver, das ſüß und ſchwach nach Eiſen ſchmeckt. In Salzſäure löſt ſich zuckerhaltiges Ferrocarbonat unter reichlicher Kohlenſäureentwickelung zu einer grünlichgelben Flüſſigkeit, die, mit Waſſer verdünnt, ſowohl mit Kaliumferrocyanid= als auch mit Kaliumferricyanidlöſung einen blauen Niederſchlag gibt.

Die mit Hilfe einer möglichſt geringen Menge Salzſäure hergeſtellte Löſung von zuckerhaltigem Ferrocarbonat in Waſſer (1 + 49) darf durch Baryumnitratlöſung höchſtens ſchwach getrübt werden (Schwefelſäure).

Gehaltsbeſtimmung. 1 g zuckerhaltiges Ferrocarbonat wird in 10 ccm verdünnter Schwefelſäure ohne Anwendung von Wärme gelöſt, die Löſung mit ½ prozentiger Kaliumpermanganatlöſung bis zur ſchwachen, kurze Zeit beſtehen bleibenden Rötung und nach der Ent=

färbung mit 2 g Kaliumjobid verſetzt. Die Miſchung läßt man 1 Stunde lang in einem verſchloſſenen Glaſe ſtehen. Zur Bindung des ausgeſchiedenen Jodes müſſen 17,0 bis 17,8 ccm $^1/_{10}$-Normal-Natriumthioſulfatlöſung erforderlich ſein, was einem Gehalte von 9,5 bis 10 Prozent Eiſen ent-ſpricht (1 ccm $^1/_{10}$-Normal-Natriumthioſulfatlöſung = 0,005585 g Eiſen, Stärkelöſung als Indikator).

Inn gut verſchloſſenen Gefäßen aufzubewahren.

Sachlich unverändert.

Theoretisches. Versetzt man die wässerige Lösung eines Ferrosalzes, z. B. von Ferro-sulfat, mit einer wässerigen Lösung von Natriumbicarbonat, so erhält man einen Niederschlag von **Ferrocarbonat**.

1 Mol. Ferrosulfat gibt mit 2 Mol. Natriumbicarbonat = Natriumsulfat und Ferrocarbo-nat unter Entweichen von Kohlensäure und Abspaltung von Wasser:

$$FeSO_4 \ + \ 2[NaHCO_3] \ = \ H_2O \ + \ CO_2 \ + \ Na_2SO_4 \ + \ FeCO_3$$

Ferrosulfat   Natriumbicarbonat   Ferrocarbonat

Ferrocarbonat ist, frisch gefällt, weiß. Es besitzt indessen eine große Neigung sich zu oxydieren, nimmt z. B. mit großer Schnelligkeit Sauerstoff aus der Luft auf und geht, da ein Eisenoxydcarbonat unter diesen Umständen nicht existenzfähig ist, unter Abspaltung von Kohlensäure in braunrotes Eisenhydroxyd über:

$$2 FeCO_3 \ + \ O \ + \ 3 H_2O \ = \ 2 CO_2 \ + \ 2 Fe(OH)_3$$

Aus diesem Grunde muß bei der Darstellung des zuckerhaltigen Ferrocarbonates die Einwirkung des Luftsauerstoffes nach Möglichkeit ausgeschlossen werden. Das Arzneibuch beabsichtigt dies dadurch, daß zum Auflösen des Ferrosulfates siedendes, zum Auflösen des Natriumbicar-bonates lauwarmes, also von Luft zum größten Teile befreites Wasser benutzt wird. Dadurch, daß man Natriumbicarbonat statt Natriumcarbonat zur Umsetzung verwendet, wird Kohlen-säure in Freiheit gesetzt, die die Luft aus dem Fällungsgefäße verdrängt. In gleicher Weise verfolgt man mit der Anweisung, das Fällungsgefäß stets mit Wasser ganz gefüllt zu halten und den Niederschlag mit ausgekochtem Wasser auszuwaschen, den Zweck, die Luft von dem Prä-parat möglichst fernzuhalten.

Durch das Vermischen des Ferrocarbonates mit Zucker erreicht man, daß das Ferro-carbonat gegen den Sauerstoff der Luft erheblich widerstandsfähiger wird, d. h. daß es sich nun nicht mehr so leicht oxydiert.

Darstellung. Der ausführlichen Vorschrift des Arzneibuches ist nur weniges hinzuzu-fügen. Für die vorgeschriebenen Mengenverhältnisse ist, wenn man 100 g Ferrosulfat in Arbeit nimmt, ein Gefäß von 2 Liter Inhalt ausreichend. Um ein Zerspringen der Flasche zu vermeiden, verwendet man besser einen 2-Literkolben. — Beim Einfiltrieren der Ferrosulfatlösung in die Natriumbicarbonatlösung sucht man die Einwirkung beider Flüssigkeiten auf einander durch sanftes Bewegen zu befördern, doch wird bei zu starkem Bewegen die Kohlensäureentwicklung leicht zu stürmisch. — Statt die Flasche lose zu verschließen, kann man sie fest verschließen mit einem Kork, in dem sich ein Rohr mit Natronkalk befindet. — Den Heber wird man am besten unten umbiegen, um ein Aufrühren des Niederschlags zu vermeiden. — Den von der Flüssigkeit möglichst befreiten Niederschlag bringt man in eine tarierte Porzellanschale und spült die Flasche mit ca. 2,5 T. Weingeist nach. Dieser Weingeistzusatz erfüllt einen doppelten Zweck: erstens kann mit Hülfe desselben der Niederschlag möglichst vollständig aus der Flasche entfernt werden, ohne daß das Eindampfen durch eine größere Flüssigkeitsmenge wesentlich verzögert wird, und zweitens verhindert er beim Verdampfen das Hinzutreten des Sauerstoffs.

Das frisch gefällte Ferrocarbonat ist weißlichgrau, wird dann hellgrau und allmählich durch Sauerstoffzunahme dunkelgrau; beim Eindampfen mit Zucker wird es grünlichgrau.

Prüfung. Die Identität eines Carbonats wird auf Zusatz einer Säure durch die Kohlen-säureentwicklung angezeigt. Die salzsaure Lösung gibt nach dem Verdünnen mit Wasser mit Kaliumferrocyanidlösung einen blauen Niederschlag von Berliner Blau und mit Kaliumferri-cyanidlösung einen blauen Niederschlag von Turnbulls Blau, ein Beweis, daß die Lösung Eisen-oxydsalz und Eisenoxydulsalz enthält.[1]) — Eine zu starke Trübung der salzsauren Lösung mit

---

[1]) Es sollen hier noch die alten Namen ,,Berliner Blau" und ,,Turnbulls Blau" gebraucht werden, trotzdem nach Versuchen von Müller und Stanisch feststeht, daß die Zusammen-setzung der blauen Niederschläge je nach der Konzentration wechselnd und nicht scharf zu unter-scheiden ist, wie man früher annahm.

Baryumnitratlösung zeigt einen zu hohen Gehalt an Natriumsulfat an, was auf ein mangelhaftes Auswaschen schließen läßt.

Bestimmung des Eisengehaltes. Die jodometrischen Titrationen werden am besten in Glasflaschen oder Erlenmeyerkolben mit weiter Öffnung und Glasstöpsel ausgeführt. Man titriert die braune Jodlösung mit Natriumthiosulfat bis zur weingelben Färbung, setzt erst dann Stärkelösung zu und titriert bis zur Entfärbung. Durch das Auflösen in verdünnter Schwefelsäure wird Ferrocarbonat in Ferrosulfat verwandelt und dieses durch Kaliumpermanganat in F e r r i s u l f a t übergeführt. Von Kaliumpermanganat ist ein kleiner Überschuß hinzuzufügen, der indes durch den vorhandenen Zucker nach kurzer Zeit wieder reduziert wird. Vor dem Zusatz von Kaliumjodid muß die Flüssigkeit wieder farblos sein.

Ferrisulfat und Kaliumjodid wirken in folgender Weise auf einander ein:

$$\underbrace{Fe_2(SO_4)_3}_{400} + 2\,KJ = K_2SO_4 + 2\,FeSO_4 + \underbrace{J_2}_{254}$$

d. h. für 254 T. Jod, die in Freiheit gesetzt werden, müssen vorher 400 T. Ferrisulfat vorhanden gewesen sein. In diesen 400 T. Ferrisulfat stecken 112 T. ($2\,Fe = 2 \times 55{,}85$) metallisches Eisen. Es entspricht also ein Atom Eisen genau einem Atom Jod und dieses wieder ist äquivalent einem Molekül Natriumthiosulfat.

1 Mol. Natriumthiosulfat = 55,85 g metallisches Eisen,
1 ccm $^1/_{10}$-Normal-Natriumthiosulfat = 0,005 585 g metallisches Eisen.

Daher entsprechen 17,0—17,8 ccm $^1/_{10}$-Natriumthiosulfat:

$$17 \times 0{,}005\,585 = 0{,}0950 \text{ g Fe}$$
$$17{,}8 \times 0{,}005\,585 = 0{,}0994 \text{ g Fe}.$$

Da diese Mengen Fe in 1 g des Präparates enthalten sind, so ergibt sich daraus ein georderter Gehalt von 9,5—10 Prozent Fe.

Aufbewahrung. Zuckerhaltiges Ferrocarbonat muß in gut verschlossenen Gefäßen aufbewahrt werden. Einwirkung von Sonnenlicht ist nicht nur nicht schädlich, sondern eher nützlich. Braun gewordene Präparate, die auch mit Salzsäure nur wenig aufbrausen, sind zu verwerfen.

Anwendung s. b. Ferrum pulveratum.

Ferrum lacticum. — Ferrolaktat.

Syn.: Ferrum lacticum oxydulatum.

$(C_3H_5O_3)_2Fe \cdot 3H_2O$ Mol.-Gew. 287,98.

Gehalt an wasserhaltigem Ferrolaktat mindestens 97,3 Prozent, entsprechend 18,9 Prozent Eisen.

Grünlichweiße, aus kleinen, nadelförmigen Kristallen bestehende Krusten oder ein kristallinisches Pulver von eigenartigem Geruche. Ferrolaktat löst sich bei fortgesetztem Schütteln in einer verschlossenen Flasche langsam in etwa 40 Teilen ausgekochtem Wasser von 15° und in 12 Teilen siedendem Wasser. In Weingeist ist es sehr schwer löslich.

In der grünlichgelben wässerigen Lösung, die Lackmuspapier rötet, wird durch Kaliumferricyanidlösung ein dunkelblauer, durch Kaliumferrocyanidlösung ein hellblauer Niederschlag hervorgerufen. Ferrolaktat verkohlt beim Erhitzen unter Entwickelung eines karamelartigen Geruches.

Die wässerige Lösung (1 + 49) darf durch Bleiacetatlösung höchstens opalisierend getrübt werden (Weinsäure, Citronensäure, Äpfelsäure); die mit Salzsäure angesäuerte wässerige Lösung darf durch Schwefelwasserstoffwasser nicht dunkler gefärbt (fremde Schwermetallsalze) und höchstens opalisierend getrübt werden (Ferrisalze). Die mit Salpetersäure angesäuerte wässerige Lösung darf weder durch Baryumnitratlösung (Schwefelsäure), noch durch Silbernitratlösung (Salzsäure) mehr als opalisierend getrübt werden.

Werden 30 ccm der wässerigen Lösung (1 + 49) nach Zusatz von 3 ccm verdünnter Schwefelsäure einige Minuten lang gekocht und mit überschüssiger Natronlauge versetzt, so darf die vom Niederschlag abfiltrierte Flüssigkeit beim Erhitzen mit alkalischer Kupfertartratlösung keinen roten Niederschlag abscheiden (Zucker).

Beim Zerreiben von Ferrolaktat mit Schwefelsäure darf sich weder eine Gasentwickelung, noch bei halbstündigem Stehen der Mischung eine Braunfärbung bemerkbar machen (Zucker, Gummi, Weinsäure).

Gehaltsbeſtimmung. 1 g Ferrolaktat wird in einem Porzellantiegel mit Salpeterſäure durchfeuchtet, dieſe in gelinder Wärme verdunſtet und der Rückſtand geglüht, bis alle Kohle ver-brannt iſt. Es müſſen mindeſtens 0,27 g Eiſenoxyd hinterbleiben, was einem Mindeſtgehalte von 18,9 Prozent Eiſen, entſprechend 97,3 Prozent Ferrolaktat entſpricht. Das hinterbliebene Eiſen-oxyd darf an Waſſer nichts abgeben und angefeuchtetes Lackmuspapier nicht bläuen (Alkali-carbonate).

Vor Licht geſchützt aufzubewahren.

Vor Licht geschützt aufzubewahren. Sonst sachlich unverändert.

Geschichtliches. Als B a r r e s w i l l und B e r n a r d im Verdauungssafte Milchsäure kon-statiert hatten, glaubte man, das Eisen durch Bindung an Milchsäure assimilierbarer zu machen, und da man auch noch das Eisenoxydul für wirksamer und zuträglicher hielt als Eisenoxyd, so verband man das Eisenoxydul mit Milchsäure. Übrigens wendete man in früherer Zeit schon ein *Serum lactis chaly-beatum* an. Die Franzosen L o u r a d o u r , G é l i s , C o n t é und B é r a l führten (1838 und 1839) das Eisenlaktat in die Therapie ein.

Handelssorten. Das Ferrolaktat kommt in zwei Sorten in den Handel, die eine als ein großkristallinisches, gelb- oder graugrünliches, an Ferrisalz armes (Deutsches), die andere billigere als ein kleinkristallinisches, gelblich- oder grünlichweißes, mehr pulvriges (Französisches) Salz. Der besseren Haltbarkeit wegen wäre zu arzneilichem Gebrauche nur Ferrolaktat in Krusten zu-zulassen, die bei Bedarf gepulvert werden.

Darstellung. Die Darstellung des Ferrolaktates erfolgt nach zahlreichen Methoden, die das miteinander gemeinsam haben, daß sie zunächst sämtlich durch Gärung Milchsäure er-zeugen lassen. In der so gebildeten Milchsäurelösung wird entweder direkt Eisenpulver gelöst oder man stellt aus der Milchsäure Calciumlaktat, Baryumlaktat oder Natriumlaktat dar und setzt diese mit Ferrosulfat oder Ferrochlorid um. — Ein schön weißes Präparat erhält man nach folgender Vorschrift:

Es werden 600 T. frische trübe Molken aus Kuhmilch, 50 T. abgerahmte Milch, 25 T. alter speckiger Kuhkäse mit 100 T. lauwarmem Wasser zu einer emulsionsähnlichen Flüssigkeit an-gerieben und mit 200 T. warmem Wasser, sowie 50 T. Meliszucker zusammengemischt an einen Ort gestellt, dessen Temperatur 35⁰ nicht überschreitet, aber auch nicht unter 20⁰ herabsinkt. Nach Verlauf von 1½ Tagen reagiert die Flüssigkeit bereits sauer. Sie wird nun mit feinge-pulvertem Witherit (es werden dazu die weißesten Stücke ausgesucht) neutralisiert. Ein Über-schuß dieses natürlichen Baryumcarbonats schadet nicht. Diese Abstumpfung der gebildeten Milchsäure geschieht alle Tage und jeden 3. Tag ein Zusatz von 50 T. zerklopftem Hutzucker, bis im ganzen 200 T. Zucker verbraucht sind. Ist während der Gärung durch Verdampfen das Volumen der gärenden Flüssigkeit vermindert, so wird es durch Zumischen von l a u w a r m e m Wasser ergänzt. Im ganzen wird man 120—125 T. Witherit verbrauchen. Man setzt zuletzt noch 3—4 T. feingepulverten Witherit hinzu und digeriert unter bisweiligem Umrühren einen halben Tag. Endlich bringt man das Ganze mit dem Witheritüberschuß in ein passendes, nur bis zu ⅔ anzufüllendes Gefäß, erhitzt zum Aufkochen und filtriert nach dem Erkalten. Das bräunlich gefärbte Filtrat wird bis auf ⅔ Volumen abgedampft, n o c h h e i ß mit verdünnter Schwefel-säure (bereitet aus roher arsenfreier Säure und durch Absetzenlassen von schwefelsaurem Blei befreit) gefällt. Da die Quantität des verbrauchten Baryumcarbonats bekannt ist, so kann man annähernd die nötige Menge der Schwefelsäure berechnen. Das Baryumcarbonat erfordert etwas über die Hälfte seines Gewichtes an konzentrierter käuflicher Schwefelsäure. Die Fällung wird unter Umrühren soweit fortgeführt, bis eine kleine filtrierte Probe mit Baryumnitrat eine äußerst geringe Reaktion auf Schwefelsäure gibt. Nachdem dem Niederschlage ein Tag Zeit gelassen ist, sich abzusetzen, wird filtriert und der Niederschlag mit warmem Wasser nachgewaschen. Das Filtrat im Gewichte von ca. 1300 T. enthält, wenn 120—125 T. Witherit verbraucht wurden, annähernd 108—110 T. Milchsäure. Diese gewonnene dünne Lösung der Milchsäure wird in einen geräumigen Stehkolben gegeben, so daß dieser nur zu einem Drittel angefüllt ist, mit 4 T. Rohrzucker und dann mit 40 T. reinen Eisenfeilspänen, von denen der Staub sorgsam abgesiebt ist, portionenweise von 3 zu 3 Stunden versetzt. Bei 35⁰—40⁰ geht die Lösung des Eisens, die Bildung des Ferrolaktats, unter bisweiligem Umschütteln schnell vonstatten und ist nach 30 Stunden beendet. Jetzt wird der Kolben in ein Sandbad gestellt und sein Inhalt bis zum gelinden Aufwallen erhitzt, darin einige Minuten unterhalten und nun die kochende Flüssigkeit schnell durch ein mit lockerem Fließpapier bedecktes leinenes Kolatorium gegossen. Auf den Rückstand in dem Kolben gießt man 500 T. kochendes Wasser, gibt auch den auf dem Kolatorium befind-lichen Rückstand mit einem Löffel in den Kolben zurück, erhitzt zum 2. Male bis zum Aufwallen und gießt kochend heiß durch dasselbe Kolatorium. Sollte dann noch ein bedeutender Rückstand bleiben, so müßte er nochmals mit 100—200 T. kochendem Wasser gemischt und aufgekocht werden. Die Kolatur wird an einen kalten Ort gestellt und, nach dem Erkalten, mit einem dritten Teil ihres Volumens Weingeist vermischt. Man rührt dann alle 3—4 Stunden um. Nach einem Tage findet man die Flüssigkeit in einen dicken Kristallbrei verwandelt. Diesen bringt man in einen Deplaciertrichter, läßt die braungrüne Flüssigkeit von dem Kristallmehl ablaufen, verdrängt den Rest derselben mit 60 prozentigem Weingeist und bringt dann das Kristallmehl auf ein Kolatorium, in dem man es unter der Presse allmählich, aber stark auspreßt. Die Preßkuchen sucht man möglichst ganz zu erhalten und trocknet sie schnell zwischen Fließpapier im Trockenschrank. Die Austrocknung ist bei einer Temperatur von 35⁰—40⁰ in Zeit eines halben Tages erreicht. Hat sich an der Außenfläche der Kuchen ein Anflug von bräunlichem Oxydsalz gebildet, so schabt man denselben ab. Die trocknen Kuchen liefern gepulvert ein schönes weißes Präparat. Ausbeute ca. 160 T.

Die bei der Bildung von Milchsäure sich abspielenden Vorgänge sind bei jenem Artikel mit genügender Ausführlichkeit behandelt worden. Die entstandene Milchsäure wird nach der vorstehend gegebenen Vorschrift als B a r y u m l a k t a t erhalten:

$$\underset{\text{Baryumcarbonat}}{BaCO_3} \;+\; 2C_3H_6O_3 \;=\; H_2O \;+\; CO_2 \;+\; \underset{\text{Baryumlaktat}}{Ba(C_3H_5O_3)_2}$$

Durch die Fällung mit Schwefelsäure wird unter Abscheidung von unlöslichem Baryumsulfat die M i l c h s ä u r e wieder in Freiheit gesetzt:

$$\underset{\text{Baryumlaktat}}{Ba(C_3H_5O_3)_2} \;+\; H_2SO_4 \;=\; BaSO_4 \;+\; \underset{\text{Milchsäure}}{2C_3H_6O_3}$$

die das zugesetzte Eisenpulver zu F e r r o l a k t a t löst:

$$\underset{\text{Milchsäure}}{2C_3H_6O_3} \;+\; Fe \;=\; H_2 \;+\; \underset{\text{Ferrolaktat}}{Fe(C_3H_5O_3)_2}$$

Der Zusatz von Rohrzucker zu der Milchsäurelösung beim Lösen des Eisens hat den Zweck, die Oxydation des Ferrolaktates zu Ferrilaktat einigermaßen zu hindern; dieser Zweck wird auch durch Anwendung eines Überschusses von Eisen zu erreichen versucht. Das Auswaschen mit verdünntem Weingeist geschieht, um die Mutterlauge aus dem Präparate zu entfernen.

Eigenschaften. Den vom Arzneibuch angeführten Eigenschaften ist noch hinzuzufügen, daß Ferrolaktat in reinem Zustande geruchlos ist. Das im Handel befindliche Präparat besitzt jedoch in der Regel noch den eigentümlichen Geruch der Gärflüssigkeit in sehr geringem Grade. Die wässerige Lösung färbt sich an der Luft durch Aufnahme von Sauerstoff braun. Das trockne Ferrolaktat ist kaum hygroskopisch und oxydiert sich an der Luft nur langsam. Im feuchten Zustande dagegen geht es erheblich leichter in braunes basisches Ferrilaktat über. Aus dieser Verbindung bestehen die braunen Beläge an Stopfen und Hals der Standgefäße des Ferrolaktates.

Prüfung. Die I d e n t i t ä t des Präparates ergibt sich aus dessen physikalischen Eigenschaften, außerdem aus folgenden Reaktionen: Die sauer reagierende wässerige Lösung wird durch Kaliumferricyanidlösung sofort dunkelblau gefällt, ein Zeichen, daß ein Eisenoxydulsalz vorliegt. Durch Kaliumferrocyanid soll nur eine hellblaue Fällung von ferrocyanwasserstoffsaurem Eisenoxydul (FeCy₆Fe₂) entstehen, eine dunkelblaue Fällung würde einen erheblichen Gehalt an Eisenoxydsalz anzeigen. Um Fehlerquellen bei dieser Reaktion auszuschließen, ist es notwendig, die Lösung des Ferrolaktates in a u s g e k o c h t e m W a s s e r, d. i. von Kohlensäure und Luft befreitem Wasser, vorzunehmen, ferner schnell hintereinander zu operieren, damit nicht Oxydation der Lösung erfolge, und endlich schnell zu beobachten, weil auch das ferrocyanwasserstoffsaure Eisenoxydul durch Oxydation rasch in Berlinerblau übergeht. Übrigens wird man gerade bei dieser Reaktion zweckmäßig etwas Milde walten lassen.

Zu den Prüfungen auf R e i n h e i t ist folgendes zu bemerken:

Zur Prüfung auf K o h l e h y d r a t e (Rohrzucker, Milchzucker, Traubenzucker, Dextrin usw.) werden 30 ccm der Lösung (1 + 49) mit 3 ccm verdünnter Schwefelsäure einige (5) Minuten gekocht. Der halberkalteten Flüssigkeit setzt man Natronlauge im Überschusse hinzu; das Filtrat darf beim Erwärmen mit alkalischer Kupfertartratlösung aus dieser rotes Kupferoxydul nicht abscheiden. Das Kochen mit verdünnter Schwefelsäure hat den Zweck, etwa vorhandene, nicht reduzierende Kohlehydrate (Rohrzucker, Dextrin) in reduzierende zu invertieren.

Der Gehaltsbestimmung ist nichts hinzuzufügen. Die Bereitung ergibt sich aus den Gleichungen:

$$Fe_2O_3 : Fe_2 = 100 \times 0,27 : x \; (= 18,9\,^0/_0)$$
$$\underset{159,7}{} \; \underset{111,7}{}$$
$$55,85 : 287,98 = 18,9 : x \; (= 97,34\,^0/_0).$$

Aufbewahrung. In gut geschlossenen Gefäßen hält sich das trockene Ferrolaktat ziemlich unverändert. Man achte darauf, daß Stopfen und Hals von anhaftendem Ferrolaktat freigehalten werden, da die der feuchten Luft ausgesetzten Anteile sich leicht zu braunem, basischem Ferrilaktat oxydieren. Bisher nahm man an, Einwirkung von direktem Sonnenlicht befördere die Haltbarkeit. Indes wurde experimentell der Nachweis des Gegenteils erbracht, und das Arzneibuch schreibt nunmehr Lichtschutz vor.

Anwendung s. b. Ferrum pulveratum.

Ferrum oxydatum saccharatum. — Eisenzucker.

Syn.: Ferrisaccharat. Ferrum oxydatum saccharatum solubile.

Gehalt an Eisen 2,8 bis 3,0 Prozent.

Eisenchloridlösung	30 Teile
Natriumcarbonat	26 Teile
Mittelfein gepulverter Zucker	nach Bedarf
Natronlauge	nach Bedarf
Wasser	300 Teile.

Die Eisenchloridlösung wird mit 150 Teilen Wasser verdünnt; dann wird nach und nach unter Umrühren die Lösung des Natriumcarbonats in 150 Teilen Wasser derart zugesetzt, daß bis gegen Ende der Fällung vor jedem neuen Zusatze die Wiederauflösung des entstandenen Niederschlags abgewartet wird.

Nachdem die Fällung beendet ist, wird der Niederschlag so lange ausgewaschen, bis das Waschwasser nach dem Verdünnen mit 5 Raumteilen Wasser durch Silbernitratlösung höchstens opalisierend getrübt wird. Alsbann wird der Niederschlag auf einem angefeuchteten Tuche gesammelt, nach dem Abtropfen gelinde ausgedrückt, in einer Porzellanschale mit 50 Teilen mittelfein gepulvertem Zucker gemischt und mit so viel Natronlauge versetzt, als zur völligen Klärung der auf dem Wasserbad erwärmten Mischung erforderlich ist, wozu aber höchstens 5 Teile Natronlauge verbraucht werden dürfen. Die klare Lösung wird darauf unter Umrühren zur Trockne eingedampft, der Rückstand zu mittelfeinem Pulver zerrieben und mit so viel mittelfein gepulvertem Zucker versetzt, daß das Gewicht der Gesamtmenge 100 Teile beträgt.

Rotbraunes, süßes Pulver von schwachem Eisengeschmack. Eisenzucker muß mit 20 Teilen heißem Wasser eine völlig klare, rotbraune, kaum alkalisch reagierende Lösung geben, die durch Kaliumferrocyaniblösung allein nicht verändert, auf Zusatz von Salzsäure aber zuerst schmutzig grün, dann rein blau gefärbt wird.

Die mit überschüssiger verdünnter Salpetersäure erhitzte, bann wieder erkaltete wässerige Lösung (1 + 19) darf durch Silbernitratlösung höchstens opalisierend getrübt werden (Salzsäure).

Gehaltsbestimmung. 1 g Eisenzucker wird in 10 ccm verdünnter Schwefelsäure unter Erwärmen auf dem Wasserbade gelöst, die Lösung nach dem vollständigen Verschwinden der rotbraunen Farbe und nach dem Erkalten mit halbprozentiger Kaliumpermanganatlösung bis zur schwachen, kurze Zeit bestehen bleibenden Rötung und nach der Entfärbung mit 2 g Kaliumjodid versetzt. Die Mischung läßt man 1 Stunde lang in einem verschlossenen Glase stehen. Zur Bindung des ausgeschiedenen Jodes müssen 5,0 bis 5,3 ccm $^1/_{10}$-Normal-Natriumthiosulfatlösung erforderlich sein, was einem Gehalte von 2,8 bis 3 Prozent Eisen entspricht (1 ccm $^1/_{10}$-Normal-Natriumthiosulfatlösung = 0,005585 g Eisen, Stärkelösung als Indikator).

Sachlich unverändert.

Geschichtliches. Der Chemiker E. F l e i s c h e r in Dresden glaubte 1866 ein lösliches Eisen-oxydsaccharat dargestellt zu haben; sein Präparat wurde von der Firma J o r d a n & T i m a e u s in Zuckerkapseln gefüllt verkauft. H a g e r war bemüht, die Bereitungsweise dieses Präparates aufzufinden, und beobachtete die Löslichkeit des frisch gefällten Eisenhydroxydes in Zuckerlösung bei Gegenwart von Ammoniak oder ätzenden Alkalien. 1867 gab S i e b e r t - Göttingen eine komplizierte Vorschrift zur Gewinnung eines löslichen Eisensaccharates; etwa um die nämliche Zeit veröffentlichten K o e h l e r und H o r n e m a n n eine Vorschrift, die später in die Pharm. Germ. II. aufgenommen wurde und die eine möglichste Entfernung des Natriumhydroxydes aus dem Präparate bezweckte. Arbeiten von S c h m i d t und D i e t e r i c h ließen aber erkennen, daß Natronhydrat ein wesentlicher Bestandteil sei, so daß in die dritte Ausgabe des Arzneibuches die jetzige Vorschrift aufgenommen wurde.

Darstellung. Zu der Vorschrift des Arzneibuches ist nur wenig hinzuzufügen: Die verdünnte Eisenchlorid- und die Natriumcarbonatlösung sind k a l t zu verwenden, und zwar so, daß letztere in sehr dünnem Strahle oder mittels Tropftrichter unter kräftigem Umrühren mit den zur Wiederlösung des entstehenden Niederschlages nötigen Unterbrechungen zugesetzt wird. Nachdem die Fällung vollendet ist, übergießt man den Niederschlag mit etwa der 3 bis 5 fachen Menge kaltem destilliertem Wasser, zieht die klare Flüssigkeit nach etwa 2 stündigem Absetzenlassen mit Hilfe eines Hebers klar ab und wiederholt dies so oft, bis das Natriumchlorid bis auf Spuren entfernt ist. Hierauf mischt man den noch feuchten Niederschlag in einer Porzellanschale mit 50 T. Zuckerpulver und zunächst mit 3 T. Natronlauge. Man achte hierbei sorgfältig darauf, daß nicht etwa unzerteilte Klümpchen von Ferrihydroxyd in dem Gemische verbleiben, weil sich diese beim späteren Erhitzen und Eindampfen nur schwierig oder gar nicht auflösen, sondern zu kleinen festen Stückchen, aus Eisenoxyd bestehend, eintrocknen.

Chemie. Gießt man in eine Eisenchloridlösung Natriumcarbonatlösung in kleinen Anteilen ein, so entsteht zunächst ein rehfarbener Niederschlag, ohne daß Kohlensäureentwicklung erfolgt. Daraus ist zu schließen, daß zunächst Ferricarbonat gefällt wird:

$$2\,FeCl_3 \;+\; 3\,Na_2CO_3 \;=\; 6\,NaCl \;+\; Fe_2(CO_3)_3$$

Eisenchlorid   Natriumcarbonat   Natriumchlorid   Ferricarbonat

Beim Umrühren entweicht Kohlensäureanhydrid, indem durch Einwirkung des Wassers das Ferricarbonat in Ferrihydroxyd und Kohlensäure gespalten wird.

$$Fe_2(CO_3)_3 \;+\; 3\,H_2O \;=\; 3\,CO_2 \;+\; 2\,Fe(OH)_3$$

Ferricarbonat   Wasser   Ferrihydroxyd

Das Ferrihydroxyd löst sich zu Beginn der Fällung zunächst in dem noch vorhandenen Ferrichlorid als kolloidales Hydroxyd wieder auf, wobei die Flüssigkeit eine rotbraune Färbung annimmt. (S. *Liq. ferri oxychlorati dialysati.*) — Sind etwa ¾ der zuzusetzenden Natriumcarbonatlösung verbraucht, so tritt eine Wiederauflösung des Niederschlages nicht mehr ein, vielmehr fällt alles Eisen als Ferrihydroxyd im Sinne der angegebenen Gleichungen aus.

Mischt man das ausgewaschene Ferrihydroxyd unter Erwärmen mit Zucker, so bleibt es unverändert, fügt man zugleich aber ätzende Alkalien (Natronlauge) hinzu, so entsteht eine Lösung, in der Ferri-Ionen Fe··· nicht vorhanden sind. Man hat daraus geschlossen, daß Eisenhydroxyd, Zucker und Natronhydrat sich chemisch vereinigt haben unter Bildung eines Saccharats, das sind salzartige Verbindungen, die der Zucker als Alkohol mit gewissen Basen eingehen kann. E. S c h m i d t hält es für „ein schwach natriumhaltiges Additionsprodukt von x Mol. Eisenhydroxyd und y Mol. Rohrzucker: x $Fe_2(OH)_6$ + y $C_{12}H_{22}O_{11}$, das außer mechanisch beigemengtem Natriumcarbonat oder Ätznatron vielleicht auch eine kleine Menge chemisch gebundenen Natrons (höchstens 1,5 T. Na_2O auf 100 T. $Fe_2(OH)_6$) enthält." Dieses chemisch gebundene Natronhydrat scheint nach E. S c h m i d t für die Auflösung des Eisensaccharates in Wasser erforderlich zu sein.

Kolloidchemische Forschungen der letzten Zeit lassen es jedoch nicht unwahrscheinlich erscheinen, daß wir es in dem Eisensaccharat mit einem kolloidalen Eisenhydroxyd zu tun haben, in dem der Zucker die Rolle eines Schutzkolloids spielt, trotzdem dem Rohrzucker im allgemeinen allein keine große Schutzwirkung nachgewiesen worden ist. Das Wichtigste ist aber, wie auch durch die Praxis gefunden wurde, der Zusatz der Natronlauge. Kolloidchemisch ließe sich dieses durch „Peptisation des Gels" erklären, d. h. es haben manche Gele die Eigenschaft, mit ganz geringen Mengen eines Elektrolyten sich zu verflüssigen und ein Sol zu bilden. F i s c h e r nennt in diesen Fällen den kolloidbildenden Stoff, also hier die Natronlauge, den Kolloidalisator. Bemerkenswert ist dabei, daß verschiedene organische Substanzen, wie hier Rohrzucker, die Fähigkeit besitzen, die kolloidbildende Wirkung der Alkalien auch in solchen Fällen zur Geltung zu bringen, wo sonst eine Lösung des Metallhydroxyds in der Alkalilauge nicht eintritt. So fand G r i m a u x , daß Eisenchlorid mit Ätzkali und Glycerin ein Kolloid bildet (siehe auch Liquor ferri albuminati).

Eigenschaften. Eisenzucker bildet ein rotbraunes, süßes, schwach nach Eisen schmeckendes Pulver, das sich in 20 T. Wasser klar auflöst. Die wässerige Lösung zeigt nicht die Reaktion des Ferri-Ions Fe···, weil das Eisen nicht elektrolytisch gespalten, sondern sich kolloidal (oder als komplexe Eisenzucker-Ionen) vorfindet. Phosphorsäure, Kohlensäure, Arsensäure, Bernsteinsäure, benzoesaure Alkalisalze erzeugen in ihr keine Fällung, durch Ferrocyankalium entsteht kein blauer Niederschlag, durch Rhodankalium keine rote Färbung, durch Gerbsäurelösung keine blauschwarze Fällung. Dagegen fällt Schwefelammonium alles Eisen als Schwefeleisen.

Auf Zusatz sehr vieler Neutralsalze (z. B. NaCl, KBr, KJ, Sulfate, Nitrate u. a. m.) zur Lösung wird aus dieser beim Erwärmen sofort, bei gewöhnlicher Temperatur allmählich u n - l ö s l i c h e s Eisensaccharat abgeschieden, was dem Ausflocken kolloider Stoffe entspricht.

Auf Zusatz von Säuren zur Lösung des Eisensaccharates erfolgt zunächst Abscheidung von unlöslichem Eisensaccharat, bei weiterem Zusatz von Säure werden unter Zerlegung des Eisensaccharates die betreffenden Salze des Eisens gebildet, die dann die Reaktionen des Ferri-Ions geben.

Prüfung. Eisenzucker gebe mit 20 T. heißem Wasser eine v ö l l i g k l a r e , kaum alkalisch reagierende Lösung, die durch Kaliumferrocyanidlösung allein nicht verändert, auf Zusatz von Salzsäure aber zuerst schmutzig grün, dann rein blau gefärbt wird. Zu diesen Forderungen des Arzneibuches ist folgendes zu bemerken: Eine schwache alkalische Reaktion wird immer vorhanden sein, ein geringer Alkaliüberschuß scheint erforderlich, um die Löslichkeit des Präparates zu gewährleisten, doch soll bei der Darstellung ein größerer Überschuß von Natronlauge vermieden werden.

Das beschriebene Verhalten der Eisenzuckerlösung gegen Kaliumferrocyanid hat eine doppelte Ursache. Da die Eisenzuckerlösung schwach alkalisch ist, so ist es ohne weiteres begreiflich, daß in der wässerigen Lösung eine Bildung von Berliner Blau nicht stattfinden kann. Fügt man jedoch zu der mit Kaliumferrocyanid versetzten Lösung Salzsäure, so wird das im Eisenzucker enthaltende Eisen in Eisenchlorid umgewandelt, so daß nunmehr in der salzsauren Lösung ein Niederschlag von Berliner Blau entsteht. Da jedoch eine gewisse, wenn auch geringe Zeit bis zur völligen Umwandlung in Eisenchlorid verstreicht, so tritt während dieser Zwischenzeit eine schmutzig grüne Färbung auf.

Ein geringer C h l o r g e h a l t ist erlaubt, der davon herrühren wird, das Eisenhydroxyd wie alle kolloiden Stoffe, stark adsorbierend wirkt und daher geringe Mengen von Elektrolyten hartnäckig festhält.

Gehaltsbestimmung. Um das Eisen der Eisenzuckerlösung in Ferri-Ionen überzuführen, ist ein Erwärmen auf dem Wasserbade in einem Glasstöpselglase zu empfehlen. Da nach G a d a m e r immer geringe Mengen an Ferrosalz vorhanden sind, so oxydiert man diese mit Kaliumpermanganat zu Ferri-Ionen. Ein kleiner Überschuß von Permanganat wird durch den Zucker nach kurzem Stehenlassen wieder reduziert. Vor dem Zusatz von Kaliumjodid muß die Flüssigkeit wieder farblos sein. Man titriert die braune Jodlösung mit Natriumthiosulfat bis zur weingelben Farbe, setzt erst dann Stärkelösung hinzu und titriert bis zur Entfärbung.

Ferrisulfat und Kaliumjodid wirken in folgender Weise aufeinander ein:

$$\underbrace{Fe_2(SO_4)_3}_{400} + 2 KJ = K_2SO_4 + 2 FeSO_4 + \underbrace{J_2}_{254}$$

d. h. für 254 T. Jod, die in Freiheit gesetzt werden, müssen vorher 400 T. Ferrisulfat vorhanden gewesen sein. In diesen 400 T. Ferrisulfat stecken 112 T. (2 Fe = 2 × 55,85) metallisches Eisen. Es entspricht also ein Atom Eisen genau einem Atom Jod, und dieses wieder ist äquivalent einem Molekül Natriumthiosulfat.

1 Mol. Natriumthiosulfat = 55,85 g metallisches Eisen,

1 ccm $^1/_{10}$-Normal-Natriumthiosulfat = 0,005 585 g metallisches Eisen;

daher entsprechen 5,0—5,3 ccm $^1/_{10}$-Natriumthiosulfat

5 × 0,005 585 = 0,0279 g Fe,

5,3 × 0,005 585 = 0,0296 g Fe.

Da diese Mengen Fe in 1 g des Präparates enthalten sind, so ergibt sich daraus ein geforderter Gehalt von 2,8—3,0 Prozent Fe.

Aufbewahrung. Kohlensäure und Einwirkung von direktem Licht wirken zersetzend bzw. reduzierend auf das Präparat, deshalb empfiehlt es sich, es in wohl verschlossenen Gefäßen, vor direktem Sonnenlicht geschützt, aufzubewahren.

Ferrum pulveratum. — Gepulvertes Eisen.

Syn.: Eisenpulver. Limatura Ferri. Limatura Martis praeparata. Pulvis Ferri alcoholisatus.

Fe Atom=Gew. 55,85.

Gehalt an Eisen mindestens 97,8 Prozent.

Feines, schweres, etwas metallisch glänzendes, graues Pulver, das vom Magneten an= gezogen wird und sich in verdünnter Schwefelsäure oder Salzsäure unter Entwickelung von Wasser= stoff löst. Diese Lösung gibt auch in großer Verdünnung mit Kaliumferricyaniblösung einen tief= blauen Niederschlag.

Gepulvertes Eisen darf beim Lösen in verdünnter Salzsäure höchstens 1 Prozent Rück= stand (Graphit, Kohle, Kieselsäure) hinterlassen; das entweichende Gas darf einen mit Bleiacetat= lösung benetzten Papierstreifen sofort nicht mehr als bräunlich färben (Schwefeleisen).

Oxydiert man in der salzsauren Lösung das Ferrosalz durch Erwärmen mit Salpetersäure und versetzt die Lösung dann mit überschüssiger Ammoniakflüssigkeit, so darf die vom Niederschlag abfiltrierte Flüssigkeit nicht blau gefärbt sein (Kupfer) und durch Schwefelwasserstoffwasser kaum verändert werden (fremde Schwermetalle).

0,4 g gepulvertes Eisen und 0,4 g Kaliumchlorat werden in einem geräumigen Probier= rohre mit 4 ccm Salzsäure übergossen. Nachdem die Einwirkung beendet ist, wird die Mischung bis zur Entfernung des freien Chlores erwärmt und dann filtriert. Eine Mischung von 1 ccm des Filtrates und 3 ccm Zinnchlorürlösung darf innerhalb 1 Stunde keine dunklere Färbung annehmen (Arsen).

Gehaltsbestimmung. 1 g gepulvertes Eisen wird in etwa 50 ccm verdünnter Schwefel= säure gelöst und die Lösung auf 100 ccm verdünnt. 10 ccm dieser Lösung werden mit halb= prozentiger Kaliumpermanganatlösung bis zur schwachen Rötung versetzt. Nachdem die Flüssig= keit durch Zusatz von Weinsäurelösung wieder entfärbt worden ist, gibt man 2 g Kaliumjodid hinzu und läßt die Mischung 1 Stunde lang in einem verschlossenen Glase stehen. Zur Bindung des ausgeschiedenen Jodes müssen mindestens 17,5 ccm $^1/_{10}$=Normal=Natriumthiosulfatlösung verbraucht werden, was einem Mindestgehalte von 97,8 Prozent Eisen entspricht (1 ccm $^1/_{10}$= Normal=Natriumthiosulfatlösung = 0,005585 g Eisen, Stärkelösung als Indikator).

Sachlich unverändert.

Geschichtliches. Die medizinale Verwendung des Eisens ist uralt; M e l a m p u s (mehr als 1000 Jahre vor unserer Zeitrechnung) heilte Impotenz mit Eisenrost. Bei D i o s k o r i d e s , G a l e n , P l i n i u s usw. wird es für verschiedene Indikationen erwähnt. Seine Anwendung erfolgte meist auf Grund mystischer Vorstellungen; sie gewann eine feste Bedeutung erst durch die im Anfange des vorigen Jahrhunderts gefundene Tatsache, daß Eisen im Blutfarbstoff (und zwar in organischer Bin= dung) vorkomme; heute wissen wir, daß alle lebenden Zellen Eisen enthalten und daß auch beispiels= weise selbst die niedrigsten Pflanzen ohne Eisen nicht existieren können.

Darstellung. Eisenpulver wird vor allem in Tirol fabrikmäßig dargestellt. Möglichst reines Eisen (Schmiedeeisen) wird zunächst mit großen Feilen, die durch Wasserkraft bewegt werden, bearbeitet, und die erhaltene „Eisenfeile" durch Stoßen in Stahlmörsern noch weiter zerkleinert. Das so erzielte Eisenpulver wird durch Luftgebläse sortiert, wobei die feinsten Teilchen am weitesten weggetragen werden, während die gröberen Teile näher liegen bleiben. Die letzteren gelangen in den Stahlmörser zurück und werden nach wiederholter Zerkleinerung wiederum durch den Luftstrom sortiert.

Damit das zu erzeugende Eisenpulver den Anforderungen des Arzneibuches (97,8 Prozent Eisen) entspricht, ist es natürlich notwendig, daß eine genügend reine Eisensorte zur Pulverung benutzt wird. Gußeisen, das bekanntlich das am wenigsten reine Eisen ist, liefert kein den Vorschriften des Arzneibuches entsprechendes Eisenpulver. Das aus Gußeisen erzeugte Eisen= pulver ist übrigens auch dunkelgrau bis schwarzgrau. Dagegen eignet sich als Ausgangsmaterial Stabeisen oder Stahldraht.

Eigenschaften. Das reine gepulverte Eisen bildet ein geruch- und geschmackloses, schweres, höchst feines, graues Pulver, das beim Druck mit dem Pistill eine graue metallisch glänzende Fläche bietet. Von Wasser wird es wegen anhaftender Luftbläschen nur unvollständig benetzt. Beim Glühen an der Luft verglimmt es zu rotem Eisenoxyd, das sich mit Essigsäure fremde Metalle entziehen lassen.

Eisenpulver besteht nicht aus chemisch reinem Eisen, es enthält größere oder kleinere Mengen Kohlenstoff (Graphit), Schwefel, Arsen, Phosphor, Silicium, Sand, oft auch Mangan, Kupfer, Blei. V e r f ä l s c h u n g e n sind Graphit, Sand, Hammerschlag.

Das aus rohem Gußeisen hergestellte Eisenpulver hat eine schwarzgraue Farbe und ist mit Kohle, Schwefel, Arsen, Phosphor, Silicium und Mangan reichlich verunreinigt. Das Arzneibuch fordert ein von Zink, Kupfer und Blei völlig reines Eisenpulver. Schwefel und Arsen dürfen darin nur in sehr geringen Spuren enthalten sein. Demnach darf das aus rohem Gußeisen hergestellte Eisenpulver nicht in den Gebrauch gezogen werden, und ist ein dunkel- oder schwarzgraues Eisenpulver zurückzuweisen.

Eisenfeilspäne für den p h a r m a z e u t i s c h e n G e b r a u c h sind ein wichtiges Rohmaterial. Das R o h - oder G u ß e i s e n enthält Silicium, Aluminium, Kupfer, Mangan, Arsen, Schwefel, Phosphor, Kohle, bisweilen auch Magnesium, Calcium, Chrom, Molybdän, Titan, Vanadin, je nach der Beschaffenheit der Erze, aus denen es dargestellt ist. Es darf nie zur Darstellung pharmazeutischer Präparate benutzt werden. Ebenso wenig der Hammerschlag und die Eisenfeilspäne der Metallarbeiter. Diese enthalten meist Kupferfeilspäne und Messingstaub. Das beste reinste Eisen ist der von anhängendem Fette durch Abreiben gereinigte schwarze Draht, besonders der dünne, etwas weniger rein sind die Nägel. Die Feilspäne der Drahtarbeiter sind nur gelegentlich sehr rein. Das Eisen ist rein genug, wenn es sich in verdünnter Schwefelsäure völlig löst und die Lösung beim Übersättigen mit Ätzammonflüssigkeit nach dem Absetzen keine blaue Flüssigkeit bildet. Ist man im Besitz sehr reiner Eisenfeilspäne, so muß man sie in gut verstopften Glasflaschen gegen Rosten geschützt aufbewahren.

Verdünnte Salzsäure, verdünnte Schwefelsäure, auch Essigsäure und viele andere Säuren lösen das Eisen unter Bildung der betreffenden Eisensalze und Entwicklung von Wasserstoffgas. Es bilden sich dabei, wenn nicht besondere Faktoren tätig sind, zunächst die Oxydulsalze mit dem zweiwertigen Ferro-Ion Fe''. Daher gibt z. B. die Auflösung des Eisenpulvers in Salzsäure mit Ferricyankalium einen blauen Niederschlag. Ist das in Auflösung begriffene Eisen kohlenstoffhaltig, so entstehen neben Wasserstoff auch noch (übelriechende) K o h l e n - w a s s e r s t o f f e, außerdem treten S c h w e f e l w a s s e r s t o f f , P h o s p h o r w a s s e r - s t o f f , A r s e n w a s s e r s t o f f , S i l i c i u m w a s s e r s t o f f auf, wenn die betreffenden Elemente in dem aufzulösenden Eisen enthalten sind.

An trockener Luft ist das Eisenpulver beständig, an feuchter Luft bedeckt es sich oberflächlich mit Ferrihydroxyd: es rostet.

Prüfung. Zum Nachweis von K o h l e , K i e s e l s ä u r e und S c h w e f e l übergießt man 1 g gepulvertes Eisen mit einer Mischung von 10 ccm Salzsäure und 10 ccm Wasser und senkt in die Mündung des Gefäßes einen Augenblick einen mit Bleiacetatlösung benetzten Filtrierpapierstreifen. Bei Gegenwart von Schwefeleisen bildet sich durch den frei gewordenen Schwefelwasserstoff schwarzes Schwefelblei auf dem Papier. Eine bräunliche Färbung ist erlaubt, bei längerer Einwirkung wird man fast immer eine Schwärzung erhalten. Die Flüssigkeit wird bis zur Lösung des Eisens erwärmt und durch ein gewogenes Filter filtriert, das man mit Wasser auswäscht, trocknet und wägt. Der unlösliche Rückstand soll nur 0,01 g = höchstens 1 Prozent betragen.

Wenn man auf S c h w e r m e t a l l s a l z e mit Schwefelwasserstoff prüfen will, so oxydiert man die vorstehend erhaltene salzsaure Lösung durch Erwärmen mit Salpetersäure, um aus dieser Ferrisalzlösung das Eisen mit Ammoniak als Hydroxyd vollständig ausfällen zu können. Bei Gegenwart von K u p f e r ist das Filtrat blau (durch Bildung eines komplexen Kupriammonium-Kations $Cu(NH_3)_4^{\cdot\cdot}$).

Zur Prüfung auf A r s e n fügt man zu der Mischung von Kaliumchlorat und Eisen vorsichtig, indem man das Glas von sich abwendet, 4 ccm Salzsäure. Es erfolgt sogleich eine mit Schäumen und Chlorentwicklung sowie Selbsterwärmung begleitete h e f t i g e Reaktion: $2Fe + KClO_3 + 6HCl = KCl + 3H_2O + 2FeCl_3$. Die Flüssigkeit hat nunmehr das Aussehen einer konzentrierten Ferrichloridlösung. Man erwärmt das Glas durch Einstellen in siedendes Wasser, bis der Flüssigkeit keine grünen Chlordämpfe mehr entweichen und filtriert durch ein kleines, angenäßtes Filterchen. Auf Zusatz von Zinnchlorürlösung wird Ferrichlorid wieder zu Ferrochlorid reduziert ($2FeCl_3 + SnCl_2 = 2FeCl_2 + SnCl_4$), die vorher braungelbe Flüssigkeit ist jetzt schwach grünlich. Färbt sich die Lösung im Verlaufe einer Stunde braun oder setzt sie einen braunen Niederschlag ab, so sind mehr als Spuren von A r s e n zugegen, das Eisenpulver ist alsdann zu therapeutischen Zwecken nicht geeignet.

Die Bestimmung des Eisengehaltes ist bei *Ferrum carbonicum saccharatum* erklärt worden (s. Seite 523). Dort wurde das überschüssige Kaliumpermanganat durch den vorhandenen Zucker allmählich reduziert, hier muß man etwas Weinsäurelösung zusetzen, daß die Entfärbung eintritt.

1 ccm $^1/_{10}$-Normal-Natriumthiosulfat $= 0,005\ 585$ g Fe,
17,5 „ $^1/_{10}$- „ „ $= 0,097\ 74$ g Fe.

Da diese Menge, wie sich aus der vorgenommenen Verdünnung ergibt, in 0,1 g Eisenpulver enthalten ist, so wird ein Mindestgehalt von 97,74 Prozent Eisen gefordert. Man bestimmt auf diese Weise das Gesamteisen, nicht nur das metallische Eisen.

Anwendung und Wirkung. Es kann gegenwärtig als festgestellt angesehen werden, daß das in der N a h r u n g enthaltene Eisen, obschon es beim normalen Menschen die gewöhnliche Eisenausfuhr im Harn (etwa 10 mg) deckt, nicht ausreicht, auch wenn die Nahrungsmenge gesteigert wird, beim chlorotisch k r a n k e n Menschen eine genügende Besserung zu erzielen. Auch das muß als genügend sicher angesehen werden, daß sowohl Eisen als Metall, als auch die ionalen Eisenverbindungen (anorganische und organische), als auch diejenigen Präparate, die wie Ferratin das Eisen in nicht ionaler Form enthalten, wenigstens zum Teil im oberen Teile des Darmes resorbiert (und im Dickdarm wieder ausgeschieden) werden und somit an sich zur Behandlung der Chlorose geeignet sind. — In welcher Weise das Eisen gegen diese Krankheit wirkt, ist nicht klar erkannt. Daß einfach eine Mehrbildung von Hämoglobin, dem eisenhaltigen Bestandteile der roten Blutkörperchen, stattfindet, wenn mehr Eisen vorhanden ist, darf nicht angenommen werden. Es handelt sich vielmehr aller Wahrscheinlichkeit nach um eine gewisse anregende Wirkung des Eisens auf die Stellen im Körper, an denen die Blutbereitung vor sich geht (Pflanzen können ihren eisen f r e i e n Farbstoff, das Chlorophyll, nicht bilden, wenn sie kein Eisen zur Verfügung haben).

Für die innerliche Verwendung des Eisens sind, wie gesagt, fast alle vorhandenen Eisenpräparate brauchbar, am wenigsten die am meisten angepriesenen Hämoglobinpräparate. Doch kommen noch folgende Punkte in Betracht: Alle wasserlöslichen, Eisen in ionaler Form enthaltenden Präparate haben neben der resorptiven auch eine l o k a l e , „adstringierende" oder bei stärkerer Konzentration sogar ätzende Wirkung. Diese Salze werden daher oft vom Magen schlecht vertragen; es sind dann Präparate wie der Liquor ferri albuminati, die Hämatogene, Ferratin usw. vorzuziehen. Besonders das letztere erweist sich häufig noch als nützlich, wenn andere Eisenmedikationen versagt haben. In den meisten Fällen genügen aber auch die einfachsten Präparate (Ferrum pulveratum, reductum usw.). — Durch das Eisen wird das normal im unteren Darm bei der Eiweißverdauung entstehende Schwefelalkali gebunden; da dieses aber die Peristaltik des Darmes und damit die Fortbewegung des Kotes anregt, entsteht oft durch diese Eisenwirkung eine gewisse Verstopfung.

Außer von der resorptiven wird bei mehreren wasserlöslichen Eisensalzen auch von der lokalen Wirkung Gebrauch gemacht; das Nähere hierüber ist bei den einzelnen Präparaten zu sehen.

Subkutan gegeben können alle löslichen Eisensalze schwere Vergiftungen hervorrufen.

Ferrum reductum. — Reduziertes Eisen.
Syn.: Ferrum Hydrogenio reductum.

Fe   Atom-Gew. 55,85.

Gehalt an metallischem Eisen mindestens 90 Prozent, Gesamtgehalt an Eisen mindestens 96,6 Prozent.

Feines, schweres, glanzloses, grauschwarzes Pulver, das vom Magneten angezogen wird und beim Erhitzen an der Luft unter Verglimmen in schwarzes Eisenoxyduloxyd übergeht. Reduziertes Eisen löst sich in verdünnter Schwefelsäure oder Salzsäure unter Entwicklung von Wasserstoff. Diese Lösung gibt auch in großer Verdünnung mit Kaliumferricyanidlösung einen tiefblauen Niederschlag.

1 g reduziertes Eisen muß sich in 12 ccm verdünnter Salzsäure bis auf etwa 1 Prozent lösen; das entweichende Gas darf einen mit Bleiacetatlösung benetzten Papierstreifen sofort nicht mehr als bräunlich färben (Schwefeleisen).

Kocht man 2 g reduziertes Eisen mit 10 ccm Wasser und filtriert, so darf das Filtrat Lackmuspapier nicht bläuen (Alkalicarbonate) und beim Verdunsten höchstens 0,003 g Rückstand (wasserlösliche Salze) hinterlassen.

0,4 g reduziertes Eisen und 0,4 g Kaliumchlorat werden in einem geräumigen Probierrohre mit 4 ccm Salzsäure übergossen. Nachdem die Einwirkung beendet ist, wird die Mischung bis zur Entfernung des freien Chlores erwärmt und dann filtriert. Eine Mischung von 1 ccm des Filtrates und 3 ccm Zinnchlorürlösung darf innerhalb 1 Stunde keine dunklere Färbung annehmen (Arsen).

Gehaltsbestimmung. 1 g reduziertes Eisen wird in etwa 50 ccm verdünnter Schwefelsäure gelöst und die Lösung auf 100 ccm verdünnt. 10 ccm dieser Lösung werden mit halbprozentiger Kaliumpermanganatlösung bis zur schwachen Rötung versetzt. Nachdem die Flüssigkeit durch Zusatz von Weinsäurelösung wieder entfärbt worden ist, gibt man 2 g Kaliumjodid hinzu und

läßt die Mischung 1 Stunde lang in einem verschloſſenen Glaſe ſtehen. Zur Bindung des aus=
geſchiedenen Jodes müſſen mindeſtens 17,3 ccm $^1/_{10}$=Normal=Natriumthioſulfatlöſung verbraucht
werden, was einem Mindeſtgehalte von 96,6 Prozent Eiſen entſpricht (1 ccm $^1/_{10}$=Normal=Natrium=
thioſulfatlöſung = 0,005585 g Eiſen, Stärkelöſung als Jndikator).

Sachlich unverändert.

Geschichtliches. Das durch Wasserstoffgas reduzierte Eisen wurde im Jahre 1840 von
Q u e v e n n e und M i q u e l a r d als Arzneimittel empfohlen und von ersterem als Spezialität, aber
gewöhnlich sehr unrein in den Handel gebracht. Daher trug das Präparat auch den Namen *Fer de
Quevenne.*

Darstellung. Reines Eisenoxyd oder ein durch Fällen einer Ferrichloridlösung mit Am-
moniak erhaltenes Ferrihydroxyd wird in getrocknetem, feingepulvertem Zustande in dünner
Schicht in einem Rohr bis zur Rotglut erhitzt und darüber ein Strom von Wasserstoffgas geleitet.
Das Gas wird zur Entfernung von Schwefelwasserstoff, Phosphor- und Arsenwasserstoff und
Kohlenwasserstoffen zuvor durch mehrere Waschflaschen, die Natronlauge, Bleiessig und ver-
dünnte Kaliumpermanganatlösung enthalten, geleitet und schließlich durch konzentrierte
Schwefelsäure getrocknet. Das reduzierte Eisen läßt man im Wasserstoffstrom erkalten.

Wird während der Reduktion die Temperatur des Eisenoxydes nicht bis zur dunklen
Rotglut gesteigert, so kann das Eisen p y r o p h o r i s c h werden, d. h. es entzündet sich und
verglimmt zu Eisenoxyd, selbst wenn es in völlig erkaltetem Zustande mit der Luft in Berührung kommt.

Wird andererseits die Temperatur über dunkle Rotglut hinaus erhöht, sintert das Präparat
zusammen und ist nicht mehr fein verteilt.

Wasserstoffgas wirkt noch bei 270°—280° auf Eisenoxyd nicht ein. Erst zwischen 280°
bis 300° beginnt das Wasserstoffgas reduzierend zu wirken und zwar wird das Eisenoxyd zunächst zu E i s e n o x y d u l o x y d Fe_3O_4 reduziert:

$$3[Fe_2O_3] + H_2 = 2[Fe_3O_4] + H_2O$$
$$\text{Eisenoxyd} \qquad\qquad \text{Eisenoxyduloxyd}$$

Das entstandene Eisenoxyduloxyd wird zwischen 400° und 500° allmählich, bei höheren Temperaturen schneller zu metallischem Eisen reduziert:

$$Fe_3O_4 + 8H = 3Fe + 8H_2O$$

Die Schwierigkeit liegt nun darin, daß bei dieser Temperatur das Pulver zusammensintert,
deshalb zieht man es vor, ein lockeres Präparat mit einem geringen Gehalt an Eisenoxyduloxyd zu erzeugen, anstatt ein metallreicheres, aber dafür zusammengesintertes Produkt zu gewinnen. Früher begnügte man sich mit einem Gehalte von 75 Prozent Eisenmetall, aber schon
die Pharm. Germ. II. setzte ihre Forderung auf 90 Prozent metallisches Eisen herauf.

Eigenschaften. Das reduzierte Eisen ist ein g l a n z l o s e s graues Pulver, das je nach
dem Gehalt an Eisenoxyduloxyd mehr oder weniger dunkel und spezifisch leichter als das
gepulverte Eisen ist. Bei jahrelangem Liegen wird es körnig. An der Luft erhitzt, verglimmt es
— und zwar wegen der feineren Vetreilung erheblich lebhafter als das gepulverte Eisen — zu
Eisenoxyduloxyd. Vom Magnete wird es angezogen, weil sowohl das Eisenmetall als auch das
Eisenoxyduloxyd (= Magneteisenstein) die Eigenschaft besitzt, magnetisch zu werden. In verdünnter Salzsäure löst es sich unter Entwicklung geruchlosen Wasserstoffgases zu einer fast
farblosen oder schwach blaugrünlichen Flüssigkeit, die mit Kaliumferricyanidlösung einen
blauen Niederschlag gibt.

Prüfung. Auf S c h w e f e l e i s e n und A r s e n v e r b i n d u n g e n wird in derselben Weise geprüft wie Ferrum pulveratum.

Zur Prüfung auf A l k a l i c a r b o n a t e und w a s s e r l ö s l i c h e S a l z e soll man
nicht wie früher, das Eisen mit Wasser schütteln, sondern auskochen. Bei Gegenwart von Alkalicarbonaten würde das Filtrat Lackmuspapier bläuen. Bleibt nach dem Verdampfen des
Filtrates ein Rückstand, so kann dieser aus Natriumcarbonat, wenn er neutral reagiert, auch
aus anderen wasserlöslichen Salzen bestehen. Diese Verunreinigungen stammen daher, daß zur
Fällung von Eisenhydroxyd Natriumcarbonat benutzt und dieses nicht völlig ausgewaschen
wurde.

Bestimmung des Gesamtgehaltes an Eisen. Die jodometrische Titration des Eisens
ist bei *Ferrum carbonicum saccharatum* erklärt worden (s. Seite 523). Dort wurde die überschüssige

Kaliumpermanganatlösung durch den vorhandenen Zucker allmählich reduziert, hier muß man etwas Weinsäurelösung zusetzen, daß Entfärbung eintritt.

$$1 \text{ ccm } ^1/_{10}\text{-Normal-Natriumthiosulfat} = 0{,}005\,585 \text{ g Fe,}$$
$$17{,}3 \text{ ,, } ^1/_{10}\text{- ,, } \text{ ,. } = 0{,}096\,62 \text{ g Fe.}$$

Da diese Menge, wie sich aus der vorgenommenen Verdünnung ergibt, in 0,1 g reduziertem Eisen enthalten ist, so wird ein Mindestgehalt von 96,6 Prozent an Gesamteisen gefordert.

Bestimmung des Gehaltes an metallischem Eisen. Will man den Gehalt an metallischem Eisen allein wissen, so wählt man die Methode des dritten Arzneibuches. Diese beruht darauf, daß durch Quecksilberchlorid nach der Gleichung

$$2\,HgCl_2 + Fe = Hg_2Cl_2 + FeCl_2$$

nur das als Metall vorhandene Eisen, nicht aber die Oxyde des Eisens in Lösung gebracht werden. Man digeriert also in einem 100 ccm-Kölbchen mit Marke 1 g reduziertes Eisen mit 5 g Quecksilberchlorid und 50 ccm Wasser unter Luftabschluß und häufigem Umschwenken so lange auf dem Wasserbade, bis es gelöst ist. Nach M e r k erhitzt man die Mischung besser unter öfterem Umschwenken bei kleiner Flamme auf dem Drahtnetze bis zum Sieden und erhält sie etwa eine Minute im Sieden. Nach dem Erkalten füllt man mit Wasser bis zur Marke auf und filtriert durch ein trockenes Filter.

Man versetzt 10 ccm des Filtrates mit 10 ccm verdünnter Schwefelsäure, oxydiert mit Kaliumpermanganat, entfärbt mit Weinsäurelösung, fügt 2 g Kaliumjodid hinzu und bestimmt die Menge des ausgeschiedenen Jods wie oben.

Da 1 ccm der $^1/_{10}$-Natriumthiosulfatlösung $= 0{,}005\,585$ g metallisches Eisen anzeigt, so entsprechen 16,1 ccm der Lösung 0,09 g Fe.

Da diese Menge der vorgenommenen Verdünnung wegen in 0,1 g des Präparates enthalten ist, so ergibt sich bei einem Verbrauch von 16,1 ccm der Lösung für das reduzierte Eisen ein Gehalt von 90 Prozent an metallischem Eisen. Rechnerisch ergibt sich der Gehalt an metallischem Eisen aus der Bestimmung des Gesamteisens wie folgt: Ferrum reductum besteht aus 1 Prozent Verunreinigungen und 96,6 Prozent Eisen. Der Rest von 2,4 Prozent besteht aus Sauerstoff, an den ein Teil des Eisens als Oxyduloxyd gebunden ist. Im Eisenoxyduloxyd (Fe_3O_4) entsprechen 64 Sauerstoff je 168 Eisen, den 2,4 Prozent entsprechen also 6,3 Prozent gebundenes Eisen. Im ganzen sind vorhanden 96,6 Prozent Eisen, metallisches Eisen somit rund 90 Prozent.

Aufbewahrung. Da Versuche vorliegen, die zeigen, daß an der Luft der Gehalt an metallischem Eisen sehr bald und ständig sinkt, so bewahre man es in gut geschlossenen Gefäßen, vor feuchter Luft geschützt.

Anwendung. Ferrum reductum ist feiner gepulvert als Ferrum pulveratum; daß es deshalb, wie geglaubt wird, besser resorbiert werde, ist nicht wahrscheinlich.

Ferrum sulfuricum. — Ferrosulfat.
Syn.: Vitriolum Martis purum. Reiner Eisenvitriol.

$$Fe\,SO_4 . 7H_2O \qquad \text{Mol.-Gew. } 278{,}03.$$

Eisen	2 Teile
Schwefelsäure	3 Teile
Wasser	10 Teile
Weingeist	6 Teile.

Das Eisen wird in der Mischung aus der Schwefelsäure und dem Wasser unter Erwärmen gelöst. Die noch warme Lösung wird, sobald die Gasentwickelung nachgelassen hat, in den Weingeist filtriert, der durch Umrühren in kreisender Bewegung erhalten wird. Das abgeschiedene Kristallmehl wird sofort auf ein Filter gebracht, mit Weingeist nachgewaschen, zwischen Filtrierpapier ausgepreßt und zum raschen Trocknen auf Filtrierpapier ausgebreitet.

Kristallinisches, an trockener Luft verwitterndes, hellgrünes Pulver, das sich in 1,8 Teilen Wasser mit bläulichgrüner Farbe löst. Selbst eine sehr verdünnte Lösung von Ferrosulfat gibt mit Kaliumferricyanidlösung einen tiefblauen und mit Baryumnitratlösung einen weißen, in verdünnten Säuren unlöslichen Niederschlag.

Die mit ausgekochtem und abgekühltem Wasser frisch bereitete Lösung (1 + 19) muß klar sein (basisches Ferrisulfat) und darf Lackmuspapier nur schwach röten.

Werden 2 g Ferrosulfat in wässeriger Lösung durch Erwärmen mit Salpetersäure oxydiert und die Lösung mit einem Überschusse von Ammoniakflüssigkeit versetzt, so darf die vom Niederschlag abfiltrierte farblose Flüssigkeit durch Schwefelwasserstoffwasser nicht verändert werden (Kupfer-, Mangan-, Zinksalze) und beim Abdampfen und Glühen höchstens 0,002 g Rückstand hinterlassen (Alkali-, Erdalkalisalze).

Sachlich unverändert.

Geschichtliches. Eisenvitriol hat man schon zu M o s e s Zeiten gekannt und zum Färben der Gewebe und zu Tinten verbraucht. Bis vor 200 Jahren kam nur der aus den Schwefelkiesen gewonnene Vitriol in den Handel.

Darstellung. Reines Ferrosulfat aus dem käuflichen Eisenvitriol etwa durch Umkristallisieren darzustellen, ist aus dem Grunde nicht möglich, weil die den Eisenvitriol verunreinigenden Salze ($MgSO_4$, $ZnSO_4$, $CuSO_4$, $MnSO_4$) zum Teil isomorph mit Ferrosulfat sind, oder doch mit ihm aus Lösungen herauskristallisieren. Man greift daher auf das Auflösen von Eisen in verdünnter Schwefelsäure zurück.

Als Ausgangsmaterial wähle man Schmiedeeisen, am besten Eisendraht, der durch Abreiben mit Glaspapier vom Roste befreit ist, oder auch eiserne Nägel.

1000 T. d e s t i l l i e r t e s W a s s e r werden in einem Glaskolben in wirbelnde Bewegung gesetzt und dazu vorsichtig 300 T. reine konzentrierte S c h w e f e l s ä u r e gegeben. Dieser noch heißen Mischung setzt man nach und nach 200 T. abgeriebenen Draht in kleinen Bündeln hinzu. Unter lebhafter Wasserstoffgasentwicklung erfolgt die Lösung des Eisens. Da der Wasserstoff Spuren von Arsen- und Schwefelwasserstoff enthält, so hüte man sich, davon einzuatmen, und nehme die Operation entweder in einem gut ziehenden Abzuge oder im Freien vor, auch halte man Feuer oder Flammen fern. Der Kolben, in dem die Lösung vorgenommen wird, darf von der verdünnten Säure nur zu $\frac{1}{3}$ gefüllt sein. 200 T. Eisen erfordern 360 T. konzentrierte Schwefelsäure zur Lösung, das Arzneibuch schreibt aber nur 300 T. Säure vor, um Eisen im Überschuß zu haben, wodurch eine Ferrisalzbildung zurückgehalten wird. Wenn alles Eisen eingetragen ist und die Wasserstoffentwicklung nachläßt, erwärmt man den Kolben auf dem Wasserbade, bis sich das Eisen bis auf einen kleinen Rückstand gelöst hat und die Gasentwicklung aufgehört hat. Die Eisenlösung wird darauf noch warm durch ein Filter gegossen, das so aufgestellt ist, daß das Filtrat in 600 T. Weingeist, der mittels eines Spatels oder Stabes in rotierender Bewegung gehalten wird, hineintropft. Da Ferrosulfat in Alkohol unlöslich ist, fällt es beim Eingießen der Lösung aus, und zwar, da die Mischung durchgerührt werden soll, als feines Kristallmehl, das den Vorteil hat, daß es leichter auszuwaschen und haltbarer ist. Das ausgeschiedene Ferrosulfat wird auf ein mit Alkohol genäßtes Filter gebracht und mit Weingeist nachgewaschen, bis das Ablaufende Lackmuspapier nicht mehr rötet. Dadurch wird die Mutterlauge verdrängt und das Salz trocknet rasch. Kann das Trocknen im direkten Sonnenlichte geschehen, so findet schnellere Trocknung statt, und eine Oxydation ist ausgeschlossen. Ein langes Liegen im Sonnenscheine ist zu vermeiden, denn durch die Wärme tritt leicht Verwitterung der kleinen Kristalle ein.

Will man große Kristalle von Ferrosulfat, die aber leicht schwefelsäurehaltige Mutterlauge einschließen, erzielen, so muß man das Salz aus der heißen konzentrierten wässerigen Lösung anschießen lassen.

Der chemische Vorgang verläuft nach der Gleichung:

$$Fe + H_2SO_4 + 7H_2O = H_2 + \underline{FeSO_4 + 7H_2O}$$

Eisen   Schwefelsäure   krist. Ferrosulfat
56   98   278

Eigenschaften. Ferrosulfat, aus wässeriger Lösung kristallisiert, bildet zusammenziehend schmeckende, durchsichtige, blaß grünlichblaue, monokline Kristalle. Das offizinelle Ferrosulfat bildet ein weißlich-blaß-blaugrünliches Kristallmehl. Das Salz ist bei mittlerer Temperatur in 1,8 T., bei 100^0 in 0,3—0,5 T. Wasser löslich, in Weingeist und Äther aber unlöslich. An feuchter Luft werden die Kristalle bald braungelb und verwandeln sich unter Sauerstoffaufnahme allmählich in basisches Ferrisulfat. Beim Liegen an trockener Luft verwittern die Kristalle des Ferrosulfats allmählich, bei einer Temperatur von 30^0—40^0 ziemlich schnell, zu einer fast weißen Masse. Erhitzt, schmelzen die Kristalle, verlieren bei 100^0 $\frac{6}{7}$ ihres Kristallwassers, aber erst zwischen 250^0—300^0 das letzte $\frac{1}{7}$ Kristallwasser, das sogenannte K o n s t i t u t i o n s w a s s e r.

Das aus seiner konzentrierten Lösung bei gewöhnlicher Temperatur in schiefen rhombischen Säulen anschießende Ferrosulfat enthält 45,32 Prozent oder 7 Mol. Kristallwasser.

Eine gleiche Zusammensetzung hat das durch gestörte Kristallisation gewonnene oder durch Weingeist aus der wässerigen Lösung gefällte Salz. Durch geeignete Bedingungen kann man auch wasserärmere Kristalle mit 2—6 Mol. Kristallwasser erhalten. Beim Erhitzen verliert Ferrosulfat anfangs sein Wasser, dann bildet sich unter Entweichen von Schwefligsäuregas basisches Ferrisulfat, bei noch höherer Temperatur entweicht Schwefelsäure und zuletzt bleibt Eisenoxyd, das sogenannte *Colcothar Vitrioli, Caput mortuum,* Totenkopf, zurück.

Prüfung. Die wässerige Lösung enthält Ferro-Ionen Fe˙˙ und Sulfat-Ionen SO_4'', sie gibt daher mit Kaliumferricyanid einen tiefblauen Niederschlag und mit Baryumnitratlösung einen weißen Niederschlag von Baryumsulfat; beide Niederschläge sind in Salzsäure unlöslich.

Die mit möglichst luftfreiem Wasser bereitete Lösung von reinem Ferrosulfat reagiert kaum sauer. Hat sich aber durch Aufnahme von Sauerstoff schon etwas b a s i s c h e s F e r r i - s u l f a t nach folgender Gleichung

$$2(FeSO_4 + 7H_2O) + O = Fe_2.SO_4.(OH)_4 + H_2SO_4 + 11H_2O$$

gebildet, so ist die wässerige Lösung nicht ganz klar, und freie Schwefelsäure, die auch von mangelhaftem Auswaschen herrühren kann, bedingt die saure Reaktion.

Fällt man das Eisen nach der vom Arzneibuch angegebenen Weise aus, so ist das Filtrat bei Gegenwart von K u p f e r blau gefärbt. M a n g a n würde sich beim Zusatz von Schwefelwasserstoffwasser als fleischfarbenes Mangansulfid, Z i n k als weißes Zinksulfid zu erkennen geben.

Unter den A l k a l i - und E r d a l k a l i s a l z e n wird am häufigsten M a g n e s i u m - s u l f a t zu vermuten sein, da dieses isomorph mit Ferrosulfat ist.

Aufbewahrung. Das offizinelle, durch Weingeist gefällte und gut abgetrocknete Salz hält sich in dicht verstopften, nicht zu großen Glasflaschen vorzüglich, doch die geringste Feuchtigkeit, die geringste Säurespur, die dem Salze anhängen, disponieren es zur Oxydation, und die Kristalle werden oberflächlich rostfarbig und unansehnlich. Es ist also wesentlich, das gut trockene Salz in trockene und nicht zu große Gefäße zu füllen und diese gut zu verstopfen. Auf diese Weise hält sich das Präparat Jahre lang.

Anwendung. Ferrosulfat wird innerlich nicht mehr gebraucht; äußerlich (selten) zu Einspritzungen und Spülungen in ½—2 prozentiger Lösung.

Ferrum sulfuricum crudum. — Eisenvitriol.
Syn.: Grüner Vitriol. Vitriolum Martis. Kupferwasser.

Grüne Kristalle oder kristallinische Bruchstücke, die meist etwas feucht, bisweilen an der Oberfläche weißlich bestäubt sind. Eisenvitriol gibt mit 2 Teilen Wasser eine etwas trübe, Lackmuspapier rötende Flüssigkeit von zusammenziehendem, tintenartigem Geschmacke.

Die wässerige Lösung (1 + 4) darf keinen erheblichen oderartigen Bodensatz (basisches Ferrisulfat) absetzen und muß nach dem Filtrieren eine blaugrüne Farbe zeigen. Nach dem Ansäuern mit Salzsäure darf sie durch Schwefelwasserstoffwasser höchstens schwach gebräunt werden (Kupfersalze).

Sachlich unverändert.

Gewinnung. Roher Eisenvitriol wird als Nebenprodukt bei manchen chemischen Operationen gewonnen:

1. Durch Auslaugen von selbst verwitterten Eisenkiesen.
2. Aus den bei der Schwefel- und Schwefelsäurefabrikation „abdestillierten" Kiesen, die man mit Wasser benetzt, an der Luft sich oxydieren läßt und auslaugt.
3. Bei der Alaunfabrikation aus Alaunschiefer, der aus Aluminiumsilikat und Schwefelkies besteht.
4. Bei der Darstellung von Schwefelwasserstoff aus Schwefeleisen und verdünnter Schwefelsäure.
5. Durch Verwertung von unreiner Schwefelsäure, die zu anderen Zwecken (Reinigung von Petroleum, Trocknen von Gasen usw.) schon benutzt wurde und die mit Eisenabfällen zusammengebracht wird.
6. Bei der Fällung des unreinen Kupfersulfats (Zementkupfer) durch Eisenabfälle. Nach dieser Bereitungsweise hat Eisenvitriol den Namen „K u p f e r w a s s e r" erhalten.

Eigenschaften. Roher Eisenvitriol ist meist mit schwefelsauren Salzen des Mangans, Zinks, Kupfers, der Alaunerde usw. verunreinigt. Eine gute Ware ist ziemlich durchsichtig, von bläulich-grüner oder grünlicher Farbe und trocken, hier und da mit weißgelblichem Staube beschlagen. Sie bildet größere Kristallklumpen, untermischt mit einzelnen Kristallen und Bruchstücken. Die großen Kristalle sind die besten. Mit vielem Kristallgrus untermischte, kleinstückige, an der Oberfläche b r ä u n l i c h g e l b e, sowie eine s c h w ä r z l i c h d u n k e l - g r ü n e (Schwarzvitriol) Ware ist zu verwerfen oder nur zur Bereitung der Gallustinte oder zu Desinfektionszwecken anwendbar.

Um Eisenvitriol die kristallinische Beschaffenheit und damit ein gutes Aussehen zu erhalten, b e w a h r e man ihn nicht, wie man es nur zu oft antrifft, in Holzkästen, sondern in steinzeugnen oder gläsernen Gefäßen auf.

Die **Prüfung** des rohen Eisenvitriols erstreckt sich nur auf einen zu großen Gehalt an b a - s i s c h e m F e r r i s u l f a t und K u p f e r. Auf einen Gehalt an Zinksulfat ist nicht Rücksicht genommen.

Anwendung. Das Arzneibuch hat rohen Eisenvitriol aufgenommen wegen der Verwendung zu Bädern (25—50 g auf ein Vollbad) und zur Desinfektion von Fäkalmassen. Zu letzterem Zwecke benutzt man ihn in konzentrierter Lösung (1000 g auf 2 cbm Fäkalmasse), auch als Pulver mit gleichviel zerfallenem Ätzkalk gemischt. Er wirkt dadurch desodorierend, daß er Schwefelwasserstoff und Ammoniak bindet, und desinfizierend, indem er die Entwicklung der Fäulniserreger hemmt.

Ferrum sulfuricum siccum. — Getrocknetes Ferrosulfat.

Gehalt an Eisen mindestens 30,2 Prozent.

Ferrosulfat wird in einer Porzellanschale im Wasserbad allmählich erwärmt, bis es 35 bis 36 Prozent an Gewicht verloren hat.

Getrocknetes Ferrosulfat ist ein weißliches Pulver, das sich in Wasser langsam zu einer meist opalisierend getrübten Flüssigkeit löst. Im übrigen muß es hinsichtlich seiner Reinheit den an Ferrosulfat gestellten Anforderungen genügen.

Gehaltsbestimmung. 0,2 g getrocknetes Ferrosulfat werden in 10 ccm verdünnter Schwefelsäure gelöst, die Lösung mit halbprozentiger Kaliumpermanganatlösung bis zur schwachen Rötung versetzt. Nachdem die Flüssigkeit durch Zusatz von Weinsäurelösung wieder entfärbt worden ist, gibt man 2 g Kaliumjodid hinzu und läßt die Mischung 1 Stunde lang in einem verschlossenen Glase stehen. Zur Bindung des ausgeschiedenen Jodes müssen mindestens 10,8 ccm $^1/_{10}$-Normal-Natriumthiosulfatlösung erforderlich sein, was einem Mindestgehalte von 30,2 Prozent Eisen entspricht (1 ccm $^1/_{10}$-Normal-Natriumthiosulfatlösung = 0,005585 g Eisen, Stärkelösung als Indikator).

Sachlich unverändert.

Das kristallinische Ferrosulfat $FeSO_4 + 7 H_2O$ ist zusammengesetzt aus 54,68 Prozent wasserfreiem Ferrosulfat und 45,32 Prozent Wasser. Erhitzt man das kristallisierte Ferrosulfat bei etwa 30^0—40^0, so verwittert es, indem die grünen Kristalle sich allmählich mit einer Schicht wasserärmeren Ferrosulfates überziehen. Beim andauernden Erhitzen auf 100^0 gehen 38,85 Prozent Wasser weg. Diese 38,85 Prozent Wasser entsprechen genau 6 Mol. Wasser, so daß das bei 100^0 getrocknete Salz die Zusammensetzung $FeSO_4 + H_2O$ hat. Dieses letzte Molekül Wasser geht erst bei 300^0 weg, und zwar unter teilweiser Zersetzung des Salzes.

Die kunstgerechte Darstellung ist folgende: Man legt Ferrosulfat (als Kristallmehl) zwischen zwei Fließpapierschichten, in ungefähr 0,5 cm dicker Schicht locker ausgebreitet, an einen Ort, der 20^0—30^0 warm ist. In einer über 45^0 hinausgehenden Wärme würde das Salz schmelzen. Die Kriställchen verwittern bei lauer Wärme oberflächlich in kurzer Zeit und schmelzen dann, in die Wärme des Wasserbades gebracht, nicht mehr. In dieser Temperatur läßt man das Pulver unter bisweiligem Umrühren, bis ein Gewichtsverlust von 36 Prozent eingetreten ist.

Würde man das Kristallpulver sofort im Wasserbade auch mit aller Vorsicht langsam erwärmen, so kann dennoch leicht Schmelzung eintreten und das Salz körnig werden. Es müßte erkaltet wieder zu einem Pulver zerrieben werden.

Bestimmung des Eisengehaltes. Die Ausführung und Berechnung geschieht in der nämlichen Weise, wie bei *Ferrum carbonicum saccharatum* angegeben. Die Umsetzung ist folgende:

$$Fe_2(SO_4)_3 + 2 KJ = K_2SO_4 + 2 FeSO_4 + J_2$$

$\underbrace{}$ Ferrisulfat	2 KJ Kaliumjodid	K_2SO_4 Kaliumsulfat	2 FeSO_4 Ferrosulfat	$\underbrace{}$ Jod
400				254

Aus dieser Gleichung geht hervor, daß 2 Atome Jod gleich 2 Mol. Ferrisulfat, in denen 2 Atome Eisen stecken, entsprechen. Da nun 1 Mol. Natriumthiosulfat äquivalent mit 1 Atom Jod ist, so ist es auch äquivalent mit 1 Atom Eisen.

$$1 \text{ Mol. Natriumthiosulfat} = 55{,}85 \text{ g Eisen}$$
$$1 \text{ ccm } {}^1/_{10}\text{-Normal-Natriumthiosulfat} = 0{,}005585 \text{ g Eisen}$$
$$10{,}8 \text{ „ } {}^1/_{10}\text{-} \text{ „ } = 0{,}06032 \text{ g „}$$

Da diese Menge Eisen in 0,2 g getrocknetem Ferrosulfat mindestens enthalten sein soll, so ist für dieses ein Minimalgehalt von 30,2 Prozent metallischem Eisen (Fe) vorgeschrieben. Das kristallisierte Ferrosulfat $FeSO_4 + 7 H_2O$ enthält nach der Formel

$$278:56 = 100:x \qquad x = 20{,}14$$

$= 20{,}14$ Prozent metallisches Eisen (Fe).

Trocknet man 100 T. Ferrosulfat bis auf 65 bzw. 64 T., so enthalten n u n m e h r 65 bzw. 64 T. des getrockneten Präparates 20,14 T. metallisches Eisen. Man erfährt den theoretischen Gehalt des Präparates an metallischem Eisen durch folgende Gleichungen:

$$65:20{,}14 = 100:x \qquad x = 30{,}98 \text{ Prozent}$$
$$64:20{,}14 = 100:x \qquad x = 31{,}47 \text{ „}$$

Der theoretische Gehalt an metallischem Eisen würde demnach bei einem nach obiger Vorschrift dargestellten Präparate 30,98—31,47 Prozent betragen. Das Arzneibuch hat also einen Spielraum bis zu 1,3 Prozent gelassen.

Aufbewahrung. In wohlverkorkten Gefäßen, da das Präparat begierig Feuchtigkeit aus der Luft anzieht und dadurch allmählich wieder in kristall. Ferrosulfat übergeht.

Anwendung. Ferrum sulf. siccum wird innerlich fast nur zur Anfertigung der B l a u d schen Pillen und der Pilulae aloëticae ferratae benutzt; auch äußerlich (als adstringierendes, desodorisierendes Spülmittel u. ähnl.) wird es nur wenig angewendet.

Flores Arnicae. — Arnikablüten.
Syn.: Wohlverleihblüten. Wolfsblume. Fallkrautblüten.

Die getrockneten Zungen= und Röhrenblüten von Arnica montana *Linné.*

Die Blüte ist rotgelb und besitzt einen schwach fünfkantigen, behaarten Fruchtknoten, an dessen oberem Ende der blaßgelbliche, borstige Pappus steht. Die Krone der Zungenblüten besitzt 3 Zähnchen und 8 bis 12 Nerven. Die Antherenhälften endigen unten stumpf; das Konnektiv der Staubblätter ist in ein dreieckiges Läppchen ausgezogen. Die Narbenlappen tragen an der Spitze ein Büschel langer Feghaare, an ihrer Seite je eine Leiste von kleinen Narbenpapillen. Arnikablüten riechen schwach würzig und schmecken etwas bitter.

Mikroskopische Untersuchung. Der Fruchtknoten ist mit aufwärts gerichteten, aus 2 seitlich verbundenen Zellen bestehenden Haaren und mit Drüsenhaaren besetzt. In der Fruchtknotenwand findet man an der Außenseite der Leitbündel unregelmäßige, braune, aus einem Sekrete bestehende Flecke. Die Epidermiszellen der Pappusborsten besitzen auf der Innenseite der Haare flache Wände und wachsen auf der Außenseite in schräg aufwärts gerichtete, einfache Spitzen aus. Das Pollenkorn besitzt 3 Austrittstellen, und seine Wand ist mit zahlreichen, spitzen Stacheln besetzt.

Die Beschreibung, besonders der mikroskopischen Verhältnisse, wurde sehr stark erweitert.

Geschichtliches. Der gebräuchlichste deutsche Name hängt mit „Wolf" zusammen und ist daher richtiger „Wolferlei" zu schreiben; vor dem 12. Jahrhundert kommt der Name „Wolfsgele" oder „Wolfsgelb" vor. — Die Blüten sind ein altes, deutsches Volksmittel und wohl ursprünglich im Norden (nach Tabernaemontanus bei den Sachsen und in den Seestädten) im Gebrauch gewesen. Gegen Ende des 16. Jahrhunderts wurden sie von F r a n z J o e l , Prof. in Greifswald, empfohlen, 1777 stellte sie C o l l i n als Fiebermittel der Chinarinde gleich.

Abstammung und Beschreibung. *Arnica*[1]) *montana* L. (Familie der *Compositae,* Abteilung der *Tubuliflorae — Senecioneae*), heimisch in West- und Mitteleuropa und den entsprechenden Gegenden Asiens und Amerikas, ist ein ausdauerndes Kraut mit schief verlaufendem Rhizom, von dessen Unterseite die zahlreichen Wurzeln ausgehen. Stengel bis 60 cm hoch,

---

[1]) Der Name Arnica ist wahrscheinlich aus Ptarmica entstanden.

drüsig-haarig, meist einfach, Blätter ganzrandig, ziemlich steif, fast lederartig, sitzend, oberseits kurzhaarig, unterseits kahl. Meist 4 grundständige Blätter und am Stengel 2 Paare schmälerer Blätter. Blütenstand aufrecht oder etwas nickend, bis 6 cm breit. Der glockenförmige Hüllkelch, 5—7 cm im Durchmesser, zweireihig, mit 20—24 linienlanzettlichen, krautigen, zugespitzten, fast gleich großen, nicht dachziegelig sich deckenden Blättchen, die äußeren außen drüsig, kurzhaarig, purpurn gerandet, an der Spitze braun. Vom Hüllkelch werden 14—20 weibliche, meist 10- (8—12-) nervige und 3 zähnige, zungenförmige Randblüten und zahlreiche zwitterige, röhrenförmige Scheibenblüten eingeschlossen. Der vom Arzneibuch gegebenen Beschreibung der Droge ist wenig hinzuzusetzen. An der Blumenkronröhre sitzen mehrzellige, steife Haare, die an den Scheidewänden aufgedunsen erscheinen. Zwischen diesen finden sich kleine sitzende Öldrüsen, die auch am Fruchtknoten neben einzelligen, steifen Borsten vorkommen. (Fig. 123.)

Im übrigen zeigt das Gewebe der Blüten kaum etwas Charakteristisches. Die dünnen kantigen, bis 6 mm langen, reif schwärzlichen Früchtchen werden von einem Pappus aus weißlichen, scharfen und starren, bis 8 mm langen Haarbündeln gekrönt, aus denen zahlreiche, kurze, spitze Zähne federfahnenartig heraustreten.

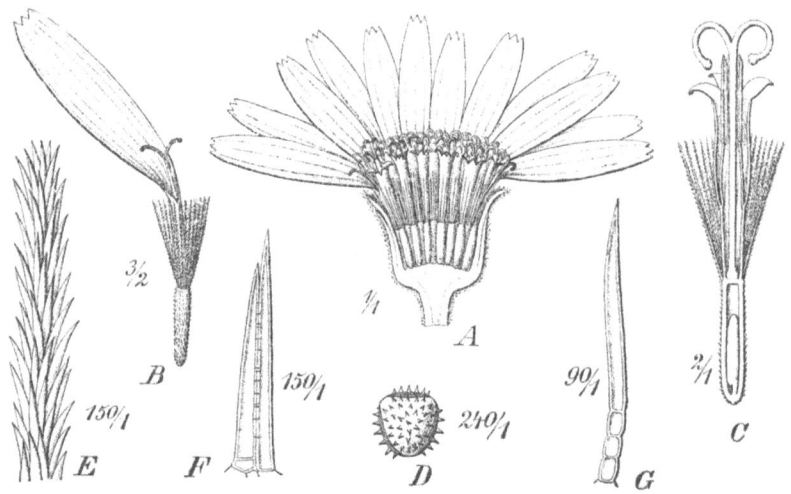

Fig. 123. Flores Arnicae. *A* Blüte im Längsschnitt ($^1/_1$), *B* Randblüte ($^3/_2$), *C* Scheibenblüte ($^2/_1$),
D Pollenkorn ($^{240}/_1$), *E* Spitze eines Pappushaares ($^{150}/_1$), *F* Doppelhaar vom Fruchtknoten ($^{150}/_1$),
G Haar von der Blumenkrone ($^{90}/_1$). (Gilg.)

Der Geruch ist angenehm, schwach aromatisch, der Geschmack scharf aromatisch und bitter.

Der Staub reizt infolge der herumfliegenden Pappushaare, die in die Schleimhaut der Nase eindringen, leicht zum Niesen.

Bestandteile. 0,04—0,07 Prozent ätherisches Öl von gelber oder grünlichbrauner Farbe und saurer Reaktion, spez. Gewicht 0,905, in Äther lösliches und unlösliches Harz, Gerbstoff, gelber Farbstoff, bei 28° schmelzendes weißes Fett, wachsähnlicher Stoff, fettsaure Magnesia. Als wirksames Prinzip gilt der zuerst von L e b o u r d a i s dargestellte, von W a l z genauer untersuchte Bitterstoff A r n i c i n. Er bildet nach W a l z eine goldgelbe amorphe Masse, die sich nur wenig in Wasser, besser in wässerigen Alkalien und Ammoniak, gut in Weingeist und Äther löst. Seine weingeistige Lösung wird durch Bleiessig, durch Silbernitrat, Quecksilberoxydulsalz und Platinchlorid zersetzt. Durch verdünnte Säuren wird Arnicin ohne Zuckerbildung zersetzt. S i g e l wies in dem wässerigen Destillate der Wurzel Isobuttersäure nebst kleinen Mengen von Ameisensäure und Angelikasäure nach. Das ätherische Öl besteht nach ihm aus drei Hauptbestandteilen, die von 214°—263° sieden. Dieselben sind Isobuttersäure-Phlorylester, $^1/_5$ des Öles ausmachend, Methyläther eines unbestimmten Phloroles und größere Mengen von Thymohydrochinonmethylester.

Verwechslungen. Da die Arnika noch immer einen sehr großen Ruf als Volksheilmittel besitzt, so werden den Apotheken nicht selten Blüten anderer gelbblühender Kompositen als Arnikablüten angeboten. Wir stellen die häufiger vorkommenden mit den Arnikablüten zusammen:

Arnica montana L. Zungenblüten 8—12 nervig, vorn 3 zähnig, 4—6 mm breit, 3,5—5 cm lang, Fruchtknoten 5 kantig, behaart, Pappus haarförmig, die Haare 5—8 mm lang.

Anthemis tinctoria L. Strahlblüten 1,5 cm lang, 2—2,5 mm breit, goldgelb. Receptakulum mit Spreublättern. Achaenen ohne Pappus.

Calendula officinalis L. Strahlblüten 2,5 cm lang, 3—4 mm breit, 4 nervig, Fruchtknoten nach innen gekrümmt. Achaenen groß, gekrümmt, ohne Pappus.

Doronicum pardalianches L. Zungenblüten 4—5 nervig, 1 cm lang, 2—2,5 mm breit. Ohne Pappus.

Inula britannica L. Zungenblüten 4 nervig, 2 cm lang, 1,5 mm breit. Scheibenblüten 4—5 mm lang. Alle Blüten mit Pappus. Receptakulum nackt.

C i c h o r i a c e e n b l ü t e n (*Hypochoeris, Scorzonera, Tragopogon* u. a.). Alle Blüten Zungenblüten, Pappus gefiedert.

Die gesammelten Arnikablüten sind nach Vorschrift des Arzneibuches von Hüllkelch und Receptakulum zu befreien. Beide schmecken mindestens ebenso kräftig wie die Blüten selbst; und es ist deshalb schwer, den Grund für die Anordnung des Arzneibuches einzusehen, wenn man ihn nicht in der aufgegebenen Ansicht suchen will, daß die häufig im Receptakulum in großer Menge lebenden, 3 mm langen, schwarzen oder graubraunen, quergeringelten Larven der Bohrfliege *Trypeta arnicivora* L ö w gesundheitsschädlich sind. Im Juni und Juli werden die Arnikablüten gesammelt, auf Horden an der Luft schnell getrocknet und dann gut eingedrückt in Blechkästen aufbewahrt. 10 T. frischer Blüten geben 2—2,3 T. trockener. Gut getrocknet, fest eingedrückt und vor Tageslicht geschützt, bleiben die Blüten mehrere Jahre gut.

Anwendung. Die ebenso verwendete *Arnica angustifolia* V a h l , in Schweden und Lappland, ist wahrscheinlich nur eine Varietät von *A. montana*. In Nordamerika benutzt man *Arnica medicinalis* V a h l , *foliosa* N u t t ., *Chamissonis* L e s s.

Die Arnikablüten und der aus ihnen zubereitete Spiritus galt früher (und gelten im Volke mancher Gegenden auch heute noch) fast als Allheilmittel; excitierende, stärkende, desinfizierende und noch viele andere Wirkungen wurden ihnen zugeschrieben. Doch ist sicherlich, wenn überhaupt, nur das darin enthaltene ätherische Öl und allenfalls noch der Bitterstoff Arnicin wirksam. — Man kann das Infus aus den Blüten oder die Tinktur äußerlich, wenn es nicht auf eine energische Desinfektion ankommt, bei Quetschungen u. ähnl. verwenden; innerlich kann die Tinktur — ungefähr in demselben Sinne wie die Kräuterschnäpse — als „Excitans" gebraucht werden.

In der T i e r h e i l k u n d e wird die Arnika für die letztgenannte Indikation noch häufiger benutzt.

Flores Chamomillae. — Kamillen.
Syn.: Feldkamillen. Kamillentee.

Die getrockneten Blütenköpfchen von Matricaria chamomilla *Linné*.

Der Hüllkelch besteht aus grünen, am Rande trockenhäutigen und weißen, in etwa 3 Reihen angeordneten Hochblättern. Der Blütenboden ist hohl, nackt, bei jüngeren Blütenköpfchen halbkugelig, bei älteren kegelförmig. Er ist mit 12 bis 18 weißen Zungenblüten, die eine dreizähnige, viernervige Krone besitzen, und mit zahlreichen gelben Röhrenblüten besetzt. Kamillen riechen kräftig würzig und schmecken etwas bitter.

Unverändert.

Geschichtliches. Der Name „Chamomilla" ist von „χαμαίμηλον" abgeleitet, womit wahrscheinlich unsere Kamille bezeichnet wurde und in Griechenland noch jetzt bezeichnet wird. In dem griechischen Namen steckt μῆλον, Apfel, womit nach Einigen auf die Form der Blütenköpfchen, nach Anderen auf den Geruch der Pflanze, der ein apfelähnlicher sein soll, hingedeutet wird. Sie ist von jeher medizinisch verwendet worden. J o a c h i m C a m e r a r i u s empfiehlt zuerst aus den Kamillen erhaltenes „blaues Öl" gegen Kolik. — In der älteren Literatur wird die Kamille vielfach mit anderen, ähnlich aussehenden Kompositen zusammengeworfen.

Abstammung und Beschreibung. *Matricaria chamomilla* L. (*Chrysanthemum chamomilla* P., M. et E., *Chamomilla officinalis* C. K o c h), Familie der *Compositae*, Unterfamilie der *Anthemideae*, ist vom Mittelmeergebiet durch ganz Europa und Asien, mit Ausschluß des Nordens, auf Äckern und an Wegen, besonders auf Sand- und Lehmboden heimisch, in Australien ein lästiges Unkraut. Einjährige, bis 55 cm hohe Pflanze, mit doppelt oder einfach fiederspaltigen Blättern, die Abschnitte lineal, flach, stachelspitzig (Fig. 124). Die Köpfchen sind mittelgroß, lang gestielt, und bestehen aus 12—18 weißen, 9 mm langen, breitlanzettlichen, vorn schwach dreizähnigen Randblüten, die eine zweischenklige Narbe enthalten, und nach oben hin gelb gefärbten, 2 mm langen, zwitterigen, etwas glockenförmigen Scheibenblüten. Fruchtknoten und Blumenkronröhre

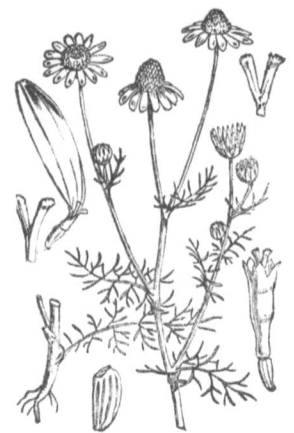

besonders der Scheibenblüten sind mit ätherisches Öl führenden, mehrzelligen Drüsen besetzt. Die Staubbeutel der Scheibenblüten sind in eine Röhre verwachsen, ihre Fächer am Grunde spitz ausgezogen, das Konnektiv oben stumpf dreieckig verlängert. Die zurückgekrümmten Narben sind an der Spitze lang papillös. Die Blüten sind einem nackten, kegelförmigen, hohlen Blütenboden aufgesetzt, dessen Gewebe ansehnliche Sekretbehälter enthält. Der Hüllkelch besteht aus zahlreichen, länglichen, trockenrandigen, kahlen Blättchen. Die innen fein 5streifigen, pappuslosen Früchte sind ungeflügelt, schwach gekrümmt und nur wenig von der Spitze her zusammengedrückt. Der Geruch ist charakteristisch angenehm, der Geschmack schwach bitter. (Fig. 125.)

Bestandteile. Herberger fand in 100 T. trockener Kamillen: 7,4 Prozent braunen, durch Bleisalz fällbaren Extraktivstoff, 5,9 Prozent Harz, 5,0 Prozent seifenartigen Extraktivstoff, 6,3 Prozent Gummi, 2,9 Prozent Bitterstoff mit Spuren von Gerbstoff, 2,2 Prozent äpfelsauren Kalk und Kali mit Zucker und Eiweiß, 1,0 Prozent phosphorsauren Kalk, 0,8 Prozent Wachs, 0,5 Prozent Fett, 0,4 Prozent Chlorophyll, 64,7 Prozent Faserstoff und Verlust, 0,5 Prozent

Fig. 124. Matricaria chamomilla. Blühende Pflanze, Blüte und Blütenteile.

ätherisches Öl. Schimmel & Co. erhielten aus deutschen Kamillen 0,13 bis 0,24 Prozent, aus ungarischen 0,13—0,3 Prozent, aus russischen 0,15 Prozent Öl. Mit dem Alter nimmt der Gehalt an ätherischem Öl sehr ab, 4 Jahre alte Blüten gaben 0,04 Prozent. Das ätherische Öl ist dunkelblau, fast undurchsichtig, dickflüssig, es erstarrt bei — 12⁰—20⁰, hat das spez. Gewicht 0,930—0,945, löst sich in 8—10 T. Weingeist von 0,85 spez. Gewicht. Es beginnt bei 240⁰ zu

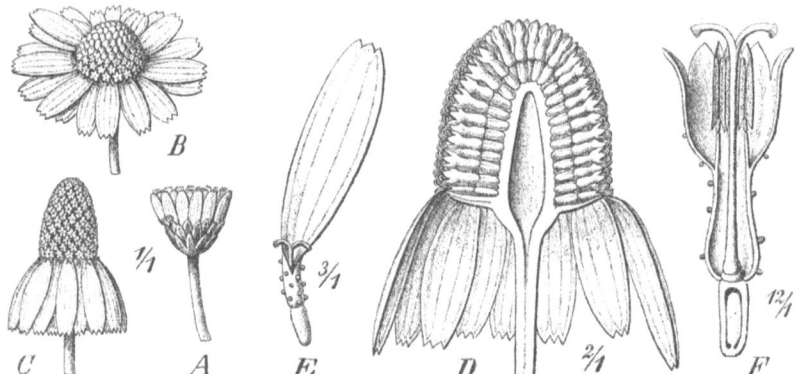

Fig. 125. Flores Chamomillae. *A* junges Blütenköpfchen, sich eben ausbreitend, *B* dasselbe etwas älter, die Zungen der Randblüten horizontal ausgebreitet, *C* altes Blütenköpfchen, die Zungen der Randblüten schlaff herabhängend ($^1/_2$), *D* altes Blütenköpfchen, längs durchschnitten ($^2/_1$), *E* ganze Randblüte ($^3/_1$), *F* Scheibenblüte im Längsschnitt ($^{12}/_1$). (Gilg.)

sieden, bei 300⁰ tritt Zersetzung ein. Formel nach Bizio: 5 $C_{10}H_{16}$. 3 H_2O. Bei der Destillation geht unter 200⁰ ein sauerstoffhaltiges Öl, bei 200⁰ ein Kohlenwasserstoff, bis zu 320⁰ der blaue Bestandteil, den Gladstone Coerulein nennt, über; letzterer soll stickstoffhaltig sein.

Nach Piesse, der es Azulen nennt, entspricht es dagegen der Formel $C_{16}H_{24}$. H_2O. Nach Kachler liefert das ätherische Kamillenöl ein Terpen, ferner einen bei 150⁰—165⁰ siedenden Anteil ($C_{10}H_{16}O$), endlich einen azurblauen, flüssigen Bestandteil ($C_{10}H_{16}O$), der bei 270⁰—300⁰ siedet. Das ätherische Öl scheint im wesentlichen die Wirksamkeit der Kamille zu bedingen.

Verwechslungen. Beim Einsammeln wird die Kamille leicht mit anderen, mit ihr zusammen vorkommenden Anthemideenköpfchen verwechselt; sie unterscheidet sich von allen durch den innen hohlen Blütenboden (Fig. 125, *D*).

Matricaria chamomilla L. Blütenboden frisch 6—9 mm, trocken nur 4—5 mm lang, frisch 3 mm, trocken nur 1,5 mm dick, nackt, feingrubig, innen hohl, anfangs flach, später kegelförmig. Blütenkopf 2 cm im Durchmesser. Strahlenblütchen zungenförmig, viernervig, dreizähnig.

Anthemis arvensis L., Feld-Hundskamille. Blütenkopf größer, geruchlos. Fruchtboden mit Spreublättchen besetzt und nicht hohl.

Anthemis cotula L., Stinkkamille. Blütenkopf größer, stinkend. Fruchtboden mit Streublättchen besetzt und nicht hohl.

Chrysanthemum leucanthemum L. Blütenboden nackt, aber nicht hohl. Blumen geruchlos, 2—3 mal größer.

Einsammeln und Trocknen. Es ist darauf zu halten, daß beim Einsammeln, was im Mai und Juni geschieht, die Köpfe mit nicht zu langen Stielen gepflückt werden. Solche Ware sieht nach dem Trocknen viel schöner aus und erzielt wesentlich höhere Preise. Die frisch gepflückten Kamillen erhitzen sich, in größeren Haufen zusammenliegend, ungemein rasch, gehen in Gärung über, lassen die Scheibenblüten herausfallen und werden beim Trocknen mißfarbig. Man soll deshalb die Kamillen nach dem Sammeln möglichst bald in dünner Schicht ausstreuen und schnell trocknen. Ganz besonders gilt dies, wenn sie, wie es oft geschieht, mehrere Stunden weit in Säcken oder Körben über Land getragen sind. 5 T. frischer geben 1 T. trockener.

Anwendung. Auch die früher so viel gebrauchten Kamillen spielen jetzt keine Rolle mehr als Arzneimittel im eigentlichen Sinne. Sie werden noch viel als Hausmittel in Form des „Kamillentees" gegen Darmbeschwerden, als Schwitzmittel usw. und äußerlich zu Umschlägen benutzt. — Das ev. Wirksame ist das ätherische Öl.

Auch in der T i e r h e i l k u n d e werden Kamillen in großen Dosen (25 g für ein Pferd bei Kolik) hauptsächlich gegen Darmaffektionen gebraucht.

Flores Cinae. — Zitwerblüten.

Syn.: Wurmsamen.

Die getrockneten, noch geschlossenen Blütenköpfchen von Artemisia cina *Berg.*

Das Blütenköpfchen ist oval oder länglich, ungefähr 2 bis 4 mm lang und 1 bis 1,5 mm dick, gerundet-kantig, etwas höckerig, fast kahl, gelbgrün oder bräunlichgrün. Der Hüllkelch besteht aus 12 bis 20 ovalen bis länglichen, sich dachziegelig deckenden Blättchen. Diese sind mit farblosem, häutigem Rande und über dem Mittelnerven mit einer kielförmigen Erhöhung versehen. Der Blütenboden ist schlank, walzenförmig und kahl. Der Hüllkelch umschließt 3 bis 5 Knöspchen von zwitterigen Röhrenblüten. Zitwerblüten riechen eigenartig, würzig und schmecken widerlich bitter und kühlend. Weingeistige Kalilauge färbt das Pulver gelb.

Zitwerblütenpulver darf beim Verbrennen höchstens 10 Prozent Rückstand hinterlassen.

Mikroskopische Untersuchung. Der häutige Rand der Hüllblätter wird von einer einzigen Lage langgestreckter, sehr schmaler Zellen gebildet. Auf der Außenseite des Mittelnervs tragen die Hüllblätter außer Spaltöffnungen gelbliche, sitzende Drüsenhaare, die meist aus 2, seltener 3 Stockwerken von je 2 Zellen bestehen, ferner spärliche, lange, gewundene, bandförmige, dünnwandige Haare, die entweder einfach sind oder einem kurzen Stiele quer aufsitzen. Das Leitbündel des Mittelnervs wird von unregelmäßigen, stark verdickten, knorrigen Fasern begleitet. Im Parenchym der Hüllblätter kommen spärliche, kleine Calciumoxalatdrusen vor. Die Pollenkörner sind rundlich, glatt und mit 3 einwärts gekehrten Falten versehen.

Das gelbgrünliche und im wesentlichen aus Bruchstücken der Hüllblätter bestehende Pulver ist gekennzeichnet durch die Haare und Drüsenhaare, die Fasern, Stückchen des häutigen Randes der Hüllblätter und die einzelnen oder zu Häufchen vereinigten Pollenkörner.

Die Beschreibung wurde sehr stark erweitert. Der Aschengehalt des Pulvers wurde auf mindestens 10 Prozent festgesetzt.

Geschichtliches. Die wurmwidrigen Eigenschaften mehrerer *Artemisia*-Arten sind schon im Altertum bekannt gewesen. D i o s c o r i d e s nannte eine solche Pflanze Ἀψίνθιον θαλάσσιον oder Σέριφον, und von einer anderen berichtete er, daß sie bei den Santonen (in Frankreich) wachse. P a u l H e r m a n n in L e i d e n lehrte im 17. Jahrhundert, daß die Droge kein Samen sei, sondern aus unentwickelten Samenschuppen bestehe. In Europa scheinen sie durch die Kreuzzüge bekannt geworden zu sein. 1830 fand der Apotheker K a h l e r in D ü s s e l d o r f im ätherischen Extrakte Kristalle, die er mit dem Namen S a n t o n i n belegte und die in demselben Jahre auch von A u g. A l m s in

Penzlin beobachtet wurden; ihre Säurenatur wurde 1835 durch Trommsdorff behauptet und 1873 durch Hesse nachgewiesen. Berg wies durch genaue Untersuchung der Droge nach, daß dieselbe von keiner der bis dahin als Stammpflanze angegebenen Arten (*Artemisia maritima* L., var. *pauciflora* Ledebour oder var. *Stechmanniana* Besser) abstammen könnte; er nannte sie *Artemisia cina*. In neuester Zeit ist dann hauptsächlich durch die Arbeiten von Willkomm und Flückiger die Stammpflanze der Droge genau festgestellt worden.

Über die verschiedenen Namen der Droge ist zu bemerken: Semen contra sc. vermes, Semen Santonici von den Santonen (cf. oben), Semen sanctum, weil man im Mittelalter glaubte, die Droge stamme aus Palästina, Semen Zedoariae usw. vielleicht vom Geruch der Pflanze, der einigermaßen an Rhiz. Zedoariae erinnert. Semen Cinae und Sementina von ital. semenzina, Diminutiv v. semenza, Samen.

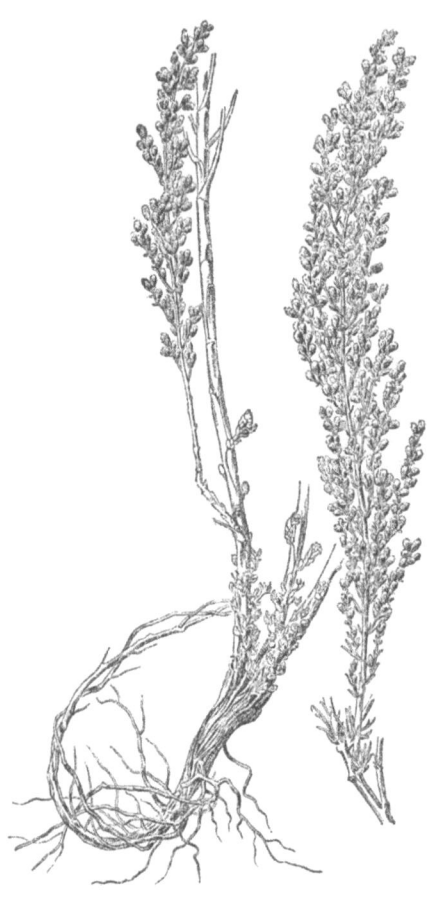

Fig. 126. Artemisia cina. Blühende Pflanze. (Koehler.)

Abstammung und Beschreibung. Die Stammpflanze der Flores Cinae ist einheimisch in den ungeheuren Steppengebieten Turkestans; in besonders großer Menge wächst sie im Gebiete des Arys, eines Nebenflusses des Ssyr-Darja (Jaxartes). Sie ist ein Halbstrauch mit dickem, gewundenem Rhizom, das bis 0,5 m hohe, unterwärts holzige Stengel treibt, die von der Mitte an sich in zahlreiche, dünne Zweige teilen (Fig. 126). Die graugrünen Blätter sind doppelt fiederschnittig, die unteren gestielt, die oberen fast sitzend, schließlich werden sie dreiteilig und zuletzt linealisch. Die länglichen, 3—4 mm langen Blütenköpfchen (Anthodia), die die Droge bilden, bestehen aus 12—18 locker zusammenschließenden, stumpfen Hüllblättchen mit grünem Mittelstreif und häutigem Rande. Die 3—5 Einzelblüten im Innern der Köpfchen sind in der Droge häufig gar nicht zu erkennen (Fig. 127). Die Korolle zeigt einen glockenförmigen Saum, der im frischen Zustande schön rot, in der Droge braun ist.

Flückiger hatte Gelegenheit, 1884 Exemplare der Pflanze zu untersuchen, die in der Santoninfabrik zu Tschimkent, Provinz Taschkent, verarbeitet und in der Steppe gesammelt wird. Er fand sie übereinstimmend mit der von Bentley und Trimen abgebildeten *Artemisia pauciflora* Stechmann und Hohenackers *Artemisia maritima* L., var.) *pauciflora* Ledebour. Sie wäre danach als eine Varietät der von Innerasien bis Westeuropa (s. oben ihre Verwendung bei den Santonen) und Südengland vorkommenden *Artemisia maritima* L. anzusehen. Im Gegensatz zu Flückiger hat besonders Schumann (A. Meyer und K. Schumann in Bergs Atlas offizineller Pflanzen, 2. Aufl.) betont, daß die Stammpflanze der Droge eine besondere Art darstellt, die *Artemisia cina* Berg zu benennen ist. Sie unterscheidet sich von *A. maritima* L. durch kräftigeren Wuchs, Kahlheit der Blüte und Inflorescenzen und geringere Anzahl von Blättern des Hüllkelches. (Fig. 127.) — Man bringt die Droge auf Kamelen nach Orenburg, von da mit der Bahn zur Messe nach Nishnij-Nowgorod. Den größten Verbrauch hat Deutschland (1879: 1 056 400 kg). Seit in Orenburg und Tschimkent Santoninfabriken bestehen, von denen die letztere etwa 600 000 kg im Jahr verarbeitet und mindestens 12 000 kg Santonin liefert, hat der Export der Droge natürlich abgenommen.

Man sammelt die Köpfchen im Juli und August.

Die Oberhaut der Deckblättchen besteht aus langgestreckten Zellen und trägt Spaltöffnungen, einzelne lange, dünne, einfache Haare und längs des Kieles kurzgestielte Drüsen. Die

Angabe des Arzneibuches, daß die Köpfchen fast kahl seien, ist also, streng genommen, nicht richtig. Es ist jedoch zu berücksichtigen, daß in der botanischen Systematik Pflanzenkörper, die mit mikroskopisch kleinen Haaren besetzt sind, allgemein als kahl bezeichnet werden. Der durchscheinende häutige Rand ist einschichtig. Im Mesophyll liegen Oxalatdrusen. Beim Auseinanderzupfen der aufgeweichten Köpfchen findet man einzelne Kristalle, die vielleicht Santonin sind. In dem groben Pulver, wie es in den Apotheken häufig geführt wird, sind noch größere Fragmente der Hüllblätter mit den Drüsen und Spaltöffnungen leicht aufzufinden. Daneben finden sich zahlreiche Pollenkörner mit glatter Oberfläche (Fig. 127, *F*).

Die Droge riecht eigentümlich und schmeckt widerlich bitter, etwas kühlend gewürzhaft.

Pulver. Das grüngelbe oder gelbgrünliche, feine Pulver (Sieb VI) besteht zur Hauptmasse aus stark zerriebenen Trümmern von gelblichen bis bräunlichen Sklerenchymfasern, von farblosen Hüllkelchbruchstückchen, äußerst dünnwandigen, undeutlichen Fetzen von den noch nicht vollständig ausgebildeten Blüten, gelblich-grünlichen Protoplasmakörnchen resp. -klümpchen und grünlichen Chlorophyllkörnern, Pollenkörnern. Zwischen diesen Trümmern resp. sehr kleinen Elementen finden sich aber auch sehr reichlich kleinere oder größere, oft sehr gut erhaltene Gewebefetzen. Die meisten von diesen stammen von den flügelartigen Randpartien der Hüllblätter; sie bestehen aus farblosen, sehr dünnwandigen, schmalen, schlauchförmigen, ungefähr fächerförmig angeordneten Zellen; seltener sind die Zellen etwas dickwandiger und sehr dicht porös, d. h. mit perlschnurartigen Zellwänden versehen. Häufig treten auch auf Epidermisfetzen aus der Mittelpartie der Hüllblätter, gelbe bis gelbbraune, ziemlich langgestreckte oder auch rechteckige bis polygonale Zellen mit dünnen oder seltener etwas dickeren Wänden, welch letztere meist dicht porös (perlschnurartig) sind; diese Epidermisfetzen tragen nicht selten Spaltöffnungen, sowie Drüsen- und Wollhaare, und ihnen hängen häufig noch Reste des Mesophylls, Sklerenchymfasern und Gefäßbruchstücke an. Die Sklerenchymfasern, die ebenfalls zu den häufigsten Elementen des Pulvers gehören, sind in der Länge sehr verschieden, aber meist langgestreckt, stets schmal, meist 8—12 μ breit, stark verdickt, kaum getüpfelt, stark zugespitzt, seltener ziemlich kurz, knorrig, fast steinzellartig, mit stumpfen Endigungen und kräftig getüpfelter Wandung; die Sklerenchymfasern sind farblos bis gelb oder bräunlich und finden sich seltener vollständig erhalten, meist in Bruchstücken, häufig im Verband mit anderen Geweben. Die massenhaft auftretenden, oft noch zu Ballen vereinigten Pollenkörner sind klein (nur 14—22 μ groß), kugelig, mit drei einwärts gekehrten Falten (Austrittsstellen der Intine) versehen, glatt, gelblich. Das chlorophyllführende Gewebe besteht allermeist aus mehr oder weniger kugeligen, seltener etwas langgestreckten, dünnwandigen Zellen, die infolge ihrer grünlichen bis grünen Farbe sehr auffallen; man trifft das grüne Gewebe meist anderen Zellfetzen (Epidermis, Sklerenchym) anhängend. Die Drüsenhaare trifft man nur selten freiliegend, meist noch der Hüllblattepidermis aufsitzend; die Drüsenzellen sind verhältnismäßig klein, die abgehobene Kutikularblase dagegen ist ansehnlich groß und von gelblicher bis gelber Farbe. Die Wollhaare trifft man im Pulver nur spärlich und stets vereinzelt, losgelöst; sie sind sehr lang, schlauchartig, sehr dünnwandig, stark verbogen, farblos, 10—15 μ breit. Spärlich und weniger auffallend trifft man im Pulver sehr schmale (nur 4—10 μ breite), ringförmige oder spiralig verdickte Gefäßbruchstücke, Antherenfetzen mit eigenartig faserig verdickten Wänden, endlich farblose Gewebefetzen von den noch wenig ausgebildeten Blütenteilen, in denen sich sehr reichlich kleine Calciumoxalatdrusen nachweisen lassen.

Besonders charakteristisch für das Zitwerblütenpulver sind die sehr auffallenden Randpartien der Hüllblätter, die Pollenkörner, die Drüsen- und Wollhaare, aber auch die reichlichen Sklerenchymfasern und die sehr engen Spiralgefäße.

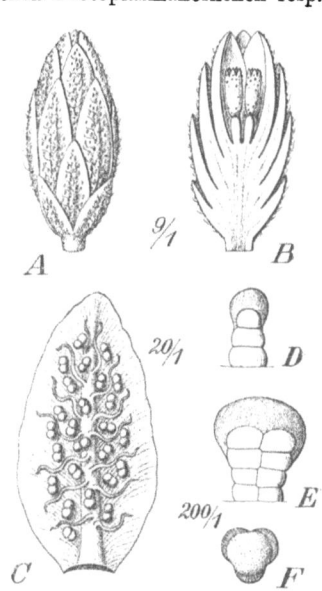

Fig. 127. Flores Cinae. *A* junges Blütenköpfchen, *B* dasselbe im Längsschnitt ($^9/_1$), *C* Blatt des Hüllkelches von außen ($^{20}/_1$), *D*, *E* Drüsenhaare, *F* Pollenkorn ($^{200}/_1$). (Gilg.)

Weitlumige Sekundärgefäße oder gefärbte Blütenteile dürfen in dem Pulver nicht enthalten sein.

Zitwerblütenpulver wird in Wasser oder Glycerinwasser, sowie in Chloralhydratlösung untersucht. In weingeistiger Kalilauge färben sich alle Gewebefetzen des Pulvers deutlich gelb.

Handelssorten. Die offizinelle, turkestanische, sogenannte l e v a n t i n i s c h e Cina ist wohl jetzt die einzige im Handel vorkommende. Früher unterschied man noch eine *Cina barbarica*, die, aus dem nordwestlichen Afrika über Livorno in den Handel kommend, vielleicht von *Artemisia ramosa* Sm. stammt und kein Santonin enthält, und eine *Cina indica*, die am Unterlauf der W o l g a bei S a r e p t a und S a r a t o r o gesammelt wurde und wahrscheinlich von Varietäten der *Artemisia maritima* L. abstammt.

Bestandteile. Der die wurmwidrigen Eigenschaften der Flores Cinae bedingende Bestandteil ist das S a n t o n i n (s. besonderen Artikel). Die Fabrik in Tschimkent gewinnt aus bester Ware 2½ Prozent. Nach den Versuchen von E h l i n g e r ist der Santoningehalt im August am höchsten. (Arch. d. Pharm. 1886.) Daneben kommt ätherisches Öl vor, nach F l ü c k i g e r 3 Prozent, nach S c h i m m e l & Co. 2 Prozent. Spez. Gewicht 0,910—0,915. Es besitzt Geruch und Geschmack der Droge und dreht schwach links. Es besteht aus Cineol $C_{10}H_{16}O$ und einer geringen Menge eines Kohlenwasserstoffs, die beide bei 174⁰ sieden. J a h n s (1893) fand ferner 0,5 Prozent *Betain*, 0,1 Prozent *Cholin* und einen harzartigen Bitterstoff. Gute Ware verliert im Wasserbade 10,6 Prozent und hinterläßt 6,5 Prozent Asche, die nach J a h n s 18 Prozent Kieselsäure enthält.

Zur **Bestimmung des Santonins** werden grob gepulverte Blüten 12—18 Stunden im Soxhlet mit Äther extrahiert. Der Rückstand des ätherischen Auszuges wird mit frisch bereiteter Kalkmilch eine Stunde gekocht, dann 2 mal mit Wasser ausgekocht und jedesmal heiß filtriert. Das Filtrat wird mit Aluminiumacetat versetzt, aufgekocht, auf dem Wasserbade stark konzentriert, Magnesiumoxyd im Überschuß zugesetzt und zu einem gleichmäßigen Brei durchgearbeitet, zur Trockne gebracht und bei 105⁰ 2—3 Stunden lang getrocknet. Die gepulverte Masse wird dann 4—5 Stunden wieder im Soxhlet mit Äther extrahiert, der Äther verdunstet, getrocknet und gewogen.

Das Santonin ist zu etwa 2½ Prozent in der Droge enthalten.

Wirkung und Anwendung. Der wirksame Bestandteil der Zitwerblüten ist das S a n t o n i n, das übrigens die Spulwürmer (Askariden) nicht tötet, sondern sie nur in nicht genauer erforschter Weise aus dem Darm austreibt. — Der Harn wird durch Santonin gelb gefärbt. — Zu große Dosen können schwere Vergiftungen verursachen.

In der T i e r h e i l k u n d e werden die Zitwerblüten ebenfalls gegen Spulwürmer gegeben; für große Tiere beträgt die gebräuchliche Dosis mehr als 100 g, für Schafe etwa 50 g, für Katzen und Hunde 1—10 g.

Flores Koso. — Kosoblüten.
Syn.: Kosso. Kusso. Flores Brayerae.

Die getrockneten, nach dem Verblühen gesammelten, rötlichen, weiblichen Blüten von Hagenia abyssinica *Willdenow*.

Die Blüte ist gestielt und durch 2 rundliche, häutige, netzadrige Vorblätter gestützt. Sie besitzt einen behaarten, fast kreiselförmigen, krugförmig vertieften, oben durch einen Ring verengten Blütenbecher, dessen Rand zahlreiche verkümmerte Staubblätter, 2 abwechselnde, 4- bis 5gliedrige Wirtel von häutigen, netzadrigen Kelchblättern und einen gleichzähligen Wirtel von sehr kleinen, lanzettlichen, weißlichen Kronenblättern trägt, die jedoch an der Droge meist abgefallen sind. Die fast 1 cm langen, äußeren, länglich-ovalen Kelchblätter sind flach ausgebreitet, die kaum 3 mm langen inneren, ovalen sind nach außen zu umgeschlagen und oben zusammengeneigt. Im Grunde des Blütenbechers stehen 2 Stempel, von denen sich oft einer zu einem Nüßchen entwickelt hat.

Kosoblüten riechen schwach, eigenartig und schmecken etwas bitter, kratzend und zusammenziehend.

Von den Zweigen der Blütenstandsachse dürfen Kosoblüten nur wenige der dünnsten, höchstens 0,5 mm dicken, enthalten und von den laubblattartigen Deckblättern nur die geringen Mengen, die beim Abstreifen der Blüten hinein gelangen. Sie müssen frei sein von den kleinen, durch ihre pollenreichen Staubbeutel ausgezeichneten männlichen Blüten.

Kosoblütenpulver darf beim Verbrennen höchstens 9 Prozent Rückstand hinterlassen.

Mikroskopische Untersuchung. Das Grundgewebe der Vor- und Kelchblätter wird von Armparenchym gebildet und enthält Calciumoxalatdrusen. Im Gewebe des Blütenbechers kommen kleine Einzelkristalle von Calciumoxalat vor. Die Haare sind einzellige, dickwandige Borsten von verschiedener Größe, einzellige, dünnwandige Schlauchhaare, Drüsenhaare mit gekrümmtem, mehrzelligem Stiele und eiförmigem, mehrzelligem Köpfchen und solche mit geradem, mehrzelligem Stiele und kugeligem, einzelligem, oft sehr großem Köpfchen.

Das graubräunliche Pulver ist gekennzeichnet durch die Bruchstücke der Vor- und Kelchblätter sowie des Blütenbechers und der Stempel, die verschiedenen Haare oder deren Bruchstücke und die Kristalle. Die Breite der in dem Pulver vorkommenden Gefäße darf 18 μ nicht überschreiten.

Die rundlichen, mit 3 spaltenförmigen Austrittsstellen versehenen Pollenkörner der männlichen Blüten dürfen nur in geringer Menge (in 1 mg höchstens 200) vorhanden sein.

Die Beschreibung wurde in allen Punkten sehr stark erweitert und schärfer gefaßt. Das Pulver darf höchstens 9 Prozent Aschengehalt besitzen.

Geschichtliches. Koso ist mindestens seit Ende des 18. Jahrhunderts bekannt, wo J a m e s B r u c e den Baum zwischen 1769 und 1771 in Abyssinien kennen lernte und 1778 als *Bankesia abyssinica* beschrieb. Seit dem Jahre 1834 ist die Droge in Deutschland bekannt, wurde aber erst 1852 von Drogisten angeboten.

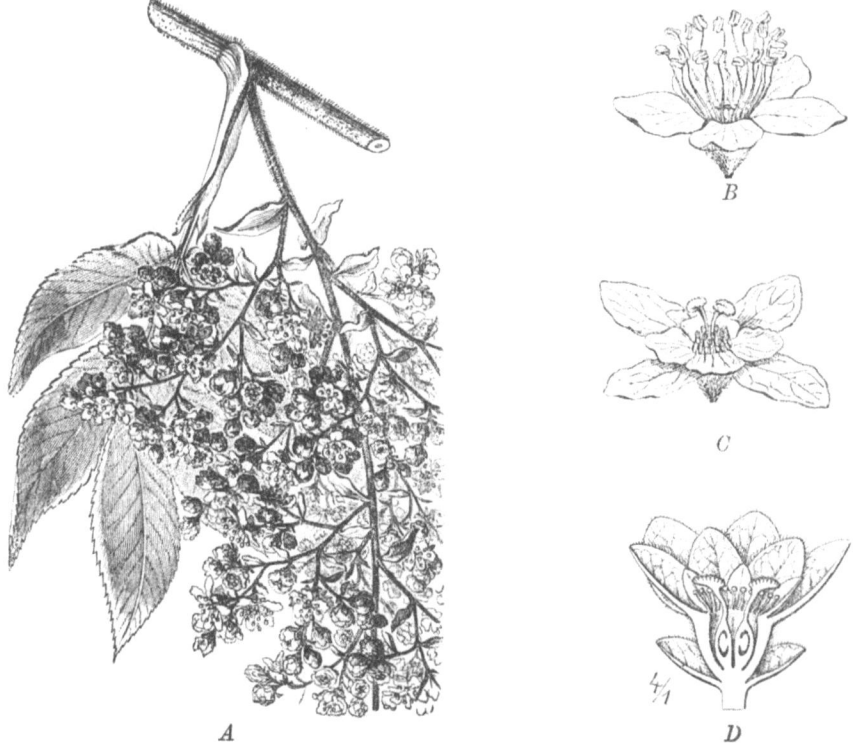

Fig. 128. Hagenia abyssinica. *A* Blütenzweig mit dem hängenden Blütenstand. *B* männliche, 5 zählige **Blüte** mit den **großen** Kelchblättern, die den Nebenkelch verdecken (darf als Droge nicht Verwendung finden!), *C* ältere weibliche, 4 zählige **Blüte** mit vergrößertem Nebenkelch und dem auf diesem aufliegenden, normalen Kelche. Die kleinen linealischen Blumenblätter sind weggelassen, resp. schon abgefallen. *D* jüngere weibliche, 5 zählige **Blüte** im Längsschnitt (**4**/**1**).

Abstammung und Beschreibung. *Hagenia abyssinica* W i l l d e n o w (*Bankesia abyssinica* B r u c e , *Brayera anthelminthica* K u n t h), Familie der *Rosaceae*, Abt. der *Rosoideae-Sanguisorbeae*, ist heimisch in den Wäldern der Bergregion Abyssiniens, besonders im oberen Flußgebiete des T a k a z z e und A b a i , den Hochebenen und zerrissenen Alpenlandschaften von L a s t a und J a m a i n , sowie in den Gebirgen des südlicheren tropischen Afrika, z. B. am Kilimandscharo, in Usambara, am Runssoro usw. Der bis 20 m hohe, ansehnliche Baum hat von hellbraunen Haaren zottige Zweige und wechselständige, 20 cm lange, 14 cm breite, unpaarig 4—7 jochige, unterbrochen gefiederte Blätter, die Fiedern abwechselnd bis fast gegenständig. Zwischen diesen Fiederblättern treten kleine, 1 cm lange, rundliche auf. Nebenblätter häutig, groß, mit dem Blattstiel eine den Zweig umfassende Scheide bildend. Blüten in achselständigen, bis 30 cm langen Rispen, mit dicht behaarten und drüsigen Achsen, polygam diözisch. Den 7—8 mm im Durchmesser haltenden Blüten gehen 2 große, rundliche, netzaderige Vorblätter voraus. In den männlichen Blüten folgen diesen die lanzettlichen, grünen Blätter des Nebenkelches, die von den viel größeren, ovalen, netzaderigen, grünlichen, zuletzt zurückgeschlagenen Kelchblättern überdeckt werden. Den hinfälligen Kronblättern schließen sich meist 20 Staubblätter an, innerhalb deren sich der Rand des außen zottigen Receptakulums als lappig gekerbter Saum erhebt. (Fig. 128, B.)

In den w e i b l i c h e n B l ü t e n, die die Droge bilden, gleichen die ovalen, netzaderigen Blätter des Nebenkelches anfänglich völlig denen des tellerförmig sich ausbreitenden normalen Kelches, vergrößern sich aber nach der Blüte bis auf das 3 fache und werden dabei purpurfarbig. Den hinfälligen, weißen Kronblättern folgen rudimentäre Staubblätter mit unfruchtbaren Beuteln und zwei kräftig entwickelte Fruchtblätter (Fig. 128, C, D). Jeder der beiden Griffel trägt eine dicke gelappte Narbe. Die Frucht ist eine einsamige, vom Griffelrest geschnäbelte, eiförmige Nuß. Die durch die rote Farbe der nach der Blütezeit sich vergrößernden Blätter des Nebenkelches leicht kenntlichen weiblichen Rispen werden gesammelt, getrocknet, durch Karawanen nach Aden gebracht und von dort nach Triest, Livorno oder Bombay verschifft. — Die Beschreibung des Arzneibuches ist eine so genaue, daß hier nicht näher darauf eingegangen zu werden braucht.

Pulver. Das graubräunliche bis rötlich-bräunliche, feine Pulver (Sieb VI) besteht in der Hauptmasse aus fein zerriebenen Trümmern von farblosen oder gelblichen bis braunen Epidermiszellen, von farblosen Borstenhaaren, von farblosen Sklerenchymfasern und engen, meist ringförmig oder spiralig verdickten Gefäßen, aus spärlichen Einzelkristallen und Drusen und Kristalltrümmern, sowie farblosen Protoplasmakörnchen und -klümpchen. Dazwischen finden sich sehr reichlich in ganzem Zustande oder in größeren Bruchstücken Borstenhaare; diese sind in der Größe sehr verschieden, stets einzellig, über der zwiebelförmig erweiterten Basis stark umgebogen, mit fast verschwindendem Lumen und sehr dicker, glatter Wandung, selbst an der Basis ungetüpfelt; spärlich kommen auch ziemlich dünnwandige Haare vor. Häufig finden sich auch in größeren oder kleineren Verbänden, oft mit Gefäßen kombiniert, selten vereinzelt, farblose bis gelbliche, sehr schlanke, ziemlich dünnwandige, 8—12 μ weite, spärlich und undeutlich getüpfelte Sklerenchymfasern. Die nicht selten zu beobachtenden Gefäße oder Tracheiden sind fast durchweg sehr dicht ringförmig oder spiralig verdickt und nur 6—14 μ, selten bis 18 μ breit. Größere, deutliche Epidermisfetzen (vom Receptakulum und den Kelchblättern) sind nicht gerade häufig; sie bestehen aus gelblichen bis bräunlichen, selten braunen, mit kräftigen, geraden oder schwach welligen, isodiametrischen Zellen, zwischen denen gelegentlich Spaltöffnungen, sowie Borstenhaare und Drüsenhaare eingefügt sind. Auffallend sind die Elemente der Fruchtknotenwand gebaut, die man im Pulver stets leicht erkennt: die Epidermis wird von isodiametrischen, kräftig-wandigen Zellen gebildet, die darunter liegenden Schichten bestehen meist aus dünnwandigen, etwas langgestreckten Zellen; die Innenepidermis ist wie mit dickwandigen Zellen parkettiert, d. h. große isodiametrische Zellen haben sich sehr reichlich, aber untereinander nicht in derselben Richtung, geteilt, worauf dann die Wandungen der so entstandenen Zellen verdickt wurden; diese Zellen sind ziemlich langgestreckt, mit einer kräftigen, sehr stark getüpfelten Wandung versehen, verlaufen im allgemeinen quer zu dem Außengewebe des Fruchtknotens und treten im Pulver oft in ziemlich großen Zellverbänden auf, die infolge der parkettierten Zellen von Faser bis Steinzellform sehr stark auffallen.

Seltener oder nur gelegentlich werden im feinen Pulver beobachtet: Zellschichten aus dem Receptakulum mit dünnwandigen, kleinen Zellen, von denen fast jede einen Einzelkristall enthält; Drüsenhaare mit kurzem Stiel und ansehnlichem, mehrzelligem, gelbem bis braunem Kopf; sternförmig verzweigtes Mesophyll aus den Kelchblättern mit meist grünlichrotbraunem Inhalt; farblose Fetzen des jungen Embryos mit dünnwandigen Zellen und dichtem Ölplasma.

Die nur in geringen Mengen (in einem Milligramm des Pulvers höchstens 200) in einem guten Pulver vorhandenen, gelben oder gelblichen Pollenkörner sind gewöhnlich 30—36 μ groß, kugelig, glatt und besitzen drei unbedeutende, sehr schwach spaltenförmige Austrittsstellen.

Charakteristisch für das Pulver sind besonders die Borstenhaare und ihre Trümmer, die Sklerenchymfasern, die engen Gefäße, die Epidermisfetzen, die parkettierten Zellen der Fruchtknoteninnenwand, die Bruchstücke des ölreichen Embryos.

Reichliche Pollenkörner (aus männlichen Blüten), weitlumige Sekundärgefäße und weitlumige Sklerenchymfasern (aus den Infloreszenzstielen) dürfen in dem Pulver nicht vorhanden sein.

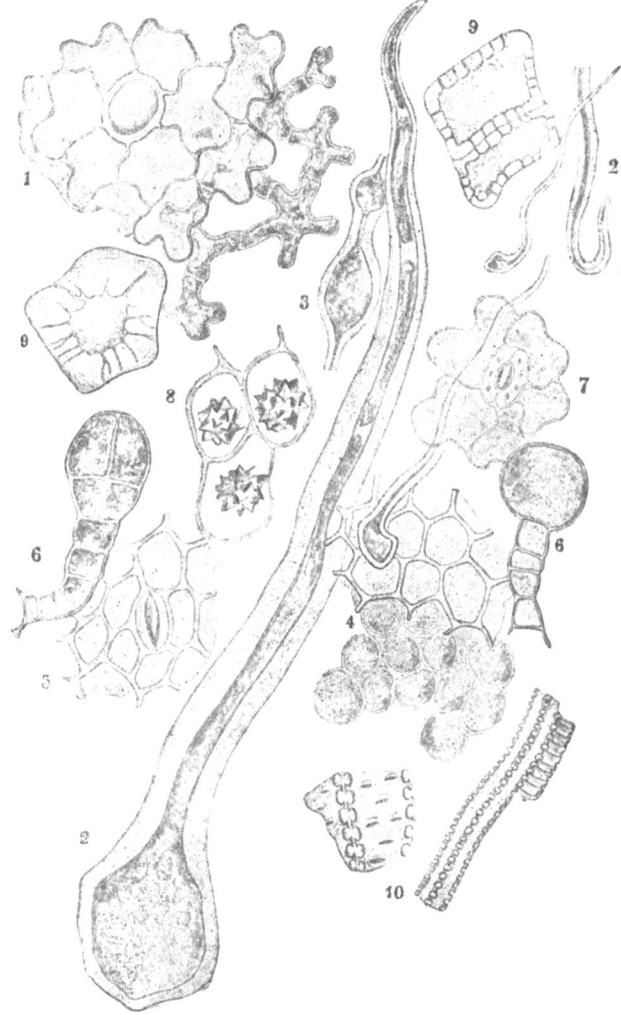

Das Kosopulver wird in Glycerinwasser und in Choralhydratlösung untersucht. Es ist zur Ausführung einer sicheren Analyse stets notwendig, eine größere Anzahl von Präparaten durchzuuntersuchen. Man muß dafür sorgen, daß in die Präparate nur eine verhältnismäßig geringe Menge des zu untersuchenden, gut durchgemischten Pulvers gelangt, weil andernfalls die gerade hier sehr vielgestaltigen Elemente einander decken und undeutlich werden.

Die Bestandteile des Pulvers werden durch Fig. 129 erläutert.

Handelsware. Die weiblichen verblühten Blütenstände bilden den **roten Koso** des Handels, daneben findet sich **brauner Koso**, der aus jüngeren weiblichen und männlichen Blütenständen besteht; er ist wenig geschätzt und soll in besonderem Maße brechenerregend wirken. Eine dritte Sorte, **Kossala**, besteht wahrscheinlich aus den Samen; sie sollen noch wirksamer sein als die offizinelle Ware und frei von unangenehmen Nebenwirkungen.

Bestandteile. Wittstein (1840) fand im Koso: Wachs, Zucker, Gummi, Gerbsäure (bis 24 Prozent), ein geschmackloses und ein kratzend bitteres Harz (Saint Martins **Kosein**),

Fig. 129. Flores Koso. Bestandteile des Pulvers. *1* Epidermis der Unterseite eines Kelchblättchens, darunter Schwammparenchym, *2* Blatt- und (rechts oben) Blütenhaare, *3* Bruchstück eines Haares mit erweitertem Lumen, *4* Epidermis der Oberseite eines grünen Hochblatts, darunter Palisadenparenchym, *5* Epidermis der Unterseite eines grünen Hochblatts, *6* zwei Formen von Drüsenhaaren, *7* Epidermis des Blumenblattes, *8* Kristallzellen aus dem Blattparenchym, *9* Steinzellen, *10* Bruchstücke von Gefäßen aus dem Stengel. Vergr. $^{200}/_1$. (Moeller.)

Viale und Latini (1852) Hageniasäure, keine reine Substanz, Martins (1854) „grünes Weichharz“, Willing (1855) ein ätherisches Öl von saurer Reaktion und 4,5 Prozent Harz, Bedall (1859 u. 62) Oxalsäure, Essigsäure, Valeriansäure und in der Asche (die nach Harms 6 Prozent beträgt) Borsäure. Derselbe extrahierte ferner mit Alkohol und Kalk **Koussin**. Letzteres war keine einheitliche Substanz; Flückiger entzog ihm mit Eisessig „**Kosin**“. Dasselbe, von E. Merck in den Handel gebracht, bildet rhombische, schwefelgelbe Kristalle, die sich in Schwefelsäure unter purpurroter Färbung lösen, welche Lösung mit Wasser ein rotes amorphes Produkt abscheidet, das je nach der Darstellung in der Kälte oder Wärme die Formel $C_{22}H_{21}O_{10}$ oder $C_{23}H_{22}O_{10}$ besitzt. Das Kosin ist zu 3 Prozent in der Droge enthalten; es hat rein die Formel $C_{31}H_{38}O_{10}$. Liotard (1888) stellte das „ Kussin " durch Fällung mit Eisessig dar, löste das erhaltene rohe Produkt in Natriumbicarbonatlösung, entfernte Tannin und Harz mit Chloroform, fällte aus der wässerigen Lösung nochmals mit Essigsäure, wusch mit Wasser aus und kristallisierte aus Alkohol. Derselbe fand ferner Gerbsäure, die mit der Kaffeegerbsäure Ähnlichkeit hat, braunes, schwach bitteres Harz von starkem Geruch, das zu 10 Prozent vorhanden ist, und ätherisches Öl. Über die die Wirksamkeit bedingenden Körper wissen wir noch wenig; sehr bemerkenswert sind aber die Angaben von Daccomo und Malagnini (1897), nach denen das käufliche Kosinum crystallisatum Merck in der Hauptsache aus einem Körper $C_{22}H_{26}O_7$ besteht, der gelbe Nadeln bildet, die bei 160^0—161^0 schmelzen, und der in vielen Beziehungen der Filixsäure ähnelt, ohne doch mit ihr identisch zu sein. Leichsenring (1894) bezeichnete den wirksamen Körper als Kosotoxin $C_{26}H_{34}O_{10}$, aus dem durch Kochen mit Barythydratlösung das Kosinum Merck entsteht. Außer Kosotoxin (und Kosin) wurden neuerdings noch in der Droge festgestellt: Kosidin, Kosoin, Protokosin.

Prüfung. Nach Avena ist das aus frischem Koso extrahierte Harz von grüner, das aus alter Ware von gelber Farbe, so daß diese Eigenschaft das Alter der Droge und damit ihre Wirksamkeit zu bestimmen gestatten dürfte. Sonst sind der kräftige Geruch und die verhältnismäßig lebhaft rote Farbe gute Kriterien für die Güte der Droge.

Wirkung und Anwendung. Die Kosoblüten enthalten eine Reihe von Substanzen, von denen das sog. Kosotoxin die wichtigste zu sein scheint; chemisch sind diese Substanzen, ebenso wie die wirksamen Bestandteile des Filix mas, Derivate des Phloroglucins. Auch in den pharmakologischen Wirkungen auf den tierischen Organismus sind sie diesen ähnlich. — Die Wirkung auf die Bandwürmer ist gut; aber nicht ganz so sicher wie die von Filix mas. — So schwere Vergiftungen, wie gelegentlich nach Filix, sind bei Verwendung der Flores Koso nicht beobachtet worden.

In der Tierheilkunde werden die Kosoblüten besonders gegen die Bandwürmer der Hunde (10—20 g) gebraucht.

Flores Lavandulae. — Lavendelblüten.

Die getrockneten, vor völliger Entfaltung gesammelten Blüten von Lavandula spica *Linné*.

Der Kelch ist bläulichgrau, röhrenförmig, oben etwas erweitert, zehn- bis dreizehnnervig, 5 mm lang und behaart. Von den 5 Zähnen des Kelchrandes sind 4 sehr kurz, der fünfte bildet ein fast 1 mm langes, eiförmiges, stumpfes, blaues Läppchen. Die Blumenkrone ist blau und besitzt eine zweilappige, größere Oberlippe und eine dreilappige, kleinere Unterlippe. Die Staubbeutel der 4 Staubblätter springen durch einen über ihren Scheitel laufenden Spalt auf.

Die Pollenkörner sind kugelförmig und besitzen 6 schlitzförmige Austrittsstellen; ihre Exine ist mit unregelmäßigen Erhöhungen oder mit einem netzförmigen Leistenwerke versehen.

Lavendelblüten riechen kräftig würzig und schmecken bitter.

Sachlich unverändert.

Geschichtliches. Die Alten benutzten *Lavandula spica* nicht, sondern an ihrer Stelle *Lavandula stoechas* L. unter dem letzteren Namen. Der Name Lavandula (wohl von lavare, waschen, wegen der häufigen Anwendung der Pflanze zu Bädern) ist erst später entstanden. Lavandula findet sich schon bei der heil. Hildegard als Augenheilmittel und zur Vertreibung von Ungeziefer.

Abstammung und Beschreibung. *Lavandula spica* L. (*L. vera* DC., *L. officinalis* Chaix, *L. angustifolia* Mönch, *L. vulgaris* α. Lam.), Familie der *Labiatae*, Unterfamilie der *Ocimoideae*, ist ein Strauch mit zahlreichen gedrungenen, zuletzt rutenförmigen Ästen. Die Blätter sind lanzettlich bis linealisch, am Rande umgerollt, unterseits mit Öldrüsen. Die Ähre besteht aus meist 6, nicht reichblütigen Scheinquirlen, deren einzelne Blüten am Grunde von breiten, eckigen, scharf zugespitzten, trockenhäutigen Deckblättern umfaßt werden. Der Beschreibung des Arzneibuches ist noch hinzuzusetzen, daß der Kelch zwischen den Rippen, wie auch die Korolle, Öldrüsen trägt. Ferner hat der Kelch am Rande einzellige, am Grunde ästige, oft blau angelaufene Haare, sowie die Korolle ebenfalls ästige, feinwarzige Haare. Unter der Oberlippe trägt der Kelch einen gerundeten, blauen Zahn und außerdem erheben sich 4 der 13 Gefäßbündel des Kelches mit dem umgebenden Parenchym über den Rand des Kelches hinaus, wodurch die 5 Zähne des Kelches zustande kommen (Fig. 130).

Die Pflanze ist einheimisch auf trockenen Hügeln der westlichen Mittelmeerländer; sie geht in Frankreich im Rhonetal bis zum Schweizer Jura. Sie wird angebaut im größten Teile Europas, besonders in England (in Surrey, Herfordshire, Kent und Sussex) und gedeiht mit besonders feinem Aroma noch bei Trondhjem in Norwegen.

Der wichtigste **Bestandteil** der Lavendelblüten ist das ätherische Öl, Oleum Lavandulae (s. d.). Englische Blüten geben 1,2—1,6 Prozent (Flückiger), deutsche 2,8 Prozent (Schimmel & Co.), französische (getrocknet) 1,2 Prozent.

Stengel und Blätter, die nach dem Arzneibuch in der Droge nicht vorhanden sein dürfen, geben weniger und nicht so feines Öl. Man bewahrt die Blüten, die vor dem vollständigen Aufblühen gesammelt und getrocknet werden und die von kräftigem Lavendelgeruche sein müssen, am besten in Blechgefäßen auf.

Sie finden nur äußerlich **Verwendung** im Aufguß zu Bädern und Waschungen oder in der Hauswirtschaft als Schutzmittel gegen Insekten.

Die Lavendelblüten werden für sich medizinisch nicht verwendet.

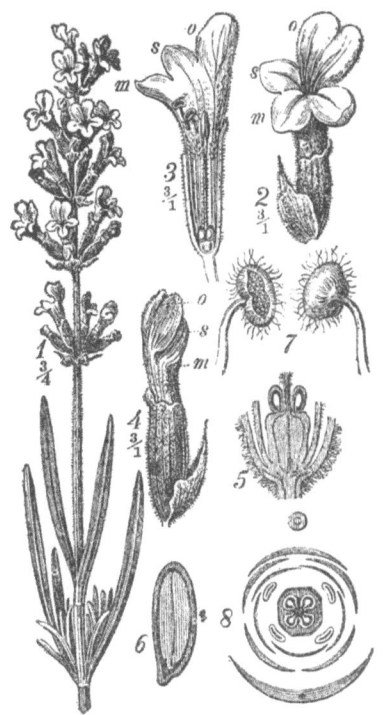

Fig. 130. Lavandula spica. *1* Blühende Zweigspitze, *2* Blüte mit Deckblatt, *3* Dieselbe längs durchschnitten, *4* Blütenknospe, *5* Blütenboden mit dem Fruchtknoten längs durchschnitten, *6* Nüßchen desgl., *7* Staubgefäße, *8* Diagramm der Blüte. (Karsten.)

Flores Malvae. — Malbenblüten.
Syn.: Käsepappelblüten.

Die getrockneten Blüten von Malva silvestris *Linné*.

Der 5 mm hohe Kelch ist fünfspaltig, außen von 3 schmalen, spatelförmigen, spitzen, mit ihm verwachsenen Hochblättern umgeben. Die 5 über 2 cm langen, blauen Kronenblätter sind keilförmig bis schmal umgekehrt-eiförmig, an der Spitze tief ausgerandet, am Grunde der Staubblattröhre angewachsen. Die Staubblattröhre trägt zahlreiche, nur je 2 Pollensäcke besitzende Antheren und umschließt den mit 10 Narbenschenkeln versehenen Griffel. Malvenblüten schmecken schwach schleimig.

Sachlich unverändert.

Geschichtliches. Der Name Malva kommt wahrscheinlich vom griechischen μάλαχος, weich, und zielt wohl auf den Schleimgehalt der Pflanze, besagt also dasselbe, wie der alte deutsche Name Pappel (Pappel, pappig = Brei, breiig), der sich als Käsepappel auch erhalten hat.

Abstammung und Beschreibung. *Malva silvestris* L., Familie der *Malvaceae*, Unterfamilie der *Malveae*, wild in ganz Europa mit Ausnahme der nördlichsten Gebiete, in Algerien, West- und Mittelasien, nordwestlichem Indien, Kap der Guten Hoffnung (angebaut in Thüringen), mit niederliegendem bis aufrechtem, rauhhaarigem Stengel, Blätter mit meist 5 spitzen Lappen, kerbig gesägt, am Grunde herzförmig oder gestutzt. Die 3—5 blattwinkelständigen Blütenstiele tragen einen ungefähr 5 mm hohen 5spaltigen Kelch, außerhalb dessen sich noch 3 schmal lanzettliche Hüllblättchen (Außenkelch) befinden. Die Blumenblätter sind 3—6mal so lang als der Kelch (die der ähnlichen *Malva neglecta* Wallr. nur doppelt so lang). Die frisch rosenroten oder lilafarbenen, dunkelgeaderten, am Grunde weiß gebärteten Blumenblätter nehmen beim Trocknen eine gleichmäßig zartblaue Farbe an. Diese geht nach Befeuchten mit Säuren in rot, mit Ammoniakflüssigkeit in grün über. Der innere Kelch ist mit Sternhaaren besetzt, die Hüllblätter und Blütenstiele mit abstehenden Borsten. (Fig. 131.)

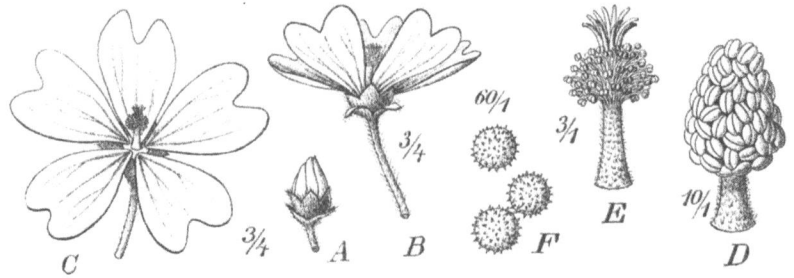

Fig. 131. Flores Malvae. *A* Knospe (³/₄), *B* Blüte von der Seite, *C* von oben gesehen (³/₄), *D* Staubgefäßröhre aus der Knospe mit den noch fest zusammensitzenden, geschlossenen Staubbeuteln und tief darinnen steckender Narbe (¹⁰/₁), *E* dieselbe nach dem Verblühen mit weit herausragendem Griffel und auseinanderspreizenden, entleerten Antheren (³/₁), *F* Pollenkörner (⁶⁰/₁). (Gilg.)

5 T. frische Blüten geben 1 T. trockene.

Anwendung. Die Malvenblüten enthalten Schleim und werden deshalb, wenn auch selten für sich allein, als „mucilaginöses" Mittel verwendet.

Flores Rosae. — Rosenblütenblätter.
Syn.: Centifolienblätter. Petala Rosarum.

Die getrockneten Kronenblätter von Rosa centifolia *Linné.*

Das Kronenblatt ist querelliptisch oder umgekehrt herzförmig, kurz genagelt, hellrosa und wohlriechend.

Unverändert.

Geschichtliches. Rosenblätter fanden allein, oder mit Öl, Honig, Zucker extrahiert, schon bei den Alten vielfach Verwendung. Ganz besonders ausgedehnt war ihre Verwendung auch bei den Arabern.

Abstammung und Einsammlung. *Rosa centifolia* L. (nach R e g e l vielleicht eine Kulturform der *Rosa gallica* L., Essigrose), anscheinend im Ostkaukasus heimisch und überall kultiviert, liefert die Droge. Die Blumenblätter werden im Juni vor der völligen Entfaltung der Blüte gesammelt und rasch getrocknet, wobei sie eine blaßrötliche Farbe annehmen und sehr an Wohlgeruch einbüßen. 8 T. frische Rosenblätter geben 1 T. trockene. Oder man sammelt sie und schichtet sie mit Salz in einem Topf zusammen und bewahrt sie mit einem Stein beschwert auf. Die so „gesalzenen Rosenblätter" (Flores Rosarum saliti) sind natürlich nicht die vom Arzneibuch vorgeschriebene Sorte; man benutzt sie nur zur Destillation von Rosenwasser.

Als **Bestandteile**, wegen deren man sie verwendet, sind das Rosenöl (siehe dieses) und Gerbsäure zu erwähnen.

Anwendung. Rosenblätter dienen als Geruchskorrigens und zur Herstellung von Mel rosatum.

Flores Sambuci. — Holunderblüten.
Syn.: Fliederblüten. Fliedertee.

Die getrockneten Blüten von Sambucus nigra *Linné.*

Der unterständige Fruchtknoten trägt einen kurzen Griffel mit drei Narben, 5 breieckige Kelchblätter und eine radförmige, fünflappige Blumenkrone, auf deren Rande 5 mit den Kronenlappen abwechselnde Staubblätter stehen.

Die im trocfenen Zuftande ellipfoidifchen Pollenförner befitzen 3 parallelgeftellte, fchlitz=
förmige Längsfalten und zeigen auf der Oberfläche ein feines, aus Stäbchenreihen gebildetes
Netzwerk.

Holunderblüten find gelblich und riechen fräftig.

Sachlich unverändert.

Geschichtliches. Die medizinische Verwendung des Holunder ist sehr alt, doch bevorzugte man früher die Früchte und die Rinde, die auch neuerdings wieder empfohlen wird. T h e o -
p h r a s t bezeichnete den Geruch der Blüten als „lilienartig". — Der Name „Holunder" kommt am
wahrscheinlichsten von „ h a l t ", brechen, wegen der Brüchigkeit des Holzes, und „ t r a " (engl. tree),
Baum. „Flieder" hängt zusammen mit „ f l a t t e r n " (plattdeutsch: Fleder, Fledder, cf. z. B. Fleder-
maus).

Abstammung und Beschreibung. *Sambucus nigra* L. (Familie der *Caprifoliaceae*),
einheimisch im mittleren Strich des europäisch-asiatischen Florengebietes, von Spanien bis zum
Kaukasus und Südsibirien, von bekanntem Aussehen. Der Blütenstand, eine Trugdolde, besteht
aus 5 Hauptästen, die sich zunächst in derselben Weise und dann gabelig verzweigen. Deckblättchen fehlen demselben. Die kleinen Zwitterblüten haben einen 4—5 zähnigen Kelch, eine
radförmige, 5 lappige, weiße, leicht abfallende Blumenkrone und 5 Staubgefäße mit gelben

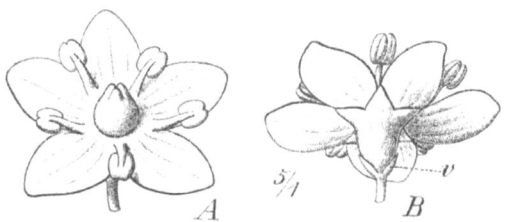

Fig. 132. Flores Sambuci. *A* Blüte von oben, *B* von unten gesehen ($^5/_1$),
v Vorblätter unter dem Kelche. (G i l g.)

Antheren. Der halbunterständige Fruchtknoten ist 2—3 fächerig (Fig. 132). Der Holunder blüht
im Juni und Juli, und man schneidet die Blütenstände bald nach dem Aufblühen ab, da sonst die
Blüten leicht abfallen. Das T r o c k n e n hat möglichst schnell an der Sonne oder bei künstlicher
Wärme zu geschehen, da die Blüten bei nachlässiger Behandlung leicht braun werden. Da das
Arzneibuch nur die Blüten ohne Stiele vorschreibt, so reibt man jene mit sanftem Druck, wenn sie
gut getrocknet sind, durch das Sieb Nr. 2. Die getrockneten Blüten haben durch die reichlich
ausgefallenen Pollenkörner eine hellschwefelgelbe Farbe. Das Gewebe der Korolle ist ein derb-
wandiges Parenchym, das von starken Gefäßbündeln durchzogen ist. Die Pollenkörner sind
stumpf eiförmig mit 3 Furchen und 3 Poren. 8 T. frische Blütenstände geben 1 T. trockene
Blüten.

Als **Verwechselungen** werden angegeben:

Sambucus ebulus L. Trugdolde am Grunde dreiteilig, Antheren rot.

Sambucus racemosa L. Trugdolde gedrängt, eiförmig. Blüten erst grünlich, dann gelblich weiß.

Als **Bestandteil** ist ein kristallisierbares ätherisches Öl zu erwähnen, das zu 0,025 Prozent
(S c h i m m e l & C o.) in den Blüten enthalten ist. Es ist der Träger des charakteristischen
Geruches derselben. Außerdem sind Gerbstoff und Schleim nachgewiesen.

Anwendung. Ob das ätherische Öl, der einzige allenfalls wirksame Bestandteil der Holunderblüten, irgend etwas mit der Anregung der Schweißsekretion, die durch den „Flieder"tee erzeugt wird,
zu tun hat, ist sehr zweifelhaft; wahrscheinlich dient es nur dazu, den Aufguß schmackhafter zu machen,
so daß größere Mengen der heißen Flüssigkeit genommen werden.

Flores Tiliae. — Lindenblüten.

Die getrocfneten, grünlichgelben Blütenftände von Tilia cordata *Miller* und Tilia platyphyllos *Scopoli.*

Der Hauptachfe des Blütenftandes ift ein großes, zungenförmiges Hochblatt zur Hälfte
angewachfen. Der Blütenftand von Tilia cordata wird von 5 bis 15, der von Tilia platyphyllos
von 3 bis 7 Blüten gebildet. Die gelbliche Blüte befitzt 5 in der Knofpe flappige, leicht abfallende

Kelchblätter, 5 spatelförmige, kahle Kronenblätter, 30 bis 40 Staubblätter mit fadenförmigem Stiele und gespaltenem Konnektiv, sowie 1 oberständigen, fünffächerigen Stempel mit kurzem Griffel und fünflappiger Narbe.

Die Pollenkörner zeigen 3 Austrittsstellen und sind fein punktiert.

Lindenblüten riechen schwach würzig und schmecken schleimig.

Die eine der Stammpflanzen der Droge, früher Tilia ulmifolia genannt, wird jetzt richtiger als Tilia cordata bezeichnet. Die Beschreibung wurde schärfer gefaßt.

Geschichtliches. Der Name „ L i n d e " hängt vielleicht mit L e i n (Linum) zusammen, da die technische Verwendung des Lindenbastes wie die des Leins eine uralte ist. Die Alten benutzten Bast und Blätter arzneilich, die Verwendung der Blüten scheint nicht über das Mittelalter hinauszugehen.

Abstammung und Beschreibung. *Tilia cordata* M i l l e r (Syn. *T. parvifolia* E h r h a r t, *T. ulmifolia* S c o p o l i, *T. europaea* L. z. T., *T. microphylla* V e n t e n a t, *T. vulgaris* H a y n e, letztere genau genommen die Form *intermedia* D.C., vielleicht Bastard mit der folgenden), Winterlinde, Spätlinde, heimisch im größten Teil Europas und Nordasiens, mit beiderseits kahlen Blättern, die unterseits blaugrün und in den Achseln der Adern rostgelb bebartet sind. Trugdolden 5—11 (—15)-blütig, durch Umwendung der Hochblätter nach oben gerichtet. Nüsse dünnschalig.

Tilia platyphyllos S c o p. (Syn. *T. grandifolia* E h r h a r t, *T. europaea* L. z. T., *T. pauciflora* H a y n e), Sommerlinde. Mehr im Südosten heimisch, aber durch die Kultur weit verbreitet, mit beiderseits gleichfarbigen, weichhaarigen Blättern. Trugdolden 2—5 blütig. Nüsse mit holziger Schale.

Wir fügen hier die Charakteristik einer aus Österreich-Ungarn manchmal eingeführten, aber nicht offizinellen Droge gleich an:

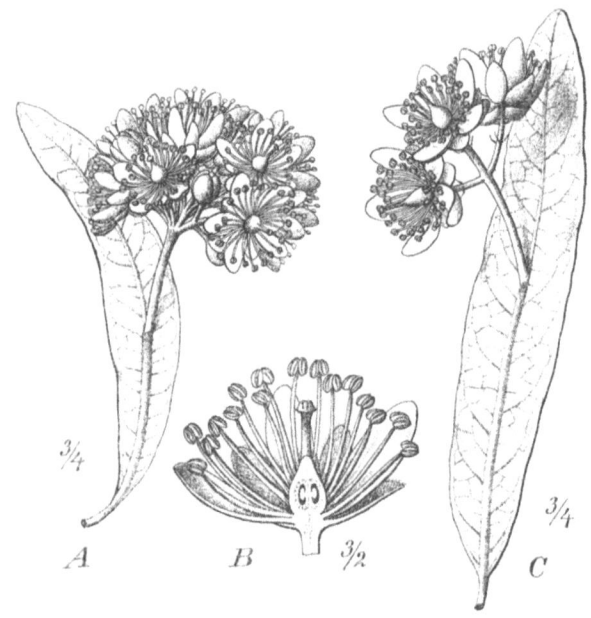

Fig. 133. Flores Tiliae. *A* Blütenstand der Winterlinde (Tilia cordata, ³/₄), *B* einzelne Blüte dieser im Längsschnitt (³/₂), *C* Blütenstand der Sommerlinde (Tilia platyphyllos, ³/₄). (Gilg.)

Tilia tomentosa M o e n c h (*T. argentea* D e s f., *T. alba* W. et K.), Silberlinde. Heimisch in Ungarn, als Zierbaum oft angepflanzt, mit oberseits fast kahlen, unterseits von Sternhaaren weißfilzigen Blättern, in den Achseln der Adern unbebartet. Trugdolden wenigblütig. Die Blüten mit 5 blumenblattartigen Staminodien.

Die Blüten (Fig. 133) sind zwitterig, mit einem kurzen, kegelförmigen Receptaculum, das 5 hinfällige Kelchblätter und 5 damit abwechselnde, größere, in der Knospe gedrehte Blumenblätter von gelblicher Färbung trägt. Noch etwas länger sind die 30—40 Staubfäden mit schildförmig angehefteten Antheren. Der sitzende, 5 fächerige Fruchtknoten endigt in einen langen Griffel, der eine kurz 5 lappige Narbe trägt. Die Frucht ist durch Fehlschlagen 1-, selten 2 samig. Im Gewebe der Blütenstiele, des Kelches, der Blumenblätter usw. findet man große Schleimlücken, die dadurch zustande kommen, daß die Zwischenwände benachbarter Schleimzellen, in denen sich der Schleim ursprünglich durch Auflagerung sekundärer Verdickungsschichten der Membran gebildet hatte, zerreißen und aufgelöst werden.

Es ist darauf zu achten, daß die Blüten der beiden **offizinellen** Lindenarten verwendet werden. Denn die meisten fremden Arten, manchmal auch die Bastarde, die diese mit unseren

Arten bilden und die häufig auf Plätzen und an Straßen angepflanzt werden, geben einen Aufguß von mehr oder weniger unangenehmem Geschmack.

Einsammlung. Die Winterlinde blüht im Juni und Juli, die Sommerlinde im Juni. Von beiden werden die Blütenstände mit den Deckblättern gesammelt und getrocknet. Obschon die Deckblätter geruch- und geschmacklos sind und demnach an etwaigen Wirkungen der Lindenblüten keinen Anteil haben, läßt der Text des Arzneibuches keinen Zweifel, daß sie mit zu sammeln sind. 7 T. frische geben 2 T. trockne. Der angenehme Geruch verschwindet beim Trocknen fast vollständig. Der Geschmack ist süßlich schleimig.

Bestandteile. Eine Spur ätherisches Öl, Schleim, Wachs, Zucker, Gerbstoff. In den Blättern der *Tilia cordata* hat F i c k Inosit nachgewiesen. Die Deckblätter enthalten kein ätherisches Öl, dagegen nach M o e l l e r mehr Schleim und Gerbstoff.

Anwendung. Die Lindenblüten sind wohl ausschließlich Gegenstand des Handverkaufs. Sie gelten als mildes, schweißtreibendes und krampfstillendes Mittel.

Für die Anwendung des Lindenblütentees gilt dasselbe wie für die des Fliedertees.

Flores Verbasci. — Wollblumen.
Syn.: Wollkrautblumen. Königskerzenblumen.

Die getrockneten, goldgelben Blumenkronen mit den ihnen aufsitzenden Staubblättern von Verbascum phlomoïdes *Linné* und Verbascum thapsiforme *Schrader*.

Die Krone ist 1,5 bis 2 cm breit und besitzt eine kurze Röhre und einen ungleich fünflappigen Saum. Mit den Kronenlappen wechseln 5 Staubblätter ab. Die beiden neben dem größten Lappen stehenden Staubblätter sind kahl; die übrigen, die eine ihrem Stiele quer aufgesetzte Anthere tragen, sind behaart. Die Blumenkrone ist mit verzweigten Haaren und mit kopfigen Drüsenhaaren besetzt. Die Haare der Staubblätter sind einzellig und keulenförmig. Wollblumen riechen kräftig.

Sachlich unverändert.

Geschichtliches. Verbascumarten sind schon von den Alten benutzt worden und auch in Deutschland seit dem Mittelalter im Gebrauch, indes hat man früher die Blätter und Wurzeln bevorzugt und die Blüten mehr zum Haarfärben benutzt, neben seltener medizinischer Verwendung.

Abstammung und Beschreibung. Beide Stammpflanzen der Droge gehören in der Gattung *Verbascum* (Familie der *Scrophulariaceae*, Unterfamilie der *Pseudosolaneae*) zur Sektion *Thapsus* B e n t h., Gruppe *Euthapsi* Boiss. Diese ist charakterisiert durch den dichten Blütenstand, die während der Blütezeit sehr kurzen Blütenstiele, die oberen weißwolligen Staubfäden, während die beiden unteren länger, kahl oder fast kahl sind und beide schief angeheftete Staubbeutel haben, die mehr oder weniger herablaufen. Die Pflanzen sind durch Sternhaare dicht wollig-filzig. Beide offizinelle Arten haben flache Blumenkronen und eine am Griffel herablaufende Narbe; die beiden längeren Staubfäden sind $1\frac{1}{2}$—2mal so lang als die Staubbeutel. Die mittleren und oberen Blätter von *V. thapsiforme* S c h r a d e r (*V. thapsus* G. M e y e r) laufen am Stengel bis zum nächstunteren Blatt herab, wogegen dieselben bei *V. phlomoides* L. nur kurz herablaufen. Die Blüten dieser letzteren, etwas kleiner bleibenden Art sind nur halb so groß wie die der ersteren. *V. thapsiforme* erreicht eine Höhe von 2 m. Die Blüten des derselben Abteilung angehörigen *V. thapsus* L. (*V. Schraderi* G. M e y e r), die mehr glockenförmig und nicht flach ausgebreitet sind und eine kopfige Narbe haben, dürfen nicht gesammelt werden, ebenso nicht die Arten der Abteilung *Lychnitis*: *V. lychnitis* L., *V. nigrum* L., und die der Abteilung *Blattaria*: *V. blattaria*, *V. phoeniceum* L. — Beide offizinellen Arten sind heimisch in Deutschland, doch ist *V. thapsiforme* bei weitem häufiger. — Der Blütenstand besteht aus ährenförmig angeordneten Partialinfloreszenzen, von denen eine jede ein 3blütiges Dichasium darstellt, aus dessen Vorblattachseln durch akzessorische Sproßbildung sich Seitenblüten entwickeln. Da sich nun in jedem Dichasium die Mittelblüte früher entfaltet wie die Seitenblüten und diese wieder früher als die akzessorischen, so findet man lange Zeit hindurch an derselben Pflanze offene Blüten, und es können deshalb verhältnismäßig wenige Pflanzen bei günstigem Wetter und bei in kurzen Zwischenräumen wiederholten Besuchen ansehnliche Mengen Blüten liefern.

Der Beschreibung des Arzneibuches ist wenig hinzuzufügen. Die Rückseite der Blumenkrone trägt kurze, starre, ästige Haare (Fig. 134). Die an den kürzeren Staubfäden befindlichen

Haare sind einzellig, schlaff, beim Trocknen bandartig zusammengefallen, nach oben keulenförmig verbreitert, mit feinen Höckerchen besetzt. Beim Trocknen oder in wasserentziehenden Medien scheiden sich in ihnen Sphärokristalle aus. Außerdem trägt die Korolle Drüsen auf wenigzelligem Stiel.

Man **sammelt** die Blumenkronen bei trockenem Wetter, trocknet sie in d ü n n e r Schicht ausgebreitet möglichst schnell und bewahrt sie, vor Licht geschützt, in gut verschlossenen Ge-

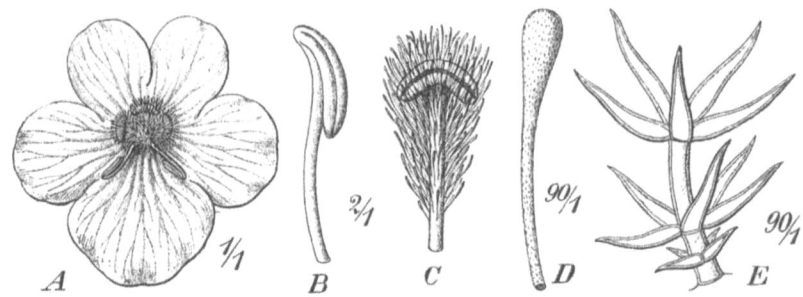

Fig. 134. Flores Verbasci. *A* Blumenkrone von oben gesehen ($^1/_1$), *B* unteres, unbehaartes, *C* oberes, stark behaartes Staubblatt ($^2/_1$), *D* ein Haar davon ($^{90}/_1$), *E* Etagenhaar von der Außenseite der Blumenkrone ($^{90}/_1$). (Gilg.)

fäßen auf. Feucht eingesammelte oder beim Einsammeln zu größeren Haufen zusammengeschichtete Blüten nehmen beim Trocknen eine braune Farbe an und sind nach der Vorschrift des Arzneibuches zu verwerfen. 7—8 T. frische geben 1 T. trockene. Der Geruch ist nach dem Trocknen angenehm honigartig, der Geschmack schleimig-süß.

Bestandteile. Sie enthalten Spuren eines ätherischen Öles, Fett, Farbstoffe, Zucker (11 Prozent, R e b l i n g), Schleim 2,49 Prozent, Kohlehydrate (Dextrin) 11,76 Prozent, Glukose 3,48 Prozent, Saccharose 1,29 Prozent, Asche 4,8 Prozent (F l ü c k i g e r).

Anwendung. Die Wollblumen enthalten Schleim, gehören demnach zu den Mucilaginosis.

Folia Althaeae. — Eibischblätter.
Syn.: Herba Althaeae.

Die getrockneten Laubblätter von Althaea officinalis *Linné.*

Die Spreite ist bis 10 cm lang, rundlich-elliptisch, drei- bis fünflappig, mit gerade abgeschnittenem, herzförmigem oder keilförmigem Grunde, gekerbt oder gesägt und auf beiden Seiten dicht behaart. Der Stiel der Blätter ist kürzer als die Spreite.

Die Behaarung besteht aus meist fünf- bis achtarmigen Büschelhaaren, aus spärlichen einfachen Haaren und kurz gestielten Köpfchenhaaren.

Eibischblätter sind geruchlos und schmecken schleimig.

Beschreibung wenig erweitert. Sachlich unverändert.

Abstammung. *Althaea officinalis* L., der Eibisch (Familie der *Malvaceae*), ist eine perennierende Pflanze. Der verzweigte Stengel wird im wilden Zustande bis 1 m, in der Kultur oft 2 m hoch. Die rötlichweißen Blüten stehen an kurzen Blütenstielen in den Achseln der oberen Blätter. Die Frucht ist die der Malvaceen, mit 15—20 auf dem Rücken abgerundeten Teilfrüchten.

Die Pflanze ist, außer im Norden, durch ganz Mitteleuropa, Russisch- und Mittelasien verbreitet. Sie liebt salzhaltigen Boden und findet sich in Deutschland besonders durch Hessen, Sachsen, Westfalen, Thüringen, Brandenburg, Mecklenburg, Holstein, aber nirgends sehr häufig.

Handelssorten. Im Handel unterscheidet man bayerische, belgische, französische, ungarische und thüringische Blätter, letztere beiden Sorten von geringerer Bedeutung.

Erstere werden besonders in Mittel- und Unterfranken kultiviert, bei Nürnberg, Schweinfurt und Bamberg. Thüringer Blätter bei Jena.

Aus Süd-Ungarn werden neben kultivierten auch wild gewachsene Blätter ausgeführt. Diese zeichnen sich durch weit stärkeren Haarfilz aus. (Siehe Beschreibung.)

Man sammelt sie im Juni vor der Blüte. 8 T. geben 1 T. trockene.

Beschreibung. Die Eibischblätter sind im ausgewachsenen Zustande bis zu 12 cm lang, 10 cm breit, mit einem etwa die Hälfte der Länge der Blattspreite betragenden Stiele versehen. Der Form liegt ein Dreieck mit breiter Basis zugrunde.

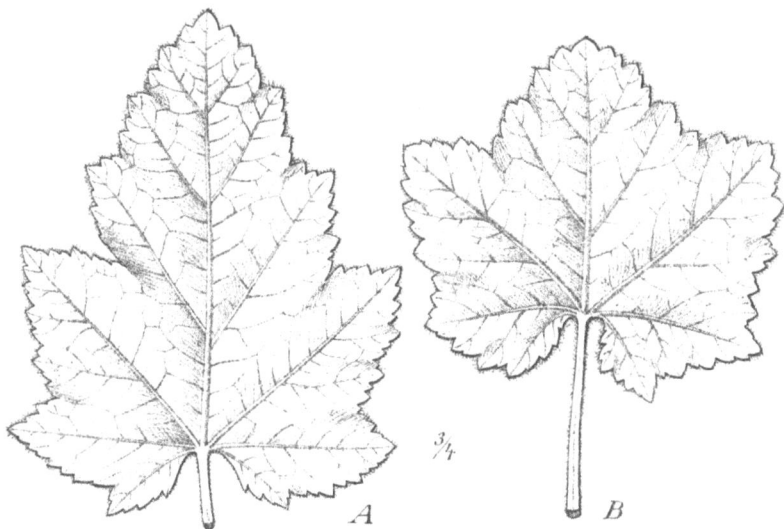

Fig. 135. Folia Althaeae. *A* Längliches, *B* rundliches Blatt (³/₄). (Gilg.)

Die unteren Blätter sind im allgemeinen breiter, an der Basis herzförmig und durch seichte Einschnitte des Randes 5 lappig. Die oberen sind bei weniger breiter Basis meist 3 lappig; bei den jüngsten sind die Lappen fast noch gar nicht ausgebildet und ihre Form ist eiförmig. (Fig. 135.) Der Rand ist mit abwechselnd großen und kleinen Zähnen gekerbt oder gesägt.

Das ganze Blatt ist durch zahlreiche sternartige Büschelhaare filzig, doch tritt dieser Filz in sehr verschiedenem Grade auf, so daß die oft gebrauchte Bezeichnung „weißfilzig" durchaus nicht auf alle Blätter paßt. Nur beim wilden Eibisch läßt sich von einem auf den ersten Blick deutlich wahrnehmbaren Haarfilz reden. Hier tritt derselbe als grauweißlicher, etwas glänzender Überzug deutlich hervor. Die Blätter der wilden Pflanze haben im allgemeinen schärfer gezähnten Rand und spitzere Formen. Beim kultivierten Eibischblatt, das meist auch größer ist, ist ein Filzbelag oft mehr durch das Gefühl als durch das Auge wahrzunehmen.

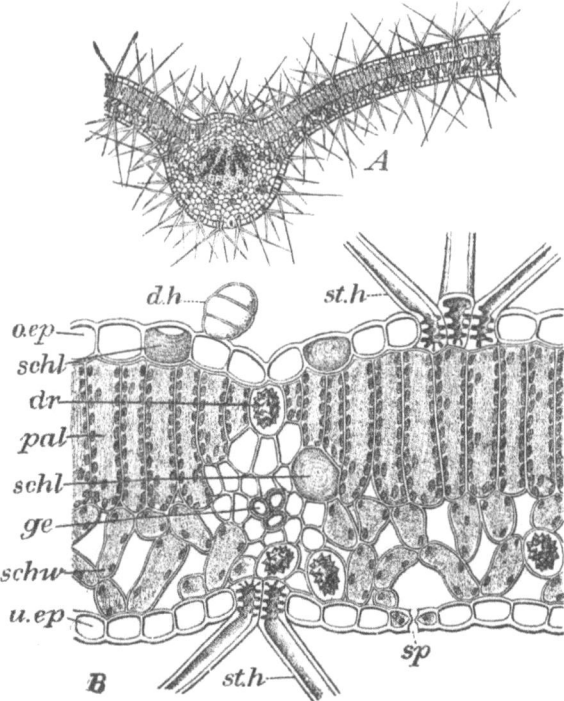

Fig. 136. Folia Althaeae, Querschnitte durch das Blatt. *A* Vergr. ²⁵/₁. *B* Vergr. ¹⁷⁵/₁. *st.h* Büschelhaare mit verholzten und getüpfelten Basalteilen, *d.h* Drüsenhaar, *o.ep* obere Epidermis mit Schleimzellen (**schl**), *dr* Oxalatdrusen, *pal* Palisadengewebe, *schl* Schleimzellen im Mesophyll, *ge* Gefäße eines kleinen Blattgefäßbündels (Rippe), **schw** Schwammparenchym, *u.ep* untere Epidermis, *sp* Spaltöffnung. (Gilg.)

Die Behaarung wird durch sternartige Büschelhaare gebildet, aus 3—8 einzelligen von einem Punkt entspringenden Haaren bestehend. Diese sind 200—250 μ lang und etwa 20 μ breit, am Grunde 2—3 mal breiter als die starken Wände. Bei starker Behaarung enthalten die Büschel 6—8, bei schwacher Behaarung gewöhnlich 4 Haare. (Fig. 136.)

Neben diesen Haaren finden sich noch mehrzellige, sitzende Drüsenhaare, etwa 35 bis 40 μ, hoch, 20—30 μ breit.

Die Blätter sind frisch grün, getrocknet graugrün. Von dem Hauptnerv gehen im spitzen Winkel 5 Seitennerven ab. Geruch fehlt. Geschmack schleimig.

Anwendung. Die Eibischblätter enthalten als Wirksames zwar nur Schleim, sind aber in Form des Infuses oder Dekoktes als Vehikel und Geschmackskorrigens für andere Arzneimittel und als Hausmittel viel im Gebrauch.

Folia Belladonnae. — Tollkirſchenblätter.

Folium Belladonnae P. I.

Gehalt mindeſtens 0,3 Prozent Hyoscyamin ($C_{17}H_{23}O_3N$, Mol.-Gew. 289,19).

Die getrockneten, zur Blütezeit geſammelten Laubblätter wildwachſender Pflanzen von Atropa belladonna *Linné.*

Das Blatt iſt bis über 20 cm lang, bis 10 cm breit, eiförmig, am oberen Ende zugeſpitzt, nach unten in den kurzen, halbſtielrunden Blattſtiel verſchmälert, ganzrandig, fiebernervig, dünn und brüchig, faſt kahl, oberſeits bräunlichgrün, unterſeits graugrün. Bei Betrachtung mit der Lupe erkennt man, beſonders auf der Unterſeite, zahlreiche erhöhte, weißliche Pünktchen. Tollkirſchenblätter riechen ſchwach betäubend und ſchmecken etwas bitter.

Das Pulver der Tollkirſchenblätter darf beim Verbrennen höchſtens 15 Prozent Rückſtand hinterlaſſen.

Mikroſkopiſche Unterſuchung. Die Epidermiszellen der Oberſeite ſind ſchwach, die der Unterſeite ſtark wellig-buchtig. Spaltöffnungen mit meiſt 3 Nebenzellen finden ſich auf beiden Seiten, jedoch reichlicher auf der Unterſeite. Im Schwammparenchym unter der einreihigen Paliſadenſchicht und im Gewebe der Nerven kommen Kriſtallſandzellen vor. Die beſonders an den Nerven der Unterſeite vorhandenen Haare ſind teils lange, einfache, dünnwandige, ſchlaffe, glatte, mehrzellige Haare, teils Drüſenhaare mit einzelligem, rundem Köpfchen auf langem, in der Regel mehrzelligem Stiele, teils ſolche mit kurzem Stiele und kolbenförmigem, meiſt gekrümmtem Köpfchen, das aus bis 6 in 2 Reihen angeordneten Zellen beſteht.

Das ohne Rückſtand zu bereitende grüne Pulver iſt gekennzeichnet durch die Kriſtallſandzellen und den Kriſtallſand, die Bruchſtücke der Haare und Stückchen der Epidermis mit den Spaltöffnungen.

Gehaltsbeſtimmung. 20 g fein gepulverte Tollkirſchenblätter übergießt man in einem Arzneiglaſe mit 120 g Äther ſowie nach kräftigem Umſchütteln mit 5 g Natronlauge und 5 g Waſſer und läßt das Gemiſch unter häufigem, kräftigem Umſchütteln 1 Stunde lang ſtehen. Nach vollſtändiger Klärung filtriert man 60 g der ätheriſchen Löſung (= 10 g Tollkirſchenblätter) durch ein trockenes, gut bedecktes Filter in ein Kölbchen und deſtilliert etwa $2/3$ des Äthers ab. Den erkalteten Rückſtand bringt man in einen Scheidetrichter (I), ſpült das Kölbchen dreimal mit je 5 ccm Äther, dann einmal mit 10 ccm verdünnter Salzſäure (1 + 49) nach, gießt auch dieſe Flüſſigkeiten in den Scheidetrichter und ſchüttelt hierauf 2 Minuten lang kräftig. Nach vollſtändiger Klärung läßt man die Salzſäurelöſung in einen Scheidetrichter (II) abfließen und wiederholt das Ausſchütteln noch zweimal in derſelben Weiſe mit je 5 ccm verdünnter Salzſäure (1 + 49), die zuvor zum weiteren Nachſpülen verwendet wurden.

Die vereinigten Salzſäureauszüge verſetzt man mit 5 ccm Chloroform, fügt Natriumcarbonatlöſung bis zur alkaliſchen Reaktion hinzu und ſchüttelt das Gemiſch ſofort 2 Minuten lang kräftig. Nach vollſtändiger Klärung läßt man den Chloroformauszug in einen Scheidetrichter (III) abfließen und wiederholt das Ausſchütteln noch dreimal in derſelben Weiſe mit je 5 ccm Chloroform. Zu den vereinigten Chloroformauszügen fügt man alsdann 20 ccm $1/100$-Normal-Salzſäure und ſo viel Äther hinzu, daß das Chloroformäthergemiſch auf der Salzſäure ſchwimmt, und ſchüttelt 2 Minuten lang kräftig. Nach vollſtändiger Klärung filtriert man die ſaure Flüſſigkeit durch ein kleines, mit Waſſer angefeuchtetes Filter in eine etwa 200 ccm faſſende Flaſche aus weißem Glaſe, ſchüttelt das Chloroformäthergemiſch noch dreimal mit je 10 ccm Waſſer je 2 Minuten lang, filtriert auch dieſe Auszüge durch dasſelbe Filter, wäſcht mit Waſſer nach und verdünnt die geſamte Flüſſigkeit auf etwa 100 ccm.

Nach Zusatz von so viel Äther, daß dessen Schicht die Höhe von etwa 1 cm erreicht, und von 10 Tropfen Jodeosinlösung läßt man alsdann so lange $^1/_{100}$-Normal-Kalilauge, nach jedem Zusatz die Mischung kräftig umschüttelnd, hinzufließen, bis die untere, wässerige Schicht eine blaßrote Färbung angenommen hat. Hierzu dürfen höchstens 9,6 ccm $^1/_{100}$-Normal-Kalilauge erforderlich sein, so daß mindestens 10,4 ccm $^1/_{100}$-Normal-Salzsäure zur Sättigung des vorhandenen Alkaloids verbraucht werden, was einem Mindestgehalte von 0,3 Prozent Hyoscyamin entspricht (1 ccm $^1/_{100}$-Normal-Salzsäure = 0,00289 g Hyoscyamin, Jodeosin als Indikator).

Der beim Verdunsten eines gesondert hergestellten Chloroformauszuges verbleibende Rückstand muß die bei Atropinum sulfuricum beschriebenen Reaktionen des Atropins geben.

Vorsichtig aufzubewahren. Größte Einzelgabe 0,2 g. Größte Tagesgabe 0,6 g.

Die Beschreibung wurde stark erweitert. Der Aschengehalt des Pulvers soll höchstens 15 Prozent betragen. Eine Gehaltsbestimmung wurde vorgeschrieben: Die Droge soll mindestens 0,3 Prozent Hyoscyamin enthalten.

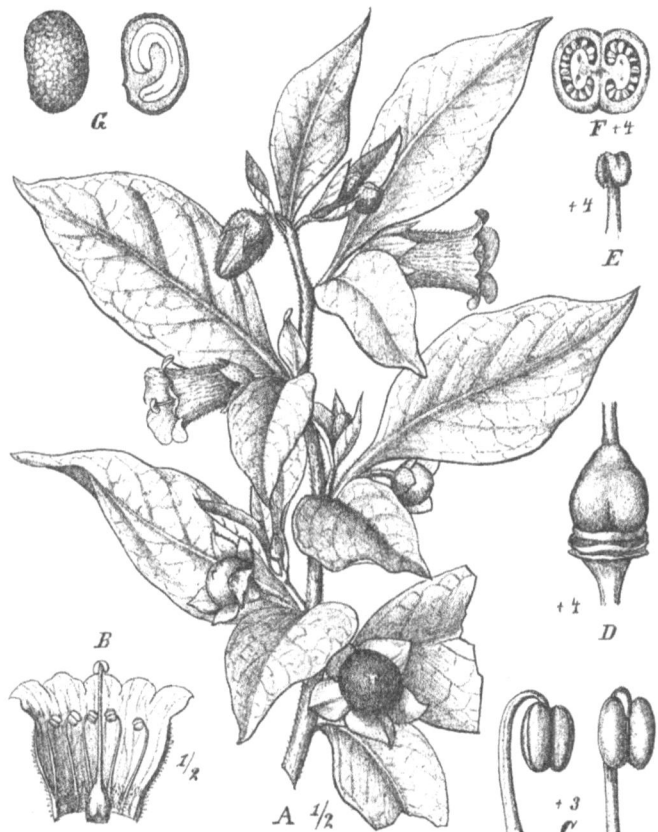

Fig. 137. Atropa belladonna. *A* Blühender Zweig, *B* Blüte aufgeschlitzt und ausgebreitet, *C* Staubblätter, *D* Fruchtknoten, *E* Narbe, *F* Fruchtknotenquerschnitt, *G* Samen, rechts ein solcher im Längsschnitt. (Gilg.)

Geschichtliches. Ob die Tollkirsche den Alten bekannt gewesen, ist nicht nachzuweisen, vielleicht ist sie erst im Mittelalter in die wissenschaftliche Medizin aufgenommen, nachdem sie wahrscheinlich als Volksmittel bei Tieren und auch wohl zu Vergiftungen von jeher benutzt wurde. Im 16. Jahrhundert kam der Name *Belladonna* in Italien auf, angeblich, weil man die Pflanze zu kosmetischen Zwecken, vielleicht wegen der mydriatischen Wirkung auf die Pupille, benutzte.

Abstammung. *Atropa belladonna* L., die Tollkirsche, Familie der *Solanaceae*, Abteilung der *Solaneae — Lyciinae*. Die perennierende Pflanze treibt einen bis 1 m hohen, buschig verästelten, oberwärts drüsig weichhaarigen Stengel. Am unteren unverzweigten Teile des

Stengels stehen die Blätter einzeln und zerstreut. In der Zweigregion dagegen stehen jedesmal 2 Blätter, ein größeres und ein kleineres zusammen, von denen das größere nach außen gewandt ist. Die nickenden, von dem Blattpaare gewöhnlich überdeckten Blüten haben einen grünen 5teiligen Kelch, dessen eiförmige, spitze Zipfel becherförmig um den Grund der doppelt so großen, zylindrisch-glockigen, unterwärts gelbbraunen, nach oben schmutzigvioletten Krone zusammenschließen. Staubblätter 5, dem Grunde der Krone eingefügt (Fig. 137).

Der ellipsoidische, einem ringförmigen Diskus aufsitzende Fruchtknoten trägt auf dem fädigen Griffel eine verbreiterte, beiderseits herabgebogene Narbe; Frucht eine glänzend schwarze, mit violettem Safte erfüllte, süßlichfade Beere mit vielen kleinen Samen. Blüht vom Juni bis August. Die Pflanze ist heimisch von Spanien durch ganz Mittel- und Südeuropa bis Vorderasien, wird auch vielfach kultiviert: in Deutschland (am Harz, Rhein, an der Ruhr, Rieselfelder bei Berlin), England, Frankreich, Ostindien.

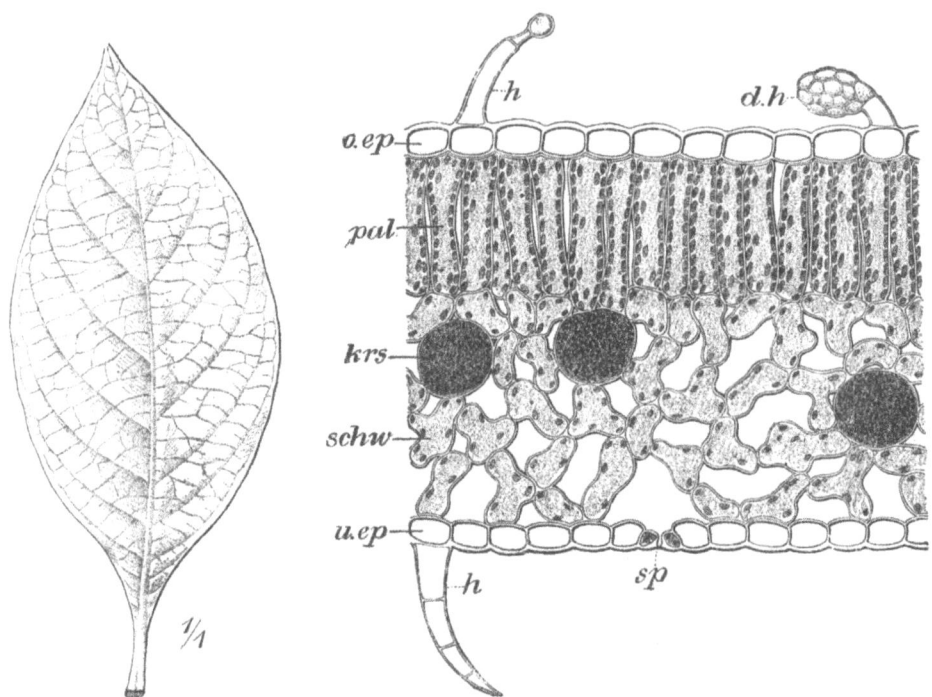

Fig. 138. Fol. Belladonnae ¹/₁.
(Gilg.)

Fig. 139. Folia Belladonnae, Querschnitt. *o.ep* obere Epidermis mit einem ziemlich lang gestielten Drüsenhaar mit kleinem Köpfchen (*h*) und einem sehr kurz gestielten Drüsenhaar mit großem, vielzelligem Kopf (*d.h*), *pal* Palisadengewebe, *krs* Kristallsandzellen, *schw* Schwammparenchym, *u.ep* untere Epidermis mit Spaltöffnung (*sp*) und einfachem, mehrzelligem Haar (*h*). Vergr. ¹⁷⁵/₁. (Gilg.)

Beschreibung. Die Blätter (Fig. 138), von denen das Arzneibuch eine ausreichende Beschreibung gibt, zeigen, wie ebendaselbst angegeben, auf beiden Seiten weiße Pünktchen, die zuweilen etwas erhaben sind und besonders deutlich bei der trockenen Droge hervortreten. Dieselben werden durch ziemlich große, mit feinkörnig kristallinischem Kalkoxalat gefüllte Zellen (Kristallsandzellen) gebildet. Diese Zellen (Fig. 139) sind besonders charakteristisch für die Tollkirschenblätter und geeignet, sie von den Blättern der andern giftigen, pharmazeutisch verwendeten Solanaceen sicher zu unterscheiden, da *Datura stramonium* das Kalkoxalat vorwiegend in Drusen und *Hyoscyamus niger* in ansehnlichen Einzelkristallen führt.

Auch im feinen Pulver der Blätter sind sie unter dem Mikroskop, besonders nach Behandeln des Pulvers mit konzentrierter Chloralhydratlösung, sicher aufzufinden (Fig. 140), doch ist nicht außer acht zu lassen, daß sie zuweilen recht spärlich vorkommen und daß also zuweilen längeres Suchen notwendig sein kann. Die Behaarung, die sich an älteren Blättern auf die Nerven der Blattunterseite beschränkt, besteht aus einfachen Drüsenhaaren mit 2—6zelligem Stiel und einer Drüsenzelle und solchen mit kürzerem Stiel und 6 in 2 Reihen angeordneten

Kopfzellen. Spaltöffnungen finden sich auf beiden Seiten. Die Epidermen, Palisadengewebe und Mesophyll bieten sonst nichts Bemerkenswertes. — Als Sitz des Atropins sind nach D e w è v r e (1888) die Epidermis und die Umgebung der Gefäßbündel anzusehen.

Pulver. Das gelblich-grüne bis hellgrüne, feine Pulver (Sieb VI) besteht zum größten Teil aus stark vermahlenen dünnwandigen, grünlichen bis grünen oder aber derbwandigen, schwach getüpfelten, farblosen Bruchstücken von Parenchymzellen, von farblosen Epidermiszellen mit zarter welliger oder geradliniger Kutikularstreifung, von engen ringförmig oder spiralig, selten netzig verdickten Gefäßen, ferner aus zahllosen grünen Chlorophyllkörnern und farblosen Protoplasmakörnchen oder -klümpchen. Dazwischen finden sich aber auch sehr häufige kleinere oder größere Gewebefetzen, besonders aus dem chlorophyllführenden Mesophyll; diese bestehen z. T. aus Palisadengewebe (in der Flächenansicht als kreisrunde, fast lückenlos zusammenliegende, in der Blattquerschnittsansicht als ziemlich lange, schlauchförmige, parallel nebeneinander liegende Zellen erscheinend), z. T. aus Schwammgewebe, d. h. aus rundlichen oder mehr oder weniger sternförmigen, stets große Intercellularen aufweisenden Zellen; es finden sich aber auch reichlich Parenchymfetzen aus dem Blattstiel und den Blattnerven, aus farblosen bis grünen, derbwandigen, rundlichen bis gestreckten, fein getüpfelten

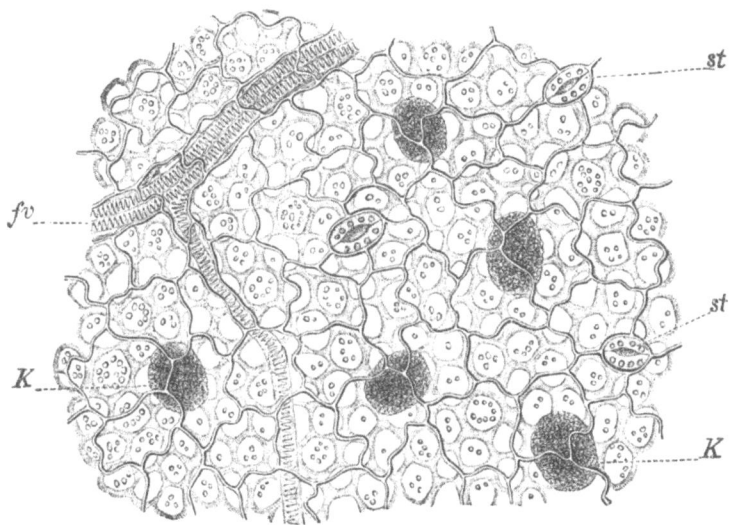

Fig. 140. Epidermis der Oberseite des Blattes der Atropa belladonna mit durchscheinendem, darunter liegendem Gewebe. *K* Zellen mit Kristallsand. *fv* Gefäßbündelchen. *st* Spaltöffnungen. (Vogl.)

Zellen aufgebaut. Den Parenchymfetzen hängen sehr häufig Epidermisstücke an oder diese kommen frei für sich vor; sie werden allermeist in der Flächenansicht beobachtet und bestehen aus mehr oder weniger isodiametrischen, schwach oder stark wellig buchtigen, dünnwandigen, Spaltöffnungen führenden, meist eine deutliche wellige Kutikularstreifung zeigenden, seltener aus langgestreckten, dünn- oder derbwandigen, eine geradlinige Kutikularstreifung aufweisenden, farblosen Zellen. Die nur sehr selten vereinzelt vorkommenden, häufig aber in Parenchymfetzen (am besten mit Polarisationsapparat) nachweisbaren, grauen bis grauschwarzen Kristallsandzellen sind meist ansehnlich größer als die Schwammparenchymzellen, unregelmäßig kugelig bis eiförmig und sehr dicht erfüllt mit winzigen Kriställchen, die auch aus den verletzten Zellen ausgetreten sind und sich freiliegend mit dem Polarisationsapparat in Menge im Pulver leicht nachweisen lassen. Die selten einzeln oder in Gruppen, meist in Parenchymfetzen auftretenden Gefäße sind schmal, ringförmig oder spiralig verdickt, selten etwas weiter, netzförmig verdickt. Verhältnismäßig spärlich nur findet man Haare oder ihre Bruchstücke (von langen, dicken, vielzelligen, dünnwandigen, glatten Gliederhaaren oder langen, vielzelligen oder kurzen, wenigzelligen Drüsenhaaren mit einzelligem, gelblichem bis bräunlichem Drüsenkopf oder endlich sehr kurze Drüsenhaare mit einzelligem Stiel und vielzelligem [meist 6zelligem], bräunlichem Kopf).

Charakteristisch für das Pulver sind besonders die Mesophyllfetzen mit den Kristallsandzellen, die mit feiner Kutikularstreifung versehenen, meist wellig-buchtigen Epidermisstücke, die mit glatter Wandung versehenen Haarbruchstücke, sowie die einzelligen oder vielzelligen Drüsenköpfe.

Mesophyllfetzen mit Einzelkristallen oder Drusen, weite Sekundärgefäße, Haarbruchstücke mit feinwarziger Kutikula dürfen im Pulver nicht vorkommen.

Das Pulver wird in Glycerinwasser und besonders in Chloralhydratlösung untersucht. Um größere Mesophyllfetzen (zwecks Nachweis der Kristallsandzellen) durchsichtig zu machen, müssen diese längere Zeit in Chloralhydrat liegen. Man erreicht aber dasselbe, wenn man ein Pulverpräparat in Chloralhydratlösung vorsichtig unter dem Deckgläschen erhitzt.

Bestandteile. Der wichtigste Bestandteil der Tollkirschenblätter sind die sog. B e l l a - d o n n a - A l k a l o i d e. Die wildwachsende Pflanze enthält nachweislich ursprünglich vorzugsweise H y o s c y a m i n $C_{17}H_{23}NO_3$, daneben kleinere Mengen A t r o p i n und wohl auch H y o s c i n und andere Basen. Der Alkaloidgehalt der Blätter schwankt von 0,2—0,6 Prozent und darüber. Die Basen sind als Malate vorhanden. Außerdem enthalten die Blätter B e l l a - d o n n i n, nach L a d e n b u r g und R o t h ein Gemenge von Atropin und Oxyatropin, nach M e r l i n g ein Alkaloid von der Formel $C_{17}H_{21}NO_2$ und danach vom Atropin durch Mindergehalt von einem Molekül H_2O verschieden, ferner A s p a r a g i n (das zuweilen aus dem Extrakt auskristallisiert), einen Schillerstoff, C h r y s a t r o p a s ä u r e (mit Scopoletin identisch, $C_9H_5(CH_3)O_4$), L e u c a t r o p a s ä u r e ($C_{17}H_{32}N_5$), B e r n s t e i n s ä u r e, C h o l i n. Die Asche der bei 100° getrockneten Blätter beträgt 14,5 Prozent (F l ü c k i g e r). In 100 T. des Pulvers fand E. D i e t e r i c h (1888) Wasser 9,45—12,25 Prozent, Asche 11,15 bis 13,20 Prozent, Kaliumcarbonat, berechnet auf die Asche, 18,57—41,67 Prozent, auf die Substanz 2,07—5,80 Prozent.

Zum **Nachweis der Belladonnablätter** in Gemengen können die oben beschriebenen Kristallsandzellen (die aber auch in anderen Solanaceen vorkommen) und die Trichome wichtige Anhaltspunkte geben, entscheidend ist oft aber nur die pupillenerweiternde Eigenschaft, die die Pflanze dem Atropin verdankt.

Prüfung. Dieselbe erstreckt sich auf die Bestimmung 1. der Feuchtigkeit, 2. der Asche, 3. des Hyoscyamins.

Feuchtigkeit und Asche lassen sich in e i n e m Untersuchungsgange bestimmen, indem man in einen Tiegel 1—2 g des aus den Blättern verlustlos hergestellten Pulvers genau einwägt, im Trockenschrank bei 80°—100° oder im Exsikkator über Schwefelsäure trocknet, den Gewichtsverlust durch Wägen feststellt und nun das trockene Pulver verascht (siehe unter „Untersuchungsverfahren" Seite 41). Beispiel und Berechnung: Beträgt die Menge des Pulvers vor dem Trocknen 1,4355 g, nach dem Trocknen 1,3730 g, so ist die Differenz, d. i. die F e u c h t i g k e i t, 0,0625 g und nach der Gleichung 1,4355 : 0,0625 = 100 : x der Prozentgehalt 4,35. Beträgt ferner das Gewicht der A s c h e 0,1875 g, so berechnet sich nach der Gleichung 1,4355 : 0,1875 = 100 : x der Prozentgehalt mit 13,06.

Gehaltsbestimmung. Zur Bestimmung des H y o s c y a m i n s gibt das Arzneibuch eine so eingehende Vorschrift, daß derselben nichts hinzuzufügen und nur auf „Untersuchungsverfahren" Seite 44 hinzuweisen ist.

B e r e c h n u n g. Nach dem Untersuchungsgange kommt die in 10 g Blätterpulver enthaltene Alkaloidmenge zur Berechnung, die in 20 ccm $^1/_{100}$ Normal-Salzsäure gelöst ist. Werden zum Wegtitrieren der überschüssigen Salzsäure 9 ccm $^1/_{100}$ Normallauge gebraucht, so sind 20 — 9 = 11 ccm Säure an Alkaloid gebunden. Da 1 ccm davon 0,00289 g Hyoscyamin sättigt, so ergibt sich durch Multiplikation von 11 mit 0,00289 = 0,03179 g die in 10 g enthaltene Alkaloidmenge, und durch Multiplikation dieser Zahl mit 10 der Prozentgehalt = 0,3179 rund 0,32. Eine gravimetrische Bestimmung läßt sich, wie bei Extractum Belladonnae Seite 493 angegeben, ausführen.

Das Arzneibuch stellt die Forderung auf 0,3 Prozent Hyoscyamin, der wohl entsprochen werden kann. Da der Alkaloidgehalt sehr wechselnd ist, ist die Bestimmung desselben unbedingtes Erfordernis.

Zur Ausführung der **Identitätsreaktion** kann man den bei der Ausschüttelung des Blätterpulvers mit Alkali und Äther verbliebenen Rest des Ätherauszuges verwenden, indem man denselben einmal mit 10 ccm verdünnter Salzsäure (1 : 100) im Schütteltrichter ausschüttelt, die saure Flüssigkeit abfiltriert, sie mit Sodalösung alkalisiert und mit 10 ccm Äther ausschüttelt, diesen von der wässerigen Flüssigkeit trennt, ihn in einem Porzellanschälchen alsdann verdunsten läßt und mit dem Rückstand die von Atropin geforderten Reaktionen ausführt.

Die Forderung, daß Tollkirschenblätter nicht über 1 Jahr aufzubewahren sind, ist nicht gestellt, da t r o c k e n und v o r L i c h t g e s c h ü t z t aufbewahrte Blätter ihren Alkaloidgehalt j a h r e l a n g u n v e r ä n d e r t beibehalten.

Einsammlung. Wie das Arzneibuch vorschreibt, werden die Blätter von der blühenden, wildwachsenden Pflanze gesammelt und bei etwa 30⁰ rasch getrocknet. 7 T. frische geben 1 T. trockne. Trocken sind sie stark zusammengeschrumpft und haben den schwach narkotischen Geruch, der bei den frischen Blättern deutlich ist, fast verloren. Der Geschmack ist dann widerlich, schwach bitter.

Als **Verwechslungen** werden genannt die Blätter der *Scopolia carniolica* Jacq., die sehr dünnhäutig durchscheinend, hellgrün, schmal länglich, nach oben breiter und kahl sind; ferner die von *Solanum nigrum* L., die eiförmig oder fast dreieckig, gestielt und kurz in den Stiel verschmälert, ganzrandig oder abstehend, eckig oder buchtig gezähnt, 4—8 cm lang und 3—4 cm breit sind.

Anwendung. Die Wirkung der Tollkirschblätter ist nur bedingt durch das darin enthaltene Atropin (resp. Hyoscyamin). — Gegenwärtig werden die Folia (ebenso wie Extrakt. Belladonnae, s. d.) fast nur gegen Darmleiden und auch da nur selten benutzt; unter Umständen können sie, wie die Stechapfelblätter, zum Rauchen bei Asthma verwendet werden.

Folia Coca. — Kokablätter.

Die getrockneten Laubblätter von Erythroxylum coca *Lamarck*.

Das dünnlederige, steife, kahle, netzabrige Blatt ist kurz gestielt, bis 8 cm lang, bis 4 cm breit, lanzettlich bis breiteiförmig oder fast verkehrteiförmig, ganzrandig, am oberen Ende schwach ausgerandet oder kurz zugespitzt, mit aufgesetztem Spitzchen, das aber meist abgebrochen ist. Auf der Unterseite verläuft in der Regel auf jeder Seite des Mittelnervs je ein zarter Streifen in flachem Bogen vom Grunde bis zur Spitze. Kokablätter sind auf der Oberseite dunkelgrün, auf der Unterseite heller gefärbt und riechen und schmecken schwach teeartig.

Mikroskopische Untersuchung. Die Zellen der beiderseitigen Epidermis sind geradlinig-vielseitig, die der Unterseite warzenförmig ausgestülpt. Kleine Spaltöffnungen, begleitet von 2 nicht ausgestülpten Nebenzellen, finden sich nur auf der Unterseite. Die Palisadenschicht ist einreihig; einzelne Palisadenzellen sind durch Querwände gefächert und führen dann Einzelkristalle von Calciumoxalat. Solche Kristalle finden sich auch im Parenchym um die mit einem Belag von Sklerenchymfasern versehenen Leitbündel herum.

Der Vorrat an Kokablättern ist alljährlich zu erneuern.

Die Droge wurde neu in das Arzneibuch aufgenommen.

Geschichtliches. Schon Jahrhunderte vor Ankunft der Spanier in Peru wurde dort die Kokapflanze kultiviert. Ihre Blätter wurden anfangs wohl nur bei religiösen Handlungen von den Priestern gekaut, kamen aber bald bei dem ganzen Volke als Genußmittel in Aufnahme, weil man erkannte, daß sie, selbst bei ungenügender Ernährung, eine große Ausdauer gegen körperliche Anstrengungen verleihen. Seit der Eroberung Perus ist die Kokapflanze eine der wichtigsten Kulturpflanzen Perus und der Nachbarstaaten geblieben. 1855 wurde das Alkaloid Erythroxylin entdeckt, das 1860 durch N i e m a n n den Namen Cocain erhielt. Seit 1884 das Cocain als wichtiges Anästhetikum erkannt wurde, erfolgte ein ganz gewaltiger Aufschwung in der Kultur der Stammpflanze; diese wird jetzt nicht nur in den Gebieten, wo sie einheimisch ist, sondern auch besonders in den gebirgigen Gebieten Javas und Vorderindiens im Großen angebaut. Neben ihr wird allerdings vielfach auch *Erythroxylum novogranatense* (Morris) Hieronymus kultiviert, deren Blätter, obgleich sie in Form und Textur stark abweichen, doch vielfach mit der echten Kokapflanze verwechselt werden. (Sprachlich unrichtig ist es, „Folia Cocae" zu schreiben; denn „koka" ist als Eingeborenennamen [= Pflanze] indeklinabel!)

Abstammung. Die Stammpflanze der offizinellen Kokablätter ist *Erythroxylum coca* Lamarck, ein Strauch aus der Familie der *Erythroxylaceae*, der wildwachsend an den Ostabhängen der Anden Perus und Bolviens vorkommt.

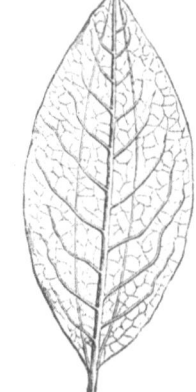

Fig. 141. Fol. Coca,
von unten betrachtet.

Gewinnung. Die Kokablätter des Handels stammen ausnahmslos aus Kulturen. Sie werden in ausgewachsenem Zustande sorgfältig gepflückt, unter öfterem Umwenden an der

Sonne oder in trockenen Räumen getrocknet und müssen besonders vor Feuchtigkeit geschützt werden. Die Blätter verlieren infolge chemischer Umsetzungen sehr bald ihre wirksamen Bestandteile, so daß jetzt das Cocain, wenn auch in unreinem Zustand, meist schon an Ort und Stelle gewonnen wird.

Beschreibung. Der Beschreibung des Arzneibuchs ist nichts Wesentliches hinzuzufügen. Sie wird durch die hier beigegebenen Abbildungen (Fig. 141, 142, 143) erläutert. Die auf jeder Seite des Mittelnervs im Blattgewebe verlaufenden und auf der Unterseite des Blattes meist deutlich sichtbaren Streifen werden von M ö l l e r als Versteifungen der Blattspreite gedeutet. Es ist jedoch auch nicht unmöglich, daß sie auf Druckerscheinungen der Blätter in der Knospenlage zurückzuführen sind.

Bestandteile. Die Droge enthält bis zu 1 Prozent Cocain (d. i. den Methyläther des Benzoyl-Ecgonins) und andere Alkaloide wie Cinnamylcocain (kristallisierbar), Cocamin und Isococamin, ferner Hygrin, Cocacitrin, Cocacetin, Cocaflavin, Cocaflavetin, Cocagerbsäure, Quercitrin, Methylsalicylat, Spuren ätherischen Öls. Aschengehalt mindestens 6,5 Prozent.

Gehaltsbestimmung. Das Arzneibuch hat keine Gehaltsbestimmung aufgenommen, obwohl Methoden bekannt sind, die eine solche ermöglichen. Die etwas abgeänderte K e l l e r - d e J o u g sche Methode ist folgende: 15 g gepulverte Kokablätter maceriert man unter öfters wiederholtem kräftigem Umschütteln in einer Arzneiflasche mit 150 g Äther und 6 g Salmiakgeist eine halbe Stunde lang in Eiswasser, schüttelt dann mit 20 g Wasser von 0⁰ und

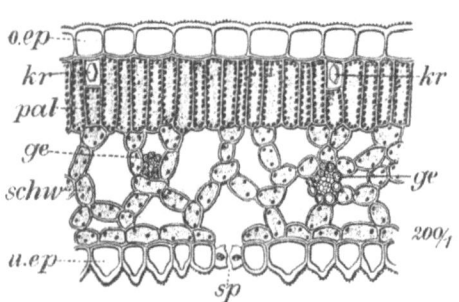

Fig. 142. Folia Coca, Querschnitt ($^{200}/_1$).
o. ep Obere Epidermis, *kr* Kristalle, *pal* Palisadengewebe, *ge* Gefäßbündel, *schw* Schwammparenchym, *u. ep* untere Epidermis mit einer Spaltöffnung *sp*. (Gilg.)

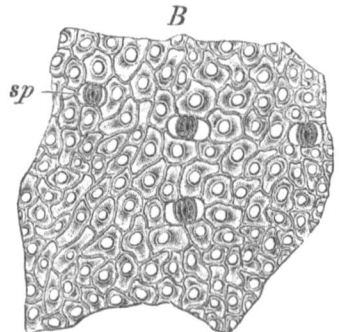

Fig. 143. Folia Coca.
Oberhaut der Blattunterseite mit den Papillen und Spaltöffnungen in der Oberflächenansicht. Vergr. $^{160}/_1$.
(Moeller.)

gießt von dem Ätherauszug 100 g durch einen Wattebausch in einen Schütteltrichter ab. (Ist der Ätherauszug etwas trübe, so schüttelt man ihn im Schütteltrichter mit 1 g Wasser kräftig durch und läßt dies nach dem Absetzen ab.) Nun schüttelt man die ätherische Flüssigkeit erst mit 50, dann mit 25 ccm (1 : 100) verdünnter Salzsäure aus, filtriert die sauren Flüssigkeiten durch ein glattes Filter, übersättigt das Filtrat mit Salmiakgeist und schüttelt es nacheinander mit 50—20—10 ccm Äther aus. Die ätherischen Ausschüttelungen filtriert man durch ein doppeltes glattes Filter in einen genau tarierten Erlenmeyerkolben, destilliert den Äther ab, trocknet den Rückstand bei 100⁰ bis zur Gewichtskonstanz und wägt nach halbstündigem Stehen im Exsikkator. Das gefundene Gewicht mit 10 multipliziert ergibt den Prozentgehalt. Zur titrimetrischen Bestimmung löst man den Rückstand in 5 ccm absolutem Alkohol, setzt 20 ccm Wasser und einige Tropfen Hämatoxylinlösung zu und titriert unter beständigem Umschwenken mit $^1/_{10}$ Normal-Salzsäure auf citronengelb.

Beispiel: Der Umschlag in Gelb trete bei 2,5 ccm $^1/_{10}$ Normal-Salzsäure ein. Jeder Kubikzentimeter davon zeigt 0,0303 g Kokain an, folglich 2,5 ccm 0,07575 g; diese multipliziert mit 10 = 0,76 Proz.

Verwechslungen und Verfälschungen. Verfälschungen sind bisher kaum bekannt geworden. Die offizinellen Kokablätter werden jedoch häufig mit den Blättern der besonders auf Java im Großen angebauten *Erythroxylum novogranatense* (Morris) Hieron. verwechselt. Diese sind viel kleiner, dünner (papierartig), brüchiger und deshalb sehr leicht von denen des *E. coca* zu unterscheiden.

Anwendung. Die Kokablätter sind, in Anlehnung an deren Gebrauch durch die Indianer, früher als angeblich kräftiges Analeptikum (anregendes Mittel) empfohlen worden; jetzt sind sie vollständig obsolet.

Folia Digitalis. — Fingerhutblätter.

Folium Digitalis P. I.

Die getrockneten, von wildwachsenden, blühenden Pflanzen gesammelten Laubblätter von Digitalis purpurea *Linné.*

Das Blatt ist höchstens 30 cm lang; die Spreite ist ei=lanzettlich oder länglich=eiförmig, sitzend oder in einen dreikantigen, geflügelten Blattstiel verschmälert, ungleich gekerbt, oberseits dunkelgrün, unterseits blasser und stärker behaart als oberseits. Die Seitennerven erster Ordnung gehen unter einem spitzen Winkel vom Mittelnerven ab und bilden, wie diejenigen zweiter und dritter Ordnung, auf der Unterseite der Spreite ein hervortretendes Netz, in dessen Maschen ein nicht hervortretendes Nervennetz im durchscheinenden Lichte beobachtet werden kann. Fingerhut= blätter riechen schwach, eigenartig und schmecken widerlich bitter.

Man schüttelt 10 ccm eines mit siedendem Wasser bereiteten, filtrierten Aufgusses der Blätter (1 + 20) in einem Scheidetrichter einige Minuten lang mit 10 ccm Chloroform, setzt dann je 5 ccm Äther und Weingeist hinzu, schwenkt um, trennt das Chloroformäthergemisch ab, filtriert es durch ein mit Chloroform benetztes Filter und läßt die Flüssigkeit verdunsten. Der Verdunstungs= rückstand wird in 3 ccm Essigsäure gelöst, die Lösung mit 1 Tropfen verdünnter Eisenchloridlösung (1 + 19) versetzt und in einem engen Probierrohre mit Schwefelsäure unterschichtet; zwischen den beiden Flüssigkeiten muß eine braunrote, darüber eine blaugrüne Zone auftreten.

Mikroskopische Untersuchung. Die Epidermiszellen der Oberseite besitzen gerade, seltener stark buchtige, die der Unterseite nur stark buchtige Seitenwände. Spaltöffnungen mit 3 bis 4 Nebenzellen finden sich vorzugsweise auf der Unterseite. Die Palisadenschicht ist meist einreihig. Calciumoxalatkristalle fehlen im Blattgewebe. An den Blättern sind, besonders längs den Nerven, einfache, ein= bis sechszellige, meist zwei= bis vierzellige, dünnwandige, oft zusammen= gefallene, an der Oberfläche feinkörnige, mit stumpfer Endzelle versehene Haare und kleine Köpfchenhaare mit meist einzelligem, kurzem Stiele und meist zweizelligem Köpfchen vorhanden.

Das ohne Rückstand zu bereitende mattgrüne Pulver ist gekennzeichnet durch die Haare und ihre Bruchstücke, Stückchen der Epidermis mit den Spaltöffnungen und durch den Mangel an Calciumoxalatkristallen.

Vor der Aufbewahrung sind Fingerhutblätter über gebranntem Kalk nach= zutrocknen. Das Pulver ist gleichfalls über gebranntem Kalk nachzutrocknen und in kleinen, ganz gefüllten Gläsern ebenso wie die Fingerhutblätter vor Feuchtig keit und Licht geschützt nicht über 1 Jahr aufzubewahren.

Vorsichtig aufzubewahren. Größte Einzelgabe 0,2 g. Größte Tagesgabe 1,0 g.

Die Beschreibung wurde sehr stark erweitert, besonders was den mikroskopischen Bau anlangt. Anstelle der bisher angegebenen Identitätsreaktion wurde eine andere eingesetzt, die den qualitativen Nachweis der Glykoside liefert.

Geschichtliches. Den Alten war der Fingerhut unbekannt, und die alten deutschen Botaniker und Ärzte (Fuchs, Tabernaemontanus u. a.) erwähnen ihn wohl, scheinen ihn aber kaum angewendet zu haben, da sie ihn seiner Bitterkeit wegen mit dem Enzian auf eine Stufe stellen. Dagegen läßt sich sein Gebrauch nach Flückiger, zunächst wohl als Volks- mittel, in England bis ins 11. Jahrhundert zurückverfolgen. 1650 fanden die Blätter Aufnahme in die Londoner Pharmakopöe. Um seine Einführung in die Medizin machte sich besonders M. Withering in Birmingham verdient.

Abstammung. *Digitalis purpurea* L., Familie der *Scrophulariaceae*, Unterfamilie der *Rhinanthoideae*, einheimisch durch ganz Westeuropa bis Südskandinavien, besonders gern in Bergwäldern, seltener in der Ebene; häufig als Zierpflanze, seltener zu arzneilichem Gebrauch kultiviert. Die 2jährige Pflanze treibt im ersten Jahre eine große Rosette von bodenständigen Blättern. Im 2. Jahre entwickelt sich der bis 2 m hohe, meist einfache Stengel mit alter- nierenden Stengelblättern und großer einseitswendiger Traube, deren Blüten von Deckblättern gestützt sind. Der 5teilige Kelch umschließt eine bauchig glockige, oberhalb des Frucht- knotens eingeschnürte Korolle mit schiefem, fast 2lippigem Saum. Die didynamischen Staub- gefäße sind der Kronröhre angedrückt und im Antherenteile paarweis genähert. Der ebenfalls angedrückte Griffel spaltet sich in 2 Narben. Frucht eine wandspaltig-2klappig aufspringende Kapsel mit zahlreichen Samen.

Beschreibung. Die Blätter (Fig. 144) sind eiförmig-länglich, spitz, die untersten in einen langen, geflügelten Blattstiel verschmälert, die oberen kurzgestielt oder am Stengel sitzend, alle ungleich oder fast doppelt gekerbt mit einem kleinen hellen Drüschen auf der Spitze jedes Zahnes. Sie sind runzlig, oberseits dunkelgrün, flaumig, unterseits, besonders an den Nerven, deren Netz hier besonders deutlich hervortritt, weichfilzig. In der Kultur wird die Pflanze häufig kahl. Gegen Licht gehalten, sieht man innerhalb dieses gröberen Netzes noch ein feineres, durchscheinendes. (Fig. 145.)

Die Zellen der Epidermis der Oberseite sind polygonal, die hier viel spärlicher als auf der Unterseite vorhandenen Spaltöffnungen sind verhältnismäßig schmal; die Epidermis der Unterseite zeigt im Umriß wellenförmige Zellen und zahlreiche, breitere Spaltöffnungen. Die Haare bestehen aus bis 6 zelligen Gliederhaaren, die an den Scheidewänden etwas angeschwollen, häufig kollabiert und mit winzigen Wärzchen bedeckt sind. Hin und wieder haben solche Haare ein 1 zelliges Köpfchen. Daneben kommen zahlreiche kurzgestielte Drüsenhaare mit 1—2 zelligem Köpfchen vor. K r i s t a l l e   f e h l e n. (Unterschied von den offizinellen Solanaceenblättern.) Palisadenparenchym und Mesophyll normal. (Fig. 146.)

Der widerliche Geruch der frischen Blätter verschwindet beim Trocknen fast völlig, tritt aber beim Infusum sehr deutlich wieder hervor.

Pulver. In dem rein grünen oder matt hellgrünen, feinen Pulver (Sieb VI) bilden die Hauptmasse die fein zermahlenen Trümmer von dünnwandigen, grünen Mesophyllzellen oder farblosen, etwas derbwandigen, fein getüpfelten Parenchymzellen des Blattstiels und der Nerven, von wellig-buchtigen oder geradwandigen, farblosen Epidermiszellen, von Haarbruchstücken mit feiner Kutikularstrichelung, massenhafte grüne Chlorophyllkörner, sowie farblose Protoplasmaklümpchen resp. -körnchen. Zwischen diesen Trümmern treten jedoch sehr reichlich kleinere oder größere Gewebefetzen auf. Am häufigsten sind solche aus dem Mesophyll; diese sind infolge ihres Chlorophyllgehaltes grün gefärbt und bestehen aus dünnwandigen Zellen; auf der Blattoberseite findet sich allermeist eine Schicht von nur wenig langgestreckten, etwas dicken Palisadenzellen, die meist in der Oberflächenansicht beobachtet werden und dann kreisrund und dicht gestellt erscheinen, während die auf der Blattunterseite sich findenden mehrschichtigen Schwammparenchymzellen mehr oder weniger sternförmig ausgebildet sind und ansehnliche Intercellularen zwischen einander beobachten lassen. Spärlicher sind chlorophylllose Parenchymfetzen aus dem Blattstiel und den Nerven; diese sind dünn- oder derbwandig, polygonal oder seltener etwas gestreckt, fein getüpfelt. Fast ebenso häufig wie die Mesophyllfetzen sind Haare oder Haarbruchstücke. Es sind dies entweder lange, mehrzellige, ziemlich dicke Haare mit stumpfer Spitze oder mit einem kleinen, einzelligen Drüsenköpfchen, von denen einige Zellen häufig kollabiert sind und deren meist dünne Wandung allermeist durch eine feine Kutikularstrichelung oder -körnelung charakterisiert erscheint, oder aber sehr kurze Drüsenhaare mit einzelligem Stiel und ein- oder meist zweizelligem Drüsenköpfchen. Besonders die kürzeren Haare trifft man nicht selten noch den häufig zu beobachtenden Epidermisfetzen ansitzend; diese sind dünnwandig, farblos, entweder polygonal und geradwandig, ohne Spaltöffnungen (Blattoberseite) oder stark wellig-buchtig mit zahlreichen, dicht gestellten Spaltöffnungen (Blattunterseite); unterhalb der Epidermisfetzen sieht man allermeist noch anhängendes Mesophyllgewebe. In Parenchymfetzen besonders werden häufig schmale (bis 15 μ breite) oder breitere (bis 35 μ breite) Gefäße beobachtet mit ringförmiger oder spiraliger, selten treppenförmiger Verdickung.

Charakteristisch für das Pulver sind besonders die stets kristallosen Parenchymfetzen aus dem Mesophyll, die fein gekörnelten oder gestrichelten Haare oder Bruchstücke solcher, von denen einzelne Zellen häufig kollabiert sind, die kleinen, meist zweizelligen oder häufig nur einzelligen Drüsenhaare, die stark wellig buchtige Epidermis der Blattunterseite mit ihren dicht gestellten Spaltöffnungen.

Sternhaare oder Etagenhaare, verdickte Zellen, wie Steinzellen oder Sklerenchymfasern, Kristallformen irgend welcher Art dürfen in dem Pulver nicht vorhanden sein.

Digitalispulver wird in Glycerinwasser sowie in Chloralhydratlösung untersucht. Durch letztere werden Mesophyllfetzen meist recht rasch genügend durchsichtig gemacht. Will man dies sehr schnell erreichen, so erhitzt man ein in Chloralhydratlösung liegendes Pulverpräparat eventuell mehrmals unter dem Deckgläschen.

Bestandteile. Die zahlreichen Angaben in der Literatur über diesen Gegenstand geben wir in nachfolgender Sichtung wieder: 1845 isolierte H o m o l l e das wirksame Prinzip des Fingerhuts und nannte es „*Digitalin*". Dasselbe stellte sich jedoch als ein Gemenge heraus.

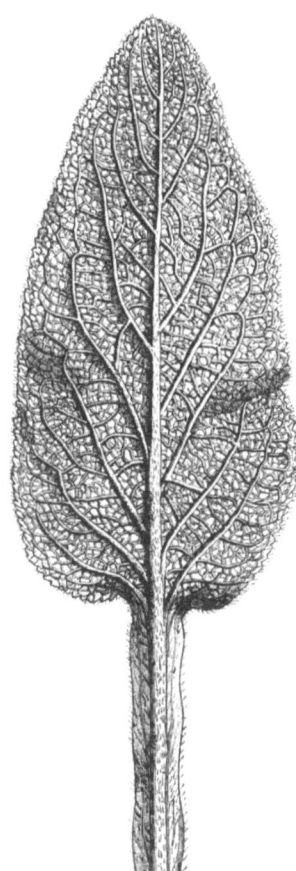

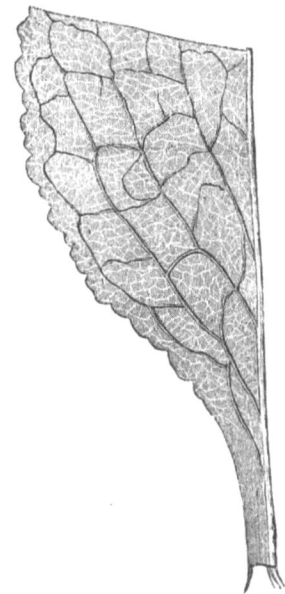

Fig. 144. Fingerhutblatt,
von der Unterseite gesehen. ¹/₃.

Fig. 145. Stück eines Fingerhutblattes,
gegen das Licht gehalten, um zwischen den
größeren Adern das feine Netz zu zeigen.

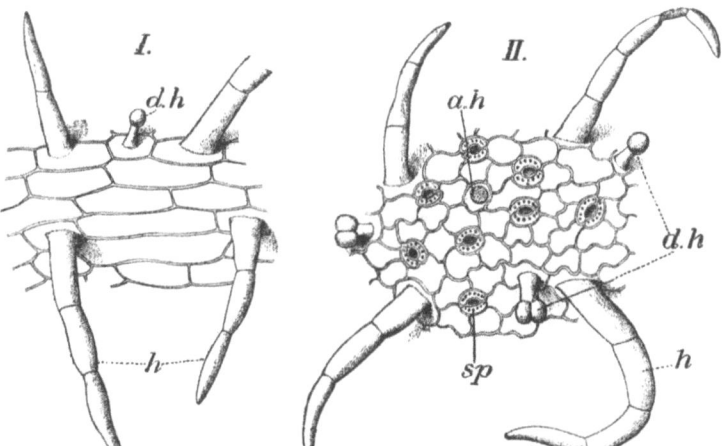

Fig. 146. Folia Digitalis. *I*. Epidermis der Blattoberseite in der Flächenansicht mit Samthaaren (*h*) und Drüsenhaaren (*d.h*). *II*. Epidermis der Blattunterseite in der Flächenansicht
mit Spaltöffnungen (*sp*), Samthaaren (*h*), Drüsenhaaren (*d.h*) und der Narbe eines abgebrochenen Haares (*a.h*). Vergr. ¹⁷⁵/₁. (Gilg.)

1872 machte N a t i v e l l e den Anspruch, reines kristall. Digitalin dargestellt zu haben. Auch dieses wurde als ein Gemenge erkannt. Nach S c h m i e d e b e r g bestehen die Digitaline des Handels hauptsächlich aus 4 Körpern, die man also als wesentliche Bestandteile der Digitalis bezeichnen kann.

    1. D i g i t o n i n , $C_{31}H_{53}O_{17}$ (?), dem Saponin nahestehend, ist an der Herzwirkung unbeteiligt. Die Wirkung der Digitalis wird bestimmt durch die nachfolgenden 3 Substanzen (sub 2—4). 2. D i g i t a l i n , $(C_5H_8O_2)n$, ein amorphes Glykosid, 3. D i g i t a l e i n , ein amorphes, noch wenig bekanntes Glykosid, 4. D i g i t o x i n $C_{21}H_{32}O_7$ (?), eine kristallisierte, sehr stark wirkende Substanz.

    Nach K i l i a n i (Archiv. Pharm. 1892, 260 und 1893, 448) sind außer den von S c h m i e d e - b e r g aufgeführten Substanzen mindestens noch 2 völlig amorphe Substanzen vorhanden. Er macht ferner folgende Angaben:

    Das D i g i t o n i n - Schmiedeberg hat kristallwasserfrei die Zusammensetzung $C_{27}H_{46}O_{14}$; es ist ein Glykosid und an der Herzwirkung unbeteiligt. — Das D i g i t a l i n - Schmiedeberg ist ein chemisches Individuum und besitzt in ausgesprochenem Maße Herzwirkung. Formel: $(C_5H_8O_2)n$. Es wurde noch nicht kristallisiert dargestellt.

    Das D i g i t a l e i n - Schmiedeberg ist ein Gemenge.

    Das D i g i t o x i n - Schmiedeberg eignet sich wegen seiner bedenklichen Nebenwirkung zur therapeutischen Anwendung nicht.

    Trotz der fortgesetzt mit dieser wichtigen Droge ausgeführten zahlreichen Untersuchungen sind unsere Kenntnisse darüber noch lückenhaft. Wir wissen allerdings, daß Träger der Wirksamkeit mehrere Glykoside sind, die aber vielleicht nicht durchweg mit denen der Samen, die vielfach zur Herstellung der käuflichen Glykoside verwendet werden, identisch sind. Aus den Blättern glaubt man jetzt zu kennen: D i g i t o x i n $C_{34}H_{54}O_{11}$, ein weißes, geruchloses, bitterschmeckendes Kristallpulver, bestehend aus feinen Nädelchen oder Blättchen, die ohne Kristallwasser bei 238º—240º, mit Kristallwasser bei zirka 145º schmelzen. Unlöslich in Wasser, fast unlöslich in Äther, schwer in kaltem, leicht in heißem Alkohol und in Chloroform löslich. Konzentrierte Salzsäure löst Digitoxin mit tiefgrüner Farbe. Neben dem Digitoxin soll in den Blättern ein zweites, ebenfalls kristallinisches, ihm sehr ähnliches Glykosid vorhanden sein, das D i g i t o p h y l l i n $C_{32}H_{52}O_{10}$. Schmelzpunkt 230º—232º. Außerdem enthalten die Blätter noch weitere Glykoside, die nach K i l i a n i aber nicht D i g i t a l i n , D i g i t o n i n und D i g i t a l e i n , die im Samen vorkommen, sind, worin er sich im Widerspruch mit K e l - l e r befindet, nach dem in den Samen und Blättern dieselben Glykoside vorkommen. — Ferner enthalten die Blätter einen nicht glykosidischen Farbstoff: D i g i t o f l a v o n $C_5H_{10}O_6.H_2O$, I n o s i t , W a s s e r 6,4—11,6 Prozent, A s c h e 7,55—12,85 Prozent.

    Alles, was in den Preislisten als D i g i t a l i n angeboten wird, besteht aus Gemengen, vielleicht außer dem Kilianischen Präparat.

    Digitalinum amorphum gallicum — H o m o l l e et Q u e v e n n e besteht der Hauptsache nach aus Digitalin.

    Digitalinum amorphum germanicum besteht aus Digitalein und Digitonin.

    Digitalinum crystall. — N a t i v e l l e besteht vorwiegend aus Digitonin und Digitoxin.

    Digitalinum crystall. — M e r c k , entspricht dem Nativelleschen Präparat.

    Digitalinum verum — K i l i a n i ist das oben beschriebene Glykosid.

    Da diese Präparate in ihrer Wirkung höchst verschieden sind (die digitoxinhaltigen sind besonders toxisch), so erwächst für den Apotheker die Notwendigkeit, mit dem Arzte Rücksprache zu nehmen, w e l c h e s Präparat gemeint ist, falls einmal Digitalin verordnet werden sollte. Man beachte auch, daß sich Maximaldosen für diese Präparate aus den angeführten Gründen nicht geben lassen und daß die einzig mögliche Prüfung im Tierversuch besteht, den lediglich der Pharmakologe ausführen kann.

    Die vom Arzneibuch geforderte Prüfung ist die von K e l l e r und K i l i a n i ermittelte. Die blaugrüne Zone weist auf das Digitoxin, die braunrote auf die übrigen Glykoside hin.

    Verwechslungen und Verfälschungen. Die Blätter k u l t i v i e r t e r Pflanzen, die das Arzneibuch verwirft, sind meist weniger behaart, oft sogar ganz kahl. Die Blätter von *Digitalis ambigua* Murray, die übrigens nach P a s c h k i s den offizinellen in bezug auf Wirksamkeit gleichstehen, sind stiellos, schmäler (bis 6 cm breit), lang eiförmig, mehr zugespitzt, minder behaart, mit weniger stark hervortretendem Adernetz. Ähnlich sind die Blätter von *D. lutea* L. und *D. parviflora* Lam. Die Blätter von *Verbascum*-Arten haben Sternhaare; sie sind dicker und schmecken nicht bitter. Die von *Inula conyza* DC. sind lebhaft grün, elliptisch, brüchig, spitzig, oberseits weichhaarig, unterseits dünnfilzig, gesägt oder ganzrandig. Innerhalb des groben Nervennetzes zeigen sie im durchfallenden Lichte kein feineres; Geschmack kaum bitter. Die Blätter von *Symphytum officinale* L. sind herablaufend, untere eilanzettlich, in den Blattstiel verschmälert, obere lanzettlich, rauhhaarig, ganzrandig, nicht bitter. Die von *Teucrium scorodonia* L. sind nicht filzig, gestielt und herzförmig.

Zum Nachweis der Folia Digitalis gibt die mikroskopische Untersuchung wichtige Anhaltspunkte: einzelne Haare mit den häufig kollabierten Zellen sind auch im Pulver nicht schwer aufzufinden; wenn größere Fragmente vorliegen, so ist im durchfallenden Lichte nach dem erwähnten feinen Adernetze zu suchen. Um das Pulver von dem Pulver der Folia Belladonnae oder Hyoscyami zu unterscheiden, ist die Abwesenheit von Kristallen in den Digitalisblättern im Auge zu behalten. — Eine Entscheidung in forensischen Fällen bringt allerdings meist nur der Nachweis des Digitalins.

Wirkung und Anwendung. Von den aus den Fingerhutblättern isolierten Substanzen sind an der Wirkung auf die Zirkulation nur folgende Substanzen beteiligt: Digitalein, Digitoxin, Digitalin und wahrscheinlich auch Digitophyllin. — Das wesentliche an der Beeinflussung des Kreislaufes ist, daß die Herz m u s k u l a t u r durch die Digitalis leistungsfähiger gemacht wird; sowohl die Erschlaffung (Diastole), als auch ganz besonders die Zusammenziehung (Systole) werden vollständiger und die letztere erheblich kräftiger. Infolgedessen wird bei jedem Pulsschlag eine größere Menge Blut in das arterielle (Schlagader-) System befördert und das venöse (Blutader-) System erleichtert. Und gerade hierauf kommt es bei den Kreislaufstörungen hauptsächlich an, bei denen Digitalis vor allem am Platze ist — den sog. inkompensierten Herzfehlern. Die Vergrößerung der beim Pulsschlag beförderten Menge läßt die Arterien voller werden, und damit steigt der Blutdruck. (Große Digitalisdosen steigern den Blutdruck auch noch dadurch, daß sie die kleineren Arterien verengern.) Ferner ist unter Digitaliswirkung eine Pulsverlangsamung zu sehen; die Frequenz der Pulsschläge nimmt ab. Im Tierexperiment läßt sich weiterhin zeigen, daß Digitalis ein unregelmäßig schlagendes Herz r e g u l a r i s i e r t. — Eine d i u r e t i s c h e, d. h. harntreibende Wirkung hat die Digitalis an sich nicht; indirekt wird bei Patienten der genannten Art durch Aufbesserung der Zirkulation in den Nieren häufig eine mächtige Harnflut erzielt. — Digitalis hat eine sog. kumulative Wirkung, d. h. die einzelnen, in nicht zu langen Zwischenräumen gegebenen Dosen addieren sich teilweise in ihrer Wirkung; es kommt deshalb leicht, wenn das Mittel zu lange hintereinander gegeben wird, zu einer Vergiftung, die durch Pulsbeschleunigung und Unregelmäßigkeit der Herztätigkeit charakterisiert ist.

Die Digitalisbestandteile haben einen scharfen, kratzenden, bitteren Geschmack und reizen die Schleimhäute des Magens und Darms, so daß sie von vielen Menschen nicht vertragen werden. Es hat dies Veranlassung zu Versuchen gegeben, die wirksamen Bestandteile, z. B. das Digitoxin, subkutan oder intramuskulär einzuspritzen; diese Anwendungsweise hätte auch den Vorzug, daß das Schwanken der Resorption bei der innerlichen Einnahme umgangen wäre. Doch haben diese Versuche kein brauchbares Resultat ergeben, da alle die genannten Stoffe nur schlecht in injizierbare Lösung gebracht werden können und stark lokal reizen (Eiterungen hervorrufen). Ein einziges neueres Präparat, dessen Darstellung aber geheim gehalten wird, das D i g a l e n hat sich auch in dieser Richtung als brauchbar erwiesen; es ist sogar schon intravenös mit Erfolg eingespritzt worden.

Einen anderen Übelstand bietet die Benutzung der Folia Digitalis dadurch, daß, wie bekannt, der Gehalt an den wirksamen Glykosiden je nach dem Standort der Pflanze und der Jahreszeit, in der sie gesammelt ist, verschieden groß ist. Es werden deshalb sog. F o l i a D i g i t a l i s t i t r a t a von verschiedenen Seiten (besonders F o c k e) empfohlen. Zur Titration wird die Eigenschaft der Digitalis benutzt, Froschherzen i m Z u s t a n d e d e r K o n t r a k t i o n zum Stillstand zu bringen. Wirklich für eine q u a n t i t a t i v e Bestimmung brauchbar scheint nur die von S c h m i e d e b e r g ausgearbeitete Methode zu sein. Nach dieser wird die Zeit bestimmt, in der ein d ü n n e s Infus der zu prüfenden Blätter das i s o l i e r t e, mit dem Infus durchströmte (im W i l l i a m s schen Apparat) Froschherz zum Stillstand bringt; diese Zeit wird mit derjenigen verglichen, die eine Lösung eines chemisch definierten, digitalisähnlich wirkenden Stoffes, z. B. des Strophanthins, braucht, um das gleiche (Stillstand in der Kontraktion) zu erreichen.

In der T i e r h e i l k u n d e wird die Digitalis außer gegen Herzschwäche infolge von Klappenfehlern auch gegen Brustseuche der Pferde und als diagnostisches Hilfsmittel bei zweifelhafter Perikarditis gebraucht.

Folia Farfarae. — Huflattichblätter.

Die getrockneten Laubblätter von Tussilago farfara *Linné*.

Das Blatt ist langgestielt; die Spreite ist herzförmig, spitz, mit stumpfer Grundbucht, mehr oder weniger eckig ausgeschweift, in den Buchten gezähnt, 8 bis 15 cm lang, handnervig, oberseits dunkelgrün, unterseits durch mehrzellige, peitschenförmige Haare weißfilzig.

Huflattichblätter sind fast geruch- und geschmacklos.

Unverändert.

Geschichtliches. Bei den Alten bereits als Hustenmittel (tussis, daher Tussilago bei P l i n i u s) im Gebrauch. Der Name Huflattich (von der Form der Blätter) schon bei der heil. H i l d e g a r d ·und weit in Deutschland verbreitet.

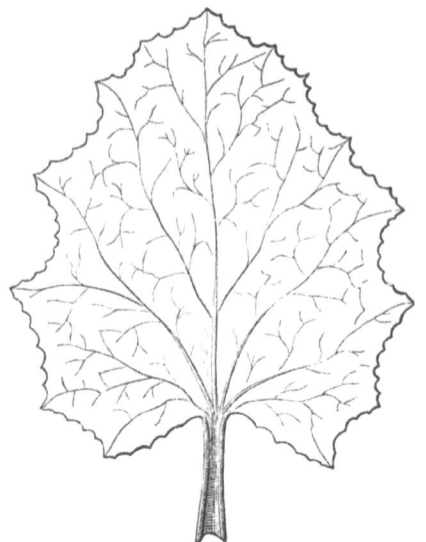

Fig. 147. Fol. Farfarae.

Abstammung und Beschreibung. *Tussilago farfara* L., Familie der *Compositae*, Unterfamilie der *Tubuliflorae-Senecioneae*, heimisch in den gemäßigten und kalten Ländern der Alten Welt und in Nordamerika eingebürgert, ist ein mit tiefgehendem, mehrköpfigem, unterirdische Ausläufer treibendem Rhizom ausdauerndes Kraut. Im ersten Frühjahr erscheinen die weißfilzigen, nur mit Schuppenblättern besetzten Blütentriebe, die ein goldgelbes Blütenköpfchen tragen. Nach der Blütezeit entwickeln sich die grundständigen Laubblätter (Fig. 147). Diese sind groß, langgestielt, herzförmig rundlich, winkelig, gezähnt, die Zähne rotbraun, knorpelig. Oberseits kahl, sind sie, wenigstens in der Jugend, unterseits von langen Haaren filzig. Die Haare bestehen aus einer Anzahl kürzerer, etwas angeschwollener Zellen, an die sich eine dünnere, am Grunde ebenfalls angeschwollene, außerordentlich lange Endzelle anschließt.

Die Epidermiszellen der Unterseite haben stark gewellte Wände. Auf dem Querschnitr (Fig. 148) schließt sich an eine 3fache Schicht von Palisadenzellen ein außergewöhnlich lockeret Parenchym, das weite Maschen bildet, die auf durchsichtig gemachten Stücken der Droge sehs deutlich hervortreten. Der Blattstiel zeigt unter der Epidermis sehr ausgeprägtes Kollenchym, bei dem besonders die Tangentialwände stark verdickt sind.

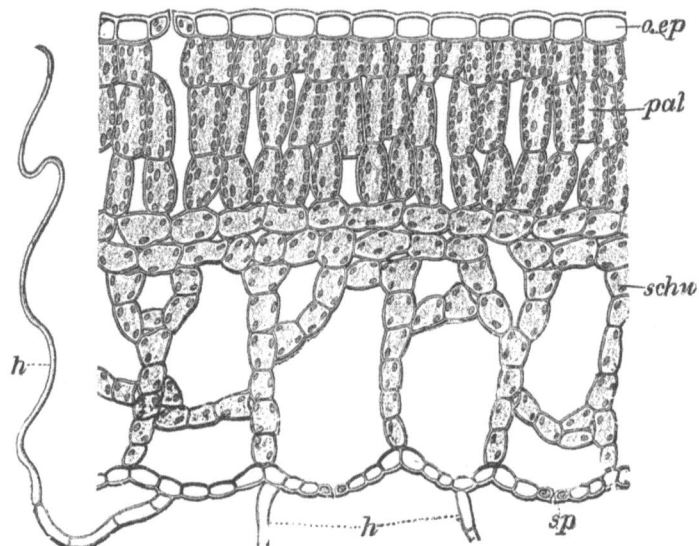

Fig. 148. Folia Farfarae, Querschnitt durch das Blatt. *o.ep* obere Epidermis, *pal* Palisadengewebe, *schw* Schwammparenchym mit mächtigen Intercellularen, *sp* Spaltöffnung in der unteren Epidermis, *h* die eigenartigen, peitschenschnurförmigen Haare der Droge. Vergr. 125/1. (Gilg.)

Man sammelt sie im Mai und Juni. 5—6 T. frische Blätter geben 1 T. trockene.

Bestandteile. B o n d u v a n t fand 1887 eine geringe Menge ätherischen Öles, 2,63 Prozent eines mit Äther extrahierbaren glykosidischen Bitterstoffes, ferner kautschukartige

Substanz, Dextrin, Schleim, Gallussäure, und 6,21 Prozent eiweißartige Materie. Die Asche betrug 17,10 Prozent der trocknen Blätter und enthielt Chloride, Carbonate, Phosphate und Silikate von Kalium, Calcium, Magnesium, Eisen und Aluminium.

Verwechslungen. Die Blätter von *Petasites officinalis* M o e n c h haben bis 60 cm im Durchmesser, sie sind kaum eckig; die von *Petasites tomentosus* D. C. sind nierenförmig, auf der Unterseite schneeweiß-filzig. Beide sind den Huflattichblättern ähnlich gebaut, doch haben sie nur eine Schicht von Palisadenzellen. Die Blätter der Klette, *Lappa officinalis* A l l. und *L. tomentosa* L i n k sind meist oval, herzförmig, zugespitzt, klein gezähnt, auf der unteren Fläche mit hervortretenden Nerven.

Anwendung. Die Huflattichblätter werden nur wegen ihres Schleimgehaltes verwendet; außer im Brusttee werden sie im allgemeinen nur wenig gebraucht.

Folia Hyoscyami. — Bilſenkrautblätter.

Folium Hyoscyami P. I.

Gehalt mindeſtens 0,07 Prozent Hyoscyamin ($C_{17}H_{23}O_3N$, Mol.-Gew. 289,19).

Die getrockneten, zur Blütezeit geſammelten Laubblätter von Hyoscyamus niger *Linné*.

Die grundſtändigen Blätter ſind bis 30 cm lang und bis 10 cm breit; ihre Spreite iſt länglich-eiförmig, allmählich in den Blattſtiel übergehend, bald tiefer, bald flacher gezähnt, ſeltener ganz-randig oder faſt fiederſpaltig-buchtig. Die Stengelblätter ſind kleiner, ſitzend oder halbſtengel-umfaſſend, ſpitz und tragen jederſeits 1 bis 4 große, breite, zugeſpitzte Zähne. Alle Blätter ſind matt graugrün, beiderſeits reichlich behaart, fiedernervig, mit heller und breiter Mittelrippe ver-ſehen. Bilſenkrautblätter riechen betäubend und ſchmecken etwas bitter und ſcharf.

Mikroſkopiſche Unterſuchung. Die Wände der beiderſeitigen Epidermiszellen ſind wellig-buchtig. Spaltöffnungen mit 3 bis 4 Nebenzellen ſind auf beiden Seiten vorhanden, jedoch reichlicher auf der Unterſeite. Im Schwammparenchym unter der einreihigen Paliſadenſchicht und im Gewebe der Nerven befindet ſich Calciumoxalat in Form verſchieden geſtalteter, meiſt ſäulenförmiger Einzelkriſtalle oder Zwillingskriſtalle, ſeltener in Form verhältnismäßig einfacher Druſen, ſehr ſelten als Kriſtallſand. Die Haare der Blätter ſind meiſt lange, ſehr dünnwandige, einfache, glatte, zwei- bis vierzellige, höchſtens zehnzellige Gliederhaare oder langgeſtielte, ſchlaffe Drüſenhaare mit ein- bis vierzelligem Köpfchen. Kurze Drüſenhaare mit kugeligen oder roſetten-förmigen Köpfchen ſind ſpärlich vorhanden.

Das gelblichgrüne Pulver iſt gekennzeichnet durch die Kriſtalle, die Bruchſtücke der Haare und Stückchen der Epidermis mit den Spaltöffnungen. Es darf beim Verbrennen höchſtens 24 Prozent Rückſtand hinterlaſſen.

Gehaltsbeſtimmung. 20 g fein gepulverte Bilſenkrautblätter übergießt man in einem Arzneiglaſe mit 120 g Äther, ſowie nach kräftigem Umſchütteln mit 5 g Natronlauge und 5 g Waſſer und läßt das Gemiſch unter häufigem, kräftigem Umſchütteln 1 Stunde lang ſtehen. Nach vollſtändiger Klärung filtriert man 60 g (= 10 g Bilſenkrautblätter) der ätheriſchen Löſung durch ein trockenes, gut bedecktes Filter in ein Kölbchen und deſtilliert etwa 2/3 des Äthers ab. Den er-kalteten Rückſtand bringt man in einen Scheidetrichter (I), ſpült das Kölbchen dreimal mit je 5 ccm Äther, dann einmal mit 10 ccm verdünnter Salzſäure (1 + 49) nach, gießt auch dieſe Flüſſig-keiten in den Scheidetrichter und ſchüttelt hierauf 2 Minuten lang kräftig. Nach vollſtändiger Klärung läßt man die Salzſäurelöſung in einen Scheidetrichter (II) abfließen und wiederholt das Ausſchütteln noch zweimal in derſelben Weiſe mit je 5 ccm verdünnter Salzſäure (1 + 49), die zuvor zum weiteren Nachſpülen des Kölbchens verwendet wurden.

Die vereinigten Salzſäureauszüge verſetzt man mit 5 ccm Chloroform, fügt Natrium-carbonatlöſung bis zur alkaliſchen Reaktion hinzu und ſchüttelt das Gemiſch ſofort 2 Minuten lang kräftig. Nach vollſtändiger Klärung läßt man den Chloroformauszug in einen Scheidetrichter (III) abfließen und wiederholt das Ausſchütteln noch dreimal in derſelben Weiſe mit je 5 ccm Chloroform. Zu den vereinigten Chloroformauszügen fügt man alsdann 10 ccm 1/100-Normal-Salzſäure und ſo viel Äther hinzu, daß das Chloroformäthergemiſch auf der Salzſäure ſchwimmt, und ſchüttelt 2 Minuten lang kräftig. Nach vollſtändiger Klärung filtriert man die ſaure Flüſſigkeit durch ein kleines, mit Waſſer angefeuchtetes Filter in eine etwa 200 ccm faſſende Flaſche aus weißem Glaſe, ſchüttelt das Chloroformäthergemiſch noch dreimal mit je 10 ccm Waſſer je 2 Minuten lang, filtriert auch dieſe Auszüge durch dasſelbe Filter, wäſcht mit Waſſer nach und verdünnt die geſamte Flüſſigkeit auf etwa 100 ccm.

Nach Zusatz von so viel Äther, daß dessen Schicht die Höhe von etwa 1 cm erreicht, und von 10 Tropfen Jodeosinlösung, läßt man alsdann so lange $^1/_{100}$-Normal-Kalilauge, nach jedem Zusatz die Mischung kräftig umschüttelnd, hinzufließen, bis die untere, wässerige Schicht eine blaßrote Färbung angenommen hat. Hierzu dürfen höchstens 7,6 ccm $^1/_{100}$-Normal-Kalilauge erforderlich sein, so daß mindestens 2,4 ccm $^1/_{100}$-Normal-Salzsäure zur Sättigung des vorhandenen Alkaloids verbraucht werden, was einem Mindestgehalte von 0,07 Prozent Hyoscyamin entspricht (1 ccm $^1/_{100}$-Normal-Salzsäure = 0,00289 g Hyoscyamin, Jodeosin als Indikator).

Der beim Verdunsten eines gesondert hergestellten Chloroformauszuges verbleibende Rückstand muß die bei Atropinum sulfuricum beschriebenen Reaktionen des Atropins geben.

Vorsichtig aufzubewahren. Größte Einzelgabe 0,4 g. Größte Tagesgabe 1,2 g.

Die Droge wird jetzt nicht mehr als Herba, sondern richtiger als Folia Hyoscyami bezeichnet. Die Beschreibung wurde, besonders was den mikroskopischen Bau betrifft, sehr stark erweitert. Neu eingeführt wurde eine Aschengehaltsbestimmung, sowie eine Bestimmung des Gehaltes an Hyoscyamin, von welchem Alkaloid mindestens 0,07 Prozent in der Droge enthalten sein sollen.

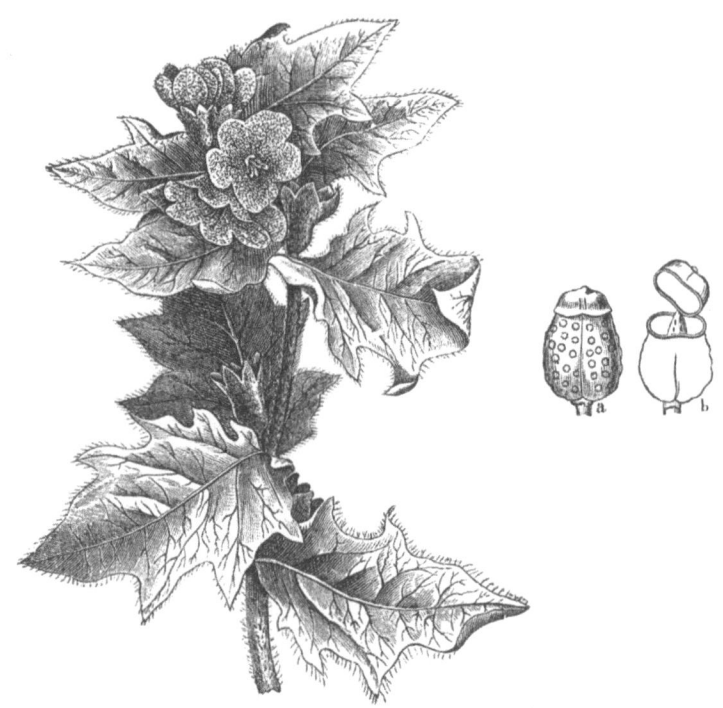

Fig. 149. Hyoscyamus niger. Links Spitze der blühenden Pflanze.
a Frucht, *b* mit abgesprungenem Deckel.

Geschichtliches. Die medizinische Verwendung des Bilsenkrautes ist sehr alt; es wurde bei den Griechen und Römern in verschiedenen Formen benutzt, ebenso hat es in der Volksmedizin stets eine Rolle gespielt. Seit Mitte vorigen Jahrhunderts ist es besonders in Aufnahme gekommen. Der Name Hyoscyamus setzt sich zusammen aus ὖς, Schwein, κύαμος, Bohne, mit welchem Namen (Schweinebohne) die Pflanze noch jetzt hier und da bezeichnet wird.

Abstammung und Beschreibung. *Hyoscyamus niger* L., Familie der *Solanaceae*, Abt. der *Solaneae — Hyoscyaminae*. 1- oder 2jähriges Kraut mit fleischiger Wurzel und drüsig weichhaarig zottigem und klebrigem Stengel von 30—60 cm Höhe, einfach oder ästig. Die unteren Blätter sind nicht immer kerbig-gesägt, sondern oft genug fast fiederspaltig-buchtig. Die oberen sind halbstengelumfassend und schwach herablaufend. Der Blütenstand besteht aus einseitswendigen, vielblütigen, monopodialen Wickeln und krümmt sich nach abwärts. Die Stengelblätter gehen sehr allmählich in die Deckblätter der Blütenregion über. Die zygomorphen, sitzenden Blüten sind von einem 5zähnigen, krugförmig-glockigen Kelch mit aufrechten, stachelspitzigen Zipfeln umschlossen. Nach dem Verblühen wächst der Kelch über die Kapsel, diese bekrönend, hinaus. Die Kapsel öffnet sich bei der Reife, indem das obere Drittel derselben sich als Deckel ablöst. (Fig. 149.) Die Samen sind hell graubraun, netzig-grubig. Die 1 jährige Varietät *agrestis* K i t. hat weniger lebhaft violett geaderte Blumenkronen, welche Aderung der Varietät *pallidus* K i t. ganz fehlt. Die Pflanze ist einheimisch durch ganz Europa, mit Ausschluß des Nordens, Sibirien, Kaukasus, Nordindien, auf Schutt, in Dorfstraßen und an Zäunen. Auch vielfach in England und in Deutschland (bei Berlin, Aken, Gernrode, in Thüringen, Franken) kultiviert. In der Kultur wird die Pflanze kahler und die Blätter größer. Beide Seiten des Blattes tragen lange, mehrzellige Gliederhaare, deren obere Zelle oft drüsenartig angeschwollen ist oder an deren Spitze ein mehrzelliges Drüsenköpfchen sitzt. Zahlreiche Zellen des Mesophylls, die meist dicht unter dem Palisadengewebe liegen, enthalten säulenförmige oder prismatische Einzelkristalle von oxalsaurem Kalk. (Fig. 150 u. 151.) Im übrigen auf die in jeder Hinsicht ausreichende Beschreibung des Arzneibuches verwiesen. — Der gelegentlich auch in Deutschland

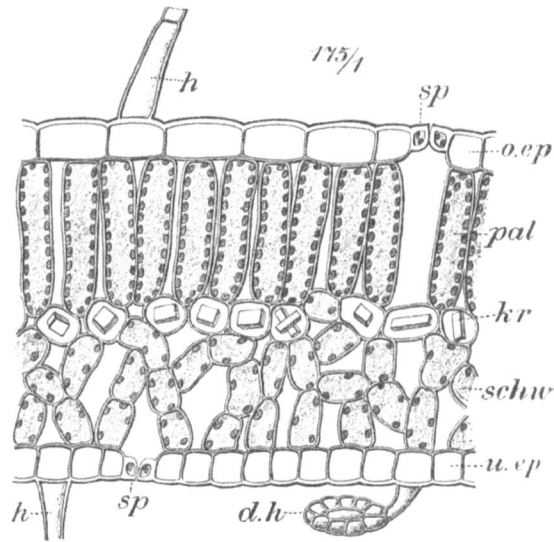

Fig. 150. Folia Hyoscyami, Querschnitt durch das Blatt. *h* Gliederhaare, *d.h* Drüsenhaare, *sp* Spaltöffnungen, *o.ep* obere Epidermis, *u.ep* untere Epidermis, *pal* Palisadengewebe, *schw* Schwammparenchym, *kr* Kristalle ($^{175}/_1$). (Gilg.)

vorkommende, im Mittelmeergebiet verbreitete *Hyoscyamus albus* enthält das Oxalat in Drusen und nicht in Einzelkristallen.

Pulver. Das hellgrüne, sehr schwach gelbliche, feine Pulver (Sieb VI) besteht zum größten Teil aus feinst zermahlenen farblosen oder mehr oder weniger deutlich grünen Zellwandtrümmern, grünen Chlorophyllkörnern, meist grünlichen Protoplasmakörnchen, Gefäßbruchstückchen, Haarbruchstückchen, Epidermistrümmern, Kristallen und ihren Splittern. Es finden sich aber auch reichlich kleinere oder größere Gewebefetzen. Diese bestehen hauptsächlich aus dünnwandigem, grünem Mesophyllgewebe, der aus langgestreckten, schmalen, locker stehenden Zellen aufgebauten Palisadenschicht, die in der Oberflächenansicht aus regelmäßigen kreisrunden, deutliche Intercellularen aufweisenden Zellen aufgebaut erscheint, und dem vielschichtigen Schwammgewebe, dessen unregelmäßig kugelige oder elliptische, stark verbogene Zellen sehr locker angeordnet sind. In einer Schicht des Schwammparen-

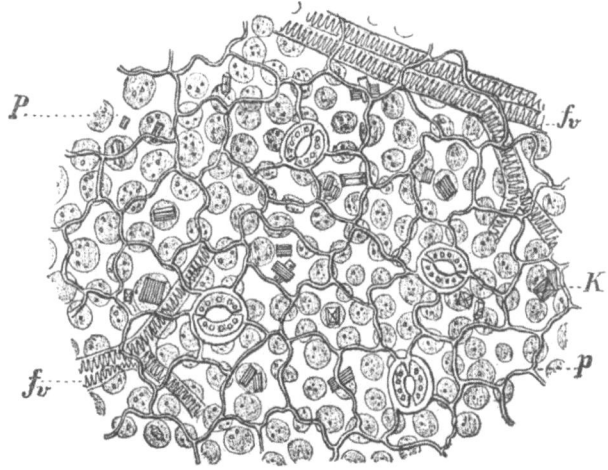

Fig. 151. Folia Hyoscyami, Flächenansicht der Blattoberseite. Unter der Epidermis mit ihren Spaltöffnungen scheinen die Kristall- (*K*) und Palisadenzellen (*P*), sowie die Gefäßbündelchen (*fv*) durch. (Vogl.)

chyms (gleich unterhalb der Palisadenschicht) trifft man fast Zelle für Zelle mit einem Einzelkristall oder Zwillingskristall, selten einer verhältnismäßig einfachen Druse (an Stelle des Chlorophylls) erfüllt. Spärlicher treten Parenchymfetzen aus den Blattnerven auf, die aus z. T. chlorophylllosen, in der Flächenansicht etwas langgestreckten, schwach getüpfelten Zellen zusammengesetzt sind. Ihnen und den Mesophyllfetzen sind häufig Gefäße (aus den Leitbündeln) eingelagert, die meist aus engen (bis 16 μ weiten) Ring- und Spiralgefäßen, selten aus (bis zu 40 μ weiten) Netzgefäßen bestehen. Häufig hängen den Mesophyllfetzen auch mehr oder weniger große Epidermisstücke an. Diese bestehen allermeist aus dünnwandigen, in der Flächenansicht sehr stark wellig-buchtigen, reichlich Spaltöffnungen führenden, manchmal in Haare auslaufenden oder die Spuren der abgefallenen Haare zeigenden, chlorophyllosen Zellen, die keine Kutikular-streifung zeigen; seltener sind die Epidermiszellen (über den Nerven) etwas derbwandig, in der Flächenansicht ansehnlich längsgestreckt, meist fein porös. Die an der Droge reichlich vor-kommenden Haare sind im Pulver meist sehr stark zertrümmert, seltener sind größere Bruch-stücke, sehr selten ganze Haare zu beobachten; sie kommen vor als dünnwandige, lange und an der Basis ziemlich dicke, stets glatte (ohne Kutikularkörnelung!), mehrzellige, spitz aus-laufende Gliederhaare oder als ähnlich gestaltete, mit einzelligem oder mehrzelligem Kopf versehene Drüsenhaare, seltener als kurze Drüsenhaare mit einzelligem Stiel und vielzelligem Kopf; die Haare selbst sind farblos, die Drüsenköpfe gelblich bis bräunlich. Die freiliegenden oder in den Mesophyllfetzen zu beobachtenden Kristalle sind entweder Einzelkristalle in Form von Säulen, Würfeln, Oktaedern, oder Zwillingskristalle, besonders häufig in Form kreuzweiser Durchwachsungen; seltener sind endlich einfache, weniggliedrige Drusen. Sie sind gewöhnlich 10—16, selten bis 30 μ groß. Ziemlich regelmäßig sind in Pulverpräparaten zu beobachten spärliche, farblose bis gelbliche, große (40—60 μ große), kugelige, glatte oder äußerst schwach gekörnelte, mit 3 feinen Austrittsspalten versehene Pollenkörner.

Besonders charakteristisch für das Pulver sind die Mesophyllfetzen mit ihrem lockeren Zellgefüge und ihrem eigenartigen Kristallgehalt, die auf beiden Blattseiten stark wellig-buchtigen, Spaltöffnungen führenden Epidermisbruchstücke, die Haare und ihre Bruchstücke mit ihren dünnen, glatten Wänden.

Reichliche Mengen von Pollenkörnern, weitlumige Sekundärgefäße mit netzförmiger oder stark poröser Wandverdickung, Sklerenchymfasern dürfen in dem Pulver nicht vorhanden sein (aus dem ganzen Kraut!).

Man untersucht Bilsenkrautblattpulver in Glycerinwasser und in Chloralhydratlösung. Sollten die Mesophyllfetzen nicht bald genug entfärbt und durchsichtig werden, so empfiehlt es sich, das Chloralhydratpräparat unter dem Deckgläschen mehrfach sorgfältig zu erhitzen.

Bestandteile. Die Pflanze enthält das die Pupille erweiternde Alkaloid H y o s c y a m i n, $C_{17}H_{23}NO_3$, wahrscheinlich an Äpfelsäure gebunden, ferner H y o s c i n, das ersteren isomer, und die wenig untersuchten H y o s c y p i k r i n, H y o s c e r i n und H y o s c y r e s i n. Die Asche enthält bis 2 Prozent Salpeter. Der Hyoscyamingehalt wechselt und scheint von der Zeit der Einsammlung, dem Standort, der Dauer der Aufbewahrung usw. abhängig zu sein. Nach einer Untersuchung von G e r r a r d (1891) sind 1jährige Blätter reicher an Alkaloid als 2jährige (1jährige 0,0641—0,0701, 2jährige 0,0592—0,069 Prozent); nach Untersuchungen von S q u i r e (1890) besteht zwischen beiden kein erheblicher Unterschied. Verhältnismäßig reich an Alkaloid sind die Wurzeln, sie enthalten nach G e r r a r d (1890) bis 0,1729 Prozent. Der Alkaloidgehalt der Samen beträgt nach demselben (1891) 0,05—0,16 Prozent. Die obenerwähnte Varietät *pallidus* ist nach T h o r c y besonders alkaloidreich, er fand 0,588 Prozent. G e r r a r d (1883) untersuchte den R i e c h s t o f f des Bilsenkrautes, er hält ihn für einen B u t t e r s ä u r e - ä t h e r, außerdem fand er festes Fett und Harz.

E. D i e t e r i c h fand im selbst dargestellten Pulver 6,05—6,85 Prozent Wasser, 19,05 bis 20,05 (nach Anderen bis 23) Prozent Asche, Kaliumcarbonat, auf die Asche berechnet, 25,35 Pro-zent, auf die Blätter berechnet 4,83 Prozent.

Verfälschungen, die kaum vorkommen, würden leicht nachzuweisen sein. In England hat man eine (ob absichtliche?) Substitution durch Stechapfelblätter beobachtet.

Einsammlung und Aufbewahrung. Man sammelt die Blätter im 2. Jahr, wobei darauf aufmerksam gemacht sei, daß das Arzneibuch die ausschließliche Verwendung der wilden Pflanze nicht vorschreibt. Der Geschmack der frischen Blätter ist salzig und sehr schwach bitterlich, der frisch sehr auffallende, narkotische Geruch verliert sich beim Trocknen fast ganz. Das Trocknen hat schnell zu geschehen, und die dann geschnittene oder gepulverte Droge werde in gut verschlossenen Gefäßen möglichst nicht über ein Jahr aufbewahrt. 6—7 T. frische geben 1 T. trockene.

Prüfung. Wie bei den Tollkirschenblättern erstreckt sich auch bei den Bilsenkraut-blättern die chemische Prüfung auf die Bestimmung des Gehaltes an 1. Feuchtigkeit, 2. Asche, 3. Hyoscyamin. Wegen der Alkaloidbestimmung sei auf Seite 44 verwiesen. Auch sieht das

Arzneibuch eine Identitätsprüfung vor. Siehe bei Folia Belladonnae. Als **Mindestgehalt** fordert das Arzneibuch 0,07 Prozent Hyoscyamin, was als reichlich hoch bezeichnet werden muß, da ein derartiger Gehalt nicht in allen Jahren erreicht wird. Da diese Droge einen sehr wechselnden Alkaloidgehalt zeigt, ist ihre Gehaltsprüfung als unbedingtes Erfordernis anzunehmen.

Trocken und vor Licht geschützt aufbewahrt, behalten Bilsenkrautblätter ihren Alkaloidgehalt unverändert bei, weshalb die Forderung des jährlichen Ersatzes der alten durch neue Blätter nicht vorgeschrieben ist.

Anwendung. Die Bilsenkrautblätter werden gegenwärtig kaum mehr verordnet; siehe auch bei Folia Belladonnae.

Folia Juglandis. — Walnußblätter.

Die getrockneten Blättchen des unpaarig gefiederten Laubblattes von Juglans regia *Linné.*

Das Blättchen ist 6 bis 15 cm lang, bis 7 cm breit, länglich-eiförmig, zugespitzt, ganzrandig und besitzt meist 12 gleichmäßig starke Rippen bildende Seitennerven erster Ordnung, die durch ungefähr rechtwinklig auf ihnen stehende, fast geradlinige Seitennerven zweiter Ordnung verbunden sind.

Walnußblätter sind grün und riechen würzig.

Unverändert.

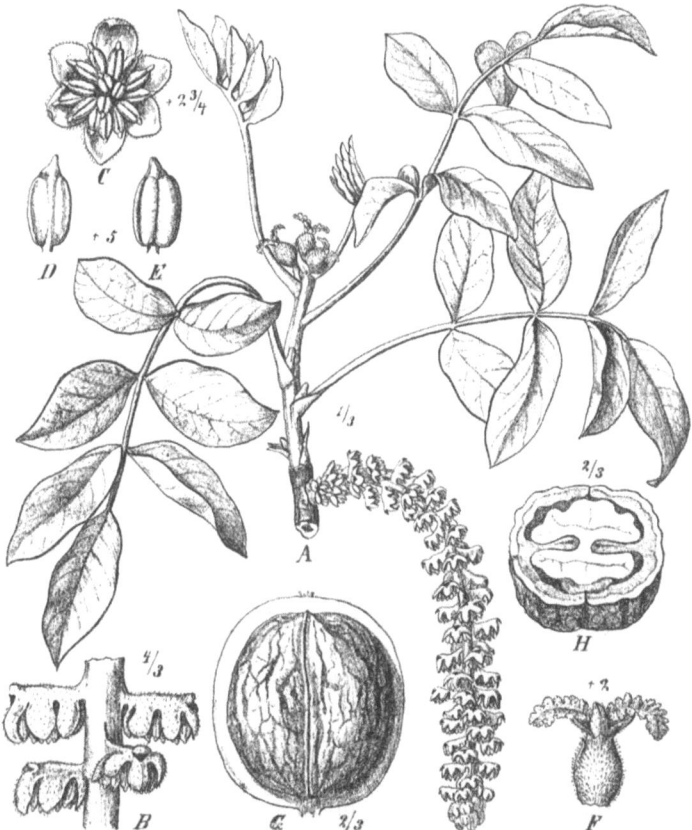

Fig. 152. Juglans regia. *A* blühender Zweig, *B* Stück des männlichen Kätzchens, *C* männliche Blüte von oben gesehen, *D* Anthere von hinten, *E* von vorn gesehen, *F* weibliche Blüte, *G* Frucht nach Entfernung der oberen weichen Fruchtwandung, *H* Frucht und Samen im Querschnitt. (Gilg.)

Geschichtliches. Die Walnuß, *Jovis glans,* wird schon von Plinius und Dioscorides erwähnt. Die arabischen Ärzte benutzten die Blätter, und in dem Capitulare Karls des Großen finden „Nucarii" Erwähnung. Der Name Walnuß bedeutet wälsche Nuß, wegen ihrer südlichen Herkunft.

Abstammung. Der Walnußbaum, *Juglans regia* L., ist ein bis etwa 20 m hoher Baum der Familie der *Juglandaceae*. Die männlichen Blüten bilden Kätzchen, die weiblichen stehen in kleinen Büscheln zusammen. Die Blätter sind wechselständig und unpaarig gefiedert.

Der ursprünglich in Vorderasien bis zum Himalaya und im Balkangebirge einheimische Baum ist jetzt durch fast ganz Europa verbreitet.

Beschreibung. Die von dem Arzneibuch gegebene Beschreibung kann noch in etwas erweitert werden (Fig. 152). Die Fiederblättchen kommen meist zu 3—4, seltener zu 5 und 6 Paaren vor. Diese variieren mitunter in Form und Farbe. Sie sind dann mehr rundlich, auch eingeschnitten oder gefleckt und weißrandig.

Die Fiederblättchen sind derb und meist mit einer Spitze versehen. Der Rand ist oft schwach geschweift. Das große Endblättchen wird bis 2 dm lang und 1 dm breit. Nur dieses ist langgestielt. Die seitlichen Blättchen nehmen nach der Basis des Blattstieles gleichmäßig an Größe ab.

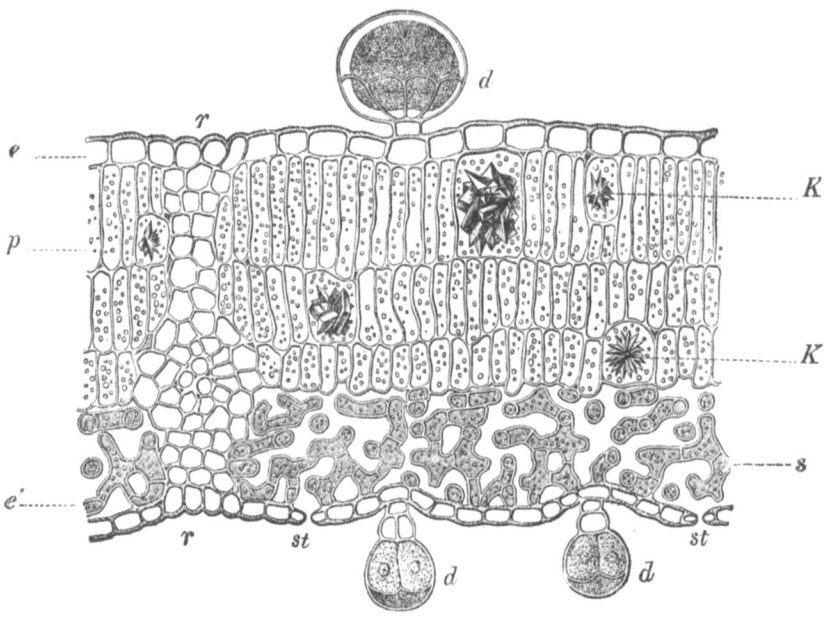

Fig. 153. Folia Juglandis, Querschnitt durch das Blatt. *e* Epidermis der Oberseite, *e'* Epidermis der Unterseite, *d* Drüsenhaare, *K* Kristalldrusen, *st* Spaltöffnungen, schematisch gezeichnet, *p* Palisadengewebe, *s* Schwammparenchym, *r* Blattrippe. (Vogl.)

Die Blattfläche ist zwar kahl, aber in den Nervenwinkeln der Unterseite stehen zu Büscheln vereinigte, kegelförmige, einzellige Haare, die älteren Blättern jedoch fehlen. Die Unterseite jüngerer Blätter ist mit hellgelben Drüsenschuppen besetzt.

Die Nervatur besteht aus meist 12 Seitennerven, die vom Mittelnerv in einem halben rechten Winkel abgehen und unter sich durch kleine Quernerven verbunden sind. Die Unterseite läßt die Nervatur deutlicher als die Oberseite hervortreten.

Frische Blätter riechen balsamisch und schmecken herbe, getrocknete verlieren den Geruch fast ganz und schmecken aromatisch kratzend.

Anatomie. Der Querschnitt des Blattes zeigt ein dreischichtiges Palisadengewebe und ein sehr lockeres Schwammparenchym. Charakteristisch sind die großen Oxalatdrusen in den Palisadenzellen, die Drüsenhaare und Drüsenschuppen (Fig. 153), sowie die einzelligen Haare in den Nervenwinkeln. Auch der Bau des Stieles der Fiederblättchen ist charakteristisch. Derselbe zeigt einen zentralen Holzkörper, der halbmondförmig oder verschoben halbmondförmig gestaltet ist. In der Mitte desselben liegt eine deutliche Markpartie aus rundlichen parenchymatischen Zellen. Ebensolche Zellen umgeben ihn, eine breite Rindenpartie bildend.

Die Stielchen lassen sich leicht schneiden und zeigen, in Bleichwasser gelegt, jene Verhältnisse sehr deutlich.

Handelsware. Walnußblätter werden hauptsächlich im Saaletal, bei Nürnberg und in Böhmen gesammelt. Die ersteren Gegenden liefern den Hauptbedarf. Die Produktion ist außerordentlich ungleichmäßig und schwankt in einzelnen Jahren wohl zwischen 1000 und 10 000 kg trockener Ware.

Als **Bestandteile** der Walnußblätter sind bis jetzt außer Gerbstoff nur ein Alkaloid Juglandin (Tanret 1876), Juglon als Hydrojuglon, Inosit und etwas ätherisches Öl aufgefunden. Ersteres ist in Wasser, Alkohol, Äther und Chloroform löslich und kristallisierbar. Inosit ist in Wasser löslich, in Äther und Alkohol nicht und kristallisiert in Tafeln.

Inosit, Phaseomannit oder Nucit ist keine Zuckerart, wie früher angenommen wurde, sondern Hexahydroxylbenzol, $C_6H_6(OH)_6$. Er reduziert alkalisches Kupfertartrat nicht.

Das Juglon zersetzt sich unter Schwärzung leicht an der Luft und scheint das Schwarzwerden der unvorsichtig getrockneten Blätter zu bedingen.

Verwechslungen. Die Blätter der bei uns hier und da angepflanzten *Juglans cinerea*, der Butternuß Nordamerikas, unterscheiden sich leicht durch den stumpf gesägten Rand.

Aufbewahrung. Die im Juni zu sammelnden Blätter werden rasch in der Sonne getrocknet und in Blechgefäßen aufbewahrt. 3 T. frische Blätter geben 1 T. trockene.

Anwendung. Die Walnußblätter gehören zu den gerbsäurehaltigen Drogen (s. b. Acidum tannicum); sie sind hauptsächlich als Volksmittel in Gebrauch, z. B. auch gegen Skrofulose.

Folia Malvae. — Malvenblätter.
Syn.: Herba Malvae. Käsepappelblätter.

Die getrockneten Laubblätter von Malva silvestris *Linné* und Malva neglecta *Wallroth.* Das Blatt ist langgestielt und handnervig; die Spreite ist rundlich, 5= bis 7 lappig, ungleich gekerbt bis gesägt, schwach behaart. Die Blätter von Malva silvestris sind am Grunde flach herzförmig, bisweilen gestutzt, gewöhnlich 7 bis 11 cm lang und 12 bis 15 cm breit, die von Malva neglecta nierenförmig oder tief herzförmig eingeschnitten, bis zu 8 cm im Durchmesser groß. Die Behaarung des Blattes besteht aus Büschelhaaren, einfachen Haaren und ungestielten oder kurz gestielten, durch Quer= und Längswände in 4 bis 10 Zellen geteilten Köpfchenhaaren. Malvenblätter sind grün und schmecken schleimig.

Die Beschreibung wurde stark erweitert.

Geschichtliches. Bereits P l i n i u s kennt die Malvenblätter und empfiehlt sie als Gemüse. In Deutschland erwähnt sie die heil. H i l d e g a r d im 12. Jahrhundert. (Vgl. *Flores Malvae*.)

Abstammung. *Malva neglecta* W a l l r. (*M. vulgaris* F r i e s, *M. littoralis* D e t h a r d i n g , M. *rotundifolia* auct., *Althaea vulgaris* A t f i e l d) wird bis 0,5 m hoch und hat hellrosenrote oder fast weiße Blumenblätter, die tief ausgerandet und 2—3 mal länger als der Kelch sind (Fig. 154).

Malva silvestris L. (*Althaea silvestris* A t f i e l d) dagegen wird meterhoch und hat hellpurpurrote Kronblätter mit dunklen Streifen. Ihre Länge übertrifft die des Kelches 3—5 mal.

Die genannten Arten sind durch fast ganz Europa und Mittelasien einheimisch, neuerdings auch in Nordamerika eingewandert.

Beschreibung. Die Blätter von *Malva neglecta* W a l l r. sind fast kreisrund oder nierenförmig und besonders charakterisiert durch den tiefen Ausschnitt am Grunde und den 4—5 mal den Längsdurchmesser des Blattes übertreffenden Stiel. Der Querdurchmesser beträgt 4—8 cm.

Durch ganz seichte Einschnitte erscheint die Blattspreite schwach 5—7 lappig. Der Rand ist ungleichmäßig gekerbt bis gesägt. (Fig. 155 *A*.)

Die allen Malvaceenblättern eigentümlichen Stern- oder Büschelhaare (cf. Fol. Althaeae) sind spärlich entwickelt und bestehen aus Gruppen von wenigen, meist 3, einzelligen Haaren.

Die Blätter der *Malva silvestris* L. bestehen aus 2 Formen. Erstens aus solchen, bei denen die Blattspreite durch bis auf $\frac{1}{3}$ derselben hinabreichende Einschnitte 5—7 lappig geworden ist. Die einzelnen Lappen sind rundlich, oder mehr spitz, Fig. 155 *B, C.* Die zweite Blattform, die sich an den unteren Stengelblättern findet, ist von den Blättern von *M. neglecta* oft nur durch ihre Größe und den verhältnismäßig kürzeren Stiel unterschieden.

Der Rand ist in allen Fällen unregelmäßig gekerbt oder grobgesägt.

Die Behaarung, die aus meist wenigarmigen Sternhaaren besteht, ist stärker als bei *M. neglecta* (Fig. 156.) Im übrigen ist der Beschreibung des Arzneibuches kaum etwas hinzuzufügen.

Handelssorten. *Malva neglecta* wird im großen Maßstabe in Belgien und Ungarn (Sassin) angebaut und von dort ausgeführt. Die belgische Ware zeichnet sich durch außerordentlich groß entwickelte Blätter aus.

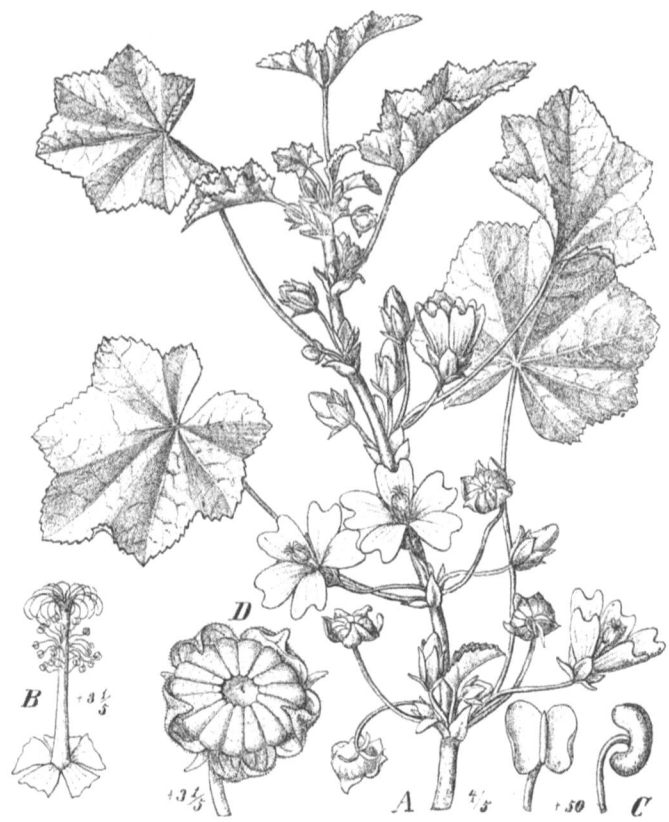

Fig. 154. Malva neglecta. *A* blühender Zweig, *B* Staubblatt- und Griffelsäule, *C* Antheren, die linke nach dem Ausstreuen des Pollens, *D* Frucht. (Gilg.)

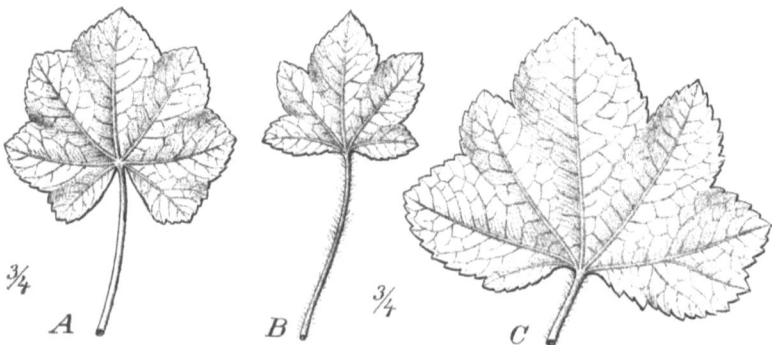

Fig. 155. Folia Malvae. *A* Blatt von Malva neglecta (³/₄), *B* junges, *C* älteres Blatt von Malva silvestris (³/₄). (Gilg.)

Kleine Mengen wildgewachsener Blätter kommen aus der Nürnberger Gegend und Schweinfurt, sowie aus Thüringen (Dorndorf), doch sind diese Sammlungen für den Markt ohne Bedeutung.

Chemie. Außer Schleim und etwas Gerbstoff enthalten die Blätter keine wirksamen Bestandteile.

Verwechslungen. Verwechslungen mit anderen Malvaceenblättern sind durch deren handförmige Teilung ausgeschlossen.

Anwendung siehe bei Flores Malvae.

Man sammelt die Blätter im Juni und Juli, 6 T. geben 1 T. trockene.

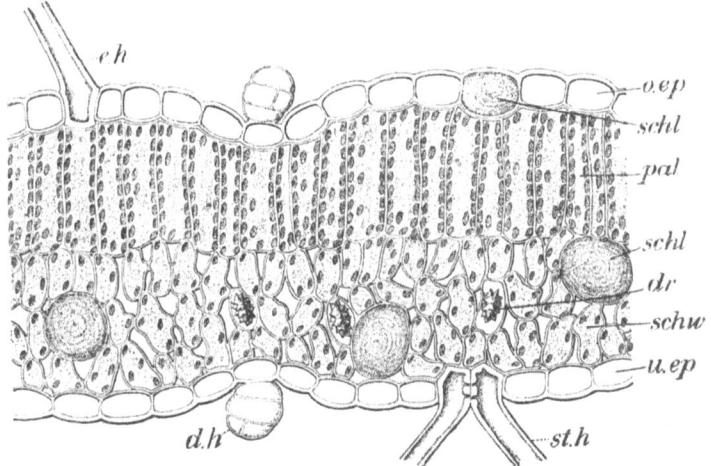

Fig. 156. Folia Malvae, Querschnitt durch das Blatt. *e.h* Einzelhaar, *st.h* Büschelhaar, beide Haarformen mit verholzter Basis, *d.h* Drüsenhaare, *o.ep* obere Epidermis mit Schleimzellen (*schl*), *pal* Palisadenparenchym, *schl* Schleimzellen des Mesophylls, *dr* Oxalatdrusen, *schw* Schwammparenchym, *u.ep* untere Epidermis. Vergr. $^{175}/_1$. (Gilg.)

Folia Melissae. — Melissenblätter.

Syn.: Citronenmelissenblätter.

Die getrockneten Laubblätter angebauter Pflanzen von Melissa officinalis *Linné.*

Das Blatt ist langgestielt und besitzt eine 3 bis 5 cm lange und bis 3 cm breite, dünne, oberseits gesättigtgrüne, unterseits hellere, ei- oder herzförmige, stumpf gesägte, locker behaarte Spreite.

Die Behaarung besteht aus einzelligen, kurzen, kegelförmigen Haaren, deren Kutikula fein körnig rauh ist, aus hauptsächlich auf der Oberseite des Blattes vorkommenden zwei- bis sechszelligen Haaren, deren Kutikula kurz längsgestrichelt ist, aus kleinen, köpfigen Drüsenhaaren und in die Epidermis eingesenkten, großen, glänzenden Drüsenschuppen.

Melissenblätter riechen citronenähnlich.

Die Beschreibung wurde stark erweitert und besonders auf den mikroskopischen Bau ausgedehnt.

Geschichtliches. Die Melisse fand schon bei den Alten medizinische Verwendung (P l i n i u s) und ist jedenfalls schon früh nach Deutschland eingeführt, doch läßt sie sich bei den alten Botanikern meist nicht sicher nachweisen, da man sie mit anderen Labiaten (*Leonurus, Melittis, Nepeta,* auch wohl *Lamium*) zusammenwarf. 1521 wird Aqua Melissae genannt, 1522 Herba Melissae. Der Name ist das griechische μέλισσα, die Biene.

Abstammung. *Melissa officinalis* L. (Familie der *Labiatae,* Unterfamilie der *Stachyoideae*), ein aufrechtes, ästiges Kraut vom gewöhnlichen Habitus der Labiaten, Blüten in blattwinkelständigen Quirlen, halbiert und einseitswendig, mit eiförmigen Deckblättern, Blumenkrone zuerst gelblich, dann weiß, ist heimisch in den Mittelmeerländern und wird in Deutschland häufig als Bienenfutter und zum Arzneigebrauch kultiviert.

Beschreibung. Die Blätter sind langstielig, breit ei- oder herzförmig, bis 4 cm lang, stumpf, in der Blütenregion in den Blattstiel verschmälert, grob gesägt. (Fig. 157.) Es lassen sich folgende Haargebilde usw. unterscheiden (Fig. 158): 1. Auf beiden Seiten kegelförmige, kurze, höchstens 2 zellige Haare mit stark warziger Oberfläche, die für die Melisse recht charakteristisch sind. 2. Hauptsächlich auf der Unterseite 4—6 zellige Haare, deren untere Zellen feinwarzig sind. 3. Ebenfalls auf der Unterseite Drüsenschuppen mit 4—8 zelligem Kopf auf kurzem

Stiel, die Träger des ätherischen Öles, sowie 4. wenigzellige, kurzgestielte Drüsenhaare. Spalt-öffnungen finden sich nur auf der Unterseite. Der Geruch ist schwach, aber sehr angenehm zitronenartig. Die Blätter werden zur Blütezeit von kultivierten Pflanzen gesammelt, getrocknet und sollten nicht länger als ein Jahr in gut verschlossenen Gefäßen aufbewahrt werden, da sich das Aroma mit der Zeit merklich verliert. 4 T. frische geben 1 T. trockene.

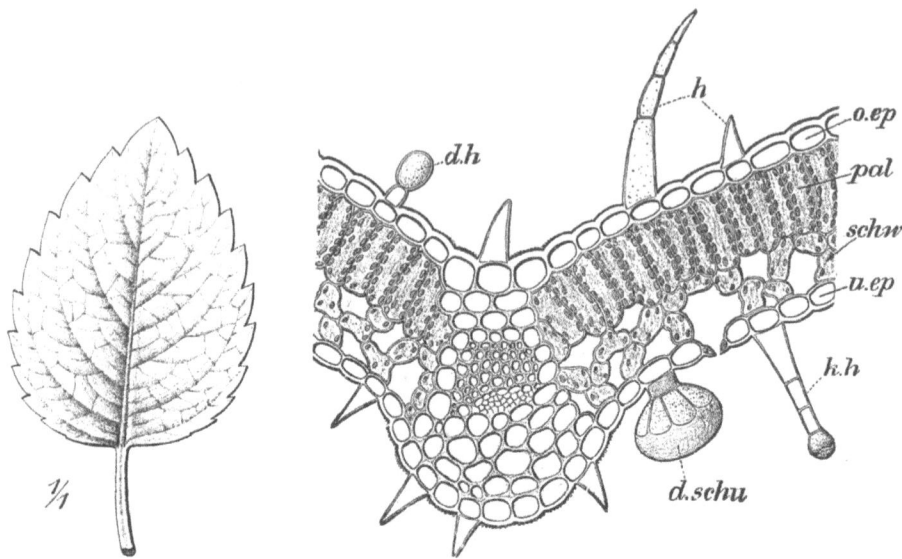

Fig. 157. Folia Melissae ($^1/_1$).
(Gilg.)

Fig. 158. Folia Melissae, Querschnitt durch das Blatt. *d.h* kurzgestieltes Drüsenhaar, *d.schu* Drüsenschuppe, *k.h* langgestieltes Drüsenhaar, *h* kurze. seltener etwas verlängerte, einfache, kegelförmige oder eckzahnförmige Haare, *pal* Palisadenparenchym, *schw* Schwammparenchym, *o.ep* obere Epidermis, *u.ep* untere Epidermis. Vergr. $^{125}/_1$. (Gilg.)

Bestandteile. 0,1—0,25 Prozent ätherisches Öl, Gerbstoff, bitterer Extraktivstoff, Harz, Schleim.

Verwechslungen. Die ähnlich riechenden Blätter der *Nepeta cataria* L. *var. citriodora* B e n t h. sind beiderseits weichhaarig, unterseits sogar filzig und breiter, die von *Dracocephalum moldavicum* L. sind länglich-lanzettförmig mit breiter Basis, tief und stumpf gesägt. Die in Südeuropa wachsende *Melissa officinalis* L., v a r. *hirsuta* B e n t h. hat größere, herzförmige, zottig behaarte Blätter von schwächerem Geruch.

Melissenblätter werden medizinal kaum verwendet; Melissentee ist ein Volksmittel.

Folia Menthae piperitae. — Pfefferminzblätter.

Syn.: Pfefferminztee.

Die getrockneten Laubblätter von Mentha piperita *Linné*, einem Baftard zwischen Mentha viridis *Linné* und Mentha aquatica *Linné*.

Das Blatt ist kurz gestielt; die Spreite ist 3 bis 7 cm lang, eilanzettlich, zugespitzt, ungleich scharf gesägt und schwach behaart.

Es finden sich hauptsächlich auf den Nerven große Drüsenschuppen, lange, dünne, sechs-bis achtzellige Gliederhaare, kurze, wenigzellige Gliederhaare und kurze, wenigzellige Haare mit kugeliger Endzelle.

Pfefferminzblätter riechen kräftig, eigenartig.

Die Beschreibung wurde besonders auf die Haarbekleidung des Blattes ausgedehnt.

Geschichtliches. Die erste Erwähnung der Pfefferminze ist von R a y 1696, der die Pflanze von Hertfordshire erhalten hatte; im Laufe des 18. Jahrhunderts wurde sie in Deutschland eingeführt. — Den Chinesen und Japanern scheint eine Pfefferminze schon viel länger bekannt gewesen zu sein.

Abstammung. Die Botaniker neigten schon lange der Ansicht zu, daß es eine botanische Art *Mentha piperita* L. nicht gibt, sondern daß vielmehr mehrere Menthaarten unter Umständen, die nicht näher bekannt sind, den charakteristischen Pfefferminzgeruch deshalb in besonders hohem Maße entwickeln, weil sie in ihrem ätherischen Öl einen sehr hohen Gehalt an Menthol besitzen. Als solche Zentren, wo Pfefferminzen entstanden sind, wurden einerseits England angenommen, von wo sich die Kultur nach Deutschland (Cölleda, Aken, Neudorf, Ringleben, Gebesee), Frankreich, Rußland, Amerika (seit etwa 60 Jahren in Massachusetts, Ohio, Ober-Canada, Michigan, New York) usw. verbreitet hat, und andererseits China und Japan. Von der in den erstgenannten Ländern kultivierten Pfefferminze nahm man an, daß sie eine Kulturform der *Mentha aquatica* L. (*hirsuta* L.) oder der *M. silvestris* L. (*viridis* L.) sei, doch vertrat T s c h i r c h die Ansicht, daß diese Pfefferminze eine gute Art sei. Die japanische Pfefferminze ist nach H o l m e s *Mentha arvensis* var. *glabrata* und var. *piperascens* (nach M ö l l e r *M. aquatica* L.), ebenso die chinesische. Der letzteren steht in Nordamerika *Mentha canadensis* sehr nahe, die von den Indianern an Stelle der echten Pfefferminze verwendet wird. Neuerdings hat B r i - q u e t gezeigt, daß die in Deutschland und den meisten Ländern Europas kultivierte Pfefferminze der Bastard *Mentha viridis* × *aquatica* ist. Dieser wird auch meist in Nordamerika angebaut, während in Japan und China vielfach wohlriechende Varietäten der *Mentha arvensis* in Kultur genommen worden sind oder aber die von *Mentha arvensis* recht deutlich unterschiedene *Mentha canadensis* L. var. *piperascens* Briquet.

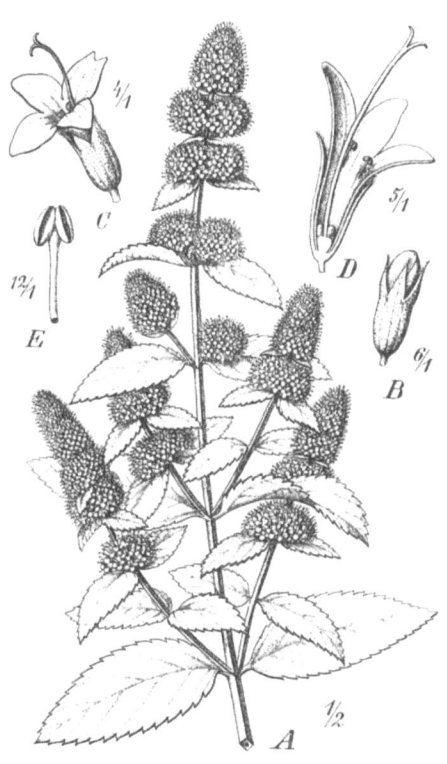

Beschreibung. Die Blätter der offizinellen Pfefferminze sind bis 8 cm lang, länglich eiförmig oder länglich lanzettlich, scharf zugespitzt, ungleich gesägt, mit 1 cm langem Stiel, oberseits dunkelgrün, unterseits heller, kahl oder nur an den Nerven behaart, mit zahlreichen Drüsenschuppen. (Fig. 159.) Der Bau der Pfefferminzblätter bietet wenig Charakteristisches. (Fig. 160, 161.) Die nicht immer vorkommenden Haare bestehen aus 4—8 Zellen mit etwas warziger Membran, ferner kommen kleine Drüsenhaare mit 1- oder 2zelligem Kopf vor und in großer Menge ansehnliche Drüsenschuppen mit meist 8zelligem Kopf, die Träger des ätherischen Öles. Im Inhalt dieser letzteren Drüsen findet man häufig Kristalle, die aber nach den Untersuchungen S c h w e n k s nicht aus reinem Menthol bestehen, wie man

Fig. 159. Mentha piperita. *A* Spitze einer blühenden Pflanze ($^1/_2$), *B* Knospe ($^6/_1$), *C* Blüte ($^4/_1$), *D* dieselbe im Längsschnitt ($^5/_4$), *E* Staubblatt von vorn gesehen ($^{12}/_1$). (G i l g.)

bisher auf Grund der Angaben T s c h i r c h's annahm. Diese Kristalle sind für die Pfefferminze einigermaßen charakteristisch, kommen ihr aber nach S c h w e n k nicht ausschließlich zu, da er sie auch bei *Mentha aquatica* L. auffand.

Als die besten Blätter gelten die von der blühenden Pflanze gesammelten, doch ist es gebräuchlich in den Kulturen mehrere Schnitte zu machen. Man trocknet sie dann am schattigen Ort und bewahrt sie in gut verschlossenen Gefäßen auf. Ein zu langsames Trocknen ist von ungünstigem Einfluß auf die Beschaffenheit des Öles. 5 T. frische Blätter geben 1 T. trockne.

Verwechslungen. Da die Pfefferminzblätter in Kulturen gewonnen werden, so sind Verwechslungen nicht besonders wahrscheinlich. Doch unterscheiden sich die Blätter verwandter Menthen folgendermaßen:

Mentha viridis L. (*M. silvestris* L. *b. lanceolata* R c h b. f i l.) Blätter ungestielt, ganz glatt. *Mentha silvestris* L. Blätter fast ungestielt, unterseits weißfilzig. *Mentha aquatica* L. (*M. hirsuta* L.) Blätter eirund oder elliptisch, rauh behaart. *Mentha gentilis* L. Blätter ungestielt, mehr eiförmig, fein behaart.

Der pharmazeutisch wichtige **Bestandteil** ist das ätherische Öl, von dem frische Blätter 0,3 Prozent, trockene 1,0—1,25 Prozent (S c h i m m e l & C o.) , englische 2,5 Prozent (H a g e r) enthalten.

Anwendung. Die Pfefferminzblätter werden für sich als Tee verwendet und dienen zur Bereitung der Präparate.

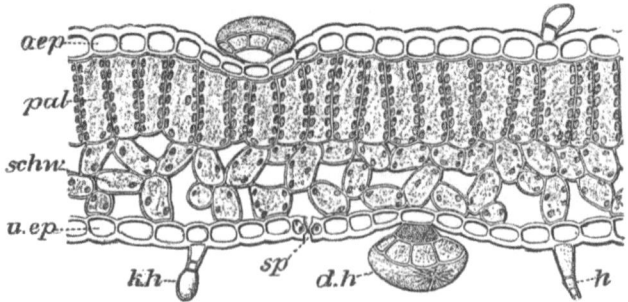

Fig. 160. Folia Menthae pip., Querschnitt durch das Blatt. *o.ep* obere Epidermis, *pal* Palisadengewebe, *schw* Schwammparenchym, *u.ep* untere Epidermis, *k.h* kleine Köpfchenhaare, *d.h* Drüsenschuppen, manchmal mit Mentholkristallen im Sekret, *h* einfaches Haar, *sp* Spaltöffnung. Vergr. $^{125}/_1$. (Gilg.)

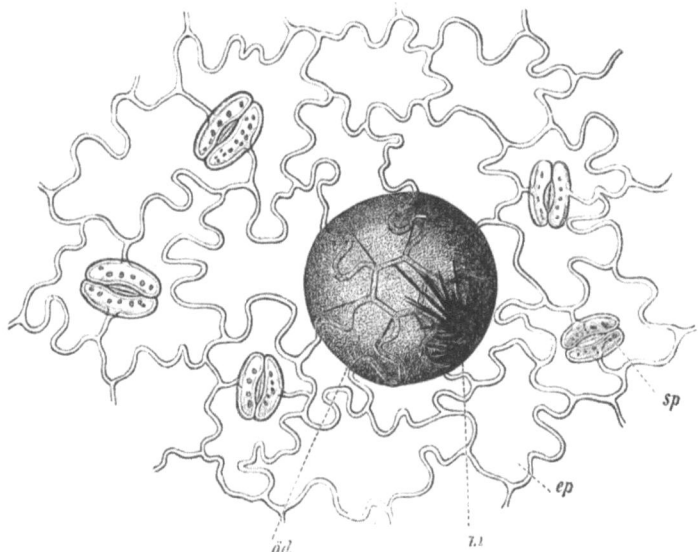

Fig. 161. Untere Epidermis eines Pfefferminzblattes, von oben gesehen. *ep* Zellen der Epidermis mit gewellten Wänden, *sp* Spaltöffnungen, *öd* Drüsenschuppe mit Mentholkristallen (*m*). (Tschirch.)

Folia Salviae. — Salbeiblätter.

Die getrockneten Laubblätter von Salvia officinalis *Linné.*

Die in Gestalt und in den Ausmessungen sehr wechselnde Spreite ist meist eiförmig oder länglich, fein gekerbt, zwischen den Maschen des Nervennetzes nach oben gewölbt.

Das Blatt ist auf der Ober- und Unterseite dicht mit dünnen, langen, ziemlich dickwandigen, luftführenden, ein bis fünfzelligen Haaren, köpfigen Drüsenhaaren und Drüsenschuppen besetzt. Salbeiblätter schmecken würzig und bitter.

Unverändert.

Geschichtliches. Der Name „ S a l v i a " wird abgeleitet von „ s a l v u s ", gesund, ein Beweis, in wie hoher Wertschätzung die Pflanze früher stand. Sie findet sich aufgeführt 812 in dem Capitulare Karls d. Gr., in dem der Kaiser anordnete, welche Pflanzen auf seinen Gütern gezogen werden sollten.

Abstammung. *Salvia officinalis* L. (Familie der *Labiatae*, Unterfamilie der *Stachyoideae*) ist ein Strauch oder Halbstrauch mit aufrechten Ästen, bis 1 m hoch, grauhaarig. Blüten in 1—3 blütigen Halbquirlen, in den Achseln eiförmiger, bald abfallender Hochblätter, kürzere oder längere Trauben bildend (Fig. 162). Korolle blauviolett, selten weiß, die fast helmartige Oberlippe abgerundet oder fast ausgerandet, der Mittellappen der Unterlippe gespreizt zweilappig.

Heimisch im nördlichen Gebiete der Mittelmeerflora, vielfach kultiviert, aber in nördlichen Gegenden (Norwegen) nur einjährig.

Die Blätter sind ziemlich langgestielt, länglich, länglich-lanzettlich oder fast lanzettlich, spitz oder stumpf, am Grunde verschmälert, abgerundet, schwach herzförmig oder manchmal geöhrt (Fig. 163), am Rande fein gekerbt, runzelig und ziemlich derb.

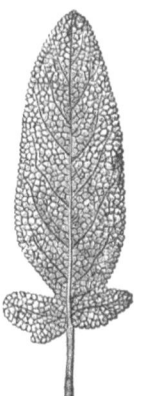

Fig. 163.
Am Grunde
geöhrtes Blatt
von Salvia
officinalis.

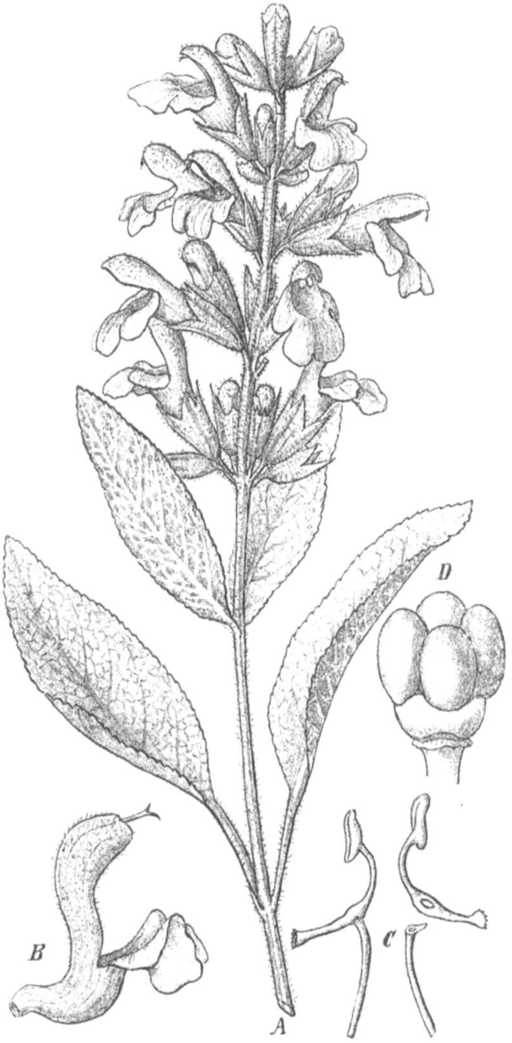

Fig. 162. Salvia officinalis. *A* blühender Zweig, *B* Blüte, *C* die beiden fruchtbaren Staubgefäße, *D* Frucht. (Gilg.)

Die nur auf der Unterseite befindlichen Spaltöffnungen sind hoch emporgewölbt; unter der Epidermis der Oberseite finden sich 2 Palisadenschichten, die stärkeren Gefäßbündel sind beiderseits von Kollenchymkeilen begleitet. Der Filz der Blätter besteht aus meist 3—4 zelligen Gliederhaaren, die starkwandig, englumig, glatt, an den Septirungsstellen angeschwollen sind. Ferner tragen die Blätter Köpfchenhaare mit 1—4 zelligem Stiel und 1—2 zelligem Köpfchen und wenig eingesenkte Drüsenschuppen, deren Kopf meist 8 zellig ist; die Zwischenwände der Zellen dieser Köpfchen sind oft resorbiert.

Bestandteile. Ätherisches Öl 1,4 Prozent (deutsche), 1,7 Prozent (italienische), nach H a g e r , S c h i m m e l & C o. 1,5 bis 2,5 Prozent, Gerbstoff 5 Prozent, gerbstoffhaltiges Stärkemehl 1,6 Prozent, gummiähnlicher Stoff 6,2 Prozent, Harz 5,6 Prozent, Extraktivstoff 12,0 Prozent, Eiweiß 2,2 Prozent, kleberartiger Stoff 1,4 Prozent, phosphorsaure Salze und Spuren salpetersaurer Kali- und Kalksalze 1,7 Prozent, Pflanzenfaser 60,5 Prozent, Wasser 3,2 Prozent (H a g e r). Der Aschengehalt beträgt 9—10 Prozent.

Man **sammelt** die Salbeiblätter im Mai bis Juni vor der Blüte, trocknet sie im Schatten, schneidet und befreit sie durch Absieben von dem wollighaarigen Staube. 9 T. frische geben 2 T. trockne Blätter.

Anwendung. Salbeiblätter werden innerlich wenig benutzt; äußerlich nimmt man sie als mildes Desinfiziens (wegen des ätherischen Öles und der Gerbsäure), z. B. als Zusatz zu Zahnpulvern, im Infus zu Gurgelungen u. ähnl.

Folia Sennae. — Sennesblätter.

Die getrockneten Blättchen des paarig gefiederten Laubblattes angebauter Pflanzen von Cassia angustifolia *Vahl*.

Das Blättchen ist grün, 2,5 bis 5 cm lang, bis 2 cm breit, kurz gestielt, lanzettlich, schwach behaart, am oberen Ende zugespitzt und mit einem kurzen Stachelspitzchen versehen, am Grunde etwas ungleichhälftig.

Sennesblätterpulver darf beim Verbrennen höchstens 12 Prozent Rückstand hinterlassen.

Mikroskopische Untersuchung. Die Epidermis beider Seiten besteht aus vieleckigen, geradwandigen, teilweise schleimführenden Zellen. Sie trägt bis 260 μ lange, einzellige, dickwandige, meist gekrümmte Haare mit warzig-rauher Kutikula und Spaltöffnungen mit meist 2 Nebenzellen. Unter der beiderseitigen Epidermis liegt eine Schicht von Palisadenzellen; die Mittelschicht des Mesophylls besteht aus rundlichen Zellen, die teilweise Calciumoxalatdrusen führen. Die Leitbündel der Nerven sind von Kristallkammerfasern mit Einzelkristallen von Calciumoxalat und von Strängen kurzendiger Sklerenchymfasern begleitet und enthalten Spiralfasertracheen und Tracheen mit quer gestellten Spaltentüpfeln.

Das gelblichgrüne Pulver ist gekennzeichnet durch die Zellen der Epidermis, die Haare, Spaltöffnungen mit Nebenzellen, Sklerenchymfaserstränge mit Kristallkammerfasern und die Kristalle.

Die Beschreibung der Droge wurde stark erweitert und besonders auf den mikroskopischen Bau, sowie das Pulver ausgedehnt. Neu eingeführt wurde eine Aschengehaltsbestimmung.

Geschichtliches. Die Sennesblätter sind von den Alten nicht verwendet worden; wir begegnen ihnen zuerst im 8. Jahrhundert, und zwar als in Arabien heimisch. Die afrikanischen Blätter sind erst später, im 9.—10. Jahrhundert bekannt geworden, und bald unterschied man die spitzen Blätter der *Cassia acutifolia* von den stumpfen der *Cassia obovata*. Übrigens bevorzugte man anfangs im allgemeinen die Hülsen (Folliculi) der Pflanzen, die man auch ganz neuerdings wieder versucht hat in den Arzneischatz einzuführen. Im 16. Jahrhundert wurde *Cassia obovata* in Italien eingeführt und längere Zeit dort, sowie in Südfrankreich und Spanien kultiviert, doch war diese europäische Sorte nie besonders geschätzt und stellenweise geradezu verboten.

Als Stammpflanze wird vom Arzneibuch nur *Cassia angustifolia* V a h l genannt und *Cassia acutifolia* D e l., die früher eigentlich als Sennapflanze par excellence galt und die als beste geltenden ägyptischen Sennesblätter liefert, gar nicht mehr angeführt. Ob es klug ist, die letztere ganz auszuschließen, erscheint zweifelhaft. Jedenfalls ist aber nicht zu leugnen, daß die jetzt offizinellen Angustifoliablätter mancherlei Vorteile bieten. Es ist bei ihnen ausschließlich an die an der Spitze von Vorderindien kultivierten Tinnevellyblätter zu denken, wie, bekannt, in tadelloser Beschaffenheit in den Handel gelangen, wogegen die ägyptischen Acutifoliablätter sehr unrein gesammelt werden, vielfach zerbrochen sind und erst durch ziemlich mühsames Auslesen gereinigt werden. Dazu kommt zweitens, daß die letzteren infolge der unsicheren Verhältnisse in Oberägypten und im Sudan lange Jahre gar nicht oder sehr spärlich in den Handel gekommen sind. Das ist auch der Grund gewesen, daß man gezwungen war, den vorher geradezu verpönten Tinnevellyblättern größere Aufmerksamkeit zuzuwenden, und daß man sich von ihrer Vortrefflichkeit überzeugte. Endlich kommt noch ein Drittes hinzu: Das Arzneibuch unterläßt jede nähere Bezeichnung der Blätter (die 3. Ausgabe nannte ausdrücklich die indischen Tinnevellyblätter), sondern hält sich nur an die botanische Abstammung. Damit ist unseres Erachtens ein bedeutungsvoller Wink gegeben, die sicher aussichtsreiche Kultur in den ostafrikanischen Kolonien zu versuchen und den dort gewonnenen Blättern dann die deutsche Apotheke zu öffnen.

Die Kulturen in T i n n e v e l l y (8° 44' nördl. Breite, unweit der Südspitze Ostindiens) scheinen aus dem Anfange des vorigen Jahrhunderts zu stammen. Die Ansichten, welche Sorte als die beste zur Verwendung zuzulassen oder zu empfehlen ist, haben noch in neuer Zeit sehr geschwankt, und es ist nicht uninteressant, einen Blick zu werfen auf das allmähliche Eindringen der Angustifoliablätter in die deutsche Medizin. Die 3. Ausgabe der Pharmacopoea borussica (1813) schreibt die Blätter der *Cassia senna* vor, worunter *C. acutifolia* D e l., *C. angustifolia* V a h l und *C. obovata* C o l l a d o n zusammenfallen. Die 4. Ausgabe von 1827 nennt *C. acutifolia* und *C. obovata*. Tinnevellyblätter werden nicht erwähnt. Die 6. Ausgabe von 1848 hat nur *C. acutifolia* (die noch genannte *Cassia lanceolata* Nect. ist ein Synonym zu *C. acutifolia*). Die 7. Ausgabe von 1863 hat ebenfalls nur *C. acutifolia* (*Cassia lenitiva* Bisch. ist ein Synonym zu *C. acutifolia*) und verwirft ausdrücklich alle anderen Sorten. Ebenso die 1. Ausgabe der Pharmacopoea germanica (1871); hier werden die **T i n n e v e l l y b l ä t t e r** zum erstenmal (als nicht zu verwendende!) genannt.

Die Ed. II und III der Pharm. germ. nennt *C. angustifolia* V a h l, die Tinnevellyblätter, und zwar diese an erster Stelle, und *Cassia acutifolia* D e l., die alexandrinischen Blätter. Wahrscheinlich hatten die Wirren in Afrika, die die Sennesblätter spärlich im Handel erscheinen ließen, den Widerwillen vor der kultivierten indischen Droge überwunden. Von der 4. Ausgabe an hat man endlich *C. acutifolia* ganz fallen lassen.

Abstammung. Sennesblätter stammen von verschiedenen Arten der Gattung *Cassia* (Familie der *Leguminosae*, Unterfamilie *Caesalpinioideae*), die in der Untergattung *Senna* (Roxb.) Benth. derselben die Sektion *Chamaesenna* D. C. (Zwergsenna) bilden. Es sind unscheinbare, mehr krautartige Pflanzen, deren ausdauernde Wurzeln zahlreiche Stengel bis zu 1 m Höhe entsenden, mit hübschen, gelben Blüten, von deren 10 Staubgefäßen 7 fertil und die 3 hinteren staminodial verkümmert sind. Die Frucht ist eine stark zusammengedrückte, oft völlig flache Hülse mit quer oder schief liegenden

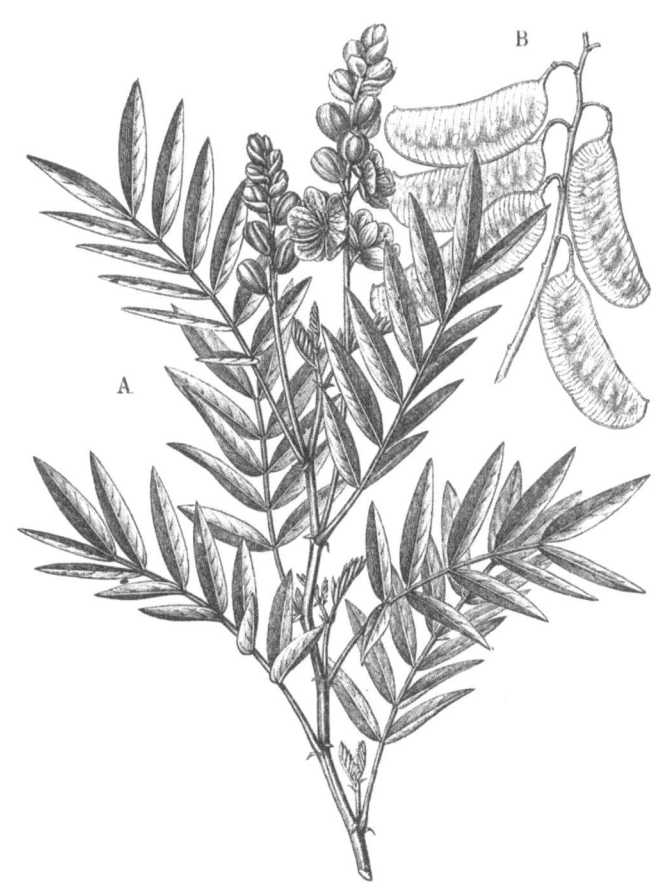

Fig. 164. Cassia angustifolia. $^1/_2$ nat. Gr. *A* blühender Zweig, *B* Fruchtstand. (B a t k a.)

und den Klappen parallel zusammengedrückten Samen. Die Blätter sind paarig gefiedert; bis 8 jochig, ihre Blättchen bilden die Droge.

Die Sennpflanzen gehören dem afrikanisch-arabischen Vegetationsgebiete an; die nördlichsten Punkte, an denen sie wild vorkommen, sind etwa die S i n a i - H a l b - i n s e l und die Oase T u a t in der nordwestlichen Sahara, die südlichste die Kolonie S e n n a am Zambesi. Wie man sieht, liegt die deutsche ostafrikanische Kolonie innerhalb dieses Gebietes, und es ist zu hoffen, daß sie diese wertvolle Droge in Bälde liefern werde.

Handelssorten und Beschreibung. 1. T i n n e - v e l l y -, i n d i s c h e B o m b a y -, M a d r a s - S e n n e s - b l ä t t e r von *Cassia angustifolia* V a h l, var. *β Royleana* B i s c h o f f (s. Geschichtliches). Die Fiederblättchen sind bis 6 cm lang und bis 3 cm breit, lanzettlich, kurz gestielt, flach, ziemlich dünn. (Fig. 164 und 165.) Man sammelt sie vor der Fruchtreife, trocknet sie an der Sonne und verpackt sie in Ballen. Geschmack etwas schleimiger, als bei der folgenden Sorte. Kommt über England in den Handel. Besteht so gut wie ausschließlich aus sehr sorgfältig gesammelten und getrockneten Fiederblättchen, von lebhaft dunkelgrüner Farbe. Neuerdings sind, offenbar aus

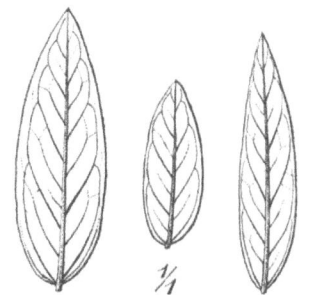

Fig. 165. Folia Sennae Tinnevelly von Cassia angustifolia. (G i l g.)

stark gedüngten Kulturen, Blätter in den Handel gekommen, die die Normalgröße stark übertreffen. Die Beschreibung des Arzneibuchs ist in jeder Hinsicht ausreichend.

2. Ägyptische, Alexandrinische, Palt-Sennesblätter von *Cassia acutifolia* Delile, die im mittleren Nilgebiete von Assuan an durch Dongola bis Kordofan heimisch ist (Fig. 166). Mehr südlich davon tritt eine reichlicher behaarte Spielart *C. acutifolia β Bischoffiana* Batka (*Cassia lenitiva β acutifolia* Bischoff) auf. Man sammelt die Blätter hauptsächlich im August und September, spärlicher im März in den nubischen Landschaften Sukkat, Dar Mahass, Dar Dongola, ferner in Berber und in den höher gelegenen Bischarin-Distrikten (Berg Senna = Senna dschebeli). Früher war der Handel Monopol der ägyptischen Regierung, die denselben verpachtete (Palt vom ital. appalto, Pacht). Die meiste Ware kommt über Alexandrien in den Handel, die von Bischarin auch über Suakin und

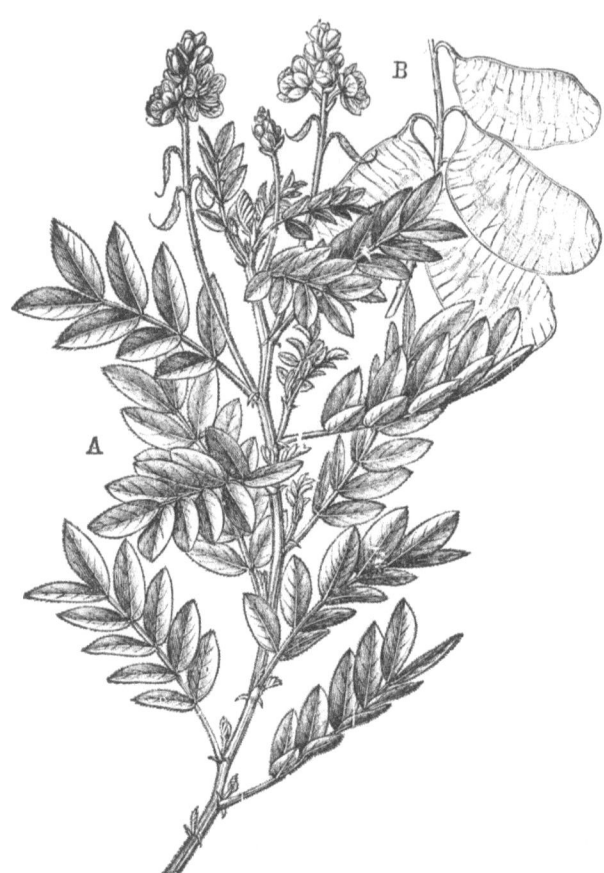

Massaua durch das Rote Meer. Die Blättchen, zu 2—9 Paaren an einer Spindel sitzend, sind eirund, länglich oder lanzettlich, stumpf mit aufgesetztem kurzen Stachelspitzchen (var. *α-obtusifolia* Bischoff) oder mehr spitz, allmählich in ein kurzes Stachelspitzchen übergehend (var. *β-acutifolia* Bischoff), 12—30 mm lang. (Fig. 167.) Die Farbe ist mattgrün, die Konsistenz etwas lederig. Sie sind schwach behaart. Wohl stets sind der Alexandriner Sorte in geringerer Menge die Blätter der *C. obovata* Collad. beigemengt. Diese Art ist viel weiter verbreitet, sie geht von Senegambien durch das ganze tropische Afrika, von Abyssinien nach Südarabien, Belutschistan bis Indien. Die Blättchen sind 20—30 mm lang, bald verkehrteiförmig, vorne stumpf oder abgerundet mit kurzem Stachelspitzchen (var. *α-genuina* Bischoff), bald keilförmig oder verkehrt herzförmig, vorn abgestutzt oder ausgerandet (var. *β-obtusata* Th. Vogel), stachelspitzig. (Fig. 168, 169.) Die Blätter der *C. obovata* sind in Ägypten wenig geschätzt, man bezeichnet sie als „Senna baladi", wilde Senna. Ebenfalls

Fig. 166. Cassia acutifolia. ½ nat. Gr. *A* Blühender Zweig, *B* Fruchtstand. (Batka.)

in geringer Menge beigemischt sind oft die Blätter der *C. angustifolia* Vahl. (cf. Nr. 1 und Fig. 165) und die weiter unten zu besprechenden Blätter von *Solenostemma arghel* Hayne.

3. Sudanische oder tripolitanische Sennesblätter, von *C. acutifolia* Delile, mit einer geringen Beimengung der Blätter von *C. obovata* Coll. Arghelblätter fehlen ganz oder sind sehr selten. Sie kommen aus Rhat und vom mittleren Niger, Timbuktu, Sokoto und Katsena durch Karawanen nach Tripolis.

4. Cap-Senna von *C. obovata* Colladon.

5. Arabische oder Mekka-Sennesblätter, hauptsächlich von *C. angustifolia* Vahl. Die Blättchen sind schmal-lanzettlich bis lineal-lanzettlich, 20—50 mm lang, spitz oder zugespitzt, stachelspitzig. Kurze, lanzettförmige, etwas dickere Blätter gehören der var. *α-genuina* Bischoff, lineal lanzettliche der var. *γ-Ehrenbergii* Bischoff an. Die Pflanze

fehlt dem Innern Afrikas und bewohnt mehr die Gestade des Roten Meeres, Arabien und Indien (vgl. Nr. 1). In geringer Menge finden sich dieser Sorte beigemengt Blättchen der *C. pubescens* R. B r o w n. Die ovalen Blättchen dieser letzteren Art sind mit einer kurzen Stachelspitze versehen, vorn gerundet oder vertieft gestutzt und stark behaart. Kommt über D s c h i d d a und S u e z in den Handel oder über B o m b a y als ostindische Senna. (Vgl. Nr. 1.)

6. A l e p p o - S e n n a wurde in T r i e s t aus den Blättchen der *C. angustifolia* V a h l und *C. obovata* C o l l a d. gemischt.

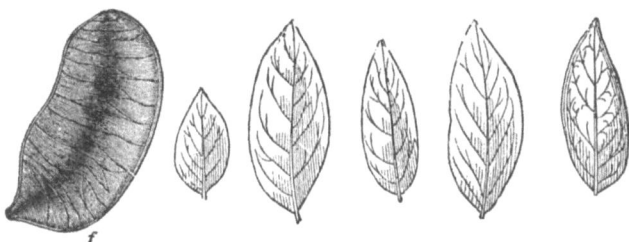

Fig. 167. Blättchen der Cassia acutifolia. *f* Hülse.

7. I t a l i e n i s c h e S e n n a waren früher (s. Geschichtliches) die Blättchen der in Italien kultivierten *C. obovata* C o l l a d.

8. A m e r i k a n i s c h e S e n n a von *C. maryiandica* N e c t o u x. Blättchen eirund, schwach stachelspitzig, auf der Oberseite dunkelgrün und glatt, auf der Unterseite blaßgrün mit einzelnen Haaren. (Fig. 170.) Nur in Amerika benutzt, wenig wirksam.

9. F e i n e S e n n a v o n P a n a m a. Nach H o l m e s von *C. brevipes*. Soll nicht purgierend wirken.

10. Gelegentlich (1892) wurden auch die behaarten, länglich eirunden Blättchen der *Cassia holosericea* F r e s e n i u s aus Aden nach England importiert.

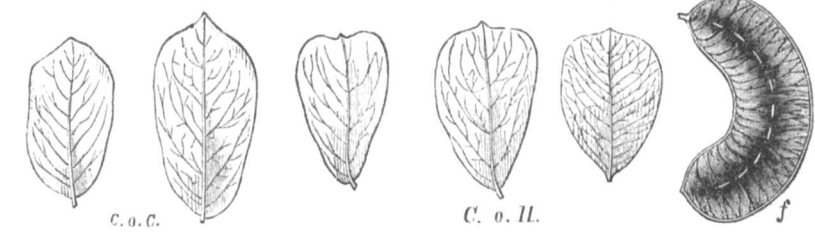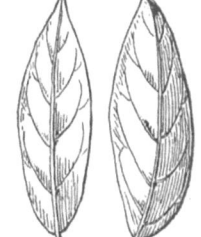

Fig. 168. Blättchen der Cassia obovata, var. genuina. Fig. 169. Blättchen der Cassia obovata, var. obtusata. *f* Hülse. Fig. 170. Blättchen der Cassia marylandica.

Den Blättchen der alexandrinischen Sorte sind meist andere Teile der Pflanze beigemengt; es sind dies in geringerer Menge Blattspindeln, Blüten und vor allen Dingen die Hülsen der Sennespflanze, die „Bälge" oder „Folliculi", die, wie bereits erwähnt, früher ebenfalls medizinisch verwendet und neuerdings von England aus wieder empfohlen wurden. Diese Beimengungen betragen zuweilen bis 50 Prozent, doch werden sie von den Drogisten mehr oder weniger sorgfältig herausgelesen und danach verschiedene Sorten gebildet. Die Bälge der *C. acutifolia* D e l. sind ungefähr 4 cm lang, 2 cm breit, papierartig flach zusammengedrückt, nur an den Samen wenig aufgetrieben, im Umriß länglich oval oder rautenförmig, zuweilen wenig gekrümmt. Die Samen sind durch leicht zerreißende Häute getrennt und hängen in zwei wechselnden Reihen umgekehrt an haarförmigen Nabelsträngen. Die Früchte der *C. angustifolia* V a h l sind ähnlich, aber etwas größer, die der *C. obovata* C o l l a d. sichelförmig gekrümmt, dunkler gefärbt wie die vorhergehenden, über den Samen mit sehr charakteristischen kammartigen Auswüchsen versehen.

Auf dem Querschnitt durch ein off. Sennsblatt erkennt man eine obere und eine untere Epidermis mit deutlicher Kutikula und beiderseitigem feinem Wachsüberzug. Die Zellen der Epidermis sind geradlinig polygonal, zwischen ihnen befinden sich auf beiden Seiten des Blattes tiefliegende Spaltöffnungen mit einer durch die starken Außenwände der Epidermiszellen vertieften äußeren

Atemhöhle; ferner trägt die Epidermis auf beiden Seiten 1 zellige Haare mit etwas nach vorn gekrümmter Spitze und starker Wandung. (Fig. 171.) Die Wandstärke ist gleich dem Lumen, die Membran warzig und der untere Teil des Haares zwischen die ihm radiär zulaufenden Zellen versenkt. Nach dem Abfall der Haare hinterbleibt eine deutliche Narbe. Die Länge beträgt bei der *C. acutifolia* 160—220 μ, die Breite an der Basis 16—20 μ, bei der T i n n e v e l l y s o r t e, wo die Haare weniger gebogen sind, die Länge 120—150 μ, die Breite (an der Basis) 12—15 μ. (Fig. 172 u. 173.) Zahlreiche Zellen der Epidermis führen Schleim in Form einer Membranverdickung. Unter der Epidermis findet sich auf b e i d e n Seiten des Blattes eine Palisadenschicht, die ein Schwammgewebe einschließen, dessen Zellen zahlreiche Drusen von Kalkoxalat enthalten. Die Gefäßbündel sind von Kristallkammerfasern umgeben, die Einzelkristalle von Kalkoxalat enthalten. Auf die Haare und ihre Narben ist bei der mikroskopischen Nachweisung der Sennesblätter in erster Linie zu achten.

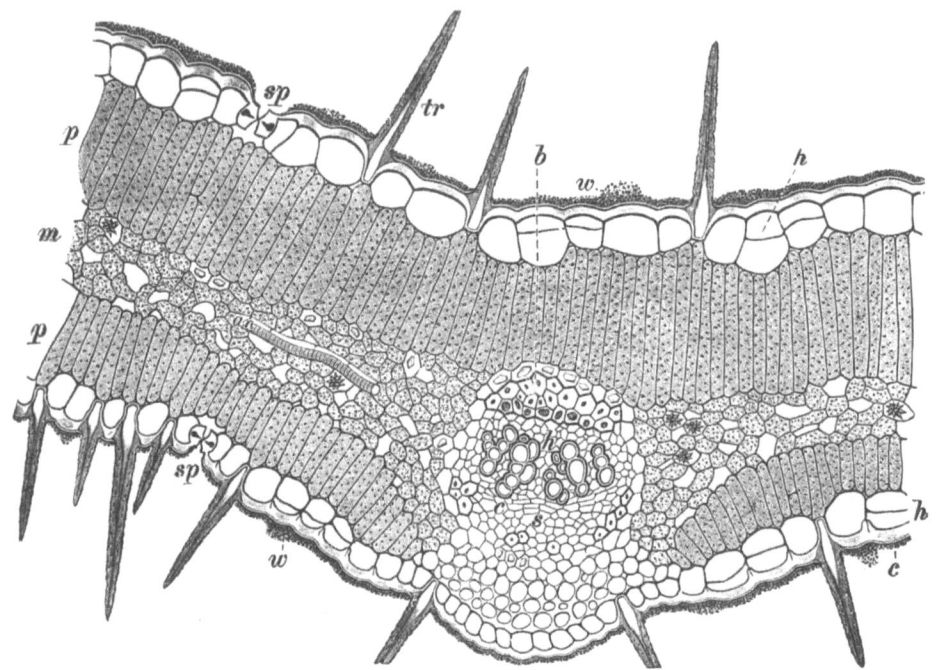

Fig. 171. Querschnitt durch das Blatt von Cassia angustifolia (Folia Sennae Tinnevelly). *h* Epidermis, zum Teil Schleim führend (*b*), *w* Wachskörnchen auf der Oberfläche der Cuticula (*c*), *tr* Haare, *sp* Spaltöffnungen, *p* Palisadenparenchym, *m* Schwammparenchym. (Tschirch.)

Pulver. Das gelblich-grüne bis gelbgrüne, feine Pulver (Sieb VI) besteht zur Hauptmasse aus feinst zermahlenen, gelblichen bis grünlichen, seltener farblosen Zellwandtrümmern, winzigen, farblosen Epidermisfetzen, Stückchen von farblosen Sklerenchymfasern, Kristallkammerfasern, Haaren, endlich aus massenhaften grünen Chlorophyllkörnern, farblosen bis gelblichen Protoplasmakörnchen oder -klümpchen, spärlichen, winzigen Stärkekörnchen, Einzelkristallen und Drusen oder Kristallbruchstücken. Dazwischen sind größere oder kleinere Gewebefetzen in großer Menge vorhanden. Nicht gerade häufig, aber durch ihre grüne Farbe hervorstechend sind die Mesophyllfetzen; diese zeigen auf Blattober- und Unterseite je eine Palisadenschicht, aus dünnwandigen, schmalen, langen, ziemlich dicht oder dicht geschlossenen, in der meist zu beobachtenden Flächenansicht kreisrunden, dicht zusammenliegenden Zellen aufgebaut; im Innern des Blattes findet sich eine sehr schmale, aus kugeligen, locker gelagerten Zellen aufgebaute Schwammparenchymschicht, in der sich 10—20 μ große Einzelkristalle und Drusen nachweisen lassen und in der man häufig Gefäßbündel verlaufen sieht. Viel häufiger als deutliche Mesophyllstücke treten im Pulver oft recht lange, farblose bis gelbliche Sklerenchymfaserbündel auf, aus langen, schmalen (10—20 μ breiten), scharf zugespitzten, stark verdickten, spärlich getüpfelten Fasern bestehend. Diese Sklerenchymfaserbündel sind allermeist von einem sehr deutlichen und auffallenden Mantel von dünnwandigen Kristallkammerfasern umhüllt (wie gepflastert), deren kleine Einzelzellen je einen Einzelkristall enthalten. Ebenfalls sehr häufig finden sich die eigenartigen farblosen bis gelblichen Haare; diese sind oft noch ganz erhalten; sie sind in der Größe sehr verschieden, stets einzellig, spitz, sehr stark verdickt (natürlich ungetüpfelt!), mit starken Kutikularwarzen dicht besetzt, gewöhnlich fast sichelförmig gebogen; selten nur findet man die Haare noch der Epidermis aufsitzend. Epidermisfetzen, oft im Zusammenhang mit Mesophyllbruchstücken, sind auch häufig; sie bestehen in der allermeist zu beobachtenden Flächenansicht stets aus polygonalen, spärlich Spaltöffnungen zeigenden Zellen mit geraden, ziemlich dünnen Wänden; die kräftige Außenwand ist mit körnigen Wachsausscheidungen bedeckt; einzelne der Zellen sind z.T. mit Schleim erfüllt; oft beobachtet man die Ansatzstellen abgebrochener Haare, kenntlich an der rosettenförmigen Anordnung der Epidermiszellen um die kleine, dickwandige Haarbasis (auf Epidermisfetzen von etwa 20 Zellen

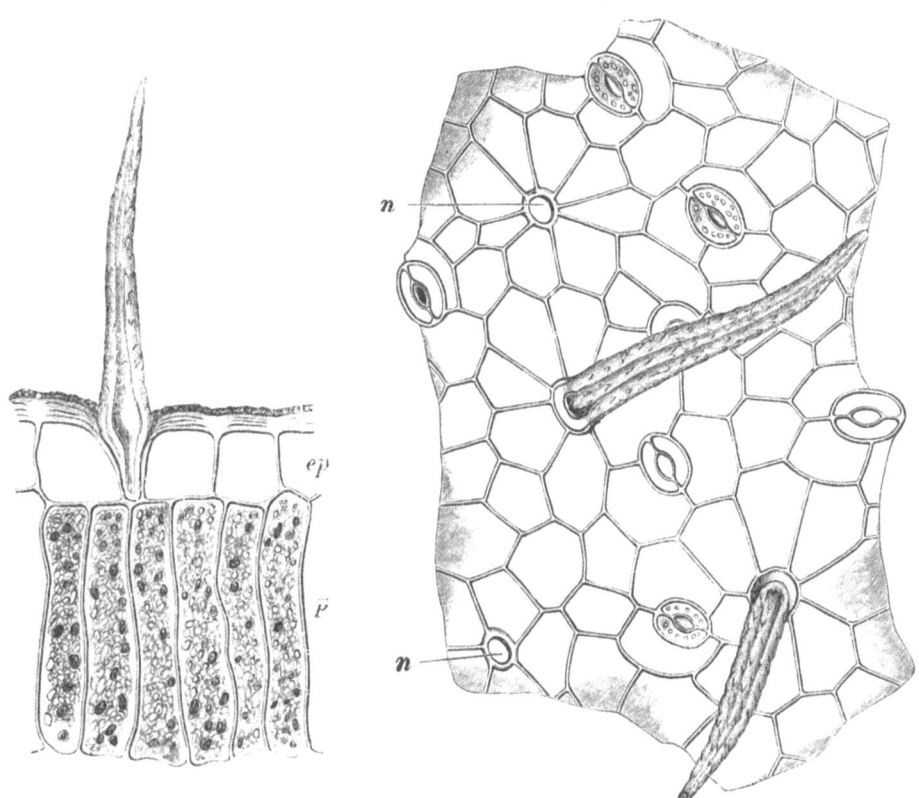

Fig. 172. Querschnitt durch ein Sennesblatt.
ep Epidermis. *p* Palisadenzellen.
(Moeller.)

Fig. 173. Epidermis des Sennesblattes von oben gesehen.
n Narben abgefallener Haare.
(Moeller.)

bemerkt man durchschnittlich höchstens eine solche Haarspur). Auffallend, wenn auch nicht sehr häufig zu beobachten, sind endlich Bruchstücke der engen, meist 8—15 μ weiten, ringförmig oder spiralig verdickten, selten bis über 30 μ weiten und dann manchmal porös oder fast netzig verdickten Gefäße. Nur gelegentlich werden beobachtet Bruchstücke der Epidermis von den Blattstielen, gekennzeichnet durch in der Flächenansicht dickwandige, schmale, ziemlich langgestreckte Zellen mit deutlicher Kutikularlängsstreifung, sowie das meist farblose, dickwandige und deutlich getüpfelte Rindenparenchym der Blattstiele sowie der Blattnerven.

Besonders charakteristisch für das Pulver sind die oft langen Sklerenchymfaserbündel mit ihrem Mantel von Kristallkammerfasern, die zahlreichen, eigenartigen Haare, Stücke des Mesophylls, an denen man nicht selten den isolateralen Bau des Blattes (beiderseitige Palisadenlagen!) erkennen kann (vergl. Fig. 174).

Mehrzellige, mehr oder weniger dünnwandige, glatte Haare, Sekretzellen, reichliche dicke Drusen dürfen in dem Pulver nicht vorhanden sein (von der mit der alexandrinischen Senna stets vergesellschafteten Solenostemma arghel). Auch sollen die Haare nicht so häufig und nicht so scharf gekrümmt sein, wie sie es bei der alexandrinischen Senna sind (auf den Epidermisfetzen dieser Droge kommen durchschnittlich auf 10 Zellen schon 2 Haarspuren!). Auch müssen weite Sekundärgefäße (aus Stengelstücken) sowie die braunen, große Fasermassen enthaltenden Bruchstücke von den Sennesfrüchten fehlen.

Das Sennespulver wird in Glycerinwasser, in Chloralhydratlösung (zur Aufhellung! Präparat eventuell unter dem Deckgläschen mehrmals erhitzen!) und in wässeriger Bismarckbraunlösung (der Schleim tritt in Form braun gefärbter Kugeln deutlich hervor!) untersucht.

Bestandteile. Lassaigne und Feneuille fanden in den Alexandriner Sennesblättern: grünes Pflanzenharz, fettes Öl, flüchtiges Öl, Eiweiß, Cathartin, gelben Farbstoff, Schleim, Äpfelsäure, äpfelsaure und weinsaure Kalkerde und essigsaures Kali. Die Asche beträgt 9—12 Prozent und besteht größtenteils aus Carbonaten des Calciums, Kaliums und Magnesiums. Der wirksame Bestandteil, das Cathartin oder die Cathartinsäure, ist wiederholt untersucht worden. Nach Kubly kommt ihr die Formel $C_{180}H_{96}O_{82}N_2S$ zu, wogegen sie nach den Untersuchungen von Stockman (1886) Stickstoff und Schwefel nicht enthält, sondern ein gefärbtes Glykosid zu sein scheint, das beim Kochen mit Säuren infolge der Bildung mehrfacher Zwischenprodukte nicht die einfache Spaltung der Glykoside erleidet. Durch Abspaltung aus der Cathartinsäure erhielt Stockman neben verschiedenen Körpern, die nicht als einfache angesehen werden können, Cathartogeninsäure. Eine Elementaranalyse konnte Stockman wegen zu leichter Zersetzlichkeit der Substanz nicht ausführen. Ein anderer kristallinischer Körper, den Stockman erhielt, steht dem Chrysarobin nahe, kann aber durch Oxydation nicht in Chrysophansäure verwandelt werden. Die Carthartinsäure soll sich in den Sennesblättern teils frei, teils an Kalk oder Magnesia gebunden finden. Außer ihr sind vielleicht an der Wirksamkeit beteiligt das 1864 von Stütz dargestellte Sennapicrin und Sennacrol. Ferner

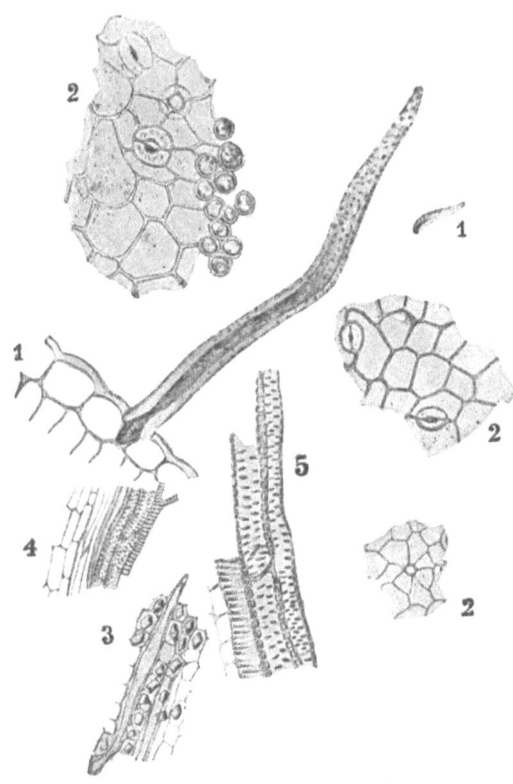

Fig. 174. Folia Sennae. Elemente des Pulvers. *1* Epidermis im Querschnitt mit einem langen Haar, daneben ein kleines Haar, *2* Epidermis in der Flächenansicht mit Spaltöffnungen und Haarspuren, rechts unten liegt auf der Oberhaut eine Gruppe von Palisadenzellen, *3* Bastfasern mit Kristallkammerfasern, *4* Fragment eines Blattnerven, *5* größere Gefäße aus dem Blattstiel, Vergr. 250/1. (Moeller.)

enthalten die Blätter einen süßen, kristallisierbaren, aber nicht gärungsfähigen Zucker, Cathartomannit. (Die älteren Untersuchungen zusammengestellt in Flückiger, Pharmakognosie.) — Dieterich (1888) fand in Pulvis Fol. Senn. Alex. 9,60 Prozent Wasser, 10,30 Prozent Asche und Spuren von Kaliumkarbonat. — Durch die Untersuchungen von Tschirch und Hiepe wissen wir jetzt, daß die Sennesblätter, gerade wie Aloe, Cortex Frangulae, Rhizoma Rhei u. a. m. Chrysophansäure (Senna-Chrysophansäure) und Emodin (Senna-Emodin) enthalten, daß also ihre Wirksamkeit ebenso auf der Anwesenheit von Oxymethylanthrachinonen beruht, wie bei den anderen Abführmitteln. Ferner stellten diese Forscher fest: Sennarhamnetin, Glukosennin, Sennanigrin, Cathartinsäure, Schleim, weinsaure, apfelsaure, oxalsaure Salze, Gerbstoff. Tinnevellyblätter enthalten etwa 0,8 Prozent Emodin, Alexandrinische Senna normal 1 Prozent; letztere sind also reicher an der wirksamen Substanz als die offizinellen Blätter.

Verwechslungen oder Verfälschungen. Hier sind zuerst zu nennen bei den Aexandriner Blättern neben anderen Teilen der Sennapflanze die Blätter von *Solenostemma arghel* H a y n e. Sie wurden früher vom deutschen Arzneibuch ausdrücklich zugelassen, während z. B. die Pharm. Austr., Belg. und U. S. ihre Entfernung verlangten und andere Pharmakopöen sie nur in geringster Menge zuließen. Es ist durch genaue Untersuchungen ziemlich sicher festgestellt, daß ihnen irgendeine medizinische Wirksamkeit nicht zukommt, und es wäre deshalb gegen ihre Anwesenheit nicht viel einzuwenden, wenn man sich nicht sagen müßte, daß die Heilkraft der Sennesblätter durch die Anwesenheit unwirksamer Körper beeinträchtigt wird. Bei guter elekter Ware

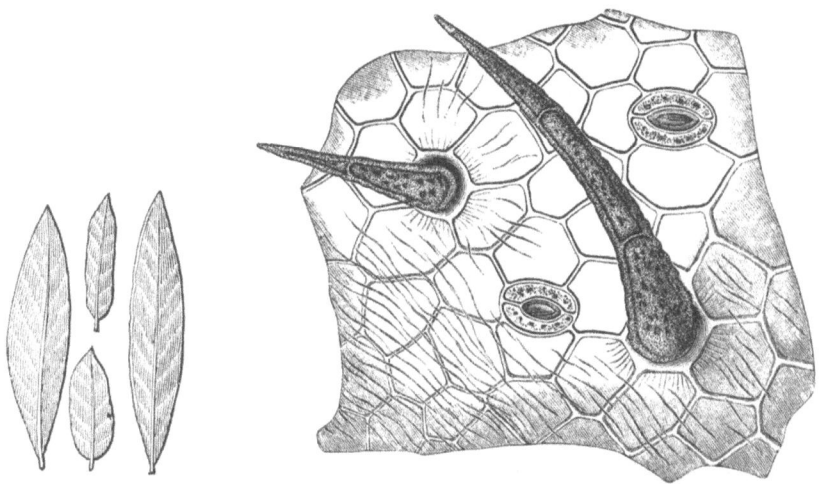

Fig. 175. Arghelblätter.   Fig. 176. Epidermis eines Arghelblattes, von oben gesehen. (M o e l l e r.)

ist ihre Menge nie bedeutend und eine absichtliche Untermengung, wie sie früher vorgekommen sein soll, nicht anzunehmen. Die A s c l e p i a d a c e e *Solenostemma arghel* H a y n e (*Cynanchum arghel* D e l i l e) ist ein 1 m hoher Strauch und begleitet im oberen Nilgebiete und in Arabien, nicht aber, oder doch nur spärlich, im Sudan die Sennapflanzen. Seine weißen Blüten und die spitzbirnförmigen, bis 4 cm langen Kapselfrüchte finden sich ebenfalls zuweilen unter den Sennesblättern. Die Blätter (Fig. 175) fallen in der Droge durch ihre graugrüne Farbe sofort auf. Da sie sich in den von den Drogisten zu Pulver verarbeiteten zerbrochenen Sennesblättern

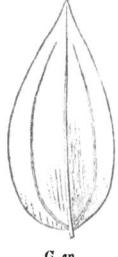

C .m.

Fig. 177. Blatt von
Coriaria myrtifolia.

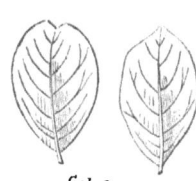

Col. a.

Fig. 178. Blättchen der
Colutea arborescens.

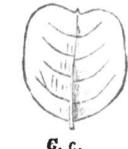

C. c.

Fig. 179. Blättchen von
Colutea cruenta.

in verhältnismäßig großer Menge finden können, ist es notwendig, mit einigen Worten auf ihre anatomischen Verhältnisse hinzuweisen. Sie tragen auf der Epidermis (Fig. 176) Haare, die denen der Senna ähnlich, aber mehrzellig und dünnwandiger sind, ferner nur unter der oberen Epidermis ein Palisadengewebe und im Mesophyll verzweigte Milchsaftschläuche.

In der Alexandriner Ware kommen ferner stets auch die Blättchen der *Cassia obovata* C o l l a d. vor. Gegen eine geringe Beimengung dürfte kaum etwas einzuwenden sein, doch soll man im Auge behalten, daß nicht wenige Angaben vorliegen, nach denen sie an Wirkung den Blättern der *C. acutifolia* weit nachstehen.

Sonst werden noch folgende Beimengungen resp. absichtliche Verfälschungen aufgeführt:

1. Die Blätter von *Tephrosia Apollinea* D e l i l e (*Leguminosae*), die filzig und vielnervig sind.

2. Die Blätter von *Coriaria myrtifolia* L. Sie sind länglich lanzettförmig, glatt und 3 nervig, 2,5—5,5 cm lang, 0,9—2,6 cm breit. (Fig. 177.)

3. Die Blättchen von *Colutea arborescens* L. Sie sind verkehrt herzförmig, dünn, oben glatt, unten mit kurzen anliegenden Härchen. (Fig. 178.)

4. Die Blättchen von *Colutea cruenta* A i t o n. Sie sind sehr zart, fast kreisrund, an der Spitze abgestumpft. (Fig. 179.)

5. Die von der Droge sehr abweichenden Blättchen von *Pistacia lentiscus* sind 1893 in einer aus Tunis exportierten Droge gefunden worden.

Alle diese Beimengungen usw. beziehen sich nur auf die Alexandriner Ware, da die Tinnevellyblätter ausnahmslos so rein in den Handel kommen, daß schon eine Blattspindel unter ihnen eine Seltenheit ist.

Handelssorten. Wie bereits erwähnt, werden die Alexandriner Blätter mit bis 50 Prozent Unreinigkeiten gesammelt. Von diesen werden sie durch die Drogisten größtenteils befreit, die danach verschiedene Sorten: e l e c t i s s i m a , e l e c t a , i n f r a g m e n t i s , n a t u r a l i s usw. unterscheiden. Die abgesiebten Bruchstücke gehen als F o l. S e n n a e   p a r v a.

Von den Tinnevellyblättern unterscheidet man 2 Sorten: m a j o r a und m i n o r a. — Beim Gebrauch der Sennesblätter wird häufig über Leibschmerzen geklagt, und man schreibt diese unangenehme Nebenwirkung einem harzartigen, in Alkohol löslichen Stoff zu, der in den k a l t e n wässerigen Auszug nicht übergehen soll.

Um ihn zu beseitigen, hatte noch die Pharm. Germ. I. F o l i a S e n n a e S p i r i t u e x t r a c t a oder d e r e s i n a t a, die man darstellte, indem man 1 T. Fol. Sennae mit 4½ T. Weingeist 2 Tage macerierte, abpreßte und trocknete.

Anwendung. Die Folia Sennae gehören in dieselbe Klasse der Abführmittel wie Aloe (s. d.), da die wirksamen Bestandteile in ihnen ebenfalls Anthrachinonderivate sind. Wie neue Untersuchungen zeigen, führen sie dadurch ab, daß sie den Darminhalt schnell durch den D i c k darm treiben und so verhindern, daß er dort eingedickt wird. Sie wirken aber stärker als Aloë und werden daher meist nur bei akuter Verstopfung, nicht bei chronischer verordnet. Auch wenn Zeichen von Darmreizung vorhanden sind, sind sie besser zu vermeiden. — Hin und wieder erfolgen nach Einnahme von Sennesblättern die Entleerungen unter kolikartigen Schmerzen.

Folia Stramonii. — Stechapfelblätter.

Syn.: Herba Daturae.

Die getrockneten, zur Blütezeit gesammelten Laubblätter von Datura stramonium *Linné*.

Der lange Blattstiel ist walzig, auf der Oberseite von einer engen Furche durchzogen. Die höchstens 20 cm lange und bis 15 cm breite Spreite ist breit=eiförmig oder eilänglich, zugespitzt, am Grunde gerade abgeschnitten oder etwas keil= oder herzförmig, ungleich= oder doppelt=buchtig gezähnt, lebhaft=grün, glatt, dünn und brüchig, fast kahl und wird zu beiden Seiten des Mittel= nerven von 3 bis 5 stärkeren Seitennerven durchlaufen. Stechapfelblätter riechen schwach be= täubend und schmecken bitterlich und salzig.

Das Pulver der Stechapfelblätter darf beim Verbrennen höchstens 20 Prozent Rückstand hinterlassen.

Mikroskopische Untersuchung. Die Epidermiszellen der Oberseite sind schwach, die der Unterseite stark wellig=buchtig. Spaltöffnungen mit 3 bis 5 Nebenzellen finden sich auf beiden Seiten, jedoch reichlicher auf der Unterseite. Im Schwammparenchym unter der einreihigen Pali= sadenschicht liegen Zellen mit Calciumoxalatdrusen, im Gewebe der Nerven außerdem Zellen mit Einzelkristallen und Kristallsand. Die besonders auf den Nerven der Unterseite sich findenden Haare sind teils mehrzellige, oft sichelförmig gekrümmte Gliederhaare mit warziger Kutikula, teils Drüsenhaare mit langem Stiele und kugeligem, einzelligem Köpfchen, teils solche mit kurzem, in der Regel einzelligem, gekrümmtem Stiele und umgekehrt=kegelförmigem, mehrzelligem Köpfchen.

Das grüne Pulver ist gekennzeichnet durch die Kristalle, die Bruchstücke der Haare und Stück= chen der Epidermis mit den Spaltöffnungen.

Vorsichtig aufzubewahren. Größte Einzelgabe 0,2 g. Größte Tagesgabe 0,6 g.

Die Beschreibung wurde sehr stark erweitert und besonders auch der mikroskopische Bau und das Pulver berücksichtigt. Neu eingeführt wurde die Forderung einer Aschengehaltsbestimmung; der Aschengehalt soll 20 Prozent nicht übersteigen.

Geschichtliches. Ob der Stechapfel den Alten bekannt gewesen ist, ist nicht zu erweisen. Man nimmt an, er sei von seiner Heimat am Schwarzen und Kaspischen Meer durch die Zigeuner verbreitet worden, die vielleicht seine stark giftigen Eigenschaften nutzten. In den Arzneischatz sind seine Blätter durch S t ö r c k (1762) eingeführt, vorher war er eine beliebte Gartenpflanze. Die älteren Botaniker verwechselten die Pflanze vielfach mit der in Südasien und Afrika heimischen *Datura metel* L.

Abstammung. *Datura stramonium* L. (Familie der *Solanaceae*, Gruppe der *Curvembryae-Datureae*), ein 1jähriges, kräftiges Kraut mit oft über fingerdickem, kahlem, 1 m hohem Hauptstamm, der dicht unter der Gipfelblüte stark spreizende, meist ungleich starke Gabeläste entwickelt. Die saftigen, hellgrünen, auf der Innenseite schwach weichhaarigen Äste tragen die unten zu beschreibenden Blätter und die schönen, wohlriechenden Blüten. Der Kelch der letzteren ist scharf 5kantig, schwach aufgeblasen, gelblichgrün. Die etwa doppelt so lange, schneeweiße, wohlriechende Krone geht in lang zugespitzte Zipfel aus, die auffällig längsgefaltet und in der Knospe rechts gedreht sind. (Fig. 180.) Die langen Staub-

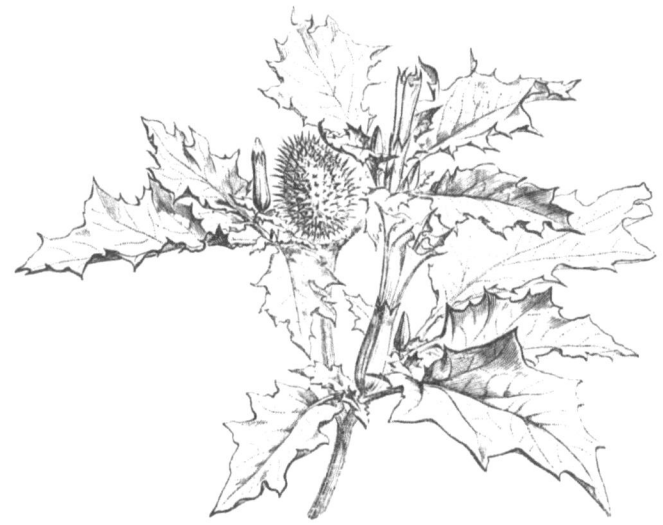

Fig. 180. Datura stramonium. (B a i l l o n.)

fäden tragen aufrechte, sich intrors öffnende Staubbeutel. Der im unteren Teil deutlich 4fächerige Fruchtknoten wächst zu einer kurzgestielt aufrechten, stacheligen, eiförmigen Kapsel von der Größe der Roßkastanienfrüchte heran. Der untere Teil des Kelches umgibt den Grund der Frucht wie eine abwärts gerichtete Manschette. Die 4klappig sich öffnende Frucht zeigt zu beiden Seiten der bis in den Scheitel sich fortsetzenden Scheidewand die 4, paarweise auf gemeinsamer, scheidewandartiger Basis stehenden Placenten, die von zahlreichen, großen, nierenförmigen Samen bedeckt sind.

Beschreibung. Der ausreichenden Beschreibung der äußeren Erscheinung der Blätter, die das Arzneibuch gibt, wäre noch hinzuzufügen, daß der Blattstiel meist dicker ist, wie 1—2 mm, ferner daß die Nerven unter einem Winkel von 35^0—40^0 von der Hauptrippe abgehen; sie teilen sich dann im äußeren Drittel der Blatthälfte gabelig, der eine Ast verläuft in den Blattzahn, der andere anastomosiert mit einem Tertiärnerven des nächsten Sekundärnerven. Die Blätter sind sehr schnell. Der bei frischen sehr widerliche Geruch verschwindet beim Trockenen fast ganz. 9 T. frische Blätter geben 1 T. trockene.

Die Zellen der oberen Epidermis zeigen etwas buchtig-polygonale Umrisse und Spaltöffnungen, die der unteren Epidermis buchtige Zellen und zahlreichere Spaltöffnungen. Beide Epidermen tragen, besonders auf den Nerven, 3zellige, derbwandige, warzige Gliederhaare, die, an der Seite umgebogen, 200—270 μ lang und 40—50 μ an der Basis breit sind. Daneben finden

sich kurz- oder langgestielte, mehrzellige Drüsenköpfchen. Der übrige Bau bietet nichts
Bemerkenswertes, doch enthalten zahlreiche Zellen des Mesophylls Drusen von oxalsaurem
Kalk, in der Nähe der Gefäßbündel finden sich auch Zellen mit Kristallsand. Die Oxalatdrusen sind in diesem Falle besonders charakteristisch, da sie die Stechapfelblätter von Toll-
kirschen- und Bilsenkrautblättern unterscheiden. (Fig. 181 und 182.)

Pulver. Das schwach gelblich-grüne, feine Pulver (Sieb VI) besteht in der Hauptmasse aus
feinst zermahlenen, grünen, dünnwandigen Mesophylltrümmern, farblosen Epidermisfetzchen,
farblosen Haarbruchstückchen mit feinen Kutikularwärzchen, ringförmig oder spiralig verdickten
Gefäßbruchstückchen, massenhaften freiliegenden Chlorophyllkörnern, farblosen Protoplasmakörnchen oder -klümpchen, Kristallbruchstücken. Dazwischen trifft man aber auch reichlich
kleinere oder größere Gewebefetzen mit deutlich erhaltenen Zellelementen. Am häufigsten
sind die grünen Mesophyllbruchstücke, die eine von langen, sehr schmalen, in der meist zu beobachtenden Flächenansicht kreisrunden, dicht zusammenliegenden Zellen aufgebaute Palisaden-

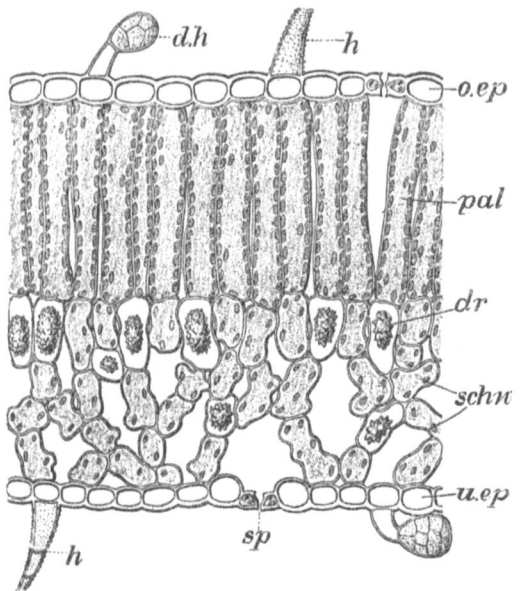

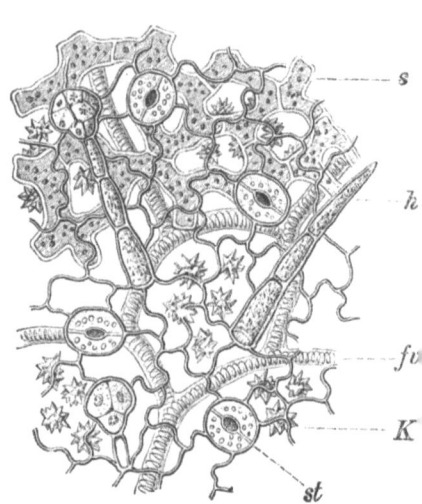

Fig. 181. Folia Stramonii, Querschnitt durch das Blatt.
o.ep obere Epidermis mit Drüsenhaar (*d.h*) und einfachem Haar (*h*),
pal Palisadenparenchym, *schw* Schwammparenchym mit Calciumoxalatdrusen (*dr*), *u.ep* untere Epidermis mit Spaltöffnung (*sp*),
Drüsenhaar und einfachem Haar. Vergr. 175/1. (Gilg.)

Fig. 182. Epidermis der Unterseite des Blattes von
Datura stramonium in der Flächenansicht. *st* Spaltöffnungen. *s* Schwammparenchym, *K* Kristallzellen
mit Drusen, *fv* Gefäße eines Blattnervs, *h* Haare.
(Vogl.)

schicht und ein mehrschichtiges, aus rundlichen bis sternförmig verzweigten, locker gelagerten
Zellen bestehendes Schwammgewebe aufweisen. In den Mesophyllfetzen sind sehr häufig Kristalle
und Gefäße wahrzunehmen, ferner hängen ihnen meistens Epidermisbruchstücke an. Die meisten
in der an die Palisadenschicht angrenzenden Schwammparenchymschicht liegenden und Zelle für
Zelle erfüllenden Kristalle sind in der Hauptmenge charakteristische, große (20—40 μ große) Drusen;
seltener sind Einzelkristalle oder Zwillingskristalle in allen Übergangsformen zu den Drusen zu
beobachten. Die Gefäße sind meist eng (10—20 μ), seltener etwas weiter (20—50 μ), spiralig
oder ringförmig verdickt, selten mit kleinen, quer gestellten Spaltenporen versehen. Die Epidermisfetzen von der Blattoberseite bestehen aus dünnwandigen, in der Querschnittsansicht
quadratischen, in der Oberflächenansicht geradwandigen, polygonalen, seltener schwach wellig-
buchtigen, die der Blattunterseite aus stark wellig-buchtigen Zellen; Spaltöffnungen sind auf
beiden Seiten häufig; die Kutikula ist glatt und zeigt keine Warzen oder Strichelungen; seltener
sind die Epidermiszellen (über den Nerven und von den Blattstielen) in der Flächenansicht mehr
oder weniger rechteckig gestreckt, etwas dickwandig und zeigen eine deutliche Kutikularkörnelung. Ziemlich häufig trifft man auch chlorophylloses Parenchym aus dem Blattstiel
und den Blattnerven, das aus großen, kräftig-wandigen, in der Flächenansicht rechteckig gestreckten, schwach getüpfelten Zellen besteht; in ihnen sind nicht selten Einzelkristalle und

Kristallsandzellen zu beobachten. Nicht selten sind im Pulver ferner die Haare und ihre Bruch-stücke; die Haare sind lang, mehrzellig, dünnwandig, breit, oft stark gebogen, mit deutlicher, kräftiger Kutikularkörnelung versehen, stumpf oder spitz auslaufend oder mit einem kleinen, einzelligen Drüsenköpfchen versehen; selten trifft man auch kurze Drüsenhaare mit kurzem, einzelligem, stark gebogenem Stiel und vielzelligem, dickem, gelblichem bis bräunlichem Kopf. Selten nur werden beobachtet farblose Kollenchymfetzen (aus dem Blattstiel und den Blatt-nerven), sowie vereinzelte ansehnlich große, kugelige, mit 3 zarten Austrittsöffnungen ver-sehene, gelbliche bis bräunliche Pollenkörner.

Besonders charakteristisch für das Pulver sind die grünen Mesophyllfetzen mit ihrem großen Reichtum an Kristallen, hauptsächlich Oxalatdrusen, ferner die Haare und ihre Bruch-stücke mit der meist sehr deutlichen Kutikularkörnelung, welch letztere sich auch an den Epidermisfetzen von den Blattstielen und den Nerven findet, während die Epidermis sonst glatt ist.

Große Mengen chlorophylloser Parenchymzellfetzen, weite Sekundärgefäße, größere Mengen von Pollenkörnern dürfen in dem Pulver nicht vorhanden sein.

Das Pulver wird in Glycerinwasser sowie in Chloralhydratlösung untersucht. Sollten durch letztere die Mesophyllfetzen nicht bald genug durchsichtig geworden sein, so empfiehlt es sich, das Präparat mehrmals unter dem Deckgläschen stark zu erhitzen.

Bestandteile. Sie enthalten das Alkaloid D a t u r i n ; S c h o o n b r o o d t (1869) aus frischem Kraute 0,26 Prozent, G ü n t h e r (1869) aus trocknen Blättern 0,307 Prozent, K r u s e (1874) 0,612 Prozent, H a g e r in trocknem Kraut 0,07, 0,09—0,102 Prozent, W o r i l e w s k y 0,05 Prozent, F l ü c k i g e r nahezu ⅓ Prozent. Neuerdings wird in der Literatur der Alkaloidgehalt auf 0,3—0,4 Prozent angegeben. Nach L a d e n b u r g ist Daturin identisch mit Hyoscyamin, nach anderen ein Basengemisch, das zu 50—70 Prozent aus Atropin, im übrigen aus Hyoscyamin und anderen Alkaloiden besteht.

F l ü c k i g e r erhielt 17,4 Prozent salpeterreiche Asche.

Die Gehaltsbestimmung wird genau wie die von Folia Belladonnae ausgeführt.

Verfälschungen und Verwechselungen. Sie werden verwechselt mit den Blättern von *Chenopodium hybridum* L., die ganz kahl und im Umriß fast gleichschenkelig dreieckig sind. Ihre Zähne sind gegen die Blattspitze vorgezogen, der Stiel ist oberseits rinnig, und die im Mesophyll befindlichen Oxalatdrusen sind viel größer als beim Stechapfel. Ferner werden die Blätter von *Solanum nigrum* L. genannt, die kleiner, ganzrandig oder buchtig stumpfgezähnt sind. E n g e l fand in einer Sendung Folia Stramonii fast 50 Prozent Blätter einer *Lactuca*.

Aufbewahrung. Unter Abschluß von Licht und Luft in der Reihe der stark wirkenden Arzneimittel, am besten nicht über ein Jahr lang.

Anwendung. Die Folia Stramonii werden ausschließlich gegen A s t h m a in Form von Ziga-retten oder von Räucherpulver gebraucht; über die Wirkung siehe bei Atropinum sulfuricum.

Folia Trifolii fibrini. — Bitterklee.

Syn.: Folia Menyanthis. Biberklee. Fieberklee.

Die getrockneten Laubblätter von Menyanthes trifoliata *Linné*.

Der von weiten Luftlücken durchsetzte Blattstiel der dreizähligen Blätter ist drehrund, bis 10 cm lang und bis 5 mm dick. Die 3 bis 10 cm langen und 2 bis 5 cm breiten, derben, völlig kahlen, sitzenden Blättchen sind lanzettlich oder elliptisch, breit zugespitzt, am Grunde keilförmig, schwach geschweift und in den Buchten mit einem Zähnchen, dem Wasserspaltenapparate, ver-sehen. Bitterklee schmeckt stark bitter.

Mikroskopische Untersuchung. Das Mesophyll des Blattes besteht aus 1 bis 4 Schichten kurzer Palisadenzellen und einer etwas dickeren Schicht von weitlückigem Armparenchym. Die Leitbündel sind von einer Endodermis umgeben. Calciumoxalat fehlt.

Beschreibung wenig erweitert, sonst unverändert.

Geschichtliches. Den Namen Trifolium fibrinum = „Biberklee" hat T a b e r n a e m o n -t a n u s (Ende des 16. Jahrhunderts) der Pflanze gegeben; in medizinischer Verwendung befindet sie sich höchstens seit 200 Jahren.

Abstammung. *Menyanthes trifoliata* L. (Familie der *Gentianaceae*) mit horizontal unter dem Wasser wachsendem, vorgeneigtem Rhizom, den von Strecke zu Strecke die Scheidenreste der älteren, abgestorbenen Blätter umhüllen und aus dem einzelne unverzweigte Wurzeln hervorbrechen. (Fig. 183.) An den Triebspitzen erheben sich dabei bis 5 Laubblätter auf bis handlangen, fast federkieldicken, mit langen, am Rande fast häutigen Scheiden einander deckenden Stielen und 3zähligen Spreiten (daher Bitter k l e e). Die Blättchen sind dicklich, eirund, kurzstielig, bis 8 cm lang, ganzrandig oder ausgeschweift, kahl. Der Mittelnerv ist breit, an der trockenen Droge eingesunken, längsfaltig. Die aufstrebende Sproßspitze endigt als blattloser, über handhoher, mit einer gedrängten, einfachen Blütentraube endender Schaft. Die weiße oder rötlich angehauchte, fast glockige und fleischige Blumenkrone hat 5 lanzettliche Zipfel, die innen auffallend bärtig zottig sind. Die Blüten zeigen ausgezeichnete Heterostylie. Frucht eine kugelige Kapsel mit wenigen braunen Samen. Heimisch in Sumpfgräben und Moorwiesen von Europa, Zentralasien und Nordamerika. Blüht im Mai oder Juni.

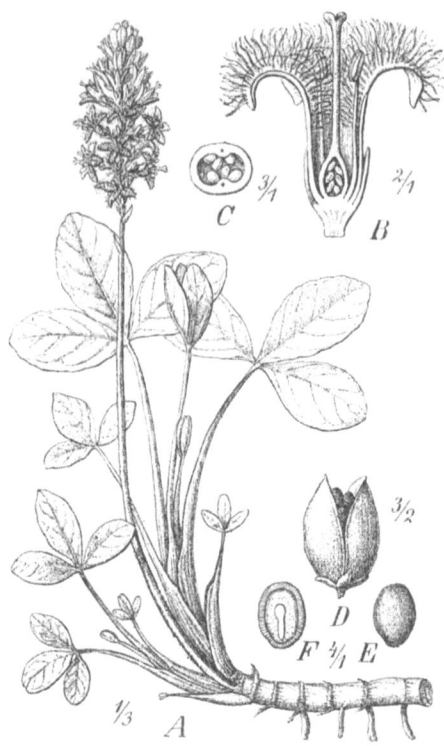

Fig. 183. Menyanthes trifoliata. Habitus und Analyse. *A* blühende Pflanze, *B* Blüte im Längsschnitt, *C* Fruchtknoten im Querschnitt, *D* Kapsel mit Samen, *E* Samen, *F* Samen im Längsschnitt. (Gilg.)

Bei der m i k r o s k o p i s c h e n Beschreibung des Arzneibuchs (Fig. 184) hätte noch erwähnt werden können: Beide Epidermen des Blattes haben Spaltöffnungen, die von 4—6 Nebenzellen umgeben sind; die Zellen der Epidermis der Oberseite sind vieleckig, die der Unterseite haben mehr oder weniger gewellte Wände. Die Kutikula ist auf beiden Seiten fein gestrichelt.

Die Blätter sind geruchlos, stark und rein bitter schmeckend. 4—5 T. frische Blätter geben 1 T. trockene.

Bestandteil ist das den bitteren Geschmack bedingende Glykosid M e n y a n - t h i n, $C_{33}H_{50}O_{14}$. Man erhält es als amorphe, gelbliche, terpentinartige Masse, die beim Trocknen über Schwefelsäure allmählich fest wird. Geschmack stark bitter, Reaktion neutral. In kaltem Wasser schwer löslich, leicht in heißem und in Alkohol, unlöslich in Äther. Konzentrierte Schwefelsäure bewirkt anfangs gelbbraune, dann in Violett übergehende Färbung. Mit verdünnten Säuren erhitzt, zerfällt es in G l u k o s e und M e n y a n t h o l. Das Menyanthol ist eine gelbliche, schwere,

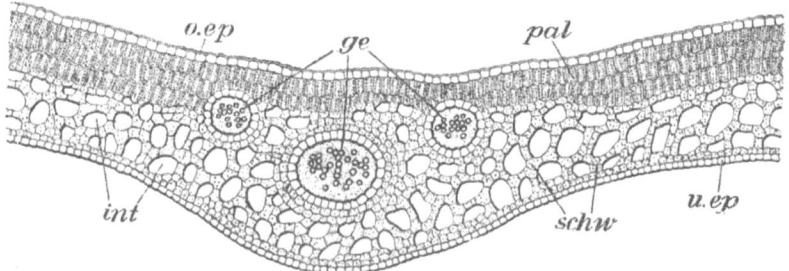

Fig. 184. Folia Trifolii fibrini, Querschnitt durch das Blatt. *o.ep* Epidermis der Blattoberseite, *ge* Blattgefäßbündel (Nerven), *pal* Palisadengewebe, *schw* Schwammparenchym, *int* die großen Intercellularräume, *u.ep* Epidermis der Blattunterseite. Vergr. $^{50}/_1$. (Gilg.)

flüchtige, angenehm aromatisch riechende Flüssigkeit, die den Charakter eines Aldehyds und Phenols zeigt und bei der Oxydation mit Salpetersäure einen deutlichen Geruch nach Buttersäure erkennen läßt. Weiter wurden festgestellt: Rohrzucker, Chlorophyll, Cholesterin und

Cerylester. Die Droge soll nicht mehr als 10 Prozent Aschengehalt besitzen und mindestens 23 Prozent Extraktivstoffe enthalten.

Anwendung. Bitterklee gehört zu den sog. reinen Bittermitteln (Amaris puris), die seit alters her besonders als „Magenmittel" zur Anregung des Appetits gebraucht werden. Ihre Wirksamkeit beruht wahrscheinlich (abgesehen von der Geschmackswirkung im Munde) darauf, daß diese Mittel zwar zuerst (auch beim Menschen) die Magensaftsekretion einschränken, später aber, sobald sie aus dem Magen in den Darm getreten sind, diese Sekretion stärker werden lassen; ein gleiches gilt auch für die Galle- und Bauchspeicheldrüsensekretion: zuerst Verminderung, später Verstärkung der Sekretion.

Als Bestandteil bitterer Teegemische und Tinkturen und eines Extrakts.

Folia Uvae Ursi. — Bärentraubenblätter.

Syn.: Folia Arctostaphyli.

Die getrockneten Laubblätter von Arctostaphylos uva ursi (*Linné*) *Sprengel*.

Das Blatt ist kurzgestielt, 1,2 bis 2,5 cm lang und 0,8 bis 1,2 cm breit, spatelförmig, selten umgekehrt-eiförmig, ganzrandig, mit kaum zurückgebogenem Rande, steif, brüchig, oberseits glänzend dunkelgrün, mit vertieftem Nervennetze, unterseits blaßgrün mit dunklerer, schwach hervortretender Nervatur. Das obere Ende des Blattes ist abgerundet oder läuft in ein kurzes, zurückgebogenes Spitzchen aus.

Bärentraubenblätter schmecken zusammenziehend.

Kocht man 1 g der zerschnittenen Blätter mit 50 ccm Wasser 2 Minuten lang und versetzt das Filtrat mit einem Körnchen Ferrosulfat, so färbt sich die Flüssigkeit sofort violett, und es entsteht bald ein violetter Niederschlag.

Mikroskopische Untersuchung. Die Epidermis der Ober- und Unterseite besteht aus Zellen, die von oben gesehen vieleckig und geradwandig erscheinen. Die nur auf der Unterseite des Blattes vorkommenden Spaltöffnungen sind breit oval. Das Mesophyll besteht aus 3 bis 4 Lagen kurzer Palisadenzellen, die nach unten allmählich in lockeres Schwammparenchym übergehen. Die Sekundärnerven enthalten einen Strang dickwandiger Sklerenchymfasern. In dickwandigen, chlorophyllfreien Zellen, die das Leitbündel der Nerven begleiten, kommen Einzelkristalle von Calciumoxalat vor, während das Mesophyll frei von Calciumoxalat ist.

Die Beschreibung wurde stark erweitert und besonders auf den mikroskopischen Bau ausgedehnt.

Geschichtliches. In der Volksmedizin von Nordeuropa scheinen die Bärentraubenblätter von jeher verwendet worden zu sein; in der wissenschaftlichen Heilkunde fanden sie etwa seit Mitte des vorigen Jahrhunderts Verwendung.

Abstammung. *Arctostaphylos uva ursi* (L.) S p r e n g e l (*A. officinalis* W i m m e r et G r a b o w s k y, *Arbutus uva ursi* L.), zur Familie der *Ericaceae*, Unterfamilie der *Vaccinioideae* gehörig, ein mit bis 1 m langen, verzweigten Ästen niederliegender Strauch mit immergrünen Blättern und in endständigen Trauben oder Rispen stehenden, nickenden Blüten mit weißen Kronen, die 5 abgerundete rosa Zähne haben. Staubblätter 10. Jede Hälfte der Staubbeutel sich am Scheitel mit einem Loche öffnend, der Staubbeutel fast freihängend dem unten verbreiterten Staubfaden angeheftet, nach rückwärts mit 2 abwärts gekrümmten, pfriemlichen Hörnern. Fruchtknoten oberständig, 5fächerig, in jedem Fach mit nur einer Samenanlage. Frucht eine beerenartige Steinfrucht mit 5 einsamigen Steinen.

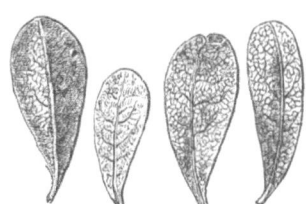

Fig. 185. Fol. Uvae Ursi.

Im größten Teil der nördlichen Hemisphäre verbreitet, im Norden die Ebenen, weiter nach Süden die Gebirge bewohnend.

Beschreibung. Der Beschreibung des Arzneibuches (vgl. Fig. 185) sind nur einige Bemerkungen bezüglich der Behaarung der Blätter hinzuzufügen, da die Angaben darüber ziemlich widersprechend lauten; nach A d o l f M e y e r (Anatom. Charakteristik offic. Blätter und Kräuter 1882) sind die Blätter kahl; er konnte nicht nur keine Haare, sondern auch keine Narben solcher auffinden; S c h r e n k (Americ. Druggist 1888) fand dagegen an frischen Pflanzen, namentlich an jüngeren Blättern, stets reichlich 2zellige Haare, oder, wo sie fehlten, doch stets Narben solcher.

38*

Die Angaben Schrenks bestätigend sei bemerkt, daß man auf Querschnitten durch die Droge am Rande der Blätter stets mit Leichtigkeit einzelne Haare auffinden kann.

Der Geschmack der Blätter ist sehr herbe bitter, hintennach etwas süßlich.

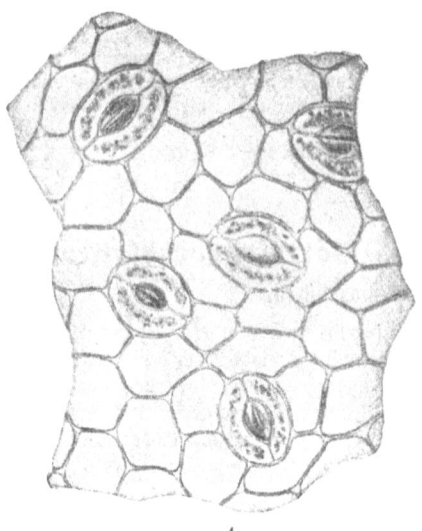

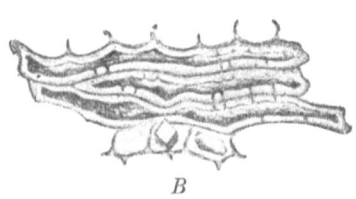

Fig. 186. Folia Uvae Ursi. *A* Stück der unteren Blattepidermis mit den großen Spaltöffnungen, *B* Fasern und Einzelkristalle führendes Parenchym aus den chlorophyllosen Partien des Blattes um die Gefäßbündel. Vergr. $^{250}/_1$. (Moeller.)

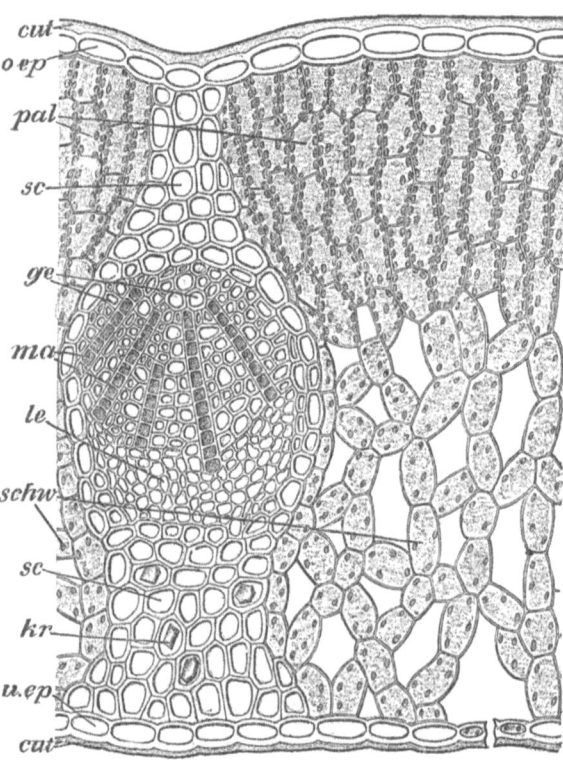

Fig. 187. Folia Uvae Ursi, Querschnitt durch das Blatt. *cut* Cuticula, *o.ep* obere Epidermis, *pal* Palisadengewebe *sc* verdicktes, chlorophylloses Parenchym des Gefäßbündels, *ge* Gefäße, *ma* Markstrahlen, *le* Siebgewebe, *schw* Schwammparenchym, *kr* Einzelkristalle, *u.ep* untere Epidermis. Vergr. $^{150}/_1$. (Gilg.)

Die sehr dickwandigen Epidermiszellen zeigen auf beiden Seiten des Blattes gerade, nicht wellige Seitenwände (Fig. 186); Spaltöffnungen, und zwar in Gruppen zusammenstehend, scheinen so gut wie nur auf der Unterseite vorzukommen. Unter der oberen Epidermis 3 Lagen von schwach ausgebildeten Palisadenzellen und um die sekundären Gefäßbündel dickwandige Fasern und Kristallzellen (Fig. 187).

Bestandteile. In 100 T. der getrockneten Blätter nach Hager: 3,5 Prozent Arbutin, 34 Prozent Gerbstoff, 6 Prozent Gallussäure, 10 Prozent zuckerhaltiger Extraktivstoff, 11 Prozent gummiähnlicher Stoff, 3 Prozent Harz, 2 Prozent wachsähnlicher Stoffe, 5 Prozent Kalksalze, 3 Prozent organische Säuren, 17 Prozent Faser, 6 Prozent Feuchtigkeit, flüchtiges Öl (0,01 Prozent, Schimmel & Co.). Außer dem Arbutin enthalten die Blätter auch Urson $C_{30}H_{48}O_3$ und Methylarbutin $C_{13}H_{18}O_7$. (Arbutin ist mit dem Vacciniin identisch.) Das Arbutin, ein Glykosid, kristallisiert in seidenglänzenden Nadeln, die ziemlich gut in

Wasser, wenig in Alkohol und in Äther fast gar nicht löslich sind. Die wässerigen Lösungen reagieren neutral, schmecken bitter und färben sich mit Eisenchlorid blau. Beim Kochen mit verdünnten Säuren zerfällt es in Zucker und Hydrochinon.

$$C_{12}H_{16}O_7 + H_2O = C_6H_{12}O_6 + C_6H_6O_2.$$

Das Methylarbutin zerfällt mit Säuren in Zucker und Methylhydrochinon,

$$C_6H_4(OH)OCH_3.$$

Verwechslungen werden angegeben mit den Blätter von:

Buxus sempervirens L., eirund, an der Spitze ausgerandet, mit oberseits hervorragenden Nerven, die nicht netzförmig verzweigt sind. Das Blatt läßt sich leicht in 2 Hälften spalten. (Fig. 188 *Bs.*)

Vaccinium uliginosum L., Blätter am Rande eingerollt, unterseits graugrün, nicht lederig. (Fig. 188 *V. U.*)

Vaccinium vitis idaea L., Blätter lederig, am Rande umgerollt und kleingesägt, auf der unteren Fläche rostfarbig-drüsigpunktiert. (Fig. 188 *VVJ.*)

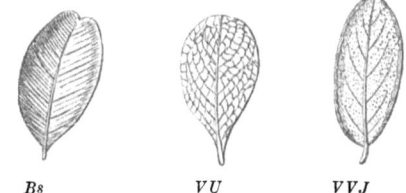

Fig. 188. *Bs* Blatt von Buxus sempervirens, *VU* von Vaccinium uliginosum, *VVJ* von Vaccinium vitis idaea.

Arctostaphylos alpina S p r., am Blattstiele lang gewimpert, am Rande sägezähnig.

In Amerika verwendet man unter dem Namen M a n n a r i t a die Blätter von *Arctostaphylos glauca* L i n d l., die viel größer und stachelspitzig sind.

Anwendung. Von den verschiedenen, aus den Bärentraubenblättern isolierten Substanzen kommen für die Wirkung nur das A r b u t i n und ev. die ja sehr reichlich vorhandene Gerbsäure in Betracht. Das Dekokt wird hauptsächlich bei Blasenkrankheiten, die mit einer Zersetzung des Urins einhergehen, verordnet. Wahrscheinlich wird in dem dann alkalischen Harn Hydrochinon aus dem Arbutin abgespalten, und dieses wirkt dann antiseptisch. — Ob die Gerbsäure an der Wirkung mitbeteiligt ist, ist zweifelhaft.

Formaldehyd solutus. — Formaldehydlösung.

Gehalt 35 Prozent Formaldehyd (HCHO, Mol.-Gew. 30,02).

Klare, farblose, stechend riechende, wässerige, wechselnde Mengen Methylalkohol enthaltende Flüssigkeit, die Lackmuspapier nicht verändert oder höchstens schwach rötet. Formaldehydlösung mischt sich mit Wasser und Weingeist in jedem Verhältnis, nicht mit Äther.

Spezifisches Gewicht 1,079 bis 1,081.

Formaldehydlösung hinterläßt beim Eindampfen auf dem Wasserbade eine weiße, amorphe, in Wasser unlösliche Masse. Wird Formaldehydlösung mit Ammoniakflüssigkeit stark alkalisch gemacht und hierauf auf dem Wasserbade eingedampft, so verbleibt ein weißer, kristallinischer, in Wasser sehr leicht löslicher Rückstand.

Aus ammoniakalischer Silbernitratlösung scheidet Formaldehydlösung allmählich metallisches Silber ab. Alkalische Kupfertartratlösung wird beim Erhitzen mit Formaldehydlösung unter Abscheidung eines roten Niederschlags entfärbt.

Die wässerige Lösung (1 + 4) darf weder durch Silbernitratlösung (Salzsäure), noch durch Baryumnitratlösung (Schwefelsäure), noch durch Schwefelwasserstoffwasser (Schwermetallsalze) verändert werden. 1 ccm Formaldehydlösung darf nach Zusatz von 1 Tropfen Normal-Kalilauge Lackmuspapier nicht röten.

Die beim Eindampfen der Formaldehydlösung hinterbleibende weiße Masse darf beim Verbrennen nicht mehr Rückstand hinterlassen, als 0,01 Prozent der angewandten Formaldehydlösung entspricht.

Gehaltsbestimmung. Zur völligen Entfärbung eines Gemisches von 3 ccm Formaldehydlösung, 50 ccm einer frisch bereiteten Natriumsulfitlösung, die in 100 ccm 25 g kristallisiertes Natriumsulfit enthält, und 1 Tropfen Phenolphthaleinlösung, müssen nach Abzug der Säuremenge, die eine Mischung von 12 ccm der Natriumsulfitlösung, 80 ccm Wasser und 1 Tropfen Phenolphthaleinlösung für sich zur Entfärbung verbraucht, mindestens 37,8 ccm Normal-Salzsäure

erforderlich sein, was einem Gehalte von 35 Prozent Formaldehyd entspricht (1 ccm Normal-Salzsäure = 0,03002 g Formaldehyd, Phenolphthalein als Indikator).
Vor Licht geschützt aufzubewahren.

Vorsichtig aufzubewahren.

Außer der Änderung des Namens und der Methode der Gehaltsbestimmung im wesentlichen unverändert.

Geschichtliches. Dem Formaldehyd, dem ersten Oxydationsprodukt des Methylalkohols, war von den Chemikern lange Zeit vergeblich nachgespürt worden, denn die gebräuchlichen Oxydationsmittel verwandelten den Methylalkohol stets direkt zu Ameisensäure. Da gelang es H o f m a n n 1869, durch Oxydation eines Gemisches von Methylalkohol-Dampf und Luft mittels einer glühenden Platinspirale sehr verdünnte Lösungen von Formaldehyd zu gewinnen. T o l l e n s (1883) und später L ö w (1886) vervollkommneten die Darstellungsweise derart, daß sich verhältnismäßig konzentrierte Lösungen ohne Schwierigkeit gewinnen lassen. K e k u l é zeigte, daß der lange Zeit nur in Dampfform bekannte Formaldehyd durch starke Abkühlung zu einer farblosen Flüssigkeit verdichtet werden kann. In den Arzneischatz ist Formaldehyd seit 1892 eingeführt.

Chemie. Der Formaldehyd ist der einfachste Aldehyd und das erste Oxydationsprodukt des Methylalkohols, das durch weitere Oxydation in Ameisensäure übergeht.

$$H-C\begin{smallmatrix}H\\H\\OH\end{smallmatrix} \qquad H-C\begin{smallmatrix}O\\H\end{smallmatrix} \qquad H-C\begin{smallmatrix}O\\OH\end{smallmatrix}$$

Methylalkohol   Formaldehyd   Ameisensäure

Darstellung. Die Darstellung erfolgt durch Oxydation des Methylalkohols. Während man jedoch früher mit großer Mühe nur sehr schwachprozentige Lösungen erhielt, lassen sich jetzt relativ konzentrierte Lösungen mühelos darstellen. Man arbeitet zur Darstellung kleinerer Mengen am besten wie folgt (Fig. 189):

In eine etwa ½ Liter fassende Kochflasche A bringt man 200 g reinen Methylalkohol, erwärmt ihn im Wasserbade auf 45⁰—50⁰ und saugt mittels eines gut wirkenden Aspirators B einen möglichst raschen und kräftigen Luftstrom durch. Dieser geht vor seinem Eintritt in den Methylalkohol durch eine mit konzentrierter Schwefelsäure beschickte Waschflasche C, in der er getrocknet wird. Dann tritt er in den erwärmten Methylalkohol ein. Mit Methylalkoholdämpfen beladen, wird er alsdann in eine 30 cm lange, schwach aufsteigende Röhre D aus schwer schmelzbarem Glase geleitet, in der sich an der der Luftzuführung zugewendeten Seite, und zwar im ersten Drittel, ein zusammengerolltes Kupferdrahtnetz befindet. Zum Einleiten der Reaktion erwärmt man die etwa 5 cm lange Kupferspirale kurze Zeit. Beim Herankommen des mit Methylalkohol beladenen Luftstromes gerät die Spirale in lebhaftes, fortdauerndes Glühen. Die hierbei entstehenden Oxydationsprodukte werden mit dem Luftstrom fortgeführt und sammeln sich in einer etwa 300 ccm fassenden leeren Vorlage (Kochflasche E) als farblose Flüssigkeit an. Sie besteht aus einer Lösung von Formaldehyd in verdünntem Methylalkohol.

Die Verbindung der Vorlage E mit der Glasröhre D ist durch ein kleines U-Rohr hergestellt, in das sie, knieförmig gebogen und in ein dünnes Röhrchen auslaufend, einmündet. An die das Destillat aufnehmende Vorlage schließen sich andererseits noch 2 Waschflaschen an, deren eine F leer, F_1 mit wenig Wasser beschickt und mit dem Aspirator B verbunden ist. Während des Durchleitens des Luftstromes muß die Vorlage E durch Eis gekühlt werden.

Einmal in Gang gesetzt, arbeitet der Apparat lange Zeit selbsttätig fort, wenn man während des Arbeitens (durch einen Hahntrichter) neue Mengen Methylalkohol zufließen läßt.

Der Inhalt der ersten Vorlage E besteht aus einem etwa 42 prozentigen Aldehyd, die Flaschen F und F_1 enthalten schwächere Aldehydlösungen.

Der Vorgang bei der Darstellung ist folgender:

Die Kupferspirale wird durch Erhitzen im Luftstrome zu Kupferoxyd oxydiert:

$$Cu + O = CuO.$$

Das gebildete Kupferoxyd oxydiert den Methylalkohol zu Formaldehyd und wird dabei selbst zu metallischem Kupfer reduziert.

$$H.CH_2OH + CuO = H_2O + Cu + CH_2O$$

Methylalkohol   Kupferoxyd   Formaldehyd

Das metallische Kupfer verglimmt alsdann im Luftstrom wieder zu Kupferoxyd. So geht der Oxydations- und Reduktionsprozeß kontinuierlich weiter, und im Grunde ist es der Sauerstoff der Luft, der die Oxydation des Methylalkohols bewirkt. Das Kupfer wirkt lediglich als Sauerstoffüberträger.

Im Großen wird der Formaldehyd in ähnlicher Weise dargestellt, etwa folgendermaßen: Methylalkoholdampf wird durch feine Öffnungen in ein weites kupfernes, einseitig offenes Rohr geleitet, in dem sich an einer ausgebauchten Stelle Koks- oder Ziegelstücke befinden. Das andere Ende des kupfernen Rohres steht mit dem zum Auffangen des gebildeten Formaldehyds dienenden Rezipienten in Verbindung. An letzterem wirkt eine Saugvorrichtung, so daß eine zur Oxydation des Methylalkohols ausreichende Menge Luft an dem offenen Ende des Kupferrohres eintritt, während der gebildete Aldehyd in den Rezipienten gesaugt wird.

Bei der Oxydation mit Kupfer wird ein Teil des entstandenen Aldehyds zu Kohlensäure weiter verbrannt. Nahezu theoretische Ausbeuten werden erzielt, wenn man an Stelle von Kupfer Silber als Oxydationsvermittler verwendet. Am besten schlägt man Silber auf Asbest nieder und leitet darüber das Gemenge von Luft und Methylalkohol.

Eigenschaften. a) W a s s e r f r e i e r F o r m a l d e h y d , CH_2O, ist bei gewöhnlicher Temperatur ein stechend riechendes Gas, das in Wasser löslich ist. Durch Abkühlung mit einem Gemisch von fester Kohlensäure und Äther wird das Gas zu flüssigem Formaldehyd verdichtet, einer wasserhellen, leicht beweglichen Flüssigkeit, die bei — 21° siedet. Sie ist nur bei starker Kälte im flüssigen Zustande zu bewahren. In einer Kältemischung von — 20° verwandelt sie sich in eine feste, weiße Substanz, ein Polymeres des Formaldehyds.

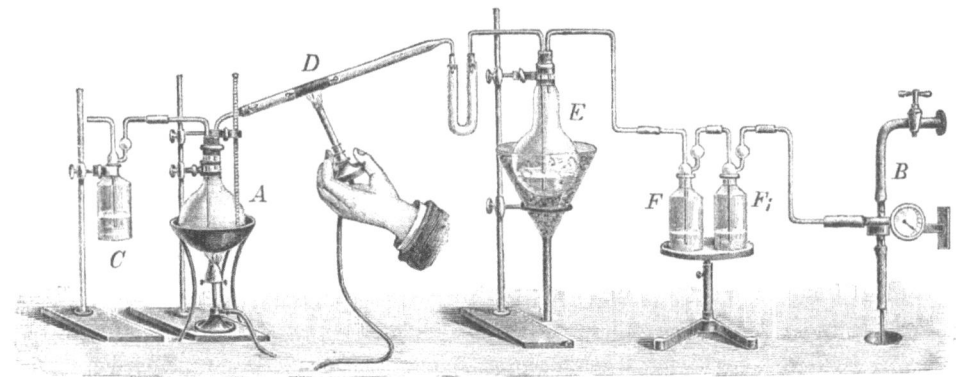

Fig. 189. Darstellung des Formaldehyds.

b) F o r m a l d e h y d l ö s u n g. Die vom Arzneibuch angeführten Eigenschaften sind durch folgende Angaben zu ergänzen: Die reine Formaldehydlösung reagiert gegen Lackmus neutral, in der Regel aber ist das Handelspräparat infolge eines geringen Gehaltes an Ameisensäure schwach sauer. Die Bildung der Ameisensäure erfolgt durch Einwirkung des Luftsauerstoffes auf den Formaldehyd.

Das spez. Gewicht erlaubt keinen Schluß zu ziehen auf den Gehalt an Formaldehyd wegen des gleichzeitigen Vorhandenseins von Methylalkohol. So hat z. B. eine rein wässerige Lösung mit einem Gehalt von 35 Prozent Formaldehyd das spez. Gewicht 1,108, und rein wässerige Lösungen vom spez. Gewicht 1,08 enthalten nur 26 Prozent Formaldehyd. Eine 35prozentige Lösung mit dem spez. Gewicht 1,08 enthält etwa 15 Prozent Methylalkohol.

In chemischer Hinsicht zeigt die Formaldehydlösung alle typischen Eigenschaften eines Aldehydes.

1. A d d i t i o n s v e r m ö g e n. Formaldehyd addiert Wasser unter Bildung von Methylenglykol; man nimmt an, daß Methylenglykol, das Hydrat des Formaldehyds, sehr wahrscheinlich in der wässerigen Formaldehydlösung enthalten ist.

$$H-C\genfrac{}{}{0pt}{}{O}{H} \quad + \quad H_2O \quad = \quad H-C\genfrac{}{}{0pt}{}{OH}{H}$$

Formaldehyd   Wasser   Methylenglykol

2. P o l y m e r i s a t i o n s v e r m ö g e n. Formaldehyd hat die Neigung, seine Molekel zu vervielfachen. Schon in der wässerigen Lösung ist ein großer Teil in Form trimerer Molekeln enthalten, wahrscheinlich als Hydrat, dem die Formel

$$(CH_2O)_3 . H_2O = OH . CH_2 . O . CH_2 . O . CH_2 . OH$$

zukommt (A u e r b a c h und B a r s c h a l l). Dampft man die wässerige Lösung auf dem Wasserbad ein, so entweicht ein Teil des Formaldehyds zusammen mit den Wasserdämpfen, die Lösung reichert sich dabei an trimeren Molekeln an, im Rückstand verbleibt eine weiße, amorphe Masse, P a r a f o r m a l d e h y d. Dieser enthält jeweils einige Prozente Wasser, von dem nicht feststeht, ob es Hydratwasser oder adsorbiertes Wasser ist; durch Trocknen läßt sich Paraformaldehyd nicht völlig von Wasser befreien. Erhitzt man den Paraformaldehyd für sich oder mit Wasser auf 180^0—200^0, so geht er wieder in gewöhnlichen Formaldehyd über. Versetzt man eine Formaldehydlösung mit Schwefelsäure in geeigneter Konzentration, dann fällt ein kristallinisches Polymerisationsprodukt, P o l y o x y m e t h y l e n, aus, von dem vier isomere Formen bekannt sind.

3. R e d u k t i o n s f ä h i g k e i t. Alle Aldehyde haben die Neigung, Sauerstoff aufzunehmen und in die zugehörigen Säuren überzugehen. Sie wirken daher als Reduktionsmittel.

Löst man 0,1—0,2 g Silbernitrat in 10 ccm Wasser, fügt Ammoniakflüssigkeit hinzu, bis der entstandene Niederschlag eben wieder in Lösung gegangen ist, versetzt dann mit 2—3 Tropfen Formaldehydlösung und mischt, ohne stark zu schütteln, so bleibt die Flüssigkeit zunächst unverändert. Allmählich aber scheidet sich ein glänzender Silberbelag an der Glaswandung ab (Silberspiegel).

Fügt man zu 5 ccm F e h l i n g scher Lösung 5 Tropfen Formaldehydlösung, so tritt zunächst keine Veränderung ein; beim Erwärmen jedoch oder nach längerem Stehen erfolgt Abscheidung von metallischem Kupfer. — In ähnlicher Weise werden Goldsalze reduziert.

Die V e r b i n d u n g s f ä h i g k e i t des Formaldehydes zeigt sich auch dem Ammoniak gegenüber. Macht man 5 ccm Formaldehydlösung mit Ammoniak stark alkalisch, so erwärmt sich das Gemisch freiwillig ziemlich erheblich. Dampft man die Flüssigkeit ein, so scheiden sich farblose Kristallmassen ab. Formaldehyd und Ammoniak haben sich zu Hexamethylentetramin nach folgender Gleichung verbunden:

$$6\,CH_2O \quad + \quad 4\,NH_3 \quad = \quad 6\,H_2O \quad + \quad (CH_2)_6N_4$$

$$\text{Formaldehyd} \quad\quad \text{Ammoniak} \quad\quad\quad \text{Wasser} \quad\quad \text{Hexamethylentetramin}$$

Von anderen Reaktionen des Formaldehyds seien noch folgende erwähnt:

1. Beim Erwärmen mit mäßig verdünnter Natronlauge erhält man Methylalkohol und Ameisensäure:

$$2\,CH_2O \quad + \quad H_2O \quad = \quad CH_3OH \quad + \quad CO_2H_2$$

$$\text{Formaldehyd} \quad\quad\quad\quad \text{Methylalkohol} \quad \text{Ameisensäure}$$

2. Kalkmilch führt ihn bei gewöhnlicher Temperatur in zuckerartige Verbindungen, sog. „ F o r m o s e " über, in denen vorwiegend a-A k r o s e, $C_6H_{12}O_6$ (L ö w, E. F i s c h e r), enthalten ist.

3. Mit Hydroxylamin verbindet er sich zu einem polymeren Formoxim, $(CH_2{=}N{-}OH)_n$.

4. Mit sauren schwefligsauren Salzen geht er kristallisierende Verbindungen ein; z. B. vereinigt er sich mit saurem Natriumsulfit zu formaldehydschwefligsaurem Natrium:

$$H-C{<}^{H}_{O} \quad + \quad \overset{OH}{\underset{SO_2Na}{|}} \quad = \quad H-C{<}^{OH}_{H} {\atop SO_3Na}$$

$$\text{Formaldehyd} \quad\quad \text{saures} \quad\quad\quad \text{formaldehydschwefligsaures}$$
$$\text{Natriumsulfit} \quad\quad\quad\quad \text{Natrium}$$

Der Formaldehyd wird als das erste Assimilationsprodukt der Pflanzen angesehen, aus dem die komplizierteren Kohlenstoffverbindungen des Pflanzenkörpers sich bilden. So nimmt man z. B. an, daß die K o h l e h y d r a t e durch Polymerisation des Formaldehydes entstehen:

$$6\,CH_2O \quad = \quad C_6H_{12}O_6$$

$$\text{Formaldehyd} \quad\quad\quad \text{Zucker}$$

Eine Stütze hat diese Hypothese in der Überführung des Formaldehydes in Formose (a-Akrose) durch L ö w gefunden.

Neuerdings hat H. F r a n z e n den in den grünen Blättern vorhandenen Aldehyd, kurz B l ä t t e r a l d e h y d genannt, als a, β-Hexylenaldehyd von der Formel $CH_3{-}CH_2{-}CH_2{-}CH{-}CHO$ identifiziert.

Identitätsreaktionen. Das Arzneibuch gibt als Identitätsreaktionen die Reaktion der ammoniakalischen Silberlösung und der alkalischen Kupfertartratlösung an. Beide sind zwar empfindliche, aber für Formaldehyd nicht charakteristische Reaktionen. Charakteristische Reaktionen sind z. B. die im Fleischbeschaugesetz angegebenen (siehe bei Adeps suillus Seite 170).

Reinheitsprüfung. 1. Geringe Mengen A m e i s e n s ä u r e sind zugelassen. Handelt es sich darum, deren Menge festzustellen, so schüttelt man eine gewogene Menge Formaldehyd-lösung mit r e i n e m Calciumcarbonat, filtriert ab und bestimmt im Filtrat das Calcium als Calciumoxyd. 1 g Calciumoxyd entspricht = 1,64 g wasserfreier Ameisensäure, H . COOH.

2. 20 ccm Formaldehyd werden in einem Platinschälchen verdampft. Man erhitzt schließ-lich, bis der zurückbleibende Paraformaldehyd verbrennt. Es darf nicht mehr als 2 mg Rückstand hinterbleiben. Ein Rückstand würde aus m i n e r a l i s c h e n Verunreinigungen bestehen.

3. Man bereite sich eine Mischung von 6 g Formaldehydlösung und 24 g Wasser. Von dieser Lösung werden je 10 ccm nachfolgenden Prüfungen unterworfen:

a) Silbernitrat bringe darin keine Veränderung hervor. Eine weiße Opalescenz oder Trü-bung oder ein weißer Niederschlag würde C h l o r anzeigen. Man beachte, daß unter diesen Um-ständen Silbernitrat und Formaldehyd aufeinander nicht einwirken, daß dagegen bei Gegenwart von freiem Ammoniak Reduktion erfolgt.

b) Baryumnitrat bringe auch nach einigen Stunden keine Trübung hervor, anderenfalls ist S c h w e f e l s ä u r e zugegen. Diese kann dadurch in das Präparat gelangt sein, daß es durch Erhitzen von festem Paraformaldehyd mit verdünnter Schwefelsäure gewonnen wurde.

c) Schwefelwasserstoffwasser bringe weder dunkle Färbung noch Fällung hervor. Hier kommt besonders K u p f e r als Verunreinigung in Betracht, das leicht hineingelangen kann, wenn bei der Herstellung kupferne Spiralen benutzt werden. Kupferhaltige Präparate geben beim Übersättigen mit Ammoniak Blaufärbung.

4. 1 ccm Formaldehydlösung werde mit 1 Tropfen Normal-Kalilauge versetzt: Die Mischung darf nicht mehr sauer sein, also blaues Lackmuspapier nicht mehr röten. Nimmt man das Volumen e i n e s Tropfens Normal-Kalilauge zu 0,05 ccm (1 ccm = 20 Tropfen) an, so würde dadurch ein Höchstgehalt von 0,0023 g wasserfreier Ameisensäure in 1 ccm Formaldehydlösung = 0,23 Prozent zugelassen sein.

Gehaltsbestimmung. Die Bestimmung des Formaldehyds nach der Vorschrift der IV. Aus-gabe des Arzneibuchs, Bindung des Formaldehyds an Ammoniak und Titration des über-schüssigen Ammoniaks, gibt ungleichmäßige und unzuverlässige Werte. Als andere Bestimmungs-methoden kommen in Betracht die Wasserstoffsuperoxydmethode von B l a n k und F i n k e n -b e i n e r , die Jodmethode von R o m i j n und die Sulfitmethode von L u m i è r e und S e y e -w e t z.

Durch Wasserstoffsuperoxyd wird Formaldehyd in alkalischer Lösung zu Ameisensäure oxydiert, die Menge der gebildeten Ameisensäure wird durch Rücktitration der zugesetzten Natronlauge ermittelt. Da hierbei die Flüssigkeit kohlensäurefrei bleiben muß, a ferner die Dauer der Einwirkung und besonders auch die Temperatur von großem Einfluß auf das Re-sultat ist, so eignet sich diese Methode wenig für das Arzneibuch. Dazu kommt noch, daß ein passender Indikator, der von dem überschüssigen Wasserstoffsuperoxyd nicht angegriffen wird, nicht leicht gefunden werden dürfte.

Die Jodmethode beruht gleichfalls auf einer Oxydation des Formaldehyds. Dieser wird in einem Überschuß von Lauge durch Jodlösung zu ameisensaurem Salz oxydiert, das nicht verbrauchte Jod wird mit Thiosulfat zurücktitriert. Aus Jod und Natronlauge entsteht Hypo-jodit und die Oxydation spielt sich nach folgenden Gleichungen ab:

$$2 J + 2 NaOH = NaJ + NaJO + H_2O$$
$$H . CHO + NaJO + NaOH = H . COONa + NaJ + H_2O$$

Unerläßliche Bedingung für das Gelingen dieser Bestimmung ist die völlige Abwesenheit von Stoffen in der Lauge, die Jod verbrauchen, z. B. Alkohol oder Nitrit. Es ist also erforderlich, Lauge zu verwenden, die aus metallischem Natrium hergestellt ist, und deshalb dürfte sich diese besonders für geringe Formaldehydmengen sonst vorzügliche Methode nicht für das Arzneibuch eignen.

Die von A u e r b a c h modifizierte Sulfitmethode gründet sich darauf, daß Formaldehyd sich mit Natriumbisulfit praktisch quantitativ zu formaldehydschwefligsaurem Natrium ver-einigt, und daß dieser Stoff auch durch die Einwirkung von sekundärem Natriumsulfit, das hydrolytisch in Natriumbisulfit und Natriumhydroxyd gespalten wird, entsteht.

$$H . CHO + NaHSO_3 = H . CH(OH)SO_3Na,$$
$$Na_2SO_3 + H_2O = NaHSO_3 + NaOH,$$
$$H . CHO + Na_2SO_3 + H_2O = H . CH(OH)SO_3Na + NaOH.$$

Die bei der Reaktion entstehende Natronlauge gibt das Maß für den vorhandenen Aldehyd, sie ist aber außerdem ein wenig abhängig von dem Grade der Verdünnung. Da nämlich eine

Natriumsulfitlösung immer bis zu einem gewissen Grade im Sinne der zweiten Gleichung hydrolytisch gespalten ist (sie bläut Lackmuspapier), so ist es erforderlich, die Menge Säure, die die überschüssige Sulfitlösung für sich zur Neutralisation verbraucht, von dem Gesamtverbrauch der Säure abzuziehen. Die Menge Säure, die die Formaldehydlösung des Arzneibuches schon an sich enthält, ist so gering, daß sie bei den vom Arzneibuch zur Titration vorgeschriebenen Mengenverhältnissen außer Betracht bleiben kann.

Die Titration verläuft also folgendermaßen: Die Natriumsulfitlösung ist zu einem kleinen Betrage in Bisulfit und Hydroxyd gespalten. Der Formaldehyd verbindet sich mit dem Bisulfit, daher muß, um den Gleichgewichtszustand wieder herzustellen, abermals ein Teil Natriumsulfit hydrolysiert werden, der wieder durch Formaldehyd weggenommen wird; so geht es weiter, bis aller Formaldehyd verbraucht ist. Es ist nun in Lösung formaldehydschwefligsaures Natrium, Natronlauge und der Überschuß von Sulfit, der wiederum zu einem Teile in Bisulfit und Lauge gespalten ist. Bei der nunmehr folgenden Titration mit Normal-Säure wird die gesamte Lauge gebunden. Durch einen besonderen Versuch muß aber noch festgestellt werden, wieviel Lauge auf die überschüssige Sulfitlösung bei der betreffenden Konzentration und Temperatur entfällt. Es werden bei einem Formaldehyd von 35 Prozent etwa 12 ccm der annähernd normalen Sulfitlösung im Überschusse sein. Genauer wird das Resultat natürlich, wenn man zu diesem Korrektionstiter genau soviel Sulfitlösung verwendet, wie nach der Haupttitration noch in der Flüssigkeit vorhanden ist, doch dürfte die Festlegung dieser Menge durch das Arzneibuch auf 12 ccm allen praktischen Verhältnissen genügen. Wesentlich für die Genauigkeit der Bestimmung ist auch die Anwendung einer möglichst kleinen Menge des Indikators. Die Bestimmung ist bequem, innerhalb weniger Minuten auszuführen und recht genau.

Die Berechnung ergibt sich aus folgendem Beispiel:

Das Gemisch von 3 ccm Formaldehydlösung (Formalin-Schering) und 50 ccm der Natriumsulfitlösung verbrauchte zur Neutralisation 39,2 ccm einer annähernd normalen Salzsäure; das Gemisch von 12 ccm Natriumsulfitlösung und 80 ccm Wasser verbrauchten 0,15 ccm der annähernd normalen Salzsäure, also entfielen auf die durch die Reaktion des Formaldehyds entstandene Lauge 39,05 ccm; dazu kommen aber noch 0,08 ccm, die der Acidität der Formaldehydlösung entsprechen (und die für gewöhnlich vernachlässigt werden dürfen), so daß 39,13 ccm der annähernd normalen Salzsäure in Rechnung zu setzen sind. 100 ccm der zum Titrieren verwendeten Salzsäure entsprachen aber 101,1 ccm Normal-Salzsäure, also die verbrauchten 39,13 tatsächlich 39,56 ccm Normal-Salzsäure. Dieser Verbrauch entspricht einem Gehalte von 39,58 g H.CHO in 100 ccm oder, da 100 ccm im Mittel 108 g wiegen, einem Gehalt von 36,56 Prozent Formaldehyd.

Aufbewahrung. Die Besorgnis, daß Formaldehyd durch den Einfluß des Luftsauerstoffes leicht in Ameisensäure übergehen könne, hat sich nach neueren Untersuchungen als grundlos erwiesen. Da indessen das Licht diesen Oxydationsprozeß beschleunigt, so ist L i c h t s c h u t z für das Präparat verlangt. Da die Formaldehydlösung ziemlich starke Dampftension besitzt, so bewahre man sie an einem Orte mittlerer Temperatur und in gut verschlossenen Gefäßen auf. Die weißen Krusten, die sich zwischen Stopfen und Hals bilden, sind Paraformaldehyd, der infolge von Verdunstung von Wasser hinterbleibt. Bei starker Abkühlung der Lösung scheiden sich weiße Flocken aus, die gleichfalls aus polymeren Modifikationen bestehen.

Man hüte sich, stark an Formaldehydlösung zu riechen, da Formaldehyddampf die Schleimhäute heftig reizt.

Anwendung. Zur Desinfektion von Wunden und der Haut wird Formaldehyd nicht gebraucht, da er auch in dünnen Lösungen noch stark reizt („gerbt"). — Auch zur Desinfektion von Instrumenten, Verbandmaterial ist er wenig geeignet, da die Dämpfe die Schleimhäute (Auge, Nase) reizen. Dagegen ist Formaldehyd, bzw. der Formaldehyd d a m p f in Verbindung mit Wasserdampf das beste Mittel, um Wohnräume, in denen ansteckende Kranke gelegen haben, zu desinfizieren; es sind Vergasungsapparate verschiedener Konstruktion angegeben worden, die entweder wässerige Formaldehydlösung verdampfen oder Paraformaldehydpastillen zusammen mit Wasser verdampfen. Das Wasser hat einmal den Zweck, die zu desinfizierenden Gegenstände mit einer Wasserhaut zu überziehen, die die Polymerisation des Formaldehydes verhindert, und dann erleichtert der Wasserdampf die Depolymerisation des Paraformaldehyds.

In der mikroskopischen Technik wird Formaldehyd viel als Härtungsmittel benutzt.

In der T i e r h e i l k u n d e wird Formaldehyd als Ätzmittel (in der konzentrierten offizinellen Lösung) bei Strahlkrebs der Pferde, in dünner Lösung bei chronischem Ekzem der Pferde und der Akarusräude der Hunde angewendet.

Fructus Anisi. — Anis.

Syn.: Semen Anisi vulgaris.

Die reifen Spaltfrüchte von Pimpinella anisum *Linné*, meist in ganzem Zustand, seltener in die beiden Teilfrüchte zerfallen.

Die umgekehrt birnförmige oder breit eiförmige, von der Seite her deutlich zusammen-gedrückte, 4 bis 5 mm lange, 2,5 bis 3 mm breite, graugrünliche, seltener graubräunliche Frucht ist mit angedrückten, sehr kurzen Haaren dicht besetzt und mit 10 niedrigen, etwas helleren, geraden Rippen versehen. Die Fugenseite der Teilfrüchte ist fast flach; sie zeigt eine helle Mittellinie und seitlich davon zwei breite, dunkle Sekretgänge.

Anis riecht kräftig würzig und schmeckt stark würzig und zugleich süß.

Beim Befeuchten mit Kalilauge und schwachen Erwärmen darf Anis keinen Koniingeruch entwickeln (Früchte von Conium maculatum *Linné*).

Anispulver darf beim Verbrennen höchstens 10 Prozent Rückstand hinterlassen.

Mikroskopische Untersuchung. Sehr zahlreiche Epidermiszellen der Fruchtwand sind zu meist ein-, selten zweizelligen, kurz papillenförmigen oder seltener etwas verlängerten, dick-wandigen, stumpfen Haaren mit eigenartig feinwarziger Kutikula ausgezogen. Die Fruchtwand besteht aus dünnwandigem Parenchym, in dem zahlreiche, ziemlich unregelmäßig gelagerte, in der Größe sehr verschiedene Sekretgänge verlaufen, davon gewöhnlich 1 bis 2 sehr kleine unter den mit schwachen Leitbündeln versehenen Rippen, je 3 bis 6 etwas größere unter den Tälchen; auf der Fugenseite jeder Teilfrucht verlaufen nur 2 große Sekretgänge, in deren Nähe sich in der Fruchtwand reichliche Steinzellen finden. Das Karpophor besteht zum größten Teil aus Fasern. Das Endosperm des Samens ist kleinzellig und enthält neben fettem Öl reichlich Aleuronkörner, in denen nach der Aufhellung meist mehrere Calciumoxalatdrusen beobachtet werden.

Das graubraune Pulver ist gekennzeichnet durch die zahlreichen, kurzen, rauhen Haare, die zahlreichen Bruchstücke des Endosperms und die spärlichen Steinzellen und Sklerenchym-fasern. Sekretgänge oder Spuren von solchen findet man nur selten in größeren Parenchym-schollen.

Die Beschreibung wurde sehr stark erweitert und besonders auf den mikroskopischen Bau und das Pulver ausgedehnt. Neu ist eine Prüfung auf event. Zusatz von Conium-Früchten, sowie die Forderung, daß Anispulver höchstens 10 Prozent Aschengehalt besitzen darf.

Geschichtliches. Den Alten war der Anis wohl bekannt; der aus Kreta und Ägypten galt ihnen als der beste. Er findet sich unter den Pflanzen, deren Anbau Karl d. Gr. in seinem *Capitulare de villis* anordnete; indessen scheint er im Mittelalter weniger als Arznei, sondern mehr als Gewürz benutzt zu sein. Im 16. Jahrhundert war seine Kultur am Rhein schon sehr ausgedehnt.

Abstammung. *Pimpinella anisum* L. (*Anisum vulgare* G a e r t n., Familie der *Umbelli-ferae*, Unterfam. *Apioideae-Ammineae*), eine 1jährige, weichhaarige, bis 50 cm hohe Pflanze mit stielrundem, fein gerilltem Stengel. Die unteren Laubblätter sind ungeteilt, rundlich nierenförmig, eingeschnitten gesägt und langgestielt, die mittleren gefiedert mit keilförmigen, 2—3spaltigen Abschnitten und kürzer gestielt, die oberen 3—5teilig, fast sitzend, die obersten oft ungeteilt, schmal linealisch. Heimisch wahrscheinlich im östlichen Teile des Mittelmeergebietes, wild nicht mehr nachzuweisen, kultiviert in Spanien (Alicante, Malaga), Italien (Puglia), Frankreich (Guyenne und Tourraine), Deutschland (Erfurt, Gotha, Weißenfels, Halle, Magdeburg, Franken, Württemberg), Rußland (Orel, Charkow), Böhmen, Mähren, Indien, Japan, Amerika. Die 4 erst-genannten Länder produzieren den größten Teil des in den Handel gelangenden Anis.

Beschreibung. Die beiden Teilfrüchtchen (Schizokarpien) sind in der Droge fast immer noch zusammenhängend. Sie sind verkehrt-birnförmig, von den Seiten wenig zusammengedrückt, oben mit dem Stempelpolster und zwei sehr kurzen Griffeln versehen. Die Länge wechselt von 3—6 mm. (Deutsche und russische Ware besteht aus kürzeren, spanische und italienische aus längeren, schlankeren, auch heller gefärbten Früchten. Fig. 190, *A*.) Die Dicke der Frucht beträgt im Mittel 2 mm. Die 10 Rippen (der ganzen Frucht) treten wenig hervor, Ölstriemen sind gar nicht sichtbar. Ein großer Teil der Oberhautzellen ist zu gewöhnlich 1zelligen, kleinwarzigen, meist etwas hakig gekrümmten Haaren ausgewachsen. Diese Haare bilden das am meisten charakteristische Gewebeelement des Anis und sind auch in dem feinsten Pulver mit Leichtigkeit aufzufinden (Fig. 191.) Das Endosperm ist auf der Fugenseite im Querschnitt fast halbmondförmig, den 10 Rippen entsprechen sehr wenig hervortretende Ecken. In den Gefäßbündeln der Rippen sind wenig kleine Spiralgefäße enthalten. In der Mittelschicht der ziemlich dünnen Fruchtwand verlaufen etwa 30 kleine, tangential gestreckte, braun gefärbte Ölgänge, die schizogen entstanden sind. Diese kleineren Gänge sind auf die gewölbte Außenseite der Frucht beschränkt; die wenig zahlreichen Gänge der Fugenseite sind viel größer. (Fig. 190,*B* u. 191.) Die Zellen des Endosperms und der Embryo enthalten vorwiegend Aleuron in kleinen Körnern und fettes Öl, wogegen das ätherische Öl in den Ölgängen der Fruchtwand enthalten ist. — Geruch und Geschmack des Anis sind charakteristisch und sehr angenehm aromatisch.

Pulver. Das graubraune oder gelblich-braune, oft mit einem grünlichen Schein versehene feine (Sieb VI) oder mittelfeine (Sieb V) Pulver besteht zum größten Teil aus fein oder feinst vermahlenen, farblosen bis bräunlichen Endospermbruchstückchen, Trümmern der farblosen, dickwandigen, stark gekörnten Haare, gelbbraunen bis braunen, dünnwandigen Epithelfetzchen, farblosen Parenchymwandtrümmern aus der Fruchtwand, endlich aus massenhaften farblosen, winzigen Protoplasmakörnchen oder -klümpchen; nur spärlich beobachtet man freiliegende Aleuronkörner. Zwischen diesen winzigen Trümmerchen treten mehr oder weniger große Gewebefetzen mit wohl erhaltenen Zellen in großer Menge auf. Besonders häufig sind Bruchstücke des Endospermgewebes; diese bestehen aus ziemlich derbwandigen, in Chloralhydratlösung stark aufquellenden, meist quadratischen, seltener rechteckigen, unregelmäßig gelagerten oder mehr oder weniger regelmäßig in Reihen angeordneten, farblosen Zellen, die mit einem dichten gelblichen bis bräunlichen Ölplasma erfüllt sind (man sieht das fette Öl häufig in Form von Kugeln in den Präparaten austreten!); dem Ölplasma eingebettet finden wir

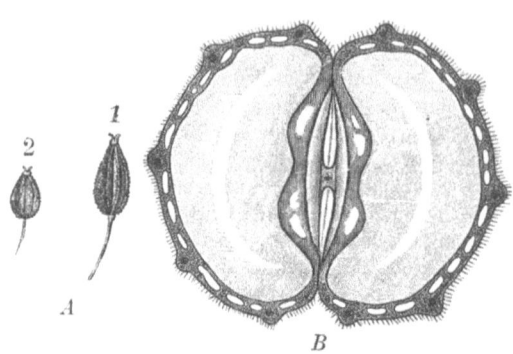

Fig. 190. Fructus Anisi. *A 1* Spanischer bzw. italienischer, *2* deutscher bzw. russischer Anis. *B* Querschnitt, vergrößert. (Abb. *B* nach Moeller.)

in den Zellen zahlreiche, 5—15 μ große Aleuronkörner, von denen jedes ein unscheinbares Globoid und eine oder zwei deutliche Calciumoxalatrosetten einschließt; diese Rosetten sind klein (meist 4—7 μ groß), kugelig und zeigen im Zentrum einen kleinen dunklen (lufterfüllten) Hohlraum. Häufig findet man in Parenchymfetzen auch Ansichten der Sekretgänge; diese

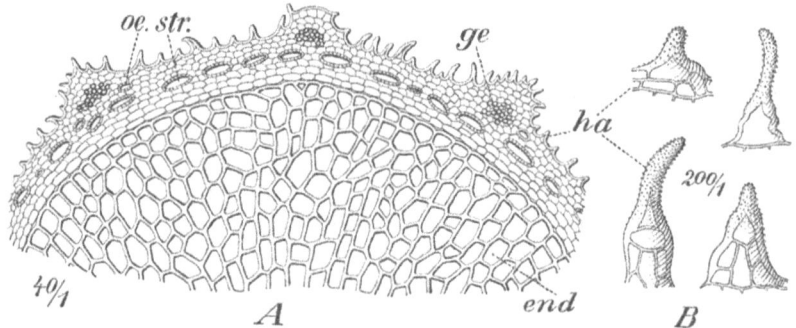

Fig. 191. Fructus Anisi. *A* Stück eines Querschnitts einer reifen Fruchthälfte ($^{40}/_1$), *B* einzelne Haare der Fruchtoberfläche ($^{200}/_1$), *oe.str* Sekretgänge, *ge* Gefäßbündel, *ha* Haare der Fruchtwandung, *end* Endosperm. (Nach Tschirch-Oesterle.)

sind selten in Form ziemlich langer, breiter, ziemlich spitz endigender, manchmal quer gefächerter Gänge noch vollständig erhalten, sondern liegen meist in Bruchstücken vor; sie sind von gelber bis brauner Farbe und enthalten mehr oder weniger verharztes ätherisches Öl, das sich auch, aus den Gängen ausgetreten, in anderen Elementen des Pulvers durch Tinktionsmittel nachweisen läßt; die Gänge werden von dünnwandigen oder seltener derbwandigen, schwach gestreckten Parenchymzellen der Fruchtwand umgeben, die entweder eine unregelmäßige Anordnung zeigen oder (Querzellen) in der Form von schmalen, stark gestreckten, ziemlich regelmäßig in Längsreihen angeordneten, rechtwinkelig zu den Sekretgängen verlaufenden Zellen auftreten; das Epithelgewebe der Gänge, das man auch nicht selten freiliegend (nach Zertrümmerung der Gänge) antrifft, besteht aus dünnwandigen, polygonalen, gelblichen bis braunen Zellen, an denen häufig noch das mehr oder weniger verharzte ätherische Öl ansitzt. Sehr häufig sind im Pulver auch die Haare der Fruchtwand; diese sind papillenförmig bis langgestreckt, 20—150 μ lang, 15—40 μ breit, einzellig oder selten zweizellig, die längeren oft stark umgebogen, sämtliche sehr stark verdickt, mit kräftigen Kutikularhöckern versehen; man trifft sie meist freiliegend, selten noch in Verbindung mit der Fruchtwandepidermis; diese besteht aus ziemlich derbwandigen, polygonalen Zellen, die rosettenförmig um die Insertionsstellen der Haare angeordnet sind und meist eine feine Kutikularstreifung erkennen lassen. Nur verhältnismäßig spärlich oder selten treten im Pulver auf: schmale (nur 5—15 μ weite), ringförmig oder spiralig, selten fein porös verdickte Gefäße oder Tracheiden; schwach oder stark verdickte, ziemlich spärlich schief getüpfelte, farblose oder gelbliche Sklerenchymfasern resp. ihre Bruchstücke, meist in Bündeln zusammenliegend; ziemlich stark verdickte, kräftig getüpfelte, polygonale oder schwach gestreckte, farblose oder gelbliche Steinzellen.

Charakteristisch für das Pulver sind besonders die Endospermfetzen mit ihren Oxalatrosetten führenden Aleuronkörnern, die dickwandigen, stark gekörnten Haare, die häufigen Ansichten der Sekretbehälter mit den nicht selten zu beobachtenden Querzellen.

Stärke (von Grasfrüchten [Setaria glauca, Borstenhirse], die regelmäßig gemeinsam mit Coniumfrüchten im Anis vorkommen) sowie weite Sekundärgefäße (aus den Fruchtstielen und dem Fruchtstand), Erdklümpchen, Steinchen usw. dürfen im Pulver nicht vorkommen.

Man untersucht das Anispulver in Glycerinwasser (Studium der Farben), in Chloralhydratlösung (Aufhellung der Gewebefetzen usw.), in Wasser nach kräftigem Zusatz von Jodjodkalium (Untersuchung der Aleuronkörner, eventuell Konstatierung von Stärke), in einem Gemisch von ½ Wasser und ½ alkoholischer Alkanninlösung (Nachweis des fetten und ätherischen Öls) sowie in Kalilauge (nach Erwärmung tritt eventuell der unangenehme, mäuseharnartige Geruch der Früchte von Conium maculatum hervor!).

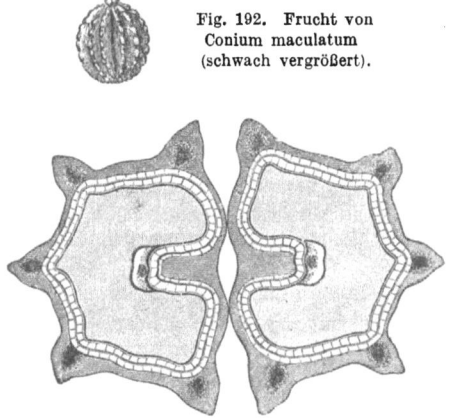

Fig. 192. Frucht von Conium maculatum (schwach vergrößert).

Fig. 193. Querschnitt durch eine Frucht von Conium maculatum. (Moeller.)

Bestandteile. Der wichtigste Bestandteil ist das ätherische Öl, und zwar enthalten nach S c h i m m e l & C o. Früchte aus Rußland 2,4—3,2 Prozent, aus Thüringen 2,4 Prozent, aus Mähren 2,4—3,2 Prozent, aus Chile 1,9—2,6 Prozent, aus Spanien 3 Prozent, Bologneser 3,5 Prozent ätherisches Öl, das bis zu 90 Prozent aus Anethol besteht. Ferner enthalten sie über 3 Prozent grünes fettes Öl und reichlich Zucker. Die Asche beträgt 6,7—10 Prozent. Höhere Zahlen sind verdächtig.

Verunreinigungen und Verfälschungen. Dem Anis sind oft bis zu 30 Prozent Doldenstrahlen, fremde Früchte, Steinchen, Sand und Erde beigemengt. Die unorganischen Beimengungen bestimmt man durch Schütteln einer größeren Probe mit Kochsalzlösung, wobei die Anisfrüchte obenauf schwimmen.

Besonders bei russischer Waare ist es vorgekommen, daß den Früchten ein Teil des ätherischen Öles entzogen war. Man erkennt diese Verfälschung am besten durch eine Extraktbestimmung; guter Anis gibt 16 Prozent trockenes wässeriges Extrakt.

Als eine sehr gefährliche Verunreinigung ist die mit den Früchten von Conium maculatum L. zu bezeichnen, die früher wiederholt und noch in neuerer Zeit in A m s t e r d a m (mit 2 Prozent Coniumfrüchten) und in I t a l i e n (mit 2—5 Prozent) beobachtet wurde. Nach L a c h m a n n soll überhaupt kein italienischer Anis im Handel existieren, der frei von Conium ist, dagegen soll letzteres unter deutscher Ware nicht vorkommen. Gerade der italienische Anis, dessen Früchte erheblich größer, länger und heller als die des deutschen sind, ist recht auffällig von den viel kleineren, kahlen, mehr runden Schierlingsfrüchten mit gekerbten Rippen verschieden. (Fig. 192.) Auf dem Querschnitt unterscheidet das tief ausgehöhlte Endosperm und das Fehlen von Ölgängen die Coniumfrüchte sehr auffallend, ebenso ist auf die nach innen gelegene Coniinschicht, die aus einzelnen Zellen besteht, deren innere und Seitenwände etwas verdickt sind, sehr zu achten.

(Fig. 193.) Ferner sind im Pulver der Coniumfrüchte leicht Bruchstücke der gekerbten Rippen der Frucht aufzufinden. Neben diesem botanischen und pharmakognostischen Nachweis ist der chemische Nachweis des Coniins von Wichtigkeit. Zu diesem Zwecke verfährt man entweder nach der Vorschrift des Arzneibuchs oder man extrahiert mit Äther, schüttelt diesen Auszug mit angesäuertem Wasser aus, macht die filtrierte wässerige Lösung alkalisch und schüttelt sie mit Äther aus. Ein in diesen eingetauchtes Stück Papier läßt nach dem Abdunsten des Äthers den Coniingeruch deutlich wahrnehmen.

Anwendung. Außer als Gewürz und Geschmackskorrigens wird der Anis (z. B. im Infus) auch als sog. Karminativum, d. h. blähungtreibendes Mittel, besonders bei kleinen Kindern gegeben. — Das Öl wird ebenfalls als Karminativum (in Form des Ölzuckers) und auch ä u ß e r l i c h (wegen seiner hautreizenden Wirkung) zu Einreibungen, als Salbe gegen Kopfläuse usw. verwendet.

Fructus Aurantii immaturi. — Unreife Pomeranzen.

Syn.: Poma Aurantii immatura.

Die getrockneten, unreifen Früchte von Citrus aurantium *Linné*, subspecies amara *Linné*.

Die Frucht ist fast kugelig, 5 bis 15 mm im Durchmesser groß, sehr hart, von dunkelgrau= grüner bis bräunlichgrauer, matter Farbe; ihre Oberfläche ist meist deutlich vertieft punktiert. Auf dem Querschnitte zeigt die Frucht dicht unter der Oberfläche zahlreiche mit einer Lupe deutlich erkennbare, in 2 unregelmäßigen Reihen angeordnete, große, fast kugelige Sekretbehälter, in der Mitte 8 bis 10, seltener 12 Fruchtknotenfächer, die um eine Mittelsäule herumliegen und je mehrere zentralwinkelständige unreife Samen enthalten. Die Samen sind von dichten Haaren umgeben, die von der den Samen gegenüberliegenden Wand der Fruchtknotenfächer entspringen.

Unreife Pomeranzen riechen stark würzig und schmecken stark würzig und zugleich bitter.

Sachlich unverändert.

Geschichtliches. Wahrscheinlich im Süden schon lange in Gebrauch, sind die unreifen Pomeranzen bei uns wohl nicht vor dem Ende des 17. Jahrhunderts in den Arzneischatz eingeführt worden.

Abstammung. Cf. *Cort. Aurant. fruct.*

Beschreibung. Die Früchte (Fig. 194) sind kugelig, meist von schwärzlicher, selten bräunlicher Farbe; sie zeigen am Grunde einen etwas vertieften, hellgelblichen Nabel, in dem sich als zierlicher Stern die in die Frucht eintretenden Gefäßbündel markieren, deren Zahl den Fächern

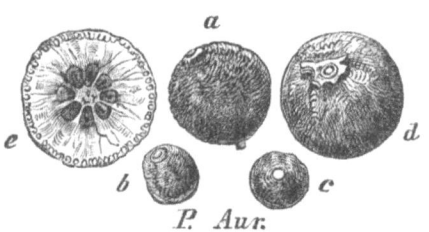

Fig. 194. Fructus Aurantii immaturi.
a und *b* von der Seite, *c* und *d* von unten gesehen,
e im Querschnitt.

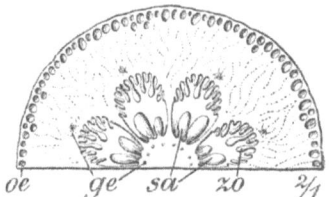

Fig. 195. Fructus Aurantii immaturi.
Ein halber Fruchtknoten, der sich bereits zur
Frucht entwickelt, im Querschnitt, Lupenbild
($^2/_1$), *oe* Öldrüsen, *ge* Gefäßbündel, *sa* junge
Samen, *zo* Zottenhaare. (G i l g.)

der Frucht entspricht, und an der Spitze eine kleine hellgelbe Stempelnarbe. Auf dem Querschnitt sieht man in den Fächern der Frucht die von der Mittelsäule in jedem Fach in 2 Reihen herabhängenden Samenknospen und von der äußeren Wand jedes Faches zahlreiche, keulenförmige Zellen, ebenfalls in das Fach hinragend (Fig. 195). Diese keulenförmigen Zellen (Papillen) wachsen weiter unter Teilnahme des umgebenden Gewebes zu Emergenzen oder Zotten aus und bilden in der reifen Frucht das saftige Fruchtfleisch.

Die Epidermis ist von einer Kutikula bedeckt und hat zahlreiche Spaltöffnungen. In den Zellen des Parenchyms sind Hesperidin- und schlecht ausgebildete Oxalatkristalle nachzuweisen. Die in den Handel gelangenden Früchte sind bei weitem nicht alle gepflückt, sondern meist abgefallen und aufgelesen. Im übrigen ist der Beschreibung des Arzneibuchs nichts hinzuzufügen.

Der Geschmack ist besonders in den äußeren Partien kräftig aromatisch, bitter, weit weniger in den inneren Teilen.

Bestandteile. Ätherisches Öl, das als Essence de petit grain in den Handel kommt, aber nach F l ü c k i g e r auch vielfach aus den Blättern und jungen Schößlingen hergestellt wird, ferner H e s p e r i d i n , das sie zu 10 Prozent enthalten. Das Hesperidin $C_{22}H_{26}O_{12}$ ist ein Glykosid, kaum löslich in kaltem und in 5000 T. heißem Wasser, leichter löslich in verdünnten Alkalien, unlöslich in Äther, Benzol, Chloroform, Aceton und Schwefelkohlenstoff, wenig löslich in Alkohol, leicht in heißer Essigsäure. Schmilzt bei 250^0—251^0. Konzentrierte Schwefelsäure färbt es beim Erwärmen intensiv rot. Mit schmelzendem Kali gibt es Protokatechusäure, beim Erhitzen mit verdünnten Säuren zerfällt es in Glukose und Hesperetin. Nach T a n r e t ist es in den *Aurantioideae* im Aurantiamarin gelöst. Außerdem enthalten die unreifen Pomeranzen den Bitterstoff Aurantiin, Chlorophyll, Citronensäure, Äpfelsäure, Gummi, Phosphate und Sulfate. Die Asche beträgt 5,85 Prozent.

Verwechslungen und Verfälschungen. Häufig finden sich u n r e i f e C i t r o n e n untergemengt, die an der schlanken Gestalt und an dem zitzenförmigen Fortsatz an der Spitze leicht zu erkennen sind. Gar nicht selten findet man in nicht geringer Menge unter ihnen auch G a l l ä p f e l , die wohl in den Drogenhandlungen durch Unachtsamkeit darunter gekommen sind.

Anwendung. Die unreifen Pomeranzen werden gegenwärtig für sich medizinal nicht verwendet und dienen nur zur Bereitung der verschiedenen Präparate, die auch nur als Geschmackskorrigentien in Betracht kommen.

Fructus Capsici. — Spanischer Pfeffer.

Syn.: Piper hispanicum. Piper indicum.

Die getrockneten, reifen Früchte von Capsicum annuum *Linné.*

Die kegelförmige, 5 bis 12 cm lange, am Grunde bis 4 cm dicke Frucht besitzt eine dünne, glänzende, gelbrote bis braunrote, glatte, meist fein quergestrichelte, brüchige Fruchtwand. Sie ist im oberen Teil hohl, im unteren zwei- bis dreifächerig und trägt hier an einer zentralen Plazenta zahlreiche, häufig schon abgefallene, hellgelbe, flach-scheibenartige, 4 bis 5 mm im Durchmesser große, feinpunktierte Samen. Am Grunde der Frucht findet sich ein flacher, meist fünfzähniger, etwas lederiger, bräunlichgrüner Kelch, der sich in einen kurzen, gekrümmten Fruchtstiel fortsetzt.

Spanischer Pfeffer schmeckt brennend scharf und riecht nicht oder sehr schwach würzig.

Das Pulver darf beim Verbrennen höchstens 6,5 Prozent Rückstand hinterlassen.

Mikroskopische Untersuchung. Unter der kleinzelligen, von einer dicken Kutikula bedeckten Epidermis der Fruchtwand liegt eine kollenchymatische Hypodermis und darunter ein den größten Teil der Fruchtwand bildendes, dünnwandiges Parenchym. Hypodermis und Parenchym führen, besonders reichlich in den äußeren Partien, rote oder gelbrote Körnchen und Tröpfchen, daneben geringe Mengen sehr kleiner Stärkekörner. Die innere Epidermis der Fruchtwand besteht zum Teil aus dünnwandigen Zellen, die stellenweise mit größeren Gruppen dickwandiger, wellig-buchtiger und stark getüpfelter Zellen abwechseln. Die Epidermiszellen der Samenschale besitzen eine sehr zarte Außenwand, während die Radialwände und die Innenwand stark und unregelmäßig wulstig verdickt sind. Im übrigen setzt sich die Samenschale aus dünnwandigen Zellen zusammen. Endosperm und Keimling bestehen aus kleinen, dünnwandigen Zellen, die fettes Öl und Aleuronkörner führen.

Die Beschreibung wurde sehr stark erweitert. Neu ist die Forderung, daß das Pulver höchstens 6,5 Prozent Aschengehalt besitzen darf.

Geschichtliches. Spanischer Pfeffer wurde als Produkt der Insel *Hispaniola* bald nach der Entdeckung Amerikas bekannt und verbreitete sich sehr rasch unter dem Namen *Piper hispanicum, calecuticum, brasilianum, indicum* in Europa, findet sich auch schon um 1540 in Deutschland angebaut.

Abstammung. Die angeführte Stammpflanze *Capsicum annuum* L. wurde früher von *Capsicum longum* D. C. spezifisch getrennt. Man ist jedoch jetzt allgemein der Ansicht, daß sie nicht als zwei verschiedene Species zu betrachten, sondern beide als eine Art: *C. annuum* L. zusammenzufassen sind. (Fig. 196.)

Ursprünglich im tropischen Amerika heimisch, ist *Capsicum annuum* jetzt in allen Tropen- und Subtropengebieten, sogar in den wärmeren Teilen Europas angebaut.

Capsicum annuum L. ist ein etwa 0,5 m hohes einjähriges Kraut mit weißen, meist einzeln sitzenden, den typischen Bau der *Solanaceae* zeigenden Blüten, eiförmig zugespitzten, kahlen,

ganzrandigen Blättern und meist roter, aufrechter, großer, kegelförmiger Beerenfrucht (Fig. 196).
Die Varietät *longum* D. C. unterscheidet sich im wesentlichen nur durch die längeren, hängenden
Früchte. (Fig. 197 und 198.)

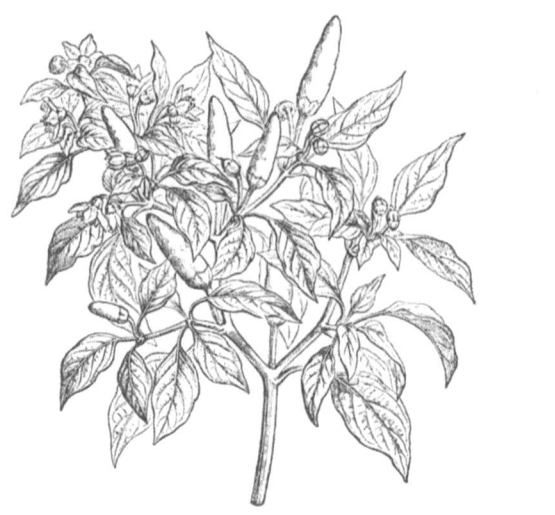 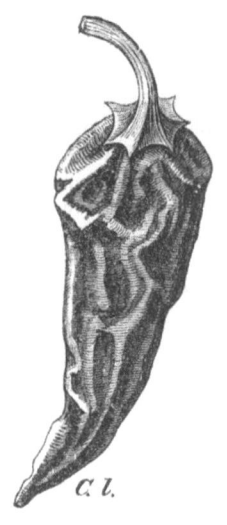

Fig. 196. Capsicum annuum. Zweig mit Blüten und aufrecht-
stehenden Früchten. (Baillon.)

Fig. 197. Fructus Capsici, getrocknet, von
Capsicum annuum, var. longum stammend

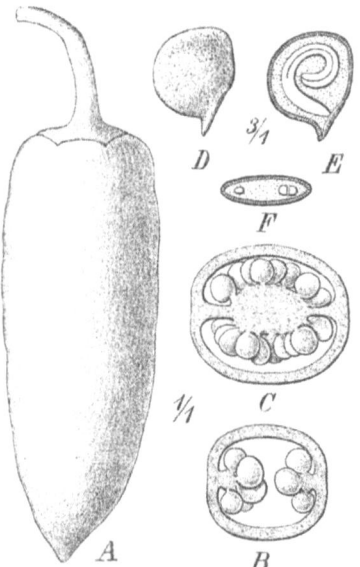 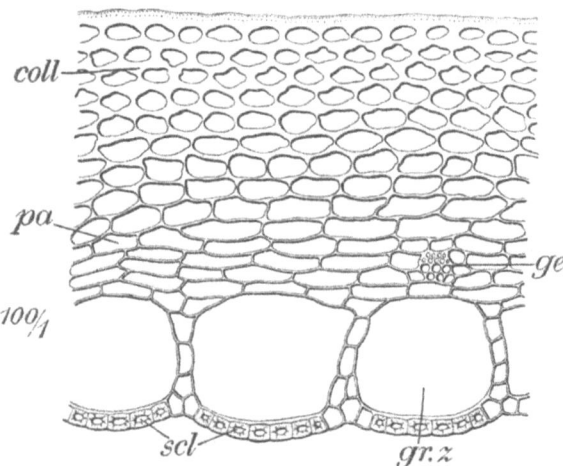

Fig. 198. Fructus Capsici. *A* Reife, frische
Frucht, *B* und *C* Querschnitt einer zwei-
fächerigen Frucht, *B* oben, *C* unterhalb der
Mitte geschnitten, *D* Samen, *E* derselbe im
Längsschnitt, *F* im Querschnitt. (Gilg.)

Fig. 199. Fructus Capsici, Querschnitt durch die Fruchtschale ($^{100}/_1$).
coll Kollenchymschicht, *pa* Parenchymschicht, *ge* Gefäßbündel,
gr.z große, blasenartige Zellen, *scl* sklerenchymatisch ausgebildete
Partien der Innenepidermis.
(Gilg.)

Handelssorten. Von den zahlreichen Kulturen in den wärmeren Gegenden Amerikas,
Asiens und Afrikas und denjenigen in Spanien um Alicante, der Türkei, Ungarns und Frank-
reichs, kommen wohl nur diejenigen von S z e g e d i n in Ungarn und von N i m e s und G r a s s e
in Frankreich für den Bedarf Deutschlands in Betracht.

Szegediner Ware gilt als die beste, deckt auch in der Regel den Bedarf. Französische spielt
erst dann eine Rolle, wenn Ungarn nicht genügend produziert hat.

Die Droge kommt mit Fäden zu langen Ketten verbunden, in welcher Art sie die kleinen Anbauer an der Sonne trocknen, in den Handel.

Beschreibung. Die Capsicumfrucht ist eine armsaftige, vielsamige, gestielte Beere, Fig. 198, von mehr oder weniger kegelig zugespitzter Form, an der Basis den aus 5 verwachsenen Blättern bestehenden Kelch tragend. Die Größe schwankt von 4—10 cm Länge und 3—4 cm Breite an der Basis. Die im frischen Zustande feuerrote, gelbrote, gelbe, oder sogar weißliche Fruchtschale bildet eine Höhlung, die im unteren Teile 2- oder 3fächerig, im oberen 1fächerig ist. Diese Fächerung entsteht durch Verwachsung der 2 oder 3 Placenten im unteren Teile, die dadurch ein Mittelsäulchen bilden, an dem die platten, rundlichen oder nierenförmigen, an der Oberfläche grubig vertieften Samen sitzen.

Die nicht ganz reif gesammelten Früchte sind getrocknet eingefallen, längsfaltig, an der Basis den bleibenden Kelch tragend, mit lederiger, glänzender Haut, von dunkelroter, braunroter oder mahagoniartiger Farbe. Der ursprünglich narkotische Geruch der frischen Früchte fehlt den getrockneten ganz. Der Geschmack ist scharf brennend, und beim Zerreiben reizt der Staub zum Niesen. Auf der Haut erzeugt das Pulver Rötung und Brennen.

Die etwa 0,25 mm dicke Fruchtwand läßt sich beim Einweichen in Wasser in eine äußere lederartige, und eine innere häutige, etwas hellere Schicht trennen.

Die mikroskopische Beschreibung des Arzneibuchs ist in jeder Hinsicht ausreichend. Sie wird durch die hier beigegebenen Fig. 199 und 200 erläutert.

Bestandteile. Der wirksame scharfe Bestandteil ist nach den jetzigen Ansichten das Capsaicin vom Charakter einer Säure. Die früheren Bezeichnungen des wirksamen Prinzips, Capsicol und Capsicin, galten für unreine Substanzen, die Capsaicin enthielten. Es ist in den Früchten zu 0,01—0,02 Prozent enthalten. Als Ausdruck für die Zusammensetzung ist die Formel $C_9H_{14}O_2$ aufgestellt worden. Es ist in Spiritus und Äther löslich und an der Luft allmählich flüchtig. Daneben findet sich Capsicumrot, ein harzartiger Körper, und fettes Öl, besonders in den Samen, die kein Capsaicin enthalten. Papst hat in der Droge (1892) auch ein Alkaloid aufgefunden.

Der Sitz des Capsaicins ist ausschließlich in gewissen Partien (Drüsenflecken) der Epidermis der verwachsenen Placenten, wo es wie andere Sekrete durch Membran-Metamorphose zu entstehen scheint.

Verfälschungen und Untersuchung. Verfälschungen der ganzen Früchte sind nicht möglich. Die Früchte anderer Capsicumarten wie *C. fastigiatum* und *frutescens*, sind nur einige Zentimeter lang. Aus ihnen besteht der sogenannte Cayennepfeffer. Paprika, die oft als gleichbedeutend mit der offizinellen Capsicumfrucht angesehen wird, ist diese nicht, da man darunter das Pulver sehr verschiedener Capsicumarten versteht.

Man erhält beim Einkauf von gepulverten Fructus Capsici oft nicht diese, sondern Paprika.

Die Prüfung des spanischen Pfeffers im ganzen Zustande wird sich nur auf die Identität nach der gegebenen Charakteristik und besonders auf die Abwesenheit der Früchte nicht scharf schmeckender Kulturvarietäten zu beziehen haben.

Wichtiger dagegen ist die Prüfung desselben im gepulverten Zustande.

Man betupft zu diesem Zwecke eine Kleinigkeit des Pulvers mit Kalilauge und untersucht bei 200—300facher Vergrößerung. In erster Linie fallen Überreste der Innenepidermis als unregelmäßig vieleckige Zellen auf, deren Wände durch zahlreiche Poren sogenannte Rosenkranzform zeigen. Weitere Bruchstücke von Gewebeteilen mit polygonalen Zellen rühren von der Epidermis des Kelches her. Diese trägt vereinzelte Drüsenhaare, die jedoch im Pulver schwer angetroffen werden, oder auf der Außenwand der Zellen die Narben, wo die Haare gesessen haben. Sehr zahlreich finden sich Überreste der Samenschale (Fig. 200), die sich durch ihr außerordentlich verworrenes Aussehen der verdickten Wandung von den übrigen in Betracht kommenden Teilen des Pulvers unterscheidet und dadurch auffällt.

Zum Verständnis dieser Struktur ist die Betrachtung des Querschnittes der Samenschale notwendig (Fig. 200, *I*). Es fallen hier sofort die an den Seiten- und Innenwänden verdickten und abnorm gestalteten Zellen der Epidermis auf, die von Moeller als Gekrösezellen bezeichnet sind. Ihre Außenwand besteht aus einer dünnen Kutikula, einer mit Jod allein sich schwachblau färbenden und einer innersten verholzten Lamelle. Diese Zellen treten in allen möglichen unregelmäßigen Gestalten auf und geben der Flächenansicht der Samenepidermis das geschilderte verworrene Ansehen. (Fig. 200, *II*.)

Sehr charakteristisch ist ferner der in Form roter oder gelbroter Körnchen oder auch Öltröpfchen in den Zellen der Oberhaut der Fruchtwand und den nächsten darunter liegenden Parenchymzellen sich findende Inhaltsstoff.

Unter dem Mikroskop sind die Tröpfchen sofort teils frei, teils in den Zellen wahrzunehmen. Die erwähnten Verhältnisse genügen zum Identitätsnachweis von Fructus Capsici. Daneben müssen jedoch auch andere Bestandteile derselben berücksichtigt werden, um diese nicht als fremdartige Zusätze anzusehen.

Dahin gehören erstens die regelmäßigen polyedrischen Zellen des Endosperms (Fig. 200 I, c) sowie diejenigen Parenchymzellen der Fruchtschale, die keinen Farbstoff enthalten, zweitens Bastfasern und Holzparenchym mit Poren aus dem Fruchtstiele, sowie Gefäße. Letztere stammen zum größten Teil aus dem Stiele, reichen aber natürlich auch bis in die Placenten hinein und finden sich vereinzelt in der Fruchtwand.

Stärke ist nur in geringer Menge und sehr kleinen Körnern vorhanden.

An der Hand dieser Merkmale werden sich Beimischungen fremder Pflanzenpulver unschwer auffinden lassen. M ö l l e r nennt von diesen besonders Ö l k u c h e n , M a n d e l k l e i e , H o l z m e h l und K u r k u m a .

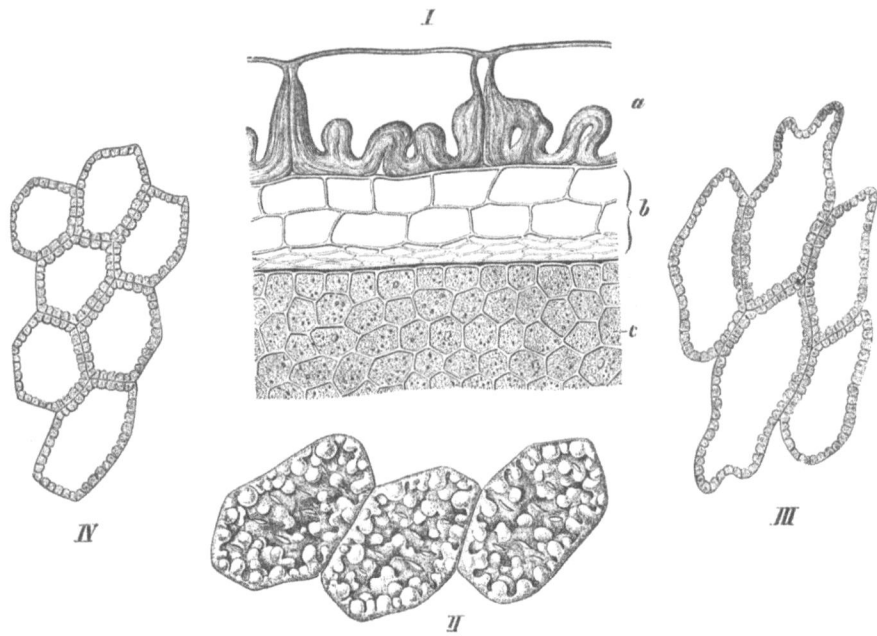

Fig. 200. Fructus Capsici. *I* Stück eines Querschnitts durch den Samen. *a* Epidermis (Gekrösezellen), *b* Parenchym der Samenschale, *c* Nährgewebe; *II* Gekrösezellen in der Oberflächenansicht; *III* und *IV* verdickte Zellpartien aus der Innenepidermis der Fruchtwandung. (G i l g.)

Zum Aufhellen des Präparates genügt, wie angegeben, Kalilauge, oder aber auch Chloralhydrat. Nachheriger Zusatz von Glycerin ist eventuell auch zu empfehlen.

Will man entfärben, so nimmt man Alkohol. Machen die roten Farbstoffkügelchen das Präparat undeutlich, so kann man unter fettem Öl untersuchen. Zusätze von Brot oder anderen Mehlprodukten sind durch die Stärkekörner, die viel größer als die sehr kleinen des Spanischen Pfeffers sind, nachzuweisen.

Mineralbestandteile lassen sich durch den Aschegehalt leicht auffinden, da reines Pulver nur 5—6 Prozent einer rein weißen Asche hinterlassen darf.

Das Pulver der Fructus Capsici muß matt gelbrot sein. Das intensive Rot der Handelsware ist verdächtig. Zum Färben des Pulvers wird Sulfoazobenzol-β-Naphthol mit 60 Prozent Baryumsulfat angewendet. Solches Pulver liefert mit kochendem Wasser ein schön rot gefärbtes Filtrat.

Aufbewahrung und Präparation. Die Aufbewahrung geschieht in gut schließenden Blechgefäßen.

Anwendung. Spanischer Pfeffer wird medizinal nicht verwendet; die K a p s i k u m t i n k t u r (verdünnt) als Hautreizmittel.

Fructus Cardamomi. — Malabar-Kardamomen.

Syn.: Fructus Cardamomi minoris.

Die getrockneten, kurz vor der Reife gesammelten Früchte von Elettaria cardamomum White et Maton.

Die Frucht ist etwa 10 bis 15, seltener bis 20 mm lang, 8 bis 10 mm dick, hellgelb bis grau= gelblich, sehr fein längsgestreift, im Querschnitte rundlich=dreikantig, dreifächerig, mit dünner, zäher, geschmackloser Wandung, manchmal an dem oberen Ende mit einem kleinen Spitzchen versehen. An der zentralwinkelständigen Plazenta sitzen in jedem Fache in 2 unregelmäßigen Reihen etwa 4 bis 8 Samen, die zu Ballen verklebt sind, sich aber leicht voneinander loslösen lassen. Sie sind von einem häutigen, sehr zarten, fast farblosen Samenmantel umhüllt, ungleichmäßig kantig, grob querrunzelig, braun, 2 bis 3 mm lang, an einer Seite mit einer Furche versehen, auf dem Querschnitte nierenförmig und sehr hart. Malabar=Kardamomen riechen stark würzig und schmecken brennend und würzig.

Sachlich unverändert.

Geschichtliches. In Indien werden die Kardamomen und denselben verwandte Früchte wahr- scheinlich seit langer Zeit gebraucht. Ob die von den Griechen und Römern verwendeten Gewürze: Kardamomum, Amomum, Amomis gerade unsere Kardamomen sind, ist nicht mit Sicherheit zu erweisen. Die von A l e x a n d e r T r a l l i a n u s im 5. Jahrhundert verwendete Droge scheint bereits mit der unsrigen identisch zu sein. M a s u d i (9. Jahrhundert) kannte Kardamomen aus Hinterindien. 1259 waren sie in Köln bekannt. G a r c i a d e O r t a (16. Jahrhundert) unterschied die langen Ceylon- Kardamomen von den malabarischen. V a l e r i u s C o r d u s destillierte vor 1542 Kardamomenöl.

Abstammung. *Elettaria cardamomum* W h i t e e t M a t o n (*Alpinia cardamomum* R o x b.), Familie der *Zingiberaceae*, Unterfamilie der *Zingiberoideae*, mit daumenstarkem, kriechendem Rhizom, aus dem sich die Blatttriebe unverzweigt 2—3 m hoch erheben. Die Blütentriebe legen sich horizonzal über den Boden, sie erreichen eine Länge von 60 cm, am unteren Ende tragen sie Schuppenblätter, die nach oben in Deckblätter des Blütenstandes, der rispig ist, übergehen. Blumenkrone grünlichweiß mit blaugeadertem Labellum, das breit, ganzrandig oder schwach 3lappig ist. Aus dem Perigonschlunde ragt die Anthere des fruchtbaren Staubgefäßes fast walzenförmig hervor und läßt über sich die Spitze des von ihr umhüllten Griffels erscheinen. Fruchtknoten verkehrt eiförmig. (Fig. 201.) Heimisch in höheren, feuchten Gebirgswäldern der Malabarküste in den Landschaften T r a v a n c o r e (Kardamomum-Gebirge), M a d h u r a, C o r b i n, M a l a b a r, K a n a r a. Man sammelt die Kardamomen hier von wildwachsenden Pflanzen, begünstigt aber oft deren Gedeihen durch Lichten des Waldes usw., oder kultiviert die Pflanze aus abgeschnittenen Rhizomstücken. Die Pflanzen geben 6—7 Jahre Ertrag. Trotzdem die Früchte einer Rispe nicht zu gleicher Zeit reifen, schneidet man die ganzen Fruchtstände ab, trocknet sie anfangs an der Sonne und zuletzt an schwachem Feuer. — Die indischen Fürsten behandeln das Kardamomengeschäft als Monopol, ein Hauptstapelplatz ist der Hafenort A l e p p y; der größte Teil geht nach B o m b a y und von dort meist nach L o n d o n und H a m b u r g, das die Droge aber auch direkt aus M a d r a s und den Häfen der Malabarküste erhält.

Eine in den Bergwäldern des südlichen und zentralen C e y l o n heimische Art (*Elettaria major* S m i t h) liefert die unten zu besprechenden Ceylon-Kardamomen; in neuester Zeit pflanzt man aber auch in Ceylon die oben besprochene Pflanze und zieht sie aus Samen, so daß jetzt aus Ceylon in großer Menge kleinere, runde Kardamomen, die den malabarischen gleichwertig sind, in den Handel kommen. C e y l o n führte 1881 8000 kg, 1885/86 118 000 kg, 1886/87 160 500 kg aus.

Seit einiger Zeit kultiviert man Kardamomen auch in J a m a i k a.

Beschreibung. Die reife Frucht von Malabar, also die offizinelle Droge, ist meist eine stumpf dreikantige Kapsel (selten sind die Seiten eingebuchtet), die bis 1 cm in der Dicke und 1—1,5, selten bis 2,0 cm in der Länge mißt (Fig. 201). Diese zeigt am unteren, etwas stumpfen Ende in seltenen Fällen den kurzen, gekrümmten Fruchtstiel und an der Spitze die Reste des Perigons als einen kurzen Schnabel. Die Fruchtklappen sind mattgelb oder auch wohl graugelb, dünn lederig und durch deutliche Längsnerven dicht gestreift. Zahlreiche Stücke zeigen pocken- artige Erhöhungen mit einer feinen Vertiefung in der Mitte oder eine von einem Wall umgebene, kraterförmige Vertiefung, deren Ursprung in Verletzungen der jungen Kapsel (durch Insekten?) zu suchen sein dürfte. Die Scheidewände der 3 Fruchtfächer sind äußerst dünn. In jedem Fach sind bis 7 durch gegenseitigen Druck unregelmäßig kantige Samen enthalten, also in der ganzen Kapsel etwa 20 Samen. In kleinen Früchten sind aber oft nur 5 oder 6 Samen enthalten. Die Samen machen ¾ des Gesamtgewichtes der Kapsel aus. Sie sind hellbraun oder grau, sehr grob gerunzelt, vertieft genabelt und auf einer Seite mit der deutlich vertieften Raphe. Ein in der lebenden Pflanze schleimiger Samenmantel (Arillus) umschließt sie als dünnes, farbloses Häutchen. Auf dem Quer- und Längsschnitt erblickt man innerhalb der braunen Samenschale ein ziemlich

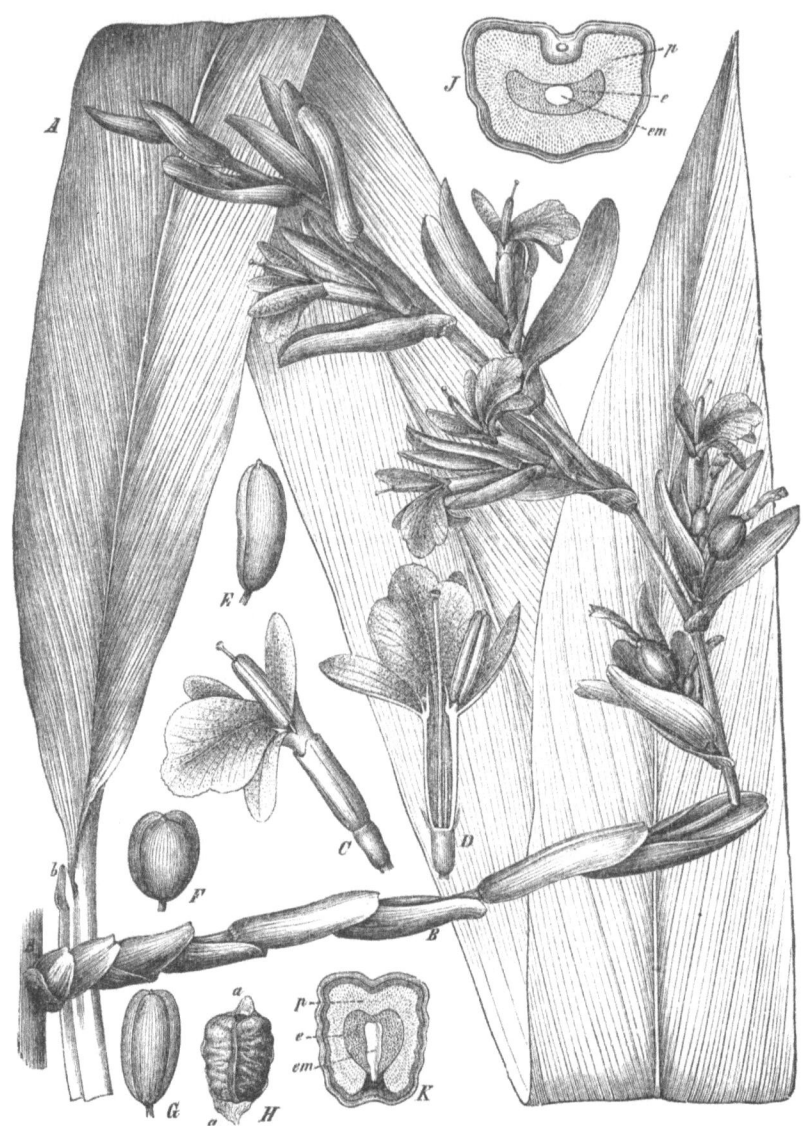

Fig. 201. Elettaria cardamomum. *A* Blatt mit Ligula *b*. *B* Blütentrieb, beide verkleinert. *C* Blüte in nat. Größe und *D* solche nach Entfernung des Kelches auf dem Rücken der Länge nach aufgeschlitzt. *EFG* Kapselformen. *H* Samen mit Arillus *a*. *J* Querschnitt des Samens 8 fach und *K* Längsschnitt ca. 5 fach vergr. (*p* Perisperm, *e* Endosperm, *em* Embryo.) (Nach Luerssen.)

großes, weißes Perisperm, ein kleineres Endosperm und darin den ansehnlichen Embryo, dessen Würzelchen an der Basis des Samens aus dem Endosperm herausragt. An dieser Stelle ist die Samenschale zu einem deckelförmigen Gebilde umgewandelt, das bei der Keimung ausgehoben wird und dem Würzelchen dadurch den Austritt erleichtert (Fig. 202). Die Samen schmecken feurig-aromatisch, an Kampfer erinnernd, der Geschmack der Kapsel ist fade, etwas schleimig.

Die F r u c h t s c h a l e zeigt im Querschnitte ein großzelliges, zartwandiges Parenchym, in dem ziemlich spärlich kleine Zellen unregelmäßig verteilt sind, die einen citronengelben bis rotbraunen Harzklumpen enthalten. Diese Harzzellen sind das charakteristische Element der Fruchtschale, und auf sie ist besonders zu achten, wenn es sich darum handelt, zu entscheiden, ob bei einem Kardamomenpulver die Fruchtschalen mit vermahlen sind. Die Epidermis trägt

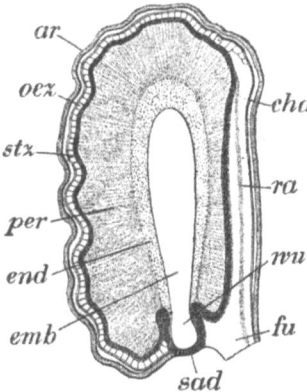

Fig. 202. Längsschnitt durch einen Samen der Malabar-Cardamomen. *fu* Funikulus (Nabelstrang), *ra* Raphe, *cha* Chalaza, *sad* Samendeckelchen, *ar* Arillus, *oez* äußere Schichten der Samenschale, darunter die großlumige Ölzellenschicht, *stz* Steinzellenschicht der Samenschale, *per* Perisperm, *end* Endosperm, *emb* Embryo, *wu* Würzelchen desselben. Vergr. $^{12}/_1$. (Gilg.)

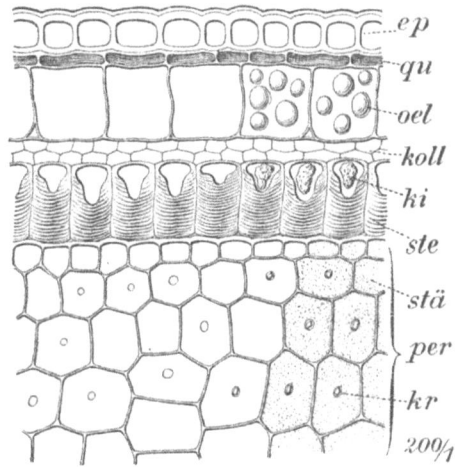

Fig. 203. Semen Cardamomi (Stück aus der Randpartie eines Samens im Querschnitt). $^{200}/_1$. *ep* Epidermis der Samenschale, *qu* Querzellenschicht, *oel* Ölzellenschicht, *koll* kollabierte Zellen, *ste* Steinzellenschicht mit je einem Kieselklumpen (*ki*) in dem engen Lumen der Zellen, *per* Perisperm, dicht mit Stärke (*stä*) erfüllt, in der Mitte jeder Zelle einen winzigen Kristall (*kr*) bergend. (Gilg.)

keine Haare. Der A r i l l u s erscheint auf den ersten Blick als glashelle strukturlose Membran, die aber bei genauerer Untersuchung zeigt, daß sie aus zarten, sehr langen Schläuchen besteht, die stark lichtbrechende Tropfen und Eiweißkörnchen enthalten. Ferner enthält sie einzeln oder in Längsreihen Kristalldrusen von Kalkoxalat. Die harte Samenschale erweicht nach mehrstündigem Quellen in Wasser. Sie zeigt folgende Schichten (Fig. 203): 1. Eine äußere Reihe von Zellen mit quadratischem Querschnitt, weitem Lumen und glasheller Membran, die auf Tangentialschnitten oder in Schabpräparaten sehr lang und spitzwinkelig verbunden erscheinen; 2. eine tief braunrot gefärbte Schicht mit auf dem Querschnitt undeutlichen Zellen, die die Zellen der Schicht 1 rechtwinkelig kreuzen; 3. eine einfache Reihe zartwandiger und weitlichtiger Zellen, die das ätherische Öl enthalten; 4. eine undeutliche Schicht kollabierter, zusammengedrückter Zellen; 5. eine Palisadenschicht aus so stark und ungleichmäßig ver-

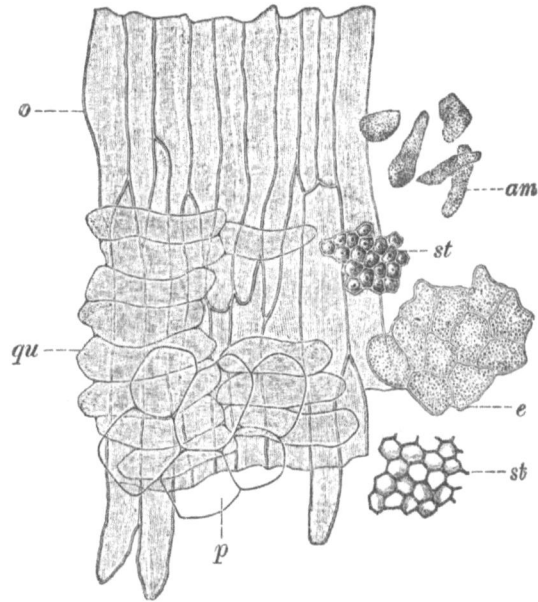

Fig. 204. Gewebselemente der offizinellen Malabar-Kardamomen. 160 mal vergr. *o* Die schlauchförmigen Epidermiszellen, *qu* die darunter liegenden sog. Querzellen, *p* Ölzellenschicht, *st* steinzellartig verdickte Zellen, *e* Perisperm mit Stärke gefüllt, *am* einzelne Stärkeklumpen. (Moeller.)

dickten Zellen, daß nur an der Außenseite ein kleines Lumen bleibt. Die Zellen des Perisperms sind dicht mit außerordentlich kleinen Stärkekörnchen angefüllt, die in den einzelnen Zellen meist einen zusammenhängenden Klumpen bilden. Die meisten Zellen enthalten außerdem einen oder mehrere Kristalle von oxalsaurem Kalk. (Fig. 203, 204.) Die Zellen des Endosperms enthalten Öl und zahlreiche, nach L ü d t k e 2—6 μ große Aleuronkörner mit feinkörniger Oberfläche, von denen jedes ein großes nebst mehreren kleinen Globoiden enthält. Für die Erkennung der Kardamomensamen in Gemischen sind die Stärkekörnchen des Perisperms und die Palisadenzellen der Samenschale am wichtigsten.

Pulver. Das graugelbe, feine Pulver (Sieb VI) besteht zum größten Teil aus mehr oder weniger vollständig zertrümmerten, farblosen Stärkeballen resp. Stärkekörnchen, winzigen, farblosen Protoplasmakörnchen, Kristalltrümmern, fein zerriebenen, farblosen Parenchymzellwandtrümmern (mit dünnen und kräftigeren Zellwänden), kleinen Fetzen der Epidermis der Samenschale. Dazwischen treten in Menge kleinere oder größere Gewebefetzen auf. Am häufigsten sind Stücke des farblosen Perisperms; diese bestehen aus isodiametrischen oder etwas gestreckten, ziemlich großen Zellen mit dünnen, etwas gewellten Wänden, welche mit winzig kleinen, aber in jeder Zelle zu einem Stärkeballen fest zusammengebackenen Stärkekörnern erfüllt sind und ziemlich regelmäßig in einer kleinen Höhlung des Stärkeballens einen Calciumoxalatoktaeder enthalten; die Stärkekörner sind nur 2—5 μ groß, kugelig oder seltener polyedrisch und zeigen eine winzige, aber deutliche, zentrale, lufterfüllte (dunkle) Kernhöhle. Sehr häufig sind ferner farblose Parenchymfetzen der Fruchtwand, aus ziemlich derbwandigen, ungetüpfelten, inhaltslosen oder Einzelkristalle führenden Zellen aufgebaut, zwischen denen man gelegentlich auch kleine, rundliche, gelbe bis braune Sekretzellen erkennt. Häufig und sehr auffallend sind weiter die gelbbraunen bis rotbraunen Elemente der Steinzellenschicht der Samenschale; diese besteht in der (selteneren) Querschnittsansicht aus einer Lage radial deutlich gestreckter, 15—30 μ breiter Zellen mit dünner Außenwand und sehr stark verdickten Innen- und Radialwänden, so daß nur ein kleines, stark exzentrisch gelagertes Lumen vorhanden ist; in diesem liegt regelmäßig ein feinwarziger Kieselkörper; in der (meist zu beobachtenden) Flächenansicht erscheint die gewöhnlich in ansehnlichen Stücken auftretende Steinzellenschicht aufgebaut von gleichartigen, dicht zusammenhängenden, je nach der Mikroskopeinstellung sehr dick- bis dünnwandigen Zellen; den Steinzellkomplexen hängen häufig größere oder kleinere Fetzen der darunter liegenden Zellschicht an, die aus großen, blasigen, dünnwandigen Zellen mit perlschnurartiger Wandverdickung besteht. Ziemlich häufig sind im Pulver ferner die allermeist in der Flächenansicht zu beobachtenden Fetzen der Epidermiszellen der Samenschale, die aus ziemlich dickwandigen, schmalen, stark gestreckten, in Längsreihen angeordneten, mit schief gestellten Querwänden versehenen, inhaltslosen, gelblichen bis bräunlichen Zellen bestehen; mit diesen Epidermisfetzen hängt meistens die darunter liegende Schicht der Samenschale noch zusammen, deren dünnwandige, inhaltslose, langgestreckte, farblose oder bräunliche Zellen (Querzellen) in einem rechten Winkel, selten schräg zu den Epidermiszellen verlaufen. (Bei höherer und tieferer Einstellung des Mikroskops kann man meist leicht den entgegengesetzten Faserverlauf dieser Schichten erkennen.) Nicht selten treten endlich im Pulver auch kleinere oder größere Bündel von farblosen Sklerenchymfasern (aus der Kapselwand) resp. deren Bruchstücke auf, langgestreckte, ziemlich stark verdickte, aber mit deutlichem Lumen versehene, manchmal etwas knorrige, deutlich schief getüpfelte Zellen. Nur ziemlich selten oder selten werden beobachtet: Bruchstücke von ringförmig oder spiralig verdickten, ziemlich weiten Gefäßen; die kräftig-wandigen, farblosen, polygonalen, stets in der Flächenansicht zu beobachtenden Epidermisfetzen der Fruchtwand.

Charakteristisch für das Pulver sind besonders die Perispermzellen mit ihrem ein Einzelkristall umschließenden Stärkeballen resp. die mehr oder weniger zermahlenen und in die Einzelkörner zerfallenen Stärkeballen, ferner die bräunlichen bis rotbraunen Steinzellen, meist in Verbindung mit den großen blasigen Zellen der darunter liegenden Schicht, weiter die faserartigen Epidermiszellen der Samenschale mit der ihnen meist anhängenden und rechtwinklig oder schräg zu ihnen verlaufenden Querzellenschicht, endlich die Fasern der Fruchtwand.

Haare, stark quergestreckte Steinzellen (von anderen Kardamomarten) sowie große Einzelstärkekörner (z. B. vom Ingwer) dürfen im Pulver nicht vorhanden sein.

Kardamompulver wird untersucht in Wasser oder Glycerinwasser, in Wasser mit Zusatz von Jodjodkalium (zum Untersuchen der Stärke und der Stärkemengen), in Chloralhydratlösung (da sich die Stärkemengen schwer lösen, ist mehrfaches starkes Erwärmen des Präparates unter dem Deckgläschen zu empfehlen!) und in alkoholischer Alkanninlösung, zur Hälfte mit Wasser versetzt (zum Nachweis des ätherischen Öls, das in stark zertrümmerten Zellen der

Samenschale enthalten ist). Es ist zu berücksichtigen, daß auch Pulver im Handel vorkommen, welche nach Entfernung der wertlosen Fruchtschicht hergestellt wurden. Es fehlen
in solchem Pulver die Parenchymmassen der Fruchtwand, die Gefäße und Sklerenchymfasern.

Handelssorten. 1. M a l a b a r - K a r d a m o m e n , die offizinelle, soeben beschriebene
Sorte. Ihr gleichwertig sind die ebenfalls bereits erwähnten k u l t i v i e r t e n C e y l o n -
K a r d a m o m e n . Eine Sorte der Malabar-Kardamomen besteht aus nur erbsengroßen
Früchten, die aber außerordentlich aromatische Samen enthalten. Die Malabarware kommt in
Kisten von 1½—2 Zentnern in den Handel, die Ceylonware in solchen von 20—40 Kilo.

2. C e y l o n - , w i l d e C e y l o n - o d e r l a n g e K a r d a m o m e n (s. oben). Bis
4 cm lang, kaum zentimeterdick, etwas gekrümmt, schmutzig-graubraun. Die Samen sind doppelt
so groß wie bei Nr. 1, dunkler gefärbt; in jedem der drei Fächer bis gegen 20 Samen. Geschmack
weniger fein und schärfer wie bei 1.

Da man sie häufig benutzt, um sie unter das Pulver der 1. Sorte zu mahlen, so sei auf
einige Unterschiede kurz hingewiesen. Die Oberhaut der Fruchtschale trägt kleine einzellige
Härchen; wo sie fehlen, sind doch ihre Narben aufzufinden. Die Zellen der Oberhaut der Samenschale zeigen stark verdickte Zellwände und fein spiralige Streifung; sie sind von denen der
Sorte 1 sehr auffallend unterschieden. Die Palisadenzellen sind sehr stark sklerosiert, die Grenzen
der einzelnen Zellen sind schwer aufzufinden. Das Perisperm ist nicht rein weiß wie bei 1, es hat
einen bläulichen Stich. Der gesamte Zellinhalt bildet einen Klumpen aus winzigen Stärkekörnchen.

3. Zuweilen kommen nach London die S i a m - K a r d a m o m e n (Amomum verum,
Cardamomum verum s. rotundum) von *Amomum cardamomum* L., aus Siam, Java und Sumatra.
Die Früchte sind kugelig, gerundet 3 kantig, lichtgrau, stellenweise kurz borstig; in jedem Fach
9—12 Samen von kampferartigem Geschmacke. Die ganzen Fruchtstände führten den Namen
C a r d a m o m u m r a c e m o s u m .

4. W i l d e o d e r B a s t a r d - K a r d a m o m e n sind die ausgehülsten Samen des
Amomum xanthioides W a l l i c h , der Sorte 1 ähnlich; selten nach London kommend.

5. B e n g a l i s c h e o d e r N e p a l - K a r d a m o m e n von *Amomum subulatum*
R o x b . Die stumpf 3 kantigen Früchte haben an der oberen Hälfte 9 gekerbte Flügel und ent-
halten bis 80 in ein süßes Mus eingebettete Samen. (Über die genannten und andere, noch seltenere
Sorten vgl. G u i b o u r t , h i s t o i r e d e s D r o g u e s ; H a n b u r y , S c i e n c e P a p e r s ;
F l ü c k i g e r , P h a r m a k o g n o s i e .) — Als C a r d a m o m u m m a j u s kamen die Früchte
des *Amomum melegueta* R o s c o e vor, dessen Samen die P a r a d i e s k ö r n e r liefern.

Bestandteile. Nach K ö n i g : Die S a m e n 19,38 Prozent Wasser, 11,18 Prozent Stickstoffsubstanz, 3,80 Prozent ätherisches Öl (nach S c h i m m e l & C o. 4,0 Prozent [Malabar],
2,5—6 Prozent [Ceylon], 4,25 Prozent [Siam]), 1,14 Prozent Fett, 0,65 Prozent Zucker, 44,10 Pro-
zent sonstige stickstofffreie Stoffe, 11,02 Prozent Holzfaser, 8,73 Prozent Asche (nach W a r -
n e c k e 6,12 Prozent). Fruchtwand (also ohne Samen): 8,37 Prozent Wasser, 5,50 Prozent Stickstoffsubstanz, 0,72 Prozent ätherisches Öl, 2,27 Prozent Fett, 0,94 Prozent Zucker, 36,91 Prozent
sonstige stickstofffreie Stoffe, 30,42 Prozent Holzfaser, 14,87 Prozent Asche. Die Asche enthält
nach F l ü c k i g e r Mangan. Der Gehalt von Embryo und Endosperm an fettem Öl beträgt
nach T r o m m s d o r f f 10 Prozent. Das ätherische Öl ist blaßgelb, reagiert neutral, hat das
spez. Gewicht 0,895—0,905 und besteht aus Terpen und Dipenten.

Aufbewahrung. Pulverung. Die ganzen Kardamomkapseln werden in Blech- oder Glasgefäßen aufbewahrt, das mittelfeine Pulver in verstopfter Glasflasche. Behufs Darstellung des
Pulvers werden die Samen meist aus den häutigen Kapseln herausgenommen und, ohne sie vorher
zu trocknen, in ein mittelfeines Pulver verwandelt. Die leeren Kapseln werden weggeworfen.
Zur Darstellung von Tinkturen und Elixieren durch Digestion werden die ganzen Kardomom-
früchte, die Kapseln samt Samen, und zwar kurz zuvor durch Zerstoßen im Mörser in ein grobes
Pulver verwandelt, angewendet. Der Apotheker darf nur die ganzen Früchte, niemals die herausgenommenen Samen allein, C a r d a m o m u m e x c o r t i c a t u m , kaufen, bei denen
andere Sorten, wie die Ceylonsorte, sehr leicht untergeschoben werden können. Das käufliche
Pulver ist mit einem Zusatz von 5 Prozent Natriumcarbonat vorgekommen.

Anwendung. Kardamomen werden als solche medizinal nicht verwendet. Sie werden als
Bestandteile von Tinkturen und aromatischem Pulver gebraucht.

Fructus Carvi. — Kümmel.

Syn.: Semen Carvi. Garbe.

Die gewöhnlich in ihre Teilfrüchte zerfallenen, reifen Spaltfrüchte von Carum carvi Linné. Die Teilfrucht ist bogen- oder sichelförmig gekrümmt, an beiden Enden verjüngt, etwa 5 mm lang, in der Mitte 1 mm dick, glatt, kahl, graubraun und zeigt 5 schmale, scharf hervortretende, helle Rippen. In den 4 Tälchen der Teilfrucht verläuft je 1 großer, dunkelbrauner Sekretgang, während auf der flachen Fugenfläche in der Mitte ein hellerer Streifen sichtbar ist, zu dessen Seiten sich je 1 Sekretgang befindet.

Kümmel riecht und schmeckt stark würzig.

Kümmelpulver darf beim Verbrennen höchstens 8 Prozent Rückstand hinterlassen.

Mikroskopische Untersuchung. In der Mitte jeder Rippe verläuft 1 winziger Sekretgang, unter dem das von starkem Faserbelag umhüllte Leitbündel liegt, während auf der Außenseite unterhalb der Tälchen sich je 1 solcher Sekretgang findet. In der aus dünnwandigem Parenchym gebildeten Fruchtwand jeder Teilfrucht finden sich auf der Fugenseite 2 große, im Querschnitt elliptische, von Epithelzellen umhüllte Sekretgänge. Das Nährgewebe enthält fettes Öl und Aleuronkörner, in denen nach der Aufhellung kleine Calciumoxalatdrusen sichtbar werden. Das gelblichbraune Pulver ist gekennzeichnet durch die Bruchstücke des Nährgewebes, die bräunlichen Parenchymschollen, in denen man nach der Aufhellung die braunen Sekretgänge verlaufen sieht, und die langen, manchmal von Spiralgefäßen der Leitbündel begleiteten Fasern aus den Rippen.

Die Beschreibung der Droge wurde sehr stark erweitert und besonders auf mikroskopischen Bau und Pulver ausgedehnt. Neu ist die Forderung, daß Kümmelpulver höchstens 8 Prozent Aschengehalt besitzen darf.

Geschichtliches. Den Gattungsnamen der Pflanze, *Carum*, bei P l i n i u s Careum, leitet derselbe von der Landschaft Karia in Kleinasien ab; die Artbezeichnung *Carvi* stammt vom arabischen K a r a w y a und die deutsche Bezeichnung K ü m m e l von C u m i n u m, der Frucht von *Cuminum cyminum* L. — Die Früchte sind von jeher als Arzneimittel und noch mehr als Gewürz verwendet worden.

Abstammung. *Carum carvi* L. aus der Familie der *Umbelliferae—Apioideae*, Gruppe der *Amminae* ist 2jährig; der bis meterhohe, von unten an stark ästige Stengel ist hohl, kahl und kantig gerieft. Die kahlen Blätter sind doppelt gefiedert, die Enden der scharf gezähnten Blättchen ziehen sich schmal linealisch aus. Die beiden untersten Seitenfiedern sitzen unmittelbar am Grunde des scheidigen Blattstieles und rufen den Eindruck von Nebenblättern hervor. Hülle und Hüllchen fehlend, erstere bisweilen durch ein einzelnes schmales Blättchen angedeutet. Heimisch auf Wiesen und Triften eines großen Teiles der Alten Welt mit Ausnahme von China und Japan, angebaut in Holland (Gelderland, Nordbrabant), Mittelrußland (Orel und Tula), England und Deutschland (Erfurt, Weißenfels, Halle, Merseburg, Cölleda, Bitburg, Ostseeprovinzen, Süflingen, Hegenach, Württemberg), Nordamerika. Die Kultur in Deutschland geht zurück; vor etwa 15 Jahren wurden nur noch 350000 kg produziert gegen 1171400 kg im Jahre 1881.

Beschreibung. Die Beschreibung des Arzneibuches ist in jeder Hinsicht ausreichend. Vgl. dazu Fig. 205.

Pulver. Das gelblich-braune, feine (Sieb VI) oder mittelfeine (Sieb V) Pulver besteht in der Hauptmasse aus fein zerriebenen, farblosen oder gelblichen, kräftig-wandigen Endospermfetzchen, in denen oder an denen meist noch Aleuronkörner enthalten sind, massenhaften farblosen Protoplasmakörnchen, spärlichen farblosen Sklerenchymfaserbruchstückchen und farblosen Fruchtwandepidermisfetzchen. Dazwischen sind in großer Menge größere oder kleinere Gewebebruchstücke zu beobachten. Besonders reichlich treten solche aus dem Endosperm auf; diese bestehen aus kräftig-wandigen (Wandung farblos, in Chloralhydratlösung sehr stark quellend), polygonalen oder seltener mehr oder weniger quadratischen, manchmal reihenförmig angeordneten, kleineren oder größeren Zellen; diese sind erfüllt mit dichtem, farblosem bis gelbbräunlichem Ölplasma und enthalten zahlreiche kleine (8—12 μ große) Aleuronkörner, in denen sich undeutlich Globoide und Kristalloide, deutlich aber stets sehr kleine (2—5 μ große) Oxalatrosetten von kugeliger Gestalt und zentralem, luftführendem (dunklem) Hohlraum feststellen lassen (die Oxalatrosetten treten besonders im Chloralhydratpräparat bei Betrachtung mit dem Polarisationsapparat deutlich hervor!). Spärlicher, aber regelmäßig werden ferner beobachtet: lange, schmale, kräftig-wandige, aber stets ein ansehnliches Lumen zeigende (10—15 μ breite), spärlich undeutlich schief getüpfelte, meist in Bündeln auftretende, farblose Sklerenchymfasern oder deren Bruchstücke; Fetzen von dem Epithelbelag der stets vollständig zertrümmerten Sekretbehälter, aus dünnwandigen, polygonalen, gelbbraunen bis braunen Zellen aufgebaut; mit den Epithelfetzen zusammenhängend, seltener freiliegend oder mit Gefäßsträngen kombiniert und zu diesen im rechten Winkel verlaufend, finden sich Bruchstücke der sog. Querzellenschicht, die aus mehr oder weniger langgestreckten, schmalen, dünnwandigen, farblosen oder gelblichen Zellen bestehen; schmale, ringförmig oder spiralig verdickte oder häufig poröse Gefäße und Tracheiden, meist in Bündeln und oft umgeben von Sklerenchymfasern, sowie großen Mengen von Steinzellen oder steinzellartigem Parenchym; die Steinzellen (aus der Fruchtwand in der Nähe der Gefäßbündel) sind farblos bis gelblich, ziemlich klein, isodiametrisch oder mehr oder weniger stark gestreckt, ziemlich dünnwandig, stark und grob getüpfelt; dünnwandige oder selten derbwandige, polygonale oder etwas gestreckte, farblose Epidermiszellen der Fruchtwand mit deutlicher Kutikularstreifung. Nur sehr selten werden Spuren der meist vollständig zerriebenen, dünnwandig-parenchymatischen, farblosen bis gelben Fruchtwand, sowie der aus gelbbraunen bis braunen Parenchymzellen bestehenden Innenschicht der Samenschale beobachtet.

Charakteristisch für das Pulver sind besonders die Endospermbruchstücke mit ihren eigenartigen Aleuronkörnern, die gelbbraunen bis braunen Epithelfetzen, die Querzellenschicht, die dünnwandigen Sklerenchymfasern, die dünnwandigen Steinzellen, die deutlich gestreiften Epidermisfetzen der Fruchtwand.

Reichliche Mengen von dickwandigen Sklerenchymfasern, weitlumige Gefäße (aus Fruchtstielen und den Fruchtständen) sowie Stärke dürfen in dem Pulver nicht vorhanden sein.

Das Pulver wird untersucht in Glycerinwasser (Studium der Farben), in Chloralhydratlösung (Aufhellung, eventuell Präparat mehrmals unter dem Deckgläschen stark erwärmen!), in Wasser nach Zusatz von etwas Jodjodkaliumlösung (Färbung der Aleuronkörner, Abwesenheit von Stärke!), in einem Gemisch von ½ Wasser und ½ alkoholischer Alkanninlösung (Nachweis des fetten und ätherischen Öls).

Bestandteile. Der wichtigste Bestandteil ist das in den Ölgängen enthaltene ätherische Öl. Es enthalten davon kultivierte deutsche Früchte 4 Prozent, holländische 5,5 Prozent, ostpreußische

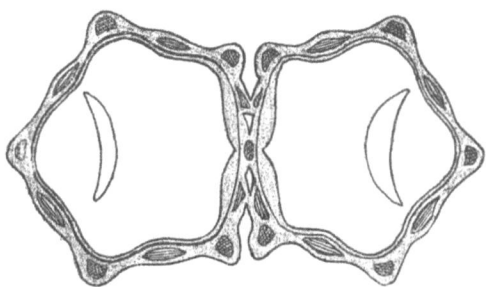

Fig. 205. Fructus Carvi, Querschnitt durch die Frucht, vergrößert.

5 Prozent, mährische 5 Prozent, wilde deutsche 6—7 Prozent, wilde norwegische 6 bis 6,5 Prozent, wilde russische 3 Prozent (Schimmel & Co.). Ein nördlicher und hochgelegener Standort scheint der Ölerzeugung günstig zu sein. Ferner enthalten die Früchte nach Hager 7, nach anderen bis 12 Prozent fettes Öl (im Endosperm), 3,12 Prozent Zucker, 19,74 Prozent stickstoffhaltige Substanz, 4,53 Prozent Stärke, mindestens 15 Prozent stickstofffreie Extraktstoffe, 20 Prozent Rohfaser, 14,55 Prozent Wasser, etwas Gerbstoff, Harz, Wachs. Die Asche beträgt nach Warnecke 5,27 Prozent.

Verwechslungen und Verfälschungen. Die Früchte sollen zuweilen mit den ähnlich gestalteten Früchten von *Aegopodium podragaria* L. verwechselt sein, die aber dunkler gefärbt und ohne Ölstriemen sind.

Häufig ist eine Verfälschung mit Kümmelfrüchten, denen das ätherische Öl bereits entzogen ist. Man erkennt diese Verfälschung an dem Fehlen des Geruches und Geschmackes, sowie exakter durch Extraktbestimmung; guter Kümmel gibt im Durchschnitt 15 Prozent trocknes Extrakt. Römischer Kümmel, Mutterkümmel, Kramkümmel sind die ungefähr ebenso großen, gedrungener gebauten und borstigen Früchte des in Ägypten heimischen und in allen Mittelmeerländern gebauten *Cuminum cyminum* L. Sie enthalten 0,4 Prozent ätherisches und 8 Prozent fettes Öl.

Anwendung. Kümmel ist ein als Hausmittel gebräuchliches Stomachikum und Karminativum; er soll auch die Milchsekretion anregen. — Das gleiche gilt von dem Oleum Carvi.

In der Tierheilkunde wird Kümmel noch relativ häufig gegen nicht zu starke Darmbeschwerden (Kolik und ähnl.) gebraucht.

Fructus Colocynthidis. — Koloquinthen.

Die von der äußeren, harten Schicht der Fruchtwand befreiten reifen Früchte von Citrullus colocynthis (*Linné*) *Schrader.*

Die Frucht ist kugelig, 6 bis 8 cm im Durchmesser groß, schneeweiß bis gelblichweiß und sehr leicht; sie besteht nur aus dem weichen, schwammigen Gewebe der inneren Fruchtwandung und der Plazenten und enthält zahlreiche, flach eiförmige, graugelbe bis gelbbraune Samen.

Koloquinthen sind geruchlos und schmecken sehr bitter.

Mikroskopische Untersuchung. Das Gewebe setzt sich zusammen aus weitlumigen, luftführenden, von großen Intercellularen umgebenen, dünnwandigen, annähernd kugeligen Parenchymzellen, die an ihren Berührungsflächen deutliche, runde Tüpfelplatten aufweisen. Das Parenchym wird von verhältnismäßig spärlichen Leitbündeln mit engen Spiralgefäßen durchlaufen.

Das weiße Pulver ist gekennzeichnet durch die Parenchymsetzen und die vereinzelten Leitbündelbruchstücke und darf weder Steinzellen noch Fetttropfen oder Aleuronkörner enthalten.

Vor der Verwendung sind aus der Frucht die Samen zu entfernen.

Vorsichtig aufzubewahren. Größte Einzelgabe 0,3 g. Größte Tagesgabe 1,0 g.

Die Beschreibung wurde stark erweitert und auf den mikroskopischen Bau und das Pulver ausgedehnt.

Geschichtliches. Die Koloquinthen sind seit den ältesten Zeiten bekannt. Das Alte Testament erwähnt sie im Buche der Könige. Plinius und Dioscorides kennen sie, und durch die arabischen Ärzte wurde ihre Anwendung in Europa verbreitet. Früher versuchte man sie in Deutschland, wo sie als „wilden churbez" frühzeitig erwähnt werden, zum arzneilichen Gebrauch zu kultivieren.

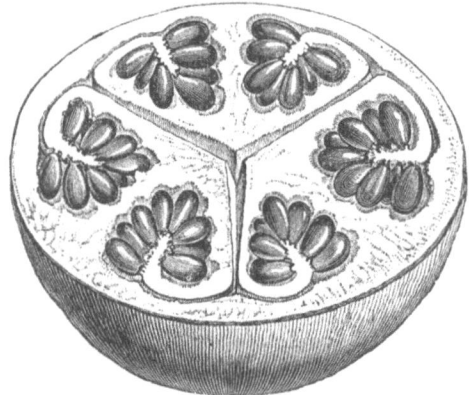

Fig. 206. Ungeschälte Koloquinthe im Querschnitt.
(Baillon.)

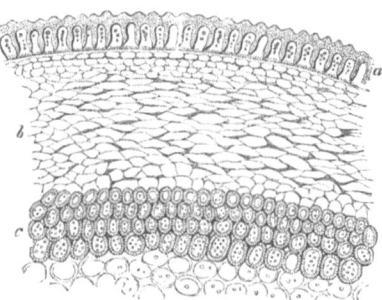

Fig. 207. Fruchtschale der Koloquinthe (an der Droge fast durchweg vollständig abgeschält).
a Epidermis, *b* dünnwandiges Parenchym, *c* Steinzellenschicht. (Flückiger u. Tschirch.)

Abstammung. *Citrullus colocynthis* (L.) S c h r a d e r, (*Cucumis colocynthis* L.) ist ein niederliegendes, zu den *Cucurbitaceae* gehöriges Gewächs. Dasselbe ist monoecisch, mit gelblichen in Form und Größe an *Bryonia* erinnernden Blüten, meist 3 lappigen Blättern und behaarten, mit Ranken versehenen Stengeln. Die Frucht ist eine saftlose, große, kugelige, gelbe Beere.

Die Heimat der Pflanze erstreckt sich von der Koromandelküste Indiens über Syrien, Südarabien, Nordafrika über das ganze tropische Afrika. In Südspanien und Portugal wird sie kultiviert und ist stellenweise verwildert. Sie ist eine echte Steppenpflanze.

Beschreibung. Die im reifen Zustande mit einer gelben oder grünlichgelben glatten, fein punktierten, spröden, lederartigen Haut versehene Beere der erwähnten Pflanze erreicht die Größe und Form einer mäßigen Apfelsine von 5—10 cm Durchmesser.

Die Handelsware ist meist vollständig ˙von jener gelben Fruchtschale (Fig. 206 und 207) befreit und besteht aus einer weißen schwammigen Kugel, die durch ihre Leichtigkeit und Porosität an Holundermark erinnert.

Auf dem Querschnitt der reifen trockenen Frucht fallen in erster Linie drei breite Spalten auf, die eine Trennung derselben in 3 Teile bewirken (Fig. 206). Von dem Schnittpunkt dieser 3 Spalten gehen 3 breite markartige weiße Gewebspartien balkenförmig bis an den Rand der Frucht. Dieses sind die Karpellblätter des ursprünglichen 3 fächerigen Fruchtknotens. Die an den

Karpellblättern sitzenden Placenten sind anfangs miteinander verwachsen. In der geschälten, trockenen Handelsware reißen sie durch Spannungsdifferenzen der Länge nach auf und bilden so die erwähnten Spalten. Die Frucht erscheint nun unvollkommen 6 fächerig.

Die Enden der Placenten sind ankerförmig nach den ursprünglichen echten Scheidewänden hin umgebogen und tragen die zahlreichen Samen, die in vertikalen Reihen stehen. Die Samen sind eiförmig und flach gedrückt, gelbgrau oder hellbraun mit einem hellen, etwa 2 mm langen Nabelstrang an ihrem spitzen Ende. — Die Beschreibung des Arzneibuches von der Droge, besonders ihrem mikroskopischen Bau und ihrem Pulver, ist im übrigen so erschöpfend, daß sie hier nur durch Fig. 208 erläutert zu werden braucht.

Die Koloquinthen sind geruchlos und intensiv bitter.

Pulver. Das weißliche oder gelb-lich-weiße, feine Pulver (Sieb VI) besteht zum größten Teil aus feinst zermahlenen und zerrissenen, farblosen, dünnwandigen, getüpfelten Parenchymzelltrümmerchen, die häufig in dichten Ballen zusammen-liegen, sowie farblosen Protoplasma-körnchen oder -klümpchen. Dazwischen lassen sich in Menge meist nur recht kleine und schlecht erhaltene Gewebe-fetzen wahrnehmen. Diese bestehen aller-meist aus dem Parenchym der Frucht-wand; die Parenchymzellen sind sehr um-fangreich, farblos, mehr oder weniger kugelig, seltener polygonal, locker ge-lagert, d. h. große Intercellularen auf-weisend, inhaltslos, dünnwandig, an den Berührungsflächen der einzelnen Zellen grob getüpfelt; in der Flächenansicht

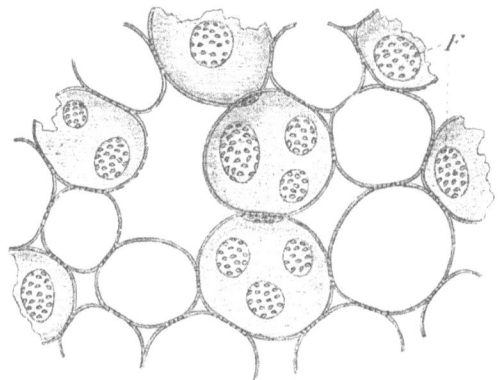

Fig. 208. Fructus Colocynthidis, Querschnitt durch das Frucht-fleisch. F Tüpfelfelder. Vergr. $^{80}/_1$. (Mez.)

heben sich diese Berührungsflächen als größere oder kleinere kreisförmige oder elliptische Tüpfel-platten scharf ab und zeigen zahlreiche deutliche, grobe, kreisförmige bis elliptische Tüpfel, die unregelmäßig zerstreut oder seltener in Gruppen auf der Tüpfelplatte angeordnet sind; die Parenchymzellen zeigen an den tüpfelfreien Stellen oft eine mehr oder weniger deutliche, ziem-lich geradlinige Wandungsstreifung. Ziemlich spärlich beobachtet man im Pulver ferner 20—40 μ weite, ringförmig oder spiralig verdickte Gefäße aus den Gefäßbündeln der Frucht-wand. —

Da das Pulver aus tief geschälten und von den Samen befreiten Früchten hergestellt sein soll, so ist festzuhalten, daß theoretisch andere als die oben beschriebenen Elemente im Pulver nicht enthalten sein dürfen. Selbst bei vorsichtiger Herstellung des Pulvers wird es jedoch kaum zu vermeiden sein, daß gelegentlich einmal ein Samen mit vermahlen wird; seine sehr charakteristischen Elemente werden sich im Pulver scharf hervorheben; es ist darauf zu achten, daß diese Elemente nur ganz spärlich, hier und da einmal ein Partikelchen, im Kolo-quinthenpulver beobachtet werden. Als solche Elemente der Samen sind die folgenden zu erwähnen: vereinzelte oder meist in Gruppen zusammenliegende, farblose oder gelbliche, poly-gonale, mehr oder weniger dickwandige, 30—60 μ große, sehr reichlich und grob getüpfelte Steinzellen der Samenschale (diese finden sich auch in der meistens sehr sorgfältig abgeschälten Außenschicht der Fruchtwand!); die schmalen, ziemlich langgestreckten, außen stark, innen nur ganz schwach verdickten, farblosen Epidermiszellen der Samenschale, die in der Flächen-ansicht polygonal und mit stark perlschnurartigen Wänden versehen erscheinen; farbloses, locker gelagertes, dünnwandiges, sehr dicht und deutlich gleichmäßig getüpfeltes Parenchym aus der Samenschale; farblose, sehr dünnwandige, isodiametrische oder palisadenartige Zellen in kleinen Fetzen aus den Kotyledonen des Embryos, die in einem Ölplasma zahlreiche kleine Aleuronkörner enthalten.

Charakteristisch für das Pulver sind nur die meist sehr stark zerriebenen und oft schwer zu analysierenden Trümmer des Fruchtwandparenchyms sowie die spärlichen Ring- und Spiral-gefäße. Gewöhnlich aber finden sich im Pulver ganz vereinzelte Elemente der Samen, beson-ders gelbliche Steinzellen, stark getüpfeltes Parenchym, dickwandige Palisadenepidermiszellen, Gewebefetzen der Kotyledonen mit ihrem Öl- und Aleuroninhalt.

Diese Elemente der Samenschale sowie eventuell auch Steinzellgruppen aus der schlecht geschälten äußeren Partie der Fruchtwand dürfen nur in S p u r e n im Pulver vorhanden sein. Stärke sowie dickwandige Fasern fehlen vollständig.

Koloquinthenpulver wird untersucht in Wasser oder Glycerinwasser, in Chloralhydratlösung (mehrmaliges starkes Erwärmen des Präparates unter dem Deckgläschen!) oder Kalilauge, in Wasser, dem ein Zusatz von Jodjodkaliumlösung gegeben wurde (Gelbfärbung der Aleuronkörner, dadurch Hervorhebung der Kotyledonarfetzen, Abwesenheit von Stärke!), in einem Gemisch von ½ Wasser und ½ alkoholischer Alkanninlösung (Nachweis des fetten Öls der Kotyledonen!).

Handelssorten. Die zu uns gelangenden Koloquinthen kommen teils aus M a r o k k o über M o g a d o r, teils aus S y r i e n über T r i e s t und L o n d o n, ferner aus Spanien über Frankreich.

Die s y r i s c h e n K o l o q u i n t h e n sind groß und enthalten weniger Samen als die kleineren spanischen, werden daher im Handel höher geschätzt. Letztere Sorte kommt auch ungeschält vor.

Früher unterschied man noch ä g y p t i s c h e, die über A l e x a n d r i e n als A l e x a n d r a ä p f e l ausgeführt wurden. Diese Ausfuhr hat fast ganz aufgehört.

C y p r i s c h e K o l o q u i n t h e n sind klein, von 4 cm im Durchmesser, und sehr reichsamig, daher nicht zu empfehlen.

Keine dieser Handelssorten, sobald sie nur geschält ist, ist jedoch nach dem Arzneibuche ausgeschlossen.

P e r s i s c h e K o l o q u i n t h e n kommen neuerdings in komprimierter Form in den Handel.

Bestandteile. Der wirksame Bestandteil ist ein glykosidischer Bitterstoff, C o l o c y n t h i n. Er bildet ein gelbes, in Wasser und Alkohol lösliches Pulver von der Formel $C_{56}H_{84}O_{23}$ und ist zu etwa 0,6—2 Prozent im Gewebe der Frucht enthalten. Außerdem enthält die Droge bitteres Harz. Neben diesem will W a l z einen zweiten Körper, Colocynthidin, gefunden haben. Die samenfreie Droge enthält 9—13 Prozent Asche.

Die Samen enthalten etwa 16 Prozent fettes Öl und 6 Prozent Eiweiß.

Verwechselungen. Verfälschungen sind im ganzen selten, doch kommen hier und da die Früchte anderer Cucurbitaceen vor, so nach F l ü c k i g e r und H a n b u r y diejenigen von *Cucumis trigonus* R o x b. und *C. Hardwickii* Royle, ferner von *Luffa purgans* Mart. und *drastica* Mart., die sog. Hill colocynth. H e l b i n g fand auf dem Londoner Markt kleine, kugelige, 4—5 cm große, graue oder blaßgelbe Früchte, denen aber das Mark fehlte, als Koloquinthen angeboten. 1890 sind in London die Früchte von *Balanites Roxburghii* Planchon als Koloquinthen vorgekommen. Pfaff fand solche mit ovalen Erhabenheiten auf der Schale. Endlich sind auch 8fächerige bittere Früchte darunter beobachtet. Bei Berücksichtigung des bitteren Geschmackes, der weißen Farbe, der scheinbaren Sechsfächerigkeit und der glatten Reste der gelben Schale ist eine grobe Verfälschung leicht zu erkennen.

Aufbewahrung und Präparation. In Übereinstimmung mit der früheren Ausgabe läßt das Arzneibuch die Koloquinthen ohne die Samen verwenden. Da die Samen so gut wie unwirksam sind und ihr Gewicht 60—75 Prozent der Frucht beträgt, zudem beim Abwägen kleiner Mengen Samen und Fruchtfleisch nicht gleichmäßig genommen werden können, so ist es, um eine stets gleichmäßig wirkende Droge zu haben, zweckmäßig, nur das von den Samen befreite Fruchtfleisch zu verwenden zu lassen. Letzteres wird oft als *Pulpa Colocynthidis* bezeichnet.

Zur P u l v e r i s i e r u n g trocknet man bei 40°—50°. Besser ist es, die zerschnittenen Früchte mit 1/5 Gummi zu einem Brei anzustoßen, zu trocknen und dann erst zu stoßen. Letztere Methode ist wegen der schwammigen Beschaffenheit des Fruchtfleisches vorzuziehen.

Das sehr hygroskopische P u l v e r wird in gut schließenden Glasgefäßen aufbewahrt.

Wirkung und Anwendung. Von den aus den Koloquinthen isolierten Körpern ist das Glykosid C o l o c y n t h i n der hauptsächlich wirksame; Colocynthidin ist unwirksam. — Die Wirkung besteht in einer direkten Anregung der Peristaltik, die aber je nach der Dosis mit einer mehr oder minder großen Reizung der Darmschleimhaut verbunden ist. Dementsprechend wirken die Koloquinthen erheblich stärker als die Abführmittel der Anthrachinonreihe (vgl. Aloe); sie werden zu den sog. Drasticis gerechnet. — Vermöge ihrer starken Abführwirkung verursachen sie einen erheblichen Flüssigkeitsverlust und wurden deshalb früher häufig zur „Entwässerung" des Körpers (z. B. bei Nierenkrankheiten) verordnet. Jetzt hierfür und wohl überhaupt nur noch selten; am meisten noch bei hartnäckiger c h r o n i s c h e r Obstipation. — Meistens werden die Koloquinthen als E x t r a k t gegeben; die T i n k t u r ist weniger zweckmäßig.

Auch in der T i e r h e i l k u n d e werden Koloquinthen nur relativ selten und auch nur bei kleinen Tieren gebraucht; bei Pferden ist die Wirkung unsicher.

Fructus Foeniculi. — Fenchel.

Syn.: Semen Foeniculi. Fencheltee.

Die meist in ihre Teilfrüchte zerfallenen, reifen Spaltfrüchte von Foeniculum vulgare *Miller.*

Die Frucht ist 7 bis 9 mm lang, 3 bis 4 mm breit, länglich-stielrund, glatt, kahl, bräunlich-grün oder grünlichgelb, stets mit etwas dunkleren Tälchen. Unter ihren 10 kräftigen Rippen treten die dicht aneinanderliegenden Randrippen etwas stärker hervor, als die übrigen. Zwischen je 2 Rippen verläuft 1 dunkler, breiter, das Tälchen ausfüllender Sekretgang. Auf der flachen Fugenseite jeder Teilfrucht findet sich in der Mitte 1 hellerer Streifen und seitlich davon je 1 dunkler Sekretgang.

Fenchel riecht würzig und schmeckt süßlich, schwach brennend.

Fenchelpulver darf beim Verbrennen höchstens 10 Prozent Rückstand hinterlassen.

Mikroskopische Untersuchung. In den Rippen verlaufen Leitbündel, die von kräftigen Fa, sersträngen begleitet werden. In der Nähe der großen Sekretgänge liegen im Parenchym der Fruchtwand gelbbraun bis braun gefärbte Pigmentzellen. Die Parenchymzellen in der Nähe der Leitbündel zeigen fast durchweg eine poröse, netz- oder leistenförmige Wandverbindung. Die innersten Zellen der Fruchtwand erscheinen auf dem Fruchtquerschnitte ziemlich langgestreckt, flach, tafelförmig; die meisten von ihnen sind durch fortgesetzte Teilungen in zahlreiche, schmale Zellen zerlegt worden. Das Nährgewebe besteht aus ziemlich kleinen, starkwandigen Zellen, die neben fettem Öle Aleuronkörner enthalten, in denen nach der Aufhellung je 1, seltener 2 oder mehrere winzige Calciumoxalatdrusen zu erkennen sind.

Das graugelbliche oder graubräunliche Pulver ist gekennzeichnet durch die Elemente des Endosperms mit den charakteristischen Aleuronkörnern, die leisten- oder netzförmig verdickten Parenchymzellen der Fruchtwand, die parkettartig angeordneten Zellen der Fruchtwandbinnen, schicht und die Fasern aus den Rippen.

Die Beschreibung wurde sehr stark erweitert und besonders auf den mikroskopischen Bau, sowie auf das Pulver ausgedehnt. Neu ist die Forderung eines Aschengehaltes, der nicht über 10 Prozent betragen darf.

Geschichtliches. Bereits im Altertum wurde Fenchel unter dem Namen M a r a t h r o n vielfach angewendet. Der Anbau des Fenchels wurde schon in dem Capitulare de villis Karls d. Gr. 812 angeordnet. Er ist in früheren Zeiten im allgemeinen häufiger angewendet worden als der Anis.

Abstammung. *Foeniculum vulgare* M i l l e r (Syn. *F. capillaceum* G i l i b e r t , *Anethum foeniculum* L.), Familie der *Umbelliferae* — *Apioideae* — *Seselinae*, ist eine 1 oder 2jährige oder auch ausdauernde Pflanze mit 1—2 m hohem, rundem, oberwärts ästigem, hohlem Stengel, der von Längslinien gestreift erscheint. Die schlaff herabhängenden Blätter 3 bis mehrfach geteilt, die Teile fädig, die letzten Zipfel pfriemlich. Dolden groß, 20- bis 30strahlig, mit kleinen gelben Blüten, ohne Hülle und Hüllchen. Heimisch in Vorderasien, vom Kaukasus bis Abyssinien, durch das ganze Mittelmeergebiet bis Marokko, wahrscheinlich auch durch Frankreich bis Südengland. Kultiviert in Nordchina, Indien, Galizien, Italien, Frankreich (Nîmes), Deutschland (Weißenfels, Leipzig, Halle, Erfurt, Lützen, Cölleda, Aken, Blankenburg, Berlin, Franken, Württemberg), Nordamerika (Maryland und Virginia).

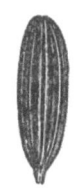
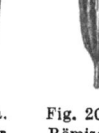
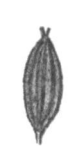

Fig. 209 a.
Deutscher
Fenchel.
3 mal vergr.

Fig. 209 b.
Römischer
Fenchel.
1½ mal vergr.

Fig. 209 c.
Mazedonischer
Fenchel.

Beschreibung. Die Frucht trägt auf jeder Hälfte 5 starke, längsstreifige Rippen, von denen die Randrippen am stärksten ausgebildet sind. Auf der Spitze der Frucht sind der Diskus und die beiden kurzen Narben erhalten. Zwischen den Rippen schimmert in jedem Tälchen ein starker Ölgang durch, zu denen noch 2 auf jeder Fugenfläche kommen. Ihr Querschnitt ist gestreckt elliptisch bis fast kreisförmig. (Fig. 210—211.)

Jede Rippe enthält ein Gefäßbündel; das dasselbe nach innen begrenzende Parenchym enthält großmaschig netzförmig verdickte Zellen, die für die Erkennung des Fenchels in fein zerkleinertem Zustande das am meisten charakteristische Merkmal abgeben. Ihre Ausbildung in den einzelnen Sorten ist sehr verschieden: bei galizischem und deutschem Fenchel finden sich nur verhältnismäßig wenige Zellen in unmittelbarer Nähe der Gefäßbündel in der beschrie-

benen Weise verdickt, wogegen bei römischem und mazedonischem die ganze Mittelschicht der
Fruchtschale aus solchen netzförmig verdickten Zellen besteht. Die Ölgänge werden von ziemlich
flachen Zellen begrenzt. Die Ölgänge zeigen auf dem Längsschnitt zuweilen scheinbar einige
Querwände, die aber keine Zellhäute, sondern eine aus dem Inhalt der Ölgänge ausgeschiedene
Substanz sind. Die Zellen des Endosperms enthalten je 10—20 Aleuronkörner, die teils
Globoide, teils Drusen von Kalkoxalat enthalten. Sie sind 1,5—9,0 μ (L ü d t k e), bis 16 μ
(T s c h i r c h) groß. Im übrigen ist die Beschreibung des Arzneibuches eine so erschöpfende,
daß sie hier nur durch die beigegebenen Abbildungen (Fig. 211 bis 213) erläutert zu werden
braucht.

Pulver. Das grau-gelbliche bis gelblich-braune feine (Sieb VI) oder mittelfeine (Sieb V)
Pulver besteht in der Hauptmenge aus fein oder feinst vermahlenen farblosen, hellgelblichen bis
graubräunlichen Endospermbruchstückchen, in denen oder an denen meist noch Aleuronkörner
enthalten sind, massenhaften farblosen Protoplasmakörnchen oder -klümpchen, farblosen oder
gelblichen, inhaltslosen Parenchymfetzchen (aus der Fruchtwand), spärlicheren, farblosen Sklerenchymfaserbruchstückchen. Dazwischen sind in großer Menge kleinere oder größere Gewebebruchstücke zu beobachten. Besonders reichlich treten solche aus dem Endosperm auf; diese
bestehen aus kräftig-wandigen (Wandung farblos, in Chloralhydratlösung ziemlich stark quellend),
polygonalen oder seltener mehr oder weniger quadratischen bis rechteckigen, manchmal reihenförmig angeordneten, kleineren oder größeren Zellen; diese sind erfüllt mit farblosem, gelblichem

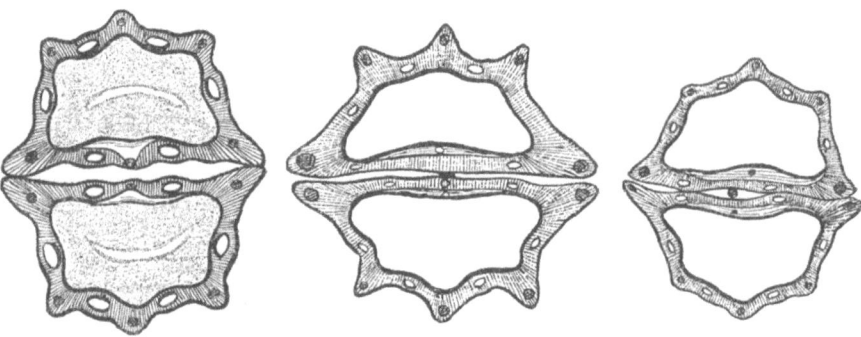

Fig. 210 a. Querschnitt durch   Fig. 210 b. Querschnitt   Fig. 210 c. Querschnitt
deutschen Fenchel. (Nach B e r g.)   durch römischen Fenchel.   durch Puglieser Fenchel.

bis bräunlichem, dichtem Ölplasma und enthalten zahlreiche kleine (8—14 μ große) Aleuronkörner, in denen sich undeutlich Globoide und Kristalloide, deutlich aber stets sehr kleine
(2—5 μ große) Oxalatrosetten von kugeliger Gestalt und zentralem, luftführendem (dunkelm)
Hohlraum feststellen lassen (die Oxalatrosetten treten besonders in Chloralhydratlösung bei
Betrachtung mit dem Polarisationsapparat deutlich hervor!). Reichlich trifft man auch farbloses Parenchym aus der Fruchtwand, aus ziemlich dünnwandigen, ziemlich locker gelagerten,
mehr oder weniger kugeligen, inhaltslosen, in der Größe sehr wechselnden Zellen bestehend,
zwischen denen man nicht selten gelbbraune bis braune, ziemlich dünnwandige Pigmentzellen
wahrnimmt. Mit diesen Parenchymfetzen vergesellschaftet oder seltener freiliegend trifft man
ferner andere aus der Fruchtwand stammende Gewebepartien: ziemlich dickwandige, polygonale oder mehr oder weniger gestreckte farblose Zellen mit auffallender netzförmiger oder
meist grob poröser Verdickung; von der innersten Schicht der Fruchtwand stammende, dünnwandige, in der Querschnittsansicht langgestreckte, flach tafelförmige Zellen, welche teilweise
durch fortgesetzte Teilungen in zahlreiche, schmale Zellen zerlegt worden sind; in der meist
zu beobachtenden Flächenansicht sind diese Zellkomplexe dadurch auffallend, daß sie wie
parkettiert erscheinen: in den einzelnen Mutterzellen verlaufen die zahlreichen schmalen, fast
wurstförmigen Tochterzellen stets einander parallel, während die Tochterzellen der umliegen-
den Mutterzellen eine andere Orientierung zeigen; enge (nur 5—12 μ weite) ringförmig oder
spiralig verdickte oder häufig poröse, meist in ganzen Bündeln auftretende Gefäße; dünnwandige, gelblich-bräunliche bis braune Zellfetzen vom Epithelgewebe der vollständig zerriebenen Sekretbehälter; kräftig-wandige, polygonale, fest zusammenhängende, farblose Epidermiszellen der Fruchtwand mit glatter Kutikula. Endlich werden im Pulver nicht selten
beobachtet ziemlich stark bis stark verdickte, schmale, spärlich schief getüpfelte, meist in
Bündeln auftretende Sklerenchymfasern, resp. deren Bruchstücke; nur selten treten polygonale,

ziemlich dickwandige, reichlich grob getüpfelte Steinzellen und Fetzen der braunen, aus undeutlichen, kollabierten Zellen bestehenden Samenschale auf.

Besonders charakteristisch für das Pulver sind die Endospermbruchstücke mit ihrem auffallenden Inhalt, sowie das grob poröse Parenchym, die eigenartigen parkettierten Zellen, die bräunlichen Epithelfetzen aus der Fruchtwand.

Stärke, Haare sowie weite Sekundärgefäße und große Mengen dickwandiger Sklerenchymfasern dürfen in dem Pulver nicht vorhanden sein.

Fenchelpulver wird untersucht in Glycerinwasser, in Chloralhydratlösung (eventuell, falls keine genügende Aufhellung erfolgt, mehrmals das Präparat unter dem Deckgläschen stark erwärmen!), in Wasser nach Zusatz von Jodjodkaliumlösung (Gelbfärbung der Aleuronkörner, Abwesenheit von Stärke!), sowie in ½ Wasser und ½ alkoholischer Alkanninlösung (Nachweis des fetten und ätherischen Öls).

Handelssorten. Die Früchte sind je nach der Provenienz ziemlich verschieden in Aussehen und Größe. Es kommen für den Großhandel etwa folgende Sorten in Betracht:

1. *Deutscher Fenchel* ist 5—8 mm lang, 3 mm breit, ziemlich zylindrisch, oft gekrümmt, nach beiden Seiten wenig verjüngt, von dem Diskus und den kurzen Griffeln gekrönt. Farbe grünlichgrau oder graubraun, die Rippen treten stark hervor und sind von hellerer Farbe, in den Tälchen schimmert der Ölgang durch. Beim Trocknen zerfällt die Frucht leicht in ihre beiden Hälften. (Fig. 209a, 210a.)

2. *Römischer, kretischer, florentiner, süßer Fenchel.* Aus Südfrankreich (Nîmes). Zeichnet sich durch seine Größe, die 12 mm erreicht, hellere Färbung und besonders stark hervortretende Rippen aus. Er stammt von kultivierten Pflanzen einer als *Foeniculum dulce* D. C. unterschiedenen Form, deren

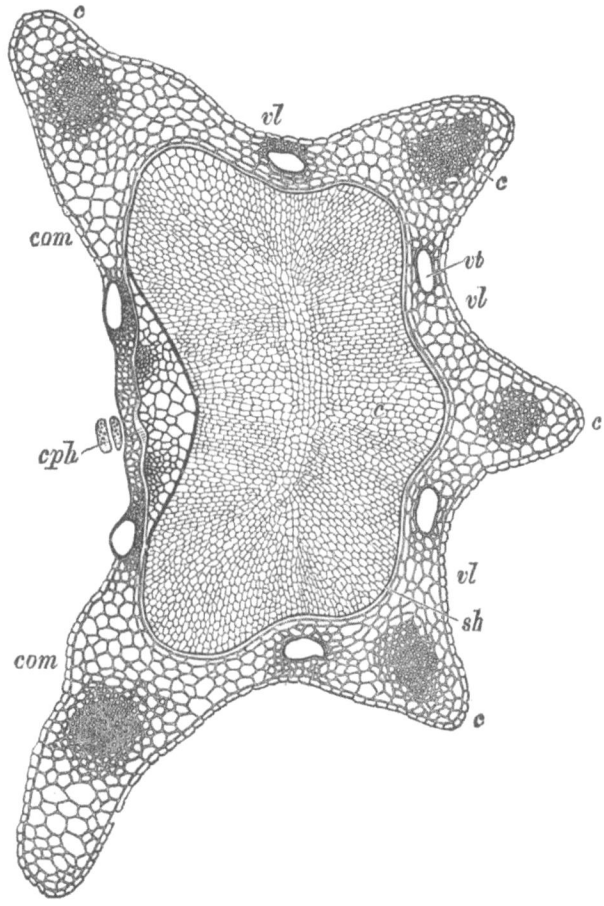

Fig. 211. Fructus Foeniculi, Querschnitt. *com* Fugenseite, *c* Rippen mit Gefäßbündeln, *vl* Tälchen, *vt* Sekretgänge, *c* Nährgewebe des Samens, *sh* Samenhaut, *cph* Carpophor (Mittelsäulchen). (Tschirch.)

Pflanzen aber nach 4—5 Jahren nur noch Früchte hervorbringen, die mit dem in Frankreich von wildwachsenden Pflanzen gesammelten b i t t e r e n F e n c h e l, der viel kleiner ist und sich durch wenig hervortretende Rippen auszeichnet, übereinstimmen. (Fig. 209b, 210b.)

3. *Puglieser Fenchel* aus Apulien mit wenig hervortretenden Rippen und feinem Geschmack, dem deutschen sehr ähnlich, aber von etwas dunklerer Farbe. G u i b o u r t (histoire des drogues) erwähnt einen *italienischen Fenchel* von kajeputähnlichem Geruch und scharf aromatischem Geschmack. (Fig. 210c.)

4. *Mazedonischer Fenchel*, von brauner Farbe, so groß wie der deutsche, mit stark vortretenden Rippen. (Fig. 209c.)

5. *Galizischer Fenchel*, von graugrüner Farbe, bis 5 mm lang, ebenfalls mit stark vortretenden Rippen.

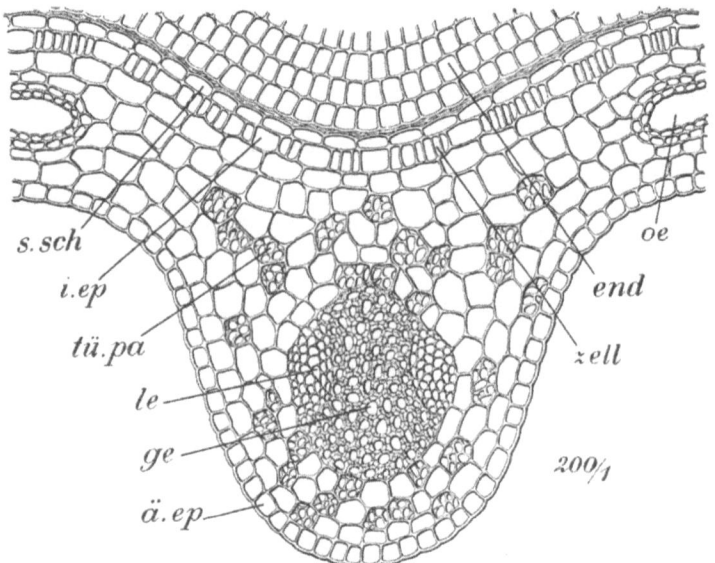

Fig. 212. Fructus Foeniculi, Stückchen eines Querschnitts durch eine Fruchthälfte mit einer Rippe ($^{200}/_1$). *s.sch* Samenschale, *i.ep* innere Epidermis der Fruchtwandung, *tü.pa* Tüpfelparenchym, *le* Siebgewebe, *ge* Holzteil der Gefäßbündel, *ä.ep* äußere Epidermis, *oe* Sekretgänge, *end* Endosperm, *zell* parkettierte Zellen der Innenepidermis der Fruchtwand. (Gilg.)

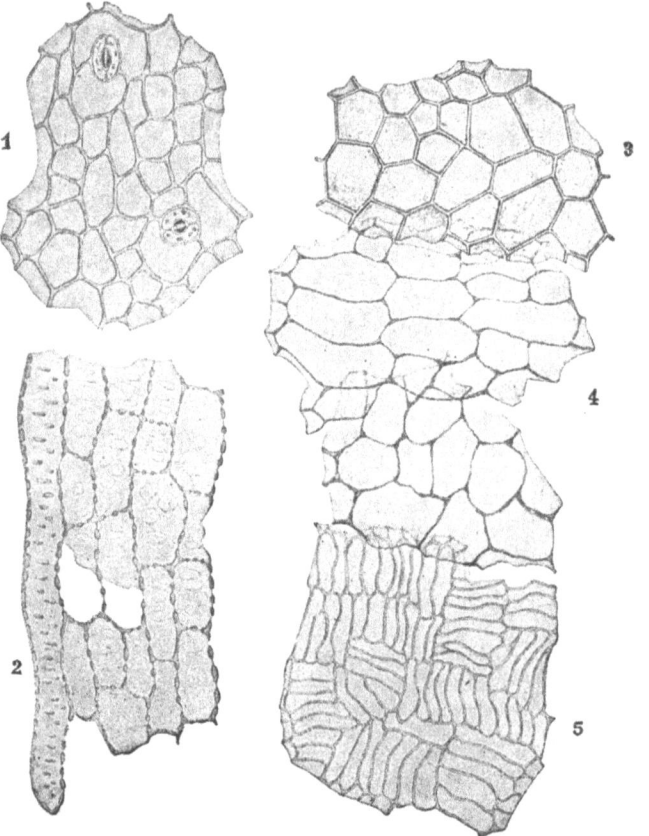

Fig. 213. Fructus Foeniculi. Elemente des Pulvers. *1* Äußere Epidermis der Fruchtschale, *2* getüpfeltes Parenchym dieser (aus dem Mesokarp), *3* Hüllgewebe eines Sekretganges, *4* zwei unter einem Sekretgang liegende Parenchymschichten, *5* innere, wie parkettiert erscheinende Epidermis der Fruchtwandung. Vergr. ca. $^{200}/_1$. (Moeller.)

6. *Indischer Fenchel*, von Beschaffenheit des römischen, aber etwas kleiner, stammt von einer auch als selbständige Art (*Foeniculum panmorium* D.C.) bezeichneten Varietät. Die Früchte sind kürzer und breiter als beim deutschen. Hafenplatz B o m b a y.

7. In Sizilien werden als „*Eselsfenchel*" die scharf schmeckenden Früchte von *Foeniculum piperitum* D. C. benutzt.

Die Ölgänge sind am größten beim deutschen und mazedonischen, am kleinsten beim apulischen und römischen Fenchel.

Bestandteile. Der wichtigste Bestandteil ist das ätherische Öl, das nach S c h i m m e l & C o. in sächsischem Fenchel zu 5—5,6 Prozent, in galizischem zu 6,0 Prozent, in ostindischem zu 2,2 Prozent enthalten ist. Ferner wurden gefunden 10—12 Prozent fettes Öl und Zucker. Der Aschengehalt beträgt 8,84—9,05 Prozent.

Verunreinigungen und Verfälschungen. Der Fenchel ist nicht selten mit fremden Samen, Erde, Doldenstrahlen usw. verunreinigt; natürlich ist eine solche Sorte von der pharmazeutischen Verwendung auszuschließen. Früchte, denen das ätherische Öl schon entzogen ist, fallen durch ihre Geschmacklosigkeit auf, ihre Anwesenheit wird auch durch eine Extraktbestimmung nachgewiesen; guter Fenchel gibt etwa 24—25 Prozent trocknes wässeriges Extrakt.

Anwendung. Fenchel ist als Tee hauptsächlich Volksmittel. — Medizinal werden die Präparate (besonders das Öl) als aromatische Korrigentien gebraucht.

Fructus Juniperi. — Wacholderbeeren.

Syn.: Baccae Juniperi. Kaddigbeeren.

Die getrockneten, reifen Beerenzapfen von Juniperus communis *Linné.*

Die Frucht ist kugelig, 7 bis 9 mm dick, violett- bis schwarzbraun, meist blau bereift. Am Grunde ist oft noch der Rest des kurzen Blütenzweiges mit mehreren dreizähligen, alternierenden Blättchenwirteln erhalten; am oberen Ende findet man stets einen dreistrahligen, geschlossenen Spalt und zwischen dessen Strahlen 3 undeutliche Höcker. Die Frucht enthält 3 kleine, harte Samen, die in ein krümeliges, hellbräunliches Fruchtfleisch eingebettet sind; die eiländlichen, stumpf dreikantigen, scharf gekielten Samen tragen auf dem Rücken einige in der Samenschale oberflächlich gelagerte, große Sekretbehälter. Wacholderbeeren riechen würzig und schmecken würzig und süß.

Wacholderbeerenpulver darf beim Verbrennen höchstens 5 Prozent Rückstand hinterlassen.

Mikroskopische Untersuchung. Die Epidermis der Frucht ist dickwandig; ihre Zellen sind mit einem braunen Inhalt versehen. Das gesamte Parenchym der Frucht besteht aus dünnwandigem, große Intercellularen aufweisendem Parenchym, das unter der Epidermis etwas kollenchymartig ausgebildet erscheint; im Parenchym verlaufen kleine Leitbündel und zahlreiche schizogene Sekretbehälter, deren größte in der Nähe der Samen liegen. Die Samenschale besteht hauptsächlich aus einer starken Schicht dickwandiger, getüpfelter Steinzellen, in deren Lumen sich je 1 Einzelkristall findet. Endosperm und Keimling bestehen aus dünnwandigem Parenchym, das fettes Öl und Aleuronkörner führt.

Die Beschreibung wurde sehr stark erweitert. Neu ist die Forderung, daß das Pulver höchstens 5 Prozent Aschengehalt besitzen darf.

Geschichtliches. Der Name „*Wacholder*" ist abgeleitet von dem mittelhochdeutschen „wechalder", d. h. „immergrüner" Baum (der = engl. tree, Baum). Wenn die Beeren im Altertum überhaupt medizinisch verwendet wurden, so war die Verwendung wohl nur eine geringe, da sie mit den viel größeren Früchten des *J. macrocarpa* S i b t h o r p konkurrieren mußten. Allgemeiner benutzt man sie seit dem Mittelalter. Früchte, Holz und ätherisches Öl spielen in der Volksmedizin eine große Rolle.

Abstammung. *Juniperus communis* L., Familie der *Pinaceae—Cupressineae*, zweihäusig, meist strauch-, selten baumartig mit dünnen, aufstrebenden Ästen, die mit dreigliedrigen Nadelquirlen besetzt sind, deren einzelne Nadeln starr und scharf spitzig sind. (Fig. 214.) Sie stehen fast senkrecht von den Zweigen ab, an welchen 3 herablaufende Linien von Quirl zu Quirl zu verfolgen sind. Die männlichen Blüten in kleinen Kätzchen, aus Staubblättern bestehend, die auf der Unterseite 3—6 rundliche Pollensäcke tragen. Die auf anderen Stöcken sich entwickelnden weiblichen Blüten stehen am Ende eines kurzen Blütenzweiges, der gewöhnlich 3—6, selten bis 9, 3gliedrige Wirtel von Blättchen trägt, und bestehen aus 3 Fruchtblättern, von denen jedes in ihrer Achsel eine Samenanlage trägt. Diese Fruchtblätter werden beim Reifen fleischig, verwachsen an den Rändern miteinander und bilden so einen auf dem Scheitel mehr oder weniger genabelten, manchmal durch die Schuppenspitzen gehöckerten Beerenzapfen (Scheinbeere, G a l b u l u s), der aufrecht, sehr kurz gestielt, im ersten Jahre eiförmg und grün ist und im zweiten Jahre reift. Der Wacholder ist einheimisch durch ganz Europa bis zum äußersten Norden, sowie durch Mittel- und Nordasien, auf Heiden und in Kiefernwäldern.

Beschreibung. Die Wacholderbeeren (Fig. 215) sind fast kugelig, im Durchmesser meist 7, selten bis 9 mm groß, oben mit 3 im Zentrum zusammentreffenden, meist nur ⅓ am Umfange der Beere herablaufenden Nähten, den Grenzen der 3 verwachsenen Fruchtblätter, und 3 Spitzchen oder ganz kurzen Wülsten; am Grunde mit einem kurzen, meist abgebrochenen Stielchen, gewöhnlich mit meist zwei 3zähligen Wirteln kleiner trockner Blättchen. Farbe braunschwarz mit bläulichem Reif, nach dem Abwischen desselben unter der Lupe fein chagriniert. Das Fruchtfleisch mürbe, von grünlicher oder bräunlicher Farbe mit großen Sekretbehältern, auf dem Querschnitt 3 hartschalige, mit abgeflachten Seiten zusammenschließende Samen, die in

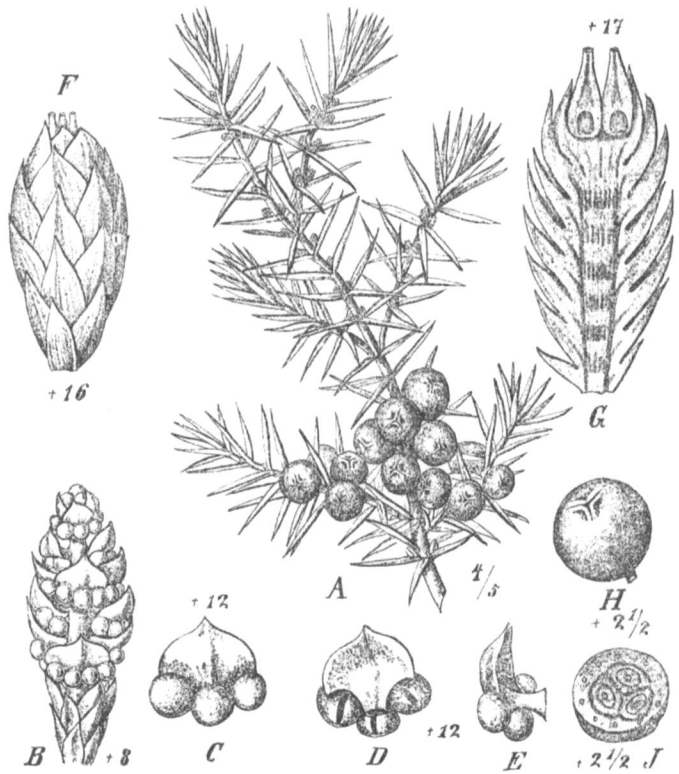

Fig. 214. Juniperus communis. *A* blühender und fruchtender Zweig, *B* männliche Blüte, *C* Staubblatt von außen, *D* von innen, *E* von der Seite gesehen, *F* weibliche Blüte, *G* diese im Längsschnitt, *H* Beerenzapfen, *J* Querschnitt desselben. (G i l g.)

einem Endosperm den Embryo zeigen. Die Samen sind oval-oblong, stumpf 3kantig, durch die Mikropyle stumpf gespitzt. Sie tragen in die Testa eingesenkt, aber blasenförmig aus derselben hervorragend, an der Basis der Bauchseite 1—2, auf der Rückseite 2—8 zuweilen bis 2 mm lange, schizogene Sekretbehälter, die in der Droge mit einem hellen, zähen Balsam, bei alten Früchten mit einem festen Harz erfüllt sind, die aber wahrscheinlich nicht der Samenschale, sondern ebenfalls den Fruchtblättern angehören. (Fig. 216.)

Das Gewebe der Zapfenschuppen besteht aus einer nach außen stark verdickten Epidermis und einem reich durchlüfteten Parenchym mit zarten Fibrovasalsträngen und den erwähnten schizogenen Ölbehältern. Die Testa der Samen besteht aus sehr dickwandigem Sklerenchym und einer Schicht stark zusammengefallener Zellen. Im Endosperm und Embryo Aleuronkörner, die 2—8 μ groß sind, ein Kristalloid und 1—2 Globoide enthalten; außerdem fettes Öl.

Pulver. Das gewöhnlich gebrauchte, gelblich-braune, mittelfeine Pulver (Sieb V) besteht zum großen Teil aus feinst vermahlenen, farblosen Partikelchen von dünnwandigen Parenchymzellen, sowie von farblosen, ziemlich dickwandigen, reichlich getüpfelten Idioblasten, aus winzigen, farblosen oder grünlichen Protoplasmakörnchen oder -klümpchen und freiliegenden Aleuronkörnern. Dazwischen finden sich in Menge kleinere oder größere Gewebefetzen. Die meisten von diesen stammen aus dem Parenchym des „Fruchtfleisches"; sie bestehen aus dünnwandigen, ansehnlich großen, mehr oder weniger kugeligen, große Intercellularen zeigenden, undeutlich getüpfelten Zellen, die einen farblosen, gelblichen bis bräunlichen, ziemlich dichten Protoplasmainhalt und darin manchmal Chlorophyllkörner führen und oft Tröpfchen von ätherischem Öl (aus den zertrümmerten Sekretbehältern!) zeigen. Mit diesen Parenchymfetzen meist im Zusammenhang, seltener freiliegend, kommen ferner häufig mehr oder weniger große Bruchstücke der Fruchtepidermis, sowie der darunter liegenden starkwandigen

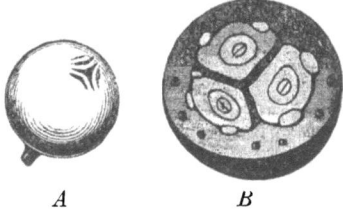

A   *B*

Fig. 215. Fructus Juniperi, vergrößert.
B im Querschnitt.

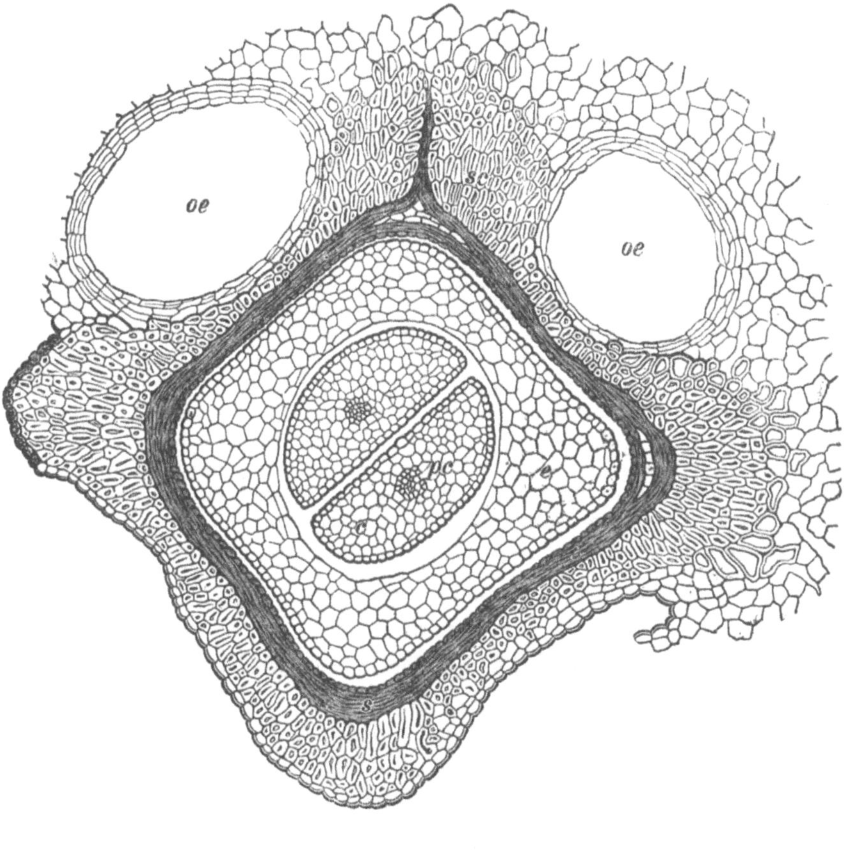

Parenchymschichten vor; die Epidermiszellen sind in der Querschnittsansicht etwa rechteckige, auf der Außenseite, auch an der Außenseite der Radialwände sehr stark verdickt, in der meist zu beobachtenden Flächenansicht polygonal, je nach der Mikroskopeinstellung ansehnlich bis

Fig. 216. Querschnitt durch einen Samen von Juniperus communis mit umgebendem Gewebe der „Beere".
sc innerste sklerenchymatische Schicht der Fruchtschuppen (Samenschale), *s* Samenhaut, *e* Nährgewebe, *c* Cotyledonen mit jugendlichen Leitbündelanlagen (*pc*), *oe* schizogene Ölbehälter. (T s c h i r c h.)

stark dickwandig, von einer meist fein gekörnelten Kutikula bedeckt und zeigen bräunliche bis braune, dichte Klumpen als Inhalt; das unter der Epidermis liegende und sie aussteifende Parenchym besteht aus 1—3 Lagen ziemlich dickwandiger, fest miteinander verbundener, in der meist zu beobachtenden Flächenansicht polygonaler, großer Zellen von der Färbung und dem Inhalt der Epidermiszellen. Häufig werden weiter vereinzelte oder seltener in mehr oder weniger großen Gruppen zusammenliegende Steinzellen beobachtet; sie sind meist ziemlich klein, sehr stark verdickt, mehr oder weniger kugelig bis polygonal, farblos bis bräunlich, spärlich oder reichlich grob getüpfelt und enthalten ziemlich regelmäßig einen oder mehrere ansehnliche Einzelkristalle. Nicht selten sind endlich die recht auffallenden Epidermispapillen von der Fruchtspitze, die vereinzelt oder in Fetzen, hier oft noch das zapfenartige Ineinandergreifen zeigend, vorkommen; sie sind großlumig, zahnförmig oder keulenförmig, dickwandig, von der Farbe und dem Inhalt der Epidermiszellen. Spärlich bis selten treten im Pulver auf: wohlerhaltene, sehr große, in der Gestalt sehr wechselnde, etwas dickwandige, inhaltslose, farblose oder gelbliche, meist deutlich quer oder schräg getüpfelte Idioblasten (Aussteifungsgewebe der Fruchtwand); Bruchstücke des Endosperms, dessen kräftig-wandige, polygonale Epidermiszellen gelblich oder gelb gefärbt sind, während die inneren Zellen dünnwandig, mehr oder weniger kugelig, farblos sind und in einem dichten Ölplasma massenhafte kleine Aleuronkörner enthalten; englumige (nur 8—12 μ weite), spiralig oder ringförmig verdickte Gefäße, meist von schmalen, langen, stark verdickten, spärlich schräg getüpfelten Sklerenchymfasern begleitet, beide Elemente gelblich-bräunlich und meist in kurzen Bruchstücken auftretend; Fetzen des Epithelgewebes der zertrümmerten Sekretbehälter, kleine, dünnwandige, fest gefügte, bräunliche Zellen, an denen sich noch häufig Kugeln des ätherischen Öls nachweisen lassen.

Charakteristisch für das Pulver sind besonders die großen, lockeren Zellen des Fruchtfleisches, die dickwandige Fruchtepidermis, die Epidermispapillen, das unter der Epidermis liegende Parenchym, die kristallführenden Steinzellen, die Endospermbruchstücke mit ihrem Aleuroninhalt, sowie die großen Idioblasten und ihre Bruchstücke.

Stärke sowie Kristalle außerhalb der Steinzellen dürfen im Pulver nicht vorhanden sein.

Das Pulver wird untersucht in Glycerinwasser, in Chloralhydratlösung, in Wasser nach Zusatz von Jodjodkaliumlösung (Gelbfärbung der Aleuronkörner, Abwesenheit von Stärke!), sowie in ½ Wasser und ½ alkoholischer Alkanninlösung (Färbung der Tropfen von fettem und ätherischem Öl).

Bestandteile. Die Wacholderbeeren enthalten nach S c h i m m e l & C o. 0,5—0,7 Prozent (deutsche), 1,1—1,2 Prozent (italienische), 1,0—1,1 Prozent (ungarische) ätherisches Öl. Nach H. U n g e r enthalten beste unterfränkische Beeren Anfang Oktober 0,543 Prozent (0,873 spez. Gewicht bei 13⁰), Ende Oktober 0,47 Prozent (0,862 spez. Gewicht bei 15⁰), November 0,489 Prozent (0,858 spez. Gewicht bei 17⁰); ferner 13—42 Prozent Traubenzucker, 5 Prozent Albuminate, 3—4 Prozent Asche, geringe Mengen Ameisensäure (1,8 Prozent), Essigsäure, Äpfelsäure, Harz, Wachs, 10 Prozent Feuchtigkeit. S t e e r s J u n i p e r i n hält T s c h i r c h für unreines Chlorophyllan, gemengt mit einem chrysophanartigen Körper.

Handelswaare, Aufbewahrung usw. Die frischen Beeren werden im Herbst gesammelt und ohne künstliche Wärme getrocknet. Sie müssen eine schwarzbraune Farbe haben, glänzend oder schwach bestäubt sein und einen süßen, daneben schwach bitterlichen Geschmack haben. Grüne, braune, rote oder verschrumpfte Beeren sind zu verwerfen.

Anwendung. In den Wacholderbeeren ist das Harz und das ätherische Öl wirksam; gebraucht werden sie hauptsächlich als harntreibendes Mittel. — Das Ö l dient äußerlich in alkoholischer Lösung oder in fetten Ölen gelöst als hautreizendes Mittel.

Fructus Lauri. — Lorbeeren.

Syn.: Baccae Lauri.

Die getrockneten, reifen Steinfrüchte von Laurus nobilis *Linné.*

Die Frucht ist eirund oder fast kugelig, 10 bis 16 mm lang, 8 bis 14 mm dick. Am Grunde zeigt sie die helle Narbe des Stiels, am oberen Ende den Rest des Griffels. Die Fruchtwand ist braunschwarz oder blauschwarz, runzelig, 0,5 mm dick und leicht zerbrechlich, mit der auf der Innenseite braunen, glänzenden Samenschale verklebt; sie umschließt den beim Trocknen stark geschrumpften und deshalb locker liegenden, dickfleischigen, bräunlichen oder braunen, harten Keimling.

Lorbeeren riechen würzig und schmecken würzig, herb und bitter.

Mikroskopische Untersuchung. Die Epidermis der Fruchtwand wird von ansehnlich dickwandigen Zellen mit braunem Inhalt gebildet; darunter folgt die aus lockeren, dünnwandigen Parenchymzellen bestehende Fleischschicht, in der sich zahlreiche Sekretzellen finden. Die Fruchtwand wird innen abgeschlossen durch eine Hartschicht von dicht gestellten, großen Steinzellen mit in der Flächenansicht gewundenen und wulstig verdickten Wänden. Mit dieser Schicht sind innen mehrere dünnwandige, braune, unscheinbare Schichten fest verklebt, die die Samenschale darstellen. Der fleischige Keimling führt in dünnwandigen Zellen, zwischen denen sich zahlreiche Sekretzellen finden, reichlich fettes Öl und kleine Stärkekörner.

Das Pulver besteht zum größten Teile aus dem Gewebe des Keimlings; es ist außerdem gekennzeichnet durch die Steinzellen, die Parenchymschollen mit Sekretzellen, die Fetzen der Epidermis und die spärlichen Leitbündelbruchstücke der Fruchtwand.

Die Beschreibung wurde sehr stark erweitert und dehnt sich jetzt auch auf den mikroskopischen Bau, sowie das Pulver aus.

Geschichtliches. Die Verwendung der Lorbeeren und besonders des aus ihnen dargestellten fetten Öles wird schon bei D i o s c o r i d e s und P l i n i u s erwähnt.

Abstammung. *Laurus nobilis* L., Familie der *Lauraceae*, Unterfam. *Lauroideae*, ist ein bis 5 m hoher Busch oder Baum mit aufrechten Zweigen und lederigen, länglich-lanzettlichen, beiderseits zugespitzten Blättern mit schwach umgebogenem, welligem Rande, die völlig kahl und von Ölbehältern durchscheinend punktiert sind. Blüten in 3—6 blütigen Köpfchen, männliche und weibliche getrennt. Perigon gelblich oder weiß, 4 blättrig. Heimisch in Kleinasien und in allen Mittelmeerländern, auch in der südlichen Schweiz kultiviert.

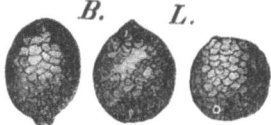

Fig. 217. Trockene Lorbeerfrüchte in nat. Größe.

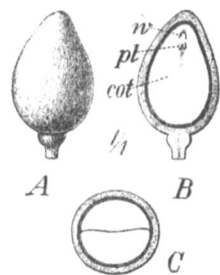

Fig. 218. Fructus Lauri in frischem Zustand. *A* ganze Frucht, *B* Längsschnitt durch dieselbe, *C* Querschnitt (¹/₁), *w* Würzelchen, *pl* Plumula, *cot* Keimblätter. (Gilg.)

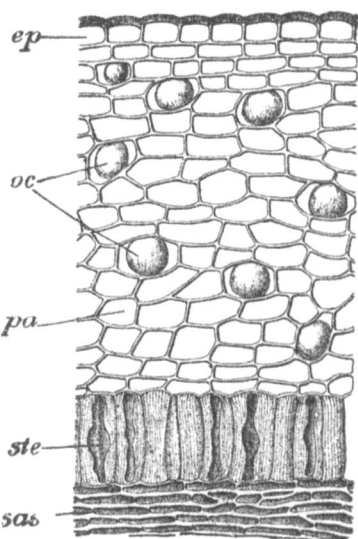

Fig. 219. Fructus Lauri, Querschnitt durch die Frucht- und Samenschale. *ep* Epidermis, *oe* Ölzellen, *pa* Parenchym der Fruchtwandung, *ste* Steinzellenschicht, *sas* Samenschale. Vergr. 150/₁. (Gilg.)

Beschreibung. Die Lorbeeren (Fig. 217 u. 218) sind länglich rund, bis 15 mm lang, mit 4 mm langem Stiel. Getrocknet sind sie braunschwarz, runzelig, oben etwas zugespitzt. Die Fruchtschale zerfällt in eine äußere, fleischige, aus Parenchym gebildete Schicht, in der Ölzellen mit grüngelbem Inhalt zerstreut sind, und eine innere, aus radialgestellten Steinzellen bestehende Hartschicht, die innen mit der zarten Samenhaut ausgekleidet ist. Der Embryo, der 2 dicke Samenlappen und ein kleines, nach oben gerichtetes Würzelchen hat, liegt locker in der Schale. Ein Endosperm fehlt. Das Gewebe der Kotyledonen besteht aus dünnwandigen Zellen, die zum Teil Stärkekörner, in der Mitte einen mit Jod sich gelb färbenden Klumpen (nach V o g l Aleuronkorn) und fettes Öl enthalten. Andere Zellen enthalten nur Öl oder aber etwas Gerbsäure. — Die mikroskopischen Verhältnisse sind vom Arzneibuch so ausreichend geschildert, daß sie hier nur durch die Fig. 219 u. 220 erläutert werden sollen.

Pulver. Das meist gebrauchte mittelfeine (Sieb V), bräunliche oder rötlich-braune Pulver besteht zum großen Teil aus farblosen bis bräunlichen, fein zermahlenen Parenchymwandtrümmerchen, sowie reichlichen freiliegenden, farblosen bis bräunlichen Protop a ·ma-

körnchen oder -klümpchen und massenhaften Stärkekörnern oder Bruchstücken von Stärkeballen. Dazwischen liegen sehr reichlich größere oder kleinere Gewebefetzen. Diese bestehen
allermeist aus dem Gewebe der Kotyledonen, dünnwandigen, kugeligen oder seltener polygonalen, farblosen oder seltener gelblichen bis bräunlichen Zellen, in deren dichtem, zähem Ölplasma neben spärlichen, undeutlichen Aleuronkörnchen in großer Menge Stärkekörner vorhanden sind; die Stärkekörner sind meist nur 10—15 μ große Einzelkörner von unregelmäßig
kugeliger, eiförmiger bis birnförmiger Gestalt und deutlichem Kernpunkt oder -spalt, seltener
sind die Körner zu zweien oder dreien zusammengesetzt; der ganze Inhalt der Zellen bleibt
infolge der Zähigkeit des Protoplasmas nach der Zertrümmerung der Zellwand oft noch zusammenhängend erhalten und erscheint dann als ein Stärkeballen, in dem aber die deutlich
erhaltenen Stärkekörner durch kleine Abstände voneinander getrennt sind. — Sehr häufig
und auffallend sind ferner im Pulver die gelblichen oder gelben, selten bräunlichen Steinzellen
aus der Fruchtinnenwand, die meist zu mehreren zusammenhängend, seltener vereinzelt vorkommen; in der Querschnittsansicht erscheinen sie als sehr dickwandige Elemente, deren
Lumen nur sehr undeutlich und unregelmäßig wahrzunehmen ist, in der allermeist zu beobachtenden Flächenansicht dagegen als sehr große, sehr stark wellig buchtige, mehr oder weniger
sternförmige, dickwandige, aber ein umfangreiches Lumen zeigende Zellen.   Häufig sind weiter

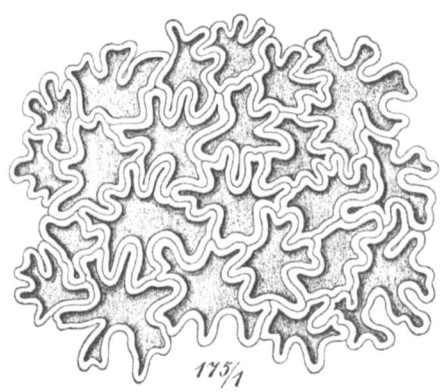

Fig. 220. Fructus Lauri. Die Steinzellenschicht der
Frucht in der Flächenansicht (¹⁷⁵/₁). (Gilg.)

im Pulver Epidermisfetzen der Fruchtwand,
aufgebaut von ziemlich kleinen, rechteckigen, mit dicker Außenwand versehenen,
in der meist zu beobachtenden Flächenansicht kräftigwandigen, unregelmäßig polygonalen oder meist etwas gestreckten, in
der Größe stark wechselnden Zellen mit
farbloser Wandung und bräunlichem, rötlich-
braunem bis tiefbraunem Inhalt. Ihnen
hängen häufig mehr oder weniger große
Fetzen aus dem Parenchym der Fruchtwand
an, aus dünnwandigen, mehr oder weniger
kugeligen, locker gelagerten, farblosen oder
nicht selten bräunlichen bis braunen, spärlich protoplasmatischen Inhalt und nicht
selten Tropfen von ätherischem Öl (aus
verletzten Ölzellen!) führenden Zellen bestehend, zwischen denen hier und da auch
ansehnliche, gelbe bis bräunliche Ölzellen

wahrgenommen werden. Spärlicher oder spärlich werden beobachtet: enge, ringförmig oder
spiralig verdickte, seltener netzförmige oder poröse Gefäße; Gewebefetzen der dünnen, der
Steinzellschicht fest anhängenden Samenschale, aus unregelmäßig polygonalen Zellen mit fein-
knotig verdickter, aber ziemlich dünner Wandung und gelbbraunem bis rotbraunem Inhalt bestehend; die aus kleinen, polygonalen Zellen bestehende Epidermis der Kotyledonen, deren
Ölplasma meist braun gefärbt ist.

Charakteristisch für das Pulver sind besonders das Kotyledonargewebe mit seinem Stärkeinhalt, die auffallenden Steinzellen, das Parenchym (mit Sekretzellen) und die Epidermis der
Fruchtwand.

Verkleisterte Stärke (aus bei großer Hitze getrockneten oder aber extrahierten Früchten!),
Haare, normale Steinzellen, Fasern, Kristalle dürfen in dem Pulver nicht vorhanden sein.

Lorbeerenpulver wird untersucht in Glycerinwasser, in Chloralhydratlösung (hier löst
sich der Inhalt der Fruchtwandepidermis meist purpurn), in Wasser nach Zusatz von Jod-
jodkalium (Nachweis von Stärke, sowie der geringen Menge von Aleuronkörnern, Abwesenheit
von Kleisterballen!), sowie in ½ Wasser und ½ alkoholischer Alkanninlösung (Nachweis des
fetten und ätherischen Öls!).

Bestandteile. Lorbeeren enthalten 0,8 bis 1 Prozent ätherisches Öl, das Pinen und Cineol
enthält; es ist farblos oder gelblich, riecht nach Lorbeeren, schmeckt stark bitter; spez. Gewicht 0,925; bei 0⁰ wird es fest. Ferner enthalten sie als wesentlichen Bestandteil 30 Prozent
Fett (Ol. Lauri), das nach S t a u b aus ätherischem Öl, Chlorophyll, etwas freier Essigsäure,
einem Körper $C_{22}H_{44}O_3$ und den Glycerinestern der Essigsäure, Ölsäure, Leinölsäure, Stearinsäure, Palmitinsäure, Myristinsäure, Laurinsäure besteht. Man stellt es in Griechenland und am

Gardasee durch Auskochen und Auspressen dar; es bildet eine gelbgrüne, körnige oder butterartige Masse von charakteristischem Geruch und Geschmack und ist in Äther ganz und in Alkohol teilweise löslich. Der Aschengehalt der Lorbeeren soll nicht mehr als 4 Prozent betragen.

Aufbewahrung. Man bewahrt sie ganz und als mittelfeines Pulver in gut verschlossenen Gefäßen, am besten vor Sonnenlicht geschützt, auf.

Anwendung. Wird nur noch als Volksmittel bei Tieren angewendet.

Galbanum. — Galbanum.

Syn.: Gummiresina Galbanum. Mutterharz.

Das Gummiharz nordperfischer Umbelliferen, besonders von Ferula galbaniflua *Boissier* et *Buhse*.

Galbanum stellt lose oder zusammenklebende Körner von bräunlicher oder gelber, oft schwach grünlicher Farbe oder eine ziemlich gleichartige, braune, leicht erweichende Masse dar. Selbst auf der frischen Bruchfläche erscheinen die Galbanumkörner niemals weiß. Galbanum riecht und schmeckt würzig, aber nicht scharf.

Kocht man zerriebenes Galbanum eine Viertelstunde lang mit rauchender Salzsäure, filtriert die zuweilen rot gefärbte Flüssigkeit durch ein angefeuchtetes Filter ab und übersättigt das klare Filtrat vorsichtig mit Ammoniakflüssigkeit, so zeigt die Mischung im auffallenden Lichte blaue Fluorescenz.

Das Gewicht des beim vollkommenen Ausziehen von Galbanum mit siedendem Weingeist hinterbleibenden Rückstandes darf nach dem Trocknen bei 100° höchstens 50 Prozent betragen. Galbanum darf beim Verbrennen höchstens 10 Prozent Rückstand hinterlassen.

Zur Herstellung des Pulvers wird Galbanum über gebranntem Kalk getrocknet und dann bei möglichst niedriger Temperatur zerrieben.

Inhaltlich unverändert.

Geschichtliches. Die Verwendung des Galbanum (von arab. halap = Milch, die Form, wie das Galbanum aus der Stammpflanze quillt) ist sehr alt; unter dem Namen Chelbenah diente es nach Flückiger wahrscheinlich als Räucherwerk beim israelitischen Gottesdienste, Theophrast kennt es als χαλβάνη, Dioscorides beschreibt eine Reinigung der Droge mittelst Kolieren. Bei den arabischen Schriftstellern findet es sich unter dem Namen Kinnah. Kaspar Neumann destillierte um 1730 daraus mit Wasser das ätherische Öl ab, eine Destillation aus dem Sandbade ohne Wasser zur Gewinnung des Öles lehrte schon Joh. Schroeder 1669.

Abstammung und Gewinnung. Galbanum wird von einigen in der großen aralokaspischen Wüste wachsenden stattlichen Umbelliferen geliefert. Als solche werden genannt:

Ferula galbaniflua Boissier et Buhse (Syn. *Peucedanum galbanifluum* Baillon, *Ferula erubescens* Boissier part.), bei den Persern Kassnih und Boridshah genannt, einheimisch am Elbrus und in Khorassan.

Ferula rubricaulis Boissier (Syn. *Peucedanum rubricaule* Baillon, *Ferula erubescens* Boissier part.) im Gebirge Kuhdaine, Dalmkuh, am Elwend in der Wüste westlich von Chaf.

Ferula schair Borszcow am Ssyr-Darja liefert vielleicht ebenfalls die Droge.

Bezüglich des Vorkommens des Galbanum in der Pflanze vgl. *Ammoniacum.*

Man sammelt meist nur das freiwillig am Grunde der Stengel ausgetretene Gummiharz, doch läßt eine mit vielen Wurzelscheiben vermengte, vor einiger Zeit vorgekommene Sorte darauf schließen, daß man es auch auf die bei *Asa foetida* angegebene Weise sammelt. Es kam früher über Orenburg und Astrachan, auch von Kleinasien über Triest und Marseille, gegenwärtig über Bombay nach London in den Handel.

Beschreibung und Handelssorten. Wie die anderen Umbelliferen-Gummiharze kommt das Galbanum in einer Anzahl von Sorten im Handel vor:

1. Galbanum in Körnern (Galbanum in granis seu lacrymis). Erbsen- bis nußgroße, rundliche, wachsglänzende Körner von gelblicher bis rötlichbrauner Farbe, oft zusammengeklebt, im Bruch weiß oder weißgelblich. Diese Sorte enthält weniger flüchtiges Öl, als die folgende.

2. Galbanum in Massen (Galbanum in massis seu placentis). In der Wärme leicht zerfließende, heller oder dunkler grünlichbraune Massen, in die Körner der Sorte 1 eingelagert sind. Geruch eigentümlich balsamisch, Geschmack mäßig scharf und bitter.

Da die erste Sorte selten im Handel anzutreffen ist, so ist man auf die zweite angewiesen und hat nun beim Ankauf darauf zu achten, daß sie nicht zu dunkelfarbig ist, reichlich Körner, aber keine Unreinigkeiten, wie Sägespäne, Sand, von denen der letztere freilich meist vorkommt, enthält. — Nach Rußland und Indien gelangt das Galbanum häufig noch halbflüssig mit einem Gehalt von 20 Prozent ätherischem Öl. Hirschsohn glaubt, daß diese Sorte einer anderen Pflanze entstamme.

Bestandteile. Conrady fand 1894 in einem Galbanum in massis: 9,5 Prozent ätherisches Öl, 63,5 Prozent in Spiritus lösliches Harz und 27 Prozent Unreinigkeiten und Gummi, ferner in dem Harze 0,25 Prozent freies Umbelliferon, 50 Prozent Galbanoresinotannol und 20 Prozent gebundenes Umbelliferon, letzteres als Umbelliferon-Galbanoresinotannoläther. Nach Schimmel & Co. ist die Ölausbeute, wie sich nach dem oben Gesagten von selbst versteht, viel größer, sie fanden 14—22 Prozent; das Öl hat ein spez. Gewicht von 0,910—0,930, es ist von hellgelber Farbe, siedet zwischen 165° und 300° und enthält Cadinen. Bei der trockenen Destillation wird ein blaues Öl erhalten vom Siedepunkt 289°; es scheint aus Terpenen und einem sauerstoffhaltigen Anteil $C_{10}H_{16}O$ zu bestehen. Aschengehalt nach den Sorten sehr schwankend: 3,00—31,31 Prozent.

Prüfung und Eigenschaften. Spez. Gewicht 1,100—1,130, bei gereinigtem Galbanum 1,180—1,195. Weingeist löst 70—80 Prozent. Mit Wasser verrieben, entsteht eine milchige Flüssigkeit.

Die vom Arzneibuch gegebene Prüfung des Galbanum mit kochender rauchender Salzsäure und Ammoniakflüssigkeit erweist die Anwesenheit von Umbelliferon in der Droge. Die Prüfung läßt sich auch einfacher in folgender Weise ausführen: Wird 1 T. Galbanum mit 3 T. Wasser geschüttelt und darauf 1 Tropfen Ammoniak zugesetzt, so zeigt sich eine bläuliche Fluoreszenz. Dieselbe Erscheinung tritt bei Asa foetida, aber nicht oder nur äußerst schwach bei Ammoniacum auf.

Dieterich fand in Plv. Galbani Ia: 4,2 Prozent Asche und 67,2 Prozent spirituöses Extrakt, in nach seiner Methode gereinigtem Galbanum: 2,20 Prozent Asche und 84,3 Prozent spirituöses Extrakt. In Galbanum in granis fand derselbe 2,1—9,9 Prozent Asche und 54,3 bis 71,5 Prozent in Spiritus Lösliches. Säurezahl 26,1—66,8 (19—40, Beckurts und Brüche.) Esterzahl 82,1—179,0 (63—91, Beckurts und Brüche.) Verseifungszahl 108,2—241,0 (82—115, Beckurts und Brüche.)

Die Forderung, daß der in Alkohol lösliche Anteil mindestens 50 Prozent beträgt, ist nicht schwer zu erfüllen, denn in der Literatur findet sich die Menge der in Alkohol löslichen Anteile meist auf 70—80 Prozent angegeben.

Auch die Forderung eines Aschengehaltes von höchstens 10 Prozent ist leicht zu erfüllen; die Literatur verzeichnet 3,00—31,31 Prozent.

Pulverung, Reinigung und Aufbewahrung vgl. bei *Ammoniacum.*

Anwendung. Galbanum wird nur zur Bereitung mancher Pflaster verwendet.

Gallae. — Galläpfel.

Syn.: Gallae Halepenses s. Levanticae, Turcicae.

Die durch den Stich der Gallwespe Cynips tinctoria *Hartig* auf den jungen Trieben von Quercus infectoria *Olivier* hervorgerufenen Gallen.

Galläpfel sind kugelig und haben einen Durchmesser von 1,5 bis 2,5 cm; seltener sind sie birnförmig. Am Grunde zeigen sie meist einen kurzen, dicken Stielteil, besonders gegen das obere Ende hin unregelmäßige, größere oder kleinere Höcker. Galläpfel sind graugrün, sehr hart und ziemlich schwer. In der Mitte der Galläpfel befindet sich ein 5 bis 7 mm weiter, kugeliger Hohlraum, in dem man häufig Überreste des Tieres antrifft; fehlen diese, so findet man an einer Stelle der unteren Hälfte des Gallapfels ein kreisrundes, etwa 3 mm weites Flugloch. Die zerschlagenen Galläpfel zeigen einen wachsglänzenden, körnigen oder strahligen Bruch von weißlicher bis brauner Farbe.

Galläpfel schmecken stark und anhaltend herbe.

Mikroskopische Untersuchung. Der äußere, weitaus größte Teil der Galläpfel besteht aus dünnwandigem Parenchym, dessen Zellen von Gerbstoffschollen erfüllt sind und besonders in den innersten Teilen Calciumoxalatkristalle führen. Es folgt auf diese Parenchymschicht eine aus wenigen Lagen großer, dickwandiger, stark getüpfelter Steinzellen gebildete Steinschicht, darauf die Nährschicht, die aus Stärke und fettes Öl führenden Parenchymzellen besteht.

Das graugelbliche Pulver ist gekennzeichnet durch die kantigen, farblosen Gerbstoffschollen, die sich in Wasser langsam lösen, und die Parenchymfetzen, Steinzellklumpen und Einzelkristalle.

Die Beschreibung wurde sehr stark erweitert und schildert jetzt auch den mikroskopischen Bau, sowie das Pulver der Droge.

Geschichtliches. Die Galläpfel wurden schon zur Zeit des T h e o p h r a s t u s und H i p p o - k r a t e s technisch und medizinisch verwendet, und es galten bereits damals die in K o m m a g e n e in Kleinasien gesammelten als die besten.

Abstammung. Die Gallwespe *Cynips tinctoria* H a r t i g (*Cynips Gallae tinctoriae* O l i - v i e r, *Diplolepis Gallae tinctoriae* L a t r.), Familie der Hymenopteren, legt im Sommer in die frischen Triebe (unentwickelte Laubknospen) der *Quercus infectoria* O l i v i e r (*Quercus lusitanica* var. *infectoria* Alph. D. C.) ihre Eier ab, wahrscheinlich ohne, wie man meist angegeben findet, die Knospen mit dem Legestachel zu durchstechen, sondern indem sie den Stachel zwischen die jungen Blättchen schiebt. Wahrscheinlich übt nun das sich ausbildende junge Tier, vielleicht auch vermittelst einer abgesonderten Flüssigkeit einen Reiz auf das umgebende Pflanzengewebe, das dadurch zu besonders lebhaften Zellteilungen angeregt wird und ein vom normalen deutlich verschiedenes Gewebe, ,,*Plastem*‘‘, bildet, das allmählich zu einem kompliziert gebauten Körper, dem Gallapfel oder der Galle, wird. Diese Gallen entsprechen daher morphologisch einer Knospe. Die innerste Gewebepartie der Galle enthält reichlich Nahrungsstoffe, von denen die Larve lebt. Später, zum vollständigen Insekt entwickelt, nagt sie sich einen Weg nach außen (durch das Flugloch). Zuweilen ist das Insekt vorher zugrunde gegangen oder hat nicht die Kraft gehabt, die Gallenwand bis nach außen zu durch- bohren; in diesen Fällen ist es leicht, beim Aufschlagen undurchbohrter Gallen verschiedene Stadien des Insekts zu ge- winnen. Diese Insekten sind stets weib- lich, und man nimmt aus diesem und anderen Gründen an, daß sie sich par- thenogenetisch fortpflanzen.

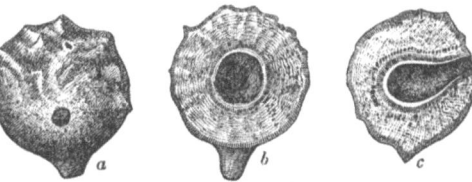

Fig. 221. Gallae, *a* von außen gesehen, mit Flugloch, *b* Durchschnitt einer Galle ohne Flugloch, *c* mit Flugloch.

Man sammelt die Gallen im August und September um Aleppo bis zum Urmiasee; der südlichste Punkt ist Sulei- mania, der nördlichste Diarbekr. Man trocknet sie im Schatten und exportiert sie über Alexandrette und Trapezunt. Ein Teil geht nach Indien und kommt als i n d i s c h e oder B o m b a y g a l l e n in den Handel, ein anderer, großer Teil geht nach China.

Handelssorten. 1. A l e p p i s c h e von dunkelgrüner bis schwärzlicher Farbe, sehr hart und spröde, meist vor dem Auskriechen des Insekts gesammelt. Die besten heißen J e r l i, ganz kleine ausgelesene: S o r i a n g a l l e n. — Diese Sorte entspricht in erster Linie den Anforde- rungen des Arzneibuches. (Fig. 221.)

2. M o s s u l i s c h e Gallen, etwas heller gefärbt, die Oberfläche wie bestäubt.

3. S m y r n a e r Gallen, bis 5 cm groß, meist von gelblicher Farbe und mit Flugloch. (Es wird angenommen, daß die helle Farbe vorzugsweise den Gallen mit Flugloch zukommt.) Weniger hart wie die vorhergehenden. Ihnen nahestehend sind die t r i p o l i t a n i s c h e n Gallen.

Zuweilen finden sich den aleppischen Gallen einige andere Sorten beigemengt; als solche sind als die wichtigsten zu nennen:

M o r e a - oder K r o n g a l l e n von *Quercus cerris*. Kleine kreiselförmige Gallen, um den oberen abgeplatteten Teil mit einem Kranz stumpfer Spitzchen. (29—30 Prozent Gerbsäure.)

Ö s t e r r e i c h i s c h e, b ö h m i s c h e, d e u t s c h e G a l l e n, erzeugt durch *Cy- nips Kollari* H a r t. auf verschiedenen Eichenarten. Ausgesprochen braune Gallen von der Größe der aleppischen, meist ohne Höcker, auf dem Querschnitt ziemlich schwammig und ge- wöhnlich ohne besondere Innengalle. (25—30 Prozent Gerbsäure.)

Beschreibung. Kugelige oder birnförmige Körper mit bis 2,5 cm Durchmesser, die in der oberen Hälfte schwache Stacheln und Falten haben und nach unten meist in einen kurzen Stiel verschmälert sind. Die Farbe wechselt von grünlichschwarz durch braun bis hellgelblich. Gallen, die das Insekt noch nicht verlassen hat, sind verhältnismäßig dunkler. Sie sind so hart, daß sie unter dem Hammer in scharfkantige Stücke zerspringen. Auf dem Querschnitt unterscheidet man die dichte oder bisweilen zerklüftete, matt glänzende Außengalle und die aus einer Schutzschicht und dem innerhalb dieser befindlichen Nährgewebe bestehende Innengalle.

Zur mikroskopischen Untersuchung (Fig. 222) ist es angezeigt, größere Stücke von Gallen längere Zeit in Alkohol zu macerieren, um sie etwas zu erweichen, wobei freilich nicht vergessen werden darf, daß dabei die Inhaltsstoffe der Gallen (Gerbsäure) wesentliche Veränderungen erleiden. Die Außengalle besteht aus Parenchym, dessen Zellen in den äußeren Partien schwach tangential gestreckt, dann isodiametrisch und endlich gegen die Innengalle radial gestreckt sind. Besonders in den mittleren Partien sind die Zellen mit weiten Intercellularräumen aneinander gefügt und grob getüpfelt. In diesem Gewebe verlaufen spärliche Gefäßbündel. Eine Epidermis fehlt, da sie schon in früheren Entwickelungsstadien der Galle abgeworfen wurde. Die Außengalle ist der Sitz der Gerbsäure, die die Zellen in großen Klumpen fast ausfüllt, daneben finden sich Sphäro-kristalle, Stärke und Oxalat in großen Einzel-kristallen und Drusen. Die Außengalle geht nach innen allmählich in die sklerotische Innengalle über, deren Zellen stark verdickte, poröse Stein-zellen sind. Sie umschließt die Nährschicht, deren Zellen ansehnliche Stärkekörner enthalten. Diese dienen aber nicht direkt dem Insekt zur Nahrung, sondern erleiden vorher eine Umwandlung, als deren Produkt hauptsächlich Öl zu kon-statieren ist; außerdem treten Proteinsubstanzen auf und von einer Membran umschlossene Gerb-stoffkugeln. Die Zellwände zeigen zuweilen höchst charakteristische, an Cystolithen erinnernde Wuche-rungen.

Bestandteile. Bis 70 Prozent Gallusgerb-säure (cf. *Acid. tannic.*), 3 Prozent Gallussäure, 3 Prozent Zucker, 2 Prozent Ellagsäure, flüchtiges Öl, 2 Prozent Amylum. Man nimmt an, daß nicht durchbohrte, dunkelfarbige Galläpfel reicher an Gerbsäure sind, als helle und durchbohrte. Es soll daher vorkommen, daß man die letzteren in eine Lösung von Eisensulfat legt, um sie dunkler zu machen, und die Bohrlöcher mit Wachs verklebt. Der Aschengehalt beträgt 1,5—2 Prozent.

Anwendung. Sehr ausgedehnt ist die tech-nische Verwendung der Galläpfel zum Färben, zur Darstellung von Tinte, zum Gerben usw. Außer den erwähnten aleppischen Gallen kommen in dieser Beziehung besonders in Betracht:

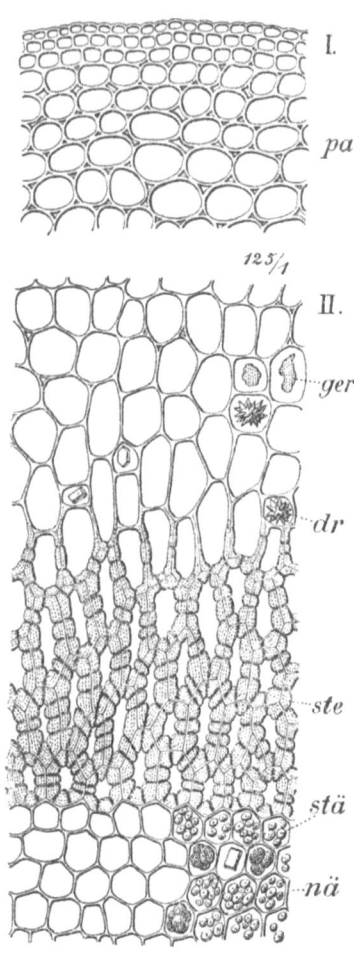

Fig. 222. Gallae ($^{125}/_1$). Querschnitt, *I* durch die Randpartie, *II* durch die Innenpartie, *pa* Parenchym, *ger* Gerbstoffkugeln, nur vereinzelt gezeichnet, *dr* Kristalldrusen, *ste* Steinzellen-schicht, *stä* Stärkekörner der Nährschicht *nä*.
(Gilg.)

1. Die erwähnten More a - oder Krongallen; 2. istrische Gallen, die aus kleinen Stücken der aleppischen, sowie aus kleinen ungarischen Gallen (von *Cynips lignicola* Hart. auf *Qu. pedunculata* und *sessiliflora*) und den erwähnten Kollari-Gallen bestehen; 25—30 Prozent Gerbsäure; 3. Knoppern (von *Cynips calicis* Burgsdorff auf *Qu. pedun-culata*, vielleicht auch auf *sessiliflora* und *pubescens*), unregelmäßig geflügelte Auswüchse am Kelch der Eicheln; 30—33 Prozent Gerbsäure; 4. chinesische Gallen) durch *Schlechtendalia chinensis* Jacob Bell auf *Rhus semialata* Murray var. *Osbeckii*), unregel-mäßig verzweigte, hohle Blasen mit bis 77 Prozent Gerbsäure; 5. japanische Gallen von derselben Abstammung, aber kleiner und heller gefärbt mit 60 Prozent Gerbsäure; 6. birn - oder pflaumenförmige Gallen, den chinesischen nach Aussehen ähnlich, ebenfalls aus China stammend, sollen noch reicher an Gerbsäure sein; 7. Tamarixgallen, von verschiedenen Arten in Asien und Afrika stammend, kommen selten in den Handel. Bis 50 Prozent Gerbsäure; 8. Pistacien-Gallen (durch *Pemphigus*-Arten auf verschiedenen *Pistacia*-Arten erzeugt) in Europa, Afrika, Asien, ebenfalls selten im Handel, davon die Bokhara-Gallen mit 32 Prozent, die Carobe di Giudea mit 60 Prozent Gerbstoff. (Vgl. Arch. d. Pharm. 1883.)

Das medizinisch Wirksame in den Galläpfeln ist die Gerbsäure. — Für den inneren Gebrauch ersetzt man jetzt meist die Gallae durch Tannin (s. d.), resp. die tanninhaltigen Drogen oder die synthetischen Ersatzmittel des Tannins. — Äußerlich gilt die Tinctura Gallarum als Mittel gegen Frostbeulen.

Gelatina alba. — Weißer Leim.

Syn.: Gelatine.

Farblose oder nahezu farblose, durchsichtige, geruch= und geschmacklose, dünne Tafeln von glasartigem Glanze.

Weißer Leim quillt in kaltem Wasser stark auf, ohne sich zu lösen. In heißem Wasser löst er sich leicht zu einer klebrigen, klaren oder opalisierenden Flüssigkeit, die beim Erkalten noch in der Verdünnung 1 + 99 gallertartig erstarrt. In Weingeist und Äther ist weißer Leim unlöslich.

Auf Zusatz von Gerbsäurelösung entsteht selbst in sehr verdünnten wässerigen Lösungen des weißen Leims ein weißer, flockiger Niederschlag.

Man läßt 5 g Gelatine in einem weithalsigen Kölbchen von etwa 150 ccm Inhalt mit 30 ccm Wasser quellen, löst dann bei gelinder Wärme auf dem Wasserbade, fügt 5 g Phosphorsäure hinzu, verschließt das Kölbchen lose mit einem Korke, an dessen Unterseite ein am unteren Ende an= gefeuchteter Streifen Kaliumjodatstärkepapier befestigt ist, und erwärmt unter öfterem, vor= sichtigem Umschwenken auf dem Wasserbade. Innerhalb einer Viertelstunde darf keine vorüber= gehende oder bleibende Blaufärbung des Papierstreifens auftreten (schweflige Säure).

Weißer Leim darf beim Verbrennen höchstens 2 Prozent Rückstand hinterlassen. Löst man den durch Verbrennen von 10 g weißem Leim erhaltenen Rückstand in 3 ccm verdünnter Salz= säure und übersättigt die Lösung mit Ammoniakflüssigkeit, so darf keine blaue Färbung auftreten (Kupfersalze).

Neu ist die Prüfung auf schweflige Säure und auf Kupfersalze.

Allgemeines. Gewisse Gewebe des tierischen Körpers geben, wenn sie längere Zeit mit Wasser gekocht werden, an dieses eine L e i m genannte Substanz ab; diese Gewebe heißen die l e i m g e b e n d e n G e w e b e. Man unterscheidet zwei Hauptarten von Leim, nämlich C h o n d r i n oder K n o r p e l l e i m und G l u t i n oder K n o c h e n l e i m. Von diesen ist das Chondrin oder der Knorpelleim weniger wichtig, schon deshalb, weil dieser Leim geringere Klebkraft besitzt. Es entsteht aus der chondrinbildenden Substanz (dem C h o n d r o g e n) der p e r m a n e n t e n Knorpel (z. B. der Gelenke, Nase, des Ohres, des Kehlkopfes und der Rippen) durch Kochen mit Wasser.

Das G l u t i n entsteht aus der leimgebenden Substanz (dem K o l l a g e n) der Wirbeltiere durch Kochen derselben mit Wasser. Als Kollagen enthaltende Materialien kommen besonders in Betracht alle Substanzen der Bindegewebsgruppe (Bindesubstanzen mit Ausnahme des Knorpels) also Bindegewebe, Sehnen, Fascien, Bänder, Zahnbein, insbesondere aber die organische Grundlage der Knochen (großen Röhrenknochen), ferner das Gewebe der tierischen Haut.

Darstellung. Da die Gelatine nichts anderes ist als eine besonders reine bzw. farblose Sorte Leim, so fällt deren Darstellung in ihren Grundzügen mit der Gewinnung des Leims zusammen. — Als Ausgangsmaterial zur Gewinnung des Leims dienen im allgemeinen entweder Knochen oder die tierische Haut; man bezeichnet den gewonnenen Leim dementsprechend auch als „K n o c h e n l e i m" oder „L e d e r l e i m".

1. *Knochenleim.* Die Knochen werden durch Extraktion mit Benzin (oder einem anderen geeigneten Extraktionsmittel) entfettet, alsdann mit stark verdünnter Salzsäure behandelt. Diese löst die mineralischen Bestandteile der Knochen, die im wesentlichen aus Calciumcarbonat und Calciumphosphat bestehen, auf und hinterläßt die organische Grundlage der Knochen, d. h. das gewöhnlich, aber fälschlich, Knochenknorpel genannte *Ossein*, in der ursprünglichen Gestalt des Knochens zurück. Aus salzsaurer Lösung fällt man durch Neutralisieren mit Kalkmilch die Phosphorsäure als Calciumphosphat, das zu Düngezwecken in den Handel gebracht wird. — Die zurückgebliebene organische Grundlage der Knochen stellt das Kollagen derselben dar. Sie wird durch Einwirkung gespannten Wasserdampfes in eine Leimlösung verwandelt, die, wenn sie konzentriert genug ist, direkt, andernfalls nach vorausgegangener Konzentration durch Abdampfen in Formen gegossen und zum Erstarren gebracht wird. Die erstarrte Leimgallerte wird alsdann in Stücke geschnitten, und diese werden bei 20⁰—25⁰ auf Bindfadengeflechten zum Trocknen gebracht.

2. Lederleim (H a u t l e i m). Als Ausgangsmaterial dienen besonders die Abfälle der Gerbereien: die beim Ausstreichen der Häute auf der Fleischseite sich ergebenden Abfälle, die abfallenden Endstücke, Ohren, Kopf-, Schwanz- und Fußhäute, ferner die nicht zum Gerben tauglichen Häute von Hasen und Kaninchen, die zum Verpacken von Drogen verwendeten Häute (Seronen), ferner auch Abfälle von nicht gefettetem, weißgrauem Leder (z. B. Handschuhleder), in geringerer Menge auch Abfälle von lohgarem Leder, nachdem letzterem durch besondere Verfahren die Gerbsäure entzogen worden ist.

Diese Materialien werden zunächst durch Behandlung mit Kalkmilch entfettet und gereinigt, dann gewaschen und gehen schließlich nach dem Trocknen als „Leimgut" in die Leimfabriken, wo sie durch Kochen mit Wasser gleichfalls in Leim verwandelt werden. Die weitere Verarbeitung geschieht wie beim Knochenleim.

3. Gelatine. a) Die Bereitung der Gelatine erfolgt in der nämlichen Weise wie diejenige des Knochenleims, nur wird ein ausgesuchtes Rohmaterial (Kalbsknochen, Kalbsfüße, Kalblederabfälle) verwendet, und der Darstellung wird eine ganz besondere Sorgfalt zugewendet. Man erhält so eine fast farblose und geruchlose Leimlösung, die in dünne Tafeln gebracht wird. b) Um gefärbten Leim in farblose Gelatine zu verwandeln, läßt man guten Leim 2 Tage in starkem Essig quellen, gießt alsdann den Essig ab und läßt von den gequollenen, kristallklaren Leimstücken auf Sieben den Essig ablaufen. Dann entsäuert man sie, indem man sie 12 Stunden in fließendem Wasser schwimmen läßt, schmilzt sie und bringt die konzentrierte Lösung in Tafeln.

Aus der gehörig konzentrierten, farblosen Leimlösung erhält man die dünnen Gelatinetafeln, indem man die Leimlösung auf polierte Steintafeln ausgießt und nach dem Erstarren die Gelatine-Tafeln in Stücke schneidet und auf Netzen trocknet. — In Deutschland existieren Gelatinefabriken, doch wird auch viele schöne Gelatine von französischen und belgischen Fabriken nach Deutschland eingeführt. Eine besonders geschätzte Sorte dieser Gelatine heißt G r é n é t i n e. Eine fast farblose Sorte in d i c k e n Tafeln, die zur Fabrikation von Gelatine-Kapseln Verwendung findet, führt den Namen „Gelatine-Leim".

Eigenschaften. Farblose oder nahezu farblose, durchsichtige, geruchlose und fast geschmacklose, p a p i e r d ü n n e Tafeln, in der Flächenausdehnung von 8×20 cm, glashell, glänzend, meist auf einer Fläche netzartige Zeichnung zeigend, die vom Trocknen auf Bindfadennetzen herrührt. Sie quillt in kaltem Wasser stark auf, ohne sich zu lösen; in heißem Wasser ist sie leicht löslich. Um Gelatinelösungen zu bereiten, läßt man die Gelatine in kaltem Wasser quellen, gießt dann das nicht aufgenommene Wasser ab und erhitzt die gequollenen Massen im Wasserbade. Eine so erhaltene Lösung ist fast farblos, klar oder wenig opalisierend (neutral), klebrig und erstarrt beim Erkalten zu einer Gallerte, selbst wenn sie nur 1 Prozent Gelatine enthält. Die Fähigkeit, beim Erkalten zu gelatinieren, verliert die Gelatine (und der Leim überhaupt) durch wiederholtes oder längeres Erhitzen der wässerigen Lösung, oder durch Erhitzen der Lösung mit Säuren, z. B. Essigsäure, Salzsäure, Salpetersäure. In Weingeist und Äther ist Gelatine unlöslich.

Ihrer chemischen Zusammensetzung nach ist die Gelatine als nahezu reines G l u t i n , d. h. reiner Leim aufzufassen, es wird daher für die Gelatine alles das zutreffen, was für das Glutin, d. h. den reinen Leim gilt.

Das Glutin oder der Leim steht den Eiweiß-Substanzen nahe. Die Zusammensetzung beider wird im Durchschnitt wie folgt angegeben:

	C.	H.	N.	S.	O.
Eiweiß	50,6—54,5	6,5—7,3	15—17,6	0,8—2,2	21,5—23,5
Leim	50,00	6,50	17,50	0,6	25,4

Es teilt mit dem Eiweiß folgende Eigenschaften: 1. Es fault leicht wie dieses. 2. Es diffundiert nicht durch die tierische Membran. 3. Es kann durch Einwirkung von Säuren oder Fermenten (Pepsin oder Trypsin) in Umwandlungsprodukte (Leim-Pepton) übergeführt werden, die alsdann durch die tierische Membran diffundieren und die Fähigkeit zu gelatinieren verloren haben. 4. Es ist unlöslich in Alkohol. 5. Die wässerige Lösung wird bei Gegenwart von Salzsäure durch Quecksilberchlorid gefällt, ferner quantitativ durch Gerbsäure, endlich durch die sog. allgemeinen Alkaloidreagenzien mit Ausnahme von Jod-Jodkalium und der Pikrinsäure, die nur die konzentrierte Lösung fällt.

Dagegen u n t e r s c h e i d e t s i c h d e r L e i m v o m E i w e i ß durch folgende Reaktionen: 1. Die wässerige Lösung gerinnt nicht in der Hitze, dagegen gelatiniert sie beim Erkalten. Dieses G e l a t i n i e r e n ist die c h a r a k t e r i s t i s c h e E i g e n s c h a f t d e s L e i m e s. 2. Sie wird n i c h t gefällt durch Salpetersäure, ferner durch Essigsäure + Ferrocyankalium. 3. Sie gibt nicht die Xanthoprotein-Reaktion. 4. Sie gibt die M i l l o n sche Reaktion entweder gar nicht oder nur schwach. Der Leim enthält zwar eine aromatische Gruppe, aber diese ist nicht der Tyrosin-Rest. 5. Mit Pikrinsäure entsteht nur in konzentrierter Lösung eine gelbe Fällung. 6. Keine Fällungen entstehen durch: neutrales und basisches Bleiacetat, Ferrisulfat, Alaun, Kupfersulfat, Silbernitrat. 7. Er gibt die Biuretreaktion mit dunkel-violetter Farbe.

Von besonderen Eigenschaften sind folgende zu erwähnen: 1. Versetzt man eine Leimlösung mit einer Lösung von Kaliumdichromat, so wird der Leim (Chromleim), wenn man ihn belichtet, in Wasser unlöslich. 2. Leim wird beim Erhitzen mit Formaldehyd, d. h. entweder durch Eindampfen einer Leimlösung mit Formaldehydlösung oder durch Einwirkung von Formaldehyddampf auf festen Leim unlöslich, d. h. er löst sich alsdann in heißem Wasser nicht mehr auf, wohl aber noch in alkalischem Wasser.

Leimlösungen drehen die Ebene des polarisierten Lichtes stark nach links.

Prüfung. Wichtig sind zunächst die physikalischen Eigenschaften der Gelatine. Eine gute Gelatine muß farblos oder fast farblos und in dem Sinne auch geschmacklos sein, daß ihre Lösung nur unbestimmt fade schmeckt. Gelatine, die deutlich gefärbt ist, deren Lösung stark nach Leim oder sonst unangenehm riecht und schmeckt, ist keine gute Sorte. Die Prüfung des Arzneibuches erstreckt sich auf Löslichkeit in Wasser, Gelatinierbarkeit, den Nachweis einer Verunreinigung mit schwefligsauren Salzen und Kupfer und auf den Aschengehalt.

Aufbewahrung. Diese erfolgt wie diejenige des Leimes an einem t r o c k e n e n Orte.

Anwendung. Die Gelatine dient als Vehikel für verschiedene Medikamente, z. B. in Form der Gelatinestäbchen, Suppositorien und Gelatineverbände bei gewissen Hautkrankheiten. — Innerlich wird sie kaum mehr als Medikament gebraucht, dagegen wird sie in neuerer Zeit sehr viel subkutan eingespritzt, wenn es gilt, Blutungen aus Organen, denen chirurgisch nicht beizukommen ist, z. B. Nieren-, Lungenblutungen, zu stillen. Die Art, wie die Gelatine hier wirkt, ist noch nicht genau erforscht. Gegen Uterusblutungen haben sich Gelatine k l y s t i e r e bewährt. Zur Injektion wird meist die 2 prozentige Lösung genommen. — In den ersten Jahren, als diese Anwendungsweise der Gelatine sich weiter verbreitete, kamen nicht selten schwere Infektionen, auch Todesfälle an Starrkrampf im Anschluß an die Einspritzung vor; die in der gewöhnlichen Gelatine sehr häufig vorhandenen Sporen der Tetanusbazillen sind durch die übliche Art der Sterilisation nicht zu töten.

Gelatinae. — Gallerten.

Gallerten sind feste Arzneizubereitungen, die bei Zimmertemperatur elastisch sind und bei gelindem Erwärmen flüssig werden.

Arzneiliche Anwendung finden hauptsächlich Gallerten, deren Grundmasse die Gelatine ist, und die durch einen Zusatz von Glycerin vor dem Austrocknen geschützt sind.

Den Gallerten werden die verschiedensten arzneilichen Stoffe einverleibt, und sie werden hauptsächlich bei Behandlung der Hautkrankheiten angewendet. Am meisten Verwendung findet Gelatina Zinci, der Zinkleim (Ergänz.-Buch).

Leimbinden sind auf Stoff fixierte Gallerten.

Aus isländischem Moos und Karragheen hergestellte Gallerten zum inneren Gebrauch sind nicht haltbar und haben wenig Bedeutung.

Glycerinum. — Glycerin.

$$CH_2(OH) . CH(OH) . CH_2(OH)$$ Mol.-Gew. 92,06.

Klare, farblose, süße, sirupartige Flüssigkeit, die bei großen Mengen einen schwach wahrnehmbaren, eigenartigen Geruch besitzt und in jedem Verhältnis in Wasser, Weingeist und Ätherweingeist, nicht aber in Äther, Chloroform und fetten Ölen löslich ist und Lackmuspapier nicht verändert.

Spezifisches Gewicht 1,225 bis 1,235.

Verreibt man einige Gramm Glycerin zwischen den Händen, so darf kein Geruch wahrnehmbar sein.

Eine Mischung von 1 ccm Glycerin und 3 ccm Zinnchlorürlösung darf innerhalb 1 Stunde keine dunklere Färbung annehmen (Arsenverbindungen).

Die wässerige Lösung (1 + 5) darf weder durch Schwefelwasserstoffwasser (Schwermetalle), noch durch Baryumnitratlösung (Schwefelsäure), Silbernitratlösung (Salzsäure), Ammonium= oxalatlösung (Calciumsalze) oder Calciumchloridlösung (Oxalsäure) verändert werden. Die wäs= serige Lösung (1 + 5) darf nach Zusatz einiger Tropfen Salzsäure durch Kaliumferrocyanidlösung nicht sofort gebläut werden (Eisensalze).

5 ccm Glycerin müssen, in offener Schale bis zum Sieden erhitzt und angezündet, bis auf einen dunklen Anflug verbrennen (fremde Beimengungen, Rohrzucker); bei weiterem Erhitzen darf kein oder nur ein unwägbarer Rückstand hinterbleiben. Wird eine Mischung von 1 ccm Glycerin und 1 ccm Ammoniakflüssigkeit im Wasserbad auf 60° erwärmt, so darf sie sich nicht gelb färben (Akrolein); wird sie nach dem Entfernen vom Wasserbade sofort mit 3 Tropfen Silbernitrat= lösung versetzt, so darf innerhalb 5 Minuten weder eine Färbung noch eine braunschwarze Aus= scheidung eintreten (reduzierende Stoffe).

Die Mischung von 1 ccm Glycerin und 1 ccm Natronlauge darf beim Erwärmen im Wasser= bade sich weder färben (Traubenzucker), noch Ammoniak (Ammoniumverbindungen) oder einen Geruch nach leimartigen Stoffen entwickeln.

Wird eine Mischung von 50 ccm Glycerin, 50 ccm Wasser und 10 ccm $^1/_{10}$=Normal=Kali= lauge eine Viertelstunde lang im Wasserbad erwärmt, so müssen zum Neutralisieren der abge= kühlten Flüssigkeit mindestens 4 ccm $^1/_{10}$=Normal=Salzsäure erforderlich sein, Phenolphthalein als Indikator (Fettsäureester).

5 ccm Glycerin dürfen sich beim Kochen mit 5 ccm verdünnter Schwefelsäure nicht gelb färben (Schönungsmittel).

Die Forderung der vollkommenen Geruchlosigkeit ist in Wegfall gekommen. Neu aufgenommen wurden Prüfungen auf Eisensalze, auf Akrolein und auf Schönungsmittel. Die Prüfung auf Fett-säureester erhielt eine zahlenmäßige Fassung.

Geschichtliches. Das Glycerin wurde 1779 von S c h e e l e entdeckt, als er das Wasser, in dem er Bleipflaster ausgewaschen hatte, untersuchte. Er nannte es Ö l s ü ß, später erhielt es den Namen S c h e e l e sches Süß. C h e v r e u l erkannte es als einen bei der Verseifung der Fette regelmäßig auftretenden Stoff und nannte es „Glycerin" (von γλυχύς, süß). Die Reinigung des Gly-cerins durch Destillation führten T i l g h m a n und M e l s e n s 1854, ferner W i l s o n und P a y n e 1855 in die Praxis ein, S a r g und C r o o k e s entdeckten das Kristallisationsvermögen des reinen Glycerins. P a s t e u r fand 1858 das Glycerin unter den Produkten der weinigen Gärung (etwa 3 Prozent von der Menge der vergorenen Glukose).

Vorkommen und **Bildung.** Glycerin kommt in freiem Zustande in der Natur nicht vor. An organische Säuren, namentlich aus der Essigsäure- und der Ölsäure-Reihe gebunden, bildet es die Fette und Öle des Pflanzen- und Tierreiches.

Es entsteht als regelmäßiges Produkt der weinigen Gärung, und zwar in einer Menge von etwa 3 Prozent des vergärenden Zuckers. Glycerin ist daher ein regelmäßiger Bestandteil der gegorenen Getränke, also des Weines, Bieres usw.

Künstlich kann es nach der zur Gewinnung mehratomiger Alkohole bekannten Methode gewonnen werden:

Man stellt aus Allylbromid C_3H_5Br durch Addition von Brom symmetrisches Tribrom-propan $C_3H_5Br_3$ dar, führt dieses durch Einwirkung von Silberacetat in Essigsäure-Glycerin-ester über

$$
\begin{array}{ccccc}
CH_2 \cdot Br & Ag \cdot CH_3 \cdot CO_2 & & & CH_2 - CH_3CO_2 \\
| & & & & | \\
CH \cdot Br & + \ Ag \cdot CH_3 \cdot CO_2 & = & 3\,AgBr \ + & CH - CH_3CO_2 \\
| & & & & | \\
CH_2 \cdot Br & Ag \cdot CH_3 \cdot CO_2 & & & CH_2 - CH_3CO_2 \\
\text{Tribrompropan} & \text{Silberacetat} & & & \text{Essigsäure-Glycerinester}
\end{array}
$$

und zerlegt diesen durch Erhitzen mit Kalilauge

$$
\begin{array}{ccccc}
CH_2 - CH_3CO_2 & K \cdot OH & & & CH_2 \cdot OH \\
| & & & & | \\
CH - CH_3CO_2 & + \ K \cdot OH & = & 3\,CH_3CO_2K \ + & CH \cdot OH \\
| & & & \text{Kaliumacetat} & | \\
CH_2 - CH_3CO_2 & K \cdot OH & & & CH_2 \cdot OH \\
\text{Essigsäure-Glycerinester} & & & & \text{Glycerin}
\end{array}
$$

Handelssorten. Im Handel unterscheidet man zwei Hauptklassen von Glycerin. 1. R a f f i n i e r t e s Glycerin, 2. d e s t i l l i e r t e s Glycerin. Die r a f f i n i e r t e n S o r t e n werden in der Weise dargestellt, daß man das Rohglycerin auf chemischem Wege, also durch Zusatz von Reagenzien, z. B. Baryumcarbonat zur Ausfällung der Schwefelsäure, Oxalsäure zur Entfernung des Kalkes, nach Möglichkeit reinigt, es dann durch Tierkohle entfärbt und durch Eindampfen (im Vakuum) konzentriert.

Die d e s t i l l i e r t e n G l y c e r i n e werden durch Destillation mit überhitzten Wasser-dämpfen gewonnen.

Das k r i s t a l l i s i e r t e G l y c e r i n (P r i c e - Patent, S a r g s Patent) wird er-halten, indem man destilliertes Glycerin zum Erstarren bringt, die Kristalle durch Zentrifugieren reinigt und wiederum schmilzt; es ist indessen niemals Handelsobjekt gewesen.

Von diesen Sorten entsprechen die raffinierten Glycerine den Anforderungen des Arznei-buches nicht.

Darstellung. Früher wurde das Glycerin in den pharmazeutischen Laboratorien aus dem frischbereiteten Bleipflaster mit Wasser ausgezogen, der Auszug mit Schwefelwasserstoff (zur Fällung etwa gelösten Bleioxyds) behandelt, das Filtrat, wenn es gefärbt war, durch tierische Kohle filtriert und im Wasserbade eingedampft. Dieses Glycerin war gewöhnlich etwas gelblich und nach heutigen Begriffen natürlich sehr unrein. Gegenwärtig erfolgt die Glyceringewinnung im Fabrikbetriebe.

Als Ausgangsmaterial dienen pflanzliche und tierische Fette, insbesondere Palmöl und Talg. Die Gewinnung des Glycerins aus den Fetten erfolgt dadurch, daß unter Aufnahme von Wasser das Glycerin von den Fettsäuren abgetrennt wird, ein Vorgang, der ,,Verseifung" ge-nannt wird.

Fabrikmäßig erfolgt diese Verseifung der Fette entweder durch Ä t z k a l k oder durch S c h w e f e l s ä u r e oder durch ü b e r h i t z t e n W a s s e r d a m p f, neuerdings auch durch fermentative Spaltung. Läßt man Öl mit einem Brei von zerquetschten Ricinussamen mit etwas Wasser stehen, so sind nach etwa 24 Stunden rund 90 Prozent des Öles verseift. Die Verseifung erfolgt durch ein in dem Ricinussamen enthaltenes Ferment. Fabrikmäßig erfolgt diese Spaltung nach einem besonderen Verfahren.

Bei der K a l k v e r s e i f u n g werden die Fette in geschlossenen Gefäßen (Autoklaven) mit Kalkmilch versetzt und der Einwirkung von auf 180⁰ erhitztem Wasserdampf ausgesetzt. Man erhält eine wässerige Glycerinlösung, auf der ein Gemisch von Kalkseife und freien Fett-säuren schwimmt. Nach der mechanischen Entfernung der letzteren wird der noch in Lösung befindliche Kalk durch Reagenzien, z. B. Oxalsäure, Schwefelsäure ausgefällt und die Flüssigkeit im Vakuum eingedampft. Das so erhaltene Glycerin ist ,,R o h g l y c e r i n".

Bei der S c h w e f e l s ä u r e v e r s e i f u n g werden die Fette mit konzentrierter Schwefelsäure erhitzt, dann fügt man siedendes Wasser hinzu, scheidet die Schwefelsäure durch Zusatz von Baryumcarbonat oder Calciumcarbonat ab und konzentriert die wässerige Glycerin-lösung durch Abdampfen im Vakuum. Auch hierbei resultiert ,,R o h g l y c e r i n", das dunkel gefärbt ist, gewöhnlich auch Arsen in Form von Arsensäureglycerinester enthält, von dem es durch Behandeln mit Calciumsulfhydrat befreit werden kann.

V e r s e i f u n g d u r c h W a s s e r d ä m p f e. Die zu verarbeitenden Fette werden in Destillierapparaten mit überhitztem Wasserdampf auf eine Temperatur von 290⁰—315⁰ gebracht. Die Fette werden dabei in freie Fettsäuren und Glycerin gespalten:

$$(C_{17}H_{35}CO_2)_3 . C_3H_5 + 3 H_2O = 3 C_{17}H_{35}CO_2H + C_3H_5 . (OH)_3$$
Glycerinstearinat   Stearinsäure   Glycerin

Beide Spaltungsprodukte destillieren über. Im Destillate scheiden sich die unlöslichen Fettsäuren an der Oberfläche aus; sie werden mechanisch entfernt, durch Eindampfen der wässerigen Flüssigkeit erhält man wiederum ,,R o h g l y c e r i n". Nicht unbedeutende Mengen von Gly-cerin werden auch aus den etwa 1—1,8 Prozent Glycerin enthaltenden Unterlaugen der Seifen-fabriken, besonders bei hohen Glycerinpreisen gewonnen. Auch hier erhält man durch Ein-dampfen und Auskristallisierenlassen der Salze zunächst ,,R o h g l y c e r i n".

Das Rohglycerin bildet je nach der bei der Darstellung benutzten Methode und seiner Konzentration eine mehr oder weniger dunkel gefärbte, dickliche Flüssigkeit. Es enthält, ab-gesehen von unorganischen Verunreinigungen, namentlich die in Wasser löslichen organischen Säuren z. B. Buttersäure und Homologe derselben. Es reagiert daher sauer und riecht un-angenehm.

Die **R e i n i g u n g** dieses Rohglycerins richtet sich darnach, welchen Zwecken das fertige Produkt dienen soll. Wird es nur mit Chemikalien behandelt, darauf durch Knochenkohle oder Blutkohle entfärbt, so führt es den Namen „**r a f f i n i e r t e s G l y c e r i n**". Dasselbe findet nur zu gewissen technischen Zwecken Anwendung.

In sehr reinem Zustande gewinnt man das Glycerin durch Destillation. Man bringt das Rohglycerin auf ein spez. Gewicht 1,24—1,26 und erhitzt dasselbe in einem geeigneten Destillierapparate (Fig. 223) zunächst auf 100^0—110^0. Hierdurch entweichen die das Glycerin verunreinigenden flüchtigen Fettsäuren. Sobald das Destillat nicht mehr sauer reagiert, steigert man die Temperatur des Dampfes auf 170^0—180^0. Bei dieser Temperatur destilliert mit den Wasserdämpfen Glycerin über. Dadurch, daß man für eine systematische Kühlung Sorge trägt, d. h. von den Vorlagen c gar nicht, d nur wenig, e etwas mehr, f noch mehr und g ausgiebig kühlt, gelingt es, in c fast wasserfreies, in d noch ein ziemlich hochkonzentriertes Glycerin zu gewinnen. In den weiteren Vorlagen nimmt die Konzentration des Destillates immer mehr ab. Die schwachen Destillate werden durch Eindampfen im Vakuum wiederum auf das spez. Gewicht 1,26 gebracht und wenn nötig neuerdings destilliert. Fällt das Glycerin durch eine Destillation nicht hinreichend rein aus, so unterwirft man es einer erneuten Destillation.

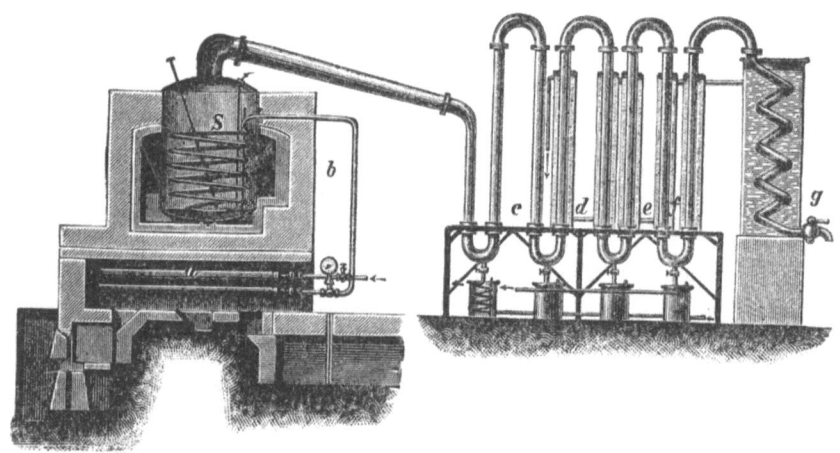

Fig. 223. *a* Metallschlange, in der der in der Richtung des Pfeiles eintretende Wasserdampf überhitzt wird. Er tritt durch *b* in die Rohrspirale *S*. In dem folgenden Kühlsystem bleibt *c* ungekühlt, *d, e, f* werden gekühlt. In *g* wird hauptsächlich Wasser kondensiert.

Eigenschaften. a) **D a s o f f i z i n e l l e G l y c e r i n.** Das Glycerin des Arzneibuches ist reines Glycerin mit einem Gehalte von 12—16 Prozent Wasser. Es läßt sich, ohne zu erstarren, auf — 40^0 abkühlen (wasserfreies Glycerin erstarrt bei — 8^0). Unter normalem Drucke siedet es unter teilweiser Zersetzung in Akrolein und Bildung von Polyglyceriden bei 290^0, unter vermindertem Drucke ohne Zersetzung bei erheblich niederer Temperatur, doch verdampft es schon bei 100^0 nicht unbeträchtlich. Ebenso ist es mit Wasserdämpfen flüchtig, besonders leicht aber, wenn dieselben überhitzt sind. Glycerin ist nicht leicht entzündlich, doch sind seine Dämpfe brennbar; mittels eines Dochtes kann man Glycerin in Lampen usw. brennen, die Glycerinflamme ist nicht leuchtend. Glycerin ist ein ausgezeichnetes Lösungsmittel für viele unorganische und organische Stoffe.

Eine wichtige Eigenschaft des konz. Glycerins ist seine Eigenschaft, begierig Wasser aufzunehmen, es ist hygroskopisch. Darauf ist zurückzuführen der Umstand, daß unverdünntes Glycerin die Gewebe des tierischen Körpers (z. B. die Haut) reizt, weil es ihnen Wasser entzieht, ferner die Eigentümlichkeit, daß Glyceringefäße sich immer feucht anfühlen, und daß beim Neigen derselben aus der Gegend zwischen Hals und Stopfen immer einige Tropfen stark verdünntes Glycerin abfließen. Auch seine Anwendung als Konservierungsmittel für anatomische Präparate ist darauf zurückzuführen, daß es den Geweben Wasser entzieht, somit Fäulnis verhindert.

Spez. Gewicht der Mischungen aus Wasser und Glycerin bei 12⁰—15⁰

(nach L e n z).

Proz. Glycerin	Spez. Gewicht	Proz. Glycerin	Spez. Gewicht	Proz. Glycerin	Spez. Gewicht	Proz. Glycerin	Spez. Gewicht	Proz. Glycerin	Spez. Gewicht
100	1,269	80	1,215	60	1,158	40	1,104	20	1,049
99	1,266	79	1,212	59	1,155	39	1,101	19	1,047
98	1,263	78	1,210	58	1,153	38	1,098	18	1,044
97	1,261	77	1,207	57	1,150	37	1,096	17	1,042
96	1,258	76	1,204	56	1,148	36	1,093	16	1,039
95	1,255	75	1,201	55	1,145	35	1,090	15	1,037
94	1,253	74	1,199	54	1,143	34	1,088	14	1,034
93	1,250	73	1,197	53	1,140	33	1,085	13	1,032
92	1,247	72	1,194	52	1,137	32	1,082	12	1,029
91	1,245	71	1,191	51	1,134	31	1,079	11	1,027
90	1,242	70	1,188	50	1,132	30	1,077	10	1,024
89	1,239	69	1,185	49	1,129	29	1,074	9	1,022
88	1,237	68	1,182	48	1,126	28	1,071	8	1,019
87	1,234	67	1,179	47	1,123	27	1,068	7	1,017
86	1,231	66	1,176	46	1,121	26	1,066	6	1,014
85	1,229	65	1,173	45	1,118	25	1,063	5	1,012
84	1,226	64	1,170	44	1,115	24	1,060	4	1,009
83	1,223	63	1,167	43	1,112	23	1,058	3	1,007
82	1,221	62	1,164	42	1,110	22	1,055	2	1,004
81	1,218	61	1,161	41	1,107	21	1,052	1	1,002

Seinen c h e m i s c h e n E i g e n s c h a f t e n nach ist das Glycerin ein d r e i w e r t i g e r A l k o h o l. Durch Einwirkung von konz. Salpetersäure entsteht Glycerintrinitrat (Nitroglycerin) $C_3H_5(NO_3)_3$. — Eine wichtige Veränderung des Glycerins ist dessen Zerfall in Akrolein. Derselbe tritt ein schon beim schnellen Erhitzen von Glycerin für sich, rascher und reichlicher beim Erhitzen von 1 T. Glycerin mit 2 T. Kaliumbisulfat. Der chemische Vorgang ist durch Abgabe von Wasser zu erklären.

$$CH_2 \;\lceil O\,H \qquad\qquad CH_2$$
$$\;|\qquad|\qquad\qquad\qquad\quad \|$$
$$CH\;\;|O\;\boxed{H}\quad \text{---}\quad 2\,H_2O \;+\; CH$$
$$\;|\qquad|\qquad\qquad\qquad\quad |\;\diagup O$$
$$CH\;\lfloor H\,O\,H \qquad\qquad C \diagup$$
$$\qquad\qquad\qquad\qquad\qquad\qquad H$$

Glycerin   Akrolein

Wird konz. Glycerin mit ammoniakalischer Silbernitratlösung zum Sieden erhitzt, so erfolgt Abscheidung von Silber in Form eines Silberspiegels; mit stark verdünntem Glycerin wird pulverförmiges Silber abgeschieden. Quecksilberoxyd mit Glycerin erhitzt wird zu metallischem Quecksilber oxydiert. K a l i u m p e r m a n g a n a t, C h l o r s ä u r e, C h r o m - s ä u r e und ähnliche oxydierende Agenzien wirken auf Glycerin sehr energisch, bisweilen unter Entzündung ein; man vermeide es daher, dieselben in unverdünntem Zustande zusammen zu mischen.

Obgleich Glycerin eine sehr beständige Substanz ist, so läßt sie sich doch vergären. Durch ein Ferment, das dem Heu durch Wasser entzogen werden kann, vergärt eine wässerige Glycerinlösung zu Buttersäure, durch Bierhefe zu Propionsäure.

Prüfung. In erster Linie wichtig für die Brauchbarkeit des offizinellen Glycerins sind dessen physikalische Eigenschaften. Es sei f a r b l o s, k l a r (blank), g e r u c h l o s, n e u t r a l und besitze ein spez. Gewicht von 1,225—1,235, was einem Gehalte von 16—12 Prozent Wasser entspricht. — Um auf Farblosigkeit zu prüfen, halte man sich ein Muster von gutem Glycerin in etwa einer 500 ccm-Flasche aus weißem Glas und vergleiche mit diesem jede neue Sendung in einem gleichen Glase über einem Bogen von weißem Papier. Das Glycerin muß das sein, was man „b l a n k" nennt. Es kommt mitunter farbloses Glycerin vor, das nicht blank ist. Dies sind Sorten, die einen gelblichen Farbenton hatten, der durch Zusatz von Methylenblau verdeckt wurde. Ein solches Glycerin sieht zwar klar und farblos, aber eigentümlich düster, nicht „blank" aus.

Auf diese Schönungsmittel läßt das neue Arzneibuch durch Kochen mit verdünnter Schwefelsäure prüfen.

Da Glycerin fast immer einen schwachen eigenartigen Geruch besitzt, so ist die Geruchsprobe durch Verreiben zwischen den Händen vorzunehmen. Neu hinzugekommen ist die Prüfung auf Eisensalze, die von den üblichen Handelsqualitäten ausgehalten wird.

Beim Verbrennen des Glycerins (es verbrennt mit nicht blakender Flamme, wie Alkohol) würde etwa beigemischter Zucker sich als schwer verbrennliche Zuckerkohle bemerkbar machen. Die vielumstrittene R i t s e r t sche Ammoniaksilberprobe ist in zwei Teile zerlegt worden, indem zunächst durch den Zusatz von Ammoniak allein auf Akrolein gefahndet wird. Der zweite Teil, die eigentliche R i t s e r t sche Probe ist dadurch noch etwas genauer gefaßt worden, als ausdrücklich ein weiteres Erwärmen der mit Silbernitrat versetzten Flüssigkeit unterbleiben soll.

Nach der zahlenmäßigen Fassung der Prüfung auf Fettsäureester dürfen im Glycerin höchstens 0,28 Prozent unverseifte Fette vorhanden sein.

Einer besonderen Erwähnung bedarf noch die A r s e n prüfung. Die Nachweisbarkeit des Arsens durch die B e t t e n d o r f sche Zinnchlorürlösung ist in Glycerin bedeutend abgeschwächt, da Arsen in Form von Estern des Glycerins mit arseniger Säure vorliegen kann und die Bildung dieser Ester durch die kondensierende Wirkung der Zinnchlorürlösung befördert wird. Es sind nach der Vorschrift des Arzneibuchs höchstens noch 0,02 g Arsen im Liter Glycerin nachweisbar; die Bestimmung ist daher m i t a l l e r g r ö ß t e r S o r g f a l t auszuführen, ein blinder Versuch unbedingt daneben anzustellen und auch nur d i e g e - r i n g s t e D u n k e l f ä r b u n g z u b e a n s t a n d e n.

Aufbewahrung. Wegen der schon erwähnten hygroskopischen Eigenschaften des Glycerins benutze man für die Standflaschen i n d e r O f f i c i n Glasstopfen mit Rinnen, wie solche S. 280 abgebildet sind. Die Gefäße stelle man auf Porzellanteller. Es empfiehlt sich, nach dem Gebrauche Hals und Stopfen sauber abzuwischen. Will man ein Glycerinstandgefäß so abwischen, daß es sich nicht mehr feucht anfühlt, so muß dies mittels Spiritus geschehen. — Sollte eine Filtration des Glycerin nötig sein, so erfolgt dieselbe am besten in einer Wärme von 50—60°, bei größeren Mengen mit Hilfe eines Warmwassertrichters.

Anwendung. Innerlich wird Glycerin eßlöffelweise bei Darmtrichinen gegeben; als Suppositorium wirkt es meist gut abführend. — Äußerlich dient es zum „Einfetten" von rauher, sog. aufgesprungener Haut; doch ist es hier wegen der Reizung der bloßliegenden Nerven häufig schmerzhaft. — Infolge seiner starken wasseranziehenden Wirkung ist es für manche Zwecke ein gutes Konservierungsmittel.

In der T e c h n i k ist seine Verwendung eine ganz enorme. Die größten Mengen werden verbraucht zum Füllen der Gasuhren und zur Dynamitfabrikation. Mit Bleioxyd gibt Glycerin einen allmählich erhärtenden Kitt.

Gossypium depuratum. — Gereinigte Baumwolle.
Syn.: Lana Gossypii. Pili Gossypii. Verbandwatte.

Die weißen, entfetteten, bis 4 cm langen, einzelligen, bandartig abgeflachten, bis über 40 μ breiten und häufig um ihre Achse gedrehten Haare der Samen von Gossypium-Arten.

Gereinigte Baumwolle muß frei sein von harten Flocken und braunen Samenteilen. Mit Wasser durchfeuchtet darf sie Lackmuspapier nicht verändern (Säuren, Alkalien). Der mit siedendem Wasser bereitete Auszug (1 + 10) darf durch Silbernitratlösung (Salzsäure), Baryumnitratlösung (Schwefelsäure) und Ammoniumoxalatlösung (Calciumsalze) höchstens opalisierend getrübt werden. Die in 10 ccm des Auszugs nach Zusatz von einigen Tropfen verdünnter Schwefelsäure und 3 Tropfen Kaliumpermanganatlösung entstehende Rotfärbung darf innerhalb 5 Minuten nicht verschwinden (reduzierende Stoffe).

Wird gereinigte Baumwolle auf Wasser geworfen, so muß sie sich sofort voll Wasser saugen und untersinken (ungenügende Entfettung).

Gereinigte Baumwolle darf beim Verbrennen höchstens 0,3 Prozent Rückstand hinterlassen. *Sachlich unverändert.*

Geschichtliches. 500 v. Chr. wurde in Ägypten Baumwolle angebaut; die daraus gefertigten Gewebe wurden auch zu den Griechen und Römern gebracht. Die häufig anzutreffende Angabe, daß die Gewänder der Mumien aus Baumwolle bestehen, ist irrig; sie bestehen aus Leinewand.

Ebenfalls sehr alt ist die Kultur der Baumwolle in Indien und Peru. 1772 wurden in England die ersten Gewebe aus Baumwolle angefertigt. Gegenwärtig kommt die größte Menge der in Europa verarbeiteten Baumwolle aus dem südlichen Nordamerika. Ihre Kultur wird in fast allen warmen Ländern vom 40. bis 45.⁰ n. Br. bis zum 30.⁰ s. Br. betrieben.

Abstammung. Die *Gossypium*-Arten (Familie der *Malvaceae*, Gruppe der *Hibisceae*) sind krautige oder ausdauernde Pflanzen mit meist gelappten oder geteilten Blättern und schönen, großen, gelben oder purpurnen Blüten. Die Frucht ist eine 3—5fächerige, fachspaltig aufspringende Kapsel, aus der die Samen (5—8 in jedem Fach) mit den daran sitzenden Baumwollenhaaren in Gestalt eines Ballens herausquellen. (Fig. 224.)

Die zahlreichen Kulturformen lassen sich auf folgende wichtigste Arten zurückführen:

Gossypium barbadense L., in Westindien heimisch, kultiviert in den südlichen Vereinigten Staaten, Nordafrika, Brasilien, Peru und Queensland.

G. arboreum L., mit purpurroten Blüten, in Asien und Afrika (z. B. Togo) heimisch, kultiviert in Ägypten, Arabien, Indien.

G. herbaceum L., mit gelben Blüten, in Indien und Arabien seit über 2600 Jahren kultiviert, kam 1774 nach Nordamerika.

G. religiosum L., in China heimisch und dort sowie in Ostasien und Italien kultiviert.

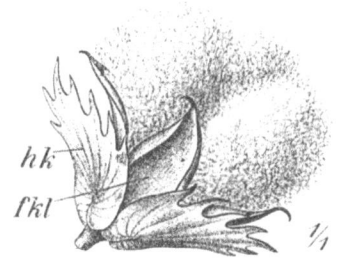

Fig. 224. Aufgesprungene Frucht von Gossypium herbaceum mit der hervorquellenden Baumwolle. (Gilg.)

Die aus den Kapseln genommenen Samen kommen zunächst in die Egrenir-(Entkörnungs-)Maschine, wo die Haare von den Samen getrennt werden. Die ersteren werden dann mittels verschiedener Maschinen weiter von allen Unreinigkeiten befreit, worauf die Baumwolle, aus der Watte hergestellt wird (die beste Sorte mit längstem Stapel wird in der Textilindustrie verwendet), durch die Wattemaschinen zu dünnen Platten gerollt und aufgewickelt wird; darauf werden endlich durch die Krempelmaschine die einzelnen Haare in eine parallele Lage zueinander gebracht. Die so vorbereitete Baumwolle ist die Ware des Arzneibuches. Da man sie aber meist, bevor sie in die Krempelmaschine kommt, einfettet, und da sie auch von vornherein etwas Fett enthält, so wird die für den medizinischen Gebrauch bestimmte Ware kurze Zeit in Benzol maceriert, ausgepreßt und getrocknet oder mit verdünnter Sodalösung ausgewaschen, gebleicht usw.

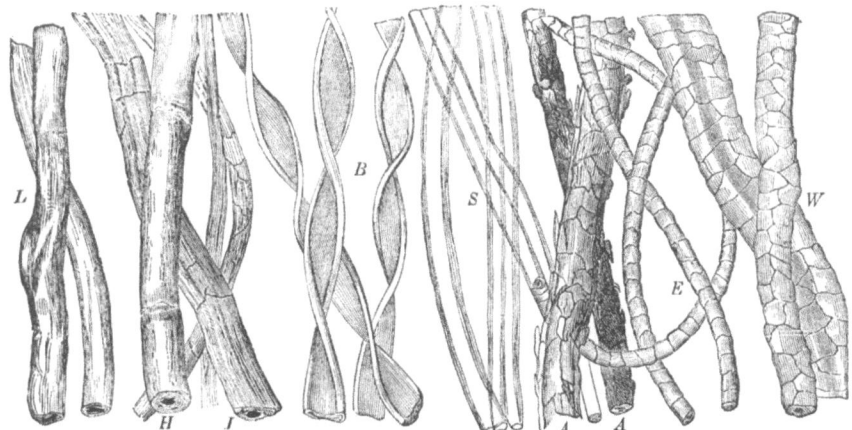

Fig. 225. Eine Anzahl der wichtigsten technisch verwendeten Fasern. Der Unterschied zwischen Baumwolle (*B*) und den übrigen Fasern tritt sehr deutlich hervor. *L* Leinfaser, *H* Hanffaser, *J* Jutefaser, *S* Seide, *A* Alpaccawolle, *E* Elektoralwolle, *W* Schafwolle. (Flückiger und Tschirch.)

Beschreibung. Die unregelmäßig nierenförmigen Samen der Baumwolle zeigen innerhalb der Samenschale den Embryo mit stark gefalteten Kotyledonen und dicker Radikula, im weißen Gewebe beider sind dunkelgefärbte Sekretbehälter vorhanden. Die Epidermiszellen der Samenschale sind meist zu Haaren ausgewachsen. Man unterscheidet an demselben Samen kurze,

0,5—3,0 mm lange Härchen, die sogenannte Grundwolle, und längere Haare, die Baumwolle. Das einzelne Haar ist bis gegen 5 cm lang, ungefähr 0,04 mm breit, hat die größte Breite nicht am Grunde, sondern oberhalb desselben unter der Mitte und spitzt sich allmählich zu. Unter dem Mikroskop erscheint es als farbloses Band, das stellenweise korkzieherartig gedreht ist, und läßt deutlich ein weites Lumen und die Zellwand, die von einer zarten Kutikula bedeckt ist, erkennen. (Fig. 225.) In Jodlösung färbt sich Baumwolle gelblich, auf Zusatz von Schwefelsäure wird sie rein blau (Cellulose-Reaktion). In Kupferoxydammoniak wölben sich die äußeren Membranschichten blasen- oder tonnenförmig auf, während die Kutikula in Gestalt von Fetzen oder Ringen, die gewisse Teile des Haares einschnüren, unverändert bleibt. Ebenso bleibt die innerste Membranschicht längere Zeit unverändert und erscheint dann als schmaler, wurmförmig gekrümmter Schlauch.

Zusammensetzung und Prüfung. Die Baumwolle besteht aus fast reiner Cellulose, enthält aber geringe Mengen eines gelben Farbstoffes, der durch Säuren rötlich oder rosenrot, durch Alkalien grün wird. Trockne rohe Baumwolle gibt zirka 1,83 Prozent Asche, die besten Sorten gereinigter Ware 0,1—0,2 Prozent, so daß die Forderung des Arzneibuches von 0,3 Prozent gegen 0,6—0,8 Prozent der Ph. G. II. immerhin von wirklich guter Baumwolle nicht schwer zu erfüllen sein dürfte. Die übrigen vom Arzneibuch vorgeschriebenen Prüfungen sprechen für sich selbst, insbesondere ist das schnelle Untersinken in Wasser von Wichtigkeit, da nur durch eine Baumwolle, die diese Eigenschaft zeigt, die also völlig entfettet ist, Wundsekrete mit genügender Schnelligkeit aufgesogen werden. Baumwolle saugt das 10,5 fache ihres Gewichtes an Blutserum auf und übertrifft damit Holzwollwatte, Mull, Jute, Charpie usw., wird aber selbst von Moospappe übertroffen (15 ×).

Link hat bei Untersuchung sogenannter entfetteter Watten durch Extraktion mit Äther einen Fettgehalt (bzw. Ätherextrakt) von 0,502—1,115 Prozent konstatiert und teilt mit, daß man der Watte absichtlich geringe Mengen Fettsäuren zusetze, um ihr eine größere Weiße zu verleihen. Natürlich entspricht eine solche Watte den Anforderungen des Arzneibuches nicht. Es sollen 20 g Watte mit Äther extrahiert nicht mehr als 0,03 g bei 80° getrockneten Rückstand hinterlassen. Watte, die Lackmuspapier verändert, enthält entweder Alkalien aus dem Entfettungs- oder Säuren aus dem Bleichprozeß.

Anwendung. Watte dient zu den mannigfaltigsten chirurgischen Zwecken und auch (in Form der sog. Tampons) als Trägerin von Arzneimitteln.

Granula. — Körner.

Körner sind Arzneizubereitungen in Gestalt von Kügelchen, deren Grundmasse aus Zucker oder Milchzucker besteht.

Zur Bereitung von Körnern werden die Arzneimittel entweder unmittelbar oder nach ihrer Lösung in Äther, Weingeist oder Wasser mit der entsprechenden Menge einer feingepulverten Mischung aus 4 Teilen Milchzucker und 1 Teil arabischem Gummi sorgfältig gemischt. Aus diesem Gemenge wird mit Zuckersirup, dem auf je 9 Teile 1 Teil Glycerin zugesetzt ist, eine bildsame Masse hergestellt und diese zu runden Körnern in der vorgeschriebenen Anzahl geformt. Zum Bestreuen der Körner ist, wenn nichts anderes vorgeschrieben ist, eine Mischung von gleichen Teilen feingepulvertem Zucker und Talk zu verwenden.

Das einzelne, trockene Korn muß, wenn nichts anderes vorgeschrieben ist, 0,05 g wiegen.

Oberflächliches Befeuchten fertiger, aus indifferenter Masse geformter Körner mit der Lösung eines Arzneimittels ist nur bei den sogenannten Streukügelchen gestattet.

Sachlich unverändert.

Granula (Körner, besser Kügelchen) sind kleine 0,05 g schwere Pillen. Sie sollen dazu dienen, kleine Mengen meist stark wirkender Arzneimittel dem Patienten in kompendiöser und appetitlicher Form zu reichen: es sind sozusagen Tropfen in fester Gestalt.

Die in die Form von Granula gebrachten Arzneistoffe sind meist Alkaloide und Alkaloidsalze, ferner Arsen bzw. Liquor Kalii arsenicosi. — Die Vorschrift des Arzneibuches gestattet, die Arzneisubstanz mit den Vehikeln entweder direkt oder in Wasser, Weingeist oder Äther gelöst zu mischen. Die Wahl des Lösungsmittels wird sich nach der Art der zu inkorporierenden Arzneisubstanz richten. Man beachte, daß viele Alkaloidsalze in Weingeist schwer löslich, in Äther so gut wie unlöslich sind. Bei Benutzung von Weingeist und Äther als Lösungsmittel wird man diese von der fertigen Mischung zweckmäßig abdunsten lassen. — Bei größeren Mengen wird man die Mischung vor dem Anstoßen außerdem noch durch ein Sieb schlagen. Je feiner die Pulvermischung ist, um so plastischer wird die Masse.

Die sorgfältig bereitete Mischung wird alsdann in einem glasierten Porzellanmörser mit dem Gemisch von Glycerin und Sirup angestoßen und hierauf auf einer Pillenmaschine in Kügelchen geformt. Damit die „Körner" rein weiß ausfallen, halte man für sie eine besondere Maschine. Holzteile und Schneiden, ebenso die Finger und später den Fertigmacher reibe man mit T a l c u m v e n e t u m ab. Hat man außerdem eine ziemlich derbe Masse, so wird man rein weiße Granula erzielen. Zum Ausrollen benutzt man für größere Mengen Maschinen zu je 100 Körnern, bei fabrikmäßigem Betriebe automatische Maschinen. Wichtig ist, sehr fein gepulverten Milchzucker zu benutzen und die peinlichste Sauberkeit zu beobachten.

Das oberflächliche Befeuchten fertiger Zuckerkügelchen mit Lösungen von Arzneistoffen ist für die Herstellung der Granula verboten und nur für die homöopathischen Streukügelchen gestattet. Hierüber hat das Arzneibuch keinen Zweifel gelassen. Weniger deutlich ist die Vorschrift über das Bestreuen. Sie dürfte wohl dahin auszulegen sein, daß das Bestreuen zugelassen ist, daß es aber nicht zur Bedingung gemacht ist. Gar nichts sagt das Arzneibuch darüber, ob, wie dies in der Praxis gebräuchlich, Granula auch gefärbt werden dürfen. Das Färben hat den doppelten Zweck, Verwechslungen vorrätiger Granula zu verhindern und etwaige Schattierungen auf den Körnern zu verdecken. Man benutzt Lösungen von Eosin, Tinct. Croci. Tinct. Curcumae und dgl. Auch kann man die Granula versilbern und vergolden. Es dürfte sich empfehlen, eine derartige Bearbeitung nur auf besondere Anordnung hin vorzunehmen.

Guajacolum carbonicum. — Guajacolcarbonat. Duotal.

$$CO \begin{cases} CH_3.O.C_6H_4.O & [1,2] \\ CH_3.O.C_6H_4.O & [1,2] \end{cases} \qquad \text{Mol.-Gew. } 274,11.$$

Weißes, kristallinisches, fast geruchloses Pulver. Guajacolcarbonat ist leicht löslich in Chloroform und heißem Weingeist, schwer löslich in kaltem Weingeist und Äther, unlöslich in Wasser. Schmelzpunkt 86° bis 88°.

Löst man 0,2 g Guajacolcarbonat unter Erwärmen in einer Mischung von je 5 ccm Weingeist und Kalilauge, verdampft den Weingeist auf dem Wasserbad und schüttelt den Rückstand nach Übersättigung mit verdünnter Schwefelsäure mit Äther aus, so hinterläßt die Ätherschicht beim Verdunsten des Äthers einen nach Guajacol riechenden Rückstand, dessen weingeistige Lösung durch 1 Tropfen Eisenchloridlösung eine grüne Farbe annimmt.

Kocht man 0,2 g Guajacolcarbonat mit 10 ccm einer klaren Lösung von 0,5 g Kaliumhydroxyd in 10 ccm absolutem Alkohol 2 bis 3 Minuten lang, so scheidet sich ein weißer, kristallinischer Niederschlag ab, der nach dem Waschen mit absolutem Alkohol und nachherigem Trocknen beim Übergießen mit Salzsäure reichlich Kohlensäure entwickelt.

Die Lösung von 0,5 g Guajacolcarbonat in 10 ccm heißem Weingeist darf Lackmuspapier nicht verändern; nach Zusatz von 1 Tropfen Eisenchloridlösung darf keine Blau- oder Grünfärbung eintreten (Guajacol). Schüttelt man 1 g Guajacolcarbonat mit 10 ccm Wasser und filtriert, so darf das Filtrat nach dem Ansäuern mit Salpetersäure durch Silbernitratlösung nicht verändert werden (Salzsäure). 0,1 g Guajacolcarbonat muß sich in 1 ccm Schwefelsäure ohne Färbung lösen (organische Verunreinigungen).

Guajacolcarbonat darf beim Verbrennen höchstens 0,1 Prozent Rückstand hinterlassen.

Größte Einzelgabe 1,0 g. Größte Tagesgabe 3,0 g.

Neu aufgenommen.

Darstellung. Man löst berechnete Mengen Guajakol in konzentrierter Natronlauge auf, wodurch Guajakolnatrium entsteht. Leitet man dann in diese Lösung Kohlenstoffoxychlorid, Phosgen ($COCl_2$), so bildet sich Kochsalz und Guajakolcarbonat. Letzteres wird durch Behandeln mit Wasser, in dem es unlöslich ist, von den Verunreinigungen befreit und zuletzt aus Alkohol umkristallisiert.

$$CO < \frac{\overline{Cl + Na} | OC_6H_4.OCH_3}{Cl + Na | OC_6H_4.OCH_3} \quad = \quad CO < \frac{OC_6H_4OCH_3}{OC_6H_4OCH_3} + 2\,NaCl$$

Chemie. Von den zweiwertigen Phenolen sind 3 Isomere möglich: Brenzkatechin (1,2), Resorcin (1,3) und Hydrochinon (1,4). Der Monomethyläther des Brenzkatechins ist Guajakol. Läßt man theoretisch hierauf Kohlensäure $CO<^{OH}_{OH}$ einwirken, so kommt eine esterartige Verbindung zustande, indem die beiden Säurewasserstoffatome durch Guajakol ersetzt werden. Folgende Formeln mögen zur Erläuterung dienen:

$$C_6H_4\!\!<\!\!{}^{OH\ (1)}_{OH\ (2)} \qquad C_6H_4\!\!<\!\!{}^{OH}_{O.CH_3}$$

Brenzkatechin $\qquad\qquad$ Guajakol

$$CO\!\!<\!\!{}^{O}_{O}\!\!\begin{array}{|c} H \\ H \end{array}\!\!\begin{array}{c} OH\ .\,C_6H_4O\,.\,CH_3 \\ OH\ .\,C_6H_4O\,.\,CH_3 \end{array} \;=\; CO\!\!<\!\!{}^{O.C_6H_4O.CH_3}_{O.C_6H_4O.CH_3} + 2\,H_2O$$

Zu den **Prüfungen** ist folgendes zu bemerken: Durch Erwärmen der weingeistigen Lösung mit Lauge wird der Ester verseift, d. h. Kohlensäure abgespalten, die durch die überschüssige Lauge gebunden wird; andererseits entsteht Guajakolkalium. Durch Schwefelsäure wird Guajakol frei gemacht, durch Äther ausgezogen und nach dessen Verdunsten identifiziert.

Um auch den anderen Bestandteil des Präparates — Kohlensäure — zu erkennen, nimmt man Ätzkali und absoluten Alkohol. Es wiederholt sich der eben geschilderte Vorgang noch einmal, nur daß diesmal Guajakol ausgewaschen wird und Kaliumcarbonat unlöslich zurück-bleibt.

Die alkoholische Lösung des Präparates muß neutral reagieren, da sonst ein mangelhaftes Auswaschen von der Darstellung her vorläge.

Würde noch freies Guajakol vorhanden sein, so würde die weingeistige Lösung mit wenig Eisenchlorid blau, durch eine etwas größere Menge smaragdgrün gefärbt werden.

Wirkung und Anwendung. Das Guajakol ist derjenige Bestandteil des Kreosots, dem die von vielen Ärzten als sicher angesehene Wirkung auf die Phthise (s. b. Kreosotum) hauptsächlich zugeschrieben wird. Es wird auch häufig besser als die unreine Präparat vertragen. Da jedoch im Guajakol noch eine freie Hydroxylgruppe am Phenol vorhanden ist, besitzt es noch eine relativ starke Reizwirkung auf den Magen; es sind deshalb, analog dem Verfahren bei der Acetyl-salicylsäure, Ester des Guajakols dargestellt worden, die in saurer Flüssigkeit, also auch im Magen-saft, unlöslich sind und deswegen den Magen nicht belästigen. Diese Ester werden erst im alka-lischen Darmsaft gespalten und resorptionsfähig gemacht. — Einer dieser Ester ist das Guajacolum carbonicum, Duotal.

Gummi arabicum. — Arabisches Gummi.

Syn.: Gummi Mimosae. Acacia-Gummi. Senegalgummi.

Das aus den Stämmen und Zweigen ausgeflossene, an der Luft erhärtete Gummi von Acacia senegal (*Linné*) *Willdenow* und einigen anderen afrikanischen Acacia-Arten.

Arabisches Gummi stellt mehr oder weniger rundliche, weißliche oder wenig gelbliche Stücke von verschiedener Größe dar, die außen matt und rissig sind und leicht in eckige, glasglänzende, zuweilen leicht irisierende Stücke mit kleinmuscheligen Bruchflächen zerbrechen.

Arabisches Gummi löst sich langsam, aber vollständig in dem doppelten Gewichte Wasser zu einem dicken, hellgelblichen, geruchlosen Schleime von fadem Geschmacke, der Lackmus-papier schwach rötet. Der Schleim ist mit Bleiacetatlösung ohne Trübung mischbar, wird aber durch Bleiessig gefällt, selbst wenn er mit Wasser so weit verdünnt ist, daß in 50 000 Teilen nur noch 1 Teil arabisches Gummi enthalten ist. Durch Weingeist und durch Eisenchloridlösung wird der Schleim zu einer steifen Gallerte verdickt.

10 ccm der wässerigen Lösung (1 + 9) dürfen mit 1 Tropfen $^1/_{10}$-Normal-Jodlösung weder eine blaue, noch eine weinrote Färbung geben, auch nicht, wenn man die Lösung aufkocht und nach dem Erkalten mit einem zweiten Tropfen $^1/_{10}$-Normal-Jodlösung versetzt (Stärke, Dextrin).

Arabisches Gummi darf beim Verbrennen höchstens 5 Prozent Rückstand hinterlassen.

Neu aufgenommen wurde die Prüfung auf Stärke und Dextrin; sonst sachlich unverändert.

Geschichtliches. Auf ägyptischen Denkmälern (ca. 1700 v. Chr.) findet man einen Stoff *Kami-en-punt* erwähnt, den man als Gummi aus dem Lande Punt (Somaliländer) deutet. Aus Kami ist dann das griechische κόμμι und unser Gummi geworden. Ein Teil dieses Gummi ge-langte später über arabische Häfen zur Ausfuhr, woher das Produkt dann den Namen arabisches Gummi erlangte. Neben ausgedehnter technischer Verwendung ist das Gummi zu allen Zeiten auch medizinisch verwendet worden, wenn auch in verhältnismäßig geringer Menge, wie es ja auch jetzt nicht eigentlich als Arzneimittel dient.

Das Senegalgummi ist nicht vor dem 14. Jahrhundert bekannt geworden.

Abstammung. Arabisches Gummi stammt hauptsächlich von *Acacia senegal* (Linné) Willdenow (*Mimosa senegal* L., *Acacia verek* Guillemin et Perrottet), Familie der *Legu-minosae-Mimosoideae*, Gruppe der *Acacieae*. Ein kleiner, bis 6 m hoher Baum oder Baumstrauch mit 3—4 cm langen, doppelt gefiederten Blättern und bis 8 cm langen, ährenförmigen Blüten-ständen und blaßgelben, fast weißen Blüten, unter jedem Blatte mit 2 oder 3 kurzen gekrümmten glänzendschwarzen Dornen. Heimisch in Senegambien, wo er den Namen *Verek* führt, ferner im Stromgebiete des weißen Nil und des Atbara, in Kordofan, wo er *Haschab* heißt, wahrscheinlich auch in den dazwischen liegenden Ländern von Innerafrika, endlich im ganzen südöstlichen tropischen Afrika. Außer der genannten Art liefern noch einige andere Arten der Abteilungen *Vulgares* und *Gummiferae* (der auch *A. senegal* angehört) der Gattung *Acacia* gutes Gummi; als solche sind zu nennen: *A. stenocarpa* Hochstetter in Nubien und Abyssinien, *A. horrida* Willd. im Kaplande und Deutsch-Südwestafrika u. a. m. Das Gummi entsteht bei diesen Pflanzen durch Vergummung normaler Elemente der Rinde, die von außen nach innen vorschreitet. Der Prozeß beginnt in den obliterierten Siebsträngen und pflanzt sich später auch auf parenchymatische Elemente fort, scheint aber die Bastfasern selten zu ergreifen. Offenbar werden nicht nur die Cellulosewände der Zellen, sondern auch ihr Inhalt in Gummi übergeführt. Über den Grund der Gummibildung ist Abschließendes noch nicht festgestellt. Sehr wahrscheinlich ist es jedoch, daß in Verwundungsstellen der Rinde, die z. B. von Ameisen bewirkt werden, Bakterien eindringen, durch deren Tätigkeit das Gummi entsteht. Ja es wird behauptet, daß das Arabin direkt von den Bakterien produziert werde.

Die Abscheidung des Gummi ist im hohen Grade von der Witterung abhängig; wenn nach der lange anhaltenden Regenzeit, während der der Baum recht saftreich ist, trockene Winde wehen, so bringen diese die Rinden zum Bersten und das Gummi tritt aus. Man sammelt dieses und bringt es in den Nilländern nach dem Nilhafen D a b b e in D o n g o l a oder ostwärts nach M a n d j u r a am weißen Nil und C h a r t u m , schließlich nach A l e x a n d r i a oder in neuerer Zeit nach K a i r o , von wo es nach T r i e s t geht. Kleinere Mengen gehen über Ostindien. In früherer Zeit wurde es meist über arabische Häfen ausgeführt. Am S e n e g a l wird das Gummi von den Eingeborenen an bestimmten Uferstellen gegen Tauschwaren den Franzosen übergeben, die es dann über S t. L o u i s nach M a r s e i l l e ausführen. Ursprünglich war in Deutschland nur das ostafrikanische (Kordofan-) Gummi offizinell, aber in ähnlicher Weise wie bei den Sennesblättern haben die unsicheren Verhältnisse in den südlich und westlich von Ägypten gelegenen Ländern, besonders während des Mahdi-Aufstandes, das Gummigeschäft fast völlig brachgelegt; wenn gegenwärtig auch der Handel nach dem Innern des Sudan wieder freigegeben ist, so wird es doch noch einige Zeit dauern, bis das dorther stammende beste Gummi wieder in genügender Menge am Markte sein wird. Das Arzneibuch hat deshalb auch das Senegalgummi zugelassen. Da aber das Gummi ein nicht nur in der Pharmazie, sondern auch in der Technik außerordentlich viel benutzter Stoff ist, so ist es nötig geworden, auch andere Gummisorten zum Verbrauch heranzuziehen, und der Apotheker wird daher gut tun, beim Einkauf möglichst vorsichtig zu sein. Von den zahlreichen neuen Sorten verdienen die afrikanischen besondere Aufmerksamkeit, da sie dem echten Gummi am nächsten kommen und manche derselben vielleicht Sorten desselben sind, die sich jetzt neue Wege zur Küste und damit zum europäischen Handel gebahnt haben.

Handelssorten und Beschreibung.

A. O s t a f r i k a n i s c h e s G u m m i.

1. K o r d o f a n g u m m i , e c h t e s a r a b i s c h e s G u m m i , Körner von kugeliger oder länglichrunder Gestalt, seltener kantig oder nierenförmig, bis zur Größe einer Nuß. Von zahlreichen Rissen, besonders die größeren Stücke, durchsetzt, Bruch glasartig, flachmuschelig. Farblos oder schwach gelblich (die auch vorkommenden dunkleren Sorten sind zu verwerfen). Geruchlos, spez. Gewicht 1,487 bei 15°, bei 100° getrocknet 1,525; enthält 13,6 Prozent Wasser; in gleichem Gewichte Wasser langsam, aber klar löslich.

2. G e z i r e h g u m m i , nördlich von Kordofan gesammelt, kommt von K a s s a l a über M a s s a u a nach T r i e s t . Kleine Körner, fast glashell oder wenig gelblich mit wenig Unreinigkeiten. Ein guter Ersatz des echten Gummi, der aber spärlich in den Handel kommt.

3. S e n n a a r g u m m i , blaßgelbe, runde Stücke. Zwischen S e n n a a r und dem Roten Meer gesammelt. Recht gute Sorte.

4. S u a k i n g u m m i (Savakim-, Samagk-, Savakumi-, Hidschodzi-, Talka-, Talchgummi), stark gefärbte kleine Körner, oft staubig. Auf der Hochebene von T a l k a über Suakin gesammelt. Wahrscheinlich von *Acacia stenocarpa* H o c h s t. Schlechte Sorte, in Wasser unvollständig löslich, mit 3,8 Prozent Asche.

5. G e d d a h g u m m i (Berberisches Gummi.) Wird südlich von Arkiko längs der Samharaküste gesammelt und über D s c h i d d a (Geddah) in Arabien verschifft. Kleine Körner von meist dunkler Farbe, stark verunreinigt, häßlich schmeckend, schwer löslich, schlechte Sorte.

B. Nordafrikanisches Gummi.

Mogadorgummi (Marokkanisches, braunes berberisches Gummi), von *Acacia gummifera* Willd. (?), kommt über Mogador in den Handel. Nach Tschirch (1887) eine schlechte, in Wasser unvollständig lösliche Sorte, steht es neuerdings nach Gehe & Co. dem Gezirehgummi kaum nach. Wohl damit identisch ist das tunesische Gummi.

C. Westafrikanisches Gummi.

1. **Senegalgummi.** — Man unterscheidet von demselben:

a) **Gummi vom Unterlauf des Flusses** (Gomme du bas du fleuve), knollige oder wurmförmige Stücke von gelblicher bis gelbbrauner Farbe.

b) **Gummi vom Oberlauf des Flusses** (Gomme du haut du fleuve), kleinere, hellere, sehr spröde Stücke, leichter in Wasser löslich als a, enthält mehr wurmförmige Stücke.

c) **Gomme friable** (Salabreda), sehr reine, spröde, wurmförmige Stücke oder deren Bruchstücke.

Außerdem unterscheidet man noch eine große Anzahl Sorten.

Es unterliegt keinem Zweifel, daß das Senegalgummi völlig imstande ist, das arabische Gummi zu ersetzen. Gegenteilige Behauptungen dürften darauf zurückzuführen sein, daß kein reines Senegalgummi vorlag. In einzelnen Stücken sind beide Sorten kaum zu unterscheiden; in größeren Massen zusammenliegend, hat das Senegalgummi einen rötlicheren Farbenton.

2. **Gummi von Benguella**, von unbekannter Abstammung, in schönen Stücken von etwas rötlicher Färbung, soll sich für pharmazeutische Verwendung eignen.

D. Kapgummi vom Oranjefluß und aus Deutsch-Südwestafrika von *Acacia horrida* Willd. Eine Sorte, die, gut gesammelt, den Anforderungen des Arzneibuchs entspricht.

Außer diesen Sorten, von denen manche den offizinellen Sorten sehr nahe stehen, werden besonders neuerdings in der Technik eine ganze Reihe anderer benutzt, die auch hin und wieder zur Substitution der offizinellen Sorten dienen. Wir nennen die folgenden:

E. Asiatisches Gummi.

1. **echtes ostindisches Ghattigummi** oder **Dhauragummi**, von *Anogeissus latifolia* (nicht von *Feronia Elephantum* Corr.), dem arabischen sehr ähnlich. In England viel angewendet und vielfach auch in Deutschland als Ersatz des arabischen empfohlen. — 2,55 Prozent Asche.

2. **Amradgummi**, meist von *Acacia*-Arten stammend, in verschiedenen Sorten vorkommend, zur pharmazeutischen Verwendung der braunen Farbe wegen ungeeignet, jedoch von guter Klebkraft.

F. Australisches Gummi (Wattle-Gummi), von *Acacia pycnantha* Benth. *A. homalophylla* Cunningh., *A. dealbata* Lk., *A. decurrens* Willd., *A. mollissima* Willd. und anderen Arten. Einige aus dem Innern stammende Sorten lösen sich vollständig oder fast vollständig in Wasser. Als Ersatz des arabischen Gummi zuweilen importiert. (Die sog. *Eucalyptus*-gummi sind sehr gerbsäurereiche Stoffe, die dem Kino näher stehen.)

G. Amerikanisches Gummi.

1. **Kajugummi** von *Anacardium occidentale* L. in Westindien, zum Ersatz des G. arabic. empfohlen.

2. **Paragummi**, wahrscheinlich von *Acacia angico* Mart., dem australischen ähnlich.

3. **Mezquitegummi** von *Prosopis dulcis* in Texas und Mexiko.

Chemie. Die Gummiarten sind noch ziemlich unvollkommen untersucht: sie enthalten Arabin, Bassorin, Cerasin und aus dem Zellinhalt stammende Stoffe, wie Eiweißkörper, Salze, Stärkereste usw. Das Arabin ist eine Verbindung der Arabinsäure ($C_{12}H_{22}O_{11}$) mit Kalk, sowie kleinen Mengen von Kali und Magnesia. Arabin ist in Wasser löslich, unlöslich in Alkohol und Äther. Salpetersäure bildet aus Arabin Schleimsäure. Durch Wärme ($100°—150°$) oder konzentrierte Schwefelsäure geht trockenes Arabin in Cerasin oder Metarabinsäure über, die in Wasser nur quillt und sich nicht löst. Mit Schwefelsäure gekocht, liefert Cerasin Arabinose. Bassorin ($C_6H_{10}O_5$ oder $C_{12}H_{20}O_{10}$) ist dem Cerasin ähnlich, vielleicht damit identisch. Salpetersäure bildet aus ihm ebenfalls neben Oxalsäure Schleimsäure.

Die Gummisorten des Handels lassen sich folgendermaßen einteilen:

1. **Arabinsäurehaltige** bestehen vorwiegend aus Arabinsäure, mit wenig Bassorin und Metarabinsäure: Akaziengummi (arabisches, Senegal), echtes ostindisches, Kaju-gummi.

2. Cerasinhaltige, Gemenge von Cerasin und Arabin. Gummi der Kirsch-, Aprikosen-, Pflaumen- und Mandelbäume.

3. Bassorinhaltige, Bassorin und eine dem Arabin nahestehende Substanz enthaltend: Traganth, Kutera-, Bassorah-, Kokos-, Chagual- und Moringagummi.

Das Gummi arabicum soll geruchlos oder fast geruchlos sein, ein weißes Pulver geben, durch konzentrierte Boraxlösung gallertartig gefällt und durch Jod nicht gebläut werden. In Weingeist, Äther und Ölen ist es unlöslich, doch löst Alkohol von weniger als 52 Prozent nach Maßgabe seines Wassergehaltes etwas. Durch Bleizuckerlösung wird es nicht gefällt, auch die damit vermischte Lösung durch Ammoniak nicht verändert. Der Niederschlag, der selbst in den verdünntesten Lösungen beim Vermischen mit Bleiessig erhalten wird, besteht in getrocknetem Zustande aus 58—62 Prozent Gummi und 38—42 Prozent Bleioxyd. Auf alkalische Kupferlösung wirkt Gummilösung bei 60°—70° nicht reduzierend, sondern erst nach dem Kochen erfolgt eine sehr geringe Abscheidung von Cuprooxyd. Durch Trocknen des Gummi in der Wärme des Wasserbades verliert es 10—15 Prozent, es löst sich dann weit schwieriger in Wasser und reduziert in der Wasserbadwärme alkalische Kupferlösung. Total ausgetrocknet löst es sich in Wasser nicht mehr. Kordofangummi gab F l ü c k i g e r lufttrocken 2,7—4 Prozent Asche. Es entspricht der Formel $(C_{12}H_{21}O_{11})_2Ca + 3H_2O$ und ist als das saure Calciumsalz der Arabinsäure zu betrachten.

Verfälschungen und Verunreinigungen. Über die verschiedenen arabinhaltigen Gummisorten, die etwa als Verfälschungen und Substitutionen in Betracht kommen, ist oben bereits das notwendigste mitgeteilt.

In Senegalgummi wird nicht selten B d e l l i u m , ein von *Commiphora* - Arten stammendes Gummiharz gefunden, das in Wasser unlöslich, aber in Alkohol und Äther zum Teil löslich ist.

Gar nicht selten soll eine Verfälschung mit S t ä r k e und D e x t r i n sein, auf die man nach der vom Arzneibuch angegebenen Methode prüft. Dextrin kann man auch nachweisen, indem man 3 ccm einer Lösung, die aus 15 Tropfen Liq. ferri sesquichlorat., 15 Tropfen gesättigter Lösung von rotem Blutlaugensalz, 5 Tropfen verdünnter Salzsäure (spez. Gewicht 1,165) und 60 ccm Wasser besteht, mit 6 ccm einer 20prozentigen Gummilösung zusammenbringt. Bei reinem Gummi wird die Mischung rein gelb und bleibt so 8—10 Stunden lang; im anderen Falle ändert sich die Farbe schon nach 1 Stunde oder länger in blau. Die zahlreichen Versuche, künstliches Gummi aus Leinsamenschleim, Zuckerrüben usw. herzustellen, übergehen wir, da die gewonnenen Produkte natürlich pharmazeutische Verwendung nicht finden dürfen. Die nicht selten beobachtete Beimengung geringwertigen Traganths ist leicht durch den Augenschein zu konstatieren. Mit schwefliger Säure gebleichtes Gummi würde mit Baryumchlorid Fällung geben, ebenso wie mit Chlor gebleichtes mit salpetersaurem Silber. Solches gebleichtes Gummi hat von seiner Löslichkeit eingebüßt. Zur B e s t i m m u n g d e s G u m m i in Lösungen empfiehlt H o l d e r m a n n , die Arabinsäure aus saurer Lösung mit Alkohol auszufällen.

Pulverung. Das Gummi wird, von dem anhängenden Staube und von etwaigen Verunreinigungen befreit, in ein mittelfeines Pulver verwandelt. D a s G u m m i p u l v e r , d a s z u Ö l e m u l s i o n e n g e b r a u c h t w i r d , d a r f n i c h t a u s g e t r o c k n e t s e i n . Es empfiehlt sich daher nur ein m i t t e l f e i n e s Pulver, weil zur Darstellung eines sehr feinen Pulvers eine vorausgehende Austrocknung des arabischen Gummi nicht zu umgehen wäre. Zum Pulvern ist nur eine ganz reine Ware zu verwenden und das Absieben des Pulvers in sehr gut gereinigten Sieben auszuführen. Neuerdings kommt Gummi in Schuppenform in den Handel.

Anwendung. Für sich allein wird arabisches Gummi, auch in Form des Mucilago G., nur relativ selten gebraucht; der Gummischleim ist ein beliebtes Vehikel für Medikamente bei Darmaffektionen aller Art.

Gutta Percha. — Guttapercha.

Der eingetrocknete Milchsaft von Bäumen aus der Familie der Sapotaceae.

Guttapercha stellt bräunliche, graubraune, rötlichgelbe oder fast weißliche, in heißem Wasser erweichende und dann knetbare, beim Erkalten wieder erhärtende Stücke dar.

In siedendem Chloroform muß Guttapercha bis auf einen geringen Rückstand löslich sein.

Das aus gereinigter Guttapercha sehr dünn ausgewalzte Guttaperchapapier, Percha lamellata, ist gelbbraun, durchscheinend; es darf nicht kleben.

Guttaperchaſtäbchen, Percha in bacillis, ſind aus gereinigter Guttapercha hergeſtellte, weiße bis grauweiße Stäbchen, die unter Waſſer aufzubewahren ſind.

Neu ist der Hinweis auf die wechselnde Farbe der Droge, sowie die aus gereinigter Guttapercha herzustellenden Guttaperchastäbchen, Percha in bacillis.

Geschichtliches. Die Malaien in Hinterindien benutzten die Guttapercha seit langer Zeit, in Europa wurde sie 1840—43 durch den Arzt W. Montgomery und durch Joze d'Almeida in Singapore bekannt. 1848 bestimmte Hooker die Stammpflanze nach Exemplaren, die Lobb und Oxley von Singapore nach England gebracht hatten.

Abstammung. Guttapercha wird geliefert von zahlreichen Bäumen aus der Familie der *Sapotaceae*. Es werden als solche genannt: *Palaquium gutta* Burck (*Dichopsis gutta* Benth. et Hook., *Isonandra gutta* Hook.), die in Singapore, wo sie früher häufig war, fast vollständig ausgerottet ist; *P. oblongifolium* Burck auf Malakka, Riouw, Sumatra und Borneo; *P. borneense* Burck auf Borneo, *P. Treubii* Burck auf Banka, *Payena Leerii* Benth. et Hook. auf Malakka, Sumatra, Borneo, Banka und Amboina. Die beiden letztgenannten Palaquiumarten sollen in ihrer Heimat ebenfalls fast ausgerottet sein. *P. Supfianum* Schlechter, auf Neuguinea verbreitet, liefert eine brauchbare Guttapercha. Zahlreiche andere Arten der *Sapotaceae* aus den genannten Gattungen, sowie von der Sapotaceengattung *Mimusops*, liefern mit der Guttapercha mehr oder weniger identische oder ihr doch nahe verwandte Produkte. Die Guttapercha ist in Form eines Milchsaftes in zahlreichen, aus Parenchymzellen hervorgegangenen (ungegliederten) Milchsaftschläuchen in der Rinde und im Mark dieser Bäume enthalten. Man gewinnt sie, indem man die Bäume fällt und den dann aus zahlreichen Rindenschnitten reichlich ausfließenden Milchsaft auffängt. Derselbe koaguliert alsbald und enthält die Guttapercha in Form einer schwammigen Masse, die man unter warmem Wasser durchknetet und dadurch kompakter macht. Diese rohe Guttapercha kommt in Blöcken oder Brocken bis zu 20 kg Gewicht in den Handel. Neuerdings sind leider nicht sehr erfolgreiche Versuche gemacht, die Guttapercha aus den getrockneten Blättern des *Palaquium gutta* durch Extraktion mit Toluol zu gewinnen. Die trockenen Blätter liefern 9—10 Prozent. In Singapore werden von den Händlern verschiedene Sorten gemischt und danach 3 Handelssorten: First quality, Medium und White Gutta-percha hergestellt. Die Farbe ist braun, graubraun, rötlichgelb, weißlich, oder selbst weiß mit braunrötlichen Flecken.

Beschreibung und Reinigung. Rohe Guttapercha besitzt faserige, blätterige, zuweilen fast holzartige Struktur, läßt sich leicht schneiden (Unterschied von Kautschuk), ist vom spez. Gewicht 0,96—0,99, biegsam, aber kaum elastisch. Da sie stark verunreinigt ist, so erweicht man sie in warmem Wasser, walzt sie zu Bändern, wobei sie von Steinen usw. gesäubert wird, und legt mehrere solcher Bänder zusammen, die zu Spänen zerschnitten werden. Diese werden von neuem erweicht, in feine Stücke zerrissen und zu Klumpen vereinigt, die nun die gereinigte Guttapercha darstellen. Sie ist nun außerordentlich plastisch, sinkt im Wasser unter, läßt sich bei 45°—60° in Röhren, Platten und Fäden ausziehen, wird bei 100° weich. Fast vollständig löslich in Schwefelkohlenstoff, Tetrachlorkohlenstoff, erwärmtem Toluol und Chloroform; in kaltem Äther, fetten Ölen, verdünnten Säuren und Alkalien, Wasser unlöslich, fast unlöslich in kaltem Alkohol, in heißem Alkohol zum Teil löslich. Mit der Zeit wird Guttapercha durch Sauerstoffaufnahme brüchig, doch soll nach Fleury eine Mischung von 9 T. Guttapercha und 1 T. Kampfer diesen Übelstand nicht besitzen. — Die als Zahnkitt verwendete gebleichte oder weiße Guttapercha (Percha in bacillis) stellt man dar, indem man die gereinigte Ware in 20 T. Schwefelkohlenstoff löst und über Knochenkohle filtriert, oder indem man die Chloroformlösung mit Alkohol ausfällt.

Das Guttaperchapapier (Percha lamellata) wird durch Auswalzen hergestellt. Neben der teuren englischen Ware existieren jetzt auch sehr gute deutsche Sorten. Der Apotheker muß als Verbandmittel eine ziemlich starke Sorte halten, da dünnere zu leicht reißen. Nach dem Arzneibuch soll sie gelbbraun, durchscheinend und vor allen Dingen nicht klebend sein.

Bestandteile. Reine Guttapercha, wie sie durch Fällung einer mit Tierkohle entfärbten Chloroformlösung mittels Alkohol erhalten wird, besteht nur aus dem „Gutta" genannten, amorphen Kohlenwasserstoff $(C_{10}H_{16})n$. — Die rohe und die obenerwähnte gereinigte Guttapercha enthalten außer diesem Kohlenwasserstoff noch Oxydationsprodukte desselben: Fluavil $C_{20}H_{32}O$ und Alban $C_{40}H_{64}O_2$, sowie das dem Gutta ähnliche, sehr unbeständige Guttan. — Kalter Alkohol löst nur das Fluavil, siedender Alkohol löst Fluavil und Alban, die Gutta dagegen ist in Alkohol und Äther unlöslich. Nach Payen enthält die Guttapercha 75 bis

82 Prozent Gutta, 14—16 Prozent Alban und 4—6 Prozent Fluavil, geringe Mengen Salze, Fett, flüchtiges Öl und Farbstoff.

Aufbewahrung. Da Luft und Licht zersetzend auf Guttapercha durch Sauerstoffaufnahme einwirken, diese dadurch bröcklig und mürbe wird, so bewahrt man die Ware in Stücken oder Stäben in einem Gemisch aus 15 T. Weingeist, 20 T. Glycerin und 65 T. Wasser auf. Die lamellierte Ware legt man zwischen zwei starke Platten aus Pappe oder Weißblech, die man durch Klammern zusammenpreßt, so daß die Luft abgeschlossen ist. Aufbewahrungsort ist ein kühler Raum.

Anwendung. Guttapercha wird als Papier zu Umschlägen, bei denen die Verdunstung möglichst verhütet werden soll, viel verwendet. Dickere Platten werden in der Chirurgie manchmal zu Stützverbänden gebraucht. — Auch in der Zahnheilkunde wird es viel benutzt.

Gutti. — Gummigutt.
Syn.: Gummi resina Gutti. Cambogia.

Das Gummiharz von Garcinia Hanburyi *Hooker fil.*

Gummigutt besteht aus 3 bis 7 cm dicken, walzenförmigen Stücken, seltener aus zusammengeflossenen, unregelmäßigen Klumpen von rotgelber Farbe, die leicht in dunkelcitronengelbe, flachmuschelige, undurchsichtige Splitter zerbrechen. Gummigutt ist geruchlos.

Beim Verreiben von 1 Teil Gummigutt mit 2 Teilen Wasser entsteht eine gelbe, brennend schmeckende Emulsion, die sich beim Zusatz von 1 Teil Ammoniakflüssigkeit klärt und eine feurigrote, dann braune Farbe annimmt. Übersättigt man die Flüssigkeit mit Salzsäure, so scheiden sich unter Entfärbung der Flüssigkeit gelbe Flocken ab. Ein Tropfen der Emulsion darf bei mikroskopischer Betrachtung nur vereinzelte Stärkekörnchen erkennen lassen.

Gummigutt darf beim Verbrennen höchstens 1 Prozent Rückstand hinterlassen.

Vorsichtig aufzubewahren. Größte Einzelgabe 0,3 g. Größte Tagesgabe 1,0 g.

Unverändert bis auf die Forderung, daß die Emulsion des Gutti nur vereinzelte Stärkekörnchen enthalten darf.

Geschichtliches. Ein chinesischer Reisender, der 1295—97 Cambodja besuchte, erwähnt das Gummigutt als Kiang hwang, mit welchem Namen auch Kurkuma bezeichnet wird. Bei den Chinesen galt es für giftig und wurde nur als Malerfarbe benutzt. 1603 erhielt es Clusius unter dem Namen Ghittajemon (bedeutet ein heilkräftiges Gummiharz). 1613 wurde es in Deutschland schon medizinisch verwendet.

Abstammung. Als Stammpflanze des besten Gutti gilt *Garcinia Hanburyi* Hooker fil. (Syn. *G. morella* Desrousseaux, var. *pedicellata* Hanbury) (Familie der *Guttiferae*). Ebenfalls als gutes Gutti liefernd werden folgende Arten genannt: *Garcinia Roxburghii* Engl., *G. heterandra* Wall., *G. pictoria* Engl. usw. Das Gummigutt ist, wahrscheinlich in Gestalt einer wässerigen Emulsion, in schizogenen, radial gestreckten Sekretbehältern der Rinde, des Markes, auch der Blätter und Früchte enthalten. Man gewinnt es, indem man Einschnitte in die Rinde des Baumes macht und das ausfließende Gutti in Bambusröhren füllt, oder indem man (in Ceylon) größere Stücke der äußeren Rinde ablöst und das ausgetretene Sekret jeden Morgen abkratzt. Eine geringere Sorte wird durch Auskochen der Blätter und der Schale der unreifen Frucht erhalten. Das über Feuer getrocknete und aus den Bambusröhren herausgestoßene kommt als Röhrengutti (Pipe-Gamboge) neben einer anderen guten Sorte in Klumpen (Schollengutti, Cake-Gamboge) in den Handel. Beide Sorten stammen aus Siam, das nebst einigen südchinesischen Häfen über Singapore nach England für den europäischen Handel liefert, aber voraussichtlich in der Ware von Ceylon bald einen Konkurrenten erhalten dürfte.

Beschreibung. Gutti bildet meist zylindrische, grünlichgelbe oder rötlichgelbe, zerreibliche Stücke, im Bruche breitmuschelig, glatt und wachsglänzend, an den Kanten etwas durchscheinend, zerrieben dunkelcitronengelb, geruchlos, anfangs geschmacklos, hinterher süßlich und im Munde brennend. Mit Wasser angerieben (1:2) entsteht eine gelbe Emulsion, in der sich unter dem Mikroskop Harztröpfchen und vereinzelte Stärkekörnchen erkennen lassen. Die Emulsion wird durch Ammoniak klar, feurig rot, dann braun. Wird das Ammoniak neutralisiert, so entfärbt sich die Lösung und es fallen gelbe Flocken aus. In Weingeist ist Gutti bis zu 80 Prozent, in Äther zu einem geringen Teile löslich. Beim Erhitzen erweicht es, ohne zu schmelzen.

Bestandteile. Das Röhrengutti entält durchschnittlich 77 Prozent (bis 86 Prozent) Harz-Gambogiasäure (Gummiguttgelb, nach Tschirch besteht dieses aus α-, β-, γ-Garcinolsäure), 15 Prozent (bis 27 Prozent) Gummi (arabinsaures Calcium-Magnesium), 5 Prozent Wasser und weniger als 1 Prozent Asche. Die Gambogiasäure $C_{20}H_{24}O_4$ bildet eine fast undurchsichtige kirschrote, geruch- und geschmacklose, sauer reagierende Masse, die erst bei 260°, ohne zu schmelzen, zersetzt wird. Unlöslich in Wasser, leicht löslich in Weingeist und Äther. Aus seiner rot gefärbten Lösung in Schwefelsäure wird es durch Wasser wieder gefällt. Verbindet sich mit Basen zu gelben amorphen Verbindungen. Beim Erhitzen mit konzentrierter Salpetersäure entsteht eine dem Mangostin $C_{20}H_{22}O_5$ ähnliche kristallisierende Substanz. Beim Schmelzen mit Kalihydrat entstehen viel Essigsäure, anscheinend Buttersäure, Phloroglucin, Brenzweinsäure und zwei durch Bleizucker fällbare Säuren, von denen die eine amorph ist, die andere, die Isuvitinsäure, $C_9H_8O_4$, in farblosen rhombischen Prismen kristallisiert.

Nach Eykman entsteht die Gambogiasäure in dem Safte erst unter dem Einfluß des Sauerstoffs der Luft.

Prüfung. Gutti kommt mit Reismehl, Sand und gepulverter Baumrinde verfälscht vor; die Verfälschungen erkennt man, wenn man das Gutti mit Wasser anreibt, absetzen läßt und den etwaigen Absatz auswäscht. Das Genauere ist dann ev. durch das Mikroskop festzustellen. Die ammoniakalische Lösung, mit etwas $AgNO_3$ versetzt und aufgekocht, erleidet keine Reduktion, andernfalls liegt Verfälschung mit Dextrin vor, die bei der Sorte *in massis* beobachtet worden ist.

Zur Nachweisung des Gutti in Mischungen (z. B. Geheimmitteln) empfiehlt Hirschsohn, wenn eine Flüssigkeit vorliegt, diese mit Glaspulver einzutrocknen, zu verreiben und mit Petroleumäther zu behandeln. Ist der Auszug farblos, so wird die Extraktion unter Zusatz von HCl bis zur sauren Reaktion wiederholt, da bei Gegenwart von Seife Gutti sonst nicht aufgenommen wird.

Ist auch jetzt der Auszug farblos, so fehlt Gutti, andernfalls wird der Auszug mit Wasser und darauf mit einigen Tropfen Ammoniak geschüttelt; es wird, wenn Gutti vorliegt, die wässerige Schicht gelb gefärbt und der Petroleumäther farblos sein (vgl. Hirschsohn, Pharmazeutische Zeitung f. Rußland 1885, S. 610, und Beckurts, Jahresbericht der Pharmazie 1885, S. 43).

Aufbewahrung. Gutti wird in Stücken und nicht gepulvert vorrätig gehalten, da die kleinen Mengen, die in der Rezeptur erfordert werden, sich leicht zerreiben lassen. Es gehört zu den Mitteln der Tab. C.

Im Handverkauf gebe man es nur als Malerfarbe und mit Vorsicht (gegen Giftschein) ab.

Anwendung. Gutti schließt sich seiner Wirkung nach an die Koloquinthen an; es ist ebenso wie diese ein sog. Drastikum, das nur vorsichtig gebraucht werden darf. Der wirksame Bestandteil ist die Gambogiasäure, die bei Gegenwart von Galle, also im Darm, nicht aber im Magen, reizend auf Schleimhäute einwirkt. — Gegenwärtig wird Gutti nur selten gebraucht.

Auch in der Tierheilkunde wird Gutti nur in beschränktem Maße, bei Schweinen und Hunden, benutzt; Dosen 0,2—3,0 g.

Herba Absinthii. — Wermut.

Syn.: Summitates Absinthii.

Die getrockneten Blätter und blühenden Stengelspitzen von Artemisia absinthium *Linné*.

Die bodenständigen Blätter sind langgestielt, dreifachfiederteilig, mit schmallanzettlichen, spitzen Zipfeln. Die unteren Stengelblätter sind doppelt-, die oberen einfach-fiederteilig. Die 3 mm dicken, nur Röhrenblüten enthaltenden, fast kugeligen Blütenköpfchen des rispigen Blütenstandes stehen meist einzeln in der Achsel eines lanzettförmigen oder spatelförmigen Deckblatts. Blättchen und Stengel sind, besonders bei den wildwachsenden Pflanzen, mattgrau bis silbergrau behaart. Wermut riecht würzig und schmeckt würzig und stark bitter.

Mikroskopische Untersuchung. Die Behaarung besteht aus dünnwandigen Haaren, die einen kurzen, oft mehrzelligen Stiel und eine lange, beiderseits zugespitzte, quergestellte Endzelle besitzen, ferner aus kurzen, mehrzelligen, köpfigen Drüsenhaaren. Der Blütenboden trägt lange, einzellige, flache Haare. Die Pollenkörner besitzen 3 Austrittsstellen.

Abgesehen von der erweiterten mikroskopischen Beschreibung sachlich unverändert.

Geschichtliches. Die Alten scheinen unter *Absinthium* nicht nur die offizinelle Pflanze, sondern auch *Artemisia pontica* verstanden zu haben. In Deutschland ist die erstere wohl von jeher benutzt worden; sie findet sich bereits in den ältesten medizinischen und botanischen Schriften meist an hervorragender Stelle. Die Ableitung des Wortes W e r m u t (früher Wermuda, Wormâte, Wiermuta usw.) ist unsicher, nach P r i t z e l - J e s s e n ist der Name gleichbedeutend mit „wärmend", während F l ü c k i g e r geneigt ist, ihn von „Vermis" abzuleiten, da die Pflanze, besonders früher, wie jetzt noch fürs Vieh, als Wurmmittel für Menschen im Gebrauche war.

Abstammung und Beschreibung. Die vom Arzneibuche mit großer Genauigkeit beschriebene Stammpflanze *Artemisia absinthium* L., Familie der *Compositae*, Unterfamilie der *Tubuliflorae-Chrysantheminae*, ist von Nordafrika durch ganz Europa, das westliche und nördliche Asien bis Kamtschatka heimisch. Wird ganz allgemein in Bauerngärten und in größerem Maßstabe zum Arzneigebrauch bei Aken, im Spreewald, in Thüringen, am Harz, in Württemberg, Baden usw. kultiviert. Die Blütenköpfchen enthalten in der Mehrzahl gelbe, zwitterige Röhren-

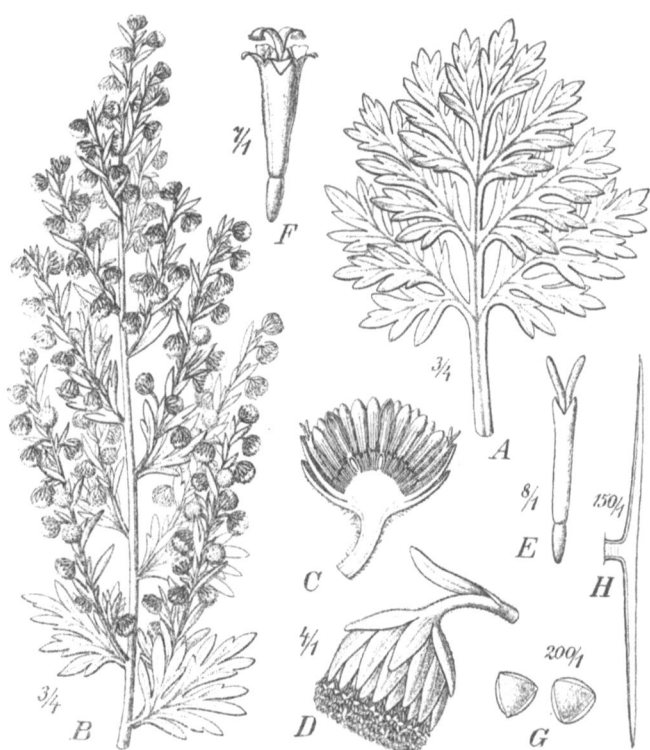

Fig. 226. Artemisia absinthium. *A* Grundständiges Fiederblatt ($^3/_4$), *B* blühender Zweig ($^3/_4$), *C* junges Blütenköpfchen im Längsschnitt ($^4/_1$), *D* aufgeblühtes Köpfchen ($^4/_1$), *E* weibliche Randblüte ($^8/_1$), *F* zwitterige Scheibenblüte ($^7/_1$), *G* Pollenkörner ($^{200}/_1$), *H* T-förmiges Haar vom Blütenstand ($^{150}/_1$). (Gilg.)

blüten mit 5 zähniger Korolle, außer ihnen sind in geringer Anzahl kürzere weibliche Randblüten vorhanden, deren Saum ganzrandig oder 2 zähnig ist. (Fig. 226). — Alle Blattorgane, mit Ausnahme der Blumenkrone, tragen eigentümliche T-förmige Haare, die aus einem 4—6 zelligen Stiel bestehen, dem eine lange, dünnwandige, leicht kollabierende Endzelle quer aufgelegt ist. An den Blättern, jungen Stengeln und Blütenteilen finden sich, tief in das Gewebe eingesenkt, auf einer flachen scheibigen Stielzelle Drüsenhaare mit 4—8 zelligen Köpfchen. (Fig. 227.)

Die Blätter und blühenden Spitzen der Pflanze werden im Juli und August gesammelt. 9—10 T. frisches Kraut geben 2 T. trockenes. Klima und Boden sind auf die Beschaffenheit der Droge von Einfluß. Der in Thüringen gebaute Absinth enthält z. B. nach H a g e r mehr Absinthiin als in Norddeutschland gesammelter, wildgewachsener, während nach Z e l l e r im Norden gewachsener ölreicher ist.

Bestandteile. Ä t h e r i s c h e s Ö l 0,5—2,0 Prozent (F l ü c k i g e r) , 0,3—0,4 Prozent (S c h i m m e l & C o.) , bis 0,5 Prozent (H a g e r). Dasselbe liefert einen unter 160⁰ übergehenden Kohlenwasserstoff $C_{10}H_{16}$, bei 195⁰ siedendes A b s i n t h o l $C_{10}H_{16}O$ und bei 300⁰ reinblaues Öl, mit dem Absinthol wahrscheinlich isomer. **Absinthiin** $C_{20}H_{28}O_4$ bildet mikroskopische, gelbe, neutral reagierende Kristalle, die intensiv bitter schmecken. Schmelzpunkt 120^0—125^0. Löslich in Alkohol, Äther, aus der alkoholischen Lösung durch Wasser in Flocken fällbar. Liefert mit verdünnter Schwefelsäure gekocht: ein ätherisches Öl, Traubenzucker und einen Körper $C_{21}H_{26}O_6$ vom Charakter einer Oxysäure. **Asche** 7 Prozent (früher als *Sal Absinthii* verwendet), die Kaliumkarbonat, Kaliumsulfat und Chlorkalium enthält. Das trockene Kraut liefert nach S c h u l z e 2,7 Prozent Salpeter. Von einer Seite ist der Anbau zur Potaschegewinnung empfohlen.

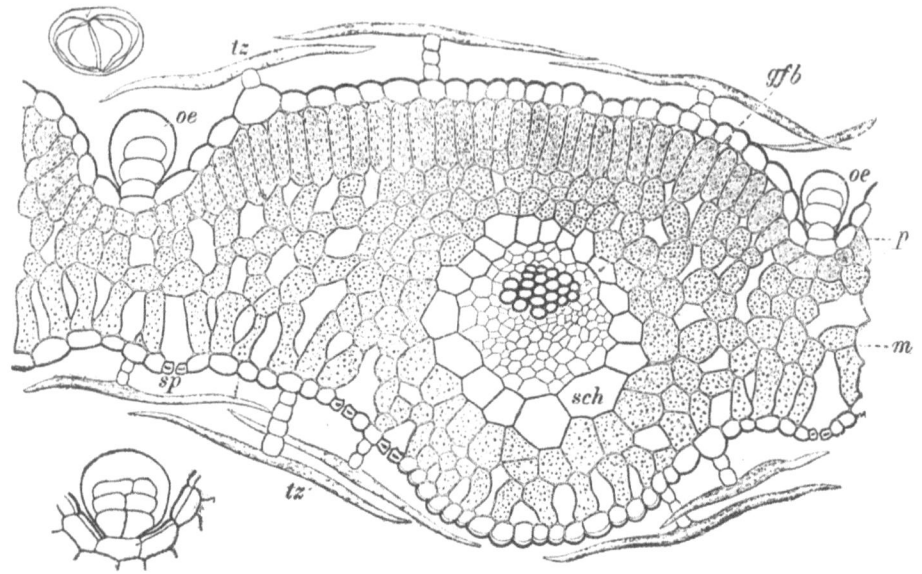

Fig. 227. Herba Absinthii, Querschnitt durch das Blatt an der Mittelrippe. *p* Palisadenparenchym, *m* Schwammparenchym, *gfb* Gefäßbündel mit Parenchymscheide (*sch*), *tz* T-förmige Haare, *oe* Drüsenhaare. (Tschirch.)

Verwechslungen sind wegen der großen Bitterkeit der Pflanze ausgeschlossen. In Südeuropa wird dem Wermut jedoch vielfach *Artemisia pontica* L. und *A. maritima* L. substituiert.

Anwendung. Wermut gehört infolge seines Gehaltes an dem Bitterstoff Absinthiin und an ätherischem Öl zu den bitter-aromatischen Mitteln und dient dementsprechend als sog. Stomachikum. — Die Blätter werden kaum benutzt, sondern meist die Präparate: E x t r a k t und T i n k t u r.

In der T i e r h e i l k u n d e wird Wermut außer als Stomachikum auch als Excitans und, wenn auch selten, als Mittel gegen Mastdarmschmarotzer (Oxyuren) und gegen Hautparasiten verordnet.

Herba Cardui benedicti. — Karbobenediktenkraut.

Die getrockneten Blätter und blühenden Zweige von Cnicus benedictus *Linné.*

Die bis 30 cm langen, grundständigen Blätter sind lineal- oder länglich-lanzettlich, spitz, in einen dreikantigen, geflügelten Blattstiel übergehend, schrotsägezähnig oder fiederspaltig; die oberen Stengelblätter sind sitzend und am Stengel herablaufend. Alle Blätter sind an der Spitze und den Lappen mit einem Stachel versehen und zottig behaart. Die 3 cm langen, einzelständigen Blütenköpfe besitzen gelbe Blüten und einen Hüllkelch, dessen äußere, eiförmige Blätter in einen einfachen, am Rande spinnwebig behaarten Stachel ausgehen, während die inneren, schmaleren mit gefiedertem Stachel versehen sind.

Karbobenediktenkraut schmeckt bitter.

Sachlich unverändert.

Geschichtliches. Die Pflanze erhielt den Namen *Carduus benedictus* (g e s e g n e t e D i s t e l) wohl im 16. Jahrhundert, weil man sie für die besonders heilkräftige A k a r n a des T h e o p h r a s t oder A t r a k t y l i s des D i o s k o r i d e s ansah: es ist aber zweifelhaft, ob sie schon vor dieser Zeit (16. Jahrhundert) medizinisch verwendet wurde.

Abstammung und Beschreibung. *Cnicus benedictus* L. (*Carbenia benedicta* B e n t h. et H o o k. , *Centaurea benedicta* L., *Calcitrapa lanuginosa* L a m.) , Familie der *Compositae — Tubuliflorae — Cynareae — Carduinae*, ist eine 1jährige distelartige Pflanze, mit 40 cm langem, aufrechtem, oberwärts gespreizt ästigem, nebst den Blättern zottig und klebrig behaartem Stengel. Der Beschreibung des Arzneibuches ist noch hinzuzusetzen: Die Stengelblätter sind sitzend mit sattelförmiger Krümmung des Spreitengrundes. (Fig. 228 u. 229.) Die Hüllblätter der Blütenköpfe gehen in rechtwinklig zurückgebogene, kammartig mit 4—5 Stachelpaaren besetzte

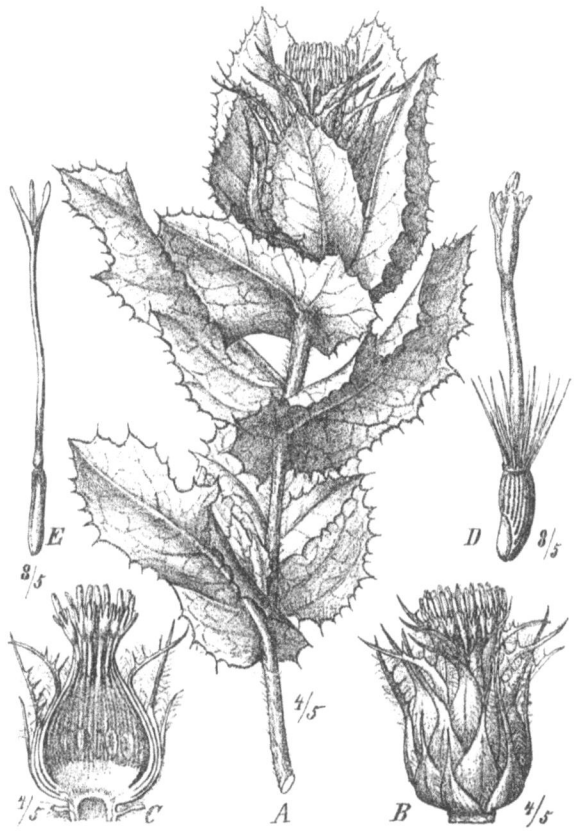

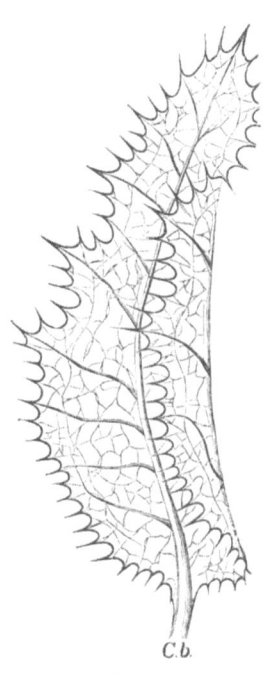

Fig. 228. Cnicus benedictus. *A* Blühender Zweig, *B* Blütenköpfchen,
C ein solches im Längsschnitt, *D* normale zwitterige Scheibenblüte,
E geschlechtslose Randblüte. (Gilg.)

Fig. 229.
Basalblatt von Cnicus
benedictus.

Dornen aus. Die Randblüten mit 3spaltigem Saum sind unfruchtbar, die Scheibenblüten mit 5spaltigem Saum zwitterig. Der Pappus der zierlich gerippten Früchte besteht aus einem 10 spitzigen Krönchen und 2 Borstenreihen. — Die Pflanze ist einheimisch im Mittelmeergebiet, in den südkaukasischen Steppen, Persien und Syrien. Sie wird in Deutschland kultiviert bei Aken a. Elbe, am Harz, in Thüringen, Franken usw. — Auf den Blättern kommen lange Glieder-haare vor, deren leicht zusammenfallende Zellen nach oben an Breite ab- und an Länge zunehmen, außerdem auf jüngeren Blättern und den inneren Blättern des Hüllkelches Drüsenhaare, deren Kopf aus 8—10 in 4—5 Etagen angeordneten Zellen besteht.

Man **sammelt** während der Blütezeit (Juli bis August) die Blätter und blühenden Spitzen. 5 T. frisches Kraut geben 1 T. trockenes. Der im frischen Zustande vorhandene unangenehme Geruch verschwindet beim Trocknen, der Geschmack ist bitter und etwas salzig. Die Behaarung der kultivierten Pflanzen ist schwächer als die der wilden.

Bestandteile. Die Pflanze enthält zu 0,2 Prozent einen Bitterstoff C n i c i n oder C e n - t a u r i n $C_{42}H_{56}O_{15}$, der in seidenglänzenden Nadeln von neutraler Reaktion und sehr bitterem Geschmack kristallisiert. Ferner ergibt das trockene Kraut $\frac{1}{3}$ seines Gewichts wässeriges, $\frac{1}{7}$ weingeistiges Extrakt, 5 Prozent harzartigen Stoff, 13 Prozent Schleim und Gummi, 0,3 Prozent flüchtiges Öl, 24 Prozent bitteren Extraktivstoff, 2,5 Prozent Kaliumacetat, 5 Prozent Kalium- und Calciumnitrat, 1,6 Prozent Calciummalat, 3,4 Prozent Calciumsulfat und andere Erdsalze, 37,5 Prozent Holzfaser mit Eiweißstoff, 8,5 Prozent Wasser (H a g e r).

Als **Verwechslungen** werden angeführt:

Cirsium oleraceum S c o p o l i , Gemüsedistel. Blätter glatt oder nur zerstreut fein behaart, schwach stachelig-gewimpert, die größeren fiederspaltig mit spitzen Lappen, die kleinen meist nur gezähnt, nicht bitter.

Onopordon acanthium L i n n. , Esels- oder Krebsdistel. Blätter spinnewebig-filzig (weiß-filzig), buchtig gezähnt.

Silybum marianum G a e r t n. Blätter kahl und glänzend, weißgefleckt.

Anwendung. Kardobenediktenkraut gehört zu den einfachen Bittermitteln; große Dosen sollen Erbrechen erzeugen können. — Das Extrakt wird auch als Pillenkonstituens benutzt (s. d.).

Herba Centaurii. — Tauſendgüldenkraut.

Syn.: Summitales Centaurii minoris. Roter Aurin.

Die getrockneten, oberirdiſchen Teile der blühenden Pflanze Erythraea centaurium (*Linné*) *Persoon*.

Tauſendgüldenkraut iſt kahl. Der Stengel iſt kantig und bis 2 mm dick. Die kreuzgegen-ſtändigen Blätter ſind ſitzend, länglich oder ſchmal umgekehrt-eiförmig, drei- oder fünfnervig, ganzrandig. Die Blüten beſitzen einen fünfzipfeligen Kelch, eine mit weißlicher Röhre und 5 roten, länglichen Zipfeln verſehene Krone und 5 am Kronenſchlunde angeheftete Staubblätter, die nach dem Ausſtäuben ſpiralig gedreht ſind. Tauſendgüldenkraut ſchmeckt kräftig bitter.

Die im naſſen Zuſtande kugelförmigen Pollenkörner beſitzen 3 ſchlitzförmige Austrittsſtellen.

Sachlich unverändert.

Geschichtliches. Die Bezeichnung *Centaurium* findet sich bereits bei griechischen Schrift-stellern, man hat die Pflanze nach dem als Arzt berühmten K e n t a u r e n C h e i r o n benannt. Die Erklärung aus *centum auri*, H u n d e r t - resp. T a u s e n d g ü l d e n k r a u t , ist jünger. Der alte deutsche Name für die Pflanze ist E r d g a l l e , wegen ihrer Bitterkeit, bei P l i n i u s *Fel terrae*. — Die Bezeichnung *Centaurium minus* findet sich ebenfalls schon im Altertum ; als *Centaurium majus* galt die Komposite *Centaurea centaurium* L., die bei den alten deutschen Botanikern auch entspre-chend G r o ß T a u s e n d g ü l d e n k r a u t heißt. Der Gattungsname *Erythraea* von ἐρυθρός, rot. Ihre medizinische Verwendung ist eine sehr alte.

Abstammung und Beschreibung. *Erythraea centaurium* (L.) Pers., Familie der *Gentiana-ceae*, Unterfamilie der *Gentianoideae-Erythraeinae*, ist ein 1- und 2jähriges Kraut mit einer dichten, doldig erscheinenden Rispe schön rosenroter 5zähliger Blüten. (Fig. 230.) Die Laub-blätter bilden am Stengelgrunde eine Rosette aus verkehrt-eiförmigen, ganzrandigen, weichen, wie die ganze Pflanze haarlosen Spreiten von 4 cm Länge und 2 cm Breite. Am Grunde ver-schmälern sie sich in einen sehr kurzen, flachen Stiel. Die viel kleineren, nach oben an Größe ab-nehmenden Stengelblätter sind sitzend, paarig, meist spitzlich. Die Korolle hat eine enge zylin-drische Röhre, deren verengten Schlunde die rechts gedrehten, sich trichter- oder tellerförmig entfaltenden Lappen aufsitzen, die nach der Blütezeit sich über der Frucht (Kapsel) wieder zu-sammendrehen. Die dem oberen Ende der Kronröhre eingefügten, mit ihren Fäden aus dem Schlunde hervorragenden Staubblätter drehen ihre Staubbeutel nach dem Verstäuben nach rechts spiralig zusammen (Fig. 230 D). Heimisch auf lichten Waldstellen und Wiesen von Nordpersien durch Vorderasien, die Mittelmeerländer, den größten Teil Europas (bis ungefähr 59° n. Br.) und Nordamerikas.

Das Kraut schmeckt rein und stark bitter. 4 T. frisches Kraut geben 1 T. trocknes.

Von mikroskopischen charakteristischen Kennzeichen der Droge kommen die folgenden in Betracht: 1. die Kahlheit der Pflanze, 2. die Epidermiszellen der Oberseite der Blätter, deren Wände hügelig erhaben und mit radiär vom Gipfel herablaufenden Kutikularleisten versehen sind, 3. die Epidermiszellen der Außenseite des Kelches sind mit hohen, starkwandigen Aus-stülpungen versehen, die kräftige Leisten haben. In die Ausstülpungen setzen sich die Lumina der Zellen nur als enger Kanal fort.

Bestandteile. Erythrocentaurin $C_{27}H_{24}O_8$ ($C_9H_{14}O_5$ nach Lendrich, 1892) (0,3 Prozent), eine farb- und geschmacklose, kristallisierende, am Lichte sich rötende Substanz von glykosidischem Charakter, Erytaurin, ein farbloses kristallinisches Glykosid, Zucker, Bitterstoff, Harz, Wachs, ätherisches Öl, Schleim, nicht über 4 Prozent Asche.

Verwechslungen. *Erythraea litoralis* Fries, in Norddeutschland und Holland, mit länglich spateligen Grund- und lineal-länglichen, gezähnelt rauhen Stengelblättern, die beide fein und scharf gewimpert sind.

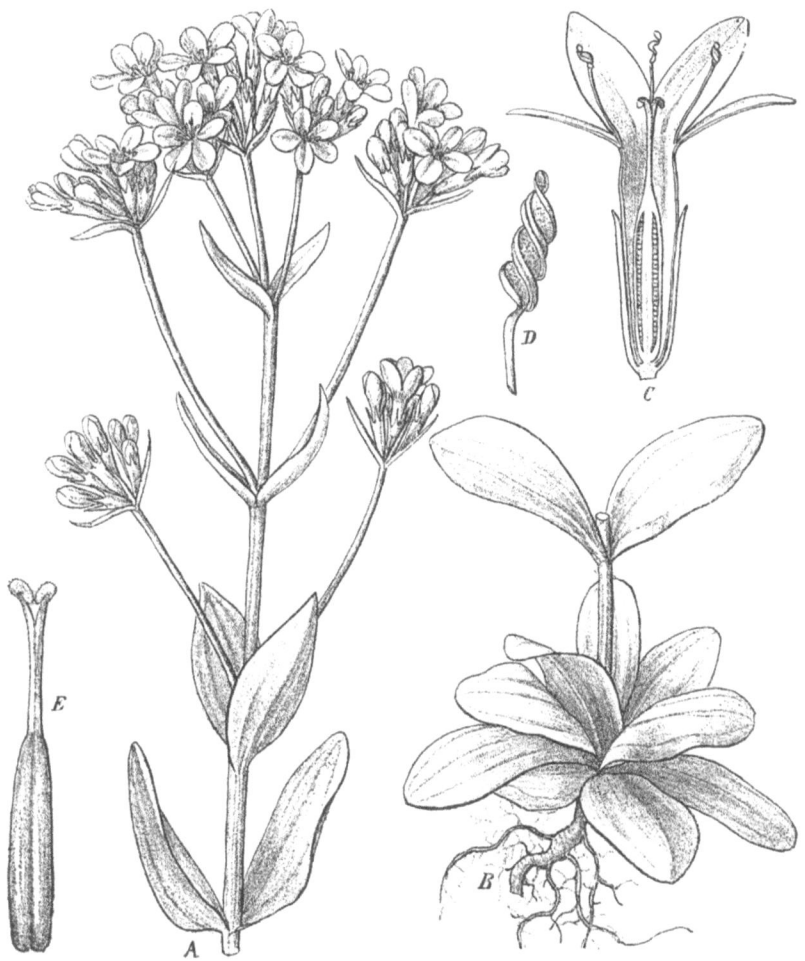

Fig. 230. Erythraea centaurium. *A* oberer Teil, *B* unterer Teil der blühenden Pflanze, *C* Blüte im Längsschnitt, *D* Anthere nach dem Ausstäuben des Pollens, *E* Fruchtknoten mit Griffel und Narbe. *A, B* in natürl. Größe, *C, D, E* vergrößert. (Gilg.)

Erythraea pulchella Fries, ohne Grundblätter, Stengelblätter eiförmig bis länglich-eiförmig. Nur 10—12 cm hoch.

Beide sind im Geschmack der offizinellen Pflanze gleich und dürften sich auch in der Wirkung nicht von ihr unterscheiden.

Silene armeria L., der offizinellen Pflanze ähnlich aussehend, hat einen runden Stengel mit verdickten Knoten, der ebenso wie die Blätter bläulich bereift ist. Die Korolle mit 5 freien, langgenagelten Blumenblättern und 10 Staubgefäßen. Nicht bitter schmeckend.

Anwendung. Tausendgüldenkraut wird zu den einfachen Bittermitteln gerechnet.

Herba Lobeliae. — Lobelienkraut.

Syn.: Herba Lobeliae inflatae. Indianischer Tabak.

Die getrockneten, gegen Ende der Blütezeit gesammelten, oberirdischen Teile von Lobelia inflata *Linné.*

Der furchig=kantige, im unteren Teile oft rotviolette Stengel ist rauhhaarig. Die Blätter sind einfach, wechselständig, blaßgrün, fiedernervig, die unteren bis 7 cm lang, länglich, stumpf, in den kurzen Blattstiel verschmälert, die oberen kleiner, eiförmig bis lanzettlich, sitzend, alle un= gleich kerbig gesägt und beiderseits zerstreut behaart. An der Spitze der Zähne tragen sie helle, drüsenähnliche Warzen. Die in beblätterten Trauben angeordneten Blüten sind etwa 7 mm lang, fünfzählig. Die Kelchabschnitte sind lineal oder pfriemenförmig, abstehend. Die weißliche oder hellbläuliche, fünfzipfelige Blumenkrone ist zweilippig, die Oberlippe bis zum Grunde ge= spalten. Die Staubblätter sind im oberen Teile miteinander verwachsen und umschließen den Griffel. Die bis 5 mm dicken, unterständigen Kapseln sind häutig, umgekehrt=eiförmig, zehnrippig, zweifächerig und vom Kelchreste gekrönt. Sie enthalten zahlreiche, sehr kleine, braune, längliche Samen mit netzig=grubiger Oberfläche.

Lobelienkraut riecht schwach und schmeckt anfangs schwach, dann scharf und kratzend. **Vorsichtig aufzubewahren. Größte Einzelgabe 0,1 g. Größte Tagesgabe 0,3 g.**

Die Beschreibung wurde schärfer gefaßt. Sonst sachlich unverändert.

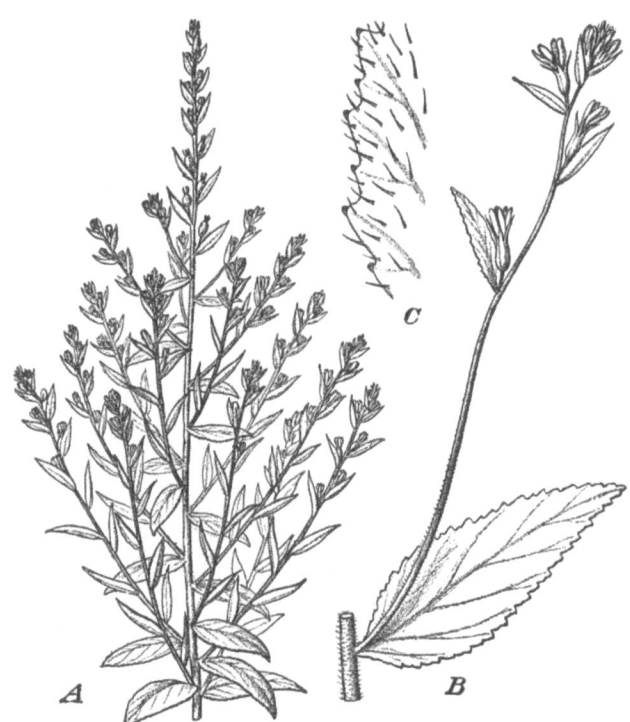

Fig. 231. Herba Lobeliae. *A* blühende Pflanze von Lobelia inflata auf $^1/_4$ verkleinert, *B* blühender Zweig in natürlicher Größe, *C* Blattrand mit Haarborsten und den wasserausscheidenden Warzen. Vergr. $^3/_1$. (Gilg.)

Geschichtliches. Bei den Eingeborenen Amerikas wahrscheinlich seit lange im Gebrauch, wurde die Droge seit Anfang vorigen Jahrhunderts in Europa bekannt.

Abstammung und Beschreibung. *Lobelia inflata* L., Familie der *Campanulaceae*, Unter-familie *Lobelioideae*, ist ein 1 jähriges Kraut mit bis 60 cm hohem, gefurcht-kantigem, rauh-haarigem, bei Verwundung milchendem Stengel. (Fig. 231). Die unteren Blätter sind kurz ge-stielt, länglich, bis 7 cm lang, ungleich kerbig gesägt; nach oben hin werden die Blätter kleiner und bis lanzettlich. Die Unterseite ist bei allen bedeutend heller; längs der Nerven derselben sind sie zerstreut behaart. Am Blattrande kleine weißliche Drüsen. Der traubenförmige Blütenstand ist end- oder achselständig. Die Korolle blaßblau, getrocknet weißlich, zygomorph, 5zählig, mit auf dem Rücken gespaltener Röhre; die 5 Antheren sind zu einer den Griffel einschließenden Röhre verwachsen. Fruchtknoten unterständig, 2fächerig, sich zu einer 2fächerigen, am Scheitel fachspaltig-2klappig aufspringenden, vielsamigen Kapsel entwickelnd. Dieselbe ist braun, aufgeblasen, fast kugelig (5 mm), 10rippig, vom Kelche gekrönt. Die zahlreichen Samen sind länglich, braun, netzgrubig-punktiert. Die Pflanze ist in N o r d a m e r i k a (im Gebiete der H u d s o n b a i und des S a s k a t c h a w a n bis zum M i s s i s s i p p i) und in K a m - t s c h a t k a heimisch.

Das normal gebaute Blatt hat im Siebteile der Gefäßbündel wenig auffallende, verzweigte Milchröhren, auf beiden Seiten 1zellige, stumpfkegelförmige Haare, die starkwandig und mit Kutikularwarzen versehen sind. Auf jedem Blattzahn findet sich eine Gruppe von etwa 12 großen, ähnlich wie Spaltöffnungen aussehenden Hydathoden (wasserausscheidende Organe), unter denen sich das Gefäßbündelende pinselartig ausbreitet.

Das wildwachsende oder kultivierte Kraut wird während oder nach der Blütezeit gesammelt und besonders aus N e w L e b a n o n im Staate N e w Y o r k in 4eckigen, stark gepreßten Paketen von Ziegelform in den Handel gebracht. In dem Haufwerk zerbrochener Pflanzenteile fallen meist die Früchte besonders auf.

Der Geschmack ist unangenehm scharf und kratzend.

Bestandteile. In der Lobelia, besonders aber im Samen, sind etwa 0,25 Prozent Alkaloide enthalten: L o b e l i n, amorph, farb- und geruchlos, nicht hygroskopisch, wenig in Wasser löslich, leicht löslich in Alkohol, Äther, Chloroform und Schwefelkohlenstoff; wirkt stark brechenerregend. I n f l a t i n, ohne arzneiliche Wirkung, in großen Kristallen, ist unlöslich in Wasser und Glycerin, löslich in Alkohol, Äther usw. Der Milchsaft soll eine eigentümliche Säure und ein Glykosid (E n d e r s L o b e l a c r i n) enthalten. Die Samen enthalten 30 Prozent fettes Öl. Der Aschengehalt soll nicht über 8 Prozent betragen.

Wirkung und Anwendung. Der indianische Tabak enthält das Alkaloid Lobelin; dieses besitzt eine eigenartige, lähmende Wirkung auf gewisse Lungennerven und auf das Atmungszentrum im verlängerten Mark. Hierauf kann die antiasthmatische Wirkung bezogen werden. — Außer gegen Asthma und eventuell noch Luftröhrenkatarrh wird Lobelienkraut kaum gebraucht.

Herba Meliloti. — Steinklee.

Syn.: Summitates Meliloti citrini.

Die getrockneten Blätter und blühenden Zweige von Melilotus officinalis (*Linné*) *Desrousseaux* und Melilotus altissimus *Thuillier*.

An den dreizähligen Blättern ist das 1 bis 4 cm lange Endblättchen etwas länger und auch länger gestielt als die seitlichen Blättchen; alle Blättchen sind länglich bis elliptisch, am oberen Ende gestutzt, mit sehr kleinem Endspitzchen, am Grunde keilförmig, am Rande spitz gezähnt. Die gelben Schmetterlingsblüten stehen in lockeren, achselständigen Trauben. Die eiförmigen, zugespitzten, querrunzeligen, genetzten, kahlen oder zerstreut behaarten Früchte schließen 1 bis 2 Samen ein.

Steinklee riecht kräftig nach Kumarin.

Während im Deutschen Arzneibuche IV nur Melilotus officinalis offizinell war, wird jetzt ganz zutreffend auch M. altissimus genannt. Sonst sachlich unverändert.

Geschichtliches. *Melilotus*-Arten sind bereits vor Christi Geburt bei den Römern in Gebrauch gewesen und, wenn auch in nicht sehr ausgedehntem Maße, besonders in der Volksmedizin immer benutzt worden. Der Name Melilotus setzt sich zusammen aus μέλ, Honig, und λωτός = Klee; er kommt schon bei T h e o p h r a s t o s vor.

Abstammung und Beschreibung. *Melilotus officinalis* (L.) D e s r o u s s e a u x (*Trifolium Melilotus officinalis* α L.), Familie der *Leguminosae — Papilionatae — Trifolieae*, kahl oder oberwärts zerstreut behaart. Stengel aufsteigend oder niederliegend, bis 1 m hoch (Fig. 232). Flügel der goldgelben Blumenkrone so lang als die Fahne und länger als das Schiffchen. Hülse kahl, querfaltig, wenig netzig-runzelig, gelbbraun, meist einsamig. Häufig an Wegen und Ackerrändern in Europa und einem Teile von Asien, wie die folgende bei Jenalöbnitz und Schweinfurt kultiviert. *Melilotus altissimus* T h u i l l i e r (*Trifolium Melilotus officinalis* γ L.), 2jährig, kahl, bis 2 m hoch, Stengel aufrecht. Blüten goldgelb, Flügel und Schiffchen so lang als die Fahne. Hülse kurzhaarig, schwärzlich, deutlich netzig-runzelig, meist 2samig. — Die Blätter tragen kleine Köpfchenhaare

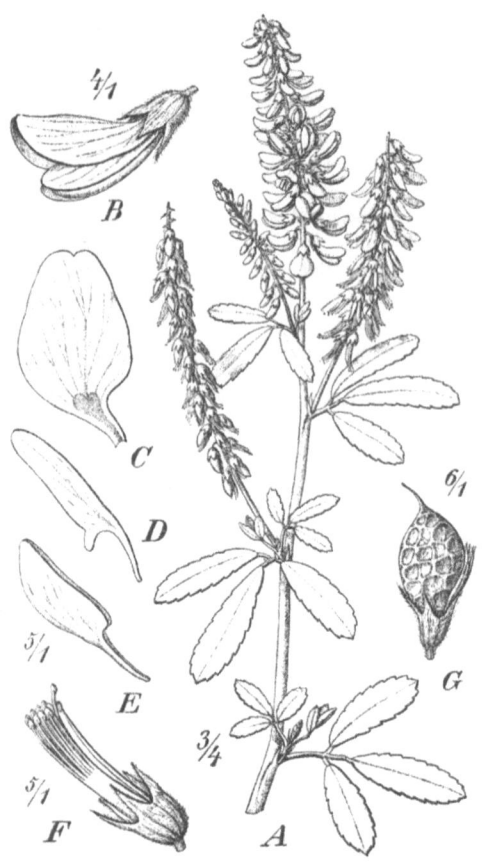

Fig. 232. Melilotus officinalis. *A* Blühender Zweig, *B* ganze Blüte von der Seite gesehen, *C* Fahne, *D* Flügel, *E* Schiffchen, *F* Kelch mit Staubblattsäule und Griffel, *G* reife Frucht. (Gilg.)

mit 2 zelligem Kopf und sehr charakteristische 3 zellige Haare, deren unterste Zellen dünnwandig sind, während die obersten lang, englumig, starkwandig und mit kräftigen Kutikularknoten versehen sind. Nach A. Meyer auf der Epidermis der Antheren lange Kutikularstacheln. Die Gefäßbündel von zahlreichen Kristallkammerfasern, deren Zellen große Oxalatkristalle enthalten, umgeben. Der Geruch beider Arten ist angenehm, an Tonkabohnen erinnernd, der Geschmack schleimig, bitterlich, etwas scharf.

Bestandteile. Cumarin $C_9H_6O_2$, in der Pflanze an Melilotsäure $C_9H_{10}O_3$ gebunden, außerdem Cumarsäure, Melilotal $C_9H_8O_2$, ätherisches Öl, Harz, Gerbstoff, Kali- und Kalksalze. E. Dieterich fand im Pulver: Wasser 12,35 Prozent, Asche 6,15 Prozent.

Einsammlung. Das Kraut wird im Juli, auch im August gesammelt, von den dickeren Stengeln abgestreift (gerebelt), getrocknet und gut verschlossen aufbewahrt. 4 T. frisches Kraut geben 1 T. trockenes.

Verwechslungen können vorkommen mit dem Kraute von *Melilotus albus* Desr. (*Melilotus vulgaris* Willd.), Blüten weiß, Hülse stumpf, stachelspitzig, kahl. Geruchlos. *Melilotus dentatus* Willd. Blüten gelb, Flügel kürzer als die Fahne. Geruchlos.

Anwendung. Steinklee ist wegen seines Gehaltes an Cumarin als Geruchskorrigens Bestandteil der Species emollientes; sonst nicht in Gebrauch.

Herba Serpylli. — Quendel.

Syn.: Wilder Thymian. Feldkümmel.

Die getrockneten, beblätterten, blühenden, ungefähr 1 mm dicken Zweige von Thymus serpyllum *Linné.*

Die Blätter sind kreuzgegenständig, kurz gestielt, rundlich-eiförmig bis schmal-lanzettlich, ungefähr 1 cm lang, bis 7 mm breit, am Grunde gewöhnlich gewimpert, sonst meist nur mit eingesenkten, dunklen Drüsenschuppen besetzt. Die gestielten Blüten stehen in meist kopfig gedrängten Scheinquirlen. Sie besitzen einen behaarten, bis zur Hälfte in 2 Lippen gespaltenen, fünfzähnigen, am Schlunde mit einem Kranze steifer Haare ausgekleideten Kelch und eine zweilippige, vierzipflige, purpurne oder weißliche Blumenkrone.

Quendel riecht und schmeckt stark würzig.

Beschreibung schärfer gefaßt; sonst unverändert.

Geschichtliches. Die Verwendung des Quendel ist sehr alt; er war früher ganz besonders ein beliebtes Gewürz. Den Namen *Serpyllum* erhielt die Pflanze mit Bezug auf die niederliegenden, kriechenden Zweige (von serpere). Quendel, Quenela, Konele ist vielleicht auf eine Bezeichnung bei Plinius: Cunila, zurückzuführen, hängt aber vielleicht auch mit manchen Namen des „Kümmel" zusammen.

Abstammung und Beschreibung. *Thymus serpyllum* L., Familie der *Labiatae* — *Stachyoideae* — *Saturejeae* — *Thyminae*, kleiner Halbstrauch mit über den Boden hinkriechenden, an den Knoten wurzelnden Haupttrieben, in den Achseln der Laubblätter mit höchstens fingerlangen, aufrechten, mit reichblütigen Köpfchen endigenden Seitentrieben. Blätter länglich, am Rande schwach umgerollt, in einen rinnig-flachen Stiel keilförmig verschmälert, fast lederartig. Kelch braunrot, Korolle meist hellpurpurn. Die Blüten sind entweder zwitterig mit großen Kronen oder weiblich mit verkümmerten Staubgefäßen und kleineren Korollen. (Fig. 233.) Heimisch auf trockenen Wiesen und sonnigen Waldplätzen in Europa, Asien, Nordamerika, auch in Abyssinien.

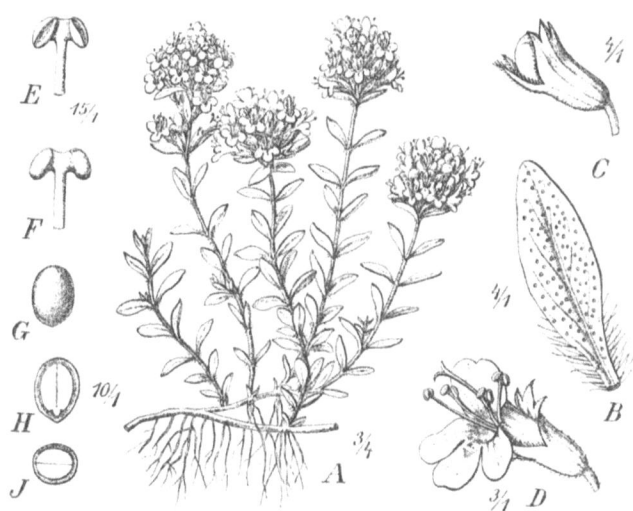

Fig. 233. Thymus serpyllum. *A* Stück einer blühenden Pflanze, *B* Blatt mit den ölabscheidenden Drüsenschuppen, *C* Blütenknospe, *D* Blüte, *E* Staubblatt von vorn, *F* von hinten gesehen, *G* Samen, *H* derselbe längs- und *J* quer durchschnitten. (Gilg.)

Das Blatt zeigt auf dem Querschnitt 2 Palisadenschichten, einfache 1—4 zellige Haare, die starkwandig, warzig und an den Seitenwänden angeschwollen sind, Köpfchenhaare mit einer Stielzelle und 1—2 Kopfzellen und tief eingesenkte Drüsenschuppen mit meist 12 zelligem Köpfchen.

Man **sammelt** das blühende Kraut im Juni oder Juli, trocknet im Schatten und bewahrt in gut verschlossenen Gefäßen auf. 7 T. frisches geben 1 T. trockenes Kraut.

Bestandteile. Herb. Serpylli enthält frisch 0,2, getrocknet bis 0,6 Prozent ätherisches Öl, das den Heilwert der Droge bedingt. In dem ätherischen Öl ist Thymol und Carvacrol enthalten. Sonst hat man Gerbstoff, Bitterstoff, Fett usw. nachgewiesen.

Anwendung. Quendel ist Bestandteil der Species aromaticae; sonst kaum gebraucht. — Das ätherische Öl besteht aus Cymol, Thymol, Carvacrol und einem Terpen.

Herba Thymi. — Thymian.
Syn.: Gartenthymian. Römischer Quendel.

Die getrockneten, abgestreiften Blätter und Blüten von Thymus vulgaris *Linné*.

Die Blätter sind kurz gestielt oder ungestielt, lineal-lanzettlich, elliptisch oder gerundet rhombisch, spitz, bis 9 mm lang, mehr oder weniger grau behaart, mit eingesenkten, dunklen Drüsenschuppen dicht besetzt, am Rande zurückgerollt. Die gestielten Blüten besitzen einen behaarten, bis zur Hälfte in 2 Lippen gespaltenen, fünfzähnigen, am Schlunde mit einem Kranze steifer Haare ausgekleideten Kelch und eine zweilippige, vierzipflige, blaßrötliche Blumenkrone.

Die graue Behaarung der Blätter wird von ein- bis dreizelligen, hakig gekrümmten Haaren gebildet.

Thymian riecht und schmeckt würzig.

Beschreibung etwas schärfer gefaßt, sonst unverändert.

Geschichtliches. Quendel und Thymian wurden schon bei den alten Schriftstellern auseinander gehalten und besonders der letztere reichlich verwendet. Im 16. Jahrhundert wurde er in Deutschland angebaut. 1725 beobachtete Kaspar Neumann das Thymol, zu dessen näherer Kenntnis besonders Lallemand (1853) beitrug.

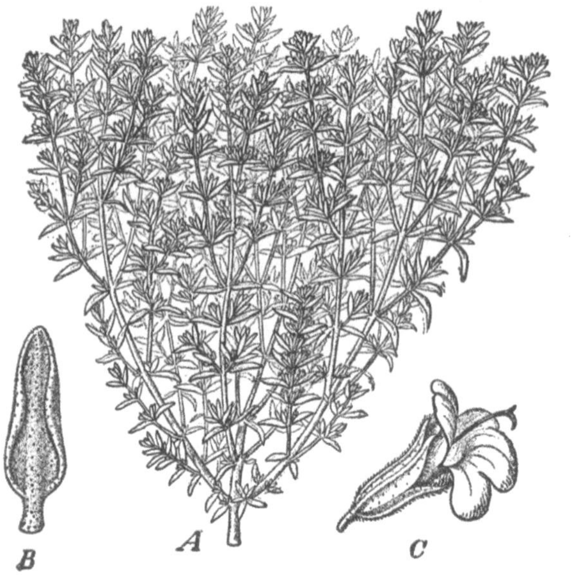

Abstammung und Beschreibung. *Thymus vulgaris* L., Familie der *Labiatae* — *Stachyoideae* — *Saturejeae* — *Thyminae*, ist ein bis 30 cm hoher, immergrüner Halbstrauch, dessen 4 kantige, niemals am Boden wurzelnde Äste die vom Arzneibuch genau beschriebenen Blätter tragen (Fig. 234). Unterhalb der ährig oder kopfig zusammengerückten Blütenquirle entstehen gewöhnlich in den Laubblattachseln blattreiche Seitensprosse, charakteristische Blattbüschel bildend. Heimisch im nördlichen Mittelmeergebiet, vielfach angebaut in Deutschland bei Quedlinburg, Greußen, Schweinfurt, Jenalöbnitz, Zanow. In der Kultur wird die Pflanze kahler und oft 1 jährig. 3 T. frisches geben 1 T. trockenes Kraut.

Fig. 234. Thymus vulgaris. *A* Blühende Pflanze, um die Hälfte verkleinert, *B* Blatt von unten gesehen, vergr. $^4/_1$, *C* Blüte von der Seite gesehen, vergr. $^5/_1$. (Gilg.)

Bestandteile. Etwa 1 (bis 2,6) Prozent ätherisches Öl, das Thymol und Carvacrol, ferner Cymol und Bornylester enthält. — Siehe auch unter *Oleum Thymi* und *Thymolum*.

Anwendung. Thymian ist in den Species aromaticae enthalten; das Thymianöl ist Bestandteil mehrerer Linimente; sonst nicht in Gebrauch.

Herba Violae tricoloris. — Stiefmütterchen.

Syn.: Herba Jaceae. Freisamkraut. Dreifaltigkeitskraut.

Die getrockneten, oberirdischen Teile blühender, wildwachsender Pflanzen von Viola tricolor *Linné*.

Der Stengel ist kantig, hohl und trägt langgestielte, mit großen, fiederteiligen Nebenblättern versehene Blätter, deren Spreite an den unteren Blättern herzförmig bis eiförmig, an den oberen länglich bis lanzettlich und gekerbt ist. Die Blüten sind achselständig, gelblich oder hellviolett, langgestielt; das vordere Blatt der fünfblätterigen Blumenkrone trägt einen Sporn, das mittlere Blattpaar ist am Grunde gebartet.

Stiefmütterchen schmeckt etwas süß und schleimig.

Unverändert.

Geschichtliches. Das Stiefmütterchen war den alten deutschen Botanikern bekannt, doch war seine medizinische Verwendung bis zum vorigen Jahrhundert gering.

Abstammung und Beschreibung. *Viola tricolor* L., Familie der *Violaceae*, 1- oder 2 jährig mit bald einfachem, bald ästigem, niederliegendem, aufsteigendem oder aufrechtem, scharfkantigem Stengel mit gestreckten Gliedern. (Fig. 235). Die Blätter nach der genauen Beschreibung des Arzneibuches. Die 4 paarigen Blätter der 5 blätterigen Blumenkrone wenden sich in der entfalteten Blüte nach aufwärts, während sich das fünfte, unpaare Kronblatt nach abwärts richtet. Die unteren Kronblätter am Grunde bärtig.

Man unterscheidet 2 Hauptformen:

a) *vulgaris* Koch. Blumenblätter länger als der Kelch, die beiden oberen dunkelviolett, die beiden seitlichen hellviolett oder gelblich, das unpaare gelb mit violetten Streifen und violetter Spitze.

b) *arvensis* M u r r. Blumenblätter kürzer als der Kelch, alle gelblichweiß, das untere dunkelgelb mit violetten Streifen, bisweilen die oberen teilweise hellviolett.

Wird im Frühjahr und Sommer blühend gesammelt; 10—11 T. frisches geben 2 T. trockenes Kraut.

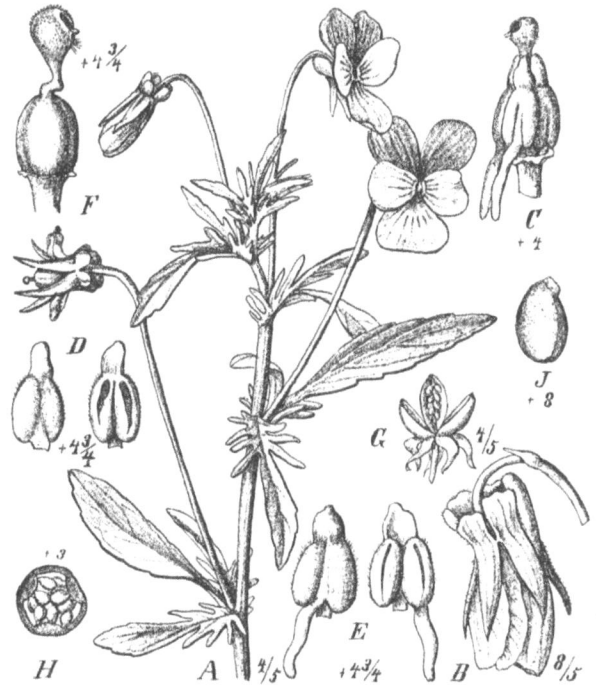

Fig. 235. Viola tricolor. *A* Blühender Zweig, *B* Knospe, *C* die um den Fruchtknoten fest anliegenden Antheren, zwei von ihnen mit Spornen versehen, *D* ungespornte Antheren, *E* gespornte Antheren, *F* Gynaeceum, *G* aufgesprungene Frucht, *H* Fruchtknotenquerschnitt. *J* Samen. (Gilg.)

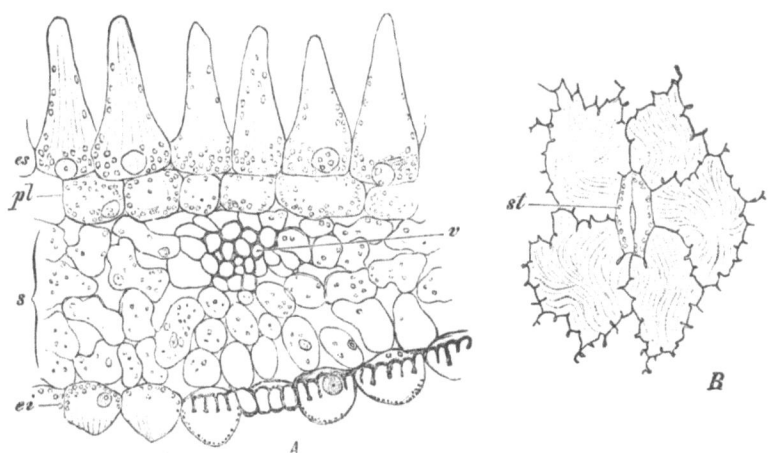

Fig. 236. Querschnitt durch ein Blumenblatt von Viola tricolor. *A.es* Epidermis der Oberseite, *ei* Epidermis der Unterseite, *pl* Palisadenparenchym, *s* Schwammparenchym, *v* Gefäßbündel, *B* Epidermis mit Spaltöffnung *st* von oben gesehen. (Strasburger.)

Charakteristisch für das Stiefmütterchen in mikroskopischer Hinsicht sind: 1. der Reichtum an Kristalldrusen in allen Teilen der Pflanze; 2. auf den Blättern und Stengeln 1 zellige, derbwandige, kurze Haare, deren Außenseite gestreckte, in Reihen geordnete Kutikularwärzchen trägt; 3. auf den Blumenblättern starke Papillen. (Fig. 236.)

Bestandteile. M a u d e l i n (1883) fand in der Varietät *arvensis* Salicylsäure, Viola-quercitrin $C_{42}H_{42}O_{24}$, das mit Säuren in Quercitrin und gärungsfähigen Zucker zerfällt, und einen dritten Körper, der in alkalischer Lösung fluoresciert.

Anwendung. Stiefmütterchentee ist Volksmittel.

Hexamethylentetraminum. — Hexamethylentetramin. Urotropin.

$(CH_2)_6N_4$ Mol.-Gew. 140,14.

Farbloses, kristallinisches Pulver, das sich beim Erhitzen verflüchtigt ohne zu schmelzen. Hexamethylentetramin löst sich in 1,5 Teilen Wasser und in 10 Teilen Weingeist. Die Lösungen bläuen Lackmuspapier.

Beim Erhitzen der wässerigen Lösung (1 + 19) mit verdünnter Schwefelsäure tritt der Geruch des Formaldehyds auf. Fügt man hierauf Natronlauge im Überschusse hinzu und er-wärmt von neuem, so entweicht Ammoniak. Versetzt man die wässerige Lösung (1 + 19) mit Silbernitratlösung, so entsteht ein weißer Niederschlag, der sich im Überschusse von Hexamethylen-tetraminlösung wieder löst.

Die wässerige Lösung (1 + 19) darf weder durch Schwefelwasserstoffwasser (Schwermetall-salze), noch durch Baryumnitratlösung (Schwefelsäure) verändert werden. Die wässerige Lösung (1 + 99) darf nach Zusatz von 5 ccm Salpetersäure durch Silbernitratlösung höchstens schwach opalisierend getrübt werden (Salzsäure). Wird die wässerige Lösung (1 + 19) mit Neßlers Reagens zum Sieden erhitzt, so darf sie sich weder färben noch trüben (Ammoniumsalze, Para-formaldehyd).

Hexamethylentetramin darf beim Verbrennen höchstens 0,1 Prozent Rückstand hinterlassen.

Größte Einzelgabe 1,0 g. Größte Tagesgabe 3,0 g.

Neu aufgenommen.

Darstellung. Hexamethylentetramin bildet sich durch Einwirkung von 4 Mol. Am-moniak auf 6 Mol. Formaldehyd. Zur Darstellung dampft man entweder eine mit Ammoniak im Überschusse versetzte Lösung von Formaldehyd langsam auf dem Wasserbade ein, oder man leitet Ammoniakgas über erwärmten Paraformaldehyd. Die Vereinigung erfolgt nach der Formel

$$6\ CH_2O + 4\ NH_3 = (CH_2)_6N_4 + 6\ H_2O.$$

Die entstandenen Kristalle werden aus Alkohol, gegebenenfalls nach Kochen mit Tier-kohle umkristallisiert, woraus sich kurze sechsseitige Säulen ausscheiden.

Chemie. Hexamethylentetramin besitzt folgende Konstitution

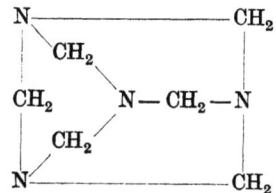

Es ist eine einsäurige Base, die mit Säuren gut kristallisierende Salze bildet; die Salze sind in Wasser leicht löslich. Auch mit Pikrinsäure vereinigt sich Hexamethylentetramin zu einer kristallinischen Verbindung. Verdünnte Säuren spalten es in der Wärme vollständig, beim Kochen der reinen wässerigen Lösung tritt gleichfalls schon, aber nur in geringem Maße, Spal-tung in Formaldehyd und Ammoniak ein. Mit Silbernitrat bildet sich ein weißer Niederschlag der Formel $2\ C_6H_{12}N_4 \cdot 3\ AgNO_3$, er löst sich in einem Überschusse von Hexamethylentetramin auf. Auf Zusatz von Salpetersäure scheidet sich der Niederschlag in feinen Nädelchen wieder aus. Bromwasser scheidet selbst aus sehr verdünnten Lösungen von Hexamethylentetramin einen gelben Niederschlag der Zusammensetzung $C_6H_{12}N_4Br_4$ aus. Man hat diese Reaktion zum Nachweis von Hexamethylentetramin im Harn empfohlen.

Charakteristisch für Hexamethylentetramin ist die bei Adeps suillus Seite 170 im Fleisch-beschaugesetz beschriebene Fällung mit Quecksilberchlorid.

Zu den **Prüfungen** ist nur folgendes zu bemerken. Bei der Prüfung auf Salzsäure verwende man nur sehr wenig, 2—3 Tropfen, Silbernitratlösung, da sonst die oben erwähnte Silberverbindung ausfällt.

Anwendung. Hexamethylentetramin, bekannter unter dem Namen Urotropin, ist sehr wenig giftig; nach Einführung in den Organismus soll es z. T. in Form von Formaldehyd im Urin ausgeschieden werden, was aber nicht bewiesen ist. Therapeutisch bewährt hat es sich gegen verschiedene Formen von Blasenkatarrh; der bei solchen Affektionen alkalisch reagierende, zersetzte Urin wird, wenigstens zeitweise, meist klar und wieder sauer. — Auch gegen Gicht wird es empfohlen; der Nutzen ist hier zweifelhaft.

Hirudines. — Blutegel.

Der deutſche Egel Sanguisuga medicinalis *Savigny* trägt auf dem Rücken auf meiſt grünem Grunde 6 rote, ſchwarzgefleckte Längsſtreifen; auch ſeine hellgrüne Bauchfläche iſt ſchwarz gefleckt.

Der ungariſche Egel Sanguisuga officinalis *Savigny* beſitzt eine ähnliche Rückenzeichnung, dabei aber eine hellgrüne, ungefleckte Bauchfläche.

Unverändert.

Geschichtliches. Die Benutzung der Blutegel zum Blutentziehen wird bereits bei den Alten (P l i n i u s) erwähnt; sonst hat ihre Verwendung je nach den Anschauungen in der Medizin über die Nützlichkeit von Blutentziehungen sehr geschwankt; gegenwärtig ist sie sehr gering.

Beschreibung. *Hirudo* ist eine mit bezahnten Kiefern versehene Gattung der Familie der K i e f e r e g e l (*Gnathobdellidae*), Unterfamilie der *Discophora* oder *Hirudinea*. Als Blutegel im engeren Sinne bezeichnet man diejenigen Hirudines, bei denen die Zähne der Kiefer so fein und zahlreich vorhanden sind, daß sie beim Anbeißen eine nur seichte und leicht vernarbende Wunde verursachen. Andere Gattungen, die z. B. vermöge der viel größeren Zähne tiefere Wunden verursachen oder wegen der stumpferen oder ganz fehlenden Zähne überhaupt kein Blut saugen können, sind nicht zu verwenden.

Der Körper der Blutegel ist beiderseits zugespitzt, ausgedehnt bis 20 cm lang, mit etwa 95 deutlichen Ringeln, von denen die ersten 9—10 dem Kopf angehören, dessen 1., 2., 3., 5. und 8. Ringel auf der Rückenfläche je 2 schwarze Augen tragen. Die 4 vordersten Ringel bilden einen löffelartigen Körper, der als Haftscheibe dient und in dessen Grund die 3 strahlige Mundöffnung liegt, hinter der die 3 großen, weißen, halblinsenförmigen Kieferplatten liegen, die auf ihrer konvexen Seite mit 80—90 feinen, beweglichen Zähnchen versehen sind. Der Verdauungskanal bildet ein geradegestrecktes Rohr, dessen als Magen bezeichneter Teil durch Einschnürungen in 11 Abteilungen zerfällt, die sich jederseits in einen länglichen Blindsack erweitern. Der Körper endet hinten in eine Haftscheibe, die mit der Kopfscheibe dem Tiere auf dem Trockenen zur Fortbewegung dient. Die Blutegel sind Zwitter, die sich wechselseitig begatten. Die männliche Geschlechtsöffnung liegt zwischen dem 24. und 25., die weibliche zwischen dem 29. und 30. Leibesringe. Die Blutegel kriechen zum Ablegen der Eier in feuchte Erde, formen aus Schleim usw. einen Kokon, der zirka 18 kleine Eier enthält, aus denen nach 6—8 Wochen die Jungen ausschlüpfen, die erst nach 4 oder 5 Jahren ausgewachsen sind. Das Saugen geschieht dadurch, daß der Egel den Kopf gegen die betreffende Stelle drückt, einen Teil der Mundhöhle nach außen schiebt, wodurch eine genau anhaftende Scheibe sich bildet, durch die er die Kiefer nach vorne schiebt und durch wiederholte Bewegungen mit denselben eine Wunde macht. Das aus der Wunde austretende Blut wird durch Saugen bis in die entferntesten Ausstülpungen des Magens geleitet, bis das ganze Tier eine zylindrische Form angenommen hat und abfällt. Die Gerinnung des Blutes wird durch eine von der Mundhöhle des Egels sezernierte Substanz verhindert. Das aufgenommene Blut wird nach 5—12—18 Monaten verdaut, doch stellt sich die Saugfähigkeit schon nach 2—4 Monaten oder, nach künstlicher Entleerung des Blutes, in einigen Tagen wieder her. Die Menge des aufgesaugten Blutes kann bis zum 6 fachen vom Gewicht des Egels betragen.

Die beiden vom Arzneibuch aufgeführten Arten sind wahrscheinlich nur Varietäten einer Art: *Sanguisuga medicinalis* S a v i g n y (*Hirudo medicinalis* L.), die nicht nur in bezug auf die wechselnde Zeichnung, sondern auch in bezug auf ihr Kolorit manche Abweichungen zeigen. Die Grundfarbe ist schmutzig-gelbbraun, bald mehr grau, bald mehr grün, an den Seiten findet sich ein hellbrauner, schwarz gesäumter Streifen, auf dem Rücken 6 mehr oder weniger rostrote, bindenähnliche Längsstreifen. Der d e u t s c h e B l u t e g e l (*Sanguisuga medicinalis* S a v.), Sangsue grise, Sprenkled leech, lebt in Deutschland, Frankreich, England und im nördlichen Europa. Der u n g a r i s c h e B l u t e g e l (*Sanguisuga officinalis* S a v.), Sangsue verte,

Green leech, kommt im südöstlichen und südlichen Europa vor (Fig. 237.) Nach M a r t i n y hat der ungarische Egel auf jedem Kiefer nur etwa 70 Zähnchen, die aber länger und schärfer als beim deutschen Egel sind. Im allgemeinen saugt der deutsche Egel schneller an, bleibt aber kürzere Zeit sitzen und entleert weniger Blut. Der größte Teil der im Handel befindlichen Egel besteht gegenwärtig aus ungarischen. Man unterscheidet M u t t e r - oder Z u c h t e g e l, die schlecht saugen, 8—15 g schwer, g r o ß e E g e l 2—3 g schwer, m i t t l e r e E g e l 1—2 g schwer, k l e i n e E g e l o d e r S p i t z e n 0,5—1,0 g schwer. Von diesen entsprechen die mittleren Sorten den Anforderungen des Arzneibuchs. Die Spitzen finden allenfalls bei kleinen Kindern Verwendung oder wenn man das Entstehen einer sichtbaren Narbe vermeiden will.

Die Egel leben in stehenden oder ruhig fließenden Gewässern, die mit Pflanzen bewachsen sind; im Winter wühlen sie sich ziemlich tief in den Grund ein. Werden solche „wilden Egel" in der Apotheke zum Kauf angeboten, da sie oft genug in einiger Menge in kleinen Teichen und Tümpeln gefangen werden, so hat sich der Apotheker durch genaue Betrachtung und Vergleichung mit der Beschreibung des Arzneibuches zu überzeugen, daß er auch wirklich den offizinellen Egel vor sich hat, wobei aber nicht außer acht zu lassen ist, daß die Grundfarbe und die Stärke der schwarzen Tüpfelung recht wechselnd sein kann. (Über andere Arten s. unten.)

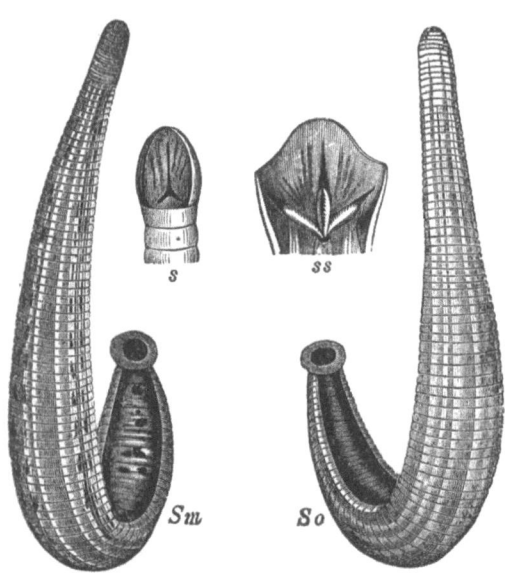

Fig. 237. *Sm* Sanguisuga medicinalis. *So* Sanguisuga officinalis, *s* Mundsaugnapf, *ss* derselbe aufgeschlitzt und ausgebreitet.

Der größte Teil der Egel wird von Z u c h t a n s t a l t e n geliefert, die die Egel in bis 1,5 m tiefen Teichen halten, die stets Zufluß von frischem Wasser erhalten. Gerbsäure und Kalk ist von diesen Teichen fernzuhalten, wogegen Eisen nicht schadet. Alle 6 Monate werden hier die Egel gefüttert, indem man mit frischem Blut gefüllte Blasen in die Teiche hängt oder, besonders in Frankreich, roherweise in die Teiche alte Pferde treibt, die bei dem vielfachen Ansaugen häufig zugrunde gehen.

Die Händler versenden die Egel jetzt meist in angefeuchteten Beuteln oder in sogenannter Muttererde, in der sie leben. Den Bezug bei starker Kälte soll man möglichst vermeiden oder wenigstens die angekommenen Egel nicht sofort in ein geheiztes Lokal bringen. Eine Kälte von — 8⁰ macht den Egel unbeweglich, tötet ihn aber nicht, wenn sie nicht zu lange anhält, wogegen er eine Kälte über — 10⁰ meist nicht ohne Schaden erträgt. — Gute Egel sind leicht an ihrer Elastizität, ihrer Munterkeit und ihrem lebhaften Kolorit zu erkennen. Ihre Elastizität ist so groß, daß sie sich durch mäßiges Ziehen an beiden Enden auf das 3 fache ihrer Länge ausdehnen lassen. L e g t m a n d e n E g e l i n d i e o f f e n e H a n d u n d s c h l i e ß t n u n d i e s e l b e m i t s a n f t e m D r u c k , s o z i e h t s i c h e i n g u t e r E g e l z u r G e s t a l t e i n e r O l i v e z u s a m m e n. Blutegel, die künstlich mit Blut gemästet sind, um ihr Gewicht zu vermehren, oder die vor kurzer Zeit an Menschen gesogen haben, sind walzenförmig; biegt man sie in der Mitte zusammen, indem man auf beide Hälften gegen den Beugungswinkel einen gelinden Druck ausübt, so nimmt man durch die Haut einen blaurötlichen Schein wahr. Mit Asche oder mit Salz bestreut oder an der Mundhöhle mit Essig betupft, färben sie Leinewand rot. Sie sind nach einer solchen Behandlung sofort mit reinem Wasser abzuspülen. Natürlich können frisch gefangene Egel eine geringe Menge Blut enthalten.

Andere Arten. Einige bei uns lebende Egelarten werden zuweilen in den Apotheken zum Kauf angeboten; e s f e h l e n i h n e n a l l e n a b e r d i e f a r b i g e n L ä n g s l i n i e n a u f d e m R ü c k e n:

1. *Nephelis tesselata* S a v. (*Hirudo octoculata* B e r g m.), 3—6 cm lang, flach, glatt, grau-, grünlich-, oder gelbbraun; 2. *Hirudo fusca* (*Pseudobdella* B l a i n v i l l e), glatt, grünlich oder

grünlich-schokoladenfarbig, auf dem Bauche grau- oder olivengrün, walzenförmig; 3. *Haemopis sanguisorba* S a v. (*Hirudo sanguisuga* L.), Pferdeegel. Von der Größe des offizinellen Egels, Rücken schwarzgrün, Bauch gelbgrün, Seiten, zuweilen auch der Rücken, braungefleckt. Eine Abart, *Haemopis nigra* S a v., hat einen schwarzen Rücken und einen mehr oder weniger dunklen aschgrauen Bauch.

Einige andere Arten haben lokale Verwendung gefunden: *Hirudo (Sanguisuga) interrupta* M o q. T a n d., der D r a g o n e r e g e l, mit 6 gelben oder orangefarbenen Rückenstreifen, von denen die 2 mittleren keine schwarzen Punkte zeigen. Heimisch in Algier, Italien und Spanien, zuweilen nach Frankreich, England, Südamerika und Deutschland importiert. *Hirudo mesomelas* V i r e y, der Rücken schwärzlich ohne Binden, oder olivengrün mit 3 gelben Binden, heimisch am Senegal, in Frankreich benutzt. *Hirudo verbana* C a s o n a, mit 2 rostfarbenen Rückenstreifen und undeutlichen braunen Querbinden, in Oberitalien. *Hirudo albopunctata* W a h l b g., unten schwarzbraun, mit 6 schwarzen Rückenstreifen und kleinen weißen Punkten, in Schweden. Soll den offizinellen Arten gleichwertig sein. *Hirudo decora*, in Nordamerika, *Hirudo granulosa* in Indien, *Hirudo quinquestriata* S c h m a r d a in Australien.

Aufbewahrung. Der Vorschriften zur Aufbewahrung der Egel in der Apotheke gibt es eine außerordentlich große Menge; man wird aber nicht vergessen dürfen, daß auch bei den besten Einrichtungen und der größten Sorgfalt man den Egeln die natürlichen Bedingungen ihres Gedeihens immer nur zum Teil ersetzen kann.

Die einfachste Methode ist es, die Egel in einem reinen Topf oder Glasgefäß, das zu $^2/_3$ mit weichem Wasser (aber nicht Regenwasser) gefüllt ist, an einem Ort von möglichst gleichförmiger Temperatur (10^0—12^0) aufzubewahren. Sobald das Wasser trübe wird oder herumschwimmende Schleimflocken zeigt, muß es gewechselt werden, wobei man die Egel herausnimmt, in einer Schale mit Wasser abspült, das Gefäß von innen anhaftendem Schleim befreit und die Blutegel dann wieder in das neue Wasser, das möglichst die Temperatur des alten haben sollte, hineinsetzt. Es ist wichtig, das Wasser nur zu wechseln, wenn es wirklich nötig ist, im Winter 1—2 mal, im Sommer bis 3 mal die Woche, da eine zu häufige Störung den Egeln nicht bekommt. Da bei dieser Methode große Achtsamkeit verlangt wird, insofern der Zeitpunkt der Erneuerung des Wassers nicht verpaßt werden darf, und auch oft genug trotz aller Achtsamkeit die Egel doch erkranken, so hat man dem Wasser allerhand Zusätze gemacht: Karrageen, das prophylaktisch gegen die irritierende Wirkung zu harten Wassers wirken soll, Salicylsäure (0,02 Prozent) oder Kohlenstücke, die die Fäulnis des Schleimes verhindern sollen, Sand und Kies, die den Egeln das Abstreifen des Schleimes und der alten Häute erleichtern sollen. Diese Methoden haben manches Gute und werden vielfach sehr gelobt, sie erleichtern aber dem Apotheker die Arbeit in nichts, besonders die, bei denen fremde Körper, die wiederholt benutzt werden sollen, wie Kies, mit in das Gefäß kommen. Man hat den Kies dann sehr sorgfältig mit zu reinigen. T s c h e r n i n g (1886) empfiehlt, das Glasgefäß mit den Egeln dem Tageslicht auszusetzen; es bildet sich dann an der dem Licht zugekehrten Seite ein dicker Belag von grünen Algen, die durch Sauerstoffabscheidung ein Verderben des Wassers verhüten. Dieser Überzug darf nicht entfernt werden, und das Gefäß muß auch ferner am Licht aufbewahrt werden, da Algen sonst absterben. Am besten halten sich Blutegel in feuchtem Torf, der von Zeit zu Zeit mit Wasser neu angefeuchtet wird.

Krankheiten der Egel, denen sie in der Gefangenschaft unterliegen, sind:

1. K n o t e n k r a n k h e i t (nodositas). Der Egel wird schlaff und zeigt beim Drücken kleine knotige Verhärtungen im Leibe, die allmählich zu ihn völlig verunstaltenden Knoten und Auftreibungen heranwachsen. Ursachen: starker Temperaturwechsel des Wassers, Unreinlichkeit, schlechtes Wasser, Übervölkerung des Reservoirs. Egel, die diese Krankheit zeigen, sind sofort zu entfernen, da jene ansteckend wirkt.

2. S c h l e i m k r a n k h e i t (dysblennia) besteht in übermäßiger Schleimabsonderung, infolge deren die Egel an Entkräftung sterben. Ebenfalls ansteckend. Ursachen: zu warmes und zu stark kalkhaltiges Wasser.

3. H u n g e r t y p h u s (Gelbsucht) entsteht, wenn die Egel zu lange in der Gefangenschaft fasten müssen, obgleich sie auch meist ein Jahr lang ohne Nahrung aushalten. Die Farbe wird matt, das Tier erscheint an den Seiten gerunzelt, zieht sich beim Druck nicht mehr zusammen. Man setzt dann wohl einige Frösche den Egeln zur Nahrung ins Gefäß.

4. R u h r (dysenteria). Die Egel sondern durch Mund und After rotgefärbte Flüssigkeit ab. Die Krankheit geht meist in Schleimkrankheit über.

Sobald man K r a n k h e i t s e r s c h e i n u n g e n bemerkt, besonders, wenn nach und nach in einem Gefäße Blutegel sterben, hat man seine Bemühung auf die Beseitigung aller Umstände zu richten, die Krankheitsursachen sein können. Reinlichkeit in jeder Hinsicht, Wechseln der Gefäße, Verteilung der Blutegel in mehrere Gefäße, öfteres Darreichen eines reinen weichen Wassers, Vermeidung starken Temperaturwechsels sind zu beachten. In allen Krankheitsformen des Blutegels scheint eine gute gepulverte Holzkohle Heil- und Schutzmittel zu sein. Man scheuert damit nicht nur die Gefäße aus, man mischt sie auch in feiner Speciesform reichlich dem Wasser bei, und zwar stets mit bestem Erfolge. 0,1 g Salicylsäure auf 4—5 Liter Wasser soll ebenfalls ein Schutzmittel sein.

Dispensation. Es dürfen nur gesunde und zum Saugen fähige Blutegel dispensiert werden. Mit r e i n e n Fingern oder einem für diesen Zweck bestimmten Sieblöffel aus Porzellan oder Horn nimmt man die Egel aus dem Vorratsgefäße, bringt sie in ein reines Salbentöpfchen und tektiert dasselbe mit reiner ausgewaschener Leinwand oder solchem Schirting. Auf die Egel in diesem Töpfchen noch Wasser zu gießen, ist gerade nicht notwendig. Es genügt, wenn sie gehörig feucht sind.

Es ist nichts Seltenes, daß die Blutegel in die Apotheke z u r ü c k g e b r a c h t werden, weil sie a n g e b l i c h   n i c h t   s a u g e n, obgleich sie tadellos sind. Viele Apotheker pflegen diese Blutegel mit frischem kaltem Wasser zu begießen und sie dann wieder zurückzugeben. Dieses Verfahren ist ganz richtig. Die abgematteten und vielleicht vielfach gequälten Tiere werden dadurch erfrischt und sauglustig. Ein frisches kaltes Wasserbad (von $+ 8^0 — 10^0$) vor dem Ansaugen, eine völlig reine, mit warmem Wasser gereinigte und mit reiner Leinwand abgeriebene Hautstelle, sehr reine Hände oder feuchte Leinwand, an denen kein Seifenwasser haften darf, zum Anfassen des Blutegels sind wenige, aber notwendige Bedingungen, bei deren Erfüllung die Blutegel selten den Dienst versagt. Unter keinen Umständen aber darf der Apotheker Egel, die abgegeben sind, zurücknehmen, weil sie angeblich nicht benutzt sind, und von neuem verkaufen, da eine Übertragung von Krankheitsstoffen nicht ausgeschlossen ist.

Man hat verschiedene Reizmittel, die Blutegel sauglustig zu machen, aber keines derselben verdient Empfehlung.

Zur Stillung der Blutung nach Egelbissen dienen Feuerschwamm, dickes Filtrierpapier, Ferrichloridlösung usw. Verschluckte Blutegel tötet man durch Trinken von Kochsalzlösung.

Anwendung. Die in früheren Zeiten ungemein häufig vorgenommene Blutentziehung (mittels Aderlaß oder Blutegel) war eine Zeitlang ganz außer Gebrauch gekommen; neuerdings wird sie von einigen Klinikern wieder für manche Erkrankung (z. B. Lungenentzündung, Bleichsucht) empfohlen. — Meist wird wohl aber für diese Zwecke der Aderlaß dem Ansetzen der Egel vorgezogen werden.

Homatropinum hydrobromicum. — Homatropin= hydrobromid.

$$C_{16}H_{21}O_3N . HBr \qquad Mol.=Gew. \ 356,11.$$

Weißes, geruchloses, kristallinisches, leicht in Wasser, schwerer in Weingeist lösliches Pulver. Schmelzpunkt annähernd 214^0.

In der wässerigen Lösung (1 + 19) bewirken Quecksilberchloridlösung sowie ein sehr geringer Überschuß von Kalilauge eine weiße, Silbernitratlösung eine gelbliche, Jodlösung eine braune Fällung. Die durch Kalilauge hervorgerufene Ausscheidung wird durch einen größeren Überschuß des Fällungsmittels wieder gelöst.

Wird 0,01 g Homatropinhydrobromid mit 5 Tropfen rauchender Salpetersäure in einem Porzellanschälchen auf dem Wasserbad eingedampft, so hinterbleibt ein kaum gelblich gefärbter Rückstand, der nach dem Erkalten beim Übergießen mit weingeistiger Kalilauge keine violette (Atropin), sondern eine rotgelbe Färbung annimmt.

Die wässerige Lösung (1 + 19) darf Lackmuspapier nicht verändern; sie darf durch Gerb= säurelösung und nach Zusatz von Salzsäure auch durch Platinchloridlösung nicht gefällt werden (fremde Alkaloide). Bei der Aufbewahrung über Schwefelsäure darf Homatropinhydrobromid nicht an Gewicht verlieren. Beim Verbrennen darf es höchstens 0,1 Prozent Rückstand hinter= lassen.

Sehr vorsichtig aufzubewahren. Größte Einzelgabe 0,001 g. Größte Tagesgabe 0,003 g.

Neu aufgenommen.

Geschichtliches. Das Homatropin wurde 1879 von L a d e n b u r g gelegentlich seiner Arbeiten über das Atropin entdeckt. Fabrikmäßig stellte es auf seine Veranlassung zuerst E. M e r c k, Darmstadt, dar; die mydriatische Wirkung desselben hat V ö l k e r s zuerst festgestellt.

Bildung und Darstellung. Ebenso wie aus den Spaltungsprodukten des Atropins, dem Tropin und der Tropasäure das Atropin wieder aufgebaut werden kann, läßt sich auch das Tropin mit anderen Säuren verestern. Die so erhaltenen Verbindungen, von denen eine ganze Reihe dargestellt worden ist, Ester der Benzoesäure, Zimtsäure, Salicylsäure und Atrolactinsäure, haben deshalb ein besonderes Interesse erregt, weil sie die ersten Alkaloide waren, die auf künstlichem Wege erhalten wurden. Diese Tropinester werden Tropeine genannt. Das wichtigste derselben ist das aus racemischer Phenylglykolsäure, der Mandelsäure, und Tropin entstehende Homatropin (= Oxytoluyltropein), dessen bromwasserstoffsaures Salz offizinell ist. Seine Bildung erfolgt nach folgender Gleichung:

$$\begin{array}{cc} \underset{\text{Tropin}}{\begin{array}{c} CH_2 - CH - CH_2 \\ | \quad\quad | \\ N.CH_3 \; CHOH \\ | \quad\quad | \\ CH_2 - CH - CH_2 \end{array}} + \underset{\text{Mandelsäure}}{HOOC.CH\begin{array}{c} OH \\ \diagdown \\ C_6H_5 \end{array}} = H_2O + \underset{\text{Homatropin}}{\begin{array}{c} CH_2 - CH - CH_2 \\ | \quad\quad | \\ N.CH_3 \; CHOCO.CH \\ | \quad\quad | \\ CH_2 - CH - CH_2 \end{array}\begin{array}{c} OH \\ \diagdown \\ C_6H_5 \end{array}} \end{array}$$

Beide Komponenten, das Tropin und die Mandelsäure, sind auf künstlichem Wege dargestellt worden. Synthese des Tropins siehe bei Atropinum sulfuricum.

Zur Gewinnung der racemischen Mandelsäure kocht man die Bisulfitverbindung des Benzaldehyds längere Zeit mit einer alkoholischen Lösung von Cyankali. Dabei bildet sich Mandelsäurenitril und neutrales Sulfit.

$$\underset{\text{Benzaldehyd-Kaliumbisulfit}}{C_6H_5C\begin{array}{c} H \\ \diagup \\ - OH \\ \diagdown \\ SO_3K \end{array}} + KCN = K_2SO_3 + \underset{\text{Mandelsäurenitril}}{C_6H_5C\begin{array}{c} H \\ \diagup \\ - OH \\ \diagdown \\ CN \end{array}}$$

Durch Kochen mit Salzsäure wird dann das Mandelsäurenitril verseift.

$$\underset{\text{Mandelsäurenitril}}{C_6H_5CH\begin{array}{c} OH \\ \diagup \\ \diagdown \\ CN \end{array}} + 2H_2O + HCl = \underset{\text{Mandelsäure}}{C_6H_5CH\begin{array}{c} OH \\ \diagup \\ \diagdown \\ COOH \end{array}} + NH_4Cl$$

Das Ausgangsmaterial für die Darstellung des Tropins bildet vorzugsweise das Roh-Hyoscyamin, das bei der Hydrolyse, neben einem Gemisch von l- und d + l-Tropasäure, Tropin liefert. Man erwärmt zu dem Zwecke das rohe Hyoscyamin mit überschüssiger verdünnter Natronlauge längere Zeit auf 70—75⁰. Dabei zerfällt es nach folgender Gleichung in Tropin und tropasaures Natrium.

$$\underset{\text{Hyoscyamin}}{C_{17}H_{23}NO_3} + NaOH = \underset{\text{Tropin}}{C_8H_{15}NO} + \underset{\text{Tropasaures Natrium}}{C_9H_9O_3Na}$$

Das Tropin wird dem Gemisch durch Ausschütteln mit Chloroform entzogen und durch Destillation im Vakuum gereinigt.

Zur Darstellung des Homatropins erhitzt man eine möglichst konzentrierte Lösung von mandelsaurem Tropin mit dem gleichen Volumen 10—12%iger Salzsäure mehrere Tage unter Ersatz der verdampfenden Säure auf dem Wasserbade. Dabei geht ein Teil des mandelsauren Tropins in Homatropin über. Dieses von L a d e n b u r g herrührende Verfahren liefert aber nur schlechte Ausbeute, da ein beträchtlicher Teil des mandelsauren Tropins nicht verändert wird.

Besser verfährt man nach T ä u b e r (D. R. P. 95 853), indem man durch ein geschmolzenes, auf etwa 110—120⁰ erwärmtes Gemisch von Mandelsäure und Tropin einen kräftigen Strom von Salzsäuregas leitet.

Die Trennung des Homatropins von unverändertem mandelsauren Tropin erfolgt durch Fällen der klaren Lösung mit Ammoniak. Dabei fällt das Homatropin ölig aus und wird mit Chloroform aufgenommen. Die Chloroformlösung hinterläßt beim Abdestillieren das Alkaloid als braunen Sirup, der nach einiger Zeit kristallinisch erstarrt.

Durch Neutralisation mit Bromwasserstoffsäure erhält man das bromwasserstoffsaure Salz, das durch Kristallisation aus Alkohol gereinigt wird.

Eigenschaften des Homatropins. Das reine Homatropin, das am besten aus seinem Bromhydrat dargestellt wird, kristallisiert aus Äther in farblosen durchsichtigen Prismen, die sich schwer in Wasser, leicht in Äther, Alkohol und Chloroform lösen. Schmelzpunkt 95,5—98,5⁰.

Es ist etwas hygroskopisch, in wässeriger und verdünnt alkoholischer Lösung zersetzt es sich bald unter Rückbildung von mandelsaurem Tropin, ebenso erfolgt die Spaltung leicht durch Kochen der Base mit verdünnten Säuren und ätzenden Alkalien. Die Lösungen der Homatropinsalze sind weit haltbarer, immerhin findet auch bei ihnen bei längerem Aufbewahren eine Spaltung im gleichen Sinne statt. Das Homatropin ist eine starke Base, die mit Säuren neutral reagierende Salze liefert. Außer den vom Arzneibuch angegebenen Reaktionen geben die Homatropinsalze mit den meisten Alkaloidreagenzien Niederschläge, so mit Kaliumquecksilberjodid und Phosphorwolframsäure weiße, mit Phosphormolybdänsäure eine gelbe Fällung. Mit Goldchlorid entsteht in der salzsauren Lösung ein schwer löslicher, anfangs öliger Niederschlag, der bald kristallinisch wird und dann in Prismen kristallisiert. Ähnlich verhält sich das Homatropin gegen Pikrinsäure.

Eigenschaften des Homatropin. hydrobromicum. Das Salz des Handels bildet kleine weiße Kristalle. Bei langsamer Kristallisation aus Alkohol erhält man es leicht in größeren farblosen glänzenden Kristallen, die dem rhombischen System angehören. Homatropinhydrobromid ist im Gegensatz zum Atropin und Hyoscyaminhydrobromid, die in Chloroform leicht löslich sind, in diesem Lösungsmittel fast unlöslich, eine Verwechselung mit diesen Salzen läßt sich also durch dieses Verhalten leicht feststellen. Noch sicherer stellt man die freie Base dar, in derselben Weise, wie das beim Atropin geschieht, und bestimmt ihren Schmelzpunkt, der bei 95,5—98,5⁰ liegt. Hyoscyamin schmilzt bei 108⁰, Atropin bei 115,5⁰.

Identitätsreaktionen. Mit Sublimatlösung entsteht eine ölige Fällung eines Quecksilberdoppelsalzes, mit Kalilauge eine Fällung der freien Base, die sich im Überschusse des Fällungsmittels wieder löst. Durch Silbernitratzusatz wird Bromsilber gefällt. Jodlösung gibt ein Perjodid des Alkaloides.

Prüfung. Zu der V i t a l i schen Reaktion, der Färbung des Rückstandes der abgedampften Lösung in Salpetersäure durch Kalilauge, ist zu bemerken, daß man bei der Ausführung dieser Probe unter Umständen eine schwache Violettfärbung beobachtet, die namentlich vom Rande her beim Eintrocknen der alkoholischen Lösung auftritt; sie geht aber meist rasch in Rotgelb über. In den meisten Fällen bemerkt man überhaupt nur eine orange bis braungelbe Färbung.

Durch Gerbsäure würden neben anderen Alkaloiden besonders Hyoscyamin und Atropinsalze gefällt werden; das Platindoppelsalz des Homatropins ist ebenso wie das des Atropins in Salzsäure leicht löslich, es tritt deshalb bei Salzsäureüberschuß überhaupt keine Fällung ein.

Aufbewahrung. Durch Feuchtigkeit und Luft wird das Homatropin zersetzt, es muß daher in kleinen, gut verschlossenen Gefäßen aufbewahrt werden.

Anwendung. Die Wirkungsweise des Homatropins ist die gleiche wie die des Atropins, nur ist sie schwächer und geht schneller vorüber. Homatropin wird deshalb in der Augenheilkunde bevorzugt, wenn es darauf ankommt, eine kurzdauernde Pupillenerweiterung hervorzurufen, z. B. zu diagnostischen Zwecken.

Hydrargyrum. — Quecksilber.

Syn.: Mercurius vivus.

Hg			Atom-Gew. 200,0.

Flüssiges, silberweißes Metall, das bei ungefähr — 39⁰ erstarrt und bei ungefähr 357⁰ siedet. Spezifisches Gewicht 13,56.

Quecksilber muß eine glänzende Oberfläche haben, die auch beim Schütteln mit Luft nicht verändert wird. Es muß sich beim Erhitzen vollständig verflüchtigen (fremde Metalle) und sich in Salpetersäure ohne Rückstand lösen (Zinn, Antimon).

Wesentlich erweitert hinsichtlich der Beschreibung und der Prüfungsvorschriften.

Geschichtliches. Metallisches Quecksilber wird zuerst um 300 v. Chr. erwähnt (T h e o p h r a s t); der Name „Hydrargyrus" stammt von D i o s k o r i d e s. Längere Zeit wurde darüber gestritten, ob es zu den wahren Metallen gehöre, bis es B r a u n e gelang, es durch Kälte (in Petersburg 1759) fest werden zu lassen. — Obgleich von den Alchimisten viel gebraucht, wurde Quecksilber und seine Präparate erst spät zur Heilung von Krankheiten herangezogen. Die alten griechischen und römischen Ärzte (auch G a l e n) hielten es schlechthin für schädlich; durch seine Schwere zerstöre es die inneren Organe. Von arabischen Ärzten wurde Quecksilber dagegen viel (besonders gegen Krätze, Läuse und verschiedenartige Hautausschläge) verwendet, und von diesen wurde es nach den Kreuzzügen von europäischen Ärzten übernommen. — Als gegen die Wende des 15. Jahrhunderts die Syphilis sich verbreitete, wurde sie mit Quecksilberkuren behandelt, da man sie für eine Hautkrankheit hielt. — Zuerst hielt man eine i n n e r l i c h e Anwendung des Quecksilbers für zu gefährlich, um so mehr, da bei den damaligen Gewaltkuren auch die äußere Anwendung häufig den Tod herbeiführte. Der nordafrikanische Seeräuber B a r b a r o s s a soll zuerst ein brauchbares Pillenrezept angegeben haben, die eine Zeitlang berühmten Pilulae Barbarossae (späterhin Bellostpillen). — Später wurde Quecksilber außer gegen Lues auch noch gegen eine große Reihe von anderen Erkrankungen gebraucht.

Vorkommen. In größeren Mengen findet man Quecksilber und dessen Erze nur in wenigen Gegenden der Erde. Das in größten Mengen vorkommende Quecksilbererz ist Z i n n o b e r (Schwefelquecksilber = HgS), von untergeordneter Bedeutung ist das Vorkommen von g e - d i e g e n e m Q u e c k s i l b e r, als Tröpfchen im Zinnober führenden Gestein eingeschlossen. Interessante, aber praktisch gleichfalls nicht ins Gewicht fallende Erze sind: Q u e c k s i l b e r - h o r n e r z (HgCl), A m a l g a m (Silberamalgam), S e l e n q u e c k s i l b e r b l e i. Endlich ist Quecksilber ein Bestandteil vieler Fahlerze.

Die wichtigsten Fundstätten der Quecksilbererze sind: A l m a d é n in Spanien, I d r i a in Österreich, T o s k a n a, M ö r s f e l d und M o s c h e l l a n d s b e r g in Rheinbayern, die Provinz K w e i t s c h o u im südwestlichen China, H u a n c a v e l i c a in Peru, K a l i - f o r n i e n. Die kalifornischen Quecksilberschätze wurden 1848 erschlossen. Einer Schätzung zufolge ist in den uns zugänglichen Teilen der Erdrinde etwa 3 mal so viel Quecksilber als Silber vorhanden.

Gewinnung. Die Gewinnung des Quecksilbers geschieht stets auf trocknem Wege, durch Rösten des Erzes im Luftstrome, wobei der Schwefel verbrennt und das Quecksilber destilliert und in Vorlagen aufgefangen wird.

$$HgS \; + \; 2\,O \; = \; Hg \; + \; SO_2$$

Das Abrösten und Destillieren geschieht heute meist in k o n t i n u i e r l i c h e m Betriebe, und zwar für gröbere Erzstücke in „Schachtöfen", für Erzklein in „Schüttöfen". Die Schachtöfen werden ähnlich den Hochöfen mit Erz und Brennstoff gemeinsam beschickt. Die Kondensation geschieht in stehenden „Schenkelröhren" aus Steinzeug. Die in Almadén verwendeten „A l u d e l n", d. h. tönerne Röhren, die ineinander gesteckt•werden, kommen jetzt ab. Das verdichtete Quecksilber besteht nur zum Teil aus tropfbarer Flüssigkeit, zum großen Teile aus S t u p p (= Staub), ein Gemenge von fein zerschlagenen Quecksilbertröpfchen, HgS, $HgSO_4$, Ruß, Flugstaub und saurem Wasser. Man bindet das Wasser mit Kalk und preßt das Quecksilber aus. Die Preßrückstände gehen in den Ofen zurück.

Früher kamen noch zwei andere Darstellungsmethoden in Anwendung. Erstens durch Erhitzen mit Kalk in gußeisernen, liegenden Retorten:

$$4\,HgS \; + \; 4\,CaO \; = \; 3\,CaS \; + \; CaSO_4 \; + \; 4\,Hg$$
$$\text{Merkurisulfid} \quad \text{Calciumoxyd} \qquad \text{Calciumsulfid} \quad \text{Calciumsulfat}$$

zweitens durch Erhitzen von Zinnober mit Eisen (Hammerschlag):

$$HgS \; + \; Fe \; = \; FeS \; + \; Hg$$

Handelssorten. Die Preislisten führen zwei Sorten von Quecksilber auf: *Hydrargyrum* (*Hydrarg. metallicum*) und *Hydrargyrum depuratum*. Das erstere enthält 1—2 Prozent fremde Metalle (Wismut, Blei, Kupfer, Antimon, Zinn, Silber), außerdem gewöhnlich Staub, Sand und andere Unreinigkeiten. H y d r a r g y r u m d e p u r a t u m ist die Sorte, die das Arzneibuch als „Hy d r a r g y r u m" schlechthin versteht.

Reinigung des Quecksilbers. Diese kann eine mechanische oder chemische sein. Die erstere bezweckt, mehr mechanisch beigemengte Verunreinigungen zu entfernen und wird benutzt, um das gewöhnliche *Hydrargyrum metallicum* für die Darstellung der grauen Salbe oder des Quecksilberpflasters von den größten Verunreinigungen zu befreien. In ihrer einfachsten Form besteht sie darin, daß man das Quecksilber durch ein trocknes Filter aus starkem Fließpapier filtriert, das an seinem Grunde mit einer feinen Nadel von innen nach außen durchbohrt ist. Oder man kittet mit Hilfe von Siegellack in einen Glastrichter ein Stück Rohrstock ein und hält diese Vorrichtung als „Q u e c k s i l b e r f i l t e r" ein für allemal vorrätig.

Die c h e m i s c h e Reinigung liefert ein reines Quecksilbermetall, wie es zur Darstellung chemischer Präparate erforderlich ist. Es gibt mehrere Methoden, von denen die besseren hier erwähnt sein mögen.

1. Die **D e s t i l l a t i o n** aus einer gläsernen Retorte unterläßt man aus Rücksicht auf die Gesundheit. — 2. Etwa 1000 g Quecksilber, 20 g Ferrichloridflüssigkeit (1,280 spez. Gewicht) und 90 g Wasser werden in einer **s t a r k w a n d i g e n** Glasflasche kräftig durcheinander geschüttelt, bis das Quecksilber eine völlige Verteilung erfahren hat, und die Mischung einen gleichmäßigen Brei darstellt. Man stellt die Mischung 1—2 Tage an einem kalten Orte beiseite, dekantiert die wässerige Flüssigkeit, wäscht das Metall mit verdünnter Salzsäure und zuletzt mit heißem Wasser ab, usw. Diese Methode gibt sehr gute Resultate, ist aber etwas zu umständlich und mit 3—4 Prozent Verlust verbunden, indem sich stets auch etwas Merkurochlorid bildet. Die fremden Metalle werden in Chloride verwandelt, während eine entsprechende Menge des Ferrichlorids in Ferrochlorid übergeht. Die Mischung des Quecksilbers mit der Ferrichloridlösung geht unter Schütteln sehr rasch vor sich und das Ganze bildet anfangs anscheinend ein graues feuchtes Pulver. — 3. Die leichteste und bequemste, obgleich weniger gute Methode ist die aus der ersten Ausgabe der Pharm. Germ., nach der 100 T. Quecksilber in einer **s t a r k - w a n d i g e n** Flasche mit 5 T. reiner Salpetersäure, die mit 5 T. Wasser verdünnt ist, kräftig durchschüttelt, an einen kalten Ort gestellt werden. Das Durchschütteln wird 4 Tage hindurch viele Male wiederholt, der Stopfen der Flasche aber nach jedem Durchschütteln beiseite gelegt, um den Gasen freien Austritt zu lassen. Man gießt dann die Säure ab und wäscht durch Aufgießen und Abgießen von Wasser das Quecksilber sorgsam ab und trocknet es mit Filtrierpapier. Die das Quecksilber verunreinigenden Metalle lösen sich teils in der Salpetersäure, teils setzen sie sich mit dem gleichzeitig entstehenden Merkuronitrat nach folgender Gleichung um:

$$HgNO_3 + Ag = AgNO_3 + Hg$$

4. Sind häufig größere Mengen zu reinigen, so geschieht dies am besten nach einem Verfahren von L. **M e y e r**, indem man Quecksilber in sehr dünnem Strahle durch eine 1—1½ m hohe Schicht von Eisenchloridlösung oder von sehr verdünnter Salpetersäure tropfen läßt.

Vorsicht. Ist durch einen unglücklichen Zufall Quecksilber verschüttet worden, so verhindere man dessen Weiterrollen durch Vorlegen von Stanniol, nehme die Hauptmenge mit Hilfe von Besen und Schippe auf und tupfe den Rest mit Stanniol auf.

Eigenschaften. Reines Quecksilber ist bei gewöhnlicher Temperatur ein flüssiges, silberweißes, stark glänzendes Metall, das den metallischen Glanz auch in Berührung mit Luft behält. Quecksilber erstarrt bei -39^0 zu einer hämmerbaren, weißen, metallischen Masse, die aus Oktaedern besteht. Es siedet bei 357^0 und verwandelt sich dabei in einen farblosen Dampf. Doch verflüchtigt sich Quecksilber auch schon bei gewöhnlicher Temperatur in nicht unbeträchtlicher Menge. Im Dampfzustande besteht das Molekül des Quecksilbers aus 1 Atom. Wird Quecksilber etwas unterhalb seines Siedepunktes längere Zeit an der Luft erhitzt, so verbindet es sich mit dem Sauerstoff der Luft zu rotem Quecksilberoxyd.

Durch Schütteln mit Flüssigkeiten, leichter noch durch Reiben mit pulvrigen Stoffen, läßt es sich zu einem matten grauen Pulver (*Aethiops*) zerteilen. Dieses besteht aus kleinen, mit bloßem Auge nicht unterscheidbaren Kügelchen, die durch die Zwischenlagerung von Teilen des damit vermischten fremden Körpers getrennt sind. Das feine Zerteilen des Quecksilbers in dieser Art nennt man das **T ö t e n** (*mortificatio*) oder die **E x t i n k t i o n** (*extinctio*) des Quecksilbers.

Von Salzsäure oder verdünnter Schwefelsäure wird Quecksilber nicht angegriffen. Konzentrierte Schwefelsäure löst es unter Entwicklung von Schwefeldioxyd je nach den obwaltenden Bedingungen zu Merkurisulfat $HgSO_4$ oder zu Merkurosulfat Hg_2SO_4. [$Hg + 2 H_2SO_4 = 2 H_2O + SO_2 + HgSO_4$, ferner $2 Hg + 2 H_2SO_4 = 2 H_2O + SO_2 + Hg_2SO_4$.] Salpetersäure löst es in der Kälte zu Merkuronitrat $HgNO_3$. Heiße konzentrierte Salpetersäure löst es unter Entwicklung von Stickstoffoxyden zu Merkurinitrat $Hg(NO_3)_2$. Durch Königswasser wird es zu Merkurichlorid $HgCl_2$ gelöst. Mit Chlor, Brom, Jod vereinigt es sich direkt zu den entsprechenden Quecksilberhalogenverbindungen. Beim Zusammenreiben mit Schwefel verbindet es sich in der Kälte langsam, schneller beim Erhitzen zu Merkurisulfid. — Mit den meisten Metallen vereinigt sich das Quecksilber zu „Amalgamen" genannten Legierungen, aus denen es durch bloßes Erhitzen wieder abgeschieden werden kann. Es verbindet sich z. B. selbst mit Aluminium.

Aufbewahrung und Dispensation. Im Handel gelangt das Quecksilber in schmiedeeisernen Gefäßen mit Verschraubung (sogenannten Quecksilberflaschen) mit etwa 40 kg Inhalt zur Versendung. Kleinere Mengen bewahrt der Apotheker in starkwandigen Glasflaschen oder in Buchsbaumgefäßen mit Stahlhahn, mittlere Mengen in Porzellanstandgefäßen mit Korkverschluß auf.

Beim Hantieren mit Quecksilber beachte man die allergrößte Vorsicht. Zunächst unterschätze man nicht das Gewicht der Vorratsgefäße (1 Liter Quecksilber wiegt 13,5 kg), damit sie beim Aufnehmen nicht der Hand entgleiten. Das Umfüllen aus einem Gefäße in das andere geschehe stets mittels eines Trichters, die ganze Operation nehme man in einer größeren Schale vor, um verspritzte Anteile sammeln zu können. — Man hüte sich auch, Quecksilberreste (z. B. aus Batteriegläsern) in Abläufe von Wasserleitungen zu gießen. Schon kleine Tröpfchen von Quecksilber amalgieren sich mit den Bleiröhren und zerfressen diese an ihren tiefsten Stellen. Die Abgabe von metallischem Quecksilber erfolgt in starken, gut überbundenen Flaschen. Kleine Mengen werden im Handverkaufe in Federspulen eingefüllt, die beiderseitig mit Wachs verschlossen werden, auch wohl in Papierkapseln.

Prüfung. Bei der Beschreibung des Quecksilbers hat das Arzneibuch die Angabe des Erstarrungspunktes, des Siedepunktes und des spez. Gewichts neu aufgenommen. Eine Prüfung wird sich jedoch darauf beschränken können, daß das Quecksilber eine blanke, metallische Oberfläche besitzt, und daß beim Schütteln mit Luft das Metall blank bleibt. Unreines Quecksilber ist an seiner Oberfläche in der Regel mit einem feinen, matten Häutchen bedeckt, oder es scheidet sich doch beim Schütteln eine matte, pulverige Masse ab, die aus den Oxyden der fremden Metalle, gemischt mit fein verteiltem Quecksilber, besteht. Unreines Quecksilber hinterläßt ferner beim Rollen über weißem Papier eine gefärbte S p u r , und die letzten Anteile nehmen eine längliche oder gar platte Gestalt an. — Die vom Arzneibuche vorgesehene Prüfung auf völlige Flüchtigkeit führe man mit ganz geringen Mengen und nur im Freien aus. Das Erhitzen ist in einem Porzellantiegel auszuführen. — Sind A n t i m o n und Z i n n zugegen, so bleiben diese beim Lösen in Salpetersäure als Antimonsäure und Zinnsäure zurück.

Anwendung. Metallisches Quecksilber wird außer zur Bereitung der grauen Salbe und des Pflasters medizinal nicht mehr gebraucht.

Hydrargyrum bichloratum. — Queckſilberchlorid.
Sublimat.
Syn.: Hydrargyrum bichloratum corrosivum. Mercurius corrosivus.
HgCl₂ $\quad$ Mol.-Gew. 270,9.

Schwere, weiße, durchſcheinende, rhombiſche Kriſtalle oder ſtrahlig kriſtalliniſche Stücke. Queckſilberchlorid löſt ſich in 16 Teilen Waſſer von 15⁰, in 3 Teilen ſiedendem Waſſer ſowie in 3 Teilen Weingeiſt, in etwa 17 Teilen Äther, leichter in waſſer- oder alkoholhaltigem Äther. Beim Erhitzen im Probierrohre ſchmilzt es und verflüchtigt ſich vollſtändig.

Die wäſſerige Löſung (1 + 19) rötet Lackmuspapier; nach genügendem Zuſatz von Natriumchlorid tritt jedoch keine Rötung mehr ein.

In der wäſſerigen Löſung von Queckſilberchlorid wird durch Silbernitratlöſung ein weißer, durch Schwefelwaſſerſtoffwaſſer im Überſchuß ein ſchwarzer Niederſchlag hervorgerufen.

Sehr vorſichtig aufzubewahren. Größte Einzelgabe 0,02 g. Größte Tagesgabe 0,06 g.
Geändert wurde die Angabe über die Löslichkeit in Äther.

Geschichtliches. Im 8. Jahrhundert lehrte G e b e r die Darstellung des Ätzsublimates durch Sublimation eines Gemisches von Quecksilber, Eisenvitriol, Alaun, Kochsalz und Salpeter. Die arabischen Ärzte des 10. und 11. Jahrhunderts R h a z e s und A v i c e n n a erwähnen den Sublimat, der übrigens den Chinesen viel früher bekannt gewesen sein dürfte. v a n S w i e t e n gab die rationelle therapeutische Verwendung des Sublimates an, der schon im 16. Jahrhundert als Arcanum gegen die Syphilis galt. Die Darstellung aus Merkurisulfat und Kochsalz stammt von K u n k e l (1716).

Bezüglich der Nomenklatur ist zu erwähnen, daß das Merkurichlorid den Vulgärnamen „ **der** S u b l i m a t " oder „ **der** Q u e c k s i l b e r s u b l i m a t " oder „ **der** Ä t z s u b l i - m a t " führt (Mercurius corr. sublimatus).

Darstellung. Man erhält Merkurichlorid a) durch Einwirkung von überschüssigem Chlor- auf Quecksilber, b) durch Auflösen von Quecksilber in Königswasser

$$Hg + Cl_2 = HgCl_2,$$

c) durch Auflösen von Quecksilberoxyd in Salzsäure

$$HgO + 2\,HCl = H_2O + HgCl_2.$$

Fabrikmäßig wird es noch heute nach dem Prinzip der von K u n k e l gegebenen Vorschrift, nämlich durch Sublimation eines Gemenges von Merkurisulfat und Kochsalz dargestellt.

5 T. Quecksilber werden mit etwa 6—7 T. Schwefelsäure in gußeisernen Gefäßen so lange erhitzt, bis aus der wässerigen Lösung des entstandenen Salzes durch Salzsäure kein Niederschlag von Kalomel mehr gefällt wird, d. h. also, bis alles Quecksilber in Merkurisulfat übergeführt ist. Das entstandene Merkurisulfat wird hierauf zur Trockne eingedampft.

$$Hg \;+\; 2H_2SO_4 \;=\; 2H_2O \;+\; SO_2 \;+\; HgSO_4$$

Quecksilber   Schwefelsäure   Merkurisulfat
200   2×98 296

Je 1 Mol. (296 T.) des trocknen Merkurisulfates wird nun mit etwas mehr als 2 Mol. Chlornatrium ($2 \times 58,5$) vermischt und das Gemenge einer raschen Sublimation aus gläsernen Retorten unterworfen. Es findet Umsetzung zu Natriumsulfat und Merkurichlorid statt. Um die Bildung von Merkurochlorid zu vermeiden, wird der Mischung von Merkurisulfat und Chlornatrium in der Regel etwas Braunstein zugesetzt.

$$HgSO_4 \;+\; 2NaCl \;=\; Na_2SO_4 \;+\; HgCl_2$$

Merkurisulfat   Chlornatrium   Natriumsulfat   Merkurichlorid

Das leicht flüchtige Merkurichlorid setzt sich an den oberen, kälteren Teilen des Sublimiergefäßes als kristallinisches Sublimat an, das nicht flüchtige Natriumsulfat hinterbleibt im Rückstande. Nach dem Zerschlagen der Retorte wird das gebildete Quecksilberchlorid gesammelt.

In den Handel gelangt Quecksilberchlorid entweder in Form des Sublimats als strahligkristallinische Krusten oder in rhombischen Kristallen, die aus den Krusten durch Umkristallisieren aus heißem Wasser gewonnen wurden. Beide liefern ein r e i n w e i ß e s Pulver.

Eigenschaften. In Krusten sublimiertes Quecksilberchlorid ist dem Krusten des Kalomels sehr ähnlich. Beide unterscheiden sich, abgesehen von den chemischen Reaktionen, dadurch, daß Kalomel beim Ritzen mit dem Daumennagel einen g e l b e n Strich, bzw. beim Zerreiben ein g e l b l i c h e s Pulver liefert, während Quecksilberchlorid unter den gleichen Bedingungen einen w e i ß e n Strich bzw. ein w e i ß e s Pulver gibt.

Quecksilberchlorid ist geruchlos, von widerlichem, ätzend scharfem Metallgeschmack. Über die Löslichkeit im Wasser bei verschiedenen Temperaturen macht P o g g i a l e folgende Angaben:

100 T. Wasser[1]) lösen:

	bei 0⁰	10⁰	20⁰	30⁰	40⁰	50⁰	60⁰	70⁰	80⁰	90⁰	100⁰
T. $HgCl_2$	5,73	6,57	7,39	8,43	9,62	11,34	13,86	17,29	24,3	37,05	53,96

Die Löslichkeit des Quecksilberchlorids in Äther wird jetzt zu etwa 17 T. Äther angegeben, und zwar ist damit natürlich der wasserfreie Äther des Arzneibuchs gemeint. Nach S t r ö m - h o l m soll die Löslichkeit durch Zusatz von Wasser auf mehr als das Doppelte steigen, ebenso durch Zusatz von Alkohol.

Die wässerige Lösung von Sublimat enthält die Ione $Hg^{\cdot\cdot}$ und Cl'; sie reagiert sauer, weil die Merkurisalze — noch mehr als die Merkurosalze — hydrolytisch gespalten sind. Auf genügenden Zusatz von A l k a l i c h l o r i d e n verschwindet die saure Reaktion, weil durch die Massenwirkung des Chlor-Ions die Dissoziation des Sublimats zurückgedrängt wird, besonders aber weil außerdem Komplexsalze entstehen. In der Lösung besteht ein Teil der Salze nebeneinander, ein anderer ist zu komplexen Verbindungen zusammengetreten, in denen die Quecksilberchlor-Anionen $HgCl_3'$ und $HgCl_4''$ anzunehmen sind. Da die Giftwirkung der Quecksilbersalze der Konzentration des vorhandenen Merkuri-Ions proportional ist und durch Zusatz von Alkalichloriden die Konzentration des Merkuri-Ions vermindert wird, so ergibt sich daraus, daß durch Zusatz von Chlornatrium zum Sublimat bei gleichem Gehalt an Quecksilber gegenüber einer reinen Sublimatlösung die Giftwirkung stets verkleinert wird. In Substanz wird Quecksilberchlorid durch den Einfluß des Lichtes nicht verändert. Seine wässerigen Lösungen jedoch werden im Lichte zersetzt unter Bildung von Chlorwasserstoff, Abscheidung von Quecksilberchlorür und Freiwerden von Sauerstoff:

$$2HgCl_2 \;+\; H_2O \;=\; Hg_2Cl_2 \;+\; 2HCl \;+\; O.$$

Anwesenheit von organischen Substanzen begünstigt die Reduktion des Quecksilberchlorides zu Quecksilberchlorür, d. h. des Merkurichlorides zu Merkurochlorid.

---

[1]) Bei der Herstellung von Lösungen in der Wärme oder beim Verdampfen von solchen beachte man, daß Quecksilberchlorid mit Wasserdämpfen etwas flüchtig ist.

Quecksilberchlorid schmilzt bei 265⁰ zu einer farblosen Flüssigkeit, bei 307⁰ verwandelt es sich in einen farblosen, spezifisch schweren Dampf. Das spez. Gewicht des festen Quecksilberchlorides ist 5,3—5,4.

Als Identitätsreaktionen auf das Cl'-Ion und Hg''-Ion gibt das Arzneibuch an, daß Silbernitrat weißes, käsiges Chlorsilber fällen soll, das in Salpetersäure unlöslich ist; ferner fällt beim Einleiten von Schwefelwasserstoff in die wässerige Quecksilberchloridlösung zuerst als weißer Niederschlag ein Doppelsalz: $3\,HgCl_2 + 2\,H_2S = [HgCl_2 + 2\,HgS] + 4HCl$. Bei weiterem Zusatz werden die Niederschläge gelb, braun und gehen schließlich völlig in schwarzes Quecksilbersulfid über: $[HgCl_2 + 2\,HgS] + H_2S = 3\,HgS + 2\,HCl$.

Im übrigen zeigt die wässerige Lösung des Quecksilberchlorides alle Reaktionen, die für die Lösungen von Quecksilberoxydsalzen (Merkurisalzen) bekannt sind: K a l i - oder N a t r o n l a u g e im Überschuß fällen gelbes Quecksilberoxyd, A m - m o n i a k weißen Quecksilberpräzipitat. — N a t r i u m c a r b o n a t fällt rotbraunes Quecksilberoxychlorid x $HgCl_2$ + y HgO. J o d k a l i u m fällt rotes Merkuribijodid, das im Überschuß von Jodkalium leicht löslich ist. — P h o s p h o r i g e S ä u r e , s c h w e f l i g e S ä u r e reduzieren das Quecksilberchlorid zu Quecksilberchlorür, S t a n n o c h l o r i d sukzessive zu Quecksilberchlorür und zu Quecksilber. — Auf Kupfer, Gold scheidet sich aus den Lösungen des Quecksilberchlorides Quecksilber aus, namentlich, wenn man die benetzten Stellen mit einem Zinkstückchen in Berührung bringt.

Fügt man zu einer Auflösung von Quecksilberchlorid Eiweißlösung, so entsteht ein weißer Niederschlag von Q u e c k s i l b e r a l b u m i n a t , der in Natriumchloridlösung unter Bildung von Natrium-Quecksilberalbuminat löslich ist.

Mit vielen Alkaloiden und Alkaloidsalzen gibt Quecksilberchlorid schwer lösliche bzw. unlösliche Niederschläge oder Doppelsalze.

Prüfung. Abgesehen von den Identitätsprüfungen läßt das Arzneibuch Quecksilberchlorid nur durch seine Löslichkeit prüfen. Ein Gehalt an Kalomel und etwa an Merkuriarseniat müßte sich hierbei zu erkennen geben. — Die Prüfung auf Reinheit könnte durch folgende Angaben ergänzt werden: Wird die wässerige Lösung (1 + 49) mit einigen Tropfen Salzsäure angesäuert, schwach erwärmt und mit Schwefelwasserstoff ausgefällt, so soll ein farbloses Filtrat entstehen, das beim Verdampfen keinen Rückstand hinterläßt, der aus S a l z e n d e r A l k a - l i e n und alkalischen Erden bestehen könnte. Man lasse sich nicht durch ausgeschiedenen Schwefel täuschen. Der auf dem Filter zurückgebliebene Niederschlag soll nach dem Auswaschen und nach Schütteln mit verdünnter (1 + 1) Ammoniakflüssigkeit ein Filtrat ergeben, das auf Zusatz von überschüssiger Salzsäure sich weder gelb färben noch einen gelben Niederschlag geben darf. Bei Gegenwart von A r s e n fällt Schwefelwasserstoff neben Quecksilbersulfid gelbes Arsensulfid. Das Einleiten muß warm geschehen, um auch das als Arsensäure vorhandene Arsen mit Sicherheit als Arsensulfid zu fällen. Quecksilbersulfid ist in Ammoniak unlöslich, Arsentrisulfid ist dagegen löslich und wird durch Salzsäure wieder abgeschieden.

Aufbewahrung und Dispensation. Quecksilberchlorid ist s e h r v o r s i c h t i g , unter den direkten Giften, in der Abteilung „ M e r k u r i a l i a “ aufzubewahren. In Substanz wird es, wie schon erwähnt, vom Lichte kaum verändert, seine wässerigen oder alkoholischen Lösungen dagegen werden durch den Einfluß des Lichtes unter Abscheidung von Merkurochlorid (Kalomel) zersetzt. Das Pulvern von Quecksilberchlorid bewerkstellige man, zur Verhütung des Stäubens, unter Zusatz einiger Tropfen Weingeist.

Sollte Quecksilberchlorid in Substanz in Form abgeteilter Pulver verordnet werden, so gebe man diese niemals in Papierkapseln, sondern stets in Präparatengläsern ab, deren jedes mit der Aufschrift „ G i f t “ signiert ist.

Sublimatverbandstoffe enthalten in der Regel 0,1 Prozent Sublimat. Ihr Gehalt an löslichen Quecksilberverbindungen geht während der Aufbewahrung rasch zurück.

Sublimatlösung zum Desinfizieren der Hände, Instrumente, bei chirurgischen und bakteriologischen Arbeiten, ferner zum Desinfizieren der Speinäpfe der Phthisiker, ferner der Nachtstühle der Typhuskranken, Cholerakranken usw.: 1 T. Sublimat 1000 T. Wasser. Zur Bereitung dieser Lösung ist stets destilliertes Wasser zu benutzen.

Anwendung. Innerlich wird gegenwärtig Sublimat nur gegen Syphilis benutzt. — Äußerlich dient es manchmal, in stärkerer Lösung, als Ätzmittel, besonders bei syphilitischen Wucherungen und Geschwüren. — Sublimat ist ein sehr starkes Antiseptikum, besitzt aber keine Tiefenwirkung, da es mit dem Eiweiß der Oberfläche unlösliche Verbindungen eingeht. Als Wunddesinficiens ist es deshalb und wegen seiner hohen Giftigkeit nicht brauchbar; ebenso sind S p ü l u n g e n mit Sublimatlösungen nicht mehr in Gebrauch; auch zur Desinfektion von Metallinstrumenten kann es kaum benutzt werden, da es diese oberflächlich amalgamiert. — Es wurde früher besonders zur Desinfektion der Hände des Operateurs und der Haut des Operationsfeldes benutzt; doch ist auch hierbei sein Gebrauch eingeschränkt worden, da es häufig Hautentzündung verursacht. — Da Sublimat durch die Haut dringt, ist auch bei äußerlicher Anwendung eine Vergiftung nicht ausgeschlossen. In der Tierheilkunde wird Sublimat als Desinficiens bei Operationen, zu Spülungen usw. noch viel benutzt; manchmal auch noch zur Desinfektion von Stallungen. Ferner braucht man es als Ätzmittel (Lösung 1:10) und als Mittel gegen verschiedene Hautparasiten (1:100—1:500).

Hydrargyrum bijodatum. — Quecksilberjodid.

Syn.: Hydrargyrum jodatum rubrum.

HgJ_2 Mol.-Gew. 453,8.

Quecksilberchlorid	4 Teile
Kaliumjodid	5 Teile
Wasser	95 Teile.

Das Quecksilberchlorid wird in 80 Teilen Wasser, das Kaliumjodid in 15 Teilen Wasser gelöst. Die Kaliumjodidlösung wird alsdann unter Umrühren zu der Quecksilberchloridlösung hinzugefügt, der entstandene Niederschlag abfiltriert, so lange mit Wasser gewaschen, bis eine Probe der Waschflüssigkeit durch Silbernitratlösung nur noch schwach opalisierend getrübt wird, und darauf bei etwa 70° getrocknet.

Scharlachrotes Pulver, das beim Erhitzen im Probierrohre zuerst gelb wird, dann schmilzt und bei fortgesetztem Erhitzen sich vollständig verflüchtigt und ein gelbes Sublimat bildet. Die gelbe Farbe dieses Sublimats ist nur bei höherer Temperatur beständig, beim Abkühlen geht sie in Scharlachrot über. Quecksilberjodid löst sich in etwa 250 Teilen Weingeist von 15° und in etwa 40 Teilen siedendem Weingeist; in Wasser ist es fast unlöslich, dagegen löst es sich leicht in Kaliumjodidlösung.

Die erkaltete weingeistige Lösung muß farblos sein und darf Lackmuspapier beim Verdunsten des Alkohols nicht röten (Quecksilberchlorid).

Mit Quecksilberjodid geschütteltes Wasser darf nach dem Abfiltrieren durch Schwefelwasserstoffwasser nur schwach dunkel gefärbt und durch Silbernitratlösung nur schwach opalisierend getrübt werden (Quecksilberchlorid).

Vor Licht geschützt aufzubewahren.

Sehr vorsichtig aufzubewahren. Größte Einzelgabe 0,02 g. Größte Tagesgabe 0,06 g.

Neu ist die Herstellungsvorschrift, geändert wurde die Löslichkeit in Alkohol.

Geschichtliches. Jodquecksilber wurde 1813 von Colin zuerst dargestellt; als Mittel gegen Lues wurde es um 1820 von französischen Ärzten eingeführt.

Darstellung. Das Arzneibuch hat, da die Beschaffenheit des Präparates, seine Korngröße wesentlich von der Art der Darstellung abhängt, die Darstellungsvorschrift der Pharm. Germ. II wieder aufgenommen, zu der wenig hinzuzusetzen ist. Statt die Kaliumjodidlösung in die Quecksilberchloridlösung zu gießen, ist es besser, beide Lösungen gleichzeitig in dünnem Strahle unter Umrühren in 100 T. kaltes Wasser zu gießen. Das Quecksilberjodid ist dann viel feiner verteilt. Arbeitet man nach der Angabe des Arzneibuches, so könnte sich, da Quecksilberchloridlösung zuerst in Überschuß ist, etwas Quecksilberjodidchlorid bilden. Diese komplexe Verbindung entsteht beim Auflösen von Quecksilberjodid in Quecksilberchloridlösung. Nach der Umsetzung darf auch Kaliumjodid nicht im Überschuß sein, da dieses etwas Quecksilberjodid zu Kaliumquecksilberjodid lösen würde.

Die Umsetzung erfolgt nach der Gleichung:

$$\underset{271}{HgCl_2} + \underset{2 \times 166 = 332}{2\,KJ} = \underset{}{2\,KCl} + \underset{454}{HgJ_2}$$

Daraus ist zu entnehmen, daß 4 T. Quecksilberchlorid theoretisch 4,9 T. Kaliumjodid beanspruchen. Da das Kaliumjodid immer etwas Feuchtigkeit enthält, so sind an Stelle von 4,9 T. hier 5 T. gesetzt worden.

Das Trocknen des feuchten Niederschlags soll nicht bei 100° wie früher, sondern bei 70° geschehen, weil die höhere Temperatur die rote Farbe des Präparates abschwächt.

Eigenschaften. Das offizinelle Quecksilberjodid ist ein feines, kristallinisches, spezifisch schweres, lebhaft rotes Pulver ohne Geruch und Geschmack. Es ist in Wasser fast unlöslich (1 T. löst sich in 6—7000 T. Wasser), dagegen löst es sich in 250 T. kaltem oder in 40 T. siedendem

Weingeist, auch in 60 T. Äther. Es ist ferner löslich in Jodwasserstoffsäure, in Lösungen von vielen Chlor- und Jodsalzen, Ammoniaksalzen, Chloroform, Glycerin, Eisessig, heißer Salpetersäure, heißer Salzsäure. In fetten Ölen löst es sich ebenfalls, im Mandel- und Olivenöl im Verhältnis 4:1000, in Schweinefett 4,5:1000, in Vaseline 2,5:1000; durch Zusatz von Jodkalium wird die Löslichkeit erhöht.

Quecksilberjodid gehört zu den e n a n t i o t r o p e n Stoffen, es ist in zwei Formen bekannt, beide Formen sind beständig, jede in ihrem Temperaturgebiet, und beide sind im anderen Temperaturgebiet unbeständig. Die Übergangstemperatur, die die beiden Beständigkeitsgebiete voneinander trennt, liegt nach G e r n e z bei 126^0, nach R e i n d e r z bei $129,5^0$. Erwärmt man also rote Quadratoktaeder des Quecksilberjodids über diese Temperatur, so gehen sie in die gelbe Form über. Bei 238^0 schmilzt Quecksilberjodid und sublimiert bei weiterem Erhitzen in gelben rhombischen Prismen, die beim Abkühlen, schneller beim Ritzen wieder in die rote Modifikation übergehen. Stellt man festes Quecksilberjodid auf irgendeine Weise bei niedriger Temperatur dar, so tritt auch hier zuerst immer die gelbe Form auf, ein Beweis für die allgemeine Regel, daß die unbeständige Form immer zuerst erscheint.

Im zerstreuten Tageslicht verändert sich das Präparat kaum, in direktem Sonnenlichte wird es dagegen heller.

Quecksilberjodid ist eine sehr beständige Verbindung, die nur wenig in ihre Ionen zerfällt und daher von verdünnten Lösungen der gewöhnlichen Reagenzien kaum angegriffen wird. Seine Löslichkeit in Chlor- und Jodverbindungen beruht auf Bildung von komplexen Salzen und ist unter „Darstellung" schon erwähnt worden.

Übergießt man Quecksilberjodid mit konzentrierter Ammoniakflüssigkeit, so färbt es sich zunächst weiß, indem Q u e c k s i l b e r j o d i d - A m m o n i a k $HgJ_2.NH_3$ gebildet wird. Allmählich löst sich die weiße Verbindung unter Zurücklassung eines rotbraunen Pulvers. In der ammoniakalischen Lösung befindet sich Ammoniumjodid und Quecksilberjodid-Ammoniak, das braune Pulver ist O x y d i m e r k u r i a m m o n i u m j o d i d , $HgJ(NH_2).HgO$, auf dessen Bildung die Benutzung des N e ß l e r schen Reagens beruht.

Durch Einwirkung von kalter verdünnter Kali- oder Natronlauge auf Quecksilberjodid wird ein Gemenge von Quecksilberoxyjodid $HgJ_2.3HgO$ mit Quecksilberoxyd abgeschieden.

Prüfung. Die Identität des Quecksilberjodids ergibt sich aus dessen physikalischen Eigenschaften: hohes spez. Gewicht, eigentümlich leuchtend rote Farbe, ferner aus dem eigentümlichen Verhalten beim Erhitzen (s. vorher). Zu den Prüfungen auf Verunreinigungen ist folgendes hinzuzufügen:

Bei der Lösung in Weingeist könnten nicht lösliche Anteile Q u e c k s i l b e r j o d ü r , Q u e c k s i l b e r o x y d , Q u e c k s i l b e r a r s e n i a t sein, beim Verdunsten des Alkohols wird bei Gegenwart von Q u e c k s i l b e r c h l o r i d eine saure Reaktion des Lackmuspapiers auftreten. — Bei der Prüfung mit Schwefelwasserstoff und Silbernitrat wird man schwache Reaktionen erhalten, weil Quecksilberjodid selbst schließlich doch etwas in Wasser löslich ist. Eine Trübung mit Silbernitrat könnte außer durch Quecksilberchlorid natürlich auch durch Alkalichloride oder -jodide hervorgerufen sein.

Neßlers Reagenz. In eine Lösung von 2 g Jodkalium in 5 ccm Wasser trägt man fein zerriebenes Quecksilberjodid bis zur Sättigung (etwa 3,2 g) ein und gibt eine Auflösung von 13,4 g Kalihydrat in 46,6 ccm Wasser hinzu. Nach dem Absetzen wird durch Asbest filtriert. Vor Licht geschützt aufzubewahren (G a d a m e r , Toxikologie).

Anwendung. Quecksilberjodid wird innerlich (gegen Syphilis) kaum mehr angewendet; äußerlich noch manchmal in Salbenform gegen verschiedenartige Geschwüre.

In der T i e r h e i l k u n d e wird Quecksilberjodid ebenfalls äußerlich als „scharfe" Einreibung gegen chronische Entzündungszustände gebraucht.

Hydrargyrum chloratum. — Queckſilberchlorür.
Kalomel.
Syn.: Hydrargyrum chloratum mite laevigatum.
Hg_2Cl_2 Mol.-Gew. 470,9.

Aus ſublimiertem Queckſilberchlorür hergeſtelltes, feinſt geſchlämmtes, bei hundertfacher Vergrößerung deutlich kriſtalliniſches, gelblichweißes Pulver, das ſich am Lichte zerſetzt und beim Erhitzen im Probierrohr, ohne vorher zu ſchmelzen, flüchtig iſt.

Übergießt man Quecksilberchlorür mit Ammoniakflüssigkeit, so zersetzt es sich unter Schwärzung. In dem Filtrate bringt nach Übersättigen mit Salpetersäure Silbernitrat einen weißen Niederschlag hervor. Quecksilberchlorür ist in Wasser und Weingeist unlöslich.

Beim Erwärmen von 1 g Quecksilberchlorür mit Natronlauge darf kein Ammoniakgeruch auftreten (Quecksilberstickstoffverbindungen).

Wird 1 g Quecksilberchlorür mit 10 ccm verdünntem Weingeist geschüttelt und die Flüssigkeit durch ein doppeltes, angefeuchtetes Filter filtriert, so darf das Filtrat durch Silbernitratlösung höchstens schwach opalisierend getrübt (Salzsäure) und durch Schwefelwasserstoffwasser nicht verändert werden (Schwermetallsalze).

Vor Licht geschützt aufzubewahren.

Vorsichtig aufzubewahren.

Sachlich unverändert.

Anwendung. Kalomel wird gegen Syphilis sowohl innerlich, als auch (in Gummi, Öl usw. suspendiert) in Form der intramuskulären Injektion gebraucht. — Als Darmdesinficiens (von zweifelhaftem Wert) dient es bei der Diarrhöe der Kinder und in großer Dosis bei Typhus abdominalis. — Auch als Abführmittel wird Kalomel sehr viel verordnet; es wirkt wie alle Quecksilberverbindungen durch direkte Reizung der Darmwandung und Vermehrung des Darmsaftes erregend auf die Peristaltik. — Die geringen Mengen, die bei der innerlichen Einführung resorbiert werden, erzeugen ohne Reizung der Nieren eine Vermehrung der Harnabsonderung; Kalomel wird deshalb bei Wassersucht (wenn die Nieren nicht schwer affiziert sind) angewendet. — Äußerlich wird Kalomel bei verschiedenen Affektionen des äußeren Auges und besonders bei syphilitischen Schleimhautgeschwüren, Kondylomen usw. in der fein verteilten Form aufgestäubt.

In der Tierheilkunde wird Kalomel hauptsächlich als Abführ- und Darmdesinfektionsmittel gegeben; die Dosen für große Tiere sind 1—5 g, für kleine 0,01—0,5 g.

Hydrargyrum chloratum vapore paratum. — Durch Dampf bereitetes Quecksilberchlorür.

Hg$_2$Cl$_2$ Mol.-Gew. 470,9.

Durch schnelles Abkühlen des Quecksilberchlorürdampfes hergestelltes, weißes, bei starkem Reiben gelblich werdendes Pulver, das bei hundertfacher Vergrößerung nur vereinzelte Kriställchen zeigt. Es zersetzt sich am Lichte und ist beim Erhitzen im Probierrohr, ohne vorher zu schmelzen, flüchtig.

Übergießt man durch Dampf bereitetes Quecksilberchlorür mit Ammoniakflüssigkeit, so zersetzt es sich unter Schwärzung. In dem Filtrate bringt nach Übersättigen mit Salpetersäure Silbernitrat einen weißen Niederschlag hervor. Durch Dampf bereitetes Quecksilberchlorür ist in Wasser und Weingeist unlöslich.

Beim Erwärmen von 1 g durch Dampf bereitetem Quecksilberchlorür mit Natronlauge darf kein Ammoniakgeruch auftreten (Quecksilberstickstoffverbindungen).

Wird 1 g durch Dampf bereitetes Quecksilberchlorür mit 10 ccm verdünntem Weingeist geschüttelt und die Flüssigkeit durch ein doppeltes, angefeuchtetes Filter filtriert, so darf das Filtrat durch Silbernitratlösung höchstens schwach opalisierend getrübt (Salzsäure) und durch Schwefelwasserstoffwasser nicht verändert werden (Schwermetallsalze).

Vor Licht geschützt aufzubewahren.

Vorsichtig aufzubewahren.

Sachlich unverändert.

Geschichtliches. Vorschriften zur Darstellung des Quecksilberchlorürs (Kalomels) wurden 1608 von Oswald Kroll und 1609 von Beguin gegeben, doch dürfte das Präparat schon früher bekannt gewesen sein. Die noch gegenwärtig übliche Darstellungsweise: Sublimation eines Gemisches von 4 T. Quecksilberchlorid und 3 T. Quecksilber, ist zuerst 1735 in der Pharmacopoea Edinburgensis aufgeführt. Scheele lehrte 1778 die Darstellung des Kalomels auf nassem Wege. Die Zusammensetzung des Kalomels klärte Davy 1809 auf; die Bereitung des Dampfkalomels lehrte im 19. Jahrhundert Josiah Jewell.

Der Name „Kalomel" stammt von καλομελας (von καλός schön und μέλας schwarz) und ist vielleicht mit Rücksicht auf die Schwärzung des Präparates durch Alkalien entstanden.

Handelssorten. Im Handel werden folgende Sorten unterschieden: 1. *Hydrargyrum chloratum praeparatum* seu *laevigatum* d. i. Quecksilberchlorür, das durch Sublimation gewonnen und hierauf durch Pulvern und Schlämmen in ein feines Pulver verwandelt worden ist. Es ist das Hydrargyrum chloratum des Arzneibuches. 2. *Hydrargyrum chloratum via* *humida paratum* oder *praecipitatum* ist das durch Umsetzung von Merkuronitrat mit Natrium-chlorid in wässeriger Lösung erhaltene Präparat. Es ist nicht offizinell. 3. *Hydrargyrum chloratum vapore paratum*, das noch zu besprechende, durch Dampf zu bereitende Quecksilber-chlorür des Arzneibuches.

Das am feinsten verteilte Präparat ist von diesen das H y d r a r g y r u m c h l o r a t u m v i a h u m i d a p a r a t u m , ihm steht am nächsten das H y d r a r g y r u m c h l o r a t u m v a p o r e p a r a t u m , das am wenigsten fein verteilte Präparat ist das H y d r a r g y r u m c h l o r a t u m p r a e p a r a t u m oder l a e v i g a t u m .

Darstellung. Sie erfolgt fabrikmäßig; indessen ist die Darstellung kleinerer Mengen von Kalomel im pharmazeutischen Laboratorium als Übungspräparat zu empfehlen:

4 T. Quecksilberchlorid werden — unter Befeuchten mit etwas Weingeist, um das Stäuben zu verhüten — in einem Porzellanmörser gepulvert und mit 3 T. metallischem Quecksilber so lange verrieben, bis Quecksilberkügelchen mit bloßem Auge nicht mehr wahrzunehmen sind.

Das feuchte, graue Gemisch gibt man in eine flache Porzellanschale, stellt diese in ein Sand-bad und erhitzt allmählich und unter bisweiligem Umrühren, bis nach Verjagung der Feuchtig-keit die Mischung hellgelb aussieht und ein darüber gehaltener Kolben an seinem Boden weiß beschlägt. Diese Operation, die wegen der giftigen Quecksilberdämpfe an einem zugigen Orte vorgenommen wird, erspart eine zweite Sublimation, denn durch sie entfernt man neben der Feuchtigkeit auch überschüssiges Quecksilber und Ätzsublimat, die das Präparat verunreinigen und eine zweite Sublimation nötig machen.

Das wieder erkaltete Gemisch, das schon aus Kalomel besteht, wird gepulvert und nun erst der eigentlichen Sublimation unterworfen. Als Sublimiergefäße benutzt man Kolben oder

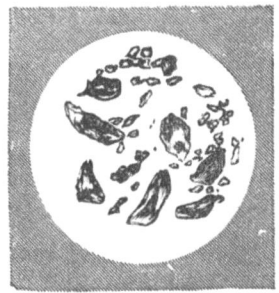 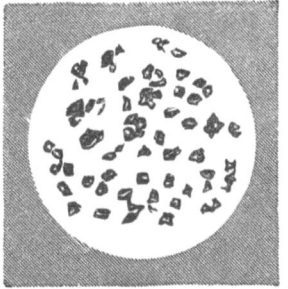 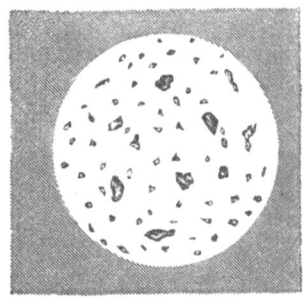

Fig. 238.

| Präparierter Kalomel | Dampf-Kalomel | Gefällter Kalomel |
| 150fach vergr. | 150fach vergr. | 150fach vergr. |

Arzneigläser. Man füllt sie zu etwa $^1/_5$—$^1/_4$ mit dem zu sublimierenden Pulver an, bettet sie so weit in ein Sandbad ein, daß die Sandschicht noch etwas über dem Pulver steht, und verschließt die Öffnungen mit lose passenden Stopfen aus Kreide. Das Sandbad wird alsdann allmählich, aber kräftig erhitzt, bis der Boden der Sublimationsgefäße gänzlich oder fast leer ist. Das sub-limierte Kalomel hat sich an den oberen Teilen der Sublimiergefäße als kompakte Masse abge-lagert.

Man zieht die Gefäße aus dem Sandbade heraus, sprengt ihren unteren Teil durch Über-fahren mit kaltem Wasser ab und stellt die oberen Hälften der Sublimationsgefäße, die den Kalomel enthalten, einige Tage beiseite, worauf die Krusten sich freiwillig von der Glaswandung trennen.

Der so erhaltene sublimierte Kalomel ist nicht rein, sondern enthält noch erhebliche Mengen von Merkurichlorid, von dem er durch „Lävigation" oder Schlämmen zu befreien ist. In einem innen rauhen Porzellanmörser werden die Kalomelstücke unter Zusatz von destilliertem Wasser 1—2 Stunden lang fein zerrieben. Der Mörser wird dann zu etwa $^1/_3$ mit destilliertem Wasser angefüllt, die Mischung umgerührt, nach kurzem Absetzen der fein verteilte Kalomel auf ein Filter oder Koliertuch gespült und die Operation so lange wiederholt, bis kein gröberer Rück-stand mehr vorhanden ist. Das Filter wird mit Wasser, zuletzt mit Alkohol so lange zur Ent-fernung von beigemengtem Quecksilberchlorid ausgewaschen, bis im Filtrat weder durch Silber-lösung noch durch Schwefelwasserstoff eine Trübung oder Schwärzung mehr hervorgerufen wird. Der Kalomel wird schließlich unter Abschluß von Licht bei mäßiger Wärme getrocknet.

Reibschalen aus M a r m o r, S e r p e n t i n, w e i c h e r S t e i n m a s s e, G l a s sind zum Schlämmen ungeeignet, weil sich von ihnen stets kleine Mengen abreiben, die das Präparat verunreinigen. Der Vorgang bei der Kalomelbildung ist so zu verstehen, daß Quecksilber und Merkurichlorid sich zu Merkurochlorid vereinigen:

$$\underset{200}{Hg} + \underset{271}{HgCl_2} = \underset{471}{Hg_2Cl_2}$$

Demnach würden auf 4 T. Quecksilberchlorid = 2,9 T. metallisches Quecksilber anzuwenden sein; in der Praxis nimmt man rund 3 T. Quecksilber.

Im Fabrikbetriebe pflegt man an Stelle von Quecksilberchlorid Quecksilbersulfat (Merkurisulfat) anzuwenden, dieses durch Verreiben mit Quecksilber in Merkurosulfat überzuführen und mit Chlornatrium zu sublimieren.

Die hierbei sich abspielenden Vorgänge geben die nachstehenden Gleichungen wieder:

1. $\underset{\text{Quecksilber}}{Hg} + \underset{\text{Schwefelsäure}}{2H_2SO_4} = 2H_2O + \underset{\substack{\text{Schweflig-}\\ \text{säureanhydrid}}}{SO_2} + \underset{\text{Merkurisulfat}}{HgSO_4}$

2. $\underset{\text{Merkurisulfat}}{HgSO_4} + Hg = \underset{\text{Merkurosulfat}}{Hg_2SO_4}$

3. $\underset{\text{Merkurosulfat}}{Hg_2SO_4} + \underset{\text{Natriumchlorid}}{2NaCl} = Na_2SO_4 + \underset{\text{Merkurochlorid}}{Hg_2Cl_2}$

D i e D a r s t e l l u n g d e s a l s D a m p f n i e d e r g e s c h l a g e n e n K a l o m e l s oder D a m p f k a l o m e l s erfolgt in der Weise, daß man in einem Raume Kalomeldämpfe und Wasserdämpfe sich begegnen läßt oder aber daß man Kalomeldämpfe durch einen heißen Luftstrom fortführt und in größeren Räumen sich verdichten läßt. Der auf diese Weise fein verteilte Kalomel wird wie oben mit Wasser und Alkohol gewaschen, um kleine Mengen von Quecksilberchlorid zu entfernen, und dann getrocknet.

G e f ä l l t e s Q u e c k s i l b e r c h l o r ü r. Dieses nicht offizinelle Präparat kann erhalten werden durch Einleiten von Schwefligsäure-Anhydrid in erwärmte Quecksilberchloridlösung oder durch Versetzen einer durch Salzsäure stark angesäuerten Quecksilberchloridlösung mit phosphoriger Säure. Nach beiden Methoden fallen die Präparate mehr oder weniger kristallinisch aus.

Am zweckmäßigsten bereitet man es durch Eingießen einer filtrierten Lösung aus 10 T. Merkuronitrat, 2 T. Salpetersäure und 88 T. Wasser in eine Lösung von 3 T. Natriumchlorid in 20 T. Wasser. (Um die Bildung von basischem Merkuronitrat zu vermeiden, muß ein Überschuß von Natriumchlorid angewendet und die Quecksilberlösung in die Natriumchloridlösung — nicht umgekehrt — eingegossen werden.) — Dies letztere Präparat ist höchst fein verteilt und amorph.

1. $2HgCl_2 + SO_2 + 2H_2O = Hg_2Cl_2 + 2HCl + H_2SO_4.$
2. $2HgCl_2 + H_3PO_3 + H_2O = Hg_2Cl_2 + H_3PO_4 + 2HCl.$
3. $Hg_2(NO_3)_2 + 2NaCl = Hg_2Cl_2 + 2NaNO_3.$

Eigenschaften. D e r s u b l i m i e r t e K a l o m e l bildet ziemlich weiße, vierseitige, pyramidale Säulen, gewöhnlich aber derbe schlüsselförmige, glänzende Stücke von kristallinischem Gefüge, radial-faserigem Bruche und g e l b e m S t r i c h (Unterschied vom Quecksilberchlorid). Fein zerrieben stellt er ein höchst feines g e l b l i c h w e i ß e s, schweres Pulver dar, das, unter dem Mikroskop betrachtet, aus durchscheinenden, größeren und kleineren Kristallbruchstücken besteht. Dieser lävigierte Kalomel hat wie der präzipitierte die Eigentümlichkeit, klümperig zu werden, weshalb er nicht zum Einstreuen verwendbar ist.

Der a l s D a m p f n i e d e r g e s c h l a g e n e K a l o m e l bildet ein völlig w e i ß e s, zartes, trockenes Pulver, das durch Erhitzen oder durch Schlagen zwischen zwei harten Körpern oder beim Reiben im Porzellanmörser gelblich wird. Unter dem Mikroskop erscheint er fast in undurchsichtigen, kleinen, unregelmäßigen Stücken, die höchstens an den Kanten durchscheinen und mit einigen durchscheinenden Kristallen vermischt sind. Da er nicht klümperig zusammenballt, eignet er a l l e i n sich zum Einstreuen. Der a u f n a s s e m W e g e m i t C h l o r n a t r i u m g e f ä l l t e K a l o m e l ist dem als Dampf niedergeschlagenen ähnlich, jedoch sind, unter dem Mikroskop betrachtet, seine Teilchen noch etwas kleiner, daher ist dieses Präparat in der Wirkung das kräftigste. Die Formen des durch Schwefeldioxyd oder phosphorige Säure gefällten Kalomels wechseln ganz nach der Konzentration und der Temperatur der Lösungen.

In der Hitze wird der Kalomel gelb und verflüchtigt sich alsdann nahe der Rotglut, o h n e z u s c h m e l z e n , in schweren weißen Dämpfen. Durch mehrmals wiederholte Sublimation wird er teilweise in Merkurichlorid und Metall zerlegt. Spez. Gewicht des sublimierten Kalomels ist 6,99. Sonnenlicht zersetzt ihn unter Bildung von Merkurichlorid und Metall; er nimmt dadurch einen grauen Ton an. Wasser und Weingeist lösen ihn nicht auf, zersetzen ihn aber bei ihrer Siedehitze unter Bildung von Merkurichlorid und Quecksilber, so daß das Abfiltrierte infolge eines Merkurichloridgehalts durch Schwefelammonium schwarz oder durch Ätzammon weiß getrübt wird. Ähnlich, besonders in der Wärme, wird er auch zersetzt durch die Einwirkung von Chlormetallen, wie S a l m i a k , K o c h s a l z . Chlorwasserstoffsäure löst ihn unter Abscheidung von Quecksilber bei anhaltendem Kochen zu Merkurichlorid auf. Salpetersäure löst ihn ebenfalls beim Kochen unter Stickoxydentwicklung auf. Erhitzte Schwefelsäure erzeugt mit ihm unter Entwicklung von schwefliger Säure Merkurisulfat und Merkurichlorid. Wird Kalomel mit einer hinreichenden Menge k o h l e n s a u r e m A l k a l i , Ä t z l a u g e oder K a l k - w a s s e r geschüttelt, so wird er schwarz unter Bildung von Merkurooxyd. G e b r a n n t e M a g n e s i a wirkt ähnlich. Kohlensaure Erden wirken ähnlich, aber weit langsamer. G o l d - s c h w e f e l und K e r m e s (*Stibium sulfuratum aurantiacum* und *rubrum*) zerlegen ihn etwas schon beim Zusammenreiben, vollständiger in der Wärme bei Gegenwart von Wasser unter Bildung von A n t i m o n c h l o r i d und S c h w e f e l q u e c k s i l b e r . Durch s c h w a r z e n S c h w e f e l a n t i m o n und auch durch S c h w e f e l wird er n i c h t verändert. J o d verwandelt ihn in ein Gemenge von Merkurichlorid, Merkurojodid und Merkurijodid. C y a n - w a s s e r s t o f f und c y a n w a s s e r s t o f f h a l t i g e Stoffe zersetzen ihn allmählich unter Bildung von Merkurichlorid und Merkuricyanid. Organische Basen wirken zersetzend ein, so z. B. auch Antipyrin. Z u c k e r bewirkt bei Gegenwart von Feuchtigkeit eine allmähliche Umsetzung in Merkurichlorid. Aus diesem Grunde sind Pulvermischungen von Kalomel und Zucker nicht vorrätig zu halten.

Für Merkurochlorid ist die Formel Hg_2Cl_2 aufgestellt worden, weil nach Versuchen von B a k e r die Dampfdichte des absolut trocknen Kalomels zu 217,4 ($H = 1$) gefunden wurde. Feuchtigkeit beschleunigt katalytisch die Dissoziation des Dampfes in Quecksilberchlorid- und Quecksilberdampf.

Prüfung. Für die Unterscheidung der beiden Kalomelsorten, die oben besprochen worden sind, wird die m i k r o s k o p i s c h e Untersuchung allein ausschlaggebend sein. In chemischer Beziehung sind die Identitäts-Reaktionen der beiden Präparate übereinstimmend. Beide werden durch Ätzammonflüssigkeit und Ammoniumcarbonat in ein schwarzgraues Pulver verwandelt, das nach K a n e aus Merkurochlorid und Merkuroamid, Merkuroammoniumchlorid (= $HgCl$ $+ HgNH_2$) besteht und früher unter dem Namen *Mercurius cinereus Saunderi* als Medikament gebraucht wurde. $Hg_2Cl_2 + 2NH_4OH = NH_2 . Hg_2Cl + NH_4Cl + 2H_2O$. Im Filtrat, das das Chlor des Kalomels als Chlor-Ion enthält, fällt nach Ansäuern mit Salpetersäure Silbernitrat weißes Chlorsilber.

Auf V e r u n r e i n i g u n g e n werden beide Präparate des Arzneibuches in gleicher Weise geprüft: Die Erwähnung der Flüchtigkeitsprobe ist nicht nur rein beschreibender Natur, nicht flüchtige Verbindungen wie B l e i c h l o r i d , S i l b e r c h l o r i d , N a t r i u m c h l o - r i d , K i e s e l s ä u r e u. dgl. müßten hier hinterbleiben. Zu Anfang des Erhitzens achte man auf das Auftreten etwaiger Gase oder Dämpfe: ammoniakalische Dämpfe rühren von weißem Präzipitat her, saure Dämpfe ev. von Merkuronitrat. Bei Gegenwart von Feuchtigkeit erleidet Kalomel eine Zersetzung unter Abspaltung von Salzsäure. Auf Salpetersäure schließe man also nur, wenn beim Erhitzen braun gefärbte Stickoxyde auftreten. — Bei der Prüfung auf Q u e c k - s i l b e r s t i c k s t o f f v e r b i n d u n g e n schwärzt sich Kalomel beim Übergießen mit Natronlauge unter Bildung von Merkurooxyd. Beim Erwärmen dieser Mischung darf kein Ammoniak auftreten, das man am Geruch und an der Bläuung von feuchtem Lackmuspapier erkennen kann. Es wird sich dabei meist um einen Gehalt an weißem Q u e c k s i l b e r p r ä z i - p i t a t handeln.

Zum Nachweis von S a l z s ä u r e , worunter Chlor-Ionen resp. Q u e c k s i l b e r - c h l o r i d zu verstehen ist, soll Kalomel mit verdünntem Weingeist ausgezogen werden, weil Quecksilberchlorid darin erheblich leichter löslich ist als in Wasser. Beim Filtrieren durch ein doppeltes, gut genäßtes Filter wird man mehrere Male zurückgießen müssen, ehe man ein blankes Filtrat erhält. In diesem darf Silbernitrat eine schwache Opalescenz hervorrufen, da es der Technik nicht möglich ist, einen völlig quecksilberchloridfreien Kalomel zu liefern.

Aufbewahrung. Kalomel wird, weil er durch Einwirkung des Tages- oder Sonnenlichtes zersetzt wird, v o r L i c h t g e s c h ü t z t aufbewahrt. Die Zersetzung des Kalomels in Merkurichlorid und Quecksilber erfolgt auch durch Einwirkung von organischen Substanzen, insbesondere bei gleichzeitiger Anwesenheit von Feuchtigkeit. Es ergibt sich hieraus die Mahnung, Kalomel enthaltende Arzneien (z. B. Kalomelpulver) nicht vorrätig zu halten, weil die Gefahr nahe liegt, daß in solchen Mischungen der milde wirkende Kalomel zu einem erheblichen Teile in den energisch giftigen Sublimat übergegangen ist. Schon nach 8 Tagen enthalten Mischungen von Kalomel Spuren von Merkurichlorid.

Zu beachten ist, daß viele französische Ärzte den Kalomel als „Précipité blanc" bezeichnen.

Höchste Gaben sind für den Kalomel nicht vorgeschrieben.

Anwendung. Dampfkalomel ist infolge der feineren Verteilung stärker reaktionsfähig als der gewöhnliche Kalomel. — Das Anwendungsgebiet ist das gleiche wie bei diesem.

Hydrargyrum cyanatum. — Queckſilbercyanid.

$$Hg(CN)_2 \qquad \text{Mol.-Gew. } 252,0.$$

Farbloſe, durchſcheinende, ſäulenförmige Kriſtalle. Beim ſchwachen Erhitzen eines Gemiſches von 1 Teil Queckſilbercyanid und 1 Teil Jod im Probierrohr entſteht zuerſt ein gelbes, ſpäter rot werdendes und darüber ein weißes, aus nabelförmigen Kriſtallen beſtehendes Sublimat.

Queckſilbercyanid löſt ſich in etwa 13 Teilen Waſſer von 15°, in 3 Teilen ſiedendem Waſſer und in 12 Teilen Weingeiſt von 15°; in Äther iſt es ſchwer löslich.

Die wäſſerige Löſung (1 + 19) darf Lackmuspapier nicht röten (Queckſilberchlorid) und nach Zuſatz von Salpeterſäure mit Silbernitratlöſung keinen Niederſchlag geben (Salzſäure).

0,1 g Queckſilbercyanid muß ſich beim Erhitzen im Probierrohre vollſtändig verflüchtigen. **Sehr vorſichtig aufzubewahren. Größte Einzelgabe 0,01 g. Größte Tagesgabe 0,03 g.**

Sachlich kaum geändert; dagegen wurden die Maximaldosen auf 0,01 und 0,03 herabgesetzt.

Geschichtliches. Merkuricyanid wurde zuerst von Scheele 1783 dargestellt. Defosses und Döbereiner gaben Vorschriften zur Darstellung; Brera in Mailand wandte es zu Anfang des 19. Jahrhunderts zuerst gegen Syphilis an.

Darstellung. Wegen der verschwindend kleinen Dissoziation wird sich Quecksilbercyanid überall bilden, wo die Ionen Cyan und Quecksilber, wenn auch in sehr geringer Konzentration, zusammentreffen. So wird es erhalten 1. durch Auflösen von Quecksilberoxyd in Cyanwasserstoffsäure, die man sich durch Destillation von gelbem Blutlaugensalz mit verdünnter Schwefelsäure herstellt;

$$HgO + 2HCN = H_2O + Hg(CN)_2$$

2. durch Umsetzen von Berlinerblau und Quecksilberoxyd. Das sich bildende Quecksilbercyanid wird in Wasser aufgenommen, vom Eisenoxyd und Eisenoxyduloxyd abfiltriert und durch Kristallisation gewonnen;

$$Fe_4[Fe(CN)_6]_3 + 9HgO = 9Hg(CN)_2 + 3FeO + 2Fe_2O_3$$

3. aus Cyannatrium und Merkurisulfat nach Rupp. Das dabei sich abscheidende Gemisch von Quecksilbercyanid und Natriumsulfat wird mit heißem Alkohol ausgezogen und das Quecksilbercyanid nach dem Abdestillieren des Alkohols aus Wasser umkristallisiert.

$$2NaCN + HgSO_4 = Hg(CN)_2 + Na_2SO_4$$

Eigenschaften. Merkuricyanid, das äußerst giftig ist, bildet weiße, mehr oder weniger durchsichtige, quadratische Säulen und Pyramiden. Es ist ohne Geruch, aber von scharfem, ekelhaft metallischem Geschmacke.

Es ist das einzige leichtlösliche Salz, das die Cyanwasserstoffsäure mit Schwermetallen bildet. In wässeriger Lösung ist es nicht elektrolytisch dissoziiert, zeigt deshalb weder die Reaktion des Cyan-Ions noch die des Merkuri-Ions:

Die wässerige Lösung wird weder durch ätzende, noch durch kohlensaure Alkalien zerlegt. Verdünnte Sauerstoffsäuren, z. B. verdünnte Schwefelsäure, zersetzen die Lösung des Merkuricyanides in der Kälte gar nicht, in der Hitze nur unvollständig. (Daher wird beim Destillieren von Cyanquecksilber mit verdünnter Schwefelsäure nur ein Teil des Cyanwasserstoffes gewonnen.) Durch Silbernitrat entsteht auch in der mit Salpetersäure angesäuerten Lösung kein

Niederschlag. Dagegen wirken die Halogenwasserstoffsäuren (HCl, HBr, HJ) stärker zersetzend. Durch Einwirkung von Salzsäure z. B. entsteht Merkurichlorid und Cyanwasserstoff. $Hg(CN)_2$ $+ 2 HCl = HgCl_2 + 2 HCN$. — Ferner fällt Schwefelwasserstoff aus der wässerigen Lösung schwarzes Schwefelquecksilber und Kaliumjodid rotes Merkurijodid, das natürlich in einem Überschuß von Kaliumjodid leicht löslich ist.

Werden die Kristalle im Probierrohre erhitzt, so zerspringen sie, schmelzen dann und zersetzen sich schließlich unter Bildung von metallischem Quecksilber und Cyangas. Ein Teil des Cyans scheidet sich hierbei immer im polymerisierten Zustande als ein schwarzbraunes Pulver von Paracyan ab

$$Hg(CN)_2 \quad = \quad Hg \; + \; (CN)_2.$$

Mischt man Cyanquecksilber mit einem gleichen Gewicht Jod und erhitzt diese Mischung in einem Glühröhrchen, so erhält man ein gelbes, allmählich rot werdendes Sublimat von Merkurijodid HgJ_2 und über diesem ein anderes, aus farblosen Nädelchen bestehendes Sublimat von Jod-Cyan JCN.

Prüfung. Die Reinheit des Präparates ergibt sich schon durch die äußere Beschaffenheit und Löslichkeit. Als Hauptverunreinigung könnte sich Q u e c k s i l b e r c h l o r i d finden, das wegen hydrolytischer Spaltung sauer reagiert und die Chlorreaktion mit Silbernitrat gibt.

Eine Gehaltsbestimmung wird man vorteilhaft nach R u p p und L e h m a n n , Pharmaz. Zeitung 1907, Seite 1020, ausführen.

Anwendung. Hydrargyrum cyanat. wird fast nur in Form der subkutanen Injektion gegen Syphilis verwendet.

Hydrargyrum oxydatum. — Quecksilberoxyd.
Rotes Quecksilberoxyd.

Syn.: Hydrargyrum oxydatum rubrum. Mercurius praecipitatus ruber. Roter Präcipitat.

HgO   Mol.-Gew. 216,0.

Gelblichrotes, feinst geschlämmtes, kristallinisches Pulver, das sich beim Erhitzen im Probierrohr unter Abscheidung von Quecksilber verflüchtigt.

Quecksilberoxyd ist in Wasser fast unlöslich. In verdünnter Salpetersäure löst es sich leicht zu einer klaren, in verdünnter Salzsäure zu einer höchstens schwach getrübten Flüssigkeit.

Wird 1 g Quecksilberoxyd mit 10 ccm Oxalsäurelösung 1 Stunde lang unter häufigem Umschütteln bei Zimmertemperatur stehen gelassen, so darf es keine wesentliche Farbenveränderung erleiden (gelbes Quecksilberoxyd). Wird eine Mischung von 1 g Quecksilberoxyd, 2 ccm Wasser und 2 ccm Schwefelsäure nach dem Erkalten mit 1 ccm Ferrosulfatlösung überschichtet, so darf sich zwischen den beiden Flüssigkeiten keine gefärbte Zone bilden (Salpetersäure). Die mit Hilfe von Salpetersäure hergestellte wässerige Lösung (1 + 49) darf durch Silbernitratlösung höchstens opalisierend getrübt werden (Salzsäure).

Quecksilberoxyd darf beim Erhitzen höchstens 0,1 Prozent Rückstand hinterlassen.

Vor Licht geschützt aufzubewahren.

Sehr vorsichtig aufzubewahren. Größte Einzelgabe 0,02 g. Größte Tagesgabe 0,06 g.

Der Nachweis von gelbem Quecksilberoxyd wurde verschärft.

Geschichtliches. Rotes Quecksilberoxyd war schon im 8. Jahrhundert bekannt. R a i m u n d L u l l i u s (13. Jahrhundert) erwähnt es und seine Bereitung aus dem salpetersauren Quecksilber durch Erhitzen. Gegen Ende des 17. Jahrhunderts stellte man es durch andauerndes Erhitzen in offenen, lang- und äußerst enghalsigen Kolben dar und nannte es „für sich niedergeschlagenes Quecksilber", *Mercurius praecipitatus per se.* Diese letztere Darstellungsweise war langwierig, wenig ergiebig und wegen der andauernden Heizung kostspielig, weshalb sie keinen Eingang in das pharm. Laboratorium fand.

Die **Darstellung** des roten Quecksilberoxydes oder Merkurioxydes in pharmazeutischen Laboratorien bietet nur geringen materiellen Vorteil, jedoch ist sie anzuraten, um ein tadelloses Präparat zu erhalten.

100 T. gereinigtes Quecksilber werden in einem Kolben in 180 T. Salpetersäure (1,185 spez. Gewicht) auf dem Wasserbade gelöst. Die Lösung wird an einem luftigen Orte in einer Porzellanschale, zuletzt, um das Spritzen zu verhindern, unter Umrühren mit einem Porzellanstabe, zur Trockne eingedampft, der trockne Rückstand in einem Porzellanmörser zu Pulver zerrieben und

mit 100 T. gereinigtem Quecksilber unter schwachem Besprengen mit Wasser (um das Stäuben zu verhüten) zusammengerieben, bis alle Quecksilberkügelchen verschwunden sind. Diese Operation ist in sehr kurzer Zeit beendigt. Das Pulver breitet man in einer flachen Porzellanschale in 1 cm hoher Schicht aus, bedeckt die Schale mit einer anderen größeren Porzellanschale, so daß die konvexe Seite sich etwa 1 cm über der Salzmasse befindet, und erhitzt auf einem Sandbade unter zeitweiligem Umrühren und Zerreiben so lange, bis die Entwicklung gefärbter Stickoxyde aufgehört hat und das Absetzen eines schwachen grauen Beschlages an der als Deckel dienenden Porzellanschale die beginnende Zersetzung des Quecksilberoxydes anzeigt. Sobald dieser Punkt erreicht ist, wird die Schale vom Feuer entfernt. Das nach dem Erkalten rotgelbe Pulver wird in geteilten Portionen in einem Mixturmörser mit etwas stark verdünnter Ätzkali- oder Ätznatronlauge feingerieben, in eine Flasche gespült, in dieser noch mit warmem destillierten Wasser gemischt und unter bisweiligem Umschütteln einen Tag beiseite gestellt. Man wäscht endlich durch Auf- und Abgießen von destilliertem Wasser einige Male aus, gibt das Oxyd auf ein über Leinwand gespanntes, an den Rändern befeuchtetes, doppeltes Papierfilter, wäscht es in diesem vollständig mit destilliertem Wasser aus und trocknet es bei gelinder Wärme (25^0—30^0) unter Lichtabschluß.

Beim Auflösen des Quecksilbers in Salpetersäure erhält man unter Entwicklung von Stickoxyd (NO) eine Lösung von Merkuro- und Merkurinitrat, die beim Eindampfen hauptsächlich basisches Merkurinitrat bilden. Beim Erhitzen für sich allein zerfällt dieses in Quecksilberoxyd, Stickstoffdioxyd und Sauerstoff.

$$[Hg(NO_3)_2 + nHgO] = (n+1) HgO + 2 NO_2 + O$$
$$\text{basisch Merkurinitrat}$$

Um diesen freien Sauerstoff nutzbar zu machen, verreibt man das Pulver vor dem Erhitzen mit metallischem Quecksilber, wodurch basisches Merkuronitrat gebildet wird, das schließlich unter Abgabe von Stickstoffdioxyd in Quecksilberoxyd übergeht.

$$[Hg_2(NO_3)_2 + nHgO] = (n+2) HgO + 2NO_2$$
$$\text{basisch Merkuronitrat}$$

Da das Erhitzen nicht bis zum schwachen Glühen gesteigert werden darf, weil alsdann eine Zersetzung des Oxydes in Quecksilber und Sauerstoff eintreten würde, so finden sich in der pulvrigen Masse kleine Mengen von schwer löslichen basischen Quecksilbernitratverbindungen. Um diese zu zersetzen und die Salpetersäure zu beseitigen, geschieht das Anreiben mit verdünnter Ätzkalilösung.

Eigenschaften. Das geschlämmte Präparat des Arzneibuches bildet ein rotgelbes, glanzloses, schweres Pulver ohne Geruch, aber von schwachem, ekelhalt metallischem Geschmacke. Spez. Gewicht = 11,1. In Salpetersäure wie in Salzsäure ist es löslich unter Bildung von Merkurinitrat bzw. Merkurichlorid. Unter dem Einfluß des Lichtes färbt es sich schwärzlich, indem es in Sauerstoff und metallisches Quecksilber zerfällt. In Wasser ist es in Spuren löslich (1 : 20 000); diese wässerige Lösung soll kaum alkalische Reaktion besitzen, durch Schwefelwasserstoff wird sie gebräunt.

Beim jedesmaligen Erhitzen wird das Quecksilberoxyd schwarzrot, ins Bläuliche spielend, fast schwarz, beim Erkalten aber nimmt es seine ursprüngliche, gelbrote Färbung wieder an. Über 400^0 hinaus erhitzt, zerfällt es in dampfförmiges Quecksilber und in Sauerstoff. An leicht oxydierbare Substanzen gibt es beim Erhitzen seinen Sauerstoff ab. Mit Kohle oder Schwefel gemengt, verpufft es beim Erhitzen heftig, mit Phosphor schon durch Stoß oder Schlag. Von wässeriger schwefliger Säure oder phosphoriger Säure wird es beim Erhitzen zu metallischem Quecksilber reduziert unter Bildung von Schwefelsäure bzw. Phosphorsäure. Ähnlich wirken auch organische Substanzen, z. B. Fett, Gummi, Zucker, Pflanzenpulver usw. Dies ist der Grund dafür, weshalb schwache, mit Fett bereitete Salben von rotem Quecksilberoxyd nach kurzer Zeit entfärbt bzw. grau gefärbt werden.

Quecksilberoxyd ist eine starke Base; wenn man es mit den konzentrierten Lösungen der Chloride der Alkalien zusammenbringt, so nimmt die Mischung alkalische Reaktion an, und unter Bildung von Ätzalkali entsteht Merkurichlorid

$$2NaCl + HgO + H_2O = 2NaOH + HgCl_2$$
$$\text{Natriumchlorid \quad Merkurioxyd \qquad\qquad Natriumhydroxyd \quad Merkurichlorid}$$

Die Chloride der alkalischen Erden (Ca, Sr, Ba) werden nicht zersetzt. Aus den Chloriden des Magnesiums, Zinks, Nickels, Eisens, Kobalts, Kupfers scheidet das Merkurioxyd unter Bildung von Merkurichlorid die betreffenden Metallhydroxyde aus. Die Bromide und auch die Jodide jener Metalle verhalten sich gleich.

Läßt man einen Überschuß von Kaliumjodid auf Quecksilberoxyd einwirken, so entsteht analog der vorstehenden Gleichung zunächst Merkurijodid, das aber in überschüssigem Kaliumjodid löslich ist. Hieraus erklärt sich die Tatsache, daß Quecksilberoxyd in Kaliumjodidlösung löslich ist.

Auf das Verhalten des Quecksilberoxydes gegen Alkalichloride dürfte die Heilwirkung des Quecksilberoxydes bei äußerlicher Anwendung zurückzuführen sein, da Alkalichloride in allen Gewebssäften des tierischen Organismus enthalten sind.

Prüfung. Ist das käufliche Merkurioxyd nicht geschlämmt worden, so wird es rot und nicht, wie vorgeschrieben, gelblichrot aussehen und basisches Merkurinitrat enthalten, auf dessen Gegenwart durch die Schichtprobe mit Ferrosulfat geprüft wird.

Das Arzneibuch verlangt eine klare Lösung des Pulvers in Salpetersäure, Spuren von Antimon oder Zinn könnten eine Trübung hervorrufen. Die salzsaure Lösung darf schwach getrübt sein, weil Merkurioxyd immer etwas Merkurooxyd enthält, das mit Salzsäure unlöslichen Kalomel bildet.

Die Prüfung mit Oxalsäurelösung soll feststellen, ab die rote Form des Quecksilberoxydes vorliegt, die durch Oxalsäurelösung nicht in weißes Merkurioxalat umgewandelt wird, wie dies bei der gelben Form der Fall ist (s. *Hydr. oxyd. via hum. par.*).

Ein Gehalt an S a l z s ä u r e könnte dadurch in das Präparat gelangen, daß salzsäurehaltige Salpetersäure angewendet wurde. Die Prüfung ist k a l t auszuführen, da konzentrierte heiße Lösungen von Merkurinitrat erhebliche Mengen von Chlorsilber in Lösung halten, das beim Erkalten wieder ausfällt.

Kleine Mengen n i c h t f l ü c h t i g e r S t o f f e können aus den Schlämmgefäßen herrühren oder wohl gar auf einer Verfälschung mit Zinnober, Bleioxyd u. a. beruhen. Fremde Metalle kommen zum Teil dadurch hinein, daß die Fabrikanten das käufliche Quecksilber zur Darstellung benutzen.

Anwendung. Quecksilberoxyd wird hauptsächlich in Form der offizinellen Augensalbe verwendet; manchmal wird es, in Öl, Paraffin oder dgl. aufgeschwemmt, gegen Lues intramuskulär eingespritzt.

In der T i e r h e i l k u n d e wird die Salbe gegen Augenaffektionen, zu leichter Ätzung von Geschwüren und gegen chronisches Ekzem gebraucht.

Hydrargyrum oxydatum via humida paratum. —
Gelbes Quecksilberoxyd.
Syn.: Hydrargyrum oxydatum flavum.

HgO   Mol.-Gew. 216,0.

Quecksilberchlorid	1 Teil
Natronlauge	3 Teile
Wasser	25 Teile.

Das Quecksilberchlorid wird in 20 Teilen warmem Wasser gelöst und die auf annähernd 30° abgekühlte Lösung allmählich unter Umrühren in eine Mischung der Natronlauge mit 5 Teilen Wasser eingegossen. Diese Mischung wird unter häufigem Umrühren vor Licht geschützt etwa 1 Stunde lang stehen gelassen, der Niederschlag mit Wasser von annähernd 30° ausgewaschen, bis das Waschwasser durch Silbernitratlösung höchstens noch opalisierend getrübt wird, und vor Licht geschützt bei annähernd 30° getrocknet.

Gelbes, amorphes Pulver, das sich beim Erhitzen im Probierrohr unter Abscheidung von Quecksilber verflüchtigt. Gelbes Quecksilberoxyd ist in Wasser fast unlöslich, dagegen in verdünnter Salzsäure oder Salpetersäure leicht löslich. Gelbes Quecksilberoxyd muß sich beim Schütteln mit Oxalsäurelösung allmählich in ein weißes, kristallinisches Pulver umwandeln (rotes Quecksilberoxyd). Die mit Hilfe von verdünnter Salpetersäure hergestellte wässerige Lösung (1 + 49) darf durch Silbernitratlösung höchstens opalisierend getrübt werden (Salzsäure).

Gelbes Quecksilberoxyd darf beim Erhitzen höchstens 0,1 Prozent Rückstand hinterlassen.

Vor Licht geschützt aufzubewahren.

Sehr vorsichtig aufzubewahren. Größte Einzelgabe 0,02 g. Größte Tagesgabe 0,06 g.

Die Darstellungsvorschrift wurde durch Temperaturangaben ergänzt. Beim Trocknen des Prä-parates sind Temperaturen über 30° zu vermeiden.

Geschichtliches. Gelbes Quecksilberoxyd, das man früher für das Hydroxyd des Quecksilbers hielt, wurde gegen 1860 von P a g e n s t e c h e r besonders zu Einreibungen und Einstreuungen an Stelle des roten Quecksilberoxydes empfohlen, weil es leichter als dieses resorbiert wird, daher auch energischer wirkt.

Darstellung. Da die Darstellungsmethode des Arzneibuches in der neuen Ausgabe aus-führlicher beschrieben worden ist, ist ihr nur wenig hinzuzufügen. Bei der Fällung, die man zweckmäßig in hohen Glaszylindern vornimmt, ist die Quecksilberchloridlösung in die Natron-lauge (nicht umgekehrt) unter Umrühren einzugießen, um die Bildung von Quecksilberoxy-chlorid $HgCl_2 x HgO$ zu vermeiden.

Die Fällungsflüssigkeiten sollen auf etwa 30° abgekühlt werden, um eine möglichst feine Verteilung des Niederschlages zu gewährleisten und weil der Niederschlag in der Wärme eine mehr gelbrote Farbe annimmt.

Die Vorschrift des Arzneibuches läßt einen Überschuß von Natronhydrat anwenden, ferner die Fällungsflüssigkeit unter Umrühren 1 Stunde bei mäßiger Wärme stehen, um die Zersetzung des Quecksilberchlorids völlig zu Ende zu führen, d. h. die Bildung von Quecksilberoxychlorid, zu vermeiden, oder etwa gebildetes Quecksilberoxychlorid möglichst zu zersetzen.

Versetzt man eine Merkurisalzlösung, z. B. Merkurichlorid, mit Kali- oder Natronlauge, so entsteht nicht das zu erwartende Merkurihydroxyd, sondern im Augenblicke des Entstehens zerfällt es in Wasser und Merkurioxyd, das sich in der Kälte als gelber, in der Wärme als gelbroter Niederschlag absetzt.

$$HgCl_2 + 2 NaOH = 2 NaCl + H_2O + HgO$$

Eigenschaften. Quecksilberoxyd ist in zwei Formen bekannt. 1. D a s r o t e Q u e c k - s i l b e r o x y d, das sich Seite 683 abgehandelt findet, und 2. d a s g e l b e Q u e c k s i l b e r - o x y d, bis jetzt für amorph gehalten, nach S c h o c h mikrokristallinisch. Es wird „auf nassem Wege" bereitet, d. h. durch Fällung von Merkurisalzlösungen mit ätzenden Alkalien, KOH, NaOH (nicht NH_3).

Prinzipiell unterscheiden sich die beiden Formen durch chemische Reaktionen nicht, infolge ihrer verschiedenen Korngröße weichen sie aber in bezug auf ihre R e a k t i o n s g e - s c h w i n d i g k e i t wesentlich voneinander ab. Wie die Wirkung der gelben Form auf den Organismus infolge ihrer äußerst feinen Verteilung eine ungleich heftigere ist, als die des roten Quecksilberoxydes, so treten auch die chemischen Reaktionen bei ihr schneller ein. Haupt-sächlich finden sich folgende U n t e r s c h i e d e zwischen rotem und gelbem Queck-silberoxyd.

a) R o t e s Q u e c k s i l b e r o x y d. Rote Kristallschuppen, oder gelbrotes kristal-linisches, glanzloses Pulver, durch Einwirkung von Licht mäßig leicht zersetzlich. Wird durch wässerige Oxalsäurelösung n i c h t in weißes Merkurioxalat übergeführt. Wird beim Erwärmen mit alkoholischer Quecksilberchloridlösung nicht sofort (erst nach längerer Zeit) in schwarzes Quecksilberoxychlorid übergeführt. Wird in der Kälte von t r o c k e n e m Chlorgas nur wenig verändert. Unter dem Mikroskop lassen sich Kristallfragmente erkennen.

b) G e l b e s Q u e c k s i l b e r o x y d. Gelbes, sehr fein verteiltes Pulver, durch Ein-wirkung von Licht sehr viel leichter zersetzlich wie a. Wird durch wässerige Oxalsäure-lösung allmählich in weißes Merkurioxalat übergeführt. Geht beim Erwärmen mit alkoholischer Merkurichloridlösung s o f o r t in schwarzes Quecksilberoxychlorid über. Durch Einwirkung von trockenem Chlorgas entstehen Quecksilberoxychlorid und Unterchlorigsäureanhydrid. Zeigt unter dem Mikroskope erst bei über 1000 facher Vergrößerung quadratische Tafeln.

Prüfung. Sie stimmt mit der des roten Quecksilberoxydes überein, nur soll das gelbe Merkurioxyd durch Oxalsäurelösung allmählich in weißes Merkurioxalat umgewandelt werden. Man reibt dazu am besten das Quecksilberoxyd mit der Oxalsäurelösung an und bringt die Misch-ung in ein Probierglas. — Unter dem Mikroskope soll sich bei nicht allzu starker Vergrößerung nichts Kristallinisches erkennen lassen.

Für die **Anwendung** des gelben Quecksilberoxyds gilt das vom roten Oxyd Gesagte; das gelbe ist feiner verteilt und daher reaktionsfähiger.

Hydrargyrum praecipitatum album. — Weißer Quecksilberpräcipitat.

Syn.: Weißer Präcipitat.[1]) Mercuriammoniumchlorid. Hydrargyrum amidato-bichloratum Hydrargyrum bichloratum ammoniatum. Mercurius praecipitatus albus.

Quecksilberchlorid . . . . 2 Teile
Ammoniakflüssigkeit . . . . nach Bedarf
Wasser . . . . 58 Teile.

Das Quecksilberchlorid wird in 40 Teilen warmem Wasser gelöst und die Lösung nach dem Erkalten unter Umrühren langsam mit so viel Ammoniakflüssigkeit vermischt, daß diese ein wenig vorwaltet. Hierzu sind in der Regel etwa 3 Teile erforderlich. Der entstandene Niederschlag wird auf einem Filter gesammelt, nach dem Ablaufen der Flüssigkeit allmählich mit 18 Teilen Wasser ausgewaschen und vor Licht geschützt bei 30⁰ getrocknet.

Weiße Stücke oder weißes, amorphes Pulver, das in Wasser fast unlöslich ist und sich in Salpetersäure beim Erwärmen löst. Wird weißer Quecksilberpräcipitat mit Natronlauge erwärmt, so scheidet sich unter Entwickelung von Ammoniak gelbes Quecksilberoxyd ab.

Übergießt man 0,2 g fein gepulverten weißen Quecksilberpräcipitat mit 10 ccm verdünnter Essigsäure, läßt unter öfterem Umschütteln ungefähr 10 Minuten lang stehen und erwärmt hierauf langsam auf annähernd 30⁰, so muß eine klare Lösung entstehen (Quecksilberchlorür).

Beim Erhitzen im Probierrohre muß sich weißer Quecksilberpräcipitat, ohne zu schmelzen, unter Zersetzung vollständig verflüchtigen (schmelzbarer Präzipitat).

Vor Licht geschützt aufzubewahren.

Sehr vorsichtig aufzubewahren.

Die Prüfung auf Kalomel wurde genauer gefaßt.

Geschichtliches. Ein dem weißen Präcipitat ähnliches Präparat wurde im 13. Jahrhundert von R a i m u n d L u l l i u s durch Fällung einer Lösung von Merkurinitrat und Ammoniumchlorid mittels Kaliumcarbonat erhalten. Die Zusammensetzung des weißen Präcipitates stellten K a n e (1836) und U l l g r e e n fest.

Darstellung. Durch Zusammenbringen von Quecksilberchlorid und Ammoniakflüssigkeit werden weiße Niederschläge erhalten, die sich zwar äußerlich sehr ähnlich sehen, deren Zusammensetzung aber eine verschiedene ist. Sie hängt ab von der Konzentration und Temperatur der Fällungsflüssigkeit, davon, ob man die Ammoniakflüssigkeit in die Quecksilberchlorid-lösung eingießt oder umgekehrt verfährt, ferner ob der entstandene Niederschlag mit kaltem oder warmem Wasser ausgewaschen wird, endlich ist auch die Menge des zum Auswaschen verwendeten Wassers auf die Zusammensetzung von Einfluß.

Um daher einen weißen Präcipitat von den geforderten Eigenschaften zu erhalten, ist es notwendig, die Vorschrift des Arzneibuches auf das peinlichste einzuhalten. Jede Abweichung, selbst in scheinbar unwesentlichen Punkten, hat einen Einfluß auf die Zusammensetzung des Endproduktes. Das Auswaschen des Niederschlages mit den vorgeschriebenen 18 T. Wasser wird am wirksamsten in der Weise ausgeführt, daß man die Flüssigkeit auf dem Filter fast ganz ablaufen läßt, dann von neuem auffüllt und diese ganze Menge wieder fast ganz ablaufen läßt, ehe man neue Waschflüssigkeit hinzubringt. Da ein Präcipitat mit 10 Prozent Wassergehalt ebenso trocken erscheint als ein solcher mit 1 Prozent Wasser, so ist dem Trocknen Sorgfalt zuzuwenden. Theoretisch liefern 2 T. Merkurichlorid $= 1,85$ T. Präcipitat. Es empfiehlt sich daher, das Trocknen so lange fortzusetzen, bis für 2 T. des in Arbeit genommenen Merkurichlorides $1,87—1,85$ T. Präcipitat erhalten werden. Liegt der durch Pressung vom größeren Teile seiner Feuchtigkeit befreite Präcipitat in dicker Lage vor, so muß er mittels Glas- oder Hornmessers in dünne Scheiben zerteilt werden, um die Austrocknung zu erleichtern.

Chemie. Merkuriverbindungen (und Merkuroverbindungen) geben mit Ammoniak komplexe Verbindungen, über deren Konstitution noch nicht völlige Klarheit herrscht. So liefert Quecksilberchlorid mit Ammoniak besonders zwei Verbindungen, die pharmazeutisches Interesse haben.

1. Das M e r k u r i a m m o n i u m c h l o r i d NH_2HgCl, der u n s c h m e l z b a r e, w e i ß e P r ä c i p i t a t. Es kann aufgefaßt werden als Chlorid des komplexen Kation NH_2Hg·, Merkuriammonium. Man kann es sich entstanden denken aus 1 Mol. Chlorammonium

---

[1]) Man beachte, daß viele französische Ärzte unter „P r é c i p i t é b l a n c" den „Calomel via humida paratum" verstehen.

HN_4Cl, in dem 2 Atome Wasserstoff durch 1 Atom des zweiwertigen Quecksilbers ersetzt sind. P e s c i u. a. fassen die Verbindung als Doppelsalz des D i m e r k u r i a m m o n i u m c h l o - r i d s mit 1 Mol. Chlorammonium auf: $NHg_2Cl + NH_4Cl$. — Die Verbindung entsteht durch Eingießen einer Quecksilberchloridlösung in wässeriges Ammoniak und bildet annähernd das Präparat des Arzneibuches

$$HgCl_2 + 2NH_3 = NH_4Cl + NH_2HgCl.$$

2. Das M e r k u r i d i a m m o n i u m c h l o r i d $(NH_3)_2HgCl_2$, das s c h m e l z b a r e weiße Präcipitat, kann aufgefaßt werden als Chlorid des komplexen Kations $(NH_3)_2Hg$", Merkuridiammonium. Man kann es sich entstehen denken aus 2 Mol. Chlorammonium, in denen 2 Atome Wasserstoff durch 1 Atom des zweiwertigen Quecksilbers ersetzt sind. P e s c i u. a. fassen die Verbindung als Doppelsalz des D i m e r k u r o a m m o n i u m c h l o r i d s mit 3 Mol. Chlorammonium auf: $NHg_2Cl + 3NH_4Cl$. — Die Verbindung bildet sich beim Er-wärmen von Merkuriammoniumchlorid mit Chlorammoniumlösung oder dadurch, daß man in ein kochendes, wässeriges Gemisch von Ammoniak und Chlorammonium so lange Quecksilber-chloridlösung eintropft, als sich der dabei entstehende Niederschlag wieder löst. Beim Erkalten kristallisiert der schmelzbare Präcipitat aus. Das früher arzneilich verwendete Präparat, das keine ganz einheitliche Substanz ist, wird erhalten, wenn man zu einer Auflösung gleicher Gewichts-teile Quecksilberchlorid und Ammoniumchlorid so lange Natriumcarbonatlösung zusetzt, als noch eine Fällung entsteht. Der mit k a l t e m Wasser gewaschene Niederschlag wird getrocknet. Ein weißes oder gelbliches, s c h m e l z b a r e s Pulver, daher der Name „schmelzbares Prä-zipitat".

Eigenschaften. Der offizinelle weiße Quecksilberpräcipitat bildet ein völlig weißes, lockeres und zugleich schweres Pulver oder ebensolche leicht zerreibliche Stücke. Er ist in Wasser und Weingeist fast unlöslich, erteilt aber der Lösung einen metallischen Geschmack. In ver-dünnten Säuren löst er sich auf, indem das entsprechende Ammonium- und Merkurisalz entsteht. Ammoniumsalzlösungen verwandeln ihn unter Entwicklung von Ammoniak in Merkuridiam-moniumchlorid (s. Chemie)

$$2[NH_2HgCl] + 2NH_4Cl = HgCl_2 + 2NH_3 + (NH_3)_2HgCl_2.$$

Durch anhaltendes Auswaschen mit kaltem Wasser, schneller durch heißes, ebenso auch durch Behandeln mit Kali- oder Natronlauge, durch Kalk- oder Barytwasser, wird Merkuriammonium-chlorid zerlegt in Chlorammonium und in gelbrotes b a s i s c h e s M e r k u r i a m m o n i u m - c h l o r i d.

$$2[NH_4HgCl] + H_2O = NH_4Cl + [NH_2HgCl + HgO].$$

Beim Erhitzen verflüchtigt sich der weiße Präcipitat, ohne vorher zu schmelzen, und zwar zerfällt er bei raschem Erhitzen in Quecksilberchlorür, Stickstoff und Ammoniak $6[NH_2HgCl] =$ $3 Hg_2Cl_2 + N_2 + 4NH_3$.

Mischt man 10 T. t r o c k e n e n Präcipitat (4 Mol.) mit 3,8 T. Jod (3 Atome) selbst unter starkem Reiben zusammen, so erfolgt keine Einwirkung. Läßt man die Mischung an der Luft stehen, so verpufft sie schließlich freiwillig. Würde man die obige Mischung mit Wasser be-feuchten, so erfolgt unter langandauerndem Knistern Umsetzung, bzw. Zersetzung; würde man obige Mischung gar mit Weingeist befeuchten, so erfolgt sehr rasch heftige Explosion. Diese Er-scheinungen sind wahrscheinlich auf die bei Gegenwart von Feuchtigkeit oder Weingeist statt-findende Bildung und darauf folgende Zersetzung von Jodstickstoff zurückzuführen. Es ergibt sich daraus aber die Lehre, d a ß m a n v e r m e i d e n s o l l , w e i ß e n P r ä c i p i t a t e t w a m i t J o d u n d W e i n g e i s t oder mit J o d t i n k t u r z u s a m m e n z u m i s c h e n. Chlor und Brom wirken in ähnlicher Weise energisch ein; Kaliumjodidlösung verwandelt den Präcipitat in Quecksilberbijodid unter Bildung von Ammoniak, Kaliumchlorid und Kalium-hydroxyd.

Prüfung. Die Prüfung auf s c h m e l z b a r e n P r ä c i p i t a t ist oben erläutert worden. Bei dem Nachweis des Q u e c k s i l b e r c h l o r ü r s ist einem viel geäußerten Wunsche der Fachpresse zufolge die Lösung in Essigsäure genauer beschrieben worden. Nach J. D. R i e d e l wird die Probe der Löslichkeit in warmer Essigsäure oft falsch angestellt. Weißer Präcipitat zersetzt sich bei sorglosem Kochen mit der Säure völlig und scheidet Kalomel ab. Die Prüfung gelingt aber stets, wenn sie folgendermaßen ausgeführt wird: Man erhitzt 10 ccm verdünnter Essigsäure auf 70 °, setzt 0,2 g des feinst geriebenen Präcipitates zu und schüttelt um, ohne weiter zu erhitzen. In kurzer Zeit geht der Präcipitat vollkommen in Lösung; nach Verlauf von etwa 15 Minuten aber beginnt die Lösung sich zu trüben und Kalomel als weißen Niederschlag abzuscheiden. Das ist normal.

Eine acidimetrische Gehaltsbestimmung läßt sich leicht nach der Vorschrift von R u p p und L e h m a n n , Pharm. Zeitung 1907, S. 1014, ausführen.

Aufbewahrung. Sonnenlicht wirkt reduzierend auf den weißen Präcipitat, er wird unter teilweiser Bildung von Merkurochlorid gelblich oder grau. Er ist daher vor Licht geschützt aufzubewahren.

Anwendung. Das weiße Quecksilberpräcipitat wird nur in Form der Salbe bei Augenaffektionen und bei Hautausschlägen, auch nicht-syphilitischen, gebraucht.

In der T i e r h e i l k u n d e wird es ebenfalls gegen chronische Ekzeme und auch gegen parasitäre Hautleiden benutzt.

Hydrargyrum salicylicum. — Mercurisalicylsäure.

Syn.: Acidum mercurisalicylicum.

$$C_6H_3\!\!<^{\displaystyle OH}_{\displaystyle Hg}\!\!>CO.O\ [2,\ 3,\ 1]\qquad \mathfrak{Mol.\text{-}Gew.}\ 336,0.$$

Gehalt annähernd 92 Prozent Mercurisalicylsäure, entsprechend 54,7 Prozent Quecksilber. Weißes, geruch- und geschmackloses Pulver, das in Wasser und in Weingeist fast unlöslich ist. Es löst sich jedoch klar in Natronlauge und in Natriumcarbonatlösung bei 15° und in gesättigter Natriumchloridlösung beim Erwärmen. Wird 0,1 g Mercurisalicylsäure mit 1 Tropfen verdünnter Eisenchloridlösung (1 + 9) in Berührung gebracht, so entsteht eine grünliche Färbung, die bei Zugabe von Wasser tief violett wird.

Erhitzt man etwa 0,1 g Mercurisalicylsäure in einem sehr engen Probierrohr unter Beifügung eines Körnchens Jod, so bildet sich ein Sublimat von Quecksilberjodid. Je 0,1 g Mercurisalicylsäure müssen in 1 ccm Natronlauge vollständig, in 10 ccm $^1/_{10}$-Normal-Jodlösung bis auf wenige Flocken löslich sein.

Gehaltsbestimmung. 0,3 g Mercurisalicylsäure werden in verdünnter Natronlauge gelöst, die Lösung wird mit Essigsäure angesäuert und hierauf mit 25 ccm $^1/_{10}$-Normal-Jodlösung versetzt. Das Gemisch wird in einem verschlossenen Glase unter zeitweiligem Umschwenken 3 Stunden lang bei Zimmertemperatur stehen gelassen. Zur Bindung des freien Jodes dürfen alsdann höchstens 8,6 ccm $^1/_{10}$-Normal-Natriumthiosulfatlösung verbraucht werden, was einem Mindestgehalte von 54,7 Prozent Quecksilber entspricht (1 ccm $^1/_{10}$-Normal-Jodlösung = 0,0100 g Quecksilber, Stärkelösung als Indikator).

Sehr vorsichtig aufzubewahren. Größte Einzelgabe 0,02 g.

Die Forderungen hinsichtlich der Reinheit wurden erhöht. Der vorgeschriebene Gehalt, der nunmehr maßanalytisch ermittelt wird, bezieht sich lediglich auf organisch gebundenes Quecksilber.

Darstellung. Man löst 27 T. Quecksilberchlorid in 540 T. lauwarmem destilliertem Wasser, läßt auf 15° abkühlen und filtriert diese Lösung unter Umrühren in eine kalte Mischung von 81 T. Natronlauge und 200 T. Wasser. Nach dem Absetzen wird der Niederschlag zunächst durch Abgießen, später auf dem Filter mit k a l t e m Wasser gewaschen, bis das Filtrat keine Chlorreaktion mehr zeigt. Man spült ihn alsdann in einen Kolben, verteilt ihn in diesem mit so viel Wasser, daß ein dünner Brei entsteht, fügt auf einmal 15 T. Salicylsäure hinzu, verteilt diese wiederum durch Schütteln gut und erhitzt nun den Kolben auf einem voll-heißen Dampfbade unter fleißigem Durchschütteln. Nach einiger Zeit ist die gelbe Farbe des Quecksilberoxydes in die schneeweiße des Quecksilbersalicylates übergegangen. Man bringt das Quecksilbersalicylat auf ein Filter und löst es zur Entfernung der überschüssigen Salicylsäure mit warmem Wasser aus, bis das Waschwasser nicht mehr sauer reagiert. Man wäscht schließlich mit Alkohol, läßt alsdann abtropfen und trocknet das Präparat zunächst bei mäßiger Wärme, schließlich bei 100° (K r a n z f e l d , P i e s z c z e k).

Chemie. Das gewöhnliche Quecksilbersalz der Salicylsäure von der Formel

$$(C_6H_4.OH.COO)_2Hg$$

geht beim Erhitzen in eine Verbindung über, die die letzte Ausgabe des Arzneibuches unter dem Namen Quecksilbersalicylat aufnahm. Da die Umsetzung nach folgender Gleichung vor sich geht,

$$\underset{\text{Merkurisalicylat}}{\left[\begin{array}{c}\text{H}\\\text{H}\\\text{H}\end{array}\right\rangle\!\!\!\!-\text{CO.O.Hg.O.CO}\!-\!\!\!\!\left\langle\begin{array}{c}\text{H}\\\text{H}\end{array}\right.} \;=\; \underset{\text{Merkurisalicylsäure}}{\left[\begin{array}{c}\text{H}\\ \\\text{H}\end{array}\right\rangle\!\!\!-\text{C}\!\!\begin{array}{c}\diagup\text{O}\\\diagdown\text{O}\\-\text{OH}\end{array}} \;+\; \underset{\text{Salicylsäure}}{\text{C}_6\text{H}_4.\text{OH}.\text{COOH}}$$

so ist die neu entstandene Verbindung nicht als ein basisches Merkurisalz der Salicylsäure, sondern nach **Dimroth** als ein **Anhydrid der Oxymerkurisalicylsäure** aufzufassen:

$$\underset{\text{Oxymerkurisalicylsäure}}{\left[\begin{array}{c}\text{H}\\ \\\text{H}\\\text{H}\;\text{HgOH}\end{array}\right\rangle\!\!\!\begin{array}{c}-\text{COOH}\\-\text{OH}\end{array}} \qquad \underset{\text{Anhydroxymerkurisalicylsäure (Merkurisalicylsäure)}}{\left[\begin{array}{c}\text{H}\\\text{H}\\\text{H}\\\text{Hg}\end{array}\right\rangle\!\!\!-\text{C}\!\!\begin{array}{c}\diagup\text{O}\\\diagdown\text{O}\\-\text{OH}\end{array}}$$

Das neue Arzneibuch hat zwar den bisher gebrauchten lateinischen Namen Hydrargyrum salicylicum stehen lassen, als deutschen Namen aber den kürzeren, zweckentsprechenderen · Namen **Merkurisalicylsäure** eingeführt.

Das Präparat bildet sich auch, wie oben beschrieben, wenn ein Gemenge gleicher Mole von frisch gefälltem Quecksilberoxyd und Salicylsäure mit Wasser längere Zeit auf dem Wasserbade erhitzt wird. Daß kein Quecksilbersalz der Salicylsäure vorliegt, erkennt man daran, daß Natronlauge kein Quecksilberoxyd fällt, sondern die Verbindung in Lösung bringt, ferner daß Schwefelwasserstoff erst in der Wärme zersetzend wirkt. Das Quecksilber muß also direkt am Kohlenstoff gebunden sein. Durch Einwirkung von Jod erhält man ortho-Jodsalicylsäure; dies ist ein Beweis, daß das Quecksilber in Orthostellung zur Hydroxylgruppe getreten ist.

Merkurisalicylsäure ist in Wasser und Weingeist fast unlöslich, sie ist beständig gegen organische Säuren wie Kohlensäure, Weinsäure, Essigsäure und wird erst durch konzentrierte Säuren, z. B. durch konzentrierte Salzsäure, in Salicylsäure und Merkurichlorid zerlegt. Löslich ist sie in Natronlauge unter Bildung des Natriumsalzes der Oxymerkurisalicylsäure. Ebenso wird sie von Natriumcarbonatlösung unter schwacher Kohlensäureentwicklung gelöst. — Aus beiden Lösungen scheidet sich die ursprüngliche Verbindung auf Zusatz von Säuren, z. B. Essigsäure, unverändert wieder ab.

Eine andere Eigentümlichkeit ist die, daß Merkurisalicylsäure mit den wässerigen Lösungen der Halogenalkalisalze in· der Kälte gallertartig aufquillt; beim Erwärmen entstehen Lösungen, die während des Erkaltens vermutlich Doppelsalze abscheiden von der Zusammensetzung $\text{C}_6\text{H}_3(\text{OH})(\text{COONa}).\text{HgCl}$.

Prüfung. Die Identität der Merkurisalicylsäure wird festgestellt durch den Nachweis des Quecksilbers und der Salicylsäure. Erhitzt man Merkurisalicylsäure in einem Glührohr mit einem Körnchen Jod, so erhält man ein gelbes Sublimat von Merkurijodid, das beim Reiben mit einem Glasstabe in die rote Modifikation übergeht. — Bringt man 0,1 g Merkurisalicylsäure mit 1 Tropfen verdünnter Eisenchloridlösung in Berührung, so entsteht eine grünliche Färbung, die beim Verdünnen mit Wasser tief violett wird.

In Natronlauge löst sich die Merkurisalicylsäure als Natriumsalz der Säure vollständig auf, etwa vorhandenes neutrales Merkurisalicylat wird durch Natronlauge in Quecksilberoxyd und Salicylsäure zerlegt, wobei dann das Oxyd ausfällt. Beim Lösen in Normal-Jodlösung dürfen nur wenige Flocken, die von freier Salicylsäure herrühren, ungelöst bleiben. Bei schlechtem Auswaschen könnte sich mehr freie Salicylsäure finden.

Gehaltsbestimmung. Die von dem Arzneibuch IV vorgeschriebene Methode hatte den Nachteil, daß nur bei längerem Einleiten von Schwefelwasserstoffgas in die heiße Lösung der Merkurisalicylsäure die Fällung des schwarzen Schwefelquecksilbers vollständig wurde. Die neue Methode beruht auf einer Arbeit von E. **Rupp**; sie hat den Vorzug, daß durch sie nur das im Kern gebundene Quecksilber quantitativ ermittelt wird, und daß das als gewöhnliches, ionisierbares salicylsaures Quecksilber vorhandene Salz nicht bestimmt wird. Darin beruht der große Gegensatz zur früheren Methode, die das Gesamt-Quecksilber ermitteln ließ.

Zu der Gehaltsbestimmung wird die Merkurisalicylsäure zum Zwecke der feinen Verteilung und der leichteren Angreifbarkeit durch die Jodlösung in Natronlauge gelöst und mit Essigsäure (möglichst wenig) wieder ausgefällt. Da die Umsetzung mit Jod in saurer Lösung langsamer verläuft als in neutraler (nach der ursprünglichen Ruppschen Methode genügte 1 Stunde zur Umsetzung), so hat das Arzneibuch dafür eine Dauer von 3 Stunden festgesetzt, was vollständig genügt. Die Reaktion zwischen Merkurisalicylsäure und Jodjodkalium läßt sich durch folgende Formel ausdrücken

$$OH . C_6H_3 <^{COO}_{Hg} > + J_2 + KJ = OH . C_6H_3J . COOK + HgJ_2 .$$

Etwa vorhandenes normales Quecksilbersalicylat würde nur mit Jodkalium, nicht aber mit Jod reagieren.

Die Ruppsche Methode liefert keine theoretisch genauen Werte, es macht sich immer ein „analytischer Unterwert" geltend, aber diesen Nachteil kann man gegen den therapeutisch wichtigen Vorteil in Kauf nehmen, daß sie einen sicheren Maßstab nur für das milde wirkende Präparat gibt. Die Ausdrucksweise des Arzneibuchs, „was einem Mindestgehalte von 54,7 Prozent Quecksilber entspricht", könnte somit verdeutlicht werden durch „Prozent aromatisch gebundenem Quecksilber".

Das Präparat des Arzneibuchs soll mindestens 92 Prozent Merkurisalicylsäure enthalten, der Rest darf nur aus normalem Quecksilbersalicylat bestehen.

Aufbewahrung. Sehr vorsichtig. Lichtschutz ist nicht erforderlich, auch nicht vorgeschrieben.

Anwendung. Hydrargyrum salicylicum wird innerlich, meist in Pillenform, gegen Lues gegeben; häufiger aber wird es (in Paraffin suspendiert) intramuskulär injiziert.

Als Höchstgabe ist nur die größte Einzelgabe von 0,02 g vorgeschrieben, die natürlich auch für die Injektion gilt.

Hydrargyrum sulfuratum rubrum. — Rotes Quecksilbersulfid.

Zinnober.

HgS   Mol.-Gew. 232,1.

Ein lebhaft rotes Pulver, das sich beim Erhitzen an der Luft zersetzt indem der Schwefel mit kaum sichtbarer, blauer Flamme verbrennt und das Quecksilber sich verflüchtigt. Rotes Quecksilbersulfid ist in Wasser, Weingeist, Salzsäure, Salpetersäure und verdünnter Kalilauge unlöslich, in Königswasser dagegen löslich.

Beim Schütteln mit Salpetersäure darf rotes Quecksilbersulfid seine Farbe nicht verändern (Mennige). Wird ein Gemisch von 0,5 g rotem Quecksilbersulfid, 10 ccm Salpetersäure und 10 ccm Wasser unter gelindem Erwärmen geschüttelt und die Flüssigkeit abfiltriert, so darf das Filtrat nach dem Hinzufügen von Ammoniakflüssigkeit durch Schwefelwasserstoffwasser nicht verändert werden (Schwermetallsalze).

Wird ein Gemisch von 0,5 g rotem Quecksilbersulfid, 10 ccm Kalilauge und 10 ccm Wasser erwärmt, geschüttelt und die Flüssigkeit abfiltriert, so darf das Filtrat auf Zusatz von überschüssiger Salzsäure weder getrübt noch gefärbt werden (Arsen-, Antimonverbindungen) und keinen Schwefelwasserstoff entwickeln (Schwefel).

Vor Licht geschützt aufzubewahren.

Wegen der Verwendung zu Decoctum Zittmanni wieder aufgenommen.

Geschichtliches. Das rote Schwefelquecksilber wurde schon im Altertum in Form des natürlich vorkommenden Zinnobers technisch verwendet, Abu Mansur erwähnt auch schon seine Anwendung als Heilmittel. Im 8. Jahrhundert beschreibt Geber seine künstliche Darstellung auf trocknem Wege, 1687 wurde die Bildung auf nassem Wege von G. Schulz beschrieben, Versuche, die später Kirchhoff, Brunner und Döbereiner zu praktischen Darstellungsmethoden ausbauten. Durch die Untersuchungen von Proust und Seguin wurde festgestellt, daß Zinnober keinen Sauerstoff, sondern nur Quecksilber und Schwefel enthält. Fuchs stellte 1832 fest, daß das schwarze HgS sich im amorphen, das rote im kristallinischen Zustande befindet.

Vorkommen. Zinnober, das wichtigste aller Quecksilbererze, kommt in Gesteinen versprengt vor oder mit Bitumen gemischt auch als Quecksilberlebererz, Korallenerz, Idrialit bezeichnet. Es findet sich besonders bei Idria in Krain, bei Almaden in Spanien, in Nevada und Utah (Vereinigte Staaten), in Kalifornien, Mexiko, China, Japan usw.

Darstellung. Der natürlich vorkommende Zinnober ist nicht so rein, als daß er direkt als Malerfarbe oder als Arzneimittel Verwendung finden könnte. Man stellt ihn daher künstlich auf folgende zwei Weisen dar:

1. Auf trocknem Wege (Idria, China): Gleiche Atome Quecksilber und Schwefel werden in Rührtrommeln gemischt und die braunschwarze Mischung aus gußeisernen Retorten sublimiert; anfangs sublimiert Schwefel, später kommt roter Zinnober als faserig kristallinisches Sublimat, das durch Auskochen mit Pottaschelösung raffiniert und dann gemahlen wird.

2. Auf nassem Wege. 300 T. Quecksilber werden mit 114 T. Schwefel innig verrieben und mit 75 T. Kaliumhydroxyd und 400 T. Wasser längere Zeit auf 50° erwärmt; nach einigen Stunden geht das schwarze Quecksilbersulfid plötzlich oder allmählich in die rote Form über. — Der Zusatz des Kaliumhydroxyds hat den Zweck, den überschüssigen Schwefel zu lösen; das hierdurch entstehende Alkalisulfid hat die Fähigkeit, die schwarze Form in die rote überzuführen. Wie sich schon daraus entnehmen läßt, daß die schwarze Modifikation zuerst entsteht, ist diese die unbeständigere Form, die gemäß der allgemeinen Regel in allen Lösungsmitteln löslicher sein muß. Ist die Alkalisulfidlösung in bezug auf schwarzes Schwefelquecksilber gesättigt, so ist sie für die rote Form übersättigt. Ist also etwas von der roten Form vorhanden, so muß sich diese ausscheiden. Die Fällung und Lösung wiederholt sich dann immer wieder, bis die unbeständige Form nicht mehr vorhanden ist.

Eigenschaften. Das reine natürliche Zinnober kristallisiert hexagonal in rotgrauen, metallglänzenden Massen. Zuweilen erhält man auch den auf trocknem Wege dargestellten Zinnober in der gleichen Kristallform. In den Handel kommt er gewöhnlich zerrieben als schön scharlachrotes, geruchloses und geschmackloses Pulver, das ein spezifisches Gewicht von etwa 8,0 besitzt. Die Dampfdichte bei 700° gemessen entspricht nicht der Formel des Quecksilbersulfids, weil bei dieser Temperatur das Präparat sich schon in Quecksilber- und Schwefeldampf dissoziiert. Beim Erhitzen färbt sich Zinnober vorübergehend dunkler, bei Luftabschluß sublimiert er ohne vorher zu schmelzen. An der Luft erhitzt, zerfällt er in Schwefel, der mit kleiner blauer Flamme zu Schwefeldioxyd verbrennt und in Quecksilberdampf. Auch bei den reinsten Sorten bleibt hierbei ein geringer Rückstand, der meist aus Eisenoxyd oder Kieselsäure, die beim Mahlen sich abgerieben haben, besteht.

In Wasser und Weingeist ist Zinnober unlöslich, ebenso in verdünnten Säuren, auch in Salpetersäure. Konzentrierte Salzsäure, besser Königswasser und alle freies Chlor entwickelnden Reagenzien wirken lösend unter Bildung der Halogenquecksilberverbindungen und Abscheidung von Schwefel. — Ammoniakalische Silbernitratlösung färbt roten Zinnober und die damit gefärbten Gegenstände schwarz unter Bildung von Silbersulfid. — Beim Kochen mit fein verteilten Metallen, wie Kupfer, Eisen, Zink, wird dem Zinnober Schwefel entzogen, und Quecksilber bleibt zurück.

Prüfung. Die lebhaft rote Farbe zusammen mit der Flüchtigkeit geben schon eine gewisse Gewähr für ein gutes Präparat. Zu prüfen ist jedoch auf fremde S c h w e r m e t a l l e , besonders B l e i , A r s e n und A n t i m o n v e r b i n d u n g e n und S c h w e f e l .

Bei Gegenwart von M e n n i g e würde sich beim Schütteln mit Salpetersäure die Farbe ändern, weil braunes Bleisuperoxyd abgeschieden würde. B l e i und andere S c h w e r - m e t a l l e würden sich ferner durch Schwefelwasserstoff nachweisen lassen. Man macht die Lösung vorher ammonikalisch, da in salpetersaurer Lösung Schwefel ausfällt.

Gelbes S c h w e f e l a r s e n und rotes S c h w e f e l a n t i m o n würden sich in Kalilauge lösen und im Filtrat durch Salzsäure wieder ausgefällt werden. Freier S c h w e f e l würde sich zu Kaliumsulfid lösen, das auf Zusatz von Säuren Schwefelwasserstoff entwickelt, der am Geruch und an der Bräunung von feuchtem Bleipapier erkannt werden kann.

Aufbewahrung. Zinnober ist vor Licht geschützt aufzubewahren, weil es am Lichte allmählich verblaßt und sich im direkten Sonnenlichte (besonders unter Wasser) sogar merklich schnell zersetzt.

Anwendung. Der therapeutisch kaum sonst noch verwendete Zinnober wurde in das Arzneibuch aufgenommen, weil es einen Bestandteil des Decoctum Zittmannii bildet.

Hydrastininum hydrochloricum. — Hydrastinin=hydrochlorid.

C$_{11}$H$_{11}$O$_2$N . HCl Mol.-Gew. 225,57.

Schwach gelbliche, nadelförmige Kristalle oder ein gelblich=weißes, kristallinisches, geruch=loses Pulver von bitterem Geschmacke, leicht löslich in Wasser und in Weingeist, schwer löslich in Äther und in Chloroform.

Schmelzpunkt nach mehrtägigem Trocknen über Schwefelsäure annähernd 210°.

Die wässerige Lösung (1 + 19) ist schwach gelb gefärbt und zeigt blaue Fluorescenz, die besonders bei starker Verdünnung mit Wasser hervortritt. Kaliumbichromat- und Platinchloridlösung rufen in je 5 ccm der wässerigen Lösung (1 + 19) gelbe, kristallinische Niederschläge hervor; der durch Kaliumbichromatlösung hervorgerufene Niederschlag verschwindet beim Erwärmen wieder, der durch Platinchloridlösung erzeugte geht erst nach Zusatz von 15 ccm Wasser beim Erhitzen wieder in Lösung. Beim Erkalten scheiden sich aus beiden Lösungen gelbrote, nabelförmige Kristalle aus.

Die wässerige Lösung (1 + 19) darf Lackmuspapier nicht verändern und durch Ammoniakflüssigkeit nicht getrübt werden (Hydrastin und andere Alkaloide). Der durch Bromwasser in der wässerigen Lösung (1 + 19) erzeugte gelbe Niederschlag muß sich in Ammoniakflüssigkeit vollständig zu einer fast farblosen Flüssigkeit lösen (Hydrastin).

Fügt man zu der Lösung von 0,1 g Hydrastininhydrochlorid in 3 ccm Wasser 5 Tropfen Natronlauge hinzu, so muß eine weiße Trübung auftreten, die beim Umschütteln wieder vollständig verschwindet. Bei längerem Schütteln dieser Lösung oder beim Umrühren mit einem Glasstabe scheiden sich rein weiße Kristalle aus; die überstehende Flüssigkeit muß vollkommen klar und darf nur schwach gelblich gefärbt sein (fremde Alkaloide).

Hydrastininhydrochlorid darf beim Verbrennen höchstens 0,1 Prozent Rückstand hinterlassen.

Vorsichtig aufzubewahren. Größte Einzelgabe 0,03 g. Größte Tagesgabe 0,1 g.

Sachlich unverändert.

Geschichtliches. Das Hydrastinin wurde 1886 von F r e u n d und W i l l und fast gleichzeitig von E. S c h m i d t bei der Oxydation des Hydrastins aufgefunden. Das Hydrohydrastinin, dessen Überführbarkeit in Hydrastinin F r e u n d bereits 1887 gezeigt hatte, wurde 1895 von F r i t s c h synthetisch erhalten.

Das Hydrastinin wurde 1890 von E. F a l k in den Arzneischatz eingeführt.

Darstellung. Das Hydrastinin entsteht aus dem Hydrastin, einem in dem Hydrastisrhizom enthaltenen Alkaloide durch Einwirkung oxydierender Agenzien, z. B. Salpetersäure, Kaliumpermanganat u. a. Zweckmäßig erwärmt man 10 g Hydrastin mit 50 ccm Salpetersäure von 47,5 Prozent und 25 ccm Wasser vorsichtig auf 50°—60° so lange, bis eine Probe mit Ammoniak keine Fällung mehr gibt. Aus der erkalteten Lösung kristallisiert zunächst eine reichliche Menge von Opiansäure aus. Im Filtrate davon entsteht durch Übersättigen mit konz. Kalilauge eine weiße, kristallinisch erstarrende Fällung. Durch Umkristallisieren aus Benzol, Essigester oder Ligroin erhält man das Hydrastinin in gut ausgebildeten Kristallen.

$$C_{21}H_{21}O_6N \;+\; O \;+\; H_2O \;=\; C_{11}H_{13}O_3N \;+\; C_{10}H_{10}O_5$$

Hydrastin		Hydrastinin	Opiansäure

Zur Darstellung des salzsauren Salzes dampft man die freie Base mit Salzsäure ein, löst den Rückstand in Alkohol und gibt Äther bis zur Trübung zu. So erhält man das Salz als feine Kristallnadeln, die man über Schwefelsäure trocknet. Die Salzbildung findet unter Abspaltung von Wasser statt:

$$C_{11}H_{13}O_3N \;+\; HCl \;=\; C_{11}H_{12}O_2NCl \;+\; H_2O$$

Hydrastinin		Hydrastininchlorid	

Konstitution. Das Hydrastinin ist eine sekundäre Base, die am Stickstoff eine Methylgruppe enthält. Als sekundäre Base liefert sie ein Acetyl und ein Benzoylderivat. Außerdem ist darin eine Aldehydgruppe vorhanden, was aus der Bildung eines Oxims bei der Einwirkung von Hydroxylamin auf die Base hervorgeht. Bei der Oxydation des Hydrastinins mit Permanganat entsteht zunächst eine schwache tertiäre Base $C_{11}H_{11}O_3N$, die Oxyhydrastinin genannt wird; bei weiterer Oxydation entsteht Hydrastininsäure $C_{11}H_9O_6N$.

Bei der Reduktion wird das Hydrastinin in Hydrohydrastinin $C_{11}H_{13}O_2N$ übergeführt, das ebenfalls eine tertiäre Base darstellt.

Beim Erhitzen mit Ätzkali liefert das Hydrastinin ein Gemisch von Oxyhydrastinin und Hydrastinin, eine Reaktion, die sehr an die analoge Umwandlung des Benzaldehyds in Benzoesäure und Benzylalkohol erinnert. In der Tat stehen auch Hydrohydrastinin, Hydrastinin und Oxyhydrastinin im Verhältnis von Alkohol, Aldehyd und Säure zu einander, nur werden die Verhältnisse dadurch etwas kompliziert, daß beim Hydrohydrastinin und beim Oxyhydrastinin unter Wasserabspaltung Ringschluß eingetreten ist.

$$
\begin{array}{ccc}
\text{Hydrohydrastinin} & \text{Hydrastinin} & \text{Oxyhydrastinin}
\end{array}
$$

Hydrohydrastinin:
CH CH$_2$ / O—C C CH$_2$ / CH$_2$ | O—C C NCH$_3$ / CH C.H$_2$

←

Hydrastinin:
CH CH$_2$ / O—C C CH$_2$ / CH$_2$ | O—C C NH.CH$_3$ / CH CHO

→

Oxyhydrastinin:
C CH$_2$ / O—C C CH$_2$ / CH$_2$ | O—C C N—CH$_3$ / C CO

Durch den Abbau des Hydrastinins zur 4.5-Dioxyphthalsäure wurden diese Formeln für das Hydrastinin bestätigt. Bei der Methylierung nimmt das Hydrastinin 2 Methylgruppen auf und liefert das Trimethylhydrastylammoniumjodid. Dieses zerfällt beim Erhitzen mit Ätzalkali in Trimethylamin und einen stickstofffreien Körper, das Hydrastal.

Trimethylhydrastylammoniumhydroxyd:
CH CH$_2$ / O—C C CH$_2$ / CH$_2$ | CH$_3$ O—C C N—CH$_3$ CH$_3$ / CH CHO OH

$= H_2O + N(CH_3)_3 +$

Hydrastal:
CH CH=CH$_2$ / O—C C / CH$_2$ | O—C C—CHO / CH

, Bei der Oxydation gibt das Hydrastal die Hydrastsäure, deren Konstitution als Methylenäther der 4.5-Dioxyphthalsäure durch die Arbeiten von E. S c h m i d t, M. F r e u n d und Schülern aufgeklärt ist.

Dioxyphthalsäure:
CH (6) / HO.C(5) (1)C—COOH | || HO.C(4) (2)C—COOH (3) / CH

Aus diesem Abbau ergibt sich die schon oben angeführte Formel des Hydrastinins.

Synthetisch erhält man das Hydrastinin auf folgende Weise. Piperonal wird mit Acetalamin kondensiert und das so erhaltene Piperonalacetalamin durch Behandeln mit Salzsäure in schwefelsaurer Lösung in Methylendioxyisochinolin übergeführt.

Piperonalacetalamin:
CH CH OC$_2$H$_5$ / CH$_2$ OC$_2$H$_5$ / O—C C CH$_2$ / CH$_2$ | O—C C N / CH CH

$= 2 C_2H_5OH +$

Methylendioxyisochinolin:
CH CH / O—C C CH / CH$_2$ | O—C C N / CH CH

Das Jodmethylat dieser Base liefert bei der Reduktion mit Zink und Salzsäure das Methylendioxy-n-methyltetrahydroisochinolin, das Hydrohydrastinin, aus dem man durch vorsichtige Oxydation das Hydrastinin selbst erhalten kann.

Das Hydrastinin ist eine tautomere Verbindung. In indifferenten Lösungsmitteln, trockenem Äther oder Chloroform, gelöst, besitzt es, wie D o b b i e aus seinem Absorptionsspektrum schloß, folgende Karbinolformel, vermutlich handelt es sich dabei um einen Gleichgewichtszustand zwischen der Aldehyd- und der Karbinolform. In wässeriger oder alkoholischer Lösung, in denen sie sich mit gelblicher Farbe löst, geht diese sogenannte Pseudoammoniumbase in eine Ammoniumbase über, von der sich auch die Salze des Hydrastinins ableiten.

Aldehydformel Karbinolformel Ammoniumformel

des Hydrastinins

Bei der Salzbildung wird die Hydroxylgruppe der Ammoniumformel durch Säurereste ersetzt. Das Hydrastininchlorid entspricht also ganz dem NaCl oder KCl; seine Formel wäre deshalb besser $C_{11}H_{12}O_2NCl$ zu schreiben.

Eigenschaften. Das freie Hydrastinin bildet farblose oder schwach gelbliche Kristalle, die in Alkohol, Äther und Chloroform sehr leicht, in heißem Wasser schwerer löslich sind. Schmelzpunkt 116^0—117^0. Das reine salzsaure Salz schmilzt bei 212^0.

Identitätsreaktionen. Die Fluorescenz seiner Salzlösungen ist charakteristisch für das Hydrastinin. Der Niederschlag mit Kaliumdichromat besitzt die Zusammensetzung $C_{11}H_{11}O_2N.H_2Cr_2O_7$, der Niederschlag mit Platinchlorid $(C_{11}H_{11}O_2N)_2H_2PtCl_6$.

Prüfung. Als Ammoniumbase wird Hydrastinin durch Ammoniak nicht gefällt. Der durch Bromwasser in Hydrastinlösungen erzeugte Niederschlag löst sich nicht in Ammoniak.

Durch ätzende Alkalien werden Hydrastininlösungen erst allmählich gefällt, da die zuerst entstehende Ammoniumbase sich langsam in die Pseudoammoniumbase umlagert.

Wirkung und Anwendung.. Hydrastinin verursacht, wie sich im Tierexperiment nachweisen läßt, eine Zusammenziehung der kleinen Blutgefäße; diese Gefäßkontraktion ist andauernder als die ähnliche vom Hydrastin erzeugte (s. auch bei Extr. Hydrastis fluid.).—Von manchen Autoren wird auch eine direkte Einwirkung auf die Gebärmuttermuskulatur behauptet. — Angewendet wird Hydrastinin innerlich gegen verschiedene Frauenleiden, besonders gegen Gebärmutterblutungen; gegen sonstige Blutungen aus inneren Organen wird es kaum gebraucht.

Hydrogenium peroxydatum solutum. — Wasser= stoffsuperoxydlösung.

Syn.: Wasserstoffperoxydlösung.

Gehalt mindestens 3 Gewichtsprozent Wasserstoffsuperoxyd (H_2O_2, Mol.=Gew. 34,016).

Klare, farb= und geruchlose, schwach bitter schmeckende Flüssigkeit, die Lackmuspapier schwach rötet und sich bei Zimmertemperatur sehr langsam, beim Kochen oder bei Berührung mit gewissen Stoffen, wie Braunstein, sehr rasch unter Entwickelung von Sauerstoff zersetzt.

Versetzt man Wasserstoffsuperoxydlösung mit einigen Tropfen verdünnter Schwefelsäure und einigen Kubikzentimetern Kaliumpermanganatlösung, so braust die Mischung auf, und die Farbe der Permanganatlösung verschwindet. Schüttelt man 1 ccm der mit einigen Tropfen verdünnter Schwefelsäure angesäuerten Wasserstoffsuperoxydlösung mit etwa 2 ccm Äther und setzt dann zu der Mischung einige Tropfen Kaliumchromatlösung hinzu, so färbt sich bei erneutem Schütteln die ätherische Schicht tiefblau. Versetzt man Jodzinkstärkelösung mit einigen Tropfen verdünnter Salzsäure und 1 Tropfen Wasserstoffsuperoxydlösung, so färbt sich die Mischung blau bis violett.

5 ccm Wasserstoffsuperoxydlösung dürfen sich nach Zusatz von verdünnter Schwefelsäure innerhalb 10 Minuten nicht verändern (Barjumsalze). Wasserstoffsuperoxydlösung darf nach Zusatz einiger Tropfen Natriumacetatlösung durch Calciumchloridlösung nicht verändert werden (Oxalsäure). 50 ccm Wasserstoffsuperoxydlösung dürfen zur Neutralisation höchstens 2,5 ccm $^1/_{10}$=Normal=Kalilauge verbrauchen, Phenolphthalein als Indikator (freie Säure). 20 ccm Wasserstoffsuperoxydlösung dürfen beim Verdampfen auf dem Wasserbade höchstens 0,02 g Rückstand hinterlassen.

Gehaltsbestimmung. 10 g Wasserstoffsuperoxydlösung werden mit Wasser auf 100 ccm verdünnt; 10 ccm dieser Lösung werden mit 5 ccm verdünnter Schwefelsäure und 10 ccm Kalium=

jobiblöfung (1 + 9) verfetzt unb die Mifchung in einem verfchloffenen Glafe eine halbe Stunde lang ftehen gelaffen. Zur Bindung bes ausgefchiebenen Jobes müffen minbeftens 17,7 ccm $^1/_{10}$-Normal-Natriumthiofulfatlöfung erforberlich fein, was einem Minbeftgehalte von 3 Prozent Wafferftofffuperoxyd entfpricht (1 ccm $^1/_{10}$-Normal-Natriumthiofulfatlöfung = 0,0017 g Waffer-ftoffuperoxyd, Stärkelöfung als Jnbikator).

Kühl unb vor Licht gefchützt aufzubewahren.

Neu aufgenommen.

Geschichtliches. Wasserstoffsuperoxyd wurde 1818 von Thénard entdeckt.

Vorkommen. Es findet sich in kleinen Mengen in der Atmosphäre und kommt aus dieser mit in die atmosphärischen Niederschläge, Regen und Schnee. Dieses Vorkommen erklärt sich folgendermaßen: Wenn man auf Wasser Radiumstrahlung oder ultraviolettes Licht einwirken läßt, so tritt eine Zerlegung des Wassers ein, und zwar entsteht Wasserstoff und Wasserstoffsuperoxyd, etwa in äquivalenten Mengen. Der Wasserdampf in unserer Atmosphäre wird durch die ultravioletten Strahlen, die die Sonne uns reichlich zusendet, in derselben Weise gespalten. Man hat auf diese Erfahrung d i e T h e o r i e d e r f o r t s c h r e i t e n d e n A u s t r o c k n u n g d e r E r d e aufgestellt, da, wenn ein Teil des Wasserdampfes, der von der Erde aufsteigt, spurenweise zerlegt wird, nicht alles Wasser im Kreislauf zur Erd-oberfläche zurückkehren kann.

Wasserstoffsuperoxyd scheint bei allen bei niedriger Temperatur verlaufenden Oxy-dationsvorgängen zu entstehen, besonders bei den sog. Autooxydationen, die sich bei Gegen-wart von Wasser vollziehen, z. B. wenn Phosphor oder fein verteiltes Zink mit Luft und Wasser in Berührung sind $(Zn + 2 H_2O + O_2 = Zn(OH)_2 + H_2O_2)$, bei der Verdunstung von Terpen-tinöl und ätherischen Ölen, im wasserhaltigen Äther usw.

Darstellung. Sie beruht auf der Zerlegung der Superoxyde der Alkalien oder alka-lischen Erden mittels Säuren. Am besten geht man vom Baryumsuperoxyd BaO_2 oder von dessen Hydrat $BaO_2 + 8 H_2O$ aus und setzt eine Säure hinzu, die ein unlösliches Baryumsalz liefert. Man leitet entweder einen starken Strom von Kohlensäure durch Wasser, in das fein verteiltes Baryumsuperoxyd oder dessen feuchtes Hydrat in kleinen Mengen allmählich eingetragen wird:

$$BaO_2 + CO_2 + H_2O = H_2O_2 + BaCO_3$$

oder man suspendiert das Superoxyd in Wasser und setzt unter Abkühlung verdünnte Schwefel-säure (1 + 4) hinzu:

$$BaO_2 + H_2SO_4 = H_2O_2 + BaSO_4$$

Der filtrierten Lösung des Wasserstoffsuperoxyds läßt man einen geringen Gehalt freier Mineralsäure, um das Präparat haltbarer zu machen. Geringste Mengen freien Alkalis, die sich etwa aus dem Alkaligehalt des Glases gebildet haben könnten, wirken sehr schnell zersetzend auf Wasserstoffsuperoxyd ein.

Zur Darstellung hochprozentiger Lösungen dampft man das Filtrat zunächst unterhalb 70° ein, bis es 45 Prozent H_2O_2 enthält, und destilliert es hierauf bei 68 mm Druck. Bei diesem Destillationsvorgang treten mitunter sehr heftige Explosionen auf.

In der Technik wird dieses einfachste Darstellungsverfahren nach verschiedenen Pa-tenten modifiziert. Teilweise leitet man den Prozeß so, daß erst Baryumpercarbonat $BaCO_4$ entsteht, eine ziemlich beständige Verbindung, die mit Wasser oder Säure in Baryumcarbonat und Wasserstoffsuperoxyd zerfällt:

$$BaCO_4 + H_2O = BaCO_3 + H_2O_2.$$

Als Sauerstoffüberträger können auch die elektrolytisch leicht darstellbaren Salze der Über-schwefelsäure, Persulfate, genommen werden, aus deren Lösungen sich ebenso wie aus Per-carbonaten das Wasserstoffsuperoxyd mit Äther extrahieren läßt. Auch kann man das aus Natriumsuperoxyd und Schwefelsäure erhaltene Rohwasserstoffsuperoxyd ohne vorherige Entfernung des gelösten Natriumsulfats direkt destillieren. Schließlich ist noch ein Verfahren interessant, bei dem man Wasserdampf mit großer Geschwindigkeit gegen heiße Körper bläst, so daß das dabei gebildete Wasserstoffsuperoxyd sehr rasch aus der heißen Zone fortgeführt wird und keine Gelegenheit mehr hat, zu zerfallen.

Handelsbezeichnung. Trotzdem das Arzneibuch unter Prozenten immer Gewichts-prozente versteht, gibt es ausdrücklich an, daß Wasserstoffsuperoxyd mindestens 3 Gewichts-prozente H_2O_2 enthalten soll. Dies rührt daher, daß Wasserstoffsuperoxydlösungen häufig auch nach Volumprozenten gehandelt werden.

Wichtig ist, daß man unter Volumprozenten bei Wasserstoffsuperoxydlösungen die Volummenge Sauerstoff versteht, die von 1g Wasserstoffsuperoxydlösung abgegeben werden kann. Eine Lösung von 10 Volumprozent ist also eine solche, die aus 1 g 10 ccm Sauerstoff zu entwickeln imstande ist.

Das gewöhnliche Handelsprodukt ist 3 prozentig (= 10 Volumprozente), das als Perhydrol bezeichnete enthält 30 Gewichtsprozente (= 100 Volumprozente). Man beachte aber, daß eine entsprechende Verdünnung des 30 prozentigen Präparates nicht ganz identisch mit der offizinellen 3 prozentigen Lösung ist.

Eigenschaften. Die 3 prozentige Wasserstoffsuperoxydlösung bildet eine klare, farblose, schwach bitter schmeckende Flüssigkeit vom spezifischen Gewichte 1,006—1,012; sie ist in Wasser, Alkohol und Äther löslich. Reines Wasserstoffsuperoxyd (Perhydrol Merck s. u.) reagiert wegen seines hohen Gehaltes an H_2O_2 schon an sich sauer. Wenn das Arzneibuch bei der 3 prozentigen Lösung eine saure Reaktion angibt, so beruht diese in der Hauptsache auf einem Gehalt an freier Säure. Ein kleiner Gehalt an freier Säure ist nicht nur erlaubt, sondern geboten, um die Zersetzlichkeit der Lösung hintenan zu halten. Wasserstoffsuperoxyd zersetzt sich bei gewöhnlicher Temperatur, schneller beim Erwärmen in Wasser und Sauerstoff. Diese Zersetzung kann explosionsartig ausgelöst werden, zumal wenn kleine Mengen von fein verteilten Metallen (Silber, Gold, Platin) oder andere poröse und pulvrige Stoffe, wie Braunstein oder Mennige, mit der Lösung in Berührung gebracht werden. Stoffe, die wie hier das Platin und der Braunstein wirken, daß sie die Geschwindigkeit eines chemischen Vorganges ändern und selbst unverändert aus dem Vorgang hervorgehen, werden Katalysatoren genannt. Schüttelt man eine Lösung von Wasserstoffsuperoxyd mit Braunstein in einem Apparat, in dem man den sich entwickelnden Sauerstoff sammeln und messen kann, so erfährt man leicht und schnell die Volumprozente der untersuchten Lösung.

Wegen der leichten Abgabe von Sauerstoff wirkt Wasserstoffsuperoxyd oxydierend, und zwar stärker als Sauerstoffgas. Es bleicht organische Farbstoffe (Bleichmittel für Haare), oxydiert Schwefeldioxyd zu Schwefelsäure, arsenige Säure zu Arsensäure, Schwefelmetalle zu Sulfaten usw. Aus Schwefelwasserstoff scheidet es Schwefel ab, aus Chlorwasserstoff und Jodwasserstoff Chlor und Jod. — Anderseits wirkt es aber auch stark reduzierend: Silberoxyd, Goldoxyd, Quecksilberoxyd werden unter Sauerstoffentwicklung zu Metallen reduziert, Bleisuperoxyd zu Bleioxyd, Mangansuperoxyd und Kaliumpermanganat werden bei Gegenwart von Schwefelsäure in Manganosulfat verwandelt. Diese letzte Umsetzung wird für die quantitative, oxydimetrische Gehaltsbestimmung benutzt.

Zum Identitätsnachweis kann die Entfärbung einer Kaliumpermanganatlösung benutzt werden. Das sich entwickelnde Gas, das ein Aufbrausen der Mischung verursacht, wird mit einem glimmenden Span leicht als Sauerstoff erkannt. — Zweitens ist die Blaufärbung charakteristisch, wenn man nach den Angaben des Arzneibuches eine angesäuerte Wasserstoffsuperoxydlösung mit Äther und Kaliumchromatlösung schüttelt. Es entsteht hierbei Überchromsäure, und zwar bei H_2O_2-Überschuß die Säure H_3CrO_8, bei Überschuß von Chromsäure eine sauerstoffärmere Überchromsäure $HCrO_5$.

Da Wasserstoffsuperoxyd aus Salzsäure Chlor frei macht, so muß bei dieser Reaktion zugesetzte Jodzinkstärkelösung blau gefärbt werden, da Chlor aus Jodzink Jod frei macht, das seinerseits die Stärke blau färbt. — Zum Unterschiede von Ozon, Chlor und anderen Oxydationsmitteln wird Indigolösung durch Wasserstoffsuperoxyd erst auf Zusatz von Ferrosulfat entfärbt, ebenso ist der Zusatz von Eisenvitriol nötig, um eine Blaufärbung von Guajakharztinktur hervorzurufen.

Prüfung. Wasserstoffsuperoxyd ist erstens zu prüfen auf Stoffe, die von der Darstellung herrühren können. Dazu gehören vor allem Baryumsalze, von Säuren könnten Schwefelsäure, Salzsäure, Oxalsäure, Fluorwasserstoff, der auch zur Zerlegung der Superoxyde in der Technik benutzt wird, und Phosphorsäure resp. deren Salze vorhanden sein.

Das Arzneibuch läßt auf Baryumverbindungen und Oxalsäure prüfen, Schwefelsäure und Phosphorsäure könnten sich als Abdampfrückstand finden, der bei 20 ccm Wasserstoffsuperoxyd nicht mehr als 0,02 g, also nicht mehr als 0,1 Prozent betragen darf. Hinzugefügt mag eine Prüfung auf Fluorwasserstoff werden: 50 ccm der 3 prozentigen Lösung werden mit einigen Tropfen Natronlauge versetzt und eingedampft. Die konzentrierte Lösung bringt man auf ein Uhrglas, trocknet sie ein, übergießt den Rückstand mit konzentrierter Schwefelsäure. Nach 2—3 Stunden darf auf dem Glase nach dem Abspülen keine Ätzung wahrnehmbar sein.

Zweitens ist Wasserstoffsuperoxyd zu prüfen auf Stoffe, die zur K o n s e r v i e r u n g der Lösung zugesetzt werden. Da reine Wasserstoffsuperoxydlösungen sich von selbst langsam in Wasser und Sauerstoff zersetzen, ein Vorgang, der durch geringste Spuren von Alkali, das aus dem Glase gelöst wird, beschleunigt wird, so ist ein kleiner Zusatz von freier Säure gestattet oder vielmehr erwünscht. Doch dürfen 50 ccm Wasserstoffsuperoxydlösung nicht mehr als 2,5 ccm $^1/_{10}$-Normal-Kalilauge zur Neutralisation, also bis zur schwachen Rosafärbung des Phenolphthaleins erfordern. Die Titration hat in der Kälte zu geschehen.

An Stelle der Mineralsäuren sind zur Haltbarmachung von Wasserstoffsuperoxydlösungen die verschiedensten Präparate empfohlen worden, unter anderen Chlornatrium oder Chlormagnesium (je 1 Prozent), Chlorcalcium (1 Prozent), Borax, der zugleich eine schwach saure Reaktion der Lösung verleihen soll (0,5 Prozent), ebenso Gerbsäure und Gallussäure. In Amerika werden nach einem dortigen Patent organische Amidokörper (Harnsäure, Barbitursäure) zugesetzt, am besten soll sich Acetanilid, das nur in einer Menge von 0,03 Prozent hinzugefügt zu werden braucht, bewährt haben. Alle diese Mittel dürfen die vom Arzneibuch geforderte Menge des Abdampfrückstandes nicht erhöhen, besondere Prüfungen sind nicht vorgeschrieben.

Gehaltsbestimmung. Das von R u p p empfohlene Verfahren beruht darauf, daß Wasserstoffsuperoxyd sich mit angesäuerter Jodkaliumlösung fast momentan nach folgender Gleichung umsetzt:

$$H_2O_2 + 2\,KJ + H_2SO_4 = 2\,J + K_2SO_4 + 2\,H_2O.$$

1 Mol Wasserstoffsuperoxyd (34 g H_2O_2) macht also 2 Jod frei, $\frac{1}{2}$ Mol $= 17$ g H_2O_2 machen 1 Atom Jod frei. Da 1 Atom Jod mit 1 Mol Natriumthiosulfat äquivalent ist, so zeigt jeder verbrauchte Kubikzentimeter einer $^1/_{10}$-Normal-Natriumthiosulfatlösung $= 0,0017$ g H_2O_2 an. — Da mindestens 17,7 ccm Natriumthiosulfat zur Bindung des ausgeschiedenen Jods verbraucht werden sollen, so ist ein Mindestgehalt von $17,7 \times 0,0017$ g $= 0,03$ g in 1 g der offizinellen Lösung verlangt, also ein Mindestgehalt von 3 Gewichtsprozent.

Man titriert am besten in einem Glasstöpsel-Erlenmeyer oder einer Glasstöpselflasche bis zur weingelben Färbung und setzt erst dann 1 ccm Stärkelösung hinzu.

Aufbewahrung. Da beim Aufbewahren der Wasserstoffsuperoxydlösung beständig, wenn auch sehr langsam, Sauerstoff entweicht, so empfiehlt es sich, um einem Zerspringen der Gefäße vorzubeugen, die Lösung in lose verschlossenen Flaschen aufzubewahren und die Gefäße nicht ganz zu füllen. — Damit der zur Haltbarkeit erforderliche geringe Gehalt an freier Säure durch Alkali, das aus dem Glase gelöst wird, nicht verschwindet, überziehe man die Gefäße mit einer dünnen Schicht von Paraffin, was leicht selbst auszuführen ist. Da jede Temperaturerhöhung den Zerfall des Präparates befördert, bewahre man die Lösung k ü h l und unter Lichtabschluß auf.

Perhydrol, H y d r o g e n i u m   p e r o x y d a t u m   p u r i s s i m u m (30 Prozent). Unter diesem Namen bringt E. M e r c k in Darmstadt in mit Ceresin ausgekleideten und mit Stopfen aus gleichem Material verschlossenen Originalflaschen ein Präparat in den Handel, das 30 Gewichtsprozente $H_2O_2 = 100$ Volumprozente enthält. Es stellt eine wasserhelle Flüssigkeit vom spezifischen Gewichte 1,115—1,119 dar, die chemisch rein und säurefrei sein soll; die saure Reaktion gegen Lackmuspapier rührt von dem hohen H_2O_2-Gehalt her. Die Prüfung kann nach der Vorschrift des Arzneibuches ausgeführt werden. Will man auf freie Säure prüfen, so zerstört man zuerst das Wasserstoffsuperoxyd mit Hilfe von Bleisuperoxyd oder Braunstein, aber nur nach entsprechender Verdünnung, um Explosionserscheinungen zu vermeiden.

Anwendung. Wasserstoffsuperoxyd wirkt dadurch stark desinfizierend, daß es sich in Berührung mit Blut, Eiter und überhaupt mit lebendem tierischem Gewebe leicht zersetzt; der nascierende Sauerstoff oxydiert die Bakterien, d. h. er tötet sie. Doch ist die Wirkung naturgemäß nur oberflächlich; konzentriertere Lösungen ätzen ziemlich stark. — Wasserstoffsuperoxyd ist auch ein gutes Desodorans. — Angewendet wird die Lösung zu Gurgelungen (bei Angina, Diphtherie), zur Bespülung stark eitriger, jauchiger Wunden usw. Zu Spülungen von großen Hohlwunden soll Wasserstoffsuperoxyd nur vorsichtig benutzt werden; es wird angegeben, daß unzersetztes Gas dabei in das Blut gelangen und dort zur sog. Gasembolie führen könne.

Infusa. — Aufgüsse.

Aufgüsse sind wässerige Auszüge aus in der Regel zerkleinerten Pflanzenteilen, die mit siedendem Wasser übergossen, 5 Minuten lang unter wiederholtem Umrühren im Wasserbad erhitzt und nach dem Erkalten abgepreßt werden.

Bei Aufgüssen, für die die Menge des anzuwendenden Arzneimittels nicht vorgeschrieben ist, wird 1 Teil des Arzneimittels auf 10 Teile Aufguß genommen. Ausgenommen hiervon sind Arzneimittel der Tabelle C, von denen Aufgüsse nur dann abzugeben sind, wenn die Menge des Arzneimittels vorgeschrieben ist.

Aufgüsse, mit Ausnahme von Wiener Trank, sind jedesmal frisch zu bereiten.

Neu ist die Forderung, daß Aufgüsse (wie auch die Abkochungen) außer Infusum Sennae compositum jedesmal frisch zu bereiten sind.

Die D a r s t e l l u n g der Infusa hat in der Weise zu erfolgen, daß man den zerkleinerten Rohstoff in ein Gefäß (Infundierbüchse) aus Zinn oder Porzellan bringt, in diesem mit der nötigen Menge siedendem, destilliertem Wasser übergießt und nun die Mischung wohlbedeckt unter bisweiligem Umrühren 5 Minuten lang den Dämpfen eines siedenden Wasserbades aussetzt. Hierauf läßt man das bedeckte Gefäß erkalten und gewinnt nach dem Erkalten auf 20⁰—30⁰ die Kolatur mittels Durchseihens.

Für jene Tages- bzw. Nachtzeiten, in denen der Dampfapparat außer Tätigkeit ist, kann man sich geeigneter Hilfsvorrichtungen bedienen. Als solche ist z. B. der von M ü r r l e - Pforzheim konstruierte Schnellinfundierapparat zu empfehlen.

Die V o r t e i l e dieses Apparates sind, daß man sehr schnell und mit wenig Feuerungskosten ausgiebigen Dampf erhält und daß der Apparat wegen des angebrachten Wasserreservoirs mit konstantem Niveau keine besondere Wartung erfordert.

Man gießt durch Tubulus *a* in das ringförmige Reservoir *b* ca. 1 Liter kaltes destilliertes Wasser ein, von dem durch die Kommunikationsröhre *c* ein geringes Quantum in das Dampfkesselchen *d* läuft. Wird letzteres durch Lampe *g* erhitzt, so entwickelt sich fast sofort Dampf, der die eingehängte Büchse erwärmt und durch Röhre *f* nach dem Kaltwasserreservoir *b* abzieht, wo er sich kondensiert. Durch Röhre *c* fließt stets so viel Wasser nach *d* als verdampft.

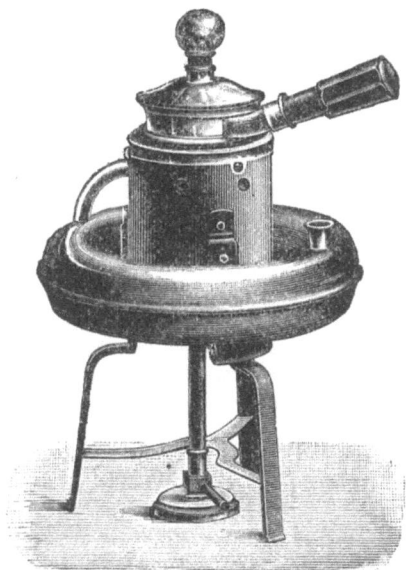
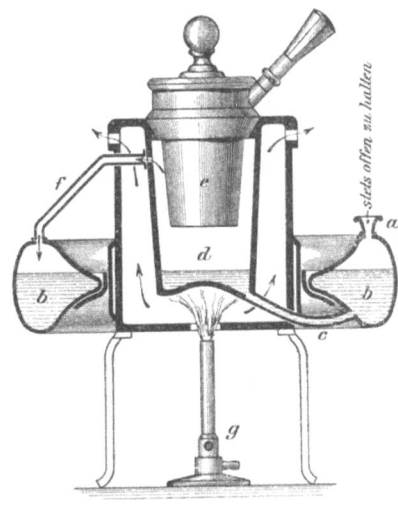

Fig. 239. Schnellinfundierapparat von M ü r r l e - Pforzheim.   Fig. 240. derselbe: Durchschnittszeichnung.

Wenn man, sobald sich Dampf entwickelt, die Heizflamme reguliert, so kann man einen ganzen Tag mit dem Apparat arbeiten, ohne daß sich das Kühlwasser merklich erwärmt.

Die Benutzung sog. konzentrierter Infusa — gleichgültig, welche Form die letzteren haben mögen — ist als ungehörig anzusehen, ebenso das Vorrätighalten von Aufgüssen (ausgenommen I n f u s. S e n n a e c o m p o s.).

Infusum Sennae compositum. — Wiener Trank.

Syn.: Infusum laxativum. Aqua laxativa Viennensis.

Mittelfein zerschnittene Sennesblätter . . . . . 50 Teile
Wasser . . . . .450 Teile
Kaliumnatriumtartrat . . . . 50 Teile
Natriumcarbonat . . . . 1 Teil
Manna. . . . . .100 Teile
Weingeist . . . . 25 Teile.

Die Sennesblätter werden mit dem siedenden Wasser übergossen und 5 Minuten lang im Wasserbad unter wiederholtem Umrühren erhitzt. In der nach dem Erkalten abgepreßten Flüssigkeit werden die Salze und die Manna gelöst. Man seiht die Lösung durch, bringt sie mit siedendem Wasser auf 475 Teile, fügt nach dem Erkalten den Weingeist hinzu und läßt 24 Stunden lang absetzen. Die Flüssigkeit ist vom Bodensatze klar abzugießen.

Wiener Trank ist braun und klar.

Sachlich unverändert.

Die Vorschrift zu dem Wiener Trank ist beibehalten worden. Durch den Zusatz von Natriumcarbonat, das bestimmt ist, die Säuerung aufzuhalten, ferner durch Zusatz von Alkohol, der 4,5 Gewichtsprozente beträgt, ist ein wesentlich haltbareres Präparat, als dies in früheren Zeiten der Fall war, erhalten worden.

Wenn man einen schön aussehenden und haltbaren Wiener Trank haben will, so wird man denselben nach dem Absetzen nicht nur klar abgießen, sondern filtrieren und pasteurisieren, d. h. in geschlossener Flasche etwa 1 Stunde lang auf 80° erhitzen.

An einem kühlen Orte aufbewahrt, hält sich der Wiener Trank 2—3 Wochen, der pasteurisierte sehr viel längere Zeit.

Anwendung. Über die W i r k u n g siehe bei Folia Sennae; im Wiener Trank ist die starke Wirkung der Sennesblätter vereinigt mit der milden des Seignettesalzes und der Manna, die aber den Darm in anderer Weise beeinflussen als die ersteren (s. b. Natrium sulfuric.).

Jodoformium. — Jodoform.

CHJ$_3$ Mol.-Gew. 393,77.

Kleine, glänzende, hexagonale, fettig anzufühlende Blättchen oder Tafeln, oder ein kristallinisches Pulver von citronengelber Farbe.

Jodoform riecht durchdringend, etwas safranartig; es ist mit den Dämpfen des siedenden Wassers flüchtig. Jodoform ist unlöslich in Wasser; es löst sich in 70 Teilen Weingeist von 15°, in ungefähr 10 Teilen siedendem Weingeist, in 10 Teilen Äther, es ist ferner löslich in Chloroform, Kollodium, schwer in fetten Ölen, kaum in Glycerin. Beim Erhitzen von Jodoform entwickeln sich violette Dämpfe.

Schmelzpunkt annähernd 120°.

1 Teil Jodoform muß, mit 10 Teilen Wasser 1 Minute lang geschüttelt, ein farbloses Filtrat geben (Pikrinsäure), das durch Silbernitratlösung sofort nur opalisierend getrübt (Jodwasserstoffsäure, Salzsäure) und durch Baryumnitratlösung nicht verändert werden darf (Schwefelsäure).

1 g Jodoform darf bei 24 stündigem Trocknen über Schwefelsäure höchstens 0,01 g an Gewicht verlieren.

Jodoform darf beim Verbrennen höchstens 0,1 Prozent Rückstand hinterlassen.

Vor Licht geschützt aufzubewahren.

Vorsichtig aufzubewahren. Größte Einzelgabe 0,2 g. Größte Tagesgabe 0,6 g.

Die Löslichkeitsangaben wurden geändert. Jodoform ist nunmehr vor Licht geschützt aufzubewahren.

Geschichtliches. Das Jodoform wurde 1822 von S e r u l l a s entdeckt; D u m a s stellte seine Zusammensetzung fest, B o u c h a r d a t führte es in den Arzneischatz ein.

Darstellung. Jodoform entsteht bei der Einwirkung von Jod, Alkalicarbonaten und Wasser auf eine große Anzahl von Verbindungen, insbesondere bei der Einwirkung dieser Agenzien auf: Alkohol, Aldehyd, Aceton, Essigäther, Milchsäure, ferner auch bei der Einwirkung auf Zucker, Dextrin und Eiweißstoffe. Jodoformbildung findet unter den angegebenen Bedingungen n i c h t statt bei r e i n e m Methylalkohol und weingeistfreiem Äther.

Die Darstellung im pharmazeutischen Laboratorium ist materiell nicht vorteilhaft, auch fallen die Präparate nicht so rein aus wie diejenigen des Großbetriebes. Dagegen empfiehlt es sich, die Jodoformdarstellung gelegentlich zu Übungszwecken ausführen zu lassen, da sie chemisch viel Interessantes bietet. Von dem angewendeten Jod wird stets nur ein Teil (20—50 Prozent) in Jodoform umgewandelt.

Man bringt in einen Kolben eine Lösung von 2 T. kristallisiertem Natriumcarbonat in 10 T. Wasser, fügt 1 T. Weingeist hinzu und erwärmt im Dampfbade oder Wasserbade auf 60⁰—70⁰. Hierauf fügt man unter öfterem Umschwenken in kleinen Anteilen 1 T. zerriebenes Jod hinzu. Dasselbe löst sich unter gelbroter Färbung allmählich auf, aber die Färbung verschwindet sehr schnell und ist nur auf dem Boden des Gefäßes zu beobachten, wo das Jod liegt. Wenn alles Jod eingetragen und die Flüssigkeit schließlich farblos geworden ist, läßt man erkalten. Das nach Verlauf mehrerer Stunden ausgeschiedene Jodoform wird auf einem Filter gewaschen, bis das Filtrat nach dem Ansäuern mit Salpetersäure durch Silbernitrat kaum noch getrübt wird, hierauf zwischen Fließpapier bei gewöhnlicher Temperatur unter Lichtabschluß getrocknet oder aus heißem Weingeist umkristallisiert.

Die M u t t e r l a u g e verarbeitet man entweder auf Natriumjodid (s. unten), in welchem Falle man nochmals 1 T. Weingeist zusetzt und mit so viel Jod erwärmt, bis die Lösung dauernd gelbbraun gefärbt bleibt, oder man verfährt wie folgt: Man fügt der Mutterlauge nochmals 2 T. kristallisiertes Natriumcarbonat und 1 T. Weingeist hinzu, erwärmt sie wiederum auf 60⁰—70⁰ und leitet nun einen langsamen Chlorstrom ein. Das Einleiten des Chlorstromes muß langsam geschehen und unterbrochen werden, wenn durch die Einwirkung des Chlors Jod nicht mehr in Freiheit gesetzt wird, was man trotz der jedesmal erfolgenden Wiederentfärbung der Flüssigkeit an der Eintrittsstelle des Chlorgases in die Flüssigkeit beobachten kann. Man kann so bis 50 Prozent des angewendeten Jods als Jodoform erhalten. Das in den Laugen jetzt noch zurückgebliebene Jod kann durch Destillation der zur Trockne gebrachten Salzmischung mit Kaliumdichromat und Schwefelsäure wiedergewonnen werden.

Elektrolytische Darstellung. Für Jodoform sei noch eine Darstellungsmethode angegeben, die als ein leicht auszuführendes Übungsbeispiel einer elektro-chemischen Darstellung willkommen sein dürfte (E l b s , Übungsbeispiele f. d. elektrolytische Darstellung chemischer Präparate, S c h e r i n g D. R. P. 29771). Das elektro-chemische Oxydationsverfahren verläuft nach der Gleichung $CH_3 . CH_2OH + 10 J + H_2O = CHJ_3 + CO_2 + 7 HJ$. Zu seiner Ausführung bringt man in ein Becherglas 20 g wasserfreie Soda, 20 g Jodkalium, 200 ccm Wasser und 50 ccm Alkohol von 96 Prozent. Die Anode wird von einem Platinblech gebildet, die Kathode von einem kleineren Platinblech, das in Pergamentpapier eingehüllt ist. Man erwärmt die Lösung, den Elektrolyten, auf etwa 50⁰—70⁰ und elektrolysiert nun mit einer Stromdichte von 1—3 Ampère auf je 100 qcm der Anode, die Stromdichte an der Kathode beträgt 4—8 Ampère. Während des Versuches leitet man zwischen Anode und Kathode einen Strom von Kohlensäure ein, dadurch wird einmal der Elektrolyt gut durchgerührt und dann wird das sich an der Kathode bildende freie Alkali neutralisiert, so daß das an der Anode entstehende freie Jod (aus Jodnatrium, das seinerseits wieder aus Soda und Jodwasserstoff gebildet wurde) zur Jodoformbildung und nicht wieder zur Bildung von Jodnatrium verwendet wird. Das Jod soll vielmehr mit der Soda Hypojodid bilden, das dann seinerseits auf den Alkohol unter Oxydation und Jodierung einwirkt, Kohlensäure und Jodoform liefert. Die Kohlensäurezufuhr darf aber nicht so reichlich sein, daß sie wiederum das Hypojodid zerlegen würde, was man daran erkennt, daß sich die Flüssigkeit durch ausgeschiedenes Jod braun färbt.

Chemie. Die sich bei der Darstellung des Jodoforms, namentlich aus Weingeist, abspielenden Vorgänge sind noch nicht völlig aufgeklärt. Man nimmt an, daß sich zunächst u n t e r - j o d i g e S ä u r e HOJ bildet. Diese oxydiert den Weingeist zu A l d e h y d , der durch das sich wieder bildende Jod in das dem Chloral entsprechende Jodal $CJ_3 . CHO$ übergeführt wird, das schließlich durch die Einwirkung des Alkalis in Jodoform und Ameisensäure gespalten wird. Diese Interpretation, nach der die Jodoformbildung analog derjenigen des Chloroforms verläuft, läßt sich durch folgende Gleichungen ausdrücken:

1. $\quad Na_2CO_3 \;+\; J_2 \;+\; H_2O \;=\; HOJ \;+\; NaJ \;+\; NaHCO_3$

        Natriumcarbonat   Jod   Wasser   Unterjodige   Natrium-   Natrium-
                                         Säure   jodid   bicarbonat

2. $\quad C_2H_5 . OH \;+\; HOJ \;=\; CH_3 . CHO \;+\; HJ \;+\; H_2O$

        Alkohol   Unterjodige   Aldehyd   Jodwasser-
                  Säure   stoff

3. $HJ + HOJ = H_2O + 2J$

Jodwasser- Unterjodige
stoff   Säure

4. $CH_3.CHO + 6J + 3HOJ = CJ_3.CHO + 6J + 3H_2O$

Aldehyd   Jodal

5. $CJ_3.CHO + NaHCO_3 = CHJ_3 + HCO_2ONa + CO_2$

Jodal   Natriumbicarbonat   Jodoform   Natriumformiat

Die Bildung des Jodoforms aus Aceton verläuft analog der Darstellung des Chloroforms aus Aceton.

Eigenschaften. Die vom Arzneibuch angeführten Eigenschaften sind durch folgende Angaben zu ergänzen. Jodoform ist schon bei gewöhnlicher Temperatur merklich flüchtig und destilliert mit den Dämpfen des kochenden Wassers unverändert über. (Reinigungsmethode.) Wässerige Ätzlauge wirkt kaum zersetzend, aber weingeistige Ätzkalilösung zersetzt das Jodoform unter Bildung von ameisensaurem Kalium und Kaliumjodid.

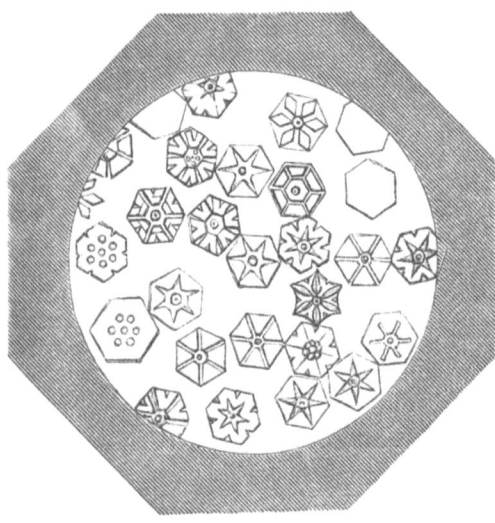

Fig. 241. Hexagonale Jodoform-Kristalle in verschiedenen Formen.

Obgleich das Jodoform in festem Zustande eine haltbare Substanz ist, so ist es doch gegen die Einwirkung des Lichtes nicht ganz unempfindlich. — Besonders empfindlich aber sind Lösungen des Jodoforms in Äther, Weingeist oder Chloroform. Eine Lösung von Jodoform in reinem Äther ist von citronengelber Farbe. Durch die Einwirkung des Lichtes allein wird eine solche Lösung nicht verändert. Wirken aber gleichzeitig L u f t und L i c h t ein, so zersetzt sie sich sehr schnell unter Abscheidung von Jod und Braunfärbung, und zwar um so schneller, je reiner das Jodoform ist. Unreiner Äther bewirkt die nämliche Zersetzung des Jodoforms. Die Zersetzung der Lösung des Jodoforms in Chloroform geht unter dem Einfluß von Luft und Licht ebenfalls sehr schnell vor sich, wobei die Lösung violette Färbung annimmt, während die Zersetzung der weingeistigen Lösung etwas weniger rasch erfolgt.

Der Jodgehalt des Jodoforms beträgt 96,67 Prozent. In alkoholischer Lösung erfolgt mit konzentrierter Silbernitratlösung glatte Umsetzung zu Jodsilber, worauf die Bestimmung des Jodoforms in Präparaten beruht.

Prüfung. Über die gute Beschaffenheit des Jodoforms gibt schon das äußere Aussehen einigen Aufschluß. Es muß c i t r o n e n g e l b e, trockene Kristalle oder ein ebensolches kristallinisches Pulver darstellen. Bräunlich gefärbte Präparate sind ohne weiteres zu verwerfen. Der Geruch muß kräftig, aber rein sein; bei einiger Übung erkennt man sehr gut dem Jodoform etwa anhaftende fremde Gerüche, z. B. Mäusegeruch, Geruch nach Pyridinbasen, Fuselöl und ähnliche. —

Man schüttele 1 g Jodoform mit 10 ccm Wasser eine Minute lang und filtriere. Das Filtrat sei farblos (Gelbfärbung desselben, die namentlich beim Versetzen mit Ammoniak deutlicher hervortritt, würde auf Verwechslung oder absichtliche Untermengung von P i k r i n s ä u r e schließen lassen). — Das Filtrat teile man in zwei annähernd gleiche Teile. Die eine Hälfte versetze man mit einigen Tropfen Silbernitratlösung: es darf nur geringe opalisierende, nicht starke Trübung entstehen. Die geringe Opalescenz kann bedingt sein durch Spuren von Jodiden oder Chloriden, aber auch dadurch, daß, wie schon bemerkt wurde, Jodoform in Wasser nicht gänzlich unlöslich ist und sich mit Silbernitrat umsetzt. Stärkere Trübung könnte von C h l o r i d e n und J o d i d e n (Unterscheidung durch Ammoniak), aber auch von Alkalicarbonaten herrühren. — Zu der anderen Hälfte füge man Baryumnitratlösung: es darf gar keine Veränderung stattfinden. Eine Trübung, die durch Zufügung von Salpetersäure verschwindet, könnte in erster Linie von A l k a l i c a r b o n a t e n (K_2CO_3, Na_2CO_3), eine gegen Salpetersäure beständige Trübung von S u l f a t e n herrühren.

Aufbewahrung. Jodoform soll v o r s i c h t i g und v o r L i c h t geschützt aufbewahrt werden. Lösungen von Jodoform halte man nicht vorrätig.

Für die D i s p e n s a t i o n von Jodoform halte man besondere Geräte. Aus Porzellanmörsern entfernt man den Jodoformgeruch durch Erwärmen oder durch Ausscheuern mit alkoholischer Kalilauge.

Jodoformverbandstoffe. Hierbei sind Fälschungen beobachtet worden. Jodoformgaze
mit angeblich 10—50 Prozent Jodoformgehalt enthielt nur 1—2 Prozent Jodoform und war
durch Teerfarbstoffe (Auramin) gelb gefärbt. Solche Gaze gibt mit reinem Wasser (oder mit
saurem oder alkalischem Wasser) gefärbte Auszüge. Zur Bestimmung des Jodoforms extrahiert
man die Gaze mit Äther, läßt den Auszug abdunsten, nimmt den Rückstand mit Alkohol auf
und erwärmt die Lösung am Rückflußkühler mit 10 prozentiger alkoholischer Silbernitratlösung

$$CHJ_3 + 3\,AgNO_3 + H_2O = 3\,AgJ + 3\,HNO_3 + CO.$$

Das gebildete Silberjodid wird gewogen. 705 T. AgJ entsprechen = 394 T. Jodoform.

Wirkung und Anwendung. Über die Art, wie Jodoform desinfizierend wirkt, ist noch
keine vollkommene Klarheit erzielt worden. Sicher ist, daß Jodoform an sich nicht bakterizid wirkt;
es wird angenommen, daß es in Berührung mit lebendem Gewebe gespalten wird; dann sollen freies
Jod oder, bei Luftabschluß z. B. in tiefen Hohlwunden, jodierte ungesättigte Kohlenwasserstoffe
von hoher Desinfektionskraft entstehen. — Von der früher sehr ausgedehnten Verwendung des Jodoforms bei allen Arten von Wunden ist man gegenwärtig abgekommen; denn Jodoform hat in sehr
zahlreichen Fällen Vergiftungen hervorgerufen, die sich manchmal nur in Form von hartnäckigen
Hautausschlägen zeigten, häufig aber auch in ernsteren Erscheinungen (Benommenheit, Delirien,
Fieber, Herzschwäche usw.) bestanden, ja sogar nicht selten zum Tode führten. Auch der intensive
Geruch ist den meisten Patienten unerträglich. Jodoform wird daher jetzt meist nur bei syphilitischen und tuberkulösen Affektionen angewendet; bei beiden wird ihm eine fast „spezifische" Wirkung zugeschrieben.

Das aus Kristallen hergestellte J o d o f o r m p u l v e r ballt etwas zusammen und eignet sich
daher nicht zum Einstreuen auf Schleimhäute usw. Geeigneter hierfür ist das J o d o f o r m i u m
f a r i n o s u m , das durch gestörte Kristallisation direkt als Kristallpulver erhalten wird. Die
bisher empfohlenen sogenannten D e s o d o r i e r u n g s m i t t e l des Jodoforms haben sich sämtlich
nicht bewährt.

Jodum. — Job.

J   Atom=Gew. 126,92.

Gehalt mindestens 99 Prozent Job.

Schwarzgraue, metallisch glänzende, trockene, rhombische Tafeln oder Blättchen von eigenartigem Geruche, die beim Erhitzen violette Dämpfe bilden. Job löst sich bei Zimmertemperatur
in ungefähr 4500 Teilen Wasser, in 9 Teilen Weingeist und in etwa 200 Teilen Glycerin mit
brauner Farbe. Es löst sich reichlich in Äther und in wässeriger Kaliumjodidlösung mit brauner,
in Chloroform und in Schwefelkohlenstoff mit violetter Farbe. Wässerige Joblösung färbt Stärkelösung blau; die blaue Farbe verschwindet beim Erhitzen und tritt beim Erkalten wieder auf.

Job muß sich in der Wärme vollständig verflüchtigen. Schüttelt man 0,5 g zerriebenes
Job mit 20 ccm Wasser, filtriert und versetzt dann die Hälfte des Filtrats mit schwefliger Säure
bis zur Entfärbung, dann mit 1 Körnchen Ferrosulfat, 1 Tropfen Eisenchloridlösung und etwas
Natronlauge und erwärmt gelinde, so darf sich die Flüssigkeit auf Zusatz von überschüssiger Salzsäure nicht blau färben (Cyan). Die andere Hälfte des Filtrats muß, mit überschüssiger Ammoniakflüssigkeit und überschüssiger Silbernitratlösung versetzt, ein Filtrat liefern, das beim Übersättigen
mit Salpetersäure höchstens eine Opalescenz, aber keinen Niederschlag gibt (Chlor).

Gehaltsbestimmung. Eine Lösung von 0,2 g Jod und 1 g Kaliumjodid in 20 ccm Wasser
muß zur Bindung des gelösten Jodes mindestens 15,6 ccm $^{1}/_{10}$-Normal-Natriumthiosulfatlösung
verbrauchen, was einem Gehalte von 99 Prozent Job entspricht (1 ccm $^{1}/_{10}$-Normal-Natriumthio-
sulfatlösung = 0,012 69 g Job, Stärkelösung als Indikator).

Vorsichtig aufzubewahren. Größte Einzelgabe 0,02 g. Größte Tagesgabe 0,06 g.

Die Löslichkeitsangaben wurden geändert.

Geschichtliches. Jod wurde 1811 von dem Soda- und Salpeterfabrikanten C o u r t o i s in
den Mutterlaugen der Asche von Seepflanzen (Varec) entdeckt, darauf von H. D a v y , G a y -
L u s s a c und V a u q u e l i n näher untersucht. G a y - L u s s a c gab ihm die Namen „Jod", „Jodine"
wegen der veilchenblauen Farbe des Dampfes (von ἰώδης, veilchenfarbig).

Vorkommen. In freiem Zustande kommt das Jod auf der Erde nicht vor. An Metalle gebunden dagegen ist es weit verbreitet, wird aber allerdings überall nur in sehr geringen Mengen beobachtet. Es ist ein regelmäßiger Bestandteil des Meerwassers (300 000 T. Meerwasser enthalten etwa 1 T. Jod); aus diesem nehmen es die im Meere lebenden Tiere und Pflanzen auf und speichern es in ihrem Organismus auf. So ist es enthalten in wohl allen Meerespflanzen, insbesondere in den Fucus- und Ulvaarten, im Karrageen, Wurmmoos, ferner in Seetieren und den von diesen stammenden Produkten, z. B. im Lebertran und in den Badeschwämmen. Außerdem ist es ein Bestandteil von Steinkohlen, gewissen bituminösen Schiefern, Salzlagern, besonders in Chile, nicht aber in Staßfurt. In vielen Mineralquellen ist Jod enthalten.

Darstellung. Die früher für die Jodgewinnung allein in Betracht kommende T a n g - I n d u s t r i e an den Küsten der Normandie und Schottlands ist heute fast ganz wertlos geworden. Norwegen und vor allem Japan gewinnen noch jetzt Jod nach dem alten Verfahren. Dabei werden die Seetange (Algen) verkohlt, mit Wasser ausgelaugt und die einzelnen Salze durch fraktionierte Kristallisation getrennt. Die letzten Mutterlaugen enthalten die leicht löslichen Brom- und Jodverbindungen. Durch Destillation mit Braunstein und Schwefelsäure wird das Jod abgeschieden. Der chemische Vorgang entspricht dem der Chlordarstellung (s. *Aqua chlorata*). Man kann auch das Jod durch elementares Chlor aus seinen Verbindungen austreiben.

Die Hauptmenge des Jods entstammt den Mutterlaugen des C h i l e s a l p e t e r s , in dem der Jodgehalt von 0,006—0,38 Prozent schwankt und sich hauptsächlich als jodsaure Verbindung neben etwas Jodid vorfindet. Die beim Reinigen des Salpeters bleibenden Mutterlaugen werden mit der richtigen Menge Natriumsulfit versetzt, wodurch das Jod der Jodsäure ausfällt.

$$2\,NaJO_3 \; + \; 2\,NaHSO_3 \; + \; Na_2SO_3 \; = \; 3\,Na_2SO_4 \; + \; J_2 \; + \; H_2O$$

Natriumjodat Natriumbisulfit Natriumsulfit

Wendet man so viel Bisulfit an, daß die Lösung sauer wird, so fällt auch das Jod des Jodids aus.

$$HJO_3 \; + \; 5\,HJ \; = \; 6\,J \; + \; 3\,H_2O$$

Der gefällte Jodschlamm wird in Säcken ausgepreßt und aus großen eisernen Zylindern in eine Reihe von ineinander gesteckten tönernen Vorlagen sehr langsam hineinsublimiert.

Das nach irgendeiner dieser Methoden erhaltene Jod ist „ R o h j o d "; es enthält wechselnde Mengen Feuchtigkeit, nicht flüchtige und flüchtige Verunreinigungen. Man reinigt es durch eine zweite, sehr sorgfältige Sublimation aus steinzeugenen Gefäßen. Das so gereinigte Produkt kommt als „*Jodum resublimatum*" in den Handel.

Reines Jod, c h l o r f r e i e s J o d , wie es für chemische Zwecke, insbesondere zum Einstellen der $^1/_{10}$-Natriumthiosulfatlösung gebraucht wird, erhält man, indem man das resublimierte Jod mit etwa 5 Prozent Jodkalium verreibt, dieses Gemisch in eine Porzellanschale bringt, in die letztere einen Trichter umgekehrt einstellt und nun im Sandbade bei schwacher Hitze langsam sublimiert.

$$3\,KJ \; + \; JCl_3 \; = \; 3\,KCl \; + \; 4\,J$$

Das erhaltene Jod wird über Schwefelsäure oder Ätzkalk getrocknet.

Handelssorten. Im Handel unterscheidet man 1. *Jodum anglicum*, aus sehr kleinen Kristallen bestehend, durch Wasser, unorganische Substanzen, Kohle, Chlorjod und Jodcyan stark verunreinigt. Diese Sorte darf nicht zu medizinischen Zwecken benutzt werden; sie wird in den chemischen Fabriken verbraucht. 2. *Jodum resublimatum* in großen trockenen Tafeln ist das Jod des Arzneibuches. 3. Über *Jodum purum* vgl. oben.

Die Produktion und der Preis des Jods wird durch ein internationales Syndikat geregelt, dem sich nur Japan nicht angeschlossen hat.

Eigenschaften. Jod bildet herb- und scharfschmeckende, bei gewöhnlicher Temperatur feste, völlig trockene, leicht zerreibliche, dem Graphit ähnlich metallisch glänzende, kristallinische Schuppen, Blättchen oder Tafeln, die in Wasser wenig, leicht in 9 T. Weingeist, auch in Äther, Chloroform, Schwefelkohlenstoff, selbst in etwa 200 T. Glycerin und in fetten Ölen löslich sind. Jod ist leicht löslich in den wässerigen Lösungen der Jodwasserstoffsäure, des Kaliumjodids bzw. der Alkalijodide überhaupt. Das gelöste elementare Jod verbindet sich hierbei mit dem Jod-Ion der Jodwasserstoffsäure zu einem Trijod-Ion: $J' + J_2 = J_3'$. Spez. Gewicht etwa 4,948. Jod schmilzt bei 114^0, bei 184^0 siedet es und verwandelt sich in einen schweren Dampf von dunkelvioletter Farbe. Bei langsamer Verdichtung des Dampfes kristallisiert das Jod in spitzen Rhombenoktaedern. Verdampfung des Jods findet auch bei gewöhnlicher Temperatur statt, und zwar nicht unbedeutend. Auf den Organismus wirkt es, eingenommen oder eingeatmet, energisch und giftig. Es färbt Haut und Papier braun. 4500 T. Wasser lösen ungefähr 1 T. Jod, enthält jedoch das Wasser Ammonsalze, Chloride, Jodide, Bromide, Gerbsäure, so wird Jod in größerer Menge gelöst. 0,3 g Gerbsäure reichen hin, um 1,0 g Jod in 200 g Wasser zu lösen. Die wässerige Jodlösung ist braungelb, entwickelt im Sonnenlicht keinen Sauerstoff und bleicht auch nicht. In Schwefelkohlenstoff, Chloroform, Petroleum und Petroleumäther löst sich es je nach seiner Menge mit mehr oder weniger gesättigter rötlich-violetter Farbe, im Weingeist und Äther mit rotbrauner Farbe. Die Lösungen von Jod in Benzol, Toluol und Eisessig sind himbeerrot gefärbt, von ätherischen Ölen lösen es einige unvollkommen auf, mit anderen verpufft es unter Entwicklung violetter Joddämpfe. Die Farbe der Lösungen soll nach B e c k m a n n auf Bildung von Additionsverbindungen des Jods mit den betreffenden Lösungsmitteln beruhen.

C h e m i s c h   r e i n e s Jod färbt Stärke n i c h t , bei Gegenwart aber von geringsten Spuren von Jodwasserstoff, wie es meist der Fall ist, tritt eine intensive Blaufärbung ein. Diese verschwindet in der Wärme und tritt beim Erkalten wieder auf.

Seinen chemischen Eigenschaften nach ist Jod ein Oxydationsmittel. Indessen ist seine oxydierende Wirkung schwächer als die des Chlors und Broms. In ätzenden Alkalien löst es sich unter Entfärbung und Bildung von Jodiden und Jodaten (s. *Kalium jodatum*). Durch Einwirkung von Ammoniak auf Jod entstehen explosive J o d s t i c k s t o f f e , weshalb man das Mischen von Jodtinktur und Ammoniak vermeiden muß.

Das Atomgewicht des Jods ist 126,92. Bei gewöhnlicher Temperatur ist das Molekül jedoch zweiatomig (Mol.-Gewicht = 253,84), bei 1500⁰ dissoziiert es zu freien Jodatomen.

Für die E r k e n n u n g von freiem Jod ist wichtig sein Aussehen und Geruch, ferner die Farbe seines Dampfes, die Bläuung mit Stärkelösung und die Entfärbung durch Natriumthiosulfat. Dieses setzt sich mit Jod um unter Bildung von Natriumjodid und tetrathionsaurem Natrium.

$$2\,Na_2S_2O_3 \;+\; J_2 \;=\; 2\,NaJ \;+\; Na_2S_4O_6.$$

Prüfung. Für die Beurteilung der Reinheit des Jods ist das Aussehen von Wichtigkeit. Je größer und glänzender die Jodblätter sind, desto reiner ist das Jod. Haftet es beim Schütteln an den Glaswandungen an, so ist das Jod feucht. Das Arzneibuch verlangt die Prüfung auf völlige Flüchtigkeit, Jodcyan, Chlorjod und die Feststellung des Jodgehaltes. Ein nicht flüchtiger Rückstand wird aus a n o r g a n i s c h e n   V e r u n r e i n i g u n g e n bestehen. Wer zu beobachten versteht, kann bei vorsichtigem Erhitzen im Probierrohr auch schon Chlorjod finden, das sich wegen seiner leichteren Flüchtigkeit als brauner Dampf über dem Joddampfe zeigt und an den obersten Teilen des Glases als gelbes Sublimat verdichtet, ferner Jodcyan, das sich über dem Jod in Gestalt weißer Nadeln absetzen würde.

Bei der Prüfung von C y a n wird dieses nebst dem Jod durch schweflige Säure zu Cyanwasserstoff und Jodwasserstoff reduziert, nebenher entsteht Schwefelsäure. Auf Zusatz von Ferrosulfat und Natronlauge bildet sich aus Cyanwasserstoff Ferrocyannatrium, das mit einem Ferrisalz die Berlinerblau-Reaktion liefert.

Zum Nachweis des C h l o r s fällt man das Jod zuerst mit Silbernitrat als Jodsilber aus. Das sich ebenfalls bildende Chlorsilber bleibt durch Ammoniak in Lösung, fällt aber nach dem Abfiltrieren durch Salpetersäure aus, weil es darin unlöslich ist. Ein geringer Chlorgehalt oder vielmehr Jodtrichloridgehalt ist nach dem Arzneibuch erlaubt.

Gehaltsbestimmung. Man bringe in ein Glasstopfenglas von 60—80 ccm Fassungsraum 1 g Kaliumjodid, 20 ccm Wasser und 0,2 g (genau gewogen!) Jod, verschließe das Gefäß mit dem Glasstopfen und warte bis zur völligen Auflösung des Jods. Zu der entstandenen braunen Lösung läßt man so viel ¹/₁₀-Natriumthiosulfatlösung zufließen, bis die Jodlösung nur noch schwach gelblich gefärbt ist. Erst dann setzt man etwas Stärkelösung hinzu und titriert die durch Bildung von Jodstärke blau gefärbte Flüssigkeit mit ¹/₁₀-Natriumthiosulfat bis zur eben eintretenden Entfärbung. Die Umsetzung zwischen Jod und Natriumthiosulfat verläuft nach folgender Gleichung:

$$2\,[Na_2S_2O_3 \;+\; 5\,H_2O] \;+\; J_2 \;=\; 10\,H_2O \;+\; Na_2S_2O_6 \;+\; 2\,NaJ$$

Natriumthiosulfat · · Jod · · · · · · · · · · · · · · Natriumtetrathionat · · Natriumjodid

Daraus ergibt sich:

1 Mol. Natriumthiosulfat entspricht = 1 Atom Jod (= 126,92 g)

1 ccm ¹/₁₀-Natriumthiosulfatlösung $= \dfrac{126,92}{10000}$ g Jod (= 0,012 69 g)

15,6 „ ¹/₁₀   „ $= 15,6 \times 0,012\,69 = 0,1979$ g Jod

Da diese Menge in 0,2 g Jod enthalten sein soll, so ergibt sich ein geforderter M i n d e s t g e - h a l t v o n r u n d 99 P r o z e n t J o d. Tatsächlich wird der Gehalt etwas geringer sein, da geringe Mengen von Chlorjod in dem resublimierten Jod vom Arzneibuche gestattet sind und durch das als Chlorjod vorhandene Chlor natürlich äquivalente Mengen von Jod aus dem Kaliumjodid in Freiheit gesetzt werden, die durch das Natriumthiosulfat mit bestimmt werden. Indessen ist der so entstehende Fehler bei einem sonst probehaltigen Jod sehr gering, das Arzneibuch hätte ihn dadurch verbessern können, daß es als Höchstgrenze, über die hinaus nicht Thiosulfat verbraucht werden dürfte, 15,75 ccm angegeben hätte.

Aufbewahrung. Es liegt im Interesse des Apothekers, der Aufbewahrung des Jods Sorgfalt zuzuwenden. Zunächst müssen die Jodgefäße mit Glasstopfen verschlossen sein (Korkstopfen werden zerstört). Außerdem sind dieselben an einem kühlen Orte aufzustellen, möglichst getrennt von den anderen vorsichtig aufzubewahrenden Arzneistoffen. Denn Joddämpfe entweichen selbst dann, wenn die Standflaschen sehr gut eingeschliffene Stopfen besitzen. Die Joddämpfe aber sind einerseits der Gesundheit schädlich, andererseits gehören sie zu den größten Feinden der Stahlteile der Wagen usw. und der Emailleschrift, insbesondere der roten Emaille. Ferner berühre man Jod nicht mit den bloßen Fingern oder mit metallenen Löffeln bzw. Spateln. Die hörnernen Löffel und Wageschalen, die mit Jod in Berührung kommen, dürfen nicht feucht sein und müssen zuvor mit einem trockenen Tuch abgerieben werden. Am besten benutzt man zum Abwägen von Jod Wagen mit Wageschalen aus Porzellan, bei größeren Mengen Porzellanschälchen. — Durch Jod erzeugte Flecken auf Haut oder Geweben beseitigt man durch Einwirkung von Natriumthiosulfat.

Anwendung. Jod wird vorwiegend äußerlich angewandt und in Salben, als Tinktur und in Form der L u g o l schen Lösung (Jodjodkaliumlösung) benutzt.

Der innerliche Gebrauch ist selten; vorkommendenfalls gibt man es s t e t s in wässeriger Lösung mit Kaliumjodid zusammen. Sind solche Lösungen verordnet, so bringe man zunächst Jod und Kaliumjodid mit wenig (1—2 ccm) Wasser zusammen und setze erst nach völliger Auflösung des Jods die übrige Menge Wasser zu.

Der Receptar substituiere in solchen Lösungen niemals das Jod durch eine entsprechende Menge *Tinctura Jodi.* Die letztere enthält das Jod zum Teil als Jodwasserstoff, die Lösungen fallen daher heller aus als mit genuinem Jod.

Kali causticum fusum. — Kaliumhydroxyd.
Ätzkali.
Syn.: Kalium hydricum fusum. Lapis causticus chirurgorum.

KOH   Mol.-Gew. 56,11.

Gehalt mindestens 85 Prozent Kaliumhydroxyd.

Weiße, trockene, harte Stücke oder Stäbchen von kristallinischem Bruch, die aus der Luft Kohlensäure aufnehmen und in feuchter Luft zerfließen. Kaliumhydroxyd löst sich in 1 Teil Wasser und leicht in Weingeist. Die wässerige Lösung (1 + 9) bläut Lackmuspapier und scheidet beim Übersättigen mit Weinsäurelösung allmählich einen weißen, kristallinischen Niederschlag aus.

Eine Lösung von 1 g Kaliumhydroxyd in 2 ccm Wasser darf nach dem Vermischen mit 10 ccm Weingeist innerhalb 1 Stunde nur einen sehr geringen Bodensatz geben (fremde Salze, Kieselsäure, Tonerde).

Kocht man eine Lösung von 1 g Kaliumhydroxyd in 10 ccm Wasser mit 15 ccm Kalkwasser und filtriert, so darf das Filtrat beim Eingießen in überschüssige Salpetersäure keine Gasblasen entwickeln (Kohlensäure).

Werden 2 ccm der mit verdünnter Schwefelsäure hergestellten Lösung (1 + 19) mit 2 ccm Schwefelsäure gemischt und nach dem Erkalten mit 1 ccm Ferrosulfatlösung überschichtet, so darf sich zwischen den beiden Flüssigkeiten keine gefärbte Zone bilden (Salpetersäure). Die mit Salpetersäure übersättigte Lösung (1 + 49) darf weder durch Baryumnitratlösung sofort verändert (Schwefelsäure), noch durch Silbernitratlösung mehr als opalisierend getrübt werden (Salzsäure).

Werden 3 ccm der wässerigen Lösung (1 + 49) mit verdünnter Schwefelsäure übersättigt und mit 3 Tropfen Kaliumjodidlösung und einigen Tropfen Stärkelösung versetzt, so darf nicht sofort Blaufärbung auftreten (salpetrige Säure).

Gehaltsbestimmung. Löst man 5,6 g Kaliumhydroxyd in so viel Wasser, daß die Lösung 100 ccm beträgt, so müssen zum Neutralisieren von 20 ccm dieser Lösung mindestens 17 ccm

Normal-Salzsäure erforderlich sein, was einem Mindestgehalte von 85 Prozent Kaliumhydroxyd entspricht (1 ccm Normal-Salzsäure = 0,05611 g Kaliumhydroxyd, Dimethylaminoazobenzol als Indikator).

Vorsichtig aufzubewahren.

Wesentlich ist die Neuaufnahme einer Prüfung auf salpetrige Säure.

Geschichtliches. Kaliumhydroxyd scheint schon im 8. Jahrhundert von G e b e r dargestellt worden zu sein. Es wurde lange Zeit für ein Element gehalten, bis D a v y 1807 zeigte, daß es eine Verbindung des von ihm entdeckten Metalls Kalium ist. *Lapis Prunellae* wurde im 17. Jahrhundert durch Schmelzen von Salpeter mit etwas Schwefel gewonnen. Die im 18. Jahrhundert bekannten Präparate *Lapis infernalis alcalinus, Causticum Potentillae* wurden bereits aus Pottasche und Ätzkalk dargestellt.

Darstellung. Die Gewinnung von Ätzkali geschah früher ähnlich der des Ätznatrons, durch Kaustizieren von Pottaschelösung mittels Ätzkalk

$$K_2CO_3 + Ca(OH)_2 = CaCO_3 + 2KOH$$

Heute wird in Deutschland Ätzkali ausschließlich auf elektrolytischem Wege dargestellt.

Leitet man durch eine wässerige Lösung von Kaliumchlorid einen elektrischen Strom, so wandern die Bestandteile des Salzes, also die mit Elektrizität beladenen Ionen, zu den Elektroden. Das positive Ion K· zur Kathode, das negative Ion Cl′ zur Anode. Neben diesem primären Vorgang treten sekundäre Erscheinungen auf. Werden die Elektroden nicht voneinander getrennt und wird die Flüssigkeit durchgerührt, so bildet sich in der Hauptsache Kaliumchlorat, trennt man aber die Elektroden durch eine poröse Scheidewand, ein D i a p h r a g m a , so entweicht das Chlor gasförmig, und an der Kathode reagiert das auftretende Kalium mit dem Wasser unter Bildung von Kaliumhydroxyd und Wasserstoff. Die Zersetzungszelle, in der sich die Anode befindet, enthält die Chlorkaliumlösung, der Kathodenraum enthält zuerst reines Wasser, in das das Kalium-Ion durch die poröse Scheidewand hinein wandert.

Ohne ein Diaphragma arbeiten zwei andere Verfahren. Das G l o c k e n v e r f a h r e n hält die Anoden- und Kathodenflüssigkeiten durch ihre verschiedenen spez. Gewichte mit Hilfe einer „Glocke" voneinander getrennt. Bei dem Q u e c k s i l b e r v e r f a h r e n benutzt man als Kathode Quecksilber, mit dem sich das Kalium verbindet, ohne zunächst mit Wasser in Reaktion zu treten. Das Amalgam wird in einer besonderen Zelle mit Wasser zusammengebracht, so daß KOH und H entstehen und Quecksilber zurückgebildet wird.

Gewöhnlich läßt man den Strom so lange hindurchgehen, bis eine Lauge von 10—15 Prozent KOH sich gebildet hat. Alles Chlorkalium kann nicht zersetzt werden, weil sich später auch das gebildete Ätzkali an der Stromleitung beteiligen würde, wobei sekundäre Prozesse, die einer Wasserzerlegung gleichkommen würden, auftreten könnten. Die Lauge wird eingedampft, bis sie etwa 50 Prozent KOH enthält, und abgekühlt, wobei fast alles Chlorid ausfällt.

Zur D a r s t e l l u n g v o n K a l i u m h y d r o x y d i n S t a n g e n wird eine möglichst reine, kohlensäurefreie Lauge in Silberkesseln zur Trockne verdampft. Der trockne Rückstand wird weiter erhitzt, bis er ölartig fließt, und in vorgewärmte versilberte Formen ausgegossen.

Um dem Kaliumhydroxyd ein schönes weißes Aussehen zu belassen, muß man das Hineinfallen von Staub, Ruß usw. in die schmelzende Masse verhindern. Manche Fabrikanten setzen zu dem gleichen Zwecke etwas Kalisalpeter hinzu, durch den die organischen Verunreinigungen verbrannt werden. Indessen ist ein solcher Zusatz im höchsten Grade verwerflich, da ein solches Kalihydrat, dessen Gehalt an Nitrat und Nitrit nicht bekannt war, schon wiederholt zu den unangenehmsten Irrtümern bei Analysen Veranlassung gegeben hat. Zum Schmelzen müssen silberne Gefäße benutzt werden, weil schmelzendes Kali sowohl Eisen als auch Platin angreift und Porzellan durchschmilzt.

Kali causticum alcohole depuratum. Um ein von Kaliumcarbonat und Kaliumchlorid möglichst freies Kaliumhydroxyd zu gewinnen, löst man 1 T. Kali causticum fusum in 4 T. Alkohol von 96 Prozent und überläßt die weingeistige Lösung in gut geschlossenen Gefäße einige Zeit der Ruhe. Die am Boden und zum Teil auch an den Gefäßwandungen sich ausscheidende wässerige Schicht enthält die Verunreinigungen, die klare alkoholische Lösung das Kalihydrat. Man zieht sie klar ab, destilliert den Alkohol ab, bringt den Rückstand in einer Silberschale zur Trockne, schmilzt ihn usw.

Kali causticum siccum. Das durch bloßes Eindampfen der wässerigen Kalihydratlösung in die Form eines trocknen Pulvers gebrachte Präparat obiger Bezeichnung ist KOH mit einem Gehalt von rund 10 Prozent Wasser. Dieses Präparat ist nicht das des Arzneibuches.

Eigenschaften. Das Präparat des Arzneibuches ist ein durch Schmelzen vom Wasser befreites Kaliumhydroxyd, „*Kali causticum fusum*". Es bildet weiße, sehr harte und spröde, durchscheinende Stücke oder Stäbchen, die an der Luft Feuchtigkeit und Kohlensäure anziehen und in Wasser und in Alkohol sehr leicht unter Erhitzung löslich sind. Die alkoholische Lösung färbt sich bei längerer Aufbewahrung dunkel, infolge der Bildung von Aldehydharz. Beim Erhitzen schmilzt Kaliumhydroxyd, ohne in $K_2O + H_2O$ zu zerfallen, zu einer ölig fließenden Flüssigkeit; bei Weißglut zerfällt es in Kalium, Sauerstoff und Wasserstoff. Kaliumhydroxyd in Substanz sowie seine wässerigen Lösungen wirken stark ätzend, die Lösungen fühlen sich seifenartig an, weil sie die Haut der Finger lösen und in eine schleimige Masse verwandeln; eine gleiche lösende Wirkung zeigen sie gegenüber Horn, Haaren und ähnlichen tierischen Stoffen.

Seinen chemischen Eigenschaften nach ist Kaliumhydroxyd eine starke Base, d. h. in wässerigen Lösungen ist es sehr weitgehend in seine Ionen (K' und OH') zerfallen und deshalb treten die Eigenschaften des Hydroxyl-Ions sehr stark hervor. Schon in großer Verdünnung wird Lackmus blau und Phenolphthalein rot gefärbt. Säuren werden durch Ätzkali neutralisiert, d. h. in Kaliumsalz übergeführt, und Neutralsalze, deren Metall ein schwer lösliches Hydroxyd bilden, werden in der Weise zerlegt, daß Kaliumsalze entstehen und die Metalle als Hydroxyde bzw. Oxyde ausfallen. Durch die weit dissoziierte Kalilösung treten so viel Hydroxyl-Ionen auf, daß das Löslichkeitsprodukt der betreffenden Metallhydroxyde weit überschritten wird, dieselben also unlöslich ausfallen:

$$FeCl_3 + 3\,KOH = Fe(OH)_3 + 3\,KCl$$
$$HgCl_2 + 2\,KOH = HgO + 2\,KCl + H_2O$$

Ester, insbesondere die Fette und Öle, werden durch Ätzkali verseift. Alle erwähnten Reaktionen rühren nur vom Hydroxyl-Ion her. Mit Natriumhydroxyd würden sie also ebenso auftreten. Eine besondere Eigenschaft des Kalium-Ions ist, daß die wässerige Lösung beim Übersättigen mit Weinsäurelösung allmählich einen weißen, kristallinischen Niederschlag von Kaliumbitartrat gibt.

Prüfung. Für die Beurteilung der Brauchbarkeit des Kalihydrates ist schon das äußere Aussehen von Wichtigkeit. Die Stücke oder Stangen müssen rein weiß sein; eine rötliche Färbung kann von Eisen, eine grünliche von Kupfer oder Mangan herrühren. Die Stücke müssen ferner durchscheinend sein. Haben sie ein porzellanartiges Aussehen oder zeigen sie gar an der Oberfläche Effloreszenzen, so haben sie sich mehr oder weniger in Kaliumcarbonat verwandelt. — Den Prüfungen auf Verunreinigungen, die das Arzneibuch vorschreibt, ist folgendes hinzuzufügen:

Unter f r e m d e n S a l z e n , die in Weingeist weniger löslich sind, ist vor allem gemeint ein zu hoher Gehalt an K a l i u m c a r b o n a t , das sich durch die Kohlensäure der Luft gebildet hat, an K a l i u m c h l o r i d , das beim Eindampfen der Elektrolytlauge nicht ganz ausgefällt wird, und K a l i u m n i t r a t , das zur Erzielung der rein weißen Farbe absichtlich zugesetzt sein kann. Ferner K i e s e l s ä u r e und T o n e r d e . Ein zu hoher Gehalt an K a l i u m c a r b o n a t wird mit Kalkwasser bestimmt. Da 15 ccm Kalkwasser 0,0225—0,0255 Calciumhydroxyd enthalten, und die Umsetzung zwischen Calciumhydroxyd und Kaliumcarbonat nach der Gleichung

$$Ca(OH)_2 + K_2CO_3 = CaCO_3 + 2\,KOH$$
$$74{,}11 138{,}2$$

erfolgt, so ergibt sich hieraus, daß in dem Kaliumhydroxyd damit ein Gehalt von 4,2—4,8 Prozent Kaliumcarbonat gestattet wird.

Eine Prüfung auf N i t r i t e ist neu aufgenommen. Das bei der Darstellung etwa zugesetzte Nitrat kann durch organische Substanz zu Nitrit reduziert sein. Durch Übersättigen der Lösung mit Schwefelsäure wird salpetrige Säure frei, die aus dem Kaliumjodid Jod frei macht, wodurch die Stärkelösung blau gefärbt wird.

Zur G e h a l t s b e s t i m m u n g werden 20 ccm einer Lösung von 5,6 g Kaliumhydroxyd zu 100 ccm Wasser genommen. Da die Umsetzung zwischen Kalihydrat und Salzsäure wie folgt verläuft,

$$KOH + HCl = H_2O + KCl$$
$$56{,}11 36{,}47$$

so ergibt sich daraus, daß 1 ccm Normal-Salzsäure, der 0,03647 g HCl enthält, = 0,05611 g KOH neutralisiert. $17 \times 0{,}05611 = 0{,}9539$ g KOH. Da diese Menge in 20 ccm der Lösung = 1,12 g des Präparates enthalten sein sollen, so ergibt sich für dieses die Forderung eines Minimalgehaltes von 85,2 Prozent Kaliumhydroxyd. Die Anforderung an den Gehalt von KOH ist im neuen Arzneibuch wohl deshalb ermäßigt, weil ein Kaliumhydroxyd von 90 Prozent KOH technisch schwer herzustellen ist, da bei dieser Konzentration auch Silber angegriffen wird und das Präparat leicht silberhaltig und mißfarbig werden kann.

Anwendung. Kaliumhydroxyd wird nur als Ätzmittel, und auch da ziemlich selten gebraucht, da die Ätzung sehr schmerzhaft ist und sich schlecht, wegen der Zerfließlichkeit des mit Lauge behandelten Gewebes, lokalisieren läßt.

Kalium bicarbonicum. — Kaliumbicarbonat.

$$KHCO_3 \qquad \text{Mol.-Gew. } 100,11.$$

Farblose, durchscheinende, trockene Kristalle. Kaliumbicarbonat löst sich langsam in 4 Teilen Wasser; in absolutem Alkohol ist es unlöslich, mit Säuren braust es auf. Die wässerige Lösung (1 + 9) bläut Lackmuspapier; beim Übersättigen mit Weinsäurelösung scheidet sie allmählich einen weißen, kristallinischen Niederschlag aus.

Die mit Essigsäure übersättigte wässerige Lösung (1 + 19) darf weder durch Baryumnitratlösung (Schwefelsäure), noch durch Schwefelwasserstoffwasser (Schwermetallsalze) verändert werden. Nach Zusatz von Salpetersäure darf sie durch Silbernitratlösung höchstens opalisierend getrübt werden (Salzsäure). 20 ccm der mit Salzsäure übersättigten wässerigen Lösung (1 + 19) dürfen durch 0,5 ccm Kaliumferrocyanidlösung nicht sofort gebläut werden (Eisensalze).

Gehaltsbestimmung. Zum Neutralisieren einer Lösung von 2 g des über Schwefelsäure getrockneten Kaliumbicarbonats in 50 ccm Wasser müssen 20 ccm Normal-Salzsäure erforderlich sein (Dimethylaminoazobenzol als Indikator).

Kaliumbicarbonat darf sich beim Glühen auch nicht vorübergehend schwärzen und muß dabei 69 Prozent Rückstand hinterlassen.

Sachlich unverändert.

Geschichtliches. Kaliumbicarbonat stellte C a r t h ä u s e r (1757) durch Erhitzen einer Lösung von Pottasche mit Ammoniumcarbonat zuerst dar. P e l l e t i e r bereitete es durch Sättigen einer Pottaschelösung mit gasförmiger Kohlensäure.

Darstellung. Die Darstellung des Kaliumbicarbonates erfolgt dadurch, daß man eine möglichst reine Pottasche entweder in konzentrierter Lösung oder im feuchten Zustande mit Kohlensäure sättigt, bis letztere nicht mehr aufgenommen wird. Läßt man die Kohlensäure auf feuchte Pottasche einwirken, so erfolgt die Absorption schneller, wenn man die Pottasche durch Zusatz von Kohlepulver oder Bimsstein in feinere Verteilung bringt.

$$\underset{\text{Kaliumcarbonat}}{K_2CO_3} \; + \; \underset{}{H_2O} \; + \; \underset{\text{Kohlensäureanhydrid}}{CO_2} \; = \; \underset{\text{Kaliumbicarbonat}}{2[KHCO_3]}$$

Im pharmazeutischen Laboratorium kann das Präparat, dessen Darstellung im allgemeinen nicht empfohlen werden kann, im kleinen auf folgende Weise erhalten werden:

Man löst 2 T. Pottasche in 3 T. Wasser, fügt zu der filtrierten Auflösung 1 T. zerfallenes Ammoniumcarbonat und erwärmt schwach bis zur Auflösung des Ammoniumcarbonates. Die nach 24 stündigem Stehen ausgeschiedenen Kristalle von Kaliumbicarbonat werden abtropfen gelassen, mit eiskaltem Wasser gewaschen und in einer Kohlensäureatmosphäre bei 20°—25° getrocknet.

$$\underset{\text{Kaliumcarbonat}}{K_2CO_3} \; + \; \underset{\text{Ammoniumbicarbonat}}{HCO_3NH_4} \; = \; \underset{\text{Kaliumbicarbonat}}{2[KHCO_3]} \; + \; \underset{\text{Ammoniak}}{NH_3}$$

Eigenschaften. Kaliumbicarbonat bildet l u f t b e s t ä n d i g e, geruchlose Kristalle und schmeckt mild salzig. Es kristallisiert in farblosen, durchsichtigen rhombischen Säulen oder Tafeln und ist in 4 T. kaltem, in einem doppelten Gewicht Wasser von 70°—75° löslich, in absolutem Alkohol äußerst wenig (1 : 1200) löslich.

100 T. Wasser lösen nach P o g g i a l e Kaliumbicarbonat:

bei 0°	10°	20°	30°	40°	50°	60°	70°
19,6	23,3	26,9	30,57	34,2	37,9	41,4	45,3 T.

Die wässerige Lösung reagiert schwach alkalisch. In ihr sind die Ionen K· und HCO₃′ enthalten. Da die Säure nur äußerst schwach ist, so tritt Hydrolyse ein, d. h. aus dem Lösungswasser, in dem in ganz minimalen Mengen H· und OH′-Ionen vorhanden sind, vereinigen sich

Wasserstoff-Ionen mit HCO_3' und bilden nicht-dissoziierte Kohlensäure H_2CO_3, bzw. deren Anhydrid CO_2. Die übrig bleibenden OH'-Ionen bewirken die alkalische Reaktion. Die Anwesenheit von Kohlensäure läßt sich leicht nachweisen beim Erwärmen der Lösung. Über 80°, also bevor die Siedetemperatur erreicht ist, bilden sich Blasen, die aus Kohlendioxyd bestehen, beim Kochen entweicht die Hälfte des Kohlensäuregehaltes, und es bleibt einfaches Kaliumcarbonat zurück. In einem Zwischenstadium aber entsteht das zwischen dem sauren und dem neutralen Kaliumcarbonat stehende K a l i u m s e s q u i c a r b o n a t, das sich bisweilen aus erhitzten Kaliumbicarbonatlösungen in Form farbloser, luftbeständiger, monokliner Kristalle der Zusammensetzung $K_2CO_3 + 2KHCO_3 + 3H_2O$ ausscheidet. In wässeriger Lösung geht Kaliumbicarbonat auch bei gewöhnlicher Temperatur unter Abgabe von Kohlensäure allmählich in Kaliumsesquicarbonat über. Für sich im trockenen Zustande erhitzt, beginnt es schon bei 100° langsam Kohlensäure abzugeben, die Überführung in Kaliumcarbonat ist jedoch erst bei 350° vollständig. Die wässerige Lösung des Kaliumbicarbonats mit Merkurichloridlösung gemischt ist klar (T h ü m m e l s Reagens) oder kaum opalescierend, wird aber beim Schütteln allmählich trübe unter Ausscheidung von rotbraunem Merkurioxychlorid. In der Lösung von Magnesiumsulfat erzeugt Kaliumbicarbonat in der Kälte k e i n e Fällung (Unterschied von Kaliumcarbonat).

Seiner chemischen Zusammensetzung nach ist Kaliumbicarbonat als das saure Kaliumsalz der hypothetischen Kohlensäure H_2CO_3 aufzufassen:

$$CO\!<^{OH}_{OH} \qquad CO\!<^{OH}_{OK} \qquad CO\!<^{OK}_{OK}$$

Kohlensäure   Kaliumbicarbonat   Kaliumcarbonat

Als V e r u n r e i n i g u n g e n kommen in Betracht: S u l f a t e , S c h w e r m e t a l l e , E i s e n und C h l o r i d e , die in Spuren zugegen sein dürfen.

Gehaltsbestimmung. Man trockne etwa 4 g Kaliumbicarbonat im Schwefelsäure-Exsikkator.

a) 2 g dieses getrockneten Produktes, genau gewogen, löse man kalt in etwa 30 g Wasser und titriere mit Normal-Salzsäure. Es sollen 20 ccm Normal-Salzsäure erforderlich sein.

$$HCl + KHCO_3 \;=\; KCl + CO_2 + H_2O$$

Da 1 ccm Normal-Salzsäure = 0,10011^f_g Kaliumbicarbonat sättigt, so entsprechen den verbrauchten 20 ccm = 2,0022 g Kaliumbicarbonat. Damit ist im Kaliumbicarbonat nur der sehr geringfügige Betrag von 0,34 Prozent Monocarbonat K_2CO_3 zugelassen.

b) Etwa 1 g des getrockneten Produktes werden geglüht, wobei 69 Prozent Rückstand hinterbleiben sollen. Reines Kaliumbicarbonat hinterläßt beim Glühen 69,03 Prozent Kaliumcarbonat K_2CO_3. Bei einer Verunreinigung von 0,34 Prozent K_2CO_3, wie sie bei der Titration nach a) zugelassen ist, wäre der Glührückstand 69,14 Prozent. Die beiden Bestimmungen stimmen also nicht zueinander; wahrscheinlich sind die Zahlen bei b), entsprechend der geringen Empfindlichkeit der Methode, abgerundet, auch mag man einen etwaigen Wassergehalt berücksichtigt haben. Sollte sich das Salz beim Erhitzen auch nur vorübergehend schwärzen, so würde an eine Verunreinigung durch ein Kaliumsalz einer organischen Säure zu denken sein.

Anwendung. Kaliumbicarbonat wird selten an Stelle des Natrium bicarbonicum gebraucht.

Kalium bromatum. — Kaliumbromid.

Syn.: Kalium hydrobromicum. Bromkalium.

KBr   Mol.-Gew. 119,02.

Gehalt mindestens 98,7 Prozent Kaliumbromid, entsprechend 66,3 Prozent Brom.

Farblose, würfelförmige, glänzende, luftbeständige Kristalle oder ein weißes, kristallinisches Pulver. Kaliumbromid löst sich in 1,7 Teilen Wasser und in etwa 200 Teilen Weingeist.

Setzt man zur wässerigen Lösung einige Tropfen Chlorwasser und schüttelt dann mit Chloroform, so färbt sich dieses rotbraun; mit Weinsäurelösung versetzt liefert die wässerige Lösung (1+19) allmählich eine weiße, kristallinische Ausscheidung.

Beim Erhitzen am Platindrahte muß Kaliumbromid die Flamme von Anfang an violett färben (Natriumsalze). Zerriebenes Kaliumbromid darf angefeuchtetes Lackmuspapier nicht sofort bläuen (Alkalicarbonate).

Die wässerige Lösung (1 + 9) darf auf Zusatz von verdünnter Schwefelsäure keine Färbung annehmen, ebensowenig darf sich Chloroform, das mit dieser Mischung geschüttelt wird, gelb färben (Bromsäure).

10 ccm der wässerigen Lösung (1 + 19) dürfen nach Zusatz von 3 Tropfen Eisenchloridlösung und etwas Stärkelösung innerhalb 10 Minuten keine Blaufärbung zeigen (Jodwasserstoffsäure). Die wässerige Lösung (1 + 19) darf weder durch Schwefelwasserstoffwasser (Schwermetallsalze), noch durch Baryumnitratlösung (Schwefelsäure), noch durch verdünnte Schwefelsäure (Baryumsalze) verändert werden.

20 ccm der mit einigen Tropfen Salzsäure angesäuerten wässerigen Lösung (1 + 19) dürfen durch 0,5 ccm Kaliumferrocyanidlösung nicht sofort gebläut werden (Eisensalze).

Gehaltsbestimmung. Löst man 3 g des bei 100° getrockneten Salzes in so viel Wasser, daß die Lösung 500 ccm beträgt, so dürfen 50 ccm dieser Lösung nach Zusatz einiger Tropfen Kaliumchromatlösung nicht weniger als 25,1 und nicht mehr als 25,4 ccm $^1/_{10}$-Normal-Silbernitratlösung bis zur bleibenden roten Färbung verbrauchen, was einem Mindestgehalte von 98,7 Prozent Kaliumbromid entspricht (1 ccm $^1/_{10}$-Normal-Silbernitratlösung = 0,0119 g Kaliumbromid oder = 0,00746 g Kaliumchlorid, Kaliumchromat als Indikator).

Geändert wurden die Löslichkeitsangabe für Wasser und die Methode der Prüfung auf Bromat. Neu aufgenommen wurde eine Prüfung auf Jodwasserstoffsäure.

Geschichtliches. Kaliumbromid wurde zuerst 1826 von dem Apotheker B a l a r d , dem Entdecker des Broms, dargestellt, ein französischer Arzt, mit Namen G o u r c h é , wendete es zuerst als Arzneimittel an Stelle des Kaliumjodids an.

Darstellung. Die Darstellung des Kaliumbromids kann mit Vorteil nur in chemischen Fabriken geschehen, und dazu können alle Methoden, die weiter unten für Kaliumjodid angegeben sind, angewendet werden, indem man eine dem Jod äquivalente Menge Brom anwendet. Vorzugsweise dient das B r o m e i s e n , das in den Staßfurter Fabriken dargestellt wird, als Ausgangsmaterial für die Darstellung des Kaliumbromids. Es hat vor dem freien Brom den Vorzug der leichteren Transportierbarkeit und bequemeren Handhabung, kommt in Fässern verpackt in den Handel und bildet geschmolzene kristallinische Massen von schwarzer Farbe, die aus der Luft rasch Feuchtigkeit anziehen und sich in Wasser sehr leicht zu einer rotbraunen Flüssigkeit lösen. Seiner Zusammensetzung nach ist es Eisenbromürbromid, hat einen Bromgehalt von 65—70 Prozent und enthält nur Spuren von Jod und Chlor. Um daraus Kaliumbromid zu gewinnen, löst man es in siedendem Wasser und setzt die heiße Lösung mit einem kleinen Überschuß von reinem Kaliumcarbonat um. Nach der Gleichung:

$$Fe_3Br_8 \ + \ 4\,K_2CO_3 \ = \ 8\,KBr \ + \ Fe_3O_4 \ + \ 4\,CO_2$$

Eisenbromür-	kohlensaures	Kalium-	Eisen-
bromid	Kalium	bromid	oxyduloxyd

entsteht Bromkalium und Eisenoxyduloxyd. Dieses wird vermittels der Filterpresse von der Flüssigkeit getrennt, ausgewaschen und die klare wässerige Lösung des Bromkaliums zur Kristallisation eingedampft. Bei langsamem Abkühlen kristallisiert das Salz in farblosen, gut ausgebildeten Kristallen, die von der Mutterlauge getrennt und getrocknet werden. Die Mutterlauge liefert beim Eindampfen weitere Kristallisationen, die von einem geringen Gehalt an Chlorkalium und Jodkalium durch Umkristallisieren befreit werden. Um den Kristallen ein porzellanartiges Aussehen zu geben, erhitzt man sie längere Zeit auf 80°—100°.

Ein weißes, kristallinisches Pulver (Kal. bromat. trublatum) erhält man durch „gestörte" Kristallisation, wenn man eine heiß gesättigte Lösung bis zum Erkalten rührt, wodurch das Salz sich in kleinen Kristallen abscheidet, die in einer Zentrifuge durch Ausschleudern gereinigt werden.

Eigenschaften. Kaliumbromid bildet geruchlose, luftbeständige, glänzende, häufig zu Säulen verlängerte oder zu Tafeln verkürzte, tesserale Würfel von stark salzigem Geschmack und 2,415 spez. Gewicht bei 0°. Zur Lösung bei 0° bedarf es etwa der doppelten, bei 20° etwa der 1,5fachen bei 100° der gleichen Menge Wasser, in Weingeist ist es nur wenig löslich. Beim Erhitzen dekrepitieren die Kristalle mit Heftigkeit, schmelzen bei Rotglut und verdampfen bei höherer Temperatur. Eine gesättigte Kaliumbromidlösung siedet bei 112°. Chlor macht in der wässerigen Lösung unter Bildung von Chlorkalium Brom frei, das sich in zugesetztem Chloroform mit rötlich-gelber Farbe löst. Ein Überschuß von Chlor bewirkt die Bildung des farblosen Chlorbroms. Rauchende Salpetersäure, salpetrige Säure, verdünnte Schwefelsäure und Eisenchlorid verändern dagegen die wässerige Lösung nicht. Durch Weinsäurelösung entsteht in der wässerigen Lösung ein Niederschlag von saurem weinsaurem Kalium.

Prüfung. Als Verunreinigungen des Kaliumbromids können aus dem Bromeisen Chloride, Jodide und Eisen stammen, Bromat kann von der Darstellung aus Kalilauge herrühren, Carbonat kann noch aus der Mutterlauge stammen, ebenso die gewöhnlichen Verunreinigungen Schwermetalle, Sulfate und Baryumsalze.

Bei der Prüfung auf N a t r i u m salze, die durch eine gelbe Flammenfärbung angezeigt werden, verwende man eine Spur des zur Gehaltsbestimmung zerriebenen und getrockneten Salzes, um ein Dekrepitieren in der Flamme zu vermeiden.

Bei Gegenwart von b r o m s a u r e m Kalium entsteht in der Lösung durch verdünnte Schwefelsäure eine Gelbfärbung von freiem Brom nach der Gleichung

$$5\,KBr + KBrO_3 + 3\,H_2SO_4 = 3\,K_2SO_4 + 6\,Br + 3\,H_2O$$
Bromkalium bromsaures
Kalium

Wegen dieser Umsetzung soll ein bromathaltiges Kaliumbromid zum medizinischen Gebrauche nicht verwendet werden. Spuren von Brom, die vielleicht keine Färbung der wässerigen Lösung erkennen lassen, würde Chloroform beim Ausschütteln mit gelber Farbe aufnehmen.

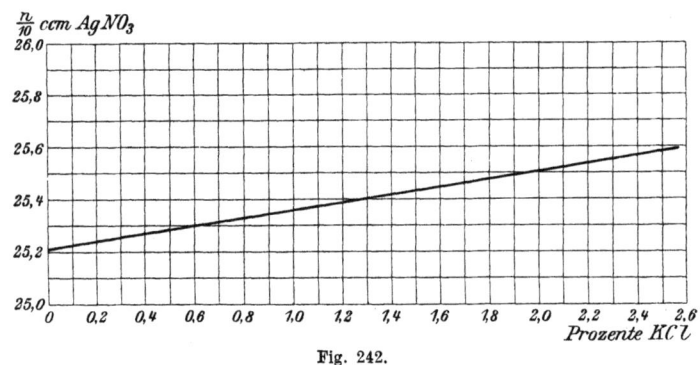

Fig. 242.

Etwa vorhandenes J o d i d setzt sich mit Eisenchlorid nach folgender Gleichung um:

$$FeCl_3 + KJ = FeCl_2 + KCl + J$$
Eisenchlorid Eisenchlorür

Das frei gemachte Jod färbt Stärkelösung blau.

Bromkalium darf nur Spuren von K a l i u m c a r b o n a t enthalten. Tritt eine Bläuung des mit ausgekochtem Wasser befeuchteten Lackmuspapiers ein, so kann weiter der Gehalt an kohlensaurem Kalium bestimmt werden, indem man 5 g des Salzes in 30 ccm Wasser löst, 1—2 Tropfen Dimethylaminoazobenzol zusetzt und mit $^1/_{100}$-Normal-Salzsäure titriert. (1 ccm $^1/_{100}$ Normal-HCl = 0,000 69 K_2CO_3.)

Da das käufliche Brom stets mehr oder minder c h l o r h a l t i g ist, so ist im Kaliumbromid ein Gehalt von 1,3 Prozent Kaliumchlorid erlaubt. Die Bestimmung geschieht maßanalytisch mittels $^1/_{10}$-Normal-Silbernitratlösung nach Angaben des Arzneibuches. 50 ccm der vorgeschriebenen Lösung = 0,3 g Kaliumbromid sollen nicht mehr als 25,4 ccm verbrauchen. Da 1 ccm $^1/_{10}$-Normal-Silbernitratlösung = 0,011 902 Kaliumbromid oder 0,007 456 Kaliumchlorid entspricht, so erfordern

0,3 KCl = 40,24 ccm $^1/_{10}$ Normal-Silbernitratlösung
0,3 KBr = 25,21 „ $^1/_{10}$ „ „
Differenz 15,03 ccm

Gebraucht man mehr als die theoretisch bezeichneten 25,21 ccm[1]), so ist, wenn das Salz sonst rein ist, Kaliumchlorid, zugegen und zwar gestattet das Arzneibuch einen Mehrverbrauch von 0,19 ccm, d. h. 25,4 ccm $^1/_{10}$-Normal-Silbernitratlösung. Ein Plus von 15,03 ccm würde eine

---

[1]) Diese Zahl stimmt nicht genau mit dem vom Arzneibuch vorgeschriebenen Mindestverbrauch von 25,1 überein. Vermutlich sollen hier kleine Verunreinigungen, die nicht mit titriert werden, berücksichtigt werden.

Verunreinigung von 100 Prozent entsprechen (25,21 + 15,03 = 40,24), ein Plus von 0,19 entspricht also einer Menge von 1,3 Prozent KCl.

$$15,03 \text{ ccm} : 100 \text{ Prozent} = 0,19 \text{ ccm} : x \text{ Prozent}$$
$$x = 1,3 \text{ Prozent}$$

Graphisch kann man den Gehalt an Chlorkalium folgendermaßen bestimmen: Trägt man auf die Ordinatenachse eines rechtwinkligen Koordinatensystems die zur Titration nötigen Kubikzentimeter $1/10$-Normal-Silbernitratlösung und auf die Abszissenachse von dem einem reinen KBr entsprechenden Nullpunkte aus wachsende KCl-Mengen in $1/10$-Prozenten auf, so ergeben die Schnittpunkte der Koordinaten eine gerade Linie, die die Ablesung der Prozente einer Verunreinigung mit KCl aus der verbrauchten Menge Silbernitratlösung gestattet. Will man also z. B. bei einem Verbrauch von 25,4 ccm $1/10$-Normal-Silberlösung den Gehalt an KCl aus der Kurve ablesen, so denkt man sich durch den Punkt 25,4 der Ordinatenachse eine Parallele zur Abszissenachse gezogen. Diese trifft unsere Kurve, Fig. 242, gerade in einem Punkte, der senkrecht über 1,3 der Abszissenachse liegt. Es wird also durch den Verbrauch von 25,4 ccm ein Gehalt von 1,3 Prozent KCl nachgewiesen, was oben rechnerisch gefunden war.

Anwendung siehe bei Ammonium bromatum.

Kalium carbonicum. — Kaliumcarbonat.
Syn.: Kalium carbonicum e Tartaro. Sal Tartari.

$$K_2CO_3 \qquad \text{Mol.-Gew. } 138,20.$$

Gehalt annähernd 95 Prozent Kaliumcarbonat.

Weißes, körniges, trockenes, an der Luft feucht werdendes Pulver. Die wässerige Lösung (1 + 9) bläut Lackmuspapier; beim Übersättigen mit Weinsäurelösung braust sie auf und scheidet allmählich einen weißen, kristallinischen Niederschlag aus.

Kaliumcarbonat löst sich in 1 Teil Wasser; in absolutem Alkohol ist es unlöslich.

Beim Erhitzen am Platindrahte muß es die Flamme violett färben; eine Gelbfärbung darf höchstens vorübergehend eintreten (Natriumsalze).

Die wässerige Lösung (1 + 19) darf durch Schwefelwasserstoffwasser nicht verändert werden (Schwermetallsalze). 1 ccm der wässerigen Lösung (1 + 19) muß, in 10 ccm $1/10$-Normal-Silbernitratlösung gegossen, einen gelblich weißen Niederschlag geben, der beim gelinden Erwärmen nicht dunkler gefärbt wird (Ameisensäure); mit wenig Ferrosulfat und Eisenchloridlösung gemischt und gelinde erwärmt darf sich die Lösung beim Übersättigen mit Salzsäure nicht blau färben (Cyanwasserstoffsäure). Werden 2 ccm einer mit verdünnter Schwefelsäure hergestellten Lösung (1 + 19) mit 2 ccm Schwefelsäure gemischt und nach dem Erkalten mit 1 ccm Ferrosulfatlösung überschichtet, so darf sich zwischen den beiden Flüssigkeiten keine gefärbte Zone bilden (Salpetersäure).

Die mit Essigsäure übersättigte wässerige Lösung (1 + 19) darf weder durch Schwefelwasserstoffwasser (Schwermetallsalze), noch durch Baryumnitratlösung (Schwefelsäure) verändert werden; die mit Salpetersäure übersättigte wässerige Lösung (1 + 19) darf durch Silbernitratlösung innerhalb 2 Minuten höchstens opalisierend getrübt werden (Salzsäure).

20 ccm einer wässerigen, mit Salzsäure übersättigten Lösung (1 + 19) dürfen durch 0,5 ccm Kaliumferrocyanidlösung nicht sofort gebläut werden (Eisensalze).

Gehaltsbestimmung. Zum Neutralisieren einer Lösung von 1 g Kaliumcarbonat in 50 ccm Wasser müssen mindestens 13,7 ccm Normal-Salzsäure erforderlich sein, was einem Mindestgehalte von 94,7 Prozent Kaliumcarbonat entspricht (1 ccm Normal-Salzsäure = 0,0691 g Kaliumcarbonat, Dimethylaminoazobenzol als Indikator).

Sachlich unverändert.

Geschichtliches. Kaliumcarbonat scheint schon den alten Griechen und Römern bekannt gewesen zu sein. G e b e r (8. Jahrhundert) stellte es durch Verbrennen der Weinhefe und des Weinsteins dar, G l a u b e r (1654) durch Verpuffen des Salpeters mit Kohle *(Nitrum alcalisatum s. fixum)*, später durch Verpuffen einer Mischung von Weinstein mit Salpeter *(Sal Tartari)*. B l a c k gab (1755) zuerst die chemische Zusammensetzung des kohlensauren Kalis an. In früheren Jahrhunderten war die Pottasche, außer durch *Nitrum fixum*, im unreineren Zustande durch Aschen von Tieren und Pflanzen, wie *Cinis bufonum, Sal Genistae, Absinthii, Cinnamomi, Sanguinis Hirci* usw. vertreten. Gegen Schluß des 18. Jahrhunderts kam die Pottasche unter dem Namen *Cineres clavellati crudi* in den Handel. Weil man das durch Auslaugen der Asche von Holz gewonnene unreine Salz in Töpfe eindrückte und so lange erhitzte und glühte, bis es weiß geworden war, so erhielt das unreine Salz (um 1780) den Namen **P o t t a s c h e** (Topfasche). Das aus Kräutern hergestellte Kaliumcarbonat unterschied man als **K r ä u t e r s a l z** *(Sal herbarum)* und hielt das **W e i n s t e i n s a l z** *(Sal Tartari verum)*, aus Weinstein durch Glühen für sich oder mit Salpeter bereitet, für das reinste Kaliumcarbonat. Das durch Reinigung der Pottasche gewonnene Salz nannte man *Sal alcali depuratum*, gereinigtes Pflanzenalkali.

Handelssorten. Die Preislisten führen auf:

1. *Kalium carbonicum crudum*, rohe Pottasche, 2. *Kalium carbonicum depuratum*, gereinigte Pottasche, aus der vorigen durch Auslaugung gewonnen, 3. *Kalium carbonicum (purum)*, reines Kaliumcarbonat, das durch Glühen von reinem Kaliumbicarbonat erhalten wird und das Präparat des Arzneibuches darstellen.

Darstellung. Da Kaliumbicarbonat gut kristallisiert, so kann es verhältnismäßig leicht rein dargestellt werden und bildet somit ein leicht beschaffbares Ausgangsmaterial zur Gewinnung von Kaliumcarbonat. Der sehr einfache Vorgang verläuft nach der Formel:

$$2[KHCO_3] \quad = \quad H_2O \; + \; CO_2 \; + \; K_2CO_3$$

Kaliumbicarbonat　　　　　　　　　　　　　　　Kaliumcarbonat

$2 \times 100 = 200$　　　　　　　　　　　　　　　138

100 T. Kaliumbicarbonat liefern demnach 69 T. Kaliumcarbonat. — Die Entwicklung von Kohlensäure aus dem Kaliumbicarbonat beginnt zwar schon bei 100°, die völlige Überführung in Kaliumcarbonat ist indessen erst bei etwa 350° beendet.

Eigenschaften. Kaliumcarbonat ist ein trockenes, weißes, grobkörniges oder ein weißes, kristallinisches, grobes, hygroskopisches, geruchloses Pulver. Die wässerige Lösung reagiert ziemlich stark basisch und zeigt auch die anderen Kennzeichen des Hydroxyl-Ions. Dies rührt daher, daß das Ion CO_3'', das das unmittelbare Dissoziationsprodukt des Salzes ist, mit Wasser nach der Formel

$$CO_3'' \; + \; H_2O \quad = \quad HCO_3' \; + \; OH'$$

reagiert, was man mit „hydrolytischer Spaltung" bezeichnet. Kaliumcarbonat enthält gewöhnlich bis zu 6 Prozent Kaliumbicarbonat und bis 4 Prozent Wasser (hygroskopische Feuchtigkeit). An der Luft zieht es so viel Feuchtigkeit an, daß es zerfließt. Es ist ohne Färbung in gleichviel Wasser, nicht in Weingeist oder Äther löslich. In der Rotglühhitze schmilzt es, in der Weißglühhitze verdampft es, jedoch gibt es seine Kohlensäure nicht ab; ist also glühbeständig. Mit Säuren übergossen, braust es stark auf.

Fügt man zur wässerigen Lösung von Kaliumcarbonat allmählich die zur Neutralisation gerade notwendige Menge von Säure, so läßt es sich beobachten, daß das Entweichen von Kohlensäure erst dann beginnt, wenn man die Hälfte der Säure zugesetzt ist. Dies beruht darauf, daß bei geschickt geleitetem Säurezusatz zunächst Kaliumbicarbonat gebildet wird und erst dieses bei seiner weiteren Zersetzung Kohlensäure abgibt. — Daß sich beim Übersättigen der Lösungen des Kaliumcarbonates mit Weinsäure schwer lösliches Kaliumbitartrat ausscheidet, beruht auf der bekannten Eigenschaft des Kalium-Ions.

Volumgewicht und Gehalt der Lösungen von Kaliumcarbonat
bei 15° (nach G e r l a c h).

Vol.-Gewicht	Proz. K_2CO_3	Vol.-Gewicht	Proz. K_2CO_3	Vol.-Gewicht	Proz. K_2CO_3	Vol.-Gewicht	Proz. K_2CO_3	Vol.-Gewicht	Proz. K_2CO_3	Vol.-Gewicht	Proz. K_2CO_3
1,009 14	1	1,092 78	10	1,182 65	19	1,278 93	28	1,382 79	37	1,493 14	46
1,018 29	2	1,102 58	11	1,192 86	20	1,289 99	29	1,394 76	38	1,505 88	47
1,027 43	3	1,112 38	12	1,203 44	21	1,301 05	30	1,406 73	39	1,518 61	48
1,036 58	4	1,122 19	13	1,214 02	22	1,312 61	31	1,418 70	40	1,531 35	49
1,045 72	5	1,131 99	14	1,224 59	23	1,324 17	32	1,431 04	41	1,544 08	50
1,055 13	6	1,141 79	15	1,235 17	24	1,335 73	33	1,443 38	42	1,557 28	51
1,064 54	7	1,152 00	16	1,245 75	25	1,347 29	34	1,455 73	43	1,570 48	52
1,073 96	8	1,162 22	17	1,256 81	26	1,358 85	35	1,468 07	44	1,570 79	52,024
1,083 37	9	1,172 43	18	1,257 87	27	1,370 82	36	1,480 41	45		

Prüfung. Nach den Anforderungen des Arzneibuches soll Kaliumcarbonat frei sein 1. von Natriumverbindungen, 2. von Eisen und Zink, 3. von Ameisensäure, 4. Cyanid, 5. Nitrat und Nitrit, 6. Zink, Kupfer, Blei, 7. Sulfat, 8. von Chlorid soll es ferner fast frei sein, 9. von Eisen, 10. der Kaliumcarbonatgehalt soll mindestens 95 Prozent betragen.

Zu den Prüfungen ist im einzelnen hinzuzufügen:

Eine gelbe Flammenfärbung wird man immer erhalten, da Spuren von N a t r i u m c a r -
b o n a t in jedem Kaliumcarbonat vorkommen und genügen, um die Flamme vorübergehend
stark gelb zu färben. Doch soll die Flamme nicht „ a n d a u e r n d " gelb gefärbt erscheinen.
Durch Silbernitrat entsteht in der Lösung ein gelblich-weißer Niederschlag von Silbercarbonat. (Bei Gegenwart von Kaliumbicarbonat würde der Niederschlag rein weiß ausfallen.)
Dieser gelblich-weiße Niederschlag darf beim Erhitzen nicht dunkler (grau, bräunlich bis schwarz)
gefärbt werden, andernfalls enthielte das Salz a m e i s e n s a u r e s S a l z , das aus Cyankalium sich bilden kann, das seinerseits in geringen Mengen bei der Darstellung des Kalium-
carbonats aus Weinstein gebildet wird. Tritt die dunklere Färbung schon vor dem Erhitzen ein,
so könnten S u l f i d e vorliegen.

Bei der Prüfung auf C y a n w a s s e r s t o f f s ä u r e nehme man nur sehr wenig von
den Eisensalzlösungen, höchstens einen Tropfen, und vermeide einen zu großen Überschuß von
Salzsäure. Mit Ferrosulfat bildet sich zuerst Ferrocyankalium, das mit einem Eisenoxydsalz die
Berliner Blau-Reaktion liefert.

Gehaltsbestimmung. 1 g Kaliumcarbonat soll zur Sättigung mindestens 13,7 ccm Normal-
Salzsäure erfordern. Da die Umsetzung zwischen Kaliumcarbonat und Salzsäure nach der
Formel

$$K_2CO_3 + 2\,HCl = H_2O + CO_2 + 2\,KCl$$
$$138,2 \quad 2 \times 36,47$$

verläuft, so sättigt 1 ccm Normal-Salzsäure (der 0,03647 g HCl enthält) = 0,0691 g Kaliumcarbonat, K_2CO_3.

$$13,7 \times 0,0691 = 0,947 \text{ g } K_2CO_3.$$

Da diese Menge in 1 g Kaliumcarbonat enthalten sein soll, so würde durch diese Titration
ein Mindestgehalt von 94,7 Prozent K_2CO_3 (also rund 95 Prozent) gefordert werden. Natürlich
trägt diese Berechnung einem etwaigen Gehalte an Natriumcarbonat keine Rechnung.

Anwendung. Bei der Herstellung von Mixturen benutzt man an Stelle von Kaliumcarbonat
in der Regel den *Liquor Kalii carbonici* und nimmt dann von diesem das 3 fache der vorgeschriebenen Menge Kaliumcarbonat.

Kaliumcarbonat wird innerlich nur selten (dann in Form des Liquor Kal. carbon.) gebraucht; am meisten noch, wenn es sich darum handelt, den Harn alkalisch und dadurch für Harnsäure besser lösungsfähig zu machen (bei Harngries, Gicht); da die Kalisalze leichter diffusibel sind,
bevorzugt man sie hier vor den Natriumsalzen. — Äußerlich benutzt man es z. B. zu erweichenden
Einreibungen („Kalicreme").

Kalium carbonicum crudum. — Pottaſche.

Syn.: Rohes Kaliumcarbonat. Cineres clavellati.

Gehalt annähernd 90 Prozent Kaliumcarbonat.

Weißes, körniges, trockenes, an der Luft feucht werdendes Pulver. Pottaſche iſt in 1 Teil
Waſſer faſt völlig löslich.

Die wäſſerige Löſung (1 + 9) bläut Lackmuspapier; beim Überſättigen mit Weinſäure-
löſung brauſt ſie auf und ſcheidet allmählich einen weißen, kriſtalliniſchen Niederſchlag aus.

Gehaltsbeſtimmung. Zum Neutraliſieren von 1 g Pottaſche müſſen mindeſtens 13 ccm
Normal-Salzſäure erforderlich ſein, was einem Mindeſtgehalte von 89,8 Prozent Kaliumcarbonat
entſpricht (1 ccm Normal-Salzſäure = 0,0691 g Kaliumcarbonat, Dimethylaminoazobenzol als
Indikator).

Sachlich unverändert.

Geschichtliches. Pottasche scheint schon in frühester Zeit bekannt gewesen zu sein, wenigstens
benutzten schon die Kinder Israels die Lauge aus Holzasche zum Reinigen der Wäsche. A r i s t o -
t e l e s , auch spätere römische Schriftsteller, erwähnen ihre Bereitung aus Holzasche. Da man die
eingedampften Aschenauszüge in Töpfen (Pötten) eintrocknete und erhitzte, so nannte man das Produkt Pottasche.

Vorkommen i n d e r N a t u r. Kohlensaures Kalium trifft man in vielen tierischen
Flüssigkeiten, in die es aus pflanzensauren Kaliumsalzen aufgenommen wurde, an. Ferner

findet man es in vielen Mineralwässern, die es verwitterten Mineralien entziehen. Da die Erdkrume in Menge kieselsaure Kaliverbindungen (Feldspat) enthält, die durch die Kohlensäure der Luft unter Abscheidung von Kieselsäure in kohlensaures Kalium verwandelt werden, so ist es erklärlich, wie Kali unter Beihilfe des Wassers in die Pflanzen übergeht und in diesen als oxalsaure, weinsaure, essigsaure usw. Kalisalze wiedergefunden wird. Generell läßt sich daher sagen, daß die Asche von Landpflanzen stets mehr oder weniger Kaliverbindungen enthalten wird, während in der Asche von Seepflanzen Natriumverbindungen vorwalten.

Darstellung. Für die Darstellung der Pottasche kam bis gegen die Mitte dieses Jahrhunderts lediglich deren Gewinnung aus Holzasche in Betracht. Gegenwärtig hat diese Pottasche nur noch nebensächliche Bedeutung, sie wird immer mehr verdrängt durch die Pottaschen, die als Nebenprodukt der Rübenzuckerfabrikation, der Wollenwäschereien gewonnen werden, namentlich aber auch durch die aus natürlich vorkommenden Kalisalzen erzeugte sog. Mineralpottasche. Die Darstellung der Pottasche ist völlig in den Händen der Großindustrie.

a) **P o t t a s c h e a u s H o l z a s c h e.** Die waldreichen und verkehrsarmen Länder Rußland, Kanada, Schweden, Ungarn, Illyrien usw. verbrennen noch heute die Bäume des Waldes, auch Gräser und Steppenpflanzen zum alleinigen Zwecke der Pottaschegewinnung. Das Kali, soweit es in den Landpflanzen an organische Säuren gebunden ist, geht beim Einäschern in Carbonat über. Die Asche wird ausgelaugt und eingedampft. Die rohe Pottasche wird schließlich zur Vertreibung des Wassers erhitzt und zur Verbrennung der färbenden organischen Substanzen geglüht. Die so erhaltene kalzinierte Pottasche (Cineres clavellati) wird nach dem Erkalten alsbald in Fässer eingeschichtet. 100 T. Holz geben 0,2—2 Prozent Asche, worin etwa 23,6 Prozent K_2O und 6 Prozent Na_2O enthalten sind.

b) **P o t t a s c h e a u s S c h l e m p e k o h l e.** Bei der Gewinnung des Zuckers aus Zuckerrüben erhält man einen „ M e l a s s e " genannten Sirup, der außer Zucker noch erhebliche Mengen organischer Salze (darunter das gesamte Kali der Rübe) enthält. Die Melasse wird zunächst mit Strontian entzuckert (bei anderen Entzuckerungsverfahren lohnt die Gewinnung der Pottasche nicht) oder auf Spiritus vergoren. Die zurückbleibende „ S c h l e m p e " wird eingedampft und liefert beim Glühen die sog. Schlempekohle mit 30—35 Prozent K_2CO_3, 18 bis 20 Prozent Na_2CO_3, ferner K_2SO_4, KCl usw. Durch fraktionierte Kristallisation werden diese Salze getrennt.

c) **P o t t a s c h e a u s W o l l s c h w e i ß.** Die Schafwolle enthält etwa 60 Prozent sog. Wollschweiß, bestehend aus Kalisalzen organischer und unorganischer Säuren, Glycerinfetten, Cholesterinfetten (Lanolin) u. a. m. — Die Rohwolle wird zunächst mit Wasser ausgelaugt. Die Auszüge werden eingeengt und der trockne Rückstand in Retorten erhitzt. Der kohlige Rückstand, der neben Kohle wesentlich Kaliumcarbonat enthält, wird mit Wasser ausgelaugt, die geklärte Lösung zur möglichsten Entfernung von Kaliumsulfat und Kaliumchlorid eingeengt und — nachdem diese herauskristallisiert sind — zur Trockne gebracht und kalziniert.

d) **M i n e r a l i s c h e P o t t a s c h e.** Das aus dem zu Staßfurt vorkommenden Karnallit gewonnene Kaliumchlorid wird entweder nach dem Prinzip des L e b l a n c schen Sodaverfahrens (zurzeit nur noch in 3 Fabriken) oder aus dem elektrolytisch gewonnenen Ätzkali in Kaliumcarbonat umgewandelt (siehe Natrium carbonicum). Beide Verfahren sind fast verdrängt durch das M a g n e s i a v e r f a h r e n. Das Verfahren beruht auf der Schwerlöslichkeit des Kaliummagnesiumbicarbonats $KHCO_3$, $MgCO_3$, $4H_2O$, das bei der Einwirkung von Magnesiumcarbonat und Kohlensäure auf eine kalte wässerige Lösung von Chlorkalium als schwerer, kristallinischer Niederschlag entsteht:

$$3MgCO_3 + 2KCl + 4H_2O + CO_2 = 2(KHCO_3, MgCO_3, 4H_2O) + MgCl_2.$$

Das Doppelsalz wird mit Magnesiahydrat gefällt und so in lösliches Kaliumcarbonat und fast unlösliches Magnesiumcarbonat zerlegt; letzteres geht in den Betrieb zurück. Man erhält schließlich eine kalzinierte Pottasche mit 99—100 Prozent Gehalt, die sehr rein, namentlich frei von Natrium ist.

Eigenschaften. Das Arzneibuch verlangt ein w e i ß e s t r o c k n e s Pulver, Anforderungen, denen wohl nur eine Mineralpottasche wird entsprechen können. Betreffs der Identitätsreaktionen siehe Kalium carbonicum.

Prüfung. Die einzige Prüfung der rohen Pottasche ist die Forderung, daß sie in 1 T. Wasser fast völlig löslich sein muß. Ein zu hoher Gehalt an K_2SO_4, KCl usw. würde sich hierbei zeigen. Will man eine Bestimmung der Feuchtigkeit machen, so erhitzt man 1—2 g Pottasche in einem gewogenen Tiegel aus Platin oder Porzellan über kleiner direkter Flamme 5—10 Minuten lang mit der Vorsicht, daß die Pottasche nicht zum Schmelzen kommt. Nach dem Erkalten im Exsikkator wird gewogen. Verlust = Feuchtigkeit.

Gehaltsbestimmung. Man löst 10 g Pottasche in Wasser und füllt diese Lösung zu 500 ccm auf. — 50 ccm dieser Lösung (= 1 g Pottasche) werden mit 4—5 Tropfen Dimethylaminoazobenzol versetzt, und nun läßt man so lange Normal-Salzsäure zufließen, bis die gelbe Färbung in R o t übergeht. Die Titration hat in der Kälte zu erfolgen.

Dem Verbrauch von 13 ccm Normal-Salzsäure für 1 g Pottasche entspricht (13 × 0,0691 g) ein Gehalt von 89,8 % K_2CO_3.

Indessen ist nicht außer acht zu lassen, daß auch hier lediglich die Gesamtalkalität bestimmt wird ohne Rücksicht darauf, ob das Alkali als Kaliumcarbonat oder Natriumcarbonat oder gar als Ätzkali vorhanden ist.

Anwendung. Pottasche wird äußerlich zu hautreizenden Bädern gebraucht.

Kalium chloricum. — Kaliumchlorat.
Syn.: Chlorsaures Kalium.

$KClO_3$ Mol.-Gew. 122,56.

Farblose, glänzende, blätterige oder tafelförmige, luftbeständige Kristalle oder ein Kristallmehl. Kaliumchlorat ist in 17 Teilen Wasser von 15° und in 2 Teilen siedendem Wasser sowie in 130 Teilen Weingeist klar löslich.

Die wässerige Lösung (1 + 19) färbt sich beim Erwärmen mit Salzsäure grüngelb und entwickelt Chlor; auf Zusatz von Weinsäurelösung scheidet sie allmählich einen weißen, kristallinischen Niederschlag aus.

Die wässerige Lösung (1 + 19) darf weder durch Schwefelwasserstoffwasser (Schwermetallsalze), noch durch Ammoniumoxalat- (Calciumsalze), Baryumnitrat- (Schwefelsäure) oder Silbernitratlösung (Salzsäure) verändert werden.

20 ccm der wässerigen Lösung (1 + 19) dürfen durch 0,5 ccm Kaliumferrocyanidlösung nicht sofort gebläut werden (Eisensalze).

Wird 1 g Kaliumchlorat mit 5 ccm Natronlauge und je 0,5 g Zinkfeile und Eisenpulver erwärmt, so darf sich kein Ammoniak entwickeln (Salpetersäure).

Sachlich nicht nennenswert geändert.

Geschichtliches. Kaliumchlorat wurde zuerst von H i g g i n g s dargestellt, aber erst von B e r t h o l l e t 1786 der Zusammensetzung nach richtig erkannt. Die medizinischen Eigenschaften dieses Salzes wurden gegen Mitte des 19. Jahrhunderts durch H e r p i n zu Genf erkannt, der es zuerst gegen merkurielle Stomatitis anwendete und 1855 die damit gewonnenen Heilwirkungen veröffentlichte. Auf die gefährlichen Eigenschaften machte v. M e r i n g aufmerksam.

Nomenklatur. Man beachte folgendes: Die Salze der C h l o r s ä u r e $HClO_3$ werden von den Chemikern ,, C h l o r a t e ", die der Chlorwasserstoffsäure (Salzsäure) HCl ,, C h l o r i d e " genannt. Die pharmazeutische Bezeichnung ist geeignet, Mißverständnisse zu erzeugen, denn:

KCl = K a l i u m c h l o r i d = *Kalium chloratum.*
$KClO_3$ = K a l i u m c h l o r a t = *Kalium chloricum.*

Darstellung. Chlorsaure Salze entstehen, wenn man Chlor in h e i ß e[1]) Lösungen von ätzenden Basen (NaOH, KOH, $Ca(OH)_2$, $Ba(OH)_2$) einleitet.

Man gewann daher früher das Kaliumchlorat durch Einleiten von Chlor in heiße Kalilauge (oder Kaliumcarbonatlösung):

$$6\,KOH + 3\,Cl_2 = 5\,KCl + KClO_3 + 3\,H_2O$$
Kaliumhydroxyd Chlor   Kaliumchlorid Kaliumchlorat

Gegenwärtig kommen in der Technik zwei Verfahren zur Anwendung:

1. A l t e s   V e r f a h r e n. Statt in Kalilauge leitet man Chlorgas in die wohlfeilere Kalkmilch bis zur Sättigung ein.

---

[1]) Beim Einleiten von Chlor in die kalten Lösungen der nämlichen Basen entstehen u n t e r - c h l o r i g s a u r e   S a l z e = H y p o c h l o r i t e, die sich in der Hitze in die Chlorate und Chloride zerlegen:

$$3\,KOCl = 2\,KCl + KClO_3.$$

$$6\,Ca(OH)_2 \;+\; 6\,Cl \;=\; 6\,H_2O \;+\; 5\,CaCl_2 \;+\; Ca(ClO_3)_2$$

Calciumhydroxyd   Calciumchlorid   Calciumchlorat

Die neutralisierte und filtrierte Lösung wird mit Chlorkalium versetzt, worauf Kaliumchlorat auskristallisiert.

$$Ca(ClO_3)_2 \;+\; KCl \;=\; CaCl_2 \;+\; KClO_3$$

Das rohe Chlorat ist nach einmaligem Umkristallisieren frei von Chlorid.

2. **Elektrolytisches Verfahren.** Bei der Elektrolyse einer Lösung von Chlorkalium entsteht an der Kathode Wasserstoff und Kaliumhydroxyd, an der Anode Chlor. Handelt es sich um die Gewinnung von Kali, so erhält man die beiden entstehenden Produkte durch ein Diaphragma auseinander. Will man aber Kaliumchlorat gewinnen, so sorgt man durch Rühren in den Zellen bei 80° für eine möglichst schnelle und vollständige Vermischung. Da bei der Reaktion schließlich alles Kaliumchlorid in Chlorat übergeführt werden kann und als Nebenprodukt nur Wasserstoff entsteht, so kann man den chemischen Vorgang in folgende Gleichung zusammenfassen:

$$KCl \;+\; 3\,H_2O \;=\; KClO_3 \;+\; 3\,H_2$$

Damit ein solcher Prozeß überhaupt vor sich gehen kann, muß freie Energie in Gestalt des elektrischen Stromes zugeführt werden.

Eigenschaften. Kaliumchlorat bildet luftbeständige, farblose, neutrale, perlmutterglänzende, durchsichtige Plättchen oder 4- und 6seitige monokline Tafeln, die salzigkühlend schmecken. Spez. Gewicht = 2,3. Beim Erhitzen schmilzt es bei 334° ohne Zersetzung; bei 352° beginnt es unter Abgabe von Sauerstoff sich zu zersetzen. 2 Mol. Kaliumchlorat gehen zunächst unter Abgabe von 2 Atomen Sauerstoff in ein Gemisch von Kaliumchlorid und Kaliumperchlorat über:

$$2\,KClO_3 \;=\; KCl \;+\; KClO_4 \;+\; O_2$$

Kaliumchlorat   Kalium-   Kalium-
 chlorid   perchlorat

Das letztere geht bei höherer Temperatur unter Abgabe sämtlichen Sauerstoffes gleichfalls in Kaliumchlorid über:

$$KClO_4 \;=\; KCl \;+\; 2\,O_2.$$

Kaliumchlorat soll sich in 17 T. kaltem oder in 2 T. siedendem Wasser lösen, auch in 130 T. Weingeist von 90 Prozent (in wasserfreiem Weingeist ist es fast unlöslich). 100 T. Wasser lösen nach Gay-Lussac

bei	0°	15°	35°	50°	75°	104,8°
Teile $KClO_3$	3,3	6,0	12,0	19,0	36,0	60,0

Durch Salzsäure wird Kaliumchlorat zersetzt unter Bildung von Kaliumchlorid und freiem Chlor: $KClO_3 + 6\,HCl = KCl + 3\,H_2O + 3\,Cl_2$. Verdünnte Schwefelsäure setzt aus Kaliumchlorat die Chlorsäure in Freiheit, konzentrierte Schwefelsäure aber wirkt ein unter Bildung von Chlordioxyd ClO_2.

Mit leicht oxydierbaren, bzw. brennbaren Stoffen in Berührung zersetzt es sich durch Stoß, Schlag, Reiben oder durch Einwirkung von konzentrierter Schwefelsäure unter heftiger Explosion.

Prüfung. Außer den gewöhnlichen Prüfungen auf Schwermetalle, Calciumverbindungen, Sulfate und Eisen sind noch folgende zwei Reaktionen vorgeschrieben:

Bei Gegenwart von Chloriden würde Silbernitratlösung in der wässerigen Lösung eine Trübung von Chlorsilber geben. Silberlösung wirkt in dieser Weise nur auf Lösungen ein, die Chlor-Ionen enthalten (z. B. $KCl \rightarrow K\cdot + Cl'$), Kaliumchlorat zerfällt im Wasser aber in Kalium-Ionen und komplexe ClO_3'-Ionen, und diese letzteren geben mit Silberlösungen keine Fällung.

Die Prüfung auf Nitrate beruht darauf, daß beim Erwärmen von Zink mit Natronlauge

$$Zn \;+\; 2\,NaOH \;=\; Zn(ONa)_2 \;+\; H_2$$

Zinkoxydnatrium   Wasserstoff

nascierender Wasserstoff entsteht, der etwa vorhandene Salpetersäure zu Ammoniak reduziert:

$$NO_3H \;+\; 8H \;=\; 3H_2O \;+\; NH_3$$
Salpetersäure   Ammoniak

Das Auftreten des Ammoniaks kann man durch den Geruch oder Bläuung von feuchtem rotem Lackmuspapier nachweisen.

Aufbewahrung. Man bewahre dieses Salz in geschlossenem Glas- oder Porzellangefäß auf, und obgleich in der Reihe der unschuldigen Substanzen, so rechne man es dennoch zu den stark wirkenden Mitteln, deren Handhabung g r o ß e V o r s i c h t e r f o r d e r t, w i e a u s d e n f o l g e n d e n N o t i z e n h e r v o r g e h t.

Vorsicht. In der Technik dient das Kaliumchlorat besonders zur Darstellung von Zündhölzern und von Feuerwerkskörpern. B e i m M i s c h e n m i t b r e n n b a r e n K ö r p e r n kann es gefährliche Explosionen bewirken. Dies ist wohl zu beherzigen. Mit brennbaren Körpern, wie S a l i c y l s ä u r e, K o h l e, H a r z p u l v e r, S c h w e f e l, S c h w e f e l - m e t a l l e n, P h o s p h o r, S t ä r k e vermischt, verpufft es beim Zerreiben im Mörser oder durch Stoß äußerst heftig. Schon bei nicht großen Mengen können sich auf diese Weise gefährliche Explosionen ereignen. Deshalb gelte es als unabänderliche Regel, n i e m a l s d a s c h l o r - s a u r e Kalium m i t b r e n n b a r e n K ö r p e r n i n e i n e m M ö r s e r z u s a m m e n z u r e i b e n o d e r z u s t o ß e n. Man zerreibe es für sich in einem reinen Mörser, besprenge es auch wohl dabei mit einigen Tropfen Wasser und vermische dann das Pulver behutsam und vom Lichte entfernt mit den brennbaren Stoffen, wie sie oben angegeben sind, auf einem Bogen Papier mit einer Federfahne oder den Fingern. Der Rat, Kaliumchlorat unter Befeuchten mit Weingeist zu zerreiben, ist verwerflich, da auch hierbei schon Explosionen vorgekommen sind. Die Mischung sehr gefährlicher explosiver Substanzen sollte man zurückweisen. Die Abgabe im Handverkaufe ist zulässig, doch geschehe sie unter den nötigen Vorsichtsmaßregeln.

Wirkung und Anwendung. Im Organismus geben die chlorsauren Salze Sauerstoff nur in sehr geringem Maße ab; zum größten Teil werden sie unverändert ausgeschieden. — Dementsprechend haben die Chlorate auch keine deutlich nachweisbare antiseptische oder desinfektorische Wirkung. — Die früher allgemein übliche innerliche Verwendung gegen Blasenkatarrh und besonders gegen Diphtherie und Angina ist jetzt, hauptsächlich wegen der Vergiftungsgefahr, verlassen worden, und Kalium chloricum wird nur noch äußerlich als Gurgelwasser (speziell bei der Mundentzündung, die im Verlaufe der Quecksilberbehandlung häufig eintritt — Stomatitis mercurialis) benutzt. Aber auch hierbei ist Vorsicht nötig, da beim Gurgeln unvermeidlich geringe Mengen verschluckt werden; diese haben manchmal schon ausgereicht, um eine Vergiftung hervorzurufen. Die Vergiftung ist charakterisiert durch eine Veränderung des Blutfarbstoffes (Oxyhämoglobin wandelt sich zu dem braunen Methämoglobin um) und ein späteres Zugrundegehen der roten Blutkörperchen mit allen seinen Folgen.

S c h l u ß d e s I. B a n d e s.

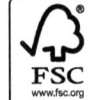

MIX
Papier aus verantwortungsvollen Quellen
Paper from responsible sources
FSC® C105338

If you have any concerns about our products,
you can contact us on
ProductSafety@springernature.com

In case Publisher is established outside the EU,
the EU authorized representative is:
**Springer Nature Customer Service Center GmbH
Europaplatz 3, 69115 Heidelberg, Germany**

Printed by Libri Plureos GmbH
in Hamburg, Germany